HANDBUCH DER HAUT= UND GESCHLECHTSKRANKHEITEN

BEARBEITET VON

A. ALEXANDER · G. ALEXANDER · J. ALMKVIST · K. ALTMANN · L. ARZT · J. BARNEWITZ
S. C. BECK † · C. BENDA · FR. BERING · H. BIBERSTEIN · K. BIERBAUM · G. BIRNBAUM
A. BITTORF · B. BLOCH · FR. BLUMENTHAL · H. BOAS · H. BOEMINGHAUS · R. BRANDT · F. BREINL
C. BRUCK · C. BRUHNS · ST. R. BRÜNAUER · A. BUSCHKE · F. CALLOMON · E. DELBANCO
F. DIETEL · O. DITTRICH · J. DÖRFFEL · S. EHRMANN † · C. EVELBAUER · O. FEHR · J. v. PICK †
E. FINGER · H. FISCHER · F. FISCHL · P. FRANGENHEIM† · R. FRANZ · W. FREI · W. FREUDENTHAL
M. v. FREY · R. FRÜHWALD · D. FUCHS · H. FUHS · F. FÜLLEBORN · E. GALEWSKY · O. GANS
A. GIGON · H. GOTTRON · A. GROENOUW · K. GRÖN · K. GRÜNBERG · O. GRÜTZ · H. GUHRAUER
J. GUSZMAN · R. HABERMANN · L. HALBERSTAEDTER · F. HAMMER · L. HAUCK · H. HAUSTEIN
H. HECHT · J. HELLER · G. HERXHEIMER · K. HERXHEIMER · W. HEUCK · W. HILGERS
R. HIRSCHFELD · C. HOCHSINGER · H. HOEPKE · C. A. HOFFMANN · E. HOFFMANN
H. HOFFMANN · V. HOFFMANN · E. HOFMANN · J. IGERSHEIMER · F. JACOBI · F. JACOBSOHN
H. JACOBY · J. JADASSOHN · W. JADASSOHN · F. JAHNEL · A. JESIONEK · M. JESSNER
S. JESSNER† · A. JOSEPH · F. JULIUSBERG · V. KAFKA · C. KAISERLING · PH. KELLER
W. KERL · O. KIESS · L. KLEEBERG · W. KLESTADT · V. KLINGMÜLLER · FR. KOGOJ
A. KOLLMANN · H. KÖNIGSTEIN · P. KRANZ · A. KRAUS† · C. KREIBICH · O. KREN · L. KUMER
E. KUZNITZKY · E. LANGER · R. LEDERMANN · C. LEINER† · F. LESSER · A. LIECHTI · A. LIEVEN
P. LINSER · B. LIPSCHÜTZ · H. LÖHE · S. LOMHOLT · W. LUTZ · A. v. MALLINCKRODT-HAUPT
P. MANTEUFEL · H. MARTENSTEIN · H. MARTIN · E. MARTINI · R. MATZENAUER · M. MAYER
J. K. MAYR · E. MEIROWSKY · L. MERK † · M. MICHAEL · G. MIESCHER · C. MONCORPS
G. MORAWETZ · A. MORGENSTERN · F. MRAS · V. MUCHA · ERICH MÜLLER · HUGO
MÜLLER · RUDOLF MÜLLER · P. MULZER · E. NAUCK · O. NAEGELI · G. NOBL · M. OPPENHEIM
K. ORZECHOWSKI · E. PASCHEN · B. PEISER · A. PERUTZ · E. PICK · W. PICK · F. PINKUS
H. v. PLANNER · K. PLATZER · F. PLAUT · A. POEHLMANN · J. POHL · R. POLLAND
C. POSNER† · H. L. POSNER · L. PULVERMACHER† · H. REIN · P. RICHTER · E. RIECKE
G. RIEHL · H. RIETSCHEL · H. DA ROCHA LIMA · K. ROSCHER · O. ROSENTHAL · R. ROSNER
G. A. ROST · ST. ROTHMAN · A. RUETE · P. RUSCH · E. SAALFELD † · U. SAALFELD · H. SACHS
O. SACHS † · W. SACK · F. SCHAAF · G. SCHERBER · H. SCHLESINGER · E. SCHMIDT
S. SCHOENHOF · W. SCHOLTZ · W. SCHÖNFELD · H. TH. SCHREUS · R. SIEBECK · C. SIEBERT
H. W. SIEMENS · B. SKLAREK · G. SOBERNHEIM · W. SPALTEHOLZ · R. SPITZER · O. SPRINZ
R. O. STEIN · G. STEINER · K. STEINER · G. STICKER · G. STIEFLER · J. STRANDBERG · H. STREIT
A. STÜHMER · G. STÜMPKE · P. TACHAU · G. THEISSING · L. TÖRÖK · K. TOUTON · K. ULLMANN
P. G. UNNA† · P. UNNA · E. URBACH · F. VEIEL · R. VOLK · C. WEGELIN · W. WEISE
L. WERTHEIM · J. WERTHER · P. WICHMANN · F. WINKLER · M. WINKLER · R. WINTERNITZ
F. G. M. WIRZ · W. WORMS · H. ZIEMANN · F. ZINSSER · L. v. ZUMBUSCH · E. ZURHELLE

IM AUFTRAGE
DER DEUTSCHEN DERMATOLOGISCHEN GESELLSCHAFT
HERAUSGEGEBEN GEMEINSAM MIT

B. BLOCH · A. BUSCHKE · E. FINGER · E. HOFFMANN · C. KREIBICH
F. PINKUS · G. RIEHL · L. v. ZUMBUSCH

VON

J. JADASSOHN

SCHRIFTLEITUNG: O. SPRINZ

SECHZEHNTER BAND · ZWEITER TEIL

SPRINGER-VERLAG BERLIN HEIDELBERG GMBH
1931

SYPHILIS: HERZ UND GEFÄSSE INNERSEKRETORISCHE DRÜSEN INTESTINALTRACTUS · LEBER LUFTWEGE · LUNGEN

BEARBEITET VON

A. BITTORF · C. EVELBAUER · A. GIGON
K. GRÜNBERG · G. HERXHEIMER · W. KLESTADT
A. LIEVEN · H. SCHLESINGER · G. THEISSING

MIT 146 MEIST FARBIGEN ABBILDUNGEN

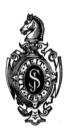

SPRINGER-VERLAG BERLIN HEIDELBERG GMBH
1931

ISBN 978-3-662-01736-4   ISBN 978-3-662-02031-9 (eBook)
DOI 10.1007/978-3-662-02031-9

Inhaltsverzeichnis.

Syphilitische Veränderungen des Herzens und der Arterien.

Von Professor Dr. Gotthold Herxheimer-Wiesbaden. (Mit 65 Abbildungen.)

Syphilitische Veränderungen der Venen.

Von Dr. Carl Evelbauer-Wiesbaden. (Mit 9 Abbildungen.)

Die syphilitischen Erkrankungen des Herzens und der großen Gefäße.

Von Hofrat Professor Dr. Hermann Schlesinger-Wien.

Die syphilitischen Erkrankungen der innersekretorischen Drüsen.

Von Hofrat Professor Dr. HERMANN SCHLESINGER-Wien.

Syphilis des Intestinaltractus und des Peritoneum.

Von Professor Dr. ALFRED GIGON-Basel. (Mit 5 Abbildungen.)

Syphilis der Leber. Pathologische Anatomie.

Von Professor Dr. GOTTHOLD HERXHEIMER-Wiesbaden. (Mit 14 Abbildungen.)

Klinik der Lebersyphilis.

Von Professor Dr. ALEXANDER BITTORF-Breslau.

Syphilis der Nase und des Nasenrachenraumes.

Von Professor Dr. K. GRÜNBERG-Bonn und Dr. G. THEISSING-Bonn. (Mit 13 Abbildungen.)

Die Syphilis des Kehlkopfes und der Luftröhre.

Von Professor Dr. WALTER KLESTADT-Magdeburg. (Mit 32 Abbildungen.)

Die Syphilis der Lunge und des Mediastinum.

Von Sanitätsrat Dr. ANTON LIEVEN-Aachen. (Mit 8 Abbildungen.)

Syphilitische Veränderungen des Herzens und der Arterien.

Von

G. HERXHEIMER-Wiesbaden.

Mit 65 Abbildungen.

Veränderungen des Herzens.

Schon im 18. Jahrhundert haben ASTRUC sowie sodann vor allem MORGAGNI auf Syphilis zu beziehende Veränderungen des Herzens und der Gefäße angenommen. CORVISART erklärte 1814, und ähnlich zur selben Zeit KREYSIG, gewisse Erscheinungen an den Herzklappen im Hinblick auf äußere Ähnlichkeit mit kondylomatösen Wucherungen für syphilitisch bedingt, doch wurde dies bald von LAËNNEC und anderen französischen Forschern als Irrtum nachgewiesen. Die erste gut begründete, einwandfreie Beschreibung einer syphilitischen Herzveränderung stammt von RICORD aus dem Jahre 1845. Hatte man sich, wie VIRCHOW später sagte, allgemein daran gewöhnt, die Geschichte von der Herzsyphilis als eine Fabel anzusehen, so war in RICORDS Fall, in dem eine gummöse Neubildung der Muskulatur neben endokardialen Verdickungen bestand, zum ersten Male eine luische Veränderung des Herzens anatomisch sicher erwiesen. Es folgte 1849 der von LEBERT beschriebene Fall und nach zwei weniger sicheren (FRIEDREICH und L'HONNEUR) 1858 die Darstellung VIRCHOWS. Er teilte einen weiteren einwandfreien Fall mit und schrieb schon: „es gibt also eine Perikarditis und Endokarditis, eine einfache und eine gummöse Myokarditis und der Prozeß im Herzen gleicht daher in jeder Beziehung dem Prozeß im Hoden und in der Leber". Damit hat VIRCHOW für den Herzmuskel — und er spielt die ohne jeden Vergleich größte Rolle hier, so daß vorerst von ihm die Rede sein soll — eine gummöse Myokarditis bzw. Gummata einerseits und eine syphilitische fibröse Myokarditis andererseits unterschieden, und eine ähnliche Einteilung ist herrschend geblieben. Allerdings ist oft mit Recht betont worden, daß eine scharfe Unterscheidung in diese beiden Formen hier nicht möglich ist; es finden sich in einer Reihe von Fällen Verbindungen mehr umschriebener Gummata und diffuser myokarditischer Vorgänge, die Gummata selbst gehen ja später narbige Veränderungen ein, eine Abgrenzung beider Erscheinungsformen ist überhaupt nur in dem Sinne möglich, daß in einem Falle geschwulstartige Gummiknoten vorliegen, im anderen nicht. Aber auch im letzteren Falle sind in die diffusen mehr allgemein entzündlichen Veränderungen oder Bindegewebsvermehrungen zumeist Gebiete mit syphilitisch-gummösen Kennzeichen eingelagert, und nur so ist eine einigermaßen sichere Erkennung möglich. Wohl kann man auch bei Bestehen diffuser Granulationsherde ohne Nekrosen oder

sonstige gummöse Kennzeichen nach der Art des Granulationsgewebes und Veränderungen der kleinen Gefäße zuweilen eine syphilitische Veränderung annehmen,
zumal wenn die Anamnese, positive Wa.R., sonstige klinische Kennzeichen oder
anatomische auf Syphilis beruhende Veränderungen auf Infektion mit Syphilis
hinweisen, aber es ist dies nur in Einzelfällen und nur als Wahrscheinlichkeits-
annahme möglich. Und erst recht ist dies der Fall, wenn sich im Herzmuskel
nur schwieliges Bindegewebe höchstens mit geringen Granulationszellhaufen
vorfindet; es kann sich hier um das Endergebnis von Gummata, die ja bekanntlich zur Vernarbung neigen, handeln, oder auch um das Endbild einfach-diffus-
myokarditischer syphilitischer Vorgänge. Manches mag im Einzelfalle dafür
sprechen, besonders bei jugendlichen Leuten ohne Atherosklerose der Kranzgefäße und mit sicherer Syphilis, aber es bleibt hier alles Vermutung, nichts ist
hier beweisbar; somit scheiden solche Fälle, die aber auch auf syphilitischer
Grundlage mindestens selten zu sein scheinen, aus (Genaueres s. u.). So läßt sich
wohl eine fortlaufende Linie von zweifelsfreien typischen Gummata des Herzmuskels über diffuse gummöse Vorgänge und weniger kennzeichnende entzündliche Veränderungen bis zu einfachen schwieligen Einlagerungen ziehen mit
absteigender Abnahme der Erkennbarkeit und Beweisbarkeit als syphilitisches
Produkt, aber wir müssen gedankliche Abgrenzungen gewissermaßen künstlich
vornehmen und halten so mit den sich aus dem Gesagten ergebenden Vorbehalten der Kombination und der mangelnden Begrenzung an der Einteilung
der syphilitischen Veränderungen des Herzmuskels in Gummata und in mehr
diffus-myokarditische Vorgänge fest.

Die Myokardveränderungen aber stehen bei der eigentlichen Herzsyphilis
im Vordergrund. Perikardveränderungen luischer Natur sind fast ausnahmslos
nur von den Herzmuskelveränderungen aus fortgeleitet. Und ebenso steht es
mit dem Ergriffensein des Endokards, also vor allem des parietalen. Was aber
das Klappenendokard betrifft, so sind syphilitische Veränderungen desselben
äußerste Seltenheiten. Wir sehen hierbei von den Aortenklappen ab, die in
Gestalt der Aorteninsuffizienz die wichtigste und häufigste auf Lues zurück-
führende Herzerkrankung überhaupt darbieten; doch handelt es sich hier nicht
um eine primäre Veränderung der Aortenklappen, sondern um eine Teilerscheinung der typischen Veränderungen des Anfangsteiles der Aorta, welche erst
sekundär die Klappen mit ergreifen; wir werden diese Veränderungen daher nicht
hier bei dem Herzen, sondern erst mit den großen Gefäßen, insbesondere der
Aorta, besprechen. Und an diese Stelle gehören auch in gewisser Beziehung
die Kranzgefäße des Herzens, denn, wenn ihre auf Syphilis zurückzuführenden
Beeinflussungen auch gerade am häufigsten für das Herz die schwersten Folgen
haben, die häufigste Ursache plötzlichen Herztodes darstellen, so handelt es
sich auch hier fast stets um Veränderungen, welche ihren Sitz nicht eigentlich
in den Kranzgefäßen selbst, sondern in der Aorta am Abgang der Coronararterien
von ihr haben. Wir besprechen diese Erscheinung daher auch besser zusammen
mit den syphilitischen Aortenveränderungen.

So *umgrenzt sich unser Gebiet der eigentlichen Herzsyphilis im wesentlichen
als Veränderungen des Herzmuskels in den beiden Hauptformen,* woran sich kurz
die *Endokarditiden* und *Perikarditiden anschließen.* Wie überall, müssen wir
auch hier zwischen den Fällen *erworbener Syphilis* und denjenigen der *angeborenen* unterscheiden. Wir werden sehen, daß hier kaum grundsätzliche Verschiedenheiten zwischen beiden bestehen. *Zuerst soll nur von der erworbenen
Lues die Rede sein.* Es handelt sich bei den syphilitischen Herzveränderungen
in ihren verschiedenen Spielarten um im ganzen seltene Erscheinungen. Die
häufigere Form der erworbenen Syphilis stellen die Gummata dar; bei den noch
selteneren diffusen entzündlichen Formen des Herzmuskels kommt die Schwierig-

keit der Entscheidung, ob im Einzelfall mit Sicherheit oder großer Wahrscheinlichkeit eine auf Syphilis beruhende Veränderung vorliegt, hinzu, wie wir sofort
noch sehen werden, wodurch natürlich auch eine Beurteilung der Häufigkeit
dieser Form wesentlich erschwert wird. Die im Schrifttum niedergelegte Zahl
der Herzgummata ist ziemlich groß, doch gewinnt man den Eindruck, daß das
Vorkommen derselben seltener ist, als es so erscheint, da wohl bei dem fast
stets sehr eindrucksvollen anatomischen und auch klinischen Bild die meisten
Fälle der Art mitgeteilt sind, also dem Schrifttum angehören; doch gehören sie
zum größten Teil älterer Zeit an, wie ja die Zahl der auf dem Sektionstisch
erscheinenden Gummata irgendwelcher Organe seit einer größerer Reihe von
Jahren überhaupt überaus zurückgegangen ist. Von dem anatomischen Verhalten und dem Schrifttum der beiden Hauptformen der Herzmuskelveränderungen syphilitischer Art soll eingehender die Rede sein.

Vorausschickend sei betont, daß wir uns hier naturgemäß *nur mit den anatomisch festgestellten und feststellbaren Herzveränderungen zu beschäftigen haben.
Klinisch wird der Rahmen der „Herzsyphilis" ja außerordentlich viel weiter gefaßt.*
Ihre Häufigkeit in Früh- wie Spätstadien wird von sehr vielen Seiten betont
und die Abhandlungen rein klinischer Art, welche Erscheinungen des Herzens
bei Syphilitikern mit mehr oder weniger großer Wahrscheinlichkeit auf die
Lues beziehen, sind außerordentlich zahlreich. In wie weitgehendem Maße
klinisch Syphilis für Herzerkrankungen angeschuldigt wird, zeigen die Worte
MORITZs: „Die Syphilo-Pathologie des Herzens ist die Pathologie des Herzens
überhaupt. Die Syphilis kann eben alle diejenigen Zustände am Herzen machen,
welche auch die anderen ätiologischen Faktoren auszulösen vermögen." Auch
sonst wird die Zahl der durch Lues bedingten Herzerkrankungen unter diesen
überhaupt meist, wenn auch von verschiedenen Beurteilern in verschiedenem
Maße, sehr hoch bewertet. So von GRASSMANN, ROSENTHAL, LEREDDE, THI-
BIERGE, PLETNEW, BREITMANN, CÉCIKAS, GOLDSCHEIDER, v. KOCZYNSKI, BIE,
JACQUINET, BRICOURT, ORKIN, BROOKS, LEARS, GNYONNAUD, BENTHAUS,
RICHTER, OIGAARD, KREHL, v. ROMBERG, WITTGENSTEIN-BRODNITZ, SIMPSON,
HOWARD u. v. a.

So schrieb LEREDDE nicht weniger als $1/3$ der Todesfälle an Herzerkrankungen
der Syphilis zu, PLETNEW gibt an, unter von ihm beobachteten 1893 Herz-
Gefäßerkrankungen bei Männern in 24%, bei Frauen in 15% die Diagnose auf
Syphilis gestellt zu haben. GOLDSCHEIDERs Schüler WITTGENSTEIN und BROD-
NITZ stellten statistisch aus des ersteren Klinik 614 Fälle von luischen Herz-
und Gefäßerkrankungen zusammen und unter ihnen in 29 = 4,56% syphilitische
Herzmuskelerkrankungen in Übereinstimmung etwa mit einer früher von
GOLDSCHEIDER gefundenen Verhältniszahl. v. ROMBERG schätzt diese Zahl der
Herzmuskelerkrankungen unter seinen 200 Herz-Gefäßkrankheiten syphilitischer
Entstehung sogar auf 20,5%. Stenokardische Anfälle sollen nach HUCHARD in
29%, nach VAQUEZ sowie GALLAVERDIN in 30%, nach SIMNITZKY in 36%,
nach v. ROMBERG in etwa 50%, nach GAUCHER und CESHORN in 80%, nach
PLETNEW, auf den diese Zusammenstellung zurückgeht, in 41,5 bzw. 42% der
Fälle auf luische Infektion zurückzuführen sein, RUHEMANN möchte besonders
die vor dem 50. Lebensjahre auftretenden Angina pectoris-Beschwerden in
90% mit sklero-gummöser Kranzaderveränderung erklären. Vielfach wird, so
z. B. von GRASSMANN, ROSENTHAL, KREHL, SIMPSON das Auftreten von
Herzstörungen verschiedener Art schon in der Frühperiode der Syphilis betont,
wofür anatomische Unterlagen so gut wie ganz fehlen. Bei den klinischen Annahmen auf Vorliegen von Herzsyphilis handelt es sich teilweise um mehr unbestimmte Symptome, teils um Bezugnahme auf bestimmte und bestimmt lokalisierte morphologische Veränderungen. Hier spielt sicher die ja Herzsymptome

machende und von einer Erkrankung des Herzens selbst klinisch oft nicht
abgegrenzte oder abgrenzbare Aortenveränderung, oft mit Verengerung oder
Verschluß der Kranzgefäße, und die von ihr ausgehende, ja auch das Herz selbst
unmittelbar betreffenden Aorteninsuffizienz die Hauptrolle. Diese typisch-
syphilitische Veränderung stellt sicher den Großteil der „Herzsyphilis" dar und
von ihrer außerordentlichen Verbreitung wird noch die Rede sein. Auf ihrer,
d. h. der Aortensyphilis noch zu besprechenden Vermehrung beruht es auch
wohl, wenn z. B. GÖRL und VOIGT von einer anscheinenden Vermehrung der
Späterkrankungen des Herzens bei Syphilis neben solcher im Zentralnervensystem sprechen (wobei sie hier beim Herzen eine Mehrbeanspruchung in Gestalt
psychogen-vasomotorischer Einflüsse für die Vermehrung heranziehen). Aber
es werden auch andere Klappenveränderungen auf Syphilis zurückgeführt,
was bisher auf jeden Fall mangels anatomischer oder auch einwandfreier klinischer Beobachtungen zumeist gänzlich in der Luft hängt. Dies betrifft vor allem
die Mitralklappen, deren syphilitische Erkrankung (abgesehen von dem sehr
seltenen sekundären Ergriffenwerden von Aortenklappen aus, wovon später
die Rede sein wird) zum mindesten eine äußerste Seltenheit darstellt. Und doch
haben vor allem französische Beschreiber eine syphilitische Mitralerkrankung
als häufiges Ereignis angenommen. So hat AMBLARD auf Grund von klinischen
Untersuchungen an mehreren Hundert Personen noch 1921 die Behauptung
aufgestellt, Mitralstenosen seien fast stets auf Spätformen angeborener Syphilis
zurückzuführen (unter 165 Frauen fand er in 128 positive Wa.R.). MERKLEN
schließt sich zwar teilweise AMBLARD im Hinblick auf Häufigkeit von Erscheinungen von seiten der Mitralklappen bei Angeboren-syphilitischen an, fügt aber
hinzu, daß es sich hier nicht um endokarditische Veränderungen an der Mitralis
handele, sondern nur um funktionelle Teilerscheinung allgemeiner Organ-
schwäche, oft bei unterentwickelten Leuten mit angeborener Syphilis.

Ein sehr großer, wenn nicht der größte Teil der als syphilitisch betrachteten
klinisch zur Beobachtung kommenden Herzleiden aber wird in Störungen der
Herzmuskeltätigkeit gesehen. Dabei wird einerseits vor allem an solche in
Abhängigkeit von veränderten Kranzgefäßen gedacht. Daß hier — auch für
den plötzlichen Tod — Verschluß der Kranzgefäße am Abgang von der Aorta
bei syphilitischer Aortitis (in sehr seltenen Fällen nur auch Übergreifen der
syphilitischen sklerosierenden Vorgänge auf die Coronararterien selbst) eine große
Rolle spielt, werden wir bei Besprechung der syphilitischen Aortenveränderung
eingehender besprechen. Immerhin liegt hierin nur eine Erklärung für einen
Teil der klinisch angenommenen Zahlen. Auch an Herzschwielen abhängig von
Coronarsklerosen, die aber syphilitisch bedingt sein sollen, ist hier vielfach
gedacht worden, besonders, wenn es sich um jugendlichere Leute handelt. Eine
derartige Annahme ist aber anatomisch in der Regel nicht begründbar. Syphilitische Veränderungen der Kranzarterien, wie sie sicheren syphilitischen Gefäßveränderungen entsprechen, sind nur in ganz außerordentlich seltenen Ausnahmefällen festgestellt worden, von denen noch die Rede sein wird, kommen
also im allgemeinen nicht in Betracht, und auch neben syphilitischer Aortitis
werden in den Kranzgefäßen anatomisch als syphilitisch auffaßbare Veränderungen in der Regel nicht gefunden. THOREL betont auch mit Recht, daß gar
nicht festgestellt sei, daß es überhaupt wirklich bei Syphilitikern schon frühzeitiger als bei nicht syphilitisch erkrankten Menschen zur Sklerose der Kranzgefäße komme, indem er auch mit vollem Recht die Annahme PITZNERS, daß
eine besondere Lage der Muskelschwielen, nämlich der vorzugsweise Sitz in der
linken Kammerwand, diese als auf Syphilis beruhend auszeichne, vor allem
damit zurückweist, daß dies auch bei den auf gewöhnlicher Coronarsklerose
beruhenden der Fall zu sein pflege, die wichtigere Forderung besonderer

histologischer Kennzeichen syphilitisch entstandener Schwielen aber nicht erfüllt
werde. Und indem er hervorhebt, daß man nicht alle krankhaften Vorgänge,
die man bei Syphilitikern findet, als Produkt einer gerade durch das Virus der
Syphilis bedingten Schädigung des Gewebes ansehen darf, schließt THOREL
folgerichtig „so kann den bei Syphilitikern beobachteten Myopathien keine
irgendwie konstant vorkommende Erkrankung der Kranzgefäße zugrunde
liegen". Auch Schwielen im Herzmuskel als Ausheilungsergebnis direkt syphilitischer, d. h. gummöser Veränderungen aufzufassen hängt in der Luft. Heilen
diese gänzlich aus, so liegen eben Schwarten vor, die von nicht syphilitisch
entstandenen, also Herzmuskelschwielen auf Grund von Coronarsklerose oder
abgelaufenen sonstigen myokarditischen Vorgängen, sich in nichts unterscheiden. Hier syphilitische Veränderungen als vorangegangen anzunehmen,
ist also unerweislich; da aber spezifisch-syphilitische Vorgänge, wie wir an
der Hand der Kasuistik sofort sehen werden, überhaupt im Herzen etwas seltener
sind, und zum mindesten nichts dafür spricht, daß völlige Heilung solcher Vorgänge etwas Häufigeres ist, so könnten spezifisch-syphilitische Muskelveränderungen nur einem kleinen Bruchteil der klinisch als so häufig angenommenen
Herzmuskelaffektionen — wie noch jüngst z. B. SIMPSON „Myokarditis" syphilitischer Natur für etwas Häufiges erklärt — zugrunde liegen. Man zieht klinischerseits zur Erklärung offenbar häufig auch degenerative Vorgänge im Myokard
heran, wozu KIRCH mit Recht bemerkt, daß solche pathologisch-anatomisch
als durchaus unspezifisch und keineswegs als eine Form von Herzlues angesehen
werden dürfen.

Insbesondere die französischen Ärzte haben wie ja auch sonst so gerade
auf dem Gebiete der Herzerkrankungen den Rahmen der auf Syphilis, auch
auf angeborener, bezogenen Erkrankungen überaus weit gespannt. Besonders
ist dies in klinischer Hinsicht der Fall; aber vielfach suchen französische Forscher
auch anatomisch Herzveränderungen verschiedenster Art, die aller für Syphilis
einigermaßen kennzeichnender Merkmale entbehren, eigentlich nur deswegen
auf Lues zu beziehen, weil sie bei Leuten gefunden wurden, die auch andere
syphilitische Affektionen darboten oder von denen auch nur luische Infektion
bekannt war. In den im Hinblick auf Schrifttumsverwertung überaus reichhaltigen und in vieler Hinsicht sehr lehrreichen und sorgfältigen Thesen von
DEGUY und BRICOURT wird man eine große Reihe Belege für derartige an sich
unbegründete Annahmen finden. Daß die anatomischen Befunde nicht kennzeichnend genug sind, auch die Suche nach der Spirochaete pallida bei Produkten der Spätsyphilis enttäuscht, überhaupt anatomisch die klinische Annahme
so häufiger syphilitischer Herzerkrankungen nicht erhärtbar ist, bringt BRICOURT
dazu, zu sagen, daß die anatomisch gewonnenen Kenntnisse hier den klinischen
Feststellungen nicht stets etwa überlegen wären, und und bei der häufigen
Unsicherheit auch sonstiger klinischer Merkmale stellt er bei der Diagnosenstellung die aus der erfolgreichen Behandlung zu ziehenden Schlüsse an erste
Stelle (wörtlich: „La conclusion rationelle de cette descussion est donc d'accorder
la première place dans le diagnostic à l'épreuve therapeutique; elle seule peut
apporter aux statistiques anciennes un contingent considérable de nouveaux
cas"). Letzteres erscheint allerdings wahrscheinlich, aber wissenschaftlich ist
damit wohl nichts zu gewinnen bei der Fraglichkeit des Wertes der Einzelfälle
als Untergrund solcher Statistiken. Eine anatomische Kontrolle hört natürlich
bei einem derartigen Standpunkt überhaupt auf.

Aus alledem ergibt sich, daß ein gewisser Widerspruch zwischen der klinischen Annahme so häufiger als syphilitisch aufgefaßter Herzerkrankungen einerseits und der Seltenheit anatomisch wirklich als durch die syphilitische Infektion bedingter nachweisbarer, d. h. spezifisch syphilitischer Herzveränderungen

besteht, immer die syphilitische Aortitis und von ihr aus bedingte Aortenklappenveränderungen hier außer acht gelassen. Aber wir finden ja kaum in
einem Organ, vom Nervensystem abgesehen, so häufig wie gerade beim Herzen
funktionelle Störungen, die durch den anatomischen Befund bei der Sektion
sowie mikroskopische Untersuchung keine Erklärung finden. Dies bezieht sich
gerade auch auf den Begriff der „Herzmuskelinsuffizienzen", der auch, vgl. z. B.
v. Romberg, bei den als syphilitisch aufgefaßten Herzerkrankungen eine sehr
große Rolle spielt. Hier wie bei den klinisch betonten Herzstörungen überhaupt handelt es sich offenbar zum großen Teil auch nicht um spezifisch-syphilitische und somit anatomisch als solche nachweisbare Veränderungen des
Herzens, sondern um höchstens mittelbar mit luischer Infektion zusammenhängende Herzschädigungen allgemeiner Art. Ostmann hat, was an sich ganz
interessant sein könnte, eine Übersicht der Herzbefunde von Sektionen von
350 Paralytikern und 15 Tabikern zusammengestellt. Auf den ersten Blick
erscheint die Zahl der Veränderungen sehr groß, so daß sie in Übereinstimmung
mit klinischen Annahmen zu stehen scheint. Aber in den meisten Fällen handelt
es sich um Aortenveränderungen mit Einbeziehung der Aortenklappen und in
den auch nicht wenigen Fällen, in denen „degenerative" Veränderungen des
Herzmuskels gefunden wurden, liegen ganz gewöhnlich auch sonst zu findende,
auch mit dem ganzen Zustand der Kranken in Verbindung zu bringende vor,
so vor allem häufig „fettige Degeneration", Veränderungen, die Ostmann auch
wohlweislich keineswegs als syphilitisch bedingt bezeichnet. Wie weit übrigens
bei diesen allgemeinen Herzleiden auch Nervenveränderungen oder nervöse
Beeinflussungen mitspielen, ist vorerst nicht abzuschätzen; die Angabe Winogradows, daß in allen Fällen von Syphilis des Herzmuskels sich an den Herzganglien Veränderungen fänden, die vielleicht die plötzlichen Todesfälle erklären
könnten, ist auf jeden Fall nicht bestätigt worden und, wie Schlußfolgerungen
aus angeblichen Ganglienveränderungen — Putjatin glaubte schon 1878
Herzganglienveränderungen bei Syphilis gefunden zu haben, die er von einer
Endarteriitis ableitete, welche, von der Aorta auf das Perikard übergehend,
das Bindegewebe um die Ganglienzellen ergreife — überhaupt, mit größter
Vorsicht aufzunehmen. *Soll und kann somit nach allem die große Häufigkeit
klinisch auffallender Herzerscheinungen bei Syphilitikern, in mittelbarem oder
unmittelbarem Zusammenhang mit ihrer luischen Ansteckung stehend, auch keineswegs bestritten werden, so dürfen wir doch vom anatomischen Standpunkt aus nur
die morphologisch nachweisbaren Zusammenhänge als sichergestellt auffassen.* Die
scharfe Kritik, welche Thorel in seinen bekannten umfassenden Berichten
über die Pathologie der Kreislauforgane in den Lubarsch-Ostertagschen
Ergebnissen zahlreichen aber unbewiesenen Annahmen syphilitischer Entstehungsursache aller möglichen Herzerkrankungen entgegenbrachte, muß
auch heute noch und ebenso für zahlreiche Veröffentlichungen der Zeit nach
den Thorelschen Berichten aufrecht erhalten werden. *Der Kreis der anatomisch
als syphilitisch bedingt sichergestellten Herzveränderungen engt sich aber so sehr ein.*

Die häufigere und sicherer beglaubigte Form der *Syphilis des Myokards*
sind dessen umschriebene *Gummata*, Allzu häufig sind sie aber auch nicht.
In seiner Übersicht über 20 Jahre (1873—1892) der Sektionen des Kieler pathologischen Institutes — im ganzen 4000 Sektionen Erwachsener mit 99 Fällen
sicherer Syphilis — berichtet Philips 2mal Gummata des Herzens angegeben
gefunden zu haben unter 28 Gummen im ganzen. Stolper fand unter 2995 Sektionen in Breslau mit 61 Fällen erworbener Syphilis 2 gummöse Veränderungen
des Herzens. Stockmann stellte die Sektionsberichte des *Helsingforser Institutes*
1893 bis 1902 zusammen und fand unter 2800 Leichenöffnungen in 33 viscerale
Gummata, darunter in einem Falle Herzgummen (vielleicht in einem zweiten

mehr diffuse gummöse Herzmuskelinfiltration). HARBITZ stellt diese drei Statistiken dahin zusammen, daß unter 9800 Sektionen 5mal Herzgummata gefunden wurden. In einer neuen Statistik von CLAWSON-BELL fanden sich unter 4577 Sektionen Erwachsener in Minneapolis 126 Fälle von Aortitis syphilitica, von denen 2,4% an Myokardgummen starben, d. h. also wohl, daß sich unter den 4577 Sektionsfällen 3 solche mit Herzgummen (und Mesaortitis) fanden. JANSEN gibt in einer Arbeit aus den letzten Jahren an, daß unter 142 Sektionen sicher syphilitischer Personen im Hafenkrankenhaus in Hamburg sich 3 Fälle von Herzgummen fanden.

Zu den Herzgummata gehört schon der historisch gewordene Fall RICORDs. Es handelte sich um einen Mann, der, was in vielen der hierher gehörigen Beobachtungen wiederkehrt, ganz plötzlich starb. Es fanden sich bei der Sektion in den Ventrikelwänden verschiedene teils harte, teils erweichte Gummata, auch das Endokard verdickt. Es bestanden auch außerhalb des Herzens Gummata. Die syphilitische Infektion lag 11 Jahre zurück. Das nächste Herzgummi wurde von LEBERT 1849 bei einer 31jährigen Frau beschrieben, welche auch sonst Gummata aufwies. Während die beiden nächsten Fälle, welche FRIEDREICH und L'HONNEUR mitteilten, unsicher sind, stammt die klassische Schilderung VIRCHOWS mit genauer mikroskopischer Untersuchung aus dem Jahre 1858. Weiterhin wurden Herzgummen mitgeteilt: In den 60er Jahren von HALDANE, WALSCH, WILKS, WINGE, LANCEREAUX (2 Fälle), E. WAGNER, AUFRECHT, MÜLLER, MORGAN, FULLER, in den 70er Jahren von MORGAN, LEGG, NALTY (2 Fälle), BURNEY, GOULD, CAYLEY, BRODOWSKI, BROVICZ, KEY, GRÄFFNER, MACKENZIE, in den 80er Jahren von MACHIAFAVA, ROSENFELD, HENDERSON, TEISSIER, LEYDEN, BREHME, GREEN, ASHBY, PASTEUR, DAWSON, BARGUM, MÜLBE, SCHWALBE, aus den 90er Jahren von TURNER, NEKÁM, JÜRGENS, PITT, PAUL COHNHEIM, POLLACK, SCHÜRHOFF, VOLLMAR, MRAČEK (4 Fälle), KOCKEL, ROLLESTON, A. FRÄNKEL (PUPPE), LORRAIN, LOOMIS (3 Fälle), KRÖNIG, DE MASSARY, RENDU, DUCKWORTH, COGGESHALL, STOLPER, PHILLIPS (2 Fälle) JODLBAUER, ADLER, SHAW, LAZARUS-BARLOW, MAY und zwischen 1900 und 1903 von QUENSEL, RAUSCHER, LINNEBORN, WOLTKE, WAGNER und QWIATKOWSKI.

GRENOUILLER hatte schon 1878 eine These über die Herzsyphilis mit reichlichen Schrifttumsangaben geschrieben, LANG 1889 44 Fälle von Lues des Herzens zusammengestellt, eine vorzügliche monographische Behandlung der „Syphilis des Herzens bei erworbener und ererbter Lues" stammt aus der Feder von MRAČEK (1893). Hier wird das gesamte Schrifttum einzeln besprochen und kritisch gesichtet, von 80 mitgeteilten Fällen mit Sektionsbefund werden als sichere Herzsyphilis 51 anerkannt, dazu kommen 5 eigene auch anatomisch eingehend geschilderte Fälle. Unter diesen Fällen finden sich auch einige 30, die zu den Gummata des Herzens zu rechnen sind. Sodann hat DEGUY 1900 und von 1893 bis 1902 RAUSCHER das Schrifttum kurz zusammengestellt und 1904 hat dann STOCKMANN aus BENDAs Institut eine ausgezeichnete monographische Behandlung „über Gummiknoten im Herzfleische" veröffentlicht. Hier ist das ganze bis dahin vorliegende Schrifttum eingehend besprochen und zusammengestellt. Es sei also wegen der älteren Fälle auf diese vorzügliche Abhandlung STOCKMANNS verwiesen. Er bespricht alle oben angeführten Fälle außer dem von WINGE aus dem Jahre 1863 — multiple Gummata im Herzmuskel eines 39jährigen Mannes —, welchen HARBITZ 1914 wieder erwähnte (nebst einem ebenfalls aus dem pathologischen Institut in Oslo mitgeteilten unsicheren Fall HJ. HEIBERGs aus dem Jahre 1873) und dem 1877 von GRÄFFNER besprochenen Falle einer 51jährigen Frau mit dem eigentümlichen Befund eines durch den rechten Ventrikel ausgespannten Diaphragmas, dessen Untersuchung von COHNHEIM vorgenommen wurde, der es für ein verändertes Gummi erklärte. Der Fall ist aber ganz unsicher, wie schon MRAČEK erklärte, und wohl deshalb hat ihn STOCKMANN in seine Zusammenstellung nicht aufgenommen. Ferner finde ich den LINNEBORNschen Fall bei ihm nicht angeführt. STOCKMANN erwähnt außer den oben genannten Fällen noch die von DITTRICH (2 Fälle), OPPOLZER, DEMME, HUTCHINSON veröffentlichten, in denen aber wahrscheinlich keine Gummata des Herzens sondern, wie schon MRAČEK vermutete, Abscesse desselben vorlagen, und endlich einige Arbeiten, deren Titel auf Herzgummen hindeuten, die aber auch in keinem Referat nachlesbar waren (Mitteilungen von DANDRIDGE, WILKIE, SMITH, LEMAISTRE, STRAVINO, GENERSICHT, HUGHNES). STOCKMANN selbst beschreibt ausführlich 4 eigene Fälle, bei denen besonders interessant ist, daß sie ganz verschiedenen Altersstadien angehören. So stellt er im ganzen 79 Fälle von umschriebenen Herzgummata zusammen. Von diesen sind aber die (oben mitgenannten) Fälle von FRIEDREICH, L'HONNEUR, WALSCH, WILKS, AUFRECHT, MÜLLER, FULLER, MORGAN, LEGG, BURNEY, GOULD, MACKENZIE, HENDERSON, BREHME, GREEN, ASHBY, PASTEUR, DAWSON, TURNER, NÉKÁM, PITT, COHNHEIM, KRÖNIG als nicht sichere Gummata (in manchen Fällen Originalarbeiten nicht aufzutreiben) abgezogen, so daß 56 ziemlich sichere Fälle bis 1904 übrig bleiben, welche STOCKMANN auch in sehr übersichtlicher Weise tabellarisch zusammenstellt.

In 26 Fällen lagen *mehrere* bis zahlreiche *Gummata* vor, doch ist auch bei den sog. Solitärgummen insofern zum großen Teil eine eigentliche Multiplizität der Herde gegeben, als viele, besonders die großen, Konglomerate mehrerer getrennt angelegter darstellen. Auch z. B. JACQUINET betont die Mehrzahl von Gummiknoten als das häufigere, und ich habe dies nach einer Durchsicht des Schrifttums ebenfalls (1907) bestätigt. Die *Größe der Gummata* ist sehr verschieden, von miliaren Herden über linsen- bis haselnußgroße, was das Durchschnittliche ist, bis zu walnußgroßen (VOLLMAR oder LORRAIN), taubeneigroßen (MAY) oder als kleinapfelgroß bezeichneten (MACHIAFAVA), ja in dem Falle, den WILKS beschrieb, ist von einem billardkugelgroßen Knoten die Rede.

Genau stellt STOCKMANN die *Verteilung der gummösen Herde auf die einzelnen Herzteile* zusammen. Die linke Kammer war 38mal, das Septum ventriculorum 22mal (wahrscheinlich aber noch öfter), die rechte Kammer 20mal beteiligt, die beiden Vorhöfe und das Septum atriorum nur in Einzelfällen. Der linke Ventrikel ist also besonders häufig befallen, wie dies auch schon GRENOULLER (in 9 der von ihm zusammengestellten 18 Herzgummata) und MRAČEK aufgefallen war, welch letzterer auf die Anschauung vor allem VIRCHOWs hinweist, daß syphilitische Reaktionen vor allem an den Orten größerer funktioneller Belastungen oder traumatischer Reize sich entwickeln, wie ja VIRCHOW bekanntlich vor allem für den Lieblingssitz von Lebergummen in der Gegend des Ligamentum suspensorium Zerrungen dieser Gegend verantwortlich machte. Wichtig ist der häufige Sitz oder Beteiligung der Kammerscheidewand im Hinblick auf die Schädigung des atrio-ventrikulären Reizleitungssystems, wovon noch unten die Rede sein wird. Die Folgen für das Herz, besonders Hypertrophie desselben, vor allem der linken Kammer, wie sie sich fast in allen Fällen finden, brauchen hier nur angedeutet zu werden. Die Herde sitzen in *verschieden großer Ausdehnung* in dem Myokard. Ganz gewöhnlich reichen sie bis an bzw. in das Endokard, und dies nimmt dann an der Veränderung teil. Es erscheint flächig oder mehr knotig verdickt, ist derb, ausgesprochen weiß, oft ins Innere der Herzhöhlen vorgebuchtet (vgl. auch unten). Auch das Perikard ist, wenn auch seltener als das Endokard, wie dies auch z. B. MAURIAC betont, zumeist beteiligt, auch erst sekundär, seltener in Gestalt gummöser Veränderungen, meist in Form bindegewebiger Verdickungen und Verwachsungen, wobei die Vorgänge, wie

Raucher betont, umschrieben sind und meist histologisch spezifischer Kennzeichen entbehren.

In der Zusammenstellung Stockmanns liegt das *Alter*, in dem der *Tod eingetreten*, zwischen 19 bis 57 Jahren; die größte Zahl starb im 4. Jahrzehnt. Da die Infektion meist im 3. Jahrzehnt stattfindet, läge somit etwa ein Jahrzehnt oder etwas mehr im allgemeinen zwischen Infektion und Tod (vgl. auch z. B. Grassmann oder Buchwald), während Rosenthal für Herzsyphilis schon 2—4 Jahre nach der Ansteckung berechnet. Das *Geschlecht* verhielt sich so, daß das männliche 59,6%, das weibliche 40,4% darstellt, was etwa mit dem über das Verhältnis der syphilitisch Infizierten unter beiden Geschlechtern bekannten übereinstimmt.

Wie schon kurz erwähnt, ist bei Herzgummen — wie bei Herzsyphilis überhaupt — *plötzlicher Tod* ein verhältnismäßig häufiges Ereignis. In den von Stockmann zusammengestellten Fällen starben 15 plötzlich ohne vorherige Krankheitszeichen von seiten des Herzens (die von Ricord, Haldane, Wagner, Key, Bargum, Vollmar (2 Fälle), Mraček (3 Fälle), Lorrain, Duckworth, Phillips, Lazarus-Barlow und May mitgeteilten Herzgummata) 10 unerwartet, obwohl schon Herzbeschwerden bestanden hatten (die Fälle von Lancereaux, Cayley, Rosenfeld, Teissier, Jürgens, Loomis, Stolper, Phillips, Jodlbauer, Wagner-Qwiatkowski), also eine große Verhältniszahl der 49 Fälle, welche Stockmann mit angegebener Todesart zusammenstellt, von denen zudem in 9 Fällen die Herzgummen als unmittelbare Todesursache auszuschließen waren. Wichtig ist auch die Stockmannsche Schlußfolgerung seiner Zusammenstellung, daß gerade bei Gummenknoten der linken Kammerwand und der Kammerscheidewand oft plötzlicher Tod eintritt. Für Herzsyphilis im allgemeinen hat Grenouiller schon angegeben, daß in $2/3$ der Fälle plötzlicher Tod einträte, zuweilen mit Spontanruptur des Herzens.

In ihrem *mikroskopischen Verhalten* entsprechen die Gummata des Herzmuskels den Gummen überhaupt. Der Ausgangspunkt von kleinen Gefäßen, insbesondere Venen, wird auch hier öfters betont. Die Zellen in den Zellanhäufungen sind die bekannten, Lymphocyten, ferner oft sehr zahlreiche Plasmazellen, in frischen Herden auch, wie insbesondere Stockmann feststellte, polymorphkernige Leukocyten, dann in älteren Knötchen besonders Spindelzellen bzw. Fibroblasten. Die nekrotischen Gebiete lassen, was vor allem in früheren Zeiten oft als besonderes Kennzeichen betont wurde, noch längere Zeit Umrisse von Gewebsstrukturen erkennen. Besonders am Rande der Nekrosen finden sich häufig Riesenzellen, aber doch sehr wechselnd und vor allem in sehr wechselnden Zahlen; von ihrer Herkunft wird noch unter die Rede sein. In älteren Knoten sieht man besonders am Rande der Herde das Bindegewebe stark vermehrt, welches allmählich unter Resorption des Granulationsgewebes und Käses einen großen Teil der Gummiknoten ersetzen kann. So können Herzschwielen und durch Ausbuchtung solcher rein bindegewebiger Gebiete Herzaneurysmen entstehen, für die man nur wenn noch Reste typisch gummös gebauten Gebietes vorhanden sind die syphilitische Entstehungsart erschließen kann. Solche partielle Herzaneurysmen auf Grund von Gummibildungen gegebenenfalls mit Nekrose und Erweichung oder vor allem ganz oder teilweise bindegewebig veränderten gummösen Vorgängen, so daß die schwieligen Gebiete mit Verlust der Muscularis dem Blutstrom nachgeben, finden sich z. B. bei Virchow, Nalty, Leyden, Green, Vollmar, Mraček (Fall 3), Nékám (fraglicher Fall), Duckworth, Stolper, Jodlbauer, Shaw beschrieben. Daß hier auch Durchbruchsgefahr bestehen kann, ergibt sich von selbst. Die Muskelfasern zeigen in frischeren Herden alle Zeichen von Degeneration und Atrophie; in alten Herden sind sie völlig verschwunden. Auch in der Umgebung der Gummata zeigen die Gefäße

meist schwere Veränderungen, die Venen besonders perivasculäre Infiltration
mit Rundzellen, die Arterien das gleiche und Intimaveränderungen; vielfach
bestehen obliterierte und thrombosierte Gefäße.

Häufig finden sich Angaben über die *differentialdiagnostische Hauptschwierigkeit*, nämlich, besonders bei kleinen, gegebenenfalls dann konglomerierten
Herden, syphilitische Veränderungen von *Tuberkeln* zu *unterscheiden*. Es wird
in vielen Beschreibungen im Einzelfall begründet, warum es sich nicht um
solche, sondern um ein Gumma handelt. Auf die Unterscheidungsmerkmale,
wie sie besonders v. BAUMGARTEN aufgestellt, wird dabei oft hingewiesen. Zumeist wird betont, daß das Fehlen runder zusammenhängender Epitheloidzell-
massen, unregelmäßigere Verkäsung und Erhaltung der Umrisse gewisser
Strukturen in der Nekrose, Hervortreten und ungleichmäßige Verteilung der
Spindelzellen (Fibroblasten) und starke bindegewebige Schwielenbildung,
stärkere Vascularisation u. dgl. gegen Tuberkulose und für syphilitische Veränderung sprechen, während allgemein das Auftreten oft auch zahlreicher Riesenzellen gerade bei syphilitischen Veränderungen des Herzmuskels (s. auch unten)
anerkannt und hierin auch bei typischen Riesenzellen mit wandständigen Kernen
nicht etwa ein Hinweis auf Tuberkulose gesehen wird, da sie sich hier eben bei
syphilitischen Veränderungen gerade so finden. Äußerst wichtig ist natürlich
in Zweifelsfällen das Nichtauffinden von Tuberkelbacillen in den Herden und
ferner als starker Wahrscheinlichkeitshinweis auf syphilitische Veränderung
auch des Herzens das Fehlen tuberkulöser Affektion im übrigen Körper und
womöglich das Vorliegen auch sonstiger auf Syphilis zu beziehender Veränderungen. Unter diesen findet sich syphilitische Mesaortitis, von der unten eingehend die Rede sein wird, ganz gewöhnlich neben den Herzgummata, so unter
den von STOCKMANN zusammengestellten Fällen in 15 angegeben (wohl weit
häufiger), unter den 4 von ihm selbst untersuchten in 3. Die histologischen
Unterscheidungsmerkmale sind bei ausgesprochenen Gummata nicht so schwierig
in der Beurteilung wie bei den weit schwerer zu bewertenden mehr diffusen
Entzündungen syphilitischer Ätiologie (s. u.). So soll hiervon und vor allem
von den Besonderheiten der zelligen Zusammensetzung und ihrer Abstammung
erst bei Besprechung der syphilitischen Myokarditis eingehender die Rede sein.

Ich bin auf die bei STOCKMANN zusammengestellten Fälle im obigen genauer
eingegangen, da sich alles Wesentliche hier schon ausgesprochen findet, die
weitere Kasuistik, von der jetzt noch die Rede sein soll, wirklich neue Momente
nicht hinzugefügt hat.

Von Gummen des Herzens finde ich in den letzten etwa 25 Jahren noch folgende
im Schrifttum, wobei ich erwähne, daß recht vollständige Zusammenstellungen
der Herzsyphilisfälle überhaupt bis 1905 und 1908 sich in den Dissertationen
von FUTRAN bzw. PITZNER sowie der Gummen bis 1907 bei HUCHARD-FIESSINGER
finden: 1904—1910 die Fälle von ROMANOW, TAKEYA, WÜRTH, RENVERS
(3 Fälle), HANDFORD (unsicherer Fall als Gummi), FUTRAN VAN HÜLLEN, GOLD-
FRANK, ASHTON-NORRIS-LAWENSON, CHAPMAN, KEITH-MILLER, GRÜNBAUM,
TATUSESCU, ROBINSON, JANEWAY-WAITE, FAHR (3 Fälle), SCHMORL (2 Fälle),
HUCHARD-FIESSINGER, v. JAGIĆ, BASSETT-SMITH, KUBO, HANDWERK, SCHRÖDER,
PICK-PROSKAUER, PICK (2 Fälle), THIROLOIX-MIGINIAC, 1911—1920 Fälle von
KLAGES, GRUBER, HOCHHAUS, WEENEY, BENDA (2 Fälle), ALBRECHT, BROOKS
(5 Fälle, aber nur erwähnt nicht beschrieben oder gar als Gummata bewiesen),
LOMBARDO, HARBITZ, HOLTERDORF, REINHARDT, HUSCHE, TAKATA (3 Fälle),
im letzten Jahrzehnt die Beobachtungen von HARBITZ, MAJOR, SUMBAL,
LIGNAC-POL (unsicherer Fall), VAN DEN BOVENKAMP, KOKITA, JOUNG, CLELAND,
JANSEN (2 Fälle), HAJÓSY. Den Fall von ROSENFELD, seziert von WALZ, habe
ich nicht mitgerechnet, denn es geht aus der wenig klaren Schilderung keines-

wegs hervor, daß es sich um ein Gummi des Herzmuskels handelte, wie auch KIRCH den Fall mit recht anzweifelt; der Herd saß gar nicht im Myokard, sondern die beschriebene Zerfallshöhle ging vom Anfangsteil der Aorta aus und daß dieselbe aus einem Gummi hervorgegangen ist, ist sehr zweifelhaft. Es sind dies etwa 60 Fälle, mit den oben angeführten zusammen *etwa 116 Fälle von Herzgummen, welche mit großer Wahrscheinlichkeit auch bei kritischer Beurteilung solche darstellen.* Also eine immerhin ziemlich große Zahl, wobei ich mir keineswegs schmeichle, alle irgendwie beschriebenen oder erwähnten Fälle angeführt zu haben.

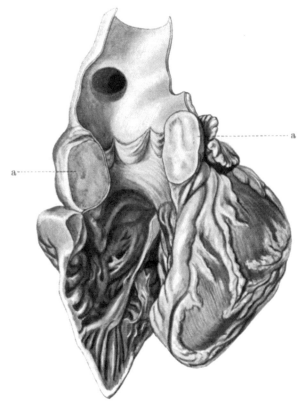

Abb. 1. Gummi des Herzens. Im Conus arteriosus dexter dicht unterhalb der Aortenklappen besteht (bei a) ein in der Mitte durchgeschnittenes, etwa walnußgroßes Gummi.

Ich kann den zusammengestellten Fällen einen eigenen anfügen. In unserer Sammlung bewahren wir das Herz eines alten Mannes auf. Die Aorta zeigt typische syphilitische Aortitis mit einem perforierten Aneurysma des Aortenbogens; die Herzmuskulatur ist im Conus arteriosus dexter dicht unterhalb der Pulmonalklappen von einem etwa walnußgroßen, starke Nekrose aufweisenden Knoten durchsetzt, der sich auch mikroskopisch als typisches Gummi erweist (vgl. Abb. 1 u. 2).

Ein großer Teil der Fälle der letzten 25 Jahre ist mehr unter dem Gesichtspunkt eines *Sitzes der Herzgummata,* welcher zu Herzblock (ADAMS-STOKES-schem Symptomenkomplex) führte, veröffentlicht, Fälle, von denen noch kurz die Rede sein wird. Hiermit hängt es auch zusammen, daß ein sehr großer Teil der mitgeteilten Fälle — etwa die Hälfte — den Sitz der Gummen im Septum

Ventriculorum aufweist; im übrigen ist auch wieder die linke Kammerwand besonders bevorzugt, wie auch z. B. JANSEN betont. Es wird dies wiederum mit seiner besonders großen Inanspruchnahme erklärt.

Und diesen Gesichtspunkt führt PITZNER besonders auch für die Lage der Herde im Septum Ventriculorum an. Er meint, daß dies unter besonders ungünstigen Druckverhältnissen stehe, wenn bei der Diastole mit Macht das Blut in die Kammern getrieben wird und die übrigen Herzwände ausweichen könnten, während das Septum, das von beiden Seiten dem Druck ausgesetzt ist, bedeutend stärker beansprucht werde. Auch die so häufig vorhandene Aortenklappen-

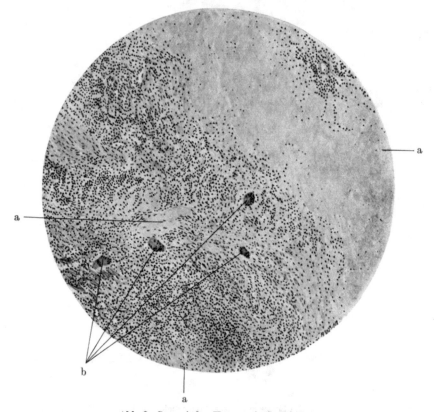

Abb. 2. Gummi des Herzens (vgl. Abb. 1).
Bei a nekrotische Herde, bei b Riesenzellen vom LANGHANSschen Typus.

insuffizienz, von syphilitischer Veränderung als Teilerscheinung der Mesaortitis abhängig, bedinge besonders heftige Brandung an der Scheidewand. Solche Gesichtspunkte sind nicht ohne Interesse, aber, wie schon oben erwähnt, ist der Sitz am Septum doch nicht etwa so für syphilitische Veränderung kennzeichnend, wie PITZNER meint, und in seinen eigenen Fällen, welche Schwielen nicht Gummata betreffen, ist keineswegs sichergestellt, daß diese syphilitisch bedingt sind (s. auch oben). Der Vorhof war ergriffen bei TATUSESCU, der auch die älteren 5 Fälle dieses Sitzes zusammenstellte. Eine besondere Lage zeigte die gummöse Veränderung im Falle HUSCHEs; hier ist der linke Vorhof ergriffen, bis zu 1,1 cm verdickt, ganz starr. Die Veränderung erstreckt sich auf alle Teile des Vorhofes, insbesondere die Vorhofscheidewand. Nun pflanzt sich die Veränderung aber auch auf die stark verengten Lungenvenen fort und dann auf den fibrös verdickten Herzbeutel und die außen verlötete linke Lunge, insbesondere aber auf die Herzwurzel zwischen Aorta und Pulmonalarterie. Überall gelbweise, derbe, speckige, zackig begrenzte Knoten und dazwischen ein graurötliches bis weißgraues Gewebe. Mit Recht sagt HUSCHE, daß seinem Falle außer dem ungewöhnlichen Sitz die Ausdehnung der gummösen Veränderung eine völlige Sonderstellung unter den Beschreibungen gibt — das ist auch der Grund, weswegen wir auf ihn besonders eingegangen sind — und erinnert in dieser Hinsicht nur an den von THOREL beschriebenen Fall, der noch unten mitbesprochen wird. HUSCHE schreibt „in unserem Falle (jedoch) erzeugt die gummöse Veränderung einen völligen Ausfall der linken Vorhofsmuskulatur mit allen ihren Folgeerscheinungen". In dem von WÜRTH mitgeteilten Fall wies nur die rechte Herzhälfte und nur die subendokardialen Schichten die

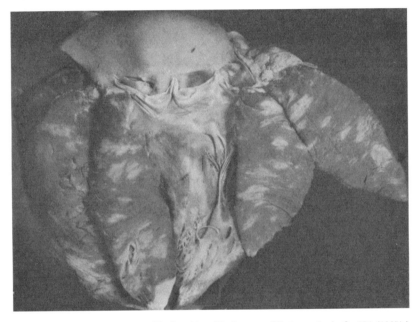

Abb. 3. Ausgedehnte gummöse Herde. [Aus H. JANSEN: Virchows Arch. 3, 264 (1927).]

gummösen Knoten auf. Wiederum zeigt ein großer Teil der Fälle *multiple Herde*, sehr ausgesprochen z. B. im Falle HAJÓSYS; die Unterschiedlichkeit der *Größenverhältnisse* der Knoten — ein gänseeigroßes Gummi wurde z. B. beschrieben von KOKITA, die Maße 5,5 : 2,2 cm angegeben bei MAJOR, in dem Falle von IDA HAJÓSY andererseits fanden sich sehr zahlreiche nur bis stecknadelkopfgroße Knoten, die mit Wahrscheinlichkeit als Gummata angesprochen wurden —, die sekundäre *Beteiligung von Endokard und Perikard* verhalten sich wie oben angegeben.

Auch hier in meiner Zusammenstellung der neueren Fälle überwiegt das männliche *Geschlecht* wesentlich über das weibliche und liegt der Todeseintritt zumeist im 4. Jahrzehnt, während *Altersstufen* von Anfang der 20er bis in die 60er Jahre vertreten sind. In einer größeren Reihe von Fällen erfolgte wiederum der *Tod plötzlich* oder überraschend, z. B. im Falle GOLDFRANKs. Eine eigenartige Ursache für plötzlichen Tod nimmt in dem von ihm mitgeteilten Falle JOUNG an, nämlich Druck eines bestehenden Herzaneurysmas auf die linke

Kranzarterie, die im Anfangsteil abgeplattet erschien. In SCHRÖDERs Fall war
dem Tode — bei der Sektion fand sich ein Gummi der Vorderwand der rechten
Herzhälfte — einige Zeit ein Unfall in Gestalt einer Quetschung zwischen
Eisenbahnpuffern vorangegangen; die aufgeworfene Frage irgendeines Zusammenhanges des Gummis hiermit war überall abgelehnt worden.

Mikroskopisch haben die neueren Beschreiber von Herzgummen auch den
von Gummata überhaupt bekannten und von den Herzgummata oben kurz
skizzierten keine neuen Merkmale hinzugefügt. Auch hier steht meist die Differentialdiagnose gegenüber Tuberkulose im Vordergrund und die Entscheidungs-
punkte sind die oben schon genannten. Hinzugekommen ist seit der Entdeckung
des Syphiliserregers, der Spirochaeta pallida, die Frage ihres Nachweises, aber
praktisch ist in alten syphilitischen Produkten und besonders Gummen überhaupt
so auch hier bei denen des Herzens das Auffinden der Spirochäte und somit

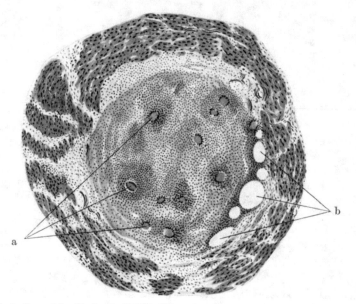

Abb. 4. Gummi im Myokard. Mittlere Vergrößerung. a Riesenzellen, b Fettzellen.
(Aus W. STOCKMANN: Gummiknoten im Herzfleisch. Diss., Wiesbaden 1904.)

der Schluß der Beweiskette, daß eine syphilitische Veränderung, also hier ein
Gummi des Herzens, vorliegt, fast nie möglich. *Nur in dem von* CESA BIANCHI
beschriebenen Gummi des linken Ventrikels eines 39jährigen Mannes, der sich
vor 15 Jahren syphilitisch angesteckt hatte, *glückte ihm der Nachweis von Spirochäten* in Schnitten. Es scheint der einzige Fall zu sein, in dem dies bei Herzgummata gelang (über angeborene Syphilis s. unten).

Gut ist die mikroskopische Beschreibung, welche vor kurzem JANSEN von
seinen Herzgummata gab, ebenfalls unter guten Kriterien für die syphilitische
Natur seiner Fälle. Er fand ebenso wie STOCKMANN und GOLDFRANK besonderen
Reichtum an Plasmazellen. Insbesondere beschäftigte er sich auch mit den
Riesenzellen. JANSEN betont, daß sie grade beim Herzgummi öfter auftreten
als bei Gummen anderer Organe oder bei luischen Aortenveränderungen, was
unzweifelhaft zutrifft. Das Gleiche fanden auch z. B. JANEWAY und WAITE,
in deren Herzgummi auch die Riesenzellen und die eosinophilen Leukocyten
besonders zahlreich waren, was in der Aussprache HORST OERTEL als für Gummen

außergewöhnlich unterstrich. Die große Zahl der Riesenzellen gerade in Herz-
muskelgummen rührt offenbar daher, daß es sich hier nur zum Teil um Riesenzellen handelt, die man als eigentlichen Bestandteil der syphilitischen Neubildung wie bei Gummen anderer Organe bezeichnen kann, zumeist aber um von
von den Muskelfasern abzuleitende Riesenzellen, wovon sofort bei Besprechung
der mehr diffusen syphilitischen Myokarditiden, wo sie dieselbe Rolle spielen,
noch die Rede sein wird. Aber keineswegs stets werden Riesenzellen gefunden.
So wurden sie von FUTRAN und anderen in ihren Herzgummen völlig vermißt.
Und wenn JANSEN unter Berufung auf BAKACS' Annahme für die Tuberkulose
aus dem Vorhandensein von Riesenzellen in dem Gummi seines ersten Falles
auf einen frischen Vorgang bzw. akuten Schub schließt, so erscheint eine
solche Schlußfolgerung (auch für die Tuberkulose) sehr gewagt, denn oft genug
sieht man in alten fast ganz aus Bindegewebe bestehenden Herden gerade
noch Riesenzellen erhalten. Morphologische Unterschiede der Riesenzellen bei
Tuberkulose einerseits, in Gummen andererseits sind auch als regelmäßige und
somit diagnostisch wertvolle Erscheinung sicher nicht zu erkennen. JANSEN
ist hier auch durchaus zurückhaltend; wenn er feine Vakuolisierung des Endo-
plasmas in Riesenzellen (was WAKABAYASHI in solchen häufig fand) in einem
seiner Herzgummata sah, in tuberkulösen Riesenzellen vermißte, so ist hierin
auch, da sie auch in letzteren vorkommen, kein durchgreifender Unterschied
zu sehen.

Die *zweite Hauptform der Herzmuskelsyphilis* ist die mehr *diffuse fibröse
Myokarditis*. Aber nur wenn bestimmte Kennzeichen vorhanden sind und vor
allem wenn als gummös zu bezeichnende Gebiete eingestreut sind, ist die syphilitische Natur der Erkrankung einigermaßen sicher stehend. Es ergibt sich
hieraus schon, daß, wie eingangs betont, eine scharfe Grenze gegen Gummata
nicht ziehbar ist — nur die wirklich knotigen geschwulstartigen Gummata sind
als erste Form für sich behandelt worden —, und ferner, daß bei schwieligen
Zuständen ohne sichere Kennzeichen sich über eventuelle syphilitische Grundlage überhaupt nichts mehr aussagen läßt, aber selbst in den besser gekennzeichneten Fällen *fast stets nur eine Wahrscheinlichkeitsdiagnose*, oft auch nur
Möglichkeitsdiagnose, stellbar ist, so daß subjektiver Auffassung ein größerer
Spielraum offen steht, und deshalb auch über die Häufigkeit dieser Form ein
sicheres Urteil nicht möglich ist. *Die Zahl der der Beschreibung nach gut
beglaubigten Fälle ist keine große, eine kleinere als die der besprochenen sicheren
Gummata.* Die am sichersten begründeten Fälle und einige besonders gute Verfolgungen der interessanten histologischen Befunde sollen hier zusammengestellt
werden.

Es handelt sich um mehr oder weniger ausgebreitete *Granulationen* und
Schwielen, welche ein makroskopisch scharf umschriebenes Gebiet darstellen
oder mit Ausläufern allmählich oder auch mehr diffus sich in dem noch erhaltenen
Muskelgewebe verlieren. In diese Herde sind oft kleine nekrotische Gebiete
eingestreut. Die schwieligen Herde können an Größe sehr unterschiedlich sein,
also ein sehr verschieden großes Gebiet des Herzens einnehmen, oft sind sie
sehr ausgedehnt, zumeist sind mehrere Herde vorhanden. Sie *sitzen* am häufigsten im linken Ventrikel, ferner besonders häufig auch wieder im Kammerseptum, sehr oft auch nahe der Herzspitze. Selten ist der Sitz in Papillarmuskeln,
doch beschrieb VIRCHOW schon einen solchen. Es können sich dann Veränderungen der Chordae tendineae anschließen. Infolge Mehrarbeit findet sich
meist Hypertrophie des Herzens, besonders der linken Kammer; die bindegewebigen Massen leisten dem Blutdruck oft schlechten Widerstand und werden
so ausgebuchtet, d. h. es entstehen *partielle Herzaneurysmen*, auch besonders
an der Herzspitze oder an der Kammerscheidewand. Daß sie durchbrechen und

so plötzlichen Tod bewirken können, liegt auf der Hand. Noch häufiger als die knotigen Gummen greift die syphilitische Myokarditis auf Endokard und Perikard über.

Das Sektionsbild kann wohl, besonders bei Vorhandensein käsiger Einsprengungen und vor allem wenn sonstige syphilitische Veränderungen im Körper gefunden werden, an Syphilis denken lassen, aber mehr auch nicht. Von entscheidender Bedeutung ist die mikroskopische Untersuchung, wenn auch sie häufig genug nicht zu einer wirklich sicheren ätiologischen Entscheidung führt und die Differentialdiagnose Syphilis oder Tuberkulose oft genug größte Schwierigkeiten bereitet. Mikroskopisch handelt es sich teils um Granulationsgewebe teils um derbes Bindegewebe, von Zellen spielen außer gewöhnlichen runden Granulationszellen (Rundzellen), vereinzelten Leukocyten, oft zahlreichen Plasmazellen, Spindelzellen und Fibroblasten mit Übergang in Bindegewebsbildung die Hauptrolle. Wichtig und mit am besten verfolgt sind die häufig in großer Menge vorhandenen Riesenzellen. Diese, die nekrotischen Bezirke und insbesondere Veränderungen an den Gefäßen nehmen in fast allen Beschreibungen den Hauptteil ein. An der Hand der Einzelfälle soll hiervon sofort noch etwas eingehender die Rede sein.

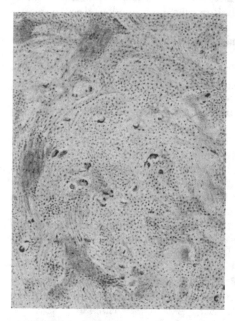

Abb. 5. Aus einer diffusen Wucherung von Granulationsgewebe. Es besteht eine leichte Andeutung von Knötchenbildung. Zahlreiche Riesenzellen, mehrere unscharf begrenzte strukturlose, verkäste Bezirke.
[Aus Hans Baumgartner: Z. Path. 18 (1915).]

Die Hauptmitteilungen stammen von Brehme, Mraček (Fall 5), Geipel, Thorel, dessen interessanter Fall ganz besondere Verbreitung aufwies, Busse, Busse-Hochheim, Landois, Berblinger, Saltykow-Baumgartner, v. Gierke, Takata (Fall 4), Cesa Bianchi, Schilling (2 Fälle), Schmincke, Hafner, Hines, Jansen (Fall 1), Hajósy (3 Fälle), Vogelsang. *Keineswegs alle diese Fälle aber sind als syphilitisch sicher gestellt.* Es gibt eine ganze Gruppe von chronischen Myokarditiden mit mehr oder weniger zutreffenden gemeinsamen histologischen Merkmalen, bestehend aus den oben genannten Zellen in wechselnder Zahl, deren *Ätiologie gänzlich unklar* ist. Es handelt sich nach allgemeiner Überzeugung um eine infektiöse Erkrankung, aber bakteriologische Untersuchungen verliefen ergebnislos. Man hat an eine Erkrankung sui generis mit einem besonderen noch unbekannten Erreger gedacht, oder an verschiedene Erreger. Allgemein Syphilis oder Tuberkulose anzuschuldigen geht nicht an; doch gehört ein großer Teil solcher oder ihnen ganz nahe stehender Myokarditiden wohl sicher zum Formenkreis der Syphilis. Saltykow und sein Schüler Baumgartner haben sich in interessanten Mitteilungen hiermit beschäftigt und kennzeichnend ist schon die Benennung der Baumgartnerschen Abhandlung: ,,Über spezifische diffuse produktive Myocarditis", um ätiologisch nichts völlig Sicheres auszusagen. Baumgartner hat auch eine *eigenartige Einteilung der einschlägigen Fälle* gegeben. Er teilt nämlich die ,,spezifischen diffusen produktiven Myokarditiden", bei denen in einem größeren Teil der Fälle syphilitische Entstehungsursache angenommen wird, in 4 Gruppen ein, je nach Vorhandensein oder Fehlen von Riesenzellen einerseits, Nekrosen andererseits. Die erste Gruppe von Fällen, welche histologisch weder Riesenzellen noch nekrotische Herde aufwiesen, umfaßt (von für tuberkulös gehaltenen Fällen abgesehen) die von BUSSE, LANDOIS (sein Fall 3), COUPLAND, GOULD, MRAČEK und STÖLTZNER mitgeteilten Fälle. Diejenigen von COUPLAND, MRAČEK und STÖLTZNER betreffen angeborene Syphilis und sollen bei dieser unten noch besprochen werden, der Fall von GOULD ist wohl zu den echten unbeschriebenen Gummata zu rechnen und als solches oben mitgezählt. Bleiben hier besonders die Fälle von BUSSE und LANDOIS übrig, von denen der erste — es lagen auch sonst im Körper auf Syphilis zu beziehende Veränderungen vor — wohl sicher syphilitisch bedingt ist, was aber für den von LANDOIS mitgeteilten Fall (sein Fall 3) keineswegs bewiesen erscheint. In seine 2. Gruppe mit Nekrose aber ohne Riesenzellen rechnet BAUMGARTNER (soweit hier einschlägig) die Fälle von VIRCHOW, AXEL KEY, WAGNER-QWIATKOWSKI, MRAČEK, BUSCHKE und FISCHER. In den beiden letztgenannten Fällen handelt es sich wieder um angeborene Syphilis und die Fälle von KEY und WAGNER-QWIATKOWSKI sowie VIRCHOW sind schon oben den Gummata zugezählt. Die 3. Gruppe BAUMGARTNERs umgreift die diffusen Myokarditiden spezifischer Art mit Riesenzellen aber ohne Nekrose. Hierher rechnet er die von BUSSE und HOCHHEIM sowie VAN HÜLLEN besprochenen Fälle. Der letztgenannte Fall, der an der Grenze der mehr umschriebenen gummösen Bildungen steht, ist schon oben mitgezählt, ersterer ist als solcher syphilitischer Entstehungsursache wohl anzuerkennen. Und endlich in seine vierte, am besten gekennzeichnete Gruppe mit Nekrose und Riesenzellen rechnet BAUMGARTNER Fälle von MRAČEK, THOREL, LANDOIS und BERBLINGER. Bei diesem Falle LANDOIS liegt angeborene Syphilis vor, der Fall von MRAČEK ist oben schon unter den Gummata aufgezählt, die von THOREL sowie BERBLINGER sind wohl sicher als syphilitische hierher gehörig. BAUMGARTNER selbst beschreibt einen hier ebenfalls einschlägigen Fall, den er aber — ebenso wie sein Lehrer SALTYKOW, der den Fall schon zuvor besprach — eher für tuberkulöser Ätiologie hält. Noch einzufügen wären, nach der BAUMGARTNERschen Abhandlung erschienen, die Fälle von TAKATA, v. GIERKE, SCHILLING, SCHMINCKE, HAFNER, HINES, JANSEN, HAJÓSY, VOGELSANG, welche sämtlich, da sich sowohl Riesenzellen wie mehr oder weniger ausgedehnte Nekrosen fanden, der letzten 4. Gruppe BAUMGARTNERs einzufügen wären. Ferner wohl auch der von CESA BIANCHI mitgeteilte Fall, der in die 3. Gruppe gehörte. Doch soll nicht verschwiegen werden, daß diese Einteilung überhaupt, als nach äußeren und vor allem ätiologisch nicht entscheidenden Merkmalen gerichtet, keinen großen Wert über das rein beschreibende hinaus beanspruchen kann.

Die erwähnten Fälle sind denn auch im Hinblick auf Entstehungsursache recht verschieden beurteilt worden. So scheiden die von v. GIERKE, SCHMINCKE, SCHILLING und HAFNER mitgeteilten produktiven Myokarditiden insofern für uns aus, als keine Hinweise auf Syphilis gegeben waren, die Beschreiber solche auch nicht annehmen, sondern in ihren Fällen die Entstehungsursache ganz offen lassen mußten. Von den als syphilitisch aufgefaßten Herzen lassen die alte Mitteilung von BREHME und die Beschreibung von LANDOIS ihre Fälle als in dieser Hinsicht sehr fraglich erscheinen, während die *Annahme, die Myokarditis sei als syphilitisch bedingt aufzufassen*, in den Fällen von MRAČEK. GEIPEL, THOREL, BUSSE-HOCHHEIM, BERBLINGER, TAKATA, CESA BIANCHI, HINES, JANSEN, HAJÓSY, VOGELSANG *gut begründet, zum Teil auch sicher* scheint. In 3 Fällen, nämlich in denen von BERBLINGER, HINES und JANSEN wird dies

auch durch *positive Wa.R.* wesentlich gestützt. Völlig sicher bewiesen ist die
syphilitische Natur der von Cesa Bianchi sowie von Hines beschriebenen entzündlichen Myokardaffektionen, indem sie hier am Orte die *Spirochaete pallida
nachweisen* konnten. Es sind dies die zwei einzigen dieser Fälle, in denen der
Nachweis gelang.

In fast allen Fällen, die als syphilitisch aufgefaßt werden, werden *histologisch* stets dieselben Punkte zur Beweisführung, daß es sich um eine syphilitische Veränderung und vor allem auch in der stets nötigen differentialdiagnostischen Erwägung, ob nicht doch Tuberkulose, die übrigens im Herzen
— von miliaren Tuberkeln der akuten allgemeinen Miliartuberkulose abgesehen —
noch seltener als syphilitische Veränderung zu sein scheint, vorliegen möchte,
hervorgehoben (so konnte umgekehrt Lüscher für seine zwei ganz ähnlichen
Myokarditisfälle die tuberkulöse Ätiologie mit Sicherheit klären einmal durch
den Nachweis von Tuberkelbacillen, das andere Mal durch den Tierversuch,
ebenso durch Tuberkelbacillennachweis Mendez und Bahr-Camhard-Low).
Wichtig ist hier natürlich die Feststellung, daß keine Tuberkulose sonst im
Sektionsbild vorliegt und auch daß Tuberkelbacillen in den veränderten Herz-
gebieten nicht nachzuweisen waren, in negativem Sinne, sowie in positivem
womöglich sonstige auf Syphilis hindeutende Veränderungen im Körper oder
anamnestische Kenntnis stattgehabter Ansteckung. Das die Herde erfüllende
Granulationsgewebe besteht aus *Rundzellen,* ferner meist nur sehr vereinzelten
Leukocyten, aber darunter auch eosinophilen, in manchen Fällen herdweise zahl-
reichen, wie dies Thorel oder Hafner beschrieben, während sich in anderen
Fällen, wie bei Berblinger, keine fanden. Insbesondere finden sich sehr häufig
sehr zahlreiche *Plasmazellen,* wie ja in syphilitischen Produkten ihre große
Zahl, wenn auch keineswegs etwa kennzeichnend nur hier, oft auffällt. Die
Plasmazellen finden sich oft besonders perivasculär in der Gegend kleinster
Gefäße. Ferner sieht man zwar größere Epitheloidzellen, aber, was gerade in
Gegensatz zu den tuberkulösen Veränderungen hervorgehoben wird, meist
nicht in Form scharf abgesetzter Herde. Dafür findet man *Spindelzellen* bzw.
Fibroblasten in besonders reichlicher Zahl und insbesondere Berblinger hebt
ihre bei diffuser oder herdförmiger Ausbreitung stets regelmäßige Verteilung
hervor. Die große *Neigung zu ausgedehnter schwieliger Bindegewebsneubildung*
gilt ebenso für Syphilis und gegen Tuberkulose sprechend wie starke gleichmäßige Vascularisation. Schon Mraček betonte für die syphilitische Herzveränderung diese regelmäßigere Gefäßverteilung außer der Massenhaftigkeit
der Infiltrationen. Gegenüber der arteriosklerotisch bedingten fibrösen Herzmuskelveränderung betont Takata auch die umschriebenen Zellinfiltrationen,
besonders auch Plasmazellen, wie sie bei ersterer Fujinami, v. Redwitz, Thorel
nicht fanden. Weiterhin ist als ein, aber sicher oft unzuverlässiges, Merkmal
die besondere *Art der Nekrose* zu erwähnen, auf die besonders v. Baumgarten
hinwies, daß man nämlich bei der syphilitischen im Gegensatz zum tuberkulösen
Käse die Strukturen der untergegangenen Organe oft noch erhalten, bzw. wie durch
einen Schleier gesehen, wahrnehmen kann, eine Beobachtung, die in vielen
der Beschreibungen angeführt wird. Als besonders differentialdiagnostisch
wichtig wird fast stets die starke *Veränderung der kleineren und größeren Gefäße*
hervorgehoben. Wir finden in den Gebieten und auch in der Nachbarschaft,
was oft wegweisender ist, starke Endarteriitis an den Arterien — wobei Berblinger Ausdehnung auf kurze Gefäßstrecken und besondere Neigung des Fortschreitens der Vorgänge bis zum Gefäßverschluß hervorhebt — ferner Rundzellinfiltration und fibröse Verdickungen von der Adventitia ausgehend und
auch an den Venen Intimaverdickung und besonders Umrahmung mit dichten
Rundzellhaufen und Rundzellinfiltration in der Venenwand; auch können

Venen ganz verschlossen sein, so daß sie erst bei Färbung auf elastische Fasern erkennbar werden. Es handelt sich um Veränderungen der Gefäße, wie wir ihnen zum Teil als für Syphilis sprechend noch besondere Besprechung widmen müssen, und deren Wichtigkeit für die Diagnose der syphilitischen Veränderung sicher nicht bestritten werden soll — oft erster Hinweis oder letzte Zuflucht —, aber das trügerische auch dieses Merkmales im Sinne sicherer Erkennung syphilitischer Entstehungsursache zeigt sich gerade auch hier bei der Myocarditis productiva. Auf der einen Seite kommen Gefäßveränderungen auch vor, ohne daß die chronische Entzündung syphilitischer Ätiologie wäre, auf der anderen Seite können auch bei gut beglaubigter syphilitischer Myokarditis die Gefäßveränderungen fehlen, wie dies THOREL für den von ihm beschriebenen Fall, in dem an der syphilitischen Natur der Veränderungen kaum zu zweifeln ist, betont und wie es auch in der hier einschlägigen Beobachtung von TAKATA (sein Fall 4) der Fall war. TAKATA schreibt sehr treffend: „Ich hebe dies speziell hervor, um darzustellen, daß sich selbst in einem solchen Falle schwerster gummöser Myokarditis, wie er in dieser Ausdehnung wohl noch kaum beobachtet sein dürfte, das Gefäßsystem an der Erkrankung nicht zu beteiligen braucht." Erwähnt werden soll, daß HAJÓSY neuerdings auch Nerven als bevorzugten Sitz entzündlicher Infiltrationen betont. Sie fand nicht nur, wie OBERHAMMER bei angeborener Syphilis (s. u.), Granulationszellhaufen um Nerven sondern auch Einbruch und Entzündung im Bereiche von Nerven selbst.

Die *Muskelfasern* sind in den schwer entzündlich veränderten Herzmuskelgebieten meist ganz verschwunden oder es finden sich noch Reste von ihnen; mehr nach dem Rande zu zwischen Infiltrationen oder auch gewuchertem Bindegewebe erscheinen sie oft wie eingeschmolzen, sie weisen alle Merkmale der Atrophie und degenerativer Vorgänge auf. Auch ihre Kerne erscheinen vielfach pyknotisch, verklumpt, zerfallen. Auf der anderen Seite sehen wir aber auch Kerne, die groß, chromatinreich sind und am Ende von Muskelfasern auch öfters zwei und mehr Kerne, also Erscheinungen, die auf progressive Vorgänge hindeuten.

Hierin liegen zunächst Beziehungen zu dem in den meisten Beschreibungen am breitesten behandelten Objekt, den *Riesenzellen*. Ebenso wie bei Gummen finden sie sich hier bei der produktiv-gummösen mehr diffusen Entzündung gerade im Herzen in erstaunlich großen Massen in einem großen Teil der Fälle, wenn sie auch zuweilen (s. oben die Einteilung BAUMGARTNERs) ganz vermißt werden. Bis 10 und 15 Riesenzellen fand BERBLINGER, 10 TAKATA, 20 THOREL, noch mehr BAUMGARTNER — und ähnlich in seinem Gummi VAN HÜLLEN — im Gesichtsfeld bei schwacher bis mittelstarker Vergrößerung, TAKATA sah in der Zelle oft 20—30 Kerne, VAN HÜLLEN deren 50—60, THOREL fand die Riesenzellen erstaunlich groß. Besonders interessant aber ist ihre Entstehung, denn zu allermeist werden die *Riesenzellen von Muskelelementen abgeleitet*, so von FIEDLER (in seinen nicht syphilitischen Fällen), SCHMORL, THOREL, BUSSE, LANDOIS, SALTYKOW, BERBLINGER, BAUMGARTNER, v. GIERKE, SCHILLING, SCHMINCKE, JANSEN (vgl. Abb. 6), in seinen tuberkulösen Fällen auch von LÜSCHER. Das morphologische Bild spricht hierfür, vielfach werden alle möglichen Übergänge zwischen Muskelfasern und Riesenzellen beschrieben, BAUMGARTNER gibt an, daß er Riesenzellen noch mit Muskelfasern zusammenhängen sah. Dann wird oft betont, daß die Riesenzellen in Lage und Form sich ganz an Muskelfasern als Fortsetzung gewissermaßen anschließen, wie dies z. B. v. GIERKE oder TAKATA beschreiben, vor allem, daß sie so die gleiche Richtung einhalten (BERBLINGER, JANSEN, TAKATA). So kommen auch die sehr wechselnden Formen der Riesenzellen zustande, darunter auch runde mit randständigen Kernen, welche den Riesenzellen vom sogenannten LANGHANSschen Typus,

wie sie sich vor allem bei Tuberkulose finden und lange für hierfür pathog-
nomisch galten, ganz entsprechen. Auch Färbeverfahren werden für die myogene
Abstammung der Riesenzellen angeführt, so daß ihr Protoplasma bei VAN
GIESON-Färbung denselben Farbton annimmt wie die Muskelsubstanz und
daß bei der TRAINAschen Färbung, welche das Bindegewebe blau, Muskulatur
grün färbt, die Riesenzellen diese letztere Farbe zeigen (BERBLINGER sowie
JANSEN). Wenn SALTYKOW auch für die Abstammung der Riesenzellen vom
Muskelgewebe anführt, daß sie dasselbe Pigment (Abnutzungspigment, Lipofuszin) wie die Muskelfasern enthalten, was TAKATA mit Färbung der Pigmentkörner mittelst der ZIEL-NEELSENschen Tuberkelbazillenfärbungsmethode, die
auch VAN HÜLLEN zu diesem Zwecke verwandte, deutlich machte, so erhob
SCHILLING dagegen den Einwand, daß dies nicht beweisend für Abstammung

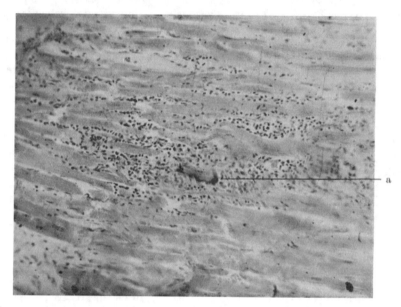

Abb. 6. Entwicklung einer Riesenzelle aus Muskelfasern (gleiche Farbe und Richtung wie die
Muskelfasern). a Riesenzelle. [Aus H. JANSEN: Virchows Arch. 264 (1927).]

sei, da das Pigment als Rest degenerierter Muskelfasern von den Zellen auch
phagocytär aufgenommen sein könnte. Dasselbe wie für Riesenzellen gälte
auch für Granulationszellen, spindelige Zellen oder dergleichen. Dieser Einwand
ist in der Tat berechtigt, denn ich habe in Myokardnarben auf atherosklerotischer Basis auch Lipofuszin in Zellen oft verfolgt, von denen es offenbar von
Resten zugrunde gegangener Muskelfasern aus phagocytär aufgenommen
worden war. An der Tatsache, daß die Großzahl der hier zu findenden Riesenzellen myogener Abstammung ist, ändert dies natürlich nichts. Dies erklärt
gut, weswegen gerade *in Gummen und syphilitischen produktiven Entzündungen
des Herzmuskels die Riesenzellen in so auffallender Zahl auftreten.* Ist auch die
Annahme v. BAUMGARTENs, daß die Riesenzellen vom LANGHANSschen Typus
stets zu Gunsten von Tuberkulose sprächen, lange verlassen und ihr Auftreten
bei Syphilis wie auch bei weniger spezifischen Entzündungen einwandfrei
erwiesen, so pflegen sie doch in Gummen sonst nicht so zahlreich zu sein und so
hervorzutreten, wie hier im Herzen. Ist nun ihre große Zahl hier auch auf
diese Weise myogen zu erklären, so muß doch bemerkt werden, daß sie nicht

alle hier im Herzen so entstanden zu sein scheinen, sondern daß ein kleinerer
Teil auch den in Gummata anderer Organe auftretenden entsprechen dürfte.
SCHILLING denkt bei einem Teil der Riesenzellen auch an Fremdkörperriesenzellen zum Aufräumen nekrotischen Muskelgewebes und auch KIRCH schreibt
in seinem zusammenfassenden Referat, daß man zwar heute den myogenen
Ursprung von Riesenzellen bei diesen Myokarditiden als gesichert annehmen
darf, „ob aber für alle hierbei beobachteten Riesenzellen diese Entstehung
zutrifft, ist vorläufig noch eine offene Frage".

Die von Muskelfasern abzuleitenden Riesenzellen werden nun vielfach als
eine *Proliferationserscheinung* gedeutet, die den *Charakter eines Regenerations-
vorgangs oder wenigstens eines Ansatzes dazu* in sich trägt. Diese Ansicht vertreten vor allem BUSSE sowie HELLER, dessen Ansicht von der Herzmuskel-
regeneration ja bekannt ist, welche sich in erster Linie auf Verfolgung in Fällen
von Diphtherie stützt, aber nach fragmentarischen nachgelassenen Notizen
auch auf Studien an Syphilitikerherzen, wie v. GIERKE erwähnt. Für eine
solche Regeneration tritt hier an der Hand seines Falles von produktiver Myokarditis auch vor allem v. GIERKE ein. Es handelt sich dabei als Zwischen-
stadium um ein solches der von Muskelelementen abstammenden Zellen, der
sog. Myocyten. Die Muskelfasern werden außer in Riesenzellen hiernach in
solche Myocyten umgewandelt und aus letzteren entstehen in den schwieligen
Gebieten neue Muskelfasern. Das besondere liegt nach v. GIERKE hier darin,
daß im Granulationsgewebe regenerationsfähige Muskelabkömmlinge erhalten
bleiben. Solche Myocyten sind hier auch schon zuvor in ähnlichem Sinne betont
worden, nämlich in dem, daß sogar ein mehr oder weniger großer Teil der Zellen
der Infiltrationen von Muskelfasern abstamme. BUSSE spricht hier von einer
Auflösung von Fasern in zellige Elemente und erinnert daran, daß auch MAR-
CHAND sowie VOLKMANN annahmen, daß bei Heilung quergestreifter Muskulatur-
defekte die Muskulatur selbst an der Schaffung des Granulationsgewebes teil-
nehme. Und hier bei der spezifischen produktiven Myokarditis ist insbesondere
SALTYKOW wie auch sein Schüler BAUMGARTNER für einen myogenen Ursprung
des Granulationsgewebes eingetreten, wie er dies schon zuvor auch sonst getan
und v. OPPEL sowie ANITSCHKOW dasselbe auf Grund von Tierversuchen angenommen hatten. Wenn sich SALTYKOW dabei hier auch auf das Abnutzungspigment wie es sich in den Zellen findet und ihre Abstammung von Muskelelementen beweisen soll, stützt, so ist derselbe Einwand wie oben im Hinblick
auf das gleiche Verhalten der Riesenzellen zu machen, daß auch Zellen anderer
Abstammung dies Pigment sekundär aus zerfallenen Muskelfasern aufnehmen
können und dies auch tun. Im übrigen nehmen ANITSCHKOW wie SALTYKOW
keine wirkliche Regeneration der Myocyten zu neuen Muskelfasern an, vielmehr
nur einen „Regenerationsanlauf".

Mögen diese Fragen der myogenen Abstammung von Granulationszellen
und der Regeneration von Herzmuskelfasern auch keineswegs so einfach liegen
und mehr als fraglich sein, so sehen wir doch zu welchen interessanten allgemein-
pathologischen Erwägungen gerade diese so seltenen Fälle syphilitischer produktiver Myokarditiden bzw. ähnlicher Veränderungen mit zweifelhafter Ätiologie
Veranlassung gegeben haben.

Kehren wir zu diesen Fällen selbst zurück, so haben wir die Punkte dargelegt, welche die syphilitische Natur der Veränderung im Einzelfall nach Möglichkeit zu stützen geeignet sind. Es sind dies ja auch im wesentlichen die
gleichen Merkmale, wie sie sonst oft zur Unterscheidung vor allem zwischen
Tuberkulose und Syphilis maßgebend sind und z. B. von LUBARSCH im ASCHOFF-
schen Lehrbuch übersichtlich zusammengestellt werden. *Und doch kaum irgendwo
lassen sie in vielen Einzelfällen so im Stich wie hier bei der „spezifischen*

produktiven Myokarditis", bei der oft eine sichere Entscheidung nicht möglich ist,
so daß, wenn auch vor allem die besprochenen Fälle wohl sicher auf Syphilis
beruhen, doch die indifferente Bezeichnung Saltykows oder ähnliche durch
die Unsicherheit, die Ätiologie aufzudecken, begründet erscheinen. Es ist
richtig, wenn Kirch noch 1927 zusammenfassend schreibt: „Wenn wir sämtliche bisher beschriebenen Beobachtungen von spezifischer diffuser Myokarditis
überblicken, so ist demnach nur in einem ziemlich kleinen Teil der Fälle durch
bakteriellen Nachweis ein tuberkulöser Charakter sichergestellt, in einem noch
kleineren Teil eine syphilitische Natur; in einem weiteren Teil der Fälle darf
eine der beiden Ursachen auf Grund des Gesamtbildes als sehr wahrscheinlich
angenommen werden; es bleibt aber immer noch ein großer Restteil völlig
ungeklärter Fälle übrig, und für diese ist die Saltykowsche Bezeichnung einer
spezifischen produktiven Myokarditis vorerst die beste, da sie alle Möglichkeiten
offen läßt. Wichtig ist dabei, daß das histologische Bild einer tuberkulösen
Myokarditis und einer luetischen andererseits keinerlei grundsätzliche Verschiedenheiten zu zeigen braucht". Letzteres tritt in der Tat kaum irgendwo
so deutlich wie hier bei der Myokarditis zutage.

Einen interessanten einzigartigen Fall wollen wir hier einfügen. Spalding
und v. Glahn beschreiben das Herz eines vor 15 Jahren syphilitisch infizierten
31jährigen Mannes. Außer syphilitischer Aortenveränderung mit Aortenklappeninsuffizienz und Herzhypertrophie fand sich in dem Papillarmuskel,
an dem die Chordae teudineae von der rechten Hälfte des Aortensegels der
Mitralklappe ansetzen, ein Querriß, während die benachbarten Muskel-
gebiete gelb gefärbt, nekrotisch waren. Herum bestanden Blutungsherde und
die Demarkationslinie war eine scharfe. Auch in anderen Papillarmuskeln
bestanden gelbe Flecke und graue Streifen. Mikroskopisch handelte es sich
nun in dem Rißgebiet keineswegs um eine gummöse Veränderung, Epitheloidzellen, Riesenzellen, alle sonst für eine solche kennzeichnenden Zellen fehlen;
vielmehr liegt nur einfache Nekrose vor, um die herum sich Leukocyten ange-
sammelt haben, dann folgt ein Gebiet mit atrophischen Erscheinungen und
Fett in den Muskelfasern sowie Hyperämie und einigen kleinen Blutungen;
der Herd ist hier auch mikroskopisch scharf abgesetzt. Unter dem benachbarten Endokard finden sich nur sehr wenige Granulations- und Plasmazellen.
Es handelt sich hier also um *eine mehr oder weniger direkt nekrotisierende Wirkung,*
wie ja solches unmittelbares Absterben des Gewebes bei Syphilis, wenn auch
sehr selten, vorkommt, eher noch (s. u.) bei angeborener; daß aber die Veränderung tatsächlich syphilitisch ist, wird bewiesen — und das ist das ganz
besondere dieser Beobachtung — dadurch, daß Spalding und v. Glahn in
Levaditi-Präparaten die *Spirochaete pallida* in mäßiger Zahl *dicht an dem
nekrotischen Gebiet nachweisen* konnten. Eine wie uns scheint erste Beobachtung
dieser Art. Zerreißungen des Papillarmuskels sind überhaupt sehr selten.
Wankel, der einen Fall beschrieb, fand bis 1911 noch 4 Fälle im Schrifttum,
meist als Folge von Coronararteriensklerose mit Thrombose, wobei nur in einem
Falle, nämlich in dem Bertins, wegen Bestehens eines Aortenaneurysma auch
syphilitische Entstehungsursache vermutet wurde.

Haben wir schon gesehen, welche Schwierigkeit bei der spezifischen produktiven Myokarditis trotz besonderen histologischer Kennzeichen, Riesenzellen,
meist Nekrosen usw., besteht, mit Sicherheit auf syphilitische Entstehungsursache zu schließen, so läßt sich leicht vorstellen, *wie noch viel schwieriger,
ja unmöglich, dies wird, wenn ganz unkennzeichnende myokarditische Veränderungen oder nur solche bindegewebig-schwieliger Natur vorliegen.* Als Zeichen
ganz banaler Entzündung können sich Rundzellenhaufen und im übrigen Bindegewebsvermehrung finden. So fand v. Hansemann häufig nur kleine Infiltrations-

herde im Myokard mit ausgesprochenen Beziehungen zu kleinen Gefäßen, welche in kleine Narben übergehen, von denen aber auch betont wird, daß sie sich in nichts von ebensolchen Schwielen, wie sie bei Atherosklerose der Herzgefäße etwas ganz gewöhnliches sind, unterscheiden. Es ist daher sicher wenig kritisch, wenn Brooks, der angibt, in 44 von 50 Sektionsfällen von Syphilitikern Myokarderkrankungen, die er für syphilitische hält, gefunden zu haben sich — abgesehen von 5 Gummata, die er darunter gesehen zu haben vermerkt — als häufigsten Befund auch auf kleinzellige Infiltration um kleine Arterien und daraus entstehende fibröse Herde stützt. Und nun erst der gewöhnliche Fall, daß eben einfache bindegewebige Schwielen sich im Herzmuskel finden, wie besonders bei Atherosklerose der Kranzgefäße so ganz gewöhnlich. Solche Schwielen könnten im Herzmuskel in verschiedener Weise auf syphilitischer Grundlage entstehen. Wenn Gummata oder diffuse syphilitische Myokarditiden völlig abheilen, so müssen einfache Narben sich ergeben. Dies kann theoretisch sicher der Fall sein, aber eine solche restlose Ausheilung ohne noch bestehende gummöse bzw. syphilitische oder wenigstens verdächtige zellreichere Gebiete ist nicht bewiesen und auch nicht beweisbar, da eben, wenn alles rein narbig verwandelt wäre, eine histologische Erkennung der syphilitischen Genese nicht mehr möglich wäre. Dann könnten solche Schwielen sich aus einfachen weniger kennzeichnenden Entzündungsherden ergeben, aber auch hier wäre Feststellung syphilitischer Natur der Herde beim Fehlen aller Kennzeichen ganz unmöglich. Man hat an syphilitische Entstehungsursache gedacht, wenn es sich um jugendlichere Personen handelt — aber auch hier sind Folgen von mehr oder weniger starker Coronalsklerose, die oft früh auftritt, sehr schwer auszuschalten — und vor allem, wenn endarteritische oder sonstige Veränderungen der kleinen Gefäße bestehen und bzw. oder sich sehr zahlreiche Plasmazellen finden (vgl. Takata). Aber wie trügerisch diese Merkmale sind, um nur einigermaßen mit Sicherheit auf Syphilis zu schließen, haben wir oben schon betont. Und endlich werden Myokardschwielen das Ergebnis von Veränderungen der Herzgefäße sein können, sei es in mehr allmählichem Entstehen, sei es auf dem Wege der Vernarbung so entstandener Infarkte. Das syphilitische läge also hier darin, daß die Veränderungen der Herzgefäße, der Kranzgefäße, syphilitischer Entstehungsursache wären. Wir kommen hierauf zurück, wir werden aber sehen, wie ganz ausnahmsweise nur eine luische Grundlage der Coronararterienveränderungen bewiesen oder beweisbar ist. Bei allen diesen Möglichkeiten ist der Befund von Myokardschwielen bei sicheren Syphilitikern natürlich noch kein Beweis, daß sie an sich syphilitisch bedingt sind, insbesondere bei der ungeheuren Verbreitung durch atherosklerotische Kranzgefäßveränderungen bedingter Schwielen. Wir können wohl annehmen, daß einfache Herzschwielen auf syphilitische Ätiologie zurückgehen, zu beweisen ist es nicht. Hatte einst Virchow gefragt, „ob es nicht syphilitische Entzündungen ohne Gummibildung am Herzen gibt, wie sie sich an Leber, am Hoden vorfinden", so sind wir zwar ja auch in anderen Organen hiermit vorsichtig geworden — gerade Hoden, vgl. Eugen Fränkel u. a. — aber, wenn wir das Vorkommen auch ebenso wie Virchow annehmen, sind wir in der Beweisführung nicht weiter gekommen als zu seiner Zeit. Leider hat, was aber ja bei solchen bindegewebig abgeheilten Vorgängen keineswegs Wunder nimmt, der endgültige Beweis durch Nachweis der Erreger der Syphilis hier völlig versagt. *Werden wir so im Einzelfall wohl auch mit Wahrscheinlichkeit auf luische Entstehung von Herzschwielen bei jungen mit Syphilis belasteten Leuten schließen, so ist eine anatomisch sichere Beweisführung an Hand der Sektion und besonders der angeschlossenen mikroskopischen Untersuchung hier nicht möglich.*

Naturgemäß sind aber zahlreiche Beobachtungen mit mehr oder weniger guter Begründung auf luische Entstehungsursache auch im Schrifttum zurückgeführt worden. So hat Rosenthal Schwielen, die aus zelligen Infiltrationen, welche sich an eine Veränderung der kleinen Gefäße anschließen sollen, entstehen und welche zu partiellen Herzaneurysmen, oder, wenn sie in Trabekeln und Papillarmuskeln sitzen, zu mechanischen Klappenveränderungen führen können, als Myocraditis fibrosa bzw. deren Fortentwicklung aufgefaßt. Daß es sich hier um nichts für Syphilis kennzeichnendes handelt, hat Thorel mit Recht betont. Ich erwähne dann besonders die etwas besser durchgeführte Begründung in der Abhandlung Pitzners. Er beschreibt 7 Fälle, in denen sich bei Syphilitikern — in den meisten Fällen bestand syphilitische Aortitis — Myokarditis bzw. Herzschwielen besonders an der Kammerscheidewand fanden und spricht sie als Myocarditis syphilitica an; die Coronargefäße, auf deren Abgang von der mesaortitisch veränderten Aorta man vielleicht einen Teil der Schwielen hätte beziehen können, waren in manchen der Fälle ganz frei und Pitzner betont dies auch und sieht die Fälle als syphilitische Entzündung des Muskels an, für die der Sitz am Septum die Vorzugsstelle darstelle, im Gegensatz zu den durch Atherosklerose der Kranzgefäße bedingten Schwielen. Von dem berechtigten Einspruch Thorels hiergegen war schon oben die Rede, und in der Tat enthalten die Pitznerschen Fälle in ihrer Schilderung nichts, was die syphilitische Natur der Herzmuskelveränderung bewiese; von den 7 Fällen standen auch nur 2 Männer in den 30er Jahren, einer war 44 Jahre alt, dagegen hatten vier das 45. Jahr überschritten. Takata ist kritisch genug in seinem 5. Falle, in dem sich nur schwielige Gebiete mit kleineren Zellinfiltrationen am Rande fanden, eine syphilitische Natur nur mit Wahrscheinlichkeit anzunehmen, wobei er sich auf Gefäßveränderungen, die mit solchen in einem Falle syphilitischer produktiver Myokarditis (s. o.) übereinstimmten, stützt; aber auch dies erscheint sehr fraglich, da es sich um eine 64jährige Frau mit hochgradiger Atherosklerose der Kranzgefäße, so daß auch anämische Infarkte im linken Ventrikel bestanden, handelte. Geht Takata durchaus vorsichtig vor, so sind die kurz darauf in mehreren Arbeiten von Lenoble gezogenen Schlüsse, welche einer derartigen kritischen Haltung entbehren, sehr weitgehend. Er unterscheidet bei den von ihm ohne weiteres und ohne jeden Beweis als syphilitisch angesprochenen Myokarditiden eine interstitielle Form, bei der es sich einfach um die hier in Frage stehenden Schwielen handelt, von einer selteneren, parenchymatösen Form (Myolyse). Dabei stützt sich Lenoble hauptsächlich nur darauf, daß er solche Herzveränderungen bei Syphilitikern mit positiver Wa.R. fand. Spirochäten waren nicht nachzuweisen und Lenoble setzt sich darüber mit der nichtssagenden Möglichkeitsannahme hinweg, daß Toxine, nicht Erreger, bedingend sein möchten, oder vor allem, daß die Erreger nur zum Beginn der Herzmuskelveränderungen anwesend wären und dann verschwänden, was er mit großer Sicherheit schon im Titel mit der schönen Bezeichnung „myocardites syphilitiques anciennes deshabitées" belegt.

Überblicken wir dies Gebiet, so ist eine *sichere Beweisführung für syphilitische Ursache bei einfacher schwieliger Myokarditis oder Herzschwielen nicht möglich*. Mit Recht sagte Thorel: „ich halte es für eine reine Spekulation und nicht für Wissenschaft, wenn man Schwielenbildungen im Herzmuskel, und mögen sie noch so hochgradig sein, lediglich aus dem Grunde für syphilitisch anspricht, weil das Individuum, bei dem sie angetroffen wurden, syphilitisch infiziert gewesen ist". Gerade auch für die Behauptungen von Lenoble dürfte dies treffend sein. Auch daß etwa Herzschwielen bei Syphilitikern besonders häufig und besonders in jugendlicheren Jahren aufträten, ist an einem großen, zu einem Wahrscheinlichkeitsbeweis hinreichenden Material nie gezeigt worden und trifft, soweit meine persönlichen Erfahrungen reichen, auch nicht zu.

Nun entstammen den letzten Zeiten einige anatomische Arbeiten, die, wenn sie sich bestätigten und Allgemeingültigkeit hätten, das ganze Gebiet auf neue Grundlage stellen und direkt syphilitisch bedingte Herzmuskelveränderungen in solcher Zahl aufklären würden, daß die große Häufigkeit der klinisch angenommenen Herzerkrankungen und Herztode bei Syphilis tatsächlich ihre Erklärung und anatomische Unterlage gefunden hätten. Aber zunächst ist diesen Befunden mit größter Zurückhaltung zu begegnen. Denn belegt Warthin, um den es sich hier handelt, seine Befunde auch in der ätiologisch wirksamsten Weise, nämlich durch Mitteilung, *daß er die Syphiliserreger, die Spirchäten, oft in großen Mengen, überaus häufig habe nachweisen können*, so muß gerade dieser Punkt bei dem anderen Untersuchern nur in seltensten Ausnahmen geglückten Erregernachweis überhaupt bei erworbener Syphilis späterer Stadien durchaus auffallend erscheinen. In einer Abhandlung von 1914 hat A. Scott Warthin dargelegt, daß er im Gegensatz zu der herrschenden Meinung, die nur gummöse Veränderungen am Herzen, welche in der Tat selten seien, als sicher syphilitisch anerkenne, nach der häufigen Kombination verschiedenster Myokardveränderungen mit Tabes, Mesaortitiden, sonstigen syphilitischen Befunden, das Herz auch anatomisch für eines der von Syphilis am häufigsten befallenen Organe halte. Er finde am meisten bei Syphilis den Veränderungskomplex: Herzveränderungen, Aortitis, Orchitis syphilitica fibrosa; nächstdem häufig Plasmazelleninfiltrate in den Nebennieren, die Warthin also auch für syphilitisch erklärt. Das wesentliche ist nun, daß Warthin behauptet, in den Herzen bei eitriger Suche die Spirochaete pallida sehr häufig nachgewiesen zu haben. Er beschreibt die verschiedensten Veränderungen, bei denen ihm dies gelungen sei. Diese Herzveränderungen teilt er in parenchymatöse und interstitielle ein. Unter ersteren unterscheidet er eine „pale degeneration of the heart muscle", bei der die Muskelfasern ihre Farbe verloren haben und Färbung schlecht annehmen und dann zum Schlusse Bindegewebe so gleichen sollen, daß es schwer ist, sie zu unterscheiden, die Fettdegeneration, an die sich Verkalkung anschließen kann, eine einfache Muskelatrophie, manchmal zusammen mit anderen Formen, und Nekrose; unter den interstitiellen Veränderungen Ödem (mehr „myxödemartig") interstitielle, besonders vasculäre und perivasculäre Wucherungen und myxomartige Gebiete; parenchymatose und interstitielle Veränderungen können allein bestehen, oder sich vereinigen. Bei allen diesen Veränderungen, die zumeist bei angeborener wie erworbener Lues auftreten sollen, will nun Warthin die Spirochaete pallida in den Myokardherden nachgewiesen haben, bei den einzelnen Veränderungen in etwas wechselnder Menge, so in Verfettungs- und Ödemherden meist sehr zahlreich. Aber Warthin gibt an, Spirochäten im Herzmuskel um Gefäße und zwischen den Muskelfasern, auch in ihnen, in großen Mengen auch in Fällen gefunden zu haben, in welchen auch mikroskopisch keinerlei Veränderungen nachzuweisen waren. Dies fände sich zwar besonders bei angeborener Syphilis, aber auch bei erworbener, vor allem in aktiven sekundären oder frühen tertiären Stadien. Nach seinen Befunden versteigt sich Warthin zu dem bemerkenswerten Satze: „my own experience would make me believe that syphilis, both congenital and acquired, is the most important etiological factor in the production of cardial disease, both myocardial and endocardial".

In einer weiteren Arbeit behandelt Warthin Myokardveränderungen bei plötzlichen Todesfällen. Auf Grund von 8 Sektionsfällen schließt er, daß es sich hier oft um Aufflackern latenter Herde im Myokard (oder an der Aorta) handele in Gestalt von besonders perivasculären Ansammlungen polymorphkerniger Leukocyten. Es läge bei diesen, wie sie auch bei Tierversuchen, ferner

im frühesten Stadium der Syphilis vor den Ulcerationen und in Herden besonders
bösartiger Lues nachweisbar seien, akute bzw. aktive Syphilis, vor allem wieder
aufgeflackerte, vor. Warthin meint, diese Leukocytenbilder in diesem syphilitischen Sinne seien im Herzen nicht hinreichend bekannt. Die Leukocyten
sollen sich dann mit Lymphocyten und Plasmazellen mischen. Warthin wiederholt wieder seine Überzeugung von der Häufigkeit der Syphilis unter den carrio-
vasculären Erkrankungen. Kennzeichnende Herde im Herzmuskel seien fast
bei allen alten Syphilitikern mit Tabes, Paralyse oder dgl. aufzudecken.

Und in einer dritten Abhandlung bespricht Warthin wieder syphilitische
Myokardveränderungen. Er berichtet jetzt über 10 plötzliche Todesfälle ohne
Prodromalerscheinungen, bei denen das Herz erweitert war und sich bei unveränderten Klappen stets im Myokard Infiltrationsherde, manchmal außerordentlich starke leukocytäre (s. o.), fanden. Spirochäten seien hier in großer
Zahl gefunden worden. Auch andere syphilitische Myokardveränderungen
werden wieder beschrieben, celluläre diffuse Infiltrationen, Anhäufung von
Plasmazellen und Monocyten um vasa vasorum von Coronargefäßen, alles viel
häufiger bei Männern, während Gummata verhältnismäßig selten seien. Warthin
fand die verschiedenen Herzmuskelveränderungen außer bei plötzlichen Todesfällen, wie er auch hier angibt, auch bei Tabikern und Paralytikern und betont,
daß er schon 1906—1912 in den Proliferationsherden wiederholt Spirochäten
nachgewiesen und solche seither in vielen Fällen weiterhin gefunden habe.
Gleichzeitig beständen meist syphilitische Aortitis, während im übrigen Körper
syphilitische Veränderungen nicht nachweisbar seien. Die Wa.R. sei oft negativ,
obwohl dann Spirochäten gefunden würden, und zwar eben in den veränderten
Gebieten des Herzens die, wie Warthin wieder hervorhebt, anatomisch oft
verkannt würden.

Ein anderer amerikanischer Forscher Boyd hat in einem Einzelfalle plötzlichen Todes bei einer 62jährigen Frau die Warthinschen Befunde bestätigen
können, indem er hier in der Wand der linken Kammer des hypertrophischen
Herzens Herde aus Lymphocyten und Plasmazellen bestehend, andere aber auch
aus Leukocyten zusammensetzt, meist perivasculär gelegen, fand und in ihnen
mit der Levaditischen Methode Spirochäten nachweisen konnte.

Einen ähnlichen Fall teilte weiterhin Henry mit, und ganz neuerdings
fügt diesen „akuten Entzündungen" syphilitischer Natur, oft als Aufflackern
alter latenter syphilitischer Myokarditis aufgefaßt, Paullin zwei selbst untersuchte Fälle an, den einer 32jährigen Frau neben luischer Aortitis und mit
positiver Wa.R. und den eines 56jährigen Mannes. Hier wurden in den Entzündungsherden von Warthin Spirochäten nachgewiesen. Paullin glaubt,
daß diese syphilitische Myokarditis oft übersehen werde, weil häufig erst eine
genaue histologische Untersuchung die Veränderung aufdecke.

Ich habe die Warthinschen Angaben (und die einiger anderer neuerer
amerikanischer Forscher) hier so ausführlich wiedergegeben, denn, *wenn sie
zu Recht bestehen, sind sie von der allergrößten Tragweite in anatomischer wie
klinischer Hinsicht.* Und hier handelt es sich nicht um mehr oder weniger
spekulative Ansicht einer syphilitischen Grundlage einer Veränderung,
sondern, da immer wieder die Ätiologie als durch Spirochätennachweis
gesichert hingestellt wird, nur um ein entweder oder. Aber es muß gerade
dies so häufige, anscheinend leichte Auffinden des Syphiliserregers im Gegensatz
zu allen sonstigen Erfahrungen besonders in den Produkten sog. tertiärer Lues
fast stutzig machen. Und in der Arbeit aus dem Jahre 1914, welche, wie oben
wiedergegeben, eine ganze Stufenleiter verschiedenster Veränderungen, die alle
syphilitisch sein sollen, ausführlich schildert, ist nur ganz allgemein vom Spirochätenbefund ohne jede scharfe Trennung im einzelnen zwischen Fällen angeborener

Syphilis, bei denen dies ja nicht merkwürdig wäre, und solchen erworbener Lues, ist auch von Einzelfällen, von Zusammenstellungen, um wie viel Fälle es sich handelt und allem ähnlichen ebenso wenig die Rede, wie Abbildungen beigegeben wären. Diese aphoristische Behandlung ist bei einem so wichtigen Thema und den von denjenigen fast aller anderen Untersucher so abweichenden Befunden und Darstellungen etwas außergewöhnlich und auf jeden Fall sehr zu bedauern. Dann fällt auf, daß in der Schilderung WARTHINS auch histologische Vorgänge zum Teil so geschildert werden, wie sie sonst kaum aufgefaßt werden, und daß auch die Annahme des ohne weiteres luischen Charakters der Orchitis fibrosa kaum mehr aufrecht haltbar, die Auffassung von Plasmazellenhaufen in den Nebennieren als erworbene Syphilis, und zwar häufiges Anzeichen solcher, sehr merkwürdig ist. Und endlich muß betont werden, daß die Arbeiten WARTHINS zum Teil schon an die 20 Jahre zurückliegen und daß Bestätigungen seiner Befunde — von den Einzelfällen BOYDS, HENRYS, PAULLINS abgesehen — in größerem Maßstabe zum mindesten mir nicht bekannt geworden sind, obwohl seitdem doch überall genug Herzen von Syphilitikern zur Sektion gekommen und untersucht worden sind und bei der Wichtigkeit der Fragestellungen ähnliche Befunde, wenn sie, besonders auch der Erregernachweis, erhoben worden wären, sicher auch in das Schrifttum übergegangen wären. *So müssen wir den Behauptungen WARTHINS vor allem auch im Hinblick auf die Frage der von ihm behaupteten Häufigkeit der spezifischen durch die Spirochaete pallida direkt bewirkten Herzmuskelveränderungen zunächst noch durchaus zurückhaltend gegenüberstehen und dürfen sichere Schlüsse aus ihnen nicht ziehen.*

Nun entstehen *Herzschwielen* bekanntlich nicht nur auf dem Wege über entzündliche Vorgänge des Herzmuskels, sondern am häufigsten sogar als Folge schlechter Ernährung, bei großen Herden gegebenenfalls sogar über Infarkte, bei Erkrankungen der den Herzmuskel versorgenden Kranzarterien. Es ist allgemein bekannt, daß es sich hier vor allem um atherosklerotische Veränderungen derselben handelt, und so finden wir denn auch bei solchen alter Leute mehr oder weniger ausgedehnte Herzschwielen ganz gewöhnlich. Man hat nun solche Schwielen auch für syphilitisch erklärt nicht in dem Sinne des Ergebnisses einer als syphilitisch gedachten Myokarditis, sondern *syphilitischer Veränderungen der Kranzgefäße*. So ist, da Verengerungen der veränderten Coronargefäße das anatomische Substrat der Angina pectoris zu sein pflegen, auch die Verbindung mit der oben erwähnten Annahme ihrer besondern Häufigkeit bei Syphilitikern gegeben. In einem sehr großen Teil solcher Fälle handelt es sich sicher um Verengerung oder Verschluß der Kranzgefäße am Abgang von syphilitisch veränderten Aorten, wovon bei letzteren eingehend die Rede sein wird; was aber die syphilitischen Veränderungen der Kranzgefäße selbst betrifft, so ist *nirgends auf dem Gebiete der Herzsyphilis so viel Unbeweisbares angenommen worden*. Die Veränderungen der Kranzgefäße unterscheiden sich in der Regel in nichts von den gewöhnlichen atherosklerotischen und wenn hauptsächlich daraus, daß es sich um jüngere Menschen handelt, auf syphilitische Entstehungsursache geschlossen wird, so ist dies an sich kein irgendwie bindender Schluß, denn es muß daran erinnert werden, daß gerade Atherosklerose der Kranzgefäße auch oft schon bei Jüngeren auftritt, daß es sich aber um sichere Syphilitiker handelt (s. u.) kann natürlich kein Hinweis, geschweige denn Beweis, sein, die Kranzgefäßerkrankung als solche für luisch zu erklären, denn bei der ungeheuren Häufigkeit atherosklerotischer Coronarsklerose werden natürlich auch viele Syphilitiker von ihr befallen werden. Man könnte sich bei schweren Syphilitikern auch Beziehungen allgemeiner Art vorstellen, daß Gefäße und gerade Kranzgefäße zuweilen schneller oder früher einer Abnutzungskrankheit anheimfielen, ohne daß die Veränderung an sich

syphilitisch wäre. Und sind die Kranzgefäßveränderungen auch bei Syphilitikern in der Regel nicht syphilitisch, so hängen natürlich die Folgen, wie
Infarkte, Schwielen, gegebenenfalls partielle Herzaneurysmen, deren Durchbruch und dgl. mehr, erst recht in ihrer Auffassung als syphilitischer Natur in
der Luft. Höchstens und auch nur bedingt ist der alten vorsichtigen Fassung
ORTHS zuzustimmen, daß stets bei in jungen Jahren auftretenden, von Veränderungen der Kranzgefäße abhängenden Schwielen an Syphilis zu denken sei.
Dagegen kann man die Ansicht vor allem auch französischer Forscher, wenn
sie eine große Zahl, wenn nicht die Mehrzahl der Herzmuskelinfarkte, Herzaneurysmen usw. überhaupt auf Syphilis beziehen wollen, nicht anerkennen.
Ich erwähne nur BRICOURT, der meint, daß Infarkte und Herzaneurysmen oft
syphilitisch zu sein schienen und an anderer Stelle sagt, die Kranzarterien beherrschten die Mehrzahl der Herzerkrankungen, die umschriebenen oder diffusen
„Myokarditiden" syphilitischer Natur fänden sich fast stets zusammen mit Veränderungen ersterer. BRICOURT führt andere französische Forscher an, die in ihren
Schlußfolgerungen hier noch weiter gehen und noch wesentlich unkritischer
sind. So bezieht z. B. LETULLE Myokardinfarkte am häufigsten auf syphilitische
Coronararterienveränderungen. Auch hier muß wieder BROOKS genannt werden,
der unter seinen 50 Fällen in nicht weniger als 35 eine Veränderung der Kranzgefäße gefunden haben will, die er für syphilitisch hält, obwohl die Beschreibung
derselben und ihrer Folgen für den Herzmuskel in nichts von gewöhnlicher
Atherosklerose abweicht, wobei er sich eigentlich, abgesehen davon, daß es
sich um Syphilitiker handelte, wieder nur darauf stützt, daß fünf der Träger ausgesprochener solcher Veränderungen jünger als 30, vier unter 40 Jahren waren.
Fällt dies zwar auf, aber ohne Beweiskraft zu besitzen, so stand offenbar doch
die große Mehrzahl der Fälle aber auch hier in einem Alter, in dem atherosklerotische Kranzgefäßbefunde nichts seltenes darstellen. Völlig unbeweisend
sind auch die ganz vor kurzem von MAHER in 5 Fällen unbehandelter, unkomplizierter Syphilis besonders an der Adventitia der Kranzgefäße, vor allem in den
ersten Zentimetern des Ursprungsgebietes gefundenen Infiltrationen mit Lymphocyten und Plasmazellen, später Bindegewebsvermehrung, neben Infiltrationen
um Capillaren des Myokards. Die Abbildungen zeigen auch nur eine nichts-
sagende Entzündung, und in der Aussprache wurden von CARTER sowie SCOTT
Zweifel an der syphilitischen Natur derselben erhoben. MAHER mußte zugeben,
daß er ohne Kenntnis der klinischen Vorgeschichte die Veränderung histologisch
nicht als syphilitisch erkennen könne. Auch beantwortete er eine Frage PAULLINS
dahin: „I have never demonstrated spirochetes, but I think they are there." (!)
    Ich finde unter meinen Sektionsberichten auch einen Fall aus dem Jahre
1912. Es handelte sich um einen 50jährigen Mann, dessen luische Infektion
bekannt war. Wir fanden die Kranzgefäße außerordentlich stark verändert
und ferner Herzschwielen. Eine besonders große saß im Septum Ventriculorum
einige Zentimeter unterhalb der Atroventrikulargrenze; hier war in einer Ausdehnung von etwa einer fünfmarkstückgroßen Stelle das Septum stark verdünnt, das Endokard stark verdickt und hier bestand von der linken Kammer
aus gesehen eine scharf begrenzte starke Ausbuchtung nach hinten. Ein frischer
Thrombus im linken Ventrikel war dem Gebiete aufgelagert. Mikroskopisch
handelte es sich um gewöhnliche Herzmuskelschwielen, und im Sektionsbericht
von damals ist die Syphilis als solche hervorgehoben, die Kranzarterien-Herz-
Veränderung aber mit Recht nicht als syphilitisch bezeichnet.
    Vor allem MÖNCKEBERG hat nun die Veränderungen der Kranzgefäße gewöhn-
licher atherosklerotischer Art auch bei Jugendlichen schon verfolgt und somit
auch die Möglichkeit aus der Jugendlichkeit besonders auf syphilitische Ätiologie zu schließen, entkräftet. MÖNCKEBERG schreibt denn auch in seinem

zusammenfassenden Abschnitt im HENKE-LUBARSCHschen Handbuch der speziellen pathologischen Anatomie und Histologie, die besonders klinische Behauptung, frühzeitig (vor dem 50. Lebensjahr nach RUHEMANN) auftretende Coronarsklerose auf Syphilis zurückzuführen, sei durch ihn, bestätigt durch ASKANAZYS Schüler ORLIANSKY, widerlegt. Käme es aber wirklich einmal durch Syphilis zur Coronarsklerose, so würden die so erzeugten Zirkulations-störungen in ihrer Wirkung auf das Myokard sich in keiner Weise von den Stö-rungen der als Folge nicht syphilitischer Ursachen zustande kommenden skleroti-schen Prozesse an den Kranzarterien unterscheiden. Der Kritik MÖNCKEBERGS und zuvor schon THORELs ist unbedingt zuzustimmen. Die *Annahme einer syphilitischen Entstehungsursache der Kranzgefäßsklerose und ihrer Folgen für den Herzmuskel für viele Fälle erscheint durchaus unbewiesen, ja unwahrscheinlich: in einzelnen Fällen, in denen dies zutreffen mag, sind aber die Veränderungen von den gewöhnlichen nicht zu unterscheiden, also anatomisch nicht als syphilitische zu erkennen.*

Sichere syphilitische Veränderungen der Kranzgefäße sind nur in wenigen, aber um so interessanteren *Einzelfällen* beschrieben. Der Fall von BIRCH-HIRSCHFELD einer Verengerung der rechten Kranzarterie, die histologisch das Bild der syphilitischen Endarteriitis geboten haben soll, — zudem ein Lebergummi — allerdings erscheint nicht ganz sicher, und die Beobachtung von CHVOSTEK und WEICHSELBAUM von Aneurysmen an den Abgangsstellen der Kranzarterien-äste, welche zunächst als der Endarteriitis luica nur in etwas akuterer Form entsprechend geschildert wurde, wurde nach MRAČEK bald von WEICHSEL-BAUM selbst nicht mehr auf Syphilis zurückgeführt; es handelt sich hier um einen Fall von Periarteritis nodosa. Bekannt ist die wichtige Mitteilung von PAUL EHRLICH aus dem Jahre 1880. Er fand bei einem 35jährigen Syphilitiker (Muskelgummata am Bein) in der rechten Kranzarterie eine Gruppe von acht submiliaren, grauen, durchscheinenden Knötchen, die er als syphilitisch auf-faßte. Es bestanden zudem Infarkte und Schwielen im Herzmuskel. Die kleinen Arterien wie Venen wiesen Endarteriitis bis zum Verschluß auf. DÖHLE erwähnt in einer seiner Abhandlungen über die Aortenerkrankung bei Syphilitischen (1895) einen Fall (sein zweiter), in dem neben syphilitischer Aortitis und An-eurysma ein Hauptast der vorderen Kranzarterie durch ein Gummi fast voll-ständig geschlossen war; in der Wand der linken Kammer und in der Kammer-scheidewand bestanden Infarkte. Der Gummiknoten, an der Vorderseite des Herzens gelegen, stellte ein bohnengroßes, geschwulstartiges Gebilde mit gelblichen trockenen Massen dar, welches die Wand der Kranzarterie nach innen vor-wölbte und mikroskopisch aus nekrotischen Gebieten umgeben von Granula-tionsgewebe mit Riesenzellen und in bindegewebiger Umwandlung bestand. Allerdings macht DÖHLE die Einschränkung, daß nicht mehr sicher entscheidbar war, ob das Gummi von der Wand der Arteria coronaria oder vom Herzmuskel ausging. In neuerer Zeit haben HARBITZ in dem schon erwähnten Fall von Herzgummi auch syphilitische Endarteriitis in den Kranzarterien und ODDO und MATTEI frische Gummata in der linken Kranzarterie beschrieben. PACKARD und WECHSLER, welche die an sich schon seltenen Aneurysmen der Kranz-gefäße aus dem Schrifttum zusammenstellten, fanden außer einem eigenen im ganzen nur 29 gut beglaubigte Fälle und teilen sie entstehungsmäßig in myko-tisch-embolische, arteriosklerotische und traumatische ein. Nur in 3 Fällen ließen gleichzeitig bestehende syphilitische Aortitiden auch an diese Entstehungsursache denken. Interessant ist der gerade eben von VOGELSANG mitgeteilte Fall eines plötzlich gestorbenen 38jährigen Mannes, der oben schon unter den syphilitischen Myokarditiden erwähnt wurde. Außer dieser Myokarditis, die auch der histo-logischen Beschreibung nach anzuerkennen ist und auch ausgesprochene

Veränderungen der kleinen Gefäße aufwies, und syphilitischer Aortitis fand sich
ein eigroßes Aneurysma des absteigenden Astes der linken Kranzarterie. Da
der Mann 4 Monate vor seinem Tode einen Sturz getan hatte und seitdem über
Schmerzen in der Herzgegend klagte, ist das Aneurysma wohl auf Grund eines
Traumas entstanden. Aber Vogelsang meint, daß schon syphilitische Veränderungen im Herzmuskel und in den Gefäßen bestanden, welche den durch
den Unfall bewirkten teilweisen Gefäßwandriß und das so entstehende Aneurysma
begünstigten. Um ein an sich syphilitisch bedingtes Aneurysma der Kranzgefäße handelt es sich also auch auf jeden Fall nicht.
   Ein Punkt, auch klinisch von größter Bedeutung, den wir hier wenigstens
kurz in die Betrachtung aufnehmen wollen, ist der, daß der *Sitz von Veränderungen im Herzen* insofern als *Teile des sog. spezifischen Muskelsystems*, insbesondere das *Atrioventrikularbündel* oder sein weiterer Verlauf, also das *Reizleitungssystem, getroffen werden, für schwere Folgen* bis zur Ausbildung *des totalen
oder partiellen Herzblockes* — des Adams-Stokesschen *Symptomenkomplexes —
verantwortlich ist.* Und unter den Veränderungen, welche diese Gebiete treffen,
stehen *gerade durch Syphilis bedingte gummöse und wenigstens mit mehr oder
weniger großer Wahrscheinlichkeit auf Syphilis zu beziehende schwielige mit an
erster Stelle.* Auf das große Gebiet der spezifischen Herzsysteme und ihrer
Störungen gehen wir hier keineswegs ein; es genügt auf die grundlegenden
Arbeiten von Aschoff, Tawara, Koch, Fahr u. a. und insbesondere die mehrfache vorzügliche Behandlung aller einschlägigen Fragen auf Grund sorgfältiger
eigener Untersuchungen durch Mönckeberg hinzuweisen. Am besten erforscht,
besonders anatomisch, sind die Fälle von Adams-Stokesschem Symptomenkomplex mit Unterbrechungsbefunden im Verlauf des atrioventrikularen Reizleitungssystems. Hier interessieren nur die Fälle, welche auf syphilitische Ansteckung und so bedingte hier gelegene Veränderungen zu beziehen sind. Daß
gummöse Veränderungen mit Vorliebe das Kammerseptum, zum Teil auch die
untersten Gebiete des Septum atriorum mit Übergang nach unten, in Mitleidenschaft ziehen, daß dasselbe wenigstens bis zu einem gewissen Grade für
vielleicht syphilitisch bedingte Schwielenneubildungen gilt, geht schon aus
obiger Schilderung hervor, und so ist die Wahrscheinlichkeit, das Atrioventrikularsystem in Mitleidenschaft zu ziehen, gegeben. Von den anatomischen
Befunden bei Herzblock u. dgl. betreffen denn in der Tat eine ganze Reihe hier
gelegene Veränderungen syphilitischen Ursprungs, so daß v. Jagić betont,
daß man bei jugendlichen Patienten mit Herzblock in erster Linie an
Syphilis des Herzens denken müsse, wie dies auch Mönckeberg anführt und
Bricourt unter Berufung auf die Thesen von Esmein, Dumas, Biroshean,
Boubermann und die Mitteilungen von Gallaverdin und Vaquez auf dem
Pariser Kongreß 1910 schätzt, daß $1/_3$ bis $1/_2$ der Fälle von Adams-Stokesschem
Symptomenkomplex mit durch Syphilis bedingten Veränderungen verknüpft sei. *Gummata, welche zu Herzblock* (bzw. Adams-Stokesscher Erkrankung) *führten*, lägen vor allem vor in den Fällen von Handford, Stockmann, Ashton-Newman-Lawenson, Robinson, Grünbaum, v. Jagić, Vaquez-
Esmein, Fahr (mehrere Fälle, darunter der Fall Luce, von diesem als Sarkom
angesprochen), Störk, Handwerk, Eppinger-Störk, Sternberg, Pick,
Major, van den Bovenkamp, Kokita, Cleland; Bricourt nennt noch Fälle
von Meigs und Rendu. *Schwartenbildungen wahrscheinlich oder vielleicht syphilitischer Genese, welche* das Atrioventrikularsystem unterbrachen und so *Herzblock bewirkten*, wurden gefunden in Fällen von Chapman-Keith-Miller,
Deneke, Fahr, Heineke-Müller-v. Hösslin, Herxheimer-Kohl, Ducamp-
Gueit-Pagès, de Maval-Vivoli, Friedländer-Isaacs, Sumbal, Hiki.
Mönckeberg führt von syphilitisch bedingten Veränderungen, die hierher

gehören, noch an Fälle von LANZ, TAUSSIG, KENNEDY sowie NANIA, ferner als Leitungsunterbrechungen, die syphilitisch bedingt waren, und zwar so, daß bei syphilitischer Aortitis Aneurysmen der Sinus Valsalvae diese Wirkung ausübten, die Fälle von ROTH und von GETTEN. In dem von mir seiner Zeit mit KOHL genau mitgeteilten Fall, dessen Schnittserien auch MÖNCKEBERG durchsah, wurde eine nach der ganzen Lage des Falles vielleicht oder wahrscheinlich auf Lues zu beziehende Schwielenbildung gefunden, so daß zwar nicht mit Sicherheit gesagt werden konnte, daß der Hauptstamm des Bündels unterbrochen war, wohl aber sich ausgezeichnet verfolgen ließ, daß der linke Schenkel des Reizleitungssystems kurz nach der Teilung im Schwielengebiet auf weite Strecken hin völlig zugrunde gegangen war und daß dasselbe für den rechten Schenkel anzunehmen war, so daß die völlige Dissoziation, welche klinisch sehr genau verfolgt war, (WEINTRAUD), anatomisch völlig erklärt war (von dem interessanten Vagus-Verhältnissen dieses Falles sei hier abgesehen).

Schwieriger liegen die Erklärungsbedingungen der anatomischen Befunde bei *partiellem Herzblock*. Ein auf Syphilis zu beziehendes hierher gehörender Fall ist der von HOLTERDORF mitgeteilte, anatomisch von SCHRIDDE untersuchte. Hier fanden sich Gummiknoten im Conus arteriosus dexter mit Pulmonalinsuffizienz, auf die linke Septumfläche unterhalb der Aortenklappen übergreifend. Zwar war nach SCHRIDDES Befunden die Nachbarschaft des Atrioventrikularsystems von den gummösen Veränderungen betroffen, aber in ihm selbst fanden sich nur mittelstarke zellige Infiltrationen. In solchen Fällen muß man zu den morphologisch nachweisbaren Veränderungen die von v. KRIES betonte funktionelle Änderung der noch erhaltenen Fasern hinzurechnen, um die im Falle HOLTERDORF z. B. sehr stark ausgesprochen gewesenen ADAMS-STOKESschen Anfälle zu erklären. Die geschilderten Verhältnisse, die Vorzugssitze der syphilitischen oder mit Wahrscheinlichkeit luisch bedingten Myokardherde bringen es mit sich, daß auf jeden Fall, wie die Beobachtung zeigt, *Syphilis bei dem so wichtigen Herzblock, dem totalen wie partiellen, und ähnlichen Reizleitungsstörungen eine wichtige Rolle spielt.*

Betrachten wir nunmehr die syphilitischen Veränderungen des *Endokards*, so können wir uns kurz fassen. *Selbständige primäre Klappenendokarditiden syphilitischer Art* sind zwar vor allem klinisch oft angenommen worden, wovon auch schon oben die Rede war, *gehören* aber, *wenn sie überhaupt vorkommen, zu den allergrößten Seltenheiten.* Vor allem in älterer Zeit sind so manche Klappenveränderungen als direkt syphilitisch angesprochen worden. So stellten Beschreibungen von GAMBERINI auch SCARENZIO, beide aus dem Jahre 1866, wobei es sich um Wucherungen an Klappen handelte, welche syphilitischen Vegetationen an den Schleimhäuten der Geschlechtsorgane glichen, Rückfälle in die, wie eingangs erwähnt, längst widerlegte Vorstellung CORVISARTS dar. Aber auch spätere Annahmen direkt syphilitischer Endokardveränderungen entbehren sicheerr Beweisführung. So hat TANEFF, ein Schüler v. LEYDENS, schon 1897 nicht weniger als 95 hier angeblich einschlägige Fälle aus dem Schrifttum gesammelt, von denen er nur 10 als zweifelhaft ausscheidet und einen eigenen hinzufügt. Aber was er makroskopisch und mikroskopisch beschreibt, bietet nicht die geringsten Anhaltspunkte, daß es sich hier um eine syphilitische Veränderung handele (vgl. THOREL 1903). PREISS beschreibt einen Fall von Klappenveränderung ohne Beweis für deren syphilitische Natur. Auch wenn ORMHAUG angibt, daß er unter 487 Sektionen von Herzleiden in 12,7% eine syphilitische Unterlage derselben gefunden habe und im besonderen unter 314 Fällen von Endokarditis in 14,3% eine syphilitische Ätiologie — in 37,9% eine rheumatische — annahm, so dürften solche Zahlen erst recht mit den anatomischen Erfahrungen auf Grund gut begründeter besonders histologischer

Nachweise, daß wirklich eine syphilitische Veränderung vorliegt, unvereinbar
sein. *Es handelt sich fast stets um Endokarditiden anderen Ursprungs.* Die schon
von MRAČEK an den Fällen des älteren Schrifttums geübte Kritik, die spätere
von THOREL und anderen ist hier vollkommen am Platze. Im jüngeren Schrifttum finden sich Beschreibungen primärer syphilitischer Klappenendokarditiden
denn auch seltener. Außerordentlich häufig sind die Aortenklappen allerdings
bei Lues verändert, und zwar mit dem Ergebnis einer Aorteninsuffizienz, aber
nicht selbständig, sondern durch Übergreifen der syphilitisch-entzündlichen
Aortenveränderungen auf ihre Semilunarklappen. Diese wichtige Veränderung
werden wir daher, wie schon erwähnt, erst mit der Aorta unter den Gefäßen
besprechen. Ebenso geht es mit den, aber sehr seltenen, Fällen, in denen
zusammen mit der Pulmonalarterie auch die Pulmonalklappen in ähnlicher
Weise erkrankt sind. BRICOURT führt für eine angeblich primäre syphilitische
Aortenklappenveränderung den von GALLAVERDIN und CHAVRET veröffentlichten Fall an. Hier bestanden bei einem Manne, der sich 19 Jahre zuvor
syphilitisch infiziert hatte, außer angeblich syphilitischer Myokarditis und
luischer Mesaortitis von letzterer unabhängig am freien Rande der Aortenklappen weiße, poliert erscheinende fibröse Wucherungen von verschiedener
Größe. Ähnliche waren auch am parietalen Endokard der linken Kammer und
an der Aorta zu sehen. Sie bestanden mikroskopisch aus zellreichem und
um dieses aus derbem Bindegewebe, ohne daß sich Blutungsherde oder Fibrin
fanden. Nur aus dieser schnellen Entwicklung zur Fibrose, die an ähnliche Vorgänge bei Aorten- oder Myokardsyphilis erinnere, wird auf die syphilitische
Natur der Vegetationen geschlossen, ein, wie nicht weiter ausgeführt zu werden
braucht, völlig in der Luft hängender Schluß. Als „weniger sicher" betrachtet
BRICOURT selbst die Beschreibung ELOY-BRETONs von Aortenklappen, von denen
eine zerrissen war, eine andere Kalk aufwies und an denen ferner, ebenso wie im
Anfang der Aorta, große Vegetationen bestanden und BRICOURT fügt eine eigene
Beobachtung eines 48 jährigen Mannes mit Aortitis syphilitica und mit Aortenklappenveränderungen an, von denen er aber zugibt, daß sie auch mikroskopisch
nichts für Lues Kennzeichnendes an sich hatten.

Von selbständigen *primären syphilitischen Veränderungen der Mitralklappen
oder der Tricuspidalklappen sind anatomisch einwandfreie Fälle nicht bekannt.*
Von der ihrerseits wieder von syphilitischer Aortitis ausgehenden Aortenklappenveränderung (Insuffizienz) aus ist ein Mitralsegel in typisch syphilitischer Weise
miterkrankt gefunden worden in dem jüngst mitgeteilten interessanten Falle
STÄMMLERs, doch handelt es sich ja auch hier um ein sekundäres Übergreifen
der syphilitischen Veränderung von der Aorta über die Aortenklappen auf
die Mitralis, so daß wir den STÄMMLERschen Fall lieber auch erst mit der
Aorta besprechen wollen. Im Gegensatz zu diesem Falle des Übergreifens
syphilitischer Veränderungen von den Aortenklappen auf das benachbarte
Mitralsegel hängen einige französische Mitteilungen angeblicher syphilitischer
Mitralveränderungen, bei denen gerade trotz bestehender syphilitischer
Aortitis die Aortenklappen unverändert oder nur wenig vedickt waren,
so daß von einem Übergreifen nicht die Rede war, und bei denen in der
Tat auch eine unmittelbare syphilitische Endokarditis der Mitralklappen ange-
nommen wurde, völlig in der Luft. So werden von DUMAS und BRUNAT sowie
GRENET, LEVRENT und PELISSIER ihre Fälle eigentlich nur deswegen als syphi-
litische Klappenaffektion aufgefaßt, weil von einer sonstigen Infektion nichts
nachzuweisen war! Daß hier Endokarditiden mit, wie häufig, unbekannter
Entstehungsursache bei Syphilitikern vorliegen, liegt natürlich weit näher. In der
Aussprache zu dem Vortrage von DUMAS-BRUNAT zweifelte denn auch schon
GALLAVERDIN die syphilitische Entstehung der Mitralveränderung mit vollem

Rechte an und wies darauf hin, daß er die Ausdehnung des syphilitischen Prozesses auf die Mitralklappen nie beobachtet habe.

In anderen Fällen werden die Klappen *sekundär* in Mitleidenschaft gezogen, und zwar von den eingehend besprochenen syphilitischen *Myokardveränderungen durch Fortleitung*. Von älteren Fällen habe ich zum Teil nach MRAČEK früher schon solche von VIRCHOW, LEBERT, TEISSIER, NIKIFOROFF, BARD, JÜRGENS, TANEFF, JORSEL in diesem Sinne angeführt.

Es liegt aber klar, daß die Fortleitung der Veränderungen vom Myokard aus seltener bis zu den Klappen reicht als direkt das darübergelegene Endocardium parietale in Mitleidenschaft zieht und dies ist der Grund, warum gerade *bei den syphilitischen Veränderungen die des parietalen Endokards überwiegen*. Diese Beteiligung des Endokards an Gummen des Myokards u. dgl. ist etwas ganz Gewöhnliches, schon in den Fällen von RICORD, LEBERT, VIRCHOW, WAGNER, WILKS, LANCEREAUX, NALTY, TEISSIER, LANG und vielen anderen vermerkt. Von den Veränderungen des Endokards selbst schrieb ich seinerzeit in meiner zusammenfassenden Darstellung der pathologischen Anatomie der Syphilis: „es gibt hier alle Übergänge von milchigen Trübungen bis zu gelblich-weißen, manchmal knorpelharten und bis 1 mm (VIRCHOW, LEBERT, MRAČEK) messenden Platten, die große Ausdehnung gewinnen können. Diese Endokardverdickungen unterscheiden sich zunächst in nichts von anderen nichtsyphilitischen, z. B. von den von mir beschriebenen bei Insuffizienz der Klappen, meist der Aorta, vorkommenden Endokardschwielen; sie können auch oft höckerig, uneben sein (z. B. LEBERT, MRAČEK) und ragen je nach der Beschaffenheit des daruntergelegenen Gummiknotens bzw. der Schwiele ins Innere des Herzlumens vor oder sind eingezogen. Diese Endokardschwielen sind im ersten Stadium ihrer Entstehung naturgemäß zellreich und bestehen später aus derbem Bindegewebe. Sie können auch kleine gummöse Massen umschließen, manchmal viele kleine Gummata nebeneinander und sitzen ebenfalls am häufigsten über dem linken Ventrikel. Einen derartigen Fall von gummöser Endokarditis beschrieb z. B. DYCE DUKWORTH".

Ganz ähnlich wie mit dem Endokard steht es mit dem *Epikard*. Aber auch hier müssen wir Kritik anwenden, insbesondere was seine selbständigen syphilitischen Veränderungen betrifft. Wenn BROOKS schreibt, daß er unter 50 Sektionsfällen von Syphilis in 28 das Perikard syphilitisch verändert fand, meist in Gestalt opalisierender Flecke, d. h. Bindegewebsverdickungen „which correspond to the perforation peints of terminal arterioles", selbst zugibt, daß dies auch sonst, aber besonders häufig bei Syphilis, zu finden sei, und diesen Befund der syphilitischen Leukoplakie besonders der Mundschleimhaut vergleicht, so dürfte eine einigermaßen kritische Betrachtung die syphilitische Natur solcher Perikardveränderungen in Zweifel ziehen. Auch die allgemeine Auffassung von KERNBACH, welche er an der Hand einschlägiger 29 Sektionen darlegt, daß in der Frühzeit syphilitischer Infektion die Gefäße des Perikards und Epikards erkrankten und so Perikarditis besonders des rechten Herzens entstände, welche Jahre lang latent bleibe oder nacheinander Aorta, Myokard und Endokard in Mitleidenschaft ziehe, ist schwer verständlich. Die Mitteilung von WACHER mit dem vielversprechenden Titel „Pericarditis exsudativa luetica im Eruptionsstadium mit Ausgang in vollkommene Heilung" entbehrt, wie schon letzteres andeutet, der anatomischen Kontrolle und die syphilitische Ätiologie dieses Falles erscheint nicht sehr sicher gestützt. Als syphilitische Erkrankung des Perikards anerkannt ist der viel erwähnte Fall von LANCEREAUX; hier bestand bei einer 45jährigen Frau am Perikard ein kirschkerngroßes, etwas weiches, gelbliches Gummi (neben Lungengummata). Ferner ist noch der neuere Fall von syphilitischer Perikarditis und Mediastinitis zu erwähnen, den Schünemann mitteilte; hier fanden sich bei einem 58jährigen Manne über der Basis des Herzens und um die großen Gefäße herum starke Schwartenbildungen und in ihnen Nekrosen, um die mikroskopisch Rundzellen, Leukocyten, Epitheloidzellen und Riesenzellen sowie Bindegewebswucherung nachzuweisen waren. Hier liegt eine als gummös anzuerkennende Veränderung vor, aber derartige *selbständige syphilitische Perikardveränderungen sind doch außerordentlich selten.*

Fast stets handelt es sich auch hier bei den syphilitischen Erkrankungen des Perikards um örtlich fortgeleitete Vorgänge von syphilitischen, gummösen oder chronisch produktiven, Myokardveränderungen her, ganz ähnlich wie beim Endokard. Dabei liegen zumeist *einfache unkennzeichnende Perikarditiden* vor, welche zu umschriebenen fibrösen Verdickungen und Verwachsungen besonders über den Herzmuskelherden führen. Solche Epikardverdickungen oder stellenweise Perikardverwachsungen fanden sich z. B. in den alten Fällen von Ricord, Virchow, Henderson, Schwalbe, Volmar, Mraček, Kockel, Duckworth oder Jodlbauer, bis zur völligen Verwachsung des Herzbeutels war es z. B. in den von Friedreich, Leyden, Jürgens beschriebenen Fällen gekommen. Interessanter und besser gekennzeichnet sind die Fälle, in denen sich *in solchen Perikardverdickungen und Verwachsungen typisch gummöse Einlagerungen* nachweisen lassen, wie dies nach Beschreibungen von Wagner, Jürgens, Orth, Takeya, Pick, Husche der Fall war. Meist handelt es sich dabei nur um Einstreuung miliarer Gummata, aber um auch histologisch gut gekennzeichnete solche. Hier einzufügen ist der oft erwähnte Fall von Balzer. Bei diesem zeigte die Sektion eines 50jährigen Mannes längs der vorderen Coronararterie über den Kammern, dem Infundibulum der Aorta und der Lungenarterie gegen 30 kleine Aneurysmen. Sie waren stecknadelkopfgroß und werden den miliaren Aneurysmen des Gehirns verglichen. Diese Aneurysmen gehörten den Gefäßen des Perikards an und es fanden sich auch kleine Blutaustritte in den Scheiden der perikardialen Gefäße, auch Spuren alter Perikardverdickungen und fibröser Verwachsungen. Nach der mikroskopischen Untersuchung sollen die teils sackförmigen, teils spindelförmigen (auch disseziierende) Aneurysmen nach kleinzelliger Infiltration durch Zerstörung der Gefäßwand und besonders Elastica von Capillaren und Arteriolen entstanden sein. Balzer erklärte diese Veränderung — bei einem sicheren Syphilitiker mit zerstörendem syphilitischem Geschwür an der Nase, der übrigens auch Lungenphthisiker war — für luisch. Andere, so vor allem Fournier pflichteten dem, wie Lang erwähnt, bei, während Eppinger die syphilitische Natur der Veränderung angezweifelt hat. Die Beobachtung Balzers aus dem Jahre 1883 scheint vereinzelt geblieben zu sein. Vielleicht ist eine von Bricourt erwähnte Hewits ähnlich, die aber als ätiologisch fraglich bezeichnet wird.

Kurz erwähnen wollen wir zum Schlusse der Betrachtung der erworbenen Herzsyphilis, daß Bergel bei Besprechung der kardiovasculären Veränderungen bei *künstlich mit Lues infizierten Kaninchen* erwähnt, daß er bei den Tieren auch vereinzelt eine Endocarditis parietalis, Granulationsgewebe und gewuchertes Bindegewebe, und auch zuletzt im Herzmuskel Schwielen gefunden habe. Ferner beschrieben Brown und Louise Pearce sechs künstlich syphilitisch infizierte Kaninchen, deren Herzen makroskopisch sichtbare, bis gut etwa 1 cm betragende Herde aufwiesen, die Granulome um Nekrosen, im ältesten Fall Schwielen darstellten, in dieser Form nur bei den syphilitischen Tieren gefunden wurden und, wenn sich auch Spirochäten hier nicht nachweisen ließen, als syphilitische Myokarditis aufgefaßt werden. Sie fanden sich in Gruppen von Tieren mit besonders schwerer Lues und die Myokarderkrankung scheint zur Zeit der frühesten Generalisationserscheinungen aufzutreten.

Überschauen wir kurz die erworben-syphilitischen Veränderungen des Herzens, so sehen wir *ziemliche Verschiedenheit des Sitzes und davon abhängiger Folgen,* aber *Gleichmäßigkeit der Art der Veränderung,* ausgesprochene *Gummata* und durch als typisch syphilitisch gekennzeichnete Einsprengungen markierte *chronische Entzündungen,* in beiden Fällen mit bindegewebigen Schwielenbildungen als Ergebnis. Manche interessante Einzelfälle fügen dem typischen Bild Leben ein. *Im Ganzen sind die anatomisch mit Sicherheit oder mit großer Wahrscheinlichkeit auf Syphilis zurückzuführenden Herzerkrankungen nicht häufig. Kaum irgendwo ist es so nötig wie hier* bei den Veränderungen eines Organes, bei welchem so ziemlich alle vorkommenden Erkrankungen mit Syphilis erklärt worden sind, *kritisch vorzugehen,* um bei Tatsächlichem zu bleiben und nicht sich in Spekulationen zu verlieren.

Betrachten wir nunmehr die Herzveränderungen bei *angeborener Syphilis,* so finden wir *im Grundsatz fast ganz die gleichen Verhältnisse* wieder. Aber *hier befinden wir uns auf weit sicherem Boden.* Sehen wir bei syphilitischen Neugeborenen oder Kindern Herzveränderungen, so dürfen wir sie bei dem Wegfallen anderer konkurrierender Entstehungsursachen hier fast ausnahmslos als syphilitische ansprechen, und dann kommt hier die viel größere Aussicht, die Erreger an Ort und Stelle der Veränderung nachzuweisen, hinzu. Allerdings sprechen wir hier nur von dem eigentlichen Gebiet der angeborenen Syphilis. Die sog. Syphilis congenita tarda mit allen ihren unbeweisbaren Zurechnungen soll ganz ausscheiden. Wohin Überspannungen dieses Gebietes führen können, möge folgender Satz HUCHARDs vom französischen Liller Kongreß 1899 (zit. nach BRICOURT) zeigen: „lorsque nous voyons survenir sans cause apparente à l'age de 20, 30 et même 40 ans les signes d'une myocardite chez um sujet dont les parents ont succombé au tabes, à la paralysie générale, nous avons une tendance à regarder la maladie comme d'origine syphilitique". Zu welchen Fehlschlüssen muß eine solche „Tendenz" führen können.

So außerordentlich wichtig die kleinen Gefäße gerade auch für das ganze Gebiet der angeborenen Lues sind, so stehen die großen Gefäße und insbesondere das Herz hier auch nicht in der Reihe der am häufigsten befallenen Organe. *Auch angeborene Herzsyphilis ist kein sehr häufiges Vorkommnis.* Dies hat sehon MRAČEK betont, der in dem von ihm so sorgfältig gesichteten Schrifttum bis 1893 von angeborener Syphilis nur die Fälle von v. ROSEN, MORGAN, DAWSON, ORTH, SHATTOCK, COUPLAND, WENDT, MONG, FÖRSTER, VIRCHOW-KANTZOW, also 10, zusammenstellte, von denen aber mehrere (die Fälle DAWSON, MONG, FÖRSTER) sicher, vielleicht auch der Fall COUPLAND, auszuscheiden haben, und selbst unter 150 untersuchten Fällen schwerer angeborener Lues nur in 4 Fällen wirklich syphilitische Veränderungen des Herzens fand, die er jenen wenigen bekannten Fällen anfügte. HECKER sah unter den von ihm bearbeiteten 92 Totgeburten, von denen 21 zweifelfrei syphilitisch waren, nur einmal das Herz beteiligt. Beträgt die Verhältniszahl der Herzbeteiligung bei angeborener Syphilis bei MRAČEK 2,7%, so errechneten THOMSEN 5,5% und fast die gleiche Zahl auch am P. SCHNEIDERschen Material BIRKER. SCHNEIDER fügt hinzu, daß zweifellos die Zahlen etwas größer werden, wenn auch Veränderungen nur mikroskopischen Ausmaßes mitberücksichtigt werden, glaubt aber nicht an eine Häufigkeit im Sinne WARTHINS (s. u.).

Auch bei der angeborenen Syphilis stehen die *Veränderungen des Herzmuskels* ganz im Vordergrund. Eine Einteilung wird auch hier meist in umschriebenere Formen, sog. Gummata, und in gerade hier meist sehr diffuse Myokarditiden vorgenommen. Die zweite Form ist, wie KIRCH sagt, die ungleich häufigere. Es kommt hierbei natürlich sehr darauf an, was man unter „diffus" verstehen will. Und hierin liegt es auch wieder, daß man obige beiden Formen nicht scharf trennen kann; mehrfach ist auch von kleinen „gummösen" Herden neben diffuser Myokarditis die Rede. Wichtiger ist etwas anderes, nämlich daß die sogenannten Gummata, besonders die miliaren Gummata, zu allermeist keine sind, sondern nur umschriebene herdförmige entzündliche Granulationen mehr unkennzeichnender Art. Wir sehen hier die gleiche Erscheinung wie auch sonst bei der angeborenen Syphilis; ich verweise auf *mein* und Schneiders Referat auf der Tagung der Deutschen pathologischen Gesellschaft 1928.

Fälle *umschriebener, herdförmiger, zum Teil an Gummata erinnernder Entzündungsherde* im Herzmuskel liegen vor zunächst in den alten Fällen von v. Rosen, Morgan, Shattock, Coupland und den beiden ersten von Mraček. Mraček gibt schon vor allem auf Grund der von ihm selbst untersuchten Fälle eine ausgezeichnete zusammenfassende Schilderung. Die Knoten säßen zumeist im linken Ventrikel, iwe bei der erworbenen Syphilis, sie seien meist klein, von speckig weißer Farbe und fühlten sich härter an als das übrige Myokard. Mikroskopisch handele es sich um kleinzellige Infiltrationsherde, später bindegewebige Wucherungen, während in den Herden die Muskelfasern allmählich zugrunde gingen; auch die starke Hyperämie in der Umgebung sowie kleinzellige Infiltrationen und bindegewebige Verdickungen um die größeren Gefäße im Epikard werden hervorgehoben. Zu einer eigentlichen Verkäsung im Zentrum der Knoten komme es nicht. Und so zieht denn Mraček den vor allem für die damalige Zeit ganz ausgezeichneten Schluß: „nach den eben angeführten Erscheinungen kann man diese Produkte eher eine umschriebene fibröse Myokarditis, als ein Gumma bezeichnen". Diesem Urteil und im wesentlichen auch der Mračekschen Schilderung fügen sich die in der Folgezeit veröffentlichten Fälle auch fast ganz ein. Ich finde noch folgende Mitteilungen von einschlägigen Fällen: R. Hecker, Hektoen, Adler, Runge, Le Count, (zit. bei Bricourt) Parkinson, Berghinz, Landois, Takeya, Ribadeau-Dumas-Harvier, Simmonds (4 Fälle), Warthin, Warthin-Snyder, Werlich, Drossler, Johannsen (2 Fälle), Oberhammer (2 Fälle), Blackbock-M'Cluskie und endlich Hajósy. Es handelt sich um Neugeborene bis zu Kindern von 6 Jahren (Landois). Die Veränderung, meist in Gestalt fahlgelber Herde, sitzt an verschiedensten Stellen, aber doch zumeist in der Wand der linken Kammer, fast stets bestehen mehrere Herde gleichzeitig. *Um Gummata handelt es sich also bei diesen auch mehr herdförmigen Myokarditiden in der Regel nicht*, wenn sie auch zunächst meist so bezeichnet werden; dies ist von einer ganzen Reihe der Beschreiber selbst — zum Teil nach der histologischen Untersuchung zu ihrer eigenen Überraschung — hervorgehoben worden und ergibt sich aus fast allen mikroskopischen Schilderungen; Mračeks sehr gute Schlußfolgerung ist schon oben erwähnt.

Hierher gehören Fälle von Le Count, Hektoen, Adler, Parkinson, Blackbock-M'Cluskie, Warthin, welche der letzte Bearbeiter dieses Gebietes Williams anführt; er schätzt die Zahl solcher mit bloßem Auge als Gummata imponierender, mikroskopisch sich als Entzündung herausstellender Fälle im Schrifttum auf 20. Warthin, welcher eine ganze Reihe solcher Fälle beschreibt, meint „this form of syphilitic disease of the heart is an important cause of asphyxia neonatorum and unexplained sudden death in early life". Er spricht von „Myxogumma", was Williams mit gutem Recht ablehnt. Er selbst beschreibt ein neugeborenes weibliches Kind mit 3 großen, in der Mitte erweichten Knoten im Herzmuskel. Hier waren die Muskelfasern degeneriert, zum Teil untergegangen, dazwischen lag „mukoide Substanz", Leukocyten, Lymphocyten, Plasmazellen, Monocyten. Riesenzellen, Nekrose, Endarteriitis fanden sich nicht. Williams betont den Sitz solcher Herde in der Nähe des Septum ventriculorum und denkt an die Möglichkeit infizierter Thromben in Gefäßendästen mit Reaktionen, die er in recht phantastischer Weise genauer darlegt, wobei er an eine akute und enzymatös bedingte Zerstörung der Muskulatur denkt. So ist seine Bezeichnung der Veränderung als „localized syphilitic cellulitis and fulminative syphilitic myositis", die den Charakter derselben genau bezeichnen soll, sicher ebenso wenig sagend wie unschön.

In einigen Fällen wird allerdings daran, daß Gummata vorlagen, festgehalten, so in einem der Fälle von SIMMONDS, oder von BERZGHINZ, TAKEYA, OBERHAMMER oder BLACKBOCK-M'CLUSKIE. In diesen Fällen oder wenigstens in den meisten scheint es sich aber um sog. miliare Gummata gehandelt zu haben. Und diese lösen sich bei mikroskopischer Untersuchung meist auch auf, teils in einfache entzündliche Herde, teils in die von BENDA und SCHNEIDER vor allem verfolgten massigen Haufen dann abgestorbener Spirochäten, um die sich sekundäre Leukocytenansammlungen oder kleine Granulome herumbilden, wie sie sich besonders in der Leber oft finden. Es sind auch einige wenige Fälle bekannt, in welchen „Gummata" vorzuliegen schienen, während es sich um mehr direkte, wohl mehr akut aufgetretene durch die Spirochäten bedingte Nekrose handelte, wie dies in der Leber, den Nebennieren, der Hypophyse, an sich selten, beobachtet wird, hier im Herzen offenbar äußerst selten ist. Koagulationsnekrosen, wie sie CITRON sah, mögen hierher gehören und P. SCHNEIDER rechnet auch das einzige größere „Herzgummi", das ich im Schrifttum als solches vermerkt fand, das von POTIER, wohl mit Recht in dies Gebiet. Wie weit also wirklich Gummata in den so angesprochenen Fällen vorlagen, ist schwer zu beurteilen. Aus alledem ergibt sich, daß auf jeden Fall *echte Gummata*, wie sie überhaupt bei der angeborenen Syphilis selten sind, weit seltener als aus dem vor allem älteren Schrifttum hervorzugehen scheint (vgl. mein schon erwähntes Referat auf der Pathologentagung 1928), *im Herzen mindestens zu den allergrößten Seltenheiten gehören.*

Mehrfach wird eine Verbindung mehr abgesetzter Herde und diffuserer Einlagerungen beschrieben und man kann HAJÓSY im großen ganzen darin beistimmen, daß die Myokardherde bei der angeborenen Lues meist mehr oder weniger diffus auftreten im Gegensatz zu der erworbenen Syphilis. Wir fügen daher die Fälle des Schrifttums, in welchen ganz *ausgesprochene diffuse Myokarditis oder Schwielenbildung* bestand, hier an unter Betonung, daß sie den erstgenannten Fällen im Grundsatz ganz entsprechen, die Herde nur diffuser sind. Als solche Fälle nennt MRAČEK die von WENDT, MONG, FÖRSTER (die beiden letzten Fälle offenbar nicht syphilitisch), VIRCHOW-KANTZOW (mit der eigenartigen muskulären Hyperplasie, von VIRCHOW schon richtig als Reizungseffekt gedeutet, während ehedem hier auch von einem syphilitischen „Myom" gesprochen wurde), mitgeteilten und beschreibt sehr gut zwei eigene Fälle, deren erster allerdings nicht sicher ist (P. SCHNEIDER rechnet ihn dem Status lymphaticus zu). Dann wurden Fälle veröffentlicht von SIMMONDS, SHUKOWSKY, B. FISCHER (bei einem 5jährigen Knaben, plötzlicher Tod, Herz 4mal so groß wie die Faust, bedingt durch eine außerordentlich starke Erweiterung des rechten Vorhofes), FISCHER-BUSCHKE (Sektion von BENDA), STÖLTZNER (ganz besonders ausgedehnt, eine zusammenhängende Masse in der Wand der linken Kammer bis zur Herzspitze, greift durch die Kammerscheidewand auch auf die rechte Kammer über), SIMMONDS, ROSENTHAL (schwielige Veränderung eines Papillarmuskels bei einem 7monatigen Kind). *Diese diffuseren und die oben genannten zum Teil mehr umschriebenen entzündlichen Herde sind grundsätzlich eine ganz einheitliche Veränderung von frischerer Entzündung bis zur Schwielenbildung.*

Bei der *mikroskopischen Untersuchung* — WERLICH hat unter SIMMONDS 4 Fälle gut verfolgt — zeigt sich, daß es sich in den frischesten Veränderungen außer solchen der Muskelfasern degenerativer Natur nur um kleine *Infiltrate* besonders aus Rundzellen, meist deutlich perivaskulär, handelt, wie z. B. in den Fällen von Simmonds, in denen sie durch den Befund von Spirochäten als syphilitisch erwiesen waren, mit Übergang solcher Zellherde in Schwielen, wie dies Adler besonders verfolgt hat. Um recht akute Veränderungen scheint es sich auch in dem von Ribadeau, Dumas und Harvier mitgeteilten Falle eines $2^1/_2$ monatigen Kindes gehandelt zu haben. Hier waren alle zelligen Bestandteile in den als Knoten aufgefallenen Herden ganz zurücktretend und es bestanden nur schwere, genau geschilderte regressive Veränderungen der Muskelfasern und zudem starkes Ödem, wie letzteres auch sonst, so schon von Mraček, öfters erwähnt wird. Hier stand es aber ganz im Vordergrund und in ihm wie in den Muskelfasern fanden sich als Beweis, daß die Veränderung syphilitisch war, Spirochäten. Thomsen hat frische Fälle von um Gefäße gelegenen Infiltrationen untersucht und hebt dabei auch die ödematöse Quellung der sonst unveränderten Gefäße hervor. In anderen Fällen sind die — wohl älteren — Zellansammlungen durch verschiedene Zellelemente etwas mehr gekennzeichnet. Es finden sich außer Rundzellen einzelne Leukocyten, dann auch Plasmazellen z. B. bei Werlich, Dressler oder Haiósy; Spindelzellen und Riesenzellen werden in vielen Beobachtungen ganz vermißt, in anderen, meist spärlich, gefunden, so z. B. in denen von Hajósy und Oberhammer, welcher seine Riesenzellen für Fremdkörperriesenzellen hält, nicht myogener Natur, wie dies Landois für seinen Fall angeborener Lues ebenso wie für erworbene Syphilis (vgl. oben) annahm. Nekrose wird meist ganz vermißt, ist in anderen Fällen aber, zumeist nur in sehr geringem Maße, vorhanden, wie auch Warthin bemerkt, daß er „gummöse Einschmelzungen" hier sehr selten fand. Auch Werlich sah nur einmal regressive Veränderungen, die an das Verhalten miliarer Gummata erinnerten. Auch hier wieder sind die Beziehungen der Infiltrate zu kleinen Gefäßen meist sehr deutlich und ferner finden sich auch hier wieder häufig Vorgänge an den Gefäßwandungen bis zu Verschluß der Gefäßlichtungen als wenigstens auch morphologisch etwas kennzeichnendere, auf Lues hinweisende Anzeichen. Diese Gefäßveränderungen auch in der Umgebung der Herde sind vor allem von Berghinz, Adler, Deguy, Dressler, Dupérié-Cantorné, Oberhammer geschildert und betont worden. Oberhammer beschrieb auch Infiltrate um Nerven (vgl. oben). Die *Muskelfasern* zeigen die degenerativen und atrophischen Bilder wie bei entsprechenden Veränderungen der erworbenen Syphilis. Wenn Dupérié und Cantorné bei angeborener Lues auch von Veränderungen der Herzmuskelfasern sprechen, die sie als Stehenbleiben auf embryonaler Stufe auffassen (ähnlich auch Ribadeau-Dumas-Harvier), so muß dies noch sehr fraglich erscheinen. Je älter die Herde nun werden, umso mehr bildet sich Bindegewebe aus, bis zuletzt einfache *Schwielen*, welche nach Warthin gelegentlich auch verkalken können, vorliegen, wie in einer ganzen Reihe der Fälle.

Diese sind natürlich unspezifisch und mit Recht haben dies Dupérié-Cantorné für die ganzen einschlägigen Veränderungen ausgesagt, aber wir sind hier doch in einer viel glücklicheren Lage als bei der erworbenen Syphilis. Denn zunächst sind eben *in den Veränderungen und gerade hier häufig die Erreger nachzuweisen.* Bei der Verbreitung der Spirochaeta pallida im ganzen Körper angeboren-syphilitischer Kinder ist es natürlich, daß *sie an sich häufig auch im Herzen solcher Kinder, auch ohne histologische Veränderungen, gefunden wird* und bald nach ihrer Entdeckung wurde sie wohl hier zuerst von Dantzinger nachgewiesen. Was die *Verhältniszahlen positiven Befundes* im Herzen unter angeboren-syphilitischen Kindern betrifft, so gaben Dupérié-Cantorné 53% an, Birker stellte an 62 Fällen von P. Schneider folgende Zahlen fest: bei Totgeborenen fanden sich Spirochäten im Herzen in 83%, Herzveränderungen

in keinem Falle; bei nur kurz lebenden Neugeborenen wurden Spirochäten
gefunden in 83%, Veränderungen des Herzens in 8%; bei Säuglingen
und etwas älteren Kindern Spirochäten gefunden in 29%, Veränderungen
in 4%. Daß die Abnahme des Spirochätenbefundes je älter die Kinder
werden und umgekehrt der seltenere Befund von Gewebsveränderungen
bei Totgeborenen allgemeinen Verhältnissen bei der angeborenen Syphilis
entsprechen, sei unter Hinweis auf SCHNEIDERs und *mein* schon ange-
führtes Referat über angeborene Syphilis hier nur erwähnt. Die *Menge
der Spirochäten* gibt BIRKER nur in 15% der Spirochätenbefunde bei Totgeburten als stärker, bei Kindern, die gelebt haben, als gering an. Die
Menge steht hinter den gewöhnlichen Befunden in Leber, Nebennieren, Milz usw.
auch nach meinen Erfahrungen fast stets ganz erheblich zurück; auch SCHNEIDER
bezeichnet sie als stets *beträchtlich unter dem Gesamtniveau*, an das sie nur in
wenigen, besonders den krankhaft befundenen Herzen (vgl. sofort unten) heran-
reichte. Im Gegensatz zu diesen ziemlich allgemeinen Erfahrungen gibt WARTHIN
das Herz als Lieblingssitz der Kolonisierung der Spirochaete pallida an. DUPÉRIÉ
und CANTORNÉ nehmen an, daß die Spirochäten mit Gefäßen ins Myokard kämen,
dann schnell ins perivasculäre Bindegewebe wanderten und wenn dies infiltriert
oder proliferiert ist, hier auch meist gefunden werden. Zuweilen wären sie im
subendokardialen Bindegewebe sehr zahlreich nachweisbar. Was nun den
Erregernachweis bei Bestehen syphilitischer Myokarditiden, d. h. *in den Veränderungen selbst* betrifft, so wurden Spirochäten, und meist in großer Zahl, in
der Tat hier schon häufig festgestellt, so von SIMMONDS, FISCHER-BUSCHKE,
SABRAZÈS-DUPÉRIÉ, RIBADEAU-DUMAS-HARVIER, WARTHIN, WARTHIN-SNYDER,
WERLICH, THOMSEN, BIRKER, BLACKBOCK, M'CLUSKIE, nach BRICOURT auch
von ENTZ. Die Spirochäten finden sich besonders in den perivasculären Proliferationen, zwischen Muskelfasern (in solchen gelegene sind wohl Trugbilder),
im Bindegewebe, im Innern und in der Wand von Gefäßen. Dabei betonen
z. B. RIBADEAU-DUMAS-HARVIER, daß sie die Spirochaete pallida nur in den
veränderten Gebieten fanden, und insbesondere haben WARTHIN-SNYDER Fälle
beschrieben, in welchen nur in den Herzveränderungen Spirochäten nachzuweisen waren, im übrigen Körper aber weder histologisch Veränderungen noch
Spirochäten, so daß sie hier von einer Infektions-,,Konzentration" in einem
Organ sprechen. Wenn nun aber DUPÉRIÉ-CANTORNÉ bei dem histologisch
unspezifischen Verhalten der besprochenen Herde meinen, daß diese nur als
syphilitisch angesprochen werden können, wenn eben Spirochäten nachweisbar
sind — bei Kindern die etwas älter werden und behandelt wurden, fanden sich
öfters Spirochäten aus allgemeinen Gründen gerade nicht — so geht dies hier
doch wohl etwas weit. Denn ganz im Gegensatz zu der erworbenen Syphilis
mit der notwendigen scharfen Kritik vor allem einfacher Herzschwielen, der
stets konkurrierenden Frage sonstiger Coronargefäßveränderungen als grundlegend, fällt dies hier bei den Neugeborenen und Säuglingen weg, und hier sind
die entzündlichen und schwieligen Veränderungen so gut wie stets — bei etwas
älteren Säuglingen kommt ätiologisch fast nur noch Diphtherie in Betracht —
syphilitisch bedingt, so daß SIMMONDS wohl nicht viel übertrieben hat, wenn
er meinte, daß man bei angeboren-syphilitischen Säuglingen jede diffuse oder
herdförmige Entzündung des Herzmuskels ohne weiteres als syphilitisch
ansprechen dürfe. So stellt sich auch MÖNCKEBERG (im HENKE-LUBARSCHschen
Handbuch) auf den Standpunkt, daß man — im Gegensatz zur erworbenen Lues—
Schwielen des Herzmuskels bei angeborener Syphilis auf diese beziehen dürfe,
weil andere ätiologische Momente nur in den allerseltensten Fällen in Betracht
kämen und man die Vorstufen der Schwielen in Gestalt herdförmiger Infiltrate
mit nachgewiesenen Spirochäten (SIMMONDS s. oben) und mit Verfolgung des

Überganges der Infiltrate in Schwielenbildung (Adler s. oben) kenne, und daß man zu einem Schluß auf syphilitische Entstehungsursache insbesondere berechtigt sei, denn die Schwielen an Stellen säßen, die von Schwielen anderer Genese in der Regel frei gelassen würden (wie in dem eigenartigen Fall von B. Fischer), zumal wenn in anderen Organen desselben Körpers sichere syphilitische Veränderungen angetroffen würden.

Um kurz zusammenzustellen, so ist der *an sich auch nicht sehr häufige, typische Befund bei angeborener Syphilis die akute, an sich nur wenig charakteristische Myokarditis mit dem Ausgang in Schwielen mit den beiden keineswegs scharf getrennten Formen der herdförmigen mehr umschriebenen und der diffusen Ausbreitung.*

Von der *Myokarditis aus* pflanzt sich *derselbe entzündliche Vorgang auch hier häufig auf das Endokard, seltener auf das Epikard fort.* Am Endokard entstehen so Verdickungen, welche zum Teil direkt als knorpelartig geschildert werden (Werlich). Es können sich auch Thromben auflagern, wie z. B. bei Oberhammer. Diese parietalen Endokardverdickungen waren besonders dick bzw. ausgebreitet z. B. in den Fällen von Landois sowie B. Fischer. Dressler hat sie mikroskopisch verfolgt. Sie bieten histologisch kaum Besonderheiten dar. Auch im Epikard wurden öfters, z. B. von Oberhammer, perivasculäre Zellinfiltrate wahrgenommen, wie dies übrigens auch schon Mraček schildert. Orth erwähnt „anscheinend gummöse Massen" in fibrösen Verwachsungen des Perikards bei einem syphilitischen Kinde. In dem Falle Wanitschkes, der zuweilen angeführt wird, scheint es sich um ein Einwuchern eines großen Gummis der Lunge bis ins Perikard gehandelt zu haben.

Bewegen wir uns bei der geschilderten angeboren-syphilitischen Myokarditis auf recht sicherem Boden, so kommen wir wieder in problematischere Fragestellungen, wenn wir *allgemeine regressive Herzmuskelveränderungen betrachten, welche der angeborenen Syphilis zugeschrieben worden sind.* Es ist gut zu verstehen, daß bei derartig belasteten Kindern sich häufig allgemein-atrophische und degenerative Zustände des Herzens finden, welche Mraček von dem bei angeborener Syphilis ja ganz gewöhnlich außerordentlich geschwächtem Allgemeinzustand ableitet. Diese Ansicht vertrat schon Förster und, wie Mraček erwähnt, hatte auch Kundrat die Erfahrung gemacht, daß die schwersten degenerativen Veränderungen sich fast nur bei syphilitischen Kindern finden. Mraček und ebenso zuvor schon Lancereaux beziehen auf die so veranlaßte Herzschwäche auch die bei manchen Formen angeborener Lues häufig zu findenden Thrombosen. Bei den degenerativen Veränderungen des Herzens wird vor allem auf die *Verfettung* Bezug genommen. So sprach auch Guggenheimer bei einem syphilitischen Neugeborenen (Leber und Lunge waren angeboren-syphilitisch verändert) gefundene besonders hochgradige fettige Entartung des Herzmuskels als syphilitisch bedingt an. Der vorsichtigen Fassung von Mraček und den oben erwähnten älteren Forschern kann man ja beistimmen in dem Sinne, daß die Verfettung der Herzmuskulatur, wenn sie sehr stark ist, *Ausdruck eines allgemeinen kachektischen Zustandes des Kindes sein kann, der einerseits durch die Syphilis bedingt ist. Weiter darf man aber auch nicht gehen.* Wir sind heute in der Auffassung der sogenannten „Degeneration" überhaupt viel vorsichtiger geworden, wissen, daß Verfettungen und dergleichen nicht ohne weiteres „degenerative" Zustände im funktionellen Sinne bedeuten, und hier kommt noch, wenigstens bei Beurteilung von Neugeborenen oder wenige Tage alten Kindern, hinzu, daß nach Hofbauer (anatomischer Anzeiger Bd. 27, 1905) Fett im Herzmuskel beim Embryo bzw. Neugeborenen einen physiologischen stets zu findenden Zustand darstellt. Im Gegensatz zu einer solchen vorsichtigen und nur unmittelbare Beziehung der Verfettung des Herzmuskels

auf angeborene Syphilis annehmenden Auffassung hat WARTHIN angegeben,
daß er in diffusen oder herdförmigen fettigen Degenerationsherden Spirochäten
in großen Massen gefunden habe; es schlössen sich interstitielle Vorgänge mit
fibröser Umwandlung an, Herde, in denen die Spirochäten sich dann spärlicher
fänden. Überhaupt beziehen sich ja, wie oben erwähnt, alle genauer besprochenen
WARTHINschen Befunde gerade auch auf angeborene Syphilis, und unter den
von ihm verfolgten parenchymatösen und interstitiellen Veränderungen im
Myokard mit Spirochätenbefund betont er gerade für die angeborene Syphilis
das Vorherrschen der rein parenchymatösen Veränderungen. Diese so auffallend vielseitigen Befunde WARTHINS bedürfen dringend der Nachprüfung,
doch erscheinen uns seine Annahmen für die angeborene Syphilis immer noch
leichter erklärlich als für die erworbene (vgl. oben). SCHNEIDER lehnt die
WARTHINschen Angaben über die besondere Beteiligung des Herzens (Myokard)
bei der angeborenen Syphilis auch ab.

Die Annahme mehr allgemeiner mit Syphilis in irgendwelchen Beziehungen
stehender Herzveränderungen hat nun noch besondere Wichtigkeit im Hinblick
auf die *Frage des Todeseintrittes angeboren-syphilitischer Kinder*. Unter den
Fällen mit schweren syphilitischen Myokarditiden sind solche, deren plötzlicher
Tod, ähnlich wie bei der erworbenen Syphilis, mit dem schwer veränderten
Herzen gut zu erklären ist. Hierher gehören z. B. von den oben besprochenen
Beobachtungen diejenigen von MRAČEK, BERGHINZ, B. FISCHER. Aber man hat
auch weitergehend gerade für syphilitische Kinder, die nach kurzer Lebenszeit
sterben, mehr generell Veränderungen des Herzmuskels allgemeiner Art angeschuldigt und hierbei besonders auch an Ödem des Herzmuskels gedacht. Eine
solche Ansicht hat außer WARTHIN, der ja überhaupt das Herz als Vorzugssitz
der Spirochäten und durch sie bedingter Veränderungen ansieht, auch EKEHORN
geäußert. Ob diese Todesart tatsächlich für den Tod eines großen Teiles angeboren-syphilitischer Kinder anzuschuldigen ist, ist aber noch keineswegs bewiesen.
Daß durch die Syphilis lebensunfähige Kinder am ehesten an Herzinsuffizienz
sterben, ist natürlich sehr wahrscheinlich, auch wenn man anatomisch, wie ja
bei Herztod so ganz gewöhnlich, Veränderungen am Herzmuskel nicht findet.
Daß dies erst recht der Fall ist, wenn letztere bestehen, liegt klar, doch es ist
sehr die Frage, ob dies wirklich häufig der Fall ist.

Wenn oben die Beteiligung des Endokards bei Myokarderkrankungen
besprochen wurde, so handelte es sich natürlich um das parietale und, wie bei
der erworbenen Lues, ist dies, eben abhängig von Veränderungen des Herzmuskels, öfters beteiligt. Aber wie dort, *so scheiden hier erst recht direkte Klappenendokarditiden syphilitischer Art aus.* Einige ältere so aufgefaßte Fälle (z. B.
FÖRSTER, SHATTOCK, WENDT, MONG) sind teils überhaupt nicht als syphilitische
Veränderung aufzufassen, teils mögen, aber sicher sehr selten, Myokardveränderungen auf Klappen übergegriffen haben. *Ebensowenig* wie eigentliche Endokarditiden der Klappen angeboren-syphilitischer Natur einwandfrei bekannt
gegeben worden sind — SCHNEIDER sagt völlig richtig ganz kurz „primäre
Endokarditis insbesondere der Klappen durch Spirochätenwirkung ist unbekannt" — *kommt für mißbildete Klappen ein unmittelbar auf Syphilis beruhender
entzündlicher Entstehungsweg in Betracht.* Französische Forscher haben zuweilen
solches angenommen. So haben *Moussus* und ähnlich EDM. FOURNIER sowie
DUGUY Atresie der Pulmonalklappen, LETULLE und NATHAN LARIER eine starke
Stenose der Pulmonalklappen (bei einem Neugeborenen mit sonstigen Zeichen
von Syphilis) auf Lues bezogen (zit. nach BRICOURT). Es handelt sich wohl sicher
um entwicklungsgeschichtlich bedingte Mißbildungen, die sich natürlich zuweilen
auch bei angeboren Syphilitischen, und aus allgemeinen Gründen gerade bei
diesen finden werden. Auf jeden Fall besteht auch die mehr allgemeine Annahme

von LANDOUZY und LAEDERICH, daß es sich hier öfters statt um entwicklungs-
geschichtliche Entgleisungen um auf Syphilis beruhende primäre Endokarditis
mit ihren Folgen handeln möchte, nicht zu Recht.

Endlich sei erwähnt, daß in einer älteren Abhandlung von WINOGRADOW Ver-
änderungen der sog. automatischen Nervenganglien des Herzens bei angeborener
Syphilis geschildert wurden. Die Ganglien sollen kleinzellige Infiltrationen,
Bindegewebsvermehrung, sekundäre Degenerationen der Ganglienzellen bis zur
Nekrose aufweisen, auch das anliegende Bindegewebe und benachbarte Gefäße
ähnliche Veränderungen zeigen. Auch hier muß man vorsichtig sein. Neuere
Arbeiten, welche diese Angaben WINOGRADOWS bestätigten, scheinen denn
auch nicht mitgeteilt worden zu sein.

Wirft man einen *ganz kurzen Rückblick auf das Gesamtgebiet der Herzsyphilis,*
so sehen wir *solche erworbener wie angeborener Natur anatomisch nachweisbar
verhältnismäßig selten.* Sie betrifft *primär fast ausnahmslos den Herzmuskel.*
Hier kommen *bei der erworbenen Lues Gummata,* die *bei der angeborenen höchstens
außerordentlich selten* auftreten, *ferner syphilitische Entzündungen, mehr diffus
oder mehr herdförmig, bei der angeborenen Syphilis durch Spirochätennachweis
oft bewiesen* und a priori wahrscheinlich syphilitisch, *bei der erworbenen Lues
oft in ihrer Ätiologie unsicher,* vor. Das *Perikard* und *parietale Endokard* werden
fast ausnahmslos vom benachbarten Muskel her *sekundär* in Mitleidenschaft
gezogen; *Klappenendokarditiden syphilitischer Natur gibt es wohl nicht oder
höchstens nur in Einzelfällen* (abgesehen von der so häufigen zu Insuffizienz
führenden der Aortenklappen von der Aorta selbst bei Mesaortitis derselben aus
fortgeleitet s. u.). Die anderen als syphilitisch aufgefaßten Herzveränderungen
und gerade auch die so angenommenen sonstigen Endokarditiden und Klappenfehler gehören teils in das Gebiet des ätiologisch Unbeurteilbaren, teils in das
reiner Spekulation. Gerade hier ist kritische Auslese unbedingt notwendig.

Syphilitische Veränderungen der Arterien.

Es soll einleitend hier betont werden, daß wir im folgenden nur die größeren
und großen Gefäße der Besprechung unterwerfen werden, denn nur hier handelt
es sich um selbständige Erkrankung des Gefäßsystems. Diese Veränderungen
gehören so gut wie ausschließlich der Spätlues zu. Die kleinen Gefäße — die
intraparenchymatösen — können bei allen syphilitischen Erkrankungen und
in allen Stadien derselben verändert bzw. mitverändert sein. Zuerst wohl
BIESIEDECKI (1867) leitete den Ausgang syphilitischer Veränderungen schlechthin überhaupt von den Gefäßen ab, doch betont BENDA mit Recht, wie schwer
es zu unterscheiden ist, was hier primär, was sekundär ist. Bei der angeborenen
Syphilis der verschiedensten Organe auf jeden Fall spielen die kleinen Gefäße
als Ausgangspunkt der Veränderungen eine beherrschende Rolle, wie dies u. a.
frühzeitig HOCHSINGER betonte und ich auch bei meinen Darstellungen derselben
stets hervorgehoben habe. Daß Veränderungen der kleinen Gefäße beim Primäraffekt wesentlich sind, ist sicher. Wenn auch Gewicht auf die kleinen Arterien
gelegt wurde, so stehen hier offenbar doch die Veränderungen der Venen
und Lymphgefäße im Vordergrund, wie dies EHRMANN, RIEDER, BENDA u. a.
beschrieben. Und ebenso sehen wir im Sekundärstadium bei den Syphilitikern
die Venen hauptbetroffen. Bei den Produkten der Spätsyphilis, besonders
gummösen, sind auch die kleineren Gefäße, wie allgemein zugegeben wird,
stark miterkrankt. Dabei wird in den bekannten Untersuchungen von RIEDER
mehr Gewicht auf die Venen gelegt. Ohne daß diese Veränderungen, welche
vor allem die das ehemalige Gefäß noch erkennen lassende Elasticafärbung

klarlegt, irgendwie kennzeichnend für Lues wären, kann so doch bei Granulationen u. dgl. öfters ein starker Hinweis auf syphilitische Entstehungsursache gegeben sein. Andere legen mehr Gewicht auf die Arterien. MARFAN und TOUPET beschrieben in ihrer ebenso interessanten wie phantasiereichen Abhandlung (1890) eingehend die obliterierende Arteriitis und betrachteten sie als das primäre, als Ausgangspunkt der gummösen Veränderungen, die sich erst in schon sklerotisch verändertem Gewebe entwickeln sollten. BENDA bestätigte die Beobachtungen von RIEDER wie von MARFAN-TAUPET an sich, hebt aber ihre Einseitigkeit hervor. Die Arterienveränderungen, wenn auch nicht gleichmäßig verteilt, sind in ihrer Stärke für Lues fast kennzeichnend, aber sie sind offenbar sekundär, von syphilitischen Veränderungen der Umgebung fortgeleitet und es überwiegen Veränderungen der Venen. In neueren Arbeiten hat STOECKENIUS für Fälle, die er für solche von Syphilis in ganz akuter Ausbreitung (provoziert durch die Behandlung) hält, ebenfalls die Veränderungen der kleinen Gefäße, vornehmlich der präkapillaren Venen wie Arterien, ganz in den Vordergrund des anatomischen Bildes gestellt.

Diese wenigen Worte sollen hier genügen. Wir wollen die Veränderungen der kleinen und kleineren Arterien der Schilderung der einzelnen Organe und Vorgänge, wie etwa des Primäraffektes, der Gummata, der angeborenen Syphilis, also den Kapiteln anderer Bearbeiter, überlassen. Dort müssen die Gefäße mitbesprochen werden, und es könnte sich hier nur um Wiederholungen handeln. Anders steht es mit den *Veränderungen der größeren und großen Arterien, denen Selbständigkeit zukommt. Sie allein sind daher Gegenstand vorliegenden Abschnittes.*

Bei der erworbenen Syphilis an erster Stelle an Häufigkeit und Bedeutung stehen die luischen Veränderungen der Aorta und ihre Folgen. Ein zweiter Abschnitt soll die seltenen syphilitischen Veränderungen der Arteria pulmonalis behandeln. Unter den mittelgroßen Gefäßen nehmen in zwei Gruppen syphilitische Veränderungen Wichtigkeit für sich in Anspruch. Dies sind in erster Linie die Gehirngefäße, in zweiter Linie die Arterien der Extremitäten, besonders der unteren. Somit gliedert sich unser Gebiet leicht in folgende Abschnitte:

I. Syphilitische Veränderungen der Aorta.
II. Syphilitische Veränderungen der Arteria pulmonalis.
III. Syphilitische Veränderungen der Gehirnarterien.
IV. Syphilitische Veränderungen der Aterien der Extremitäten.
Anzufügen ist:
V. Veränderungen der Arterien bei angeborener Syphilis.

I. Syphilitische Veränderungen der Aorta.

Sehen wir ab von den Beziehungen der Aneurysmen zur Syphilis, die schon länger angenommen wurden, von denen aber erst später die Rede sein soll, so ist die Erkenntnis kennzeichnend syphilitischer Veränderungen der Aorta eine ziemlich junge, wie eine kurze Übersicht der *geschichtlichen Entwicklung* zeigt. Diese syphilitischen Aortenveränderungen sind aber um so wichtiger, als sie auch die Aneurysmen in ihrer syphilitischen Grundlage erst richtig erklären konnten.

Längere Zeit hindurch wurde angenommen, so schon von DITTRICH und vor allem von VIRCHOW, daß gewisse Formen dessen, was wir heute Arteriosklerose oder Atherosklerose zu nennen pflegen, also der Endarteritis chronica deformans VIRCHOWs syphilitischer Entstehungsursache sind, besonders wenn sie bei jungen Leuten auftreten, ohne aber eine eigene oder besondere krankhafte Erscheinungsform darzustellen. So schloß z. B. 1868 schon in seiner Berliner

Dissertation H. Müller statistisch auf Beziehungen der Syphilis zur Arteriosklerose; von 40 Syphilitikern wiesen 8 diese Gefäßveränderung in ausgesprochenem Maße auf. Ähnliches legten Beer, Hertz, Huber u. a. dar. Zuvor
schon (1860) hatte insbesondere Steenberg der „syphilitischen Dyskrasie" die
Neigung zugesprochen, eine atheromatöse Veränderung der Arterienwand zu
bewirken, ohne daß diese allerdings ein bestimmtes syphilitisches Gepräge trüge.
Steenberg dachte dabei aber besonders an die Gehirnarterien, bei denen syphilitische Veränderungen besonders durch Heubners Verdienst auch früher erkannt
und anerkannt wurden (s. u.) als an der Aorta. Weit später noch (1897) berichtete
Edgren in seinem Buche über Arteriosklerose, daß er bei $20^0/_0$ in der Anamnese
Syphilis gefunden habe, spricht aber auch da noch nicht von anatomischen Verschiedenheiten der Arteriosklerose und Aortenlues. Als Unikum sei vermerkt,
daß 1904 noch der Amerikaner Drumen für viele atheriosklerotischen Veränderungen nicht nur die Syphilis, sondern auch im Übermaß gebrauchtes
Quecksilber anschuldigen wollte.

Als erster hat an der Aorta wohl Helmstedter 1873 Veränderungen
beschrieben und richtig erkannt, die von der gewöhnlichen Atherosklerose der
Aorta abwichen, sie auch so kennzeichnend beschrieben — und abgebildet —,
daß man sie mit Sicherheit, wie dies Benda 1903 besonders hervorhob, zur
Aortenlues rechnen kann. Aber Helmstedter, ein Schüler von v. Recklinghausen, bezog die von ihm mikroskopisch gefundenen Mediaveränderungen
auf Folgen mechanischer Einwirkungen, der Aneurysmatheorie seines Meisters
v. Recklinghausen folgend, und dachte nicht an Beziehungen der von ihm so
gut geschilderten Aortenveränderungen zur Syphilis. Wenige Jahre darauf (1877)
hat dann Heiberg bei einem syphilitischen Matrosen eine Aortenerkrankung
makroskopisch und mikroskopisch beschrieben, welche ganz von gewöhnlicher
Atherosklerose abweicht, und von deren Mediaveränderungen sagt er schon klar,
„man kann sich, wenn man will, das als miliare Gummiknoten der Media vorstellen". Nur einen Monat später beschrieb Laveran eine „Aortite probablement
syphilitique" mit als Gummen aufgefaßten Herden, 1884 Verdié-Lebreton
die Aorta (mit Aneurysma) bei einem Syphilitiker mit mikroskopischen Veränderungen, die schon als „formativer Prozeß an Stelle einer Degeneration"
erkannt wurden.

Aber alles dies sind Einzelfälle, zum Teil erst nachträglich richtig eingeordnet,
zumeist auch erst später anfänglicher Vergessenheit entrissen. *Das unbezweifelte
Verdienst, ganz allgemein die kennzeichnend syphilitische Natur einer besonderen
Form der Aortenerkrankung erkannt und unermüdlich gegen alle Einwendungen
und jahrelange Nichtanerkennung durchgekämpft zu haben, gebührt der Kieler
Pathologenschule,* Heller *und seinem Schüler* Döhle. Von dem Jahre 1885,
der berühmten Dissertation Döhles, an haben Heller und Döhle und in
zahlreichen Arbeiten ihre Schüler immer wieder Einzelfälle sorgfältig beschrieben
und auf die Besonderheiten der Aortenlues hingewiesen. Hentscher (1893),
Belfanti (1895), Philips (1896), Backhaus (1897), Moll (1898), Kalker
(1899), Isenberg (1899), Behncke (1902) bezeichnen derartige Namen aus
der Schule Hellers. In seiner Dissertation aus dem Jahre 1885 „ein Fall von
eigentümlicher Aortenerkrankung bei einem Syphilitischen" beschreibt Döhle
bei einem erst 25jährigen Manne im Vordergrunde stehende Mediaveränderungen,
welche das eigentümliche Aussehen der Aorta bewirkten, während die Intima
(im Gegensatz zur Atherosklerose) wenig beteiligt war. Wenn hier auch die
Adventitia und die Veränderungen der Vasa vasorum noch nicht ihre volle
Würdigung finden, wenn die Auffassung der umschriebenen Zellhaufen als
„miliare Gummata", „die hier nicht der regressiven Metamorphose, sondern,
wie man es ja häufig genug auch anderswo sieht, der narbigen Umwandlung

anheimfielen", zwar auch später noch viel vertreten wurde aber kaum anerkannt werden kann, so hat es doch Döhle — und das ist das Wesentliche — in dieser ersten Arbeit schon ausgesprochen, daß „diese Erkrankungsform, ohne den Verhältnissen Zwang anzutun, als eine der Syphilis eigentümliche angesehen werden kann". Gerade in der Auffassung jener Herde als Gummata aber und in der Betonung des für Syphilis Kennzeichnenden der Veränderung, auch in der anfänglichen Vernachlässigung der so häufigen Verbindung mit echter Atherosklerose (s. u.) mag der starke Widerspruch gegen die Döhle-Hellersche Auffassung begründet gewesen sein. Dann trat 1888 Malmsten für die syphilitische Natur der Aortenveränderung ein, deren Bild mit bloßem Auge er gut beschreibt und zutreffend abbildet, während seine mikroskopische Beschreibung in der Betonung der Intimaveränderung als des Kennzeichnenden einen Rückschritt gegenüber Döhle bezeichnet. Ganz unklar spricht er von sklero-gummöser Aortitis, nimmt dabei aber keine spezifischen Vorgänge an. Jakob (1891) hat sodann wohl als erster bei Beschreibung einer Aortitis mit Verschluß der Kranzgefäße bei einem $18^1/_2$jährigen Manne die Adventitiaveränderungen, und zwar ausgehend von obliterierender Endarteriitis der Vasa vasorum, ganz in den Vordergrund gestellt. Diese von ihm auch als Gummata aufgefaßten Granulationsherde hält er für das Primäre und Kennzeichnende. Von der Adventitia aus erst werden Media und Intima ergriffen. Im Gegensatz hierzu bedeutet die Schilderung Crookes, welche die Intimaveränderungen für das maßgebende hält, wiederum einen Rückschritt. Hudélo beschrieb an kleineren Gefäßen aber auch an der Aorta eine „Aortite gommeuse" mit Syphilomen mit Riesenzellen. Auch er schildert die Endarteriitis der Vasa vasorum, Infiltrationen der Adventitia und Media und Verdickung der Intima. Curschmann beschrieb Fälle, ohne daß von Syphilis die Rede wäre, so gut, daß man nachträglich ihre Zugehörigkeit zu der uns hier beschäftigenden Aortitisform annehmen muß. Puppe, ein Schüler A. Fränkels, hebt seinerseits wieder die obliterierende Entzündung der Vasa vasorum und die Granulationsherde in Adventitia sowie Media hervor und beschreibt als erster innerhalb der Herde von ihm gesehene Riesenzellen sowie ferner Nekrosen. Aus dem Jahre 1895 stammt die zweite größere Arbeit Döhles mit eingehender Beschreibung von drei Fällen (zwei neuen). Nach der mikroskopischen Untersuchung betont er, daß das eigenartige makroskopische Verhalten, die Grübchen neben strahlig eingezogenen Stellen — die auch Malmsten betonte und gut abbildete, ohne sie mikroskopisch richtig zu würdigen — nicht von der Intima, sondern von den anderen Häuten abhänge. Das wesentliche sind die durchscheinenden Partien, die Intimaverdickung ist sekundär und entbehrt atheromatöser Veränderungen und Verkalkungen. Das Kennzeichnende liegt in den Veränderungen der Media und Adventitia; hier finden sich diffuse Zellinfiltration und kleine Granulationsgeschwülste; in ihnen fand Döhle nunmehr auch Riesenzellen, in einem Falle auch Nekrose angedeutet. Die Anordnung der Herde um Vasa vasorum mit Endarteriitis bis zum Verschluß betont auch er. Die Ausbreitung und Entwicklung dieser Vorgänge mit den kleinen „Geschwülsten" unter Zerstörung des Gewebes (mit starker Zusammenziehung einhergehende Narbenbildung) hält er für das im Gegensatz zur Endarteriitis deformans für die syphilitische Aortenveränderungen kennzeichnende. In der gleichfalls aus dem Hellerschen Institut stammenden Arbeit von Backhaus (1897), welche sich im ganzen völlig Döhle anschließt, werden die Hauptveränderungen ganz von der zum Verschluß führenden Endarteriitis der Vasa vasorum abgeleitet, indem durch die so bedingte Ernährungsstörung die Medianekrosen bedingt sein sollen, an die sich „gummöse" Granulationszellwucherung mit zentraler Nekrose und Umwandlung derselben in Narben erst anschlösse.

Gegen diese, ein kennzeichnendes, von der Atherosklerose verschiedenes Bild der syphilitischen Aortenerkrankung zeichnende Auffassung besonders der Kieler Schule sind nun von vornherein vielfach Zweifel erhoben worden. Hatte Köster und seine Schüler Krafft zwar eine Veränderung der Media, eine Mesarteriitis, aber überhaupt für die Atherosklerose als grundlegend erklärt und Köster bei Beschreibung einer Aortitis und eines Aneurysmas bei einem Syphilitischen (1881) hierin nichts spezifisch Syphilitisches gesehen (wenn auch immerhin die Intensität und diffuse Ausbreitung hier hervorgehoben), so sah Manchot — der Ansicht v. Recklinghausens folgend — hierin nur eine Folge unspezifischer mechanischer Elasticazerreißungen (s. auch unter Aneurysma) und rechnet auch die von Döhle und Heiberg beschriebenen Fälle hierher, denen er jede an Syphilis erinnernde Eigenart abspricht (1890). Dmitrijeff unter Ziegler erklärte Entzündungsherde und Bindegewebsansammlungen in einer aneurysmatischen Aorta für einfache Mesaortitis im Sinne Kösters. Eine ähnliche Auffassung vertrat auch Bendas Schüler Lichtenstein, welcher die Herde für unspezifisch hielt, darin gefundene Riesenzellen für Fremdkörperriesenzellen (um Cholesterinkrystalle), wie dies besonders auch Marchand tat, erklärte und nur der starken obliterierenden Endarteriitis der Vasa vasorum in bestimmten Fällen irgendwelche Beziehungen zu Syphilis zugrunde legte. Auch Müller, ein Schüler Thorels, trat der Döhle-Hellerschen syphilitischen Mesaortitis entgegen.

Insbesondere aber trat die Ablehnung der Heller-Döhleschen Auffassung auf dem Pathologentag 1899 hervor. Hier hat Heller noch einmal die Mediaveränderung, Wucherungsherde mit Riesenzellen, die auch er als miliare Gummata bezeichnete, in den Vordergrund der Veränderungen der Aorta bei Lues gestellt, während die Intimaverdickung, ohne Neigung zu atheromatösem Zerfall, sekundär sei; auch er hebt Veränderungen der Adventitia, verschieden starke, später zellärmer werdende und schrumpfende Wucherungen und die Einengung und Obliteration der Vasa nutritia hervor. Vor allem aber spricht es Heller von der Aortensyphilis auch hier klar aus, „das pathologisch-anatomische Bild ist für jeden damit einmal Vertrauten total verschieden von dem der primären chronischen Endarteriitis". Und einen ganz entsprechenden Standpunkt vertrat auf Grund ausgedehnter Untersuchungen des Münchener Psychiater Straub. Er fand in 82,1% seines Paralytikermaterials (vgl. auch unten), aber auch in einigen anderen Fällen, doch stets nur bei Syphilitikern, von ihm ausgezeichnet beschriebene makroskopische und mikroskopische Aortenveränderungen, die ganz den von der Kieler Schule betonten entsprechen. Auch er spricht hier von einem „selbständigen, von der Atheromatose prinzipiell verschiedenen Krankheitsprozeß", „der sich bereits makroskopisch mit voller Sicherheit von letzterer abgrenzen läßt". Die Verbindung dieser Veränderung mit Atheromatose aber betont Straub und fügt hinzu, daß die Beurteilung, wenn die syphilitischschwieligen Veränderungen nur geringe Ausdehnung besitzen, die Atheromatose stärkeren Grad erreicht, schwieriger wird, aber auch dann stets eine sichere Unterscheidung schon mit bloßem Auge möglich war. Die Aussprache zu den Vorträgen Hellers und Straubs bestätigte, was Heller selbst gesagt hatte „die pathologische Anatomie verhielt sich seither gegen die Annahme einer syphilitischen Aortitis sehr ablehnend". Beneke erkannte die Beziehungen zur Syphilis wenigstens an, wenn auch nur in dem Sinne, daß in solchen Fällen diese die Gewebe der Gefäßwand in einen Schwächezustand versetze, so daß sie verhältnismäßig geringen Schädigungen gegenüber leichter degenerierten, das Maßgebende seien aber mechanische Momente, welche Degenerationen der Media bis zur Nekrose bewirkten, die Granulationswucherungen seien die sekundäre Erscheinung. Ponfick, v. Hansemann, Ziegler, Orth, Babes,

BAUMGARTEN, aber lehnten eine Spezifität der beschriebenen Aortenveränderung, oder daß diese für Syphilis kennzeichnend sei, mehr oder weniger deutlich ab. Am schärfsten wohl BAUMGARTEN, welcher aussprach, daß er trotz eines großen Materials an Paralytikern und Syphilitikern niemals an der Aorta arteriitische Veränderungen gesehen habe, die er von der gewöhnlichen Arteriosklerose hätte abgrenzen und als spezifisch syphilitische, speziell gummöse, hätte erachten können.

MARCHAND erklärte auch den Versuch, spezifisch-syphilitische Veränderungen hier in der Aorta festzulegen, für ziemlich aussichtslos. RIBBERT hielt die Anhaltspunkte für eine syphilitische Aortitis noch nicht für ausreichend, auch v. SCHRÖTTER, wenn er auch das Vorkommen gummöser Infiltrationen zugab, verhielt sich gegenüber der syphilitischen Aortitis ziemlich ablehnend. DEGUY hält in seiner großen Dissertation aus dem Jahre 1900 die syphilitische Aortenveränderung für ganz unkennzeichnend, sie unterscheide sich auch mikroskopisch nicht von solchen aus anderer Entstehungsursache, wie auch später noch französische Forscher, z. B. DADIER, die syphilitische Aortitis gegenüber der Atherosklerose nicht scharf abgrenzten.

Von bekannten Pathologen traten zunächst nur wenige an die Seite der Kieler Forscher. So BOLLINGER, welcher sich in seiner Beschreibung und Auffassung HELLER ganz anschließt. Die unter seiner Leitung entstandenen Dissertationen von HEYDENREICH (1901), DOHMEYER aus dem Jahre 1902 wie später (1905) diejenige TAGIKUCHIs lassen dies auch deutlich erkennen. Und dann vor allem KAUFMANN, welcher in seinem Lehrbuch auch schon frühzeitig Abbildungen der spezifischen Aortenveränderungen gab. Er zeigte auch einschlägige Fälle in der medizinischen Gesellschaft in Basel vor und ließ sie von BECK in seiner überaus klaren, auch historisch inhaltsreichen Dissertation genauer beschreiben. NAUWERCK schloß sich, wie er später bemerkte, schon von 1898 an der HELLERschen Auffassung an. Auch einige andere Arbeiten traten wieder mehr oder weniger für die syphilitische Natur der Aortenveränderungen im Sinne der Kieler Schule ein. So zwischen 1899 und 1903 BUCHWALD bei Beschreibung eines Aortenaneurysmas, ähnlich ABRAMOW, AMENDE (unter ALBRECHT), BARDACHZI (unter CHIARI), insbesondere RASCH, der eine eingehende Beschreibung ganz im Sinne HELLERs gibt, BENENATI, HEINE, ein Schüler BENDAs, der aber einschränkend betont, daß durchaus nicht jede Mesaortitis als syphilitisch anzusprechen und bei Ausbildung von Narben keine Entscheidung mehr möglich sei.

War die Nachwirkung der Aussprache auf dem Münchener Pathologentag 1899 trotz allem noch in ihrer Ablehnung spezifisch syphilitischer Aortenveränderungen maßgebend und waren gerade die autoritativsten Pathologen den Anschauungen der Kieler Schule zumeist wenig geneigt, so trat 1903 auf dem Pathologentag in Kassel bei der Behandlung des Referatthemas „über die syphilitischen Aortenerkrankungen" (CHIARI) und des Korreferates „Aneurysma und Syphilis" (BENDA) ein fast völliger Umschwung ein. Die beiden Referenten stimmten im ganzen gut überein. CHIARI erkennt hier einen eigenen von der gewöhnlichen Endaortitis chronica deformans zu trennenden anatomischen Typus der Aortenveränderung an, der makroskopisch der Atherosklerose ähnlich, doch von ihr verschieden, mikroskopisch besonders durch die Media-Entzündungsherde gekennzeichnet ist und den er daher produktive Mesaortitis benennt. CHIARI spricht es weiterhin klar aus, daß diese, wenn auch gelegentlich durch eine andere Entstehungsursache erzeugt, in erster Linie stets an eine syphilitische Erkrankung der Aorta denken zu lassen habe, d. h. mit der Syphilis in kausalem Zusammenhange stehe. BENDA seinerseits stellt gummöse Prozesse besonders in der Media ganz in den Vordergrund und hält die Schwielenbildungen

für aus ihnen entstanden, die von Döhle-Malsten beschriebenen Veränderungen
also, die er „Aortensklerose" benennt, für den narbigen Ausgang echter Gummositäten der Aortenwand. Demgemäß erklärt auch Benda diese Aortensklerose
für eine syphilitische Sklerose und sieht sie selbst bei isoliertem Befund als
„Stigma der Syphilis an, welches mit Leber- und Knochennarben gleichwertig
ist". Andererseits spricht Marchand, der auf dem gleichen Pathologentag
einen Vortrag über dieses Thema hielt, der von ihm sogenannten „schwieligen
Form der Arteriosklerose" zwar, besonders bei jüngeren Leuten, in vielen Fällen
syphilitische Entstehungsursache zu, konnte sich aber nicht überzeugen, daß
die Erkrankung auch histologisch als spezifisch, als „gummös" aufzufassen ist,
die in den Herden gefundenen Riesenzellen spricht er als Fremdkörperriesenzellen um nekrotisierte Bruchteile der Media an. Auch in der Aussprache
zu den Vorträgen trat der Umschwung der Auffassung gegenüber derjenigen
4 Jahre zuvor hervor. Nur v. Baumgarten hält daran fest — unter Anerkennung
echt gummöser Fälle —, daß die „produktive Mesaortitis" nicht als syphilitische
Erkrankung anzusehen sei.

Der Erfolg des Kasseler Referates war, daß die Aortenlues Döhles „des
Taufpaten dieses spät legitim gewordenen Kindes der pathologischen Anatomie",
wie sich Eich ausdrückt, immer mehr anerkannt und in zahlreichen neuen
Bearbeitungen vertieft wurde. Auch von solchen Seiten, die zunächst mehr
zurückhaltend waren; ich erwähne nur aus den nächsten Jahren zunächst
Thorel, der seine frühere Ablehnung (s. die unter seiner Leitung entstandene
Dissertation von E. Müller) aufgibt und für die „Mesaortitis productiva"
— echte Gummen fanden sich in seinen Fällen nie — die Möglichkeit zugrunde
liegender Syphilis zugibt, wenn er auch meint, daß daneben noch andere unbekannte Faktoren beteiligt seien (später drückte sich Thorel auf Grund der
Ergebnisse der Wa.R., vgl. unten, auch positiver zugunsten der syphilitischen
Natur der Erkrankung aus). Fahr hält tiefe strahlige Narben für Syphilis kennzeichnend, erkennt auch sonst die Aortitis als luisch bedingt an, hält aber die
Mesaortitis doch nicht für kennzeichnend genug, um allein hieraus auf Lues
schließen zu lassen und glaubt daneben auch an andere Ätiologie. Auch Marchands Schüler Molinari erkennt jetzt die syphilitische Natur der „schwieligen
Arteriosklerose" weit eher an. Ähnlich wenige Jahre darauf (1907) in einem
Vortrage Marchand selbst. Ferner Hart. Mönckeberg benennt die neben der
echten gummösen Veränderung vorkommende schwielige Sklerose eine para-
syphilitisehe Erkrankung, in etwa 23% der Fälle aber käme eine andere Ätiologie
in Betracht. In seiner unter Nauwerck angefertigten Arbeit tritt Wiedemann
für die „Aortitis syphilitica" im Sinne der Kieler Schule ein. Ähnlich unter
Grawitz Hasselbach. Auch *ich* habe in meiner Syphilis-Besprechung in den
Lubarsch-Ostertagschen Ergebnissen (1907) mich im wesentlichen auf diesen
Boden gestellt. In der Folgezeit trat die Auffassung, die schon für das bloße
Auge und durch den Sitz gekennzeichnete, mikroskopisch bestimmte Merkmale
aufweisende schwielige Aortitis oder Mesaortitis — hiervon wird sofort eingehender die Rede sein — als syphilitischer Entstehungsursache anzuerkennen, immer
mehr hervor. Das Vorkommen echter gummöser und somit sicher syphilitischer
Veränderungen wurde allgemein angenommen, wobei nur die Meinungen über die
Häufigkeit und vor allem die Begriffsausdehnung solcher echt gummöser Vorgänge auseinandergingen — genaueres s. u. —, aber auch für die weniger scharf
gekennzeichneten entzündlichen Vorgänge und schwieligen Endbilder wurde
die luische Entstehungsursache anerkannt. Auch die anfängliche Betonung,
daß außer Syphilis in einem Teile der Fälle andere ätiologische Faktoren, wie
auch Heller, Chiari u. a. zugaben, anzuschuldigen seien, so Alkohol, an den
Ponfick oder Fahr sowie Lichtenstein dachten, wogegen sich Thorel,

DENEKE, GRUBER wandten und wogegen auch v. DÜRINGS Feststellung zahlreicher derartiger Veränderungen in Teilen der Türkei, wo fast kein Alkoholgenuß stattfindet, angeführt wurde, oder (Kokken)-Infektionen, worauf ZIEGLER,
ORTH und MÖNCKEBERG, auch FAHR, THOREL, LICHTENSTEIN hinwiesen, trat
fast ganz zurück.

Die Auffindung des Syphiliserregers allerdings enttäuschte gerade bei der
syphilitischen Aortitis die Hoffnungen. Hatte noch wenige Jahre vor der Entdeckung der Syphilisspirochäte CHIARI gesagt „die volle wissenschaftliche Sicher-
heit in der Diagnose einer solchen Mesaortitis productiva als syphilitischen
Ursprungs wird jedoch natürlich erst dann erreicht werden, wenn wir über das
Virus der Syphilis orientiert sein werden" und auch HELLER sich ähnlich geäußert,
BENDA die Hoffnung des Nachweises eines Syphiliserregers zwar für die narbige
Sklerose der Aorta nicht geteilt, wohl aber für die frischen „gummösen" Herde,
so förderte uns bei beiden Arten der syphilitischen Aortenveränderung die
Erkenntnis des Syphiliserregers nicht sehr. Wohl wurden Spirochäten in der
Aorta schon 1906 von REUTER, 1907 von SCHMORL gefunden, aber nur wenige
positive Befundberichte schlossen sich ihnen später an. Ist so auch für Einzel-
fälle die syphilitische Natur der Aortenveränderung positiv bewiesen, so stehen
dem doch die Reihen der negativen Spirochätenuntersuchungen vieler, so FAHR,
THOREL u. a., und die von jedem von uns selbst in dieser Hinsicht gemachten
Erfahrungen gegenüber, und praktisch ist die Suche nach dem Erreger fast
aussichtslos und daher nutzlos.

Aber wenn BENDA, dies für die narbige Form der Aortitis voraussetzend,
humoristisch im Schlußwort seines Referates 1903 hinzugefügt hatte, „wir
werden also hoffen dürfen, uns auch nach der Entdeckung des Syphiliserregers
über diese Form weiter streiten zu können" so hat eine andere Neuerrungen-
schaft der Wissenschaft dies verhindert, indem sie uns die Handhabe bot, die
HELLER-DÖHLEsche Aortenerkrankung in ihrem Wesen als luischer Natur zu
erweisen und in den allermeisten Einzelfällen den Nachweis praktisch zu erbringen. Dies ist die Wa.R. Zuerst von FRÄNKEL und MUCH und gleichzeitig
von PICK am Leichenblut hier verwandt, hat sie in diesen wie in allen folgenden
Untersuchungsreihen, auch an der Leiche, in besonders hohen Hundertzahlen,
von denen unten noch genauer die Rede sein soll, durch positiven Ausfall erwiesen,
daß es sich bei der Aortitis um eine luische Erkrankung handelt. Gerade die
Forscher, welche dem bis dahin noch zweifelnd gegenüber standen, haben dies
restlos anerkannt. So insbesondere FRÄNKEL, der noch 1904 (ebenso wie im
ganzen auch die anderen Hamburger Forscher SIMMONDS, NONNE, zum Teil
auch FAHR) nur die echt gummösen Formen anerkannt, sonst aber das makroskopische und insbesondere mikroskopische Bild als nicht zur syphilitischen
Diagnose berechtigend erklärt hatte, und ähnlich noch 1906 in einer Aussprachenbemerkung zu dem Vortrage REUTERS, 1908 hingegen auf Grund seiner Ergebnisse mit der Wa.R., zusammen mit MUCH, die syphilitische Natur der Aortitis
anerkannte und später die Verdienste HELLERs unterstrich und mehrfach
gerade die besondere Bedeutung und Häufigkeit der Aortenlues mit ihren
Gefahren hervorhob. Und ebenso LUBARSCH, der 1910 sagte: „ich hatte früher
es für keineswegs erwiesen betrachtet, daß die DÖHLE-HELLERsche Aortitis
luischer Natur sei, allein der Ausfall der Wa.R., der in der überwiegenden Mehrzahl der Fälle bei uns positiv ausfiel, hat mich zu anderen Anschauungen
gebracht".

*So hat sich die Kenntnis und Anerkennung der Aortenlues im Sinne ihrer
Vorkämpfer HELLER und DÖHLE spät, aber wohl allgemein durchgesetzt.* In unserem
Institut wird seit etwa 1905 stets auf diese Aortitis geachtet und sie als Zeichen
von Syphilis erachtet; so wohl in den meisten Instituten. Seit den Ergebnissen

der Wa.R. wird hieran kaum mehr gezweifelt. Treffend sagte 1911 VANZETTI: „sicherlich muß man auf Grund solcher Erforschungen zugeben, daß in den letzten Jahren sich eine neue Form von Aortenerkrankung von der gewöhnlichen Arteriosklerose abgetrennt hat und eine Einheit für sich in Beziehung zu syphilitischer Infektion darstellt" (übersetzt). So findet sich die syphilitische Aortitis auch in vielen Einzelarbeiten und zusammenfassenden Darstellungen als solche beschrieben. Ich erwähne unter letzteren nur die „Klinik der syphilitischen Aortenerkrankung" von STADLER (1912), die Monographie von GEORG B. GRUBER aus dem Jahre 1914, die anatomischen (BENDA) und klinischen Kapitel im Handbuch von FINGER usw. (1913) und die entsprechenden Abschnitte in dem neuen (1928) SCHLESINGERschen Werke „Syphilis und innere Medizin". Die Einzelarbeiten über Aortensyphilis, mit Einschluß der Aneurysmen, aber stellen — nur diejenigen, welche auch Anatomisches enthalten, berücksichtigt — eine Zahl von etwa 600 dar, die ich auffinden konnte und fast alle eingesehen und in das Schrifttumsverzeichnis aufgenommen habe, naturgemäß aber nur zum kleinen Teile im Texte erwähne. Diese sichere Kenntnis der Aortitis syphilitica aber ist um so wichtiger, als einmal ihre so eingreifenden Folgen, insbesondere Aneurysma, Aorteninsuffizienz und Kranzgefäßverschluß nur auf dieser Grundlage richtig zu bewerten sind und andererseits die Aortenlues, wie wir noch sehen werden, heute überhaupt die bei weitem häufigste und wichtigste Form der Spätsyphilis darstellt.

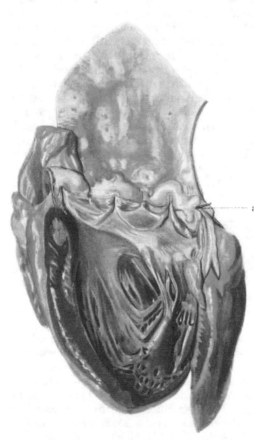

Abb. 7. Beginnende Aortitis syphilitica. Die schwieligen Gebiete liegen besonders dicht oberhalb der Aortenklappen, und zwar vor allem um die Stellen, wo die einzelnen Aortenklappen aneinander stoßen. Der absteigende Ast der linken Kranzarterie ist an der Abgangsstelle nur noch für eine ganz feine Sonde durchgängig (bei a).

Es gilt nunmehr das *Bild* zu zeichnen, *welches die syphilitische Aortitis dem bloßen Auge bietet* und dabei *ihre Abweichungen von der gewöhnlichen Atherosklerose* hervorzuheben. Zunächst ist ihr *Sitz* kennzeichnend. Die Hauptveränderungen sitzen im *Anfangsteil* der Aorta; die allerersten Veränderungen finden sich dicht oberhalb der Aortenklappen (vgl. Abb. 7, 8, 29, 30). Daß der aufsteigende Teil der Aorta mit Vorliebe befallen ist, findet sich bei allen Beschreibern mit Recht hervorgehoben, wird auch z. B. von LUBARSCH als kennzeichnend betont. Zunächst sitzen die schwieligen Herde mit Vorliebe dicht oberhalb der Klappen, wie dies z. B. auch MARCHAND beschrieb und wie vor allem in frühen Stadien gut zu verfolgen ist. Ist zunächst nur dies Gebiet betroffen, so pflegt es auch bei weiterem Fortschreiten der Erkrankung in späteren Stadien am stärksten verändert zu sein. BACKHAUS hob den Hauptsitz oberhalb der Klappen (nur am Abgang der großen Gefäße) schon frühzeitig hervor. Mit diesem Anfangssitz und seinen Ursachen hat sich insbesondere BENEKE beschäftigt. Auch er hebt zunächst den Sitz dicht an den Ansatzstellen der Klappen unter Freilassen der Sinus Valsalvae (wie dies auch neuerdings noch MARTLAND entgegen der Annahme anderer Forscher, z. B. STADLER oder GRUBER, betonte), als regelmäßigen Beginn der Veränderungen hervor. Dies steht schon im Gegensatz zur gewöhnlichen Atherosklerose, bei der die Aortenveränderungen erst etwas weiter oberhalb der Klappen an der sogenannten Brandungslinie zu sitzen pflegen.

Dieser Sitz der Aortensyphilis läßt nach BENEKE Beziehungen zu mechanischen Besonderheiten der Gefäßwand erkennen, welche erklären, daß die Erkrankung im Aortenanfang beginnt, um von hier systematisch fortzuschreiten und dann in einem Gebiet ziemlich plötzlich abzubrechen. Es sind die Druckverhältnisse, welche hier maßgebend sind, indem hier der stärkste allgemeine Blutdruck herrscht. Den disponierten Gebieten kommt außer höherem Seitendruck insbesondere stärkere Pulserschütterung zu, d. h. der Zerrungs- und Spannungsgrad ist von Bedeutung (zum Unterschied von den selbst nicht ergriffenen großen Seitenstämmen der Aorta). BENEKE fand in der Aorta oberhalb der Klappenansatzstellen einen besonderen Bau, und zwar als Fortsetzung dieser ein springbrunnenartig ausstrahlendes elastisches Stützsystem der Media. Unmittelbar vom Ansatzpunkt der Klappentaschen beginnend soll dies in den innersten Schichten der Media nach dem Aortenbogen zu fast parallelfasrig aufsteigen, sich nach kurzem Verlauf fächerförmig ausbreiten und zuletzt eine Art Arkadenbögen bilden, welche untereinander und mit den übrigen Fasersystemen der Media so verschmelzen, daß sie nicht mehr abgrenzbar sind. Nach BENEKE sollen sich die besonders starken Zerrungen in der Fortsetzung der Ansatzstellen der Klappen gradlinig auf die Aortenwand fortsetzen und nun hier durch dies besonders gebaute System elastischer Fasern kompensiert werden. Durch die besondere Beanspruchung werde auch die Lymphbewegung vor allem in diesen Gebieten gefördert und so erscheine jene Arkadenschicht stärker durchfeuchtet. Die Syphilis schädige nun diese besonders beanspruchten Gebiete zuerst und die Veränderung greife dann von den Arkadenbögen schrittweise in der Media vor. Dabei folge die Infektion den Lymphbewegungen in den Aortenschichten. Der Unterschied der Elastizitätsbeanspruchung, welche auch für die Richtung und Stärke der Lymphbewegung maßgebend sei, erscheine so als das in letzter Linie maßgebende, auch insbesondere an den großen Abgangsstellen, wobei wohl so die Ausbreitung im Hauptohr befördert, von den Seitenästen ferngehalten werde. ,,Wie dem auch sein möge — sagte BENEKE — die Tatsache der sicheren Beziehung der Syphilislokalisation zu bestimmten eigenartig mechanisch beanspruchten Aortenwandgebieten zwingt zu dem Schluß, daß das Vorkommen der Aortenlues überhaupt durch die jeweiligen elastischen Spannungen (Pulserregungen) des betreffenden Luetikers veranlaßt oder wenigstens begünstigt werden muß.'' Später hat auch BENEKES Schüler SOSKIN diese mechanischen Momente besprochen und den Beginn der Aortensyphilis oberhalb der Klappenansatzstellen an Hand von Sektionsmaterial erneut verfolgt.

Dieser *Sitz ist von besonderer Bedeutung für die so häufigen zu Insuffizienz führenden Veränderungen der Klappen* selbst, die wohl wichtigste Komplikation, von der unten gesondert die Rede sein wird, *sowie für die* ebenso außerordentlich bedeutungsvolle *Beteiligung der Abgangsstellen der Kranzgefäße.* Von dem Gebiet oberhalb der Aortenklappen greift die Veränderung schnell auf die weitere Aorta ascendens über. Hier findet sich aber doch nur in manchen Fällen

eine Art zusammenhängenden, ziemlich scharf abgesetzten Gürtels, die Aorta
umgreifend (vgl. Abb. 8), wie dies schon Jakob und Crooke und z. B. neuerdings noch Martland schilderten; in der Regel liegen die Herde mehr oder
weniger gehäuft aber durch gesundere Aortenwandgebiete unterbrochen. Sie

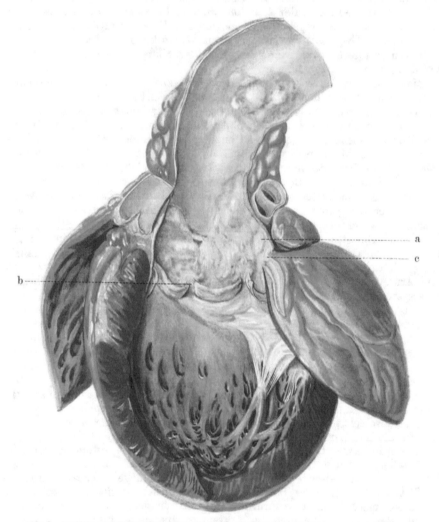

Abb. 8. Aortitis syphilitica, besonders dicht oberhalb der Aortenklappen gürtelförmig (a).
Die Aortenklappen selbst sind verdickt und verkürzt (Aortenklappeninsuffizienz) und durch zwischen
gelagerte schwielige Massen der Aortenwand auseinander gewichen (besonders deutlich bei b).
Die schwieligen Massen oberhalb der Klappen verlagern den Eingang zu der linken absteigenden
Kranzarterie (c).

finden sich dann meist in großen Massen auch noch im Arcus Aortae und auch
oft noch in der Aorta thoracica descendens, hier aber zumeist an Stärke abnehmend, und in irgendeiner Höhe in der Regel in ziemlich scharfer Begrenzung
aufhörend. Reichen die Veränderungen noch weiter hinunter, d. h. durch die
ganze Brustaorta, so ist ganz gewöhnlich festzustellen, daß sie in Zwerchfellhöhe
in geradezu scharf begrenzter Weise absetzen. Nur ausnahmsweise reichen sie
auch noch in die Bauchaorta, wie dies Chiari, Fränkel u. a. beschreiben und

ich es auch sah, aber auch dann fast stets nur noch in deren Anfangsteil. Nur ganz außergewöhnlich selten ist, wie in einem 1906 von CHIARI beschriebenen Falle, die Aorta abdominalis am stärksten befallen. Wenn v. KOSCZÝNSKI angibt, daß man gelegentlich Fälle finden kann, in denen die syphilitischen Veränderungen bis zur Gabelung, ja bis in die Iliacae sich ausbreiten, so habe ich dies auf jeden Fall nie gesehen. Das Abschneiden am Zwerchfell suchte EUGEN ALBRECHT damit zu erklären, daß unterhalb des Tripus durch Abgang der Mesenterialarterien eine bedeutende Blutdruckverminderung stattfinde, also mit einem mechanischen Moment. Aber wohl mit Recht wendet schon STADLER hiergegen die im Einzelfall so verschiedene Verteilung der syphilitischen Veränderungen auch in der Aorta thoracica ein. Wenn STADLER 1912 sagte, wir wüßten den letzten Grund für die Verteilung hier in der Aorta ebensowenig, wie warum gewisse Teile des Nervensystems mit Vorliebe befallen würden, so ist dem auch heute noch beizustimmen. Genauere Zahlen über die Verteilung über die Aorta in ihren Einzelfällen haben vor allem BENARY und TURNBULL mitgeteilt. BENARY fand in 28 Fällen den Brustteil allein befallen, in 2 Brust- und Bauchteil. TURNBULL stellte 178 Fälle unter diesem Gesichtspunkt zusammen. Er fand 60mal in der Aorta ascendens, 116mal im Aortenbogen, 128mal in der Aorta descendens, 99mal an der Commissur und 33mal in der Bauchaorta Veränderungen syphilitischer Natur.

Andererseits ist zu betonen, daß die Herde mit Vorliebe *an den Abgangsästen der Aorta*, so insbesondere an den Kranzgefäßen, dann an den großen Halsgefäßen und auch an den Intercostalarterien sitzen, d. h. *nur an den Abgangsstellen* dieser Gefäße, fast ausnahmslos *ohne weiter in die Gefäße selbst einzudringen*, was BENEKE mit den von ihm betonten mechanischen Momenten zu erklären versucht. Der Lieblingssitz an den Abgängen, besonders auch an den Kranzgefäßen, zeitigt schwere später zu besprechende Folgen.

Zu betonen ist also dem Sitz nach zusammenfassend einmal derjenige im *Anfangsteil der Aorta*, zunächst ausgesprochen, und dann die *fast stets geradezu kennzeichnende scharfe untere Grenze der Veränderungen* (vgl. Abb. 31), beides in ausgesprochenem Gegensatz zu der gewöhnlichen Atherosklerose. STRAUB schildert gut „dieses plötzliche Aufhören der schwieligen Verdickung, welche die gesamte Innenfläche des oberen Aortenabschnittes von den Klappen bis zur unteren Grenzlinie herab einnehmen kann, den ganzen caudalen Abschnitt aber frei läßt, verleiht den Aorten Paralytischer (zu verstehen ist hierunter überhaupt Syphilitischer) häufig ein so charakteristisches Aussehen, daß jede Verwechslung mit Atheromatose schon bei oberflächlicher Betrachtung ausgeschlossen ist".

Aber auch das *Erscheinungsbild der Veränderungen* sticht von dem der Atherosklerose durchaus ab. Zunächst stellen die aortitischen Herde, wie schon aus der Schilderung hervorgeht, im Gegensatz zu den meist in scharf abgesetzten Einzelbeeten auftretenden atheromatösen Herden der Atherosklerose, ganz gewöhnlich ein mehr gleichmäßig die Aorteninnenfläche auf weitere Strecken einnehmendes Feld dar. Dies Bild ist aber ein sehr unregelmäßiges. Einmal finden sich Verdickungen der Innenhaut besonders in Gestalt fast runder Buckel, wie sie zum Teil von gallertigem oder auch knorpelartigem Aussehen schon von PUPPE, CROOKE, MALMSTEN geschildert wurden und von LOCHTE als jüngeres Stadium angesprochen wurden. Sie haben eine *weißgraue, schmutzige, porzellanartige Färbung*. Vor allem aber finden sich *narbenartig aussehende Gebiete*, welche *mehr glatt erschienen*, meist aber von feineren oder gröberen *Runzeln und Rillen* durchfurcht sind. Es kommt so eine eigenartige feingerunzelte Fläche zustande, welche schon von HEIBERG sehr gut mit Chagrinleder, auch mit einer welken Haut verglichen wurde. Andere sprechen bei diesen verzweigten

Rillen und Furchen von einem „baumrindenartigen" Bild, z. B. Sternberg. Daß die Falten und Furchen stets gruppenförmig gestellt sind, hat schon Backhaus hervorgehoben. Die Verdickungen können auch mehr kleinhöckerig, warzenähnlich, wie Straub sagt, erscheinen. Außer feineren Runzeln finden sich auch tiefere Furchen, die oft parallel längs verlaufen, aber auch ausstrahlen und so deutlich strahlige Narben darstellen können. Ausgesprochene Verdickungen finden sich vor allem auch an den Abgangsstellen der großen Äste, teils mehr glatt, teils mit einer radiären Strahlung auf die Lichtung des abgehenden Gefäßes zu. Außer strahlig eingezogenen narbigen Vertiefungen finden sich aber, wie beides Döhle schon zutreffend beschrieb, auch flache *Gruben* mit narbigen Rändern und auch tiefere umgrenztere Aussackungen, die schon Übergänge zu echten Aneurysmen darstellen. Döhle erkannte schon richtig, daß es sich hier um in tieferen Wandschichten gelegene Veränderungen handelt, welche die Einziehungen bewirken, die von glatter Innenhaut überzogen sind. Diese eingezogenen Grübchen sind im durchfallenden Lichte durchscheinend, man kann dann öfters feine Gefäßverzweigungen durchschimmern sehen. Solche durchscheinende Vertiefungen neben Oberflächenbuckelungen sind wohl zuerst, aber ohne als Aortenlues erkannt zu werden, schon 1873 von Helmstedter geschildert worden. Später sind diese „ausgepunzten" — Döhle spricht von einer stempelartigen Einpressung — Einziehungen im schwieligen Gewebe immer wieder als sehr bezeichnend geschildert worden, so z. B. von Chiari, Benda, Pick, Kaufmann, Beck und vielen anderen. Auch die Falten an der Innenoberfläche der Aortenwand kommen, wie Fukushi ausführte, durch Schrumpfung des neugebildeten Bindegewebes in der Media zustande. Es gibt aber auch einzelne Fälle, in denen die über solchen Stellen gelegene Media unverändert ist, und hier soll nach Fukushi teils Zusammenziehung der elastisch-muskulösen Elemente der Media, teils der Seitendruck der Intimaverdickungen bei der Entstehung der Falten eine Rolle spielen. Und gerade im Hinblick auf diese Verhältnisse ist eine diagnostische Einschränkung zu machen. Es kommen nämlich auch in der normalen Aorta durch nach dem Tode eintretende Zusammenziehung der Mediamuskulatur bzw. Fortfall der Spannung des elastischen Rohres ziemlich gleichmäßig längsgestellte flache Rillen zustande (welche sich leicht durch seitlichen Zug ausgleichen lassen) und diese darf man nicht mit den langgestellten Falten und Rillen der mesaortitischen Aorta verwechseln, worauf vor allem Wiedemann, auch Eich hingewiesen haben.

Diese verschiedenen Gebiete der Gefäßwand, welche ihr ein *sehr wechselndes Bild* verleihen können, treten besonders auch auf *Querschnitten durch die Wand* bei Betrachtung mit bloßem Auge schon gut zutage, wie dies mit vollem Recht Benda als differentialdiagnostisch wichtig empfiehlt. Die teils verdickte, teils ganz glatte Intima, die teils dicke, teils sehr stark verdünnte Gesamtwand, die Unregelmäßigkeiten und auch völligen Unterbrechungen der Muskularis der Media, die in der Tiefe gelegenen Narben, die in Gebieten des Fehlens der Media direkten Verbindungen der Intima und Adventitia und Einziehungen ersterer oder auch Adventitiaverdickungen treten so gut zutage, und man überzeugt sich an solchen Querschnitten leicht, daß, im Gegensatz zur Atherosklerose mit den vorwiegenden Intimaveränderungen, hier eben die Vorgänge sich in der Media oder Adventitia bzw. beiden vor allem abspielen bzw. abgespielt haben. Auch Thorel hebt den Wert senkrechter Schnitte hervor, und daß man so auch in manchen Fällen die auffallende schwartenartige Verdickung als der Adventitia zugehörig — die Benda bis zu 1 cm betragen und so die Hauptmasse der Wandverdickung darstellen, sah — gut erkennen, ferner auch in seltenen Fällen schon kleine gummöse Knoten in der Media und Adventitia als solche wahrnehmen könne. BENDA betont auch mit Recht, daß man oft schon an der unaufgeschnittenen Aorta in den erkrankten Gebieten von außen die auffälligen Unregelmäßigkeiten erkennen kann, daß diffuse und umschriebene Erweiterungen mit Verengerungen, schlaffe verdünnte Abschnitte mit verdickten, eigenartig elastisch-derben abwechseln. In den schwieligen Gebieten ist, wie MOLINARI anführte, die Elastizität völlig aufgehoben. Die Gesamtaorta erscheint, wenn die syphilitischen Veränderungen größere Ausdehnung angenommen haben, oft sehr weit und schlaff, teils — besonders im Anfangsteil — mehr gleichmäßig, teils in bestimmten Gebieten, was zu den echten Aneurysmen überleitet. STADLER hebt mit Recht auch die meist deutliche Veränderung der Dehnbarkeit der Aortenwand als in Beziehung zu der Erweiterung der Gefäßlichtung stehend hervor; besonders deutlich bei gleichmäßiger Ausdehnung der syphilitischen Vorgänge über größere Gefäßwandflächen und so bedingter etwa gleich starker Erweiterung. Wenn, wie es häufig der Fall ist, die verschiedenen Verdickungen und Verdünnungen der Gefäßwand, die Narben und grübchenartigen Aussackungen hervortreten, ist das Bild ein überaus kennzeichnendes, nicht zu verkennendes. Nach unseren Erfahrungen muß ich GRUBER beistimmen, daß wir diese ausgepunzten Wandstellen seltener sehen, dagegen regelmäßiger die runzligen Wandverdickungen, wie sie schon FRÄNKEL, PUPPE sowie STRAUB in den Vordergrund des Bildes gestellt hatten. Aber auch sie erscheinen ausgesprochen narbig, heben sich durch weißgraue Farbe von der mehr gelblichen der benachbarten Aorta gut ab und haben ein von den gelben Beeten der Atherosklerose völlig verschiedenes Aussehen. Es hängt dies damit zusammen, daß auch da, wo die Intima gewuchert ist — wie wir noch sehen werden sekundär, kompensatorisch —, sie im Gegensatz zur Atherosklerose nicht zu regressiven Veränderungen neigt, also insbesondere nicht zu Verfettung und Verkalkung. Dies ist schon von DÖHLE, HELLER, MALMSTEN, BACKHAUS, CHIARI, BOLLINGER und dann wohl allen Beobachtern hervorgehoben worden und stets als Unterschied zur Atherosklerose wieder auffallend.

Nun ist aber das reine Bild der syphilitisch-schwieligen Aortenveränderung, so wie es geschildert wurde, nur selten und eigentlich nur bei jungen Leuten zu sehen. Ganz gewöhnlich tritt *Atherosklerose in der Aorta zu der Veränderung hinzu* (vgl. die Abb. 25, 26, 36, 39). Und jetzt mischen sich naturgemäß Intimabeete mit starker Verfettung, Atherombildungen und Verkalkungen bis zu Kalkplatten hinzu. Man findet dann die atheromatösen Veränderungen auch untermischt mit den mesarteriitisch bedingten im Anfangsteil der Aorta, ferner auch weiter nach unten ausgebreitet. Bei älteren Leuten sieht man die Atherosklerose dann auch weit nach unten reichen und wie so häufig auch insbesondere in der unteren Bauchaorta oberhalb der Iliacateilung. Aber auch bei jüngeren Leuten reichen ganz gewöhnlich die atherosklerotischen Veränderungen eine gewisse Strecke über die syphilitisch bedingten nach unten hinaus, wenigstens in der Aorta thoracica descendens. Mit Recht weist aber HART darauf hin, daß oft die Atherosklerose im Bereich der mesarteriitischen Veränderungen so schwer ist, daß sie in keinem Verhältnis zu den atherosklerotischen Befunden der Bauchaorta und des sonstigen Arteriensystems desselben Falles steht und dem Alter des Individuums nicht entspricht und, wie dies auch HART, OBERNDORFER u. a. annehmen, das Vorkommen bei jungen Leuten und die Schwere der Atherosklerose bei dieser Verbindung sprechen entschieden dafür, daß die syphilitische Erkrankung zum großen Teil mindestens im gleichen Gebiet das Hinzutreten echt atherosklerotischer Vorgänge begünstigt. RANKE hat auch in ausführlicher Weise die mechanischen Verhältnisse zu begründen versucht, auf Grund derer sich auf die mit Vernarbung der Mediaherde ausheilende Aorten-

syphilis sekundär Atherosklerose aufpfropft. Eine solche *Verbindung ist* auch
nach meinen Erfahrungen *das ganz Gewöhnliche, eine reine syphilitische Mesaortitis ist verhältnismäßig selten* zu treffen, *am häufigsten bei jungen Leuten*, und
wenn sie noch in ihren *Anfangsstadien* steht. Ist die Atherosklerose eine mäßige,
so lassen sich ihre Herde von denjenigen der Aortenlues noch ohne weiteres mit
bloßem Auge gut trennen. Es ist aber richtig, daß die Atherosklerose sehr stark,
die schwieligen Veränderungen, die durch die Lues bedingt sind, weit geringer
sein können, so daß letztere durch erste überdeckt werden und dann sehr schwer
zu erkennen sein können. Unter anderen hat MARCHAND schon frühzeitig hierauf
hingewiesen und geschildert, ,,daß schließlich eine im ganzen Verlauf stark
erweiterte Aorta vorliegt, die sich nicht wesentlich von dem Bilde der gewöhnlichen Sklerose unterscheidet" (1907). Auch BECK, BENDA, STADLER, HART
und viele andere haben dies betont. Derartige Fälle und die anfängliche Unter-
schätzung der Verbindung mit Atherosklerose mögen wesentlich dazu beigetragen
haben, den Widerstand gegen die Anerkennung der Sonderform der schwieligen
Mesaortitis und ihrer besonderen Entstehungsursache zu unterstützen, doch
wurde das Zusammentreffen mit den Veränderungen gewöhnlicher Atherosklerose bald auch von der Kieler Schule wie auch in ihren Referaten von CHIARI
und BENDA hervorgehoben. Das durch die sehr unterschiedlichen Veränderungen
der Aortenlues zusammen mit der aufgepfropften Atherosklerose so entstehende
sehr abwechslungsreiche und vor allem auch sehr bunte Bild hat GRUBER mit
folgenden Worten gut gezeichnet: ,,durch diese endaortitische Affektion mit
ihren vielen Intensitätsgraden, mit ihren Farbspielen vom stumpfen, kalten,
weißlichen Gelb (etwa dem Ton der Neapelgelb-Farbe entsprechend) vom
gefleckten gelbbraunen bis zum rotbraunen und graubraunen, ja schwärzlichen Aussehen der Stellen, an denen die Intima usuriert ist und sich thrombotische Massen niedergeschlagen und verändert haben, entsteht oft genug in
Kombinationsfällen ein außerordentlich abwechslungsreiches, fleckiges Bild. Die
Aorteninnenwand ist gefleckt, marmoriert; neben glasig- und porzellanweißen
Buckeln sind andere sehr derb, mit zentraler gelbbrauner Dellung und ver-
kalktem Grunde oder Rande. Zwischen den faltigen und grubigen Vertiefungen,
welche verschwommen kleinste Gefäßverzweigungen durchscheinen lassen,
erheben sich meist ziemlich breite und grobe Höcker, die auf der Höhe atheromatöse Geschwüre mit einem schmierigen, gelben, bräunlichen, manchmal auch
schwärzlichen Grunde zeigen, Geschwüre, an deren Rand vielfach schwarz-
violette oder graue, schmutzig gefärbte, thrombotische Massen haften. Andere
Höcker sehen schwielig gelbweiß aus und sind auf der Höhe mit einer dünnen,
blutig gefärbten Kuppe besetzt, die beim Versuch sie abzuziehen sich als sehr
zäh anhaftend erweist, und schließlich eine rauhe, gelbliche Unterlage erkennen
läßt."

Diese Schilderung ist sicher für die häufigen Fälle starker Kombination mit
schwerer Atherosklerose zutreffend und zeichnet die bunten, wechselreichen
Bilder sehr lebhaft — deswegen habe ich sie etwas ausführlicher hier abgedruckt —,
aber auch aus ihr geht im Grunde genommen hervor, was ich als meine persönliche Erfahrung betonen möchte, daß man *auch selbst in solchen Fällen der Über-
deckung der syphilitischen Mesaortitis durch atherosklerotische Herde fast stets
noch die Herde ersterer gut erkennen und somit die Diagnose sicher stellen kann.*
Insbesondere die Rillen und Furchen, die weißgrauen Narben, die verdickten,
aber nicht gelben, sondern etwas schmutzigen, porzellanartig weißgrauen
Partien heben sich fast stets als ganz kennzeichnend unter den atherosklerotischen Veränderungen noch ganz scharf ab. Es tritt dies besonders hervor, wenn
man diese Gebiete des Anfangsteiles der Aorta mit weiter abwärts gelegenen
Gebieten vergleicht, in welche sich fast stets atherosklerotische Herde allein

fortsetzen und in welchen dann jene beschriebenen mesaortischen Herde ganz fehlen. Ich stimme daher OBERNDORFER völlig zu, wenn er schreibt, daß man auch unter den Kombinationsformen in den häufigeren Fällen mitten unter den atherosklerotisch veränderten Partien Bezirke frei von Kalkeinlagerungen trifft, die dagegen Narben- und Rillenbildungen aufweisen, und hinzusetzt, ,,aber auch diese Fälle zeigen, wie die reinen Fälle der luetischen Aortitis, fundamentale Unterschiede von der gewöhnlichen Atherosklerose''. Auch STRAUB betonte schon mit vollem Recht die sichere Unterscheidungsmöglichkeit auf Grund des makroskopischen Befundes, ähnlich z. B. BECK. Zwar ist es wohl sicher richtig, daß, wie vor allem früher vielfach betont wurde, in Zweifelfällen das mikroskopische Bild entscheidet, und die mikroskopischen Befunde, wie sie sogleich zu schildern sind, sind auch recht typisch, aber oft bringt schon eine sehr genaue Verfolgung mit bloßem Auge in Zweifelfällen starker Atherosklerose-Kombination Sicherheit, und ich möchte doch auf Grund meiner persönlichen Erfahrungen meinen, daß zunächst fast stets gerade die makroskopische Diagnose kennzeichnend, ja ich möchte sagen leichter und sicherer ist und somit die Aortenlues-Erkennung in erster Linie eine solche mit bloßem Auge, Form, Sitz, Ausdehnung, Farbe u. dgl. umfassende darstellt.

Gehen wir nunmehr zu den *mikroskopischen Befunden* und *den zugrundeliegenden krankhaften Vorgängen* selbst über. Das erste ganz Wesentliche ist, daß die Hauptveränderungen, auch die grundlegenden und ersten, *in der Media bzw. Adventitia sitzen, nicht in der Intima, welche nur sekundär beteiligt ist.* Dies richtig erkannt zu haben (schon 1885 in der Dissertation DÖHLES) ist das Hauptverdienst der Kieler Schule. Außer HELLER-DÖHLE haben auch LANCEREAUX, v. DÜRING, STANZIALE, OBERZUT, HEYDENREICH, BECK, JOACHIM, BACKHAUS, RASCH, HEINE, CHIARI, BENDA frühzeitig die Veränderung der Media bzw. Adventitia in den Vordergrund gestellt und dann wohl fast alle Untersucher. Gerade hierin liegt aber ein auch mikroskopischer Hauptunterschied gegenüber der Atherosklerose, die ja VIRCHOW einst Endarteriitis chronica deformans nannte, was schon den Sitz bezeichnet. Hier wird denn heute auch fast allgemein die erste Veränderung in die Intima verlegt. Aber auch diejenigen jetzigen Forscher, die, wie BEITZKE, an der seiner Zeit hauptsächlich von KÖSTER vertretenen Meinung festhalten, daß auch diejenigen Vorgänge, welche wir jetzt als Arteriosklerose oder Atherosklerose zu bezeichnen pflegen, gewöhnlich in der Media beginnen, lassen doch die Veränderungen sehr bald auf die Innenhaut übergreifen und hier erst ihre Hauptstärke erreichen. Sekundär kann allerdings auch die Media bei der Atherosklerose stärker in Mitleidenschaft gezogen werden, aber doch selten in annähernd solcher Stärke und Ausdehnung wie bei der syphilitischen Aortenerkrankung. So beschrieb dies schon 1903 BECK in seiner Dissertation unter KAUFMANN mit aller Deutlichkeit, daß die Media hier primär und in beherrschender Stärke ergriffen ist im Gegensatz zur Mediabeteiligung bei Atherosklerose. Dieser vorzugsweise Sitz der syphilitischen Aortitis stempelt sie zu einer *Mesaortitis*. Doch tritt in dem Namen die ebenso wichtige oder gar den Ausgangspunkt bietende Adventitiaerkrankung (s. u.) wohl nicht genügend hervor.

Die Veränderungen selbst hatte mikroskopisch schon HEIBERG als Zellinfiltrationen um zum Teil obliterierte Vasa vasorum in der Media geschildert und geschrieben ,,man kann sich, wenn man will, das als miliare Gummiknoten der Media vorstellen'' (zit. nach BENDA) und fast zur selben Zeit schildert bei einer von ihm als syphilitisch aufgefaßten Aortitis bei bestehendem Aneurysma LAVERAN Zellhaufen in der Media, die er als syphilitische Gummata auffaßt. Die ersten eingehenden mikroskopischen Schilderungen unter starker Betonung der selbständigen primären Erkrankung der Media aber verdanken wir eben

Döhle. Seine Darstellung gipfelt darin, daß es sich in der Media und Adventitia, besonders um die kleinen Gefäße angeordnet, um das Gewebe zerstörende entzündliche Infiltrate handelt, aus denen sich später schrumpfendes Bindegewebe entwickelt. Die Vasa vasorum zeigen dabei Wucherungen ihrer Intima bis zum Verschluß. Hier sind schon die Hauptzüge des mikroskopischen Bildes richtig gezeichnet, wie es für diese Veränderung der Aorta kennzeichnend ist. Aber, was später besonders umstritten wurde, Döhle schreibt auch schon 1885: „die umschriebenen Zellanhäufungen möchte ich als miliare Gummata auffassen, die hier nicht der regressiven Metamorphose, sondern, wie man es ja häufig genug auch anderswo sieht, der narbigen Umwandlung anheimfielen". Die Narben, die dann später auftreten, hält er teils für abgeheilte Gummata, teils für Folgen eines interstitiellen Entzündungsprozesses, wie er bei Lues ja auch in anderen Organen neben Gummibildung häufig genug zu sehen sei. In seiner späteren Arbeit hält Döhle, nachdem er in den nunmehr beschriebenen Fällen auch Riesenzellen und Nekrose in einem Falle wenigstens angedeutet gefunden hatte, die Zellansammlungen erst recht für Gummata. Daß im übrigen Döhle schon das makroskopische Bild mit den narbigen Veränderungen in Media und Adventitia richtig erkannte, ist schon oben dargestellt. Der nächste genauere mikroskopische Untersucher, Jakob, legte das Hauptgewicht wiederum auf die auch Endarteriitis aufweisenden Vasa vasorum mit um sie angeordneten Granulationszellhaufen, und zwar im Gebiet der Adventitia, welche er als Ausgangspunkt betont, von wo die Veränderungen erst auf die Media übergriffen. Obwohl das Granulationsgewebe keine regressive Metamorphose zeigte, faßt auch Jakob diese Herde als Gummata auf. Puppe, welcher auch die obliterierende Endarteriitis der Vasa vasorum und die herumgelegenen Granulationsherde in Adventitia und Media in den Vordergrund stellt, war der erste, welcher in den Herden Riesenzellen fand (schon vor Döhles zweiter Arbeit) und ferner in den Granulationszellherden (nicht nur dazwischen wie Döhle) der Media ausgesprochene Nekrose. Backhaus hat dann unter seinen Fällen eine ganz frühe Erkrankung verfolgen können und auch er stellt nach dieser Untersuchung die obliterierende Endarteriitis der Vasa vasorum ganz in den Vordergrund. Ganz besonders betont er Medianekrosen, die er als unmittelbare Folge dieser Veränderungen der Vasa nutritia auffaßt und aus denen sich durch Zelleinwanderung am Rand erst sekundär die Granulationsgeschwülstchen entwickeln sollen, die auch er als kleine Gummata betrachtet. Die Herde werden dann später organisiert und so in Narben verwandelt. Diese kurzen Bemerkungen über die ersten genaueren mikroskopischen Untersuchungen der syphilitischen Aortitis können genügen. Alle wesentlichen histologischen Grundlagen sind in ihnen schon enthalten, nur der Ton der auf diese oder jene Veränderung zu legen ist, schwankt in späteren Beschreibungen.

In jenen anfänglichen Auffassungen der mikroskopischen Bilder sind auch die Hauptdiskussionspunkte schon angedeutet, die umstritten wurden. Es sind dies vor allem die Fragen: sind diese Granulationsmassen wirklich als kennzeichnende Gummata aufzufassen, mit der Unterfrage, ob die Riesenzellen zu ihnen gehören, oder Fremdkörperriesenzellen darstellen, und ferner, auf welche Weise kommen die Nekrosen zustande und was haben sie zu bedeuten, endlich, ist die Media oder Adventitia zuerst betroffen? Auf diese Fragestellungen wird später eingegangen werden, zunächst muß das histologische Bild selbst noch etwas genauer dargelegt werden.

Bei der gewissermaßen objektiven mikroskopischen Untersuchung fallen *zunächst die Veränderungen der Media am stärksten* ins Auge. Die *Muskulatur ebenso wie die elastischen Massen* sind *in meist weiter Ausdehnung ganz unter-*

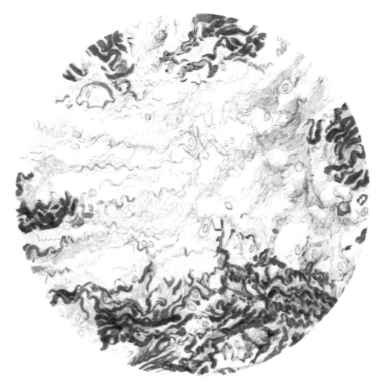

Abb. 9. Aortitis syphilitica. In der Media sind im Gegensatz zu den gut erhaltenen und gefärbten elastischen Fasern am Rand in der Mitte die elastischen Fasern stark rarefiziert und die einzelnen Fasern verschmälert und schlecht färbbar. Frische Veränderung. Elastica-Färbung nach WEIGERT.

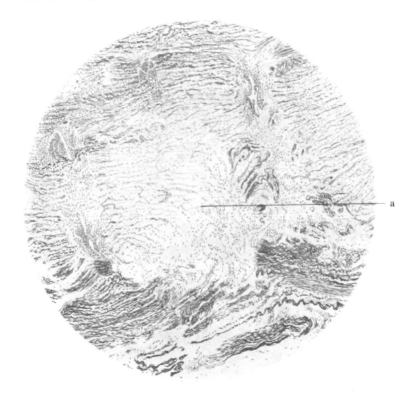

Abb. 10. Aortitis syphilitica. Im Gebiete einer Narbe mit einigen Rundzellen in der Media sind die elastischen Fasern bis auf einzelne Fasern zugrundegegangen, die übrig gebliebenen schlecht färbbar (a). Elastica-Färbung nach WEIGERT.

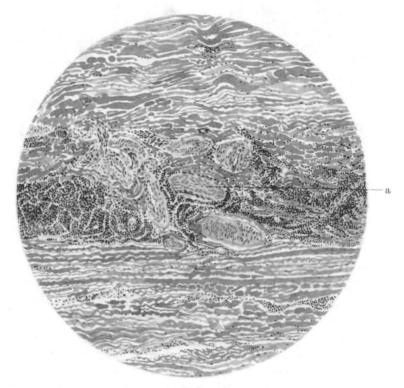

Abb. 11. Aortitis syphilitica. Die Media ist ganz in Bindegewebe umgewandelt, welches besonders um vermehrte und zum Teil endarteriitisch veränderte Gefäße sowie um einen Nerven (a) Infiltrate aufweist. (VAN GIESON-Färbung.)

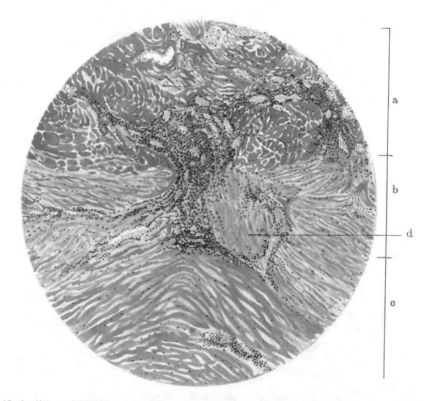

Abb. 12. Aortitis syphilitica. a Adventitia, b Media, c Intima. Starke Vaskularisation mit Infiltraten in der Adventitia und in die Media hineinziehend. Diese zeigt bei d Nekrose, während sonst ihre Muskulatur ziemlich gut erhalten ist. Die Intima ist verdickt und wird von den infiltrierten Mediagebieten aus eingezogen. (VAN GIESON-Färbung.)

brochen; teilweise fehlen sie, teils sind sie hochgradig verändert (vgl. Abb. 9).
Vor allem die elastischen Lamellen, soweit sie noch erhalten sind, sind aufgefasert, zerspalten. Auf weite Strecken aber fehlen sie, wie die WEIGERTsche
Färbung deutlichst zeigt, völlig (vgl. Abb. 10), ebenso, bei VAN GIESON-Färbung
besonders gut zu erkennen, die Muscularis. Diese Unterbrechungen sind an
Größe, Form und Ausdehnung sowie an Zahl und Massenhaftigkeit im Einzelfalle sehr wechselnd. Sie können der Breite nach durch die ganze Media gehen
oder einzelne teils mehr äußere, teils mehr nach innen gelegene Schichten einnehmen und so auch in der Längsausdehnung sehr wechseln. An Stelle des
zugrundegegangenen Gewebes findet man Bindegewebsinseln gelegen, welche
teils — in älteren Fällen — kernarm, teils — in frischeren — kernreich sind.
Letzteres ist in der Regel wenigstens stellenweise der Fall. Immerhin wechselt
die Zahl der Fibrocyten ebenso wie die der Lymphocyten; es finden sich auch
Plasmazellen (s. u.). Daß das Bindegewebe auch sehr gefäßreich ist, sei hier
schon kurz vorweggenommen (vgl. unten). Auch noch in älteren Fällen findet
man aber doch sehr häufig und in frischen Fällen sogar fast allein bzw. das
Bild beherrschend verschieden zahlreiche und ausgedehnte Anhäufungen von
Infiltrationsherden. Sie sind zumeist von etwa runder Form, oft aber auch
unregelmäßig, indem sie sich zwischen Mediaschichten noch eine Strecke weit
einschieben (vgl. Abb. 11). Diese Herde sind vor allem aus Granulationszellen
(Rundzellen), ferner Fibrocyten (Bindegewebszellen), einer im einzelnen sehr
wechselnden Zahl von Plasmazellen und oft auch Epitheloidzellen zusammen-
gesetzt, wie die zellige Zusammensetzung schon TAKIGUCHI genauer beschrieb.
Auch finden sich in diesen Zellanhäufungen oft einige Riesenzellen mit unregelmäßig gestellten und zum Teil auch die Randpartien einnehmenden Kernen.
Von den einzelnen Zellen wird noch eingehender die Rede sein. Innerhalb der
Granulationsherde sind die elastischen Fasern auch schon teils ganz geschwunden,
teils zeigen sie Zerfall in kleine klumpige Bruchstücke und Körner, auch schlechte
Färbbarkeit. Am Rande der Granulationen im Übergang zu den erhaltenen
elastischen Fasern sieht man sie häufig auch knotig angeschwollen oder aufgefasert bzw. am freien Ende eingerollt. Zuweilen finden sich in den Granulationen kleine Blutungen oder als Reste solcher Blutpigment (OBERNDORFER
sowie FUKUSHI). Die Granulationsherde sind reichlich von neugebildeten
Capillaren, auch größeren Gefäßen, welche oft erweitert und strotzend gefüllt
sind, durchsetzt. Solche Granulationsherde können auch bis in die Intima
reichen, auch mit ebensolchen in der Adventitia in unmittelbarer Verbindung
stehen und solche Ausdehnung annehmen, daß man sie schon mit bloßem Auge
erkennen kann (FUKUSHI). Auch finden sich *nekrotische Gebiete*, in denen das
Gewebe der Media zugrunde gegangen ist, umgeben von Rundzellen (vgl. Abb. 12).
In dem Bindegewebe finden sich häufig noch Reste mehr oder weniger zer-
splitterter oder auch bruchstückartiger oder mehr scholligen Zerfall aufweisender
elastischer Fasern. Ferner sieht man, daß in der Media sowohl diese bindegewebigen
wie die noch besser erhaltenen Gebiete sehr *stark vascularisiert sind*, durchzogen
von kleinen *verzweigten oft stark erweiterten Gefäßen, welche vor allem von der
Adventitia aus in die Media einziehen* (vgl. Abb. 13 und 14)[4] und diese in querer
oder schräger Richtung durchsetzen, oft so zahlreich, daß OBERNDORFER mit
Recht sagen kann, daß sie fast kavernömähnliche Komplexe bilden können.
Diese Gefäße zeigen auch Veränderungen, wie sie gleich bei der Adventitia,
wo sie stärker zu sein pflegen, erwähnt werden sollen und sind meist von einem
mehr oder weniger stark ausgeprägten *Mantel von Zellen*, vor allem Rundzellen, aber auch Plasmazellen, umgeben.

---

[1] Die Abb. 13, 31, 34, 37, 41, 43, 48 sind nach Auswahl von seiten des verstorbenen
Herrn Kollegen CHRISTELLER gezeichnet, welcher diesen Beitrag zuerst übernommen hatte.

In der *Adventitia* treten die *Vasa nutritia* besonders hervor. Die kleinen Arterien zeigen zu allermeist starke Wucherung ihrer Innenhaut mit neugebildeten elastischen Fasern bis zum Verschluß der Lichtung, also *Endarteriitis obliterans* (vgl. Abb. 15 und 16); auch die Venen zeigen ähnliche Vorgänge, aber im allgemeinen sind sie, besonders die kleinen, weniger als die Arterien ergriffen. Diese Veränderungen der Vasa vasorum wurden übrigens von Thorel vermißt und auch von Eich nur ganz selten gefunden. Auch wir haben sie lange nicht in allen Fällen nachweisen können. In die Adventitia finden sich

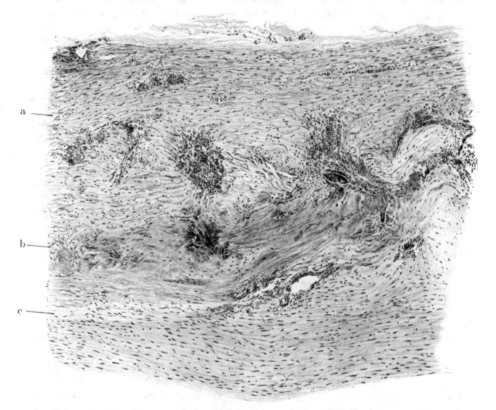

Abb. 13. Aortitis syphilitica. a Verdickte Adventitia mit Infiltrationsherden besonders um Vasa vasorum. b Media ebenfalls stark vascularisiert und von Infiltraten durchsetzt, zum Teil ganz durch Bindegewebe und Infiltrationen ersetzt, zum Teil nekrotisch. c Intima verdickt, ohne regressive Metamorphosen; in der Tiefe Vascularisation mit Granulationszellhaufen.
(Nach einer Vorlage von Prof. Christeller †.)

zahlreiche Zellhaufen, besonders aus Lymphocyten, aber auch Plasmazellen bestehend, eingesetzt. Sie entsprechen den Herden in der Media, sind aber in der Adventitia meist zahlreicher, oft von größerer Ausdehnung. Der größte Teil von ihnen sitzt *um Vasa vasorum*, die zuweilen in der beschriebenen Weise verändert sind. Öfters umgeben diese Gefäße nur kleinere Zellmäntel, während die größeren Granulationen zum Teil größere Unabhängigkeit von den Gefäßen aufweisen. Eich fand, was ich bestätigen kann, daß die Herde mit Vorliebe in der Media benachbarten Adventitiagebieten ihren Sitz haben, und zuweilen sah er sie als bandartige Granulationsstreifen zwischen die Media und die mehr peripher von entzündlichen Veränderungen freie Adventitia eingelagert (vgl. Abb. 16). *Entzündungszellhaufen umgeben auch*, wie Oberndorfer, Fukushi und GRUBER es schildern, die gerade in der Brustaorta zahlreichen *Nerven* der Adventitia, dringen auch in sie ein. Es ist interessant, daß OBERNDORFER die Beschwerden bei der luischen Aortitis zum Teil auf diese Nervenveränderungen beziehen möchte, wie auch zuvor schon THOMA auf Schädigung der Nerven und PACINIschen Körperchen in der Aortenwand als teilweise wenigstens die Schmerzen erklärend hingewiesen hatte. Im übrigen ist die Adventitia dem bei Betrachtung mit dem bloßen Auge Gesagten entsprechend zumeist *verbreitert*, unter Umständen sehr stark — so beschrieb FUKUSHI eine Verdickung auf das 6—7fache — und besteht aus vermehrtem, mehr oder weniger derbem, zellarmen *Bindegewebe* (vgl. Abb. 17), wie dies auch früh schon z. B. BACKHAUS,

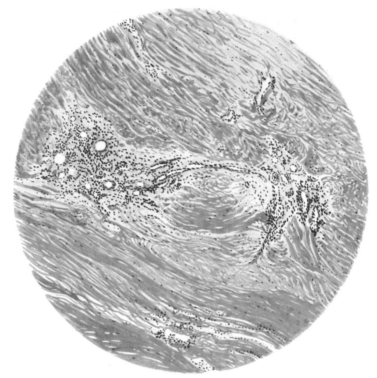

Abb. 14. Aortitis syphilitica. Die Media ist fast ganz durch Bindegewebe ersetzt, das starke Vascularisationsgebiete mit Infiltraten aufweist. (VAN GIESON-Färbung.)

HELLER, CHIARI, BECK, EICH geschildert haben. Auch kommen hier, wie dies FUKUSHI beschrieb, neugebildete elastische Fasern vor.

Die *Intima*, um diese, welche hier das Bild nicht beherrscht, zuletzt zu beschreiben, zeigt auch die denen der anderen Schichten im Grundsatz entsprechenden *entzündlichen Erscheinungen*, welche teils direkt von der Media aus auf die Intima übergreifend erkennbar sind, teils auch selbständigen Charakter tragen; sie wechseln an Stärke sehr und sind zumeist nicht sehr ausgeprägt, doch sind diese Veränderungen der Intima besonders von EICH hervorgehoben worden. An ihrer Stelle findet sich dann in späteren Stadien Intima*verdickung*. Sie besteht vor allem in älteren Fällen aus mehr oder weniger parallel geschichtetem fibrillären, meist ziemlich zellarmen Bindegewebe. In demselben sind die *elastischen Fasern meist in sehr stark vermehrten Massen* enthalten und bilden vor allem der Oberfläche parallel verlaufende vielverzweigte Geflechte; auch

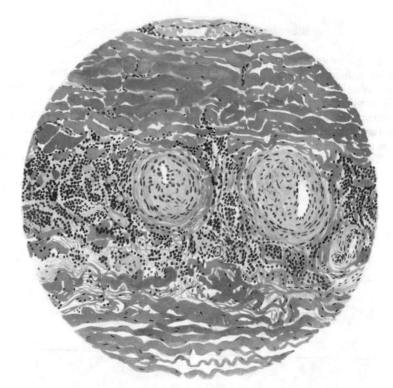

Abb. 15. Aortitis syphilitica. Adventitia: Zwei größere Vasa vasorum mit starker Endarteriitis und starker Einengung der exzentrisch verlagerten Gefäßlichtung. Um die Gefäße Zellinfiltrate. (VAN GIESON-Färbung.)

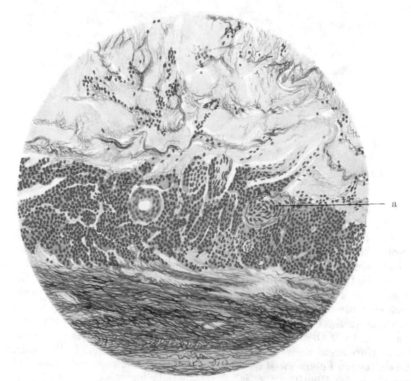

Abb. 16. Aortitis syphilitica. In der Adventitia (oben im Bilde) elastische Fasern neu gebildet. Der der Adventitia zugewandte Teil der Media zeigt unter Zugrundegehen der Elastica zusammenhängende Infiltrationsherde. Hierin ein endarteriitisch völlig verschlossenes Gefäß (a). Elastica-Färbung nach WEIGERT.

umgeben sie Zellen in „korbartigen Geflechten" (BENDA). Mit Recht betont
letzterer, daß diese elastischen Fasermassen unter dem Endothel sich zu einer
dichteren Schicht zusammenlagern, welche zunächst eine elastische Grenzlamelle vortäuscht, daß sie im übrigen aber erst recht sich nicht zu Lamellen
verschmelzen, sondern eben Geflechte bilden. BENDA hat diese Elasticaneu-
bildung, die übrigens auch andere, so SUMIKAWA, annehmen, und welche zwar
bei Atherosklerose auch vorkommt, aber viel seltener, für diese syphilitische
Veränderung besonders betont als Hinweis darauf, daß sie das Merkmal eines
völligen Stillstandes der eigentlich entzündlichen Vorgänge sei und dies eben

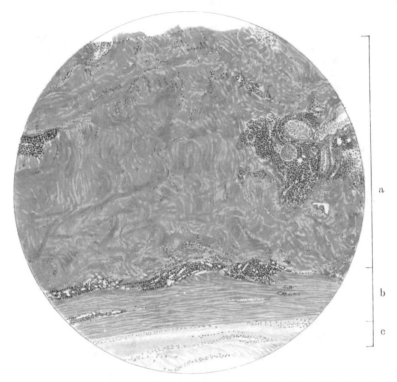

Abb. 17. Aortitis syphilitica. a Adventitia, b Media, c Intima. Die Adventitia ist außerordentlich
verbreitert. Sie zeigt stellenweise starke Infiltrate, besonders um Gefäße; das gleiche an der Grenze
von Adventitia und Media. (VAN GIESON-Färbung.) Schwache Vergrößerung.

bei Syphilis viel öfters einträte als bei der zum Fortschreiten neigenden Atherosklerose. Im übrigen zeigt die *Intimawucherung, da wo nicht etwa atherosklerotische
Veränderungen das Bild überdecken, in der Regel kaum regressive Metamorphosen,*
höchstens sehr geringe Verfettung und so gut wie keine Verkalkung. Daß auch
die Intima Infiltrationsherde sowie bis hierher vordringende Gefäßsprossen
aufweist, besonders in ihrem der Media benachbarten Gebiet, ist zuweilen,
doch seltener, zu beobachten. Ganz außerordentlich selten aber sind Fälle, wie
GRUBER einen schildert, daß auch die ganze Intima von einer Gefäßsprossung
so durchquert war, daß die Gefäße bis zur innersten Intimagrenze vordrangen
und in die Aortenlichtung einmündeten. Besonders von WIEDEMANN sind
auch eigenartige endothelbekleidete Kanäle in der Intima geschildert und als
Oberflächenabschnürungen bei dem Zusammentreffen benachbarter Verdickungen
der Intima aufgefaßt worden. Öfters treten aber auch in der Intima Atherom-

bildungen mit Fett und Cholesterinkrystallen oder dergleichen oder Verkalkungen, also regressive Metamorphosen, stärker hervor, doch ist es sehr schwer zu entscheiden, ob es sich dann hier nicht um Stellen der Verbindung mit echten atherosklerotischen Veränderungen (s. o.) handelt, wie dies ja der Fall zu sein pflegt.

Es ergibt sich aus der Schilderung ohne weiteres, daß vor allem in der Media die *Granulationsherde das frischere Stadium* darstellen, die *Bindegewebsmassen,* die zur Zusammenziehung neigenden *Narben, das spätere bzw. Endstadium.* Ganz gewöhnlich, ja meist, untersucht man die Fälle erst in solchen Spätstadien der Narbenbildung; daneben aber bestehen auch dann gewöhnlich

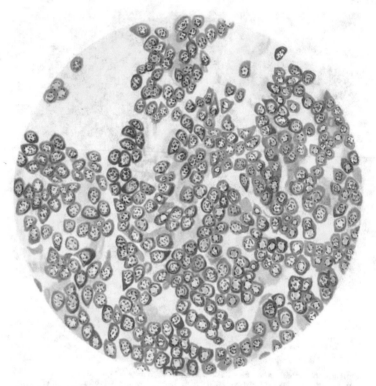

Abb. 18. Aortitis luica. Infiltrat der Adventitia, bestehend aus Plasmazellen. Pyronin-Methylgrün-Färbung. Starke Vergrößerung.

noch frischere Granulationsstellen. Aus dem gleichzeitigen Vorkommen von beidem möchte Thorel den Schluß ziehen, daß es sich vielfach auch um wieder rezidivierende entzündliche Vorgänge in der Media handele. Comel glaubt, daß die Veränderungen, ähnlich wie bei der Atherosklerose, sowohl in der Intima wie Media besonders an Stellen der sog. chromotropen Substanz sich abspielen. Aus der Schilderung der mikroskopischen Vorgänge und Befunde *erklärt sich sehr gut das zuvor geschilderte sich dem bloßem Auge darbietende Bild der syphilitischen Mesaortitis,* vor allem auch mit den *abwechselnden Verdickungen und narbigen Einziehungen,* wie sie *verschiedenen histologischen Vorgängen bzw. vor allem Stadien* solcher entsprechen.

Mit einigen Worten soll noch auf *zwei Zellarten,* die sich in den Entzündungsgebieten finden, eingegangen werden, einmal den *Plasmazellen* und sodann den vielbesprochenen *Riesenzellen-Plasmazellen* finden sich vor allem in den perivasculären Zellansammlungen sowie in den Granulationsherden *ganz gewöhn-lich, oft in großer Zahl* (vgl. Abb. 18 und 19). Sie sind schon von HEINE beschrieben, während TAKIGUCHI auffallenderweise angibt, solche nur in nächster Nähe der Vasa vasorum gefunden zu haben, besonders eingehend aber in unter ORTH vorgenommenen Untersuchungen von FUKUSHI verfolgt worden. In den Granulationsherden der Media fand er meist Plasmazellen sowie Lympho-cyten in sehr wechselnden Verhältniszahlen, und zwar so, daß vor allem die Plasmazellen in Gruppen zusammenlagen. Auch fanden sich einzelne Granula-tionsherde, welche nur aus Lymphocyten, häufiger solche, welche nur aus Plasmazellen bestanden. Die Herde in der Adventitia setzen sich zumeist im

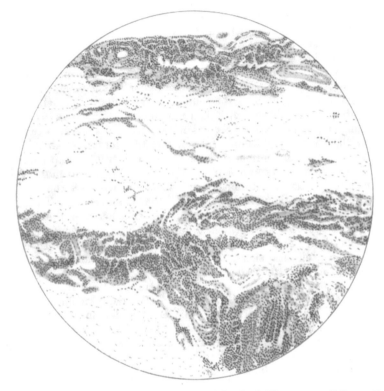

Abb. 19. Aortitis syphilitica. Aus Plasmazellen bestehende Infiltrate, zum Teil um Gefäße, in Adventitia und Media. Pyronin-Methylgrün-Färbung. Schwache Vergrößerung. Übersichtsbild.

wesentlichen aus Lymphocyten zusammen, während an ihrem äußeren Rande (wie dies auch schon EICH angab) ringförmig oder an den beiden Seiten der Zellanhäu-fungen auch Plasmazellen zu sehen sind. Im übrigen finden sich aber sehr zahlreiche Plasmazellen um erweiterte Capillaren radiär angeordnet, sowie in perivasculären Lymphräumen, auch sonst in den interstitiellen Räumen und auch oft massenhaft im adventitiellen Fettgewebe. Auch kleine dicht an der Adventitia gelegene Lymphknoten enthalten reichlich Plasmazellen. Ferner beobachtete FUKUSHI in den Zellansammlungen der Adventitia um Nerven außer Lymphocyten auch Plasmazellen, zuweilen solche auch im Peri- und Endoneurium. Auch in der Intima fanden sich in den Wucherungsgebieten fast stets Plasmazellen, gruppenförmig angeordnet oder auch in mehreren den Intimaschichten parallel verlaufenden Reihen; zuweilen waren auch hier die

Plasmazellen massenhaft vorhanden. Wichtig ist, daß FUKUSHI im Gegensatz zur Aortenlues, bei der er in 70 untersuchten Fällen stets Plasmazellen fand, bei Atherosklerose der Aorta in keinem Falle aus Plasmazellen bestehende Herde, nur in einem einzigen einzelne Plasmazellen in der Adventitia nachweisen konnte und somit den Plasmazellenbefund auch als diagnostisch wichtig stark unterstreicht, wie vor wenigen Jahren bei gleichen Vergleichsuntersuchungen auch MOIESSEJEFF. Die große Zahl der Plasmazellen in den Infiltrationen der Aortenlues ist auch sonst häufig, so z. B. von HÖLSCHER, TURNBULL, TÖPPICH betont worden. Wir wissen das gleiche ja auch sonst von Erzeugnissen der Syphilis. Im übrigen fand FUKUSHI meist in der Adventitia auch massenhafte, nur unregelmäßig verteilte Mastzellen, oft vereinzelte auch in den Granulationsherden, nur in 2 Fällen auch in der verdickten Intima.

Was nun die *Riesenzellen* betrifft, so sind sie, wie schon erwähnt, in den Mediaherden zuerst von PUPPE, dann von DÖHLE gesehen worden. Die allermeisten Untersucher haben sie dann wiedergefunden. Das was aber strittig blieb, war einmal die Zahl der Fälle, in denen sie sich finden und dann ihre Art und somit Bedeutung. Während viele Beschreiber in einem großen Teil ihrer Fälle Riesenzellen feststellten, haben andere, wie THOREL, sie selten, so z. B. FUKUSHI unter seinen zahlreichen Fällen nur in einem, MOLINARI sie bei seinen Untersuchungen überhaupt niemals gefunden. In der Tat verhalten sich die einzelnen Fälle ganz verschieden. In den meisten vermißt man Riesenzellen in den Herden, in andern Fällen findet man sie, und wenn, dann meist auch in größerer Zahl, wie dies THOREL sehr richtig angibt. Während nun die Riesenzellen von ihren ersten Beschreibern und auch vielfach weiterhin als Riesenzellen im Sinne der in Granulationsgeschwülsten, Gummata wie Tuberkeln, zu findenden aufgefaßt wurden, legten andere Untersucher den Riesenzellen die Bedeutung von *Fremdkörperriesenzellen* bei. Und in dieser Auffassung gingen die Beschreiber lange Zeit auseinander. MARCHAND vor allem hob hervor, daß die Riesenzellen „teilweise sicher die Bedeutung von Fremdkörperriesenzellen haben, die sich an der Grenze der nekrotischen Fragmente der Media bilden". Auch BENDA, LICHTENSTEIN, BECK, SAATHOFF, HART, FUKUSHI, OBERNDORFER, GRUBER u. a. betonen den Charakter eines Teiles der von ihnen gefundenen Riesenzellen als Fremdkörperriesenzellen. Man findet in ihnen nekrotische Zellmassen, vor allem auf Bröckel von elastischen Faserresten, ferner hat man, wenn auch seltener, auch Fremdkörperriesenzellen, welche Cholesterinkrystalle umschlossen, gesehen, ähnlich wie bei Atherosklerose und vielleicht auch eben in Fällen, in welchen Kombination mit letzterer vorlag. Ein anderer Teil der Riesenzellen aber ist als Bestandteil von syphilitischen Granulationsgeschwülsten, also *vom* LANGHANS*schen Typus* wie bei der Tuberkulose, anzuerkennen, und zwar vor allem wenn typische miliare Gummata mit Nekrose (s. u.) vorliegen. Dieser *doppelte Charakter der Riesenzellen*, die auch zum Teil wenigstens sich morphologisch unterscheiden, ist wohl sicher der richtige. Dies schilderten schon z. B. BECK sowie CHIARI; letzterer spricht in seinem vielfach erwähnten Referat von Riesenzellen, welche den LANGHANSschen Riesenzellen bei der Tuberkulose gleichen oder mehr den Charakter sog. Fremdkörperriesenzellen an sich tragen. Im Einzelfall allerdings ist die Bedeutung als Fremdkörperriesenzelle nur leicht zu erkennen, wenn man eingeschlossene Fremdkörper wenigstens hie und da in ihnen erkennen kann. Sonst ist die Unterscheidung von den Riesenzellen des sog. LANGHANSschen Typus schwierig — und es nimmt des nicht wunder, wenn man bedenkt, daß eine Fremdkörperwirkung (Tuberkelbacillen usw.) auch bei ihnen sehr wohl mit im Spiele ist — man muß sich dann nach dem Ort der Riesenzellen, ob in echten Gummiknoten gelegen und dergleichen, und ihrem Verhalten im Einzelfall richten. Eine so scharfe Scheidung,

wie sie zuweilen zwischen den Fremdkörperriesenzellen und denen vom LANG-
HANSschen Typus gezogen wurde, erscheint wohl gerade hier überhaupt kaum
angebracht. Die *Betonung eines Teiles der Riesenzellen als Fremdkörperriesenzellen war aber insofern wichtig,* als sich daraus ergibt, daß die *kleinen Granulationsherde durch die Riesenzellen* (vgl. Abb. 20) *noch nicht zu Gummata
gestempelt werden,* sie also nicht ohne weiteres die Auffassung derselben als
miliare Gummata gestatten.

Damit ist die Überleitung von selbst gegeben zu den Fragen, die uns im
Anschluß an die mikroskopischen Befunde noch beschäftigen müssen, nämlich
die der *Bedeutung der histologischen Bilder* im einzelnen bzw. des *Werdeganges*

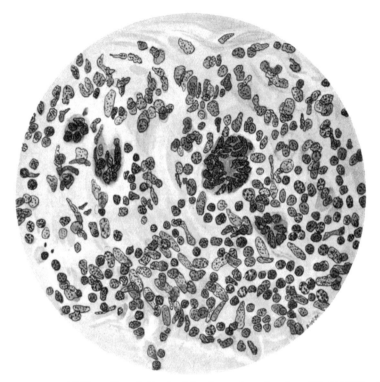

Abb. 20. Aortitis syphilitica. Granulation bestehend aus Lymphocyten, Plasmazellen, größeren
Zellen (Epitheloidzellen), gewucherten Bindegewebszellen und vier Riesenzellen, zum Teil mit
wandständigen Kernen. (Pseudogummi.)

derselben. Und so erhebt sich im Rahmen der oben schon angedeuteten Fragestellung der noch strittigen Punkte die erste *Frage, ob die Granulationsherde
echte Gummata darstellen oder nicht.* Es war dies schon 1877 in gewissem Sinne
von HEIBERG, wie oben erwähnt, angenommen worden mit den Worten, man
könne sich, wenn man wolle, die Zellanhäufungen als miliare Gummiknoten
vorstellen, zur selben Zeit schon positiver von LAVERAN, und dann haben insbesondere DÖHLE und HELLER die Granulationsgebiete als Gummata angesprochen. Es unterliegt keinem Zweifel, daß gerade dieser Punkt, die nicht sehr
kennzeichnenden Zellmassen als typisch syphilitische miliare Gummata aufzufassen, anfänglich zu dem Widerspruch gegen die ganze HELLERsche Lehre
von der Spezifität der Aortenveränderungen erheblich beitrug. Zwar wurden
entsprechende Bildungen auch noch von anderen Untersuchern, z. B. JAKOB,

Beck, Takiguchi, Sumikawa u. a. als Gummata angesprochen, aber Benda, sein Schüler Lichtenstein, Chiari, Marchand und sein Schüler Molinari, Abramow, Thorel, später unter Lubarschs Leitung Eich, Oberndorfer, Hart u. a. legten dar, daß es sich hier nicht um echte oder sichere miliare Gummiknoten handelt; die Riesenzellen sind hier nicht beweisend (vgl. oben) und die Verkäsung fehlt in diesen Bildungen. Daß sich häufig außerhalb der Granulationen in der Media derselben Fälle, also zwischen jenen Herden, nekrotische bzw. im Absterben begriffene Partien finden, wie dies schon Döhle betonte und wie dies oben beschrieben wurde und wovon noch die Rede sein wird, hat mit der zentralen Nekrose von Gummibildungen nichts zu tun, denn hier

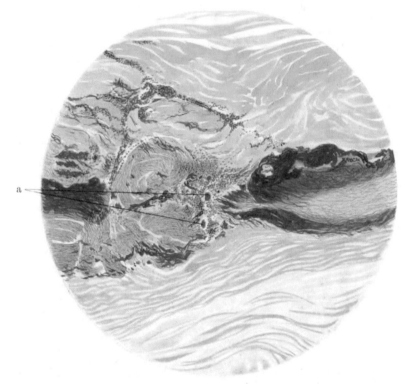

Abb. 21. Aortitis syphilitica. Die Media ist durch Nachbargebiete und Infiltrationen mit Riesenzellen (a) nach Art eines Pseudogummis ganz unterbrochen. Elastica-Färbung nach Weigert.

sind es, wie auch Hart genauer ausführte, nicht die neugebildeten Zellmassen, welche absterben, sondern die Elemente der Media selbst, vor allem Elastica und Muskularis. Wir dürfen die Granulationszellmassen (vgl. Abb. 21), welche später in Narben übergehen, wie sie oben geschildert wurden und wie sie gerade für die von Heller-Döhle zuerst gezeichnete und vielfach nach ihnen benannte Aortitis kennzeichnend sind, also nicht ohne weiteres als Gummata bezeichnen. Und doch ist diese gerade die häufigste Form der Aortenlues, wie dies auch z. B. Benda, der selbst am häufigsten echte Gummata fand, wie sofort dargelegt werden soll, angibt und wie z. B. aus den Zahlen Fukushis, der unter 70 Fällen diese Form 65mal fand, ebenso wie auch aus meinen persönlichen Erfahrungen hervorgeht.

Bollinger war wohl der erste, welcher hier eine *schärfere Einteilung* vornahm, indem er *zwischen der luischen bzw. postluischen Aortitis* im Sinne

DÖHLE-HELLERs *und echter gummöser Aortitis* schied. BENDA hat später (1913) in seiner Darstellung der Aortensyphilis im Handbuch für Geschlechtskrankheiten unterschieden zwischen 1. der DÖHLE-MALMSTENschen Form, die er (s. u.) syphilitische Aortensklerose benannte, 2. der gummösen Aortitis, 3. der miliargummösen Form. Ich möchte hier eine scharfe Einteilung unterlassen, denn zwischen der mit bloßem Auge sichtbaren und der miliargummösen Form ist natürlich grundsätzlich eine Grenze kaum vorhanden, aber auch die miliargummöse Form und die mit den „banalen" Granulationsgeschwülsten möchte ich aus noch zu erörternden Gründen nicht so scharf trennen.

Es gibt also Fälle, wenn auch im ganzen seltener, mit Herden, welche den oben in der Media beschriebenen insofern ganz gleichen, als sie an denselben Stellen liegen, sich aus denselben Zellen im ganzen zusammensetzen und, wie hier vorweggenommen sei, auch später in Narben übergehen, welche aber nach dem Vorliegen von *Riesenzellen vom* LANGHANSSCHEN *Typus und ausgesprochener zentraler Nekrose mit vollem Recht als miliare Gummata* anzuerkennen sind. Ich habe derartige Fälle auch gesehen. Der erste, welcher solche echte Gummata beschrieb, war wohl WINGE schon 1863 (zugleich mit Herzgummata) in einer Aorta mit Aneurysma, sodann wohl 1894 PUPPE. Es folgten Beschreibungen von BABES-KALINDERO (BENDA nimmt an, daß hier solche vorlagen), FABRIS, HEINE, seinem Lehrer BENDA, KAUFMANN, BECK, ABRAMOW, dann teilten noch LOCHTE, FAGIULO, HART, EICH, FUKUSHI, KRÜGER, K. HOFFMANN, RIDGE, MARTLAND und viele andere sichere Gummiknoten in den veränderten Aortenwandungen mit. Diese halten sich meist in kleinen Grenzen, sind aber öfters als etwa stecknadelkopfgroße gelbe Knötchen auch bei Betrachtung der Aortenwand auf Durchschnitten mit bloßem Auge schon kenntlich, wenigstens bei nachträglicher Betrachtung.

Nur in äußerst seltenen Fällen treten wirklich *große makroskopische Gummata*, auch mikroskopisch mit allen Kennzeichen solcher und meist sehr ausgedehnter Nekrose, auf. Solche sind mitgeteilt worden schon in älterer Zeit in der Aorta (zugleich mit Aneurysmen) von NALTY, WILKS, HERTZ, vielleicht BABES-KALINDERO (vgl. BENDA), FABRIS, BENDA, WESTENHÖFFER, FAGIULO, FUKUSHI, BENDA sah deren mehrere, FUKUSHI zwei. In den letzten Jahren sind einschlägige Fälle beschrieben worden von ARNDT sowie WRIGHT-SMITH. Im ganzen sehen wir also, daß es sich hier um seltene Einzelfälle handelt. In dem wohl ersten genau erkannten und beschriebenen Falle von FABRIS handelte es sich um einen 36jährigen Mann, der 13 Jahre vor seinem Tode Syphilis sich zugezogen hatte. Es fanden sich an der Brustaorta ein größeres und mehrere kleinere Aneurysmen und an diesen, besonders an dem größeren, ließen sich in der Umgebung außen und an der Grenze gegen das Aortenrohr ausgedehnte offenbar entzündliche Einlagerungen wahrnehmen, welche gelbe, solide, rundliche Flecke von käsigem Aussehen einschlossen, die in der Mitte erweicht waren. Mikroskopisch bestätigte sich die Diagnose Gummi. BENDA besprach in seinem Referat (1903) 3 solche Fälle bei einem 35jährigen Manne, bei einem 49jährigen und bei einem 35- bzw. 36jährigen Mann, bei dem die Veränderung am ausgedehntesten und die Vorgänge wohl am schnellsten fortschreitende waren. Der ganze aufsteigende Abschnitt der Aorta zeigte hier nach einer späteren ausführlichen Schilderung BENDAs äußerst starke Erweiterung, nach hinten und rechts zu ragte ein kleineres umschriebenes Aneurysma hervor. Dies war eingerissen, so daß der Mann plötzlich zusammengebrochen und gestorben war. In den veränderten Gebieten, welche ziemlich scharf am Übergang des Bogens zur Aorta descendens absetzten, zeigt die Aorteninnenfläche zahllose flache buckelförmige Erhebungen von rötlichgrauer, zum großen Teil aber gelber Farbe, an manchen Stellen durch falsche narbige Einziehungen unterbrochen. Die Wandstärke — außerhalb des verdünnten Aneurysmasackes — ließ überall eine Verdickung bis zu $^1/_2$ bis $^3/_4$ cm, auch stellenweise bis über 1 cm, erkennen. Nirgends sah man die normale Schichtung der Aortenwand. Zuinnerst findet sich ein bald sulziges, bald derberes Gewebe, welches nach der Tiefe zu die Kennzeichen eines blutreichen Granulationsgewebes annimmt. Hierin bestehen zahllose etwa linsengroße, strohgelbe, nekrotische Herde, dicht nebeneinander, meist trockengelb, stellenweise erweicht. Nur an einzelnen Stellen reichen diese Nekrosen bis zur Innenoberfläche, zumeist liegen sie erheblich tiefer, vorwiegend in Media und Adventitia. Nach außen geht das Granulationsgewebe in das sulzige, blutreiche, periadventitielle Bindegewebe über. Auch die Wand des sackförmigen Aneurysmas zeigt die gleichen nekrotischen Knoten, und besonders groß bzw. gehäuft finden sich solche in der Umgebung der großen vom Aortenbogen ausgehenden Gefäße. Die Sinus Valsalvae der Aortenklappen dagegen sind wenig betroffen, die Klappen selbst frei. Auch mikroskopisch zeigte sich typisch gummöser Bau, Infiltrate bestehend aus mononukleären und auch polynukleären Zellen, reichlich Plasmazellen, Epitheloidzellen, typischen Riesenzellen. Dazu inmitten der Infiltrate ausgedehnte Nekrose mit großen Trümmerhaufen elastischer Fasern. Die Intima ist beträchtlich verdickt, auch hier findet sich zellreiches Proliferationsgewebe, die Bindegewebs- und Elastica-Lagen dicht unter der Oberfläche sind erheblich verdickt, in der Intimatiefe liegt zellarmes, auch hyalin erscheinendes Bindegewebe, hie und da auch leukocytäre Infiltrationen. Der Hauptsitz der Gummata aber sind Media und anstoßende Adventitia, wenn die Gummen auch bis in die tiefen Intimaschichten vordringen. Stellenweise finden sich aber auch in der Media noch besser erhaltene elastische Fasern. Das gummöse Gewebe zeigt an manchen Stellen Übergänge in gefäßführendes Granulationsgewebe und Narbengewebe. Die Vasa vasorum zeigen proliferierende Intimaveränderungen bis zum Verschluß. Wir sehen hier also, was wichtig erscheint, daß neben den großen Gummata auch hier sich die Veränderungen der gewöhnlichen syphilitischen Aortitis finden. Westenhöfer stellte in seinem Fall ausgedehntester syphilitischer Veränderungen des Gefäßsystems einen über hanfkorngroßen Gummiknoten an der Abgangsstelle der Arteria mesenterica superior von der Aorta, einen kleineren mitten in der rechten Carotis communis fest, Fukushis beide Fälle mit schon mit bloßem Auge bei der Sektion erkannten Gummiknoten betreffen einen 62jährigen Mann mit schwerer syphilitischer Mesaortitis mit stellenweise nekrotischer Erweichung der Media zugleich mit diffusem Aneurysma des Anfangsteiles der Aorta, fraglich gummöser Verdickung an der Teilungsstelle der linken Carotis externa und interna sowie aneurysmatischen Erweiterungen an der Anonyma und rechten Subclavia und einen 44jährigen Mann mit offenbar nicht sehr eindrucksvollem Bild der Gummata. Auch die mikroskopischen Beschreibungen sind beigefügt, doch sind diese Fälle der auf andere Punkte gerichteten Fukushischen Untersuchungen nicht so genau beschrieben.

In dem neueren (1925) von Arndt mitgeteilten Falle, in dem Pick die Leichenöffnung ausführte, handelte es sich um ein Aneurysma des Aortenbogens mit großen verkäsenden Schwielenmassen des vorderen Mediastinums; ein Durchbruch in die Speiseröhre hatte den Tod herbeigeführt. Es lagen verkäsende Gummata vor, welche außer der Aorta auch die linke Arteria subclavia betrafen. Das Gummi war in den linken Musculus sternocleidomastoideus eingewachsen. Arndt führt als Fälle makroskopischer Gummata der Aorta bei Aneurysmen dieser außer dem Falle von Benda noch solche von Nalty und Risel an. Der, soviel ich sehen kann, letzte veröffentlichte Fall (1928) ist der von Wright-Smith unter der Bezeichnung „gummata of the aorta with rupture

into the pericardium" mitgeteilte. Hier ist die Rede von zwei etwa taubeneigroßen Gummen im Anfangsteil der Aorta, von denen das kleinere, in der Mitte
erweichte, in den Herzbeutel durchgebrochen war.

Kehren wir nach der Abschweifung zu diesen sehr seltenen großen Aorten-
gummen zu den weit häufigeren *miliaren Gummata* der Aorta zurück, so bieten
diese naturgemäß für das bloße Auge und mikroskopisch denselben typisch
gummösen Bau, nur eben in weit kleinerem Maßstabe. HOFFMANN gibt auch
z. B. an, daß man in seinem Falle stets schon mit bloßem Auge die zackig
begrenzten strohgelben Herde erkennen konnte. Eine grundsätzliche Trennung
ist hier also nicht zu machen. Aber auch die *miliaren Gummen* der Aorta sind
*mit den unkennzeichnenderen Granulationsherden der gewöhnlichen syphilitischen
Aortitis verglichen weit seltener.* Es ergibt sich dies am deutlichsten, wenn wir
die Zahlen in den über ein großes Material berichtenden Untersuchungsreihen
von FUKUSHI, EICH oder KRÜGER betrachten. EICH fand unter seinen 63 Fällen
3mal sicher gummöse Veränderungen, FUKUSHI 2mal makroskopisch, 3mal
miliare, also zusammen 5mal Gummata gegenüber 65 syphilitischen Aortitiden
ohne solche, KRÜGER sah unter seinen 142 Fällen von syphilitischer Aortitis
nur 2mal echte Gummen. Und das Entsprechende ergibt sich aus allen Untersuchungen und Erfahrungen, so auch meinen eigenen. BENDA allerdings hat
ganz besonders häufig echte gummöse Formen gesehen — sein Schüler K. HOFF-
MANN erwähnt 1923 7 gummöse Fälle sowie 2 Übergänge zur fibrösen Form unter
280 Fällen von Aortensyphilis — aber auch er gibt, wie erwähnt, an, daß die
von ihm DÖHLE-MALMSTENsche Form genannte Aortitis ohne Gummata das
häufigste Bild bietet. Dies bleibt auch sicher der Fall, wenn man mit BECK
in Betracht zieht, daß kleine Gummata bei der Aortitis oft schwer zu finden
sind. Einige Untersucher geben auch an, trotz größeren untersuchten Materiales
nie echte Gummata gesehen zu haben, so (1903) THOREL oder CHIARI, MARCHAND
und sein Schüler MOLINARI, später auch z. B. OBERNDORFER. Aber auch sie
leugnen natürlich nach den Beschreibungen nicht, daß echte gummöse Formen
vorkommen. So hat MARCHAND sie auf Grund der BENDAschen Präparate
ausdrücklich anerkannt.

Von Wichtigkeit erscheint mir nun, daß sich *auch bei Bestehen echter miliarer
Gummata* (sogar auch großer Gummositäten s. o.) *daneben die typischen Veränderungen finden, wie sie der sonstigen syphilitischen Aortitis eigen sind.* Auch
ich habe mehrfach Fälle gesehen, welche dieser in jeder Beziehung entsprachen
und nur stellenweise miliare Herde, die noch LANGHANSschen Riesenzellen und
ausgedehnterer zentraler Nekrose sichere kleine Gummiknoten darstellten,
enthielten. In dieser Richtung ist es nun ferner von Wichtigkeit zu verfolgen,
welches das Endergebnis solcher Gummiknoten darstellt. Und hier haben
FABRIES und BENDA schon frühzeitig durch Vergleich des Bildes nachgewiesen,
daß der *Ausgang der gummösen Veränderungen Narbenbildung* ist. Insbesondere
BENDA hat dies genau verfolgt, besonders deutlich an der Hand einer seiner Fälle.
Er schreibt: ,,sowohl in die Käseherde wie in die Rupturstellen dringt ein sehr
gefäßreiches, von dem gummösen durchaus verschiedenes Granulationsgewebe
ein, welches schließlich in schwieliges Bindegewebe übergeht". Auch HART
hat das Gleiche verfolgt und betont. Wir wollen hier daran erinnern, daß auch
die nicht als miliare Gummata ansprechbaren Granulationsherde ebenfalls
und ebenso später der Vernarbung anheimfallen.

Von den selteneren gummösen bis in Vernarbung übergehenden Fällen und
der Verfolgung aller Zwischenglieder hier haben nun FABRIES und insbesondere
BENDA auch für die gewöhnliche Aortenlues den Schluß gezogen, daß auch hier
gummöse Veränderungen vorgelegen haben, welche aber schon vernarbt sind;
so sagt BENDA scharf und klar: ,,nach alledem bin ich zu der Überzeugung

gelangt, daß die Döhle-Malmstensche Aortensklerose den narbigen Ausgang
echter Gummositäten der Aortenwand darstellt". Und ferner schreibt er, „daß
das ausgeprägte Bild der narbigen Aortensklerose solange als ausschließlich aus
gummösen Prozessen hervorgegangen zu betrachten ist, als nicht für einen
anderen Prozeß nachgewiesen ist, daß er den nämlichen Entwicklungsgang
und das nämliche Resultat besitzt". Dementsprechend betont Benda, daß die
Döhlesche Aortenlues gewöhnlich den Namen einer Aortitis zu unrecht trage,
da sie einen völlig abgelaufenen Vorgang darzustellen pflege, so daß er die
Bezeichnung „Aortensklerose" bzw. „syphilitische Aortensklerose" für sie
wählt. Hier möchte ich Benda bei aller Anerkennung seiner überaus genauen
Verfolgungen und besonderen Verdienste um das ganze hier in Frage stehende
Gebiet, nicht ganz folgen. Insbesondere nicht seiner Betonung, daß es sich hier
„ausschließlich" um das Endbild aus echten gummösen Veränderungen hervorgegangener Umwandlungen handelt. Der eine Einwand liegt auf der Hand,
die Seltenheit der echten Gummata im Verhältnis zur syphilitischen Aortitis,
von deren ungeheurer Häufigkeit unten noch besonders die Rede sein soll.
Deshalb wurde die verhältnismäßige Seltenheit echter gummöser Vorgänge
mit Angabe einiger Zahlen oben betont. Benda sucht diesem Einwand vorzubeugen, indem er ausführt, daß auch für sonstige syphilitische Veränderungen
die Verhältnisse ähnlich liegen, ein Mißverhältnis zwischen nachweisbaren Gummata und Narbenbildungen bestände. Aber dem steht gegenüber, daß auch
in anderen Organen keineswegs stets Gummata vorgelegen haben müssen, um
zum Endzustand auf syphilitischer Grundlage entstandener Narben zu führen,
sondern es auch andere syphilitische Entzündungsvorgänge unspezifischerer
Art mit dem gleichen Ergebnis gibt, daß man also dem vollendeten Zustand den
Entwicklungsweg in der Tat oft nicht mehr ansehen kann. Ferner aber ist vor
allem einzuwenden, daß eben hier bei der Aortenlues in der ganz überwiegenden
Mehrzahl der Fälle außer Narben auch wenigstens einzelne Stellen mit frischeren
Entzündungsherden unmittelbar nachweisbar sind, eben jene so häufigen Granulationsherde, die dann auch vernarben und in allen Übergängen der Organisation
zu Bindegewebe getroffen werden können. Man findet also hier noch frischere
Stadien, welche auch syphilitische Bildungen sind ohne echte Gummata darzustellen und welche in Narben übergehen. Hier liegt kein Grund vor, die
Narben nicht auf diese Weise (von den schon erwähnten direkten Nekrosen
ohne Granulationsherde, die auch vernarben, wird noch die Rede sein) entstanden zu deuten, und es erscheint mir recht gezwungen für *alle* diese Fälle
anzunehmen, daß Gummiknoten vorgelegen hätten, die eben vernarbt und
nicht mehr nachweisbar wären, was natürlich für die Fälle mit sichtbaren
Gummositäten ohne weiteres anzunehmen ist. Daß eben außer echten miliaren
Gummata ihnen in gewisser Linie nahestehende auch in Gestalt kleiner Herde
auftretende Entzündungsvorgänge gerade bei der Syphilis eine Rolle spielen, die
ganz wie jene zuletzt in ein Narbenstadium übergehen, dafür bietet ja die Lues
auch sonst Analogien. So gerade auch bei syphilitischen Produkten um Gefäße
— ich erinnere an die bekannten Knötchen in und um Venen nach den Untersuchungen von Rieder u. a.; aber auch ähnliche an kleinen Arterien — die, ohne
kennzeichnende Merkmale für Syphilis zu tragen, doch gerade bei ihr auftreten.
Und auch hier bei den Veränderungen der Media und Adventitia lehnen sich ja
die Granulationszellherde zum großen Teil an, oft endarteriitisch veränderte,
Vasa vasorum an. Und insbesondere finden sich Analogien im Gebiete der
angeborenen Lues, bei der ja zahlreiche kleine umschriebene entzündliche Herd-
formen mit miliaren Gummata oft verwechselt werden, ohne solche zu sein,
ihnen aber sehr nahe stehen. Ich sehe also zusammengefaßt *keinen Grund*
anzunehmen, daß stets echte Gummata vorgelegen haben sollten, um das Bild der

HELLER-DÖHLESchen *Aortenlues zu ergeben, sondern glaube, daß es sich hier* (außer den Fällen mit echten kleinen Gummata), und zwar in der großen Mehrzahl der Fälle, *um spätere Stadien syphilitisch-entzündlicher Vorgänge ohne sicher spezifisch-gummösen Charakter handelt*; da hier in den allermeisten Fällen kein rein sklerotisches Endbild vorliegt, sondern sich *auch noch frischere Entzündungsbilder* finden, darf man sie ruhig mit den meisten Forschern als *Aortitis* (s. u.) bezeichnen. Ich stimme daher hier völlig mit MÖNCKEBERG überein, welcher auch BENDA entgegnete, daß in der größten Zahl der Fälle sich weder mikroskopisch Gummositäten noch aus diesen hervorgegangene Narben im Sinne BENDAS nachweisen ließen, und dann schreibt „ohne daher in Abrede stellen zu wollen, daß die schwielige Sklerose und namentlich diejenige Form, die tiefeingezogene Narben und grübchenförmige Vertiefungen aufweist, das Ausgangsstadium einer echten, schon makroskopisch diagnostizierbaren gummösen Aortitis darstellen *kann*, glaube ich doch behaupten zu müssen, daß diese Entwicklung des Prozesses nicht als die Regel anzusehen ist, daß vielmehr die meisten Fälle ungezwungen sich erklären lassen durch die Annahme primärer Schädigungen der Media mit darauffolgender „banaler" Entzündung, deren Produkte allmählich in Narbengewebe übergehen".

Von dieser soll jetzt die Rede sein. Es handelt sich um die Frage, *wie diese nicht echt gummösen Granulationszellmassen, die sich in den allermeisten Fällen finden, genetisch zu deuten sind.* Wir müssen hierbei an zwei Punkte obiger Beschreibung der mikroskopischen Befunde anknüpfen, einmal an die gerade für Syphilis typischen gegebenenfalls *obliterierenden Vorgänge an den Vasa nutritia in Adventitia und auch Media*, zweitens an die nicht sekundär in Granulationen (Gummiknötchen) auftretenden, sondern zwischen ihnen gelegenen und die *Mediaelemente zerstörenden nekrotischen Herde.* Wir finden im Schrifttum, besonders im etwas älteren, das diese genetischen Fragestellungen eifriger verfolgte, zwei verschiedene Auffassungen vertreten.

Die eine Ansicht, wie sie wohl als erster BACKHAUS aus der HELLERschen Schule besonders scharf hervorhob, im übrigen aber überhaupt von der Kieler Schule vertreten wurde, *verlegt den ganzen Beginn des krankhaften Prozesses in die Vasa vasorum* und leitet alle folgenden Krankheitsvorgänge als hieraus folgend von ihnen ab (ähnlich wie es, aber allgemein, nicht für die syphilitischen Veränderungen, die er als solche nicht anerkannte, schon KÖSTER, für seine Mesaortitis fibrosa aufgefaßt hatte). Nach BACKHAUS soll die *Endarteriitis* der Vasa nutritia, welche bis zum Verschluß derselben fortschreiten kann und eben selbst syphilitischer Entstehungsursache ist, durch die so bedingte Ernährungsstörung Nekrose besonders in der Media bewirken; es wanderten dann Leukocyten ein und sekundär bildeten sich erst auf die Nekrose hin die Granulationsherde aus, welche dann später vernarbten. Auch BENDAS Schüler LICHTENSTEIN betonte die zuerst erkrankten Vasa vasorum in der Adventitia, woran sich Rundzellinfiltrationen um die Gefäße anschlossen, Vorgänge, die auf die Media übergriffen. Die elastischen Fasern werden hier auseinander gedrängt, dann zerstört und vernichtet. Zuletzt treten Narben an die Stelle der Granulationsherde. Ganz die gleiche Anschauung wie BACKHAUS vertritt SAATHOFF. Ebenfalls auf Anregung DÖHLES verfolgte er die Vasa vasorum und fand auch, daß sie die eigentlichen Träger des Prozesses sind. Hier zeige sich in Gestalt der Endarteriitis die syphilitische Einwirkung zuerst. Die Syphiliserreger gelangten in die Anfänge der Lymphbahnen und in der Adventitia würden so vorher kaum sichtbare Lymphknötchen infolge ihrer Schwellung sichtbar. In den Lymphbahnen um die veränderten Vasa vasorum käme eine Perivasculitis zustande, zuerst bildeten sich Granulationen da, wo sich die Gefäße in Capillaren auflösen, d. h. im inneren Drittel der Media. Die sich stärker ausbildenden Granulationsherde zerstören die muskulären und elastischen Elemente der Media, später tritt Bindegewebe an die Stelle der Granulationsherde. Auch Thorel nimmt eine Reizung der Vasa vasorum nebst dem umliegenden Gewebe durch das syphilitische Virus an; so kommt es zu den Veränderungen an den Gefäßen selbst und zu Granulationen, welche von der Adventitia in die Media einwuchern und diese zerstören. Eine ganz ähnliche Auffassung sprach Takiguchi aus; auch Wiede-mann betonte die Veränderungen der Vasa vasorum. Bauler, ein Schüler Kaufmanns, hebt hervor, daß er Infiltrationsherde verfolgt habe, welche, schon vor zentral nekrotischer oder narbiger Umwandlung, gegenüber den muskulösen und elastischen Elementen besonders der Media starke Zerstörungs-tendenz aufwiesen. Auch Sumikawa beschrieb und betonte um die Vasa vasorum gelegene Entzündungsherde, die dann vernarben. Später hat sich Fukushi wieder ganz Backhaus angeschlossen und noch vor 3 Jahren hat Waite eine obliterierende Endarteriitis, dann Periarteriitis und Nekrose mit Zerstörung der elastischen Elemente in den Mittelpunkt der Vorgänge bei der Aortenlues gestellt. Ferner erwähne ich unter den Forschern, welche den Hauptton auf primäre Endarteriitis der Vasa vasorum legen, noch z. B. die Italiener Ravenna und Banti sowie die Amerikaner Scott-Saphir und neuerdings Mc. Means. Wir sehen, daß nach diesen Untersuchungen die Vasa vasorum ganz in den Vordergrund der syphilitischen Veränderungen gestellt werden. Teils wird an ihre *proliferierende bis obliterierende Endarteriitis eine Perivasculitis in Gestalt von Granulationsherden direkt angeschlossen*, die ihrerseits die *Mediaelemente*, besonders die elastischen, *zerstören, teils wird zuerst eine als Ernährungsstörung durch die Verengerung bzw. den Verschluß der Vasa nutritia bedingte Nekrose mit Zerstörung der Gewebselemente*, an die sich die Granulationsbildung gewisser-maßen als *reparative Entzündung erst anschließt*, angenommen. Beide Auf-fassungen schließen sich aber gegenseitig nicht aus bzw. liegen ganz benachbart und stellen auf jeden Fall die Erkrankung der Vasa vasorum ganz in den Vor-dergrund. Daran, daß diese eine große Rolle bei den Vorgängen spielt, und, wenn auch nicht direkt kennzeichnend für Syphilis, doch hier bei der Aortenlues recht typisch ist und in dieser Form bei gewöhnlicher Atherosklerose kaum vorkommt, ist wohl nicht zu zweifeln.

Andererseits vertritt über die Folge und den Werdegang der Vorgänge eine andere Gruppe von Untersuchern eine anders lautende Auffassung. Nach dieser ist eine *primäre Nekrose des Gewebes, direkt hervorgerufen durch den Syphilis-erreger*, das Einleitende, woran sich erst als reparative Entzündung die Granu-lationsherde anschließen (vgl. Abb. 22). Insofern als hier eine Nekrose letzteren zugrunde liegend vorangeht, entspricht diese Auffassung der oben wieder-gegebenen Backhaus und so schließt denn auch Benda, welcher diese Meinung in dem Sinne ausspricht, daß es sich hier um primäre Nekrosen im Sinne Wei-gerts handelt, aus denen sich durch Umlagerung und Einwanderung von Zellen erst die kleinen Entzündungsherde entwickeln, an Backhaus an. Insofern aber als diese primäre Nekrose nicht von den Gefäßveränderungen abzuleiten, sondern auf direkte Erregerwirkung bzw. toxische Einwirkung zu beziehen ist, weicht diese Auffassung von der Backhaus ab. Benda spricht dies nicht klar aus. Dagegen kurz darauf schon Molinari mit aller Deutlichkeit. Er läßt die Media, und zwar an der Grenze gegen die Adventitia hin zuerst ergriffen werden, und zwar entstehen die Veränderungen „nicht durch Ernährungsstörungen infolge mangelhafter Blutzufuhr", denn Molinari fand sie während die Vasa vasorum noch keine Verengerung ihrer Lichtung aufwiesen, so daß er in dieser Hinsicht die Auffassung Backhaus nicht teilen kann, „vielmehr muß man annehmen, daß das in den Gefäßen enthaltene Virus die elastischen Lamellen schädigt, so daß diese unter dem Drucke des Blutes schließlich einreißen". Entzündliche

Herde bildeten sich dann erst sekundär aus. Auch MARCHAND selbst führt die Mediaveränderungen auf eine primäre Zerreißung und Lockerung der elastischen Lamellen zurück, da an Stellen, wo der Prozeß fortschreitet, die entzündlichen Veränderungen gering, die Elasticadefekte aber bereits deutlich seien. ARNS-PERGER vertrat eine ähnliche Auffassung, wie eine solche auch schon 1899 BENEKE ausgedrückt hatte. Ganz ausgesprochen stellt sich auch MÖNCKEBERG auf den Standpunkt der primären Schädigung der Media, wodurch Defekte entstehen, die dann erst leukocytär, sodann durch gefäßhaltiges Granulations-gewebe umgewandelt werden, aus dem sich allmählich Narbengewebe ent-wickelt. EICH fand überhaupt nur in 4 seiner 63 Fälle obliterierende End-

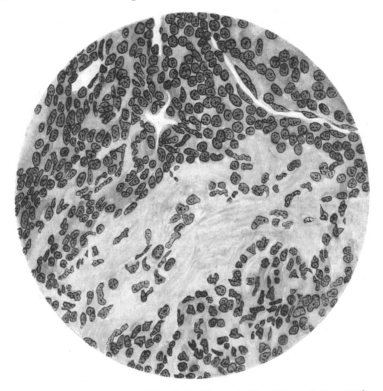

Abb. 22. Aortitis syphilitica. Nekrotische Massen (gelb) mit Granulationsgewebe.
(VAN GIESON-Färbung.)

arteriitis der Vasa nutritia, kann sich daher nicht der BACKHAUSSchen Annahme ihrer Bedeutung anschließen, sondern ist ganz derselben Auffassung wie MOLI-NARI, zumal auch er in Aorten, die auch entzündliche Herde aufwiesen, mehr-mals Stellen fand, wo noch Defekte, aber ohne Infiltrate vorlagen. Auch OBERN-DORFER schreibt, daß wahrscheinlich „die Noxe, die zur Entzündung führt und deren Reaktion die Ansammlung der Zellen ist, die Hauptursache der Zertrümmerung der Media bildet, denn man findet manchmal auch etwas entfernt von den Entzündungs- und Granulationszellen nekrotische Trümmer der Media". Ebenso sehen die amerikanischen Forscher WRIGHT und RICHARDSON bei ihren Untersuchungen, von denen bei Erwähnung der Spirochäten noch die Rede sein wird, eine primäre Nekrose der Media (auch Intima), gefolgt von reparativer Bindegewebswucherung, als grundlegend an. Während bei der Zerstörung der Mediaelemente gewöhnlich mehr oder weniger gleichzeitige der

elastischen wie muskulösen angenommen wird, dabei aber den elastischen
Fasern meist größere Bedeutung, zuweilen auch in zeitlicher Folge, beigemessen
wird, läßt Scagliosi die Muskelfasern vor den elastischen zerstört werden.

Beneke hat (1919) die Meinung vertreten, daß die Schädigung der Media
insbesondere ihrer Elastica teils auf Ernährungsstörungen infolge von Veränderungen der Vasa nutritia, teils auf direkte Schädigung durch angreifende
Gifte (Syphilisvirus) und auch Entzündungsvorgänge zurückzuführen ist.
Dieser Meinung möchte ich mich durchaus anschließen. Denn wenn wir zusammenfassen, so sehen wir in der Tat, daß *verschiedene Momente*, die in den zuvor
besprochenen Untersuchungen richtig erkannt wurden, von denen aber zuweilen
das eine oder andere einseitig allein überbewertet wurde, hier zusammentreffen,
und in den Einzelfällen verschieden teils dieser teils jener Vorgang vorherrschend oder mehr allein anzuschuldigen ist. Die *Veränderungen der Vasa
nutritia spielen, wenn sie ausgesprochen vorhanden sind, sicher eine große Rolle*
für die *Erscheinungen der Gewebszerstörung*, besonders in der Media, *teils
durch Ernährungsstörung, teils durch sich anschließende und sich fortsetzende
perivasculäre Entzündung.* Aber die Veränderungen der kleinen Gefäße sind sehr
häufig nicht vorhanden und hier sind *direkte Schädigungen im Sinne der primären
Schädigung* Weigerts, *woran sich die entzündliche Reaktion erst anschließt*, anzuschuldigen; offenbar spielen sie für die Media eine beherrschende Rolle, in den
Fällen, in denen sich die Veränderungen der Vasa vasorum nicht finden sicher,
aber in den anderen Fällen wohl auch zugleich mit jenen; ja ich möchte auch
dieser *direkten Einwirkung der Syphilisnoxe* für die Bilder, wie ich sie auch
oft gesehen habe, *die Hauptrolle zuerkennen.* Erklären wir auf diese Weise
einen Teil der Granulationsherde, soweit sich diese den Nekrosen anschließen,
so stellt diese Auffassung dieselben nicht etwa in Gegensatz zu den miliaren
Gummata in den Fällen, in denen sich solche finden. Eine primäre Schädigung
leitet nach meinen und anderen älteren Untersuchungen auch die spezifischen
Abwehrvorgänge der tuberkulösen Prozesse ein und ist neuerdings von Hübschmann wieder besonders betont worden. Hübschmann hat aber für die Tuberkulose auch ganz besonders die Meinung vertreten, daß, seiner Auffassung nach
sogar in der Regel, die Nekrose zuerst einsetzt, die proliferierenden Vorgänge
sich erst sekundär an solche anschließen. Warum sollte eine entsprechende
Auffassung nicht auch für (miliare) Gummata annehmbar sein, zumal wir
gerade bei der Syphilis Vorgänge kennen, die in unmittelbarem Absterben des
Gewebes unter Einwirkung der Syphilisspirochäten bestehen, allerdings hauptsächlich bei der angeborenen Lues. Betont sei aber noch, daß ein großer Teil
von aus Rundzellen, aber auch aus anderen besprochenen Zellarten bestehenden
Granulationszellherden, aber ohne Nekrose, sich an alte und neugebildete von
der Adventitia aus die Media durchsetzende *kleine Gefäße einschließt, ohne daß
letztere endovasale Veränderungen aufwiesen.*

Nur einen kurzen Blick zu werfen brauchen wir auf die früher vielerörterte
Frage der *Reihenfolge des Befallenseins der einzelnen Aortenwandschichten.* Es
geht aus obigen Wiedergaben schon hervor, daß zahlreiche Forscher die Media
ganz in den Vordergrund stellen, auch zuerst von den Veränderungen ergriffen
annehmen, während andere, wie z. B. Backhaus, Jakob, Abramow, Thomson-
Walker, die einleitenden Vorgänge ganz in die Adventitia verlegen. Auch dies
verhält sich offenbar in den Einzelfällen und je nach den Einzelvorgängen
— Vasa vasorum-Veränderungen in der Adventitia beginnend, direkte Schädigung die Media ergreifend — unterschiedlich. Mit Recht hat schon v. Hansemann betont, daß manchmal vorzugsweise die eine, manchmal die andere
Wandschicht ergriffen ist, auch Übergänge und Kombinationen vorkommen,
und er sowie Darier meinen daher, man solle nicht so scharf zwischen den

einzelnen Gefäßwandschichten trennen. *Sehr oft aber scheint in der Tat der Prozeß von der Adventitia auszugehen* und von hier aus erst die *Media zu ergreifen*. Die Beobachtungen von SAATHOFF, die sehr in diesem Sinne sprechen, sind schon erwähnt. Er nahm an, daß die Spirochäten zuerst in die Anfänge der Lymphbahnen und in kleine Lymphfollikel der Adventitia gelangen. v. HANSE-MANN hatte übrigens auch schon die perivasculären Lymphräume als ausnahms-losen Anfangssitz bezeichnet und von einer „Lymphangitis plastica" gesprochen. Dies steht in Übereinstimmung mit der Auffassung von KLOTZ, nach welcher die Spirochäten von mediastinalen Lymphknoten her auf dem Lymphwege in die Aorta gelangen, und zwar zunächst in die perivasculären Räume um die Vasa vasorum. Im vorigen Jahre schloß sich MARTLAND in seiner Abhandlung dem ganz an; er will hier in den perivasculären Räumen um die Vasa vasorum auch zahlreiche Spirochäten gefunden haben. Dann setze eine defensive Reak-tion ein, welche an den Gefäßen zu obliterierender Entzündung, im übrigen aber auch zu den Granulationen und auch miliaren Gummen führe.

Beginnt also der Prozeß in der Adventitia und wohl auch in Einzelfällen in der Media, so stimmen alle Untersucher seit HELLER, DÖHLE, BACKHAUS, dann STRAUB u. a. darin überein, daß die *Intima erst sekundär* erkrankt. Zum kleineren Teil handelt es sich hier um die unmittelbare Fortsetzung der entzündlichen Vor-gänge von der Media in die Intima, wie dies oben erwähnt wurde, zumeist werden nicht eigentlich syphilitische, *kompensierende Wucherungsvorgänge* in der Intima angenommen, oft im Sinne THOMAS, daß Intimasklerosen gerade über gedehnten bzw. degenerierten Partien der sonstigen Aortenwand sich aus-bilden. So glaubte FUKUSHI auch zeigen zu können, daß sich Intimaverdickungen gerade über besonders stark veränderten Mediapartien vorfinden. Dies wurde zwar auch sonst öfters angenommen, in anderen Fällen aber traf dies keines-wegs zusammen (vgl. z. B. EICH), und es ist in der Tat offenbar wenigstens nicht regelmäßig der Fall. Daß dies sekundäre Befallenwerden der Intima und die geringe Neigung des Intimaprozesses hier zu regressiven Veränderungen die Aortenlues von der Atherosklerose scheidet, ist ebenso oben schon besprochen wie die Tatsache, daß die Aortensyphilis die Ausbildung atherosklerotischer, dann auch mikroskopisch mit allen ihren Kennzeichen versehener Intima-veränderungen auch am selben Orte begünstigt. Diese tragen dann natürlich an sich kein irgendwie syphilitisches Gepräge, aber können bei starker Aus-bildung, besonders wenn sie auch tiefere Schichten ergreifen, die syphilitischen Veränderungen zum großen Teil ganz überdecken. Endlich sei erwähnt, daß die luisch bedingten Vorgänge selbst, wenn sie in Gestalt von *entzündlichen Vor-gängen und besonders Bindegewebsentwicklung* alle Wandschichten ergreifen, *jede Grenze der einzelnen Wandschichten verwischen können*, wie dies schon HEYDEN-REICH, ein Schüler BOLLINGERs, beschrieb.

Entstehungsgemäß würden also die Vorgänge bei der Aortensyphilis sich so gliedern, daß, im Einzelfall und an Stärke wechselnd, sich *von den Vasa vasorum der Adventitia aus eine Gefäßneubildung in die Media hinein ausbildet, an die sich perivasculäre Zellansammlungen anlagern, daß ferner diese Vasa vasorum zum Teil endarteriitische Veränderungen aufweisen und sich im Anschluß an so durch Ernährungsstörung bedingte Nekrosen Granulationen ausbilden, solche ferner auch reaktiv nach direkter primärer Läsion und Nekrotisierung durch die Syphiliserreger vor allem in der Media entstehen*, und daß diese *Granulationen*, wie sie auch bedingt sind, und somit auch anfänglich vorhandene Nekrose, *in später stark schrumpfende Narbenbildungen übergehen*. Ein Endergebnis also, wie es auch sonst für Produkte syphilitischer Infektion typisch ist. Die Granu-lationen ähneln kleinen miliaren infektiösen Granulationsgeschwülstchen, können (außer Leukocyten, Lymphocyten, Plasmazellen, Bindegewebszellen) auch

Epitheloidzellen in größeren Mengen enthalten, ferner auch Riesenzellen, welche zum großen Teil als Fremdkörperriesenzellen mit Einschluß nekrotischer Gewebsbröckel aufzufassen sind, stellen aber mangels sekundärer zentraler Nekrose, wie oben ausführlich besprochen wurde, keine sicheren echten gummösen Neubildungen vor. *In einem kleinen Bruchteil kommen zu ganz den gleichen sonstigen Veränderungen einzelne oder zahlreiche miliare Gummata hinzu, nur in seltenen Ausnahmefällen makroskopisch große Gummositäten.* Der Auffassung Bendas, daß in den ganz überwiegenden Fällen ohne miliare Gummiknoten solche doch vorgelegen und eben zu den Narbenbildungen geführt hätten, haben wir, wie oben dargelegt, in Übereinstimmung mit anderen Forschern uns nicht anschließen können.

Und doch kann man vielleicht den Vorteil der Einheitlichkeit der Auffassung, welche die Bendasche auszeichnet, von einem etwas anderen Gesichtspunkte aus ebenfalls erreichen. Ist es nötig die Fälle ohne miliare Gummata nur mit den „banalen" Entzündungsherden und solche mit miliaren Gummata vor allem praktisch so scharf zu trennen? Daß anfänglich von vielen Seiten scharf betont wurde, daß jene Granulationsherde keine echten Gummata, sondern an sich histologisch nicht rein für Syphilis kennzeichnende entzündliche Veränderungen darstellen, war durchaus angebracht, ja notwendig, die darinliegende Skepsis voll berechtigt. Und andererseits war die Schilderung der sicher echten Gummata durch Fabris und vor allem Benda, dann zahlreiche andere, überaus wichtig, um eben die Überleitung darzustellen, auch die Fälle ohne Gummiknötchen dem ganzen gemeinsamen Verlauf nach als syphilitisch bedingt auffassen zu dürfen. Aber heute, nachdem die fast ausnahmslos syphilitische Entstehungsursache der in Frage stehenden Aortitis auch ohne echte Gummiknötchen allgemein anerkannt ist, dürften wir jene histologisch begründete allzu scharfe Scheidung wohl aufgeben und betonen, wie nahe sich die Fälle mit und ohne Gummiknoten doch stehen. Mit dem bloßen Auge zumeist nicht zu unterscheiden — wie Gruber auch an Hand seiner Fälle gut darlegt —, histologisch bis auf das Vorhandensein miliarer Gummiknötchen ganz dasselbe Bild; die gleichen Veränderungen sonst, derselbe Werdegang, derselbe Fortgang und Ausgang. Und praktisch für den Kliniker, da eben in beiden Fällen ätiologisch-syphilitischen Ursprungs und auch die Folgen (s. unten) die gleichen, ohne Interesse der Unterscheidung. Und auch die kleinen Herde selbst, die Granulationen einerseits, die miliaren bzw. submiliaren Gummiknoten andererseits, sind vielleicht, vor allem genetisch, und im ganzen auch cellulär, nicht so sehr verschieden. Ähnliche zwar von den Gummiknoten zu scheidende, aber ihnen doch sehr nahe stehende Granulationsherde sehen wir ja bei der Syphilis auch sonst. Und hier in der Aorta, wo sie, wenn auch histologisch an sich nicht für Syphilis kennzeichnend wie echte Gummata, doch in dieser Ausbildung und mit der gezeichneten Entwicklung wohl nur bei Lues vorkommen, haben sie immerhin die Bedeutung von kleinen Syphilomen, um eine alte Bezeichnung Wagners hier anzuwenden. Dafür, daß gewissermaßen Zwischenglieder jene Granulationen mit den Gummiknötchen verbinden, kann man in gewissem Sinne Benda, wenn er auch selbst ja gerade die Scheidung besonders scharf vorgenommen hat, anführen. Denn in seiner Bearbeitung des Themas im Handbuch der Geschlechtskrankheiten 1913 schildert er kleine Herde mit Riesenzellen, die wohl Fremdkörperriesenzellen darstellen, und ohne Neigung zu sekundärer Nekrose, die er usrprünglich für Initialformen echter Gummata hielt, während er diese Meinung aber dann aufgegeben hat. Benda neigt jetzt dazu, diese Herde als abortive Gummiknoten aufzufassen, wenn auch noch genauere Verfolgungen nötig wären, und vergleicht die Bildungen Fremdkörpertuberkeln. Wenn man bedenkt, wie letztere morphologisch Tuberkeln ganz gleichen können,

heute ja auch als Ausdruck gemeinsamer Immunitätslagen bei verschiedener Entstehungsursache aufgefaßt werden, und wenn man sieht, wie schwer die Erkennung ist, so daß BENDA selbst seine Auffassung etwas veränderte, und bedenkt,
daß jene „Abortivformen" von Gummiknoten ja eigentlich schon eine Art
Bindeglied darstellen und sich nicht merklich von einem Teil der einfachen
Granulationen unterscheiden, so wird man auch geneigt sein, *keinen allzu scharfen
Trennungsstrich zwischen den Granulationen, die re vera auch, wenn auch histologisch wenig gut gekennzeichnete, „Syphilome" darstellen, und den miliaren
Gummiknoten zu ziehen.* Ein derartiger Standpunkt ist schon 1903 bei AMSPERGER
angedeutet, vielleicht sogar zu weitgehend, wenn er keinen grundsätzlichen
Unterschied findet zwischen entzündlichen Infiltraten, die mehr zu Vernarbung
neigten und größeren Gummibildungen, die mehr in Nekrose und Erweichung
übergingen. Vor allem GRUBER sagt aber schon sehr treffend von den kleinen
Granulationen einerseits, den miliaren Gummiknötchen andererseits „beim
Vergleich dieser Bildungen bekommt man den Eindruck, als handle es sich nicht
um verschiedene Gebilde, sondern um quantitative Unterschiede, um Übergangsstadien vom miliaren Lymphomknötchen zu dem miliaren Gumma mit
zentraler Nekrose". Auch er spricht von „miliaren Syphilomen" und sieht
in ihnen nur graduelle Unterschiede gegenüber den Gummiknoten, ja meint,
vielleicht seien wir berechtigt, auch solche miliare lymphomähnliche Knötchen
ohne zentrale Nekrose als miliare Gummen zu bezeichnen. Ohne mich diesem
letzteren anzuschließen, vertritt GRUBER hier im ganzen die gleiche Auffassung,
zu der ich auch gelangt bin. Man kommt so auch zu einer *einheitlichen Auffassung der Aortenlues mit und ohne echte miliare Gummata,* von BENDA nur
insofern verschieden, als man in den bei weitem häufigsten Fällen ohne Gummata
solche nicht als vorhanden gewesen und die Narbenbildung bedingend vermutet, sondern die Gesamterkrankung mit und ohne Gummiknoten als die
gleiche mit demselben Ausgang in Narbenbildung betrachtet.

Verlassen wir nunmehr die morphologischen Verhältnisse. Daß die HELLER-
DÖHLEsche Erkrankung auch ohne an sich völlig für Syphilis typische Bilder
(Gummata) allmählich als Aortenlues allgemein anerkannt wurde, verdankt
sie, wie eingangs historisch schon angeführt, einzelnen glücklichen Befunden
des Syphiliserregers in solchen Aorten, ganz besonders aber dem ganz überwiegend positiven Ausfall der Wa.R. Man könnte auch, wenn auch wenig
beweisend, noch einige Tierversuchsergebnisse anfügen. Von diesen Punkten
soll nunmehr die Rede sein.

Von zahlreichen Forschern, wie etwa ABRAMOW, wurde die schwielige oder
produktive Aortitis als syphilitisch bedingte, aber anatomische nicht spezifisch
gekennzeichnete Erkrankung zu den sog. parasyphilitischen Erkrankungen
gerechnet. Diese Bezeichnung ist hier wie ja auch im Zentralnervensystem nach
dem örtlichen Befund von Spirochäten in den Hintergrund getreten. Bei der
*Aortenlues sind nun aber Spirochäten nur in ganz seltenen Einzelfällen zu finden
gewesen.* Den ersten glücklichen Fund machte schon 1906 REUTER. Bei einem
plötzlich verstorbenen 44jährigen Manne (Coronararterienverschluß) mit syphilitischer Aortitis fand er im frischen neugebildeten Bindegewebe zwischen den
Fibrillen spärliche und in Lymphspalten zu mehreren zusammen gelegene
Spirochäten, welche SCHAUDINN selbst als solche anerkannte. Die von E. FRÄN-
KEL zunächst den Spirochäten dieses Falles entgegengebrachte Skepsis dürfte
kaum zutreffend gewesen sein. Noch im gleichen Jahre fand auch SCHMORL
bei einer Mesaortitis syphilitica Spirochäten. Es handelte sich um einen Mann,
der vor 3 Jahren syphilitisch angesteckt und ganz ungenügend behandelt worden
war. In zwei Herden waren Spirochäten auffindbar, einmal in einem gummösen
Infiltrat, sodann in der Media in einem Gebiete, wo sie dicht unter einer Intima-

verdickung deutliche Degenerationszeichen aufwies (vgl. Erich Hoffmann). Schaudinn fand in einem Falle typischer Aortenlues in allen Wandschichten die Spirochaete pallida. Überraschend zahlreiche Spirochätenbefunde meldeten dann einige amerikanische Untersucher. Wright berichtete zuerst über 3, dann mit Richardson sogar über 5 Fälle von syphilitischer Aortenerkrankung mit positivem Spirochätenbefund. Sie fanden dieselben fast nur in oder um degenerierte und insbesondere nekrotische Gebiete in der Media und Adventitia. Nur

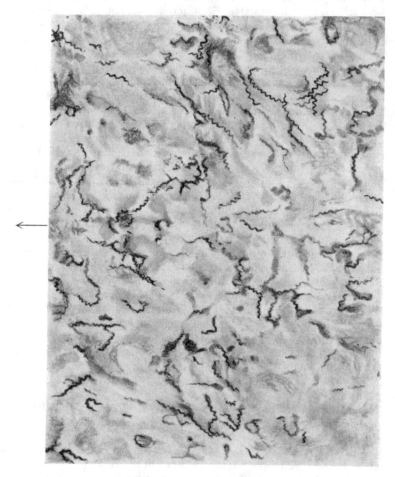

Abb. 23. Aortitis syphilitica. Spirochäten im degenerierten neugebildeten Bindegewebe der Intima.
[Nach Wright-Richardson: Publ. of the Massachusetts Gener. Hosp. 2 (1909).]

einmal wiesen sie die Spirochaete pallida auch in einem Granulationsherde der Media nach, in ihrem ersten Falle auch in einem hyperplastischen und degenerierten Intimagebiet (vgl. Abb. 23). In diesem Falle waren außerordentlich zahlreiche Mengen von Spirochäten nachweisbar, auch in einem 2. Falle waren sie zahlreich, in den 3 anderen Fällen nur in kleinen Zahlen nachweisbar. In diesen letzteren Fällen waren die Formen der Spirochäte etwas abnorm, indem die Windungen flacher waren, manche Exemplare auch kürzer und andere in körnigem Zerfall begriffen erschienen, Formen, wie sie als Degenerationsformen auch bei der angeborenen Syphilis gefunden werden. Die Forscher sagen zurückhaltend „although the micro-organisms have the same morphology as the treponema pallidum, we are not thouroughly convinced, that they are identical with that parasite". Aber auch nach den Abbildungen dürfte dies doch anzu-erkennen sein. Auch dürfte die von WRIGHT und RICHARDSON aus ihren De-generationsformen abgeleiteten Schlußfolgerung richtig sein, daß die Spirochäten, welche selbst die Gewebsnekrose bewirken, dann auch degenerieren, zerfallen und verschwinden. Ein anderer Amerikaner LONGCOPE erwähnt kurz darauf mehr nebenbei, daß er in 3 Fällen in der Wand der Aorta bei syphilitischer Aortitis Spirochäten nachgewiesen habe; die Fälle sind auch in seiner Statistik als solche mit angeführt, Einzelheiten über die Lage der Spirochäten und dgl. aber fehlen völlig.

Auch im letzten Jahrzehnt sind Mitteilungen über positive Befunde des Syphiliserregers in veränderten Aorten äußerst spärlich geblieben. Mir sind nur

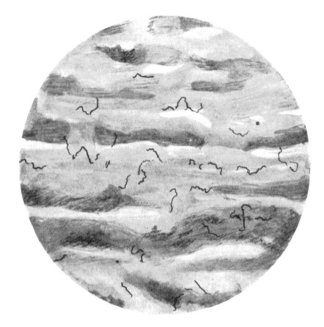

Abb. 24. Mesaortitis syphilitica. Spirochäten in der Media der Aorta ascendens.
[Aus WILHELM BUSZ: Frankf. Z. Path. 40, 144 (1930).]

3 solche Beschreibungen noch bekannt. JAHNEL fand in einem Fall von Paralyse mit zahlreichen Spirochäten im Gehirn auch in der Wand der in leichtem Grade mesaortitisch veränderten Aorta Spirochäten. JAHNEL betont, daß dies der erste Fall ist, in dem bei Paralyse außerhalb des Zentralnervensystems Spiro-chäten einwandfrei nachgewiesen seien. Einzelheiten über Lage der Spirochäten in der Gefäßwand und dgl. sind nicht mitgeteilt. Sodann ist, wie schon erwähnt, MARTLAND zu nennen. Er will in perivasculären Lymphbahnen um die Vasa vasorum, in die er den Erkrankungsbeginn verlegt, sowie in miliaren Gummata Spirochäten gefunden haben. Und endlich kommt die gerade erschienene auch mit einer einwandfreien Abbildung versehene Mitteilung von BUSZ aus dem Münsterer Institut von W. GROSS hier in Betracht. In seinem ersten Falle eines 29jährigen Mannes mit makroskopischer und mikroskopischer Mesaortitis luica fanden sich im Aortenbogen in einem Gebiet beginnender Schädigung und Nekrose der Media in einem kleinen Nest massenhaft Spirochäten (vgl. Abb. 24);

sie liegen zwischen den Zellen und quer und längs zu den elastischen Fasern und folgen manchmal den Bündeln des Bindegewebes vom Herde fort. Im Zentrum des Herdes liegen viele Spirochätentrümmer und nur wenige heile Spirochäten mit schöner steiler Schlängelung. Je weiter man radiär vom Zentrum fortgeht, um so schöner und zahlreicher werden die Spirochäten, um später wieder vollständig zu fehlen. Es ist bemerkenswert, daß BUSZ in diesem Falle die Spirochäten mittels des JAHNELschen Färbeverfahrens fand, nachdem er im *Levaditi*-Präparaten erfolglos nach Spirochäten gesucht hatte. In einem zweiten Falle fand BUSZ an vielen Stellen ,,Gebilde, die sehr nach Trümmern von Spirochäten aussehen". Einwandfreie Spirochäten aber konnten nicht nachgewiesen werden.

Diesen wenigen — etwa 14 — *Fällen, in denen positive Spirochätenbefunde* bei der syphilitischen Aortitis geschildert werden, stehen *außerordentlich zahlreiche,* zum Teil auf ein großes ohne Erfolg darauf untersuchtes Material gestützte *Mitteilungen negativer Art gegenüber,* so z. B. von FAGIULO, FAHR, TURNBULL, THOREL, GRUBER, STEINMEIER, FUKUSHI, KRÜGER, DE OLVEIRA. Das Vorkommen der Syphiliserreger zeigt, daß die DÖHLE-HELLERsche Aortenveränderung eine echte syphilitische, keine sog. parasyphilitische Erkrankung ist. Von praktischem Nutzen ist das Suchen nach Spirochäten bei seiner fast völligen Aussichtslosigkeit nicht.

Um so wichtiger ist auch praktisch die, gegebenenfalls noch am Leichenblut vorzunehmende, *Wassermannsche Reaktion,* denn hier besteht nach den angegebenen Zahlen *auch im Einzelfall* die *besonders große Aussicht, positive Ergebnisse zu erzielen.* Die ersten, welche diese Frage gerade im Hinblick auf das uns beschäftigende Gebiet in Angriff nahmen, waren ungefähr gleichzeitig FRÄNKEL-MUCH sowie PICK. FRÄNKEL und MUCH fanden in 3 Fällen nicht typischer Aortenveränderung eine negative Wa.R., dagegen unter 23 verwertbaren Fällen typischer Mesaortitis im HELLERschen Sinne in 19 positive Reaktion im Leichenblut, in einem weiteren Falle in der Spinalflüssigkeit; zumal in zwei der Wa.-negativen Fälle syphilitische Ansteckung bekannt war, im letzten Falle sich auch eine Narbe an der Eichel fand, spricht sich jetzt auch FRÄNKEL durchaus für die HELLERsche Auffassung der syphilitischen Natur des Leidens aus. PICK und PROSKAUER kommen zu demselben Ergebnis. Erwähnt werden soll, daß diese und eine Reihe weiterer Untersuchungen, so auch diejenigen von LUBARSCH, dessen Anerkennung der Aortitis im syphilitischen Sinne gerade auch erst auf Grund seiner Wa.-Ergebnisse oben schon angeführt wurde, gerade auch der Frage galten, ob die Reaktion auch an Leichenmaterial zuverlässig ausfällt und diese bejahen konnten. Die auf PICKs Veranlassung unternommenen Untersuchungen von SELIGMANN und BLUME ergaben unter 8 Fällen von Mesaortitis (5 mit Insuffizienz der Aortenklappen) und 8 Aneurysmen, darunter 7 der Aorta, 1 der rechten Arteria fossae Sylvii, in 15 Fällen positiven Ausfall der Wa.R. und unter 5 Aorteninsuffizienzen in 4. In diesen sämtlichen Fällen wie auch in äußerst zahlreichen anderen zeigten bei der Leichenöffnung andere Organe keine sicher syphilitischen Veränderungen; ein Punkt, also die alleinige als syphilitisch zu erkennende Erkrankung der Aorta, der überhaupt sehr zu betonen ist, da er einen ganz gewöhnlichen, ja den häufigsten Tatbestand darstellt.

(FUKHIERO-REVERDITO geben (1913) positive Wa.R. in nur 56% an. STOERK erzielte (1921) mindestens 90% positive Ergebnisse.)

Rechnen wir alle diese Fälle zusammen, so stehen 1655 Fällen mit positivem Ausfall der Wa.R. 241 mit negativem gegenüber. Das heißt alles zusammen genommen ergibt die Zusammenstellung *einen positiven Ausfall der Reaktion in etwa 87% der Fälle.*

Übersicht über den Ausfall der Wa.R.

Autoren	Veröffent-lichungsjahr	Zahl der positiven Fälle	Zahl der negativen Fälle	Verhältniszahl der positiven Fälle
FRÄNKEL-MUCH . .	1908	20	4	87%
SCHÜTZE	1908	11	1	92%
DANIÉLOPULO . . .	1908	11	4	73%
SELIGMANN-BLUME	1909	19	2	90%
DENEKE	1909	11	2	84%
SCHÜRMANN . . .	1909	17	3	85%
SCHLIMPERT . . .	1909	15	1	94%
LÖHLEIN	1909	3	—	100%
COLLINS-SACHS . .	1909	12	1	92%
DONATH	1909	23	4	85%
REITTER	1909	19	1	95%
REINHART	1909	6	—	100%
LAUBRY-PARVU . .	1909	11	4	73%
NAUWERCK-WEICHERT . . .	1910	12	1	92%
VESZPRÉMI	1910	10	—	100%
EICH	1911	36	8	82%
H. SCHMIDT . . .	1912	20	1	95%
CUMMER-DEXTER .	1912	26	9	75%
GOLDSCHEIDER . .	1912	95	2	98%
SCHOTTMÜLLER . .	1912	28	5	86%
DENEKE	1912	142	22	86%
BENARY	1912	41	13	76%
OBERNDORFER . . (GRUBER)	1913	67	4	94%
THIEM	1914	36	—	100%
GRUBER	1914	100	6	94%
HUBERT	1919	159	37	88%
BARTEL	1919	10	1	91%
BOCK	1920	115	58	66%
EBSTEIN	1921	34	8	81%
WOLFF	1922	118	30	80%
SCOTT	1924	24	1	96%
WODTKE	1924	291	6	98%
KRÜGER	1924	8	2	80%
HEIMANN	1927	105	—	100%

Selbstverständlich umfassen die Zusammenstellungen auch der einzelnen Forscher nicht nur gleichwertige Fälle, sondern solche mit Aneurysmen oder Aorten-insuffizienzen und dgl., im ganzen aber eben doch als Aortitis syphilitica anzu-sprechende Fälle. Zum Teil handelt es sich um klinisches Material, zum Teil auch bei diesem, und in anderen Zusammenstellungen nur, um solches, bei dem die Aortitis durch die Leichenöffnung sichergestellt war. Daß die Wa.R., wenn sie negativ ist, nicht etwa ausschließen läßt, daß die Veränderung doch syphi-litischen Ursprungs ist, ist heute so allgemein bekannt, daß nur daran erinnert zu werden braucht. Es wird denn auch einem großen Teil der wassermann-negativen Fälle von Mesaortitis hinzugefügt, daß trotzdem nach Anamnese oder anderen Befunden Lues mit Sicherheit anzunehmen ist. In einigen Fällen negativer Reaktion wird zur Erklärung besonders kräftige, nicht lange zuvor stattgefundene Behandlung angeführt. Auf jeden Fall war die *Wa.R. in ihrem so ganz überwiegend positivem Ausfall das stärkste Beweismittel, die syphilitische Natur der produktiven Mesaortitis und ihrer Folgezustände klarzulegen und der so lange umkämpften Lehre* HELLER-DÖHLES *zum Siege zu verhelfen.* Für die ausgesprochenen Mesaortitisfälle dürfen wir diese Entstehungsursache heute als gesichert ansehen, wobei auch im Einzelfall, wenn anamnestisch nichts von Syphilis bekannt ist und, wie zumeist, auch keine syphilitischen Veränderungen sonst bei der Sektion gefunden werden, die Reaktion, d. h. ihr positiver Ausfall, immer noch von Wert ist. Aber, wenn auch selten, so kann doch immer wieder einmal ein zweifelhafter bzw. überdeckter Fall unterlaufen und da ist sicher richtig, was aus seiner eigenen auf diesem Gebiet großen Erfahrung heraus Gruber gut schrieb: „Welchen Wert für uns aber diese Reaktion bietet, bemerkt man erst, wenn man zweifelhafte Fälle untersucht, Fälle, in denen man schwanken könnte, ob hinter einer deformierenden Endaortitis nicht doch auch eine luetische Mesaortitis versteckt sein möchte". Gruber betont das dann stets negative Ergebnis, wenn eben auch die mikroskopische Untersuchung bestätigt, daß doch keine luische Mesaortitis vorlag. Und so schließt Gruber mit Recht: „Man kann also wohl sagen, daß man mit mehr als $^9/_{10}$ Sicherheit mittels der Wa.R. imstande ist, kombinierte Aortitisfälle, wenn sie produktiver Natur sind, von einfachen, aber aufs schwerste deformierenden Atherosklerosen zu trennen, und für diese $^9/_{10}$ der Fälle mit höchster Wahrscheinlichkeit die Lues als Ätiologie darzutun."

Es sollen hier kurz einige *Tierversuche* eingefügt werden, welche auch für die syphilitische Natur der Aortitis angeführt wurden. Sehr interessant sind die schon 20 Jahre zurückliegenden Versuche Vanzettis. Er brachte Kaninchen spirochätenhaltiges Material in die Umgebung der Carotis und beobachtete die Folgen. Starben die Spirochäten ab oder wurden durch Hitze oder dgl. getötet, so stellten sich Veränderungen in der Carotiswand nicht ein, sondern solche entwickelten sich nur, wenn die Spirochäten erhalten blieben, ja wie es schien sich sogar anreicherten und so einwirkten. Und zwar setzten von einem derartigen erregerhaltigen Herd aus außen an der Arterie Veränderungen entzündlicher Natur ein. Es kam zu Entzündungsherden in der Adventitia, dann auch in der Media, während die Intima auch primär, aber unspezifisch hyperplasierte. Media und Adventitia aber werden so durch die Entzündung zerstört, vor allem auch die elastischen Elemente, daß die geschädigte Gefäßwand dem andrängenden Blutstrom nicht widerstehen kann und aneurysmatische Erweiterung eingeht. Aus den Entzündungsherden in der Wand bildet sich zum Schlusse eine Sklerose aus. Spirochäten fanden sich in den veränderten Gefäßwandungen nie, sondern nur in dem eingebrachten Material in der Nähe. Vanzetti selbst betont die Unterschiede zwischen den von ihm gesetzten Veränderungen und der menschlichen syphilitischen Aortitis und ist auch in seinen Schlüssen vorsichtig. Die Versuche selbst entbehren aber auch in mancherlei Einzelheiten nicht des Interesses. Bergel hat in seinen schon im Abschnitt „Herz" erwähnten Versuchen an künstlich syphilitisch gemachten Kaninchen schon nach 5—6 Monaten an der Aorta ascendens ·Veränderungen nachgewiesen in Gestalt von runzligen, gelblich-grauweißen Auflagerungen oder auch Ausbuchtungen, selbst größeren Aneurysmen (auch Aneurysmen an der Carotis), die auch mikroskopisch kleine Nekrosen, Zerstörung der Elastica, Rundzellenherde in der Media, Lymphocyteninfiltrate, besonders um die Vasa vasorum in der Adventitia, auch Intimawucherung aufgewiesen haben sollen, so daß Bergel die von ihm beim Tiere erzeugten syphilitischen Veränderungen der großen Gefäße als der typischen Mesaortitis luica des Menschen entsprechend auffaßt.

Fassen wir alles zusammen, so kann *an der syphilitischen Natur der* Heller-Döhleschen *Aortitis*, ganz abgesehen von den selteneren Formen mit echten Gummata, *kein Zweifel mehr sein*. Nur *ganz vereinzelt sind Fälle* zu treffen, in denen *durch andere infektiöse Ursachen Entzündungen der Aortenwand* gesetzt werden, die *große Ähnlichkeit* mit der syphilitischen Form haben. Viel angeführt wird der ältere Fall EUGEN FRÄNKELs einer 24jährigen Frau mit derartigen auf Gelenkrheumatismus beruhenden Veränderungen. Ihm schließt sich die Bemerkung von KLOTZ an, daß er bei Gelenkrheumatismus besonders in der aufsteigenden Aorta entzündliche perivasculäre Infiltrate in Adventitia und Media bei Untergang von Muscularis und Elastica gesehen habe, und ein von THOREL (1915) erwähnter Fall herdförmiger, nur mikroskopisch wahrnehmbarer Mesaortitis bei einem jüngeren Menschen mit Gelenkrheumatismus. Da aber THOREL nie wieder bei Untersuchungen von Rheumatikern ähnliche Veränderungen fand, so erscheint es ihm fraglich, ob in FRÄNKELs und seinem Falle der Gelenkrheumatismus wirklich die Ursache der Mesaortitis war. Doch sind gerade in neuerer Zeit Entzündungen vor allem der Media bei Infektionskrankheiten und besonders Rheumatismus beschrieben worden und ein guter Teil der als „Atherosklerose" mit Beginn in der Media und sekundärer Ausbreitung in der Intima aufgefaßten Fälle scheint hierher zu gehören. Mediaveränderungen bei Rheumatismus hob neuerdings vor allem auch SIEGMUND hervor. Er fand bei systematischer Untersuchung der Aorta bei Streptokokkeninfektionen überhaupt in 50% entzündliche Mediaveränderungen in der Aorta, solche auch bei Grippepneumonie und Typhus. Es finden sich Infiltrate um die Vasa vasorum der Adventitia bis in die Media, zum Teil auch um Medianekrosen (daß sich bei Rheumatismus auch in der Adventitia den ASCHOFFschen Knötchen entsprechende Bildungen finden, wie dies z. B. SIEGMUND und CHIARI mitteilten, gehört nicht weiter hierher). Akute Aortitiden beschrieb CEELEN bei Infektion mit Streptococcus viridans als „Endaortitis lenta". Neuerdings teilte auch SIEGMUND 2 Fälle von Mesaortitis bei Streptococcus viridans-Infektion mit; in der Regel beginnt die Aortenveränderung von den Vasa vasorum aus. Noch erwähnt seien die beiden interessanten vor einigen Jahren von EBERHARD mitgeteilten Fälle, in denen sich im Blute massenhaft Streptokokken nachweisen ließen. Hier waren alle Wandschichten durchsetzt von Infiltrationen mit Lymphocyten und Plasmazellen, die elastischen Fasern in der äußeren Hälfte der Media waren weitgehend zerstört (Fall 1). Gerade die diffuse, nicht herdförmige, Anordnung des Granulationsgewebes nur in der äußeren Mediahälfte bei ganz unversehrter innerer schienen EHRHARD — obwohl in diesem Falle die Wa.R. unsicher positiv ausfiel (im anderen Falle wurde sie nicht vorgenommen) — gegen die syphilitische Natur der Aortitis zu sprechen; bei dem Nachweis von Streptokokken wird eine „Panaortitis streptococcica", und zwar in drei Schüben, chronisch, subakut, jetzt akut angenommen. In dies Gebiet gehört auch der von STÜBLER mitgeteilte Fall, in dem bei der Leichenöffnung Aortitis luica angenommen wurde, aber dann, während die Wa.R. negativ ausfiel, grampositive Diplokokken offenbar Pneumokokken, nachgewiesen wurden, wohl nach Angina von der Intima der Aorta aus einwirkend, so daß nachträglich die Diagnose auf septische Aortitis gestellt wurde. Daß in solchen Fällen auch der Anfangsteil der Aorta betroffen ist, ist mit den mechanischen Verhältnissen beim Anprallen des Blutes an der Aortenwand zu verstehen. In diesem Rahmen wären auch von EICH berichtete Kaninchenversuche LUBARSCHs anzuführen; er fand nach Staphylokokkeninfektionen in der Aorta, in Media und Adventitia-Herde, die den zelligen Ansammlungen bei der Aortenlues sehr glichen. In einem seiner Fälle denkt EICH auch an Zusammenhang mit akuten eiterigen Vorgängen, nicht Syphilis (neben narbigen Stellen) und in einem anderen Falle mit negativer Wa.R. auch ohne jeden Anhaltspunkt für Syphilis möchte er zwei umschriebene narbige Stellen an der hinteren Wand der aufsteigenden Aorta mit Wahrscheinlichkeit auf ein $1^1/_2$ Jahre zuvor durchgemachtes Trauma, bei der die linke Brustseite betroffen war, zurückführen. Dafür, daß solche eiterige Aortitiden später auch in schwielige Formen

übergehen können, spricht der eigenartige Fall Beneke. Hier wiesen bei
einer 41jährigen Frau die Aorta und ihre Hauptäste vollständige Medianekrose,
hie und da mit sklerotischen Stellen, Sklerose der zugehörigen Intimagebiete,
vor allem aber in der Adventitia ganz ungewöhnliche Schwielenbildung auf.
Beneke nimmt an, daß eine Phlegmone der Adventitia und Media stattgefunden
habe — während die Intima nur sekundär beteiligt war — und zur Zeit der Sektion
ein im wesentlichen abgeschlossener Vorgang vorlag. Die mächtige schwielige
Hypertrophie der Adventitia bezieht er darauf, daß sie bei dem fast völligen
Ausfall der Media und der geringen Beteiligung der schlecht ernährten und
gespannten Intima fast allein dem Blutstrom Widerstand leisten und so jahrelang die Erregung durch den Blutstrom aushalten mußte. Zu erwähnen sind
hier endlich Medianekrosen durch Giftstoffe, wie Gsell dies in 5 Fällen, darunter
in 1 vom Rande eines luischen Aneurysmas im Bereich der noch normal gebauten
Aortenwand, beschrieb und als „herdförmige, reaktionsarme Medianekrose"
bezeichnete. Jüngst hat das gleiche Erdheim mitgeteilt unter der Benennung
„Medianecrosis aortae idiopathica"; denn verschiedenste Infektionen und
Intoxikationen scheinen ursächlich anzuschuldigen zu sein. Kennzeichnend ist
eine bis zur Nekrose gesteigerte Schädigung der Media, an die sich (humorale)
Abbauvorgänge ohne Entzündungsvorgänge anschließen; der Ersatz erfolgt dann
ohne Granulationsgewebe unvollkommen durch ein lockeres Bindegewebe
während die Intima höchstens nur mit sehr geringer Verdickung reagiert.
Diese ganze Erkrankung trägt also recht anderes Gepräge wie die syphilitische
Mesaortitis. Dies und die Unterschiede hebt auch ganz neuerdings Erdheim
wieder hervor an Hand eines weiteren von ihm beobachteten Falles mit
mukoider Entartung, die bis zu cystischen Höhlen führte „medionecrosis
aortae idiopathica cystica". In diesem Falle war ein echter Umbau der Media
erfolgt, wobei Zerstörung derselben und Ersatz durch neues Gewebe an Schwere
auch einer starken Mesaortitis luica nichts nachgab. Bei dem Umbau sind
zwar elastisches Gewebe, Bindegewebe, Muskulatur neu gebildet worden, aber
die beiden erstgenannten Gewebe unzureichend, so daß das neue Gewebe
statisch minderwertig war, so Dehnung, Aneurysma und endlich Zerreißung
zustande kam. Also Enderfolg wie bei der syphilitischen Mesaortitis, aber
die Vorgänge dieser selbst recht verschieden.

Wir sehen, daß solche Aortitiden wohl mindestens zumeist doch deutliche
Unterschiede, zum Teil erst mikroskopisch erkennbare, gegenüber der typischen
luischen Aortitis aufweisen. Natürlich kann aber eine *syphilitische Gefäßerkrankung auch durch eine andere infektiöse kompliziert* werden. So sind Fälle
bekannt, in welchen die durch luische Aortitis bewirkte Aortenklappeninsuffizienz (s. unten) zugleich hierdurch und durch Gelenkrheumatismus entstanden
aufgefaßt wurde. Oberndorfer beschreibt eine Verbindung luischer Aortitis
(positive Wa.R.) mit einer echten Endocarditis verrucosa aortica. Auch ich
habe zweimal Fälle gesehen, in welchen eine sichere Aortenlues mit endokarditischen Aortenklappenveränderungen kompliziert war; das Präparat einer
solchen Verbindung von syphilitischer Aortitis mit ulceröser Endokarditis der
Aortenklappen bilde ich ab (Abb. 25). Nachdem Rappaport einen Fall
kombinierter syphilitischer und akut-eitriger Aortitis mitgeteilt hatte, haben
Saphir und Cooper vor 3 Jahren einen lehrreichen Fall einer in ihrer Auffassung
syphilitischen Aortitis, die durch eine akute eitrige Aortitis überdeckt war,
beschrieben. Hier fanden sich in der typisch syphilitisch-aortitisch veränderten
und diffus erweiterten Aorta eines 50jährigen Negers in der Media, strecken-
weise auch auf die Intima übergreifend, Herde von polymorphkernigen Leukocyten. Aus dem Blute wurden Pneumokokken gezüchtet. Sehr interessant
war in diesem Falle, daß die von unter der Einwirkung des Syphilisvirus

veränderten Vasa vasorum ernährten Gebiete der Aortenwand nicht von den akuten Erscheinungen betroffen waren. Auch ÖTIKER beschrieb 3 Fälle, in denen sich akute Aortitiden zu syphilitischen hinzugesellten; letztere sollen besonders disponiert gewesen sein, an der Komplikation zu erkranken.

Wir können also nach allem Dargelegten die eingehend makroskopisch und mikroskopisch geschilderte Aortenveränderung heute als eine *typisch syphilitische* bezeichnen, *einerlei, ob sie echte Gummata aufweist oder nur die an sich*

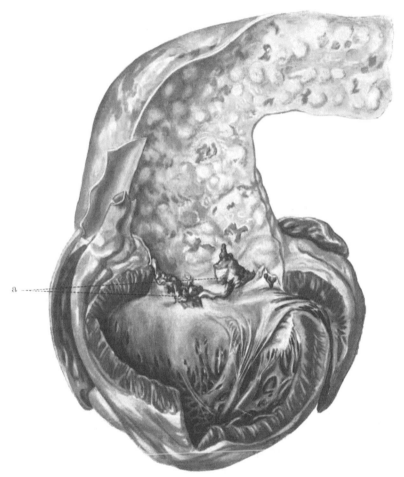

Abb. 25. Aortitis syphilitica zusammen mit Atherosklerose (die gelben Platten) und zugleich Endocarditis ulcerosa der Aortenklappen (a).

histologisch weniger für Syphilis kennzeichnenden Bilder. Es ist das *Gesamtbild,* welches diese Veränderung zur syphilitischen stempelt, und wir dürfen *auch, wenn sonstige Zeichen von Lues bei der Sektion nicht gefunden werden,* aus der typischen Veränderung *mit an Sicherheit grenzender Wahrscheinlichkeit auf Folge syphilitischer Infektion schließen.* Wir können zunächst also mehr allgemein von *Aortenlues* sprechen. Es kommt aber darauf an, eine den Vorgang *genauer kennzeichnende Bezeichnung* zu verwenden und hier sind eine ganze Reihe gebraucht worden. DÖHLE bezeichnete die Erkrankung als Aortitis syphilitica,

ebenso v. Düring, Heller, auch Kaufmann als Mesaortitis syphilitica, Malmsten sprach von sklerogummöser Aortitis, Türk (ohne die syphilitische Entstehungsursache feststellen zu können) von deformierender Aortitis, Chiari
von Mesaortitis productiva, Benda von syphilitischer Aortensklerose, Marchand, um ätiologisch nichts festzulegen, von schwieliger Sklerose, ebenso
Mönckeberg von schwieliger Aortensklerose, Ravenna von sklerosierender
Aortitis (die er von einer gummösen unterschied); auch von fibröser Aortitis
(Rasch) und vor allem von Heller-Döhlescher Krankheit ist die Rede gewesen,
Gruber benennt seine Monographie: Döhle-Hellersche Aortitis (Aortitis
luica), Stadler spricht von syphilitischer Aortenerkrankung, ebenso Obern-
dorfer. Ich glaube, daß wir heute die die Entstehungsursache vermeidenden
Bezeichnungen, deren Vorsicht einst sicher nötig war, aufgeben können, die
Bendasche Bezeichnung möchte ich auch nicht wählen gerade wegen der von
Benda ihr gegebenen Begründung als fast abgelaufenen Vorgang nach echten
gummösen Veränderungen, sklerogummös ist auch für die meisten Fälle unzu-
treffend, ,,syphilitische Aortenerkrankung" läßt den vorgangsmäßigen Werdegang völlig offen, die Eigennamenbenennung, die auch sonstige Nachteile hat,
ebenso, die an sich sehr gute Chiarische Bezeichnung mit dem Zusatz productiva umgekehrt die Ätiologie. Ich glaube, daß wir auf jeden Fall im Namen
zum Ausdruck bringen sollen, daß vorgangsmäßig eine echte Entzündung
vorliegt, gerade um den Gegensatz zu der heute nicht so aufgefaßten Atherosklerose hervorzuheben, also die Endung ,,itis" gebrauchen und daneben, um
die Entstehungsursache zu betonen, syphilitica oder luica hinzusetzen sollen.
Es bleibt dann noch die Frage, ob man von einer Mesaortitis oder mehr allgemein
von einer Aortitis sprechen soll. Lubarsch zieht die Benennung Aortitis vor,
da alle 3 Wandschichten betroffen seien, ähnlich Saphir-Scott. Seinerzeit
wurde das ,,Mes" hervorgehoben, um den Gegensatz des Wandschichtenbeginnes
im Vergleich zu der damals sog. Endaortitis (chronica deformans) zum Ausdruck zu bringen; heute, da dieser Ausdruck allgemein der Bezeichnung Arteriosklerose (Lobstein) oder Atheroslkorose (Marchand) bei Vermeidung einer
Bezeichnung als Entzündung gewichen ist, dürfte das weniger wichtig sein.
Andererseits muß ich gestehen, daß ich die Bedenken Lubarschs nicht so sehr
teile. Sicher können alle 3 Wandschichten betroffen sein und sind es zumeist,
aber a potiori fit nominatio und die Media ist doch fast stets die hauptbetroffene
und vor allem in ihren Veränderungen wichtigste und für die Folgen (Aneurysmen)
verantwortliche Schicht. Und dies und auch die Begründung eines Haupt-
teiles gerade der für das bloße Auge diagnostisch wichtigsten Erscheinungen
(eingezogene Narben) bringt die schon in der Benennung liegende Betonung
der Media — wenn wir uns bewußt bleiben, daß sie nicht allein betroffen ist —
gut zum Ausdruck; zudem dürfte die Bezeichnung Mesaortitis sich schon seit
über zwei Jahrzehnten vielfach sehr eingebürgert haben. Ich ziehe daher vor,
die Erkrankung als *Mesaortitis syphilitica oder Aortitis syphilitica* bzw. *luica*
zu bezeichnen; sehr gut wäre auch, wenn auch etwas umständlicher, dann noch
productiva hinzuzusetzen. Den kleineren Bruchteil der Fälle aber mit echten
gummösen Bildungen würde man dann als *Mesaortitis gummosa oder Aortitis
gummosa* bezeichnen und so die Zusammenhänge und Unterschiede in der
Bezeichnung klar und kurz zum Ausdruck bringen.

Noch kurz erwähnt sei, daß *für den Sitz* der syphilitischen Veränderungen
bei Bestehen der Lues gerade im Gefäßsystem und insbesondere in der Aorta
auch dispositionelle Betrachtungen herangezogen worden sind. So hat in einer
Aussprachenbemerkung zu einem Vortrage in der Gesellschaft der Ärzte in
Wien vom 19. April 1918 Bauer bei einer Einteilung nach Sigaud im Anschluß
an Bertillon in die 4 Haupttypen des Habitus, den respiratorischen, digestiven,

cerebralen und muskulären, die Ansicht geäußert, daß der digestive, weniger auch der muskuläre, Habitus die Entwicklung der syphilitischen Aortenveränderung begünstige, der respiratorische Habitus dagegen seinen Träger im Hinblick auf Tabes gefährde — wobei es sich natürlich hier immer nur um *einen* der bestimmenden Faktoren handlelt — wohingegen E. Schwarz auf das

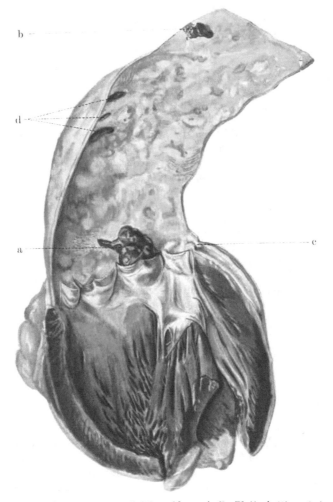

Abb. 26. Aortitis syphilitica zusammen mit Atherosklerose (gelbe Platten). Ein auf einer schwieligen Intimastelle aufgelagerter Thrombus hat sich in einer Tasche der Aortenklappen entwickelt (a). Bei b liegt ein zweiter kleiner Thrombus. Eine Schwiele dicht oberhalb der Klappen verlegt den absteigenden Ast der linken Kranzarterie (c). d abgehende Seitenäste.

häufige Zusammentreffen von Aortitis luica und Tabes (vgl. unten) hinwies. Bartel, welcher auch die Körperkonstitution bei luischer Mesaortitis in Betracht zu ziehen trachtete, fand unter seinen 46 Fällen in 16 „lymphatische Hyperplasie" und in 6 Fällen (Cholesterinsteine) „Cholesterindiathese". Bartel meint, es seien doch wohl somatisch besonders beschaffene Individuen, die unter den Luikern an ausgeprägter Mesaortitis zu erkranken pflegten und sie ständen den „Lymphatikern" nahe. Wenn man die ungeheure Verbreitung der Gefäß- (Aorten-) beteiligung unter den Spätsyphilitikern, ja das ganz vorzugsweise Befallensein der

Aorta, in Betracht zieht, wovon noch die Rede sein wird, so glaube ich, daß man *eine besondere Disposition oder Konstitution kaum anzunehmen braucht.*

Bisher war von der syphilitischen Aortitis schlechthin die Rede. Wir sehen nun, daß sie vor allem im Hinblick auf die krankhaften Erscheinungen und so auch dem tödlichen Ausgang, sich sehr verschieden verhält, je nachdem sie gewissermaßen reiner vorhanden ist, oder *Komplikationen,* bewirkt durch die Natur und den Sitz der Aortenerkrankung, oder *Folgevorgänge und -zustände* hinzutreten. Dies sind, wenn wir hier von mit der Atherosklerose mit ihren Geschwüren verglichen immerhin weit selteneren thrombotischen Auflagerungen auf aortitische Herde, die sehr eigenartig sich entwickeln können (vgl. Abb. 26) und die naturgemäß zu Embolien mit ihren Folgen Veranlassung geben können, absehen, vor allem 1. Beteiligung der Aortenklappen mit dem Hauptergebnis einer Aorteninsuffizienz, 2. Beeinträchtigung der Abgangsstellen der Nebenäste, insbesondere der Kranzgefäße, durch die aortitischen Veränderungen und 3. als Folge Aneurysmen. Während von manchen klinischen Seiten, so z. B. Schott-müller, die einfache syphilitische Aortitis als solche als verhältnismäßig gutartig (und auch durch antisyphilitische Behandlung noch gut beeinflußbar) betont wird, sind *diese Komplikationen und Folgezustände mit besonderen Erscheinungen und Gefahren verknüpft.* So ist es nicht zu verwundern, daß gerade hiernach *klinischerseits einige Einteilungen des Gesamtbildes der syphilitischen Aortitis* vorgenommen wurden. v. Korczyński teilt dem oben Gesagten entsprechend in zwei große Gruppen ein: 1. die „Mesaortitis luetica simplex". Das ist die verhältnismäßig vorteilhafteste Form der Aortensyphilis, bei der die Wurzel der Aorta mit dem Klappenapparat und den Mündungsstellen der Kranzarterien unberührt bleibt und 2. als Sammelnamen für die zahlreichen schweren und gefahrvollen Krankheitsformen, bei denen sich die syphilitischen Vorgänge auch innerhalb des Klappenraumes mit Schädigung der Klappen (Schlußunfähigkeit derselben) oder mit Veränderungen am Eingang der Kranzarterien (Angina pectoris, Asthma cardiacum) abspielen oder die gewissermaßen eine gesonderte Stellung einnehmenden Aneurysmen aus der syphilitischen Aortitis hervorgehen, in die „Mesaortitis luetica gravis". Eine derartige Einteilung und besonders die Zusammenfassung in der zweiten Gruppe kann anatomisch nicht befriedigen, wird aber auch von Schottmüller von klinischen Gesichtspunkten aus als nicht glücklich angesprochen. Letzterer unterscheidet besonders von solchen aus: 1. die Aortitis supracoronaria (Klappen und Kranzgefäße), 2. die Aortitis coronaria, 3. Aortitis valvularis und 4. Aortitis aneurysmatica, wobei auch Kombinationen häufig sind. Auch anatomisch erscheint eine solche Vierteilung besser, aber die Bezeichnung „supracoronaria" und die scharfe Trennung besonders nach dem Sitz sind auch noch nicht ganz einwandfrei. Schlesinger teilt in der Besprechung der Aorta in seinem schönen Buche „Syphilis und innere Medizin" ein in: a) die unkomplizierte Aortitis syphilitica, b) Folgeerscheinungen und Komplikationen der Aortitis, 1. die syphilitische Aorteninsuffizienz, 2. Angina pectoris, 3. die kardiale Dyspnoe (Asthma cardiale), c) Aortenaneurysma. Dies erscheint mir die wohl zweckmäßigste Einteilung, natürlich von den klinisch hervortretenden Folgen aus gesehen. Eisler und Kranzfuchs unterscheiden röntgenologisch rein dem Sitze nach einen 1. Ascendenstyp, 2. Arcustyp und 3. Descendenstyp der Aortensyphilis. Wir werden am besten von einer festen Einteilung absehen und sprechen von der *unkomplizierten (Mes-) Aortitis syphilitica einerseits,* den *Komplikationen und Folgen andererseits.* Die erstere ist bisher besprochen worden, die letzteren sind jetzt zu schildern, und zwar 1. die *Veränderungen der Aortenklappen,* 2. die *Veränderungen an den Abgangsstellen der Seitenäste, insbesondere Kranzgefäße,* 3. die *Aneurysmen* als Folgen.

1. Die Veränderungen der Aortenklappen.

Es ist bei dem Sitz der syphilitischen Veränderungen in der Aorta und gerade auch ihrem Beginn in ihrem Anfangsteil kurz oberhalb der Klappen (vgl. oben) nicht zu verwundern, daß häufig später auch die Aortenklappen selbst in die Vorgänge einbezogen werden. Oft besteht *infolge Erweiterung* der Aorta und Erweiterung des Aortenringes nur funktionell eine *relative Aorten-insuffizienz, in sehr zahlreichen Fällen* aber *greifen die Veränderungen selbst,* wie gesagt, *auf die Klappen über* und rufen so *organisch bedingte Aorteninsuffizienz* hervor (vgl. Abb. 8, 35, 42, 46). Wenn auch die Zahlen über die Beteiligung der Klappen an der Mesaortitis einerseits, die Zahl der auf diese Weise, d. h. syphilitisch bedingten unter den Aorteninsuffizienzen (den isolierten) anderer-seits, auseinander gehen, so erscheint doch heute in beiderlei Hinsicht die große Häufigkeit festzustehen (genaue Zahlen s. u.). ORKIN und vor allem JACOBÄUS zweifelten allerdings an der ausschlaggebenden Bedeutung der Syphilis als Entstehungsursache der Aorteninsuffizienzen und letzterer möchte statt der syphilitischen Veränderung für die Klappenveränderung vor allem auch jene begleitenden atherosklerotischen Vorgänge anschuldigen, wofür ihm auch die mikroskopische Untersuchung der Klappen sprach, und auch THOREL äußert (1915) unter Betonung, daß „genaue, vor allem systematisch durch-geführte Untersuchungen über das histologische Verhalten der Aortenklappen bei Syphilis der Aorta in bezug auf etwaige spezifische Veränderungen der-selben fehlen" ähnliche Bedenken. Doch sind später auch genaue mikro-skopische Untersuchungen durchgeführt worden und es ist heute an der häufigen Beteiligung der Aortenklappen an den syphilitischen Vorgängen in der Aorta mit dem Ergebnis einer Insuffizienz der Aortenklappen nicht zu zweifeln. Übrigens hatte auch damals schon von klinischen Gesichtspunkten aus STADLER z. B. auf die Häufigkeit der Aortenklappeninsuffizienz bei syphilitischer Aortitis einerseits — er fand sie in seinem Gesamtmaterial in $^1/_3$ der Fälle, unter alleiniger Beteiligung der an Aortitis und ihren unmittelbaren Folgeerscheinungen Gestorbenen sogar in fast $^2/_3$ der Fälle — hingewiesen, die ungemeine Selten-heit bei einfacher Atherosklerose, bei der er bei großem Material in 9 Jahren keinen Fall beobachtete, andererseits auch als diagnostisch wichtig scharf betont.

Zunächst einige *Häufigkeitszahlen.* Sie gehen sehr auseinander. So fand EICH allerdings unter 63 Fällen nur in 5 Beteiligung der Aortenklappen, LONG-COPE unter 930 syphilitischen Mesaortitiden Aortenklappenveränderungen in 21 Fällen; es sind dies nur 8 und $2^0/_0$ der Fälle. Aber wenn wir ganz abgesehen von klinischen Angaben wie der v. ROMBERGS von $^1/_3$ seiner Fälle oder der schon erwähnten STADLERS von $^2/_3$ seiner tödlichen Fälle oder DENEKES von $^3/_4$ seiner Fälle, ZIMMER von $40^0/_0$, während v. KORCZYŃSKI nur $18{,}5^0/_0$ angibt, MORITZ hingegen $60^0/_0$, HEIMANN $77^0/_0$, fanden TRIPIER schon in 20 unter 34 Mes-aortitiden $= 59^0/_0$, BOUCHARD in 19 von 38 Mesaortitiden $= 50^0/_0$, FAGIULO in 5 unter 16 Mesaortitiden $= 31^0/_0$, FUKUSHI unter 70 Mesaortitiden in 30 $= 43^0/_0$ Aortenklappeninsuffizienz. LONGCOPE selbst gibt aber auch an, daß er später unter 37 Fällen, in denen genau auf die Klappen geachtet wurde, in 13 $= 35^0/_0$ Aorteninsuffizienz anatomisch feststellen konnte, GÜNTHER WOLFF fand unter 148 Mesaortitiden die Klappen in 59 beteiligt, d. h. in $40^0/_0$, MARTLAND in $60^0/_0$, CLAWSON-BELL geben vor wenigen Jahren $36{,}5^0/_0$ an. Wir selbst finden unter 223 syphilitischen Aortitiden die Klappenveränderungen in den Sektions-berichten in $21^0/_0$ hervorgehoben, doch mag eine mäßige Klappenbeteiligung in manchem Bericht nicht erwähnt sein. Die Durchschnittszahlen dürften mindestens zwischen 30 und $40^0/_0$ liegen, was die große Häufigkeit und bei den Folgen auch die *große Wichtigkeit der Klappenbeteiligung zur Genüge darlegen* dürfte. Noch viel deutlicher tritt dies aber hervor, wenn wir uns von den Klinikern berichten lassen, wie oft sie unter den isolierten Insuffizienzen der Aorta ohne Veränderung anderer Klappen und ohne Aortenstenose eine syphilitische Entstehungsursache annehmen. Hier hat wiederum gerade der Ausfall der Wa.R. ungemein zur Kenntnis der *außerordentlichen Häufigkeit der syphilitischen Aorteninsuffizienz* beigetragen, nachdem zuvor schon z. B. Strümpell oder Saathoff dies angenommen und betont, ebenso anatomisch Bollinger oder Albrecht z. B. die Häufigkeit syphilitischer Aorteninsuffizienz hervorgehoben hatten. Positive Wa.R. erhielt z. B. Moritz in $55^0/_0$ seiner Aorteninsuffizienzen, Fukhiero-Reverdito in $56,2^0/_0$ Citron in $62,6^0/_0$, Tuszinski-Iwascenzov in $68^0/_0$, Brandenburg in $70^0/_0$, Goldberg in $71^0/_0$, Cummer-Clyde-Dexter in $75^0/_0$, Denary in $75,9^0/_0$ Ebstein in $78^0/_0$, Deneke in $80^0/_0$, Eich in $81,8^0/_0$, Longcope in $86^0/_0$, Schlesinger (Redlich-Steiner) in $86^0/_0$, Deneke (1913) in $86,6^0/_0$, Collins-Sachs in $92^0/_0$, Oberndorfer in $94^0/_0$, Doch stammen vor allem die niedrigeren Verhältniszahlen aus älterer Zeit. Longcope fand auch unter 22 nur die Aortenklappen betreffenden Insuffizienzen anatomisch $18 = 81,5^0/_0$ kombiniert mit syphilitischer Mesaortitis. Lamberts erklärte in einer Aussprachenbemerkung zu einem Vortrage Scotts, daß zwischen 25 und 50 Jahren die Aorteninsuffizienzen in $90^0/_0$ der Fälle luisch bedingt seien (während in derselben Aussprache Comer die sicher nicht richtige Bemerkung machte, daß er die rheumatische Entstehungsursache für häufiger als die syphilitische halte, demgegenüber Lamberts' darauf hinwies, daß er unter 500 Fällen von akutem Gelenkrheumatismus nur in $5^0/_0$ Aortenklappenveränderungen gesehen habe). Die luische Entstehungsursache unter den Aorteninsuffizienzen schätzen Pletnew auf $55^0/_0$, desgleichen Uhlenbruck, Romberg auf $66^0/_0$, Hochhaus auf $67^0/_0$, Bricourt auf $70^0/_0$, Adlmüller auf $71,7^0/_0$ bzw. $74,7^0/_0$ (die wahrscheinlich syphilitischen Fälle mitgezählt), Wittgenstein und Brodnitz auf $75^0/_0$, Heimann auf $77^0/_0$. Moritz fand unter den reinen Aortenfehlern (also einschließlich der Stenosen) $55^0/_0$ luisch bedingt. Auch sonst wird vielfach — gerade auch für jüngere Leute — die ganz überwiegende syphilitische Bedingtheit der Aorteninsuffizienz hervorgehoben. So gab Saathoff schon 1906 an, daß jede Aorteninsuffizienz ohne Endokarditis (bzw. Gelenkrheumatismus) auf syphilitische Aortitis verdächtig sei. Stadler schreibt aber sogar, daß auch bei alten Leuten, da er eben Atherosklerose nicht als Untergrund klinisch nachweisbarer Aorteninsuffizienz fand, „beim Nachweis einer Aorteninsuffizienz ohne rheumatische Antezendentien stets nach überstandener Syphilis zu fahnden" sei. Daß auch die häufige Verbindung der isolierten Aorteninsuffizienz mit Aneurysma oder auch Tabes oder progressiver Paralyse auf die syphilitische Ätiologie hinweist, sei nur gestreift. Als klinische Autoren, welche bei Feststellung eines Aortenfehlers in erster Linie an ein luisches Leiden zu denken pflegen, führte Gruber (1914) folgende an: Berger, Rosenbach, Lippmann, Saathoff, Rogge-Müller, Strümpell.

Was nun die *anatomischen Verhältnisse der Klappenveränderung* als Teilerscheinung der Aortitis luica betrifft, so sind dieselben makroskopisch schon frühzeitig erkannt worden, so von Bollinger u. a. Straub sagte schon in seinem Vortrage 1899, daß die Verdickung auch auf die Aortenklappen übergreife, doch bezeichnete er dies als ziemlich selten. „Diese (sc. die Klappen) sind dann entweder in ganzer Ausdehnung oder nur in der einen Hälfte stark gewulstet, schnur- oder walzenförmig verdickt oder rosenkranzförmig aufgetrieben. Der verdickte Abschnitt ist verkürzt, straff gespannt und nur mangelhaft beweglich". Dann mehren sich die Beschreibungen der Aortenklappenbeteiligung bei luischer Aortitis. Gruber schreibt 1914 die Klappeninsuffizienz ist bedingt durch eine schwielige Verdickung der Klappenränder, die von den Ansatzstellen wie von den Sinus Valsalvae her erfolgt. Zumeist sind die freien Klappenränder gewulstet, strangartig verdickt, in weiter fortgeschrittenen Stadien werden die Klappen lederartig, rigide und infolge der starken Veränderung an ihrem Ansatzrand recht wenig beweglich, manchmal sind sie wie geschrumpft". So ähnlich beschreiben auch die meisten Lehrbücher die Klappenveränderungen bei syphilitischer Aortitis und dasselbe ist in ungezählten Mitteilungen über letztere geschildert. Von besonderen Verfolgungen der Klappenveränderungen gebe ich folgende wieder, welche sich zunächst auf das Erscheinungsbild für das bloße Auge beziehen.

Die ersten genaueren Untersuchungen und Vorstellungen über den Mechanismus der zur Klappeninsuffizienz führenden Vorgänge stammen wohl von FABRIS aus dem Jahre 1909. Er unterscheidet zwei Arten der Entwicklung der Klappeninsuffizienz; zuweilen treffen beide zusammen. Bei der einen Form breitet sich der mesaortitische produktive, dann fibröse Vorgang selbst auf die Klappen aus, und zwar sowohl in Richtung der Ansatzlinie wie des freien Randes. Bei der zweiten Form ist die Vorstellung FABRIS verwickelter. Hier findet, ohne daß die Klappen selbst erheblich infiltriert oder sklerosiert würden, eine Art Verschmelzung der Semilunarklappen nach ihrem Ansatzpunkte hin durch größere aortitische Herde statt. Es schieben sich nämlich große, derbe, bindegewebig-hyaline Herde in den dreieckigen Raum zwischen zwei halbmondförmige Klappen, so daß die Kontinuität der Schließungslinie auf ein gutes Stück hin verloren geht. Außerdem verkürzt sich der freie Rand, welcher teilweise wie angezogen und angesaugt erscheine von seiten der aortitischen Herde (vgl. die Verwachsungen der Klappen mit der Aortenwand unten); dabei wird der freie Rand durch die narbige Zusammenziehung der Aorta nach seinen beiden Ansatzpunkten hin gegen den Sinus Valsalvae zu gezogen, so daß er zuweilen stark verkürzt wird und der bestehende Rest mit der entsprechenden Wand der Aorta einen manchmal ziemlich engen Eingang bildet, durch den man in eine Höhlung gelangt, die vorne vom Körper der an sich unversehrten Klappe und hinten von dem Sinus Valsalvae begrenzt wird. So kann eine Klappe auch ohne selbst stärkere Gewebsveränderungen einzugehen insuffizient werden. Dasselbe kann auch durch Erhöhung des freien Randes einer Klappe über das übrige auf der Längsachse der Aorta liegende Klappenniveau eintreten. Dabei denkt FABRIS außer an Herabrücken der Ansatzpunkte der freien Ränder der tiefer stehenden Klappen auch an unmittelbare Erhöhung des einen Klappenrandes; die sich mit Vorliebe an den Klappenwinkeln ausbildenden Herde sollen nämlich während ihrer narbigen Zusammenziehung außer Verkürzung des freien Randes auch Erhöhung des Niveaus der Schlußlinie bewirken können. Bei zum Vergleich herangezogenen endokarditischen Aorteninsuffizienzen fehlten alle diese Erscheinungen. Hier käme die Verkürzung des freien Randes hauptsächlich durch ein Zusammenwachsen zweier benachbarter halbmondförmiger Klappen entsprechend den Zwischenklappenräumen zustande und so erkläre sich, daß es hier, im Gegensatz zu der syphilitischen Aorteninsuffizienz, neben Insuffizienz auch zu mehr oder weniger deutlicher Stenose kommt. Der Unterschied werde bedingt durch die Beteiligung der Intima und thrombotischer Vorgänge bei den endokarditischen Formen. Auch die atherosklerotische Aortenklappenveränderung unterscheide sich deutlich von der bei syphilitischer Aortitis, da wiesen die Klappen dieselben Veränderungen auf wie die Aortenwand selbst, Starre, Zusammenwachsen in Gegend der Ränder, fettige Degeneration, Sklerose und Verkalkung. So kommt es hier zu leichteren Graden von Stenose oder Insuffizienz, meist beide zusammen in geringerem Maße. FRANZ ENGEL schließt sich auch in der Unterscheidung von zwei Formen, einer mit infiltrierend-sklerotisierenden Vorgängen in den Klappen selbst, einer anderen

mit aortitischen Herden und so bedingter Verkürzung und Verwachsung des
freien Randes der an sich unveränderten Klappen von den Winkeln her mit der
Aortenwand, FABRIS ganz an.

Ganz eigenartige Bilder können in noch gesteigerter Form solcher Vorgänge
durch *völliges Anwachsen einer Klappe an der veränderten Aortenwand* zustande
kommen. So beschrieb KARL KOCH eingehend einen solchen Fall einer 42jährigen
Frau, bei der die linke Aortenklappe ganz zu fehlen schien, während die beiden
anderen verdickt und verkürzt waren. Es erwies sich aber dann, daß das Fehlen
der einen Aortenklappe nur dadurch vorgetäuscht war, daß die Klappe an ihrem
freien Rande an einer Stelle besonders schwerer Intimaveränderung (neben
solchen der Media und Adventitia) der syphilitisch-aortitischen Aortenwand
in Gestalt eines Buckels mit dieser völlig verwachsen war (die Intimawucherung
überbrückte und verstopfte auch die Mündung der linken Kranzarterie). KOCH
glaubt, daß die Verwachsung durch die häufige Berührung der noch nicht
retrahierten Klappe mit der Intimawucherung zustande kam. Eine ganz ähnliche Veränderung stellte auf der Pathologentagung 1913 PALTAUF bei einer
53jährigen weiblichen Person vor, bei der außer einem seltenen Defekt in der
Vorhofscheidewand die rechte Aortenklappe infolge festen Verwachsens mit
der veränderten Aortenwand zu fehlen schien. Im Gegensatz zu KOCHS Fall
war hier die Wa.R. negativ, aber die Beschreibung der Aortenveränderung
läßt doch wohl annehmen, daß diese syphilitisch war. Und einen Fall sicherer
Aortitis syphilitica mit einer ganz entsprechenden Klappenverwachsung, so daß
diese zu fehlen scheint, während die beiden anderen auch schwer verändert
sind, den wir seziert haben, bilde ich ab (Abb. 27). Andererseits kann in der
Tat eine Aortenklappe auch bei schweren syphilitischen Veränderungen so
schrumpfen, daß sie fast ganz fehlt, wie THOREL (1915) einen Fall erwähnt, in
dem von einem Klappensegel kaum mehr als sein leicht verdickter Ansatzrand
vorhanden war.

Mit der Frage des *Mechanismus der Aortenklappeninsuffizienz bei syphilitischer Aortitis* hat sich in seinen Altersjahren noch einmal der Altmeister
dieses Gebietes DÖHLE beschäftigt. Seine Erfahrungen wurden zunächst in
einer Arbeit von JÜRGENSEN auf Grund von Präparaten, die EMMERICH ihm
vorzeigte, wiedergegeben. Außer Schrumpfung und Verdickung zeigen die
Klappenränder namentlich Auseinanderweichen an ihren Ansatzpunkten (vgl.
Abb. 8), was typisch für die DÖHLEsche Aortitis syphilitica und bei dieser nicht
so selten und zuweilen schon frühzeitig auftretend sei. Das Auseinanderweichen
der Aortenklappen an ihren Ansatzpunkten verkürzt die Klappen, so entsteht
zunächst in der Mitte des Aortenlumens ein kleiner dreieckiger Defekt, ein
ebensolcher je an den Ansatzpunkten der Klappen. Diese brauchen dabei
zunächst gar nicht wesentlich geschrumpft zu sein; die Vorgänge gehen ja von
der Aortenwand aus. Es kommt häufig zu wulstförmigen Verdickungen an
den Ansatzpunkten der Klappen, die nicht selten auch kurz oberhalb der Ansatzpunkte zu finden sind, Sind solche Wülste stark entwickelt, so können die
Klappen straff gespannt der Aortenwand unmittelbar anliegen, so daß es mehr
oder weniger zu den Erscheinungen der Klappeninsuffizienz kommt. Sodann
nahm 1921 DÖHLE selbst noch das Wort zu dieser Frage. Er betont auch hier
außer Verdickung und Schrumpfung der freien Ränder offenbar durch Auseinanderzerren der Klappen an den Ansätzen entstehende Furchen oder Rinnen zwischen
den Klappen an den oberen Ansatzstellen an der Aorta, die sich sonst dicht
beieinander befinden. Es handelt sich um keine richtige Lückenbildung, sondern
eine solche wird nur vorgetäuscht durch die Verdickung der Ansatzstellen selbst,
die zu dicken Wülsten werden, und vielleicht auch durch polsterartiges Da-
zwischenschieben geringer Mengen gewucherten Gewebes von der Aortenwand

aus. Diese „Lücken" sind aber für die Diagnose mit bloßem Auge wichtig und eben das Übergreifen von der Aortenwand her zunächst auf die Ansatzränder ist, im Gegensatz zur Endokarditis, das für die syphilitische Veränderung Maßgebende und Kennzeichnende.

Auch SCOTT hat zum Teil in Mitarbeit von SAPHIR in den letzten Jahren eine Reihe von Arbeiten über die syphilitische Aorteninsuffizienz veröffentlicht. Es wird hier zuletzt über im ganzen 75 Fälle berichtet. Die Veränderungen der Aortenklappen werden im großen ganzen so erklärt, daß das erste Zeichen

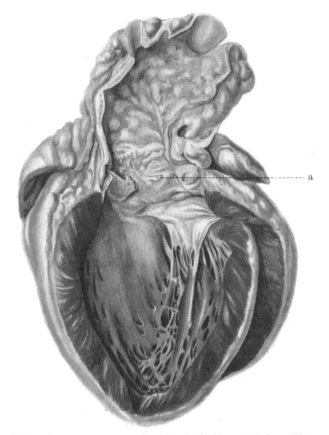

Abb. 27. Aortitis syphilitica. Auch die Aortenklappen sind ergriffen. Eine Klappe ist mit der Rückwand fest verwachsen und scheint so zu fehlen (bei a).

eines Befallenseins der Aortenklappen eine Erweiterung der Verbindungsstellen der Klappen, der Commissuren, darstelle; die Trennung dieser käme durch Adhäsionen der Ränder der Klappen an die Aortenintima zustande. Im übrigen betonen auch die amerikanischen Forscher, daß sie nie Aortenstenose dabei beobachtet hätten. MARTHAND hält die Erweiterung der Klappen für kennzeichnend genug, um die Diagnose Syphilis zu stellen. WOLFF, ein Schüler EMMERICHs, beschreibt bei der syphilitischen Aorteninsuffizienz die Klappen durch weiße Wulstungen auseinandergedrängt und die Klappen ins Lumen der Aorta hineingezogen. „Dem Klappenschließungsrand erscheint gleichsam ein dünnes Schnürchen aufgelagert." In einer anderen unter EMMERICH durchgeführten Arbeit, der Dissertation von MARIE SCHILLER, wird die Häufigkeit der

Aortenklappeninsuffizienz und ihr diagnostischer Wert zur Erkennung der syphilitischen Aortitis, wenn diese noch sehr gering entwickelt oder durch atherosklerotische Beimengungen stark überdeckt ist, betont. Clawson-Bell erklären strangähnliche Verdickungen der Klappen für kennzeichnend für die luische Erkrankung. Im übrigen stimmen sie Döhle bei, daß ein Auseinanderschieben der Klappenansatzpunkte das Maßgebende sei. Endlich ist eine neuere Abhandlung von Gallarerdin und Josseraud erwähnenswert. Sie betonen wieder die funktionelle (relative) Aorteninsuffizienz durch Erweiterung des Aortenringes; die echte Insuffizienz der Aortenklappen beziehen sie auf gelatiniforme commissurale Herde, welche die Klappenränder zum Schrumpfen brächten, während das eigentliche Klappengewebe auch in diesem Falle zart bleibe. Dagegen stellen sie dann als dritte Form die ausgesprochene Endocarditis syphilitica mit Verdickung der Aortenklappen zusammen mit und abhängig von Aortitis syphilitica auf.

Wir sehen also, daß der Entstehungsweg der Aortenklappenveränderungen. welche zu deren Insuffizienz führen, verschieden gedeutet wurde und daß es offenbar auch verschiedene Wege gibt, auf denen die Klappenbeteiligung zustande kommt. Eines ist aber bei fast allen Erklärungen der am schärfsten betonte Punkt, und das ist auch nach unseren Erfahrungen das Wesentliche, daß die syphilitische Aortenklappenveränderung *von der Aortenwand* aus wirkt im scharfen Gegensatz zu den eigentlichen von den Klappenrändern (Schließungsrändern) aus einsetzenden endokarditischen Veränderungen anderer (besonders rheumatischer) Entstehungsursache. Daß es hiermit zusammenhängt, daß dann auch meist Stenose hinzukommt, bei der syphilitischen Klappenveränderung so gut wie stets reine Insuffizienz ohne Stenose besteht, ist schon oben dargelegt. Diese Tatsache des Nichthinzutretens einer Stenose wird auch z. B. von Stadler wie Scott-Saphir betont. Unter den 75 Fällen der letztgenannten amerikanischen Forscher befanden sich 64 Männer, 11 Frauen (vgl. unten die entsprechende Geschlechtsverteilung bei der syphilitischen Aortitis überhaupt). Das Alter lag in ihren Fällen zwischen 29 und 76 Jahren, das Durchschnittsalter bei 40 Jahren. Longcope gab seinerzeit an, daß von seinen 21 Fällen 17 unter 50 Jahren waren, 6 zwischen 20 und 30 Jahren, 15 waren männlich, 6 weiblich. Zwischen der syphilitischen Ansteckung und dem Tod an Insuffizienz lagen bei Scott-Saphir 5—44, im Durchschnitt 20 Jahre. Nachdem die ersten Herzdekompensationserscheinungen aufgetreten waren, lebte in ihren Fällen kein Kranker mehr länger als 2 Jahre. Auch Stadler gibt an, daß vom Beginn der Herzbeschwerden bei syphilitischer Aorteninsuffizienz bis zum Exitus seine Patienten (52) durchschnittlich knapp noch $1^3/_4$ Jahre lebten, wie auch Grau schon die längere Lebensdauer nichtsyphilitischer als syphilitischer Aortenklappenveränderungen beobachtet hatte. Die Aorteninsuffizienz ist, wie sich aus alledem ergibt, eine Späterscheinung, sie bedeutet, wie Stadler sagt „bei der syphilitischen Aortitis den Anfang vom Ende".

Eine *genauere Verfolgung der mikroskopischen Vorgänge* an den Klappen ist nicht allzu häufig mitgeteilt worden. Fabris beschreibt im Klappengewebe (seiner ersten Form s. oben) Granulationen mit Auflösen und Verschwinden der elastischen Elemente. Das entzündlich gewucherte Gewebe kann regressive Metamorphosen eingehen, auch Nekrose kann eintreten, aber ohne besondere Neigung zu Niederschlägen von Kalksalzen. Später geht das Granulationsgewebe in fibröses, dann hyalin werdendes Bindegewebe über und dies findet sich bei der Untersuchung zumeist, da jetzt erst der Tod einzutreten pflegt. Longcope fand den Klappenansatz durch Einlagerungen von Rundzellen und Plasmazellen verdickt, ebenso das Klappenbindegewebe verdickt und von beiden Zellarten durchsetzt. Dewitzky beschreibt bei „Endoartitis chronica luica" eine

„Sclerosis marginalis" oder „nodularis", welche in einer Verdickung der sub-endothelialen und elastischen Lage des Ventrikelendokards der Klappen bestehen und mit der syphilitischen Aortenveränderung nur insofern zusammenhängen soll, als es sich hier um kompensatorische Klappengewebshyperplasie infolge relativer Klappeninsuffizienz handele. Diese Veränderung sprechen FELSEN-REICH und v. WIESNER dagegen als chronische rezidivierende Endokarditis an, welche bei Aortitis den freien Rand einnehme, wobei durch Schrumpfungs-vorgänge die Schließungslinie gegen den freien Rand verschoben werde. GRUBER erwähnt vermehrtes hyalinisiertes Bindegewebe der Klappen am äußersten Rande der Klappen, auch ziemlich kernreiches, lockeres Gewebe.

Ausgedehnte mikroskopische Untersuchungen nahm WEGELINs Schüler LUPU vor. Er untersuchte 15 Fälle syphilitischer Mesaortitis, 4 ohne makroskopische Klappenveränderungen, auch mikroskopisch ohne typische Veränderungen derselben, 7 Fälle mit Verdickung der Ansatz- oder freien Ränder, aber ohne daß es zu Klappeninsuffizienz gekommen wäre — mit produktiven Vorgängen, die sich besonders in Verdickung des Ventrikelendokards und der Zwischen-schicht äußern, unter Zurücktreten von degenerativen Veränderungen im Gegensatz zur starken Verfettung und Nekrose bei einfacher primärer Klappen-sklerose oder „Sclerosis annularis" und auch exsudativ-entzündlicher Vorgänge — und endlich 4 Fälle mit starker Verdickung des freien Randes oder Verdickung und Schrumpfung der Klappen mit Insuffizienz. Hier finden sich am Ansatz-rand und im proximalen Teil der Klappen im wesentlichen Veränderungen der gleichen Art wie in der vorigen Gruppe, dagegen am freien Rand der Klappen dicke Randwülste, welche ein genaues Aneinanderlegen der Klappenränder erschweren und eine Verkürzung des freien Randes in querer Richtung bewirken. So wird die Öffnung des Sinus Valsalvae nach der Aorta verkleinert und die Klappe kann an die Aortenwand angelötet werden (RIBBERT). Der Prozeß dieser Randwulstbildung muß von der Seite her, d. h. von der sog. Commissur, wo die Klappen aneinander stoßen, ausgehen und auf den Klappenrand fort-schreiten. Letzter Ausgangspunkt ist die Aortenwand selbst, deren Intima-wucherung LUPU auch als entzündlich auffaßt (vgl. dagegen oben). Im übrigen tritt LUPU der Auffassung DEWITZKYS entgegen, daß die Randwülste nur kom-pensatorischer Natur seien; die Aorteninsuffizienz ist hier keine relative, sondern eine echte durch Erkrankung der Klappen direkt bewirkte. LUPU faßt das Ergebnis seiner Untersuchungen in folgenden Schlußsätzen zusammen: „Die Veränderungen der Aortenklappen bei Mesaortitis syphilitica beruhen auf entzündlich-proliferativen Prozessen, welche meistens von der Aortenintima durch die Commissur der Klappen auf den Schließungs- und freien Rand der Klappe übergreifen und zur Bildung eines Randwulstes führen. Viel seltener setzt sich die Mesaortitis syphilitica auch von der Tiefe des Sinus Valsalvae aus auf die Klappe fort. Die Ursache der Insuffizienz bei Syphilis der Aorta liegt in der Schrumpfung des Randwulstes, wodurch dieser in querer Richtung verkürzt wird. Neben den entzündlichen, auf der Basis der Lues entstandenen Veränderungen kommen am Klappenansatz auch einfach sklerotische Prozesse vor, welche jedoch einen stärkeren Grad nicht erreichen und auf die Funktion der Klappe auf keinen Fall einen wesentlichen Einfluß haben". Wir sehen, daß diese gründlichen Untersuchungen die oben bei Beschreibung des Bildes für das bloße Auge angegebene Schlußfolgerung bestätigen, daß die Vorgänge von der umgebenden Aortenwand ihren Ausgang nehmen.

SCOTT (welcher in einer seiner Arbeiten zusammen mit SAPHIR über 3 in Serien geschnittene Aortenklappen bei syphilitischer Aortitis, 1 normale und 10 mit chronischer nicht syphilitischer Endokarditis ebenso geschnittene berichtet) verlegt den ersten Beginn der Klappenveränderungen ebenfalls in

die sog. Commissuren, und zwar sollen hier zuerst die kleinen Gefäße befallen
sein, welche von der Aorta zu den Seitenrändern der Aortenklappen ziehen; sie
sollen obliterierende Endarteriitis und perivasculäre Infiltrate, wie sie sonst
von der Adventitia ausgehen, aufweisen. Clawson-Bell beschreiben Entzündung, Proliferation, Hyalinisierung des Bindegewebes und Narbenbildung. Die
schon oben genannten französischen Forscher Gallaverdin und Josseraud
fanden in ihrem Falle von Mesaortitis syphilitica die Aorta im Bereich der Sinus
und die Commissuren zwischen den Klappen frei, dagegen eine reine Klappenveränderung, besonders der hinteren Aortenklappe, und zwar in Gestalt von
Herden, welche denen der Aorta entsprachen, und zwar fanden sich hier im
verdickten Klappengewebe nach der Bezeichnung der Untersucher miliare
Gummata.

Die *Klappenveränderung stellt eine sehr schwere Komplikation der Aortitis
syphilitica dar.* Die Insuffizienz bzw. ihre Folgen führen häufig zum Tode.
Und es ist dies um so mehr der Fall als, dem Sitze der Aortenveränderung nach
leicht verständlich, die syphilitische Aortenklappeninsuffizienz recht *häufig mit
schweren Veränderungen am Ostium der Kranzgefäße*, von deren Gefahren noch
gesondert gesprochen werden soll, *einhergeht.* Schon Stadler fand unter seinen
52 zur Sektion gekommenen syphilitischen Aorteninsuffizienzen in nicht weniger
als 32 hochgradige Mündungsstenosen der Kranzgefäße. Neuerdings betonen
dies als häufige Todesursache z. B. Clawson-Bell, und Scott und Saphir
fanden unter ihren 75 Fällen syphilitisch bedingter Aorteninsuffizienz bei
Aortitis luica in 25 gleichzeitig Verengerung oder Verschluß der Kranzgefäße an
ihrem Abgang. Zumeist ist die linke Kranzarterie betroffen, in 13 der 25 Fälle
war dies mit beiden Abgangsstellen der Fall. Es ist in solchen Fällen ganz
gewöhnlich nicht zu entscheiden, ob der Tod mehr auf die Aorteninsuffizienz
und ihre Folgen oder auf die Verengerung bzw. den Verschluß der Kranzgefäßmündung zurückzuführen ist.

Nur kurz sei darauf hingewiesen, daß mehrfach die Meinung vertreten
wurde (besonders klinisch), daß bei der syphilitischen Aorteninsuffizienz im
Gegensatz zur sonstigen endokarditischen keine stärkere Herzvergrößerung
bestände. Vor allem Grau nahm dies an und erklärte es damit, daß bei luischer
Aorteninsuffizienz infolge der meist vorhandenen stärkeren Erweiterung der
Aorta oberhalb des Klappenringes, die noch dazu mit Elastizitätsverlust verbunden wäre, das sekundäre Zurückströmen des Blutes in den sich weitenden
Ventrikel viel weniger ausgiebig und mit geringerer Wucht zustandekommen
müsse. Demgegenüber weist Stadler — und v. Korczyński schließt sich ihm
ganz an — darauf hin, daß die geringere Vergrößerung des linken Herzens bei
der syphilitischen gegenüber der nichtsyphilitischen Aorteninsuffizienz nur
scheinbar vorhanden ist und nur der Eindruck erweckt wird, weil die Fälle
zumeist nicht in kompensiertem Zustande dem Arzte zu Gesicht kommen,
vielleicht auch wirklich niemals gehörig kompensiert sind, vor allem auch wenn,
wie so häufig, die Blutzufuhr infolge Verengerung der Kranzgefäßmündung
ungenügend ist, wobei dann eben die Hypertrophie des Herzens gering bleiben
oder ausbleiben wird. Im übrigen betont aber Stadler, daß er bei einer größeren
Zahl anderer Fälle ohne Kranzgefäßbeteiligung hochgradige *Herzhypertrophie*
klinisch und autoptisch festgestellt habe, die derjenigen bei sonstiger endokarditischer Aorteninsuffizienz nicht nachstand. Oberndorfer stellte bei den
Sektionen auch sehr häufig Hypertrophie der linken Kammer fest und schreibt, es
sei ihm nicht ganz verständlich, daß Grau die Herzhypertrophie bei syphilitischer
Aortitis als selten bezeichne. Ebenso fand im Gegensatz zu Grau Gruber in der
Mehrzahl der Fälle von Mesaortitis Hypertrophie des Herzens. Auch Scott berichtet, die linke Kammer meist hypertrophisch, seltener mäßige Hypertrophie auch

der rechten, gefunden zu haben. Desgleichen heben CLAWSON-BELL hervor, daß hier wie sonst bei Aorteninsuffizienzen die linke Kammer hypertrophiere. Ich muß auch für die von mir beobachteten Fälle angeben, daß ich bei einfacher Aortitis syphilitica in der Regel (abgesehen von Aneurysmen) keine stärkere Hypertrophie der linken Kammer gefunden habe, dagegen, wenn die Aortenklappen im Sinne der Insuffizienz beteiligt waren, solche fast stets stark und ausgesprochen fand.

Die syphilitische Aorteninsuffizienz ist, wie nach dem Gesagten und ihrer Ableitung von der Aortitis syphilitica her leicht zu verstehen, eine isolierte Erkrankung der Aortenklappen. *Ganz außerordentlich selten* können aber *von den Aortenklappen aus die Mitralklappen mit beteiligt* werden. SCOTT gibt an zwei derartige Fälle gesehen zu haben, STAEMMLER stellte einen solchen Fall auf dem letzten Pathologentag vor und in der Aussprache erwähnte SCHMORL, daß GEIPEL einen entsprechenden Fall in der Gesellschaft für Natur- und Heilkunde in Dresden vorgezeigt und er selbst seitdem einige Male geringe Grade von Mitralveränderungen bei Aortensyphilis gefunden habe. Neuerdings ist die genaue Beschreibung des STAEMMLERschen Falles erschienen. Es handelt sich um einen 54jährigen Mann mit Mesaortitis syphilitica im ganzen aufsteigenden Teil, Bogen und Brustteil der Aorta descendens. Das Verhalten des Anfangsteiles der Aorta mit Verdickung und Verkürzung der Aortenklappen und Lückenbildung zwischen zwei Klappen sowie Verengerung der Abgangsstellen der Kranzarterien ist kennzeichnend; die Wa.R. und ihre Kontrollen fielen positiv aus. Die mikroskopische Untersuchung bestätigte die Diagnose. Auch komplizierte nicht etwa eine alte Endokarditis die syphilitische Klappenveränderung der Aorta. Das besondere des Falles liegt nun darin, daß auch das vordere Segel der Mitralis hochgradig verdickt, starr anzufühlen und in eine derbe Schwielenmasse von grauweißlicher Farbe umgewandelt ist. Diese schwielige Verdickung geht unmittelbar in die ebenso veränderten Teile der angrenzenden Aortenklappen über. Die Sehnenfäden sind in ihren Ansätzen verdickt, aber nicht verkürzt noch verwachsen. Das hintere Mitralsegel dagegen ist völlig unverändert. Mikroskopisch zeigt nun das hochgradig veränderte vordere Segel dieselben Veränderungen wie die luische Aorta und am Klappenansatz gehen die entzündlichen Veränderungen völlig zusammenhängend ineinander über. Der eigentliche syphilitische Vorgang spielt sich in der fibrösen Mittelschicht der Klappe ab: entzündliche Zellinfiltrationen, Nekrose, Gefäßneubildungen. Die stellenweise sehr ausgedehnte Nekrose wird teils auf unmittelbare Schädigung durch die Spirochäten bezogen, teils auf mangelhafte Ernährung, die hier nicht durch Verschluß von Vasa nutritia, sondern durch Verdickung der subendothelialen Schichten, die eine genügende Durchtränkung des Klappengewebes vom Herzblut aus hindert, herbeigeführt wird. Es handelt sich um eine produktive Entzündung syphilitischer Natur, die sich, von der Aorta fortgeleitet, vom Klappenansatz auf die fibröse Mittelschicht der Mitralklappe fortsetzt; sie führt zu weitgehender Zerstörung dieser Schicht und greift hie und da auch etwas auf die elastische Schicht der Ventrikelseite über, während die Verdickung der Außenschichten auf beiden Seiten des Segels sekundär reaktiv ist. So entsteht die Starrheit des Segels, die auch zu Insuffizienzerscheinungen der Mitralis geführt hatte, worauf auch wohl die Hypertrophie der rechten Kammer und ein systolisches Geräusch, das gehört werden war, hinwiesen. Starke Mitbeteiligung einer Mitralklappe wie in diesem interessanten Falle STAEMMLERs gehört aber, um dies nochmals zu betonen, zu den äußersten Seltenheiten.

2. Die Veränderungen an den Abgangsstellen der Seitenäste, insbesondere der Kranzgefäße.

Schon bei Beschreibung der Aortitis syphilitica selbst ist dargelegt worden, daß es zu ihrem typischen Verhalten gehört, daß besonders *ausgeprägte Herde mit Vorliebe gerade an den Abgangsstellen der Seitenäste* sitzen. Dem Hauptsitz der Mesaortitis luica im Anfangsteil der Aorta entsprechend bezieht sich dies ganz *besonders auf die Kranzgefäße des Herzens,* dann auch noch auf die großen Halsgefäße. Gerade die schweren Veränderungen am Abgang der Kranzgefäße aber sind einerseits besonders häufig andererseits von besonderer Wichtigkeit. Es ist schon im Kapitel „Herz" gestreift worden, und muß hier besonders betont werden, daß die bei der Aortenlues so häufigen *stenokardischen Anfälle* (Asthma cardiacum) gerade auf die Veränderungen im Abgangsgebiet der Kranzgefäße hinweisen — es ist die Häufigkeit der stenokardischen Anfälle gerade bei Aortenlues in der Klinik wohl bekannt, Schlesinger schätzt in der Privatpraxis etwa $^1/_3$ von ihnen als luischer Ätiologie ein (unter seinen 200 Fällen in 61, darunter 52 Männer) vgl. auch das im Abschnitt „Herz" Gesagte —, ferner daß die *plötzlichen Todesfälle* bei der syphilitischen Aortenerkrankung in erster Linie auf Verengerung bzw. Verschluß der Kranzgefäße (Genaueres s. u.), erst in zweiter Linie auf etwa geplatzte Aneurysmen zu beziehen sind.

Es ist von vornehrein aufgefallen, daß es plattenartige Verdickungen der Aortenwand, besonders auch ihrer Intima, bei ihrer syphilitischen Erkrankung sind, welche den Abgang einer oder beider Kranzarterien, die ja im Hauptgebiet der Aortenveränderung liegen — nach Martland werden die Abgangsstellen, wenn sie höher liegen, leichter entgehen —, hochgradig verengern oder gar so gut wie ganz verschließen (vgl. die Abb. 7, 8, 26, 29, 30 mikroskopisch 28). In den Coronararterien selbst setzt sich die syphilitische Veränderung fast stets nicht weiter oder nicht weit fort. Dies steht im Gegensatz zu den gewöhnlichen atherosklerotischen Veränderungen der Kranzgefäße, bei welchen diese selbst, besonders etwa 1—2 cm von der Abgangsstelle erst beginnend, verändert und oft fast ganz verschlossen sind, was ja (in diesen nichtsyphilitischen Fällen) dann in Beziehung zu Angina pectoris und oft auch zu plötzlichem Tode steht. Weiterhin betreffen die atherosklerotischen Kranzgefäßveränderungen naturgemäß zumeist alte Leute, die Einbeziehung der Coronararterien in die Aortenlues sehr oft auch Jugendliche. Diese Unterschiede und das typische Verhalten bei Aortensyphilis traten schon bei in der Frühzeit des Kampfes um die Anerkennung dieser veröffentlichten Fällen zu Tage. So beschrieb Jakob 1891 einen Fall, in dem bei einem $18^1/_2$jährigen Menschen, der plötzlich gestorben war, sich die rechte Kranzarterie ganz verschlossen fand. Und im nächsten Jahre teilte Crooke den Fall eines 30jährigen Mannes mit, bei dem die typischen Veränderungen am Abgang eines Kranzgefäßes und zudem in der einen Coronararterie ein älterer, in der anderen ein frischer Thrombus gefunden wurden. Später wurden bei Aortenlues Verschlüsse oder hochgradige Verengerungen eines oder beider Kranzgefäße sehr häufig beschrieben und für plötzliche Tode verantwortlich gemacht. Ich erwähne z. B. zwei solche Fälle bei einem 29jährigen und einem 30jährigen Menschen, die Bardachzi mitteilte (im ersten Fall war die rechte Kranzarterie ganz verschlossen, die linke hochgradig verengt); Wright-Richardson fanden dies in 2 ihrer 5 Fälle, Demmin hat deren 3 geschildert, und in allen größeren Bearbeitungen der Aortenlues sind zahlreiche Fälle, die hierher gehören, beschrieben.

So haben auch auf die *Häufigkeit dieses Vorkommens der Kranzgefäßverengungen durch syphilitische Aortenveränderungen und des so bedingten plötzlichen Todes* viele Forscher hingewiesen; ich erwähne z. B. Straub (schon 1899),

CHIARI, BENDA, TURNBULL, GRUBER, STADLER, V. KORCZYŃSKI, OBERNDORFER, JANSEN, TRIPIER, BERSCH, SCHRIDDE, BERG (in der Aussprache dazu HÜBSCHMANN), SCOTT, SHOOKHOFF, ZIMMER, CLAWSON-BELL, GALLAVERDIN, MARTLAND. Während des Krieges fand ASCHOFF unter seinen plötzlichen Todesfällen in 21 syphilitische Aortitis mit Verengerung von einem oder beiden Kranzgefäßen, OBERNDORFER 4 solche Fälle, GRUBER unter 24 plötzlichen oder überraschenden

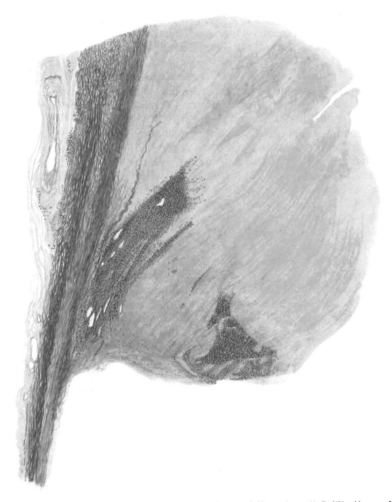

Abb. 28. Aortitis syphilitica. Starke Intimaverdickung, stellenweise mit Infiltrationen, besonders auch an der Intima-Media-Grenze, welche den Zugang zu der linken absteigenden Kranzarterie vollständig verschließt. Elastica-Färbung nach WEIGERT.

Toden in 8 Aortitis syphilitica, welche unter 16 Fällen, in denen schwerer Herz-Gefäßschaden den Hauptfaktor darstellte, = 50%, vorlag. Auch DIETRICH erwähnt, daß während des Krieges etwa 50% aller anscheinend ohne besondere Ursache plötzlich verstorbener Soldaten an Aortensyphilis, d. h. Kranzgefäßverschluß starben, wie bei Leuten unter 40 Jahren bei plötzlichem Tod stets Verdacht auf syphilitische Aortitis mit Beteiligung der Kranzgefäße besteht. v. REDWITZ teilt in seinen bekannten Untersuchungen über den Einfluß der Erkrankungen der Coronararterien auf die Herzmuskulatur 11 Fälle syphilitischer Aortitis mit Verschluß der Kranzgefäße mit, wobei auch er hervorhebt, daß die Kranzarterien selbst nicht verändert waren im Gegensatz zu 7 von ihm untersuchten Atherosklerosen derselben; in 2 Fällen denkt er an eine Verbindung syphilitischer und atherosklerotischer Veränderungen. Als Durchschnittsalter seiner 11 syphilitischen Fälle (8 Männer, 3 Frauen) fand v. Redwitz 43 Jahre. Das geringe Mitergriffensein der Kranzgefäße selbst bei diesen ist lange bekannt und, wenn ganz neuerdings Martland meint, daß die Coronararterienveränderungen distal von der Abgangsstelle (ebenso wie Veränderungen im Herzmuskel) von manchen Pathologen überschätzt würden, so dürfte dies für die deutschen Pathologen wenigstens kaum zutreffen. Im übrigen fanden Stadler und ebenso Martland in 30% ihrer Fälle von Aortitis syphilitica die Kranzarterien befallen, Clawson-Bell in 20% plötzlichen Tod mit diesem anatomischen Befund, wir unter unseren 223 Fällen in 19 = 9% Verschluß der vorderen absteigenden Kranzarterie und in 15 dieser Fälle plötzlichen Tod vermerkt. Bersch hat im Anschluß an Beneke direkt eine Einteilung vorgenommen in die Fälle ohne und mit Beteiligung der Kranzgefäße und die Gefahren der 2. Gruppe betont. Gruber sagt, daß von allen inneren Faktoren zum Zustandekommen plötzlichen Todes die Aortenlues am meisten beiträgt und erklärt hierbei auch die Einbeziehung des Klappenringes und seiner Sinus in die schwielige Umänderung als das entscheidende, wobei er auch besonders den Verschluß der Kranzgefäße betont. Daß solcher gerade in diesen Fällen häufig mit Aortenklappenveränderungen zusammentrifft, ist schon oben betont; ebenso daß dann nicht immer leicht zu entscheiden ist, worauf der Herztod in letzter Linie zu beziehen ist, so daß Gruber mit gutem Recht schreibt: „es können alsdann viceversa Klappenfehler, Coronarschädigungen und Kompensationsstörung infolge versagender Muskulatur an der Arbeit sein, um schließlich zusammenwirkend eine plötzliche Erlahmung des Herzens zu bedingen, von der man anatomisch nicht sagen kann, ob sie der einen oder anderen konkurrierenden Herzschädigung hauptsächlich zu verdanken war." Insbesondere hat vor 6 Jahren in einem Vortrag Schridde die Gefahren des Verschlusses der Kranzgefäße und ihre Bedeutung für plötzliche Todesfälle erörtert. Er berichtete über 15 Fälle plötzlich eingetretenen Todes, unter denen in 14 Syphilis sicher, in 1 Falle (negative Wa.R., die sonst in allen Fällen positiv ausfiel) wahrscheinlich war; in 10 dieser Fälle war Verlegung der Coronararterien bei syphilitischer Aortitis anzuschuldigen, 6mal lagen narbige Verengerungen des Kranzgefäßabganges, 4mal sklerotische Wulste der Aorta an dieser Stelle vor. In allen 10 Fällen handelte es sich um Verlegung der linken Kranzschlagader, in 2 war die rechte stärker mitbeteiligt. Das Alter betrug 34 bis 50 Jahre, durchschnittlich 42, was mit der oben angegebenen Zahl v. Redwitzs ganz übereinstimmt. Dieser ganz überwiegenden Bedeutung der Aortensyphilis mit Verlegung der Kranzgefäße für plötzliche Todesfälle stimmten im Anschluß an den Schriddeschen Vortrag ich, Dietrich, Prym und Wätjen durchaus zu.

Es ist sicher, wie auch aus der Schriddeschen Zusammenstellung hervorgeht, daß von besonders ausschlaggebender Bedeutung die *linke Kranzarterie* ist. Sie ist ja auch bei den nichtsyphilitischen Fällen atherosklerotischer Coronararterienveränderungen hauptmaßgebend. Aber *einfach liegen die Verhältnisse hier nicht*. Wir kennen die reichlichen Anastomosen unter den Kranzgefäßen, wie sie Spalteholz, v. Redwitz u. a. verfolgt haben, und wir wissen, daß offenbar die Fälle individuell ganz verschieden liegen, daß manchmal trotz Verschlusses oder stärkster Verengerung der linken Kranzarterie oder gar Verengerung beider das Leben noch gefristet wird, wofür auch z. B. Gruber, ferner auch Stadler sowie Zimmer Beispiele anführen, oder auch eine Erweichung des Herzmuskels eintritt, die dann erst durch Durchbruch in den Herzbeutel zum Tode führt (vgl. Abb. 29), manchmal dahingegen schon bei nicht so starker Verengerung plötzlicher Tod eintritt. Hierbei spielt offenbar das Moment der Plötzlichkeit oder des langsameren Verlaufes eine Hauptrolle, im letzten Falle eben das der Ernährungsübernahme durch stärkere Ausbildung der Kollateralen; und insofern ist das Verhalten der Anastomosen oft ausschlaggebend, einmal ihre individuell verschiedene Ausbildung und sodann die Frage, ob sie intakt sind, wobei z. B. eine zuvor bestehende Veränderung auch der rechten Kranzarterie beeinträchtigend wirken und somit die Wirkung einer starken Verengerung oder gar eines Verschlusses der linken Kranzarterie verstärken, d. h. besonders gefahrdrohend gestalten kann. Ferner muß das Verhalten des Herzmuskels selbst in Betracht gezogen werden, der bekanntlich bei sehr schlechter Ernährung durch verengte, wenn auch noch nicht völlig verschlossene Gefäße — wobei als ihre Folge oft schon ausgedehnte Schwielenbildungen bestehen, die ihrerseits wieder die Muskelfunktion beeinträchtigen können — infolge Summation der Schädigungen in einem gegebenen Momente plötzlich versagen kann. Und endlich ist offenbar anzunehmen, daß öfters bei schweren Veränderungen an den kleineren Gefäßen, hier an deren Abgangsstellen, in der Umgebung reflektorisch Muskelkontraktionen einsetzen können, welche erst recht funktionell die anatomische Verengerung noch übersteigern und das Blut ganz abriegeln. Diese kurzen Andeutungen müssen hier genügen, um zu zeigen, daß die Verhältnisse überaus verwickelt liegen und daß jeder Fall individuell gewertet

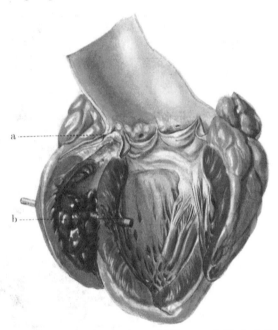

Abb. 29. Beginnende Aortitis syphilitica nur dicht oberhalb der Aortenklappen. Verlegung der linken absteigenden Kranzarterie (bei a). Infolgedessen Erweichung des Herzmuskels mit Durchbruch in den Herzbeutel (Glasstab bei b). Dem erweichten erweiterten Gebiet lagern innen thrombotische Massen auf.

werden muß, auf jeden Fall aber in zahlreichen Fällen eine *starke Verengerung eines oder beider Kranzgefäße, besonders des linken, auch ohne daß anatomisch vollständiger Verschluß bestände, den morphologischen Untergrund plötzlichen Todes* darstellt.

Natürlich liegen die Verhältnisse am einfachsten, wenn zu starker Verengerung beider oder besonders der linken Kranzarterie ein Moment hinzukommt, welches sogar plötzlich vollständigen Verschluß bewirkt. Es kann dies ein *Thrombus* sein, wie er ja gerade auf dem veränderten und verengten Gebiet sich niederschlagen kann. Doch sei ausdrücklich betont, daß dies *keineswegs häufig*, ja sogar selten der Fall ist. Ein solches Ereignis stellt der schon erwähnte alte Fall von CROOKE dar; BENARY z. B. erwähnt einen plötzlichen Todesfall, in dem beide Kranzgefäßabgänge hochgradig verengt, der rechte zudem durch einen Thrombus verschlossen war. Ferner kommen auch *Emboli* in Betracht, meist von thrombotischen Auflagerungen auf veränderten Aortengebieten in der Nähe. Zwei solche Fälle finden sich z. B. unter den 175 von Turnbull. Noch eigenartiger ist der von Oberndorfer beschriebene Fall, in dem bei beginnender luischer Aortitis die eine Kranzgefäßabgangsstelle völlig verlegt, die andere hochgradig verengt, jetzt aber dadurch auch völlig verschlossen war, daß sich hier ein von einer frischen Endocarditis verrucosa der Aorta ausgehender Thrombus eingekeilt hatte. Der bis dahin gesunde, beschwerdefreie Mann war beim Mittagessen plötzlich verschieden. Tilp führt auch noch einige ältere Fälle, bei denen noch nicht an syphilitisch bedingte Aortitis gedacht wurde, als offenbar hierher gehörig an, so die Fälle von Chiari, Oesterreich, Hammer und Barth. Besonders eigenartig liegt der von Chiari beschriebene Fall; hier fand sich

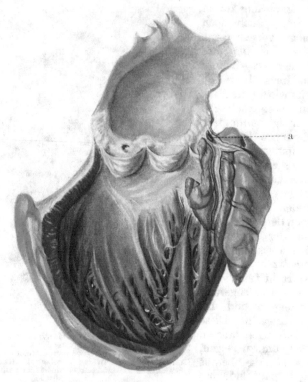

Abb. 30. Aortitis syphilitica, ganz beginnend, nur dicht oberhalb der Aortenklappen entwickelt. Der Eingang zur linken Kranzarterie ist stark verengt und durch einen frischen Thrombus (a) ganz verschlossen (fast plötzlicher Tod).

thrombotische Verstopfung des Stammes der rechten Kranzarterie, dazu aber embolische der linken bei einem 32jährigen Manne, der nach dem ersten thrombotischen Verschluß noch mehrere Tage lebte, nach der embolischen Abriegelung auch der linken Kranzarterie aber binnen 10 Minuten starb.

Einen sehr typischen Fall mit Thrombus haben wir auch vor kurzem seziert (vgl. Abb. 30). Es handelte sich um eine 38jährige Frau. Sie hatte in den letzten Jahren im ganzen 2 oder 3 leichte stenokardische Anfälle, die sofort vorübergingen, sonst war sie gesund. An einem Morgen wachte sie mit starken Beschwerden auf der Brust auf und wurde sehr schnell völlig schwach. Sie kam sofort ins Krankenhaus, war hier schon pulslos und alle Herzmittel versagten. 4 Stunden nach den ersten Krankheitszeichen war sie tot. Ich äußerte schon vor der Sektion, als mir der Fall klinisch geschildert wurde, den Verdacht auf luische Aortitis mit Verlegung der Kranzgefäße. Bei der Sektion (Herr Dr. THOELLDTE) fand sich eine nur auf den Anfangsteil der Aorta beschränkte, dicht oberhalb der Aortenklappen ansetzende Veränderung, die in der Art der Herde und ihrer Farbe sich sofort als noch verhältnismäßig frische, d. h. wenig ausgebreitete Aortitis syphilitica erwies. Das Ostium der rechten Kranzarterie war verengt, aber noch durchgängig. An der Abgangsstelle der linken Kranzarterie nun saß ein deutlicher sklerotischer Wulst der Aorta, welcher ringförmig die Öffnung derselben sehr stark einengte. Und diese enge Öffnung nun war durch einen offenbar ganz frischen Thrombus völlig verlegt. Die Wa.R. an der Leiche und auch in dem dem Manne entnommenen Blute blieb negativ. Aber nachträglich ergaben sich einige Momente, welche für eine vor längerer Zeit durchgemachte Lues sprachen, so ein früher durchgemachter Abort. Es unterliegt keinem Zweifel, daß hier eine syphilitische Aortitis und zwar in einer verhältnismäßig noch ganz beschränkten Ausdehnung dicht oberhalb der Klappen vorlag, daß aber, was ja bei der Lage gut verständlich ist, schon starke Beeinträchtigung der Lichtung vor allem der linken Kranzarterie bestand, und daß eine hier eingetretene Thrombose die plötzlich einsetzenden sofort gefahrdrohenden Krankheitszeichen und sehr schnell den Tod bewirkte.

Aber derartige Fälle mit Thromben sind, wie gesagt, die seltene Ausnahme. In der Regel sind es die Aortenveränderungen am Ostium selbst, welche Verschluß oder sehr starke Verengerung und dadurch mehr oder weniger plötzlichen Tod bewirken, wobei, wie oben dargelegt, die Gesamtverhältnisse im Einzelfall berücksichtigt werden müssen. Mit dem *Mechanismus des Zustandekommens der Verengerung bzw. des Abschlusses* hat sich vor allem TILP beschäftigt. Bei der Mesaortitis syphilitica mit ihren starken Intimawucherungen an den Gefäßabgangsstellen kommt es nach seiner Darstellung infolge Ausbleibens des nach allen Seiten gleichmäßigen elastischen Zuges zu Verzerrungen und schlitzförmigen Verziehungen der Kranzgefäßabgangsstellen, und zwar gerade in einem Momente (gegen Ende der Systole), der für die Speisung der Kranzgefäße mit Blut von großer Bedeutung ist. Der Untergang der elastischen und muskulären Lagen in der syphilitischen Aortenwand muß ferner zu Inaktivierung des erkrankten Gefäßabschnittes führen, da die der Elastizität und Kontraktibilität verlustige Wand die über der Klappe stehende Blutsäule nur mangelhaft fortbewegen kann und in diesem Zustande passiver Dehnung verharren muß, was auch wiederum die Herzarbeit erschwert. Daher wird Erweiterung der Aorta hier fast nie vermißt (vgl. Röntgenaufnahmen). Alles dies zusammen erkläre, daß es, auch wenn die Kranzgefäßostien noch nicht so sehr hochgradig verändert sind, so daß diese nicht allein unmittelbar schuld sind, schon zum plötzlichen Tod kommen kann. Gegen obige Erklärung TILPs wendet GRUBER ein, daß die Abgangsstellen der Kranzgefäße in diesen Fällen in so derbe Schwielen eingebettet lägen, daß pulsatorischer Druck und Zug ihre Gestalt nicht mehr beeinflussen könne. Offenbar aber hatte TILP noch etwas frühere Stadien im Auge.

Daß die syphilitische Aortitis sich fast ganz auf die Abgangsstellen der Kranzgefäße beschränkt, während die Aorta sonst so gut wie frei ist, ist äußerst selten. Einen derartigen Fall hat CURSCHMANN sen. bei einem plötzlich verstorbenen 46jährigen Manne, der aber in den letzten Lebensjahren zuvor häufiger an Beklemmungsanfällen und Schmerzen hinter dem Sternum gelitten hatte, beschrieben. Der Schilderung der fast nur das Gebiet der Kranzgefäßostien einnehmenden, beide stark verengenden Veränderungen ist so außerordentlich kennzeichnend (vgl. auch oben), daß, obwohl damals noch nicht an syphilitische Entstehungsursache gedacht wurde, STADLER mit Recht sagt, „daß eine andere Diagnose als syphilitische Aortitis für den Fall gar nicht in Frage kommt."

Wie schon betont, sind syphilitische Veränderungen der Kranzgefäße selbst
in ihrem Verlauf verhältnismäßig selten. Einen derartigen Fall hat z. B. HAR-
BITZ 1922 beschrieben. DÖHLE hat im 2. Fall seiner Abhandlung aus dem Jahre
1895 den fast völligen Verschluß eines Hauptastes der vorderen Kranzarterie
durch einen Gummiknoten von Bohnengröße, der die Wand nach innen vorwölbte, an der Vorderseite des Herzens sitzend beschrieben. Die Wand der
linken Kammer sowie die Kammerscheidewand wiesen Infarkte auf. Allerdings ließ sich nicht mit Sicherheit entscheiden, ob das Gummi von der Gefäßwand oder vom Herzmuskel ausging (vgl. die Erwähnung dieses Falles im Abschnitt „Herz"). Nur äußerst selten sind auf syphilitischen Veränderungen
beruhende Aneurysmen der Kranzgefäße. Die wenigen Fälle sind schon im
Kapitel „Herz" aufgeführt.

Die Verlegungen und Veränderungen an den *Abgangsstellen der anderen von
der Aorta abgehenden Gefäße, besonders der großen Halsgefäße*, sind nicht so häufig
und vor allem nicht so wichtig, wie die der Kranzgefäße. Grundsätzlich sind die
Verhältnisse die gleichen, indem meist nur die Abgangsstellen an der Aorta
verdickt und verengt gefunden werden, während die Gefäße in ihrem weiteren
Verlauf zumeist frei von Veränderungen sind. Klinisch sind derartige Fälle öfters
beschrieben, z. B. von QUINCKE eine syphilitische Aortitis mit Stenose des
Abgangs der linken Arteria subclavia, welche auf Behandlung wieder zurück-
ging. Anatomisch sind verlegende aortitische Vorgänge an den Abgangsstellen,
besonders *am Abgang der Subclavia*, auch wohl bekannt (vgl. Abb. 31),
Hierher gehört ein Fall (Nr. 8) in der GRUBERschen Darstellung und
er führt im gleichen Sinne noch von SNOW, STRAUB, WESTENHÖFER (s. u.),
STADLER beschriebene Fälle an. Auch wir haben 2 Fälle mit Verschluß des
Abganges der Arteria subclavia seziert bei einem 29jährigen und einem 50jährigen
Mann. GRUBER erwähnt, daß, wenn eine Öffnung auch mit bloßem Auge ganz
zu fehlen schien, auch nicht sondierbar war, der Verschluß sich mikroskopisch
doch öfters als kein vollständiger erwies. Er betont die oft nur geringen Folgen
für das betroffene Gefäßgebiet, da wegen der langsamen Einengung die Möglichkeit des ersatzmäßigen Eintretens von Seitenbahnen für die Subclavia
(die er einzeln aufzählt) gut vorhanden ist. Besonders deutliche Beispiele hierfür
sind einige noch weitergehende, sofort zu erwähnende Fälle. Vor allem bemerkenswert sind nämlich Fälle mit *Befallensein zahlreicher Ostien*. Im Falle WESTEN-
HÖFER waren die großen Halsgefäße und die Subclavia beiderseits befallen, die
linke Subclavia ganz obliteriert. TÜRK beschrieb die von WEICHSELBAUM ausgeführte Sektion eines 44jährigen Mannes mit in die Speiseröhre durchgebro-
chenem Aneurysma des Aortenbogens und mit völligem Verschluß der Abgänge
der rechten Coronararterie, der Anonyma, der linken Carotis, der linken Arteria
subclavia sowie einiger Intercostalarterien. Die Anonyma war dabei weithin
verschlossen, die linke Subclavia etwa auf eine Strecke von 1 cm hin. Weil die
Entwicklung dieses Bildes langsam vor sich ging, wurde trotz der wichtigen
Verschlüsse ein allgemeiner Kollateralkreislauf ermöglicht, so daß lange Zeit
die Funktionen gut erhalten blieben. Der neue Kreislauf bildete sich vor allem
aus Anastomosen der absteigenden Aorta und der Arteria Iliaca externa mit
beiden Subclavien. Im Falle FAHRs waren bei einer 52jährigen Frau beide Carotiden und beide Subclaviae durch Thromben verschlossen, doch waren diese
rekanalisiert. In der Aorta ascendens und in der Anonyma hatten sich Aneurysmen entwickelt. Hier hatte der syphilitische Prozeß auch auf die abgehenden
Gefäße weitergegriffen. Bemerkenswert ist der FAHRsche Fall gerade dadurch,
daß zwar Radialis- und Carotiden-Puls fehlte, im übrigen aber keine Anzeichen
für mangelhafte Blutversorgung der Arme im Leben bestanden hatten. Eine
ähnliche Beobachtung, wenn auch nicht mit so ausgebreiteter Gefäßveränderung,

verzeichnet GRUBER. STADLER beschreibt den Fall eines 41jährigen Mannes mit fehlendem Radialpuls und dem „intermittierenden Hinken" entsprechenden

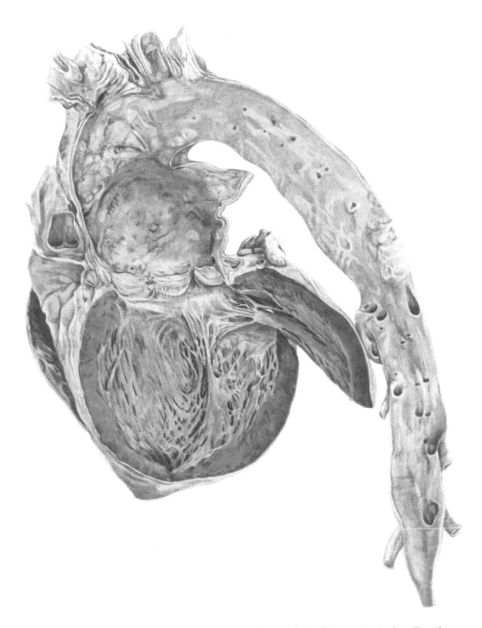

Abb. 31. Aortitis luica, besonders der Aorta ascendens und des Bogens der Aorta. Erweiterung des Anfangsteiles der Aorta. Verschluß der linken Arteria carotis communis und Arteria subclavia am Abgang von der Aorta. (Nach einer Vorlage von Herrn Prof. CHRISTELLER †.)

Erscheinungen in den Armen, bei dem alle Abgangsstellen verengt, die Arteriae subclaviae aber beiderseits kaum mehr durchgängig gefunden wurden. Vor einigen Jahren beschrieben WEILL-HALLÉ, TURPIN und PETOT bei einem

45jährigen Manne mit syphilitischer Aortitis vollständigen Verschluß des Abganges der linken Arteria carotis communis sowie der linken Subclavia.

Eine gute Abhandlung über „den nicht thrombotischen *Verschluß der großen Gefäßostien des Aortenbogens, insbesondere des Ostiums der Carotis communis sinistra*" stammt von Töppich. Er verfolgte dies an Hand von 3 Fällen. Im ersten Falle, einer 53jährigen Frau mit typischer Aortitis luica und Aneurysma der Aorta ascendens wie der Anonyma, war der Abgang der linken Carotis völlig verschlossen. Die schwielige Aortenwandveränderung war an dieser Stelle besonders hochgradig, die Carotisabgangsstelle nur durch eine leicht trichterförmige Einziehung angedeutet, die Carotis dahinter unverändert, keine Thromben. Auch die anderen Arcusäste waren hochgradig verengt. In den beiden anderen Fällen ebenfalls mit syphilitischer Aortitis bestand kein Verschluß, aber wieder hochgradige ringförmige Einziehung an den Abgangsstellen der Arteria anonyma und Carotis communis sowie Subclavia links. Mikroskopisch zeigte sich auch in allen 3 Fällen das typische Bild der syphilitischen Aortitis und besonders schwere Veränderungen an den Abgangsstellen, d. h. gerade an der Umknickungsstelle der Gefäßwand selbst; hier ist die Media besonders hochgradig zerstört und dann erleidet sie eine Verdickung und die schon durch hinzukommende Atherosklerose gewucherte Intima wird gerade in diesem Gebiet zu um so stärkerer Ersatzwucherung angeregt, je mehr die Media zerstört ist. Durch Ausheilung in Gestalt narbiger Schrumpfung kommt rein mechanisch eine ringförmige Einengung oder Verlust der Lichtung des Gefäßabganges zustande, ein Mechanismus, den Töppich gut mit einer Irisblende vergleicht. Es handelt sich also bei solchen Verschlüssen der großen Arcusäste um Mesaortitis luica in einer schweren, älteren, mehr ausheilenden Form und Hinzukommen von Atherosklerose. Bei derartigen Befunden von Verschließung oder Verengerung der großen Gefäßostien am Aortenbogen muß man, wie Töppich mit Recht sagt, zunächst immer an das Vorhandensein einer syphilitischen Aortitis als eigentlicher Entstehungsursache denken, wenn sich wohl auch zumeist atherosklerotische Vorgänge hinzugesellen. Ob letztere allein ohne autochthone Thrombose an der Carotis zu derartigem Verschluß führen können, erscheint Töppich sehr fraglich. K. Hoffmann bespricht auch ein in der Carotis gefundenes Gummi. Eine verhältnismäßig häufige Beteiligung der großen Halsäste fand Turnbull. Unter seinen 175 syphilitischen Aortitiden waren die Anonyma 23mal, die linke Subclavia 10mal, die rechte 2mal, die beiderseitigen Carotiden je 3mal beteiligt.

Die herrschende Meinung, daß bei den großen Arcusästen fast stets nur die Abgangsstellen von der Aorta aus ergriffen, die abgehenden Gefäße dann von den syphilitischen Veränderungen ziemlich verschont werden, fand Hölscher, welcher im Ribbertschen Institut die Halsgefäße in 10 Fällen von Aortitis luica verfolgte, zwar für die Carotis communis sinistra sowie Subclavia sinistra bestätigt, nicht aber für die Arteria anonyma. Hier fand er stets weiter bis in die Carotis communis dextra und Subclavia dextra hinaufreichende Veränderungen, die oft sehr ausgesprochen waren; ja in seinem letzten Falle war die Anonyma stärker verändert als die Aorta, zugleich die linke Subclavia stärker als die linke Carotis communis, doch reichten die Veränderungen in diesen beiden letztgenannten Gefäßen nicht sehr weit hinauf, dagegen in der Anonyma, wenn auch mit der Entfernung von der Aorta abnehmend. So kommt Hölscher zu dem Satze, bei stark ausgeprägter Aortitis luica seien die Halsgefäße, insbesondere die Arteria anonyma, immer an dem Entzündungsprozesse beteiligt. Marie Schiller konnte diese Ergebnisse Hölschers für die Mehrzahl der Fälle nicht bestätigen. Hölscher fand in 3 seiner 10 Fälle auch Aneurysmen der Halsgefäße, von denen aber in ihrem Zusammenhang mit syphilitischen Gefäßveränderungen erst im nächsten Abschnitt die Rede sein soll.

TÖPPICH erwähnt, besonders in seinem 1. Falle, auch, daß die *Abgangsstellen der Intercostalgefäße* zumeist stark verengt oder völlig verschlossen waren. Dies ist auch sonst oft zu sehen, bei diesen kleinen Gefäßen ja auch leicht erklärlich und besonders von OBERNDORFER hervorgehoben worden. Er meint, daß diese in den meisten Fällen sich findende hochgradige Verengerung der Abgänge der Intercostalarterien nicht genügend gewürdigt werde, denn die Folge seien wohl Störungen in der Ernährung der Intercostalmuskulatur, vielleicht auch der anliegenden Gebiete der Brustmuskulatur und so ließen sich wohl die *Atembeschwerden erklären*. Dabei könne auch Verengerung der großen Arcusäste mit geringerer Blutfüllung derselben mitwirken.

Es wurde oben schon betont, daß die syphilitische Aortitis in der Regel, wenn sie die ganze Brustaorta einnimmt, am Zwerchfell ziemlich scharf absetzt, und daß sie nur in Ausnahmefällen auch noch in die Bauchaorta reicht. In einem solchen Fall von syphilitisch aufgefaßten Veränderungen und Aneurysma (s. unten) der Bauchaorta fand KU die Mündungsstelle der rechten Nierenarterie durch die Veränderungen der Aortenintima stark verengt und als Folge Atrophie der rechten, ausgleichende Vergrößerung der linken Niere. Da, wie oben auch hervorgehoben, wenn die Bauchaorta an der syphilitischen Aortitis beteiligt ist, dies zumeist nur in deren oberem Teil der Fall ist, ist es daher nicht zu verwundern, daß in der beiderseitigen Arteria iliaca communis STEIN bei eigens darauf gerichteten Untersuchungen (je eine Gruppe von 5 und 10 Fällen) keine syphilitischen entzündlichen Veränderungen fand. Dagegen stellte er hier rein atherosklerotische Vorgänge fest, die er auch mit der Syphilis in Zusammenhang bringt — welche in den mittelgroßen Gefäßen sich dem Typus der gewöhnlichen Atherosklerose nähere — zumal 7 seiner 16 Fälle unter 40 Jahre alt waren. Ich würde lieber glauben, daß hier die sich ja ganz gewöhnlich (vgl. oben) zur Aortenlues sekundär hinzugesellende und offenbar durch sie provozierte Atherosklerose auch auf die Iliacae, wie so häufig, erstreckt, daß also ihre atherosklerotischen Veränderungen nur in mittelbarem Zusammenhang mit der Lues stehen. Auch fällt mir auf, daß von den 10 Fällen mit stärkeren Aortenveränderungen keiner unter 36 Jahre war, also ein Alter, in dem atherosklerotische Veränderungen an sich keine Seltenheit darstellen.

3. Das Aortenaneurysma als Folge syphilitischer Aortitis.

Daß ein Teil der Aneurysmen syphilitischen Ursprungs ist, ist eine ältere Annahme als die luische Aortitis bekannt ist. Auf das Aneurysma im allgemeinen und seine Geschichte, die Unterscheidungen in Aneurysma verum und spurium sowie dissecans, kann hier nicht eingegangen werden, da nur die Beziehungen des Aneurysmas — und im allgemeinen kommt hier nur das sog. verum in Betracht — zur Lues zu unserem Thema gehören. Doch soll die *Geschichte der Annahme einer syphilitischen Entstehungsursache von Aneurysmen* kurz dargelegt werden. So brachten schon wohl zuerst FERNEL 1554, dann AMBROISE PARÉ (1517—1590), GIOVANNI MARIA LANCISI (1654—1720) und IPPOLITO FRANCESCO ALBERTINI (1662—1738), ein Schüler MALPIGHIS, die Syphilis (bzw. auch eine Quecksilber-Dyskrasie) in Beziehungen zum Entstehen von Aneurysmen (vgl. hierüber wie über die Geschichte dieser Frage überhaupt die Vorlesungen von LANG). LANCISI spricht von einem ,,Aneurysma gallicum et mercuriale''. LANCEREAUX zitiert u. a. folgende sehr klare Sätze LANCISIS ,,man erkennt, daß ein Aneurysma syphilitischer Natur ist, nicht nur weil ein unreiner Coitus seiner Entwicklung vorangegangen oder weil deutliche syphilitische Veränderungen sich sonst im Körper zeigen, sondern auch und vor allem an Erscheinungen, die sich am Sitz der arteriellen Erweiterung abgespielt haben", wobei er allerdings an Erkrankungen der Nachbarschaft der Gefäße denkt, welche diese von außen in Mitleidenschaft zögen. Und dann schreibt Lancisi „alle diese Tatsachen führen dazu, das Auftreten einer syphilitischen Arteriitis anzuerkennen, eine Veränderung, die hauptsächlich die Carotiden und Gehirnarterien zum Sitz hat, aber welche auch die Aorta und die Arteria pulmonalis befallen kann". Hier ist eine ganz klare Erkenntnis vorhanden, daß eine syphilitisch bedingte Entzündung der Gefäßwand zugrunde liegt, welche weit ihrer Zeit verauseilt und lange Zeit dann völlig vergessen war. Giovanni Paolo Branchi (1693—1775) wird unter seinem Pseudonymnamen Plancus von Morgagni angeführt, daß er oft, besonders an solchen Leichen „qui syphilide laborarunt" gefunden habe, daß sie „ad aneurysma aortae" „sunt dispositi". Morgagni selbst kennt die Beziehungen der Syphilis zu Erkrankungen und Aneurysmen der Gefäße ebenfalls und beruft sich außer auf Lancisi und Plancus, die schon genannt sind, noch auf Marc Aurel und Sévérin als solche Forscher, welche syphilitische Disposition für Aneurysmen anerkannten. Hierher gehört auch Domenico Cirillo aus dem Ende des 18. Jahrhunderts.

Von neueren Forschern, welche, noch *ohne genaue Kenntnis der anatomischen Vorgänge, einen mehr oder weniger großen Hundertsatz der Aneurysmen auf eine syphilitische Infektion bezogen*, führe ich die folgenden nach der in der geschichtlichen Darstellung sehr guten These von Deguy aus dem Jahre 1900 an: Marjolin und Bérard (zitiert bei Huchard), Scarpa, Hodgson, Gendrin, Cruveilhier, dann Thibierge, Mauriac, Etienne, Jaccoud, Verdié, Huchard, Wilks (1863), Aidtken (1870), Ensor, Maclean, Mahomed (1876), Laveran (1877), Costa, Leyden, Reisz, Brumiche, Tufnell (1878), Vallin, Henderson, Orlebar, Fournier (1879), Snow (1880), Rühle, Buch und Köster, Malibran (1881), Lunn, Mazzoni (1882), Anderson, Malécot, Durand, Knight (1883), Barbe (1884), Jaccoud (1885), Péan, Marfan (1886), Buchwald, Létienne (1889), Galliard, Lecorche, Talomon, Dujardin-Beaumetz, Musmeci (1892). Handelt es sich hier meist um Schilderung von Einzelfällen von Aneurysmen, die auf Lues bezogen wurden, so verfolgten Kalindero-Babes, Hampeln, Dupret mehr allgemein die Rolle der Syphilis bei Aneurysmen. Verdié erwähnt in seiner These schon 30 Aneurysmen syphilitischen Ursprungs, Thibierge führt auch schon 7 Fälle bei Syphilitikern an. Unter denjenigen älteren Forschern, welche die Syphilis unter den ätiologischen zu Aneurysma führenden Momenten betonen, seien auch noch Senator und Dieulafoy, A. Fränkel, Ewald, Gerhardt, Seidel, Mühlhaus (Kieler Dissertation von 1898), Moritz Schmidt genannt. Der Vortrag des letzteren 1899 auf der Tagung des Kongresses für innere Medizin in Karlsbad führte zu einer lebhaften Aussprache. Es handelte sich hier bei den Schlußfolgerungen M. Schmidts und mancher anderer (z. B. Mühlhaus) um Erfolge antisyphilitischer Behandlung bei Aneurysmen, die von anderen bestritten wurden.

Der *Hundertsatz*, in welchem *Aneurysmen auf Syphilis zurückzuführen* seien, wird dabei sehr *verschieden* veranschlagt. So ist mit am bekanntesten die ältere Statistik Welchs, welcher gerade an Hand seiner Sektionserfahrungen im englischen Heere ganz besonders — schon 1875 — für den Zusammenhang zwischen Syphilis und Aneurysma eintrat, und zwar für $66^0/_0$ derselben syphilitischen Ursprung angab. Maximow schätzte die Zahl der Syphilitiker unter den Aneurysmaträgern auf $9,5^0/_0$, Ruge auf $16,5^0/_0$, v. Hansemann auf $20^0/_0$, Verdié desgleichen, Gron sowie Klemperer auf $25^0/_0$, Schmid auf $29^0/_0$, Camac sowie Huchard auf $32^0/_0$, A. Fränkel sowie Puppe auf $36^0/_0$, Lichtenstein auf $39^0/_0$, Moritz Schmidt, Trier, Heiberg auf 40—$41^0/_0$, Deguy auf

43%, ARNSPERGER auf 48%, LÖHNBERG sowie THIBIERGE auf 50%, C. GERHARDT auf 53%, ähnlich v. NOORDEN, HENTSCHER auf 56,8%, BRAMWELL auf 58%, SCHÜTZ auf 63%, PANSINI auf 65% (dazu 19% zweifelhafte Fälle), WELCH auf 66%, ETIENNE auf 69%, RENVERS auf 70%, AIDTKEN (schon 1860) auf 71%, STORM BULI auf 72%, HAMPELN auf 76,7%, SCHWYZER auf 77%.

Als *Gegner der Annahme eines syphilitischen Ursprungs der Aneurysmen* nennt DEGUY: GUTHRIE, NÉLATON, BROCA, LE FORT, RICHET, und als sehr zurückhaltend in solcher Annahme LEWIN, DOUGLAS, POWELL, GULL. PORTER beschuldigte wieder das Quecksilber. Unter den deutschen Forschern, welche der syphilitischen Entstehungsursache der Aneurysmen ablehnend oder zweifelnd gegenüber standen, wären z. B. v. SCHRÖTTER, v. LEYDEN, LITTEN, EPPINGER, JÜRGENS, LICHTENSTEIN (zit. nach THOREL) zu nennen.

Konnte im Jahre 1884 noch VERDIÉ von der syphilitischen Entstehungsursache des Aortenaneurysma schreiben: „les faits cliniques plus que l'anatomie pathologique établissent cette relation étiologique", so folgte schon im nächsten Jahre die neue anatomische Grundlegung durch die erste DÖHLEsche Arbeit. Denn auf *feste Füße gestellt wurde der Zusammenhang zwischen Lues und Aneurysmen*, insbesondere der Aorta, *erst als die Aortitis syphilitica* von der Kieler Schule *erkannt*, später wenigstens auch *anerkannt*, und in dieser Erkenntnis von vorne herein richtig gesehen wurde, daß die *Aortitis das Grundlegende für die Aneurysmabildung* und der mittelbare Zusammenhang zwischen syphilitischer Infektion und Aneurysmenausbildung, die eben nur eine Folge der Mesaortitis syphilitica darstellt, so zu erklären ist. War die anatomische Erkenntnis schon vorher durchgedrungen, daß das „wahre" Aneurysma die Folge einer Wandveränderung der Aorta ist, dasselbe von v. RECKLINGHAUSEN und insbesondere seinen Schülern HELMSTEDTER und MANCHOT, der das bleibende Verdienst hat, zuerst die Veränderungen der Elastica scharf betont und mit einer eigenen Methode genau verfolgt zu haben, auf traumatische Einflüsse, insbesondere primäre Elasticaeinrisse, von KÖSTER und seiner Schule, besonders KRAFFT, auf unspezifische Entzündungsherde in der Media, und in beiden Fällen auf eine Bindegewebsersatzwucherung vor allem in der Tunica media bezogen worden, so stimmt die Annahme der Kieler Schule, schon HELLERs, DÖHLES, BACKHAUS, mit diesem letzteren ganz überein, sie sehen aber den Vorgang, der zu dieser Bindegewebsersatzbildung nach Verlust der Muskularis und vor allem elastischen Lamellen besonders in der Media führt, in spezifisch syphilitischen Granulationswucherungen usw., kurzum in der von ihnen zuerst gezeichneten Aortitis syphilitica. DÖHLE schreibt 1895 schon in einem seiner Schlußsätze von der syphilitischen Aortenerkrankung „die entzündlichen Veränderungen der Media ermöglichen die Bildung von Aneurysmen" und HELLER legte dies in seinem Vortrage 1899 schon eindringlich dar und sagte: „unter den Ursachen für Aneurysmen der Aorta ist jedenfalls der Syphilis die erste Stelle einzuräumen". Zwar erkennt er auch andere ätiologische Grundlagen an, aber gerade die Atherosklerose (Endarteriitis chronica deformans) die zu allermeist angeschuldigt wurde, schließt er dabei im ganzen aus. Und die Referenten des Pathologentages 1903, die so viel zur endgültigen Anerkennung der syphilitischen Bedingtheit der Aortitis beitrugen, CHIARI und BENDA, betonten die grundlegende Bedeutung der Aortenlues für die Aneurysmenbildung. BENDA, dessen Thema „Aneurysma und Syphilis" lautete, schreibt, „daß die Syphilis in der Ätiologie des Aneurysmas eine wichtige Stellung beansprucht", wenn er auch, wie wir sofort sehen werden, in der Auffassung, wie die syphilitische Aortenveränderung zur Aneurysmabildung führt, von derjenigen HELLER-DÖHLES und fast aller anderer Bearbeiter des Themas abweicht.

Dementsprechend ist nun die Schätzung der syphilitischen Entstehungsursache unter den Aortenaneurysmen bei den Forschern, welche eine eigene
syphilitische Aortenveränderung als grundlegend erkannten, schon eine viel
höhere. So nahmen Malmsten in 80%, Rasch in 82%, Buder in 84%, Heller
(Backhaus) in 85% der Aneurysmen Syphilis als grundlegend an. Diese Auffassung wurde denn auch später nach Einführung der Wa.R. durch den ganz
gewöhnlich positiven Ausfall derselben bei Bestehen von Aneurysmen vollauf
gedeckt. Sie fand z. B. Kaleff in 26 von 30 Fällen positiv, 1mal fraglich, 3mal
negativ, von denen aber 2 Fälle sonstige Hinweise auf Syphilis boten, so daß
er unter seinen 30 Aortenaneurysmen in 29 = 97% Syphilis unmittelbar
annehmen konnte; Reitter erhielt unter 9 Aneurysmen in 7 positiven Ausfall
der Reaktion, in noch einem Falle bestand sichere Syphilis, d. h. solche in 89%;
oder ich erwähne Koch, welcher unter seinen 49 Aneurysmenfällen in 44 im
Leichenblut positiven Ausfall bekam = 90%.

So ist denn auch heute die *allgemeine Annahme, daß in der ganz überwältigenden Zahl der Fälle die Aortenaneurysmen Teilerscheinung, d. h. Folgezustand
einer syphilitischen Aortitis und somit selbst luischen Ursprungs sind.* Dietrich
sagte z. B. vor etwa 6 Jahren, 95% von ihnen seien syphilitisch. Schlesinger
nennt als Kliniker, welche Syphilis als fast einzige Ursache der Aortenaneurysmen
ansprechen, v. Romberg, Moritz, Schittenhelm, Rasch, Vaquez. Braun
führt in demselben Sinne noch Gram und Israel-Rosenthal an. Im übrigen
erklärte schon 1898 Manning in seiner Freiburger Dissertation klar, daß die
Syphilis nicht nur zum Aneurysma disponiert, sondern die eigentliche Ursache
darstelle und als so gut wie einzige Ursache anzusprechen sei, und Hampeln
sprach sogar schon 1894 von dem „fast nie trügenden Rückschluß auf eine vor
8—20 Jahren vorausgegangene Syphilis", besonders im Alter von 30—60 Jahren.
Auch Mac Callum nimmt in seinem Lehrbuch die Aneurysmen allgemein
als luischer Herkunft an.

Kurz zu erwähnen ist, daß aber auch Aneurysmen atherosklerotischer Entstehung wenigstens vorkommen. Früher wurde eine solche ja, wie auch Jores
mit Recht sagt, überschätzt, aber sie mag, wie neuerdings Korns meint, heutzutage allzusehr unterschätzt werden. Kaufmann hebt zwar die gewöhnliche
Atherosklerose als bedingendes Moment für Aortenaneurysma in seinem Lehrbuch hervor, aber er erklärt dies doch für ziemlich selten. Er setzt aber hinzu,
daß sich die Zahl erhöhe, wenn man auch die diffusen, die Bauchaorta mit
einbeziehenden Aortenaneurysmen (von denen anderer Gefäße soll hier zunächst
nicht die Rede sein) in Betracht zöge. Neuerdings hebt die auf Grund von
Atherosklerose, wenn die Media mitgegriffen oder ganz zerstört wird, entstehenden Aneurysmen mit ihrem Hauptsitz in der Bauchaorta wieder Erdheim und
sein Schüler Korns hervor. Letzterer schildert eingehend 2 solche atherosklerotische Aneurysmen und ferner 2 Kombinationsaneurysmen, d. h. Verbindung der Atherosklerose mit einer eitrigen Entzündung in einem Fall
(allerdings handelte es sich hier um die Subclavia), mit einer Medianekrose
unbekannter Ursache in dem anderen Fall. Von selteneren Ausnahmen
abgesehen ist das Aortenaneurysma aber doch zu allermeist luischer Entstehung.

Wir brauchen somit auf die *Art der Aortenveränderungen*, welche bei dem
Aneurysma sowohl in der Aneurysmawand wie außerhalb mit bloßem Auge und
dem mikroskopischen Bilde nach gefunden werden, *nicht einzugehen.* Es sind
eben die *Veränderungen der Aortenlues* auch sonst und es könnte nur alles oben
Dargelegte wiederholt werden. Allerdings sind es fast stets nicht die frischeren
entzündlichen Vorgänge in der Aortenwand, welche gefunden werden, sondern

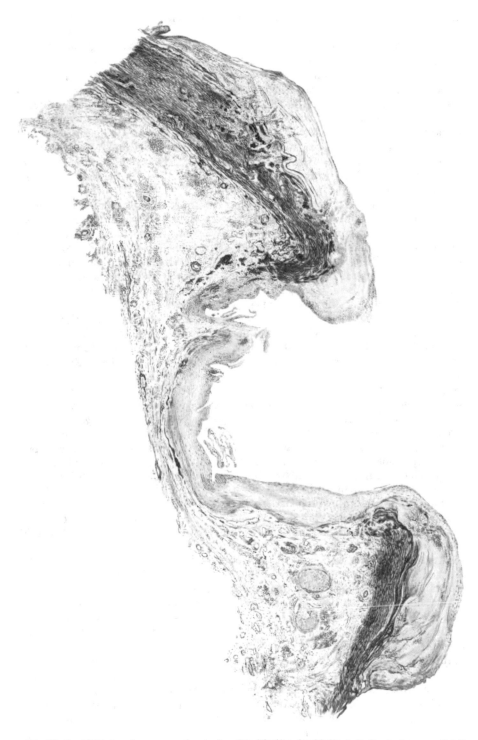

Abb. 32. Syphilitisches Aneurysma der Aorta. Die Elastica der Media (mit Orcein braun gefärbt) hört im Aneurysmasack auf. (Nach einer Vorlage von Herrn Prof. CHRISTELLER †.)

hauptsächlich *narbige Endstadien* und oft auch neben den syphilitischen Wandveränderungen atherosklerotische, auch im Aneurysmasack selbst, und es ist
dies ja nicht verwunderlich, wenn wir bedenken, daß die Aneurysmen eine
Spätfolge der syphilitischen Aortenveränderungen darstellen. Aus den umfassenden Untersuchungen Amenomiyas über das mikroskopische Verhalten
der Aneurysmenwand sei nur der eine auch sonst vielfach bestätigte Befund
erwähnt, daß das elastische System in der Regel an der Übergangsstelle der
Aorta in das Aneurysma ziemlich scharf abbricht (vgl. Abb. 32), während die
übrige Intimaschicht in den Sack hineinzieht. Ebenso hört am Halse des
Aneurysmas die Media auf; die Adventitia erscheint öfters verdickt, meist ist
sie sehr gefäßreich.

In einem Punkte gehen die Ansichten auseinander. Gegen die herrschende
Auffassung, daß es eben die Vernichtung der Muskulatur und Elastica, besonders der Media, und Ersatz durch Bindegewebe ist, welche zu der Aneurysmenbildung führt, wandte Benda die Undehnbarkeit des leimgebenden Bindegewebes ein. Zerstörungen der elastischen Schichten hätten nur dann eine
ursächliche Beziehung zum Aneurysma, wenn vorher oder gleichzeitig auch das
Bindegewebe der Wand in größerer Ausdehnung zerstört sei. Somit sieht Benda
die unmittelbare Ursache des Aneurysmas in der Zerstörung des Bindegewebes,
der die Zerstörung der Elastica entweder nebenläuft oder erst nachfolgt. Diese
Zerstörung des Bindegewebes liegt aber an Stellen gummöser Vorgänge vor
und solche macht denn auch Benda, wie es vorher schon Etienne und Puppe
getan und insbesondere Fabris begründete hatt, verantwortlich. Zusammenhängende gummöse Infiltrate lägen den umschriebenen Ausbuchtungen zugrunde. Hier ist der Dehnungswiderstand der Aortenwand herabgesetzt, letztere
wird durch den Blutdruck vorgewölbt und eingerissen. Dann können solche
akuten gummösen Aneurysmen durch Organisationsvorgänge in ganz narbige
stationäre Aneurysmen übergehen, in deren Wand man nichts mehr von spezifischen (gummösen) Veränderungen zu finden braucht (während unter Fortdauer gummöser Vorgänge oder auch banaler Entzündungen entstehende
progressive Aneurysmen offenbar sehr selten sind). Es entspricht dies ja der
oben wiedergegebenen Auffassung Bendas, daß überhaupt bei der Aortitis
syphilitica die Gummibildung das Maßgebende und die schwielige Veränderung
Döhles aus solcher hervorgegangen sei. Wir konnten uns dem oben nicht
anschließen und auch hier können wir bei der Seltenheit ausgedehnter echt
gummöser Zerstörungen solche, obwohl sie, wenn vorhanden, ganz im Bendaschen Sinn wirksam sein werden, den so häufigen Aneurysmen als Folge der
Aortenlues nicht zugrunde legen. Ich glaube vielmehr, daß man trotz der
Einwände Bendas an der alten und auch deute noch wohl allgemein verbreiteten
Auffassung festhalten darf, daß es die *Zerstörung der Elastica und Muskulatur
und der Ersatz durch Bindegewebe ist, welcher bei dem stetig andrängenden Blutdruck allmählich die diffuse oder umschriebene aneurysmatische Erweiterung
entstehen läßt*, da Bindegewebe eben schwerer nach Dehnung in die Ursprungslage
zurückgeht als die hierher gehörigen Gewebe, besonders die Elastica. So setzte
schon Marchand Benda entgegen, daß bei der Entstehung der großen sackförmigen Aneurysmen im Sinne Bendas so zahlreiche zerfallene Gummositäten
beteiligt sein müßten, daß man dergleichen häufiger zu sehen bekommen müßte,
und Marchand sagt selbst auch, daß die einfache Bindegewebswucherung in
der Media ausreicht, um eine Verdünnung und Ausbuchtung zu veranlassen.
Die besondere Disposition der syphilitisch veränderten Aorta zu Erweiterungen
haben auch z. B. schon frühzeitig Heller, Döhle, v. Düring, Vix, Hart,
Schwyzer dargelegt. Auch Gruber hat dies gut beschrieben. Ranke hat
die Verhältnisse auch mechanisch genauer verfolgt. Dafür daß degenerative

Veränderungen der Gefäßwand mit Ersatz durch ein minderwertiges Gewebe eine Erweiterung von Arterien bewirken, die bestehen bleiben und fortschreiten kann, sprechen auch von FABRIS vorgenommene Tierversuche.

Daß bei Bestehen einer Aortenlues *Traumen die Ausbildung von Aneurysmen beschleunigen* können, ist gut zu verstehen. BRAUN stellt (nach THOREL) als

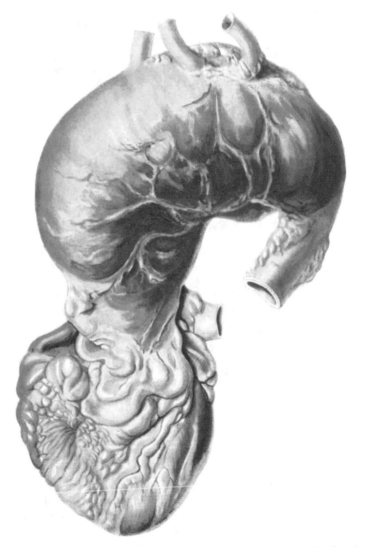

Abb. 33. Großes sackförmiges Aneurysma der Aorta ascendens und des Bogens.

Fälle, in denen solches vorlag, die von FEILCHENFELD, BENDA, BUSSE, HART, WIMMENAUER, THOREL mitgeteilten zusammen. Auch wird vielfach angenommen, daß schwere körperliche Arbeit bei bestehender syphilitischer Aortitis zum Aneurysma disponiert. OMODEI-ZORINI beschrieb 2 Fälle von Aneurysmen des Truncus coeliacus (in einem Falle zusammen mit Aneurysma der Bauchaorta) auf Grund von syphilitischer Veränderung mit einwirkender traumatischer

Auslösungsursache. Auch Oberndorfer spricht sich in diesem Sinne aus.
Ein von solchen Gesichtspunkten aus begutachteter Fall von Klieneberger
wäre hier anzufügen. Ensor beschrieb ein sog. Aneurysma à deux, d. h. Mann
und Frau wiesen Aneurysmen auf, was leicht mit syphilitischer Infektion bei
beiden — beim Mann war sie nachzuweisen — zu erklären ist.

Daß die *Aneurysmen, besonders die sackförmigen* (Abb. 33) meist mit dicken,
zum Teil auch organisierten (vgl. Abb. 34) *Thrombenmassen ausgefüllt* sind
(was in einer Arbeit von Stengele als „spontaner Heilungsprozeß" aufgefaßt
wird!), daß sie öfters *außerordentliche Größe* erreichen, braucht nur erwähnt
zu werden. Ebenso daß häufig *mehrere Aneurysmen* bestehen. So spricht z. B.
Hart von einer Beobachtung von 6 faustgroßen sich aneinander reihenden
Aneurysmen der ganzen Brustaorta. Wätjen hat noch vor wenigen Jahren

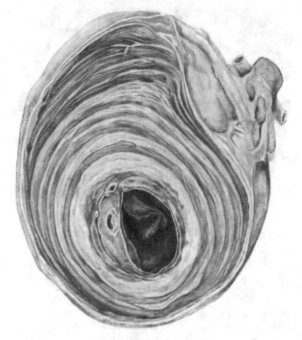

Abb. 34. Aneurysma der Bauchaorta. Querschnitt. Anfüllung mit thrombotischen Massen.
(Vorlage von Herrn Prof. Christeller †.)

eine syphilitisch veränderte Aorta mit 3 Aneurysmen, ein großes mit Druck
auf den rechten Vorhof, ein kleines im Bogenteil dicht vor dem Durchbruch und
ein großes sackförmiges unter die Schleimhaut des Oesophagus und Magens
durchgebrochenes der Aorta descendens besprochen.

Dagegen müssen wir noch einige Bemerkungen über den Hauptsitz in der
Aorta machen. Dieser ist zu allermeist in dem *Anfangsteil der Aorta thoracica*
gelegen; hier sind ja nach dem Dargestellten die syphilitischen Aortenveränderungen am häufigsten und zu allermeist am stärksten, hier greift auch der Blutdruck mit seiner ganzen Stärke die veränderte Aortenwand an. Doch sind
auch Aneurysmen weiter abwärts, auch in der Bauchaorta, keineswegs sehr
selten. Genauere Zahlenangaben liegen z. B. in folgenden obenstehenden Zusammenstellungen vor (z. T. nach Koch).

Beschreiber	Sitz in der Aorta ascendens	Im Bogen	In der Aorta descendens	In der Aorta abdominalis
MYERS	$34^0/_0$	$34,8^0/_0$	$17,4^0/_0$	$13,8^0/_0$
GRULL	$50^0/_0$		$33,3^0/_0$	$16,7^0/_0$
RICHTER	$7,4^0/_0$	$42,0^0/_0$	$32,8^0/_0$	$19,9^0/_0$
CRISP	$53,8^0/_0$	$28,7^0/_0$	$12,5^0/_0$	?
EMMERICH	$51,0^0/_0$	$40,0^0/_0$	$9,0^0/_0$	—
BENARY	$77^0/_0$			Brust-Bauchaorta $14^0/_0$ ganze Aorta $9^0/_0$
COMINOTI . . .	$28^0/_0$	$38^0/_0$	$22^0/_0$	$12^0/_0$
TURNBULL	$30^0/_0$	$40^0/_0$	$26^0/_0$	$4^0/_0$
ZIMMER	$63^0/_0$	$23^0/_0$	$8^0/_0$	$2^0/_0$ (Truncus anonymus $2^0/_0$)
KOCH	$48^0/_0$	$38,6^0/_0$	$13,4^0/_0$	—
KRÜGER	$56^0/_0$	$16,0^0/_0$	$20,0^0/_0$	$8^0/_0$
SCHILLER	$93^0/_0$		$5,0^0/_0$	$1^0/_0$ Arteria anonyma $1^0/_0$

GRAVES gibt $25^0/_0$ für die Aorta descendens seiner Fälle an. Alles in allem sehen wir, wie stark *Aorta ascendens* — WAITE fand sogar von 16 Aneurysmen 14 hier — *und Bogen überwiegen*, die *Bauchaorta am wenigsten befallen* ist, wobei die zuerst wiedergegebenen Zahlen für letztere zu hoch gegriffen erscheinen.

BRINGMANN stellt folgende Zahlen für die *Bauchaorta* zusammen:

BOSDORFF fand unter 28 Aneurysmen 5 in der Bauchaorta = $18^0/_0$
EMMERICH ,, ,, 52 ,, 1 ,, ,, ,, = $2^0/_0$
INDA ,, ,, 35 ,, 10 ,, ,, ,, = $29^0/_0$
,, ,, ,, 30 ,, 8 ,, ,, ,, = $27^0/_0$
KRÜGER ,, ,, 48 ,, 4 ,, ,, ,, = $8^0/_0$
LÜTTICH ,, ,, 101 ,, 28 ,, ,, ,, = $28^0/_0$
MYERS ,, ,, 109 ,, 15 ,, ,, ,, = $14^0/_0$
v. SCHRÖTTER ,, ,, 220 ,, 3 ,, ,, ,, = $1^0/_0$
WILLE ,, ,, 110 ,, 12 ,, ,, ,, = $11^0/_0$

MAXIMOW fand solche in $12^0/_0$, OSLER in $11^0/_0$. Dazu käme noch GRAVES mit der Zahl $15,5^0/_0$. Also machen die Bauchaortenaneurysmen unter den Aneurysmen durchschnittlich etwa $11^0/_0$ aus. E. FRÄNKEL betont mit Recht, wie dies zuvor auch schon z. B. CRISP oder LEBERT getan, daß die Aneurysmen der Aorta abdominalis mit Vorliebe dicht unterhalb des Durchtrittes der Aorta — WEITZ beschrieb 4 solche Fälle — sitzen, v. SCHRÖTTER, daß ihr Hauptsitz an der Aortenvorderwand gelegen ist. Seltene Fälle an der Hinterwand beschrieben z. B. OSLER oder WEITZ. Daß gerade ein Teil der Bauchaortenaneurysmen aber nicht luischen, sondern atherosklerotischen Ursprungs ist, ist schon oben besprochen. Die wohl letzte Beschreibung eines Aneurysmas der Bauchaorta durch KU nimmt zwar auf Grund der mikroskopischen Untersuchung Lues als sicher an, so unbedingt beweisend ist die Beschreibung aber nicht. Auffallenderweise war hier die Brustaorta ganz frei von Veränderungen.

Selten sind die *Sinus Valsalvae Sitz von Aneurysmen*. SCHWARZ sammelte 1912 unter HAUSER 15 derartige Beobachtungen aus dem deutschen Schrifttum. Später hat sich NOACK mit ihnen beschäftigt und ein solches walnußgroßes Aneurysma bei starken syphilitischen Veränderungen der Senilunarklappe bei einem 35jährigen Manne beschrieben. Fast ausnahmslos ist der *rechte Sinus Valsalvae* befallen. Schon v. KRZYWICKI erklärte dies mit seiner Dünnheit und seinen Lagebeziehungen zum Septum membranaceum, da er bei

zerstörenden Vorgängen an diesem eines Teiles seiner Unterlage entbehrt; als
einwirkende Momente stellte er atherosklerotische und syphilitisch-entzündliche
Prozesse sowie Druckerhöhung hin. Auch Schwarz, der selbst zwei syphilitisch
bedingte Fälle sowie einen dritten an der oberen Grenze des rechten Sinus mit
Durchbruch in den Herzbeutel beschreibt, zieht Wandschädigung besonders
durch atherosklerotische oder syphilitische Vorgänge einerseits, Blutdrucksteigerung oder Traumen andererseits heran. Der Weg des typischen Aneurysmas des rechten Sinus zieht nach abwärts zum rechten Ventrikel und

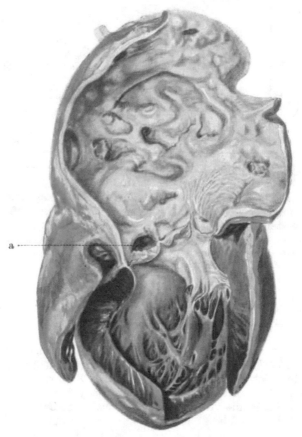

Abb. 35. Aortitis syphilitica. Aneurysmatische Erweiterung eines Sinus Valsalvae der
Aortenklappen (a). Die Aortenklappen sind verdickt und verkürzt (insuffizient).

Ventrikelseptum. Für diesen Weg ist nach Schwarz bestimmend die diastolische
Rückstoßwelle, die bei Entstehung und Ausbreitung des Aneurysmas die Richtung gibt und die Aneurysmen des rechten Sinus Valsalvae als diastolisch
entstanden kennzeichnet. Auch Noack gibt als grundlegend an das Zusammentreffen von: 1. Wandschädigung der Aorta infolge von Syphilis (oder Atherosklerose oder Endokarditis), 2. die topographische Lage, d. h. die engen Beziehungen des rechten Sinus zum muskulösen Septum und zu einem Teil der Pars
membranacea septi, 3. Blutdruck und Blutdruckerhöhungen, 4. die durch den
Blutstrom zustande kommende Brandungslinie, in deren Anfangsteil der rechte
Sinus fällt, 5. den Mangel an einer muskulösen Stütze im Gegensatz zum hinteren
Sinus und 6. Mangel an einer Wandverstärkung im Gegensatz zum linken und

hinteren Sinus, die eine solche durch enge Beziehungen zum Faserring und seinen beiden Trigona fibrosa erhalten. Einen Fall von Aneurysma des Sinus Valsalvae, den wir beobachteten, gebe ich in Abbildung wieder (vgl. Abb. 35). Erwähnt sei, daß BENDA einen Gummiknoten in einem Sinus der Aortenklappen beschrieb.

Von besonderem Interesse sind solche Aneurysmen der *Sinus Valsalvae der Aortenklappen bei Lues*, die sich *in die Wand der linken Herzkammer hinein*

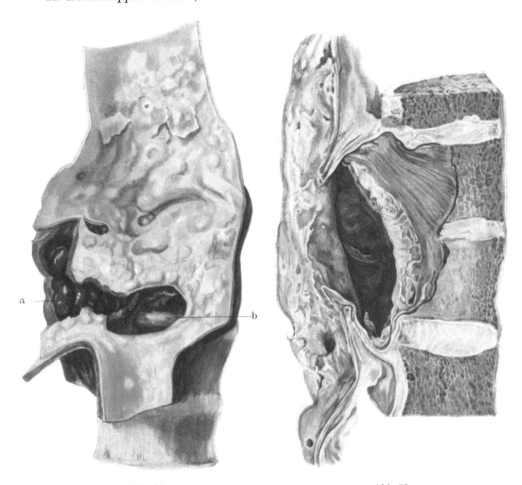

Abb. 36.   Abb. 37.

Abb. 36. Aortitis syphilitica zusammen mit starker Atherosklerose der Aorta.
Bei a durchgebrochenes Aneurysma. Arrosion der Wirbelkörper durch das Aneurysma.
Zu sehen ist die zwischen zwei Wirbeln stehen gebliebene Zwischenscheibe (b).
Abb. 37. Aneurysma der Aorta thorica. Arrosion der Wirbelsäule.
(Nach einer Vorlage von Herrn Prof. CHRISTELLER †.)

entwickeln. SCHMORL hat zwei derartige „intramyokardiale Aortenaneurysmen" vorgezeigt und, nachdem SOMMER schon eine genaue Schilderung gegeben, hat GLASS aus dem SCHMORLschen Institut über im ganzen 4 derartige Fälle „intramuraler Aneurysmen" berichtet. Er sagt mit Recht, daß im Schrifttum sonst von solchen nicht die Rede ist. Zwei der Fälle sind auf Grund ulcerös-endokarditischer Auflagerungen entstanden, die beiden anderen aber eben auf Grund syphilitischer Veränderungen. Nach einer derartigen Schädigung der Sinuswand ist es der Blutstrom, welcher die aneurysmatische Ausbuchtung, die sich

in die vordere Herzwandmuskulatur ausdehnt, bewirkt. Die Herzmuskulatur
war dabei wohl auch durch entzündliche Vorgänge zuvor geschädigt.

Einzufügen wären hier einige Zahlen über die *Häufigkeit des Aneurysmas
bei der Aortitis syphilitica:* Inderhes gibt 22 solche unter 323 Aortenluesfällen
$= 9,6\%$ und damit wohl die niedrigste Zahl an, Chiari fand 4 Aneurysmen
unter 27 Aortitiden $= 14,8\%$, Ebstein klinisch 7 unter 47 $= 15\%$, Eich 10
unter 63 Fällen $= 16\%$, Heimann 19 unter 105 $= 18\%$, Fritz Lesser 18 unter
$96 = 18,7\%$, Krüger 27 unter 142 $= 19\%$, Stadler (klinisch) 48 unter 248
$= 19,3\%$. Die Zahl 20—30% geben an: Gruber (1914), der 24 Aneurysmen

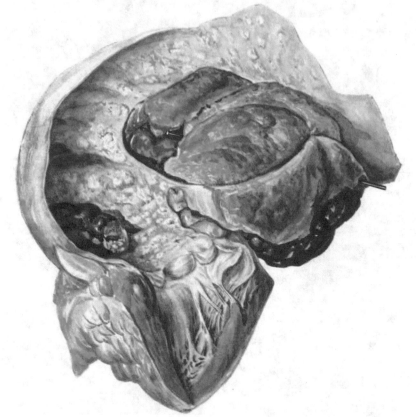

Abb. 38. Aortitis syphilitica.   Großes sackförmiges Aneurysma, durchgebrochen (Glasstab).

unter 120 sezierten Aortitiden fand $= 20\%$, Reich (klinisch) 10 unter 45 $= 22\%$,
Boch 22 unter 355 $= 23\%$, Lenz, der 24% angibt und Benthaus 25%, Stadler
auf Grund von Sektionen 28% (27 Aneurysmen unter 95 Aortitiden), endlich
Wodtke, der klinisch die Zahl auf 30% schätzt. Karl Hoffmann (86 von
280 Aortenluesfällen), Marie Schiller (119 von 382) und Fagiulo (5 von 16)
kommen auf 31%, Fukushi fand 27 Aneurysmen bei 70 Aortitiden $= 38,6\%$
und die stärkste Aneurysmenbeteiligung geben Waite mit $49,5\%$ (16 unter
33 Aortitiden) und Schrumpf (97 unter 186) an. Wir haben unter 223 syphilitischen Aortitiden 68 Aneurysmen gefunden, was einen Hundertsatz von 30,5
ergibt. Diese wie alle folgenden statistischen Berechnungen aus unseren Sektionen von 1906 bis jetzt wurden in überaus sorgfältiger Weise von meinem
Assistenten, Herrn Dr. Evelbauer, ausgeführt, dem ich zu großem Dank dafür

verpflichtet bin. Einige andere das Aneurysma betreffende Zahlenzusammenstellungen werden unten zusammen mit solchen der Aortitis syphilitica überhaupt wiedergegeben werden.

Daß mit den Aneurysmen *große Gefahren* verknüpft sind, ist allgemein
bekannt. So die *Druck*gefahr. Vor allem Knochen fallen dem Dauerdruck am
leichtesten zum Opfer. Bekannt ist dies besonders für die Wirbelsäule, wobei
dadurch, daß die bindegewebigen Zwischenwirbelscheiben dem Druck besser
Widerstand leisten und erhalten bleiben, sehr eigenartige Bilder entstehen (vgl.
Abb. 36 und 37). Auch Rippen und Sternum können dem Druck zum Opfer

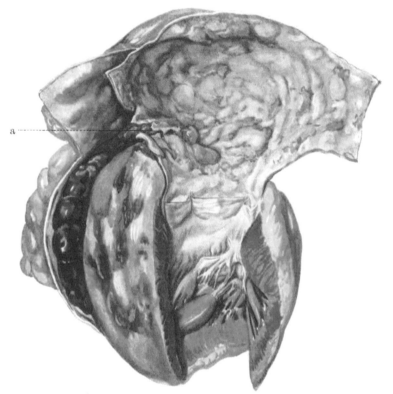

Abb. 39. Aortitis syphilitica zusammen mit Atherosklerose (die gelben Platten).
Aneurysma der Aorta ascendens, in den Herzbeutel durchgebrochen (bei a).

fallen. Ebenso können Organe leiden. So kann besonders auch Druck auf
Bronchien schwere Bronchitiden und dgl. hervorrufen, wie dies vor allem
auch HART verfolgt hat. Druck auf andere Gefäße kann sehr schwere Folgen
zeitigen. Erwähnt sei, daß Druck auf die Vena cava zu Erweiterung kollateraler
Venen führen kann. wie OBERNDORFER ausführt und sich so die von STADLER
beobachtete frühzeitige Erweiterung der Hautvenen der Brust erklären dürfte.
Daß Thrombenstücke, aus Aneurysmen losgerissen, als *Emboli* irgendwo stecken
geblieben, schwere Folgen zeitigen können, so auch im Gehirn, versteht sich
von selbst. Eine Hauptgefahr aber liegt bekanntlich in dem *Durchbruch* eines
Aneurysmas (Abb. 38), selten nach außen, meist nach innen, vor allem in andere
Hohlorgane, so Herzbeutel (vgl. Abb. 39), Pleurahöhlen, Bronchien, Luftröhre, Speiseröhre (vgl. Abb. 40, 41), Magen, oder in große Gefäße, z. B. Pulmonalis (vgl. unten) oder — sehr selten — in die obere Hohlvene, wie dies WIEN

und Earle sowie Borst beschrieben. Die *Zahl der durchbrechenden Aneurysmen wird oft überschätzt.* Daß der Hundertsatz kein so überaus hoher ist, zeigen z. B. folgende Zahlen: Emmerich gibt unter 51 Aneurysmen 12 Durchbrüche $= 23,5\%$ an, Krüger 9 von 27 $= 33\%$, Benary 6 von 20 $= 30\%$; Koch schätzt die Zahl auf 34%, Przygode nur auf 10%, Baer Przygodes und seine Fälle zusammengenommen auf 15%, Gibson auf 18%, Malmsten dagegen auf 60%. Gruber betonte mit vollem Recht, daß der Tod bei der luischen Aortitis häufiger an Veränderung der Aortenklappen oder an Verengerung bzw. Verschluß der

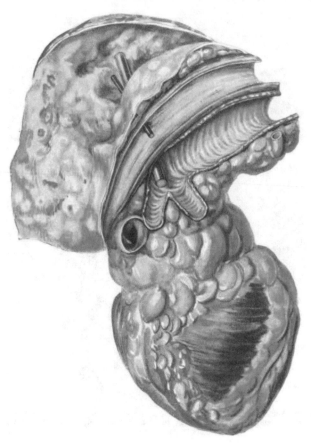

Abb. 40. Aortitis syphilitica. Aneurysma des aufsteigenden Teiles (in der Abbildung nicht zu sehen) und des Bogens (aufgeschnitten) der Aorta. Durchbruch des Aneurysma sowohl in die Speiseröhre (dünner Glasstab) wie in die Luftröhre dicht oberhalb ihrer Teilung (dicker Glasstab).

Kranzgefäße erfolgt denn an Aneurysmendurchbruch. Daß ein solcher meist sehr schnellen Verblutungstod bewirkt, ergibt sich von selbst.

Noch einige Angaben über die *Häufigkeit des Weges des Durchbruches.* Unter den 12 von Emmerich gefundenen Durchbrüchen von Aneurysmen erfolgten 3 in die Trachea, 2 in die linke Pleurahöhle und Lunge, 2 in die rechte, 1 in die linke Pleurahöhle, 1 in den linken Bronchus, 1 in den rechten Bronchus und je 1 in das hintere Mediastinum und in das Perikard. Unter Hampelns 18 intrathorakalen Durchbrüchen (von 38 Sektionsfällen mit Perforation) erfolgten 4 in die Luftröhre, 3 in den Bronchus, 2 in die Pleurahöhle, je 1 in die linke Lunge, das Mediastinum und den Herzbeutel und 5 in die Speiseröhre. Przygode dagegen fand unter 59 Sektionsfällen von Aneurysmen nur 6 intrathorakale Durchbrüche, BAER unter 26 Durchbrüchen nur 2 in die Luftwege. HAMPELN beobachtete unter seinen eigenen 108 tödlich verlaufenen Aneurysmen im ganzen 15mal Einbrüche in Luftröhre oder Bronchien. Beim Einbruch in Luftröhre oder Bronchien träte der Tod meist sofort ein, während bei Einbruch in die Lunge sich oft Anfälle wiederholten und der Tod meist erst langsamer erfolge. Nach KOCH brachen unter seinen genauer verfolgten 55 perforierten Aneurysmen 13 in den Herzbeutel, 8 in den linken Bronchus, 7 in die Luftröhre, 5 in die Speiseröhre, 4 in den rechten Pleuralraum, 3 in die Bauchhöhle, 2 in den linken Pleuralraum, 2 in das retroperitoneale Gewebe, 2 in den Ileopsoas sowie in die linke Lunge und endlich je 1 in das Duodenum, das subpleurale Gewebe der Brustwand, das hintere Mediastinum, die Arteria pulmonalis, die Vena iliaca, den rechten Vorhof und nach außen durch. KRÜGER fand 5mal Durchbruch in die Perikardhöhle, 2mal in die rechte Pleurahöhle und je 1 mal in die linke Pleurahöhle und die Trachea. KAPPIS beschäftigte sich besonders mit dem Einbruch von Aortenaneurysmen in die Pulmonalarterie (vgl. Abb. 42) und stellte 32 einschlägige Fälle zusammen. JANKOWICH fand 50 Einbrüche in Arteria pulmonalis oder in das Herz im Schrifttum beschrieben. Höchst eigenartig sind 2 von ihm mitgeteilte Fälle dadurch, daß die Kranken nach dem Einbruch noch zunächst weiter lebten. Das Blut fließt dann von der Aorta in die Lungenarterie und es stellt sich Hypertrophie der rechten Herzhälfte ein. Auch BORST beschreibt einen Einbruch eines Aortenaneurysmas in die Vena cava superior (s. u.) und einen solchen in die Speiseröhre mit noch 7- bzw. 8tägiger Lebensdauer. Hier fand sich ein aus dem Aneurysmasack stammender Fibrinpfropf, welcher die Durchbruchsöffnung verschloß. Einen Einbruch in die obere Hohlvene teilte neuerdings auch SPANIERMANN mit. Ein in den rechten Vorhof eingebrochenes kleinapfelgroßes Aortenaneurysma teilte z. B. WEILL mit. In dem abgebildeten Falle (Abb. 43) war ein Aneurysma in die rechte Herzkammer eingedrungen. Einen eigenartigen Fall beschrieb ZYPKIN. Hier brach ein Aneurysma der Bauchaorta in den Magen ein, und zwar durch ein Ulcus rotundum, das selbst auf syphilitischarteriitische Veränderungen in den großen Magengefäßen bezogen wird. Noch sei erwähnt, daß, wie es FRÄNKEL darstellt und wie wir es in meinem Institut in einem Falle auch gesehen haben (vgl. Abb. 44), im übrigen auch z. B. GRUBER und KRATZEISEN

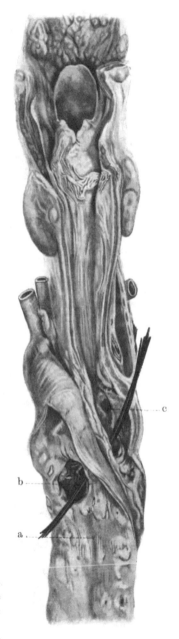

Abb. 41.
Aneurysma der Aorta [Aortitis syphilitica (a)] mit Durchbruch (b) in den carcinomatösen Oesophagus (c). (Nach einer Vorlage von Herrn Prof. CHRISTELLER †.)

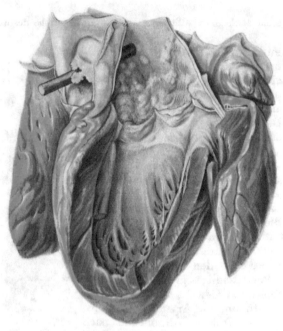

Abb. 42. Aortitis syphilitica. Die Aortenklappen sind stark verdickt und verkürzt (Aorteninsuffizienz).
Ein Aneurysma der Aorta ascendens ist in die Arteria pulmonalis durchgebrochen (Glasstab).

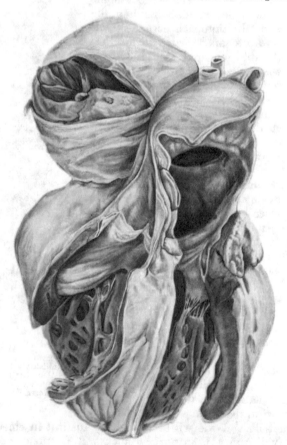

Abb. 43. Aneurysma des Bulbus aortae, in die Wand des rechten Ventrikels eingedrungen.
(Nach einer Vorlage von Herrn Prof. CHRISTELLER †.)

mitgeteilt haben, Aneurysmen im obersten Teil der Bauchaorta (vgl. oben) durch das Zwerchfell nach oben in den Pleuralraum durchbrechen können. Einen sehr lehrreichen einschlägigen Fall teilte RUF mit. Hier war ein Aneurysma der Bauchaorta durch das Zwerchfell in den linken Pleuraraum und in die linke Lunge eingebrochen mit einer Verbindung des Aneurysmasackes

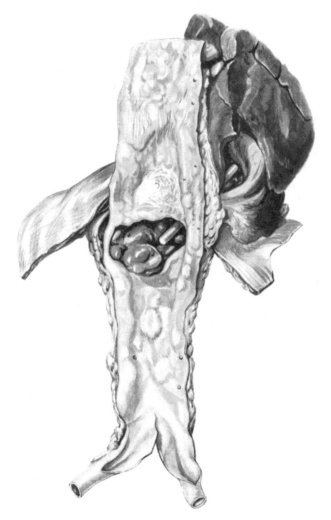

Abb. 44. Aneurysma des obersten Teils der Bauchaorta bei tief herabreichender Aortitis syphilitica.
Das Aneurysma ist nach oben in die linke Pleurahöhle durchgebrochen.
Ein Glasstab zeigt die Durchbruchstelle an.

mit den Bronchien, so daß der Tod an „Haemoptoe" erfolgte. Das Bild war klinisch ganz das einer Lungen- (Bronchial-) Geschwulst. Schwielige Massen zwischen Aneurysma und der selbst durch Druck geschädigten Wirbelsäule ließen den linken sympathischen Grenzstrang nicht weiter verfolgen, übten auf den rechten aber Druck aus und so mögen sich die klinisch aufgefallenen Magenstörungen und die Magenerweiterung erklären.

Durch *Druck des erweiterten Anfangsteiles der Aorta auf die Lungenarterie* kann es auch zu *Stenose letzterer* kommen, wie dies KAPPIS in 6 Fällen sah.

Durch Verwachsung einer oder mehrerer Klappen mit der Innenwand des gepreßten Gefäßes entsteht *auch Insuffizienz*. Starke Stenosierung der Pulmonalarterie durch Vorwölbung eines Aortenaneurysmas in die Lungenarterie oder den rechten Conus arteriosus ohne Perforation ist immerhin selten. Steinmeier stellte als solche Fälle die von Louis, Laënnec, Cohn, Johnsen, Haldane, Ebstein, Rindfleisch-Obernier, Colberg veröffentlichten aus dem älteren Schrifttum zusammen, konnte aber im neueren keine Mitteilungen über ähnliche Fälle finden. Steinmeier selbst veröffentlichte einen höchstinteressanten Fall, in dem nicht ein Aneurysma verum, sondern ein Aneurysma spurium bei luischer Aortitis, das er mit Wahrscheinlichkeit auf ein zerfallenes größeres Gummi bezieht — die Aortitis wies miliare Gummata auf —, sich derartig in den Ausgangsteil der rechten Herzkammer vorwölbte, daß es zu Pulmonalstenose und durch Verwachsung zweier Klappen mit dem vorgewölbten Sack auch zu Pulmonalinsuffizienz gekommen war.

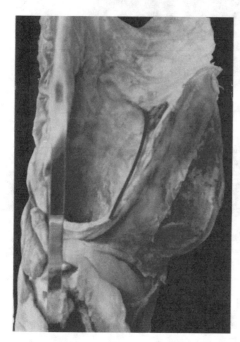

Abb. 45. Aneurysma dissecans auf luischer Grundlage. Blick in die eröffnete Aorta. Riß in der Aorta, aus der eine dünne Sonde hervorragt. Rechts neben der Aorta das Aneurysma dissecans. Schwerste syphilitische Aortitis. [Aus Adalbert Loeschke: Frankf. Z. Path. **36**, 66 (1928), Abb. 1.]

Einfache *Risse in noch ungeplatzten Aneurysmen*, unter dem Einfluß schwerer körperlicher Anstrengungen oder Gewalteinwirkung, meist Längsrisse, sind öfters beschrieben. So hat vor wenigen Jahren Géry bei einem 57jährigen Mann mit Mesaortitis luica eine 2,5 cm lange, längsverlaufende Rißstelle beobachtet, die zu Hämoperikard führte. Die *Aortensyphilis neigt in der Regel nicht zur Bildung von Aneurysma dissecans;* das Narbengewebe gibt wohl zu echten Aneurysmen Veranlassung, aber das feste Gewebe hindert eher die Bildung dissezierender Aneurysmen als daß es solche begünstigte, wie dies schon H. Wolff, Erwin Schmidt und neuerdings Loeschke betonen. Es kommt aber eben doch vor, und hatte Osler schon von Aneurysma dissecans bei jungen Leuten gesprochen, deren Aorta „weakened by syphilitic or some other form of aortitis" war, so stellte Loeschke als solche Fälle aus dem Schrifttum diejenigen zusammen von Lüttich und Friedländer, bei denen mit Wahrscheinlichkeit, von Oliver, Besdziek, Tschermak, Busse (Lubarsch). P. Fränkel, Knoll (2 Fälle), in denen wohl mit Sicherheit *syphilitische Aortitis zu Aneurysma dissecans führte* (wozu noch der von Frei beschriebene Fall dieses Vorganges auf Grund einer angeborenen syphilitischen Aortenveränderung bei einem 14 Monate alten Knaben kommt). Dann gehören hierher noch die von Babes und Mironescu mitgeteilten „dissezierenden Aortitiden" mit folgendem Aneurysma dissecans, bei denen wenigstens teilweise syphilitische Aortenveränderung bestand, wozu nach ihrer Auffassung Bakterieninvasion wirksam hinzukommt, und insbesondere der hiermit in Parallele gestellte Fall Krukenbergs, in dem eine Mesaortitis syphilitica dem dissezierenden Aneurysma zugrunde lag, wobei neben der Lues mechanischen Ursachen, wie Traumen,

Blutdrucksteigerung u. dgl. eine Rolle zugeteilt wird (an den Schilddrüsenarterien fanden sich zugleich sehr eigenartige von den Vasa vasorum abgeleitete Aneurysmen). Dann hat neuerdings LÖSCHKE — sein Lehrer JAFFÉ hat den Fall zuvor schon vorgezeigt — einen eigenen einschlägigen Fall eingehend beschrieben (vgl. Abb. 45), der genetisch wichtig ist, indem hier nachgewiesen werden

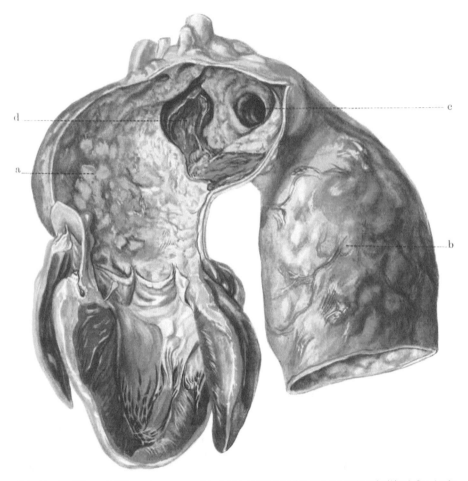

Abb. 46. Aortitis syphilitica. Aneurysma der Aorta ascendens (a) und (unaufgeschnitten) der Aorta descendens (b). Dazwischen bei c eine ausgesprochene Stenose. Bei d eine mit thrombotischen Massen belegte geschwürige Stelle. Die Aortenklappen sind verdickt und verkürzt (Insuffizienz).

konnte, daß das dissezierende Aneurysma die Folge eines Gummis der Aortenwand war, was LÖSCHKE auch für die anderen angeführten Fälle wahrscheinlich erscheint (vgl. oben auch STEINMEIER). In seinem Falle war der Aneurysmasack in die Arteria pulmonalis sowie in den linken Hauptbronchus durchgebrochen, wodurch es zu Bluthusten, zu Aspiration in die Lunge und Blutansammlung im Magen-Darm-Kanal gekommen war.

Endlich sei das *seltene Vorkommnis einer Aortenisthmusstenose bei Aortenlues mit Aneurysma* erwähnt. PINKS hat einen derartigen Fall beschrieben — und als Folge narbiger Schrumpfung der Media und Intima angesprochen — und diesen zusammen mit einem zweiten später STADLER ausführlich besprochen.

Stadler erklärt die Stenose wohl mit Recht durch Druck des erweiterten Aortenbogens auf die Isthmusgegend mechanisch. Vorbedingung seien aneurysmatische Erweiterungen des aufsteigenden und Bogenteiles der Aorta mit Änderungen der Stromrichtung in ihr. Nachdem so die Stenose mechanisch entstanden ist, könne sie durch bindegewebig-schrumpfende oder atherosklerotische Vorgänge in ihrem Bereich, die durch die veränderte Richtung des Hauptblutstromes begünstigt würden, gesteigert werden. Stadler betont die Seltenheit solcher Stenosen bei Aortensyphilis; nur auf der Tafel VII der Gruberschen Monographie sei eine leichte Stenose zu sehen. In unserer Sammlung findet sich ebenfalls ein Fall, welcher der Schilderung von Stadler gut entspricht. Ich gebe eine Abbildung desselben (Abb. 46).

Mit den *Todesursachen beim Aortenaneurysma* hat sich zunächst Baer 1912 beschäftigt; er fand unter seinen Fällen 7mal Tod infolge von Durchbruch (3mal in den Herzbeutel, je 1mal in Luftröhre, Speiseröhre sowie linken Hauptbronchus, Aorta und Lungenarterie und nach außen), 4mal infolge andersartiger Komplikationen und 15mal an chronischem Herz-Lungenleiden, darunter 8mal Herzklappeninsuffizienz, bei der Atherosklerose und syphilitische Veränderung in bezug auf die Wirkung auf das Herz schwer abzugrenzen seien. Daß Baer nur einen kleinen Teil der Aneurysmen durchgebrochen und so tödlich endend fand, ist schon erwähnt. Der häufigste Tod ist nach ihm erst nach langem Leiden eine chronische Funktionsstörung des Herzens. Pohrt, welcher derselben Frage nachging, stellte die in *Hamburg-Eppendorf* 1908—13 sezierten 57 Aneurysmen auf die Todesursachen hin zusammen. Es starben 12 an Ruptur = 24% (3mal war die erste Blutung sofort tödlich), 6 an Zusammenpressung der Luftröhre, 2 der Speiseröhre, 1 der Lungenarterie, 9 an solcher der Brustorgane = 18%, 17 an Krankheiten der Kreislauforgane = 34% (12 an relativer Aorteninsuffizienz = 24%, sonstige Kreislauferkrankungen, wie Coronarverengerung, Aorteninsuffizienz usw. 10%), 3 an Lungenerkrankungen infolge Stauung im kleinen Kreislauf = 6%, und endlich 9 an sonstigen Erkrankungen = 18% (darunter keine Emboliefälle).

Die *Seitenäste* nehmen, wie oben dargelegt, nur selten und meist nur in der Nähe der Aorta an der syphilitischen Entzündung dieser teil. Es finden sich hier auch *zuweilen Aneurysmen*. In Betracht kommen vor allem solche der *Arteria anonyma*, welche nach v. Bergmann 3%, nach Crisp etwa 3,8% aller Aneurysmen ausmachen und von denen Ebstein über 14, Meygret über 3 berichteten. Diese haben nun aber nur in einem kleinen Teil der Fälle luische Entstehungsursache. Doch beschrieb klinisch syphilitisch bedingte z. B. Michanowsky, ferner Prange (positive Wa.R.). Holscher hat bei Verfolgung des Übergreifens syphilitischer Veränderungen auf die großen Arcusäste (s. oben) auch in 3 Fällen Aneurysmen gefunden — in einem Falle spindelige in der Anonyma und Arteria carotis communis beiderseits, in einem zweiten Falle in Anonyma und linker Subclavia, im dritten in der Anonyma — und eine größere Reihe von Fällen aus dem Schrifttum zusammengestellt. Besonders erwähnt werden soll die Vorzeigung Versés eines außergewöhnlich großen Aneurysma der Anonyma, das auch die Knochen weitgehend zerstört hatte (die rechte Clavicula fast ganz, die erste Rippe und das Manubrium sterni usuriert), während zugleich luische Aortitis bestand. Und ebenso die dem Aneurysma der Arteria anonyma gewidmete Abhandlung Hofrichters auch aus dem Leipziger pathologischen Institut. In seinen 3 eigenen Fällen (wozu auch der Versésche gehört) lag auch stets neben dem Anonyma-Aneurysma syphilitische Aortitis vor, d. h. zugrunde, von wo die Anonymaveränderung ihren Ausgangspunkt nahm, und zwar so, daß die Aneurysmen stets sich von der Vorderwand und der rechten Seitenwand der Arterie aus, dem geringsten Widerstand entsprechend, entwickelten, um

dann durch die rechte obere Thoraxapertur zwischen dem Musculus sternocleidomastoideus, der Luftröhre und der Clavicula am Hals nach oben zu wachsen
(vgl. auch v. BERGMANN und ROSENSTEIN). Starke Druck- und Verdrängungserscheinungen an Nerven der Anonymawand, dann dem rechten Nervus recurrens,
Halsnerven, Luftröhre, Lunge, einmündenden und angrenzenden Gefäßen,
Hals-Brust-Schultergegend-Muskulatur, Knochen (Clavicula, Sternum, Rippen,
Wirbelkörper) können die Folge großer Aneurysmen hier sein, die dann auch
nach außen hervortrten und durch die Haut durchbrechen können. Auch wir
haben in einem Falle von Aortitis syphilitica ein Aneurysma der Arteria anonyma
gefunden.

Mit den Aneurysmen der *Arteria axillaris* hat sich KLOEPPEL beschäftigt
und einen Fall auch neben Aortitis syphilitica beschrieben, der sich wieder
durch seine Größenverhältnisse auszeichnet. Die Axillaraneurysmen finden
sich nur in etwa 1—3% der Aneurysmen. *Noch viel seltener sind Aneurysmen
über das untere Aortenende hinaus.* So hat DI POGGIO den sehr seltenen Fall
eines syphilitisch bedingten Aneurysmas — vielleicht unter Beteiligung eines
Traumas — der Arteria Iliaca externa und femoralis an der Stelle vor dem
Eintritt in den HUNTERschen Kanal bei einem 27jährigen Manne beschrieben
(über die Veränderungen an den Arterien der unteren Extremitäten selbst
vergleiche im übrigen unten).

4. Statistisches über die syphilitischen Veränderungen der Aorta.

Wir haben die syphilitische Aortitis mit ihren Komplikationen, vor allem
der Aortenklappeninsuffizienz und dem Befallensein des Abganges der Nebenäste, besonders der Kranzgefäße, sowie als Folge das Aneurysma besprochen.
Wir wollen jetzt für diesen großen Gesamtkomplex der Aortenlues einige *allgemeine Zahlenangaben* zusammenstellen.

Es *überwiegt* nach allgemeinen Erfahrungen das *männliche Geschlecht weitaus
über das weibliche.* HERZ ist der einzige, welcher auf Grund klinischer Beobachtungen bei syphilitischen Gefäßerkrankungen eine stärkere Beteiligung der
Frau angibt. Ausnahmslos erscheint sonst aus den klinischen wie anatomischen
Zusammenstellungen ein bedeutendes Vorwiegen der Männer deutlich; PORT
meint allerdings, daß im Alter die Frauen häufiger an Aortitis syphilitica
erkrankten. Das Überwiegen der Männer ist bei weitem höher als etwa einem
stärkeren Hundertsatz syphilitischer Männer entspricht. Man hat es mit stärkerer
Inanspruchnahme des Zirkulationsapparates bei schwerer körperlicher Arbeit,
auch wohl mit toxischen Momenten wie stärkerem Alkohol- und Nikotingenuß
zu erklären versucht, HELLER betonte daneben auch konstitutionelle Momente.
Im ganzen gehen die Zahlen über die *Verteilung auf beide Geschlechter* einigermaßen auseinander.

Ich setze folgende Übersicht hierher:

STRAUB	fand	56 Männer,	13	Frauen, die Männer stellen				81%
EICH	,,	43 ,,	20	,,	,,	,,	,,	68%
FUKUSHI	,,	44 ,,	26	,,	,,	,,	,,	63%
BENARY	,,	39 ,	15	,,	,,	,,	,,	72%
OBERNDORFER	,,	55 ,,	44	,,	,,	,,	,,	56%
LENZ	,,	26 ,,	12	,,	,,	,,	,,	68%
THIEM	,,	34 ,,	4	,,	,,	,,	,,	89%
GRUBER	,,	175 ,,	78	,,	,,	,,	,,	69%
LANGER	,,	472 ,,	249	,,	,,	,,	,,	65%
KURT HOFFMANN	,,	191 ,,	89	,,	,,	,,	,,	68,1%
CLAWSON-BELL	,,	104 ,,	22	,,	,,	,,	,,	82%

Klinisch fanden:

Goldscheider	78 Männer,	17 Frauen,	die Männer stellen			82%
Korczyński	33 ,,	21 ,,	,,	,,	,,	,, 61%
Zimmer	230 ,,	65 ,,	,,	,,	,,	,, 78%
Wodtke	233 ,,	68 ,,	,,	,,	,,	,, 77%
Pletnew	174 ,,	54 ,,	,,	,,	,,	,, 76%
Bruhns	154 ,,	46 ,,	,,	,,	,,	,, 77%
Karl Hoffmann	191 ,,	89 ,,	,,	,,	,,	,, $68,1\%$
Heimann	97 ,,	8 ,,	,,	,,	,,	,, 92%
Heller	232 ,,	98 ,,	,,	,,	,,	,, 70%
Schlesinger	56 ,,	32 ,,	,,	,,	,,	,, 64%

Wir sehen also Schwankungen zwischen 56 und 92%, stets aber überwiegen die Männer, die höheren Zahlen sind die häufigeren. Rechnen wir alle diese Fälle zusammen, so ständen 2526 Männern 981 Frauen gegenüber, d. h. die *Männer stellen einen Anteil von 72%*. Wir fanden in unseren Sektionsberichten unter 216 Fällen in 163 = 75% das männliche Geschlecht vertreten. Hiermit stimmen auch die klinischen Schätzungen von v. Romberg, Hubert, Moritz und die anatomische Angabe Bocks, daß die Männer 66% der Fälle ausmachten, ganz gut überein, erst recht die 75% Annahme von Braun, während Külbs Verhältniszahl von über 83% etwas hoch liegt. Alles in allem können wir sagen, daß an der syphilitischen Aortitis durchschnittlich fast 3mal so viel Männer als Frauen erkranken.

Ähnlich verhalten sich die Verhältnisse auch, wenn wir das *Aneurysma* der Aorta gesondert ins Auge fassen. Bosdorff allerdings gibt für das männliche Geschlecht nur $55,5\%$ an, Gruber fand unter 24 Fällen 14mal das männliche Geschlecht betroffen = 58% der Fälle, Müller das gleiche in 59%, Bauler unter 58 Fällen in 37 Fällen = 64% der Fälle, Braun (syphilitische und nicht-syphilitische Fälle zusammen) in 67%, ebenso etwa Emmerich, Gerhardt sowie Kuhk in 68% (17 von 25 Aneurysmen), Lebert in 70%, ebenso wir unter 60 Aneurysmen in 42 = 70%, Maximow in $71,5\%$, Koch in $72,4\%$, Graves in 75%, Lüttich in 79% der Fälle. Alle anderen Ziffern liegen zwischen 80 und 90%; so fand Arnsperger unter 35 Fällen 28mal das männliche Geschlecht betroffen = 80%, Osler fand unter 1140 Aneurysmen das männliche Geschlecht in 82% beteiligt, Kaleff gibt 83% an, ebenso Boinet, Goldscheider $83,33\%$, Crisp 87%, Etienne, welcher eine Reihe von Statistiken zusammenstellte, 89%, ebenso Hodgson, Storm Buli sowie Bauler 90%, Bizot $90,5\%$, Richter 92%. v. Schrötter sowie Graves geben allgemein an, daß sich die Fälle bei Männern zu Frauen etwa wie 2 : 1 verhalten. Wir sehen, daß das *männliche Geschlecht beim Aneurysma etwa ähnlich wie bei* der gundlegenden Erkrankung, *der Aortitis syphilitica, über das weibliche überwiegt.*

Was das *Lebensalter* betrifft, in welchem die von der Krankheit befallenen stehen, sei es, wenn die Krankheit die ersten klinischen Zeichen macht, sei es, daß sie erst nach dem Tode bei der Sektion festgestellt wird, so können wir, da diese beiden Zeiten, wie wir sehen werden, ganz dicht zusammen liegen, sie zunächst zusammenfassen. Wir sehen ein *starkes Überwiegen der mittleren Lebensjahre.* Die Jahre zwischen 40 und 60 Jahren werden von Stadler, Obern-dorfer, Fukushi, Hubert, Ganter, Krüger, Moritz, Bock gemeinsam als die hauptbeteiligten angegeben. Ganz ähnlich äußern sich v. Korczyński, Inderhees, Bruhns, welche das Jahrzehnt der 40er Jahre in den Vordergrund stellen, Cummer und Dexter, welche 40—55 Jahre, Fränkel sowie Hazem, welche 40—45 Jahre, Lenz, welcher 45—50 Jahre, K. Hoffmann, der 41 bis 50 Jahre, Wodtke, der 45—55 Jahre, Langer, welcher 50—55 Jahre als bevor-zugt bezeichnet, während in einigen Zusammenstellungen ein größerer Spiel-raum gelassen wird, so von Goldscheider 30—55 Jahre, von Deneke 35 bis

50 Jahre, von EDELMANN und PRETKIN 25—50 Jahre, von REICHE sowie GRUBER 30—60 Jahre angegeben werden. Wir fanden unter 208 verwertbaren Sektionsfällen 3 in einem Alter zwischen 20 und 30 Jahren, 28 zwischen 30 und 40 Jahren, 62 zwischen 40 und 50 Jahren, 60 zwischen 50 und 60 Jahren, 36 zwischen 60 und 70 Jahren, 18 zwischen 70 und 80 Jahren, 1 älter, d. h. an die $60^0/_0$ aller syphilitischen Aortitiden standen in einem Alter zwischen 40 und 60 Jahren. Auch die errechneten Durchschnittsalter liegen fast alle im 5. Jahrzehnt. Als solches geben an: REITTER 43,5 Jahre, EBSTEIN 44 Jahre, OSTMANN 44,4 Jahre, NONNE 45 Jahre (zugleich Nervensyphilis), GRAU 47 Jahre, BENARY 47,7 Jahre, HEIMANN 48 Jahre, STADLER 49 Jahre, DONATH 49 Jahre, v. ROMBERG 51 Jahre, WITTGENSTEIN-BRODNITZ 48—52 Jahre. Das Durchschnittsalter bei unseren Sektionen entspricht also den zuletzt angegebenen Zahlen. Einige Forscher verzeichnen geringe Unterschiede für das Alter in beiden Geschlechtern; während BENARY das Durchschnittsalter bei Frauen höher als beim Manne fand, nämlich 48,3 gegenüber 47,2 Jahren, geben umgekehrt OSTMANN sowie MORITZ ein höheres Lebensalter für den Mann an, ersterer durchschnittlich 44,8 gegenüber 44 Jahren und letzterer fand am häufigsten 40—70 Jahre beim Manne, bei der Frau nur 40—60 Jahre vertreten.

Dafür, daß die *mittleren Lebensjahre bei der Aortenlues am bevorzugtesten sind*, sind auch *Kriegserfahrungen* angeführt worden. OBERNDORFER wollte aus dem geringen Anteil syphilitischer Aortitiden unter den Soldaten im Felde, verglichen mit seinem heimatlichen Material (München), schließen, daß die luische Gefäßveränderung lange latent bleibt, erst jenseits des 4. Jahrzehnts aufzutreten und dann rasch Fortschritte zu machen pflegt (perivasculäre Rundzelleninfiltrate, die er in der Adventitia der Aorta bei syphilisverdächtigen Leuten mit sonst unveränderter Aorta vielfach fand, könnten vielleicht den Anfang im latenten Stadium darstellen, doch sind Schlüsse, wie auch GRUBER bemerkt, hier kaum möglich). Die im Feldheer aufgefallene geringe Zahl syphilitischer Aortitiden erklärt GRUBER etwas anders als OBERNDORFER; außer der Jugend der Leute möchte er dabei Gewicht auf die Durchmischung der Kriegsteilnehmer aus Stadt und Land legen, denn in Großstädten vor allem herrscht die syphilitische Erkrankung weit mehr vor; so hatte er in Mainz $2^0/_0$ gegenüber Berlin oder Hamburg mit ihren 6—$7^0/_0$. Dieses letztere, nämlich der Unterschied in den einzelnen Gegenden und insbesondere die Bevorzugung der Großstädte, muß bei Statistiken überhaupt immer berücksichtigt werden.

Wenn OBERNDORFER schließt, daß die Aortitis luica *lange latent* bleibt, *wenn sie aber auftritt, rasch Fortschritte macht*, so ist dies auch aus klinischen Beobachtungen, vor allem auch verglichen mit anatomischen Befunden, mit Sicherheit zu ersehen. So gibt BENARY schon an, daß er durchschnittlich die ersten Krankheitszeichen in einem Alter von 45,3 Jahren fand, der Tod (mit Sektionsbestätigung) durchschnittlich im Alter vom 47,7 Jahren (47,2 bei Frauen, 48,3 bei Männern vgl. oben) eintrat. STADLER gibt das Durchschnittsalter der ersten Erkrankung im klinischen Sinne mit $47^1/_3$, das Durchschnittsalter zur Zeit des Todes mit 49 Jahren an. So betont er auch, daß die Aortenerkrankung in der großen Mehrzahl der Fälle zunächst lange latent verläuft, auch zum Stillstand kommen kann (rudimentäre luische Aortitis), und daß es auf jeden Fall unmöglich ist, einen Zeitpunkt für den Beginn der anatomischen Veränderungen in der Aorta, also für den wahren Anfang der Erkrankung, anzugeben. Nach Einsetzen von Krankheitszeichen aber träte meist binnen zwei Jahren schon der Tod ein. Das Durchschnittsalter der ersten Krankheitszeichen und des Todes weichen (s. o.) nur $1^2/_3$ Jahre voneinander ab. Die durchschnittliche Lebensdauer nach der Infektion bis zum Tode betrug in seinen Fällen durchschnittlich $21^1/_2$ Jahre, bis zum Auftreten der ersten Krankheitserscheinungen 20 Jahre, der Unterschied also

auch nur $1^1/_2$ Jahre. Auch Deneke hatte schon nur $^1/_2$—1 Jahr als Zwischenraum zwischen ausgesprochenen Krankheitssymptomen und Lebensende als
das häufigste angenommen. Andererseits sind auch Fälle z. B. von Baer mit
einem Krankheitsverlauf von 6—14 Jahren verzeichnet worden.

Wenn nach dem oben Zusammengestellten bei der luischen Aortitis die
mittleren Lebensjahre sehr überwiegen, so werden doch auch öfters *auch junge
Leute* und vor allem *keineswegs selten noch alte* ergriffen. Es ergibt sich dies
aus einigen Grenzzahlen. So betrugen die Alterszahlen bei Reitter 27 bis
60 Jahre, bei Stadler 29—70 Jahre, bei Benary 33—63 Jahre, bei Deneke
25—72 Jahre, bei Thiem 20—59 Jahre, bei v. Romberg 30—71 Jahre, bei
Ebstein bis 77 Jahre, bei Heimann 22—71 Jahre, bei uns 29—82 Jahre.
Schlesinger betont besonders, daß Aortenlues auch in hohen Altersstufen
nicht selten ist. So hatte Langer unter seinen 631 Fällen 27, die über 70 Jahre
waren, Heller 8 solche, Schlesinger selbst bzw. seine Mitarbeiter Redlich
und Steiner sahen in 3 Jahren 12 Fälle von über 70jährigen, Boch fand unter
seinen 355 Fällen 16 jenseits des 70. Jahres, Ebstein und N. Straus erwähnen
je einen 77jährigen, Bock einen 83jährigen, Port spricht sogar von einem
87jährigen. Wenn also Thomayer meinte, Ende der 40er Jahre erscheine die
Grenze, bis zu der eine Aortenerkrankung wahrscheinlich syphilitischen Ursprungs sei, so ist dies, wie auch v. Korczyński schon entgegnete, viel zu niedrig
gehalten. Andererseits sind vielfach Fälle in den 20er Jahren beschrieben.
v. Korczyński z. B. spricht von Aortenlues in je einem Falle von 15 und
18 Jahren. Auch sind selbst Fälle mit luischer Aortenklappeninsuffizienz schon
im jugendlichen Alter bekannt. So finden sich unter den Fällen Zimmers 2 im
Alter von 19 Jahren, bei Schlesinger 4 unter 20 Jahren. Es mögen solche
ganz seltene Fälle jugendlicher Aortitis mit einem Punkt zusammenhängen,
auf den Schlesinger hinweist. Je jünger nämlich der sich infizierende und dann
von der Aortitis befallene ist, desto rascher und ungünstiger scheint deren
Verlauf zu sein. Marshall soll dann sogar geradezu akut einsetzende Aortitis
beobachtet haben. Es ist hier natürlich von erworbener Syphilis Jugendlicher
die Rede, die Aortenveränderungen bei angeborener Lues werden noch gesondert
behandelt werden. Schlesinger führt aus, daß andererseits auch bei sehr
spät erworbener syphilitischer Infektion eine Aortitis oft sehr schnell fortschreitenden Verlauf zeigt. Alles das sind aber Ausnahmen. *Die Regel ist in
der Jugend erworbene Syphilis*, die *erst in höherem Alter* (über die Zeit nach der
Infektion vgl. unten) *Aortitis setzt*, mit *zunächst langsamem chronischen Verlauf
und kaum Krankheitserscheinungen, dann aber mit meist schnell tödlichem Ende*
(vgl. oben).

Ich setze zum Schlusse noch eine genauere *Alterszusammenstellung verschiedener Bearbeiter der Aortensyphilis* vergleichsweise hierher (unter teilweiser
Benutzung einer kleineren Zusammenstellung bei v. Korczyński) (siehe neben-
stehende Tabelle).

Auch hier finden wir wieder die *Altersverhältnisse bei dem Aneurysma ähnlich*
gelegen. Als hauptbefallenes Alter gaben Koch, Schnell, Puppe, Bringmann,
Schlesinger 30—40 Jahre, Koch, Crisp 30—50 Jahre, ähnlich Lüttich und
Litten, Richter 40—50 Jahre, Malmsten und ähnlich Braun 25—50 Jahre,
Hare und Holder an der Hand 935 zusammengestellter Fälle 35—45 Jahre
als bevorzugtes Alter an, ähnlich Arnsperger, welcher zahlreiche Statistiken
zusammengestellt, die zweite Hälfte der 40er Jahre. Ein höheres Alter halten
für am meisten betroffen nur Inda — das 6. — und Bosdorff — gar das 7. Jahrzehnt. Wir fanden das Alter zwischen 40 und 60 Jahren am stärksten betroffen
(nach unseren Sektionen). Das Durchschnittsalter der ersten Erscheinungen
errechnete Reitter auf 43,5 Jahre (Kranke zwischen 27 und 60 Jahren) und

Anatomisch

	ARNSPERGER		MOLINARI		EICH		STADLER		FUKUSHI		GRUBER		KRÜGER		COENEN		Unser Institut	
	Fälle	%	Fälle	%	Fälle	%	Fälle	%	Fälle	%	Fälle	%	Fälle	%	Fälle	%	Fälle	%
bis 20 Jahre	—	—	—	—	—	—	1	0,85	—	—	—	—	—	—	—	—	—	—
20—30 ,,	7	20	2	20	17	26,98	24	20,51	11	15,71	6	2,43	8	5,88	9	2,66	3	1
30—40 ,,	13	37,14	5	50	19	30,15	41	35,04	26	37,14	39	15,79	24	17,65	52	15,38	28	14
40—50 ,,	12	34,28	2	20	16	25,39	34	29,06	24	34,29	84	34,09	50	36,76	143	42,30	62	30
50—60 ,,	3	8,57	—	—	10	15,87	17	14,52	8	11,43	67	27,12	37	27,21	117	34,61	60	29
60—70 ,,	—	—	—	—	1	1,58	—	—	1	1,43	35	14,17	15	11,03	16	4,73	36	17
70—80 ,,	—	—	1 (84 Jahre)	10	—	—	—	—	—	—	16 (1 älter als 80 Jahre)	6,48	2	1,47	1	0,30	19 (1 älter als 80 Jahre)	9

Klinisch

	ARNSPERGER		DONATH		GRAU		STADLER		v. KORCZYŃSKI		ZIMMER		RUCH	
	Fälle	%	Fälle	%	Fälle	%	Fälle	%	Fälle	%	Fälle	%	Fälle	%
bis 20 Jahre	—	—	—	—	—	—	—	—	2	3,70	2	0,68	—	—
20—30 ,,	9	25,71	4	14,81	5	21,73	8	4,04	2	3,70	4	1,36	15	33,33
30—40 ,,	15	42,85	9	33,33	9	39,13	45	27,72	9	16,46	33	11,18	18	40,00
40—50 ,,	10	28,57	10	37,03	7	30,43	82	41,61	27	50,00	99	33,56	10	22,22
50—60 ,,	1	2,85	4	14,81	2	8,70	41	20,70	10	18,88	103	34,91	2	4,04
60—70 ,,	—	—	—	—	—	—	19	9,59	4	7,40	50	16,95	—	—
70—80 ,,	—	—	—	—	—	—	3	1,51	—	—	4	1,35	—	—

Benary auf 45,3 Jahre (Kranke zwischen 33 und 63 Jahren). Noch seien folgende Zahlen, zum Teil nach Bringmann zusammengestellt:

	Bellinghausen	Bosdorff	Crisp	Emmerich	Lisfranc	Philip	Lebert	Lidell	Niemeyer	Löhnberg	Arnsperger	Kuhk	v. Schrötter	Richter	Lüttich	Unser Institut	Zusammen
1— 10 Jahre	—	—	1	—	—	—	} 16	2	} 5	—	—	1	—	—	—	—	} 280
10— 20 „	—	1	5	—	4	—		8		—	—	5	—	5	—	—	
20— 30 „	1	6	71	1	17	3	42	31	—	—	—	6	—	49	—	—	
30— 40 „	5	8	198	7	29	25	80	81	15	3	7	26	—	217	43	8	752
40— 50 „	2	8	129	16	37	16	75	69	8	4	13	50	74	269	65	16	851
50— 60 „	3	16	65	16	17	6	70	24	9	2	12	33	52	133	29	16	513
60— 70 „	1	22	25	11	3	3	35	20	4	1	3	23	34	52	—	9	246
70— 80 „	—	27	8	5	3	—	} 6	6	—	—	—	24	—	11	—	8	} 117
80— 90 „	—	2	2	2	—	—	} 7	2	—	—	—	8	—	—	—	—	
90—100 „	—	—	1	—	—	—			—	—	—	1	—	—	—	—	

Das heißt unter 2749 Aneurysmen standen 10,2 % unter 30 Jahren und 13,2 % über 60 Jahre, dagegen *fast 77 % im Alter zwischen 30 und 60 Jahren*, und zwar hiervon zwischen 30 und 40 Jahren 27,3 %, zwischen 40 und 50 Jahren 31 % und zwischen 50 und 60 Jahren 18,3 %.

Nun beziehen sich diese Zahlen allerdings auf Aneurysmen im allgemeinen, doch überwiegen unter ihnen ja die der Aorta und somit die syphilitischen, so daß die Zahlen im großen Ganzen auch da stimmen.

Bringmann stellte noch folgende kleinere Zahlenreihen *nur für das Aortenaneurysma* zusammen:

Jahre	Lebert	Crisp	Zusammen
20—30	9	10	19
30—40	29	15	44
40—50	17	7	24
50—60	8	1	9
60—70	4	—	4
70—80	1	—	1

Auch hier sehen wir im Alter von 30—60 Jahren 73 % der Fälle. Ist bei den *Aneurysmen* (Aortenaneurysmen) *somit auch das mittlere Alter hauptbeteiligt*, so gibt es doch solche auch schon in sehr jugendlichem Alter. Hentscher stellte Aneurysmen, darunter auch syphilitische, bei Jugendlichen zusammen, Preiser z. B. besprach ein solches bei einem 19jährigen Mädchen.

Recht häufig hat man auch die *Zeit zu verfolgen* versucht, *welche nach der Infektion bis zum Auftreten, d. h. den klinischen Kennzeichen, der syphilitischen Aortitis, bzw. bis zum Tode* an ihr — Zeiten, die nach dem oben dargelegten nur um etwa $1\frac{1}{2}$—2 Jahre voneinander abweichen — *zu verstreichen pflegen*. Da aber die *Erkrankung meist lange latent bleibt* ohne subjektive oder auch zunächst nachweisbare objektive Krankheitszeichen zu machen, so *gelten die angegebenen Zahlen natürlich nicht für die eigentlichen Zeiten der Aortitisentstehung* nach der Infektion. Daß vor allem Stadler dies betonte, ist schon oben dargelegt. So schreibt auch Thorel „da sich die syphilitische Aortitis ganz allmählich und schleichend in einer für den Träger ganz unmerklichen Weise entwickelt und immer schon ausgedehnte Zerstörungen in der Aorta verursacht hat, ehe das Leiden dem Patienten zum Bewußtsein kommt, so ist der wirkliche Zwischenraum zwischen Infektion und Erkrankung wohl wesentlich kürzer, als in den (obigen) Durchschnittszahlen zum Ausdruck kommt". Diese starke Einschränkung also muß man bei den gefundenen Zahlen, die auch wir jetzt zusammenstellen wollen, im Auge behalten.

Den *Durchschnitt der Zeit*, welche *nach der syphilitischen Infektion bis zu schwerer Erkrankung bzw. Tod an Aortitis* verstreicht, schätzten REINHOLD auf 6—8 Jahre, GRUBER auf 10—12, auch SCHRUMPF auf 10 Jahre, ROGGE-MÜLLER sowie NEUGEBAUER auf 11,3 Jahre, EBSTEIN auf 11,6 Jahre, DENEKE auf 10—15 Jahre, LIPPMANN, v. KORCZYŃSKI, ferner RUCH und auch WILLIAM D. SMITH auf 15—20, HUBERT auf 15—25 Jahre, CUMMER-DEXTER auf 17,2 Jahre, DONATH auf 18 Jahre, HOFFMANN sowie OSTMANN auf 19, DENEKE bei Frauen auf 19$\frac{1}{2}$, bei Männern auf 20 Jahre, ZIMMER auf 20 (—21) Jahre, desgleichen WITTGENSTEIN-BRODNITZ auf 20 Jahre, STADLER auch auf 20 Jahre (21,5 Jahre bis zum Tode), BENARY auf 20,8 (bzw. 22,9) Jahre, REITTER auf 21,8 Jahre, WEINTRAUD sowie MORITZ auf 23 Jahre, BOCK auf 23,68 Jahre, HEIMANN auf 24$\frac{1}{2}$ Jahre. Eine interessante Unterscheidung machten vor ein paar Jahren JUNGMANN und HALL; sie fanden die durchschnittliche Zeit post infectionem bei unbehandelten Patienten 23,4 Jahre, bei ungenügend behandelten 22,1 Jahre, bei gut behandelten aber nur 15 Jahre und erinnern an ähnliche Beobachtungen von MENDEL und TOBIAS bei der Tabes. Im ganzen stimmt ein *Durchschnitt von etwa 20 Jahren Intervall* mit der oben wiedergegebenen Altersangabe des Trägers der Aortitiden, die meist in einem Alter von etwa 40—60 Jahren stehen, gut überein.

Im Einzelfall sind die Zeiten zwischen Infektion und Erscheinungsbild der syphilitischen Aortitis außerordentlich unterschiedlich, worauf schon GRAU, der selbst 6—41 Jahre fand, besonders hinwies. In einer *Reihe von Fällen tritt die Aortenlues schon auffallend früh nach der Infektion auf*. Als frühester Termin ist wohl der von LIEK mitgeteilte Fall zu nennen, in dem bei einem 26jährigen Studenten schon 7 Monate nach der syphilitischen Ansteckung eine Aortitis mit beginnendem Aneurysma im Röntgenbild gefunden wurde, ein Fall, den SCHLESINGER allerdings als nicht sichergestellt anspricht. Auch REICHE veröffentlichte einen Fall mit nur 7 Monaten Intervall nach der Infektion. JESSNER teilte einen solchen mit, in dem $\frac{3}{4}$ Jahre post infectionem im Röntgenbild deutliche stark pulsierende Verbreiterung der Aorta ascendens bestand, FEIN beobachtete ein Aneurysma $\frac{3}{4}$ Jahre nach der Infektion. Fälle mit 1 Jahr Zwischenraum haben PULAY, EBSTEIN sowie WODTKE mitgeteilt, einen solchen mit 19 Monaten GRAF (bei der Sektion fanden sich außer Aortitis ausgedehnte miliare Gummen der Milz und GRAF denkt an die Möglichkeit, daß besonders starke Salvarsanbehandlung von Anfang an den ungewöhnlichen Verlauf verschuldet habe, entscheidet sich aber doch für die Annahme, daß ein außergewöhnlicher Fall vorlag, bei dem jede antisyphilitische Behandlung von vorneherein wirkungslos blieb). PERKEL-TARSIS-EDELMANN beobachteten eine Aortitis schon im Sekundärstadium während einer 2. Kur bei einer 31jährigen Frau. Etwas häufiger schon sind nur 2—3 Jahre Intervall beschrieben worden, 2 Jahre z. B. von DONATH, OBERNDORFER, SCHLESINGER, 2$\frac{1}{2}$ Jahre von AMELUNG-STERNBERG sowie JESSNER, 3 Jahre von ROGGE-MÜLLER, WEINTRAUD, THIEM (2 Fälle), v. KORCZYŃSKI, SCHLESINGER. Aortitiden 4 Jahre nach der Infektion teilten ROGGE-MÜLLER, v. ROMBERG, HUBERT (2 Fälle), SCHLESINGER mit, 5 Jahre nachher ROGGE-MÜLLER, DENEKE, STADLER (2mal), HUBERT, 6 Jahre post infectionem, GRAU, REINHOLD, MORITZ, HUBERT, 7 Jahre danach GRAU, ferner TURNBULL, 8 Jahre REINHOLD, TURNBULL, BRUHNS und WERNER SCHULTZ und dgl. mehr.

Nach Wodtke, Matzdorf, Schlesinger soll bei der Aortitis wie bei der Neurolues spät erworbene Syphilis die Zwischenzeit zwischen Infektion und Krank-
heitserscheinung verkürzen.

Auf der anderen Seite sind auch *Fälle mit einem außergewöhnlich langen
Zwischenraum zwischen luischer Infektion und Mesaortitis* oft beschrieben worden.
So fand Turnbull in 4 Fällen eine 40jährige Zwischenzeit, Schlesinger in
einem Falle eine solche von 41 Jahren, auch bei Grau ist 41 Jahre das längste
Intervall, Deneke spricht von einem solchen von 44 Jahren, Hubert von
45 Jahren, Wodtke sogar von 46 Jahren (auch noch 2 Fälle mit 42 bis 43 Jahren
Zwischenraum), Bock fand unter seinen Fällen je 1mal eine Zwischenzeit von
40, 44, 45 und gar 50 Jahren.

Auch hier wieder noch *einige Zahlen gesondert für das Aneurysma.* Donath
berechnet die Zwischenzeit zwischen Infektion und Aneurysma auf durchschnittlich 18 Jahre, Stadler auf 20 Jahre, Benary auf 20,8 Jahre (4—34 Jahre),
Reitter auf 21,8 Jahre (13—28), Koch auf 23 Jahre. Auch Reinhold sagt,
daß die Infektion meist 20 Jahre und länger zurück liegt. Andererseits gibt es
auch Fälle mit erstaunlich kurzer Zwischenzeit. Die Fälle von Liek, Jessner
und Fein sind schon erwähnt, auch in dem oben mitgeteilten Falle von Amelung
und Sternberg lagen nur 2¹/₂ Jahre Intervall vor. Schlesinger erwähnt, daß
er im Kriege auch mehrere Fälle mit nur mehrjähriger Zwischenzeit nach der
syphilitischen Ansteckung gesehen habe. Im alten Falle Spillmanns betrug
das Intervall nur 11 Monate. Einen solchen umgekehrt von 40 Jahren beobachtete z. B. Etienne.

Besonders wichtig und interessant sind die *Beziehungen zwischen der Aortitis
luica und der Neurolues: Tabes, Paralyse, Lues cerebrospinalis.* Nicht nur zahlreiche gemeinsame Linien, so die frühere Auffassung als meta- oder parasyphilitische Erkrankungen, die durch den Spirochätennachweis sich aber als direkt
syphilitisch erwiesen, und die Zunahme im Gegensatz zu anderen syphilitischen
Späterscheinungen (vgl. unten), sondern auch die *überaus häufige Verbindung
der Aortitis mit Syphilis des Zentralnervensystems,* sei es in der Richtung, daß
die Aortenlues zu Paralyse und Tabes hinzutritt — wir werden sofort sehen
wie ganz überaus häufig dies ist — sei es, daß an Aortitis syphilitica Leidende
Erscheinungen psychischer Störungen und dgl. darbieten. Das gemeinsame ist
natürlich die syphilitische Entstehungsursache aller dieser Erkrankungen des
Zentralnervensystems einerseits, der Aorta andererseits.

Als erste werden zumeist Berger und Rosenbach genannt, welche schon
1879 auf „Konizidenz von Tabes und Insuffizienz der Aortenklappen" hinwiesen, allerdings ohne noch Schlüsse zu ziehen. Nach Bricourt soll das Zusammentreffen beider Erscheinungen auch schon 1878 von Fabres und 1879
auch von Vulpian erkannt worden sein. v. Leyden fand dasselbe einige Jahre
darauf auch öfters, hielt es aber für Zufall. v. Strumpell hat in seinem Lehrbuch schon in der Auflage von 1884 als gemeinsam die syphilitische Entstehungsursache als möglich vermutet, dies dann in späteren Auflagen als sehr wahrscheinlich hingestellt. Ähnlich 1888 auch Oppenheim und einige Jahre darauf
F. Schultze. Als französische Forscher, welche Zusammenhänge zwischen
Aortenlues und Paralyse erwähnen, führt Bricourt noch Bordes-Pagès,
Guilly, Dumont in ihren Thesen, ferner Spillmann und Perrin, Laroche
und Richet fils an. Vaquez nannte die Aorteninsuffizienz zusammen mit
Nervensymptomen, wovon er selbst 3 Fälle beschreibt, d. h. das Zusammentreffen von Aortitis syphilitica und Tabes „fruste" (vgl. unten) das „Syndrom
von Babinski", da dieser zuerst auf solche Fälle mit Aneurysma hingewiesen
haben soll. v. Strumpell sowie Mattirolo betonten auch solche rudimentäre
Tabesformen bei Aortenklappeninsuffizienz. Auch schon 1889 sind Mickle

eigenartige psychotische Störungen bei 11 Aortenaneurysmen aufgefallen und von ihm, allerdings noch ohne die Syphilis heranzuziehen, beschrieben worden. Später hat (1910) SAATHOFF unter Zugrundelegung von 3 eigenen solchen Fällen von Aortitis syphilitica (nur in 1 Falle mit Aneurysma) zusammen mit psychotischen Störungen (angstvolle Verwirrtheit, zum Teil Halluzinationen, motorische Erregung) solche Erscheinungen verfolgt. Es soll sich hier um die Folge „der Einwirkung der Summen aller Dekompensationserscheinungen auf das durch die Lues geschädigte Gehirn" handeln. Wenn gerade das Zusammentreffen mit der Aortenklappeninsuffizienz zuerst auffiel, so ist diese als solche natürlich nicht maßgebend — und ebensowenig etwa vorhandenes Aneurysma — vielmehr die zu grundeliegende syphilitische Aortitis und das Gemeinsame zwischen ihr und der Neurolues die Entstehungsursache, d. h. eben die Syphilis.

Um nun noch genauere Zahlen anzuführen, so liegen über *bei der syphilitischen Aortitis gefundene Neurolues folgende Verhältniszahlen* vor: ENSLIN teilte schon 1898 17 Fälle mit, in denen er *Tabes* sowie Aorteninsuffizienz fand. ROGGE-MÜLLER besprachen 24 Einzelfälle von Erkrankung der Blutlauforgane zusammen mit Tabes und noch im gleichen Jahre (1907) gibt ihr Lehrer v. STRUMPELL an, 16 weitere Fälle derartiger Kombination in kurzer Zeit gesehen zu haben, und fügt hinzu, daß Ähnliches für die Paralyse gelte. Das Zusammentreffen von Tabes und Aneurysma haben schon WIMMENAUER, LICHTENHEIM, WEINBERGER, SCHÜTZE, CITRON, BIKLÉ betont und LESSER, der diese Namen zusammenstellt, fand unter 98 Tabessektionen in 18 Aneurysma, das heißt jeder 5. Tabiker habe ein solches. STADLER fand unter 248 syphilitischen Aortitiden 40mal, d. h. in $16{,}1^0/_0$ ausgesprochene Tabes, HUBERT unter 220 Fällen von Aortenlues in 54 Fällen $= 25^0/_0$ Tabes, KIMMERLE unter 73 Syphilitikern mit Aortitis in höherem Alter solche in 22 Fällen $= 31{,}5^0/_0$ und SCHÜTZE unter 12 Aortitiden sogar in $9 = 75^0/_0$. *Paralyse* fand LENZ in $16^0/_0$. Zusammen Tabes, Paralyse und auch Cerebrospinalsyphilis, also *eine luische Erkrankung des Zentralnervensystems*, sahen unter ihren Aortenluesfällen: WOLFF in $10{,}8^0/_0$, RUCH in $11^0/_0$, WODTKE in $11{,}3^0/_0$, SCHLESINGER in $13{,}6^0/_0$, MORITZ in $14{,}3^0/_0$, THIEM in $16^0/_0$, ZIMMER in $19{,}3^0/_0$, GOLDSCHEIDER in $32^0/_0$, BENARY in $33^0/_0$ derselben, DENEKE in $30^0/_0$, Verdacht auf Neurolues sogar in $41^0/_0$.

Noch weit häufiger sind nun klinisch und anatomisch die Zahlen verfolgt worden, *wie viele der Tabiker oder Paralytiker usw. luische Aortenveränderungen aufweisen*. Was die *Tabes* betrifft, so gaben RUGE und HÜTTNER schon 1897 an, unter 138 Tabikern in $9 = 6{,}5^0/_0$, SCHUSTER unter 22 in $3 = 13{,}7^0/_0$ Aorteninsuffizienz gesehen zu haben; ROGGE-MÜLLER schätzten die Zahl der Aortenlues unter den Tabikern auf $10^0/_0$, FRITZ LESSER allein die Aneurysmen auf $20^0/_0$, NONNE fand unter 125 Tabikern in $30 = 24^0/_0$ (in der Privatpraxis unter 114 Tabikern und Paralytikern in $32 = 17^0/_0$) Aortitis, MUSSER jr. und BENNETT unter 50 Tabikern und OSTMANN unter 15 in $26^0/_0$, MORITZ unter 70 Frauen mit Tabes in $20 = 29^0/_0$ und unter 183 Männern mit Tabes in $43 = 24^0/_0$, FRISCH unter 54 Tabikern in $26 = 48^0/_0$, ARULLANI in $58^0/_0$, KESSLER in $66{,}1^0/_0$. STADLER schreibt, daß fast alle Tabessektionen syphilitische Aortenveränderungen aufweisen.

Ähnliche große Zahlenunterschiede sehen wir bei der *Paralyse*. WIEDMANN gibt wohl die kleinsten Verhältniszahlen an, indem er unter 60 Paralytiker-Sektionen in $10 = 16^0/_0$ syphilitische Aortitis fand. BRAUN gibt $22{,}77^0/_0$ (unter 101 Paralytikern 23 Aortitiden), Aortensyphilis an, MUSSER jr. und BENNETT $27^0/_0$, FRISCH $29^0/_0$, OSTMANN $31{,}5^0/_0$ (bei Männern $35^0/_0$, bei Frauen nur $28^0/_0$), LÖWENBERG (nach den Sektionen in Hamburg-Friedrichsfeld 1919—1923) $33^0/_0$ (von 341 Paralysesektionen in 113), COENEN $42{,}9^0/_0$ (unter 147 Paralysesektionen der Jahre 1919—1925 in der Heil- und Pflegeanstalt in Bonn in 63, während er ebendaselbst in den Jahren 1908—1914 nur 22$^0/_0$ fand, eine Zunahme, von der noch die Rede sein wird), Lenz 45$^0/_0$ (30$^0/_0$ sichere sowie 15$^0/_0$ wahrscheinliche), Inderhees 45$^0/_0$ (bei Männern 48,4$^0/_0$, bei Frauen 36,3$^0/_0$, und zwar sichere, wahrscheinliche und zweifelhafte Aortenlues, für die im einzelnen die Zahlen gesondert angegeben werden), Besch gegen 50$^0/_0$ (15 unter 32 Fällen). Bleiben diese Zahlen unter 50$^0/_0$, so sehen wir eine große Zahl anderer Beobachter, welche in der Mehrzahl der Paralytiker Aortenlues feststellten: Ginsburg fand sie unter 96 Paralysesektionen in 60 = 62,5$^0/_0$, Lukacz in 66$^0/_0$, Chiari in 68$^0/_0$ (unter 31 Paralysesektionen in 21, alle von ihm auch früher gemachten Paralyse-sektionen zusammengenommen in 47$^0/_0$), Gruber nach Angaben aus dem Jahre 1913 in 69$^0/_0$ (22 von 32 Paralytikersektionen), nach solchen von 1914 in 71$^0/_0$ (32 von 45 Paralytikersektionen), Alzheimer unter 170 Paralyse-sektionen in 126 = in 74$^0/_0$. Ladame gibt an, daß es bei 50$^0/_0$, vielleicht sogar bei 75$^0/_0$ aller von ihm untersuchter Paralytiker Mesaortitis luica feststellen konnte, Witte fand unter 599 Paralysefällen solche in fast 80$^0/_0$, Straub, welcher zuerst diese Frage eingehend verfolgte, gibt 82$^0/_0$ an, da er unter 84 Para-lysesektionen in 69 die aortitische Veränderung nachweisen konnte, Buder nennt 84,5$^0/_0$, Stadler gibt mehr allgemein an, in der weitaus größten Mehrzahl der in Leipzig sezierten Paralytiker sei die Aortenlues festgestellt worden. Auch Marcus sagt, daß sie fast ausnahmslos dabei nachzuweisen sei. Coppola fand unter 176 Sektionen von Paralyse in 86,93$^0/_0$ sichere Aortitis luica (bei Frauen einen höheren Hundertsatz als bei Männern), de Olveira gibt an, bei mikro-skopischer Untersuchung der Aorten von 9 Paralysefällen stets syphilitische Veränderungen aufgefunden zu haben.

Wir haben auch für die im pathologischen Institut in Wiesbaden ausgeführten Sektionen die Zahlen zusammengestellt (vgl. unten). Wir haben unter 29 Ta-bikern bei 12 = 41$^0/_0$ und unter 24 Paralytikern bei 15 = 62,5$^0/_0$, zusammen genommen in 51$^0/_0$ unserer Tabes-Paralyse-Sektionen syphilitische Aortitis gefunden, was etwa dem Mittel der oben genannten Zahlenberechnungen ent-spricht.

Von Interesse sind noch einige sich auf das Alter beziehende Unterschiede; so sagt Coppola, mit zunehmendem Alter stiegen die Verhältniszahlen der Aortenlues bei den Paralytikern von 40$^0/_0$ bis auf fast 100$^0/_0$; Witte, der sonst (s. oben) 80$^0/_0$ angibt, fand unter 14 jugendlichen Paralysen (Alter von 18 bis 29 Jahre) nur 1mal Aortenlues und im übrigen auch mit dem Alter steigende Zahlen, im 4. Jahrzehnt 70$^0/_0$, in 5. etwa 87$^0/_0$, bei noch älteren bis zu 94$^0/_0$. Von Interesse ist die Angabe Coppolas, daß er bei 2 von 3 jugendlichen angeboren-luischen Paralysen in 2 in der Aorta Veränderungen aufgefunden habe, welche denjenigen der erworbenen Aortensyphilis entsprachen (vgl. unten den Abschnitt angeborener Syphilis). Eine etwas eigenartige Zusammenstellung gibt Wey-gandt; unter den 195 Sektionen von Paralytikern in Hamburg-Friedrichsfeld in den Jahren 1910—1912 (er gibt die Zahlen für jeden Jahrgang gesondert an) hätten sich zwar 122mal Aortenveränderungen gefunden (was gegen 63$^0/_0$ entspräche), aber unter diesen nur 10mal sichere Aortensyphilis. Ob hier nicht eine etwas gar niedrige Einschätzungszahl der letzteren der Abweichung von den sonstigen Angaben zugrunde liegt.

Über syphilitische Aortitis bei der ja viel selteneren *Cerebrospinalsyphilis* liegen auch einige Angaben vor. Musser jr. und Bennett verzeichnen 27$^0/_0$, Löwenberg 33$^0/_0$ (3 von 9 Fällen), Frisch 34,8$^0/_0$ (8 von 23 Fällen), Coppola hingegen fand in 3 von 4 Fällen von Cerebrospinalmeningitis syphilitische Aortenveränderungen = 75$^0/_0$.

Wenn Lenz einst errechnete, daß kein Grund vorliegt anzunehmen, daß die Aortenlues bei Paralyse häufiger sei als bei Syphilis überhaupt, so ist dies sicher eine wichtige Mahnung die ungeheure Häufigkeit der syphilitischen Aortitis unter den tertiär-syphilitischen Veränderungen überhaupt, von der sofort die Rede sein wird, vergleichsweise heranzuziehen; aber wir sehen dann doch, daß die Zahlen, welche für das Zusammentreffen von Tabes bzw. Paralyse oder Cerebrospinallues mit Aortitis zutreffen, die Wahrscheinlichkeit der drohenden Aortitis bei alten Syphilitikern überhaupt noch übertreffen. Wir dürfen also an der *besonderen Häufigkeit dieses Zusammentreffens der Neurolues und Gefäß-syphilis*, wie sie auch z. B. MORITZ betont, festhalten. Schreibt doch LÖWEN-BERG, daß die Verbindung Neuro- und Gefäßlues geradezu die Regel, alleiniges Auftreten nur einer von beiden die Ausnahme darstelle, wobei er auf das Interesse dieser Erscheinung für die Konstitutionsforschung hinweist. SCHLESINGER sagt allerdings sehr vorsichtig, daß mindestens in $1/3$ der Fälle von Neurolues und wahrscheinlich in der Hälfte der Fälle von Tabes dorsalis eine syphilitische Aortenveränderung des Krankheitsbildes kompliziere. Dies bezieht sich aber auf das klinische Erscheinungsbild und ist in den Zahlen für das wirkliche Zu-sammentreffen offenbar noch zu niedrig angenommen. Denn haben wir bei obiger Zusammenstellung auch gesehen, wie gar sehr die einzelnen angegebenen Zahlenwerte von einander abweichen, so können wir dabei im ganzen doch feststellen, daß die *Verhältniszahlen nicht nur gerade in den letzten Zeiten, seitdem besonders darauf geachtet wird, fast stets als sehr hohe angegeben werden*, sondern daß *insbesondere die Zahlen bei anatomischer Untersuchung*, naturgemäß vor allem für die Fälle von Neurolues, bei denen die Aorten genau verfolgt werden, *fast durchwegs sehr hohe, höhere als bei klinischer Untersuchung*, auch unter Zuhilfenahme des Röntgenverfahrens, sind.

Und dies hängt nun offenbar mit einem ganz besonders auffallenden und interessantem Punkte zusammen, nämlich, daß die *Gefäßsyphilis und die Neuro-lues zu allermeist im Hinblick auf Schwere der Erkrankung in einem merkwürdigen Gegensatz stehen*. So gibt FRISCH als Forscher, welche schon besonders *auffallende rudimentäre Tabesformen bei syphilitischer Aortitis* betonten, v. STRÜMPELL, ROGGE-MÜLLER, GOLDSCHEIDER, JODLBAUER, ROSENBERG an; es wäre ihnen etwa nach HUBERT oder ZIMMER anzufügen. In den letzten Jahren haben sich vor allem FRISCH sowie LÖWENBERG mit diesem Fragenkomplex beschäftigt. FRISCH fand unter seinen 45 Fällen von Aortenlues zusammen mit Neuro-syphilis nur in 2 Beschwerden von seiten des Gefäßsystems; COENEN gibt neuer-dings für die Paralyse sogar an, daß nur in 2% Gefäßbeschwerden bestanden. Nach FRISCH verläuft die Gefäßveränderung bei Neurolues fast stets besonders leicht, auch Beteiligung von Aortenklappenveränderungen liege fast immer nicht vor, die Lebensbedrohung wie im gewöhnlichen Bilde der Aortensyphilis fehle fast stets — auch sonst ist aufgefallen, daß Paralytiker bzw. Tabiker mit Aortenveränderungen nicht früher zu sterben pflegen als ohne solche —, auch umgekehrt bestände bei Aortenlues oft eine rudimentäre Tabes (vgl. oben). FRISCH versucht diese Erscheinungen mit einem Antagonismus zwischen der ektodermalen Nervensyphilis und der entodermalen Aortensyphilis zu erklären und wirft die Frage auf, ob es einen vom Krankheitsträger aus konstitutionell beeinflußten „Tropismus" der Spirochäten für ein bestimmtes Keimblatt gäbe bei herabgesetzter Virulenz derselben für die anderen Keimblätter. Gegen diesen Erklärungsversuch wendet sich wohl mit Recht KESSLER, der im übrigen zwar den Grad und die Gesetzmäßigkeit der Erscheinung im Hinblick auf doch auch auftretende schwere Komplikationen von seiten der Aortenlues bei Tabikern, nicht so wie FRISCH betonen möchte, aber doch mit ihm darin durchaus einig geht, daß bei Neurolues die syphilitische Aortenerkrankung meist gutartig verläuft, wenn er dies auch zum Teil mehr für mit der Tabes zusammenhängend scheinbar hält. LÖWENBERG seinerseits betont wieder die leichte Aortenveränderung bei

Paralytikern auch in anatomischer Hinsicht. Die Mehrzahl der Aortitiden verlauft symptomlos und werde mit Narbenbildung ausgeheilt gefunden, höchstens beständen noch Entzündungsreste; Beteiligung der Klappen, Verschluß der Kranzgefäße, Ausbildung von Aneurysmen (die in den meisten angegebenen Zusammenstellungen tatsächlich verhältnismäßig sehr selten angegeben werden) träten in diesen Fällen auffallend selten auf. Bei schwerer Nervenerkrankung liege meist besonders leichte Aortitis vor, erstere schreite fort, letztere heile spontan ab. Die Aortitis träte auch erst später auf als die Paralyse — was für diese bzw. die Tabes auch sonst betont wird, so von LENZ und STADLER, wobei letzterer ebenso wie schon ROGGE-MÜLLER die Zwischenzeit auf etwa $4^1/_2$ Jahre schätzen, STADLER wie ROGGE-MÜLLER dies aber nicht mit späterem Auftreten der Aortenerkrankung, sondern mit ihrem latenten Verlauf und späteren Erscheinungsbild unter den klinischen Krankheitserscheinungen erklären — und sehr selten (in kaum $0,8^0/_0$ der Paralysefälle) stehen nach LÖWENBERG Zeichen von seiten der Aortitis schon im Beginn des Krankheitsbildes im Vordergrund. Interessant ist ein Fall LÖWENBERGs, in dem bei Paralyse die Aortitis symptomlos geblieben war, aber auf Malariatherapie hin Versagen der Kreislauforgane in den Vordergrund trat. Neuerdings betont auch SCHLESINGER in seinem öfters angeführten Buche die *fast regelmäßige Gutartigkeit der Aortenlues in ihrem Auftreten bei Syphilis des Zentralnervensystems*. So gehöre Herztod nach v. WAGNER-JAUREGG bei Paralyse zu den Seltenheiten. Auch bei Tabikern werde die Lebensdauer durch das Hinzutreten der Aortitis nicht verkürzt. Und umgekehrt fänden sich bei Aortenlues sehr oft Symptome einer rudimentären stationären Nervensyphilis.

Auch bei der Zusammenstellung unserer Sektionen ergab sich ein sehr lehrreicher Hinweis auf die — auch anatomisch feststellbare — in der Regel leichtere Aortenerkrankung bei Bestehen einer Neurolues. Unter unseren 27 Aortitiden die sich bei Paralytikern und Tabikern fanden, bestand *nur ein einziges Mal ein Aneurysma = $3,1^0/_0$* derselben, während sich *sonst unter unseren Aortitiden in $30,5^0/_0$* der Fälle (vgl. oben) *Aneurysmen* fanden.

Das so häufige Zusammentreffen der Mesaortitis luica mit der Syphilis des Zentralnervensystems ebenso wie dieser letzte Punkt der auffallenden Gutartigkeit des Verlaufes der Aortenlues bei Neurolues sind von solchem Interesse und auch praktischer Wichtigkeit, daß ich es für richtig gehalten habe, diese Dinge eingehend zu besprechen und die Zahlen, die ich ausfindig machen konnte, zusammenzustellen.

Die *Aortitis syphilitica* als selbständige Erkrankung ist natürlich, wenn sie bei der Sektion gefunden wird, *keineswegs stets mittelbare oder unmittelbare Todesursache*. So war sie als Todesursache bei LENZ nur in $42^0/_0$ seiner Fälle, bei STADLER in $55^0/_0$ (117 Fälle von 211 nach den Sektionen des Leipziger pathologischen Institutes in den Jahren 1906—1911), bei OBERNDORFER nach seiner Zusammenstellung von 99 Fällen, in denen sie in 40 Fällen Nebenbefund war, in $60^0/_0$ und endlich bei ZIMMER (94 von 103 Verstorbenen mit Aortitis luica) in $76^0/_0$ anzuschuldigen. DENEKE sagte schon 1913, daß der Syphilitiker mehr als doppelt so starke Wahrscheinlichkeit habe, an Erkrankungen des Kreislaufapparates zu sterben als der nicht syphilitisch Infizierte. Die luische Aortitis an sich wirkt kaum lebenskürzend, wie z. B. mit Recht CLELAND noch 1928 hervorhob, wohl aber ihre so häufigen Komplikationen und Folgen, vor allem Aortenklappeninsuffizienz, Kranzgefäßverschluß und Aneurysmen, wie schon öfters betont. Es liegen nun auch einige Zusammenstellungen vor, wie sich die Todeszahlen auf diese Erscheinungen verteilen.

STADLER fand, daß *Aortenklappeninsuffizienz* mit ihren Folgen unter seinen darauf zusammengestellten 95 Fällen in $23^0/_0$ *Todesursache* war, bei TURNBULL erfolgte der Tod an Aortenklappeninsuffizienz in $30^0/_0$ (27 unter 89 Fällen), bei CLAWSON BELL in $36,5^0/_0$ seiner Fälle. *Kranzgefäßverschluß* oder starke Einengung war unter den Fällen STADLERs in $9,5^0/_0$ (zusammen mit Aorteninsuffizienz s. unten), ähnlich nach seinen Sektionszusammenstellungen in den Fällen HELLERs, bei TURNBULL aber in $41,6^0/_0$ der Fälle Todesursache, bei CLAWSON BELL zusammen mit plötzlichem Tod in $19,9^0/_0$ seiner Beobachtungen. STADLER gibt noch als Todesursache Aortenklappeninsuffizienz zusammen mit Kranzgefäßverschluß bzw. starke Verengerung (vgl. oben, daß dies häufig zusammentrifft, und dann oft nicht zu entscheiden ist, was von beiden zum Tode geführt) in 37 seiner 95 Fälle = $39^0/_0$ derselben an. Endlich *Aneurysmen* bzw. *Platzen solcher* wird von CLAWSON BELL in $27,7^0/_0$ von STADLER in $28^0/_0$ und ebenfalls von TURNBULL in $28^0/_0$ seiner Fälle vermerkt. Wir sehen, daß hier die Zahlen sehr gut übereinstimmen. CLAWSON BELL verzeichnet noch in $2,4^0/_0$ seiner Fälle Tod an Myokardgummata und in $13,5^0/_0$ aus sonstigen Gründen.

Eine recht interessante, neuerdings erschienene statistische Vergleichung von CARR soll hier eingeschoben werden. Er stellte 119 Herzen von Trägern syphilitischer Aortenveränderungen zusammen. Das Myokard bot keine kennzeichnenden Veränderungen. 45 der Herzen wogen 300—450 g, 51 über 450 g (8 wogen über 700 g, darunter eines 1000 g, eines 1600 g). Messungen der Breite der Muskulatur der linken Kammer ergaben, daß sie in 87 Fällen die normale Breite von 14 mm übertraf, darunter 61mal eine solche von 18 mm. überschritt; die rechte Kammer war nur nur 10mal verdickt. Starke Verdickung der Wand der linken Kammer stimmte fast stets mit hohem Herzgewicht überein. Insuffizierung der Aortenklappen bestand in 24 Fällen = $20^0/_0$ der Fälle, Einengung der Kranzgefäße durch luische Aortenveränderung 10mal = $8,4^0/_0$ der Fälle, in 13 Fällen bestanden Aortenaneurysmen (1mal ein solches der Sinus Valsalvae (s. o.), 1mal Durchbruch ins Perikard). CARR nahm nun eine Einteilung in 3 Gruppen vor. Die erste Gruppe umfaßt 19 Herzen, welche unter 300 g wiegen; 18 davon starben an sonstigen Erkrankungen. Die zweite Gruppe schließt 44 Herzen von einem Gewicht von 300—450 g ein; 21mal trat hier der Tod an anderen Erkrankungen auf. Die Gruppe 3 vereinigt 51 Fälle mit einem Herzgewicht über 450 g; nur 8 derselben waren an interkurrenten Krankheiten gestorben. Aorteninsuffizienzen fanden sich in der Gruppe 1 in $10,5^0/_0$, in Gruppe 2 in $11,4^0/_0$, in Gruppe 3 dagegen in $37,2^0/_0$ der Fälle. CARR betont auch die Blutdruckerhöhung (oft auch Schrumpfniere gefunden), die er in der 1. Gruppe in $11,7^0/_0$, in der zweiten in $20,4^0/_0$, in der Gruppe 3 in $57,1^0/_0$ der Fälle feststellte. In der Aussprache zum CARRschen Vortrag meinte G. HERRMANN, daß er bei getrennter Gewichtsbestimmung beider abgetrennter Herzkammern in 25 Fällen syphilitisch bedingter Aorteninsuffizienzen keine besondere Erhöhung des Gewichts der linken Kammer gefunden habe.

Von besonderer Bedeutung nun sind *Zahlen, welche uns zeigen, welche außerordentliche Häufigkeit und somit Wichtigkeit die Aortenlues hat, insbesondere gerade heute beansprucht.* Wir können sie in Vergleich setzen 1. zur Zahl der Sektionen überhaupt, 2. zur Tertiärsyphilis sonst (teils nach Sektionen, teils nach klinischen Erfahrungen), 3. zusammen mit den weit selteneren Fällen eigentlicher Herzsyphilis zu den Erkrankungen des Blutkreislaufapparates überhaupt. Nach diesen 3 Richtungen sind Zahlenzusammenstellungen möglich, welche gemeinsam die überragende Bedeutung der Aortensyphilis erweisen.

Was zunächst den *Hundertsatz der Mesaortitis syphilitica unter den Sektionen ganz allgemein* angeht, so gibt wohl den niedrigsten BENTHAUS an, welcher, aber schon 1915, nach den Sektionsprotokollen in Köln einen solchen von 1,2 errechnete, wozu GRUBER als Berichterstatter im Zentralblatt für Pathologie schon bemerkte, daß die Zahl auch damals verglichen mit München oder Berlin oder

Hamburg sehr niedrig erschiene. Braun fand 1907 (und 1908 ähnlich) im
Wiener allgemeinen Krankenhaus unter 2129 Sektionen 34 mit Aortenlues,
d. h. 1,6%. Wir haben 10,488 Sektionen im hiesigen pathologischen Institut
daraufhin zusammengestellt und unter ihnen 223 syphilitische Mesaortitiden,
d. h. solche in 2,1% der Sektionen gefunden (nach der sorgfältigen Zusammenstellung von Herrn Dr. Evelbauer). Lenz gab seinerzeit nach den Sektionen
des pathologischen Institutes in Freiburg 1907—1912 einen Hundertsatz der
Aortensyphilis unter allen Sektionen von höchstens 2,5% an (unter 3318
38 sichere, 12 makroskopisch diagnostizierte, 18 wahrscheinliche syphilitische
Aortitiden). Karl Hoffmann kommt in seiner unter Benda durchgeführten
Abhandlung für 10 653 Leichenöffnungen (1911—1921), unter denen er 280 Fälle
von Aortitis luica fand, zu dem Hundertsatz 2,63. Clawson Bell fand unter
den in Minneapolis 1910—1926 durchgeführten 4577 Sektionen 126 mit Aortenlues, d. h. 2,75%. Gürich errechnete für das Krankenhaus Hamburg-Eppendorf
1914—1924 etwa 3%, Heller nach 11 000 Sektionen aus 6 Berliner Prosekturen
1920—1925 nur über 19 Jahre alter Leute ebenfalls 3% (1,6% aller Sektionen),
Langer nach 23 015 Sektionen des Rudolf-Virchow-Krankenhauses in Berlin
in den Jahren 1906—1925 auch etwa 3%, Jungmann-Hall nach 9583
Sektionen der Charité (1919—1925) 3,3%, Bock für das Rudolf-Virchow-
Krankenhaus in Berlin 1912—1919 die Zahl 3,97%, Gruber gibt (1913)
für das Krankenhaus München rechts der Isar einen Hundertsatz von
4% an, der sich auf Grund der durchgeführten Wa.R. dann auf 4,5% erhöhte,
Krüger fand unter 2708 Sektionen im Hafenkrankenhaus in Hamburg in den
Jahren 1919—1923 138mal Aortitis luica, d. h. 5,1%. Eine größere Reihe von
Berechnungen gibt einen zwischen 6 und 7 liegenden Hundertsatz an. So fand
Günther Wolff für die Obduktionen 1915—1922 im Städtischen Krankenhause
in Kiel einen solchen von 6,8, Oberndorfer 1913 für seine Münchener Sektionen
der letzten 2½ Jahre einen von 6,894, Hart errechnete für seine Sektionen in
Berlin 1913 8%, für die letztvergangenen 5 Jahre zusammen 6,7%, Fukushi
fand unter Orth in Berlin etwa die gleiche Zahl, Deneke in Hamburg ungefähr
7%, Berghoff gibt für die Leichenöffnungsergebnisse in Illinois ebenfalls 7%
an. Ein anderer Amerikaner, Waite, fand unter 300 Sektionen 33 syphilitische
Aortitiden = 11%, Marie Schiller gibt für die Sektionen des Kieler Städtischen Krankenhauses 1915—1928 die Zahl 9,3% an und die höchste Zahl fand
Port, welcher unter 83 Sektionen von Leuten über 60 Jahre (1924) 11mal
Aortenlues = 13,25% beobachtete. Wir wollen noch eine neuere klinische
Angabe anführen (die aber aus naheliegenden Gründen nicht alle Fälle so wie
die zuletzt genannten Sektionsergebnisse umfaßt). Auf der Schlesingerschen
Abteilung fanden Redlich und Steiner unter 3000 Kranken 406 sichere Luiker
und bei diesen in 88 Fällen Aortensyphilis, d. h. letztere in 2,1% der Untersuchten. Wir gehen wohl nicht fehl, wenn wir für das *Bestehen einer Aortenlues
für unsere Großstädte heute wenigstens durchschnittlich einen Satz von etwa 6—7%
aller Sektionen und d. h. wohl einen nicht so sehr viel niedrigeren aller Todesfälle
annehmen*; natürlich wäre der *Hundertsatz, in dem die Aortitis syphilitica mit
ihren Folgen auch Todesursache ist, niedriger zu schätzen, vielleicht auf etwa die
Hälfte* (vgl. die oben angegebenen Zahlen über den Sektionsbefund der Aortitis
als Todesursache). Wir kämen dann zu dem *Ergebnis, daß bei uns jetzt etwa
3—4% der Tode auf Aortenlues zurückzuführen sind*. Heller errechnete sogar,
daß bei der Durchseuchung Berlins dort der Tod etwa jedes 13. Menschen = etwa
8% auf syphilitischer Aortitis beruhe.

Auch hier können wir *einige Zahlen für die Aortenaneurysmen gesondert*
anführen. Solche berechneten unter ihren Sektionen Inda auf 0,5% (48 unter
8871 Sektionen), ebenso Heller (berechnet auf 8660 Leichenöffnungen),

Eppinger (20 Aneurysmen unter 3150 Sektionen), Bauler (58 Aneurysmen unter 9570 Basler Sektionen 1888—1908) sowie Emmerich (München 58 Sektionen unter 8869 Leichenöffnungen auf 0,6 %, Koch (Hamburg St. Georg 1890—1921 217 Aneurysmen unter 32 000 Leichen) auf 0,61 %, E. Müller auf 0,67 %, Braun (nach 19 657 Sektionen in Wien 1901—1907 mit 153 Aneurysmen) auf 0,8 %, Rasch auf 0,88 % (28 Aneurysmen unter 3165 Sektionen), Külbs auf 1—2 %, v. Schrötter (220 Aneurysmen unter 19 300 Wiener Sektionen) auf 1,1 %, Briesemeister (unter 3037 Sektionen im Leipziger pathologischen Institut 1900—1902 50 Aneurysmen) auf 1,6 %, E. Müller auf 1,89 % (183 Aneurysmen unter 10 360 Sektionen). Doch muß betont werden, daß diese Statistiken sehr ungleich zu bewerten sind. So umfaßt ein Teil nicht nur die Aortenaneurysmen, sondern solche überhaupt. Ein direkter Vergleich ist danach kaum möglich. Unter unseren 10 488 Sektionen fanden wir 68 Aortenaneurysmen, was einem Hundertsatz von 0,65 entspräche. Conybeare fand (in England), daß die Zahl der Tode an Aneurysma bis 1917 die gleiche blieb, um dann zu sinken, was er auf die Behandlung besonders mit Neosalvarsan und auf die Einrichtung von Spezialkliniken bezog. Bringmann meint, daß man mit etwa 1 Aneurysma auf 100 Sektionen rechnen kann, und unter 100 Aneurysmen auf etwa 80 solcher der Aorta. Interessant ist eine vergleichende Zusammenstellung Oslers, welche die großen Zahlenunterschiede in verschiedenen Ländern zeigt. In Guys Hospital in London fanden sich unter 18 678 Leichenöffnungen 325 Aneurysmen = 1,7 %, in Baltimore gar unter 3100 Sektionen 99 Aneurysmen = 3,2 %, dagegen in Calcutta unter 5900 Sektionen nur 30 Aneurysmen = 0,51 % und in Melburne unter 46 878 Sektionen 298 Aneurysmen = 0,63 %. Osler berechnet für England, wo die Aneurysmen als sehr zahlreich gelten, daß auf je 459 Todesfälle etwa 1 Aneurysma kommt und ferner, daß im Jahre 1907 1140 Menschen in Großbritannien an Aneurysmen starben. Eine sehr hohe Zahlenangabe aus Amerika lesen wir auch noch vor wenigen Jahren bei Graves. Er fand in Louisville unter 1595 Sektionen 45 Aneurysmen = 2,83 %; besonders betroffen schienen Neger zu sein. Nach alten Angaben sollen die Aneurysmen am zahlreichsten in England, Holland, Nordamerika sein, weniger verbreitet in Frankreich, in Italien, in der Türkei und am wenigsten in Deutschland, Belgien, Schweden, Ägypten.

Außerordentlich hoch ist die Zahl, die dartut, welche Rolle die syphilitische Aortenerkrankung unter den tertiärsyphilitischen Erscheinungen überhaupt spielt. Auch hierfür einige statistische Zusammenstellungen, wenn sie im einzelnen auch wieder stark voneinander abweichen. Die niedrigsten angegebenen Zahlen der Stellung der Aortenlues unter der Viscerallues betragen 20—30 %; so geben Wittgenstein und Brodnitz nach ihren Untersuchungen in der Goldscheiderschen Poliklinik etwa 20 % an, mindestens 20 % auch A. Fränkel (klinisch) (was schon Schlesinger mit Recht als viel zu niedrig bezeichnete), Wiedemann 21 %, Redlich-Steiner (ebenfalls nach klinischen Zusammenstellungen) 22 %, Rosenberger (zwar an Hand von Sektionen, aber schon 1904) 24,4 %, Philips (auch nach Sektionen, und zwar schon 1885 bis 1892, 59 Fälle von Syphilis, davon 16 Aortenlues) 27 %, Zimmer stellte 1919 aus der Leipziger Universitätsklinik für die Jahre 1912 bis 1918 909 Patienten mit konstitutioneller Lues zusammen, von denen 295 Aortenlues aufwiesen; dies ist 32 %. Eugen Albrecht schätzte die Zahl auf 38,5 %, Bruhns fand (klinisch) unter 129 sicheren Syphilitikern der Spätperiode 30 = 23,3 % sichere, 50 = 38,8 % sichere, wahrscheinliche und verdächtige Aortenluesfälle, unter 51 Privatpatienten 14 = 27,5 % sichere und 16 = 31,4 sichere und verdächtige Fälle, Howard schätzte die Zahl auf 40 %, Fahr berechnete 41 %. Moritz nimmt an, daß jeder zweite syphilitische Mann und jede 3. syphilitische Frau an Aortenlues leidet,

Jürgens schätzt die Zahl derselben unter den Syphilitischen auf 50%, Stein auf 52%, Lenz errechnet nach den Freiburger Sektionsprotokollen, daß von allen Leichen über 1 Jahr alter Syphilitiker 52% sichere syphilitische Aortitis aufwiesen, Pulay gibt nach Röntgenuntersuchungen (gegen die aber Bruhns Zweifel erhebt) unter 85 Patienten mit Syphilis 55,3% an, Schrumpf fand unter 414 internen syphilitischen Fällen 235 = 56,7% mit Syphilis der Kreislauforgane, Gruber fand unter 35 Sektionen von Syphilitikern Aortenlues in 20 Fällen = 57%, Chiari schätzt sie auf 59%, Turnbull fand unter 288 Sektionen von erworbener Syphilis im pathologischen Institut des Londonhospital 175mal Aortitis, d. h. in 60,76%. Auch Welch fand schon 1876 unter 56 tödlich verlaufenen Luesfällen in 60,7% schwere Aortenveränderung und Hubert meint, die Aortenlues mache 70% aller Fälle von Viceralsyphilis aus. Endlich geben einige Statistiken sogar Zahlen zwischen 70 und 90% an. So beobachtete klinisch v. Romberg unter seinen Fällen visceraler Syphilis Aortenlues in 70,9% der Fälle; Stadler fand unter 256 im pathologischen Institut in Leipzig 1906—1911 sezierten Fällen konstitutioneller Syphilis in 211 = 82% syphilitische Aortitis. Endlich müssen die sehr beweisenden Zahlen aus dem pathologischen Institut des Hamburg-Eppendorfer Krankenhauses genannt werden. Eugen Fränkel selbst gab zunächst für die Jahre 1909—1911 an, unter den 102 Sektionen Syphilitischer in 53 Aortitis syphilitica (Aneurysmen nicht mitgerechnet!) als Todesursache gefunden zu haben, d. h. also mit diesen beiden starken Einschränkungen noch in 52%, später fand er unter 160 Syphilitikern 98mal Aortenlues = 61% und endlich stellte sein Schüler Gürich die Gesamtzahlen der 26 179 Sektionen zusammen, welche im pathologischen Institut in Hamburg-Eppendorf 1914—1924 ausgeführt wurden; unter ihnen fanden sich 806 Sektionen von Syphilitikern, bei diesen bei Frauen in 78,1%, bei Männern in 86,5% Aortenlues.

Auch bei uns sind die Zahlen etwa gleich groß; bei den unter 10,488 Sektionen gefundenen 270 Syphilisfällen wiesen nicht weniger als 223, also 83% deutliche Zeichen von Aortitis luica auf.

Wir sehen, daß die klinisch wie anatomisch angegebenen Zahlen zwar stark untereinander abweichen (wir haben sie in aufsteigender Reihe zusammengefaßt), daß sich aber in jedem Fall *ein klinisch angenommener und anatomisch bestätigter sehr großer Hundertsatz der Aortitis syphilitica unter der Spätsyphilis überhaupt und vor allem zum Tode führender Viscerallues ergibt.* Darauf weisen denn auch fast alle angeführten Forscher bei Zusammenfassung ihrer Zusammenstellungen hin. So betont Bruhns, daß die Gefäßsyphilis ein Mehrfaches der an Nervenlues Erkrankten ausmache. Port schätzt zwischen 50 und 60 Jahren die Zahl der Nervenluesfälle höher, nach 60 Jahren die der Gefäßsystemsyphilitiker. Immerhin geht er wohl etwas weit, wenn er meint, daß fast alle über 50 Jahre alten Syphilitiker mit positiver Wa.R., auch wenn sie im Leben nicht diagnostiziert sei, tatsächlich, wie die Sektion ergäbe, Aortenlues aufwiesen. Aber auch z. B. Schottmüller hat betont, daß die Mehrzahl der positive Wa.R. gebenden Syphilitiker Gefäßlues aufweise, Deneke sagt, sie sei als Todesursache häufiger als alle anderen Spätfolgen der Syphilis zusammengenommen. Daß die Mesaortitis syphilitica auf dem Sektionstisch alle anderen syphilitischen Veränderungen weit überwiegt, haben z. B. Lenz, Oberndorfer, der betont, daß die Aortensyphilis nach Tuberkulose und bösartigen Geschwülsten zu den häufigsten Todesursachen gehört, für Australien Cleland und wiederholt insbesondere Eugen Fränkel hervorgehoben, nachdem er (vgl. oben) lange Zeit die Syphilis als Entstehungsursache einer besonderen Aortenerkrankung nicht anerkannt hatte. Es bezieht sich dies insbesondere auf die heutige Zunahme, von der sofort die Rede sein wird.

Doch sollen zunächst noch einige, vor allem klinische Zahlen genannt werden, welche zeigen, daß *auch unter den Herz-Gefäßerkrankungen die syphilitischen einen sehr hohen Hundertsatz darstellen.* v. ROMBERG fand unter den Fällen organischer Herz-Aortenerkrankungen 15,5%, in der Privatpraxis sogar 26,2% syphilitisch bedingt, WITTENSTEIN-BRODNITZ schätzen die Zahl auf 20%, v. KORCZYŃSKI errechnet 21,51% der Erkrankungen der Zirkulationsorgane für die luische Aortitis, PLETNEW gibt für Männer 24%, für Frauen 15% an, SCHRUMPF für die syphilitisch bedingten unter den Erkrankungen der Kreislauf-organe 25,3%, für die Aortitis allein 18%, A. FRÄNKEL sagt, daß mindestens 25% aller Herz-Gefäß-Kranken an syphilitischer Aortitis leiden, SCHOTTMÜLLER gibt die Zahl 40 an, LAUBERG-PARVU fanden bei 20 unter 40 Herz-Arterien-erkrankungen positive Wa.R. = 50%, KÜLBS schätzt, daß 52,6% aller Aorten-erkrankungen luisch bedingt sind. Allerdings sind diese — klinischen — Zahlen nicht alle ganz gleichwertig, da sie teils für die syphilitische Aortitis selbst angegeben sind, teils sich auf die Lues des Herzens und der großen Gefäße beziehen, doch überwiegt ja auch hier die Aortensyphilis ganz und gar. Noch erwähnt seien einige anatomische Feststellungen, nämlich ORMHANG, welcher unter 467 Befunden krankhafter Art am Herzen bei 12,7% Syphilis und unter 314 Sektionen mit Klappenfehlern in 14% Syphilis feststellte, sowie ROSENBERGER, welcher fand, daß der Tod an Störungen der Kreislauforgane bei Syphilitikern etwa 4,3mal so häufig als sonst festzustellen war. Fassen wir zusammen, so sehen wir, welchen *überaus großen Anteil die syphilitischen Herz-Gefäßerkrankungen und ganz besonders die Aortitis luica zu den Krankheiten dieses Organsystems überhaupt stellt.*

Und endlich kommen wir zu einem ebenso wichtigen wie interessanten Punkt, der *Zunahme der syphilitischen Aortenerkrankung in den letzten Jahrzehnten.* Wir haben oben ihre ungemein große Verbreitung, wie sie sich jetzt aus den klinischen und pathologisch-anatomischen Zusammenstellungen ergibt, hervor-gehoben und mit Zahlen belegt. So hat, wie erwähnt, OBERNDORFER schon 1913 betont, daß die Aortenlues zu den häufigsten Todesursachen nach bös-artigen Geschwülsten und Tuberkulose gehört und hinzugesetzt: „die Erkrankung ist um so fürchterlicher, als sie gerade aus dem kräftigsten und leistungsfähigsten Alter ihre meisten Opfer fordert". Aus Vergleichen scheint nun mit Sicherheit hervorzugehen, daß in den letzten Jahrzehnten, ebenso wie es von der Neurolues bekannt ist, gerade die syphilitische Aortitis eine außergewöhnliche Zunahme aufweist. Es ist vielfach, so vor allem auch von WILMANNS, dargelegt worden, daß bei uns wie überhaupt bei den Kulturvölkern die schwere Haut- und Knochensyphilis seit 50 Jahren außerordentlich zurückgegangen ist, während Tabes, Paralyse und die Lues innerer Organe, insbesondere des Kreislauf-apparates, eine um so stärkere Zunahme erfahren haben. In unkultivierten und behandlungsfeindlichen Ländern aber ist, wie auch SCHLESINGER es gut darstellt, auch heute noch die „sichtbare" Syphilis der Haut-Schleimhäute-Knochen vorherrschend. So legt er dar, daß in Äthiopien, Marokko, Algier, im Innern Afrikas, in Bosnien usw. bei der Landbevölkerung heute noch trotz starker syphilitischer Durchseuchung Aorten- wie Neurolues fast unbekannt ist. Aber auch in derartigen Ländern bereitet sich schon etwa in den letzten 20 Jahren eine jetzt rascher vorschreitende Wandlung im Sinne der Angleichung an die Verhältnisse bei uns vor, und zwar bei Bewohnern der Städte und den Teilen der Bevölkerung, die mit Europäern in Berührung kommen. In der Tat gehören schwere Schleimhaut- oder Knochenzerstörungen sowie auch Gummata heute auf dem Sektionstisch bei uns zu den alleräußersten Seltenheiten — während dies noch vor 30—35 Jahren recht anders lag — dagegen ist Aortenlues ohne jeden Vergleich die häufigste syphilitische Sektionserscheinung, in den allermeisten Fällen der einzige Hinweis auf durchgemachte syphilitische Infektion. Durchaus eindeutig ist hier auch unsere Zusammenstellung: wir fanden in einem 10 488 Leichenöffnungen umfassenden Material unter 270 Syphilisfällen 223 mal Aortitis syphilitica (vgl. oben) = 83% der Syphilitiker, aber im ganzen nur 11mal Gummata = 4%. Man hat mit Recht davon gesprochen, daß die Syphilis ihr Gesicht gewandelt habe. Die Zunahme insbesondere der Aortitis syphilitica in den letzten Jahrzehnten ist z. B. von Stadler, Deneke, Oberndorfer, Lenz, Thorel, Julius Heller, Schottmüller, v. Strümpell, Fleiner, Jungmann-Hall, Eugen Fränkel und seinem Schüler Gürich, Finger, Woldrich, Schlesinger beobachtet und meist auch betont worden. Dabei nimmt Finger eine rasche Zunahme seit 1910 an, während Woldrich 1918 angibt. Auch die Aortitis zusammen mit Neurolues hat sich, z. B. nach den Angaben von Schlesinger, vermehrt, während Inderhees einige Jahre zuvor diese Frage wegen großer Unregelmäßigkeiten der Zahlen noch für schwer zu beurteilen hielt und sogar eine Abnahme herauslesen, die steigende Zahl von 1920—1924 als Kriegswirkung auffassen wollte.

Die ganz *auffallende Zunahme der Aortenlues ergibt sich außer aus den Eindrücken sehr zahlreicher Beobachter und den Zahlen im allgemeinen* auch aus *einigen unmittelbaren Vergleichszahlenzusammenstellungen.* So berechnete Coenen bei Sektionen von 1908 bis 1914 unter 191 Paralysen in 22%, von 1919 bis 1925 unter 147 Paralysen in 42,9% syphilitische Aortitis (vgl. oben), die Zahl ist also auf etwa das Doppelte gestiegen. Langer fand unter den Syphilissektionen im Rudolf-Virchow-Krankenhaus in Berlin im Jahre 1906/07 33% Aortensyphilis, bis zum Jahre 1925 dagegen eine Steigerung auf 83,7% (1922 betrug die Zahl sogar 85 2%), d. h. also eine Zunahme auf das 2¹/₂fache. Jungmann und Hall stellten Sektionen von 1904—1909, bei denen sie 1,29% Aortenlues oder Aneurysmen feststellten, solchen von 1920—1925, in denen sie dasselbe in 3,52% fanden, gegenüber, d. h. also eine Vermehrung um das 2,7fache. E. Fränkel bzw. sein Schüler Gürich fanden bei etwa derselben Zahl von Leichenöffnungen 1909 Mesaortitis syphilitica in 10 Fällen, 1910 in 17 Fällen, 1911 in 26 und 1912 in 50 Fällen, also eine äußerst schnell zunehmende Vermehrung in wenigen Jahren auf das 5fache. Heller fand unter Berliner Sektionen, die er zusammenstellte, Aneurysmen 1859—1870 in 4,3‰, 1910—1914 in 19,2‰ der Sektionen, also eine Zunahme, hier allerdings der Aneurysmen und vor allem bei weit stärker auseinander liegenden Jahreszahlen, auf das 4¹/₂fache. Bei unseren Sektionen tritt die Zunahme der Aortitiden nicht so deutlich hervor. Wir fanden zwischen 1906 und 1915 bezogen auf die Fälle von konstitutioneller Syphilis unter 111 solchen 87 Aortitiden = 78% und 1916—1930 unter 159 Syphilisfällen 136 = 85,5%, also nur eine geringe Zunahme. Wir achten schon seit vor 1906 ganz besonders auf die Mesaortitis syphilitica und die geringe Zunahme bzw. das sich sehr Gleichbleiben einer sehr hohen Zahl der Aortitis syphilitica in der ganzen Zeit glaube ich teils damit, teils mit dem Umstand erklären zu können, daß hier unter den besonderen Verhältnissen schon seit Beginn des von uns beobachteten Zeitraumes die meisten Syphilitiker von Spezialärzten erfaßt und einer gründlichen Behandlung unterzogen wurden, auch schon seit Beginn der Salvarsanära mit diesem Mittel.

Aus den oben mitgeteilten Vergleichszahlen ergibt sich die sichere *Bestätigung der allgemeinen Annahme der ganz auffallenden Steigerung der Fälle von Aortenlues.* Schwierig dagegen ist dieselbe zu *erklären.* Nur wenige Beurteiler der Verhältnisse beziehen sie auf bessere Diagnosenstellung. So Müller-Deham, welcher auf Grund seiner Erfahrungen — unter 100 syphilitischen Aortitiden fand er 55 unbehandelt, 35 ganz ungenügend behandelt, 19 mit Quecksilber und wenig Salvarsan und nur 1 modern kombiniert behandelt — in ungenügender

Behandlung gerade die Hauptschuld für die Aortitis sieht und so ihre Zunahme mit Verstärkung der Behandlungsmethoden zu erklären ablehnt. Auch v. Strümpell denkt zum Teil wenigstens zur Erklärung der Steigerung der Aortensyphilis an durch das Röntgenverfahren und Einführung der Wa.R. verbesserte Diagnosenstellung. Fast alle übrigen Forscher, noch abgesehen von Woldrich, welcher solches nicht annimmt, und zum Teil auch Bruhns, aber *machen in erster Linie gerade die durchgreifende Behandlung und insbesondere diejenige mit Salvarsan verantwortlich.* So haben Wilmanns, Gürich, Ostmann, Coenen, Langer, Schlesinger in den letzten 5 Jahren die auffallende Zunahme gerade seit Beginn der Salvarsanbehandlung unterstrichen; Ostmann meint, daß mit Salvarsan behandelte Tabiker und Paralytiker häufiger als nicht mit Salvarsan behandelte Aortitis aufweisen. Schlesinger schreibt: ,,die Zunahme der Frequenz syphilitischer Aortenerkrankungen ist außer Zweifel und dürfte beinahe mit Sicherheit auf die energische Syphilisbehandlung zurückzuführen sein". Langer meint, daß die moderne Syphilisbehandlung hieran dadurch schuld sei, daß sie den Körper in seinem Abwehrkampfe zu wenig unterstütze. Lenz hat schon vor längerer Zeit die Erscheinung des gewandelten Syphilisbildes mit Änderungen der Spirochätenstämme zu erklären versucht. Die Stämme, welche die schweren Frühformen verursachten, werden mit ihren Trägern ausgemerzt, die schleichend wirkenden Stämme bleiben übrig. Und denselben Erfolg hat durchgreifende Behandlung. So erklären Selektionswirkungen unter den Spirochätenstämmen, von welchen deren Virulenz abhängt, die Zunahme der Neuro- und Gefäßsyphilis. Und auf ähnlichen Gedankengängen auch mehr biologischer Art beruht die neuere Erklärung dieser Erscheinung von Wilmanns. Er hat (für die Paralyse, aber die Gesichtspunkte lassen sich ebenso auf die Aortitis übertragen) die Zunahme so zu deuten versucht, daß wir durch unsere eingreifende Behandlung die ,,dermotropen" Spirochätenstämme allmählich verdrängen, während die ,,neurotropen" erhalten bleiben. So werden die Haut-Knochen-Erkrankungen immer seltener, die Lues verläuft milder, aber die ,,Metalues"-Affektionen mehren sich. Dies träte dann auch bei Einzelpersonen ohne Beeinflussung durch die Behandlung hervor. Hiergegen wenden Jungmann und Hall ein, daß außer ernsten biologischen Bedenken die Schnelligkeit der Änderung gegen einen solchen Umschlag der Eigenschaften der Spirochäten spräche; nicht die Eigenart von Erregerstämmen, sondern die des befallenen Organismus, also in erster Linie konstitutionelle Momente, entschieden aber das Auftreten der Späterkrankung. Es handele sich hauptsächlich um pyknischen Habitus mit Neigung zu Gefäßerkrankungen, Blutdruckerhöhung u. dgl. überhaupt. ,,Wenn also, wie es wohl für die Mehrzahl der Fälle zutreffen dürfte, durch die Behandlung des frischen Infektes eine Sterilisatio magna nicht erreicht werden kann, durch die zur Zeit übliche Behandlungsmethode aber mit der frühzeitigen Beseitigung der Hauterscheinungen die Immunkörperbildung gehemmt wird, so könnte es verständlich sein, daß gerade dort die Ansiedlung der Erreger und ihre krankmachende Wirkung am leichtesten erfolgen kann, wo die durch die Körperkonstitution bedingte Krankheitsbereitschaft am größten ist, d. h. aber in unserem Falle am Gefäßsystem."

Eine Zusammenfassung ergibt wohl unzweifelhaft die *starke Vermehrung der Aortensyphilis* (wie Neurolues) *seit Zurücktreten der schweren Hautknochensyphilis und Gummata und zeigt das Zusammentreffen dieser Erscheinung mit dem Einsetzen durchgreifender moderner Behandlung, insbesondere mit Salvarsan; die nähere Erklärung eines Zusammenhanges aber erscheint zunächst ganz hypothetisch.* Ich persönlich möchte glauben, daß die Beeinflussung der Spirochätenstämme durch die eingreifende Behandlung eine wesentlichere Rolle dabei spielt als konstitutionelle Momente. Die *heutige Bedeutung der Aortitis syphilitica*

unter den Spätfolgen der Lues kann kaum überschätzt werden. Der alte Satz
Huchards „la syphilis aime les artères" gilt heute mehr denn je.

II. Syphilitische Veränderungen der Arteria pulmonalis.

Die syphilitischen Veränderungen der Arteria pulmonalis gleichen wohl in
vielen Zügen denen der Aorta, aber sie sind außerordentlich viel *seltener.* Man
kann hier nur von Einzelfällen sprechen. So schreibt auch in einer gerade eben
erschienenen Arbeit Reeke „auch bei uns (sc. Städtische Krankenanstalt,
Kiel) gehört trotz eines sehr großen Aortenluesmaterials die spezifische Erkrankung der Pulmonalis zu den größten Seltenheiten." Größere Zusammenstellungen über Syphilis der Pulmonalis finden sich vor allem bei Posselt in
seinem großen Sammelreferat „die Erkrankungen der Lungenschlagader" in
den Lubarsch-Ostertagschen Ergebnissen (1909), bei Barth (1910), bei
Laubry-Thomas (1927) und bei Peck (auch 1927). Unter den syphilitischen
Veränderungen der Lungenschlagader kommen einmal echt gummöse Formen
vor, sodann entzündliche mit besonderem Gepräge, denen der Aorta entsprechend.
Bei solchen entzündlichen syphilitischen Vorgängen unterscheiden Laubry
und Marcel Thomas 3 Formen: 1. spezifische, reine bzw. primäre Arteriitis
der Arteria pulmonalis, 2. sekundäre oder assoziierte Arteriitis hauptsächlich
als Begleiterscheinung der sog. Ayerzaschen Krankheit, von der unten die
Rede sein soll und 3. Sklerosen der Arteria pulmonalis syphilitischen Ursprungs.
Wir wollen besprechen: einmal die *frischere syphilitische produktiv-vernarbende
Arteriitis* der Lungenschlagader, sodann die *gummöse Form* derselben; *als Ausgang* kommen *sklerosierende Formen* hinzu und vor allem als *Folgezustände
Pulmonalstenosen sowie Aneurysmen.*

Natürlich handelt es sich hier nur um Folgen frischerer Vorgänge; grundlegend ist also eine mit gewissen Kennzeichen, ähnlich wie bei der Aorta, versehene Arteriitis der Arteria pulmonalis oder eine echte gummöse Veränderung
von kennzeichnend-syphilitischem Charakter. Zwar sind zwischen diesen
beiden Formen auch hier nicht immer scharfe Grenzen zu ziehen, doch sind
unter den überhaupt seltenen Fällen hier an der Lungenschlagader ganz im
Gegensatz zu der Aorta erstere Formen rein ganz selten vertreten, die echt-
gummösen verhältnismäßig häufiger. Und dann sei für die Syphilis der Arteria
pulmonalis im allgemeinen vermerkt, daß sie öfters neben Aortenlues und
zuweilen anderen syphilitischen Veränderungen besteht, aber auch ohne solche
gefunden werden kann. Peck hat neuerdings (1927) eine Sichtung des Schrifttums vorgenommen. Er fand als Syphilis der Lungenschlagader gedeutet
28 Fälle. Die meisten hielten aber schärferer Kritik nicht stand, und so unterscheidet er eine erste 15 Fälle umgreifende Gruppe, die er als zweifelhafte Fälle
von Syphilis bezeichnet. In den 2 Fällen der nächsten Gruppe lag zwar Lues
vor, aber die Arteria pulmonalis war sekundär von syphilitisch verändertem
Narbengewebe aus ergriffen. Als letzte Gruppe bleiben 12 Fälle gut beglaubigter
Lungenarteriensyphilis übrig.

So muß schon der von Virchow 1859 mitgeteilte Fall, den bereits E. Wagner
als zweifelhaft ansprach, zu den *unsicheren* gezählt werden. Ferner der von
Dickinson 1862 beschriebene und der von Payne aus dem Jahre 1874. Zweifelhaft ist auch der von Wallis 1887 mitgeteilte Fall eines 23jährigen Mädchens,
dessen Vater syphilitisch war, bei dessen Sektion Verengerung der Aorta wie
Arteria pulmonalis mit Verdickung der Wandung, namentlich der äußeren
Schichten, gefunden und, aber ohne Beweis, auf Lues bezogen wurde. Auch
2 neuere unsichere Beobachtungen sollen hier eingegliedert werden. Mc Phedran
und Mackenzie fanden bei einem 55jährigen Manne, der unter Lungen-

erscheinungen gestorben war, hochgradige, mikroskopisch festgestellte Endarteriitis der kleineren Gefäße der Lunge mit zum Teil schon in Organisation
begriffenen Thromben, während die größeren Äste der Lungenarterie nur geringe
beetförmige Intimaverdickungen aufwiesen. Fast die ganze rechte Lunge war.
infolge der Gefäßveränderungen hämorrhagisch infarciert. Mc PHEDRAN und
MACKENZIE sprechen die endarteriitischen Vorgänge der Pulmonalarterienäste,
da sie in der Leber miliare Gummiknoten fanden, auch als syphilitisch an.
BROOKS zeigte eine Pulmonalarterie vor, welche, dicht oberhalb der Klappen
beginnend, bis in feinste Äste gelbe Flecke und Sklerose aufwies. Er faßte diese
Veränderung, obwohl außer einem Abort der Frau nichts für Lues derselben
sprach, als syphilitisch auf. In der Aussprache in der New Yorker pathologischen
Gesellschaft wiesen schon LEVIN und JANEWAY auf die Fraglichkeit dieser
Entstehungsursache hin. BROOKS meinte, daß die Art der Veränderung noch
am ehesten an Syphilis erinnere, gibt aber zu, daß sein Hauptgrund Lues
anzunehmen der sei „most of us had when we do not know, what else to call
it". PECK nennt hier unter den unsicheren Fällen noch 2 von BRÜNING sowie
einen von LOVELAND mitgeteilten, die wohl sicher einfacher Atherosklerose
entsprechen, einen mikroskopisch nicht beschriebenen, daher hier ganz unbeurteilbaren von LOMBARDO, der schon unter den Herzgummen, die den Haupt-
befund darstellten, besprochen ist, und endlich einige wenige Fälle, die ich eher
als syphilitisch anerkennen möchte (vgl. bei ihnen unten). Dagegen möchte
ich den erst vor wenigen Jahren von WAIL veröffentlichten Fall (sein Fall 2)
noch hier einreihen. Er ist durch die weite Ausdehnung der Veränderungen bis
in die kleinen Äste ausgezeichnet, aber, obwohl ihn WAIL als syphilitisch bezeichnet, ist die Beschreibung nur sehr kurz und von einer genaueren Darstellung,
ob überhaupt Lues vorlag, keine Rede.

Als Beispiele eines *sekundären Übergreifens aus der Umgebung* führe ich den
älteren Fall von FRIEDREICH an, in dem verhärtetes und von Gummiknoten
durchsetztes Bindegewebe die Wurzel der Aorta umgab und die källöse Verhärtung auch auf die Arteria pulmonalis übergriff, so daß sie oberhalb der
Klappen verengt war, oder den neueren sehr lehrreichen von FITTGE, in dem
10 Wochen vor dem Tode bei einem Fall von einem Wagen eine Muskelquetschung
an Brust und Bauch eingetreten war und sich bei der Sektion ein in einen Bronchus durchgebrochenes Gummi eines Bronchiallymphknotens am rechten
Lungenhilus fand; es war auch ein anliegender Pulmonalarterienast mit einbezogen und eröffnet, und so an der Blutung und Blutaspiration in die Lunge
der Tod erfolgt; es bestand daneben Aortenlues. Hier einfügen möchte ich auch
den von RIBBERT vorgezeigten Fall. Hier fand sich Aortenlues und um die
Aorta ein von Gummiknoten durchsetztes Granulationsgewebe. In dies syphilitisch veränderte Gebiet ist nun die Arteria pulmonalis eingebacken, welche
selbst an der Abgangsstelle ihres rechten Astes eine den Abgang ganz überdeckende wulstförmige Hervorragung, die wie eine stark vorragende atherosklerotische Intimaverdickung aussieht, und zwei andere hiermit zusammenhängende wulstige Intimaverdickungen aufweist, so daß der rechte Ast der
Lungenschlagader ganz verschlossen ist. Auch diese Herde sind offenbar, ähnlich wie bei der Aorta, syphilitischer Natur. Die beiden hier erstgenannten
Fälle bilden die oben erwähnte 2. Gruppe auf die Pulmonalarterie von außen
übergreifender syphilitischer Veränderungen bei PECK, den dritten Fall erwähnt
er nicht.

Die als *syphilitisch bedingt anzuerkennenden selbständigen produktiv-narbigen
Veränderungen der Lungenschlagader* nach Art der gewöhnlichen Form der
Aortenlues sind in der Tat *äußerst selten*. Der erste einwandfreie hierher gehörige
Fall ist wohl der von HENSCHEN 1906 in seiner Bearbeitung des Aneurysma

der Arteria pulmonalis mitgeteilte. Es handelte sich um eine 42jährige Frau. Hier bestand typisch-syphilitische durch Atherosklerose verwickelte, entzündliche Veränderung der Gefäßwand. Daß auch Aneurysma des Stammes der Pulmonalis vorlag, wird unten noch zu erwähnen sein. Entsprechend dem historischen Gang bei der Aortenlues hält HENSCHEN auch in der Arteria pulmonalis manche Formen von „Atherosklerose" für syphilitisch bedingt. Einen

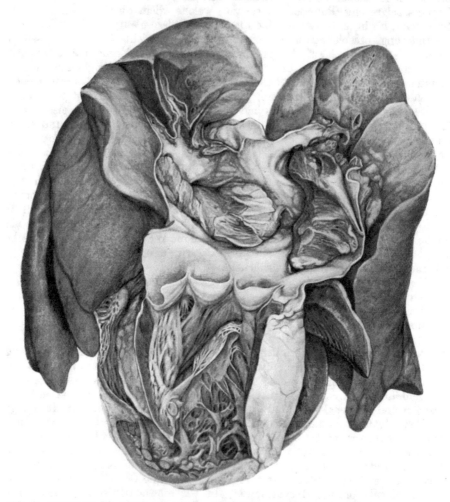

Abb. 47. Aneurysma der Arteria pulmonalis. Die Arteria pulmonalis und ihre größeren intrapulmonalen Äste zeigen ausgedehnte Flecken- und Narbenbildung. Der Oberlappen der linken Lunge ist derb induriert. [Aus AUGUST PLOEGER: Frankf. Z. Path. 4, Taf. 20 (1910).]

dem HENSCHENschen Fall entsprechenden, wie er selbst betont, stellt der von BARTH unter Leitung SCHMORLS eingehend beschriebene dar. Hier fand sich bei einem 57jährigen Manne mit positiver Wa.R. und mit Hodenlues ein ausgebuchtetes Gebiet der Arteria pulmonalis oberhalb der Klappen, in dem linsengroße Vertiefungen und dazwischen einfache narbige Fältelungen zu sehen waren, so daß die Analogie zur Aortenlues betont wird. Der rechte Ast der Lungenschlagader ist weit, der zum rechten Unterlappen führende Ast ist aneurysmatisch erweitert, der linke durch umgebendes schwieliges Narbengewebe verengt. Die linke Lunge ist hochgradig geschrumpft und verdichtet, die rechte emphysematös. Zwischen Aorta und Pulmonalis bestand, von der Pulmonalis ausgehend, schwieliges, knorpelhartes Gewebe. Die rechte Herzkammer ist stark, die linke gering hypertrophisch. Auffallenderweise zeigte in diesem Falle die Aorta keine syphilitischen Veränderungen. Mikroskopisch wird die völlige Analogie zur Aortenlues hervorgehoben, doch bestand schon ein narbiges Endstadium, besonders in der Media, welches auch aus echt gummösen Veränderungen hervorgegangen sein konnte. Die Adventitia zeigte zerstreute Rundzellenherde. In der linken Lunge wiesen auch die kleinen Arterien sehr stark verdickte Intima auf, doch bezieht dies BARTH, welcher betont, daß mit wenigen Ausnahmen (er führt Fälle von WEBER s. u. und HENSCHEN an) nur Stamm und Hauptäste der Pulmonalis von der syphilitischen Veränderung ergriffen werden, nicht mit Sicherheit auf die Lues, sondern denkt auch an Anpassungserscheinungen in der infolge der Stenose der linken Lungenarterie mit wenig Blut versorgten linken Lunge, wie sich dies in anderen nicht luisch bedingten Stenosefällen ähnlich finde. Hierher rechnen möchte ich auch den aus dem OBERNDORFERschen Institut mitgeteilten Fall von PLOEGER (vgl. Abb. 47). Bei der Sektion einer 52jährigen Frau bestand schwielige Aortitis mit kleinem Aneurysma der Aorta ascendens. Die in ihrem Stamm aneurysmatisch erweiterte und mit einem Thrombus belegte Lungenschlagader wies mit Fortsetzung auf die kleinen Äste schwere entzündliche Veränderungen auf. Die Adventitia ist sehr derb, ihre prall gefüllten Capillaren werden von Rundzellhaufen umgeben, ähnlich durchsetzen die Gefäße die Media. Die Vasa vasorum zeigen Veränderungen bis zur Obliteration. Die Elastica zeigt in der Media ausgesprochene Lücken, die Fasern sind stellenweise auch spärlicher und wesentlich weniger dicht; in der stark verdickten Intima fehlen die elastischen Fasern größtenteils. Ähnlich verändert sind auch (besonders Ausfall der Elastica der Media) die stark verdickten Äste in der Lunge. Wohl mit Recht spricht PLOEGER die Veränderungen der Lungenschlagader wie der Aorta dieses Falles als syphilitisch bedingt an, denn es zeigen sich in den Veränderungen beider Gefäße viele Analogien, doch rechnet PECK diesen Fall zu den zweifelhaften Syphilisfällen. Sodann ist hier die Beobachtung von WARTHIN aus dem Jahre 1917 anzureihen. Bei einem 37jährigen Manne mit luischen Veränderungen zahlreicher Organe, syphilitischer Mesaortitis und starker Herzhypertrophie war die Pulmonalarterie stark erweitert — ebenso der zum linken Oberlappen führende Ast — und sklerosiert. Der Stamm wie die Verzweigungen zeigten mikroskopisch der Mesaortitis luica ganz entsprechende entzündliche Veränderungen. An einer Stelle fanden sich Spirochäten.

LAUBRY und MARCEL THOMAS haben in ihrer die syphilitisch bedingten Pulmonalarterienentzündungen betreffenden Arbeit (vgl. oben) den Fall eines 38jährigen Mannes mitgeteilt, dessen Sektion die Arteria pulmonalis stark erweitert, mit weißen Herden versehen und im mittleren rechten Ast mächtige Thrombenauflagerungen zeigte. Mikroskopisch lag typische Arteriitis vor. Zu den Fällen spezifischer primär syphilitischer Entzündung in ihrer Einteilung (vgl. oben) rechnen LAUBRY und THOMAS noch den alten Fall von ROGERS (auch POSSELT erwähnt, daß hier, in diesem Falle ROGERs, von ihm selbst nicht hervorgehoben, die Beschreibung der Gefäßinnenfläche an die Aortenlues erinnere), den aber PECK wohl mit Recht als zweifelhaft anspricht, sowie einen von ARRILLAGA (doch gehört dieser vielleicht zur sog. AYERZaschen Krankheit, s. u.). SCHLESINGER beschrieb den Fall einer 33jährigen Frau mit positiver Wa.R., bei der schon im Leben Mesaortitis luica und syphilitische Schädigung der Pulmonalis angenommen wurde und die Sektion (Frau Dr. CORONINI) eine Aortenlues mit Aortenklappeninsuffizienz, Kranzgefäßverlegung und einem nur nußgroßen Aneurysma oberhalb der Klappen, welches sich gegen die Lungenschlagader vorwölbte, erwies, während letztere diesem Gebiet entsprechend und im Hauptstamm bis zur Teilungsstelle fortgesetzt ausgedehnte lusiche Mesarteriitis aufwies.

Ganz vor kurzem beschrieb Neuburger zwei hier einschlägige Fälle. Im ersten eines 40jährigen Mannes zeigte in Bestätigung der klinisch-röntgenologischen Diagnose die Leichenöffnung Aortenlues sowie syphilitische Veränderungen der Arteria pulmonalis mit starker Erweiterung beider Hauptäste, besonders des rechten. Das Herz war hypertrophisch und dilatiert. Im zweiten Falle handelte es sich — während die Aorta frei von syphilitischen Veränderungen war, — um schwere syphilitische Entzündung der Arteria pulmonalis. Sie war besonders an der Teilungsstelle stark erweitert. Nun bestand als ganz besonderer Befund dieses Falles 2 cm oberhalb der Klappen ein Riß in der Intima der Lungenschlagader, der zu einem Aneurysma dissecans geführt hatte, das in den Herzbeutel durchbrach. Neuburger denkt an die Möglichkeit, daß in einer in seinem zweiten Fall gefundenen Hypoplasie der weiblichen Geschlechtsorgane sowie in dem asthenischen Habitus des ersten vielleicht disponierende Momente gegeben waren und betont (wie seinerzeit Henschen) das jugendliche Alter seiner Fälle. Und dann teilt endlich gerade eben Reeke aus dem Emmerichschen Institut noch einen hierher gehörigen sehr typischen Fall mit. Es handelt sich um eine 59jährige Frau mit stark positiver Wa.R. Die im Anfangsteil stark aneurysmatisch erweiterte Aorta mit typischen Veränderungen ihrer Klappen zeigte bei der Sektion wie mikroskopisch syphilitische Mesaortitis, die Pulmonalis war flächenhaft mit der Aorta verwachsen und in ihrer ganzen Ausdehnung diffus bis zu 9 cm erweitert, bis in beide Lungen hinein, ihre Innenhaut zeigte kleine Leisten, so daß der Eindruck einer feinen an Chagrinleder erinnernden Riffelung (vgl. bei der Aorta) entstand, die Pulmonalklappen waren stark ausgedehnt, ausgebuchtet, an ihren Ansatzstellen auseinandergewichen. Hier gleicht also die Arteria pulmonalis wie kaum in einem anderen Falle einer syphilitisch veränderten Aorta. Und ebenso mikroskopisch: die Media weist neben diffuserer kleinzelliger Infiltration obliterierend-endarteriitisch veränderte Vasa vasorum sowie perivasculäre Zellinfiltrationen — ebenso Adventitia und periarteritisches Gewebe — und auch sonst umschriebene Rundzellenhaufen, mit Zugrundegehen von Muskel- und elastischen Elementen, zum Teil auch schon Ersatz solcher Herde durch Bindegewebe, auf. Erwähnt sei, daß die rechte Kammer vor dem Abgang der Pulmonalarterie verdünnt und vorgebuchtet war infolge von Schwielen, die als abgelaufene gummöse Myokarditis angesprochen werden. Die Mitteilung dieses Falles ist dankenswert, weil hier also, wie gesagt, eine dem gewöhnlichen Bilde der Aortenlues ganz analoge Pulmenallues vorliegt, was offenbar äußerst selten ist. Reeke verbindet die beiden Bilder noch enger, indem er die Aortenveränderungen für älter erklärt, die Verwachsung zwischen Aorta und Pulmonalis betont und an eine von der Aorta auf die Pulmonalis auf dem Capillarweg übergreifende syphilitische Entzündung denkt.

Zu dieser Gruppe der der Heller-Döhleschen Aortitis entsprechenden Veränderungen der Lungenarterie rechnete Peck nur die Fälle von Barth, Henschen, Warthin. Doch ist diese Gruppe durch Anerkennung des von Ploeger mitgeteilten Falles und durch die Peck noch nicht bekannten neuen Mitteilungen von Laubry-Thomas, Schlesinger und insbesondere Neuburger sowie Reeke erweitert und auf etwa 9 Fälle gebracht worden.

Auch selten sind Gummata bzw. mit echt-gummösen Einsprengungen versehene entzündliche Vorgänge in der Lungenschlagader beschrieben. Hierher gehören mit größter Wahrscheinlichkeit schon die 2 alten, viel erwähnten Fälle von O. WEBER (1863) und E. WAGNER (1866). Ein mit sicheren syphilitischen Veränderungen befallenes Mädchen zeigte im Falle WEBERs bei der Sektion eine sklerosierende Neubildung im unteren Ast der rechten Pulmonalarterie von Bohnengröße. Dieser Knoten, gallertig weich, entsprang der Media und bestand aus Granulationsgewebe, während die Media auch der Äste bis weit in die Lungen hinein verdickt, die Gefäßlichtung verengt war. Es lag also wohl in diesem Falle ein Gummi eines Pulmonalastes (nicht des Hauptastes, was also eine Ausnahme darstellt, vgl. oben) vor. Ebenso bei dem von WAGNER beschriebenen 31jährigen Manne mit zahlreichen Gummiknoten verschiedener Organe und einem erbsengroßen sowie zahlreichen kleineren Knötchen am Eingange zwischen zwei Klappen und ebensolchen kleinen Knötchen im leicht erweiterten Pulmonalstammanfang sowie im Anfangsteil des linken Hauptastes, welcher narbenartig verkürzt erschien. Es handelte sich bei allen Knoten nach WAGNER um Gummata.

Ganz eigenartig ist der von SCHWALBE eingehend geschilderte Fall. Hier fanden sich bei der Sektion einer 53jährigen Frau im Conus arteriosus rechts drei bis erbsengroße bis in die Muskulatur hineinreichende Buckel von gelber Farbe, von denen kleine strahlige Bindegewebszüge in die Tiefe gehen. Diese Veränderungen greifen auf die Pulmonalarterie selbst über; zwischen der vorderen und linken Pulmonalklappe besteht ein breiter Zwischenraum und in ihm eine weißliche Intimaverdickung, die sich bis in den rechten Ast der Lungenarterie in 1 mm Breite fortsetzt. Durch Ausläufer und Ungleichheiten erscheint dies ganze Gebiet als strahlige Narbe; zu Seiten dieser schimmern durch die Intima hirse- bis erbsengroße gelbliche Knoten durch, welche hauptsächlich in der Media sitzen und ebensolche finden sich auch in der vorderen Pulmenalklappe, während die rechte ganz fehlt und durch eine weißliche Intimaverdickung ersetzt ist, sowie in der Pulmonalwand am Grund der linken Klappe. Alle diese Bildungen werden als gummöse dargestellt, was VIRCHOW bestätigte. Auch die Aorta wies luische Veränderungen auf. Bei dem von SEQUEIRA beschriebenen Sektionsbefund eines 37 Jahre alten Mannes handelt es sich um ein geschwulstartiges Gebilde der Lungenpartie dicht oberhalb ihrer halbmondförmigen Klappen beginnend und bis gegen die Teilung zu reichend, das, von Intima überzogen, die Gefäßlichtung stark einengte. Mikroskopisch wurde zwischen Sarkom (zahlreiche Riesenzellen) und Gummi zu Gunsten des letzteren entschieden. Ganz sicher erscheint dies nicht und PECK rechnet den Fall zu den im Hinblick auf Syphilis zweifelhaften. In dem Falle eines 50jährigen Mannes, den KASEM-BECK mitteilte, zeigte die Leichenöffnung in der Lungenarterie bis erbsengroße Knoten, innen grüngelb, außen weiß, derb, welche die Arterie stark stenosierten; ihre Klappen sind mit einer ziemlich derben narbigen Falte der Pulmonalintima oberhalb der Klappen verwachsen. Auch in diesem Falle soll es sich bei den Knoten um Gummata gehandelt haben.

Sehr eingehend geschildert ist der nächste hierher gehörige Fall von WAGNER und QWIATKOWSKI. Es handelt sich um einen 49jährigen Mann, bei dessen Sektion das Endokard der erweiterten rechten Kammer ebenso wie das darunter gelegene Myokard zahlreiche kleine Gummata neben chronisch-fibröser Myokarditis aufwies. Auch das Septum Ventriculorum zeigte bis erbsengroße Gummiknoten. Die Wand der unteren Hälfte der linken Kammer war verdünnt, mit Schwielen durchsetzt, an der Herzspitze lag innen ein Thrombus auf (Sklerose der Kranzarterien); die Aorta zeigte geringe auf Lues zu beziehende Veränderungen, die Leber eine syphilitische Narbe. Die Arteria Pulmonalis nun, auf die es uns hier ankommt, und die sehr stark (bis 12 cm) erweitert war, zeigte ihre Wandung bis zu 6—7 mm verdickt, die innere Oberfläche wies zahlreiche flache beetartige Verdickungen, manche gelb, manche rötlich-grau auf; es bestand

relative Insuffizienz der Klappen der Arteria pulmonalis, der Mitralis und
Tricuspitalis. Mikroskopisch fand sich besonders in der Media, aber auch in
der Adventitia, Granulationsgewebe mit gummösen Kennzeichen. Der von
PECK hier eingefügte Fall von STOCKMANN betraf ein an den Pulmonalklappen in einem Sinus Valsalvae gelegenes Gummi und ist daher oben schon
bei den Herzgummen (auch im Herzen bestanden zudem Gummata) besprochen.
Ebenso der von HANDFORD mitgeteilte Fall, in dem auch neben ausgedehnten
gummösen Herzmuskelveränderungen sich ein kleines Gummi oberhalb der
Pulmonalklappen fand, welches in die Lichtung der Lungenarterie vorragte.
BENDA erwähnt 1903 ein Gummi der Arteria pulmonalis unter seinem Sektionsmaterial.

Sodann wollen wir einen von HART beschriebenen Fall hier einfügen. Ein
32jähriger Mann mit florider Lues zeigt bei der Sektion (außer zahlreichen
Gummata u. dgl.) die aneurysmatische Aorta mit dem deutlich zusammen-
gepreßten Stamm und den rechten Ast der Arteria pulmonalis verwachsen und in
der Pulmonalarterienwand eine größere flache derbe Erhebung mit einem
erbsengroßen gelben, weichen Gebiet. Es liegt ein besonders in der Media entwickeltes mit zahlreichen LANGHANSschen Riesenzellen und ausgedehnter Verkäsung versehenes Gummi vor. HART betont, daß es sich hier nicht um ein
Übergreifen eines in der Wand des Aortenaneurysmas gebildeten Gummiknotens, wie zunächst angenommen wurde, handelte, sondern um eine selbständige syphilitische auch schon die Intima mitzerstörende Bildung in der
Media der Pulmonalarterie selbst (vgl. die gegenteilige oben wiedergegebene
Ansicht eines Übergreifens von der Aorta auf die Pulmonalis bei REEKE). Und
endlich ist der von PECK aus dem PICKschen Institut eingehend beschriebene
Fall hier zu nennen (vgl. Abb. 48). Hier zeigte die Leichenöffnung bei einer
60jährigen Frau diffus-gummöse Veränderung des Stammes der Arteria pulmonalis mit obliterierender Thrombose des rechten Hauptastes, während der linke
geringe syphilitische Sklerose aufwies. Das Herz, besonders der rechte Ventrikel,
war hypertrophisch und erweitert. Es wird eine genaue mikroskopische Schilderung der hauptsächlich in der Intima gelegenen gummösen Massen, der perivasculären Rundzelleninfiltrationen — auch stellenweise zahlreiche Plasmazellen
— um endarteriitisch veränderten Vasa vasorum in Adventitia und Media, vor
allem auch der Verhältnisse der elastischen Fasern, gegeben.

Diese Zusammenstellung zeigt nicht nur die *Seltenheit der Pulmonalarterien-
syphilis überhaupt*, sondern, daß die *echt gummösen Formen im Vergleich zur
Aorta verhältnismäßig überwiegen, der* HELLER-DÖHLE*schen Aortitis entsprechende
Fälle hier äußerst selten* sind. Da es sich hier also zum großen Teil um echte
Gummata handelt, diese aber überhaupt, wie allgemein bekannt und oben
öfters betont, heute außerordentlich selten geworden sind, mag es hiermit
zusammenhängen, daß auch diese Gummata der Lungenschlagader jetzt noch
seltener aufzutreten scheinen. Der letzte typische Fall des Schrifttums, den
ich auffinden konnte, ist, abgesehen von dem PECKschen Fall, der an vorletzter
Stelle aufgezählte von HART, und er stammt aus dem Jahre 1905. Dagegen
sind in den letzten Jahren mehr Fälle der einfach entzündlichen Form veröffentlicht worden, so daß die gummösen Formen bei meiner Zusammenstellung
immerhin nicht mehr so überwiegen wie in der von PECK (bei ihm 3mal soviel,
bei mir etwa 10 gegenüber 9).

Es gibt nun auch einige Fälle, die als *Sklerosen syphilitischer Entstehungsursache* angesprochen werden, ohne daß überhaupt frischere Vorgänge, die entzündlicher oder gummöser Natur wären, den Werdegang noch anzeigten (daß
neben solchen Vorgängen in zahlreichen aufgezählten Fällen schon Narben bestanden, ergibt sich von selbst). Solche Formen entsprächen also der dritten

oben angeführten und ebenso bezeichneten Kategorie von LAUBRY und THOMAS. Hierher rechnen möchte ich 2 von den letztgenannten Forschern selbst mitgeteilte Fälle; sie sagen mit gutem Recht, daß *in dieser Gruppe die syphilitische Entstehungsursache klinisch und anatomisch nicht so sicher* sei. Vielleicht gehört der vor wenigen Jahren von HATIEGAN und ANCA veröffentlichte und mir im Original leider nicht zugängliche Fall hierher; es handelte sich um einen 32jährigen Mann, bei dem die röntgenologische Diagnose auf Sklerose der Pulmonalarterie durch die Leichenöffnung bestätigt wurde.

Am wichtigsten sind nun die *örtlichen Folgen* der entzündlich-syphilitischen oder gummösen Veränderungen der Lungenschlagader im Hinblick auf die Lichtung dieser: *Stenosen* einerseits, *Aneurysmen* andererseits.

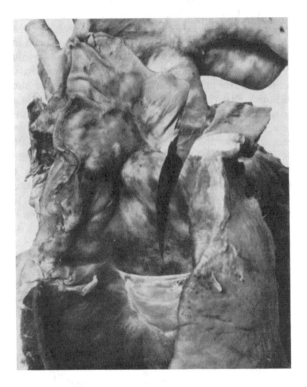

Abb. 48. Diffus gummöse Veränderung des Stammes der Arteria pulmonalis (s. Text, S. 156). (Aus S. M. PECK: Arch. of Dermat. **1927**, 374, Fig. 2.)

Im Gegensatz zur Aorta finden sich hier größere Gummiknoten verhältnismäßig weit häufiger und, besonders wenn sie sich in Gebieten, wo die Lungenschlagader bzw. ihre Äste enger sind, finden, kann es so hier viel leichter zu mehr oder weniger starken *Verengerungen* kommen. Das ist in einer ganzen Reihe der aufgezählten Fälle schon miterwähnt. Ich stelle unter diesem Gesichtspunkte die folgenden noch zusammen. Es lag solches vor allem vor in den Fällen von: WEBER, WAGNER, SCHWALBE, KASEM-BECK, SEQUEIRA, HART, RIBBERT (völliger Verschluß), PECK und ihnen anzufügen wäre noch die nur kurz ohne alle beurteilbaren Einzelheiten mitgeteilte Vorstellung von WESTENHÖFFER, bei der neben schweren syphilitischen Veränderungen der Aorta und zahlreicher Äste solche auch der Pulmonalarterie bestanden.

Häufiger sind nun in Zusammenhang mit syphilitischen Veränderungen der Arteria pulmonalis stehende *Aneurysmen* dieser. Seitdem schon Ambroise Paré ein Aneurysma der Lungenschlagader erwähnt, Rokitansky z. B. 1852 ein solches genau beschrieben, sind viele bekannt gegeben worden. Im ganzen allerdings sind sie nicht sehr häufig. Die Statistiken leiden unter der oft unklaren Begriffsbestimmung, was zum Aneurysma gerechnet wird, und unter verschiedener Zurechnung örtlicher besonders bedingter Erweiterungen. Eine Monographie über das Pulmonalaneurysma verdanken wir Henschen (1906), welcher hier aus dem Schrifttum 42 bzw. 46 Fälle zusammenstellt, denen einige Jahre darauf bei seiner Bearbeitung der Erkrankungen der Lungenschlagader Posselt noch einige anfügte. Henschen grenzt eine Gruppe ab, bei der er Atheromatose als Ursache für die Aneurysmabildung gelten läßt, diese aber, zumal es sich um Leute zwischen 24 und 42 Jahren handelte (auch ebenso in 6 der 9 von Posselt hinzugefügten Fälle), auf syphilitische Infektion bezieht. Seine Ansicht geht dahin, daß diese Infektion eine Atheromatose der kleinen Gefäße in der Lunge und gleichzeitig des Stammes der Lungenschlagader bewirke und daß der durch die Sklerose der intrapulmonalen Äste erhöhte Blutdruck in der veränderten Wand des Stammes das Aneurysma hervorrufe. So glaubt er auch die Tatsache, daß in diesen seltenen Fällen die Arteria pulmonalis, nicht die Aorta, wo sonst der größte Blutdruck einsetze, aneurysmatische Erweiterung aufweise, erklären zu können. Eine völlig entsprechende Ansicht, daß der infolge zunehmender syphilitisch bedingter Sklerose der kleinen Gefäße erhöhte Blutdruck in der veränderten Wand des Stammes angreift und so das Aneurysma bewirkt, hat für seinen Fall später Ploeger geäußert. Ganz den gleichen Entstehungsweg des Aneurysma hatten aber vor Henschen und Ploeger auch Wagner und Qwiatkowski schon für den von ihnen beschriebenen oben wiedergegebenen Fall beschrieben. Was die von Henschen für syphilitisch entstanden erklärte Pulmonalatherosklerose betrifft — und auch Posselt erkennt an, daß die Lues hier und bei dem Aneurysma der Arteria pulmonalis eine sehr gewichtige Rolle spielt, warnt aber vor allzu einseitiger Überschätzung der Annahme dieser Ätiologie —, so ging es wie in der Geschichte der Aortenlues, daß es sich nicht um atherosklerotische Veränderungen bei den luisch bedingten handelt, sondern um besondere entzündliche Formen, die, wenn auch sehr selten, in den oben aufgezählten Fällen den Veränderungen der Aorta sehr entsprechen.

Darum sind auch einige ältere Fälle von syphilitisch aufgefaßten Aneurysmen, bevor die besonderen Veränderungen der Wand, welche diese Infektion hervorruft, bekannt waren, schwer zu beurteilen. Hierher gehört ein bei Henschen erwähntes als syphilitisch bedingt aufgefaßtes Aneurysma, welches Dowse 1878 bei einem 19jährigen Mädchen beschrieb. Ferner der Fall, welchen Grigorjew 1886 mitteilte; hier lag bei einer Frau ein sackförmiges Aneurysma der Arteria pulmonalis von der Größe eines großen Hühnereies von den — insuffizierten — Pulmonalklappen bis zur Bifurkationsstelle vor, welches sich besonders nach vorne ausdehnte. Es bestanden starke Veränderungen der Innenwand und Verengerung bewirkende Kalkplatten an der Verzweigungsstelle in die beiden Äste, was Grigorjew für das rückwärtige Aneurysma verantwortlich macht; für die Wandveränderung nimmt er syphilitische Entstehungsursache an. Peck rechnet diesen — meist anerkannten — Fall auch mit Recht zu den unsicheren.

Weit besser beglaubigt sind die oben angeführten spärlichen Fälle, in denen *für Lues eher kennzeichnende entzündliche Veränderungen in der Wand der Arteria pulmonalis* verfolgt wurden, welche der gewöhnlichen Form der Aortenlues entsprechen. Und in diesen Fällen ist es nun tatsächlich, wie zumeist bei Beschreibung der Fälle schon miterwähnt, *bei allen*, vielleicht mit Ausnahme des

SCHLESINGERschen, *zu mehr oder weniger beträchtlichen Erweiterungen* gekommen. Aneurysmen fanden sich unter den oben einzeln aufgeführten Fällen von Pulmonalsyphilis vor allem in folgenden: HENSCHEN (pomeranzengroßes Aneurysma des Stammes besonders nach oben und hinten), BARTH (Stamm oberhalb der Klappen, rechter Ast weit, Aneurysma des Astes zum rechten Unterlappen), PLOEGER, WARTHIN (Stamm und Ast zum linken Oberlappen), LAUBRY-THOMAS, NEUBURGER (in beiden Fällen), REEKE. Von den *echt gummösen Fällen* zeigen *weniger zahlreiche ausgesprochenes Aneurysma*, doch ist in dieser Gruppe der von WAGNER und QWIATKOWSKI mitgeteilte Fall bemerkenswert, indem die Erweiterung hier besonders groß war. SCHLESINGER führt unter den syphilitisch bedingten Pulmonalaneurysmen noch Fälle von LETULLE-JAQUELIN sowie ARRILLAGA an. *Im ganzen dürften im Schrifttum also etwa ein Dutzend Aneurysmen der Lungenschlagader auf sicher luischer Grundlage bekannt sein.* In sämtlichen Fällen bestand das Aneurysma am *Stamm* bzw. auch an den beiden *Hauptästen* der Lungenschlagader, kleinere zu einzelnen Lungenlappen ziehende Äste waren nur in den Fällen von BARTH und von WARTHIN befallen. Die *Erklärung für das Zustandekommen des Pulmonalaneurysmas* ist dieselbe wie für das Aortenaneurysma. Infolge der entzündlichen Wandveränderungen und des Ersatzes der Elastica durch Bindegewebe (oder aber erst recht durch gummöse Einschmelzungen), liegen die Verhältnisse so, daß der, wenn auch hier weit geringere, Blutdruck die Aussackung hervorruft. Daß Verengerungen kleiner Äste besonders in der Lunge und so bewirkte Lungenveränderungen in dem oben wiedergegebenen Sinne durch Druckerhöhung die Aneurysmabildung noch begünstigen können, ist auch anzuerkennen.

Erwähnt sei, daß in den meisten Fällen syphilitischer Pulmonalveränderungen, erst recht bei mit Aneurysma einhergehenden, sich *Hypertrophie und Dilatation besonders der rechten Herzkammer* ausbilden, wie z. B. LAUBRY und THOMAS frühzeitige Insuffizienz der rechten Herzhälfte als klinisch sehr im Vordergrunde stehend betonen.

Eingeschaltet sei hier, daß *hie und da auch andere Infektionen*, ähnlich wie bei der Aorta, *Veränderungen der Pulmonalarterie erzeugen können*, die *sehr ähnlich* wie die syphilitische Veränderung derselben verlaufen und mit ihr verwechselt werden können. So ist, auch wieder in völliger Analogie zur Aorta, in letzter Zeit auf derartige durch *Rheumatismus* — zugleich rheumatische Endokarditis bzw. Herzfehler rheumatischen Ursprungs — gesetzte Veränderungen der Lungenschlagader von KUGEL und EPSTEIN in größerer Zahl und gerade eben in einer Reihe von Fällen von HERMANN CHIARI hingewiesen worden. Hier finden sich ganz besonders in der Media proliferativ-entzündliche Vorgänge, den Vasa vasorum folgende Infiltrate aus jungen Bindegewebszellen, Rundzellen, auch Leukocyten mit Unterbrechung der Elastica und Muscularis der Media an solchen Stellen. Zusammen mit erheblicher Drucksteigerung im kleinen Kreislauf beruht aber auch auf dieser Wandveränderung der Arteria pulmonalis offenbar die Erweiterung derselben, es kommt so zu (relativer) Insuffizienz der Pulmonalklappen und eine „Dissoziation" der Pulmonalklappen, ähnlich wie an den Aortenklappen bei Aortenlues, kann auftreten. Die rheumatische Mesopulmonitis ist aber durch das Fehlen sonstiger luischer Veränderungen, besonders auch in der Aorta, oder anderweitiger Hinweise auf Syphilis, so negative Wa.R., das Auftreten bei kleinen Kindern und doch auch makroskopisch und besonders mikroskopisch feinere Unterschiede, besonders auch im Aufbau der Herde in der Pulmonalmedia, von der hier in Frage stehenden Syphilis der Arteria pulmonalis zu unterscheiden.

Endlich ist noch die sog. AYERZAsche *Krankheit*, die LAUBRY-THOMAS als Hauptrepräsentanten zu ihren sekundären oder assoziierten Formen der

Arteriitis der Lungenschlagader rechnen, zu erwähnen. Schon 1901 beschrieb yerza nämlich ein Krankheitsbild, welches sich aus chronischer Bronchitis, meist mit chronischer Bronchopneumonie, Bronchiektasien, Zerstörung der Endbronchien, Emphysem u. dgl. sowie stenosierender und obliterierender Sklerose der Pulmonalgefäße bis in die feinsten Lungengefäße einerseits, als Folgen der Lungenaffektion Hypertrophie und Erweiterung der rechten Herzhälfte, besonders der rechten Kammer, sowie Polycythamie andererseits zusammensetzt. Letztere wird auf Mehrarbeit des Knochenmarkes infolge chronischen Sauerstoffmangels bezogen (Zeman). Parkes Weber reiht die Erkrankung daher in die „erythrocytosis of cardio--pulmonary origin" ein. Die geschilderte Kombination wurde kurz nach Ayerza auch von Arillaga (1902), später von Scott Warthin, Elizalde, dann besonders Escudero, ferner Zeman, Lambias, Brachetto-Brian, Laubry-Thomas u. a. beschrieben. Arilaga betonte den Beginn mit der Lungenerkrankung. In Fällen von Warthin und Elizalde soll die Pulmonalstenose luischer Entstehungsursache gewesen sein, auch Zeman spricht in seinem Falle von Syphilis der Aorta und Pulmonalis. Die Bronchialveränderung wird oft ebenfalls als syphilitisch bezeichnet. Vielleicht gehört auch der Fall von Caussade und Tardieu hierher, in dem Mitralstenose, typisch syphilitische Mes-Peri- und Endarteriitis der kleinen Pulmonaläste und chronisch-sklerosierende hyperplastische Entzündungen der Bronchien und Lungen sowie Erweiterung des rechten, Hypertrophie des linken Ventrikels beschrieben werden. Während die Ayerzasche Krankheit zumeist als syphilitisch angesprochen wird mit luischen Veränderungen der Bronchien und Pulmonalgefäße, sprechen sich Bullrich-Behr (erwähnt nach Schlesinger) gegen die luische Natur der Arteriitis aus, sieht Zeman für die „Atherosklerose" der Lungenarterien, die er für grundlegend hält, Lues, Malaria oder chronische Intoxikationen als disponierend an, denkt Escudero, der Syphilis ätiologisch für die meisten Fälle des Krankheitskomplexes anschuldigt, auch an angeborene Syphilis, hält aber auch andere Entstehungsursachen für möglich, und betonen Brachetto-Brian, daß es sich anatomisch um keine pathognomische Einheit, sondern ein Zusammentreffen verschiedener Veränderungen handele, wobei sie für die Lungen- und Lungengefäßerkrankung nur für manche Fälle syphilitischen Ursprung zu Grunde legen. Offenbar stellt die Ayerzasche Krankheit in der Tat *einen etwas wechselnden Symptomenkomplex* dar, bei dem Vorgänge in den Lungen, Bronchien und Gefäßen zwar das gemeinsam zugrundeliegende sind, deren *syphilitische Natur aber zum mindesten als allgemein geltend nicht bewiesen* ist.

Es sei erwähnt, daß bei angeborener Syphilis neben Veränderungen in der Aorta auch solche in der Arteria pulmonalis gefunden wurden, wovon unten im Zusammenhang die Rede sein wird.

III. Syphilitische Veränderungen der Gehirnarterien.

Vielleicht als syphilitisch zu deutende Veränderungen kannte auch hier an den Gehirnarterien schon Morgagni. Lang erwähnt in seinen Syphilis-Vorlesungen ein größeres Zitat aus seinen Schriften nach Proksch. Hier heißt es in dem Leichenöffnungsbericht eines Syphilitischen, daß „in tenui meninge arteriarum trunci omnes ..... multo erant crassiores aequo et duriores". Mit guter Begründung hat schon 1846 Virchow syphilitische Veränderungen der Gehirnarterien bei einem 35jährigen Manne mit Obliteration der Carotis im Gehirn neben syphilitisch verkäster Infiltration der Dura vermutet. Dann — um der historischen Darstellung Bendas zu folgen — haben Dittrich 1849, Gildemeister und Hajack 1854 — 20jähriger Mann mit Thrombose der Arteria fossae Sylvii schon 9 Monate nach syphilitischer Infektion —, GRIESINGER bei einem auch schon sehr kurz nach der Infektion vestorbenen 38 Jahre alten Manne 1860, STEENBERG 1860, PASSAVANT 1862 (der eine selbständige isolierte Veränderung der Wand der verengten Arteria basilaris fand), Gehirnarterienveränderungen, die sie für syphilitisch bedingt hielten, mitgeteilt, LANCREAUX schon 1860 gummöse Veränderungen in der Gefäßwand gesehen. Auch englische Forscher wie ABBUTT oder MOXON haben schon Gefäßveränderungen hier als syphilitisch von der gewöhnlichen Atherosklerose abzutrennen versucht. Aber das *unbestrittene Verdienst, die ganze Lehre von der syphilitischen Erkrankung der Gehirnarterien*, vor allem auch *mit Hilfe erstmaliger gründlicher histologischer Verfolgung, auf feste Füße gestellt zu haben*, kommt bekanntlich HEUBNER zu.

Schon 1870 teilte er den ersten genau untersuchten Fall mit, in dem er Infiltrationsherde in der Adventitia, besonders aber die Lichtung stark beeinträchtigende Neubildung der Intima fand und diese „syphilitische Endarteriitis" vom gewöhnlichen Atherom abtrennte; diese Gefäßveränderungen sollten in dem Falle aufgetretene vorübergehende Anfälle erklären, zugleich bestehende syphilitische Piaveränderungen dagegen die Dauerkrankheitszeichen des Falles. 1874 erschien dann die große allbekannte HEUBNERsche Monographie über die „luetischen Erkrankungen der Hirnarterien" und auch etwa 20 Jahre später ist er noch auf dies interessante Gebiet zurückgekommen. HEUBNER beschreibt *das Bild der syphilitisch veränderten Hirngefäße für das bloße Auge* sehr gut. Er hebt vor allem *gegenüber der gewöhnlichen Atherosklerose* der Gefäße hervor, daß bei der luischen Veränderung zumeist die Gefäße mit starker — gegebenenfalls einseitiger — Verengerung oder gar Verschluß der Lichtung durch die Intimawucherung über kürzere Gebiete, seltener diffus über weite Bezirke, erkrankten und dann auch hier wieder, daß die Intimawucherung sich durch Fehlen oder Geringfügigkeit der regressiven Metamorphosen, besonders Verfettung und Verkalkung, auszeichne sowie endlich das Auftreten schon bei Jugendlichen. Die Blutgefäße werden allmählich statt rot grauweiß — eine Farbe, die MOXON mit gekochtem Makkaroni verglich —, die Gestalt wird aus einer glatt zylindrischen zu einer drehrunden, die Konsistenz wird fest, knorpelhart. Der Rest der Lichtung kann durch einen Thrombus verlegt sein. Auch hebt HEUBNER das hauptsächliche Mitbefallensein kleinerer Arterienäste, die dann zuletzt zu dünnen fibrösen Strängen werden können, hervor. So können größere Gefäßgebiete der Veränderung und Verengerung bzw. Verschluß anheimfallen.

Am wichtigsten, wie gesagt, waren aber HEUBNERs *mikroskopische Verfolgungen*. Er fand zuerst eine Wucherung der Endothelien zwischen dem die Gefäßlichtung begrenzenden Endothel und der Membrana fenestrata in der sog. Längsfaserschicht der Intima. Diese wuchernden Zellen vermehren sich immer mehr, sie nehmen mehr spindelzellige Gestalt an und durch sich verzweigende Fortsätze bilden sie ein sich verfilzendes, an Granulationsgewebe erinnerndes Gewebe. Auch Riesenzellen können sich finden. Durch die Intimawucherung wird die Gefäßlichtung allmählich gleichmäßig oder mehr einseitig, exzentrisch verengt. In der Regel bleibt die Intimawucherung auf das Gebiet zwischen Endothel und Membrana fenestrata beschränkt, nur seltener dringt die Wucherung auch in benachbarte Mediagebiete ein. Erst später greift der Reiz auf die Vasa nutritia über und jetzt bilden sich in der Adventitia auch Granulationszellhaufen und sie dringen bis in die Intima vor, so daß diese jetzt auch den Charakter des Granulationsgewebes annimmt, doch hält HEUBNER dies für eine spätere und unwesentlichere Erscheinung; die Intimaveränderungen betrachtet er als gummöse (Syphilom). Später kommt es zu narbiger Umwandlung. Es werden nach der Schilderung HEUBNERs in der Intimawucherung

selbst Gefäße neugebildet und hierauf wird es auch bezogen, daß die Intimaneubildung so beständig ist, und auch später im fibrösen Zustande die stärkeren
regressiven Metamorphosen, vor allem Verfettung und Verkalkung, fehlen.
Noch sei aus Heubners Feststellungen als auch für die späteren Auseinander-
setzungen wichtig hervorgehoben, daß sich dicht unter dem Endothel eine neue

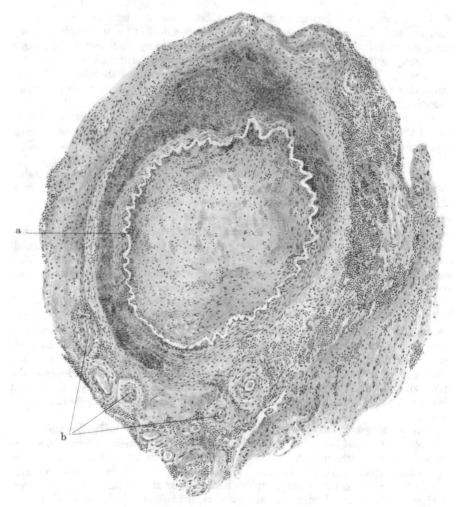

Abb. 49. Arteria fossae Sylvii. Arteriitis syphilitica. Gefäßlichtung völlig verschlossen. Grenze
der alten Intima an der (hellen) Elastica interna (a) kenntlich. Media zum großen Teil zugrunde
gegangen; von Zellmassen durchsetzt. Adventitia verdickt, mit Rundzellherden, auch um die
Endarteriitis obliterans aufweisenden Vasa vasorum   (b).

Elasticalage ausbildet, die also durch die Wucherungsschicht von der alten
außen gelegenen Membrana fenestra getrennt ist. Die ganzen Vorgänge können,
vor allem auch wenn die noch übrig gebliebene Gefäßlichtung durch Ablagerung
von Thromben, die dann organisiert werden, ganz verschlossen wird, zur strangförmigen Umbildung eines Gefäßes führen, besonders in den kleineren Seitenästen, auf die sich die Intimawucherung fortsetzt. Auch können im Gsamtver-
lauf sich Rezidive mit erneuten von den Endothelien ausgehenden Wucherungs-

erscheinungen einschieben. HEUBNER betont, daß diese Vorgänge der geschilderten Endarteriitis für Syphilis kennzeichnend seien (s. Abb. 49, 50, 51, 52).

Diese grundlegenden Verfolgungen der syphilitischen Veränderungen der Gehirngefäße durch HEUBNER haben, obwohl Modifikationen, wie wir sofort

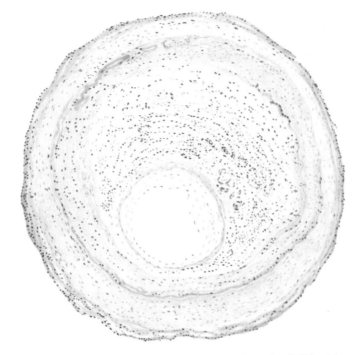

Abb. 50. Besonders die Intima ist stark gewuchert. Die Lichtung des Gefäßes ist ganz eng und liegt völlig exzentrisch. (VAN GIESON-Färbung.)

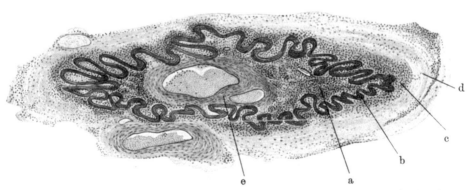

Abb. 51. Ast der Arteria fossae Sylvii. a Infiltrat der Intimawucherung mit neugebildeten Gefäßen, b Elastica, c Muscularis, diffus infiltriert, d Adventitia verdickt und ebenfalls diffus infiltriert, e Brückenbildung der Intimawucherung. [Aus STRASMANN: Beitr. path. Anat. 49, 431 (1910).]

sehen werden, nötig sind, ihren Dauerwert erhalten. Zunächst bleibt die Tatsache erhärtet, daß *diese Art von Veränderungen syphilitischer Entstehungsursache ist* und daß in der Tat *unter den kleineren Gefäßen die Gehirngefäße verhältnismäßig häufig bei der syphilitischen Infektion erkranken.* Sodann hat die *scharfe Unterscheidung von den einfachen atherosklerotischen Veränderungen* auch hier ihre

heute allgemein anerkannte Richtigkeit, und auch die von HEUBNER hervorgehobenen Unterscheidungsmerkmale und somit seine Schilderung des Bildes
der syphilitisch veränderten Gehirnarterien für das bloße Auge sind im ganzen
geltend geblieben. So hat später MARCHAND die Starrheit, Wandverdickung,
Verdünnung des Querumfanges, Beeinträchtigung bzw. Verschluß der Gefäßlichtung (auch Überbrückung der Lichtung durch Bindegewebszüge, so daß
dazwischen Lücken bleiben) ganz ähnlich beschrieben. Er fügt als besonders
kennzeichnend hinzu, daß in zahlreichen Fällen die Verdickung des adventitiellen Gewebes die Wand des Gefäßes fest mit den benachbarten weichen Hirnhäuten und somit mit dem Gehirn verlötet, was auch BENDA für frische Fälle

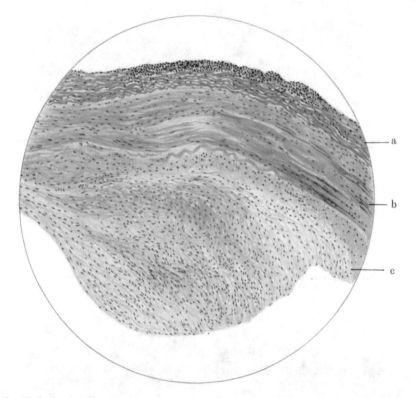

Abb. 52. „Endarteriitis HEUBNER“ einer Gehirnarterie. a Adventitia, b Media, c Intima. Die
Intima ist sehr stark verdickt ohne regressive Metamorphosen. Die anderen Schichten sind auch
verändert, die Adventitia weist außen starke Infiltration auf. (VAN GIESON-Färbung.)

betont. Später ist SCHRÖDER auf Unterscheidungsmerkmale zwischen Athero-
sklerose und Gehirnarterienlues (HEUBNER), da zu Beginn eine Abtrennung
Schwierigkeiten machen kann, zurückgekommen, und zwar vor allem histo-
logisch (viel größerer Zellreichtum in der Intimawucherung, mehr runde und
unregelmäßige Kerne, Infiltration der Adventitia und des umgebenden pialen
Gewebes mit Lymphocyten und Plasmazellen, die auch PIRILÄ sowie LÖWEN-
BERG in den veränderten Gefäßen fanden, sprechen für syphilitische Erkrankung).
Auch in der mikroskopischen Schilderung HEUBNERs sind die tatsächlichen
Befunde zumeist allgemein bestätigt worden und wenn HEUBNER sie in ihrer
Reihenfolge und somit auch dem genetischen Geschehen nach etwas anders
deutete als später zumeist, so ist dies, wie wir sehen werden, auch gut zu erklären.

In zwei Richtungen wurden die HEUBNERschen *Darlegungen* bald ausgedehnter *Kritik unterzogen.* Einmal wurde die *spezifische Eigenart* der von ihm geschilderten Gefäßveränderung *angezweifelt* und sodann der *anatomische Werdegang* derselben, besonders auch was die *Reihenfolge des Befallens der Wandschichten* betrifft, *verschieden beurteilt.*

Was den ersten Punkt betrifft, so hat sich, wie auch THOREL hervorhebt, schon HEUBNER zurückhaltend ausgesprochen und nur die Eigentümlichkeit, gerade Wucherung der Endothelien besonders anzuregen, für eine Eigenart des syphilitischen Virus und somit für kennzeichnend gehalten. FRIEDLÄNDER hielt dem nun entgegen, daß ganz dieselben Vorgänge einer Endarteriitis obliterans sich auch unter verschiedenen vor allem entzündlichen Bedingungen, so bei Tuberkulose, ferner auch z. B. bei der Organisation von Thromben, ausbilden können. Ähnlich wandte auch KÖSTER ein, daß seiner allgemeinen Auffassung entsprechend bei allen Entzündungen der Arterien den Vasa nutritia die Hauptrolle zufalle und so die primäre Wucherung nicht von der Intima ausginge und diese Vorgänge sich bei jeder Arteriitis bzw. sog. Endarteriitis im Grundsatz ebenso wie bei der syphilitischen abspielten. v. BAUMGARTEN hat sich zwar auch bald darauf gegen die Annahme kennzeichnend syphilitischer Vorgänge hier gewandt und geschildert, daß ganz die gleiche Arteriitis auch mit Riesenzellen ,,und allem sonstigen Zubehör durch einfache Unterbindung an der Kaninchencarotis" bewirkt werden könne, und daß entsprechende Veränderungen auch an Extremitätenarterien (Fälle von v. WINIWARTER) ohne Syphilis gefunden werden können; aber er erkannte dann später doch an, daß eine nicht syphilitische entsprechende Form an den Hirnarterien nicht bekannt sei und daß eine Erkrankung der Art an den Gehirnarterien, wobei der Sitz kennzeichnenender sei als das histologische Bild, fast stets auf Syphilis beruhe. Dabei stellte er diese entzündliche Form als Vorstufe der wirklich charakteristischen von ihm geschilderten echten gummösen Form, von der noch die Rede sein wird, hin. Dann haben sich noch vor allem SCHULTZE, ZIEGLER (in seinem Lehrbuch) sowie SIEMERLING und GRIESINGER gegen die spezifische Art der HEUBNERschen Endarteriitis ausgesprochen; v. LEYDEN und GOLDSCHEIDER, v. RAD u. a. mehr hielten auch eine Spezifität der Erkrankung nicht für gegeben, erkannten aber wenigstens doch gewisse von HEUBNER hervorgehobene Momente vor allem im makroskopischen Bild, die Neigung zu Lichtungsverschluß ohne Verfettung und Verkalkung, die starken narbigen Gefäßveränderungen sowie mengenmäßige Unterschiede als von der gewöhnlichen Atherosklerose abweichend und für syphilitische Entstehungsursache sprechen an. THOREL fügt hinzu, daß nach v. BAUMGARTEN auch jüngere Stadien der Atherosklerose einer vorgeschrittenen Endarteriitis obliterans sehr ähnlich sehen können und sich andererseits auch natürlich Atherosklerose und syphilitische Endarteriitis vereinigen könnten.

Das letztere erinnert an das *bei der Aortensyphilis Gesagte* und wir können auch sonst hier *gewisse Analogien der geschichtlichen Entwicklung der Einwände und ihrer Entkräftung zeichnen,* nur daß der syphilitische Charakter der HEUBNERschen Cerebralarteriensyphilis sich doch viel früher und weniger ernst beanstandet durchsetzte als die Aortenlues. Das gemeinsame liegt eben darin, daß die Vorgänge ein an sich wenig kennzeichnendes, somit auch histologisch für Syphilis wenig typisches Gepräge tragen — was ja überhaupt fast für alle durch Syphilis hervorgerufenen Entzündungsvorgänge gilt — und daß nur Sitz und Werdegang den vor allem empirisch begründeten Schluß auf luische Entstehungsursache sicherstellen. So haben denn die Einwände gegen die HEUBNERsche Annahme syphilitischer Grundlage gerade bei den Gehirnarterien sich nicht aufrecht erhalten lassen. LANG sagt schon in seinen Vorlesungen zusammenfassend:

„indessen muß immerhin zugestanden werden, daß die Syphilis zu den beschriebenen Gefäßerkrankungen ganz besonders disponiert" (wie nur syphilitische Disposition zu einer besonderen Atheroskleroseform anzunehmen der meist verbreiteten Ansicht damals entsprach). In seinem ersten Sammelbericht über die Pathologie der Kreislauforgane in den Lubarsch-Ostertagschen Ergebnissen schreibt der an sich sehr kritische Thorel auch, es ließe sich aber nicht verkennen, „daß auch in der Eigentümlichkeit der Heubnerschen Arteriitis, gerade in den jüngeren und mittleren Lebensaltern aufzutreten, ein Unterschied gegenüber der die höheren Altersstufen bevorzugenden Arteriosklerose gegeben ist" und beruft sich hier auf das unterscheidende Altersmerkmal, das ja auch in der Geschichte der Anerkennung der Aortenlues eine große Rolle spielt und auch hier bei der Gehirnarterien-Syphilis sonst vielfach als die syphilitische Sonderform von der gewöhnlichen Atherosklerose abgliedernd angeführt wird. Ich habe in meinem Syphilis-Referat 1907 mich auch auf den Standpunkt gestellt, daß der Prozeß der Gefäßveränderung zwar im Sinne einer eigenen anatomischen Struktur wohl sicher nicht spezifisch ist, aber hinzugesetzt, „daß die Entwicklung als selbständige Erkrankung fast ausschließlich oder ausschließlich syphilitischen Ursprungs ist" und in diesem Sinne außer v. Baumgarten noch Marchand, Wendeler, Schwarz angeführt. *Jetzt dürfte die Anerkennung der syphilitischen Natur der Heubnerschen Gehirngefäßentzündung eine allgemeine sein.* Sehr gut hat Benda diese Frage und den hier auch meines Erachtens richtigen Standpunkt gekennzeichnet. Er sagt, die von Heubner beschriebene Endarteriitis sei keine Entzündung, sondern eine Intimaproliferation, wie sie kompensatorisch oder regeneratorisch bei allen Veränderungen der Gefäßwand auftreten könne; sie werde erst zu einer syphilitischen Erkrankung, wenn sie durch spezifische syphilitische Vorgänge hervorgerufen werde. Letzteres leitet zu der zweiten Frage über.

In diesem anderen Punkt der *Art des anatomischen Werdeganges und Ablaufes des entzündlichen Vorganges in der Arterienwand* nämlich sind dagegen *Modifikationen der Heubnerschen Auffassung vorzunehmen.* Es handelt sich hier maßgebend um die *grundlegende Frage, in welcher Wandschicht der syphilitisch bedingte Entzündungsvorgang beginnt.* Wie wir gesehen haben, schildert und betont Heubner ausschließlich in diesem Sinne die Intima und die innersten Schichten dieser. Dieser Darstellung setzte nun schon gleich darauf v. Baumgarten erheblichen Widerstand entgegen. Er betont, wie dies übrigens vor den Heubnerschen Veröffentlichungen schon Jaksch und Lancereaux getan, die *Adventitia als Anfangssitz* der krankhaften Vorgänge. Ausgangspunkt soll hier die Lymphflüssigkeit der Umgebung sein und es komme zunächst vor allem zu *Angreifen an den Vasa vasorum,* wo das Syphilisvirus sich festsetze, ganz der allgemein von Köster vertretenen Auffassung entsprechend. So kommt es zu entzündlichen Zellneubildungen zunächst in den Außenschichten der Gefäße, die *dann erst auf die Intima übergreifen,* wo jetzt erst sekundäre Endothelwucherung sich ausbildet. So schreibt v. Baumgarten schon in seiner ersten dies Gebiet behandelnden Abhandlung, es handele sich um „eine durch den Reiz infizierter Lymphflüssigkeit veranlaßte Gewebsproliferation, welche von außen nach innen fortschreitet und welche in eine charakteristische Wucherung des Arterienendothels ausläuft, die sehr bald zur durchaus dominierenden Erscheinung des ganzen Vorganges sich gestaltet". Später widerlegte v. Baumgarten gegen seine Auffassung von P. Meyer und Huber — der auch für die syphilitische Natur gewöhnlicher Atherosklerosefälle eintrat — vorgebrachte Einwände.

Es blieb nun *lange Zeit eine heftig umfehdete Frage* unter den Forschern, welche sich mit der Hirnarteriensyphilis beschäftigten, *welche Gefäßschicht*

tatsächlich zuerst erkrankt und *wie sich daher die entzündliche Veränderung entwickelt.* Die Meinung der *Forscher kann man hier in 3 Gruppen* teilen, einmal
diejenigen, welche in der Auffassung des *Beginnes der Vorgänge in den Außenschichten der Arterien* v. BAUMGARTEN folgen, sogann die, welche der alten
Auffassung HEUBNERs, daß die *Intima Ausgangspunkt* sei, zustimmen, und
endlich diejenigen, welchen eine *vermittelnde Auffassung* haben, sei es, daß sie
die Media als zuerst betroffen ansprechen, sei es vor allem, daß sie einen im
Einzelfalle in den Wandschichten verschieden einsetzenden Anfang der Vorgänge voraussetzen.

An der HEUBNERschen *primären Endarteriitis* hielten auch weiterhin vor
allem folgende Forscher fest: EICHHORST, HOCK, VOGEL, PELLIZARI (unter
Vergleichsheranziehung auch anderer Gefäße, besonders der Retinalarterien),
LITTEN (für die meisten Fälle), SCHMITT, JOFFROY-LÉTIENNE, MÖLLER, CHARRIER,
EWALD, ROSIN.

Die zweite Gruppe, welche v. BAUMGARTEN in der Betonung des *Anfanges
in der Adventitia* bzw. *um und in den Vasa vasorum* der Außenschichten der
Gefäßwand folgt, umfaßt vor allem folgende Forscher: KÖSTER, LEWIN, SCHMAUS,
MAURIAC, SIEMERLING, BÖTTIGER, PICK, OBERMEIER, GOLDSBOROUGH, LAMY,
STANZIALE, MARCHAND, SOTTAS, WENDELER, GRAF, WEYGANDT, SCHWARZ,
NAGANO, NONNE-LUCE, BENDA, VERSÉ, STRASMANN, BEITZKE, KRAUSE, PIRILÄ,
STAEMMLER. Dabei nimmt LEWIN mehr von allgemeinen Gesichtspunkten aus-
gehend im Sinne v. BAUMGARTENs eine Einwirkung des syphilitischen Virus
vom Lymphgefäßsystem aus und so Beginn der Veränderungen von der Adven-
titia aus an. STANZIALE verfolgte die ersten Veränderungen in der Adventitia
in Gestalt von Entzündungen besonders um die Vasa vasorum mit spärlicher
Bindegewebsneubildung, aber ziemlich bedeutender Gefäßneubildung. Die
Intima schließe sich sekundär mit Wucherung an, während die Media erst
später Veränderungen, vor allem allmähliche Druckatrophie, eingehe. MAR-
CHAND betont auch, daß die syphilitischen Veränderungen entzündlicher Natur
in Gestalt einer Infiltration seien in Verbindung mit Neubildungsvorgängen und
daß sie von den gefäßhaltigen Gebieten der Adventitia ihren Ausgang nähmen.
HEUBNER gibt er zu, daß bei einer so veränderten Arterie die dann erst einsetzende Verdickung der Intima scheinbar selbständig auf größere Strecken
fortschreiten kann.

Sehr deutlich schildert an Hand seines besonders klaren und lehrreichen
Falles das Vorrücken der entzündlichen Vorgänge von außen nach innen STRAS-
MANN. ,,Immer dort, wo eine Entzündung der Adventitia besteht, findet sich
eine Intimawucherung. Greift die adventitielle Entzündung der Vasa vasorum
auf die Umgebung, auf die Media und Elastica über, zerstört die letztere gar,
so kommen auch Gefäße in die Intimawucherung hinein. Hier entstehen wieder
um dieselben an den Gefäßverlauf geknüpfte Entzündungserscheinungen und
neue, das Lumen weiter verengende Intimawucherung ist die Folge. Der pathologische Reiz, dessen Angriffspunkt allem Anschein nach jedenfalls bei den
größeren Gefäßen in die Vasa vasorum zu legen ist, veranlaßt eine starke Hyperämie der äußeren Wandschichten mit starker Zellwucherung und dementsprechend auch eine auffällige Proliferation der endothelialen Elemente,
denen durch die reichliche Gefäßversorgung der granulierenden Neoplasien
der Peripherie der nötige Nährboden für ihr Wachstum geliefert wird."

Eine sehr gute Schilderung des histologischen Werdeganges, der ich mich
ganz anschließen möchte, gibt BENDA. Die ersten allein an der Arterie oder in
Verbindung mit ausgebreiteten menigealen Infiltraten auftretenden Veränderungen bestehen in einem vollständigen oder teilweisen Ring kleinzelliger Infiltrate an der Grenze von Adventitia und Media, und zwar klingen die Vorgänge

in das periarterielle Gewebe diffuser ab, während sie gegen die Media fast scharf abschneiden. Das Infiltrat besteht in der Peripherie aus Lymphocyten und Epitheloidzellen, in der Mitte aus vielfach bandartig zusammengelagerten Leukocyten. Diese Leukocyten markieren immer Gebiete mit Karyorhexis und Kernschwund auch scholliger Protoplasmabeschaffenheit bei annähernd erhaltener Zellform, d. h. nekrotisierende Abschnitte. Schon während des zartesten periarteriellen Infiltrates tritt eine starke Intimawucherung vom frischen Heubnerschen Typus auf, welche von der schmalen subendothelialen Bindegewebslage oder den der Membrana fenestrata anliegenden Zellen ausgeht. Diese Intimawucherung entspricht zunächst genau den Adventitiaherden, breitet sich aber bald weit über deren Bereich aus. Zu den Adventitiaveränderungen kann auch in frischen Fällen weitgehende leukocytäre Infiltration der Media und Intima hinzukommen. Benda hebt vor allem die gummöse Form (vgl. unten) und die weitere Ausbreitung solcher Vorgänge gegen die inneren Häute hervor. Wenn sie ihren Höhepunkt überschritten haben, können sie, wie alle syphilitischen, durch Resorption der zelligen Exsudate, Vascularisation und Organisation in Heilung übergehen. Leichte Fälle können so ohne nachweisbare Spuren verschwinden. Aber die obliterierende Intimawucherung bleibt bestehen. Selten ist so die Gefäßlichtung ganz verschlossen; Septenbildungen können, wie das besonders auch Marchand beschrieben, die Gefäßlichtung teilen, nach Benda hat dies nur in der Nähe von Teilungsstellen der Arterien statt, wo sich der Kanal für das abzweigende Gefäß innerhalb der Intimaproliferation bereits eine ganze Strecke vor dem äußeren Abgang vom Hauptlumen abgabelt. Auch Benda betont also mit Recht, daß sich die Vorgänge stets zuerst in der Adventitia abspielen. „Hieraus ergibt sich, daß es nur *eine* syphilitische Arteriitis gibt, die syphilitische Periarteriitis Baumgartens und daß alles andere nur verschiedene Entwicklungsstadien, verschiedene Grade der Intensität und Extensität desselben Prozesses sind." Versé spricht sich hier auch durchaus scharf im gleichen Sinne aus, wenn er schreibt „auf Grund der Untersuchung dieser sechs Fälle glaube ich mit Sicherheit sagen zu können, daß auch bei der Arteriitis syphilitica der Prozeß *von außen nach innen* fortschreitet. An der ursprünglich unveränderten Arterie setzt er stets in der Adventitia bzw. in der Lymphscheide ein". Nach Erwähnung der verkäsenden (gummösen) Form fährt er fort: „der Endeffekt sind kleine Medianarben und eine persistierende Intimaverdickung (Endarteriitis luetica Heubners)". Stämmler fand in einem Falle die Adventitia am stärksten beteiligt, von wo aus die entzündlichen Infiltrate in die stark geschädigte Media vordrangen, während die Intima fast unverändert war.

Und endlich *diejenigen Untersucher*, die *teilweise wenigstens* von der Heubnerschen wie der Baumgartenschen Ansicht abweichen bzw. zwischen beiden vermitteln. Zunächst sind einige Forscher zu nennen, welche die *Media in den Vordergrund stellen*. So Rumpf. Er verlegte den Beginn in das Capillarsystem der Media, und zwar entweder an ihrer Grenze zur Membrana elastica der Intima, so daß sich die Infiltration in die Intima ausbreite, oder an der äußeren Mediagrenze, so daß dasselbe in die Adventitia statt habe. Die Media selbst setze den besten Widerstand entgegen und bleibe so meist unberührt. So glaubte Rumpf den Widerspruch zwischen der Heubnerschen und Baumgartenschen Darstellung überbrücken zu können. Orlowski schloß sich ihm an. Auch Gowers ließ die Media hauptbeteiligt sein. Alelekoff sowie Bristowe und Hudélo nahmen an, daß *sowohl die Intima wie die Adventitia* den Anfangssitz der Veränderungen darstellen können. Laveran beschrieb in einem Falle Endarteriitis sowie Periarteriitis ohne auf die grundsätzliche Frage, wo die Veränderungen ihren Ausgangspunkt genommen, weiter einzugehen. Abramow nahm, nachdem er erst alle 3 Schichten unabhängig voneinander sich verändern ließ, später auch an, daß die Intima und Adventitia unabhängig von einander und selbständig von der Veränderung ergriffen werden können. Allerdings schien es ihm, daß eine Infiltration der Adventitia dem Vordringen der wuchernden Intimazellen durch Schwächung der Gefäßwand erst den Weg ebnen müsse. Diese nicht viel sagende Erklärung läuft, auch in der Begründung „für diese Voraussetzung kann der Umstand sprechen, daß es uns niemals gelang, eine solche Intimawucherung ohne Vorhandensein einer Adventitiainfiltration nachzuweisen", tatsächlich auf den BAUMGARTENschen Standpunkt hinaus (im übrigen lassen die Fälle ABRAMOWs keine bindenden Schlüsse für die syphilitische Cerebralarterienveränderung zu, da der eine ohne Veränderungen der Gefäße des Zentralnervensystems wohl sicher eine Periarteriitis nodosa darstellt und der andere wohl auch eine solche bzw. einen Übergang zwischen ihr und einer syphilitischen Arteriitis, vgl. VERSÉ). OPPENHEIM hält die Möglichkeit aufrecht, daß alle drei Gefäßhäute unabhängig voneinander syphilitische Veränderungen eingehen können; ähnlich GREIFF sowie DARIER. FABIUJI hält es auch für möglich, daß die Syphilis alle drei Wandschichten ergreift, dabei aber die Media am wenigsten. Er schließt auch auf eine gewisse Unabhängigkeit der Erkrankung der einzelnen Gefäßwandschichten. Bei den Veränderungen der Intima unterscheidet er einen mehr akuten und einen chronischen Typus mit Übergängen. Die Media soll nur in den fortgeschrittensten Fällen ergriffen und zuletzt durch ein dann vernarbendes Granulationsgewebe ersetzt werden und dies hänge wahrscheinlich mit den entzündlichen, dann auch bindegewebigen Wucherungsvorgängen der Adventitia zusammen. Zum Schlusse seien alle drei Wandschichten unter Vernichtung ihres Eigenbaues gleichmäßig ergriffen.

Überschauen wir diese verschiedenen Schilderungen und Auffassungen, so ist es wahrscheinlich, daß vor allem *verschiedene Stadien zu verschiedenen Schlüssen geführt haben*, auch brauchen nicht alle Fälle nach einem Schema gleichmäßig zu verlaufen. Unter den hier aufgezählten Abhandlungen finden sich auch manche schon länger zurückreichende, als der Streit um das erste Ergriffensein der Wandschichten noch ein akuterer war. Allmählich haben sich fast alle Untersucher und Beschreiber auf den ursprünglich von v. BAUMGARTEN vertretenen und *jetzt wohl allgemein anerkannten Standpunkt gestellt, daß der Ausgangspunkt in der Adventitia, und zwar in den hier eintretenden Vasa vasorum liegt*. Wir sehen die starken Berührungspunkte zur Aortenlues, wenn dort auch die Media, die ja in den Gefäßen von elastischem Typus auch einen anderen Bau aufweist, eine größere und ausschlaggebendere Rolle spielt. Der *Name Endarteriitis syphilitica bedeutet* also für die Gehirnarterien *nicht den Anfang bzw. eigentlichen Werdegang der syphilitisch bedingten Ereignisse, sondern einen Folgezustand. Dieser tritt aber gerade hier bald ein und beherrscht vor allem schnell das Bild.*

Darum ist es wohl verständlich, daß HEUBNER einst hier den Ausgangspunkt sah. So hebt ja, wie erwähnt, MARCHAND hervor, daß die Intimawucherung anscheinend selbständig erscheinen und sich auf größere Strecken ausdehnen kann. Und wichtig ist in dieser Beziehung was VERSÉ besonders aus seinem ersten Falle schließt, daß hier nur verhältnismäßig geringe Schädigung der Außenhäute zurückblieb, aber die Intimawucherung in ihrer ganzen Mächtigkeit stationär blieb. „Sie bildet das bleibende Merkmal der mehr oder weniger akut bzw. chronisch verlaufenden, in den Außenhäuten einsetzenden Erkrankung." JORES schreibt in seiner Bearbeitung der Arterien im HENKE-LUBARSCHschen Handbuch zwar auch, der allgemeinen jetzigen Auffassung entsprechend, „indessen geht wohl in allen Fällen die Entzündung vom adventitiellen Gewebe

auf Media und Intima über. Diesen Standpunkt hat Baumgarten gegenüber
Heubner verfochten, der den Beginn der Erkrankung in die Intima verlegte".
Aber er setzt doch hinzu: „Indessen ist an der Auffassung Heubners das richtig,
daß die Intimawucherung eine gewisse Unabhängigkeit von den periarteriitischen
und mesarteriitischen Prozessen zeigt, insofern sie über die Ausdehnung der
Entzündung in den anderen Häuten hinausgehen kann", wie auch Schmaus-
Sacki schon 1901 den Intimaveränderungen für manche Fälle eine mehr selb-
tsändige Bedeutung zusprachen. Eine ähnliche Auffassung hat auch Dürck
an der Hand mehrerer Fälle genau dargelegt. Besonders in seinem 3. Falle
beschreibt er neben echt gummösen Veränderungen eine Durchsetzung der
Adventitia, auch Media, mit Rundzellhaufen; alle diese Veränderungen greifen
nur hie und da durch die Elastica interna auf die Intima über. Andererseits
beschreibt er Proliferationsvorgänge an der Intima, die er als ganz unabhängig
von den periarteriitischen Vorgängen und ihnen rein nebengeordnet anspricht.
Diese Wucherung in der Intima leitet Dürck im übrigen im Gegensatz zu
Heubner nicht von den Endothelien derselben ab, sondern von der zwischen
ihnen und der Membrana fenestrata gelegenen sog. Langhansschen Zellschicht,
welche auch Riesenzellen bilde, während unter diesen wuchernden Zellen das
Endothel frühzeitig unterzugehen scheine. In der Aussprache zum Dürckschen
Vortrag nahm v. Baumgarten doch Endothelien als Ausgangspunkt an. Nach
allem Dargelegten ist es *leicht zu verstehen*, daß Heubner *diese stärkere Intimawucherung für das erste*, die Vorgänge einleitende *hielt; hier muß aber seine Auffassung eine Richtigstellung erfahren*, die seiner für dies ganze Gebiet grundlegenden Forschungsarbeit natürlich keinen Eintrag tut.

Die Verfolgung der syphilitischen Veränderungen der Arterien des Zentralnervensystems galt in erster Linie den Gehirngefäßen, und so war immer von
ihnen die Rede. Es muß aber hinzugesetzt werden, daß die gleichen Veränderungen *auch an den Arterien des Rückenmarkes* festgestellt wurden, so schon bis
1899 (zit. nach Abramow) vor allem von Marinesco, Möller, Greiff, Schmaus,
Siemerling, v. Leyden, Pick, Jürgens, Böttiger, Lamy, Knapp, Orlowski.

Die beschriebenen Veränderungen entsprechen der Heubnerschen Endarteriitis syphilitica. Es kommen nun die Fälle hinzu, in denen sich, bei sonst
ähnlichen Verhältnissen der Arterien des Zentralnervensystems, besonders des
Gehirnes, *echte gummöse Veränderungen* finden, die syphilitische Entstehungsursache in diesen besonders gekennzeichneten Fällen außer Frage setzen. Allerdings greifen Gummata der Umgebung öfters auf die Gefäße über, wie dies
schon Virchow bekannt war, hier auch v. Baumgarten, später z. B. Schröder
hervorhob. Aber gerade v. Baumgarten beschrieb auch als erster selbständige
gummöse Veränderung der Gehirnarterienwand schon 1878 und erneut einen
einwandfreien Fall 1881. Auch z. B. Hoffmann, Brasch, Lamy, Sottas,
Rumpf, Nagano, Abramow, Saathoff, Fabinji, Versé (sein Fall 4), Dürck
oder Schröder teilten später Fälle mit echten miliargummösen Bildungen
mit. Im Schröderschen Falle waren an vielen Stellen der Arterien der Gehirnbasis und der Gehirnmantels schon mit bloßem Auge kleine Gummata zu
erkennen, was auch sonst oft der Fall ist. Neben den Gummata bestehen auch
hier besonders um Vasa nutritia in Media und Adventitia Rundzellanhäufungen
und ferner sekundäre Intimawucherung, die nach Marchand oft in der der
Gefäßlichtung benachbarten inneren Schichte eine Sammlung zarter spindel-
und sternförmiger Zellen aufweist, während die äußeren Schichten Rundzellen
oft so zahlreich, daß sie die elastische Membrana fenestrata verdecken, zeigen.
Immerhin sind *solche sicheren Gummata* doch auch hier im Schrifttum *nicht
sehr häufig* vertreten. Einige andere Untersucher beschrieben in Granulationsherden Riesenzellen und sprechen daher von einem mehr gummösen Charakter,

so PIRILÄ oder HARBITZ. Letzterer sah besonders im Randgebiet der Intimawucherung Riesenzellen mit randständigen Kernen, stellenweise in Massen
gelegen, HEUBNER hat die Riesenzellen schon beschrieben und auch z. B. LITTEN,
LEWIN, STANZIALE, FABINJI, VERSÉ, DÜRCK fanden Riesenzellen. VERSÉ legt
dar, daß es sich hier zum großen Teil um Fremdkörperriesenzellen mit Ein-
schlüssen von Kalk oder Elastica handelt.

Es ergibt sich nun nach dem Gesagten eine *Einteilung* der syphilitischen
Veränderungen der Cerebralarterien von selbst, wie sie besonders MARCHAND
scharf vorgenommen hat, in: 1. *die Endarteriitis luica im HEUBNERschen Sinne,
besser als Arteriitis luica bezeichnet,* um Verwechslungen, daß der Anfang in der
Intima läge, vorzubeugen, 2. *in die gummöse Form.* Auch SCHMAUS und SACKI
teilten ähnlich in diese beiden Formen ein. MARCHANDS Schüler VERSÉ, welcher
darlegt, daß ein abschließendes Urteil, welches eine Einteilung in Früh- und
Spätformen erlaubte, noch nicht möglich ist und daß man bei Zugrundelegung
der Hauptveränderungen unbedingt den HEUBNERschen Typus beibehalten
muß, teilt nach dem Ausgangspunkt der Erkrankung ein in 1. eine diffus-
infiltrierende und 2. eine gummöse Form, was, wie auch VERSÉ erwähnt, im
Grunde genommen ja auf die MARCHANDsche Einteilung hinauskommt. VERSÉ
hebt auch hervor, daß in beiden Fällen die Veränderungen in der Adventitia
bzw. im perivasculären Lymphraum ihren Ausgang nehmen und die Intimawucherung die Folge ist. Er betont aber mit gutem Grunde auch besonders,
daß zwischen den beiden Haupttypen zahlreiche Übergänge bestehen. Hierher
rechnet er eine mehr knötchenförmige Granulationsbildung in den Außenhäuten mit beginnendem Zerfall im Frühstadium, die dann in die HEUBNERsche
Form übergehen soll. Diese *nicht scharfe Abgrenzung der gummösen und weniger
kennzeichnend entzündlichen Formen* entspricht ganz unserem auch für die
Aortenlues eingenommenen Standpunkt. Nicht anzuerkennen ist die von
OPPENHEIM gegebene Einteilung in 1. gummöse Periarteriitis, 2. die HEUBNER-
sche Endarteriitis und 3. eine Kombination von infiltrativer Peri- und Mesarteriitis und analoger oder HEUBNERscher Erkrankung der Intima, weil sie
für einen Teil der Fälle auf die HEUBNERsche Ansicht vom wirklichen Beginn
der Erkrankung in der Intima zurückgreift. Und aus dem gleichen Grunde ist
auch die von DARIER später noch gegebene, noch etwas verwickeltere Einteilung
nicht gut, welche auch in ihrer dritten Abteilung den Ausgangspunkt zu sehr
verwischt. DARIER unterscheidet nämlich: 1. die HEUBNERsche Endarteriitis
luetica, 2. die BAUMGARTENsche Periarteriitis und gummöse Arteriitis und
3. eine Panarteriitis; letztere teilt er wieder in zwei Abteilungen ein, a) die akute
Panarteriitis mit diffuser zelliger Infiltration der ganzen Wand und b) die
fibröse Panarteriitis, welche einem späteren Stadium entspricht, oder sich
langsam selbständig so entwickeln und dann den histologischen Untergrund
für die von DARIER so bezeichnete „variété ectasiante" und Aneurysmen (s. u.)
abgeben soll. NONNE und LUCE trennen, indem sie den Übergang von den
Meningen aus, wovon noch die Rede sein wird, u. dgl. dazu nehmen, in vier
Formen syphilitischer Hirngefäßveränderungen: 1. Rein mechanische Schädigung
der Gefäße durch syphilitische Produkte in den Hirnhäuten oder im Zentral-
nervengewebe selbst, 2. Übergang gummöser oder syphilitischer entzündlicher
Veränderungen vom benachbarten Gewebe aus, so daß die Arterien das Bild
der Peri-Meso- und Panarteriitis bieten. 3. Syphilitische Entzündung der
Adventitia und Media von den Vasa vasorum und sekundäre Endarteriitis im
Sinne HEUBNERS. Echte Gummata können sich dazu gesellen. 4. Disposition
der Lues zu unkennzeichnender Gefäß-Atherosklerose. Die entzündliche Form 3
ist die häufigste. BENDA macht an dieser Einteilung einige wohl berechtigte
Aussetzungen. Gruppe 1 könne fallen gelassen werden, da die mechanische

Schädigung der Arterien ohne Miterkrankung ihrer Wand bei Lues nicht vorkomme; die Gruppen 2 und 3 könnten vereinigt werden, da die Arterienveränderung in beiden Fällen in der gleichen Weise ablaufe, sie allein vorhanden
sein könne oder auch zugleich mit Veränderungen der benachbarten Meningen
und des benachbarten Gehirnes, ohne daß man nachweisen könne, wo der
primäre Sitz gewesen sei. Und mit Recht hebt Benda hervor, die Dariersche
Einteilung sei keine Entscheidung, sondern eine Umgehung der strittigen Punkte.
Genetisch abgegrenzt müsse die Panarteriitis ausscheiden, da nach der Meinung
aller Untersucher der Vorgang in einer Haut beginne und auf andere erst

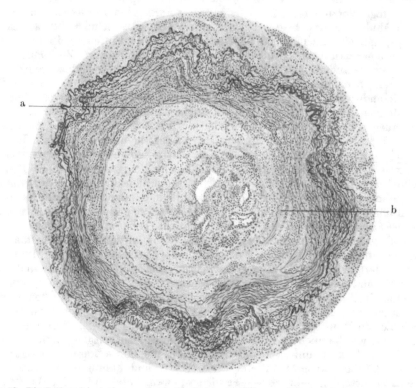

Abb. 53. Die Intima ist stark gewuchert, die Lichtung völlig verschlossen; durch Vascularisation
bestehen einige neue kleine Lücken. Die Elastica interna ist besonders durch Einlagern von Granulationen (deutlich bei a) in vielen Lagen aufgesplittert; feine Fasern in die gewucherte Intima hinein
sind auch neugebildet. Elastica-Färbung nach Weigert.

übergreife: die Darierschen Bilder kennzeichneten seine „Panarteriitis" ohne
weiteres als eine im Wesen periarteriitische Erkrankung, die sich bis auf die
Intima ausbreite.

Ähnlich wie bei der Aortenlues der Heller-Döhlesche Typus überwiegt und
somit der wichtigere ist, so ist dies eben auch hier, wie dies z. B. auch schon
Kahane betonte, mit dem Heubnerschen der Fall. Hier wie dort sind *echte
gummöse Formen weit seltener*. Mit Recht hebt Benda noch hervor, daß an
den Gehirnarterien Verbindung syphilitischer Arteriitis mit Atherosklerose
weit seltener ist als an der Aorta.

Ein Punkt endlich, der längere Zeit eine Auseinandersetzung unterhielt,
ist noch ein histologischer, nämlich das *Verhalten der Elastica*. Wie schon
gestreift, nahm Heubner an, daß die zweite Membrana fenestrata als ein

Ergebnis von elastischer Neubildung von seiten der gewucherten Intima anzusprechen sei. Eine *Neubildung von Elastica*, gegebenenfalls in Wiederholung, vertrat auch v. BAUMGARTEN und auch OBERMEIER, ORTH, STANZIALE, WENDELER, LEWANDOWSKY nehmen eine solche Neubildung an. Andererseits sprach PICK (1898) die doppelte Membrana fenestrata nicht als neugebildet, sondern als abgehoben an, indem Einlagerung neugebildeter Gewebsmassen die alte Membran aufsplittere. Auch vor allem MARCHAND bezieht die mehrfache elastische Membran auf *Auseinanderweichen der alten durch die syphilitische Gewebswucherung*. Ähnlich CORNIL, RUMPF, v. RAD, ABRAMOW, NAGANO, ALZHEIMER, NISSL. ATELEKOFF nimmt Vermehrung der elastischen Lamellen durch Aufsplitterung sowie durch Neubildung an, NONNE desgleichen, und auch VERSÉ spricht von direkter Neubildung, „die eine ebenso große Rolle (wie die Abspaltung) hier spiele". Ähnlich DÜRCK, der zwar Bilder für die Auffaserung der Elastica anführt, aber hinzusetzt, daß er eine wirkliche Neubildung von jungen elastischen Fasern in der endarteriitischen Zellwucherung unabhängig von der alten zerfaserten Elastica interna zweifellos beobachtet habe. Wenn VERSÉ meint, daß a priori nicht einzusehen sei, warum eine direkte Neubildung nicht vorkommen solle, da die Fähigkeit der Intimawucherung neue elastische Fasern zu bilden von JORES auch im Tierversuch festgestellt sei, so ist dies nach der heutigen Auffassung der Ausbildung mesodermaler Strukturen (besonders HUECK) erst recht der Fall. Es ist nur die Frage, ob bei einer solchen wohl als sicher anzunehmenden Neubildung von elastischen Fasern in der gewucherten Intima dies sich auch auf die mehrfachen Lagen der Membrana fenestrata bezieht, bei der man unbedingt den Eindruck des Auseinanderweichens, der Aufsplitterung durch Einlagerung von neuem Gewebe hat. Die Ansicht einer *doppelten Entstehung* (vgl. Abb. 53) in diesem Sinne vertritt auch sehr scharf BENDA. Er sagt, das Vordringen der Infiltration von der Media auf die Intima löse die Membrana elastica an der Grenze nicht eigentlich auf, aber bewirke Dissoziation der die dickeren elastischen Membranen zusammensetzenden Platten. Es handele sich also um Aufspaltung in mehrere Membranen, deren jede erheblich dünner als die ursprüngliche sei, von Neubildung sei hier keine Rede. Dies erkenne man deutlich, wenn der Prozeß nur einen kleinen Teil der Gefäßperipherie einnähme, daran, daß die Elastica-Verdoppelungen nur innerhalb dieses Abschnittes beständen und dann wieder zusammenflößen, wie auch an der Einlagerung von neuem (gummösen bei BENDA) Gewebe. Andererseits aber betont BENDA für die Intimaproliferation, welche auf die Intima übergreifende Gummata innen gegen die Gefäßlichtung hin bedecke — und dasselbe darf man wohl für die mehr selbständigen, wenn auch sekundären Neubildungsvorgänge in der Intima annehmen — Neubildung feiner elastischer Fasern, zuweilen auch einer inneren elastischen Grenzlamelle gegen das Endothel hin. Daß auch nach der Organisation und narbigen Umwandlung die mehrfachen elastischen Membranen bestehen bleiben, sah schon HEUBNER, und er glaubte, daß die von ihm angenommene Neubildung einer Membrana fenestrata stets einen Stillstand in der Entwicklung der Intimaneubildung bedeute. Hierin folgten ihm besonderes OBERMEIER und WENDELER, und letzterer sieht so in den verschiedenen Neubildungen der Membrana fenestrata gleichsam Abdrücke der einzelnen Schübe der Erkrankung. Auch VERSÉ nimmt, ohne allgemein hierzu Stellung nehmen zu wollen, etwas Ähnliches für seinen 1. Fall als zutreffend an. BENDA, der erwähnt, daß man auch im späteren Endzustand noch die doppelte Herkunft aus Abspaltung und Neubildung erkennen könne, erklärt die Frage, ob mehrfache Lamellen in der angeführten Weise durch Rezidive der obliterierenden Intimaproliferation zustande kommen, für noch unentschieden (vgl. auch oben das über Stillstände und Rezidive allgemein gesagte). Hatte WENDELER einst gemeint, daß die Bildung einer neuen Membrana fenestrata für die syphilitische Arterienerkrankung kennzeichnend sei und sie von Arteriitiden sonstiger Entstehungsart unterscheide, so hat SCHWARZ darauf hingewiesen, daß eine Verdoppelung der Elastica bei Thromboarteriitis vorkommen könne und vor allem hat FABINJI zweifellos mit Recht betont, daß das gleiche bei sonstigen endarteriitischen Vorgängen auftreten kann und in keiner Weise für Syphilis kennzeichnend ist.

Wie schon gestreift kann durch ungleichmäßige Durchsetzung der Gefäßlichtung durch die *Intimawucherung* nicht nur der Rest der Lichtung exzentrisch gelagert werden, sondern es können *durch Überbrückungen* auch *mehrere Lichtungen* entstehen, wie dies besonders MARCHAND beschrieb, deren zwei (z. B. WEYGANDT, WICKEL) oder selbst viele (MARCHAND).

Auch bei der Cerebralarteriensyphilis ist der Erreger, die *Spirochaete pallida, nur in einem Bruchteil der Fälle nachweisbar*. Schon sehr frühzeitig (1906) glückte es als erstem BENDA, bei einem 42jährigen Manne mit sicherer Lues,

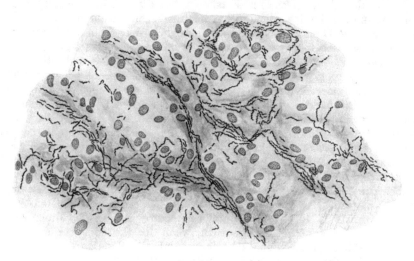

Abb. 54. Adventitia der A. cerebelli sup. In Zügen liegende Spirochätenhaufen.
[Aus STRASMANN: Beitr. path. Anat. 49 (1930), S. 435, Abb. 3.]

bei dem insbesondere die intraduralen Endabschnitte der Carotiden frisch syphilitisch verändert und thrombosiert gefunden wurden (Erweichung der Großhirnhemisphäre), in einem Herd in der Adventitia Spirochäten in großen Massen, zum Teil in körnigem Zerfall, nachzuweisen. Dann hat STRASMANN in seinem schon erwähnten Falle eines 26jährigen Mannes mit schweren syphilitischen Veränderungen der Gehirngefäße, 1³/₄ Jahre nach der syphilitischen Infektion, Spirochäten besonders gut und auch in ihrer Lage besonders schön verfolgen können. Er fand sie in der Adventitia (vgl. Abb. 54) und in der Lymphscheide in außerordentlich großen Massen, zum Teil bildeten sie in Längsreihen angeordnet ein zierliches Rankenwerk, an die Bindegewebszüge sich anschließend, in der Media waren sie in kleineren Massen zu sehen und in der gewucherten Intima nur ganz vereinzelt. Die Spirochäten fanden sich in endarteriitisch veränderten Vasa vasorum in der Wand und in deren Umgebung, auch sonst stets in entzündeten Gebieten der Adventitia und, wenn auch etwas diffuser, in der Media. Im geronnenem Blutinhalt des Gefäßes fanden sich nie Spirochäten. Sie wandern sicher von außen nach innen in die Gefäßwand und ihr erster Angriffspunkt liegt in den Vasa vasorum und der adventitiellen Lymphscheide. SÉZARY fand in einem Falle von Endarteriitis syphilitica der Arteria cerebri media mit Infiltration der Adventitia, in deren Umgebung sich auch verkäste Gummata nachweisen ließen, ziemlich zahlreiche Spirochäten, und zwar nur in und in der Umgebung der Gummiknoten. Auch KRAUSE konnte bei Meningitis und HEUBNERscher Endarteriitis in den Wandungen der infiltrierten Arteria basilaris Spirochäten auffinden. Ganz besonderes Glück hatte PIRILÄ, indem er in 3 Fällen von syphilitischer Cerebralarterienerkrankung die er untersuchte, in allen 3 Spirochäten in den veränderten Gefäßwandungen nachweisen konnte, einmal in Gefäßen der Gehirnbasis, 1mal in der Arteria fossae Sylvii und 1mal in der Arteria cerebrelli inferior. Die Spirochäten fanden sich zum Teil herdweise besonders in der Adventitia der Gefäße, ferner in der Media. In einem Falle mit mehr gummösem Charakter der Granulationsherde und mit Nekrose waren sie in der Umgebung letzterer in ungeheuren Massen nachweisbar. Dann ist hier SIOLI zu nennen (vgl. Abb. 55). Hier handelte es sich um Endarteriitis syphilitica im HEUBNERschen Sinne und zudem, wovon noch die Rede sein wird, um solche der kleinen Hirnrindengefäße bei einem 50 Jahre alten Manne. Es fand sich in der Basilaris eine polsterartige Intimawucherung und an einer Stelle eine Elasticazerstörung und gerade hier eine herdförmige Anhäufung von Spirochäten, die besonders fein und dünn erschienen; einzelne oder mehrere Spirochäten fanden sich auch sonst in allen 3 Gefäßwandschichten, ferner solche auch auffallenderweise im geronnenen Blute in der Gefäßlichtung der Arteria basilaris, hier eigentümlich zusammengeknäult (daß sich Spirochäten auch in der basalen Pia fanden, sowie im Gehirn, zum Teil in deutlichen Beziehungen zu kleinen Gefäßen, wovon noch später zu reden ist, sei hier nur erwähnt). Andererseits haben sehr viele Forscher auch hier vergebens nach den Spirochäten gesucht; so schon VERSÉ, BUSCHKE-FISCHER, v. GIERKE oder z. B. noch vor wenigen Jahren MAHAMUD,

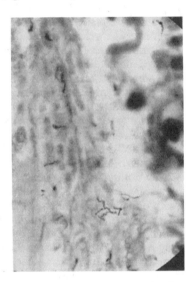

Abb. 55. Spirochäten in der Adventitia der syphilitisch veränderten A. basilaris. [Aus SIOLI: Arch. f. Psychiatr. 66 (1922)].

der 4 Fälle vergeblich daraufhin untersuchte. Immerhin sind die positiven Befunde mit der Aorta verglichen, unter Berücksichtigung der Häufigkeitsunterschiede, etwas zahlreicher, was wohl (vgl. unten) damit zusammenhängt, daß die Erkrankung hier eine frühere nach der Infektion ist.

Der *Sitz* der im einzelnen geschilderten Hirngefäßsyphilis ist insbesondere die *Gehirnbasis*. Wohl am häufigsten werden Veränderungen der *Arteria basilaris*, die schon GOWERS oder v. STRÜMPELL als Vorzugssitz bezeichnen und für die SAATHOFF, der selbst hier 3 Fälle beschrieb, eine ganze Reihe aus dem Schrifttum zusammenstellte, und des *Endes der Carotis* beschrieben. BENDA gibt an erster Stelle an die vordere Hälfte des Circulus arteriosus Willisii, die Carotis cerebralis, die Arteria cerebralis anterior und media in den ersten 2 cm nach ihrem Ursprung, an zweiter Stelle die Arteria basilaris und die letzten Zentimeter der Arteriae vertebrales vor ihrer Vereinigung, während die Arteria cerebralis media seltener, die Arteria cerebralis posterior, die Rückenmarksarterien und die kleinen Äste der Convexität ganz selten befallen seien.

Die Gehirnarteriensyphilis kann selbständig und isoliert auftreten, ist aber *zumeist mit syphilitischen Veränderungen der weichen Hirnhäute verbunden.* Dabei wird in manchen Fällen angenommen, daß die Arterienveränderung das erste ist, von hier aus die syphilitische Veränderung erst die Hirnhäute ergreift, so z. B. von Wendeler oder von Saathoff, der dies für die Regel hält, oder aber umgekehrt, wie dies Nonne oder Strasmann schildern. Zu allermeist aber wird nicht feststellbar sein, was zuerst erkrankt war. Saathoff hat in seiner Arbeit unter Heller eine Einteilung danach vorgenommen, ob nur die Arteria basilaris ergriffen war, oder mit dieser zugleich benachbarte Arterien, oder ob diese Gefäßveränderung mit syphilitischer Entzündung der benachbarten Hirnhänte verbunden war, und erklärt letzteres, sicher mit Recht, für das häufigste.

Hier ist nun eine besondere Form der *Verbindung der syphilitischen Arteriitis* der Gehirngefäße mit syphilitischer Meningitis zu erwähnen, wobei die *akute Leptomeningitis in Gestalt knötchenförmiger Bildungen* auftritt. Dürck hat diese Form zuerst beschrieben, und zwar 3 Fälle bei erworbener, 2 bei angeborener Syphilis. Die größeren Gefäße zeigten typisch endarteriitische Veränderungen im Sinne Heubners bzw. Gummiknötchen (im 3. Falle), wenn auch verschieden stark, daneben aber bestanden in den weichen Hirnhäuten der Basis, bzw. von hier ausgehend, Knötchen, welche perivasculär angeordnete Rundzellenhaufen oder echte, zentral verkäsende Gummen darstellen und Tuberkeln sehr gleichen können. Hatten daher in der Aussprache Lubarsch, Schmorl, Henke den Verdacht geäußert, es möchte sich um Tuberkulose handeln, wobei auch ganz gleiche Arterienveränderungen auftreten könnten, so erwähnte andererseits Versé, daß in einem seiner Fälle von Arteriitis syphilitica der Gehirnarterien (vgl. oben) auch solche kleine verkästen Knötchen sich in den weichen Hirnhäuten fanden, konnte auch H. Albrecht über zwei ähnliche syphilitische Fälle berichten und Dürck darauf hinweisen, daß in 4 seiner 5 Fälle Tuberkulose auszuschließen, syphilitische Infektion bekannt war. Sodann hat Beitzke über dieselbe Form wie Dürck berichtet und sich ganz auf seinen Standpunkt gestellt. Er betont entgegen den Einwänden, daß die tuberkulöse Gefäßveränderung doch eine andere als die hier sich findende syphilitische ist. Bei der luischen liege von der Adventitia bzw. der adventitiellen Lymphscheide ausgehend im wesentlichen eine Panarteriitis vor, wobei die sekundäre Intimawucherung bis zum Verschluß der Gefäßlichtung führe, bei der Tuberkulose der Hirnarterien sei die Intimawucherung gering und ginge nicht bis zum Verschluß, der hier durch von außen eindringendes tuberkulöses Granulationsgewebe bewirkt werde. Auch die elastischen Fasern verhielten sich verschieden. So könne man, wie auch Nonne angibt, praktisch hier stets entscheiden, ob eine tuberkulöse oder syphilitische Veränderung vorliegt.

Die *Cerebralarteriensyphilis* tritt *weit häufiger früh nach der Infektion auf als die Aortenlues.* So gibt Mitterhuber bei einer Zusammenstellung von 39 Fällen an, daß in $1/_3$ derselben die Erkrankung sich schon in den ersten 3 Jahren post infectionem und nur in $1/_3$ erst nach 10 Jahren oder später einstellte. Benda betont, daß die Erkrankung den Charakter der Tertiärperiode trägt, aber schon frühzeitig auftreten kann, nach Naunyn sogar meist schon im ersten Jahre nach der Infektion. So sind eine ganze Reihe auffallend frühzeitig einsetzender oder gar schon tödlich endender Fälle bekannt gegeben worden. Stumpke beschrieb einen Fall, in dem 4—6 Jahre nach der Ansteckung schon schwere Arteriitis cerebralis bestand, die unter Erweichung der rechten Basalganglien zum Tode geführt hatte. Millard-Geffrier beschreiben einen Fall mit $5^1/_2$ Monaten, Griesinger, Möller sowie Alelekoff mit 6 Monaten, Nonne sowie Budaczynski mit 7 Monaten, Jolly, Darier und Spillmann mit

8 Monaten, BRASCH, BRAULT und DARIER mit 9 Monaten, SPILLMANN einen
anderen Fall mit 11 Monaten Zwischenzeit zwischen Infektion und Symptomen
bzw. Feststellung der syphilitischen Gefäßveränderung bei der Leichenöffnung.
Auch RUMPF bespricht einen ähnlichen Fall, LAMY sowie FICKELNBURG je einen
mit 1 Jahr Zwischenraum, SOTTAS beschreibt Fälle mit Erkrankung von seiten
des Rückenmarkes bzw. seiner Gefäße 11 Monate, 14 Monate und 2 Jahre post
infectionem. Auch BENDA erwähnt einen Fall von Cerebralarteriensyphilis,
der 1 Jahr nach der Infektion erkrankte und bald darauf starb. *In anderen
Fällen* aber — und das sind doch die *meisten* — setzten die *Veränderungen weit
später nach der syphilitischen Infektion*, öfters auch recht spät, ein.

Die frühzeitige Erkrankung bzw. überhaupt die Erscheinung, *daß die Gefäße
der Hirnbasis besondere Vorzugsorte* für syphilitische Gefäßerkrankung sind,
wurde wiederholt *mechanisch erklärt*. So weist SAATHOFF darauf hin, daß die
Lage der Basilaris unmittelbar auf dem häufig mit knöchernen Unregelmäßigkeiten versehenen Clivus Blumenbachii, so daß sie besonders leicht traumatischen
Reizungen unterliege, in dem Sinne vielleicht maßgebend sei, daß Traumen
für den Sitz syphilitischer Vorgänge eine gewisse Bedeutung haben sollen, eine
Auffassung für die ja, wie schon oben besprochen, bereits VIRCHOW eintrat.
Auch PITZNER meinte, die Arteria basilaris erkranke häufig, weil sie auf dem
unnachgiebigen Clivus Blumenbachii aufliegt, während von oben die Pons als
der kompakteste Hirnteil auf sie drückt. Und HEDINGER äußert auch, mechanische Schädigungen bzw. Inanspruchnahme könnten die Vorliebe der hinteren
basalen Hirnarterien, an syphilitischen Veränderungen und folgenden Aneurysmen
zu erkranken, erklären. Andererseits wird die Bevorzugung der Arterien des
Zentralnervensystems auch in *anatomischen Besonderheiten ihrer Wandungen*
gesehen, und wie mir scheinen will, mit Recht. So wies KÖSTER schon darauf
hin, daß die Gehirngefäße bis in ihre kleinen Äste hinein mit Nährgefäßen versehen sind. VERSÉ betont den Beginn der Vorgänge in den Lymphscheiden der
Gefäße, besonders an Hand seines ersten hierin besonders klaren Falles, und
schreibt: „in dem Vorhandensein dieses Lymphgefäßsystems aber erscheint
mir das punctum saliens gegeben zu sein bei der Entscheidung der Frage, warum
die Hirnarterien den Körperarterien gegenüber so sehr zur syphilitischen Erkrankung disponiert sind". Und auch STRASMANN sagt: „so erklärt sich auch
die Prädilektion gerade der Hirngefäße für diese Erkrankung, weil sie bis in
ihre kleinen Äste hinein mit Vasa vasorum und Lymphscheiden umgeben sind
und die Spirochäten zu ihrer Vermehrung speziell den Lymphstrom bevorzugen."
Dies scheinen mir auch wichtige Gesichtspunkte, weswegen die Arterien des
Zentralnervensystems und insbesondere die Basalgefäße des Gehirns in ver-
hältnismäßiger Häufigkeit fast allein unter den kleineren und mittelgroßen
Gefäßen von syphilitischen Veränderungen heimgesucht werden. Aber wenn
THOREL schrieb, daß er sich von häufigerem Erkranken der Gehirnarterien bei
Syphilitikern nicht überzeugt habe, daß man jedenfalls bei Aortensyphilis meist
völlig normale Gehirnarterien (bzw. nur mehr oder weniger stark einfach
atherosklerotisch) fände, so entspricht dies auch meinen Erfahrungen. Auch wir
finden syphilitische Veränderungen der Gehirngefäße unter unserem Sektionsmaterial nur äußerst selten. Jüngst betonte auch E. FREUND, daß sie bei weitem
nicht jene Häufigkeit besäßen, wie namentlich von klinischer Seite angenommen
werde. Und wenn BENDA, ein Hauptverfolger dieses ganzen Gebietes, auch
(1913) nach langer Beobachtungszeit von nur 16 eigenen Beobachtungen spricht,
so scheint mir dies auch für die immerhin nicht gerade große Häufigkeit der
Erkrankung zu sprechen, die man also, angeregt durch das berühmte Werk
HEUBNERs und da andere mittelgroße Körperarterien noch weit seltener ergriffen
werden, auch nicht überschätzen soll. *Auf jeden Fall hält die Zahl mit der*

ungeheuren der Aortenlues keinerlei Vergleich aus. Über vergleichende Zahlenangaben habe ich nichts gefunden, noch sonst Statistiken, welche Hinweise auf
die Zahl der Gehirnarteriensyphilis unter Sektionen usw. gäben. Eine Vermehrung derselben scheint auch, im Gegensatz zur Aortenlues, keineswegs eingetreten zu sein, eher hat es den Anschein des Gegenteils.

   Um so wichtiger ist aber die *Cerebralarteriensyphilis,* wenn sie entwickelt
ist, *wegen ihrer Folgen.* Diese sind natürlich gerade im Zentralnervensystem
ganz besonders schwer. Der allmähliche Verschluß der Gefäße durch die Endarteriitis und vor allem plötzlicher durch dazukommende Thrombose ruft natürlich *Ernährungsstörungen* und *Erweichungen im Gehirn* hervor. Allerdings ist
dabei auch zu berücksichtigen, daß, wie HEUBNER wiederholt betonte, die zum
Circulus arteriosus Willisii gehörenden Arterien keine Endarterien sind, so daß
sich also Kollateralen, die größere Erweichungen hintanhalten können, ausbilden können. Gerade auch deswegen sind Auftreten, Größe und Folgen von
Erweichungen, besonders schwer in lebenswichtigen Gebieten, natürlich von
der Größe der befallenen Gefäße und Gefäßstrecken und der Frage, welche
Gefäße befallen sind, abhängig. So schildert BENDA in einem Falle mit unvollständiger Thrombose der Arteria basilaris, aber bei Verschluß einer Arteria
pontis ganz schnellen Tod durch einen Erweichungsherd in der Brücke, während
auch er in anderen Fällen gewöhnlicher obliterierender Intimawucherung von
Ernährungsstörungen und Erweichungen spricht, die nicht unmittelbar, sondern
erst auf dem Wege über Hirnödem und Schluckpneumonien den Tod bewirken.

   Und noch eine Folge der syphilitischen Gehirnarterienveränderung in der
Wand dieser Arterien selbst steht in Frage, nämlich die *Ausbildung von Aneurysmen,* und damit natürlich auch die Gefahr ihres Durchbruches und so herbeigeführten Todes. Die Aneurysmen der größeren Arterien an der Gehirnbasis
sind an sich nicht gerade selten. So hat WALLESCH 224 Fälle intrakranieller
basaler Hirnaneurysmen aus dem Schrifttum zusammengestellt, BERGER
berichtete über 21 eigene Fälle (25 Aneurysmen). Nach WALLESCH sind die
Arteria fossae Sylvii mit 25,1%, die Arteria basilaris mit 16,1%, die Carotis
interna mit 13,9%, die Communicans anterior mit 13,2%, die anderen Arterien
mit kleineren Zahlen beteiligt. Von Aneurysmen der Arteria basilaris hatte
LEBERT schon 1866 31 zusammengestellt, v. HOFMANN 1894 deren 75. BUSSE
fand, daß nicht, wie sonst angenommen, die Arteria fossae Sylvii unter den
Aneurysmen an erster Stelle stehe, sondern die Arteria communicans anterior,
vor allem unter den geplatzten Aneurysmen, von denen er 7 Fälle beschreibt,
die er als echte Dehnungsaneurysmen auf Grund besonders häufiger Bildungs-
störungen dieses Gefäßes auffaßt. Nach den allgemeinen Angaben im Schrifttum
finden sich die Aneurysmen der Gehirnarterien links häufiger als rechts, die
Hälfte oder mehr platzen und führen so zum Tode. Die Frage ist nun, eine
wie große Zahl dieser Aneurysmen syphilitischen Veränderungen der Gehirngefäße seine Entstehung verdankt, also syphilitischen Ursprungs ist; offenbar
ist dies nur ein kleiner Hundertsatz.

   In den Fällen BUSSEs ist diese Entstehungsursache natürlich ausgeschlossen,
unter den eigenen 49 Fällen WALLESCHs, die er in den Sektionsberichten in
Prag 1873—1923 fand, war keiner als syphilitischen Ursprungs vermerkt, doch
fügt er hinzu, daß dieser früher vielleicht nicht so scharf von den atherosklerotischen Fällen geschieden wurde. KERPPOLA fand unter von ihm untersuchten
13 Fällen niemals einen sicheren Hinweis auf Lues. BERGER sah unter seinen
25 Aneurysmen nur 1, in dem sehr fraglich an Lues zu denken war. v. HOFMANN
gibt in einem Falle alte Syphilis aber ohne luische Veränderung an den Gefäßen
selbst an. Andererseits finden sich im Schrifttum auch auf Syphilis bezogene Fälle,
so schon ein durchgebrochenes Aneurysma der Basilaris bei einem sicheren

Syphilitiker, das BLACHEZ 1862 mitteilte, ein von DROST unter HELLER 1877 veröffentlichter Fall eines großen Aneurysmas der Arteria basilaris und eines kleineren an der Teilungsstelle in die Arteriae cerebri posteriores, ein von MAC-LEOD und 2 von RUSSEL neben endarteriitischen Veränderungen im Sinne HEUBNERs gefundene Aneurysmen sowie ein Fall von CHAUVET (Aneurysma der Arteria fossae Sylvii beiderseits, durchgebrochen), alle diese aus dem Jahre 1878, ferner 2 Fälle von FOURNIER. VERDIÉ stellte diese Fälle in seiner These 1884, SPILLMANN 1886 2 eigene und 12 Fälle des Schrifttums von Aneurysmen besonders der Arteria basilaris und Fossae Sylvii mit Annahme syphilitischer Entstehungsursache zusammen, und so sprechen diese französischen Forscher — auch DIEULAFOY, THIBIERGE, LANCEREAUX — Lues hier für zahlreiche Aneurysmen als Entstehungsursache an. Von Forschern, welche Aneurysmen

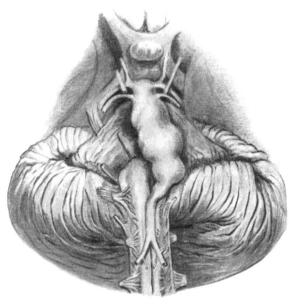

Abb. 56. Aneurysma der Art. basilaris bei Syphilis derselben.
[Aus L. FREUND: Virchows Arch. 232 (1921).]

der Basalgefäße des Gehirns auf Syphilis bezogen, erwähne ich weiterhin noch z. B. BRADFORT, HENTSCHER, JAETH, MUMMERTH, GROSS, DRYSDALE, HEDINGER, DARIER, FALK, GRUNWALD, BEADLES, VERSÉ, v. WIESNER, SEMON, CHALIER und NOVÉ-JOSSERAUD, REINHART (2 Fälle), LUCIE FREUND (vgl. Abb. 56). Noch erwähnt sei ein von BALÓ veröffentlichtes, als luisch angesprochenes (auch Mesaortitis syphilitica), geplatztes Aneurysma in Höhe des 3.—4. Lenden-segmentes neben den durch Druck atrophierten rechten Hinterwurzeln, wahr-scheinlich des Ramus spinalis posterior, das im Leben tabesartige Krankheits-erscheinungen gemacht hatte. In einem Teil der Fälle wird Syphilis überhaupt nur vermutet, wie in dem schlecht begründeten von HENTSCHER, in einem anderen nur aus syphilitischer Infektion geschlossen, daß auch das Aneurysma luischen Ursprungs sei, andere Fälle sind anatomisch gut begründet, so die Fälle 2 und 3 von VERSÉ mit verkästen Partien bzw. miliaren Gummata, oder Fälle von DARIER. KERPPOLA stellte 12 Basalaneurysmen aus dem Schrift-tum mit angenommener syphilitischer Entstehungsursache zusammen, solche erachtet er aber nur in 1 Falle als sicher, in 7 Fällen als wahrscheinlich, 4mal als fraglich. Berger, welche Atherosklerose ätiologisch bei weitem an erste Stelle als Ursache der Aneurysmen der Gehirngefäße stellt (65%) nimmt Syphilis für 10% derselben an, Wallesch stellt in seiner großen Zusammenstellung auch Atherosklerose ursächlich voran, Endokarditis an 2. Stelle, Syphilis fand er in 13 Fällen grundlegend = 11,3%. Andererseits meint Pick, Syphilis dürfte für die Aneurysmen der Hirnarterien bei jungen Leuten an erster Stelle stehen und Hedinger gibt auch an, bei diesen Aneurysmen, deren Träger ein Alter von 25 bis 40 Jahren aufwiesen, meist umschriebene Entzündung der Gefäßwand nachgewiesen und, auch wenn sonst keine syphilitischen Veränderungen im Körper zu finden waren, positive Wa.R. erzielt zu haben, wobei er sich auf 7 eigene Fälle stützt (3 Aneurysmen der Arteria basilaris bzw. vertebralis, 2 der Carotis interna, je 1 der Communicans posterior und der Cerebelli inferior posterior).

Wenn vielleicht auch die Zahl der wirklich durch syphilitische Wandveränderungen bedingten Aneurysmen der Gehirngefäße von manchen Seiten überschätzt erscheint und sich *kaum zuverlässige und sichere Zahlen über die Häufigkeit angeben lassen*, so erscheint doch die *Tatsache, daß Gehirnarteriensyphilis zu Aneurysmen führen kann, sichergestellt.* Einst hatten Eppinger, v. Baumgarten, Nagano betont, daß die Neigung der syphilitischen Arteriitis zu Obliteration (Endarteriitis obliterans) dem entgegenstehe und so irgendeine Disposition syphilitischer Gefäßveränderung zu Aneurysmenbildung hier in Abrede gestellt. Ähnlich Benda; er betonte aber auch später, daß er die Möglichkeit syphilitischer Aneurysmen auch an den Cerebralarterien nie geleugnet habe. Einzelne Fälle, wie die von Darier und Versé gibt er zu, er selbst sah einmal ein durchgebrochenes sackförmiges Aneurysma der Arteria cerebralis media, diffuse Aneurysmen seien etwas häufiger. Versé sagt bei der Unterscheidung in Endarteriitis luetica Heubners und die gummöse Form „während die erstere zur Aneurysmabildung keine Chancen bietet, ist die letztere sehr wohl dazu geeignet". Benda nimmt an, daß es sich bei den Aneurysmen wahrscheinlich um Fälle handelt, in denen die Ausbreitung der syphilitischen Entzündung auf die inneren Häute so akut, d. h. schnell erfolgt, daß keine kompensatorische Intimawucherung zustande kommt — ähnlich denkt Kerppola in diesen Fällen an ein Überwiegen der Mediaveränderung — und so der Widerstand gegen den Blutdruck versagt; es seien dies vor allem Fälle im Sinne der von Darier sogenannten akuten Panarteriitis. Wenn französische Forscher den Gehirnarterienaneurysmen eine Früherkrankung an Syphilis zugrunde legen (2 bis 3 Monate nach der Infektion), so verweist Benda mit Recht auf den Mangel mikroskopischer Untersuchung. Alles in allem meint auch Jores, daß man mit Benda zum mindesten sagen kann, daß die syphilitische Erkrankung der kleinen und mittleren Gehirnarterien die Entstehung von Aneurysmen zwar nicht ausschließt, aber auch nicht begünstigt. Viel mehr kann man hier in der Tat nicht sagen. Wenn die syphilitischen Veränderungen der Gehirnarterien nicht besonders zur Ausbildung von Aneurysmen neigen, solche also zumeist nicht syphilitischen Ursprungs sind, so läßt sich dies erst recht für die anderen Körperarterien sagen, ganz im Gegensatz zu den zu allermeist als luisch bedingt anzusprechenden Aneurysmen der Aorta (vgl. oben).

Kurz zu besprechen ist noch eine syphilitische eigenartige Erkrankung der kleinen Gefäße des Hirns selbst. Nachdem Schüle schon, wie Nissl später anerkannte, einen entsprechenden Fall beschrieben hatte, ist die *Endarteriitis der kleinen Hirnrindengefäße* (vgl. Abb. 57) 1903 von Nissl als einheitliche Erkrankung gewürdigt und genauer beschrieben worden. Und zwar auf Grund von 4 Fällen, von denen Alzheimer 3 beobachtet hatte, die er bald darauf genau beschrieb. O. FISCHER hielt Syphilis hier noch nicht für sicher und die Fälle noch nicht als eigene Form für darstellbar, doch konnte sehr bald ALZHEIMER über 6 weitere hierher gehörige Fälle berichten. Sodann teilte SAGEL einen weiteren Fall mit, ebenso ILBERG, beschrieben WILMANNS und RANKE den ursprünglichen NISSLschen eingehend und konnte JAKOB auf Grund von 13 Fällen (6 reinen der Art, 7 kombiniert mit Paralyse oder dgl.) eine ausgezeichnete Schilderung der Veränderung geben. SIOLI beschrieb einen besonders interessanten Fall (mit Spirochätenbefund s. u.), später einen solchen auch LUCIE FREUND. NISSL betonte, daß die Veränderung diffus ist im Hinblick darauf, daß sich das eine oder andere Krankheitsmerkmal überall in der Hirnrinde findet, im Hinblick auf Stärke und Art der Zusammensetzung aber lokalisiert. An den kleinen Gefäßen zeigen die Intimazellen auffallendste Vermehrung,

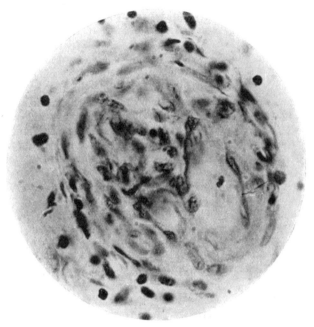

Abb. 57. Endarteriitis der kleinen Hirnrindengefäße. Quergetroffenes Gefäß mit starker Wucherung der Gefäßwandzellen. [F. SIOLI: Arch. f. Psychiatr. 66, 325, Abb. 5 (1922).]

aus der usprünglichen Gefäßlichtung bilden sich mehrere kleine, die Adventitiazellen wuchern, die Muskelzellen gehen zu grunde, die Elastica wird gespalten. Es kommt zu lebhafter Gefäßneubildung, zu buckelartigem Vorquellen junger Gefäße aus den älteren, größeren. Daß die Glia in besonderer Weise wuchert, vor allem in ihrem zelligen Anteil — im Gegensatz zur Paralyse — kann hier ebenso wie daß die Ganglienzellen sich verändern nur angedeutet werden. Stets findet sich neben dieser Endarteriitis der kleinen Rindengefäße HEUBNERsche Endarteriitis. ALZHEIMER betonte auch hochgradige Wucherung der Gefäßwandzellen, die zu völliger Verwischung der Grenzen der einzelnen Gefäßhäute führt, bei Fehlen von Infiltrationen, sowie Gefäßneubildung. Stets fanden sich kleine Blutungs- oder Erweichungsherde. In seiner zweiten Abhandlung weist ALZHEIMER auch auf regressive Metamorphosen hin, so daß in älteren Fällen Schwierigkeiten der Unterscheidung von atherosklerotischen Veränderungen bestehen könnten. Diese regressiven Veränderungen der zuvor gewucherten Gefäßwandelemente beschreibt auch SAGEL in seinem Falle (zudem

eine besondere Veränderung der Ganglienzellen) ILBERG in dem seinen besondere
Verödungsherde, die ähnlichen bei Atherosklerose von SCHRÖDER geschilderten
gleichen. Diese fand auch JAKOB bei seiner großen Bearbeitung dieses Gebietes.
Die Gefäßveränderungen schildert letzterer ganz im Sinne von NISSL und
ALZHEIMER; auch die Pialgefäße können (Meningitis luica) obliterierende Endarteriitis aufweisen; das ganze Bild der Hirnrindengefäßerkrankung spricht er
als einen histologisch gut gekennzeichneten Vorgang an, den er mit NISSL zur
nicht entzündlichen Form der Hirnlues rechnet.

JAKOB fand hier nie Spirochäten und denkt an toxische Genese, zumal er
in Kombinationsfällen mit infiltrativen Erscheinungen an anderen Stellen in
diesen Gebieten Spirochäten fand. Auch HAUPTMANN nimmt für die Endarteriitis — im Gegensatz zu infiltrativen, entzündlichen Vorgängen — einen
eigenartigen toxischen Werdegang an. Im Hinblick auf diese Frage, auf die
hier nicht eingegangen werden kann, ist der von SIOLI verfolgte Fall von Endarteriitis syphilitica der kleinen Hirnrindenarterien mit positivem Spirochäten-

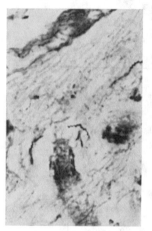

befund von besonderer Bedeutung. Die Schilderung
der Gefäßveränderung entspricht der der früheren
Beschreiber. Ähnlich wie bei einem Teil der JAKOB-
schen Fälle ist die Endarteriitis in manchen Gebieten
mit geringfügiger Plasmazelleninfiltration verbunden.
Das Fehlen von Lymphocyten und Plasmazellen in
den adventitiellen Scheiden wird auch hier betont.
Von dem Spirochätenbefund in der endarteriitisch
veränderten Arteria basilaris war schon oben die
Rede. Es fanden sich nun aber auch in den
Zentralwindungen in der Adventitia von Piagefäßen
wie in der Hirnrinde zum Teil in der Wand von
Rindengefäßen ganz vereinzelte *Spirochäten* in der
ersten Frontalwindung dagegen solche reichlich, und
zwar in innigen Beziehungen zu den Gefäßen (vgl.
Abb. 58) (wie dies bei der Paralyse nicht der Fall zu
sein pflegt). Sie liegen den Gefäßen meist benach-

Abb. 58. Endarteriitis der kleinen
Hirnrindengefäße. Spirochäten
in nachbarlicher Beziehung zu
Gefäßen.

bart, auch an oder in deren Wand. Andere haben
Beziehungen zu Ganglienzellen. Ähnlich liegen die
Verhältnisse im Gyrus rectus, nur sind die Spirochäten
hier weniger reichlich gelegen. In einem früheren
Falle hatte SIOLI bei einer Paralyse mit auffallend starken endarteriitischen
Erscheinungen eine ungewöhnliche vorzugsweise Ablagerung der Spirochäten in
Gefäßwänden gefunden, legt dem nachträglich wohl im Hinblick auf die Be-
ziehungen der Spirochäten zur Endarteriitis mehr Bedeutung bei, ist aber in
Schlußfolgerungen zunächst vorsichtig. Immerhin möchte SIOLI den Schluß
ziehen, daß die Annahme, die Endarteriitis habe nichts mit lokaler Spirochätenwirkung zu tun, sondern sei toxisch, hinfällig ist. Die Möglichkeit toxischer
Wirkung sei durch die Befunde noch nicht auszuschließen, aber die Annahme
der toxischen Wirkung sei durch diese einer wichtigen Stütze beraubt. Auch
der von LUCIE FREUND bei einem 39jährigen Mann beschriebene, den bisherigen
im Hinblick auf Endarteriitis der kleinen Hirnrindengefäße ganz entsprechende
Fall soll erwähnt werden, in dem die Endarteriitis obliterans HEUBNER auch
mit einem Aneurysma der Arteria basilaris verbunden war.

Endlich sei der von LÖWENBERG veröffentlichte Fall von einem vor 50 Jahren
syphilitisch angesteckten 72 Jahre alten Manne mit stark positiver Wa.R.
erwähnt. Es bestanden — außer Mesaortitis luica — syphilitische Endarteriitis
der großen Hirngefäße, Wandverdickungen der kleinen Piagefäße (Media

verbreitert, zum Teil hyalin, Elastica vermehrt) und auch Veränderungen der Rindengefäße, die in Proliferationen in der Adventitia, Endothelschwellungen und -vermehrung, Fehlen regressiver Metamorphose bestehen. Eisen fand sich besonders in Herden, anders als bei Paralyse gelagert. Es liegt eine besondere Art chronischer Gefäßlues vor, wobei leichte meningeale und perivasculäre lymphocytäre Infiltrate einen, wenn auch nur angedeuteten, entzündlichen Charakter des Krankheitsprozesses offenbaren. Der Fall hat manche Ähnlichkeit mit der NISSL-ALZHEIMERschen Endarteriitis der kleinen Hirnrindengefäße, entspricht ihr aber nicht, andererseits auch nicht der Paralyse. Von den Veränderungen der kleinen Gefäße, der Eisenablagerung um Gefäße usw. bei dieser soll hier nicht die Rede sein.

Zum Schlusse dieses Abschnittes sei noch erwähnt, daß auch die *Augenarterien* als Endgebiet der Arteria carotis interna (Ophthalmica) nach Art der Endarteriitis syphilitisch mit verändert sein können; so entsteht Chorio-Retinitis. HUTCHINSON, BADER, EDMUNDS-BRAILEY, NETTLESHIP haben schon frühzeitig Veränderungen der Arterien der Netzhaut im Sinne der HEUBNERschen Cerebralarterien-Endarteriitis beschrieben. OSTWALD nahm dies als in frühem syphilitischen Zeitpunkt häufig an. SEGGEL tritt dem entgegen, daß es sich hier um ein Frühmerkmal handele. Er zieht im übrigen (Fälle ohne Retinitis) wie HAAB diese Gefäßveränderungen im ophthalmoskopischen Bilde als diagnostisches Zeichen der Hirngefäßlues heran.

IV. Syphilitische Veränderungen der Arterien der Extremitäten.

Sehen wir von den besprochenen Hirnarterien ab, so sind die *selbständigen syphilitischen Veränderungen der größeren Arterien äußerst selten.* Am besten beglaubigt und etwas häufiger als syphilitisch bedingt angenommen sind Gefäßveränderungen der Extremitäten. Sonst *handelt es sich um,* zudem *ätiologisch zumeist durchaus unsichere Einzelfälle.* So bei dem oft erwähnten Falle, den KANDERS 1891 beschrieb und in dem bei einem 35jährigen Manne eine große Reihe von Gefäßen endarteriitische Veränderungen aufwies — nämlich außer der Aorta und linken Kranzarterie sowie der Arteria fossae Sylvii — von Extremitätengefäßen die rechte Arteria brachialis, die linke cruralis und in schwächerem Grade die linke Arteria brachialis und rechte cruralis, aber auch die rechte Arteria renalis, geringer auch die linke, und die Arteria lienalis. Aber hier ist es sehr zweifelhaft, wie auch JORES annimmt, ob wirklich Lues zugrunde lag. Der ältere Fall HUBERs mit starker Veränderung, besonders Verkalkung, der Aorta abdominalis, der Pulmonalgefäße, der Arterien des Unterleibes und der Extremitäten, bei denen Syphilis als disponierendes Moment angenommen wird, wenn auch ohne Spezifität, hängt ganz in der Luft. In einigen Fällen wurde im Magendarm-Kanal eine syphilitische Arteriitis (öfters Venenveränderung) vermutet. So erwähnt HEUBNER schon eine Endarteriitis in den Arterien der Darmsubmucosa einer Syphilitischen mit Darmgeschwüren gesehen zu haben und FORSSMANN glaubt in einem Falle von Syphilis des Darmes mit mehreren Geschwüren und 14 aus solchen entstandenen Strikturen an den Arterien (und Venen) der Darmwand und des Mesenteriums eine Endarteriitis im Sinne der HEUBNERschen mit Wahrscheinlichkeit auf Lues beziehen zu dürfen. Hier mag es sich aber auch um unspezifische Gefäßveränderungen, wie wir sie im Anschluß an Geschwüre oder Entzündungen so häufig sehen, gehandelt haben. SCHLESINGER beschreibt eine Mesenterialgefäßveränderung, die akut oder chronisch, auch rezidivierend, das Bild des Darmverschlusses setzen kann in mehreren Beispielen. Im ersten Falle lag bei einem 40jährigen Manne neben Lebergummen eine gummöse Veränderung der Mesenterialgefäße vor; es bestanden Darmgeschwüre. In einem zweiten Falle (29 Jahre alter Mann) handelte es sich — neben syphilitischen Veränderungen der Extremitätenarterien — um Thrombose der Äste der Mesenterica superior mit nekrotischen Veränderungen des Dünndarmes sowie um eine schwere Veränderung der kleinen und größeren Gefäße am Dickdarm; ein Geschwür des Colon transversum brach durch und führte Peritonitis herbei. Mehrere andere angeführte Fälle dürften wenig überzeugend sein. LENHARTZ und GÜRICH beschrieben im Sekundärstadium der Syphilis (1 Jahr nach der Ansteckung) bei einem 36jährigen Manne mit positiver Wa.R. neben einem Lebergummi Veränderungen des linken Astes der Arteria hepatica mit Aneurysmabildung (und verwickelten Folgen für die Leber), doch war hier nicht zu entscheiden, ob die Arterie nicht sekundär vom Lebergummi aus erkrankt war. LOUSTE, CAHEN und VANBOCKSTAEL möchten für eine scharf begrenzte Gangrän in der Dorsolumbalgegend eine luische Gefäßerkrankung verantwortlich machen, aber mit einer sehr unsicheren Beweisführung. Interessant ist ein von LIGNAC und POT mitgeteilter Fall gummöser Aortitis (wahrscheinlich auch Myokardgummi) und ähnlicher Vorgänge, von der Adventitia ausgehend, in der Arteria lienalis, mesenterica superior und den Nierenarterien, weil hier in einer veränderten Gefäßwandstelle zwei Spirochäten gefunden und so der sichere Zusammenhang mit Syphilis nachgewiesen wurde. Es bestand in diesem Falle auch an den Gehirnarterien Arteriitis syphilitica mit einem Erweichungsherd und Gangrän am rechten Bein infolge Gefäßverschluß durch Thrombus.

Unter den mittleren und kleineren Arterien spielen also als *Siedlungsort syphilitischer Veränderungen außer den Gehirnarterien vielleicht noch diejenigen der Extremitäten — und nur sie — eine gewisse Rolle.* Es handelt sich hier um Fälle, welche mit Dysbasie (intermittierendem Hinken) oder ähnlichen Krankheitszeichen, auch entsprechenden an den oberen Extremitäten, verlaufend zumeist zu Gangrän führen. Sie stehen also der Gruppe der besonders von BUERGER verfolgten sogen. „Thrombangitis obliterans" der Extremitäten nahe und würden gewissermaßen eine syphilitische bdingte Spielart dieser darstellen. Besonders unterscheiden sollen sie sich durch ihre gute Beeinflußbarkeit durch antisyphilitische Behandlung, aber hierauf beruht es auch, daß ein Teil dieser Fälle nur ex juvantibus aus solcher Besserung klinisch als syphilitischer Natur angesprochen wurde und somit ätiologisch recht sehr in der Luft hängt.

Zunächst soll erwähnt werden, daß ganz *entsprechende Krankheitszeichen an den unteren Extremitäten* insofern auch in Zusammenhang mit syphilitischen Gefäßveränderungen stehen können, als, wie dies CHIARI sah, *luische Aortitis mit Thrombenauflagerung durch Embolie der Arteria femoralis und poplitea* zu Gangrän des Fußes und eines Teiles des Unterschenkels führen kann, oder ähnlich E. FRÄNKEL erwähnt, daß er mehrfach ebenso durch Embolie oder auch durch Druck eines überhängenden Aneurysmasackes der unteren Aorta auf diese weiter unten, eine Beeinträchtigung der Blutversorgung der unteren Extremitäten verfolgen konnte, was sich im Leben durch intermittierendes Hinken geäußert hatte. Wenig klar ist die neue Beobachtung von RAVINA, LAUNAY und DELARUE; hier bestand bei einem 36jährigen Luiker mit Tod an Gangrän der unteren Extremitäten oberhalb der Iliakateilung ein langer Thrombus in der stark erweiterten Aorta abdominalis; histologisch fand sich bindegewebige Wucherung in allen Schichten, fast völlige Zerstörung der Intima. Der Zusammenhang mit Lues ist wenig sicher.

Hauptsächlich kommen hier aber natürlich die *syphilitischen Veränderungen der größeren Arterien der oberen und besonders unteren Extremitäten mit Gefäßverengerungen oder gar Verschlüssen* (meist zuletzt auf thrombotischem Wege) *mit den sich anschließenden Folgen* bis zu *Gangrän* in Betracht. Eine Reihe Einzelfälle dieser Art sind schon frühzeitig auf Lues bezogen worden. So nahm schon 1877 BRISTOWE für eine Veränderung der Gefäße eines Armes — neben Endarteriitis HEUBNER der Gehirngefäße — Syphilis als mit Wahrscheinlichkeit grundlegend an. v. ZEISSL schloß im nächsten Jahre aus klinischer Besserung durch antisyphilitische Behandlung für eine Arteriitis der linken Arteria brachialis bis zur Obliteration auf luische Entstehungsursache. In der folgenden Zeit nahmen auch LOMIKOWSKY, HUTCHINSON, D'ORNELLAS, KLOTZ für Erscheinungen an den oberen Extremitäten (besonders Fingergangrän), MORGAN, LANG, SCHUSTER, ELSENBERG für solche an den unteren Extremitäten (zum Teil nach Art des symmetrischen RAYNAUDschen Gangräns) mit mehr oder weniger Wahrscheinlichkeit syphilitische Arterienentzündungen als bedingend an. Später hat DURANDARD eine auf Syphilis bezogene Endarteriitis der unteren Extremität neben solcher der Hirnarterien beschrieben und 16 Fälle aus dem Schrifttum zusammengestellt. Einzelfälle der unteren Extremitäten bezogen dann noch JULLIEN-VERNEUIL, SEMON (nur aus positiver Wa.R. und Rückgang der Erscheinungen geschlossen), GANGITANO (gummöse Form), LEWIN, GAUCHER-BOVY, ETIENNE und LUCIEN, GAUCHER-CROISSANT, GAUCHER-GIROUX-MEYNET, solche der oberen Extremitäten MERK, HIRSCHEL, CAUSSADE und LÉVI-FRANCKEL auf luisch bedingte Arteriitis, auch DESPRÈS oder BARABAN-ETIENNE oder BUNGE beschrieben ähnliche Fälle und auch v. STRÜMPELL, HAGA, HASSELBACH (von deren Untersuchungen noch die Rede sein wird), HASHIMOTO führten Spontangangrän auf Endarteriitis syphilitica zurück. Sodann müssen einige weitere Mitteilungen aus den letzten 10 Jahren genannt werden, so von PARKINSON oder von GUMPEL; hier fand sich ein Rupturaneurysma der Tibialis bei einem 36jährigen Manne mit positiver Wa.R. und Aorteninsuffizienz, die von HÜBSCHMANN ausgeführte mikroskopische Untersuchung des Gefäßes sprach für Syphilis. Ferner sind folgende Fälle anzuführen: von RADULESCU und VALERIU SUCIU (34jähriger Mann, vor 12 Jahren syphilitisch angesteckt, Mesarteriitis syphilitica mikroskopisch, Aneurysma der Poplitea), WASIK (Thrombosierung beider Arteriae femorales bei einem 31jährigen Manne), LETULLE-HEITZ-MAGNIEL (72jähriger Mann, Syphilis vor 50 Jahren erworben, als syphilitisch angesprochene Veränderung der Aorta, der Arteriae iliacae und tibiales, besonders Media betroffen, Neigung zu Aneurysma dissecans), KAZDA, der das Schrifttum zusammenstellte und selbst 2 Fälle beschreibt, PARAUNAGIAN und MASON (44jähriger Mann, vor 14 Jahren syphilitisch infiziert, Wa.R. stark positiv, Aneurysma der Axillaris, rein klinisch), SMITH-PATTERSON (linkes Bein mit Gangrän, organisierte Thromben, Ähnlichkeit mit den besonders von BÜRGER beschriebenen Endarteriitis-Fällen betont), MANZETTI (für Erkrankung des rechten Beines mit drohender Gangrän der großen Zehe aus Beschränkung auf antisyphilitische Behandlung hin auf luische Entstehung geschlossen), CALLOMON (Gangrän infolge von Thromboarteriitis am Bein, Syphilis, worauf endarteriitische Vorgänge der Vasa vasorum hinwiesen, angenommen, wahrscheinlich angeborene). KAZDA erwähnt noch folgende, aber meist wenig beglaubigte und anatomisch zumeist nicht verfolgte Fälle von NASH, DRUELLE (angeblich zahlreiche Fälle), LUSTGARTEN, BROCQ, LENÈGRE, GILBERT.

Daß in einem großen Teil dieser Fälle die ätiologische Annahme einer syphilitischen Grundlage völlig ungewiß oder gar unwahrscheinlich ist, erscheint sicher, in einem anderen Teil handelt es sich um Gefäßveränderungen mit endarteriitischen und auch thrombotischen Vorgängen bei an sich sicheren Syphilitikern, ohne daß aber eine sichere Beweisführung dafür vorläge, daß die Gefäßveränderung selbst syphilitischer Art ist, in einigen Fällen endlich erscheint diese Annahme — und nur die histologisch untersuchten kommen hier überhaupt in Betracht — auf Grund besonders der mikroskopischen Merkmale

gut oder besser begründet, so in den Fällen von Gangitano, Gumpel, Radu-
lescu-Suciu, Kazda, Callomon. Kazda unterscheidet zwei Formen, wie nahe
liegt, die gummöse und die vorwiegend mit Lymphocyten- und Plasmazell-
infiltraten besonders in Media und Adventitia einhergehende. Am einwand-
freiesten ist nun aber ein jüngst von Ernst Freund aus dem Erdheimschen
Institut mitgeteilter Fall. Hier fand sich bei der Leichenöffnung eines 79jährigen
Menschen neben Mesaortitis luica schon für das bloße Auge ganz das gleiche
Verhalten der Arteriae subclaviae, aber dann auch der Brachiales und Femorales. Und dies bestätigte sich mikroskopisch. Die Intima war stärkstens verdickt, die alte innere elastische Membran verdoppelt und verdreifacht, die
Media am stärksten verändert, vascularisiert, infiltriert (Rundzellen, Epitheloidzellen, Riesenzellen) durch Bindegewebe ersetzt, ihre Muscularis und Elastica
herdförmig zerstört, die Adventitia am wenigsten verändert. Freund meinte
wohl mit Recht, daß an der typisch luischen Gefäßentzündung kein Zweifel
bestehen kann.

Wichtig sind vor allem einige über ein größeres Material, nicht nur Einzelfälle, mit eigener anatomischer guter Verfolgung verfügende Mitteilungen.
Hier gehört die schon ältere Abhandlung von Haga (1898). Er berichtet über
14 Fälle von Spontangangrän, die er für luisch hält; in 7 Fällen bestand sichere
Syphilis. In 9 der 12 Fälle fanden sich in der Arterienwand besonders perivasculär Rundzellhaufen um die Vasa vasorum sowie Rundzellen in Adventitia.
Media, aber auch Intima, die im übrigen stets bis zum Verschluß der Gefäßlichtung gewuchert war. Die Venen waren ähnlich, wenn auch nicht bis zum
Verschluß, ergriffen. Jores sagt wohl mit Recht von den Hagaschen Ausführungen, sie seien „nicht sehr beweisend und zum mindesten stark verall-
gemeinert". Hasselbach hat 4 Fälle gut verfolgt; einen 29jährigen Mann,
bei dem zahlreiche anatomische syphilitische Veränderungen bestanden und
die Iliaca externa, Hypogastrica und Femoralis auch mikroskopisch mit endarteriitischen obliterierenden Vorgängen an den Vasa vasorum der Adventitia
und Media, perivasculären Zellanhäufungen u. dgl. ein der Aortitis syphilitica
ganz entsprechendes Bild boten, einen 52jährigen Mann mit Fußgangrän,
dessen Arteria poplitea ganz ähnliche Verhältnisse bot, und ähnlich eine
55 Jahre alte Frau mit beiderseitigem Spontangangrän; recht verwickelt ist
der letzte Fall eines 71jährigen Mannes mit Aneurysma der Bauchaorta sowie
Thromben beider Arteriae und Venae femorales und beiderseitigem Gangrän;
die Media der Gefäße war stark vascularisiert, hier bestanden starke Verkalkungen sowie zum Teil ausgedehnte Knochenbildung (wie dies Virchow in seiner
Onkologie schon bei einem 18 Jahre alten angeboren-luischen Mädchen sah).
In diesem Falle Hasselbachs dürfte Mediaverkalkung im Sinne Mönckebergs
vorgelegen haben und auch sonst dürfte der Fall, von dem Hasselbach selbst
sagt, daß die starken regressiven Metamorphosen eher für Atherosklerose
sprechen, im Hinblick auf Syphilis mehr als fraglich sein.

Schlesinger verfügt über 4 eigene Fälle: im ersten war bei einem 31jährigen
Syphilitiker Gangrän einer Zehe gebessert worden, der Tod aber an Apoplexie
erfolgt, außer syphilitischer Veränderung der Hirnarterien bestand eine ebenso
aufgefaßte der Femoralis; im zweiten Falle wird bei einem sicher syphilitischen
jungen Manne neben Aortitis luca mit Coronararterienverlegung luische Veränderung der Beinarterien angenommen, im dritten Fall bestanden bei einem
33 Jahre alten Manne mit Lues beiderseits Dysbasie und entsprechende Zustände
der rechten Hand und im letzten von Hamperl sezierten Falle eines 29jährigen
Mannes fanden sich neben geringer Mesaortitis syphilitica wahrscheinlich luische
Endarteriitis obliterans der peripheren Gefäße sowie Thromben in der Arteria
mesenterica superior (Infarkt) und der Arteria tibialis posterior.

SCHLESINGER meint zusammenfassend, die Lues der Extremitätengefäße sei
nicht so selten, wie man früher annahm, wie dies insbesondere auch KAZDA
betonte, aber ein genaueres Bild von der Häufigkeit der Syphilis als zugrunde-
liegendem Faktor sei noch nicht zu entwerfen. Allerdings seien nach der Schrift-
tumszusammenstellung von KAZDA — und KAZDAs sowie seine eigenen Fälle
mitgerechnet — im ganzen doch kaum 20 Fälle anatomisch sichergestellt. Viel
ablehnender verhält sich hier JORES, der an einer Stelle seiner zusammenfassenden Darstellung im HENKE-LUBARSCHschen Handbuch von den mittleren
Arterien unter Einschluß der Extremitätenarterien meint, daß Gefäßveränderungen hier unter dem Einfluß der Syphilis entständen, sei mehrfach behauptet

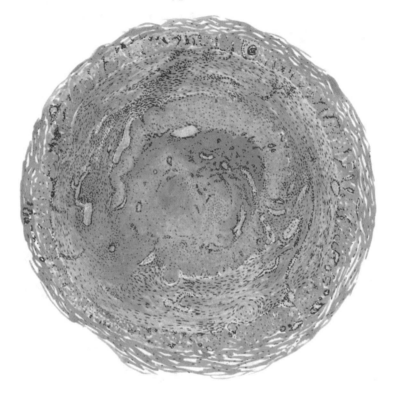

Abb. 59. Das Gefäß ist durch Intimawucherung (mit neugebildeten Gefäßen) völlig verschlossen.
Die Media ist zum größten Teil durch narbiges Bindegewebe und durch Granulationen ersetzt; sie
weist auch zahlreiche neugebildete Gefäße auf. Die Adventitia ist verdickt und zeigt auch einige,
besonders perivasculäre, Infiltrate. (VAN GIESON-Färbung.) Schwache Vergrößerung.

worden, „doch handelt es sich nicht um spezifische Veränderungen und die
Beziehungen zur Lues sind nicht zweifellos erwiesen" und an einer anderen
Stelle desselben Aufsatzes schreibt: „im übrigen ist auch an die Möglichkeit
zu denken, daß einige Fälle von Arterienveränderungen bei Spontangangrän
der Extremitäten auf syphilitischer Basis entstehen", dabei aber nur BUNGE
und HAGA anführt und des letzteren Ausführungen, wie schon erwähnt, für
nicht sehr beweisend erklärt. Ich möchte hier lieber den positiveren Standpunkt
SCHLESINGERs teilen und auch *meinen, daß manche Fälle von Extremitätengangrän auf luische Arteriitis der Gefäße zurückzuführen sind,* vielleicht sogar
mehr, als jetzt angenommen. Natürlich liegt die *Hauptschwierigkeit in der
Abgrenzung von der „Thromboangitis obliterans"* nach Art der vor allem von

Bürger *verfolgten Fälle* und dies um so mehr, als einmal auch die Entstehungsursache dieser Erkrankung noch nicht festgestellt ist und verschiedener Art
sein zu können ,scheint und sodann naturgemäß wenigstens in den fast stets
allein zu Gesicht kommenden Spätbildern der Arterienveränderung kaum
sichere Unterschiede bestehen und es daher vor allem bei Syphilitikern kaum
sicher histologisch entscheidbar sein dürfte, ob eine ,,Thromboangitis obliterans" mit anderer unbekannter Ätiologie oder eine direkt syphilitisch bedingte
Arterienveränderung vorliegt. Wenn ich glaube, daß doch ein Teil dieser Fälle
im Sinne syphilitischer Extremitätengefäßerkrankung aufzufassen ist, so
geschieht dies, weil die Zahl des Vorkommens bei Syphilitischen im Hinblick

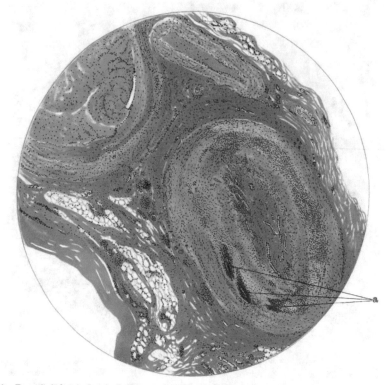

Abb. 60. Das Gefäß ist durch Intimawucherung (mit Vascularisation) völlig verschlossen. Die
Media ist mit Infiltrationen stark durchsetzt, bei a finden sich Kalkherde mit Zellreaktionen.
Adventitia verdickt. (van Gieson-Färbung.) Ganz schwache Vergrößerung.

auf die immerhin verhältnismäßige Seltenheit des Leidens bei uns doch auffallend ist und sich darunter auch Fälle befinden, in denen zudem sicher syphilitische Arterienveränderungen — der Aorta oder Gehirngefäße — bestehen.
        Ich hatte auch einen Fall zu untersuchen Gelegenheit, der mich in
dieser Auffassung bestärkt. Ich gebe von ihm mehrere Abbildungen wieder.
Es handelt sich hier um einen jüngeren Mann, welcher mit Zeichen des
intermittierenden Hinkens in Behandlung war und bei dem Syphilis — Wa.R.
positiv — sichergestellt war. Nach der klinischen Untersuchung und dem
Röntgenbild ist auch Mesaortitis luica mit Erweiterung der Aorta sicher anzunehmen. Es trat nun plötzlich heftiger Schmerz und im Anschluß daran Fußgangrän auf und es wurde daher im Unterschenkel abgesetzt und das Präparat
uns von der chirurgischen Abteilung (Prof. Kleinschmidt) zur Untersuchung

zugeschickt. Die Gefäßfreilegung ergab, daß die Arteria tibialis anterior von etwa 5 cm oberhalb des Sprunggelenkes fußwärts völligen Verschluß mit offenbarer neuer Vascularisation in den obliterierenden Gewebsteilen aufwies, während sie am Bein weiter kniewärts nur mäßig verdickte Wand und wenig verengte Gefäßlichtung zeigte, sowie daß die Arteria tibialis postica in derselben Höhe stärkste Verdickung der Wand und höchstens ganz engen Spalt als Rest der Gefäßlichtung, nach oben zu wieder weite, gut erhaltene Gefäßlichtung aufwies und endlich die Arteria peronea unverändert erschien. Die Venen waren, besonders die dorsalis pedis mit allen Verzweigungen, frisch thrombosiert, und in dieser Thrombose bei den zuvor bestehenden schwersten Arterienveränderungen mit

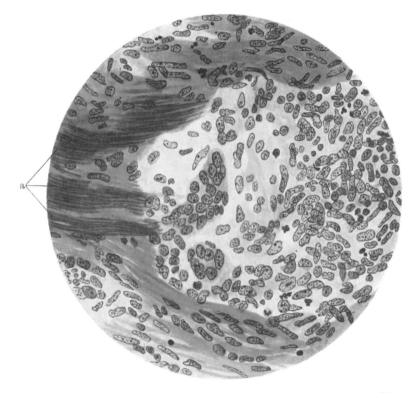

Abb. 61. Eine Stelle aus Abb. 59. Bei a Verkalkung, herum Fremdkörperriesenzellen und ein Granulationsherd. (VAN GIESON-Färbung.)

starker Verengerung der Gefäßlichtung ist offenbar das plötzliche letzte Moment zu sehen, welches zu den schweren Folgen führte. Mikroskopisch zeigen die Arteria tibialis anterior und posterior gemeinsam schwerste Veränderungen der Wand (vgl. Abb. 59 u. 60). In der Adventitia liegen ziemlich ausgesprochene Rundzellinfiltrationen vor, zum großen Teil hier wie stellenweise auch in der Media um Vasa vasorum, die in der Adventitia, wenn auch nicht besonders hochgradige, endarteriitische Veränderungen aufweisen. Die Media zeigt recht starke Vascularisation umgeben zum Teil von Rundzellen und an anderen Stellen sehr ausgeprägt starke Narbenbildung, so daß stellenweise die Media durch breite Massen derben Bindegewebes völlig unterbrochen ist. Es finden sich in der Media auch Verkalkungen zum Teil mit Fremdkörperriesenzellen herum (vgl. Abb. 61) und sonstiger entzündlicher Reaktion, an einer Stelle auch echter Knochen (vgl. Abb. 62), wie dies SCHUM bei der Endarteriitis obliterans mit Gangrän besonders oft sah, doch lasse ich es dahingestellt, wie weit dies zum Bilde der syphilitischen Veränderung gehört. Die Intima weist stärkste Proliferation in Gestalt eines stellenweise zellreichen Bindegewebes auf. Bei der Tibialis anterior ist die Gefäßlichtung in dieser Weise im ganzen völlig verschlossen, doch ist diese Neubildung von Bindegewebe stark vascularisiert, von zahlreichen weiten Capillaren, auch etwas größeren Gefäßen, vielleicht auch abgeschnürten Resten der alten Lichtung durchsetzt; bei der Tibialis posterior hingegen ist die Gefäßlichtung als schmaler exzentrisch gelegener Spalt erhalten, sonst ist auch hier ihr ganzer Rest durch gewuchertes Bindegewebe, hier weniger vascularisiert oder von Lücken durchsetzt, verschlossen. Färbung auf elastische

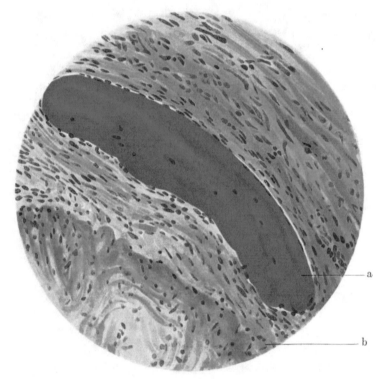

Abb. 62. In der Media findet sich Narbengewebe und in diesem echter Knochen (a).
Bei b verdickte Intima. (van Gieson-Färbung.)

Fasern zeigt, daß die innere elastische Membran vielfach in eine ganze Reihe von Lagen aufgesplittert ist, während sich mäßig zellreiches, offenbar neugebildetes Bindegewebe dazwischen schiebt, ferner daß im neugebildeten intimalen Bindegewebe sehr zahlreiche feine und feinste elastische Fasern neugebildet sind (vgl. Abb. 63). Wir sehen, daß diese Veränderungen, wenn es auch in dem späten Stadium ganz unmöglich ist zu sagen, in welcher Wandschicht die Veränderung begonnen hat, sehr den syphilitischen mittelgroßer Arterien insbesondere der Gehirnarterien gleichen bzw. entsprechen, und es erscheint mir bei dem an sich sicheren Syphilitiker sehr wahrscheinlich anzunehmen, daß auch die Gefäßveränderung am Bein luischer Entstehung ist bzw. geradezu gezwungen einen solchen Causalnexus ablehnen zu wollen.

Nur kurz erwähnt sei, daß auch *Aneurysmen an den Extremitäten*, aber meist *sehr zweifelhaft, auf Syphilis* bezogen worden sind, so z. B. solche der Femoralis von BROUARDEL, der Poplitea von CROFT, KIRMISSON oder DE OCA, der Arteria radialis von BRODIER, ferner von KOLODNY. Daß die besprochene Endarteriitis mit der starken Verengerung bzw. dem Verschluß der Lichtung hier noch weniger als an den Hirnarterien zu Aneurysmen disponiert, ergibt sich von selbst und von gummösen Formen ist hier so gut wie nichts bekannt.

Diesen syphilitischen Veränderungen von Körper- (-Extremitäten) -Arterien wollen wir nur wenige Worte über die Frage des *Zusammenhanges der sog. Periarteriitis nodosa mit Lues* anhängen; wir fassen uns hier kurz, denn es erscheint heute gesichert, daß die Periarteriitis nodosa *keine syphilitische Erkrankung* ist, wenn auch Einzelfälle zu Lues in Beziehungen zu stehen scheinen.

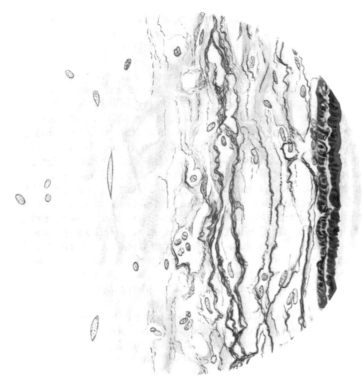

Abb. 63. Elastica interna aufgesplittert. In der Intimawucherung einige feine neugebildete elastische Fasern. Elastica-Färbung nach WEIGERT.

Schon die ersten Beschreiber der Erkrankung, bekanntlich KUSSMAUL und MAIER, *nahmen* unter Zustimmung VIRCHOWS bei ihrer Periarteriitis nodosa *syphilitische Grundlage an.* Ebenso CHVOSTEK-WEICHSELBAUM (s. im ersten Abschnitt), die auch die Gehirnarterien des Falles in der HEUBNERschen Endarteriitis ähnlicherweise verändert fanden. BRUCE betitelte seine Abhandlung (1894) „on syphilitic nodose periarteritis" und beschreibt eigene und Schrifttumsfälle, die — vor allem ein von GILBERT-LION mitgeteilter — sehr früh nach syphilitischer Ansteckung auftraten, offenbar aber in der Tat syphilitische Endarteriitiden der Gehirngefäße im Sinne HEUBNERS darstellen und nichts mit Periarteriitis nodosa zu tun haben. GRAF sah zwischen Periarteriitis nodosa und syphilitischen Gefäßveränderungen nur mengenmäßige Unterschiede und meinte, eine syphilitische Entstehungsursache sei so lange für die Periarteriitis nodosa nicht auszuschließen, als keine sicheren Anhaltspunkte für anderweitige

Infektion vorlägen. P. Müller betont für seinen Fall, in dem die Gehirnarterien
mit ergriffen waren, die auffällige Ähnlichkeit mit syphilitischen Gefäßveränderungen. Eine große Rolle spielte längere Zeit eine berühmte Beobachtung
Schmorls im Sinne der syphilitischen Auffassung. Hier wurde an einem heraus-
genommenen Gewebsstück die Diagnose Periarteriitis nodosa gestellt; nach
antisyphilitischer Behandlung und klinischer Heilung fand sich auch bei der
Sektion, nachdem der Tod an einer anderen Erkrankung eingetreten war, nichts
mehr von Periarteriitis nodosa. Auch Versé trat für eine syphilitische Natur
der Periarteriitis nodosa ein; er erkennt zwar Unterschiede des Sitzes als meist
gegeben an (Gehirngefäße bis auf den Chvostek-Weichselbaumschen Fall bei
Periarteriitis nodosa meist verschont), sieht darin aber keinen grundsätzlichen
Unterschied; er betont die histologischen Ähnlichkeiten, meint, man könne
einen der Abramowschen Fälle geradezu als Verbindung von Periarteriitis
nodosa mit Arteriitis syphilitica auffassen, und hält die Periarteriitis für eine
besondere und seltenere Form der Gefäßsyphilis. Nimmt Versé Übergänge
zwischen beiden Erkrankungen an, so stehen auch noch in ihrer Abhandlung
aus den letzten Jahren Silberberg und Lublin auf einem ähnlichen Standpunkt. Sie sprechen von einer „Arteriitis syphilitica aneurysmatica" (vgl.
dagegen oben über die geringe Disposition syphilitisch erkrankter kleinerer
Arterien zu Aneurysmen), welche keine grundsätzlichen Unterschiede gegenüber
der Periarteriitis nodosa erkennen lasse; weitgehende histologische Übereinstimmung zwischen Periarteriitis nodosa und syphilitischer Arteriitis zeigten
fließende Übergänge an. Da die Periarteriitis nodosa keine geschlossene einheitliche Krankheit sei und auch syphilitische Infektion dasselbe Bild erzeugen
könne, schlagen Silberberg und Lublin vor, einfach von multiplen infektiösen
Aneurysmen der kleinen Gefäße zu sprechen. Neuerdings noch beschreibt Wail
einen Fall, in dem syphilitische Veränderungen von Gefäßen (besonders Gehirngefäße) und Periarteriitis nodosa (vor allem in Gefäßen des Herzens, der Leber,
der Nieren) nebeneinander, an einigen Herzgefäßen sogar zugleich, bestanden
und schließt, daß hier Syphilis zu morphologisch als Periarteriitis nodosa zu
bezeichnenden Veränderungen geführt habe (denselben Fall bespricht ebenso
auch Schmerling).

Diesen wenigen die Periarteriitis nodosa mehr oder weniger in die Reihe der
syphilitischen Gefäßerkrankungen verweisenden Anschauungen *stehen nun aber
diejenigen aller anderen Forscher gegenüber*, die sich mit der knotenbildenden
Periarteriitis beschäftigt haben. Zunächst ist tatsächlich das *Bestehen von
Syphilis unter den so aufgefaßten Fällen nur ganz vereinzelt gesichert*, so in den
von Abramow sowie Versé mitgeteilten Fällen. Einige Forscher fanden Periarteriitis nodosa zwar bei Leuten, die an sich syphilitisch waren, waren aber
kritisch genug, auch hier die Periarteriitis nodosa nicht als an sich luische Erkrankung anzusprechen, so P. Meyer, Schreiber, Moriani, Lemke (Fall 2).
In der Tat ist *in den allermeisten Fällen von Periarteriitis nodosa*, die jetzt schon
eine recht große Zahl umfassen, *von Syphilis nichts bekannt*; auch verläuft hier
die Wa.R. fast stets negativ, wie dies schon Löblein, Bloch, Veszprémi fanden
und Guldner betonte. Gruber gibt an, daß die Reaktion unter 31 Fällen
26mal sicher negativ, 2mal unsicher und nur 3mal positiv auffiel, unter den
Fällen spielte nur 3mal Lues in der Anamnese eine Rolle, in weiteren 2 Fällen
konnte solche vermutet werden.

Vor allem aber wurden von vielen Seiten die *Unterschiede zwischen syphilitischer Arteriitis und Periarteriitis nodosa* hervorgehoben, so daß der Hauptsitz
bei der syphilitischen Erkrankung der kleineren Gefäße, die Gehirnarterien,
bei der Periarteriitis nodosa fast stets verschont sind. Ergriffen waren sie nur in
ganz wenigen Fällen, so in dem stets angeführten von Chvostek-Weichselbaum

sowie in denen von MÜLLER und WAIL-SCHMERLING. VESZPRÉMI meint, daß
es sich in Einzelfällen auch um Verbindung syphilitischer Hirngefäßverände-
rung mit davon unabhängiger Periarteriitis nodosa anderer Arterien handeln
könne. Auch die Beobachtung SCHMORLS (s. o.) wird von GULDNER, VESZPRÉMI
u. a. als nicht beweisend erachtet. Vor allem wird auch die gerade nicht vorhandene Neigung syphilitischer Veränderungen kleinerer Gefäße zu den für die
Periarteriitis nodosa typischen zahlreichen Aneurysmen gegen Gleichstellung
angeführt; so sagt BENDA, eine Erkrankung, welche so reichlich mit Aneurysmen
verknüpft ist, müsse anderen als syphilitischen Ursprungs sein. Und dies hängt
eng zusammen mit den Unterschieden der histologisch erkennbaren Vorgänge.

   Denn hatten die eingangs angeführten Forscher Ähnlichkeiten zwischen den
mikroskopischen Befunden bei beiden Erkrankungen betont, zum Teil sogar
daraus auf Übergänge geschlossen, so legen die allermeisten Untersucher doch
ein Hauptgewicht umgekehrt auch hier auf die *unterscheidenden Merkmale.*
HARBITZ ist hier am vermittelndsten; er bespricht Unterschiede, die ja auch
VERSÉ zugab, meint aber, sie könnten verwischt werden, im ganzen aber schließt
er doch aus dem gesamtanatomischen Bild auf verschiedene Krankheiten. Daß
die Wandzerstörung bei syphilitischer Erkrankung nie so stark ist wie bei der
Periarteriitis nodosa, betonte bereits v. KAHLDEN. Den schon von GRAF gesehenen
Beginn der Periarteriitis nodosa mit starker Leukocytose hebt MÖNCKEBERG
als unterscheidend hervor. Ebenso BEITZKE, der auch die viel stärkere Wandzerstörung betont, bei der alles in Granulationsgewebe übergehe, nur Trümmer
von Elastica erhalten blieben, was auch HARBITZ hervorhebt. Besonders unterstrichen hat die histologischen Unterschiede zwischen beiden Krankheiten auch
VESZPRÉMI. Er hebt bei der Periarteriitis nodosa den Beginn der an der Adventitia einsetzenden Vorgänge nicht mit einem Granulationsgewebe, sondern
zunächst mit Exsudation unter Auftreten großer Mengen von Leukocyten
hervor — dasselbe fand MORIANI in seinem Frühfall — ebenso wie den viel
stärkeren völligen Untergang der Media. VESZPRÉMI sagt, bei der Periarteriitis
nodosa träten Lymphocyten und Gewebsproliferation erst nach Ablauf der
akuten exsudativen Vorgänge auf als Ausgang bzw. Ende, bedeuteten nicht
das Wesen der Erkrankung, wie bei der syphilitischen Arteriitis, bei der die
Granulationen die Media zerstörten, während sie bei der Periarteriitis nodosa
nur Ersatz für schon zugrunde gegangene Mediagebiete leisteten. BEITZKE
sowie GULDNER betonten auch, daß bei der Periarteriitis nodosa, wie auch
VERSÉ schon zugab, echte Gummata nie gesehen worden seien; nach GULDNER
kommen hier auch keine Riesenzellen vor, HARBITZ bezeichnet sie als seltener.

   Nach alledem haben sich denn auch schon v. BAUMGARTEN, EPPINGER,
FLETCHER, v. KAHLDEN, ROSENBLATH, FREUND, aber auch v. SCHRÖTTER,
KRZYSZKOWSKI, FERRARI, VESZPRÉMI-JANCSÓ, SCHREIBER, MÖNCKEBERG,
OBERNDORFER, HART, SCHMIDT, BENDA, JÄGER, MORIANI, BEITZKE, VESZPRÉMI,
BLOCH, KROETZ, LUBARSCH *gegen eine syphilitische Entstehungsursache der
Periarteriitis nodosa ausgesprochen* und auch JORES sagt, daß man die früher
angenommene weitgehende histologische Ähnlichkeit der Periarteriitis nodosa
mit der syphilitischen Arteriitis heute wohl als irrtümlich ansehen kann.

   Somit gehört die Periarteriitis nodosa nicht zu unserem eigentlichen Thema.
Es kann daher hier auch nur angedeutet werden, daß im Hinblick auf die Entstehung dieser Gefäßveränderung jetzt im wesentlichen zwei Auffassungen
bestehen, die eine, die in ihr eine spezifische Infektionskrankheit sieht, die
andere, wie sie SIEGMUND, DIETRICH, LEMKE und besonders GRUBER vertreten,
daß es sich um keine pathologische oder besonders genetische Einheit handelt,
sondern *um ein bei bestimmter Immunitätslage einsetzendes Reaktionsbild auf
eine unspezifische infektiös-toxische Schädlichkeit hin*, wie GRUBER schreibt

„die Periarteriitis nodosa ist keine Krankheitseinheit, sondern ein eigenartiger, hyperergischer Ausdruck bei überempfindlich gewordenen Arterienwandstellen eines oder zahlreicher Organsysteme im Verlauf einer länger hingezogenen, infektiösen bzw. septischen Erkrankung". Diese Auffassung muß aber deshalb hier herangezogen werden, weil sie auch die Fälle knötchenbildender Arteriitis bei Syphilis erklären kann, ohne diese Gefäßveränderung irgendwie als typisch syphilitische aufzufassen. Denn diese wohl dem heutigen Wissensstand am besten gerecht werdende Darstellung der Erkrankung als einer ätiologisch unspezifischen bei bestimmter Abwehrlage des Körpers könnte unter den Entstehungsursachen *gelegentlich auch die Syphilis eine Rolle spielen* lassen, wie Gieseler annimmt, oder Lemke (für seinen 2. Fall) als möglich hinstellt, oder Gruber schreibt „immerhin mag unter der unspezifisch infektiös-toxischen Noxe, welche wir für das Zustandekommen der Periarteriitis nodosa voraussetzen, die Lues sozusagen als Gelegenheitsmacher auch einmal eine Rolle spielen". Nur in diesem Sinne betrachten wir die Periarteriitis nodosa hier unter den syphilitischen Arterienerkrankungen, während wir die Auffassung, es handele sich um eine spezifisch luisch bedingte Veränderung, historisch darstellen, aber ablehnen mußten.

V. Veränderungen der Arterien bei angeborener Syphilis.

Auch bei den Arterienveränderungen der angeborenen Syphilis steht die *Aorta im Vordergrund*; hatte schon Mraček von Ecchymosen in der Adventitia großer Gefäße (Aorta, Carotis, Femoralis) und Kernreichtum der Vasa vasorum, zum Teil auch deutlichen Infiltraten um sie bei angeborener Syphilis gesprochen, so sind *entzündliche Veränderungen besonders in der Aorta sowie in der Arteria pulmonalis* zuerst 1905 von v. Wiesner genau verfolgt worden. Er fand in beiden Gefäßen unter 10 Kindern bis zum 3. Monat nach der Geburt oder Foeten in 9 Veränderungen, und zwar zellige Infiltrate um stark hyperämische Vasa vasorum in der Grenzzone zwischen Media und Adventitia, dann auch weiter ausgebreitet besonders in der Richtung nach der Gefäßlichtung zu. Solche frische Infiltrate fanden sich nur bei bald gestorbenen Kindern, dagegen bei etwas älteren perivasculäre Bindegewebswucherung, ferner teilweise oder völlige Obliteration der Vasa vasorum. In dem ältesten Fall (Fall 10) bestand schon schwielige Verdichtung des Bindegewebes mit Elasticaschwund in der „Grenzzone". v. Wiesner fand solche Veränderungen in der ganzen Aorta, den von ihrem Bogen abzweigenden großen Ästen und in der Pulmonalis, am stärksten fast stets in Aorta ascendens, descendens und Arteria pulmonalis, besonders gerade vor der Teilung. Er erachtet diese bei angeborener Syphilis gefundene Veränderung für wesensgleich mit der Döhle-Hellerschen Mesaortitis und bezeichnet daher die von ihm aufgefundenen Veränderungen als „Mesaortitis bzw. Mesarteriitis syphilitica congenita". Auch Kokawa fand Verdickung und Zellinfiltration in der Adventitia, stellenweise auch entzündliche Veränderungen der Media, auch in den großen Gefäßen der Arteria pulmonalis. Sodann verfolgte die Frage Bruhns, offenbar unabhängig von v. Wiesner, und kam zu fast denselben Ergebnissen wie dieser. Unter 9 Kindern (8 Totgeburten, 1 dreimonatiges syphilitisches Kind) erhob er in 6 ähnliche Befunde. Er fand Zellinfiltrate besonders um Vasa vasorum in der Adventitia, sich vielfach mit den Gefäßen auch in die Media erstreckend, zusammengesetzt aus einzelnen Leukocyten, Lymphocyten, zahlreichen Epitheloidzellen, vereinzelten Bindegewebszellen, in einem Falle in der Media auch einen größeren Herd. Da Riesenzellen und Nekrose fehlen, handelt es sich nicht um Gummata. Nach Bruhns hören die Infiltrate in der Aorta in der Regel unterhalb des Zwerchfelles auf (während v. WIESNER bei einem dreimonatigen Kinde solche hauptsächlich in der Aorta abdominalis fand). Diese Veränderungen sah BRUHNS nur bei angeboren-syphilitischen Kindern und hier nach seinen Zahlen nicht selten, dagegen bei zum Vergleich herangezogenen nicht syphilitischen Kindern nicht, wenn er auch zu großer Vorsicht in der Beurteilung rät. Auch er vergleicht seine Befunde der Aortitis bei erworbener Lues. Sodann berichtet v. WIESNER zusammen mit RACH über weitere untersuchte syphilitische Kinder, und zwar 27 Fälle, unter denen sie in 16 = 59% wieder die beschriebenen Veränderungen an Aorta und Pulmonalis feststellten. Spirochäten waren in den veränderten Gebieten nicht nachweisbar. Ebenso wie bei der Aortitis der erworbenen Syphilis entsprach die Schwere der Arterienveränderung der der sonstigen Organe nicht. Die Untersuchungen von v. WIESNER, BRUHNS, RACH-v. WIESNER zusammengerechnet fanden sich die Arterienveränderungen in 67,4% der untersuchten syphilitischen Kinder. Auch KLOTZ verfolgte in einem allerdings nicht ganz sicheren Falle angeborener Syphilis eines Kindes, das einige Zeit gelebt hatte, in der Media der Aorta Erweiterung der Capillaren (mit Blutungen) sowie um sie kleinzellige Infiltration in der Grenzzone, auch drangen von der Adventitia aus Bindegewebsschwielen mit Riesenzellen in die Media vor; die Pulmonalis wies auch vereinzelte perivasculäre Infiltrate in der Adventitia auf. Ebenso verfolgten in Einzelfällen WATERMAN, LÉVY-FRÄNKEL, SABRAZÈS-DUPÉRIÉ als angeboren-syphilitisch aufgefaßte Aortenveränderungen und auch TRACHTENBERG nahm solche Untersuchungen an 7 angeboren-syphilitischen Neugeborenen mit positiven Ergebnissen vor.

Der Deutung der Befunde dieser Untersucher setzte nun SCHARPFF seine eigene entgegen. Er verfolgte an ausgedehnten Serienschnitten spindelförmige und epitheloide Zellen an der Media-Adventitia-Grenze, zum Teil um Gefäße, auch in der Wand der in die Media aufsteigenden Vasa vasorum, aber er hält sie für *physiologische Bildungszellen* für die weitere Entwicklung der Aorta. SCHARPFF meint, daß die Befunde besonders von v. WIESNER und RACH eben nur bei ganz kleinen Kindern erhoben worden seien, weil die von ihm als Bildungszellen in Zusammenhang mit Wachstum der Aorta aufgefaßten Zellhaufen bald verschwänden, so daß bei älteren Kindern solche angeblich syphilitischen Veränderungen nicht mehr zu sehen seien. Nur in einem Fall angeborener Syphilis fand er an die v. WIESNERschen Beschreibungen erinnernde Lymphocytenhaufen besonders in der Aorta ascendens. Er leugnet also das Vorkommen solcher wahrscheinlich als syphilitisch bedingt anzuerkennender Infiltrationen nicht, hält sie aber offenbar für selten. Gegenüber SCHARPFF hält v. WIESNER an der Deutung seiner und anderer Befunde fest. Er betont, daß er früher 17 normale Kinder und solche mit Infektionskrankheiten aber ohne Lues untersucht und die Bilder wie bei der angeborenen Syphilis an den Gefäßen nie erhoben habe. Die von SCHARPFF angeführten Bildungszellen stellten vereinzelte Bindegewebskerne um die Vasa vasorum besonders an Teilungsstätten dar und böten ein ganz anderes Bild als die vielgestaltigen Zellansammlungen bei der angeborenen Syphilis. Neue Serienschnitte von 5 Fällen überzeugten v. WIESNER von der Richtigkeit seiner Auffassung. Er entgegnet dem SCHARPFFschen Einwand, daß es sich nur um ganz kleine Kinder handele, bei denen sich die Zellansammlungen fänden, daß eben zunächst nur lebensschwache, mit schweren anderen Organveränderungen behaftete, syphilitische Kinder, so daß sie bald sterben, in Betracht kämen, bei älteren Kindern fänden sich schon weiter fortgeschrittene Stadien, d. h. Narbenbildungen in der Media, wie in seinem einen Fälle. Hatte SCHARPFF seine Arbeit unter THOREL ausgeführt, so stellte dieser sich im wesentlichen auch später noch auf die Seite der Einwände seiner Schülers. Er führt in diesem Sinne auch an, daß SIMMONDS sowie WERLICH angeben, daß sie nennenswerte Veränderungen der Aorta angeboren-syphilitischer Kinder so gut wie nie beobachteten. Kurz erwähnt später auch Turnbull, daß er die Infiltrationsbefunde im Sinne v. Wiesners nicht erheben konnte.

Auf der anderen Seite liegen eingehende *weitere Untersuchungen* vor, *welche die* v. Wiesner*schen Annahmen im ganzen vollauf bestätigten* und die Veränderungen der großen Gefäße bei angeborener Syphilis weiterhin auf eine sichere Grundlage stellen. In diesem Sinne sind besonders Rebaudi, Thoenes, Zeidler zu nennen. Rebaudi verfolgte die Aorta bei 17 Feten bzw. Neugeborenen mit angeborener Lues und Spirochäten in den Hauptorganen. In 13 Fällen fand er Veränderungen besonders in der Aorta ascendens und im Bogen: Infiltrationen um die Vasa vasorum, bestehend aus Lymphocyten, Epitheloidzellen, Fibrocyten, spärlichen Leukocyten, einigen Plasmazellen (ohne Nekrosen oder Riesenzellen). Diese Zellinfiltrationen bewirkten Verbreiterung der Adventitia und Media. Die Vasa vasorum zeigten Verdickung, selten Verschluß. Die Intima war nur in einem Falle gering, in einem Falle stark in die Entzündungsvorgänge einbezogen. Dieser letztere (Fall 13) war überhaupt besonders schwer; hier war die ganze Aorta befallen. Rebaudi fand nun in den veränderten Gefäßgebieten Spirochäten, besonders in den Vasa vasorum und benachbarten Gebieten der Media und Adventitia; die Zahl der Spirochäten entsprach der Schwere der Veränderungen. Da sie sich aber nur in einem Teile der Fälle fanden, wird eine zum Teil toxische Bedingtheit der Veränderungen von Rebaudi angenommen (übrigens ähnlich auch von Rach-v. Wiesner, Thönes sowie Ekehorn). Bei den schwersten Fällen von Panaortitis (starke Intimabeteiligung) handele es sich um besonders virulente, im Körper sehr verbreitete Erreger, die dann auch stets in den Gefäßwänden sich fänden. Rebaudi leitet die Vorgänge von einer Vasculitis der Vasa vasorum ab und betont wieder die Analogien zur Heller-Döhleschen Aortitis. Thoenes stellte unter 10 untersuchten syphilitischen Frühgeburten in 3 Veränderungen fest. In der Gegend des Ductus Botalli finden sich Obliterationsvorgänge mit Zellansammlungen, die, um Täuschungen nicht anheimzufallen, beachtet werden müssen. In jenen 3 Fällen aber fanden sich wieder ganz die gleichen sonst beschriebenen Infiltrationen, einmal besonders schwer. In einem Falle wurden in der gewucherten Intima zahlreiche Riesenzellen vom Langhansschen Typus gefunden, vereinzelte auch in der Media. Wucherungen an Vasa vasorum fand Thoenes nicht, auch keine syphilitischen Narben (wie v. Wiesner bei einem Kinde); ähnliche Bilder entsprachen den Obliterationsvorgängen am Ductus Botalli. Thoenes meint, daß die Aortenveränderungen sich nur bei besonders schwerer syphilitischer Infektion, also bei Früchten finden, die schon in utero absterben oder nur wenige Tage nach der Geburt leben; bei der Finkelsteinschen Unterscheidung in fetale und Säuglings-Lues gehören sie also nur zu den Erscheinungen ersterer. Maria Zeidler fand unter 8 Fällen nur in 2, aber schwere Veränderungen der Gefäße, auch wieder in der Adventitia und an der Adventitia-Media-Grenze Infiltrate, bestehend aus Rundzellen, Lymphocyten und größeren Zellen, wohl sog. Epitheloidzellen sowie vor allem gewucherten Bindegewebszellen, ferner auch Intimahyperplasie. Die Stärke der Kernansammlung, das sichere Vorhandensein von Exsudatzellen und das nicht regelmäßige Auftreten selbst bei Syphilis sprechen unbedingt dafür, daß es sich hier um pathologische Vorgänge, und zwar entzündlicher Natur handelt. Einen so umschriebenen Sitz der Zellansammlungen wie v. Wiesner an der Adventitia-Mediagrenze fand Zeidler nicht, sondern eine mehr diffuse ungleichmäßige Verteilung in der Adventitia; wirklich herdförmig lagen sie nur am Abgang großer Gefäße, und zwar in der Media ohne nachweisbare Beziehungen zu den Vasa vasorum, hier überwiegen die Bindegewebszellen mehr als sonst geschildert, doch haben diese Herde vielleicht nichts mit Syphilis zu tun, sondern stellen Unregelmäßigkeiten in der Umgebung der Abgangsstellen dar, bzw. hängen im Sinne von THOENES mit den Obliterationsvorgängen des Ductus BOTALLI zusammen. Ebensowenig wie THOENES fand ZEIDLER Veränderungen bei älteren Kindern, auch sah sie in Übereinstimmung mit erstgenanntem Untersucher keine endarteriitischen Wucherungen an den Vasa vasorum, wie sie v. WIESNER und REBAUDI geschildert. Da ZEIDLER Vermehrung der Bindegewebszellen und des Bindegewebes im Vordergrund stehend fand, vergleicht sie die Gefäßerkrankung bei angeborener Syphilis mit der Pneumonia alba oder der interstitiellen Hepatitis der angeborenen Syphilis; ihr wie THOENES ist es dagegen zweifelhaft, ob die Veränderungen der Mesaortitis bzw. Mesarteriitis der Spätsyphilis entsprechen.

EKEHORN beschreibt eine von dem „kaudalen Arterienbogen" d. h. den Arteriae iliacae communes, internae und dem intraabdominalen Teil der Nabelarterien, auf die Aorta übergreifende Periaortitis der Bauchaorta mit degenerativen Vorgängen in der Media. Während die Vasculitis an der Nabelschnur aber rein exsudativ ist, kommt es hier, ausgehend von den Vasa vasorum, zu granulierender, produktiver Entzündung, die im wesentlichen das periadventitielle und adventitielle Gewebe ergreift, nur wenig auf die Media übergreift; doch können degenerative und regenerative Vorgänge zu völligem Umbau führen, wobei diffuse und knotige Neubildungen von Muskulatur, Narben, aber auch Gefäßrisse entstehen können. EKEHORN fand stets Spirochäten. Im übrigen soll hier betont werden, daß wir die *Veränderungen der Arterien der Nabelschnur bei angeborener Syphilis nicht behandeln.* Hier stehen die Venen im Vordergrund, auch sind die Veränderungen der beiden Gefäßarten gleichsinnig, und so wird Herr Dr. EVELBAUER in seinem Venen-Kapitel die Nabelschnurarterienveränderungen miterwähnen.

Überblicken wir die verschiedenen Untersuchungsreihen über Veränderungen vor allem der Aorta und hier auch Pulmonalis bei angeborener Syphilis, so haben die von v. WIESNER eingeleiteten und für sie als typisch erklärten Befunde in zahlreichen Nachuntersuchungen ihre Richtigkeit erwiesen. Wohl ist große Vorsicht geboten, um Verwechslungen mit Flachschnitten von Vasa vasorum, Obliterationsvorgängen am Ductus Botalli u. dgl. zu vermeiden, aber es bleiben *Veränderungen in Gestalt von Infiltraten oder Zellwucherungen, die normal nicht vorkommen, sondern auf die angeborene Syphilis zu beziehen sind.* Allerdings sind *wohl nicht so häufig wie zuerst angenommen,* wie dies auch P. SCHNEIDER. sagt, doch hängt dies wohl auch mit der Auswahl der Fälle zusammen, d. h. die Gefäßerkrankung findet sich ganz überwiegend bei schwersten Infektionen, denen die Kinder schon in utero oder bald darauf erliegen. Veränderungen, gar in Narbengestalt heilende Vorgänge, bei länger am Leben bleibenden Kindern gehören offenbar zu den äußersten Seltenheiten. In seiner Besprechung dieser Frage erklärt auch JORES, daß die SCHARPFFsche Kritik (s. o.), fast alle Befunde als physiologisch zu betrachten, zu weitgehend war und daß er sich selbst überzeugt habe, daß es sich in Aorta wie Pulmonalis um pathologische Befunde handelt, die JORES — wie schon v. WIESNER — an der ganzen Aorta, den vom Bogen abgehenden großen Gefäßen und der Arteria pulmonalis erheben konnte; dabei waren die Aorta ascendens und descendens sowie die Pulmonalis, besonders nahe dem Abgang vom Herzen — hier am häufigsten — oder nahe der Gefäßteilung am schwersten erkrankt. Auch P. SCHNEIDER sagt, daß die pathologische Natur der Infiltrate zweifellos anerkannt werden muß. Die Spirochäten allerdings fänden sich fast stets nur spärlich und ohne sichtliche Beziehungen zu den Infiltraten.

Auf Grund dieser Verfolgung von Frühstadien angeboren-syphilitischer Veränderungen besonders der Aorta, welche doch *weitgehende Ähnlichkeit,*

wenn auch in der Sache gelegene *Unterschiede gegenüber den entsprechenden Veränderungen der Spätperiode erworbener Syphilis aufweisen* — so daß P. Schneider meint, es sei noch nicht bewiesen, daß sie den Vorläufer der typischen Heller-
Döhleschen Aortitis darstellen — kann man doch verstehen, daß sich *Endstadien* ergeben können, *welche bei der angeborenen Syphilis denen der Mesaortitis
luica entsprechen* und *auch Folgen wie diese zeitigen.* So sind *Aortenklappeninsuffizienzen* einerseits, *Aortenaneurysmen* andererseits auf *angeborene Syphilis*
bezogen worden. Doch handelt es sich hier erst um weit spätere Folgezustände,
der sog. *Syphilis congenita tarda zugehörend.* Offenbar liegen hier Fälle weit
leichterer Infektion vor, bei denen auch die Veränderungen an den Gefäßen,
besonders der Aorta, weniger stürmisch und ausgedehnt auftreten, so daß derartige Fälle auch zum großen Teil nur klinisch verfolgt wurden, da sie eben
am Leben bleiben.

Davidsohn erwähnt im Meirowsky-Pinkusschen Werke nur wenige Fälle
klinisch angenommener Aortitis auf Grund von Syphilis congenita tarda.
Marchand sagte, in gewissen Fällen sei man gezwungen für die schwielige
Aortitis auf angeborene Syphilis zurückzugreifen und stellte einige wohl so
zu beurteilende Fälle vor. v. Cetkowsky stellte die Fälle von Buchta, Biermann,
Preiser, Lippmann, Stadler, Neugebauer, in denen angeborene Lues als
Grundlage von Aortitis angenommen wurde (die meisten Fälle vgl. unten)
und die von ihm auf Syphilis congenita bezogenen anatomischen Fälle von
Virchow (18jähriges Mädchen), Ziegler (26jährige weibliche Person), Marchand (27 Jahre, weiblich) und Jakob (18½ Jahre, männlich) zusammen.
Letulle-Laignel-Lavastine und Heitz sprechen von einer Aortitis sclero-
atrophica und beziehen sie auf angeborene Syphilis; sie beschreiben einen
solchen Fall bei einem angeboren-syphilitischen 29jährigen Manne, bei dem
sich die mikroskopisch festgestellte Aortitis an eine Hypoplasie der Aorta (auch
die äußeren Geschlechtsorgane waren unterentwickelt) angeschlossen haben
soll. Insbesondere *Aortenklappeninsuffizienzen* bei Jugendlichen sind in einer
Reihe von Fällen auf eine syphilitische Aortitis, aber auf Grund angeborener
Syphilis bezogen worden. So von Buchta der Fall eines 17jährigen jungen
Mannes (es waren auch Veränderungen peripherer Gefäße vorhanden, vgl.
unten); Hochsinger fand derartige Aortenklappeninsuffiienzen bei einem 11
und einem 13jährigen Kinde, Biermann bei einem 19jährigen Mädchen mit
positiver Wa.R. (über die auch fhier vorhandenen Veränderungen der Extremitätengefäße s. unten), Lippmann bei einem 17 Jahre alten jungen Manne mit
positiver Wa.R., Braun bei einem 10jährigen Knaben, v. Cetkowski in einem
noch genauer zu besprechenden Fall bei einem 17jährigen Jüngling, Thoelldte
bei einem 18jährigen Mädchen mit Keratitis und positiver Wa.R., Drescher bei
einer 22 Jährigen mit Keratitis und positiver Wa.R. (röntgenologisch verbreiteter
Aorta), Koppang bei einem 20jährigen Menschen mit angeborener Syphilis,
Reiche bei einer 25 Jahre alten weiblichen Person mit positiver Wa.R. und
als wahrscheinlich angenommener Lues congenita tarda (die Mutter starb an
Tabes und Aortitis). Einige Forscher geben auch mehrere derartige Fälle ihrer
Beobachtung an. So spricht Schlesinger von 4 Fällen zwischen 12 und 20 Jahren,
Neugebauer beschreibt gleichfalls 4 Fälle zwischen 17 und 32 Jahren, darunter
drei Geschwister einer wohl syphilitischen Mutter, alle 4 Fälle mit positiver
Wa.R., und schließt auf Aortitis bei angeborener Spätsyphilis, ohne daß seine
Darlegungen sehr überzeugend gerade im Hinblick auf den letzteren Punkt
wären. Und am weitesten geht Hausmann, welcher unter 18 einschlägigen
Aorteninsuffizienzen in nicht weniger als 5 (an in Rußland gesammeltem Material)
angeborene Syphilis zugrunde legen will, wohinter Schlesinger wohl mit Recht
ein Fragezeichen setzt. Alle diese Fälle entstammen nur klinischer Beobachtung

und das ganze Gebiet der Syphilis congenita tarda ist ja überhaupt ein zu um-
strittenes, um hier im Einzelfall eine sichere Grundlage für Schlüsse zu bieten.

Ebenso sind eine Reihe von *Aortenaneurysmen* auf Syphilis congenita, meist
auch hier tarda bezogen worden. WATERMAN wies schon auf die Entstehungs-
möglichkeit von Aortenaneurysmen aus angeboren-syphilitischer Aortitis hin,
desgleichen LÉVY-FRÄNKEL, unter Betonung der Möglichkeit von Durchbrüchen
schon in jungen Jahren, und eine ganze Reihe solcher Aneurysmen sind auch
zunächst klinisch beschrieben.

Hierher gehören die schon unter den Aorteninsuffizienzen aufgeführten
Fälle von BUCHTA, BIERMANN, LIPPMANN, NEUGEBAUER und DRESCHER. Anzufügen wären noch die auch von PAUL zusammengestellten von LANDOUZY-
LÄDERICH, CHERAY-SEGARD (positive Wa.R., andere Zeichen von Syphilis),
RÖMHELD und PREISER (hier schon Wirbelarrosion durch das Aneurysma bei
einem 19 Jahre alten Mädchen). HOCHSINGERs einschlägige Mitteilung ist
von besonderem Interesse; er konnte ein Kind mit angeborener Syphilis weiter
bis zum 20. Jahr verfolgen, und außer Infantilismus und beginnender Tabes
bestand jetzt ausgesprochene Aortitis. Auch ESCUDEROS Beobachtungen sind
wichtig; 2 Kinder eines syphilitischen Vaters im Alter von 6 und 4 Jahren mit
positiver Wa.R. zeigten Aortitis mit Erweiterung des Aortenbogens, das ältere
Kind stärker (zit. nach PAUL). ESCUDERO meint, die Veränderung bestände
bei Kindern öfters als angenommen, bliebe aber in der Kindheit oft ohne
Symptome, unerkannt. Noch viel weiter gehen ENRIQUE A. und JUAN JOSÉ
BEREVERTIDE; sie folgern aus Röntgenuntersuchungen, daß sich in allen Fällen
angeborener Syphilis nach dem 2. Lebensjahre Verbreiterung oder vermehrte
Intensität des Aortenschattens fände, und möchten gar annehmen, daß 80 %
aller Aortitiden Erwachsener auf angeborene Syphilis zu beziehen seien!

Hier bei den *jugendlichen Aortenaneurysmen* liegen nun aber auch einige
anatomische Untersuchungen vor, welche diese ganze Frage so auf eine weit
sicherere Grundlage stellen. Schon 1907 beschrieben WILSON und MAREY einen
einwandfreien Fall. Es handelte sich um ein männliches Kind, das schon mit
6 Monaten Erscheinungen von seiten des Herzens und im 4. Lebensjahre Pulsation hinter dem Brustbein aufwies und mit 4 Jahren plötzlich starb. Es fand
sich typisch-syphilitische Veränderung der Aorta, auch Sklerose anderer Arterien.
Die mesaortitisch veränderte Aorta ascendens wies ein Aneurysma auf, das
durchgebrochen war. der Anfang der Veränderung wird mit Wahrscheinlichkeit
schon in das intrauterine Leben verlegt. Es ist dies der einzige Fall, den v. KOOS
bei seiner Zusammenstellung von Aneurysmen im Kindesalter (1916) als angeboren-syphilitisch aufgefaßt auffinden konnte. Doch rechnet PAUL offenbar
mit Recht den von MOIZARD und ROY beschriebenen Fall eines sehr großen
Aneurysma der Aorta ascendens bei einem 15jährigen Knaben, der schon vom
1. Lebensjahr ab Herzbeschwerden aufgewiesen hatte, hierher, obwohl die
Beschreiber selbst zwar eine intrauterine Entstehung der Veränderung annahmen,
aber Syphilis ausschließen zu können glaubten. Dann stammt aus dem Jahre
1916 die beweisende und genauestens verfolgte Beobachtung eines auf angeborener
Syphilis beruhenden Aortenaneurysmas von v. CETKOWSKY. Hier liegt mit
Bestimmtheit angeborene Syphilis vor. Wie nachträglich festgestellt, war die
Mutter mit dem Säugling, bei dem schon Lues congenita festgestellt worden
war, antisyphilitisch behandelt worden; bei dem Kinde scheint aber die Behandlung, da die Mutter zu früh das Krankenhaus verließ, nicht genügend
durchgeführt worden zu sein. Dies Kind, dessen Serum stark positive Wa.R.
ergab (an der Leiche), starb als 17jähriger Junge nach einem Trauma und
nachdem es unter klinischen Zeichen einer Aorteninsuffizienz erkrankt war,
dann plötzlich. Die Sektion erwies makroskopisch und mikroskopisch typische

syphilitische Aortitis. Es bestand 1 cm oberhalb der Aortenklappen beginnend
ein faustgroßes, sackförmiges Aneurysma, Insuffizienz der Aortenklappen
und starke Verengerung des Abganges der linken Kranzarterie, worauf wohl
der plötzliche Tod zu beziehen war. Paul sagt mit Recht, daß hier der lücken-
lose Beweis vorliegt, daß eine sicher auf angeborener syphilitischer Grundlage
entstandene produktive Mesaortitis ebenso zum Aneurysma führen kann, wi⸗
eine erworbene Syphilis beim Erwachsenen, und auch ganz richtig meint er,
daß eine solche Annahme ja auch nichts gezwungenes an sich habe, da ja auch
Tabes, Paralyse, Gummata infolge angeborener Lues beobachtet würden.

Alle bisher genannten Aneurysmen beziehen sich auf die Brustaorta. Einige
ganz wenige Fälle sind nun *auch von der Bauchaorta bekannt.* Baginsky beschrieb
ein faustgroßes Aneurysma der Bauchaorta unmittelbar oberhalb der Teilungsstelle, deren Media als syphilitisch entstanden zu deutende Entzündungzeichen
aufwies, bei einem $7^3/_4$ Jahre alten Mädchen mit Chorioretinitis als Zeichen
angeborener Lues. Da auch ulceröse Endokarditis bestand, läßt Baginsky
es unentschieden, ob die Erkrankung der Aortenwand kongenital-luisch oder
septisch aufzufassen ist. Nixon fand bei einem 20jährigen Mädchen mit angeborener Syphilis (Hutchinsonsche Zähne) bei der Sektion typisch syphilitische
Aortitis mit einem großen Bauchaorten-Aneurysma, das den 12. Brust- und
die drei ersten Lendenwirbel arrodiert hatte und geplatzt war. Und endlich
hat Paul einen einschlägigen Fall aus dem Störkschen Institut eingehend
geschildert. Ein zur Sektion gekommenes 18jähriges Mädchen zeigt die Aorta
im Anfangsteil für das bloße Auge in einer Weise verändert, welche der klassischen
Schilderung der syphilitischen Aortitis entspricht. Der Sinus Valsalvae der
mittleren Aortenklappe ist ungefähr auf Haselnußgröße aneurysmatisch erweitert
und oberhalb der vorderen Semilunarklappe besteht auch ein walnußgroßes
Aneurysma der Aorta ascendens. Die rechte Kranzarterie ist völlig verschlossen.
Der Aortenbogen zeigt noch einige schwielige Verdickungen, dann ist die Aorta
glatt bis zum Zwerchfelldurchtritt. Dagegen bestehen wieder schwere Veränderungen der Gefäßwand in der Bauchaorta und hier ein gut kindskopfgroßes
Aneurysma. Trotz negativer Wa.R. wird luische Entstehungsursache angenommen, und zwar angeborene Syphilis. Und nachträglich wurde festgestellt,
daß der Vater des Mädchens stark positive Serumreaktionen ergab und daß die
Mutter zweimal spontan abortiert, zweimal tote Kinder zur Welt gebracht
hatte, und drei weitere Kinder bald nach der Geburt starben, also wahrscheinlich
auch syphilitisch war. Das Mädchen mit der Mesaortitis und dem Aneurysma
selbst wies auch Infantilismus auf.

Ein *Aneurysma dissecans* auf Grund angeborener Syphilis ist auch beschrieben
worden, und zwar in einer Züricher Dissertation von C. Frei. Ein 14jähriger
Knabe mit zahlreichen Mißbildungen zeigte bei der Leichenöffnung außer
Hypertrophie und Erweiterung des Herzens sowie der Aorta ascendens und
Pulmonalis 2 cm über der Abgangsstelle der ersten Arteria intercostalis ein
6 mm im Durchmesser messendes Loch mit leicht zackigem Rande durch das,
man in einen vom Aortenbogen bis zum Zwerchfell reichenden, in die linke
Pleurahöhle durchgebrochenen schlaffen Sack gelangte. Die Aorteninnenfläche
wies für das bloße Auge Veränderungen auf, wie sie der syphilitischen Aortitis
entsprechen und mikroskopisch bestätigte sich dies. So nahm Frei angeborene
Lues als wahrscheinlich an und Loeschke, der in seiner Bearbeitung des „Aneurysma dissecans auf luetischer Grundlage" auch diesen Fall — als einzigen
angeboren-syphilitischen — eingehend bespricht, meint, daß nach der so typischen Beschreibung Freis an der Diagnose nicht zu zweifeln sei.

Nach allem Mitgeteilten ist als sicher anzunehmen, daß angeborene Syphilis zu
Aortenveränderungen führen kann, welche denen der erworbenen Syphilis entsprechen,

*also zu einer Aortitis bzw. Mesaortitis, welche auch zu Aorteninsuffizienz
und als Folgezustand zu Aneurysmen Veranlassung geben kann.* Immerhin ist
dies *selten.* Doch ist hier ein abschließendes Urteil noch kaum möglich. An
der Pulmonalis sind entsprechende Veränderungen hier recht offenbar erst
außerordentlich selten, wenn auch, wie oben besprochen, die mikroskopischen
Veränderungen bei schwerster Infektion bald sterbender Kinder die Pulmonalis
stark mitbefallen. TURNBULL hat bei einem 7jährigen und einem 17jährigen
Kinde mit angeborener Syphilis syphilitische Veränderungen der Pulmonalis,
des Stammes wie des Astes zum rechten Unterlappen, beschrieben.

Unter den kleineren Arterien nehmen auch bei der angeborenen Syphilis
die *Gehirnarterien* eine besondere Stellung ein, *und zwar gleichen die Veränderungen hier sehr der sog. HEUBNERschen Endarteriitis der erworbenen Syphilis.*
Immerhin sind solche Formen bei Lues congenita nur vereinzelt beschrieben.
Hatte schon MARCHIAFARA bei einem 10jährigen Kinde mit Lues obliterierende
Endarteriitis festgestellt, MRAČEK ziemlich unbestimmt von Adventitiaver-
dickung der Coronararterien bei einer Frühgeburt und in zwei weiteren Fällen
berichtet, später auch PAWLOW die ungenügende Lebensfähigkeit angeboren-
syphilitischer Kinder, d. h. ihr so frühes Absterben, auf schon in den frühesten
Monaten des intrauterinen Lebens einsetzende endo- und periarteriitische Veränderungen bezogen, so haben CHIARI, DECLERQ-MASSON, KOHTS (2 Fälle),
BIERFREUND, PASSINI, HEUBNER, GRAUPNER, DÜRCK, TAKAHASHI Fälle von
Arteriitis luica congenita speziell der Hirngefäße bei Kindern eingehend
beschrieben. Im ganzen dürften also etwa 10 Fälle bekannt sein.

Das von CHIARI sezierte Kind starb mit 15 Monaten unter Zeichen einer
rechtsseitigen Hemiplegie. Der Fall von DECLERQ und MASSON betraf ein Kind,
bei dem im Alter von $1^{1}/_{2}$ Monaten Gehirnerscheinungen auftraten und das
dann bald starb. Im ersten Falle von KOHTS handelte es sich um ein mit 17 Monaten sterbendes Kind, das rechtsseitige Hemiplegie und weitere Lähmungs-
erscheinungen gezeigt, in seinem 2. Falle um ein Kind, das mit 16 Monaten
apoplexieartige Krankheitszeichen aufwies und mit etwa $1^{1}/_{2}$ Jahren starb. Bei
BIERFREUND trat bei einem $2^{1}/_{2}$ Jahre alten Mädchen eine Lähmung auf, nachdem
diese sich gebessert eine neue, Krämpfe, Kontrakturen, und mit 3 Jahren erfolgte
der Tod. PASSINI beschreibt ein kleines Mädchen, das mit 2 Monaten Lähmung
der Hände und Füße aufwies und mit 2 Jahren unter Zeichen eines apoplektischen
Anfalles starb. Bei HEUBNER findet sich ein $2^{1}/_{2}$jähriges Kind, bei GRAUPNER
ein 11 Monate altes, bei DÜRCK ein 13monatiges, männliches Kind beschrieben.
TAKAHASHI teilt in seiner unter L. PICK ausgearbeiteten Abhandlung — unter
ausgezeichneter Zusammenstellung des hier einschlägigen Schrifttums — sehr
eingehend den Fall eines Kindes mit, das mit 6 Monaten Anzeichen eines „Schlag-
anfalles" bot, einen Monat darauf einen neuen Anafll erlitt, später Oculomotoriuslähmung sowie Opticusatrophie beiderseits aufwies und mit $14^{1}/_{2}$ Monaten
starb.

In allen Fällen (bei GRAUPNER fehlen Angaben) ist Syphilis der Eltern oder
eines derselben sichergestellt und ebenso angeborene Syphilis der Kinder selbst
— fast in allen Fällen hatten auch klinische Zeichen solcher bestanden —, nur
in dem Falle PASSINIS sollen die Eltern nicht syphilitisch gewesen sein, und
auch sonst faßt er den Fall dieses Kindes, das schon mit zwei Monaten Lähmungen, dann mit $4^{1}/_{2}$ Monaten Coryza, papulöses Exanthem, nässende Pusteln
an den Genitalien und Psoriasis pulmae et plantae aufgewiesen, als erworbene
Syphilis auf, während TAKAHASHI ihn wohl mit Recht denen angeborener Lues
zurechnet. Nach dem klinischen Bild unterscheidet TAKAHASHI unter den
genannten Fällen solche mit plötzlichen Anfällen nach Art von Apoplexien und
mehr schleichend einsetzende; in beiden Formen ergeben sich Hemiplegien.

Am wichtigsten sind für uns hier die *anatomischen Veränderungen der Hirn-gefäße* und sie sind in allen diesen Fällen ausgesprochen und unter einander sehr ähnlich. Chiari fand die Wand der meisten Arterien der Gehirnbasis verdickt, fest, zum Teil verschlossen; die beiden Arteriae carotides internae und die beiden Arteriae fossae Sylvii wiesen mehr ungleichmäßige Verdickung der Wandungen auf. Mikroskopisch zeigten die hinteren zwei Drittel der Arteria basilaris keine Gefäßlichtung, vielmehr war diese durch Bindegewebe mit zahl-reichen Zellen völlig verschlossen, das aber auch kleine und größere Gefäße sowie als Rest von Blutungen Pigment aufwies; durch Lücken in der Membrana fenestrata hing dies Bindegewebe mit solchem in der Media zusammen, die auch zum großen Teil durch Bindegewebe ersetzt war und starke Vascularisation aufwies, während die verdickte Adventitia auch stark kleinzellig infiltriert war. Die Arteriae fossae Sylvii zeigten ziemlich scharf abgesetzte Intimaverdickung mit jugendlichem Bindegewebe und Endothelwucherung; die Media und die Adventitia wiesen hier nicht sehr starke Infiltrate auf. Im Falle von Declerq-Masson erschienen die Arterien der Circulus arteriosus Willisii in mattweiße cylindrische Stränge verwandelt. Histologisch werden Rundzelleninfiltrationen in der Adventitia hervorgehoben. Im ersten Falle von Kohts war die Arteria basilaris in ihrem mittleren Teil etwa 13 mm lang in einen völlig verschlossenen 3 mm dicken Strang verwandelt, weiterhin war sie in einer Ausdehnung von 6 mm mit Gerinnseln gefüllt, die sich in die linke Arteria profunda cerebri fort-setzten. In seinem zweiten Falle zeigten die Carotiden und Arteriae fossae Sylvii starke Wandverdickung und Lichtungsverengerung bis zum Verschluß; die beiden Vertebralarterien wiesen im Vereinigungsgebiete zur Basilaris in 1,7 cm Länge ein sehr derbes Verhalten und weiße Farbe auf; die Arteria cere-belli anterior beiderseits, die Arteria profunda cerebri, die Arteria communicans posterior sind ganz derb und verschlossen. Bierfreund fand die Arterien an der Hirnbasis, besonders die Enden der Carotiden, starr und mäßig verdickt; stellenweise sind kleine flache Knötchen eingesprengt. Bei der histologischen Untersuchung waren die Adventitia und Media stark chronisch-entzündlich infiltriert, teils mehr diffus, teils herdförmig; besonders stark war die Rund-zelleninfiltration an der Grenze von Media und Intima. Die Intima fand sich dergestalt verdickt, daß man innerhalb des alten Gefäßes eine neue Gefäßwand dadurch unterscheiden konnte, daß eine neue Lamina elastica mit Endothel-auflagerung entstanden war und die in den Gebieten stärkster Intimawucherung etwa auf die Hälfte eingeengte Gefäßlichtung begrenzte. Passini fand End-arteriitis der Arteria corporis callosi, mikroskopisch starke Wucherung der Intima, aber ungleichmäßige, so daß die verengte Gefäßlichtung exzentrisch lag; weniger veränderten Gebieten lag ein hyaliner Thrombus ohne Zeichen von Organisation auf; die Media war wenig verändert, die Adventitia etwas verdickt und dichter. Im Heubnerschen Falle waren die rechte Vertebral-arterie, die Basilaris und die linke Arteria cerebri posterior und rechte Arteria fossae Sylvii völlig verschlossen. Es bestand das typische Bild der „Endarteriitis syphilitica". Graupner fand Endarteriitis der Arteria basilaris und der rechten Arteria fossae Sylvii; mikroskopisch sollen Media und Adventitia unverändert gewesen sein, die Intima zeigte die abgehenden Äste einengende Wucherungs-erscheinungen mit deutlicher Spaltung und Auffaserung der Lamina elastica interna. Dürck sagt, daß (in seinem Falle 4) die größeren Gefäße namentlich stark ergriffen waren, besonders vorgeschritten und kennzeichnend die Arteria basilaris. Die Adventitia zeigte Epitheloidzellknötchen mit zentraler Ver-käsung, also Gummen; alle Gefäßwandungen waren herdförmig dicht infiltriert; die Media ließ stellenweise kaum noch Muskelzellen erkennen und war von dunkeln zackigen Kerntrümmern ganz übersät, „welche einem offenbar in diffuser Verkäsung begriffenen Infiltrat angehören". Dies verkäsende Infiltrat ragte nach innen über die erhaltene Membrana fenestrata hinaus, es schloß sich ein breiter Gürtel anastomosierender spindel- und sternförmiger Zellen, mit Rundzellen dazwischen, an, welcher unscharf die Gefäßlichtung begrenzte. In Takahashis Fall endlich fanden sich die Arteria basilaris, die Carotiden, insbesondere auch die Arteriae fossae Sylvii auffallend verdickt, derb, in ihrer Lichtung eingeengt, bis zu Unsichtbarkeit einer solchen (besonders an den Arteriae fossae Sylvii (vgl. Abb. 64 und 65). Bei seiner mikroskopischen Schilderung unterscheidet Takahashi 3 Hauptstadien, die er an verschiedenen Stellen fand: im ersten Stadium starke Intimawucherung, besonders der Endothelien, mit thrombotischem, zum Teil schon organisiertem Verschluß der Gefäßlichtung, die Media nur mit erweiterten Lymphräumen, die Adventitia mit erweiterten Vasa vasorum und ganz spärlichen Zellinfiltraten (besonders Lymphocyten); im zweiten Stadium Intimawucherung mit Organisation und gegebenenfalls Rekanalisation des Thrombus auf dem Höhepunkt, in der Media ziemlich starke Rundzellinfiltrationen, sehr starke Infiltration in der Adventitia, besonders um Vasa vasorum (Periarteriitis); und endlich im dritten Stadium Weiterschreiten bis zur Vernarbung. Auch benachbarte Venen zeigten chronische produktive Meso- und Periphlebitis sowie Thrombosierung.

Überschauen wir die beschriebenen Veränderungen der Gehirnarterien bei angeborener Syphilis, so sehen wir, wie sehr sie sich denen der erworbenen Lues an denselben Gefäßen nähern. Was die Reihenfolge der ergriffenen Wandschichten betrifft, so beschreibt nur Graupner eine unveränderte Media und Adventitia bei Intimawucherung im Sinne der Endarteriitis Heubners, besonders Chiari, Deelerq-Masson, Kohts, Bierfreund, Passini, Dürck, Takahashi dagegen stellten auch Veränderungen der Media und Adventitia fest, und bei genauer Verfolgung kam Takahashi auch hier zu dem Ergebnis, daß, wo geringe Intimawucherung vorhanden war, zugleich schon eine leichte Entzündung in den äußeren Wandschichten vorausgegangen war, daß also die Intima-(Endothel-)-Wucherung als eine sekundäre aufzufassen ist, wenn sie auch mehr ins Auge fällt. Zu derselben Auffassung gelangte Sutherland-Walker. Also ganz das gleiche wie bei der sog. Heubnerschen Endarteriitis syphilitica obliterans. Auch sah Takahashi sich eine solche Veränderung in eine „Panarteriitis" im Sinne Dariers (vgl. bei erworbener Syphilis der Hirnarterien) fortsetzen. Die Zellen der Infiltrate bei der Arteriitis sind auch hier bei der angeborenen Syphilis die gleichen wie bei der erworbenen, vor allem Lymphocyten, Leukocyten, Plasmazellen, Spindelzellen; Riesenzellen sind hier nicht gefunden worden. Auffaserungen und Aufsplitterungen sowie Neubildung der Elastica sind hier ebenso wie bei der erworbenen Hirnarteriensyphilis verfolgbar. Während alle beschriebenen Fälle bei angeborener Syphilis so in das Gebiet der sog. „Endarteriitis obliterans" Heubners gehören, lag nach der Dürckschen Schilderung in seinem Falle zudem echte Gummibildung vor.

Was die Frage betrifft, welche Gefäße vorzugsweise verändert werden, so sind es auch wieder im wesentlichen ähnliche wie für die Heubnersche Arteriitis oben angegeben. Nach den Schilderungen der aufgezählten Fälle steht hier bei den Kindern die *Arteria fossae Sylvii an erster, die Arteria basilaris an zweiter Stelle*; die anderen Arterien der Gehirnbasis sind weniger häufig betroffen. Als Unterschied zwischen der Gehirnarteriensyphilis der Kinder und der der Erwachsenen hebt Takahashi hervor, daß bei ersterer die frei gebliebenen Arterienwände sehr zart seien und eine Störung der Ausbildung zeigten. Die erkrankten Gefäße sind weit dünner als die normalen, da Media und Adventitia meist wenig verdickt sind und die Intimawucherung in die Gefäßlichtung erfolgt. Mit Recht hebt Takahashi auch hervor, daß typische Aneurysmenbildung an den

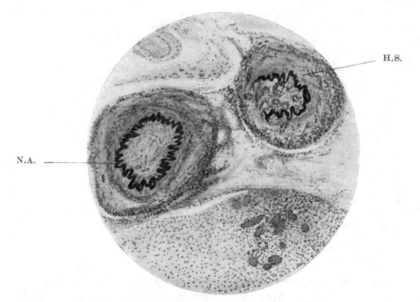

Abb. 64. Endarteriitis luetica congenita der Gehirngefäße. Querschnitte der A. fossae Sylvii an einem peripherischen Teile. H.S. ein Hauptast der A. fossae Sylvii (totale Obliteration des Gefäßlumens, bedeutende Rundzelleninfiltration in Media und Adventitia). N.A. ein Nebenast der A. fossae Sylvii (narbige Schrumpfung der Arterienwand mit perivaskulärer Rundzelleninfiltration).

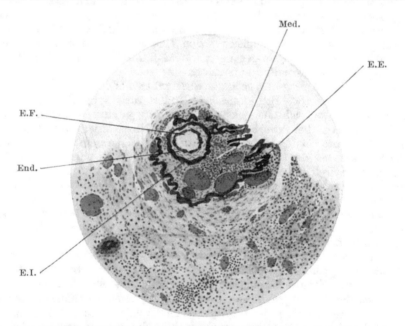

Abb. 65. Endarteriitis syphilitica congenita der Gehirngefäße. Arterienquerschnitte mit starker Rundzelleninfiltration und Erweiterung der Blutcapillaren in der Media: Mesarteriitis hypertrophica. E.F. Neugebildete elastische Lage. E.I. Elastica interna. E.E. Elastica externa. End. Gewucherte Endothelien. Med. Bedeutende Rundzelleninfiltration und Erweiterung der Blutcapillaren in der Media. [Aus A. TAKAHASHI: Virchows Arch. 232 (1921), S. 112, Abb. 2.]

syphilitisch veränderten Hirnarterien der Kinder bisher nicht beschrieben ist. Daß auch die erworben-syphilitischen Veränderungen der Hirnarterien diese keineswegs zu Aneurysmen geneigt machen, ist oben dargelegt.

Die Hirnveränderungen verbinden sich auch bei der angeborenen Syphilis häufig mit *Veränderungen der Leptomeningen;* die Hirnventrikel, besonders Seitenventrikel, sind meist erweitert, zuweilen, so bei TAKAHASHI, sehr stark; das Ependym kann verdickt sein, oder typische Ependymitis granularis (im Falle TAKAHASHIs) bestehen. Besonders aber eingreifend sind die *schweren Folgen der Gefäßveränderungen mit Verengerung oder Verschluß der Lichtungen wiederum für das Gehirn;* so entstehen ja die schweren Krankheitszeichen und so leitet sich der Tod ab. Es findet sich entweder *Sklerose* des Gehirns, wie besonders in den Fällen von KOHTS, *oder, in den meisten Fällen, Erweichung* der Gehirnsubstanz, mit verschiedener Farbe, oder in späteren Stadien daraus sich ergebende Cysten mit verdichteter Umgebung, so daß, wie im Falle TAKAHASHIs, durch Kombination verschiedener Zustände sich ein sehr buntes Bild ergeben kann. Lage, Größe und Folgen der Erweichungen hängen natürlich von Sitz, Ausdehnung und Stärke der Gefäßveränderungen ab. Auffallend ist, daß, wie TAKAHASHI hervorhebt, die Gehirnveränderungen als Folgen der Gefäßveränderung mit Ausnahme des GRAUPNERschen Falles stets allein oder vorzugsweise die linke Großhirnseite betrafen. Doch kann auf diese außerhalb der Gefäße selbst gelegenen Folgeerscheinungen hier nicht weiter eingegangen werden. Erwähnt werden soll nur noch, daß die sekundäre Erkrankung der Intima, welche erst den Gefäßverschluß bewirkt, natürlich einige Zeit zur Ausbildung braucht und daß es offenbar damit zusammenhängt, daß die Kinder unter den schweren Gehirnerscheinungen erst später, etwa nach Vollendung von 1 bis 2 Jahren, sterben.

Erwähnt sei noch, daß der oben mitangezogene DÜRCKsche Fall eines 13monatigen Kindes, entsprechend der von ihm bei erworbener Syphilis zusammen mit syphilitischer Arteriitis der Hirnarterien besprochenen akuten knötchenförmigen syphilitischen Leptomeningitis (vgl. oben), dies gleiche Bild der weichen Hirnhäute auch hier bei den Gefäßveränderungen im Gefolge angeborener Syphilis aufwies. DÜRCK teilt zugleich noch einen Fall kongenitaler Lues (1 Jahr alter Knabe) mit denselben knötchenförmigen Veränderungen der Hirnhäute mit, bei dem die Gefäße, insbesondere die Arterien der Gehirnbasis, aber unverändert waren.

Auch in *Extremitätengefäßen* auftretende Veränderungen, welche zu *Gangrän* und dgl. führten, sind, entsprechend dem oben über die Fälle bei erworbener Syphilis gesagten, *in Einzelfällen auf angeborene Syphilis bezogen* worden. Hierher gehört die schon ältere MARSHsche Beobachtung einer symmetrischen (RAYNAUDschen) Gangrän an je 3 Zehen beider Füße zugleich mit schlechter Zirkulation der Hände bei einem 12jährigen Knaben, Erscheinungen, die auf antisyphilitische Behandlung hin sich gebessert haben sollen. Ferner die schon im Hinblick auf angenommene angeboren-syphilitische Aortenveränderungen erwähnten Fälle von BUCHTA sowie BIERMANN. Ersterer fand bei dem angeboren-syphilitischen Jungen von 17 Jahren zudem die rechte Radialis und Brachialis sowie beide Karotiden in feste Stränge verwandelt, die kaum pulsierten. Der Puls war links auch klein. An den unteren Extremitäten fehlten die Pulse auch; ein solcher war nur links an der Cruralis undeutlich zu fühlen. Es trat Gangrän am rechten Fuße ein. Im Falle BIERMANN eines 19jährigen Mädchens mit angeborener Syphilis und positiver Wa.R. wurde auch obliterierende Arteriitis an den oberen und unteren Extremitäten angenommen. BOSANJI beschrieb „Raynaudsche Krankheit als ein Symptom der hereditären Syphilis" bei einem $1\frac{1}{2}$jährigen und einem 2jährigen Kinde und schloß dies hauptsächlich aus Heilung

auf antisyphilitische Behandlung hin. In der Aussprache zu einem Vortrage
Parkinsons über symmetrische Gangrän an beiden Füßen bei einem dreijährigen Mädchen mit negativer Wa.R. weist Thursfield darauf hin, daß er
in einem solchen Falle in dem abgefallenen Endglied eine obliterierende Endarteriitis der großen Fußarterien gefunden habe, und nimmt angeborene Lues
an. Und endlich sind Gonzales Medina und Cuesta zu nennen, welche neuerdings Fälle von Extremitätengangrän infolge Endarteriitis bei Kindern mit
angeborener Syphilis beschrieben. Alle diese Fälle betreffen nur klinische, zum
Teil auch im Hinblick auf die Entstehungsursache nicht sehr gut gestützte
Annahmen und sind auf jeden Fall schwer beweisbar. Anatomisch untersucht
ist dagegen der Fall von Hasselbach (sein Fall 7). Hier handelte es sich um
einen männlichen Fetus, der, etwa 5 Monate alt, totgeboren wurde; bei unveränderter Aorta zeigten seine Iliacae und Femorales hitsologisch in der Adventitia zahlreiche Rundzellinfiltrate zusammen mit Endothelwucherung der Vasa
vasorum, die Media war am Sitze der Entzündungsherde buckelförmig verdickt
und die Elastica interna am Rande der Erhebung in mehrere in die verdickte
Partie einstrahlende Lamellen aufgesplittert, die Intima unverändert. Hasselbach nimmt an, da das Kind syphilitisch war, daß es sich hier um eine angeboren-syphilitisch bedingte entzündliche Veränderung handelte, welche in der
Adventitia begonnen und sekundär die Media in Mitleidenschaft gezogen hatte.
    Und hierher gehört wohl auch der eigenartige von Verocay genau mit-
geteilte Fall. Ein mit $5^3/_4$ Monaten gestorbenes syphilitisches Mädchen, dessen
Mutter an Syphilis II litt, zeigte eine ausgedehnte Gefäßerkrankung: die Hirnarterien schienen unverändert, die Aorta, die großen Halsgefäße und die Pulmonalis verhältnismäßig gering, die beiden Iliacae communes, manche Arterien
des Bauches, die Kranzgefäße und insbesondere die Arterien der Extremitäten,
vor allem der unteren, dagegen hochgradigst verändert. An den wenig veränderten Gefäßen zeigt die Adventitia kaum Abnormes, die Media dagegen
Veränderungen der Elastica — Fragmentierung, Spaltungen, Zerfaserung, eine
körnige Degeneration und Verkalkung (s. u.) — sowie der Muskulatur, die bedeu-
dent spärlicher, von Bindegewebe auseinandergedrängt erscheint, die Intima
ist verbreitert. In den stark veränderten Gefäßen sind alle Wandschichten in
Mitleidenschaft gezogen; die Adventitia ist geringfügig kleinzellig infiltriert,
an der Grenze zur Media weist sie und vor allem die Media selbst unter starkem
Schwund besonders der Elastica Granulationsgewebe mit Riesenzellen auf,
doch sind letztere zumeist als Fremdkörperriesenzellen, veranlaßt durch Kalkschollen und -plättchen, aufzufassen, und auch das Fehlen der Nekrose zeigt,
daß hier keine echten Gummata vorliegen, sondern Bildungen, wie sie bei der
Mesaortitis syphilitica eingehend beschrieben wurden; die Intima ist nach Art
einer sogenannten Endarteriitis obliterans gewuchert, mit zahlreichen neugebildeten elastischen Fasern, oft auch mit Bildung einer neuen Elastica interna.
Verocay hält eine primäre Schädigung der elastischen Fasern (wie dies Marchand vor allem für die Aortitis annahm) einerseits, der Muscularis andererseits durch das syphilitische Virus für das Primäre, jene mehr in den Arterien
vom elastischen Typus, diese besonders in denen des muskulären Typus. Das
ganz besondere dieses Falles ist nun die *Verkalkung*, welche, besonders in den
Arterien der Extremitäten, wo oft fast die ganze Media von einem Kalkring
oder wenigstens Abschnitte derselben von Kalkspangen eingenommen werden,
höchste Ausmaße in Media und Intima erreicht und das Bild ganz beherrscht.
Verocay erinnert an einige wenige Fälle von erworbener Arteriensyphilis mit
ausgedehnter Verkalkung, besonders an einen älteren von Huber beschriebenen,
der allerdings die Lues nur in die Reihe disponierender Momente stellte, und
einen von Hasselbach mitgeteilten, in beiden Fällen mit den Hauptkalk-

ablagerungen auch in den Arterien der Extremitäten, und *bezieht die Verkalkung besonders seines eigenen Falles auf zu starke Quecksilberwirkung* — das Kind erhielt auf Körpergewicht umgerechnet 6—7mal mehr als ein Erwachsener bei einer energischen Quecksilberkur — bei bestehender angeboren-syphilitisch bedingter Veränderung der Gefäßwand.

Zum Schlusse sei die sehr merkwürdige Mitteilung DURANTES erwähnt. Er fand bei der Sektion einer weiblichen Person, die er, da sie von einer syphilitischen Mutter stammte, in der Kindheit Keratitis interstitialis durchgemacht und positive Wa.R. gab, als angeboren-syphilitisch anspricht, in der visceralen Pleura weiße Fäden, die thrombosierten sowie obliterierten Arterien entsprachen, welche histologisch Mesarteriitis aufwiesen. Die Beziehung dieser Veränderung auf angeborene Syphilis ist auf jeden Fall unbewiesen.

Ein Überblick über die *Arterienveränderungen bei angeborener Syphilis* zeigt uns *im Sitz* — hauptsächlich *Aorta*, unter den kleineren Arterien besonders *Gehirnarterien*, vielleicht auch *Extremitätenarterien* — *wie in der Art der Gefäßerkrankung weitgehende Übereinstimmung mit denjenigen der erworbenen Syphilis.* Einige Unterschiede sind unschwer mit den verschiedenen Bedingungen zu erklären. Bei der kongenitalen Lues stehen aber die Veränderungen der kleinsten parenchymatösen Gefäße gegenüber den größeren und großen ganz im Vordergrund, ja beherrschen völlig das Bild, sind fast bei allen Erzeugnissen angeborener Syphilis als das einleitende aufzufassen. Von ihnen soll aber, wie eingangs abgegrenzt, hier nicht die Rede sein, denn das bedeutete ein Eingehen auf die angeborene Syphilis in den einzelnen Organen überhaupt.

Das *Gesamtgebiet der Arteriensyphilis*, das wir darzustellen versucht haben, *umfaßt je nach den befallenen Arterien recht verschieden sich abspielende Vorgänge,* aber doch *mit dem gemeinsamen Nenner einer Entzündung. In den meisten Fällen handelt es sich dabei* — wie dies bei den meisten syphilitischen Entzündungen der Fall ist — *um eine an sich wenig kennzeichnende Entzündung, welche bestimmte makroskopische und mikroskopische Merkmale uns aber doch heute als luischer Entstehungsursache sicher zu erkennen gestatten, seltener um eine typische gummöse.* So liegt in der Schwierigkeit, mit der sich die Kenntnis und Erkenntnis hier durchsetzte, also in der historischen Entwicklung, gerade ein eigener Reiz. Es bezieht sich dies vor allem auf die *Aortitis syphilitica. Sie steht an Zahl, an Wichtigkeit allen anderen syphilitischen Arterienveränderungen weit voran, ja nimmt unter den Erscheinungen der Spätsyphilis heute überhaupt eine der ersten, wohl die erste, Stelle ein.* So ist das *Kapitel der Arteriensyphilis*, vor allem eben das der *Aortensyphilis, von ganz besonderer auch praktischer Wichtigkeit.*

Literatur.

Syphilis des Herzens.

ADLER: (a) Observat. on card. syphilis. N.Y. med. J. **68**, 577 (1898). (b) Heart syphil. Med. Rec. **1904**. — ADLMÜLLER: Über die Ätiologie der erworbenen Herzklappenfehler. Dtsch. Arch. klin. Med. **132**, 279 (1920). — ALBRECHT: Hochgradige syphilitische Degeneration d. Thymus und Gummen des Herzens beim Erwachsenen. Verh. Naturforsch. Wien **2 II**, 171 (1913). — AMBLARD: Retrécissement mitral et syphilis. Bull. Soc. med. Hôp. Paris **37**, 753 (1921). — AMELUNG u. STERNBERG: Die Einwirkungen der Frühsyphilis auf Herz und Gefäße. Dtsch. Arch. klin. Med. **145**, 34 (1924). — ASHBY: Syphilom of the heart. Brit. med. J. **2**, 1108 (1887). — ASHTON-NORRIS-LAVENSON: Adams-Stokes disease (heart-block) due to a gumma in the interventricul. septum. J. med. Sci. **1907**. — ASTRUC: De morbis vener. libri sex. Lutetiae Parisiorum, 1736. — AUFRECHT: De syphilide visceroli. Inaug.-Diss. Berlin 1866.

BAHR-COMBARD and LÖW: A case of tuberculosis with spec. involvement of the heart. Lancet **1**, 362 (1912). — BALZER: Aneurysmes miliaires du péricard chez un syphilitique. Arch. physiol. norm. et Path. Paris, III., **2**, 93 (1883). — BARD: Zit. bei JULLIEN. Traité

1887. — BARGUM: Über einen Fall von Syphilis des Myocardiums. Inaug.-Diss. Würzburg 1887. — BASKIN: Haemo-pericardium associated with syphilis. Lancet 1908. — BASSETT-SMITH: Aneurysm of the heart due to syph. gummata. Brit. med. J. 2, 1060 (1908). — BAUMGARTNER: Über spezifische diffuse produktive Myokarditis. Frankf. Z. Path. 18, 91 (1915). — BEER: Eingeweidesyphilis. Tübingen 1867. — BENDA: Die Syphilis des Gefäßsystems. Handbuch der Geschlechtskrankheiten von FINGER, Bd. 3, 1. Hälfte, S. 807. Wien u. Leipzig: Alfred Hölder 1913. — BENTHAUS: Über Herzveränderungen und Aortitis bei den metaluischen Erkrankungen des Nervensystems, insbesondere bei Paralyse. Festschr. z. Feier d. 10jähr. Bestehens d. Akad. f. prakt. Med. in Köln. Bonn 1915. — BERBLINGER: Diffuse gummöse Myokarditis. Zbl. Path. 21, 1045 (1910). — BERGEL: Pathologisch-anatomische Veränderungen des Herzens und der großen Gefäße bei syphilitischen Kaninchen. Z. exper. Med. 55, 801 (1927). — BERGHING: Gazz. Osp. 1900. — BIE: Die syphilitischen Herzaffektionen. Ugeskr. Laeg. (dän.) 1911. — BIRKER: Herz bei kongenitaler Frühsyphilis. Inaug.-Diss. Heidelberg 1920. — BIRCH-HIRSCHFELD: Ein Präparat von Herzsyphilis. Jber. Ges. Natur- u. Heilk. Dresden 1885, 5. — BIROTHAN: Et clin. et graph. du pouls lent par dissociat. auriculo-ventr. Thèse de Paris 1911. — BLACKBOCK and M'CLUSKIE: Gumma of the heart vall in an infant. J. of Path. 31, 586 (1928). — BLOCH: Myocardite syphil. J. Méd. Paris 1923, 779. — BOVENKAMP, VAN DEN: Ein Fall von totalem Herzblock infolge von Gumma. Nederl. Tijdschr. Geneesk. 68, 1502 (1924). — BOUBERMANN: Modificat. du sang dans la malad. DE STOKES-ADAMS. Thèse de Paris 1911. — BOYD: Acute myocard. syphil. Arch. Path. a. Labor. Med. 2, 340 (1926). — BREITMANN: Über die syphilitischen Herzerkrankungen als Indikation und Kontraindikation für die Salvarsanbehandlung. Berl. klin. Wschr. 1911, 1763; Wratsch (russ.) 1901, Nr 19; Gaz. Hôp. 1903, Nr 22. — BREHME: Über Myocarditis fibrosa. Inaug.-Diss. Halle 1883. — BRICOURT: Syphilis du Coeur. Thèse de Paris 1912. — BRIN et GIROUX: Syph. du coeur et de l'aorte. Paris: Gaston Doin 1924. — BRODNITZ: Zur Häufigkeit und Diagnostik der syphilitischen Herz- und Gefäßerkrankungen. Inaug.-Diss. Berlin 1924. — BRODOWSKI: Über den Ursprung sog. Riesenzellen und über Tuberkeln im allgemeinen. Virchows Arch. 63, 128 (1875). — BROOKS: (a) The heart in syphilis. Amer. J. med. Sci. 146, 513 (1913). (b) Syphilis of the heart. Amer. J. Syph. 5, 217 (1921). — BROWICZ: Riesenzellen in Syphilomen. Zbl. med. Wiss. 1876. — BROWN and PEARCE: Syphilitic myocarditis in the rabbit. J. of exper. Med. 43, 501 (1926). — BRUHNS: Neuere Erfahrungen und Anschauungen über die syphilitischen Erkrankungen der Zirkulationsorgane bei akquirierter Lues. Berl. klin. Wschr. 1906, Nr 17. — BUCHWALD: Über syphilitisches Aortenaneurysma nebst Bemerkungen über Herzsyphilis. Dtsch. med. Wschr. 1889, 1057. — BURNEY: Trans. path. Soc. Lond. 1874. — BURNFORD: Gummata of myocardium. W. Lond. med. J. 31, 87 (1926). — BUSCHKE u. FISCHER: Ein Fall von Myocarditis syphilitica bei hereditärer Lues mit Spirochätenbefund. Dtsch. med. Wschr. 1906, 752. — BUSSE: Über die Beteiligung der quergestreiften Muskelfasern an der Myocarditis interstitialis. Med. Ver. Greifswald, Sitzg 8. Febr. 1902. Dtsch. med. Wschr. 1902, Mts.-Beil., 162. — BUSSE u. HOCHHEIM: Über syphilitische Entzündung der äußeren Augenmuskel und des Herzens. Arch. f. Ophthalm. 55 (1903).

CARPENTER: On cates of uncomplicated myocarditis in children. Lancet 1, 1508 (1903). — CAYLEY: Trans. path. Soc. Lond. 26 (1875). — CÉCIKAS: Syphilis du coeur. Rev. Méd. 1904. — CESA BIANCHI: Sulla miocardite sifilit. acquisita a tipo interstiz. Clin. med. ital. 1914. — CHAPMAN: A case of cardial syphiloma with bradycardia and obstruction of the infer. vena cava. Lancet 1906 II, 219. — CHVOSTEK u. WEICHSELBAUM: Herdweise syphilit. Endarteritis mit multipler Aneurysmabildung. Wan. allg. med. Ztg 1877, Nr 28. — CITRON: Zit. bei HOCHSINGER in Pfaundler-Schloßmanns Handbuch der Kinderkrankheiten. — CLAWSON u. BELL: The heart in syphilitic aortitis. Arch. Path. a. Labor. Med. 4, 922 (1927). — CLELAND: Gumma of the interventric. septum of the heart giving rise to heart block. Med. J. Austral. 1, 540 (1927). — CLEVEY: A la syphilis du coeur. Thèse de Paris 1926. — COGGESHALL and WHITNEY: A case cf syphilis of the heart. Boston med. 1896, 590, 590. — COHN, L.: Über diffuse subakute Myokarditis. Inaug.-Diss. Heidelberg 1915. — COHNHEIM, PAUL: Stenose des Con. arter. dext. durch Syphilom der Kammerscheidewand; Kompensation durch intratrabekuläre Kanalisation der Muskulatur. Inaug.-Diss. Würzburg 1891. — CORVISART: Essai sur les maladies et les lésions du coeur et des gros vaisseaux. II. Edit. Paris 1804. Deutsch von RINTEL. Leipzig 1814. — COSTA: Herzerkrankungen nach Syphilis. Brazil med. 2, 327 (1926). — COUPLAND: Syphilitic disease of viscera in an infant. Brit. med. J. 2, 613 (1875).

DANDRIDGE: Gumma of the heart. Med. a. Surg. Rep. Philad. 28, 1906 (1873). — DANZIGER: Spirochätenbefund bei hereditärer Syphilis. Inaug.-Diss. Leipzig 1906. — DAWSON: Lancet 1887 I, 21; Trans. path. Soc. Lond. 1887. — DEGUY: Le coeur et l'aorte des syphilis. Thèse de Paris 1900. — DEMME: Beiträge zur Anatomie und Diagnostik der Myokarditis. Schweiz. Z. Heilk. 1862. — DENEKE: (a) Die Überleitungsstörungen zwischen Vorhof und Kammer des Herzens. Mitt. Hamburg. Staatskrk.häuser 1907; Münch. med. Wschr. 1907, 1101. (b) Zur Röntgendiagnostik seltener Herzleiden. Dtsch. Arch. klin.

Med. **89** (1906). Festschr. f. EBSTEIN. — DITTRICH: Über Herzmuskelentzündungen. Prag. Vjschr. prakt. Heilk. **1**, 78 (1852). — DÖHLE: Über Aortenerkrankung bei Syphilitischen und deren Beziehung zur Aneurysmenbildung. Dtsch. Arch. klin. Med. **55**, 190 (1895). (Festschr. f. ZENKER.) — DRESSLER: Ein Fall von knotiger Myokarditis bei kongenitaler Syphilis. Frankf. Z. Path. **27**, 56 (1922). — DUCAMP, GUEIT et PAGÈS: Un cas de pancardite syph. complexe. Arch. Mal. Coeur **18** (1925). — DUCKWORTH Sir DYCE: A case of sudden death due to card. syphiloma. Trans. Clin. Soc. Lond. **29**, 7 (1896). — DUMAS: Thèse de Lyon **1910**. — DUMAS et BRUNAT: Aortite histologiquement syphilit., endocardite cicatric. avec rétrécissement. de la valvule mitrale. Discuss. de la nature syphilit. de cette endocardite. Lyon méd. **139**, 577 (1927). — DUPÉRIÉ et CANTORNÉ: Myocarde dans l'hérédosyphilis précoce (anat. pathol. et bactériol.). Nourisson **14**, 298 (1926).

EHRLICH: Über syphilitische Herzinfarkte. Z. klin. Med. **1**, 378 (1880). — EKEHORN: Acta med. scand. (Stockh.) Suppl.-Bd. **12**, 1 (1925); Acta obstetr. scand. (Stockh.) **2** (1924); Virchows Arch. **242** (1923). — ELOY et BRETON: Endocardite syphilit. Echo méd. du nord. **1907**. — ENTZ: Zit. bei HALLOPEAU et FOUQUET: Traité de la syphilis. Paris 1911. — EPPINGER sen.: Pathogenese der Aneurysmen. 1887. S. 42. — EPPINGER jun. u. STÖRK: Pathologie des ASCHOFF-TAWARAschen Reizleitungssystems. 27. Kongr. inn. Med. **1910**. — ESMEIN: Du ralentissement du pouls par lésion intracardiaque. Thèse de Paris **1908**.

FAHR: (a) Pathologisch-anatomische Befunde im HISschen Bündel bei 2 Fällen von ADAM-STOKESschem Symptomenkomplex. 24. Kongr. inn. Med. Wiesbaden, 15.—18. April 1907. (b) Über die muskuläre Verbindung zwischen Vorhof und Ventrikel (das HISsche Bündel) im normalen Herzen und beim ADAMS-STOKESschen Symptomenkomplex. Virchows Arch. **188**, 562 (1907). (c) Zur Frage der atrioventrikulären Muskelverbindung im Herzen. Verh. dtsch. path. Ges. 12. Tagg **1908**, 153. (d) Über Unterbrechung des Reizleitungssystems durch ein im Herzseptum sitzendes Gumma. Biol. Abt. ärztl. Ver. Hamburg, Sitzg 2. Febr. 1909. Münch. med. Wschr. **1909**, 947. (e) Beiträge zur Frage der Herzinsuffizienz. Verh. dtsch. path. Ges. 14. Tagg **1910**, 105. — FIEBACH: Über isolierte diffuse akute interstitielle Myokarditis. Virchows Arch. **233**, 57 (1921). — FIEDLER: Festschrift des Hautkrankenhauses Dresden-Friedrichstadt 1899. — FISCHER, B.: Über hereditäre Syphilis des Herzens. Münch. med. Wschr. **1**, 652 (1904). — FÖRSTER: Beiträge zur pathologischen Anatomie der kongenitalen Syphilis. Würzburg. med. Z. **4**, 15 (1863). — FOUQUET: La syphilis du coeur et des vaisseaux sanguins. Paris: Viegot Frères 1925. — FOURNIER: Stigmates de l'hérédo-syphil. Thèse de Paris **1898**. — FRÄNKEL, A.: Berl. klin. Wschr. **1894**, 296. — FRÄNKEL, E.: Diskussion zu REUTER. Biol. Abt. ärztl. Ver. Hamburg, Sitzg 16. Jan. 1906. Münch. med. Wschr. **1906**, 778. — FRIEDREICH: Krankheiten des Herzens. VIRCHOWS Handbuch der Pathologie und Therapie. Erlangen 1855. — FRIEDLÄNDER u. ISAACS: J. amer. med. Assoc. **75** (1920). — FULLER: Trans. path. Soc. Lond. **1868**. — FUTRAN: Über einen Fall von multiplen Syphilomen des Herzens. Inaug.-Diss. München 1905.

GAMBERINI: Vegetazione sifilit. nelle valvule aort. Giorn. ital. Mal. vener. Pelle **1866 II**, 5. — GEIPEL: Über Herzsyphilis. Jber. Ges. Natur- u. Heilk. Dresden **1897/98**. — GENERSICH: Herzgumma usw. Pester med. Presse **1897**. — GIERKE, v.: Über granulierend-produktive Myokarditis mit Regeneration von Herzmuskelfasern. Beitr. path. Anat. **69**, 72 (1921). — GÖRL u. VOIGT: Über syphilitische Herzkrankheiten und deren Behandlung in der Praxis. Med. Klin. **1922**, 1426. — GOLDFRANK: Case of heart gummata with sudden death. J. amer. med. Assoc. **45**, 1394 (1905). — GOULD PEARCE: Case of syphilitie heart. Brit. med. J. **2**, 613 (1875); Trans. path. Soc. Lond. **27**, 104 (1875). — GRÄFFNER: Ein Beitrag zur Syphilis des Herzens. Dtsch. Arch. klin. Med. **20**, 611 (1877). — GRASSMANN: (a) Über die acquirierte Syphilis des Herzens. Münch. med. Wschr. **1897**, Nr 18/19. (b) Klinische Untersuchungen an den Kreislauforganen im Frühstadium der Syphilis. Dtsch. Arch. klin. Med. **68**, 455 (1900); **69**, 58 u. 264 (1901). — GREEN: Rupture of syphil. aneurysma of the heart. Lancet **1887 I**, 73. — GRENET, LEVENT et PELISSIER: Endocardite mitr. et syphilis. Gaz. Hôp. **100**, 557 (1927). — GRENOUILLER: Etud. sur la syphilis cardiale. Thèse de Paris **1878**. GROODT, DE: Syphilis von Herz und Blutgefäßen. Nederl. Tijdschr. Geneesk. **68**, 1051 (1924). — GRUBER: Diskussion zu Oberndorfer Ärztl. Ver. München, Sitzg 20. Nov. 1912. Münch. med. Wschr. **1913**, 840. — GRÜNBAUM: Progrès méd. **1906**. — GUGGENHEIMER: Über einen Fall von Fettdegeneration des Herzens bei einem syphilitischen Neugeborenen. Inaug.-Diss. Würzburg 1897. — GUYONNAUD: La syphilis du coeur. Thèse de Paris **1911**.

HÄFNER: Über akute diffuse interstitielle Myokarditis. Dtsch. Z. klin. Med. **138**, 236 (1922). — HALDANE: Case of syphil. deposit in the substance of the heart. Edinburgh. med. J. **88**, 435 (1862). — HANDFORD: Remarks on a case of gummata of the heart. Brit. med. J. **1904**, 1745. — HANDWERK: ADAMS-STOKESscher Symptomenkomplex. Münch. med. Wschr. **1909**, 916. — HARBITZ: (a) gummös hjertesyfilis. Kasuist. meldelelse. Norsk Mag. Laegevidensk. **1914**, 1312. (b) Unkuowu forms of arteritis, with spec. refer. to their relation to syphilit. arteritis and periarteritis nodosa. Amer. J. med. Sci. **163**, 250 (1922). — HAJÓSY: (a) Ein Beitrag zur Frage der Herz-Syphilis. Z.

Kreislaufforschg **21**, 34 (1929). (b) Über Myocarditis gummosa bei erworbener und angeborener Syphilis. Z. Kreislaufforschg **22**, 113 (1930). — Hecker: Beitrag zur Histologie und Pathologie der kongenitalen Syphilis usw. Dtsch. Arch. klin. Med. **61**, 1 (1898). — Hektoen: J. Path. a. Bact. **3**, 472 (1894/1896). — Heller: Über die Regeneration des Herzmuskels. Beitr. path. Anat. **57**, 223 (1913). — Henderson: Syphil. gumma of the wall of the left ventricle of heart. Lancet 1882 II, 891. — Henry: Amer. J. Syphil. **11**, 116 (1927). Herxheimer, G.: (a) Zur Ätiologie und pathologischen Anatomie der Syphilis. Erg. Path. **11**, 1 (1907). (b) Zur pathologischen Anatomie der kongenitalen Syphilis. Erg. Path. **12**, 499 (1907). (c) Die pathologische Anatomie der angeborenen Syphilis. Allgemeine Gesichtspunkte. Verh. dtsch. path. Ges. **23**, 144 (1928). — Herzog: Die Syphilis des Herzens und ihre Frühdiagnose. Berl. klin. Wschr. 1907. — Hewit: Aneurysm of the coronary artery. J. amer. med. Assoc. 1910. — Hiki Yoshisato: Ein Fall von Herzblock. Trans. jap. Soc. Tokio **15** (1925). — Hines: Kardiovasculäre Syphilis. Med. Clin. N. Amer. **8**, 559 (1924). — Holterdorf: Herzsyphilis mit Adams-Stokesschem Symptomenkomplex, ausgezeichnet durch Tausende von epileptiformen Anfällen. Münch. med. Wschr. **1916**, 1651. — Holthaus: Münch. med. Wschr. **1913**, 1627. — Howard: Syphilis of the heart and blood vessels. Amer. J. med. Sci. **167**, 266 (1924). — Huchard et Fiessinger: Syph. gommense du Coeur. Rev. Méd. **27**, 948 (1907). — Hüllen, van: Ein Fall von Myocarditis gummosa mit zahlreichen Riesenzellen. Z. Heilk. **26**, 227 (1905). — Hüter: Ein seltener Fall von Herzruptur. Biol. Abt. ärztl. Ver. Hamburg, Sitzg 22. Mai 1906. Münch. med. Wschr. **1906**, 1549. — Hughnes: Gumma of the heart. Proc. path. Soc. Philad., N. s. **2**, 17. — Husche: Ein Fall von Gummosis des Herzens. Inaug.-Diss. Berlin 1918. — Hutchinson: J. Lond. hosp. rpts. **3**, 382 (1866). — Hutchinson: Sudden death from rupture of a gummatous tumor of the heart. N. Y. med. J. 18

Israel, O.: Berl. klin. Wschr. 1895, Nr 36.

Jaequinet: La Syphilis du coeur. Gaz. Hôp. 1895, Nr 93. — Jagić, v.: Ein Beitrag zur Kasuistik des Adams-Stokesschen Symptomenkomplexes. Z. klin. Med. **66**, 183 (1908). Janeway and Waite: A case of syphilis of the heart. Proc. N. Y. path. Soc., N. s. **7**, 111 (1907). — Jansen: Über Herzgummen unter besonderer Berücksichtigung der Frage der syphilitischen Riesenzellen. Virchows Arch. **264**, 730 (1927). — Jeantet: De la syphilis de l'endocarde. Thèse de Paris **1926**. — Jodlbauer: Ein Fall von Syphilis des Herzens. Inaug.-Diss. München 1897. — Johannsen: Über das Vorkommen und die Bedeutung von luetischer Myokarditis bei kongenitaler Syphilis. Acta paediatr. (Stockh.) **3**, 419 (1924). Joung, W. A.: An aneurysm and a gumma of the same heart. Trans. roy. Soc. trop. Med. Lond. **19**, 87 (1925). — Jürgens: Zur Kasuistik der primären Herzgeschwülste. Berl. klin. Wschr. **1891**, Nr 42. — Jullien: Traité histor. et prat. des maladies venériennes. Paris 1887.

Kach: Zur Kenntnis der Herzmuskeltuberkulose. Z. klin. Med. **87**, 439 (1919). — Kakuto: Gumma des Reizleitungssystems. Trans. jap. path. Soc. Tokio **15** (1925). — Kantzow-Virchow: Kongenitale wahrscheinliche Syphilis. Myom des Herzens. Virchows Arch. **35** (1866). — Kaufmann: Lehrbuch der speziellen und pathologischen Anatomie, 7./8. Aufl. Berlin-Leipzig Ver.igg wiss. Verleger W. de Gruyter, Bd. 1, S. 62, 1922. — Keith and Miller: Description of a heart showing gummatous infiltrat. of the auriculo ventricul. bundle. Lancet **2**, 1429 (1906). — Kennedy: The auriculo-ventric. node and bundle in a case of the Adams-Stokes syndrome. Glasgow med. J. **1912**. — Kernbach: Pathologisch-anatomische und pathogenetische Beiträge zum Studium der frischen Herz- und Aortensyphilis. Cluj. med. (rum.) **6**, 15 (1925). — Key, Axel: Syfilitiske förändringer i njurad och hjärta. Hygiea (Stockh.) **39**, 85 (1877). — Kirch: Pathologie des Herzens. Erg. Path. **22**, 1 (1927). — Klages: Tod in der Schwangerschaft infolge Erkrankung des Herzens. Münch. med. Wschr. **1912**, 1323. — Kockel: Beitrag zur pathologischen Anatomie der Herzsyphilis. Arch. med. Klin. Leipzig **1893**, 294. — Kokita: Ein Fall von Gumma, das die „Reizleitungsbahn" des Herzens betrifft. Trans. jap. Soc. Tokio **15**, 87 (1925). — Korczyński, v.: Syphilitische Erkrankungen der Kreislauforgane. Ref. Zbl. Herzkrkh. **1910**, 350. — Kreysig: Über die Krankheiten des Herzens. Berlin 1814—1817. — Krönig: Fall von Ruptura cordis. Berl. klin. Wschr. **1895**, 969. — Kubo: Gummi des Herzens. Zit. Z. Dermat. **1908**.

Lancereaux: (a) Ann. de dermat. **4**. (b) Et. sur les lèsions viseéral. syph. Gaz. méd. du chir. 1864. (c) Traité histor. et prat. de la syphilis Paris, 2 Edit. 295 (1873). (d) Des affections syphilit. de l'appar. de circulation. Arch. gén. Méd. **1873**, 42. — Landois: Ein Beitrag zur Syphilis des Herzmuskels. Arch. f. Dermat. **90**, 221 (1908). — Landouzy et Laederich: Presse méd. 1907. — Lang: Die Syphilis des Herzens. Wien: Wilhelm Braumüller 1889. — Lazarus-Barlow: A case of gummata of the heart wall. Brit. med. J. **2** (1899). — Lebert: Iconographie patholog.. 1849. Planche 68. — Le Count: J. Amer. med. Assoc. **30**, 181 (1898). — Legg: Syphil. gumma of the heart. St. Barth. Hosp. Rep. **3** (1871). — Lemaitre: Gommes du péritoine, du coeur et des muscles. J. Soc. méd. et pharm. Limoge **12**, 51 (1888). — Lenoble: Les myocardites syphil. anciennes déshabitées. Bull. Acad. Méd. **85**, 703 (1921); Ann. Méd. **10**, 125 (1921). — Letulle: (a) Myocardite syphilit. Soc. Anat. Paris **1913**. (b) Rupture du coeur par myocardite. Soc. Anat. Paris **1910**, 56. — LETULLE et NATHAN LARIER: Soc. Anat. Paris **1907**. — LEYDEN: Syphilitische Herzaffektionen. Dtsch. med. Wschr. **1883**, 419. — LIGNAC u. POT: Thromboarteritis multipl. luet. Nederl. Tijdschr. Geneesk. **68**, 1125 (1924). — LINNEBORN: Inaug.-Diss. München 1902. — LOMBARDO: Un caso di gomme mult. del cuore. Pathologica (Genova) **6**, 83 (1914). — LOOMIS: Syphil. lesions of the heart. Amer. J. med. Sci. **110**, 389 (1895). L'HONNEUR: Observations de syphilis cardique. Bull. soc. Anat. Paris **1856**, 12. — LORRAIN: Gomme du myocarde. Soc. Anat. Paris, 22. Nov. **1895**; Mercredi méd. **1895**, 572. — LUCE: (a) Zur Diagnostik der Herzsyphilis. Dtsch. med. Wschr. **1**, 64 (1920). (b) Zur Klinik und pathologischen Anatomie des ADAMS-STOKESSCHEN Symptomenkomplexes. Dtsch. Arch. klin. Med. **74**, 370 (1902). (c) Zur Diagnose der Syphilis des Herzens. Riv. medica Hamb. **4**, 237 (1923). — LÜSCHER: Über Myocarditis tuberculosa. Schweiz. med. Wschr. **1921**, 1158.

MACKENZIE: Syph. and iodic purpura. Med. Tim. a. Gaz. **1**, 281 (1879). — MAHER: Microsc. pathology of cardiac syphilis. Amer. Heart Assoc. Detroit, 24. Juni 1930; Amer. Heart J. **6**, 37 (1930). — MAJOR, R. H.: STOKES-ADAMS disease du to gumma of the heart. Arch. int. Med. **31**, 857 (1923). — MANNINO: Sopra un caso di miocardite sifilitiche. Giorn. ital. Malat vener. Pele **1881**. — MARCHIAFAVA: Osservaz. sulla sifilide del cuore. Boll. Accad. med. Roma **7**, 4 (1881). — MASSARY, DE: Un cas de syphil. cardiaque. Bull. Soc. Anat. Paris, IX. s. **15**, 594 (1895). — MAURIAC: Syphilis du coeur. La Semaine méd. **1889**, No 13; Wien. med. Presse **1889**, Nr 18. — MAVAL, DE y VIVOLI: Herzaortenlues mit ADAMS-STOKES. Rev. méd. lat.-amer. **11**, 2163 (1926). — MAY: Case of syphil. disease of the heart and liver; sudden death. Brit. med. J. **2**, 1731 (1899). — MENDEZ: Sobre tubercul. del miocardio. Rev. Soc. argent. Med. **1894**. — MERKLEN: Sur le rétrécissement mitral dans ses rapports avec la syphilis. Bull. Soc. méd. Hôp. Paris **37**, 815 (1921). — MEYER, G.: Zur Kenntnis der spontanen Herzruptur. Dtsch. Arch. klin. Med. **43**, 379 (1888). — MEZA et PAULIS: Luetische Herzaffektionen. Arch. dermo-sifiliogr. **3**, 26 (1922). MÖNCKEBERG: (a) Zur Einteilung und Anatomie des ADAMS-STOKESSCHEN Symptomenkomplexes. Beitr. path. Anat. **63**, 77 (1917). (b) Die Erkrankungen des Myokards und des spezifischen Muskelsystems in Henke-Lubarsch, Handbuch der speziellen pathologischen Anatomie Bd. **2**, S. 290 bzw. 453. 1924. — MONG: Lancet **1**, 21 (1887). — MORGAGNI: De sedibus et causis morborum per anatomem indagatis. Lovanii 1766/67. — MORGAN: (a) Clin. méd. d'affections du coeur et de l'aorte. 1868. (b) Cardiac lesions consequ. on syphilit. cachexia. Dublin. quart. **103** (1871) und **52**, 42. Arch. Méd. **2**, 99 (1872). — MORITZ: Die Syphilis des Herzens und der Gefäße. Köln. dermat. Ges., Sitzg 24. Jan. 1924. Zbl. Dermat. **16**, 372 (1925). — MOUSSUS: Endocardite foetale. Gaz. Soc. méd. Bordeaux 1908. — MRAČEK: Die Syphilis des Herzens bei erworbener und ererbter Lues. Arch. f. Dermat. **25**, Erg.-H., 279 (1893). — MÜLBE, V. D.: Die Muskelgummata und ein neues Gumma des Myocardium. Inaug.-Diss. Würzburg 1888. — MÜLLER: Über die Syphilis der Zirkulationsorgane. Inaug.-Diss. Berlin 1868.

NALTY: (a) Case of syphil. gumma of the heart. Med. Tim. a. Gaz. **1873**, 624. (b) Case of thoracic aneurysm etc. Med. Tim. a. Gaz. **1873**. — NANIA: Dissociation auric.-ventricul. complète etc. Arch. Mal. Coeur **5**, 305 (1914). — NEKÁM: Ung. Ärzte-Ver. Budapest, Sitzg 31. Okt. 1891. Zit. bei MRAČEK. — NIKIFOROW: Ein Fall von Syphilis des Herzens usw. Wratsch (russ.) **1889**; Med. Rdsch. **1889**, 763.

OBERHAMMER: Über Gummabildung im Myokard bei angeborener Syphilis. Z. Kreislaufforschg **19**, 9 (1927). — ODDO et MATHEI: La syphilis second. du coeur. Bull. Acad. Méd. **1920**, Nr 13. — OIGAARD: Syphilitische Herzkrankheiten und Wa.R. Z. klin. Med. **82**, 375 (1916). — OPPOLZER: Syphilitische Gummigeschwulst im Herzbeutel usw. Wien. med. Wschr. **1860**. — ORKIN: (a) Ein Beitrag zur Syphilis des Herzens. Berl. klin. Wschr. **1912**, 1197. (b) Herzmyopathien und Syphilis. Inaug.-Diss. Berlin 1912. — ORLIANSKY: La sclerose des artères coronaires en Suisse. Rev. méd. Suisse rom. **39**, 276 (1919). — ORMHAUG: Über die Ursachen der Herzerkrankungen, speziell der Klappenfehler. Norsk Mag. Laegevidensk. **82**, 868 (1921). — ORTH: Lehrbuch, Bd. 1. Berlin: August Hirschwald 1887. — OSTMANN: Ergebnisse der Herzsektion bei 350 Paralytikern und 15 Tabikern. Dtsch. med. Wschr. **1926**, 1354.

PACKARD and WECHSLER: Aneurysm of the coronary arteries. Arch. int. med. **43**, 1 (1929). — PALMA: Ein Fall von luetische Erkrankung der linken Coronalartcrie des Herzens. Prag. med. Wschr. **1892**, Nr 6. — PARKINSON: Rep. soc. study of diseases of children **1**, 141 (1900/1901). — PASTEUR: Syphiloma of the heart. Brit. med. J. **2**, 1108 (1887). — PAULLIN: Syphilitic myocarditis. South. med. J. **23**, 988 (1930). — PETERS: Über syphilitische Erkrankungen des Herzens und der Aorta. Inaug.-Diss. Bonn 1914. PHILIPS: Statistik der erworbenen Syphilis. Inaug.-Diss. Kiel 1896. — PHILLIPS: Syphil. disease of the heart wall. Lancet **1**, 223 (1897). — PICK: Diskussion zu BENDA, Berl. med. Ges., Sitzg 19. Jan. 1910; Klin. Wschr. **1910**, 218. — PICK u. PROSKAUER: Die Komplementbindung als Hilfsmittel der anatomischen Syphilisdiagnose. Med. Klin. **1908**,

539. — Pitt, P. N.: Gummatous infiltrat. of the muscle wall of the heart, leading to aneurysmal pouching and rupture. Trans. path. Soc. Lond. 42, 61 (1891). — Pitzner: Über die Lokalisation der Myocarditis syphilitica. Inaug.-Diss. München 1908. — Pletnew: Syphilis als ätiologisches Moment in der Entstehung mancher chronischer Herz- und Aortenerkrankungen. Z. klin. Med. 103, 579 (1926). — Potier: Syphilis congénit. Lésions gommeuses multipl. Arch. Méd. expér. 19, 512 (1907). — Preiss: Dtsch. med. Wschr. 1901, Ver.-Beil., 225. — Price: Syphil. endocarditis. Med. Soc. study vener. Dis., Sitzg 26. Febr. 1926. Lancet 1926 I, 497. — Puppe: Untersuchungen über das Aneurysma der Brustaorta. Dtsch. med. Wschr. 1894, Nr 45/46. — Putjatin: Über die pathologischen Veränderungen der Herzganglien. Virchows Arch. 74 (1878).

Quensel: Die pathologische Anatomie der syphilitischen Herzkrankheiten. Nord. med. Ark. (schwed.) II 1903, Anhang Verh. 4. Nord. Kongr. inn. Med. Helsingfors, 4. bis 6. Juli 1902, 39.

Rauscher: Über einen Fall von gummöser Myokarditis. Inaug.-Diss. Leipzig 1902. — Reinhart: Myocarditis gummosa. Med. Ges. Leipzig, Sitzg 10. Juli 1917. Münch. med. Wschr. 1917, 1467. — Reinhold: 2 Fälle syphilitischer Aortenerkrankung. Hannover ärztl. Ver., Sitzg 5. März 1924. Dtsch. med. Wschr. 1924, 592 (Lit. und Verh.-Beil.). — Rendu: (a) Semaine méd. 1895. (b) Sifilide cardiaca. Gazz. Osp. 1895. — Renvers: Über Syphilis des Zirkulationsapparates. Ther. Gegenw. 1904. — Reuter: Über Spirochaet. pallid. in der Aortenwand bei Hellerscher Aortitis. Biol. Abt. ärztl. Ver. Hamburg, Sitzg 16. Jan. 1906. Münch. med. Wschr. 1906, 778. — Ribadeau, Dumas et Harvier: Myocardite hérédo-syphilit. Bull. Soc. Anat. Paris année 85, 6, 12, 377 (1910). — Ribadeau, Sabrazès, Dumas et Harvier: Lésions syphilit. atypiques du coeur. Soc. Anat. Paris 1910. — Richter: Syphilis of the heart and bloodvessels. Med. Rec. 82, 599 (1912). — Ricord: Gaz. Hôp. 1845, 402. Clin. iconograph. de l'hôpital des vénériens. Planche 29. — Robert u. Hussy: Dermat. Wschr. 65 (1917). — Robinson: Gumma of the heart from a case presenting the symptoms of Adams-Stokes disease. Bull. Ayer Clin. Labor. Pennsylvania 1907. — Rolle-ston: Mult. syphilomata in the wall of the right ventricle of the heart. Trans. path. Soc. Lond. 44, 37 (1893). — Romanow: Herzsyphilis. Wratsch (russ.) 1904, Nr 45. Zit. Dtsch. med. Wschr. 1904, Lit.-Beil. 1898. — Romberg, v.: Über die inneren Erkrankungen bei Syphilis, besonders über Aortitis syphilitica. Münch. med. Wschr. 1918, 1266. — Rosen, v.: Behrends Syphidologie N.-R., Bd. 3, S. 181. Erlangen 1862. — Rosenfeld: Asthma syphilit. med. Korresp.bl. Württemberg. ärztl. Ver. 1882, Nr 38. — Rosenfeld, Fr.: Über syphilitische Myokarditis. Dtsch. med. Wschr. 1914, 1045. — Rosenthal: Über Er-krankungen des Herzens im Verlaufe der Syphilis und der Gonorrhöe. Berl. klin. Wschr. 1900, 1081 u. 1109. — Rosenthal, Adolf: Ein Beitrag zur Lehre von den an-geborenen Herzfehlern. Inaug.-Diss. Breslau 1911. — Roth: Zur Kenntnis der Überleitungs-störungen des Herzens. Dtsch. Arch. klin. Med. 112 (1913). — Runeberg: Die syphi-litischen Herzaffektionen. Dtsch. med. Wschr. 1903, 4 u. 28. — Runge: Charité-Ann. 8 (1883).

Sabrazés et Dupérié: Arch. Mal. Coeur 1909, 257. — Saltykow: Über spezifische produktive Myokarditis. Verh. dtsch. path. Ges. München 1914, 321. — Scarenzio: Syphil. muscul. del cuore. Giorn. ital. Mal. vener. Pelle 2, 180 (1866). — Schilling: 2 Fälle von akuter, idiopathischer Myokarditis mit zahlreichen Riesenzellen. Verh. dtsch. path. Ges. 18. Tagg 1921, 227. — Schmincke: (a) Isolierte akute diffuse interstitielle Myokarditis. Münch. ärztl. Ver., Sitzg 11. Mai 1921. Dtsch. med. Wschr. 1921 (Ver.- u. Kongr.-Beil.), 1047. (b) Diskussion zu Schilling. — Schmorl: Demonstration pathologisch-anatomischer Präparate 3. 2 Fälle von gummöser Herzsyphilis. Ges. Natur- u. Heilk. Dresden, Sitzg 24. Nov. 1906. Münch. med. Wschr. 1, 286 (1907). — Schneider, R.: Über die Organ-veränderungen bei der angeborenen Frühsyphilis. Verh. dtsch. path. Ges. 23, 177 (1928). — Schröder: Herzgumma nach Unfall. Ärztl. Ver. Hamburg, Sitzg 25. Mai 1909. Berl. klin. Wschr. 1909, 1141. — Schünemann: Ein Fall von Pericarditis und Mediastinitis syphilitica. Allg. med. Ztg 1901, 586 u. 597. — Schürhoff: Zur Pathogenese der akuten allgemeinen Miliartuberkulose. Zbl. Path. 4 (1893). — Schwalbe: Zur Pathologie der Pulmonalarterienklappen. Virchows Arch. 119, 271 (1890). — Sears: Cardial syphilis. Boston med. J. 162. — Shattock: Mucous tumor of the heart. Trans. path. Soc. Lond. 32 (1881). — Shaw: A case of ruptured aortic aneurysm and gumma of the heart at 26 years of age. Lancet 1899 II, 839. — Shukowsky: Kongenitale Myokarditis. Zit. bei Bricourt. — Simmonds: (a) Spirochätennachweis bei syphilitischer Myokarditis eines Neugeborenen. Münch. med. Wschr. 1906, 1550. (b) Über Myocarditis syphilitica neonatorum. Ärztl. Ver. Hamburg, Sitzg 17. Dez. 1912. Dtsch. med. Wschr. 1, Ver.-Beil., 484 (1913). — Simpson: Diseases of cardiovascul. system due to aequired syphilis. Amer. J. Syph. 13, 180 (1929). — Smith: Syphiloma of the heart. Trans. Bristol. med.-chir. Soc. 1, 117 (1878). — Spalding and v. Glahn: Syphilit. rupture of a papillary muscle of the heart. Bull. Hopkins Hosp. 32, 30 (1921). — Spring: Ein abnormer Fall von Aneurysmabildung des Herzmuskels. Mesaortitis productiva. Virchows Arch. 245, 334 (1923). — Spužić: Pericarditis haemorrh.

luet. Serb. Arch. Med. **26**, 272 (1924). — STAEMMLER: Über Syphilis der Mitralis. Zbl. Path. **48**, 177 (1930), Verh. path. Ges. 1930. — STOCKMANN: Über Gummiknoten im Herzfleisch beim Erwachsenen. Wiesbaden: J. F. Bergmann 1904. — STÖLTZNER: Myocarditis syphil. mit akuter Entwicklung von Trommelschlägerfingern. Jb. Kinderheilk. **64**, 735 (1906). — STOLPER: Beitrag zur Syphil. visceral. Bibliotheca medica C. **1896**, H. 6. — STRAVINO: Cuore sifil. miocardite cron. interstiz. gummosa in sequito ad infez. sifil. Prag. med. **1889**, Nr 17 u. 24. — SUMBAL: Luetische Herzerkrankung (Überleitungsstörung). Sborn. lék. (tschech.) **24 I**, 363 (1923). Ref. Zbl. Hautkrkh. **14**, 99 (1924).

TAKATA: Beitrag zur Pathologie der syphilitischen Myokarditiden. Virchows Arch. **228**, 426 (1920). — TAKEYA: Über Herzsyphilis. Med. Ges. Tokio, Sitzg 20. Jan. 1904. Dtsch. med. Wschr. **1904**, Ver.-Beil., 1599. — TANEFF: Über Endocarditis syphilitica. Inaug.-Diss. Berlin 1897. — TATUSESCU: Rev. Stiint. med. (rum.) **1906**. — TAUSSIG: Complete and permanent heart block etc. Arch. int. Med. **10**, 335 (1912). — TEISSIER: (a) Contrib. à l'hist. de la syphilis du coeur. Ann. de Dermat. **3**, 333 (1882). (b) Observat. de syphilis du coeur. Lyon méd. **1882**, No 20. — THIBIERGE: Gaz. Hôp. **1889**. — THIROLOIX et MIGINIAC: Cardiopathic syphilit. Soc. méd. Hôp. Paris **1910**. — THOMSEN: Beitr. path. Anat. **38**, 524 (1905). — THOREL: (a) Über viscerale Syphilis. Virchows Arch. **158**, 271 (1899). (b) Pathologie der Kreislauforgane des Menschen. Erg. Path. **9 I**, 559 (1904); **11 II**, 194 (1907); **14 II**, 133 (1911); **17 II**, 90 (1915). — TRIPIER: Et. anat.-clin. Paris 1909. Zit. nach BRICOURT. — TURNBULL: Quart. J. Med. **8** (1915). — TURNER: Gumma of the heart. Brit. med. J. **1890**, 667.

· VAQUEZ et ESMEIN: Presse med. **26**, 57 (1907). — VERGELY: Péricardite subaigue syphilit. J. Méd. Bordeaux **1911**. — VIRCHOW: (a) Virchows Arch. **15**, 217 (1858). (b) Über die Natur der konstitutionell-syphilitischen Affektionen. Berlin 1859. — VOGELSANG: Aneurysm of the Coronary artery and Gummatous myocarditis. Case rept. Urologic review **34**, 62 (1930). — VOIGT: Lues des Herzens. Dermat. Ges. Merseburg, 31. Okt. 1923. Dermat. Wschr. **78**, 141 (1924). — VOLLMAR: Über Gummata des Herzens. Inaug.-Diss. Kiel 1893.

WACHER: Pericarditis exsudativa luetica im Eruptionsstadium mit Ausgang in vollkommene Heilung. Wien. klin. Wschr. **1909**. — WAGNER: (a) Diffuses Lebersyphilom. Arch. Heilk. **5**, 121 (1864). (b) Das Syphilom im allgemeinen; das Syphilom des Herzens und der Gefäße im speziellen. Arch. Heilk. **7**, 518 (1866). — WAGNER u. QWIATKOWSKI: Über einen Fall von Syphilis des Herzens mit bedeutender Erweiterung der Arteria pulmonalis. Virchows Arch. **171**, 369 (1903); Wratsch (russ.) **1902**, H. 25/26. — WALTER et MARCEL THOMAS: Accid. cardio-vascul. de la syphilis hérédit. Bull. méd. **40**, 246 (1926). — WARTHIN A. SCOTT: (a) Amer. J. med. Sci. **141** (398) **1911**. (b) Congenit. Syphilis of the heart. J. amer. med. Assoc. **1912**. (c) Primary tissue lesions in the heart produced by Spiroch. pallida. Amer. J. med. Sci. **147**, 667 (1914). (d) J. inf. Dis. **19**, 138 (1916). (e) Amer. J. Syph. **2**, 425 (1918). (f) Amer. Heart **1**, 1 (1925). (g) Sudden death due to exacerbation of latent syphilit. myocarditis. Amer. J. Syph. **10**, 1 (1926). (h) Cardiovascul. Syphilis. Atlantic. med. J. **30**, 675 (1927). — (i) Proc. internat. assembl. inter-state post-grad. M. A. North-America s. 511 (1928/1929). — WARTHIN and SNYDER: Localisation of spiroch. pallida in the heartmuscle in congenit. syphilis. J. amer. med. Assoc. **58**, 689 (1912). — WALSCH: Syphilit. deposits. Diseases of the heart. III. Edit. 1862. — WEENEY: A case of gumma of the heart. Trans. roy. Acad. Med. Lond. **31** (1913). — WENDT: Arch. Heilk. **1866**, 524. — WERLICH: Über Myocarditis syphil. congenita. Mitt. Hamburg. Staatskrkhauses **14** (1913). — WILKIE: A case of syphiloma of the heart and liver. Indian med. Gaz. Calcutta 1876. — WILKS, SIR SAMUEL: On syphilicit. affections of intern. organs. Guy's Hosp. Rep. **9**, 44 (1863). — WILLIAMS: Multiple gummas of he heart in the new born. Americ. J. pathol. **6**, 573 (1930). — WINGE: One de hos sifilit. fcrandr. de invendige organer. Forh. as de Skandinav. Naturforsk monde môte, 1863. — WINOGRADOW: Med. Obosr. **1899**. — WITTGENSTEIN u. BRODNITZ: Zur Häufigkeit der syphilitischen Herz- und Gefäßerkrankungen. (Statist. Erhebungen aus den Jahren 1911—1923.) Münch. med. Wschr. **1924**, 1351. — WOLTKE: Zur Kasuistik der Herzsyphilis. Med. Obozr. Nižn. Povolzja (russ.) **1903**, 223. — WÜRTH: Über infektiöse Granulome des Herzens unter Zugrundelegung eines seltenen Falles von gummöser großknotiger Herzsyphilis. Inaug.-Diss. Würzburg 1904.

ZALKA: Frankf. Z. Path. **30**, 144 (1924). — ZINN: Diskussion zu BENDA, Berl. klin. Wschr. **1910**, 220.

Syphilis der Arterien.

ABRAMOW: (a) Über die Veränderungen der Blutgefäße bei der Syphilis. Beitr. path. Anat. **26**, 202 (1899). (b) Zur Kasuistik der syphilitischen Veränderungen des Gefäßsystems. Virchows Arch. **168** (1902). (c) Zur Kasuistik der syphilitischen Erkrankungen des Gefäßsystems. Virchows Arch. **168**, 456 (1902). (d) Über Veränderungen der Aorta bei Syphilis. Virchows Arch. **178**, 406 (1904). — ABRAMS: The treatment of aortic aneurysms. Brit. med. J. **2**, 70 (1911). — ACHARD et THIERS: Artérite syphil. des membres inférieur. Bull. Soc. méd. Hôp. Paris **1924**, 533. — AILMÜLLER: Über die Ätiologie der erworbenen

Herzklappenfehlern. Dtsch. Arch. klin. Med. **132**, 279 (1920). — AIDKEN: Zit. nach KALEFF. ALBRECHT: (a) Disk. Verh. dtsch. path. Ges., 8. Tagg **1903**, 202 u. 203 (1904). (b) Über Arteriosklerose. Ärztl. Ver. Frankfurt, Sitzg 20. Nov. 1905. Münch. med. Wschr. **1906**, 332 — ALELEKOFF: Beitrag zur Symptomatologie und Pathologie der syphilitischen Erkrankungen der Arterien und des Gehirngewebes. Med. Obozr. Nižn. Povolzja (russ.) **1896**, 532; Neurol. Zbl. **1896**. — ALLAN: Pathologische Anatomie der Syphilis. Australasiat. Kongr. **1908**. Arch. f. Dermat. **102**, 449 (1910). — ALTHOFF: Mesa ortitis syphilit. Inaug.-Diss. Kiel 1903. — ALZHEIMER: (a) Studien zur Differentialdiagnose der progressiven Paralyse. Histol. Arb. Großhirnrinde **1** (1904). (b) Über die syphilitischen Geistestörungen. Jverslg Ver. bayer. Psychiater. München **1909**. Zbl. Neur. **32**, 676 (1909). — AMELUNG u. STERNBERG: Die Einwirkungen der Frühsyphilis auf Herz und Gefäße. Dtsch. Arch. klin. Med. **145**, 34 (1924). — AMENDE: Über den Zusammenhang zwischen Lues und Aortenerkrankung. Inaug.-Diss. München 1903. — AMENOMIJA: Über das Verhalten des elastischen Gewebes bei Aneurysmen der Aorta. Virchows Arch. **201**, 390 (1910). — D'ANTONA: Arch. Sci. med. **37** (1913). — APPEL: Inaug.-Diss. Würzburg 1894. — ARNDT: Ein Fall von syphilitischem Aneurysma des Arcus Aortae mit bedeutender Gummenbildung. Med. Klin. **1925**, 51. — ARNETT: Cardiovascular syphilis. Med. Clin. N. Amer. **10**, Nr 1 (1926). — ARNOLD: Syphilis und Kreislauforgane. Kraus-Brugschs Bd. 4. 1925. — ARNSPERGER: Die Ätiologie und Pathogenese der Aortenaneusrysmen. Habil.schr. Heidelberg 1903; Arch. klin. Med. **18** (1903). — ARON: Die Ätiologie und Therapie der Aortenaneurysmen. Berl. klin. Wschr. **1899**. — ARRILLAGA: Zit. nach SCHLESINGER. — ARULLANI: Tabes dorsalis et aortite. Revue Neur. **1902**. — ASAHI: Über die Differenz im mikroskopischen Befunde bei ausgeheilten Aortenrissen entstanden und bei „spontanen" Aneurysmen der Aorta. Z. Heilk. **26** (1905). — ASCHENHEIM: Ein Fall von multipl. Aortenaneurysma auf luischer und atheromischer Grundlage. Inaug.-Diss. München 1906. — ASCHOFF: Die plötzlichen Todesfälle vom Standpunkt der Dienstbeschädigung. Die militärärztl. Sachverständigentätigkeit, I. Teil, S. 297. Jena 1917.

BABES: Disk. Verh. dtsch. path. Ges., 26. Tagg **1899**, 367 (1900). — BABES u. KALINDERO: Sur l'anéurysme syphilit. de l'aorte. Ann. de l'Inst. Path. Bucarest **1894/95**. — BABES u. MIRONESCU: Über dissezierende Aortitis und Aneurysma dissecans. Beitr. path. Anat. **48**, 221 (1910). — BACHHAMMER: Über ein luetisches Aneurysma der Brustaorta mit Perforation nach innen und außen. Inaug.-Diss. München 1908. — BACKHAUS: Über Mesarteriitis syphilitica und deren Beziehungen zur Aneurysmenbildung der Aorta. Beitr. path. Anat. **22** (1897); Inaug.-Diss. Kiel 1897. — BADER: Ophthalmoskopische Befunde bei Syphilis. Guys Hosp. R. **1871**, 463. Zit. nach SEGGEL. — BAER: Über die Todesursache beim Aortenaneurysma. Frankf. Z. Path. **10**, 147 (1912). — BAERTHLEIN: Über präsenile Arteriosklerose. Inaug.-Diss. München 1904. — BAETGE: Über Wachstum und Perforation von Aneurysmen. Dtsch. Arch. klin. Med. **113**, 372 (1914). — BAGINSKY: (a) Klinische Beiträge. Arch. Kinderheilk. **48**, 1 (1908). (b) Septische Arteriitis und Aneurysma beim Kinde. Berl. klin. Wschr. **1**, 144 (1908). — BALÓ: Über ein Aneurysma der Rückenmarkarterie, welches Tabes dorsalis-artige Symptomen vortäuschte. Dtsch. Z. Nervenheilk. **85**, 86 (1925). — BARABAN-ETIENNE: Zit. nach MERK. — BARBE et RIOBLANC: Avérrysmes de l'aorte d'origine syphilit. France méd. **1884**. — BARBERET et CHOUET: Rec. Méd. Chir. et Pharmacol. mil. **1879**, 486. — BARDACHZI: Über 2 Fälle von Aortitis syphil. mit Coronarostienverschließung. Z. Heilk. N. F. IV, Abt. f. path. Anat., H. 4 **24** (1903). — BARIÉ: Traite prat. des maladies du cour et de l'aorte. III Édit. Paris 1912. — BARTEL: Über Mesaortitis und Körperkonstitution. Z. angew. Anat. **6**, 168 (1920). — BARTH: (a) Ein Fall von Mesarteriitis luetica der Arteria Pulmon. mit Aneurysmenbildung. Frankft Z. Path. **5**, 139 (1910). — BARTHÉLEMY: 5. internat. dermat. Kongr. Berlin, 12./17. Sept. 1904. Berl. klin. Wschr. **1904**, 1111. — BASSETT-SMITH: The diagnosis of syphilis by some laboratory methods. Brit. med. J. **1909** I, 377. — BÄUMLER: (a) Über Arteriosklerose und Arteriitis. Münch. med. Wschr. **1898**, Nr 5. (b) Lues und Aneurysma. Disk. 7. Kongr. inn. Med. Karlsbad **1899**, Verh. 248. — BAUER, JUL.: Diskussionsbemerkung zu KÖNIGSTEIN, „Bedeutung und Disposition zur Entstehung und Verlauf der Syphilis.", Ges. Ärzte Wien, Sitzg 19. April 1918. Wien. klin. Wschr. **1918**, 515 u. 516. — BAULER: Untersuchungen über die Rolle der Syphilis und der Arteriosklerose bei der Entstehung der Aortenaneurysmen. Inaug.-Diss. Basel 1908. — BAUMGARTEN v.: (a) Zur Hirnarteriensyphilis. Arch. Heilk. **16**, 452 u. 538 (1875). (b) Über chronische Arteriitis und Endarteriitis, mit besonderer Berücksichtigung der sog. „luetischen" Erkrankung der Hirnarterien nebst Beschreibung eines Beispieles von spezifisch-syphilitisch (gummöser) Entzündung der großen Cerebralgefäße. Virchows Arch. **73**, 90 (1878). (c) Ein Fall von verbreiteter obliterierender Entzündung der Gehirnarterien mit Arteriitis und Periarteriitis nodosa gummosa cerebralis. Virchows Arch. **76**, 268 (1879). (d) Über gummöse Syphilis des Gehirns und Rückenmarks, namentlich der Gehirngefäße und über das Verhalten dieser Erkrankungen zu den entsprechenden tuberkulösen Affektionen. Virchows Arch. **86**, 179 (1881). (e) Disk. Verh. dtsch. path. Ges., 2. Tagg **1899**, 364 (1900). (f) Disk. Verh. dtsch. path. Ges., 8. Tagg

1903, 200 (1904). — BAUR: De l'hippocratisme dans les affect. cardiovascul. Rev. Méd. **1910.** — BEADLES: (a) Syphilitic (?) disease of aorta with dilatat. of the heart. Trans. path. Soc. Lond. **44** (1893). (b) A Case of aneurysmal disease. Edinburgh med. J. **1907.** — BECK: Über Mesaortitis gummosa. Inaug.-Diss. Basel 1903. — BEER: Die Eingeweidesyphilis. Tübingen 1867. — BEHNKE: Über Insuffizienz der Aortenklappen auf luetischer Basis. Inaug.-Diss. Kiel 1902. — BEITZKE: Über knötchenförmige syphilitische Leptomeningitis und über Arteriitis syphilitica. Virchows Arch. **204**, 453 (1911). — BELFANTI: Caso di aortite subacuta d'origine sifilitica. Sperimentale **1894**, 286. — BENARY: Beiträge zur Lehre von der Aortensyphilis. Inaug.-Diss. Kiel 1912. — BENDA: (a) Aneurysma und Syphilis. Verh. dtsch. path. Ges. **6**, 164 (1903) (erschienen 1904). (b) Das Aortenaneurysma. Erg. Path. **8**, 196 (1904). (c) Arteriitis syphilitica der kleinen Arterien. Verh. Berl. med. Ges., 11. Mai 1904. Berl. klin. Wschr. **1904.** (d) Syphilitische Erkrankungen des Zirkulationsapparates. 5. internat. dermat. Kongr. Berlin, 12/17. Sept. 1904. Berl. klin. Wschr. **1904**, 1112. (e) Demonstration von Spirochaeta pall. bei Arteriitis syphilitica cerebralis. Berl. med. Ges., Sitzg 4. Juli 1906. Berl. klin. Wschr. **1906**, 989. (f) Über die sog. Periarteriitis nodosa. Berl. klin. Wschr. **1908**, 353. (g) Neue Fälle syphilitischer Erkrankungen der großen Gefäße. Berl. med. Ges., Sitzg 19. Jan. 1910. Med. Klin. **1910**, 202. (h) Die Syphilis des Gefäßsystems (Pathol. Anatom.). Fingers Handbuch der Geschlechtskrankheiten, Bd. 3 1. Hälfte, S. 807. Wien u. Leipzig: Alfred Hölder. (i) Aschoffs Lehrbuch der Pathologischen Anatomie, 7. Aufl., Bd. 2, S. 76. Jena: Gustav Fiscner 1928. — BENEKE: (a) Disk. Verh. dtsch. path. Ges. 2. Tagg **1899**, 365 (1900). (b) Arch. Entw.mechan. **33**. (c) Über die syphilitischen Gefäßerkrankungen bei Syphilis und bei Nikotinvergiftung. Münch. med. Wschr. **1919**, 1463. (d) Ein eigentümlicher Fall schwieliger Aortitis. Virchows Arch. **254**, 723 (1925). — BENENATI: (a) Contribution istolog. dell' aortite sifilitica. Riv. crit. Clin. med. **1902**, No 50. (b) Sull' origine nevrit. dell' angina pectoris da aortite sifilitica. Riforma med. **1902**, 326. — BENTHAUS: Über Herzveränderungen und Aortitis bei den metaluischen Erkrankungen des Nervensystems, insbesondere bei Paralyse. Festschrift für Feier des 10jähr. Bestehens d. Akad. f. prakt. Medizin in Köln. Bonn 1915. — BERETERRIDE, E.A. et J.J. BERETERRIDE: Aortitis et syph. congén. chez l'enfant (Importance du diagnost. radiolog.). Arch. Méd. Enf. **27**, 257 (1924). — BERG: Plötzlicher Tod durch Aortenlues. Verh. Ärzte Düsseldorf, Sitzg 16. März 1927. Münch. med. Wschr. **1927**, 1073. — BERGEL: Pathologisch-anatomische Veränderungen des Herzens und der großen Gefäße bei syphilitischen Kaninchen. Z. exper. Med. **55**, 801 (1927). — BERGER: Über Aneurysma der Hirnarterien unter besonderer Berücksichtigung der Ätiologie, mit kasuistischen Beiträgen. Virchows Arch. **245**, 138 (1923). — BERGER u. ROSENBACH: Über die Koinzidenz von Tabes dorsalis und Insuffizienz der Aortenklappen. Berl. klin. Wschr. **1879**, 402. — BERGHOFF: Syphilis of the Aorta. Illinois med. J. **53**, 195 (1928). — BERGMANN, V.: Verh. dtsch. Ges. Chir. **1883.** — BERSCH: Zur Frage der syphilitischen Aortitis bei Paralyse und ihre Beeinflussung durch Malariaimpfung. Dtsch. med. Wschr. **1925**, 1704. — BESCHE, DE: Wassermanns Serodiagnose mit Leichenserum. Berl. klin. Wschr. **1910**, 1259. — BESDZIEK: Beiträge zur Lehre vom Aneurysma dissecans. Inaug.-Diss. Breslau 1895. — BICKEL: Le rôle de la syphilis dans l'étiologie de Stokes Adams. Arch. Mal. Coeur. **17**, 744 (1924). — BIERFREUND: Beiträge zur hereditären Syphilis des Zentralnervensystems. Beitr. path. Anat. **3**, 389. — BIERMANN: (a) Ein Fall von Aortitis und Arteriitis peripherica obliter. e lue hereditar. tarda. Naturh. med. Ver. Heidelberg, Sitzg 21. Nov. 1910. Münch. med. Wschr. **1911**, 484. (b) Über syphilitische Erkrankungen des arteriellen Gefäßsystems und einen Fall von Aortitis und Arteriitis obliter. peripherica bei kongenitaler Syphilis. Dtsch. med. Wschr. **1911**, 1157. (c) Ein Fall von Aortitis luet. bei Lues cong. Dtsch. med. Wschr. **1911**, 1157. — BIKLÉ: Med. Rec. **1909**. Zit. nach BRAUN. — BIRCH-HIRSCHFELD: Arch. Heilk. **1875**, 170. — BIZZOZERO: Su di una partic. forma di linfangite consec. a sifiloma iniz. d. fronte. Giorn. ital. Mal. vener. Pelle **64**, 1109 (1923). — BLACHEZ: Bull. Soc. Anat. Paris **1862**. — BLOCH, VERA: Inaug.-Diss. Zürich 1913. — BLUME: Zur Kenntnis der Aneurysmen der Sinus Valsalvae Aortae. Berl. klin. Wschr. **1909**, Nr 28. — BOCK, G.: Syphilitische Aortenerkrankungen und Wa.R. Med. klin. **1920**, 447. — BOINET: (a) Quelques cas d'anévrysmes de l'aorte. Rev. Méd. **17**, 371 (1897). (b) Anévrysme de l'aorte ascend. Rev. Méd. **18**, 126 (1898). (c) Quatorze cas d'aneurysme de l'aorte. Arch. prov. de Chir. **1899.** (d) Maladies de l'aorte Traité de méd. de BROUARDEL, Tome 6. Paris 1899. — BOINET et ROMARY: Recherch. expérim. sur les aortites. Arch. Méd. expér., I. s. **9**, 902 (1897). — BOLLINGER: (a) Atlas und Grundriß der pathologischen Anatomie, 2. Aufl. 1901. (b) Über Arteriosklerose. Ärztl. Ver. München, Sitzg 15. Jan. 1902. Münch. med. Wschr. **1902**, 641. — BONNET: Artérites syphilit. multipl. oblitérat. de la sousclavière. Lyon méd. **1926**, 123. — BONTILLIERS: Amer. J. med. Sci. **125**, 778 (1903). — BORDES-PAGÈS: De l'artérite chron. et en particul. de l'aortite, dans la paralysie génér. Thèse de Paris **1887.** — BORNSTEIN: Beitr. zur Lehre vom Aneurysma der Bauchaorta. Inaug.-Diss. Kiel 1899. — BORST: Seltene Ausgänge von Aortenaneurysmen. Sitzg d. med. Ges. Würzburg, 24. Jan. 1901.

Berl. klin. Wschr. **1901**, 243. — Bosanyi: Die Raynaudsche Krankheit als ein Symptom der hereditären Syphilis. Jb. Kinderheilk. **78**, 177 (1913). — Bosdorff: Über Häufigkeit und Vorkommen des Aneurysmas nach den Ergebnissen von 3108 Sektionen. Inaug.-Diss. Kiel 1894. — Bouchard: Soc. méd. du louvre. Paris 1909. — Bouchet et Grivet: Aortite syphil. et insuffisance aortique. Lyon. méd. **135**, 301 (1925). — Boyd: Case of multiple aneurysmas. Edingburgh med. J., N. s. **4**, 228. — Bozzolo: Morgagni **1909 II**, 45. — Brachetto-Brian: Die pathologisch-anatomischen Auffassung der Ayerzaschen Krankheit. Rev. Soc. Med. int. y Soc. Tisiol. **1**, 821 (1925). — Bradfort: Zit. bei Grunwald. — Bramwell: Clin. remarks on a case of aortic aneurysm etc. Edinburgh med. J. **1897**. — Bramwell, Byrom: Edinburgh med. J. **1878**, 873. Zit. nach Verdié. — Brasch: (a) Neur. Zbl. **1891**. (b) Zur Pathologie der syphilitischen Früherkrankungen des Zentralnervensystems. Z. Nervenheilk. **1896**. — Brassett-Smith: The frequency of aneurysms in the Royal navy. Brit med. J. **2** (1907). — Braun: Behandlungen der syphilitischen Herz- und Gefäßerkrankungen. Wien. med. Wschr. **1927**, Nr 4/5. — Braun, L.: Syphilis des Zirkulationsapparates. Fingers Handbuch der Geschlechtskrankheiten, Bd. 3, 1. Hälfte, S. 872. Wien u. Leipzig: Alfred Hölder 1913. — Bricourt: Syphilis du coeur. Thèse de Paris **1912**. — Briesemeister: Die Arteriosklerose und Syphilis in ihrem Verhältnis zur Entstehung des Aortenaneurysma. Inaug.-Diss. Leipzig 1903. — Bringmann: Über das Aneurysma der Aorta abdomin. Inaug.-Diss. Leipzig 1915. — Bristowe: (a) Case of propable syphilit. disease of brain and of the vossels of the upper extremities. Med. Tim. **1877**. (b) On syphilitic affections. Lancet **1893**. — Brocklank: Med. Chron. **1909**. Zit. nach Osler 1909. — Brocq: Bull. Soc. franç. Dermat. **1908**. Zit. nach Kazda. — Brodier: Bull. Soc. franç. Dermat. **1908**, Zit. nach Kazda. — Brooks: A case of arteriosclerosis of the pulmonary vessels. Proc. N. Y. path. Soc., N s 7, Nr 5/8, 177 (1907/08). — Brouardel: Deux cas d'aneurysmes syphilit. Ann. de Dermat. III. s. **7**, 749 (1896). — Brouardel et Vibert: Zit. bei Palasse et Roubier. — Broussolle et Roudowska: Anévrysmes de l'aorte thoracique. Bull. Soc. Anat. Paris **1913**. — Bruce: Edinburgh med. J. **1894**. — Brüning: Untersuchungen über das Vorkommen der Angiosklerose im Lungenkreislauf. Beitr. path. Anat. **30**, 457 (1901). — Bruhns: (a) Neuere Erfahrungen und Anschauungen über die syphilitischen Erkrankungen der Zirkulationsorgane bei acquirierter Lues. Berl. klin. Wschr. **1906**, 513. (b) Über Aortenerkrankungen bei kongenitaler Syphilis. Berl. klin. Wschr. **1906**, 217 u. 268. (c) Der heutige Stand unserer Kenntnisse von der Aortensyphilis. Zbl. Hautkrkh. **1**, 1 (1921). (d) Verh. dermat. Ges. **14** (1925). (e) Ein Beitrag zur Frage: Wie viele Syphilitiker erkranken später an Aortitis? Nebst einigen therapeutischen Bemerkungen. Med. Klin. **1926**, 279. (f) Zur Frage des Vorkommens und der Häufigkeit der Aortitis syphilitica. 14. Kongr. dtsch. dermat. Ges. Dresden, 13—16. Sept. 1925. Zbl. Hautkrkh. **18**, 494 (1926). (g) Wird durch Salvarsanbehandlung die Gefahr der Aortitis vermehrt. Med. Klin. **1926**, 279. (h) Spätlues und Aortitis. Z. ärztl. Fortbildg **24**, 613 (1927). — Buchta: Lues hereditaria mit Endarteritis an den kleineren Gefäßen. Wien. dermat. Ges., Sitzg 30. April 1902. Arch. f. Dermat. **63**, 379 (1902). — Buchwald: Über syphilitisches Aortenaneurysma nebst Bemerkungen über Herzsyphilis. Dtsch. med. Wschr. **1889**, 1057. — Buck, de: Belge méd. **1898**, 417. — Buder: Progressive Paralyse und Sklerose der Aorta. Württemberg. Korresp.bl. **1908**. — Bull: Klin. studier over Aneurysme aortae. Christiania 1905. Steenske bogtrykk. Ref. Schmidts Jb. **1906 IV**. — Bullrich-Behr: Zit. nach Schlesinger. — Bunge: Zur Pathologie und Therapie der durch Gefäßverschluß bedingten Formen der Extremitätengangrän. I. Teil: Path. Anat. Arch. klin. Chir. **63**, 467 (1901). — Buraczynski: Kasuistische Mitteilungen. Wien. klin. Rdsch. **1902**, Nr 31. Zit. nach Thorel 1903. — Buschke u. Fischer: Weitere Beobachtungen über Spirochaete pallida. Berl. klin. Wschr. **1906**. — Busse: (a) Disk. Verh. dtsch. path. Ges., 8. Tagg **1903**, 203 (1904). (b) Über Aortenaneurysmen und ihre Beziehungen zu Syphilis und Unfall. Z. ärztl. Fortbild. **3**, Nr 1 (1906). (c) Über traumatische Aortenaneurysmen. Verh. dtsch. path. Ges., 10. Tagg **1906**, 144. (d) Über Zerreißungen und traumatische Aneurysmen der Aorta. Virchows Arch. **183**, 440 (1906). (e) Aneurysmen und Bildungsfehler der Aorta communicans anterior. Virchows Arch. **229**, 178 (1920). — Busz: Spirochätennachweis bei Mesaortitis syphilitica. Z. Path. **40**, 139 (1930). — Byloff: Beitrag zur Kenntnis der Aneurysmen der Bauchaorta. Wien. klin. Wschr. **1913**, 575.

Calos: Artérite syphil. de la jambe gauche chez un malade amputé de la jambe droite pour la méme affect. Marseille méd. **1922**, 947. — Callomon: Extremitätengangrän als Folge syphilitischer Gefäßschädigung. Dermat. Wschr. **1**, 273 (1929). — Mac Callum: Zit. nach Schlesinger. — Camac: Some observat. on aneurysm and arteriosclerosis. Amer. J. med. Sci. **1905**. — Cameron u. Laidlow: A case of periarteriitis nodosa. Guy's Hosp. Rep. **54**, 159 (1918); **69**, 3. — Campbell: Edinburgh med. J. **1922**, 109. — Candler a. Mann: Brit. med. J. **1912**, 537. — Carr: Gross pathol. of the heart in cardiovascular syphilis. Amer. Heart assoc. Detroit, Sitzg 24. Juni 1930. Amer. Heart J. **6**, 30 (1930). — Caussade et Lévy-Franckel: Un cas d'artériite syphilit. unilatéral des collatérales des doigts, guéri par le traitement mercurials. Soc. franç. Dermat. **1913**. — CAUSSADE et TARDIEU: Artériite pulmon. syphilit. chez un cardiaque noir. Bull. Soc. méd. Hôp. Paris **44**, 871 (1928). — CEELEN: Zur Kenntnis der Endaortitis lenta. Berl. Ges. path. Anat., Sitzg 11. Dez. 1924. Med. Klin. **1926**. — CELONI: Sperimentale 1874., Zit. nach VERDIÉ. — CETKOWSKY, v.: Über einen Fall von Aortenaneurysma auf kongenital-luetischer Basis. Inaug.-Diss. Gießen 1916. — CHALIER et NOVÉ-JOSSERAUD: Anévrysme de l'arterè sylvienne d'origine syphilit. Lyon-méd. **43**, No 38. — CHARRIER: Gaz. Meéd. et Chir. **1892**, 579. — CHARRIER et KLIPPEL: Rev. Méd. **1894**. — CCHAUVET: Thèse de Paris 1878. — CHÉRAY et SEGARD: Soc. méd. Hôp. Paris, Okt. **1908**. — CHIARI: (a) Hochgradige Endarteriitis luet. (HEUBNER) an den Hirnarterien eines 15 monatigen Mädchens bei sicher konstatierter Lues hereditar. Wien. med. Wschr. **1881**, 472 u. 507; Wien. med. Presse **1881**. 273. (b) Thrombotische Verstopfung des Hauptstammes der rechten und embolische Verstopfung der linken Coronararterie bei einem 32 jährigen Mann. Prag. med. Wschr. **1897**, Nr 6/7. (c) Disk. Verh. dtsch. path. Ges. 2. Tagg **1899** (1900), 367. (d) Über die syphilitische Aortenerkrankungen. Verh. dtsch. path. Ges. 6. Tagg **1903**, 137 (ersch. 1904). (e) Über die diagnostische Bedeutung der Mesaortitis productiva. Prag. med. Wschr. **1906**, 153. — CHIARI, HERMANN: (a) Über Veränderungen in der Adventitia der Aorta und ihrer Hauptäste im Gefolge von Rheumatismus. Beitr. path. anat. **80**, 336 (1928). (b) Über Veränderungen in der Arteria pulmonalis in Fällen von akuter rheumatischer Endocarditis oder bei Herzfehlern rheumatischen Ursprungs. Klin. Wschr. **1930**, 1862. — CHRISTELLER: Über die Lokalisationen der Periarteriitis nodosa, besonders in den Bauchorganen. Arch. Verdgskrkh. **37**, 249 (1926. — CHVOSTEK u. WEICHSELBAUM: Herdweise syphilitische Endarteriitis mit multipler Aneurysmabildung. Ein Beitrag zur Lehre von der Arteriensyphilis. Allg. Wien. med. Z. **1877**, Nr 28. — CICIMARRA: Morgagni **1875**. Zit. nach VERDIÉ. — CIRILLO DOMENICO: Praktische Bemerkungen über die venerischen Krankheiten. Übers. von J. G. DAHNE. Wien 1791. — CITRON: Über Aorteninsuffizienz und Lues. Berl. klin. Wschr. **2**, 2142 (1908). — CLAWSON-BELL: The heart in syphilit. aortitis. Arch. Path. a. Labor. Med. **4**, 922 (1927). — CLELAND: Syphilit. lesions as met with at post mortem examinations. Med. J. Austral. **1**, 399 (1928). — COENEN: Progressive Paralyse und Mesaortitis syphilit. Klin. Wschr. **1926**, 22. — COLBERG: Dtsch. Arch. klin. Med. **5**, 565. — COLLINS and BRAINE-HARTNELL: Abdom. ancurysm. Brit. med. J. **1913**. — COLLINS and SACHS: The value of the Wassermann reaction in cardiac and vascul. diseases. Amer. J. med. Sci. **138** (1909). — COMEL: Sul compartimento della sostanza cromotropa nella sifilide arteriosa e in altre alterazioni vaseolari. Cuore **12**, 474 (1928). — COMINOTI: Zit. bei ROTHSTEIN. — CONYBEARE: The treatment of aortic aneurysm by antisyphilit. remedies. Guy's Hosp. Rep. **74**, 163 (1924). — COPPOLA: Aortite e paralis. progress. V. Congr d. soc. Ital. di neurolog. Firenze 19/21 X. 1921. Riv. di patol. nerv. e ment. T. **27**, p. 367. 1922. — CORNIL: Leçons sur la syphilis, 1879. — CRISP: (a) On the structure, diseases and injuries of the bloodvessels. London 1847. (b) ZIEMSSENs Handbuch der speziellen Pathologie und Therapie, Bd. 6. — CROFT: Constitut. syphilis; popliteal aneurism. Brit. med. J. **2**, 15 (1880). — CROOKE: Über zwei seltene und aus verschiedenen Ursachen entstehende Fälle von rapider Herzlähmung. Virchows Arch. **129**, 186 (1892). — CSEMA: Wien. Arch. inn. Med. **12**, 213 (1926). — CUESTA: Gangrän durch Endarteriitis bei einem Kind mit kongenitaler Syphilis. Actas dermo-sifiliogr. **19**, 143 (1927). — CUMMER and DEXTER: The relation of aortitis to syphilis and the importance of its recognition. J. amer. med. Assoc. **59**, 419 (1912). — CURSCHMANN: Die Sklerose der Brustaorta und einige ihrer Folgezustände. Arb. med. Klin. Leipzig **1893**, 248.

DAHLÉN: Über einen Fall von Aortenaneurysma mit Durchbruch in den linken Vorhof nebst einigen Bemerkungen über Aortenaneurysma, die ,,fibröse Aortitis'' und Lues. Z. klin. Med. **63** (1907). — DANIÉLOPOLU: Séroreaction de la syphilis dans les affect. de l'aorte et des artères. C. r. Soc. Biol. Paris **1908**, 971. — DARGAN: A case of syphilit. endarteriitis obliter. Indian Med. Gaz. **62**, 516 (1927). — DARIER: De l'artérite syphilitique. Paris: Rueff 1904. — DARLING and CLARK: J. med. Res. **32** (1913). — DAVIDSON: On atheromat. degenerations of the aorta and its associat. with syphilis. Army med. dpmt. rept. **5**, 481. London 1863. — DECLERQ et MASSON: Contrib. à l'étude de la syphilis cérébrale chez l'enfant. Sur quelques cas de syphil. hérédit. à manifestat. cérébrales. Ann. de Dermat. **1885**, 768. — DECROP et SALLE: Anévrysme syph. de la crosse de l'aorte. Ann. Mal. vénér. **1922**, 438 — DEGUY: Le coeur et l'aorte des syphilitiques. Thèse de Paris **1900**. — DEHIO: Die Syphilis des Herzens. Petersburg. med. Wschr. **1894**, Nr 46. Ref. Dtsch. med. Wschr. **1895**, Lit.-Beil. 3. — DELBANCO: Kindskopfgroßes Aneurysma der Aorta. Ärztl. Ver. Hamburg biol. Abt., Sitzg 2. Febr. 1926. Klin. Wschr. **1926**, 869. — DELSOUILLER: De la syphilis dans ses rapports avec les anéurysmes de l'aorte et de l'intérêt que présente le recherche de la réaction de Wassermann au cours de ces anévrysmes. Thèse de Paris 1912. — DEMMIN: Syphilitische Aortitis im Anfangsteil der Aorta bis in die Sinus vasculosae. Greifsw. med. Ver., Sitzg 26. Juli 1912. Dtsch. med. Wschr. **1912**, 2386. — DENEKE: (a) Aortenerkrankung auf syphilitischer Basis. Ärztl. Ver. Hamburg, Sitzg 1. Juni 1909. Dtsch. med. Wschr. **1909**, 2148. — (b) Zur Klinik der Aortitis luetica. Dermat. Stud. **21** II,

Festschrift für Unna. Hamburg-Leipzig 1910. (c) Über die syphilitische Aortenerkrankung. Ärztl. Ver. Hamburg, Sitzg 17. Dez. 1912. Dtsch. med. Wschr. 1913, 441 u. 484. — Desprès: Zit. nach Merk. — Dewitzky: Über den Bau und die Entstehung verschiedener Formen der chronischen Veränderungen in den Herzklappen. Virchows Arch. 199 (1910). — Dickinson: Fibroid deposition in the wall of the heart, and in the pulmonary artery, with complete obstruction of one of its divisions. Trans. path. Soc. Lond. 13, 60 (1862). — Dietrich: (a) Pathologisch-anatomische Demonstrationen von Syphilis des Herzens und der Gefäße. Köln. dermat. Ges., Sitzg 24. Jan. 1924. Zbl. Dermat. 16, 373 (1925). (b) Diskussion zu Schridde. (c) Über die Reaktionsfähigkeit des Körpers bei septischen Erkrankungen usw. 37. Kongr. inn. Med. Wiesbaden 1925. — Dieulafoy: (a) De l'artérite cérébrale syphilitique. Gaz. Sci. méd. Bordeaux 1892. (b) Les lésions syphilit. de l'aorte. Clin. médic. de l'hotel de Dieu. Paris 1898. — Dittrich: Prag. Vjschr. prakt. Heilk. 21, 21 (1849); 1852. — Dmitrijeff: Die Veränderung. des elastischen Gewebes der Arterienwände bei Arteriosklerose. Beitr. path. Anat. 22 (1897). — Döhle: (a) Ein Fall von eigentümlicher Aortenerkrankung bei einem Syphilitischen. Inaug.-Diss. Kiel 1885. (b) Über Aorten-erkrankung bei Syphilitischen und deren Beziehung zur Aneurysmenbildung. Dtsch. Arch. klin. Med. 55, 190 (1895). (Festschrift für Zenker.) (c) Über das Charakteristische der syphilitischen Erkrankung der Aortenklappen. Med. Ges. Kiel, Sitzg 30. Juni 1921. Münch. med. Wschr. 1921, 1000; Dtsch. med. Wschr. 1921, 1312; Berl. klin. Wschr. 1921, 1169. — Dogiel: Die sensiblen Nervenendigungen im Herzen und in den Blutgefäßen. Arch. mikrosk. Anat. u. Entw.gesch. 52 (1898). — Dohmeyer: Luetische Endaortitis mit Aneu-rysma der Brustaorta. Inaug.-Diss. München 1902. — Donath: Über Wa.R. bei Aorten-erkrankungen und die Bedeutung der provokatorischen Quecksilberbehandlung für die serologische Diagnose der Lues. Berl. klin. Wschr. 1909, Nr 45. — Dopter: Sur un cas de compression de la veine cave supérieure par une ectasie aortique d'origine syphilit. Rev. Méd. 1900. — Dowse: Trans. path. Soc. 26, 28 (1875). — Drechfeld: Du traitement de l'anèurysme aortique avec. observat. Rev. mens. Méd. et Chir. 1878, 561. — Dreesmann: Doppelseitiges Aneurysma der Arteria femoralis. Ärztl. Ver. Köln, Sitzg 24. Okt. 1904. Münch. med. Wschr. 1904, 2209. — Drescher: Ein Fall von Aorteninsuffizienz bei Lues congen. Inaug.-Diss. Tübingen 1925. — Drost: Fall von Aneurysma der Arteria basi-laris bei einem luetischen Individuum. Inaug.-Diss. Kiel 1877. — Drumen: Arterio-sclerotis of syphil. origin. J. amer. med. Assoc. 1904, Nr 11. — Drummond: A post-graduate lecture on thoracic aneurysm. Brit. med. J. 1908. — Drysdale: Racemose aneurysm of the brain. Lancet 1904 I. — Druelle: Thèse de Paris 1906. — Dürck: Über akute knötchenförmige syphilitische Leptomeningitis und über syphilitische Arteriitis der Hirnarterien. Verh. dtsch. path. Ges. 12, 211 (1908). — Düring v.: (a) Syphilitische Erkrankungen des Zirkulationsapparates. 5. internat. dermat. Kongr. Berlin, 12—17. Sept. 1904. Berl. klin. Wschr. 1904, 1111. (b) Syphilitische Erkrankungen der Zirkulations-organe. Dtsch. med. Wschr. 1904, Nr 51. (c) Erfahrungen in Kleinasien über endemische Syphilis. Münch. med. Wschr. 1918, 1000. — Dujardin-Beaumetz: Union méd. 1878. Zit. nach Verdié. — Dumas et Brunat: Aortite histol. syphil., endocardite etc. Lyon méd. 139, 577 (1927). — Dumont: Lésions cardio-vascul. dans le tabès et la paralysie génér. Thèse de Nancy 1907/08. — Dupret: Des lésions arterielles et des anévrysmes dans la syphilis, 1880. Zit. nach Verdié. — Durandard: Contrib. à l'étude de l'artérite syphilit. Thèse de Paris 1903. — Durante: (a) Soc. Anat. Paris 1901. (b) Mesartérite oblitérante syphilit. des vaisseaux pleuraux. Ann. d'Anat. path. 4, 670 (1927).

Eberhard: Über Panaortitis streptococcica (Ein Beitrag zur Abgrenzung der Aortitis streptococcica von der Mesaortitis luica). Zbl. Path. 38, 261 (1926). — Ebstein (a) Zur klinischen Geschichte und Bedeutung der Trommelschlägelfinger. Dtsch. Arch. klin. Med. 89 (1906). (b) Einseitige Trommelschlägelfinger bei einem Fall von Aneurysma der Arter. Subclavia. Mitt. Grenzgeb. Med. u. Chir. 22 (1910). — Ebstein, Max: Ein Beitrag zur Frage der luetischen Aortenerkrankungen. Inaug.-Diss. Breslau 1921. — Edelmann u. Prečkin: Zbl. Hautkrkh. 28, 732 (1929). — Edgren: (a) Kliniska studier öfver arterio-skleros, S. 137. Stockholm: Wilhelm Biller bakförlags aktiebolag 1897. (b) Om Arterio-sklerosen. Förhandl. vid andra nord. Kongressen f. inv. medic. i. Kristiania. Stockholm 1898. — Edmunds and Brailey: Changes in bloodvessels in diseases of the eye, considered in their relation to gener. pathol. Ophthalm. Hosp. Rep. 1881/82. — Ehrmann: Über die durch syphilitische Gefäßveränderungen bedingten Gefäßphänomene der Haut. 25. Kongr. inn. Med. 1908. — Eich: Beitrag zur pathologischen Histologie, Genese und Ätiologie der Döhle-Hellerschen Aortitis. Frankf. Z. Path. 7, 373 (1911); Inaug.-Diss. Rostock 1911. — Eichhorst: Ein bemerkenswerter Erweichungsherd in der Varolsbrücke infolge von syphilitischer Entartung der Arteria basilaris. Charité-Ann. 1 (1876). — Eisler u. Kreuzfuchs: Röntgendiagnose der Aortensyphilis. Dtsch. med. Wschr. 1913, Nr 44. — Elsenberg: Die sog. Raynaudsche Krankheit (Gangraena symmetr.) syphilitischen Ursprungs. Arch. f. Dermat. 1892, 577. — Emmerich: Über die Häufigkeit der inneren Aneurysmen in München. Inaug.-Diss. München 1888. — Engel: Über die Veränderungen an den Aortenklappen bei Aortensyphilis. Inaug.-Diss. Bonn 1913. — ENSLIN: Über die Koinzidenz von Tabes dorsalis mit Aortenerkrankungen. Inaug.-Diss. Berlin 1898. — ENSOR: Aneurysm. Lancet 1878 II, 15. — EPPINGER: Pathogenesis (Histogenesis und Ätiologie) der Aneurysmen einschließlich des Aneurysma equiverminosum. Arch. klin. Chir. 35, Suppl. (1887). — ERDHEIM: (a) Medionecrosis aortae idiopathica. Virchows Arch. 273, 454 (1929). (b) Medionecrosis aortae idiopathica cyptica. Virchows Arch. 276, 187 (1930). — ESCUDERO: (a) Rev. Soc. Med. Argent. 20, 448 (1912). (b) AYERZÁsche Krankheit. Rev. Soc. Méd. internat. 1, 701 (1925). — ETIENNE: (a) Gaz. hebrom., 1897, Nr 16. (b) Des Anévrysmes dans leurs rapports avce la syphilis. Ann. de Dermat. III. s. 8, 1 (1897). — ETIENNE et LUCIEN: Artérite et phlébite oblitérantes syphilit. dans un cas de gangrène massive du membre inférieur. Ann. de Dermat. 10, No 10 (1909). — EWALD: Ein Fall von syphilitischer Rückenmarkserkrankung. Berl. klin. Wschr. 1893, 284.

FABINJI: Über die syphilitische Erkrankung der Basilararterien des Gehirns. Dtsch. Z. Nervenheilk. 30 (1905). — FABRE: Zit. nach BRICOURT. — FABRIS: (a) Experimentelle Untersuchungen über die Pathogenese der Aneurysmen. Virchows Arch. 165, 439 (1901). (b) Sulla patogenesi d. aneurismi dell' aorta (aortite gommosa). Ann. Acard. Sci. Torino 1901/02. (c) SULLA patogenesi degli aneurismi dell' aorta (aortite gommosa) Gazz. med. ital. 1902. (d) Aortite di Heller ed insufficienzia delle valvole aortiche. Pathologica (Genova) 1, No 13 (1909). (e) Lavor. Istit. Foá 1912. — FAGIUOLO: Über Aortitis syphilitica. Morgagni 1910. — FAHR: (a) Zur Frage der Aortitis syphilitica. Biol. Abt. Ver. Hamburg, Sitzg 19. Jan. 1904. Münch. med. Wschr. 1904, 498. (b) Zur Frage der Aortitis syphilitica. Virchows Arch. 177, 508 (1904). (c) Demonstration eines in den Herzbeutel perforierten Aneurysmas. Biol. Abt. ärztl. Ver. Hamburg, Sitzg 23. Okt. 1906. Münch. med. Wschr. 1906, 2556. (d) Zur Frage der extrakardialen Blutbewegung. Zbl. Herzkrkh. 10, 25 (1918). — FALK: Ein Fall eines Aneurysma cirsoides an einer corticalen Gehirnarterie. Z. Heilk. 1906. — FEILCHENFELD: Mschr. Unfallheilk. 1906, 236 — FELSENREICH u. v. WIESNER: Über Veränderungen an funktionstüchtigen Herzklappen. Frankf. Z. Path. 18, 1 (1915). — FERRARI: Über Polyarteriitis nodosa acuta und ihre Beziehungen zur Polymyositis und Polyneuritis acuta. Beitr. path. Anat. 34, 350 (1903). — FINKELBURG: Dtsch. Z. Nervenheilk. 19, 257. — FINDNER: Recurrenslähmung bei Tabes und gleichzeitigem Aortenaneurysma. Arch. f. Laryng. 24, Nr 2. — FINGER: Wandlungen im Krankheitsbild und der Behandlung der Syphilis. Wien. klin. Wschr. 1925, Nr 1. — FISCHER, O.: Die Lues-Paralyse-Frage. Ref. Z. Psychoiol. 66, 340 — FISCHER-MODELHART: Abnorm großes Aneurysma der Aorta. Wien. klin. Wschr. 1927, 255. — FISHER: Intrapericard. Rupture of an aneurysm. Brit. med. J. 2, 175 (1913). — FITTJE: Verblutung aus der durch Zerfallen des Gumma eröffneten Pulmonalarterie. Inaug.-Diss. Kiel 1904. — FLEINER: Diskussionsbemerkung zu WILMANNS, Lues Tabes, Paralyse. Klin. Wschr. 1925, 675. — FLETCHER: Über die sog. Periarteriitis nodosa. Beitr. path. Anat. 11 (1892). — FOÀ: Contribuz. all' anatomia patolog. del sistema circolator. Scritti medici in onore di C. BOZZOLO, 1904. — FORSSMANN: Ein Fall von Darmsyphilis und Endophlebitis syphilitica. Beitr. path. Anat. 27 (1900). — FOURNIER: (a) Leçons sur la syphilis, 1873. (b) Syphilis du cerveau, 1879. Zit. nach VERDIÉ. — FRÄNKEL, A.: (a) Fall von Herzsyphilis mit Aortensklerose. Verh. Berl. med. Ges., Sitzg 21. Febr. 1894. Berl. klin. Wschr. 1894, 296. (b) Beitrag zur Pathologie und Therapie der Aortenaneurysmen. Dtsch. med. Wschr. 1897, 85 u. 103. (c) Fall von perforiertem Aneurysma. Ver. inn. Med. Berl., Sitzg 24. Febr. 1908. Dtsch. med. Wschr. 1908, Ver. beil. 573. (d) Syphilis der Aorta und des Herzens. MEIROWSKY-PINKUS, Die Syphilis. Berlin: Julius Springer 1923. FRÄNKEL, EUGEN: (a) Über zwei durch totalen Verschluß der linken Carotis komplizierte Aneurysmen des Aortenbogens. Virchows Arch. 79 (1880). (b) Zur Lehre von der akquirierten Magen- und Darmsyphilis. Virchows Arch. 155, 507 (1899). (c) Diskussionsbemerkung zu FAHR. Biol. Abt. ärztl. Ver. Hamburg, Sitzg 19. Jan. 1904. Münch. med. Wschr. 1904, 499. (d) Diskussion zu REUTER. Münch. med. Wschr. 1906. (e) Diskussionsbemerkung zu WEITZ. Biol. Abt. ärztl. Ver. Hamburg, Sitzg 6. Febr. 1912. Münch. med. Wschr. 1912, 896. (f) Diskussionsbemerkung zu DENEKE. Ärztl. Ver. Hamburg, Sitzg 17. Dez. 1912. Dtsch. med. Wschr. 1913, 484. — FRÄNKEL, P.: Vjschr. gerichtl. Med. 43 (1912). — FRÄNKEL, EUGEN u. MUCH: Die Wa.R. an der Leiche. Münch. med. Wschr. 1908, 2479. — FRAIKIN u. BURILL: La valeur diagnost. de la péri-aortite dans la syphilis. Bull. Soc. Radiol. méd. France 15, 180 (1927). — FREI, C.: Inaug.-Diss. Zürich 1921. — FREUND, ERNST: Ein Fall von luetischer Entzündung der Extremitätengefäße. Frankf. Z. Path. 38, 325 (1929). — FREUND, G.: Zur Kenntnis der Periarteriitis nodosa. Arch. klin. Med. 65 (1899). — FREUND, LUCIE: Ein Beitrag zur Gefäßsyphilis des Gehirns. Inaug.-Diss. Berlin 1922; Virchows Arch. 232, 203 (1921). — FRIEDLÄNDER, CARL: (a) Über Endarteriitis obliter. Zbl. med. Wiss. 14, Nr 4 (1876). (b) Pathologisch-anatomische Mitteilungen. 1. Ein Fall von Aneurysma aortae dissecans. Virchows Arch. 78, 357 (1879). — FRIEDLÄNDER, CARL: Beitrag zur Kenntnis der Gefäßerkrankungen infolge von Lues. Berl. klin. Wschr. 1915, 1164. — FRIEDREICH: Krankheiten des Herzens. Virchows Handbuch der speziellen Pathologie und Therapie. Erlangen 1855. — FRISCH: (a) Nervenlues und Aortitis luetica. Klin. Wschr. 1923, 1401;

Mitt. Ges. inn. Med. Wien 22, 86 (1923). (b) Tabes dorsalis und Mesaortitis luetica. Bemerkungen zu der Arbeit von Siegfried Kessler in Jahrg. 3, Nr 47, S. 2146 dieser Wochenschr. Klin. Wschr. 1925, 406. — Fukhiero u. Rererdito: Zbl. inn. Med. 1913, 188. Zit. nach Ebstein. — Fukushi: Über die pathologische Histologie der syphilitischen Aortitis mit besonderer Berücksichtigung des Vorkommens von Plasmazellen. Virchows Arch. 211, 331 (1913). — Furno: Arch. Pat. e Clin. med. 3, H. 1 (1924).
    Gallaverdin: Deux cas d'oblitération complète de l'orifice de la coron. dans l'aortite syphil. Lyon méd. 134, 492 (1924). — Gallaverdin et Charvet: De la phase cardiaque des aortites syphilit. Arch. gén. Méd. 1903, 1601. — Gallaverdin et Josseraud: Aortite syphilit. et endocardite syphilit. Lyon méd. 139, 135 (1927). — Gangitano: Aneurysma der Plantaris. Riforma med. 1904, No 16. Ref. dtsch. med. Wschr. 1904, Lit.-Beil., 749. — Ganter: Syphilitische Gefäßerkrankungen. Med. Klin. 1920, Nr 32. — Gaucher et Bory: Artérite syphilit. et gangrène du pied gauche. Bull. Soc. franc. Dermat. 1908. — Gaucher et Croissant: Meladie de Raynaud d'origine syphilit. Bull. Soc. franç. Dermat. 1911. — Gaucher, Giroux et Meynet: Troisième cas de maladie de Raynaud d'origine syphilit. avec aortite und réaction de Wassermann positive. Ann. Mal. venér. Zit. Zbl. Herzkrkh. 1914, 215. — Geffrier: France méd. 1883, 884; Ann. de Dermat. 1883, 446. — Gerhardt, jun.: Drei Fälle von Aortenaneurysma. Unterelsäss. Ärztever. Straßburg, Sitzg 22. Dez. 1894. Dtsch. med. Wschr. 1895, Ver.beil., 59. — Gerhardt sen.: (a) Bemerkungen über Aortenaneurysma. Dtsch. med. Wschr. 1897, 385. (b) Über Aortenaneurysmen. Verh. Ges. Charité-Ärzte, Sitzg 10. Jan. 1901. Münch. med. Wschr. 1901. — Géry: Rupture spontanée d'une aorte syphilit. Bull. Soc. Anat. Paris 94, 252 (1924). — Giseler: Ein Beitrag zur Kenntnis der Periarteriitis nodosa mit besonderer Berücksichtigung des Nervenbildes. Inaug.-Diss. Hamburg 1919. — Gilbert: Zit. nach Kazda. — Gilbert et Brin: Réaction de Wassermann et lèsions de l'aorte. Paris méd. 1913, No 47. — Gildemeester: Nederl. Weeckbl. Geneesk. 1875. Zit. nach Friedländer. — Ginsburg: Die makroskopisch-luetischen Veränderungen an der Aortenwand bei progressiver Paralyse. Ein klinisch-statistischer Beitrag. Inaug.-Diss. Jena 1910. — Giralt: De l'aortite syphilit. Thèse de Montpellier 1906. — Glass: Über intramurale Aneurysmen des linken Sinus Valsalvae valvulae aortae. Frankf. Z. Path. 11, 428 (1912). — Glück: Zit. nach Schlesinger. Godart: Thèse de Paris 1880. Zit. nach Verdié. — Goldberg: Über das Aneurysma der Bauchaorta. Inaug.-Diss. Gießen 1913. — Goldberg, Lydia: Über die Entstehung von Herzklappenfehlern und Aortenaneurysmen durch Syphilis. Inaug.-Diss. Zürich 1912. — Goldsborough: On syphil. disease of the cerebral arteries. Bull. Hopkins Hosp. 13, 105 (1902). — Goldscheider: Über die syphilitische Erkrankung der Aorta. Med. Klin. 1912, 471. — Gonzalez: Chronisch-luetische Aortitis mit Herzinsuffizienz (spanisch). Siglo méd. 77, 126 (1926). — Gowers: (a) Syphilis und Nervensystem (übers. von Lohfeldt). Berlin: S. Karger 1893. (b) A case of syphil. arter. disease. Brit. med. J. 2, 1581 (1901). — Goynaroff: The Bordet-Gengou reaction in aortic lesions. Med. Rec. 1921, Nr 13. — Graf, E.: Über einen Fall von Periarteriitis nodosa mit multipler Aneurysmabildung. Beitr. path. Anat. 19, 181 (1896). — Graf, H. W.: Contribut. à l'étude de l'aortite syphilit. précoce. Rev. méd. Suisse rom. 46, 855 (1926). — Gram: Verh. d. nord. Kongr. inn. Med. 1903. Zit. nach Braun. — Grassmann: Klinische Untersuchungen in den Kreislauforganen im Frühstadium der Syphilis. Dtsch. Arch. klin. Med. 68, 455 (1900); 69, 58 u. 264 (1901). — Grau: Über die luetische Aortenerkrankung. Dtsch. Z. klin. Med. 72, 292 (1911). — Graupner: Vorzeigung in der Ges. Natur- u. Heilk. Dresden 1907. Münch. med. Wschr. 1907, 1151. — Graves: Relation of syphilis to aneurysms. Observations on forty-five aneurysms in one thousand five hundred and ninety five autopsies. Sonth. med. J. 20, 92 (1927). — Greiff: (a) Über Rückenmarksyphilis. Arch. f. Psychiatr. 12 (1882). (b) Über diffuse und disseminierte Sklerose des Zentralnervensystems und über fleckweise glasige Entartung der Hirnrinde. Arch. f. Psychiatr. 14 (1885). — Green: Norsk Mag. Laegevidensk. 1897. — Grigorjew: Med. Obozr. Nižn. Povolzja (russ.). 1886, 1. — Grøn: Studier över gummøs (tertiaer) syfilis. Chriastiania 1897. Zit. nach Arnsperger. — Gross: Ein Todesfall infolge von latentem Aneurysma der Arteria vertebralis. Wien. klin. Wschr. 1904, 105. — Gruber, G. B.: (a) J.ber. med. Ges. „Isis" München 1912. (b) Über Untersuchungen mittels der Wa.R. an der Leiche. Münch. med. Wschr. 1912, Nr 25, 1366. (c) Friedreichs Bl. 1912. (d) Diskussion zu Oberndorfer, Luetische Aortenerkrankung und Aorteninsuffizienz. Ärztl. Ver. München, Sitzg. 20. Nov. 1912. Münch. med. Wschr. 1913, 840. (e) Über die Döhle-Hellersche Aortitis (Aortitis luetica). Jena: Gustav Fischer 1914. (f) Dtsch. mil.ärztl. Z. 395 (1916). (g) Über die Pathologie der Periarteriitis nodosa. Zbl. Herzkrkh. 9 (1917). (h) Zum Kapitel der luischen Aortenerkrankungen und des plötzlich eingetretenen Todes. Zbl. Herzkrkh. 11, 173 (1919). (i) Zur Frage der Periarteriitis nodosa mit besonderer Berücksichtigung der Gallenblasen- und Nierenbeteiligung. Virchows Arch. 258, 441 (1925). (k) Periarteriitis nodosa. Klin. Wschr. 1925, 1972. (l) Kasuistik und Kritik der Periarteriitis nodosa. Zbl. Herzkrkh. 1926. (m) Mschr. Unfallheilk. 19, Nr 11; 20, Nr 1. — Gruber u. Kratzeisen: Subphrenisch

entwickeltes Aneurysma aortae. Ärztl. Kreisver. Mainz, Sitzg 27. Sept. 1921. Münch. med. Wschr. **1921,** 1374. — GRÜNBAUM: Die Kreislaufschwäche als Spätfolge des Aneurysmas peripherer Arterien. Zbl. Herzkrkh. **18,** 349 (1926). — GRÜNBERGER: Prag. med. Wschr. **1902.** — GRUNWALD: Über Aneurysmen der Gehirnarterien. Inaug.-Diss. Greifswald 1906. — GSELL: Wandnekrosen der Aorta als selbständige Erkrankung und ihre Beziehung zur Spontanruptur. Virchows Arch. **270,** 1 (1928). — GUILLY: Coexistence chez les syphilit. des aortites avec tabès et paralysie génér. Thèse de Paris **1904.** — GULDNER: Zwei neue Beobachtungen von Periarteriitis nodosa beim Menschen und beim Hausrinde. Virchows Arch. **219,** 366 (1915). — GUMPEL: Aneurysma der Arteria tibialis poster. auf luetischer Grundlage. Inaug.-Diss. Leipzig 1923. — GUNN: Arch. Path. a. Labor. Med. **1** (1926). — GÜRICH: Über die syphilitischen Organveränderungen, die unter dem Sektionsmaterial der Jahre 1914—1924 angetroffen wurden. Münch. med. Wschr. **1925,** 980.

HAAB: Korresp.bl. Schweiz. Ärzte **16,** 152 (1886). — HAGA: Über spontane Gangräne. Virchows Arch. **152,** 23 (1898). — HAHN: Die syphilitische Erkrankung der Hirnarterien im Anschluß an einen Fall von Thrombose der Arteria fossae Sylvii auf luetischer Basis. Inaug.-Diss. München 1897. HAHN: Herz- und Gefäßstörungen bei Lues congen. Zbl. Herzkrkh. **1922.** — HAJOCK: Nederl. Weeckbl. Geneesk. **1875.** Zit. nach FRIEDLÄNDER. — HAMMER: Ein Fall von thrombotischem Verschluß einer Kranzarterie des Herzens. Wien. med. Wschr. **1878,** Nr 5. — HAMPELN: (a) Über Syphilis und das Aortenaneurysma. Berl. klin. Wschr. **1894,** 1021 u. 1067. (b) Über die Ätiologie der Arteriostenose und das Aneurysma aortae. Petersburg. med. Wschr. **1895,** 66. (c) Über Lungenblutung bei perforierten Aortenaneurysmen. Dtsch. med. Wschr. **1913,** 831. (d) Mitt. Grenzgeb. Med. u. Chir. **31** (1919). — HANDFORD: Remarks on a case of gummata of the heart. Brit. med. J. **1904,** 1745. — HANSEMANN, V.: (a) Diskussion zu MOR. SCHMIDT, Frühdiagnose und Behandlung der Aortenaneurysmen. Verh. Kongr. inn. Med. **17,** 242 (1899). (b) Disk. Verh. dtsch. path. Ges., 2. Tagg **1899,** 364 (1900). (c) Disk.bem. Verh. dtsch. path. Ges. **6,** 201 (1903). (d) Syphilitische Erkrankungen des Zirkulationsapparates. 5. internat. dermat. Kongr. **1904;** Berl. Verh. **1905** II, 205. Berl. klin. Wschr. **1904,** 1112. — HARBITZ: (a) Gummøs hjertesyfilis. Kasuist. meddelelde. Norsk. Mag. Laegevidensk. **1914,** Nr 11. (b) Über Arterienentzündung (Endarteriitis) unbekannter Art mit besonderer Berücksichtigung ihrer Verwandtschaft mit luetischen Arteriitiden. Norsk. Mag. Laegevidensk. **82,** 609 (1921). (c) Unknown forms of arteritis with spec. refer. to their relation to syphil. arteritis and periarteritis nodosa. Amer. J. med. Sci. **163,** 250 (1922). — HARE and HOLDER: Some facts in regard to aneurysms of the aorta. Amer. J. med. Sci. **118** (1899). — HART: (a) Beiträge zur Pathologie des Gefäßsystems. 1. Zur Kenntnis der Arteriensyphilis. Virchows Arch. **177,** 205 (1904). (b) Über das Aneurysma des rechten Sinus Valsalvae der Aorta und seine Beziehungen zum oberen Ventrikelseptum. Virchows Arch. **182,** (1905). (c) Perforation eines Speiseröhrenkrebses in ein syphilitisches Aortenaneurysma. Z. Krebsforschg **3** (1905). (d) Die Mesoperiarteriitis (Periarteriitis nodosa). Berl. klin. Wschr. **1908,** Nr 28. (e) Die syphilitische Aortenerkrankung. Z. ärztl. Fortbildg **11,** Nr 11 (1914). (f) Über die Perforation des Aortenaneurysmas in die Trachea. Berl. klin. Wschr. **1915,** 977. (g) Über die isolierte Sklerose der Pulmonalarterie. Berl. klin. Wschr. **1916,** Nr 12. — HASHIMOTO: Chirurgischer Beitrag aus Japan; über Aneurysmen. Arch. klin. Chir. **32,** 1885). — HASSELBACH: Beiträge zur Syphilis der Blutgefäße. Inaug.-Diss. Greifswald 1905. — HATIEGAN u. ANCA: Betrachtungen über einen Fall von Sklerose der Pulmonalarterie. Cluj. med. (rum.) **9,** 201 (1928). — HAUPTMANN: Spirochäten und Hirnrindengefäße bei Paralyse. Z. Neur. **57,** 122 (1920).— HAUSHALTER: Rev. méd. est **1893.** — HANSMANN: Über die kongenital-luetische Aorteninsuffizienz beim Kind und Erwachsenen nebst Beitr. zur Frage der germinativen (spermatischen) Übertragung der Lues. Münch. med. Wschr. **2,** 2093 u. 2147 (1925). — HAZEN: Syphilis. St. Louis 1921. Zit. nach REICHE. — HEDINGER: (a) Aneurysma der Arteria vertebralis dextra. Korresp.bl. Schweiz. Ärzte **1905,** Nr. 8. (b) Die Bedeutung des indirekten Traumas für die Entstehung der Aneurysmen der basalen Hirnarterien. Korresp.bl. Schweiz. Ärzte **1917,** Nr. 42. — HEIBERG, H.: (a) 3 Fälle von syphilitischer Gefäßerkrankung. Norweg. med. Ges., Sitzg 22. März 1876. Norsk Mag. Laegevidensk. III. Reihe, **6** (1876). (b) Zusammenhang zwischen Syphilis und Aneurysmen. Norweg. med. Ges., Sitzg 12. Sept. 1877. Norsk Mag. Laegevidensk. III. Reihe, **7** (1877). (c) Den luetiske arteriosklerose og aneurysmedannelse. Verh. skand. Naturforsch.verslg Kopenhagen, 4.—9. Juli 1892, 518. — HEIMANN: Analysis of a sercies of cases of cardiovascular syphilis. Brit. med. J. **1,** 133 (1927). — HEINE: Beitrag zur Kasuistik der Mesaortitis gummosa. Virchows Arch. **170,** 257 (1902). — HELD: Aortitis syphilit. Med. Rec. **84,** 1105 (1913). — HELLER, A.: (a) Die Aortensyphilis als Ursache von Aneurysmen. Münch. med. Wschr. **1899,** 1669. (b) Über die syphilitische Aortitis und ihre Bedeutung für die Entstehung von Aneurysmen. Verh. dtsch. path. Ges. **2,** 346 1899 (1900). (c) Über Aortenerkrankungen. Physiol. Ver. Kiel, Sitzg 17. Febr. 1902. Münch. med. Wschr. **1902,** 1591. (d) Aortenaneurysma und Syphilis (zur Berichtigung). Virchows Arch. **171,** 177 (1903). (e) Über ein traumatisches Aortenaneurysma und traumatische Insuffizienz der Aortenklappen.

Dtsch. Arch. klin. Med. **79**, 306 (1904). (f) Disk. Verh. dtsch. path. Ges., 7. Tagg **1903**, 199 (1904). — Heller, Jul.: (a) Kritisches zur modernen Syphilislehre. IV. Ist ein Einfluß der Verbesserung der Therapie auf die Zahl der durch Sektion nach gewiesenen Fälle von Aortenaneurysma in den letzten 55 Jahren nachweisbar? Berl. klin. Wschr. **1917**, 259. (b) Die Prognose der Aortitis syphil. auf Grund von Sektionsprotokollen. Ver. inn. Med. Berlin, Sitzg 13. Dez. 1926. Med. klin. **1927**, 227; Dtsch. med. Wschr. **1927**, 1173 u. 1211. (c) Die Prognose der Mesaortitis syphilitica auf Grund von Sektionsprotokollen. Dtsch. med. Wschr. **1927**, 1176. — Helmstedter: Du mode de formation des anévrysmes spontanés. Inaug.-Diss. Straßburg 1873. — Henderson: Sudden death from aneurysm. by rupture. Edinburgh med. J. **1**, 1093; **2**, 21 (1879). — Henschen: Das Aneurysma arteriae pulmonalis. Slg klin. Vortr., N. F. Nr 422/23; Inn. med. Nr 126/127. Leipzig 1906. — Hentscher: Über Aneurysmenbildung bei jugendlichen Individuen. Inaug.-Diss. Kiel 1893. — Hertz: Ein Fall von Aneurysma und Pneumonia syphilitica. Virchows. Arch. **57**, 421 (1873). — Herxheimer: (a) Zur Ätiologie und pathologischen Anatomie der Syphilis. Erg. Path. I 11, 1 (1907). (b) Zur pathologischen Anatomie der kongenitalen Syphilis. Erg. Path. **12**, 499 (1907). (c) Diskussion zu Schridde. (d) Die pathologische Anatomie der angeborenen Syphilis. Allgemeine Gesichtspunkte. Verh. dtsch. path. Ges., 23. Tagg **144** (1928). — Herz, Max: Über Lues und Aorta. Wien. klin. Wschr. **1916**, 292. — Herzog: Chicago med. Rev. **1899**. — Hess: Periarteriitische Schrumpfnieren. Med. Klin. **1924**, 480. — Heubner: (a) Arch. Heilk. **3** (1870). (b) Allg. med. Z.ztg 1872, Nr 82. (c) Die luetischen Erkrankungen der Hirnarterien. Leipzig: F. C. W. Vogel 1874. (d) Die Syphilis des Gehirns und des übrigen Nervensystems. Ziemssens Handbuch der speziellen Pathologie und Therapie, Bd. 11. (e) Endarteriitis syphilitica bei einem 2½jährigen Kinde usw. Charité-Ann. **26** (1902). — Heydenreich: Ein Fall von Aortitis luetica. Inaug.-Diss. München 1901. — Hirschel: Zur Kasuistik der Spontangangrän der oberen Extremitäten. Bruns' Beitr. **52** (1907). — Hirtz et Braun: Soc. méd. Hôp. **1911**. — Hochhaus: Die Krankheiten des Herzens und der Gefäße. Ein kurz gefaßtes praktisches Lehrbuch (Liebermeister). Berlin: Julius Springer 1922. — Hochsinger: (a) Erg. inn. Med. **5**. (b) Wien. med. Presse **1905**, 26. — Hock: Die syphilitischen Krankheiten. Wien. Klin. **1876**. — Hodgson: Traité des maladies des rtères et des veines. Sect. V. De la dilatat. contre nature des artères. Traduct. Brechet 1819 (P. I). Zit. nach Stadler. — Hoffmann: Syphilis-Tabes. Naturhistor. med. Ver. Heidelberg, 1. Juli 1890. Neur. Zbl. **1892**. Hoffmann: Lehrbuch der funktion. Diagnostik und Therapie der Erkrankung. des Herzens, 1920. — Hoffmann, Erich: Atlas der ätiologischen und experimentellen Syphilisforschung. Berlin: Julius Springer 1908. — Hoffmann, Karl: B itrag zur Geschichte, Statistik und Kasuistik der Aortensyphilis. Inaug.-Diss. Berlin 1923, Manuskript. Hofmann: Zur Genese des Aortenanuerysma. Inaug.-Diss. Heidelberg 1912. — Hofmann, v.: Über Aneurysmen der Basalarterien und deren Ruptur als Ursache des plötzlichen Todes. Wien. klin. Wschr. **1894**. — Hofrichter: 3 Fälle von Aneurysma der Arteria anonyma. Inaug.-Diss. Leipzig 1916. — Holländer: Aneurysma der Bauchaorta. Berl. Ges. Chir., Sitzg 28. Juli 1913. Berl. klin. Wschr. **1913**. — Holm: Mesaortitis und Aorteninsuffizienz. Ärztl. Mschr. **1927**. — Holmes: Aortitis of syphil. origin. Long Island med. J. **1926**. — Hölscher: Die luetische Erkrankung der Halsgefäße. Inaug.-Diss. Bonn 1914. — Holper: Ein seltener Fall von Erkrankung des Gefäßapparats (multiple Aneurysmenbildung der Aorta) und des Gehirns auf luetischer Basis. Inaug.-Diss. München 1897. — Horder: Syphilis of the heart and aorta etc. Brit. J. vener. Dis. **3**, Nr 6 (1926). — Howard: Syphilis of the heart and bloodvessels. Amer. J. med. Sci. **167**, 266 (1924). — Huber, Karl: Über syphilitische Gefäßerkrankung. Virchows Arch. **79**, 537 (1880). — Hubert: Zur Klinik und Behandlung der Aortensyphilis. Dtsch. Arch. klin. Med. **128**, 317 (1919). — Huchard: Traité clin. des maladies du coeur et de l'aorte. Paris 1899—1905. — Hudélo: Artérites syphilitiques. Gaz. hebsom. **1893**, No 33. — Hudélo, Caillau et Kaplan: Anévrysme syphil. de l'aorte à double poche. Bull. Soc. méd. Hôp. Paris **1926**, No 26. — Hüttner: Über das Zusammentreffen von Tabes dorsalis und Herzklappenfehlern. Inaug.-Diss. Berlin 1897. — Hutchinson: On the differ. formes of inflammat. of the eye consequent to inherited syphilis. Ophthalm. hosp. Rep. **1**, 2 (1858/60). — Hutchinson: Case of syphilis, in wich the fingers of one hand became cold and livid. Suspected arteriitis. Med. Tim. **1884**, 347.

Ilberg: Ein Fall von Psychose bei Endarteriitis luetica cerebri. Z. Neur. **2** (1910). — Imai: Ein durch Exstirpation geheilter Fall von Aneurysmen der Arteria anonyma. Dtsch. med. Wschr. **1913**. — Inda: Inaug.-Diss. Erlangen 1892. Zit. nach Bringmann. — Inderhees: Die Beziehung zwischen Paralyse und Aortenlues und die Beeinflusung derselben durch antiluetische Behandlung. Inaug.-Diss. Erlangen 1924. — Isenberg: Ein Aneurysma aortae mit Durchbruch in den Oesophagus; ein Beitrag zur Lehre von den syphilitischen Entstehung der Aneurysmen. Inaug.-Diss. Kiel 1899.

Jaccoud: (a) Aortite et anévrysme de l'aorte d'origine syphilit. Semaine méd. 1887, 9. (b) Anévrysmes mult. de l'aorte, rapports de l'anévrysme de l'aorte avec la syphilis. Union méd. 1888. (c) Artérite, aortite, dilatation simple et uniforme de l'aorte, hémiplegie et aphasie, lèsions rènal. d'origine syphilit. Gaz. Hôp. 1888, 1239. — JACOBAEUS: Einige Bemerkungen über syphilitische Herz- und Gefäßkrankheiten vom klinischen und pathologischen Gesichtspunkte aus. Dtsch. Arch. klin. Med. 102 (1911). — JAEGER: Die Periarteriitis nodosa. Eine vergleichend-pathologische Studie. Virchows Arch. 197, 71 (1909). — JAETH: Ein Fall von Ruptur eines Aneurysma der Arteria basilar. Inaug.-Diss. München 1903. — JAFFÉ: Dtsch. med. Wschr. 1926, 2013. — JAHNEL: Über das Vorkommen von Spirochäten in der Aorta bei progressiver Paralyse. Vorläufige Mitteilung. Z. Neur. 60, 360 (1920). — JAKOB: Aortitis syphilitica (?). Inaug.-Diss. Erlangen 1891. — JAKOB: Die periphere Unterbindung der Halsarterien bei Aneurysmen des Arcus aortae und der Arteria anonyma. Inaug.-Diss. Berlin 1892. JAKOB, A.: Über die Endarteriitis syphilitica der kleinen Hirnrindengefäße. Z. Neur. 54 39, (1920). — JANEWAY: Diskussion zu BROOKS. — JANKOWICH: In die Arteria pulmonalis perforierende Aortenaneurysmen. Wien. klin. Wschr. 1918, 73. — JASTRAM: Über Aneurysmenbildung der Arteria carotis externa. Beitr. klin. Chir. 93, 341 (1914). — JENNICKE: Korresp.bl. ärztl. Ver. Thüringen 1914, 196. — JESSNER: (a) Schles. dermat. Ges. Breslau, Sitzg. 8. Mai 1926. Zbl. Hautkrkh. 20, 743 (1926). (b) Frühe Aortitis und tabische (?) Erscheinungen bei „renitenter" Lues. Schles. dermat. Ges. Breslau, Sitzg 19. Febr. 1927. Zbl. Hautkrkh. 24, 584 (1927). — JOACHIM: Ein Fall von Endaortitis luetica. Inaug.-Diss. München 1904. — JOFFRAY et LÉTIENNE: Contrib. á l'étude de la syphilis cèrébrale; hémorrhagie cèrébr.; artériite gommeuse et thrombose du tronc basilaire. Arch. Méd. expér. 1891, Nr. 3, 416. — JOLLY: Zit. nach THOREL 1911. — JONA: Supra una rara forma di aortite sifilit. Riforma med. 10, 167 (1894); Gazz. Osp. 1894, Nr 149. — JORES: Arterien. HENKE-LUBARSCHs Handbuch der speziellen pathologischen Anatomie und Histologie Bd. 2, S. 608, 651, 662f. u. 736 f. Berlin. Julius Springer 1924. — JÜRGENSEN: Capillarpulsbeobachtungen mit besonderer Berücksichtigung luetischer Aortenveränderungen. Z. klin. Med. 83, 291 (1916). — JUNGMANN, P.: Zit. nach SCHLESINGER. — JUNGMANN u. HALL: Die Entstehungsbedingungen der spätluetischen Gefäßerkrankungen. Klin. Wschr. 1926, 702. — JUNGMICHEL: Zur Frage von „progressiver Paralyse und Mesaostitis luetica (Aortenaneurysma)". Allg. Z. Psychiatr. 89, 333 (1928).

KAHANE: Die syphilitische Erkrankung des Zentralnervensystems. NOTHNAGELs Handbuch, Bd. 23. — KAHLDEN, V.: Über Periarteriitis nodosa. Beitr. path. Anat. 15 (1894). — KAISER: Beitrag zur Ätiologie der Aortenaneurysmen. Inaug.-Diss. Greifswald 1912. — KALEFF: Über Lues und Aneurysma der Aorta. Inaug.-Diss. Berlin 1910. — KALINDÉRO u. BABES: Sur l'aneurysme syphil. de l'aorte. Ann. de l'Inst. Path. Bucarest 6 (1894/95); Roum. méd. 1894. — KALKER: Ein Fall von Aneurysma der Aorta nach chronischer Endarteriitis. Inaug.-Diss. Kiel 1899. — KANDERS: Ein Fall von ausgebreiteter Endarteriitis luetica. Wien. klin. Wschr. 1891, 782. — KAPLAN: Bemerkungen über Verlauf und Behandlung der Syphilis des Zirkulationssystems in Verbindung mit einem Fall von Aortitis luetica bei einem jungen Manne. Warszaw. Czas. lek. 5, 739 (1928). — KASEM-BECK: Beschreibung einiger interessanter Fälle von Erkrankungen innerer Organe. Klin. Ztg. von BOTKIN 1889. Zit. nach THORE: Ein Fall von erworbener Stenose der Pulmonalarterie. Zbl. inn. Med. 21, 593 (1900). — KAUFMANN, E.: (a) Med. Ges. Basel, März 1903 u. 7. Juni 1906. Korresp.bl. Schweiz. Ärzte 36, 494 (1906). (b) Lehrbuch der speziellen pathologischen Anatomie, 7./8. Aufl. Berlin-Leipzig 1922. Ver.gg wiss. Verleger W. de Gruyter u. Co. 1, 91f. — KAUFMANN, F.: Weitere Beiträge zur Klinik des Bauchaortenaneurysmas. Z. klin. Md. 91, 86 (1921). — KAZDA: Spontangangrän bei Luetikern. Z. Chir. 199, 74 (1926). — KERPPOLA: Zur Kenntnis der Aneurysmen an den Basalarterien des Gehirns mit besonderer Berücksichtigung der begleitenden Arteriosklerose in denselben Gefäßen. Arb. path. Inst. Helsingfors. N. F. 2, H. 1/2, 115. Jena: Gustav Fischer 1919. — KESSLER: Tabes dorsalis und Mesaortitis luetica. Klin. Wschr. 1924, 2146. — KIMMERLE: Arteriosklerose und Aortitis luica. Fortschr. Med. 1926, 1187. — KIRMISSON: Gaz. Hôp. 1888. — KLEMENTJERA: Aneurysma der Bauchaorta auf Grund einer luetischen Mesaortitis. Venerol. (russ.) 1918, 1507. — KLEMPERER: Diskussionsbemerkung zu BENDA. Berl. med. Ges., Sitzg 19. Jan. 1910. Berl. klin. Wschr. 1910, 219. — KLIENEBERGER: Wahrscheinlicher Zusammenhang des Todes infolge syphilit. Aorten-Aneurysma und einer Brustquetschung. Med. Klin. 1927, 1069. — KLÖPPEL: Ein ungewöhnlich großes Aneurysma der Arteria axillaris. Med. Klin. 1921, 1235. — KLOTZ: (a) Amer. J. med. Sci. 1889, 152. (b) A case of congenit. syphilit. Aortitis. J. of Path. 12 (1907). (c) Arterienschädigungen bei Rheumatismus. J. of Path. 18 (1913). Ref. Zbl. inn. Med. 9, 60. (d) Periarteriitis nodosa. J. med. Res. 37, 1 (1917). (e) Amer. J. med. Sci. 1918, 92. — KNIGHT: Syphilis and aneurism. Arch. of Med. 1883, 212. — KNOLL: Inaug.-Diss. Zürich 1904. — KOCH: Zur Statistik des Aortenaneurysma. (Bericht über 217 am pathol. Instit. des allg. Krankenhauses St. Georg, Hamburg beobachtete Fälle). Inaug.-Diss. Hamburg 1921. — KOCH, KARL: Eigenartiger Befund bei Aorteninsuffizienz infolge von Aortitis syphilitica. Virchows Arch. 204, 470 (1911). — KÖSTER: (a) Über die Entstehung der spontanen Aneurysmen und die chronische Mesarteriitis. Sitzgsber. niederrhein.

Ges. Natur- u. Heilk. Bonn 1875, 15. Berl. klin. Wschr. 1876, 322. (b) Ein Fall von Aorten-aneurysma. Verh. niederrhein. Ges. Natur- u. Heilk. Bonn, 15. Nov. 1881. Berl. klin. Wschr. 1881, 377. — Kohts: Die luetischen Erkrankungen des Gehirns und Rückenmarks im Kindesalter. Festschrift für Henoch, 1890. — Kokawa: Beitrag zur Kenntnis der Lungensyphilis der Neugeborenen und Erwachsenen. Arch. f. Dermat. 78, 69 u. 319 (1906). — Kolodny: J. amer. med. Assoc. 86, Nr 6 (1926). — Koos, v.: Aneurysmen im Kindesalter. Jb. Kinderheilk. 83, 471 (1916). — Koppang: Die luetischen Herzerkrankungen. Norsk Mag. Laegevidensk. 83, 65 (1922). — Korczyński, v.: Syphilitische Aortenerkrankungen. Wien. klin. Wschr. 1916, 1385, 1432, 1465, 1496, 1532 u. 1561. — Korns: Über das atheroskleroti-sche und Kombinationsaneurysma. Virchows Arch. 279, 512 (1930). — Kozerski: Sitzgsber. Warschau. med. Ges., 6. Sept. 1898. — Krafft: Über Entstehung der wahren Aneurysmen. Inaug.-Diss. Bonn 1877. — Kraus: Über die Aortenerweiterung bei der Doehle-Heller-schen Aortitis. Dtsch. med. Wschr. 1914, 577. — Krause: Beitrag zur pathologischen Anatomie der Hirnsyphilis und zur Klinik der Geistesstörungen bei syphilitischen Hirn-erkrankungen. Jena: Gustav Fischer 1915. — Kröger: Inaug.-Diss. Kiel 1901. — Kroetz: Zur Klinik der Periarteriitis nodosa. Dtsch. Arch. klin. Med. 135, 311 (1921). — Krüger: (a) Ein pathologisch-anatomischer Beitrag zur Aortitis luica. Dermat. Wschr. 79, 1141 (1924). (b) Über die Aortitis luica mit Berücksichtigung ihrer Bedeutung für die gerichtl. und versicherungsgerichtl. Medizin. Ein pathologisch-anatomischer Beitrag. Inaug.-Diss. Hamburg 1924. — Krukenberg: Beiträge zur Frage des Aneurysma dissecans. Beitr. path. Anat. 67, 329 (1920). — Krzyszkowski: Zit. bei Ferrari. — Krzywicki, v.: Das Septum membranaceum ventriculi cordis, sein Verhältnis zum Sinus Valsalvae dexter aortae und die aneurysmatischen Veränderungen beider. Beitr. path. Anat. 6 (1889). — Ku D. Y.: Ein Fall von syphilitischem Aneurysma der Bauchaorta mit eigenartiger Spontanruptur. Virchows Arch. 279, 504, (1930). – Külbs: Syphilis der Gefäße. Mohr-Staehelin, Handbuch der inneren Medizin, Bd. 2, S. 1129. — Künzel: Kombination von Tabes dorsalis mit Aorten-insuffizienz. Inaug.-Diss. München 1893. — Kugel and Epstein: Lesions in the pulmonary artery and valve associated with rheumatic cardiac disease. Arch. of Path. 4, 247 (1928). — Kuhk: Beitrag zur Ätiologie und Statistik der Aneurysmen. Inaug.-Diss. Kiel 1913. — Kundrat: Anz. Ges. Ärzte Wien 1882, Nr 1. — Kurschinsky: Ein Fall von intrakraniellem Aneurysma der Arteria carotis interna. Inaug.-Diss. Jena 1911. — Kussmaul u. Maier: Über eine bisher noch nicht beschriebene eigentümliche Arterienerkrankung (Periarteriitis nodosa), die mit Morbus Brightii und rapid fortschreitender allgemeiner Muskellähmung einhergeht. Arch. klin. Med. 1 (1866).

Ladame: Nouv. iconogr. Salpetrière 1910. Zit. nach Braun. — Lambias: Zit. nach Schlesinger. — Lamy: (a) Revue neur. 1890. (b) Thèse de Paris 1893. (c) Note à propos des lésions vascul. dans la syphilis des centres nerveux. Revue neur. 1896, No 2. (d) Progrès méd. 1898, 70. (e) Anévrysme double thoracique et abdominal de l'aorte. Bull. Soc. Anat. Paris 1912. — Lancereaux: (a) Des affections syphilit. de l'appareil circulat. Arch. gén. Méd. 2 (1873). (b) Traité histor. et prat. de la syphilis. Paris: Germer Baillière 1873. 2me édit. Artérite syphilit. p. 306. (c) De la syphilis dans l'étiologie des anévrysmes de l'aorte. J. connais. méd. prat. 1881. (d) Leçons sur la syphilis cérébrale. Gaz. Sci. méd. Bordeaux 1882. — Lancisi: De motu cordis et aneurismatibus opus posthumum. Romae 1728. — Landouzy: Gaz. Hôp. 1885, 1009. — Landouzy et Läderich: Presse méd. 1907. — Lang: Vorlesungen über Pathologie und Therapie der Syphilis. Wiesbaden: J. F. Bergmann 1884/86. — Langbein: Kasuistischer Beitrag zur Diagnose perforierender Aneurysmen der Hirnarterien. Münch. med. Wschr. 1913, 22. — Langer: (a) Die Häufigkeit der luetischen Organveränderungen, insbesondere der Aortitis luetica. Münch. med. Wschr. 1926, 1782. (b) Hat die moderne Luesbehandlung Beziehungen zur Zunahme der Aortitis und nervösen Metalues? Bemerkungen zu der Arbeit von C. Bruhns in dieser Wochensschr. 1927, Nr 7, 233. Med. Klin. 1927, 835. — Laroche et Richet, fils: Aortite et tachycardie dans la paralysie génér. Revue neur. 1912. — Laubry et Parvu: (a) La réaction de Wassermann dans les anévrismes de l'aorte. C. r. Soc. Biol. Paris 1909 I, 750. (b) Au cours de quelques affect. cardiovascul. C. r. Soc. Biol. Paris 1909 II, 48. — Laubry et Marcel Thomas: Les formes anat.-cliniques des artérites pulmon. chez les syphilitiques. Bull. Soc. méd. Hôp. Paris 43, 9 (1927). — Laveran: (a) Aneurysme de l'aorte ouvert dans l'artère pul-mon., aortite probablement syphilit. Union méd. 24, 3 (1877). Soc. méd. Hôp., 12. Okt. 1877. (b) Semaine méd. 1892, 269. — Lebert: (a) Das Aneurysma der Bauchaorta. Berlin 1865. (b) Berl. klin. Wschr. 1866. — Lecointe: Thèse de Paris 1883. Zit. nach Verdié. — Lécorché et Talamon: Etud. médic-faites à la maison de santé. Zit. nach Verdié. — Ledermann: (a) Über die Bedeutung der Wa.R. für die Diagnostik und Behandlung der Syphilis. Med. Klin. 1909, 419. (b) Über Syphilis als Ursache von Herz- und Gefäß-erkrankungen. Dtsch. med. Wschr. 1912, 1038. — Ledet: Über Heilbarkeit der syphi-litischen Arterienerkrankung. Union 146 (1884). — Legendre: Thèse de Paris 1883. — Lemke: Ein Beitrag zur Frage der Periarteriitis nodosa. Virchows Arch. 240, 30 (1922). — Lenègre: Zit. nach Kazda. — Lenhartz u. Gürich: Aneurysma und

Gummibildung in der Leber bei sekundärer Lues. Virchows Arch. **262**, 416 (1926). — LENZ, F.: Über die Häufigkeit der syphilitischen Sklerose der Aorta relativ zur gewöhnlichen Atherosklerose und zur Syphilis überhaupt. Med. Klin. **1913**, 955. — LESSER, FRITZ: (a) Zur Ätiologie und Pathologie der Tabes, speziell ihr Verhältnis zur Syphilis. Berl. klin. Wschr. **1904**, 80. (b) Syphilitische Veränderungen des Zirkulationsapparates. 5. internat. dermat. Kongr. Berlin. 12.—17. Sept. 1904. Berl. klin. Wschr. **1904**, 1113. — LÉTIENNE: Bull. Soc. Anat. Paris 1889. — LETULLE: (a) Syphilis artérielle. Presse méd. **1896**, 607. (b) Anatomie patholog. (Coeur, vaisseaux, poumons). Paris 1897. (c) Contribut. à l'étude de la syphilis artérielle; les ruptures spontanées de l'aorte, par aortite scléro-atrophique. Bull. Soc. Anat. Paris **10**, 470 (1909). (d) L'aortite scléroatrophique syphilit.; nouv. observation de rupture spontanée de l'aorte. Bull. Soc. Anat. Paris **10**, 719 (1909). — LETULLE, HEITZ et MAGNIEL: Claudicat. intermitt. chez un syphilit. avec lésions de l'aorte, des iliaques et des artères des membres inférieurs. Arch. Mal. Coeur. **18**, 497 (1925). — LETULLE et JAQUELIN: Anévrysme syphilit. de l'artère pulmon. Arch. Mal. Coeur **13** (1920). — LETULLE, LAIGNEL-LAVASTINE et HEITZ: Les dystrophies aortiques dans leurs rapports avec la Syphilis. Presse méd. **34**, 1089 (1926). — LEUDET: N. Y. J. Med. **1851**, 181. — LEVIN: Diskussion zu BROOKS. — LÉVY: Bull. Soc. franç. Dermat. **1926**, 534. — LEVY-FRÄNKEL: Thèse de Paris **1909**. — LEWANDOWSKY: Die Syphilis des Zentralnervensystems (Gefäßerkrankung). Handbuch der Neurologie, 1913. — LEWIN: (a) Aneurysma arcus aortae. Ges. Charitéärzte Berlin, Sitzg 25. Juni 1882. Berl. klin. Wschr. **1883**, 41. (b) Diskussionsbemerkung zu LITTEN, Zur Anatomie der Hirnsyphilis. Ges. Charitéärzte Berlin, Sitzg 3. Dez. 1885. Berl. klin. Wschr. **1886**, 262. — LEYDEN, v.: (a) Über Herzkrankheiten bei Tabes. Dtsch. med. Wschr. **1888**, 917. (b) Ätiologie des Aneurysma. Disk.bem. Ver. inn. Med., Sitzg 19. Okt. 1896. Dtsch. med. Wschr. **1897**, Nr 1. — LEYDEN v. u. GOLDSCHEIDER: Erkrankungen des Rückenmarks. NOTHNAGELs spezielle Pathologie und Therapie. LICHTENSTEIN: (a) Zur Entstehung der Aortenaneurysmen. Inaug.-Diss. Freiburg 1901. (b) Interne Beiträge zur Feier vom 70. Geburtstag G. v. LEYDENs, Bd. 2, S. 451. Berlin: August Hirschwald 1902. — LICHTHEIM: Aneurysma aortae descendentis. Ver. ä ztl. Heilk. Königsberg, Sitzg 18. Mai 1903. Dtsch. med. Wschr. **1904**, Ver.beil., 254. — LIEK: Die rezente Aortitis luetica im Röntgenbild. Fortschr. Röntgenstr. **17**. — LIGNAC: Nederl. Tijdschr. Geneesk. **68** (1924). — LIGNAC u. POT: Thrombo-arteritis multipl. luetica. Nederl. Tijdschr. Geneesk. **68**, 1125 (1924). — LION: Zit. nach v. KORCZYŃSKI. — LIPPMANN: Ein Fall von Aortitis auf der Basis einer kongenitalen Lues. Dermat. Wschr. **56**, 213 (1913). — LITTEN: (a) Zur Anatomie der Hirnsyphilis. Ges. Charitéärzte Berlin, Sitzg 3. Dez. 1885. Berl. klin. Wschr. **1886**. (b) Ätiologie der Aneurysmen. Disk.bem. f. inn. Med., Sitzg 14. Okt. 1896. Dtsch. med. Wschr. **1896**, Nr 52. — LÖHLEIN: Wassermannsche Reaktion. Med. Ges. Leipzig, Sitzg 27. Okt. 1908. Münch. med. Wschr. **1909**, 104; Fortschr. Med. **1909**, Nr 3. — LÖHLEIN u. RIECKE: Über die Wassermannsche Seroreaktion auf Syphilis. Med. Ges. Leipzig, Sitzg 27. Okt. 1908. Berl. klin. Wschr. **2**, 2169 (1908). — LÖHNBERG: Zwei Fälle von Aneurysma der Bauchaorta. Inaug.-Diss. München 1905. — LÖSCHKE: Aneurysma dissecans auf luetischer Grundlage. Frankf. Z. Path. **36**, 56 (1928). — LÖWENBERG: (a) Über die Syphilis des Zentralnervensystems und der Aorta. Klin. Wschr. **1924**, 531. (b) Zur Klinik und Histopathologie der chronischen Syphilis der Hirngefäße. Z. Neur. **102**, 799 (1926). — LOMBARDO: Un caso di gomme mult. del cuore. Pathologica (Genova) **6**, 83 (1914). — LOMIKOWSKY: Arch. f. Dermat. **1879**, 335. — LONGCOPE: (a) The association of aortic insufficiency with syphilit. aortitis. Bull. Ayer Clin. Labor. Pennsylvania Hosp. 1910, Nr 6, 52; J. amer. med. Assoc. **54**, 118 (1910). (b) The Wassermann reaction in aortic insufficiency and other cardiovascular diseases. Bull. Ayer Clin. Labor. Pennsylvania Hosp. 1910, Nr 6, 60. — LOVELAND: Aneurysm of the pulmonary artery with report of case. Med. Rec. **59**, 349 (1901). — LOUSTE, CAHEN R. et VANBOCKSTAEL: Gangrène sèche par artérite de la région dorsolumbaire. Considérat. étiolog. Bull. Soc. franç. Dermat. **34**, 223 (1927). — LUBARSCH: (a) Diskussionsbemerkung zu LUCKSCH, Die Wassermannsche Reaktion an der Leiche. Verh. dtsch. path. Ges. 14. Tagg 1910, 250 u. 252. (b) Über die Fortschritte der pathologischen Anatomie der Syphilis. Berl. dermat. Ges. u. Ges. vergl. Path., Sitzg 28. März 1922. Zbl. Hautkrkh. **5**, 273 (1922). — LUCKE: J. amer. med. Assoc. **81** (1923). — LUCKE and HAGUE: J. amer. med. Assoc. **77** (1921). — LÜTTICH: Beitrag zur Kenntnis der neueren Aneurysmen. Schmidts Jb. **200**, 192 (1883). — LUPU: Untersuchungen über die mikroskopischen Veränderungen der Aortenklappen bei Aortitis syphilitica. Schweiz. med. Wschr. **1920**, H. 41/42. — LUSTGARTEN: Dtsch. Z. klin. Med. **1910**.

MACKINLAY and WEEKS: A case of ruptured aneurysm of the descending aorta. Brit. med. J. **2**, 1623 (1913). — MACLEAN: Brit. med. J. **1874**. — MACLEOD: J. ment. Sci. N. s. **24** (1878). — MAHOMED: Aneurysm of the aorta in a syphilitic subject. Trans. path. Soc. Lond. **28**. — MALAMUD: Zur Klinik und Histopathologie der chronischen Gefäßlues im Zentralnervensystem. Z. Neur. **102**, 778 (1926). — MALMSTEN: Aorta-aneurysmens etiologi. Stockholm 1888. — MANCHOT: Über die Entstehung der wahren Aneurysmen. Virchows Arch. **121** (1890). — MANITZ: Über Aortitis fibrosa. Inaug.-Diss. Leipzig 1911. — MANNING:

Zur Ätiologie der wahren Aneurysmen. Inaug.-Diss. Freiburg 1898. — Manzetti: Endo-
arterite luetica con asfissia locale. Rinasc. med. 5, 463 (1928). — Marchand (a): Artikel
„Arterien" in Eulenburgs Realenzyklopädie, 3. Aufl. Bd. 2, S. 203. 1894. (b) Über das Verhältnis der Syphilis und Arteriosklerose zur Entstehung der Aortenaneurysmen. Verh.
dtsch. path. Ges. 6, 197 (1903, erschienen 1904). (c) Über Arteriosklerose. 21. Kongr.
inn. Med. Leipzig 1904 (Referat). (d) Aortitis syphilitica. Med. Ges. Leipzig, Sitzg 29. Jan.
1907. Dtsch. med. Wschr. 1907, Ver.beil., 908. — Marchiafava: Atti Accad. Med. Roma
1877, H. 2. — Marfan et Aubry: Aneurysmes multipl. de l'aorte thorac. chez un syphilit.
Progrès méd., II. s. 4, 866 (1886). — Marfan et Toupet: Des gommes syphilit. et des lésions
tertiaires en général. Ann. de Dermat., III. s. 1, 637 (1890). — Marsh: Raynauds disease
associated with hereditary syphilis. Midland med. Soc., Sitzg 6. April 1892. Brit. med. J.
1, 1083 (1892). — Marshall: Syphilitische Aortitis. J. Michigan State med. Soc. 23,
324 (1924). — Mar land: (a) Demonstrat. of a series of hearts illustrating sudden death
in cardiac system. N. Y. path. Soc., 11. Okt. 1928; Arch. of Path. 7, 192 (1929). (b) Syphilis
of the aorta and heart. Am. heart assoc. Detroit, Sitzg 24. Juni 1930. Am. heat 6 (1930). —
Matani: De aneurysmat. praecordior. morb. in lue ren. 1756. — Matzdorf: Abhängigkeit
der Tabes vom Alter. Z. Neur. 76. — Mauriac: Athéropathies syphilit. Arch. gén. Méd.
1889. — Maximoff: Beitrag zur Statistik der Aortenaneurysmen. Inaug.-Diss. München
1910. — Mazzei: Sopra un caso di aneurisma dell'aorta toracica discend. Fol. med.
(Napoli) 7, 289 (1921). — Mazzoni: Nota clin. sopra due casi di aneurisma per arterite
sifil. Gazz. med. Roma 1882. — Means, Mc: The localisation of the luetic virus in
the aorta. Am. heart assoc. Detroit, Sitzg 24. Juni 1930. Am. heart 6, 42 (1930). —
Meedloo: Aneurysma aortae mit Usur des Brustbeins und der Wirbelsäule bei einem
Dementia-paralytica-Kranken. Nederl. Tijdschr. Geneesk. 1, 536 (1929). — Meigs:
J. Anat. a. nerv. Dis. 1887, Nr 1. — Melchior, Lauritz: Aortitis fibrosa og andre
aordalidelser hos Syfilitikere. Pathologisk anatomiske undersøgelser. Diss. inaug. Kopenhagen 1904. — Mendel: Arch. gén. Méd. 1, 292 (1894). — Merk: Klinisches und
Kasuistisches von den syphilitischen Erscheinungen an den Schlagadern der Extremitäten.
Arch. f. Dermat. 84, 435 (1907). — Meyer, E.: Syphilis des Zentralnervensystems. Zu-
sammenfassendes Referat. Zbl. Path. 9, 746 (1898). — Meyer, P.: Über Periarteriitis
nodosa oder multiple Aneurysmen der mittleren und kleineren Arterien. Virchows Arch.
74 (1878). — Meygret: La pathogénie du doigt hippocrat. Thèse de Paris 1905. —
Michanowsky: Das Aneurysma der Arteria anonyma und seine Therapie. Inaug.-Diss.
Berlin 1910. — Micheli e Borelli: Lo stato attuale delen siero-diagnosi della sifilide.
Pathologica (Genova) 1 (1908/1909). — Mickle: Aortic aneurysm and unsanity. Brain
12 (1889). — Mierzecki: Zbl. Path. 35, 76 (1924/25). — Miloslavich: Contrib. to pathol.
anatomy of syphilit. I Syphilis of the Aorta. Arch. of Dermat. 12, 41 (1925). — Mitterhuber: Ein Beitrag zur Kasuistik rasch verlaufender Endarteriitis luetica der Basilar-
gefäße. Inaug.-Diss. München 1900. — Möller: (a) Neur. Zbl. 1891, 616. (b) Zur Kenntnis
der Rückenmarksyphilis. Arch. f. Dermat. 23 (1891). — Mönckeberg: (a) Über Periarteriitis nodosa. Beitr. path. Anat. 38 (1905). (b) Über die Beziehungen zwischen Syphilis
und schwieliger Aortensklerose vom pathologisch-anatomischen Standpunkt. Med. Klin.
1905, 1027. (c) Das Gefäßsystem und seine Erkrankungen. v. Schjerning-Aschoffs Handbuch der ärztlichen Erfahrungen im Weltkriege 1914/1918. Abt. pathologische Anatom.,
Bd. 8. 1921. — Moissejeff: Die Vasa nutritia der Aorta bei Atheromatose und Syphilis.
Ber. 1. altruss. Path.-Kongr. Petrograd, 17.—22. Sept. 1923. Zbl. Path. 35, 76 (1924/25). —
Moizard et Roy: Bull. Soc. Pédiatr. Paris 1 (1908). — Molinari: Die schwielige Arterio-
sklerose und ihre Beziehung zur Syphilis. Inaug.-Diss. Leipzig 1904. — Moll: Über einen
Fall von Aortenaneurysma bei Tabes dorsalis. Inaug.-Diss. Kiel 1898. — Morgagni:
De causis et sedibus morborum Venetiis, Tome 2, p. 369 u. Tome 1, p. 296 u. 297. Zit. nach
Lang. — Morgan: A case of Raynauds symm. gangr. in a patient suffering from constitut.
syphilis. Lancet 1884. — Moriani: Sulla periaortite nodosa. Lavori Istit. Barbacei Siena,
1909/10. — Moritz: (a) Über spezifische Gefäßerkrankung. Z. Bäderkde 1, 131 (1926).
(b) Über spezifische Gefäßerkrankungen. Münch. med. Wschr. 1926, 1263. — Morselli:
Zit. nach Schlesinger. — Moses: Über Periarteriitis nodosa mit Bekanntgabe eines Falles.
Inaug.-Diss. München 1920. — Moty: Thèse de Paris 1877. Zit. nach Verdié. — Movaček:
Über Endarteriitis bei Lues hereditaria. Vjschr. Dermat. 10, 209 (1883). — Moxon: Sudden
death from subacute inflammation of the aorta. Med. Tim. 1871. — Moxon and Durham:
Med. chir. Trans. 60 (1873). Zit. nach Bringmann. — Mraček: (a) Über Endarteriitis
bei Lues heredit. Arch. f. Dermat. 10, 60 (1884). (b) Syphilis haemorrhagica neonatorum.
Vjschr. Dermat. 1887, 117. — Mühlhaus: Zur Behandlung der Aortenaneurysmen. Inaug.-
Diss. Kiel 1898. — Müller, E.: (a) Über die Bedeutung der Syphilis für das Atherom der
Aorta. Festschr. z. Eröffnung des neuen Krankenhauses der Stadt Nürnberg, 1898.
(b) Zur Statistik der Aneurysmen. Inaug.-Diss. Jena 1902; Jena. Z. Naturwiss. 37 (1902). —
Müller, H.: Über die Syphilis der Zirkulationsorgane. Inaug.-Diss. Berlin 1868. — Müller, H.:
Westdtsch. Path.-Tagg 1922. — Müller, Josef: Über die syphilitische Erkrankung der

Aorta. Inaug.-Diss. Bonn 1923. — MÜLLER, P.: Über Periarteriitis nodosa. Festschr. z. Feier d. 50jähr. Bestehens d. Stadtkrankenhauses Dresden-Friedrichsfelde. Dresden 1899. — MÜLLER-DEHAM: Syphilitische Therapie und die Zunahme der Mesaortitis syphilitica. Dtsch. med. Wschr. 1928, 2144. — MUMMERT: Beitrag zur Ätiologie der Blutungen in Pons und Kleinhirn. Inaug.-Diss. Greifswald 1904. — MURPHEY: Resection of arteries and veins injured in continuity — and to end suture — experim. and clinic. research. Ref. Zbl. Chir. 1906. — MUSMECI: Aneurismo aortico in suggeto sifitit. Rev. clin. e ter. 1892. — MUSSER, jr., JOHN H. and A. E. BENNETT: The incidence of syphilis of the aorta with interstit. and parenchym. neurosyphilis. Arch. int. Med. 34, 833 (1924). — MYERS: (a) Remarks upon the prevalence of aortic aneurysm in the army. Lancet 1869. (b) Brit. med. J. 1875, Nr 27.

NAFTOLOVICI: Kasuistischer Beitrag zum Studium der Aortenaneurysmen. Inaug.-Diss. Berlin 1915. — NAGANO: Die syphilitische Erkrankung der Gehirnarterien. Virchows Arch. 164, 355 (1901). — NALTY, MC: Case of thoracic aneurysm etc. Med. Tim. 1873, 569. — NASH: J. of cutan. genito-urin. Dis. 1895, Nr 7. Zit. nach KAZDA. — NAUNYN: Zur Therapie und Prognose der syphilitischen Erkrankungen des Nervensystems, 1888. — NAUWERCK u. EYRICH: Zur Kenntnis der verrukösen Aortitis. Beitr. path. Anat. 5, 47 (1889). — NAUWERCK u. WEICHERT: Die Wassermannsche Syphilisreaktion an der Leiche. Münch. med. Wschr. 1910, 2329. — NETTLESHIP: On the pathol. changes in syphil. chorioiditis and retinitis. Ophthalm. Hosp. Rep. 11 I, 1 (1886). — NEUBURGER: Zwei Fälle von syphilitischem Aneurysma der Arteria pulmonalis. Dtsch. med. Wschr. 1930, 821. — NEUGEBAUER: (a) Über einen Fall von Aneurysma der Arteria anonyma. Inaug.-Diss. Breslau 1912. (b) Syphilis hereditaria und Aortenveränderungen. Wien. klin. Wschr. 1914, 503. — NEUMANN: Syphilis in NOTHNAGELs spezieller Pathologie und Therapie, 2. Aufl. Bd. 23. 1899. — NIKIFOROW: Wratsch (russ.) 1885, Nr 5. — NISSL: Zur Lehre von der Hirnlues. Verslg südwestdtsch. Irrenärzte, Nov. 1903. Neur. Zbl. 23, 42 (1904). — NIXON: St. Barth. Hosp. Rep. Lond. 47 (1912). — NOACK: Das Aneurysma der Sinus Valsalvae der Aorta. Zbl. Herzkrkh. 11, 233 u. 245 (1919). — NONNE: (a) Syphilis und Nervensystem. Berlin 1902. (b) Diskussionsbemerkungen zu DENEKE. Ärztl. Ver. Hamburg, Sitzg 17. Dez. 1912. Dtsch. med. Wschr. 1913, 485. (c) Walnußgroßes Aneurysma der Arteria basilaris. Ärztl. Ver. Hamburg, Sitzg 16. Nov. 1926. Dtsch. med. Wschr. 1927, 132. — NONNE u. LUCE: Pathologische Anatomie der Hirngefäße. Handbuch der pathologischen Anatomie des Nervensystens. Berlin 1904. — NOORDEN, v.: Über Arteriosklerose. Med. Klin. 1908, 1. — NORDMANN: Le coeur des tabétiques. (Lé sions cardio-aortiques et angine de poitrine.) Thèse de Paris 1895.

OBERMEIER: Zur pathologischen Anatomie der Hirnsyphilis. Dtsch. Z. Nervenheilk. 3, 137 (1893). — OBERNDORFER: (a) Fall von Periarteritis nodosa. Münch. med. Wschr. 1907, 2618. (b) Die syphilitische Aortenerkrankung. Münch. med. Wschr. 1923, 509. (c) Patholcgisch-anatomische Erfahrungen über innere Krankheiten im Felde. Münch. med. Wschr. 1919, 1154 u. 1189. — OBRZUT: Abh. böhm. Akad. 1896, Nr 21. — OCA, DE: Gaz. med. Mexico 1869, 134. — OEIGAARD: Zit. Zbl. Herzkrkh. 2, 240 (1910). — ÖSTERREICH: Zit. bei CHIARI 1897. — ÖSTREICH: Syphilitische Erkrankung der linken Arteria fossae Sylvii. Ver. inn. Med. Berlin, Sitzg 2. Febr. 1903. Dtsch. med. Wschr. 1904, Ver.beil., 74. — OETIKER: Über akute Aortitis, besonders als Komplikation der chronischen Erkrankungen der Aorta. Inaug.-Diss. Genf 1924. — OLIVER: Lancet 1892 I. — OLVEIRA, RIBEIRO DE: Contribut. à l'étude des aortites dans la paralysie génér. Mem. Hosp. Iuquery (port.) 2, 237 (1925). — OMODEI-ZORINI: Contributo alla casistica e all' eziologia degli aneurismi dell' aorta addomin. e dell'arteria celiaca (da sifilide e trauma). Arch. Ital. di Chirurg. 12, 443 (1925). — OPPENHEIM: (a) Virchows Arch. 104, 306 (1886). (b) Zur Kenntnis der syphilitischen Erkrankungen des Zentralnervensystesm. Berlin 1890. (c) Die syphilitischen Erkrankungen des Gehirns in NOTHNAGELs Handbuch der speziellen Pathologie, Bd. 9. 1896. ORKIN: Ein Beitrag zur Syphilis des Herzens. Berl. klin. Wschr. 1912, 1177. — ORLOWSKI: (a) Ein Fall von doppeltem Gumma des Rückenmarkes. Bibliotheka vratcha 1896, Nr 7. Zit. nach ABRAMOW. (b) Syphilis des Rückenmarks. Diss. Moskau 1897. Zit. nach ABRAMOW. — ORMHANG: Die Ursachen der Herzerkrankungen. Norsk. Mag. Laegevidensk. 82, 868 (1921). — D'ORNELLAS: Ann. de Dermat. 1888. — ORTH: (a) Disk. Verh. dtsch. path. Ges. Tagg 1899, 366 (1900). (b) Unfälle und Aneurysmen. (Kasuistische Mitteilungen aus meiner Gutachtertätigkit.) Sitzgsber. preuß. Akad. Wiss., Physik.-math. Kl. 1921, 791. — OSLER: (a) Aneurysm of the abdomin. Aorta. Lancet 1905, 1093. (b) Syphilis and aneurysm. (The SCHORSTEIN lecture.) Brit. med. J. 1909, 1509. (c) A system of medic., Vol. 4, p. 489. — OSTMANN: Ergebnisse der Herzsektion bei 350 Paralytikern und 15 Tabikern. Dtsch. med. Wschr. 1926, 1554. — OSTWALD: Über Chorioretinitis syph. und ihre Beziehungen zur Hirnarteriensyphilis. Berl. klin. Wschr. 1888, 910. — OVER: J. med. Res. 31 (1914).

PALASSE et ROUBIER: Lyon méd. 68 (1912). — PANSINI: Sulle alg. aneurismat. e periaortitiche. Giorn. internaz. Sci. med. 25. Napoli 1903. — PARUNAGIAN and MASON: Aneurysm of the right axillary artery. Arch. of Dermat. 15, 492 (1927). — PARÉ, AMBROISE:

Bonesi sepulchr. anat. libr. 2. sec. 4, obs. 7. — Parkinson: Case of symmetr. gangrene (Raynaud?). Proc. roy. Soc. Med. 14 (1921). Sect. for the study of diseas. in children, p. 96. — Passavant: Spezifische Lähmung und deren Heilung. Virchows Arch. 25, 172 (1862). — Passini: Endarteriitis syphilitica bei einem 2jährigen Kinde. Arch. Kinderheilk. 1896, 195. — Paul: Über einen Fall von Aneurysma der Bauchaorta auf kongenital-syphilitischer Grundlage. Virchows Arch. 240, 59 (1922). — Paul, Constantin: Traité des maladies du coeur. Paris 1883. Zit. nach Verdié. — Paul, Heinrich: Aortenaneurysma infolge fibröser (luetischer?) Endarteriitis. Inaug.-Diss. München 1900. — Pawlow: Bolnit. gaz. Botkina, 1895. — Payne: Fibroid thickening round branches of the pulmon. artery. Trans. path. Soz. Lond. 25, 49 (1874). — Peck: Patholog. anatomy of syphilis of the pulmonary artery. Report. of a case and review of the literature. Arch. Path. a. Labor. Med. 4, 365 (1927). — Pellizari: Sperimentale 1877. — Penrose: Localized sclerosis of the aorta of probable syphil. orig. Clin. report and necropsy in two cases. Bull. Hopk. Hosp. 9 (1898). — Pepper: Boston med. J. 1878. — Perkel-Tarsis-Edelmann: Aorten-erkrankung im Sekundärstadium der Syphilis. Odessa. dermat. Ges., Sitzg 25. Mai 1927. Zbl. Hautkrkh. 28, 28 (1929). — Perrin, Benech et Etienne: Un cas d'anévrysme latent de l'aorte abdomin. Prov. méd. 1914, No 5. — Phedran, Mac and Mackenzie: A case of massive hemorrhic infarction of the lung. due to pulmonary endarteritis and thrombosis. Trans. Assoc. amer. Phisicians 1903. — Philipp: Über Entstehung und Häufigkeit der Aneurysmen der Aorta abdominalis. Inaug.-Diss. München 1904. — Philips: Statistik der erworbenen Syphilis. Inaug.-Diss. Kiel 1896. — Pick: (a) Zur Kenntnis der cerebrospinalen Syphilis. Z. Heilk. 13, 376 (1892). (b) Diskussion zu Benda, Berlin. med. Ges. „Neue Fälle syphilitischer Erkrankungen der großen Gefäße." Diskussion am 19. Jan. 1910. Berl. klin. Wschr. 1910, 218. (c) Über die sog. miliaren Aneurysmen der Hirngefäße. Berl. klin. Wschr. 1910, 325 u. 382. — Pick, Fr.: Tabes mit Meningitis syphilitica nebst Bemer-kungen über die Genese der sog. „neugebildeten" Elastica bei Endarteriitis obliterans. Arch. f. Dermat. 24, 51 (1898). — Pick u. Proskauer: Die Komplementbindung als Hilfs-mittel der anatomischen Syphilisdiagnose. Med. Klin. 1908, 539. — Pinks: Ein Fall von sackförmigem Aortenaneurysma bei Aortenstenose am Isthmus. Inaug.-Diss. Leipzig 1917. — Pirilä: Über die frühluetische Erkrankung des Zentralnervensystems. (Drei Fälle mit positivem Spirochätenbefund.) Arb. path. Inst. Helsingfors, N. F. 2, H. 1/2. Jena: Gustav Fischer 1919. — Pitzner: Über die Lokalisation der Myocarditis syphilitica. Inaug.-Diss. München 1908. — Plathner: Über das Zusammenkommen von Tabes dor-salis und Insuffizienz der Aortenklappen. Inaug.-Diss. Berlin 1895. — Pletnew: Syphilis als ätiologisches Moment in der Entstehung mancher chronischer Herz- und Aortenerkran-kungen. Z. klin. Med. 103, 579 (1926). — Ploeger: Das Aneurysma der Arteria pulmonalis. Frankf. Z. Path. 4, 286 (1910). Inaug.-Diss. München 1910. — Poggio, di: Contrib. allo studio d. sifilide delle arterie. Aneurisma sifil. dell'arteria iliaca primitiva e d. femorale. Riforma med. 29, 49 (1921). — Pohrt: Todesursachen bei Aortenaneurysmen. Münch. med. Wschr. 1914, 1903. — Ponfick: Disk. Verh. dtsch. path. Ges. 2. Tagg 1899, 363 (1900). — Popov: Contribut. à l'étude de l'aortite syphilit. Vestn. Dermat. (russ.) 4, 18 (1926). Z. klin. Med. 75, 506. — Port: Über die Häufigkeit eines positiven Blut-Wasser-mann bzw. einer Aortitis syphilitica bei älteren Leuten. Münch. med. Wschr. 1924, 712. — Posselt: Die Erkrankungen der Lungenschlagader. Erg. Path. 13 I, 298 (1909). — Potain: Dilatat. aortique. Semaine méd. 1883. — Pousinis: Zit. nach Kaleff. — Prange: Zur Kenntnis der Subclaviaaneurysmen mit Trommelschlägelfingerbildung. Inaug.-Diss. Leipzig 1911. — Preiser: Diskussionsbemerkungen zu Deneke, Ärzt. Ver. Hamburg, Sitzg 17. Dez. 1912. Dtsch. med. Wschr. 1913, 485. — Priesemeister: Zit. bei Bauler. — Prym: Diskussion zu Schridde. — Przygode: Über die Rückwirkung der Aortenaneu-rysmen aufs Herz. Mitt. Hamburg. Krk.anst. 1910. — Pulay: Dermat. Wschr. 1919, H. 23. — Pulvirenti: L'arterite sifil. del cervello. Roma: A. Manuzio 1922. — Puppe: Untersuchungen über das Aneurysma der Brustaorta. Dtsch. med. Wschr. 1894, 854 u. 874. — Pye-Smith: Syphil. arteriitis of the ascend. aorta. Brit. med. J. 1 (1896).

Quincke: (a) Lues und Aneurysma. Disk. 1. Kongr. inn. Med. Karlsbad 1899, Verh., 252. (b) Zur Kasuistik der Viscerallues. Dtsch. Arch. klin. Med. 77, 1 (1903).

Rabot: Lésions syphilit. des artères cérébrales. Thèse de Paris 1875. — Rach u. v. Wiesner: Weitere Mitteilungen über die Erkrankungen der großen Gefäße bei kongenitaler Lues. Wien. klin. Wschr. 1907, 521. — Rad, v.: Über einen Fall von juveniler Paralyse auf heredi-tär-luetischer Basis mit spezifischen Gefäßerkrankungen. Arch. f. Psychiatr. 30, 82 (1898). — Radulescu u. Valeriu Suciu: Syphilit. arteriovenöses spontan. Aneurysma der Arteria poplitea. (Typ Rodriguez.) Cluj. med. (rum.) 5, 324 (1924). — Ralph: Arch. int. Med. 31 (1924). — Ranke: (a) Neur. Zbl. 1907, Nr 3/4. (b) Über Gewebsveränderungen im Gehirn luetischer Neugeborenen. Z. jugendl. Schwachsinn 2 (1909). — Ranke, O.: Über die verschiedenen Formen der Kompensat. der Arterienwand und ihre Störungen. Eine physi-kalische Studie zur Atherosklerosenfrage. Beitr. path. Anat. 75, 269 (1926). — Rappaport: Arch. Path. a. Labor. Med. 2, 653. — Rasch: Über die Beziehungen der Aortenaneurysmen zur Syphilis. Arch. f. Dermat. **47**, 15 (1899) und Studier over Aorta-aneurysmemernes fortold til syphilis. 12. nord. Kongr. inner. Med. Stockholm 1898. Hosp. tid. (dän.) Reihe 4, **6** (1898). — RAVENNA: (a) Osservazioni anatom. e crit. sull'aortite sifilit. Riv. Veneta Sci. med. **1905**. (b) Sull'aortite sifilit. Sperimentale **1905**. — RAVINA, LAUNAY et DELARNE: Aortite abdom. oblitér. rapidement mortelle, chez un syphilit. jeune. Bull. Soc. Hôp. Paris **45**, 87 (1929). — REBAUDI: Die Aortitis bei kongenital-syphilitischen Kindern. Mschr. Geburtsh. **35**, 681 (1912). — REDWITZ, v.: Der Einfluß der Erkrankungen der Coronararterien auf die Herzmuskulatur unter besonderer Berücksichtigung der chronischen Aortitis. Virchows Arch. **197**, 433 (1909). — REEKE: Über Syphilis der Pulmonalarterie. Zbl. Path. **1930**, 257. REICHE: (a) Kongenitalluetische Aorteninsuffizienz. Dtsch. Arch. klin. Med. **151**, 361 (1926). (b) Zur Frage der kongenitalluetischen Aorteninsuffizienz. Klin. Wschr. **1926**, 1711. — REINHART: Erfahrungen mit der Wassermann-Neisser-Bruckschen Syphilisreaktion. Münch. med. Wschr. **1909**, Nr 41. — REINHART, AD.: Über Hirnarterienaneurysmen und ihre Folgen. Grenzgeb. Med. u. Chir. **26** (1913). — REINHOLD: (a) Über die luetische Erkrankung der Aorta. Münch. med. Wschr. **1912**, 2289. (b) 2 Fälle syphilitischer Aortenerkrankung. Hannover. ärztl. Ver., Sitzg 5. März 1924. Dtsch. med. Wschr. **1924**, Lit. u. Verh.beil., 592. — REITTER: Ein Beitrag zu den syphilitischen Erkrankungen des Herzens und der Aorta mit besonderer Berücksichtigung der Ergebnisse der Wassermannschen Reaktion. Inaug.-Diss. Freiburg 1911. — RENAUD: Struct. des poches anévrysm. Bull. Soc. méd. Hôp. Paris **1925**, 353. — RENVERS: (a) Syphilitische Veränderungen des Zirkulationsapparates. 5. internat. dermat. Kongr. Berlin, 12.—17. Sept. 1904. Berl. klin. Wschr. **1904**, 1112. (b) Ther. Gegenw. **1904**, Nr 10. — REUTER: (a) Über Spirochaete pallida in der Aortenwand bei HELLERscher Aortitis. Biol. Abt. ärztl. Ver. Hamburg, Sitzg 16. Jan. 1906. Münch. med. Wschr. **1906**, 778. (b) Neue Befunde von Spirochaete pallida (SCHAUDINN) im menschlichen Körper und ihre Bedeutung für die Ätiologie der Syphilis. Z. Hyg. **54**, 49 (1906). — RIBBERT: (a) Lehrbuch der speziellen Pathologie usw., 1902. (b) Totale Obturation der Arteria pulmonalis auf syphilitischer Basis. Ber. Niederrhein. Ges. Natur- u. Heilk. Bonn **1905**. — RICHTER: Zur Statistik der Aneurysmen, besonders der Aortenaneurysmen, sowie über die Ursachen derselben. Arch. klin. Chir. **32**, 542 (1885). — RIDGE: Cardiovascul. Syphilis. Ann. Clin. med. **2**, 374 (1924). — RIEDER: Arch. klin. Chir. **55**. — RIJTMA: Ein Fall von Aneurysma aortae abdom. Nederl. Tidschr. Geneesk. **65**, 2302 (1921). — RINDFLEISCH: Disk. Verh. dtsch. path. Ges. 8. Tagg **1903**, 203 (1904). — ROBUSTOW: Z. Neur. **1926**, 757. — RÖMHELD: Fall von Aortitis luetica auf hereditär-syphilitischer Basis. Württemberg. Korresp.bl. **1912**, 725. — RÖSSLE: Diskussionsbemerkung zu MERKEL. Verh. Dtsch. path. Ges. 10. Tagg **1906**, 130. — ROGERS: (a) Aneurysm of the aorta in a child. Pediatrics **1899**. (b) Amer. J. med. Sci. **119** (1900). (c) Quart. J. Med. **2**, Nr 5 (1908/1909). — ROGGE u. MÜLLER: Tabes dorsalis, Erkrankungen der Zirkulationsorgane und Syphilis. Dtsch. Arch. klin. Med. **89**, 514 (1907). — ROKITANSKY, v.: (a) Handbuch der pathologischen Anatomie, Bd. 2, S. 577. 1844. (b) Über einige der wichtigsten Erkrankungen der Arterien. Wien 1852. — ROMBERG, v.: Über die inneren Erkrankungen bei Syphilis, besonders über Aortitis syphilit. Münch. med. Wschr. **1918**, 1266. — ROSENBERG: Die Aneurysmen der Gehirnarterien. Inaug.-Diss. Greifswald 1904. — ROSENBERGER: Statistische Untersuchungen der pathologisch-anatomischen Luesbefunde am Berliner städtischen Krankenhause am Urban. Inaug.-Diss. Freiburg 1904. — ROSENBLATH: Ein seltener Fall der Erkrankung der kleinen Arterien der Muskeln und Nerven usw. Dtsch. Z. klin. Med. **33**, 547 (1897). — ROSIN: Akute Myelitis und Syphilis. Dtsch. Z. klin. Med. **30**, 129 (1896). — ROTHSTEIN: Über einen Fall von luetischem Aortenaneurysma mit Usur des Sternum und Perforation. Inaug.-Diss. Tübingen 1923. — ROUBIER et BOUGET: Anévrysm du sinus de Valsalva à développement intracardiaque associé à des lésions d'aortite syphilit. Arch. Mal. Coeur. **1912**. — RUCH: Über Mesaortitis luetica. Inaug.-Diss. Tübingen 1922. — RUF: Ein unter den klinischen Erscheinungen eines Bronchialtumors verlaufendes luetisches Aneurysma der Aorta abdominalis. Frankf. Z. Path. **32**, 259 (1925). — RUGE: Tabes, Aortenaneurysma und Syphilis. Berl. klin. Wschr. **1904**, 277. — RUGE u. HÜTTNER: Über Tabes und Aorteninsuffizienz. Berl. klin. Wschr. **1897**, Nr 35. — RUMPF: (a) Verh. Kongr. inn. Med. 1886. (b) Die syphilitischen Erkrankungen des Nervensystems. Wiesbaden: J. F. Bergmann 1887. — RUNEBERG: Die syphilitischen Herzaffektionen. Verh. 4. norw. Kongr. inn. Med. **1902**. Dtsch. med. Wschr. **1903**, 4 u. 28. RUPPERT: Über einen Fall von Aneurysma der Aorta abdomin. Inaug.-Diss. München 1900. RUSSEL: (a) Brit. med. J. **1870**. (b) Syphil. disease of the cerebral arteries with aneurism and aneurismal dilatations. J. ment. Sci. V. s. **24**, 614 (1878).

SAATHOFF: (a) Beitrag zur Pathologie der Arteria basilaris. Trauma, Thrombose, Lues, Aneurysma. Dtsch. Arch. klin. Med. **84**, 384 (1905). (b) Das Aortenaneurysma auf syphilitischer Grundlage und seine Frühdiagnose. Münch. med. Wschr. **1906**, 2050. (c) Herzkrankheit und Psychose. Münch. med. Wschr. **1910**, 509. — SABRAZÈS u. DUPÉRIÉ: Arch. Mal. Coeur. **1909**, 257. — SACKI: Zur Klinik der Periarteriitis nodosa. Med. Klin. **1924**. 44. — SAGEL: Über einen Fall von endarteriitischer Lues der kleineren Hirngefäße. Z. Neur. **1**, 367 (1910). — SAPHIR and COOPER: Acute suppurative aortitis superimposed on syphilit. aortitis. Report of a case. Arch. Path. a. Labor. Med. **4**, 543 (1927). — Saphir and Scott: The involvement of the aortic valve in syphilit. aortitis. Amer. J. Path. **3**, 527 (1927). — Scagliosi: Sulla aortite sifilitica. Arch. di Anat. pat. 1905. — Scarpa: Sull' aneurisme. Rifless. ed osservaz. anat.-chirurg. Pavia 1804. Über die Pulsadergeschwülste Aus dem Italienischen (1804) übersetzt von C. F. Harless, Zürich 1808. — Scharpff: Zur Frage der Aortenveränderungen bei kongenitaler Syphilis. Frankf. Z. Path. **2**, 287 (1909). — Schaudinn: Zur Kenntnis der Spirochaete pallida und anderer Spirochäten. Aus dem Nachlaß Schaudinns herausgegeben von Hartmann und v. Provazek. Arb. ksl. Gesdh.amt **26**, H. 1 (1907). — Scheube: Die venerischen Krankheiten der warmen Länder. Arch. Schiffs- u. Tropenhyg. **1902**, Nr 5 u. 7. — Schiller: Über Aneurysmen der Arteria anonyma. Inaug.-Diss. Kiel 1928. — Schilowzew: Ein Fall von syphilitischer Verengerung des Conus pulmonalis. Bolnitschnaja Gas. Botkina **1901**, Nr 1. Zit. nach Posselt. — Schittenhelm: Über Aortitis luica. Dtsch. med. Wschr. **1922**, 60. — Schlesinger: (a) Zur Klinik und Diagnostik der Pulmonalarterienerkrankungen. Wien. klin. Wschr. **1927**, 1194. (b) Syphilis und innere Medizin. Teil 3. Die Syphilis des Zirkulations- und Respirationstraktes und der innersekretorischen Drüsen. Syphilis und Blutkrankheiten. Wien: Julius Springer 1928. — Schlimpert: (a) Beobachtungen bei der Wa.R. Verh. dtsch. path. Ges. **13**, 95 (1909). (b) Die Serodiagnostik der Syphilis an der Leiche. Ges. Natur- u. Heilk. Dresden, Sitzg 20. März 1909. Münch. med. Wschr. **1909**, 1505. (c) Beobachtungen bei der Wa.R. Dtsch. med. Wschr. **1909**, 1386. — Schmaus: Zur Kenntnis der Rückenmarksyphilis. Arch. klin. Med. **44**, 244 (1889). — Schmaus u. Sacki: Vorlesungen über die pathologische Anatomie des Rückenmarks, 1901. — Schmerling: Zur Frage der Gefäßsyphilis, welche nach dem Typus der Periarteriitis nodosa verläuft. Z. Kreislaufforschg **20**, 34 (1928). — Schmid: Kasuistischer Beitrag zur Lehre vom Aneurysma aortae. Inaug.-Diss. München 1900. — Schmidt, Erwin: Ein Fall von geheiltem Aneurysma dissecans und einige Versuche an Leichenaorten zur künstlichen Erzeugung von dissoziierenden Aneurysmen. Inaug.-Diss. München 1911. — Schmidt, G.: Über das Aneurysma der Arteria axillaris infolge von Schulterverrenkung. Beitr. klin. Chir. **44** (1904). — Schmidt, H.: Die Wa.R. am Leichenserum. Dtsch. med. Wschr. **1912**, 802. — Schmidt, J. E.: Über Periarteriitis nodosa. Beitr. path. Anat. **43** (1908). — Schmidt, Mor.: Frühdiagnose und Behandlung der Aortenaneurysmen. Verh. 17. Kongr. inn. Med. Karlsbad **1899**, 226 u. 253. — Schmincke: Über Neuritis bei Periarteriitis nodosa. Verh. dtsch. path. Ges. **18**, 287 (1921). — Schmitt: Congr. internat. Dermat., C. r. Paris **1889**, 726. — Schmorl: (a) Disk.Verh. dtsch. path. Ges. 8. Tagg **1903**, 203 (1904). (b) Demonstration pathologisch-anatomischer Präparate 3. 2 Fälle von gummöser Herzsyphilis. Ges. Natur- u. Heilk. Dresden, Sitzg 24. Nov. 1906. Münch. med. Wschr. **1907** I, 286. (c) Mitteilungen zur Spirochätenfrage. Ges. Natur- u. Heilk. Dresden, Sitzg 3. Nov. 1906. Münch. med. Wschr. **1907**, 188. (d) Diskussionsbemerkung zu Stämmler Verh. dtsch. path. Ges., 25. Tagg. **1930**, 263. — Schneider, P.: Die pathologische Anatomie der angeborenen Syphilis. Verh. dtsch. path. Ges. 23. Tagg **1928**, 177. — Schnell: Ursache der Entstehung der Aneurysmen. Inaug.-Diss. München 1899. — Schottmüller: (a) Diskussionsbemerkungen zu Deneke, Ärztl. Ver. Hamburg, Sitzg 17. Dez. 1912. Dtsch. med. Wschr. **1913**, 484. (b) Zur Behandlung der Spätlues, insbesondere der Aortitis luica. Md. Klin. **1919**, 157. (c) Dermat. Wschr. **68** (1919). — Schreiber: Über Polyarteriitis nodosa. Inaug.-Diss. Königsberg 1904. — Schridde: Die anatomischen Grundlagen des Kranzgefäßverschlusses. Ver.igg westdtsch. Path. Düsseldorf, Sitzg 2. März 1924. Zbl. Path. **34**, 532 (1924). — Schröder: Lues cerebrospinalis sowie ihre Beziehungen zur progressiven Paralyse und Tabes. Klin.-anatom. Beiträge. Dtsch. Z. Nervenheilk. **54**, 83 (1916). — Schrötter, v.: (a) Lues und Aneurysma. Disk. 17. Kongr. inn. Med. Karlsbad **1899**, Verh., 246. (b) Erkrankungen der Gefäße. Nothnagels spezielle Pathologie und Therapie, Bd. 15, Teil 3. Wien 1901. — Schrumpf: Über Häufigkeit, Diagnose und Behandlung der syphilitischen Aortitis. Arch. f. Dermat. **126**, 793 (1919). — Schüle: Hirnsyphilis und Dementia paralytica. Allg. Z. Psychiatr. **28**, 605 (1872). — Schürmann: Diskussion zu Schlimpert. Verh. dtsch. path. Ges. **13**, 97 (1909). — Schütz: Zur Anatomie der Syphilis des Neugeborenen. Prag. med. Wschr. **1878**, Nr 45/46. — Schütz: Ätiologische Beziehungen der Syphilis. Inaug.-Diss. Heidelberg 1894. — Schütze: Erkrankungen der Aorta, Tabes dorsalis-Lues. Z. Chir. **95** (1908). — Schultz: Pathologie der Blutgefäße. Erg. Path. **22** I, 207 (1927). — Schultze: Über Beziehung der Myelitis zur Syphilis. Arch. f. Psychiatr. **8** (1877). — Schultze: Über das Zusammenvorkommen von Tabes dorsalis und Insuffizienz der Aortenklappen. Sitzgsber. niederrhein. Ges. Natur- u. Heilk. Bonn **1892**. — Schum: Beitrag zur Pathologie chirurgisch wichtiger Gefäßerkrankungen und der Aneurysmen peripherer Arterien. Dtsch. Z. Chir. **133**, 457 (1915). — Schuster: Fußgangrän infolge von Syphilis. Arch. f. Dermat. **1889**, 779. Schuster: Beitrag zur Herzsyphilis, insbesondere in Verbindung mit Tabes. Dtsch. med. Wschr. **1903**, 737. — Schwalbe: Zur Pathologie der Pulmonalarterienklappen. Virchows Arch. **119**, 271 (1890). — Schwarz: (a) Über chronische Spinalmeningitis usw. Z. Heilk. **1897**, 123. (b) Ein Fall von Meningomyelitis syphilitica. Z. klin. Med. **1898**. —

SCHWARZ, E.: Die Aortitis luetica. Zbl. Thcr. **1911**. — SCHWARZ, FR.: Zur Kasuistik und Entstehung der Aneurysmen des Sinus Valsalvae aortae dexter. Inaug.-Diss. Erlangen 1912. — SCHWYZER: N. Y. and. Phil. med. J. **1904**. — SCOTT: J. amer.med. Assoc. **82**, Nr 18 (1924). — SCOTT and SAPHIR: The pathogenesis of syphilit. aortic insufficiency. Trans. Assoc. amer. Physicians **42**, 36 (1927). — SCRIBA: Mitteilungen aus der chirurgischen Universitätsklinik Prof. Dr. J. SCRIBA in Tokio (Japan). 4. Beitrag zur Ätiologie und Therapie der Aneurysmen. Dtsch. Z. Chir. **22**, 513 (1885). — SÉGALL: Pathologica (Genova) **1912**. — SEGGEL: Die ophthalmoskopischen Kennzeichen der Hirnsyphilis. Dtsch. Arch. klin. Med. **44**, 407 (1889). — SEIDEL: Arteriosklerotisches oder luetisches Aortenaneurysma. Ärztl. Praktiker 8, Nr 10 (1895). — SELIGMANN u. BLUME: Die Luesreaktion an der Leiche. Berl. klin. Wschr. **1909**, 1116. — SELLA: Aortenruptur und Aortenaneurysma bei Aortenstenose am Isthmus. Beitr. path. Anat. **49**, 501 (1910). — SEMON: (a) Aneurysm of the basilar artery. Brit. med. J. **2**, 312 (1910). (b) RAYNAUDˢ disease und Syphilis. Brit. med. J. **1913**. — SENATOR: (a) Ätiologie der Aneurysmen. Disk. Ver. inn. Med. Sitzg 19. Okt. 1896. Berl. klin. Wschr. **1896**. (b) Lues und Aneurysma. Disk. 17. Kongr. inn. Med. Karlsbad **1899**, Verh., 244. — SEQUEIRA: Tumor of the pulmonalis artery. Trans. path. Soc. London 48 (1897). Zit. nach SCHLESINGER. — SHARKEY: Trans. path. Soc. Lond. **1882/83**, 10. Med. Tim. **1883**, 106. — SHIELDS and JONES: A case of syphilit. aortitis with aneurysm of the thoracic aorta developing within nine months of the primary lesion. With autopsy report. Mil. Surgeon **62**, 339 (1928). — SHOOKHOFF: Luetische Mesaortitis. Ges. inn. Med. Wien, 29. Jan. 1925. Wien. med. Wschr. **1925**, 716. — SIEGMUND: (a) Gefäßveränderungen bei chronischer Streptokokkensepsis (Sepsis lenta). Zbl. Path. **35**, 276 (1924). (b) Über nicht syphilitische Aortitis. Zeitschr. f. Kreislaufforschg. **21**, 389 (1929). — SIEMERLING: (a) Zur Lehre von der kongenitalen Hirn- und Rückenmarksyphilis. Arch. f. Psychiatr. **20** (1889). (b) Zur Syphilis des Zentralnervensystems. Arch. f. Psychiatr. **22** (1890). — SILBERBERG u. LUBLIN: Pathologie und Klinik der Periarteriitis nodosa und Arteriitis syphilitica. Virchows Arch. **252**, 240 (1924). — SIMMONDS: (a) Diskussionsbemerkung zu WEITZ. Biol. Abt ärztl. Ver. Hamburg, Sitzg 6. Febr. 1912. Münch. med. Wschr. **1912**, 897. (b) Dtsch. med. Wschr. **1913**, 484. — SIMON: Ein Fall von Aorteninsuffizienz bei Tabes dorsalis. Inaug.-Diss. Kiel 1900. — SIMPSON: Dis ases of cardiovascular system due to acquired syphilis. J. of Syph. **13**, 180 (1929). — SIOLI: (a) Die Spirochaete pallida bei der progressiven Paralyse. Arch. f. Psychiatr. **60** (1919). (b) Über Spirochäten bei Endarteriitis syphilitica. Arch. f. Psychiatr. **66**, 318 (1922). (c) Spirochätenbefund bei Endarteriitis luica der kleinen Hirnrindengefäße. Allg. Z. Psychiatr. **78**, 159 (1922). — SMITH, WILL. D.: Syphilis of the aorta and heart. Boston med. J. **193**, 387 (1925). — SMITH, R. P. and D. WELLS PATTERSON: Thromboangitis obliterans in association with syphilis. Brit. med. J. **1**, 227 (1927). — SNOW: Syphilitic degener. of arteries as a cause of aneurism with a rept. of 2 cases. Med. Rec. **18**, 229 (1880). — SOMMER: Kasuistische Beiträge zur pathologischen Anatomie des Herzens. Z. Path. **5** (1910). — SOSKIN: Über Aortitis luetica. Inaug.-Diss. Halle 1924. (Manuskript.) — SOTTAS: Thèse de Paris **1894**. — SPANIERMANN: Über einen Fall von Perforation eines Aortenaneurysma in die obere Hohlvene. Med. Klin. **1929**, No 49. — SPILLMANN: Contrib. a l'étude des anévrysmes d'origine syphilit. des artères cérébral. Ann. Dermat. 7, Nr 11/12 (1886). — SPILLMANN et PERRIN: Étud. sur la paralysie génér. et tabès. Prov. méd. **1909**. — SPIRO: Zur Kenntnis des Wesens der Periarteriitis nodosa. Virchows Arch. **227**, 1 (1920). — SPLIEDT: Aortenaneurysma und Syphilis. Inaug.-Diss. Kiel 1903. — SPRING: Ein abnormer Fall von Aneurysmabildung des Herzens bei Mesaortitis productiva. Virchows Arch. **245**, 334 (1923). — STADLER: (a) Die Klinik der syphilitischen Aortenerkrankung. Arb. med. Klin. Leipzig H. 1. Jena: Gustav Fischer 1912. (b) Über Isthmusstenose der Aorta bei syphilitischer Aortenerkrankung. Zbl. Herzkrkh. **13**, 357 (1921). — STAEMMLER: (a) Beitrag zur Kasuistik der Syphilis des Zentralnervensystems. Dtsch. Arch. klin. Med. **136**, 271 (1921). (b) Über Syphilis der Mitralis. Zbl. Path. **48**, 177 (1930). (c) Verh. dtsch. path. Ges. 25. Tagg. **1930**. — STANZIALE: (a) Ricerche istol. sulle alteraz. luetiche delle arterié cerebralé. Ann. di Neur. **1893**. (b) Giorn. ital. Mal. vener. Pelle **1897**, 423. (c) Weitere h'stologische Untersuchungen über die luetischen Veränderungen der Gehirnarterien. Neur. Zbl. **1898**. — STEENBERG: Den syphil. hjaernelidelse. Inaug.-Diss. Kopenhagen. 1860. Cannstatts Jber. **4**, 328, (1861). — STEIN, A. K.: Veränderungen der Arteria iliaca communis bei Syphilitikern. Virchows Arch. **211**, 52 (1913). — STEINMEIER: Aneurysma spurium bei Aortitis syphilitica. Frankf. Z. Path. **10**, 306 (1912). Inaug.-Diss. Göttingen 1912. — STENGELE: Über einen Fall von Aneurysma der Aorta abdominalis mit Heilungstendenz. Münch. med. Wschr. **1914**, 1730. — STERNBERG: (a) Demonstration symmetrischer Aneurysmen beider Arter. iliacae comm. Verh. dtsch. path. Ges. **12** (1907). (b) Pathologische Anatomie der Syphilis. Wien. med. Wschr. **1923**, Nr 8. (c) Über die Syphilis der Gefäße. Wien. klin. Wschr. **1926**, 5. — STOCKMANN: Über Gummiknoten im Herzfleische bei Erwachsenen. Wiesbaden: J. F. Bergmann 1904. — STOECKENIUS: (a) Über akute Ausbreitung frischer Syphilis im Körper des Erwachsenen. Arch. f. Dermat. **134**, 377 (1921). (b) Beobachtungen an Todesfällen bei frischer Syphilis. Beitr. path. Anat. **68**,

185 (1921). — Stoerk: Über Gefäßpathologie. Wien. klin. Wschr. 1921, Nr 6. — Storm, Buli: Étud. clin. sur l'anèvrysme de l'aorte. Christiania. 1905. Ref. Arch. gén. Méd. 1906, No 20. Zit. nach Bauler. — Strasmann: Ein Beitrag zur Pathogenese der Heubnerschen Endarteriitis durch den Nachweis der Spirochaete pallida in den entzündeten Gefäßen Beitr. path. Anat. 49, 430 (1910). — Straub: Über die Veränderungen der Aortenwand bei der progressiven Paralyse. Verh. dtsch. path. Ges. 2. Jg. 1899, 351 (1900). — Strauss, N.: Circulatory syphilis. Ann. Clin. med. 5, 562 (1926). Zit. nach Schlesinger. — Strümpell, v.: (a) Über die Vereinigung der Tabes dorsalis mit Erkrankungen des Herzens und der Gefäße. Dtsch. med. Wschr. 1907 II, 1931. (b) Über scheinbare zeitliche Veränderungen in der Häufigkeit und Erscheinungsweise gewisser Erkrankungen. Med. Klin. 1921, 1442. — Stübler: Primäre akute Aortitis ulcerosa. Virchows Arch. 232, 126 (1921). — Stümpke: Arteriitis cerebralis im Frühstadium der Syphilis. Inaug.-Diss. Leipzig 1908. — Stumpf: Über die akute Entzündung der Aorta. Beitr. path. Anat. 56, 417 (1913). — Suckling: Gaz. Méd. et Chir. 1889, No 45. — Sumikawa: Über das Wesen der Arteriosklerose. Virchows Arch. 196, 232 (1909). — Sutherland-Walker: Brit. med. J. 1, 959 (1903).

Tagiguchi: 3 Fälle von Aortitis syphilitica. Inaug.-Diss. München 1905. — Takahashi: Über Endarteritis luetica congenita der Hirngefäße bei Kindern. Virchows Arch. 232, 95 (1921). — Takeya: Über Herzsyphilis. Med. Ges. Tokio, 20. Jan. 1904. Dtsch. med. Wschr. 1904, Ver.beil; 1599. — Taylor: Zit. in Hildebrandts Jber. 12, 1294 (1908). — Telford: Brit. med. J. 1924, 1035. — Testa: De aneurysmate syphilitica in de re med. et chir. epist., 1781. — Thibierge: Les lésions artérielles de la Syphilis. Gaz. Hôp. 62, 93 (1889). Thiele: Inaug.-Diss. Greifswald 1904. — Thiem: Die syphilitischen Aortenerkrankungen. Inaug.-Diss. Greifswald 1914. — Thoelldte: Ein Fall von Aortitis luet. auf Basis congen. Lues. Inaug.-Diss. Tübingen 1920. — Thoenes: Über Aortitis luetica neonatorum. Z. Kinderheilk. 33, 113 (1922). — Thoma: Untersuchungen über Aneurysmen. Virchows Arch. 111, 112, 113. — Thomayer: Syphilis der Aorta. Čas. lék. česk. 1910, Nr 1. Ref. Dtsch. med. Wschr. 1910, 238. — Thomson-Walker: 5. internat. dermat. Kongr. Berlin, 12.—17. September 1904. Berl. klin. Wschr. 1904, 1111. — Thorel: (a) Über viscerale Syphilis. Virchows Arch. 158, 271 (1899). (b) Pathologie der Kreislauforgane des Menschen. Erg. Path. 1903, 559 (1904); 1907 II, 194; 1910 II, 133; 1915 I, 1. — Tilp: Über plötzlichen Tod bei Aortenlues. Prag. med. Wschr. 1914, 100. — Töppich: (a) Über nichtthrombotischen Verschluß der großen Gefäßostien des Aortenbogens. Berl. klin. Wschr. 1920. 440. (b) Über nichtthrombotischen Verschluß der großen Gefäßostien des Aortenbogens, insbesondere des Ostiums der Carotis commun. sin. Frankf. Z. Path. 25, 236 (1921). — Trachtenberg: Über die Pathogenese und Histogenese der Aortenaneurysmen. Charkowsky med. J. 5, H. 3/4 (1908). — Treitel u. Baumgarten: Ein Fall von einseitiger temporaler Hemianopsie infolge von syphilitischer (gummöser) Arteriitis cerebralis. Virchows Arch. 111, 251 (1888). — Trevor: Mult. aneurysms of the splenic artery assoc. with calcificat. and dilatat. of the portal vein and its radicls. Trans. path. Soc. Lond. 1903, 302. — Tripier: Étud. anatomo-cliniques. Paris 1909. — Trompetter: Über Entarteriitis. Inaug.-Diss. Bonn 1876. — Tschermak: Aneurysma Aortae dissec. mit Ruptur der Arter. coronaria dextra und zweizeitigem Durchbruch nach dem Herzbeutel hin; Perikarditis, Periarteriitis. Virchows Arch. 146, 233 (1896). — Türk: Arterieller Kollateralkreislauf bei Verschluß der großen Gefäße am Aortenbogen durch deformierende Aortitis. Wien. klin. Wschr. 1901, 757. — Turnbull, H. M.: (a) Trans. med. Soc. Lond. 34, 242 (1911). (b) Alterations in arterial structure, and their relation to syphilis. Quart. J. Med. 8, 201 (1914). — Turner: Perforat. of the aorta. Syphilit. aortitis. Trans. path. Soc. Lond. 1885. — Tuscinski u. Iwaszencov: Ref. Zbl. inn. Med. 11, 201. Zit. nach Ebstein.

Uhlenbruck: Die Ätiologie der Klappenfehler. Inaug.-Diss. Köln 1922.

Vallin: Anévrysme abdom. chez. un syphilit. Soc. méd. Hôp., Sitzg 28. Febr. 1879. Gaz. Hôp. 1879, 205. — Vanzetti: (a) Ricerche sperim. sull'arterite sifilit. dei grandi vasi. Pathologica (Genova) 2, 441 (1910). (b) Ricerche sperim. sull'arterite e sull' aneurisma sifilit. Arch. sci. med. 35, Nr 24 (1911). — Vaquez: Sclérose de l'artère pulmon. Paris mèd. 1926. — Verdié: Des aneurysmes l'origine syphilit. Thèse de Paris 1884. — Verocay: Arterienverkalkung bei angeborener Lues. Frankf. Z. Path. 24, 109 (1920). — Versé: (a) Über Periarteriitis nodosa. Münch. med. Wschr. 1905, 1809. (b) Periarteiitis nodosa und Arteriitis syphilitica cerebralis. Beitr. path. Anat. 40, 409 (1907). (c) Enorm großes Aneurysma der Arteria anonyma. Münch. med. Wschr. 1912, 2136. (d) Großes Aneurysma der Arteria anonyma. Münch. med. Wschr. 1915, 1224. — Verstraeten: Traité des anévrysmes de l'aorte thorac. Gand 1877. Zit. nach Arnsperger. — Veszprémi: (a) Die Bedeutung der Wassermannschen Reaktion bei pathologisch-anatomischen Obduktionen. Zbl. Path. 21, 193 (1910). (b) Über die Periarteriitis nodosa. Beitr. path. Anat. 52, 476 (1912). — Veszprémi u. Jancsó: Über einen Fall von Periarteriitis nodosa. Beitr. path. Anat. 34 (1903). — Virchow: (a) Über die Natur der Konstitution syphilitischer Affektionen. Virchows Arch. 15 (1858). (b) Die krankhaften Geschwülste, Bd. 2, S. 144. (c) Über die Beziehungen von Aneurysmen, Tabes und Paralyse zur Syphilis. Disk. Berl. med. Ges.,

Sitzg 6. Juli 1898. Berl. klin. Wschr. 1898. — VIX: Inaug.-Diss. Erlangen 1901. — VOGEL: Hirnverweichung und Arteriensyphilis. Arch. klin. Med. 20, 32 (1877). — VOLLMER: Ein Fall von Aortenaneurysma mit besonderen Komplikationen. Dtsch. med. Wschr. 1908, Nr 48. — VULPIAN: Zit. nach BRICOURT.

WÄTJEN: (a) Diskussion zu SCHRIDDE. (b) Multiple Aneurysmenbildung der Aorta eines 74jährigen Mannes mit syphilitischer Aortitis. Klin. Wschr. 1927, 1113. — WAGNER, E.: Das Syphilom im allgemeinen; das Syphilom des Herzens und der Gefäße im speziellen. Arch. Heilk. 7, 518 (1866). — WAGNER K. E. u. QWIATKOWSKI: Über einen Fall von Syphilis des Herzens mit bedeutender Erweiterung der Arteria pulmonalis. Virchows Arch. 171, 369 (1903). — WAIL: Über eigenartige Formen der Gefäßsyphilis. Virchows Arch. 265, 414 (1927). — WAITE: The nature and distribution of the lesions in syphilit. aortitis. Amer. J. med. Assoc. 173, 357 (1927). — WALLESCH: Die Verlaufstypen der Rupturaneurysmen am Hirngrunde. Virchows Arch. 251, 107 (1924). — WALLIS: Fall af aorta förträngn-merconsecut. hijethypertr. och bildn. af till täppende thromb i Aorte abdom. Hygiea (Stockh.) 1887, 59. — WARTHIN, A. SCOTT: (a) Studies of the pulmonary artery: syphilitic aneurysm of left upper division: Demonstration of spirochaete pallida in wall of artery and aneurysmal sac. Amer. J. Syph. 1, 693 (1917). (b) Sudden death due to exacerbat. of. latent Syphilis. N. Y. med. J. 115, 69 (1922). (c) Syphilis of the medium and smaller arteries. N. Y. med. J. 115, 69 (1922). (d) Syph. aortitic ansufficienzy Trans. Assoc. amer. Physicians 39, 5 (1924); Arch. int. Med. 34, 645 (1924). (e) Latent syphilis as a cause of heart disease. Ann. Clin. med. 5, 1028 (1927). — WASIK: Doppelseitige syphilitische Thromboarteriitis und syphilitische Nephrose. Ugeskr. Laeg. (dän.) 87, 399 (1925). Zit. nach SCHLESINGER. — WATERMAN: Aortitis syphilitica. Nederl. Tijdschr. Geneesk. 1908, Nr 11. WEBER, C. O.: Syphilitische Stenose der Pulmonalarterie. Verh. niederrhein. Ges. Bonn 1863; Allg. med. Z. 32, 822 (1863). — WEBES, PARKES: Syphilis and etiology of atheroma. Amer. J. med. Sci. 1896, 531. — WEICHSELBAUM: Wien. allg. med. Ztg 1877, 266 u. 275. — WEIGELDT: Periartriitis nodosa. Med. Ges. Leipzig, Sitzg 8. Jan. 1924. Dtsch. med. Wschr. 1924, 324. — WEILL: Eine seltene Entstehungsweise von positivem Venenpuls. Zbl. Herzkrkh. 1920. — WEILL-HALLÉ, TURPIN et PETOT: Process. oblitér. de l'origine des gros vaisseaux émanant de la grosse aortique chez un Syphil. Arch. Mal. Coeur 18, 569 (1925). — WEINBERGER: Zit. nach SCHLESINGER. — WEINTRAUD: Über die Salvarsanbehandlung syphilitischer Herz- und Gefäßerkrankungen. Ther. Gegenw. 1911. — WEITZ: (a) Beiträge zur Kenntnis des Bauchaortenaneurysmas. Dtsch. Arch. klin. Med. 104, 455 (1911). (b) Zur Klinik und Anatomie der Bauchaortenaneurysmen. Biol. Abt. ärztl. Ver. Hamburg, Sitzg 23. Jan. 1912. Münch. med. Wschr. 1912, 730 u. 896. — WELCH: On Aortic aneurysm in the Royal army and the conditions associated with it. Med. Chir. Soc. Lond. 1875; Lancet 1875, 769; Med. a. Chir. Trans. 59, 59 (1876). — WENDELER: Zur Histologie der syphilitischen Erkrankungen der Hirnarterien. Dtsch. Arch. klin. Med. 55, 161 (1895), Festschrift für ZENKER. WERLICH: Mitt. Hamburg: Staatskr. 14 (1913). — WESTENHÖFER: Ver. inn. Med. Berlin, Sitzg 8. Jan. 1906. Dtsch. med. Wschr. 1906, Ver.beil., 163. — WESTPHAL: Progressive Paralyse und Aortenerkrankung. Dtsch. med. Wschr. 1910, Ver.beil., 388. — WEYGANDT: (a) Ein Beitrag zur Histologie des Zentralnervensystems. Arch. f. Psychiatr. 28, 456 (1896). (b) Diskussionsbemerkung zu DENEKE. Ärztl. Ver. Hamburg, Sitzg 17. Dez. 1912. Dtsch. med. Wschr. 1913, 485. — WICKEL: Arch. f. Psychiatr. 30. — WIDEROE: Ungewöhnliches Aneurysma aortae. Norsk. Mag. Laegevidensk. 1911. — WIEDEMANN: Über Aortitis syphilitica. Inaug.-Diss. Leipzig 1905. — WIEN and EARLE: Report of a case of rupture of an aortic aneurysm into the super. vena cava. J. amer. med. Assoc. 76, Nr 25 (1921). — WIESMÜLLER: Ein Fall von einem luetischen Aortenaneurysma. Inaug.-Diss. München 1902. — WIESNER, v.: (a) Über Erkrank. der großen Gefäße bei Lues congen. Zbl. Path. 16, 822 (1905). (b) Über Veränderungen der Coronargefäße bei Infektionskrankheiten. Wien. klin. Wschr. 1906, Nr 24. (c) Aneurysma der Arter. basilaris. Dtsch. med. Wschr. 1909, Ver.beil., 696. (d) Zur Frage der Aortenveränderungen bei kongenitaler Syphilis. Frankf. Z. Path. 4, 161 (1910). — WILKS, SIR SAMUEL: On syphilit. affections of intern. organs. Guys Hosp. Rept., III. s., 9, 44 (1863). — WILLE: Über das Aneurysma der Bauchaorta. Münch. med. Wschr. 1884. — WILMANNS: Lues, Tabes, Paralyse. Klin. Wschr. 1925. 1097 u. 1145. — WILMANNS u. RANKE: Fall Schänzchen. NISSLS Beitr. zur Frage nach der Beziehung zwischen klinischem Verlauf und anatomischem Befund bei Nerven- und Geisteskrankheiten, Bd. 1, H. 1. 1913. — WILSON and MAREY: Rupture of an aortic Aneurysm in a child of four years. J. amer. med. Assoc. 1907. — WIMMENAUER: Zur Kasuistik der Aneurysmen des rechten Sinus Valsalvae der Aorta. Inaug.-Diss. Gießen 1907. — WINGE: Om de hos sifil. forandr. de invendige organer. Forh. vid de Skandin.nionde möte, 1863. — WITTE: Über Gefäßveränderungen bei Paralytikern. Arch. f. Psychiatr. 74, 326 (1925). WITTGENSTEIN u. BRODNITZ: Die Häufigkeit der syphilitischen Herz- und Gefäßerkrankungen (Statistische Erhebungen aus den Jahren 1911—1923). Münch. med. Wschr. 1924, 1351. WODTKE: Zur Behandlung der Aortitis luica. Dtsch. Arch. klin. Med. 144, 357 (1924). WOLDRICH: Über die Zunahme der Aortenlues und Lues des Zentralnervensystems. Wien.

Arch. inn. Med. **15**, 141 (1928). — Wolff, Günter: Über Aortitis luetica. unter besonderer Berücksichtigung der dabei auftretenden Herzklappenveränderungen. Inaug.-Diss. Kiel 1922. — Wolff, H.: Inaug.-Diss. Straßburg 1910. — Wolpert: Über die Häufigkeit und Entstehung des Aortenaneurysmas. Inaug.-Diss. Berlin 1905. — Wredensky: Beitrag zum Bau der Initialsklerose. Inaug.-Diss. Petersburg 1892. — Wright: J. amer. med. Assoc. **1909**, 1454. — Wright-Smith, R. J.: Gummata of the aorta with rupture into the pericardium. J. Path. **31**, 585 (1928). — Wright, J. H.: Treponema pallidum in syphilitic aortitis. Amer. Assoc. Path. 9.—10. April 1909. J. amer. med. Assoc. **52**, 2, 1454 (1909). Wright, J. H. and Richardson: Treponemata (Spirochaete) in syphilitic aortitis. Five cases, one with aneurism. Publ. Massachusetts Gener. Hosp. 2, 395 (1909); Boston. med. J. **1909**, 539.

Zalka, v.: Untersuchungen des Myokards bei kongenitalen Herzveränderungen. Frankf. Z. Path. **30**, 144 (1924). — Zeidler, Maria: Über kongental-luetische Veränderungen der großen Arterien. Inaug.-Dis. Kiel 1922. — Zeissl. v.: Ein Fall von Obliteration der Arteria brachialis sin., bedingt durch Arteriitis syphilit. Wien. med. Bl. **1879**, Nr. 24—27. — Zeman: Syphil. atherosclerosis of the pulmon. artery presenting clinical.y the symptoms of Ayerzas disease. Proc. N. Y. path. Soc. **23**, 58 (1923). — Ziegler: Disk. Verh. dtsch. path. Ges. 2. Tagg **1899**, 366 (1900). — Zimmer: Aortenaneurysma nach Gelenkrheumatismus. Wiss. Ver. Mil.-ärzte Garnison Wien, Sitzg 12. Nov. 1910. Dtsch. med. Wschr. **1911**, 480. — Zimmer, K. H.: Die syphilitischen Erkrankungen der Aorta. Nach dem Material der medizinischen Klinik der Universität Leipzig in den Jahren 1912—1918. Inaug.-Diss. Leipzig 1919. Zuurdeeg: Über Verlauf und Entstehung eines Aneurysma aortae mit Perforation in den rechten Vorhof. Inaug.-Diss. Bonn 1883. — Zwingmann: Das elastische Gewebe der Aortenwand und seine Veränderungen bei Sklerose und Aneurysma. Inaug.-Diss. Dorpat 1891. — Zypkin: Ein Fall von Aneurysma der Bauchaorta mit Perforation in den Magen durch das Uleus rotundum. Dtsch. med. Wschr. **1913 I**, 1145.

Syphilitische Veränderungen der Venen.

Von

C. EVELBAUER -Wiesbaden.

Mit 9 Abbildungen.

Der italienische Arzt CARLO GUATTANI, ein Zeitgenosse MORGAGNIS, beschrieb bei einer bestehenden Lues eine aneurysmatische Erweiterung und Wandverdickung der Vena poplitea. Trotz dieser frühzeitigen Mitteilung sind in der Folgezeit im Schrifttum die Venenveränderungen bei der Syphilis im Verhältnis zu den Arterien sehr spärlich, und erst in der Mitte des 19. Jahrhunderts wird durch Veröffentlichungen vor allem von englischer, französischer und deutscher Seite den Venen wieder mehr Beachtung geschenkt. Wird in dieser Zeit die Lues — vor allem von klinischer Seite — oft als ätiologisches Moment der beobachteten Venenerkrankung hingestellt, so blieb es doch erst dem Anfang des 20. Jahrhunderts überlassen, genaue, besonders pathologisch-anatomische Untersuchungen hierüber auszuführen, und noch heute ist Manches auf diesem Gebiete ungeklärt und heiß umstritten. Die Syphilis, bekannt durch die Vielgestaltigkeit ihres Auftretens, wahrt diesen Charakter auch bei den durch sie hervorgerufenen Venenveränderungen. Meine Aufgabe soll es nun sein, aus dem großen Gebiet der Venenbeteiligung bei syphilitischen Vorgängen nur die Veränderungen näher zu betrachten, die sich primär an den Venen abspielen. Es kommen hierbei *nur die großen und mittelgroßen Venen* in Frage, die extraparenchymatös gelegen sind, weil ja die intraparenchymatös gelegenen, kleinen Venen im engsten Zusammenhang mit dem betreffenden Organ stehen und deshalb nur mit diesem zusammen abgehandelt werden können. Bei unserer Betrachtung verfolgen wir am besten die Veränderungen so, wie sie in den einzelnen Perioden der Syphilis auftreten.

Venenerkrankung im syphilitischen Primärinfekt.

Als erster hat hier v. BIESIADECKI die Beteiligung der Gefäße beachtet und sie als den Ausgangspunkt der Erkrankung bezeichnet. LANG spricht hinsichtlich der Venenveränderungen von einer Endophlebitis und WREDENSKY findet Proliferation und hyaline Entartung in ihren Wandschichten. TAYLOR stellte in nach VAN GIESON gefärbten Schnitten aus dem Gebiet des primären Schankers als das Wesentlichste die *frühzeitige Veränderung der Blutgefäße* fest. Er fand dieselben umgeben von einer massigen Rundzelleninfiltration, welche die perivasculären Lymphräume mehr oder weniger dicht erfüllte. Sowohl Arterien wie Venen waren an dem Vorgange beteiligt, und es fanden sich nur sehr wenige Ausnahmen, die dann nur die großen arteriellen und venösen Blutgefäßstämme betrafen. Die Endothelien der infiltrierten Gefäße waren geschwollen und befanden sich im Zustand der Wucherung. Stellenweise war diese so stark, daß sich innerhalb mittelgroßer Venen Thrombosierungen gebildet hatten. Taylor meint, daß die Schnelligkeit, mit der die zellige Proliferation in den perivasculären Lymphräumen bis zu den Lymphknoten sich fortsetzt, weit größer ist, als die klinische Beobachtung vermuten läßt. Erst durch die Arbeiten von Rieder, Ehrmann und Benda wird uns ein besserer Einblick in die Einzelheiten der hier an den Gefäßen sich abspielenden Vorgänge vermittelt.

Während Ehrmann seine Aufmerksamkeit besonders den Lymphgefäßen zuwandte, *rückte* Rieder *vor allem die Erkrankungen der Venen neben den Lymphgefäßen in den Vordergrund* und betont, daß sie *im Gegensatz zu den Arterien während dieser 1. Periode die hochgradigst erkrankten Gefäße* sind. In einem senkrechten Schnitt mitten durch die Sklerose fand Rieder nämlich da, wo keine Zellanhäufungen im Stratum papillare oder reticulare der Cutis waren, Lymphgefäße und Arterien intakt, die kleineren und größeren Venen aber schon erkrankt. Die Venenwand war hier verdickt, wies aber in ihrer Wand und näheren Umgebung meist keine Zelleinlagerung auf, sondern „das Stratum subendotheliale intimae ist in eine oft ganz breite Bindegewebsschicht umgewandelt, und diese neugebildete Schicht, der die nicht gewucherten, resp. vermehrten Endothelien aufsitzen, enthält bei Schanker älteren Datums Punkte oder Striche oder feinste S-förmig gewellte Fäserchen, die sich durch ihre gleich geartete Tinction als (neugebildetes) elastisches Gewebe dokumentieren". — Die Venenstruktur wird in einem solchen Falle ähnlich einer großen normalen Vene. Treten nun inmitten des Schnittes immer mehr Zellhaufen in der Cutis auf, so infiltrieren sich dementsprechend die Wandungen der eben noch erkennbaren Venen mehr und mehr. Schließlich sind aber die Venenwände vollständig von dem Cutisinfiltrat durchwachsen und von einer ursprünglichen Vene ist nichts mehr zu erkennen, da ihre Wandschicht durch massige Zelleinlagerung verdickt und ersetzt ist. Die Muskelfasern sind kaum noch zu sehen und größtenteils zugrunde gegangen. Die Lichtung der Vene wird teilweise oder ganz ausgefüllt von einer oft vier- bis sechs- bis achtfachen konzentrisch angeordneten Lage rundlicher, meist epitheloider Kerne. In diesem endovasculär gelegenen Zellhaufen ist bei van Gieson-Färbung ein Reticulum feinster Bindegewebsfasern nachweisbar. Das endovasculär gelegene Zellinfiltrat weist somit histologisch die gleichen Merkmale wie das frei in der Cutis liegende auf. Das die Venenwand durchsetzende Zellinfiltrat besteht ebenfalls aus Rundzellen, Epitheloidzellen und vereinzelten Riesenzellen, die in Maschen eines adenoiden Gewebes eingelagert sind. Man hat somit den Eindruck, daß von seiten des Cutisinfiltrates eine Durchwachsung der Vene erfolgt, was man auch bei Betrachtung mehrerer Schnitte leicht einsehen kann. Ist dies das Schicksal der in der Cutis gelegenen kleinen Venen, so trifft man in der Subcutis bei den größeren Venen auf die gleichen Veränderungen. Auch hier wird die Gefäßwandung durch das Zellinfiltrat aufgelöst und die Gefäßlichtung völlig verschlossen (vgl. Abb. 1). Die konzentrische Anordnung der den Haufen zusammensetzenden Zellschichten ist unverkennbar. Rieder hat nachgewiesen, und aus seinen Untersuchungen mit Weigerts Elasticafärbung geht zweifellos hervor, daß es sich bei solchen Bildern um ursprüngliche Venen handelt; denn zwischen diesen konzentrisch angeordneten Zellschichten lassen sich noch die ursprünglichen, nicht zugrunde gegangenen, elastischen Fasern der Venenwand nachweisen. Nach Rieders Anschauung nistet sich der syphilitische Infiltrationsvorgang zu allererst in die Lymphgefäße ein und greift von da auf die Venen über. Die Wand der größeren Arterien fand Rieder unverändert und die kleineren Arterien waren insofern mitgegriffen, als sich in ihrer Adventitia und Media ebenfalls ein chronischer Entzündungsprozeß abspielte, ihre Intima war aber ebenfalls unversehrt. Hierzu im Gegensatz sah RIEDER bei Venen und Lymphgefäßen immer und oft nachweisbar zuerst eine Endophlebitis bzw. Endolymphangitis und er hatte den Eindruck, daß bei jenen kleinen Arterien, deren Lichtung ebenfalls verschlossen war, dieser Verschluß durch Druck des umgebenden Infiltrates von außen erfolgte und nicht durch eigene Wucherung der Intimazellen zustande kam. Diese Beobachtung RIEDERs soll nur Geltung für frische Sklerosen haben; denn in älteren Schankern (Narbe!) fand er auch endarteriitische Vorgänge.

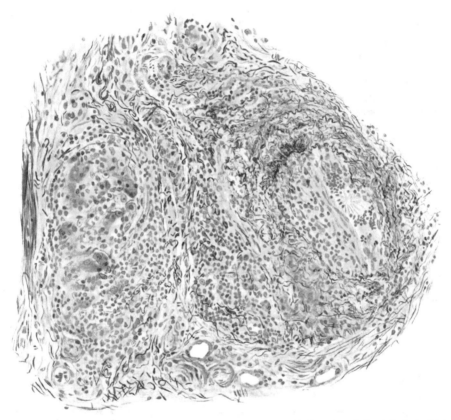

Abb. 1. Ulcus durum. Venenwand (links) zum großen Teil zerstört, während die Arterie (rechts) viel besser erhalten ist. Färbung auf Elastica mit Orcein. (Vorlage von Herrn Prof. CHRISTELLER† nach einem Präparat aus der Sammlung Herrn Prof. BENDAs.)

BENDA kommt bei seinen Venenuntersuchungen in der Primärinduration zu gleichen Ergebnissen wie RIEDER. Er findet eine entzündliche, vorwiegende lymphocytäre Wandinfiltration, schon frühzeitig untermischt mit Fibroblasten und endothelartigen Histiocyten. Eine gleichartige Zellinfiltration läßt sich in der Lichtung des Gefäßes wiedererkennen. BENDA betont die Unmöglichkeit zu entscheiden, was bei dieser endovasculären Wucherung innerhalb der Induration einmal wirkliche Intimawucherung oder aber organisierter Thrombus ist; erst in der Peripherie der Induration bei den größeren Venen der Subcutis sei eine bessere Einsicht möglich. BENDA beschreibt bei Eintritt der zentralen Geschwürsbildung des Schankers an den Venen, soweit diese in den Geschwürsvorgang hineingezogen werden, hyaline Wanddegeneration und im Lumen zerfallende, leukocytenenthaltende Thromben. Die Venenwände zeigen, je weiter sie entfernt von der Ulceration liegen, desto weniger Zellinfiltration, ihre Lumina lassen erkennen, daß sie mit frischen Granulationen, die teilweise mit der gewucherten Intima in Verbindung stehen, angefüllt sind. Nach Benda handelt es sich hier um *granulierende* Thromben. Gerade an diesen Stellen sind von Blaschko, E. Hoffmann und Ehrmann sowohl in der Venenwand als auch in der Gefäßlichtung Spirochäten gefunden worden, so daß wir hier mit Recht von einer *syphilitischen Thromboendophlebitis* sprechen können. *Der chronisch-entzündliche Prozeß der Syphilis geht also aus der oberflächlichen Cutisschicht herab und verläuft im subcutanen Gewebe innerhalb größerer Lymphgefäße und Venen weiter.*

Hier sei erwähnt, daß von Rieder bei den strangförmigen Indurationen, die vom Primärinfekt am Penis zu den Inguinalbubonen hinüberleiten, neben einer Lymphangitis auch eine Endophlebitis festgestellt wurde, die er als eine Verdickung des Stratum subendotheliale schildert. Benda hat wiederholt darauf hingewiesen, daß es sich hier um eine Verkennung des normalen Baues der Vena dorsalis penis handelt, die in ihrem unter der Symphysis ossium pubis verlaufenden Abschnitt hohe longitudinal verlaufende Intimawülste besitzt, die bei flüchtiger Betrachtung eine zellreiche Intimaproliferation vortäuschen, während es sich aber tatsächlich um glatte Muskelzüge handelt. Rieders Angaben sind auch nicht von anderer Seite bestätigt worden. Bei diesen strang-förmigen Indurationen handelt es sich um Lymphstränge, wie durch sorgfältige Untersuchungen von Ehrmann bestätigt wurde. In Umgebung der regio-nären Lymphknoten eines Primäraffektes berichtet Rieder von einer hoch-gradigen Erkrankung der Venen, und zwar fand er in den Venen eine Endo-phlebitis, die die Gefäßlichtung teils völlig, teils nahezu durch neugebildetes Gewebe verschloß. Dies neugebildete Gewebe zeigt ,,exquisit retikulären Bau‘‘, so daß von einer Organisation eines Thrombus keine Rede sein kann. Die Arterien dieser Gegend fand Rieder unversehrt. Diese Befunde werden von Benda bestätigt. Im Fettgewebe um die Lymphknoten fand Rieder ver-hältnismäßig wenig entzündliches Infiltrat, aber trotzdem zeigten sich hier die Venen hochgradig erkrankt im Sinne einer Venensklerose. Die Intima zeigte selten Wucherungen und in der Wand fehlten ausgesprochene Zellinfiltrationen. In einigen Fällen fand Rieder an großen Hautvenen (Vena epigastrica super-ficialis, circumflexa ilei) eine ausgesprochene fibröse Endophlebitis. Diese eben geschilderten Venenveränderungen leiten über zu den Veränderungen des Sekundärperiode, die ich im nächsten Abschnitt näher besprechen will.

Werfen wir einige kurz zusammenfassende Rückblicke auf die Gefäßverände-rungen im Primärstadium der Syphilis, so fällt das *stärkere Befallensein der Lymphgefäße und Venen im Gegensatz zu den meist intakten Arterien* auf. Dies läßt sich aber dadurch erklären, daß die syphilitische Infektion zunächst auf dem Lymphweg sich ausbreitet und *erst von den perivasculären Lymphwegen auf die Gefäße übergreift.* Die Venen leiten ebenso wie die Lymphgefäße zentripetal und stehen deshalb mit diesen in engster Verbindung, so daß die syphilitische Infektion sich besonders leicht und schnell auf sie überträgt. Pathologisch-anatomisch finden wir an den Venen eine *chronisch-produktive Entzündung, die bis zum völligen Verschluß der Venen führen kann.* Diese äußerst starke Ent-zündung mit Bevorzugung der Venen verleiht dem Primärinfekt wohl ein kenn-zeichnendes Aussehen, hat aber durchaus nichts Spezifisches an sich und der *Nachweis, daß es sich um eine Lues handelt, kann erst sicher durch positiven Spirochätenbefund erbracht werden.*

Venenerkrankungen im Sekundärstadium.

Von klinischer Seite wurden zuerst Angaben über Venenerkrankungen, die zugleich mit der Lues II auftreten, gemacht und Syphilis als wahrscheinliche Ursache der aufgetretenen und beobachteten Phlebitis angenommen im Hinblick darauf, daß auf eine spezifische Behandlung hin eine Heilung derselben eintritt. Es liegt in der Natur dieser Erkrankung, wie überhaupt aller Veränderungen der Sekundärperiode der Syphilis, daß sie verhältnismäßig selten dem pathologischen Anatomen zu Gesicht kommen, und so ist es verständlich, daß erst ziemlich spät — Anfang des 20. Jahrhunderts — der feinere Bau und die wichtige Rolle, die den Venenerkrankungen dieser Periode zukommt, erkannt wurde. Ihre Untersuchung und die wichtigsten Ergebnisse verdanken wir demnach den Klinikern, die in solchen von ihnen beobachteten Fällen an im Leben entnommenen Venenstücken genaue pathologisch-anatomische Untersuchungen vornahmen. Es handelt sich bei den beobachteten Venenerkrankungen der Sekundärperiode *hauptsächlich um Erkrankungen oberflächlicher Venen*, in nur ganz vereinzelten Fällen sind Erkrankungen tiefer gelegener Venen mitgeteilt, da ja der klinischen Forschung und Beobachtung die oberflächlichen Venen am besten zugänglich sind. Es ist aber durchaus noch nicht bewiesen, daß die Frühsyphilis fast nie Veränderungen dieser tief gelegenen Venen hervorruft. Sektionen frühsyphilitischer Fälle kommen ja kaum in Betracht. Bei einer solchen wäre es besonders wichtig, das venöse Gefäßsystem eingehend zu verfolgen, da im Spätstadium der Syphilis festgestellte Venenveränderungen vielleicht schon in der Frühperiode, ohne klinisch in Erscheinung zu treten, vorhanden sind. In diesem Sinne „leider" besteht jetzt noch weniger Wahrscheinlichkeit für eine derartige Verfolgung bei einer frühsyphilitischen Leiche als früher.

Zunächst traten also fast nur klinische Veröffentlichungen über selbständige syphilitische Phlebitis des Sekundärstadiums hervor. Die hierher gehörenden bis 1905 erschienen Arbeiten hat bereits E. HOFFMANN in seiner höchst verdienstvollen Arbeit über „Venenerkrankungen im Verlauf der Sekundärperiode der Syphilis" zusammengestellt, so daß ich nach kurzer Wiederholung dieser Arbeiten nur die in jüngster Zeit erschienenen anzufügen habe. Die erste, lange unbeachtet gebliebene Mitteilung stammt aus dem Jahre 1860 von dem englischen Militärarzt G. P. GIRWOOD; drei Fälle, bei denen stets die linke Vena saphena zuerst, dann die rechte erkrankte, woraus GIRWOOD nicht auf einfaches Zusammentreffen, sondern auf die ursächliche Bedeutung der Syphilis für die Phlebitis schließt. LANCEREAUX — von HOFFMANN nicht erwähnt — spricht in seinem „Traité historique et practique de la syphilis" (1873) zwar die Ansicht aus, daß das syphilitische Virus auch Veränderungen an den Venen setzen müsse, vermißt aber noch ihre Kenntnis. 1879 veröffentlichte der Franzose GOSSELIN dann zwei einschlägige Fälle, im einen $3^1/_2$ Monate nach dem Schanker 3—5 cm lange entzündete Stränge an den Venae saphenae magnae neben „gommes souscutanées", die erst später E. HOFFMANN richtig als nodöse Syphilide deutete, im anderen eine strangförmige Phlebitis, von GOSSELIN wieder fälschlich als „Gummi" bezeichnet, der linken Vena saphena parva. GAYRAUD teilte 1882 zwei Fälle mit (einer betraf beide Venae saphenae, der andere die Vena basilica am Ellbogengelenk). Im deutschen Sprachgebiet stammt die erste Veröffentlichung von LANG. In seinen „Vorlesungen über Pathologie und Therapie der venerischen Krankheiten" beschreibt er eine Phlebitis beider Venae saphenae magnae bei einem 26jährigen Manne, der vor 5 Monaten wegen Sklerose und Flecksyphilid behandelt worden war. In der Folgezeit wurden zahlreichere Fälle veröffentlicht, so von BREDA (1889), MAURIAC (1890), CHARVOT (1891, zwei Fälle),

CAUTRU (1892), A. A. FALKENBERG (1892), (dessen Name erst durch die Bemühungen E. HOFFMANNS festgestellt wurde, während sein Fall von MENDEL ohne Namensangabe, von PROKSCH als der eines „Ungenannten" erwähnt wurde), HANDFORD (1892). 1894 folgt die deshalb bemerkenswerte Arbeit MENDELS aus der FOURNIERschen Klinik, weil hier an einem herausgeschnittenen Venenstück zusammen mit LION auch eine anatomische Untersuchung vorgenommen wurde (s. unten), 1896 diejenige von R. D'AULNAY, 1897 von E. LANG und 1898 die Monographie von PROKSCH. Hier werden 107 Fälle von Venensyphilis aus der Sekundär- und Tertiärperiode zusammengestellt, aber da nicht bei allen Fällen Lues feststeht, wie BENDA sagt, „mit geringer Kritik". Im gleichen Jahre gab BARBE in einer Arbeit über die „Phlébite syphilitique" eine Zusammenstellung der bis dahin veröffentlichten Fälle. Es folgen dann Mitteilungen solcher von FOURNIER und LEEPER, FOURNIER, F. BANDESIO, LE NOIR, RUCKERT (1899), G. THIBIERGE (1900), der zusammen mit MONTHUS auch histologische Untersuchungen vornahm, FINGER, der in der Wiener dermatologischen Gesellschaft 1900 einen Kranken mit multiplen, in verdickte Stränge verwandelten Venen an den oberen und unteren Extremitäten und mit den Klappen entsprechenden Knötchen vorzeigte. Sodann haben sich mit dieser Phlebitis im Sekundärstadium noch beschäftigt: COLLINOT, BLASCHKO 1901, OETTINGER, AUDRY und CONSTANTIN BRUUSGAARD, C. MACFIE CAMPBELL 1902, A. RÉNAULT und G. ROUSSY, GAUCHER und CHIRAY, HOFFMANN 1903, PANELLA 1903, WECHSELMANN 1904, BLUMENFELD aus der NEISSERschen Klinik 1904, JULLIEN 1904, MARCUS 1905, WINTERNITZ 1906, SERGENT und COTTENOT 1909, THIBIERGE und RAVAUT 1910, BALZER und VAUDET 1910, STRANDBERG 1911, CUTRONE 1912, TOURNEUX 1912, BENDA, GAUJARD und FRIBOES 1913, TÖRÖK 1915, MORINI 1921, DANEL 1924, GEORGES LEVY 1926, MORROW und EPSTEIN 1928.

Überblicken wir diese mehr oder weniger rein klinischen Arbeiten, so fällt das schon anfangs erwähnte und erklärte Befallensein fast nur der oberflächlichen Venen auf. Nur selten waren auch tiefere Venen ergriffen, so in Fällen von D'AULNAY, AUDRY, HOFFMANN, und zwar stets die Vena poplitea. MORROW und EPSTEIN unterscheiden zwischen Frühfällen mit Erkrankung der mehr oberflächlichen Venen und Spätfällen mit Erkrankung der tiefen Venen. HOFFMANNS schon von mir angeführte Arbeit ist bis heute von allen Arbeiten die grundlegendste und genaueste hinsichtlich Klinik und pathologischer Anatomie dieser strangförmigen syphilitischen Phlebitis — sowie der anderen in die Sekundärperiode fallenden syphilitischen Venenerkrankungen — geblieben. HOFFMANNS eigene klinische Beobachtungen verbunden mit pathologisch-anatomischen Untersuchungen wurden von späteren Forschern immer wieder bestätigt, so daß ich mich nach Durchsicht der von mir angeführten Arbeiten im wesentlichen an seine ausgezeichnete Schilderung bei Beschreibung der strangförmigen Phlebitis halten will, um dabei auf neuere Arbeiten zu verweisen.

Besonders befallen sind die *Venen der unteren Extremität*. Nach einer Zusammenstellung des Schrifttums sind die *Venae saphenae am häufigsten erkrankt*; es folgen die Venae saphenae zusammen mit den Armvenen, dann die *Venae saphenae parvae*, dann die *Armvenen* allein. Daß sich die Erkrankung mit Vorliebe in den großen subcutanen Venen der unteren Extremität abspielt, findet seine Erklärung wohl darin, daß hier ein häufiger Wechsel des Druckes und der Stromgeschwindigkeit des Blutes statthat; hierfür spricht auch, daß, wie auffällt, die Erkrankten zum größten Teil dem schwer körperlich arbeitenden Stande, besonders bei Berufen mit stehend verrichteter Arbeit, zugehören. *Männer* sind *öfters* als Frauen betroffen, das *Durchschnittsalter liegt Ende der*

20er, entsprechend dem Durchschnittsalter, in dem die Syphilis erworben wird, worauf in neuester Zeit STRANDBERG, MORROW und EPSTEIN wieder hinwiesen. Die *Ausdehnung des erkrankten Venengebietes* kann *sehr wechseln.* HOFFMANN berichtet von einem Falle, in dem sich die Erkrankung über die ganze Vena saphena magna von der Leistengegend bis auf den Fußrücken erstreckte; im Gegensatz zu FOURNIER fand er in mehr als der Hälfte der ihm bekannt gewordenen Fälle, daß die Phlebitis symmetrisch war und nacheinander auf beiden Körperhälften auftrat. THIBIERGE betonte gerade die Multiplizität als kennzeichnend; seine Angabe, daß die Venen der linken Körperhälfte häufiger befallen seien als die der rechten, ist nach HOFFMANN nicht richtig. Nach übereinstimmenden Angaben *tritt die Phlebitis sehr frühzeitig auf* — von den Franzosen deswegen als „affection précoce" bezeichnet — und zwar kurz vor, zugleich, oder kurz nach dem Ausbruch des ersten Exanthems *in Fällen sehr schwerer Syphilis.* Bemerkenswerterweise trat die Erkrankung in weitaus den meisten Fällen bei noch nicht mit Quecksilber behandelten Kranken, in seltenen Fällen, wie in denen von CAUTRU oder GAUCHER auch gerade nach Beginn einer Quecksilberbehandlung, in den Fällen von LANG, CARVOT, BLUMENFELD auch nach Beendigung einer Quecksilberkur auf. HOFFMANN fand unter den von ihm zusammengestellten 36 Fällen 30, „in welchen die Phlebitis bei noch nicht oder nicht mehr unter Hg-Wirkung stehenden Patienten" aufgetreten war. In allen bekannt gewordenen Fällen scheint die Venenerkrankung unter Behandlung mit Hg und Jodkalium immer völlig verschwunden zu sein.

Zumeist *tritt die Phlebitis plötzlich auf,* was zusammen mit schnellem Abklingen FOURNIER für kennzeichnend hält. Nach allen mitgeteilten Fällen ist der *Verlauf ein gutartiger;* nie wurde Embolie oder Abscedierung beobachtet. MENDEL, HOFFMANN in neuerer Zeit DANEL sahen Rezidive. MENDEL und HOFFMANN geben an, daß die Venen in diesen Fällen noch sehr lange als harte Stränge fühlbar waren, so daß, wie HOFFMANN meint, eine chronische Sklerose der Venenwand als bleibende Folge der Phlebitis eingetreten war. Meist heilen die Phlebitiden rückstandsfrei ab.

Im Hinblick auf die weite Verbreitung der Syphilis ist die Zahl der veröffentlichten Venenerkrankungen dieser Periode ziemlich gering und HOFFMANN nimmt an, daß diese Phlebitis oft fälschlich als Lymphangitis syphilitica beschrieben und gedeutet worden ist.

Wenden wir uns nun zur *pathologischen Anatomie der strangförmigen Phlebitis.* Vor HOFFMANN untersuchten, wie schon oben kurz erwähnt, MENDEL gemeinsam mit LION und dann THIBIERGE zusammen mit MONTHUS in je einem Fall ein herausgeschnittenes Stück der erkrankten Vene. MENDEL und LION fanden in einem solchen (von einer Armvene) ein die Gefäßlichtung völlig verschließenden, fast gänzlich organisierten Thrombus. Aus der Beschreibung des Befundes geht hervor, wie MENDEL auch selbst sagt, daß er „nicht das Glück gehabt hat, ein spezifisch erkranktes Venensegment" getroffen zu haben. In dem von THIBIERGE und MONTHUS untersuchten Stück der Vena saphena war deren Lichtung durch einen Thrombus verlegt, der in der Mitte kompakt, außen von Zellsträngen durchdrungen war. Diese nahmen ihren Ausgang von der verdickten Intima, die aus gewucherten Zellen bestand und eine „amorphe" Masse sowie Leukocyten aufwies. Die stark verdickte Media enthielt gleichfalls „amorphe" Substanz und nur die Adventitia war normal. THIBIERGE und MONTHUS sahen in dieser „amorphen" Substanz in der Intima und Media nichts für Syphilis Kennzeichnendes, sie schlossen auf eine Gefäßsklerose.

Wir wenden uns nun zu den grundlegenden Untersuchungen und Ergebnissen HOFFMANNS. Die strangförmige Phlebitis, die vorzugsweise ihren Sitz in der Vena saphena magna und Vena poplitea hat, stellt nach Hoffmann ein sicheres sekundäres Syphilom der Venen dar. Die stellenweise im Verlauf der Venen auftretenden Anschwellungen sind das eigentliche Zentrum der Erkrankung, durch die erst *sekundär die Thrombose* hervorgerufen wird. Diese Knoten werden durch eine *entzündliche Wucherung der Intima* gebildet. Sie nimmt ihren Ausgang von einer Seite von der Intima her derart, daß sie in die Gefäßlichtung hineinragt und diese entweder bis auf einen schmalen Spalt oder gänzlich verlegt. Die entzündliche Intimawucherung besteht aus Fibroblasten, epitheloiden Zellen, Plasmazellen, Leukocyten, Lymphocyten und Riesenzellen, die nahezu in jedem Schnitt gefunden wurden und in ihrem Bau Langhansschen Typus aufwiesen. Sowohl Hoffmann wie Marcus fanden keine Nekrosen in der Wucherung, wohl aber Fibrineinlagerungen und kleine Blutungen (vgl. Abb. 2).

Es finden sich nach Hoffmann bei der syphilitischen Phlebitis der Frühperiode *zwei nebeneinander verlaufende Vorgänge*, und zwar 1. eine *Entzündung der Wand*, von der *besonders die Media und Intima*, weniger die Adventitia ergriffen sind und 2. *eine Thrombose*, die entweder zum vollkommenen oder fast völligen Verschluß der Lichtung mit anschließender Thrombusorganisation führt.

In der *Adventitia* sind entzündliche Infiltrate in Nähe oder direkt um die nur wenig verdickte Wände aufweisende Vasa vasorum vorhanden. Die Infiltrate in der Adventitia bestehen hauptsächlich aus Plasmazellen. Die Adventitia weist also im ganzen keine schweren Veränderungen auf. Eine *wesentlich stärkere Infiltration zeigt die Media.* Hier finden sich eine starke Vermehrung

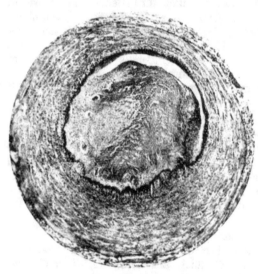

Abb. 2. Strangförmige, syphilitische Phlebitis der Sekundärperiode. Das Venenlumen ist bis auf einen sichelförmigen Spalt durch typische syphilitische Endophlebitis mit Riesenzellen verengt.
[Aus E. Hoffmann: Arch. f. Dermat. 73 (1905).]

fixer Zellen und eine kleinzellige Infiltration. Die Infiltrationen bestehen aus Plasmazellen, wuchernden Bindegewebszellen, Endothelien, Lymphocyten und Leukocyten. Die entzündlichen Veränderungen erreichen ihren *stärksten Grad in der inneren Längsschicht der Media, und zwar dicht unter der Elastica interna.* Hier finden sich Wucherung der Endothelien der Lymphknoten, Wucherung der fixen Bindegewebszellen und vor allem massige Anhäufungen von Plasmazellen, zwischen denen auch Riesenzellen zu finden sind. Die in dieser Wandschicht gelegenen quer verlaufenden Muskelbündel erschienen Hoffmann stärker und reichlicher als in der Norm entwickelt, so daß er, obwohl er keine deutlichen Kernteilungsfiguren feststellte, eine Vermehrung der glatten Muskelzellen annimmt. Benda glaubt, daß es sich hier um Quellung zugrunde gehender Fasern handelte. Ferner nimmt Hoffmann eine *Neubildung der elastischen Fasern* an, da diese in der stark verdickten Media in Gestalt feiner netzartiger Anordnung vermehrt erscheinen. Eine geringe Verminderung, Rarefizierung, der elastischen Fasern scheint nur an den Orten mit stärkster entzündlicher Infiltration vorhanden zu sein. Nach HOFFMANN zeigt die Membrana elastica interna „vielfach eine durch Vermehrung und Auseinanderdrängung ihrer Fasern bedingte Verbreiterung, an anderen Orten ist sie verdünnt und mitunter durch starke, zellige Anhäufungen gegen die Lichtung vorgetrieben und fast völlig zerstört" (vgl. Abb. 3). FRIBOES gibt an, daß durch fortgesetzte Zellwucherung der perivasculären und vasculären Elemente allmählich die Gefäße zugrunde gehen, so daß der Ursprung des Infiltratherdes nicht mehr zu erkennen ist.

Wie oben schon gesagt, zeigt die *Intima* eine *hochgradige Wucherung*, die aber nicht in ihrem ganzen Umfange besteht, sondern nur an einer Seite, so daß unter Umständen noch eine sichelförmige Gefäßlichtung zu erkennen ist. Auf dem Boden dieser Intimawucherung entsteht dann der wandständige *Thrombus*.

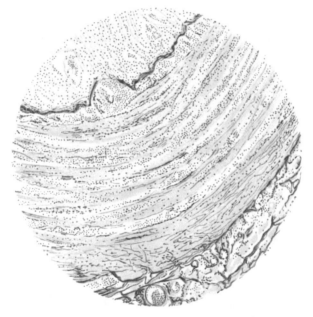

Abb. 3. Ausschnitt aus einer entzündeten Venenwand. Die Intima zeigt nach dem Lumen zu Endophlebitis mit Riesenzellen und neugebildete Gefäßlumina. In der Media sieht man Neubildung feiner elastischer Fasern. Die zelligen Wucherungen und Infiltrate treiben die Muskelbündel der Media auseinander und liegen um pathologisch veränderte Vasa vasorum. Die Adventitia zeigt ebenfalls deutliche Entzündung. [Aus E. HOFFMANN: Arch. f. Dermat. **73** (1905).]

Eine Grenze, wo die Intimawucherung aufhört oder der organisierte Thrombus beginnt, ist nicht mit Sicherheit zu ziehen. Die bei syphilitischer Thrombophlebitis vorhandene Organisation des Thrombus unterscheidet sich von der gewöhnlichen Thrombusorganisation „durch die große Zahl von Riesenzellen" vom LANGHANSschen Typus (vgl. Abb. 4). An der Peripherie des in der Lichtung liegenden Granulationsgewebes ist nur in Nähe der Elastica die Bildung feiner Bindegewebsfibrillen zu erkennen, dagegen keine Neubildung von elastischen Fasern, die FISCHER frühzeitig in Venenthromben vorfand. Die Intimaknoten der strangförmigen Phlebitis sind noch deswegen von besonderem Interesse, weil sie eine auffallende Ähnlichkeit mit den bei akuter Miliartuberkulose auftretenden Intimatuberkeln haben. Nach BENDAS großen Erfahrungen sind die von HOFFMANN eingehend verfolgten *sekundären Intimasyphilome die einzigsten syphilitischen Gefäßerkrankungen, bei welchen man auf Grund des histologischen Aufbaues auf eine primäre Intimaveränderung schließen darf.* Hier darf vermutet werden, daß die *Infektion hämatogen erfolgt,* und daß der Prozeß auf dem Blutwege seine Ausbreitung findet.

Die *Vasa vasorum* sind in allen Mediaschichten weitaus zahlreicher als sie normal hier vorkommen, sie treiben Sprossen, welche die Elastica interna durchdringen und sich durch zahlreiche neugebildete Schlingen im Granulationsgewebe, das in der Gefäßlichtung liegt, ausbreiten. Die Vasa vasorum sind in Media und Adventitia zum Teil strotzend mit Blut gefüllt, zum Teil durch Wucherung besonders der Endothelien verengt, unter Umständen bis zum völligen Verschluß. Ähnliche Wucherungen bis zum Verschluß finden sich auch in den Lymphspalten.

Aus den von Mendel und Thibierge erhobenen Befunden könnte man annehmen, daß die Thrombose bei syphilitischer Phlebitis der primäre Vorgang sei. Jedoch ergibt sich aus den Untersuchungen von Hoffmann, die durch Marcuse und Marcus bestätigt wurden und wie auch aus dem von Neisser beschriebenen Fall, bei dem es sich um eine eigentümliche ohne Thrombose, ohne Endothelwucherung einhergehende, wandernde Phlebitis bei nicht frischer,

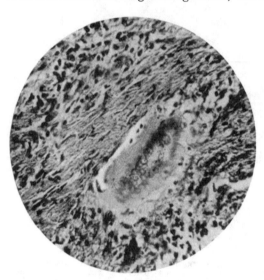

sondern älterer Lues handelte, hervorgeht, daß die von Hoffmann, Marcuse, Marcus, Darier und Civatte gefundenen Wandveränderungen bei weitem älter sind, als die nur gering vorhandene Thrombusorganisation. Marcus bestätigte und ergänzte Hoffmanns Befunde anläßlich eines Falles syphilitischer Phlebitis, die 4 Monate nach der Infektion auftrat, und bei welcher er den Nachweis erbrachte, daß die Hauptveränderungen in seinem Falle in der Nähe eines Klappenpaares gelegen waren. Marcus verlegt den *Ausgangspunkt* mit großer Wahrscheinlichkeit in die *Intima und möglicherweise in die innere Längsschicht der Media.* Die *Thrombenbildung* tritt *sekundär* auf der primär veränderten Intima auf.

Abb. 4. Eine Langhanssche Riesenzelle bei stärkerer Vergrößerung.
[Aus E. Hoffmann: Arch. f. Dermat. 73 (1905).]

Sind nun die eben geschilderten Veränderungen für Syphilis kennzeichnend? Es handelte sich ja nicht um gummöse Vorgänge, sondern vielmehr um die von Virchow als irritativ bezeichneten Entzündungsvorgänge, die nach Ansicht aller Forscher „nichts für Syphilis Charakteristisches an sich haben". Die hochgradige Erkrankung der Vasa vasorum und der Lymphspalten, der in beiden oft nachweisbare fast völlige Verschluß durch die gewucherten Wandelemente, die Wucherung der fixen Zellen, das massige Vorkommen von Plasmazellen und vor allem der große Reichtum an Riesenzellen glaubt Hoffmann als etwas für Syphilis Kennzeichnendes verwerten zu können. Er legt besonderen Wert auf die Riesenzellen, die er „immer in dem das Lumen ausfüllenden Granulationsgewebe im Bereich der endothelialen Wucherung" liegen fand. Aus ihrer Lage schließt er unter Berufung auf die Annahme Heubners und die Arbeiten von Brasch, Manasse, daß diese Riesenzellen aus Endothelien hervorgegangen sind. Der sicherste Nachweis einer syphilitischen Phlebitis wird natürlich durch positiven Spirochätenbefund erbracht. Dieser ist nach FRIBOES Angaben bisher aber nur THIBIERGE und RAVAULT in einem Fall in Abstrichpräparaten gelungen. Auch brachte die Verimpfung in diesem Falle positive Resultate. MORINI fand bei einer Phlebitis und Periphlebitis im Sekundärstadium weder Riesenzellen noch Spirochäten. Nach einer spezifischen Kur von 20 Tagen trat in diesem Falle Heilung ein.

Oft im Zusammenhang mit dieser, eben besprochenen, strangförmigen Phlebitis aber auch allein auftretend, steht eine weitere Venenerkrankung der Sekundärperiode, die nach HOFFMANN allgemein als *nodöses Syphilid* bezeichnet wird. HOFFMANN versteht darunter knotenförmige Efflorescenzen von Bohnen — bis Walnußgröße, die im subcutanen Gewebe liegen und häufig mit der Haut verwachsen sind. Zumeist besitzen sie eine kugelige oder ellipsoide Form. Sie kommen vorzugsweise an den Streckseiten der Unterschenkel, weniger an den der Oberschenkel vor und treten seltener bei Männern als Frauen auf. MARCUSE berichtet über drei Fälle dieser Art, die sich von dem von HOFFMANN beobachteten insofern unterscheiden, als es sich bei den Fällen von MARCUSE um eine Venenerkrankung handelt, die schon mehr der Tertiärperiode zuzurechnen ist, denn hier kam es bei zwei Fällen zur Erweichung der an den Unterschenkeln gelegenen Knoten ganz nach Art eines aufgebrochenen Gummis. Im HOFFMANNschen Falle handelt es sich um ein dem Frühstadium der Syphilis angehörendes typisches, nodöses Syphilid, bei dem er eine frische syphilitische Thrombophlebitis ohne Nekrosen nachwies. Auch hier ist, wie oben bei der strangförmigen Phlebitis schon ausgeführt, die Intimawucherung das Primäre, auf die sich dann die Thrombose setzt. MARCUSE fand Riesenzellen in der Gefäßlichtung gelegen, HOFFMANN dagegen sah sie mehr innerhalb der adventitiellen Wucherung und erklärt es damit, daß es sich bei seinem Fall um einen frühsyphilitischen handelte, während MARCUSE seine histologischen Untersuchungen an Spätfällen vornahm. Von HOFFMANN wird bestätigt, daß „die nodösen Syphilide mit Vorliebe an varicösen Venen auftreten". Bei diesen schon wandveränderten, schlecht ernährten varicösen Venen kann es leicht zu Nekrose, Erweichung und Geschwürsbildung kommen. Diese Formen sind nach HOFFMANN von echten Gummen zu unterscheiden, wenn er auch Übergänge zwischen diesen nodösen Syphiliden und echten Gummen nicht leugnet.

Wir kommen jetzt zu einer Erscheinungsform der Syphilis, die *an der Grenze vom Sekundär- zum Tertiärstadium steht* und deshalb von einigen Forschern je nach ihren Beobachtungen entweder ins sekundäre oder tertiäre Stadium verlegt wird. Es handelt sich um das *Erythema nodosum* und das *Erythema multiforme syphiliticum*. Bei dem Erythema nodosum werden die *subcutanen* und bei dem Erythema multiforme mehr die *cutanen Venen als Ausgangspunkt dieser Erkrankung bezeichnet*. Als erster hat MAURIAC 1889 das Erythema nodosum bei maligner Lues beschrieben und betont, daß es syphilitischen Ursprungs sei; denn es unterscheide sich von dem gewöhnlichen, idiopathischen Erythema nodosum dadurch, daß seine Efflorescenzen bei der Abheilung sich von der Haut ablösen und frei beweglich werden. MAURIAC beschreibt neben den in Haut und Unterhaut gelegenen, sehr schmerzhaften, akut entzündlichen Knoten auch gut abgegrenzte im subcutanen Gewebe gelegene Knoten, über denen die Haut frei verschieblich ist, und die auch im weiteren Verlauf der Erkrankung nicht mit der Haut verlöten, sondern ohne aufzubrechen resorbiert werden. LESSER (1882) nimmt zu MAURIACs Mitteilung Stellung und ist der Ansicht, daß das Erythema nodosum syphiliticum eine eigentümliche und sehr seltene sekundäre Erscheinungsform der Syphilis darstelle, weil die durch das Erythema nodosum syphiliticum gesetzten Knoten viel plötzlicher auftreten, viel schneller verlaufen, als dies bei tertiärer Syphilis jemals vorkommt, und daß diese Knoten stets in Resolution endigen. Lesser hat drei Fälle beobachtet, bei denen er neben anderen sekundären Symptomen der Syphilis das Erythema nodosum feststellte. Er beruft sich dabei auf Oedmansson und Finger, die entsprechende Fälle in der Sekundärperiode beobachtet haben. Lesser spricht sich nicht so bestimmt wie Mauriac für den syphilitischen Ursprung des Erythema nodosum aus, sondern von einer durch die Lues geschaffenen Disposition für das Erythema. Testú 1888 schließt sich ganz der Ansicht Mauriacs an und hält das Erythema nodosum für syphilitischen Ursprungs, gleichzeitig beschreibt er aber auch bei Syphilis auftretende polymorphe Erytheme, die besonders bei geschwächten Personen vorkommen und — wie sein Lehrer Leloir annimmt — nichts mit Syphilis zu tun haben. Im Jahre 1896 erfährt die Ansicht Mauriacs durch die Arbeiten von de Beurmann und Claude eine weitere Bestätigung. Beide Forscher äußern sich an Hand von sechs Fällen über die Pathogenese des Erythema, indem sie zwar ein zufälliges Zusammentreffen einer Syphilis und eines Erythema als möglich betrachten, für die Mehrzahl der Fälle aber annehmen, daß das Erythema nodosum durch die Syphilis hervorgerufen sei. Sie beobachteten zwischen dem Erythema nodosum syphiliticum und den Gummata der Haut fließende Grenzen und zeigen, daß zwischen beiden nur eine verschiedene Stärke der pathologischen anatomischen Vorgänge anzunehmen ist.

Durch die weiteren Arbeiten von Marcuse und Hoffmann ist die Ansicht Mauriacs weiterhin bestätigt und durch genaue pathologisch-anatomische Untersuchungen erwiesen worden. Diese Verfolgungen von Marcuse und Hoffmann gewähren auch einen Einblick in die Pathogenese der Erkrankung. Marcuse berichtet von drei Fällen mit typischer, schwerer, sekundärer Lues, die mit dem von Mauriac, de Beurmann und Claude gezeichneten Bilde des „Erytheme nouieux syphilitique" übereinstimmten. Histologisch fand Marcuse scharf umschriebene rundliche bis ovale Neubildungen, die im Unterhautzellgewebe lagen und eine bestimmte Beziehung zum Gefäß aufwiesen, indem nämlich ringförmige Schichten elastischer Fasern kreisförmig das neugebildete Gewebe begrenzten. Nach außen folgte die von elastischen Fasern unregelmäßig durchsetzte dicke Muscularis, die nach außen zu scharf abgesetzt war. Zwischen den Muskelfasern und außerhalb dieser bestand eine wenig dichte Infiltration aus kleinen Rundzellen. Die Gefäßlichtung war vollständig von Granulationsgewebe ausgefüllt, in welchem sich viele „Plasmazellen" und Capillaren finden. Aus diesem Befund schließt Marcuse auf eine Phlebitis mit Übergang in eine zum Teil nekrobiotisch umgewandelte Granulation mit den wesentlichen Merkmalen eines Gummi. Ein solcher im Sekundärstadium der Syphilis auftretender Knoten ist nach ihm als ein spezifisches Erzeugnis aufzufassen. Ausgangspunkt ist eine größere subcutane Vene. Es liegt eine Phlebitis proliferans und obliterans mit Bildung von Granulationsgewebe und Nekrobiose vor. Die Vorgänge gehen von der Intima aus; dafür spricht, daß die Elastica interna an einer Stelle nach außen vorgebuchtet ist, und daß in der Intima verschiedentlich Neubildung von elastischen Fasern vorhanden ist. An dieser Stelle ist der Prozeß am ältesten. Hoffmann teilt in seiner Arbeit „Über Erythema nodosum und multiforme syphilitischen Ursprungs" 12 Fälle mit, worunter 11mal „das Erythema als durch Syphilis verursacht angesehen werden muß", und nur in einem Fall ein Zusammentreffen von Lues und Erythema vorlag. Hoffmann gibt genaueste klinische Angaben. So stellte er als Durchschnittsalter 19 Jahre fest und beobachtete die Erkrankung meist bei Mädchen, die eine frische sekundäre Lues aufwiesen. Die Efflorescenzen besitzen die gleichen Kennzeichen wie bei dem Erythema nodosum sonst und entstehen plötzlich über Nacht. Niemals hat

HOFFMANN an diesen Knoten Erweichung oder Geschwürsbildung gesehen, auch nicht die von MAURIAC und JULLIEN 1903 beschriebene völlige Ablösung von der Haut, so daß man sie frei unter der Haut hin und her bewegen konnte. Auch hat HOFFMANN neben solchen typischen Erythemknoten niemals Gummata beobachtet. Als Sitz gibt er gemeinsam mit den genannten Autoren die Streckseiten der Unterarme und Unterschenkel an und betont, daß die Syphilis in solchen Fällen eine besonders schwere Form zeigt.

In seiner Arbeit über Venenerkrankung im Verlauf der Sekundärperiode beschreibt HOFFMANN einen Fall, den er nach Abschluß seiner Arbeit über Erythema nodosum et multiforme syphiliticum zu Gesicht bekam. Bei diesem Falle konnte er auch MAURIACS Angabe, daß neben fest mit der Haut verlötenden Knoten ebenso frei unter ihr bewegliche vorkommen, bestätigen. Hier breitete sich das Erythem über Arme, Beine, Gesicht und Hals aus und HOFFMANN entnahm am 12. Tag nach Beginn des Fiebers einen gut erbsengroßen typischen Erythemknoten von der Streckseite des Unterarmes. Bei der Herausnahme zeigte sich, daß oben und unten in diesen Knoten eine kleine, blutende, subcutane Vene eintrat. Bei der histologischen Untersuchung stellte HOFFMANN folgenden Befund fest. Er fand eine stark entzündete Vene, die eine verdickte Wand aufwies. In der Lichtung derselben lag ein frischer roter Thrombus, der dieselbe ganz oder fast ganz verschloß. Die Intima war am wenigsten erkrankt und zeigte nur geringe Wucherung der Endothelien, dagegen fand sich in der Media ein reichliches Zellinfiltrat, bestehend aus Plasmazellen, gewucherten Endothelien und Bindegewebszellen, das die Muskelfasern weit auseinander getrieben hatte. Die Elastica interna war so verdickt, daß hier eine Neubildung von elastischen Fasern stattgefunden haben muß, ebenso sind in der Media feine elastische Netze neugebildet. Die Vasa vasorum zeigten hochgradige Wucherung ihrer Wandbestandteile. Adventitia und umgebendes Fettgewebe zeigten ebenfalls starke zellige Durchsetzung. Im großen und ganzen ähnelt dies Bild dem, wie wir es bei der strangförmigen Phlebitis gefunden haben. Häufig kommt es aber hier zur hämorrhagischen Infiltration der Wand und das zellige Infiltrat weist oft Reichtum an polynukleären Zellen auf, so daß doch ein Unterschied besteht, indem nämlich dieser Prozeß einen akuteren Eindruck macht. Riesenzellen wurden von HOFFMANN in diesen Fällen bedeutend spärlicher beobachtet, und sie lagen dann mehr in der Adventitia, aber auch hier sieht er in ihrem Vorkommen etwas für Syphilis Bezeichnendes. Hierher gehören auch die Fälle von FRIBOES und BLASCHKO, die insofern noch ein anderes Bild bieten, als hier ein typisches, syphilitisches Granulationsgewebe in die Intima vordringt und die Gefäßlichtung völlig verschließt. FRIBOES zeigt in seinen Abbildungen auch Riesenzellen innerhalb der Gefäßlichtung und in der Intimawucherung. Aus allen diesen Schilderungen geht zur Genüge hervor, *daß bei den Erscheinungsformen der sekundären Syphilis die Venenerkrankung eine bedeutsame Rolle spielt.*

In die Sekundärperiode der Syphilis fällt noch ein Fall, den VERSÉ in seiner Arbeit „Über Phlebitis syphilitica cerebrospinalis" veröffentlicht hat. Es ist dies der *einzige Fall*, in dem mir zugänglich gewesenen Schrifttum, der von einer *Venenaffektion an inneren Organen in der Sekundärperiode* berichtet und bei dem sowohl *klinisch wie pathologisch-anatomisch* die *syphilitische Entstehung sicher nachgewiesen* wurde. Wohl ist schon einmal eine Phlebitis cerebralis bei einer Lues aus klinischen Erscheinungen von CAMPBELL erschlossen worden, aber der sichere Beweis konnte dafür nicht erbracht werden, sondern die Diagnose gründete sich nur darauf, daß im Anschluß an die Phlebitis cerebralis eine periphere Phlebitis, wie ich sie schon besprochen habe, auftrat. Die sonst im Schrifttum bekannten Venenerkrankungen betreffen meist das Rückenmark

und müssen der Tertiärperiode der Syphilis zugerechnet werden. Im Falle von
Versé traten 7 Monate nach der Infektion die ersten Zeichen dieser Phlebitis
syphilitica cerebrospinalis auf und in weiteren 2 Monaten trat der Exitus letalis
ein, der erst durch die Sektion die genaue Diagnose ermöglichte. Bemerkenswert
an diesem Falle ist der außergewöhnlich stürmische Verlauf von der Infektion
an bis zum Ende, sowie sein refraktäres Verhalten gegenüber einer spezifischen
Behandlung, so daß man hier — wie Versé sagt — „an eine maligne Form der
Syphilis denken muß". Wie wir gleich bei näherer Besprechung sehen werden,
finden sich hier an den Venen Veränderungen, die starke Neigung zu Nekrosen
aufweisen und daher Bilder geben, wie wir sie eigentlich nur in der Tertiärperiode
zu sehen bekommen, trotzdem spricht aber das zeitliche Intervall von Infektion
bis zum Auftritt der Venenerkrankung die Bevorzugung der Venen gegenüber
den Arterien und schließlich die hochgradig entzündliche Art dieser Erkrankung
dafür, daß wir diesen Fall, wie es auch Versé getan hat, der Sekundärperiode
der Syphilis zurechnen müssen.

Es handelt sich bei dem Fall von Versé um einen 19jährigen Mann, der sich
im März bei einem Coitus eine Gonorrhöe und Lues zuzog. Anfang April traten
die bekannten Anfangserscheinungen wie ulcerierte Stellen im Sulcus coronarius
und indolente Bubonen in der Leistengegend auf. Der Mann war von Anfang
seiner Erkrankung an immer in fachärztlicher Behandlung, die ihm nur zeitweise
Besserung brachte, die Erkrankung selbst schritt aber weiter fort und schon
im Herbst desselben Jahres traten Doppelsehen, Augenmuskellähmung, Kopfschmerzen, leichte Nackensteifigkeit, Erlöschen der Patellarreflexe, Steigerung
der Achilles- und Fußsohlenreflexe auf, die auf ein Ergriffensein des Gehirns
hinwiesen. Diese Krankheitszeichen von seiten des Gehirns verschlimmerten
sich immer mehr, indem noch nächtliche Unruhe, Benommenheit und starke
beiderseitige Stauungspapille dazukamen, weiter traten dann rechtsseitige
Abduzensparese, Nystagmus beim Blick nach rechts, erst Parese des rechten
Beines, dann auch des rechten Armes und Untersichlassen von Stuhl und Urin ein.
Sensibilitätsstörungen waren nicht festzustellen. Unter diesem Bild trat Anfang
Januar des folgenden Jahres der Tod ein. Die klinische Diagnose lautete auf
Tumor cerebri mit meningitischen Erscheinungen. Bei der Sektion wurde nun
folgender Befund erhoben: Die weichen Hirnhäute sind besonders in der Stirn-
gegend und an der Konvexität weißlich getrübt. Diffuse gelbliche Infiltrate
sieht man um die Veneneinmündungen zwischen den Pacchionischen Granulationen auf der rechten Seite. Diese gelblichen Infiltrate begleiten die Venen
gewissermaßen als Scheiden über die Furchen nach beiden Seiten hin. Am
Pol des Stirnlappens sieht man einen sich verästelnden Venenstamm, der
die gleichen gelblichen leistenförmig vorspringenden Einlagerungen in seiner
Wand aufweist. An der medialen Kante ist eine Vene in einer Ausdehnung
von 1,3 cm von einem roten Thrombus angefüllt und zeigt in ihrer Wand
kleine, fleckige, gelbliche Einlagerungen. Gleiche Veränderungen weisen die
Venen der linken Hemisphäre und Hirnbasis auf. Am Rückenmark ist makroskopisch an den Venen kein Befund zu erheben, man sieht hier nur eine
Trübung der weichen Häute.

Mikroskopisch fand sich ein sehr wechselvolles, vielgestaltiges Bild der
Venen im Gegensatz zu den völlig unversehrten Arterien. Bei dem leichtesten
Grad der Venenveränderung fanden sich in deren leicht aufgelockerten Wand
entsprechend den Gewebsspalten Zellinfiltrate von Rundzellen und Plasmazellen.
Die Venen erschienen wie von einem Zellmantel umgeben und ihre Lichtung
frei. Bei dieser Zellinfiltration fehlten Leukocyten. Nur gelegentlich kam es
an solchen Gefäßen zur Verkäsung, wobei die Vene dann erweitert war und
einen roten Thrombus aufwies. Schwerere Grade fanden sich an anderen

Stellen, wo die innerste Mediaschicht und Intima stark aufgelockert war und eine unscharfe Grenze gegen die sich anlagernde fibrinöse Thrombusmasse bestand. In den Außenschichten fand man hier knötchenförmige Zellinfiltrate, die Neigung zur Nekrobiose aufwiesen, die Gefäßlichtung ist erweitert und mit Gerinnungsmassen angefüllt. An anderen Stellen waren die Venenwände auf lange Strecken von Fibrin durchsetzt, hier waren die Wandelemente abgestorben und es fanden sich reichlich Leukocyten. In der Umgebung weisen die weichen Hirnhäute stärkere Zellinfiltrate auf. Schließlich beherrschten noch völlige Nekrosen der Gefäßwand und Umgebung das mikroskopische Bild. An diesen Stellen waren die Venen erweitert und es konnten sich umschriebene Ausbuchtungen der Wand nach Art eines Aneurysmas entwickeln. Diese Erweiterungen haben nichts mit den Bildern eines Varix zu tun, worauf VERSÉ und in der Folgezeit BENDA besonders aufmerksam machten. Nach BENDAS großen Erfahrungen sind die in diesem Fall beschriebenen umschriebenen Erweiterungen die einzigen bekannten Veränderungen, die man als „Venenaneurysma" ansprechen kann. Am Rückenmark fand VERSÉ die gleichen Veränderungen, nur waren sie hier weit schwerer und weiter verbreitet. Daneben fanden sich aber auch Bilder einer starken produktiven Endophlebitis, die stellenweise zum völligen Verschluß geführt hatte. Dieser Fall ist nun besonders noch deshalb so wertvoll, weil die syphilitische Entstehungsursache dieser Venenerkrankung durch *positiven Spirochätennachweis* sichergestellt wurde. VERSÉ konnte sich an Hand seiner Präparate überzeugen, daß die Spirochäten von der Gefäßlichtung aus in die Venenwand eindringen, und zwar sollen sie sich dabei zuerst der Innenfläche der Intima anlegen, um dieselbe dann in schräger Richtung anzubohren, und wieder weiter nach außen zu wandern, wo sie eine Periphlebitis erzeugen. VERSÉ schreibt: „Es dringt also die Infektion von innen nach außen, die Entzündung umgekehrt von außen nach innen vor". In dem Fall von VERSÉ handelt es sich also um eine *äußerst akute syphilitische Phlebitis, die sich aus periphlebitischen und thromboendophlebitischen Vorgängen zusammensetzt.* Die produktive Endophlebitis, die VERSÉ besonders im Rückenmark vorfand, deutet auf eine besondere Abwehr des Organismus, einen Heilungsvorgang, hin und läßt vermuten, daß in weniger stark infektiösen Fällen dieser Vorgang überwiegt und es, wie bei den anderen syphilitischen Phlebitiden der Sekundärperiode, zur Heilung kommt. Diese Vermutung liegt auch deshalb so nahe, weil der Fall von VERSÉ eine vereinzelt dastehende Beobachtung darstellt.

Venenerkrankungen im Tertiärstadium.

Bei dem „nodösen Syphilid" der Sekundärperiode habe ich schon auf die fließende Grenze zum Tertiärstadium aufmerksam gemacht. Anatomisch kennzeichnend für die Tertiärperiode ist das Gummi mit seiner Neigung zur Nekrose und zur Vernarbung. Wir haben es in dieser Periode mehr mit örtlichen Vorgängen im gewissen Gegensatz zu den mehr flächenhaften der Sekundärperiode zu tun. Der meist negative Spirochätenbefund in einem Gummi spricht ganz dafür, daß es in diesem Gummi zur Vernichtung der spezifischen Erreger kommt. Die im Anschluß an die spezifische Entzündungsgeschwulst auftretende Bindegewebswucherung und Organisation stellt den reparatorischen Abschluß dieser örtlichen Erkrankung dar. Durch den negativen Spirochätenbefund ist uns der sicherste Beweis für die syphilitische Ätiologie der gleich zu besprechenden Venenveränderungen genommen; denn wir werden sehen, daß es da, wo es sich nicht um ein Gummi handelt, sondern die reparatorischen, produktiven Vorgänge im Vordergrund stehen, sehr schwer, geradezu unmöglich ist, im Einzelfall die Lues als Ursache des Gewordenen zu beschuldigen. In solchen

Fällen muß besonders von klinischer Seite die Anamnese und Beobachtung, von Seite des Pathologen das gesamte anatomische Bild, soweit es auf Syphilis hinweist, herangezogen werden, und ausschlaggebend kann die Wa.R. sein. Ich berücksichtige in der Tertiärperiode auch die Fälle der Lues congenita tarda, da sie in ihrem anatomischen Verhalten ganz denen der erworbenen Lues dieses Stadiums gleichen. Auch hier will ich mich auf die Fälle beschränken, in denen sich primär an den Venen für die Syphilis kennzeichnende Veränderungen abspielen, und nur kurz sollen solche Fälle erwähnt werden, bei denen größere Venen durch gummöse Vorgänge der Nachbarschaft in Mitleidenschaft gezogen werden.

An erster Stelle will ich die *Endophlebitis hepatica obliterans* erwähnen, die der klinischen Diagnostik größte Schwierigkeiten bereitet und wohl deshalb noch nie im Leben sichergestellt wurde. Die Beobachtung dieser nicht allzu häufigen Erkrankung reicht weit zurück. Sie wurde erstmalig 1876 von Eppinger mitgeteilt; bald folgten weitere Veröffentlichungen von Frerichs 1861, Rosenblatt 1867, Gee 1871, Schüppel 1880, Hainski 1884, v. Maschka 1885, Lange 1886, Thran 1889, Churton 1899, Lazarus-Barlow 1899, Chiari 1899, Lichtenstern 1900, Meystre 1901 und 1904, Rendu et Poulain 1902, Peukert 1902, Kretz 1902, Moore 1902, Fabris 1904, Hess 1905, Umbreit 1906, Issell 1907. Sämtliche Beschreiber teilen gleiche, höchstens an Stärke verschiedene Beobachtungen einer Endophlebitis hepatica obliterans mit; so sind einmal nur die Einmündungsstellen der Venae hepaticae in die Vena cava inferior von der obliterierenden Endophlebitis betroffen, ein anderes Mal dagegen auch die kleineren Venae hepaticae. Die Leber war entweder geschwollen oder aber durch cirrhotische Vorgänge verkleinert. Aus den Einmündungsstellen der Venae hepaticae ragten in die Cava in manchen Fällen graurote Thromben heraus, in anderen Fällen war es wiederum unmöglich, überhaupt noch eine Einmündungsöffnung festzustellen. Durch diese Abflußhindernisse war es *in der Leber* in sämtlichen Fällen zu *hochgradiger Stauung mit ihren Folgeerscheinungen* gekommen. Im Gegensatz zu der alten, von Schüppel und später auch von Umbreit vertretenen Auffassung, die *Thrombose* sei das Primäre, fassen fast alle Forscher diese als *etwas Sekundäres* auf und lehnen eine primäre Thrombose, die zu einer sekundären Endophlebitis geführt hätte, ab. Histologisch findet sich stets etwa der gleiche Befund. Die *Intima* zeigt starke, *teilweise bis zum völligen Lichtungsverschluß führende Wucherungsvorgänge*, die in den meisten Fällen *unmittelbar an der Einmündungsstelle in die Vena cava inferior* gelegen und hier am stärksten sind. In Fällen, in denen es durch solche Intimawucherung nicht zum völligen Gefäßlichtungsverschluß gekommen ist, wird ein solcher noch durch sich auflagernde *Thromben* erreicht. Diese werden organisiert und in diesen Fällen liegt bindegewebiger Verschluß der Venen zuletzt vor. Lichtenstern machte besonders darauf aufmerksam, daß in Fällen, in denen der Verschluß rein durch die Endophlebitis zustande gekommen ist, jedes Blutpigment in der bindegewebigen Obliteration fehlt und schließt daraus, daß das Primäre die Gefäßwandveränderung, nicht die Thrombose ist. Die Venenwände waren in weiterer Entfernung vom Verschlußgebiet verdickt und wiesen in Media und Adventitia keine wesentlichen Besonderheiten auf.

So einheitlich die pathologisch-anatomischen Befunde angegeben werden, so verschieden wird die Entstehungsursache dieser Erkrankung beurteilt. Die *meisten Beschreiber*, wenn auch mit gewissem Vorbehalt, *sehen als Ursache dieser primären Endophlebitis die angeborene oder erworbene Syphilis an* (Eppinger, v. Maschka, Lange, Churton, Lazarus-Barlow, Chiari, Lichtenstern, Moore, Meystre, Hess), andere wieder, wie Frerichs, Hainski, Thran,

nehmen eine chronische Peritonitis an, die auf die Gefäßwände dieser Venen
übergreife, KRETZ dachte an mechanische Schädigungen der Lebervenen,
nämlich durch Zerrung hervorgerufene kleinste Einrisse der Venenwände, da
den Lebervenen die Funktion eines Insertionsapparates der Leber an der
Cava zukomme. Aus diesem Grund habe auch die Endophlebitis ihren Sitz
gerade an der Einmündungsstelle in die Vena cava. UMBREIT und ISSEL
nehmen in ihren Fällen als Ursache einen Herzfehler und nachfolgende Stauung
an. PEUKERT bezieht die in seinem Falle beobachteten Veränderungen auf
angeborene Mißbildung.

Eine weitere Klärung der strittigen Entstehungsursache der Endophlebitis
hepatica obliterans wurde durch HÜBSCHMANN im Jahre 1912 erreicht. Bei

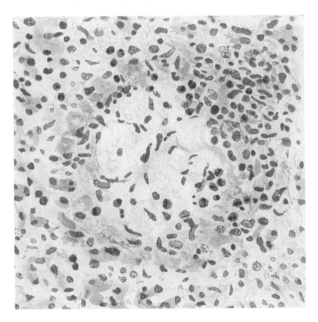

Abb. 5. Fibrös verdickte Venenwand mit Rundzellen und Leukocyteninfiltraten. Gefäßlichtung ist
durch Fibroblastenstränge gekammert. [Aus C. HART: Virchows Arch. **237**, 51 (1922).]

Durchsicht aller genannten, bisher erschienenen Arbeiten fand er überall Hinweise, die es unmöglich machten, eine Lues auszuschließen, und an Hand eines
selbst beobachteten Falles ist nach ihm die Endophlebitis hepatica obliterans
eine primäre Erkrankung, hervorgerufen durch die Syphilis. In seinem Falle
handelte es sich um eine 30jährige Frau, die 3—4 Jahre vor dem Tod angeblich
an Gallensteinkoliken litt, sonst aber immer gesund war. 3 Wochen vor dem
Tode bekam sie heftige Schmerzen im ganzen Leib, die zum Rücken zu ausstrahlten. Es bestand ferner Erbrechen, Anschwellung des Leibes, spitze Kondylome und gelber Ausfluß. Eine Ascitespunktion 3 Tage vor dem Tode ergab
10 l einer gelben Flüssigkeit. Es fand sich nun bei der Leichenöffnung eine
hochgradige Stauung mit Cirrhose der Leber. Pfortader und Leberarterie waren
ohne Besonderheiten, dagegen waren die Lebervenen an der Hinterfläche der
Leber sehr stark verändert. Der der Leber anhaftende Teil der Vena cava
inferior war verdickt, und wo normalerweise die Lebervenen einmünden, fanden
sich Einziehungen der Intima von narbigem Aussehen. Nirgends war es hier
möglich, eine Sonde einzuführen, da die Lebervenenmündungen bis auf feine

Poren gänzlich verschlossen waren. Aus einer linken Lebervene sah ein ziemlich
fester, grauroter, linsengroßer Thrombus heraus. Auf Querschnitten durch
die Cava fanden sich die von links kommenden Lebervenen sehr stark erweitert,
die rechten dagegen waren zum großen Teil in derbe, starke, bindegewebige
Stränge, die sich einige Zentimeter weit in die Leber hineinerstreckten, umgewandelt. Die mit Leichenblut vorgenommene Wa.R. war sehr stark positiv.
Histologisch fand HÜBSCHMANN im Bereich älterer Veränderungen die Gefäßlichtung ausgefüllt von gefäßhaltigem Bindegewebe sowie kleinzellige Herde
als entzündliche Restbestände (vgl. Abb. 5). HÜBSCHMANN sieht auch als das
Ursprüngliche die Wucherung der Gefäßintima ohne Thrombose an, wofür
auch er das Fehlen des Blutpigments im proximalen Teil der Venen anführt.
Die Veränderungen der Venenintima bezeichnet HÜBSCHMANN als *wesensgleich*
mit denen einer Endarteriitis proliferans, In dem HÜBSCHMANNschen Falle
sprachen außer der positiven Wa.R. noch weitere anatomische Befunde für eine
Syphilis. So bestanden in der Leber tuberkelähnliche Gebilde, die spärliche

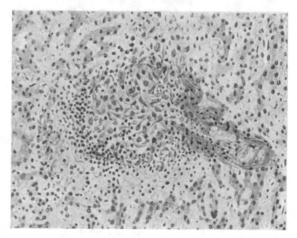

Abb. 6. Venenwand in einem syphilitischen Granulom aufgegangen.
[Aus C. HART: Virchows Arch. **237**, 52 (1922).]

Bindegewebsfäserchen inmitten beginnender Nekrosen sowie polynukleäre
Leukocyten aufwiesen und die HÜBSCHMANN, da sonst nichts im Körper für
Tuberkulose sprach, als gummöse Veränderungen auffaßte. Außerdem fanden
sich oberflächliche Lebernarben, leichte Abplattung des Zungengrundes und
eine strahlige Narbe in der Scheide.

HÜBSCHMANNs Annahme der Syphilis als Ursache dieser Erkrankung fand
eine weitere Stütze durch SCHMINCKE, der einen Fall von Endophlebitis hepatica
veröffentlichte, bei dem klinisch und anatomisch sowie durch positive Wa.R.
im Leichenblut die Syphilis sichergestellt wurde. SCHMINCKE fand vollständige
vasculär-bindegewebige Umwandlung der Einmündungsstellen der großen Lebervenen in die Vena cava inferior und endophlebitische Bindegewebswucherung
der Intima der großen Lebervenen mit parietaler und verschließender Thrombose.
SCHMINCKE sieht *auch in den endophlebitischen Wucherungsvorgängen das Primäre*
bei dieser Erkrankung, weil er sie bei seinem Fall in verschiedenen Entwicklungsstadien verfolgen konnte. Weiterhin äußert sich SCHMINCKE über den auffallenden und eigenartigen primären Sitz dieser Endophlebitis an den Einmündungsstellen in die Vena cava inferior. KRETZ beschuldigte hierfür, wie oben angeführt, ein mechanisches Moment, was von HÜBSCHMANN und SCHMINCKE

abgelehnt wird. SCHMINCKE stimmt mit HÜBSCHMANN überein, daß diese Intimawucherung durch Reizung von seiten eines Infektionserregers hervorgerufen
wird, und daß die *Syphilis* in diesem Falle *die ursächliche Schädlichkeit* ist, doch
genügt SCHMINCKE dies noch nicht, um den eigenartigen primären Sitz der
Erkrankung zu verstehen. Er erklärt diesen dadurch, daß an den Einmündungsstellen der Lebervenen normaliter eine stärkere Wirbelbildung entstände, weil
das Blut in der Cava in senkrechter Richtung fließt, und auf diesen Blutstrom
horizontal bis spitzwinklig die Blutströme aus den Lebervenen treffen. An den
Einmündungsstellen bestände somit eine stärkere funktionelle Belastung als
in den übrigen endohepatischen Venenverzweigungen, und damit wäre hier ein
Locus minoris resistentiae gegeben, an dem eine im Lebervenenblut kreisende
Schädlichkeit besonders leicht angreifen könne. Hätten sich an dieser Stelle
zuerst die endophlebitischen Vorgänge entwickelt, so müßten sich die folgenden
notwendigerweise anschließen.

Nur für einen Teil der Fälle nehmen O. MEYER, KRAFT, HILSNITZ, NISHI-
KAWA syphilitische Entstehungsursache an. NISHIKAWA greift wieder zurück

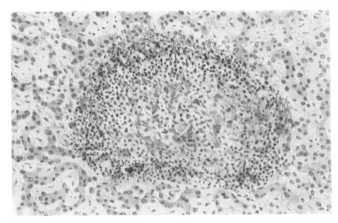

Abb. 7. Eosinophile Leukocyten und Blutpigment am Rand eines syphilitischen Granuloms.
[Aus C. HART: Virchows Arch. 237, 49 (1922).]

auf die mechanische Theorie von KRETZ. KRAFT glaubt an eine ursächliche
Bedeutung angeborener Anomalien und schließlich ziehen KÜHNEL und PRIESEL
die Möglichkeit einer fetalen Entzündung in Betracht. Für die syphilitische
Entstehung dieser Lebervenenverschlußvorgänge sprach sich in unserer Zeit
KIMURA aus, der sie in 4 Fällen beobachtete, in denen ebenfalls klinisch und
anatomisch Syphilis sichergestellt war. In 3 Fällen bestand hier eine Stenose
der Vena cava inferior durch Druck eines syphilitischen Gummiknotens und
schwieligen Bindegewebes. Beobachtete Thrombosen hält KIMURA auch für
sekundär infolge von Gefäßwandveränderung und verlangsamter Blutströmung.
Die syphilitische Ätiologie der Endophlebitis hepatica wird noch besonders
gestützt durch einen Fall von Salvarsantod bei einer Frau mit klinisch positiver
Wa.R., der von HART mitgeteilt wird. Dieser Fall ist noch insofern bemerkenswert, als sich hier die Veränderungen nicht nur auf die großen Lebervenen
(HÜBSCHMANN, SCHMINCKE), sondern wie ähnlich von MEYER, KRAFT, HILSNITZ,
PACHER mitgeteilt, hauptsächlich auf die mittleren und kleineren Lebervenen
erstrecken. HART konnte vor allem einen Zusammenhang der schon von
HÜBSCHMANN, MEYER, HILSNITZ, UMBREIT erwähnten Knötchen oder Granu-
lome mit den Lebervenen feststellen, so daß er von einer Phlebitis gummosa

spricht (vgl. Abb. 6). Hart fand diese miliaren Granulome außerdem umgeben
von einem eosinophilen Leukocytenrand und Blutungen (vgl. Abb. 7).

Satke äußert sich 1929 an Hand von 4 Fällen näher über die Klinik der
Endophlebitis hepatica obliterans und sieht ihre Hauptmerkmale in einer hochgradigen Stauung nur im Pfortaderkreislauf, in einem mächtigen Leber- und
Milztumor bei selten vorhandenem Ikterus. Ätiologisch glaubt auch er an eine
infektiös-toxische Noxe, die sich an dem durch angeborene oder erworbene
Ursachen hervorgerufenen Locus minoris resistentiae der Lebervenenmündung
festsetzt und macht für die Mehrzahl der Fälle die Lues verantwortlich.

In neuester Zeit stellte Beitzke Untersuchungen an den Lebervenen an
und ging dabei von dem Gedanken aus, daß die Syphilis auch geringere, nicht

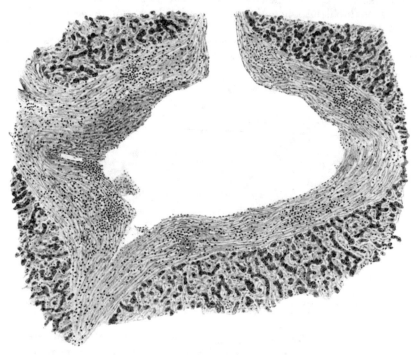

Abb. 8. Diffuse Durchsetzung der Venenwand mit Zellen und fleckweise Verdickung der Intima.
[Aus Beitzke: Beitr. path. Anat. 84 (1930).]

in die Augen fallende Veränderungen an den Lebervenen setzen müsse, wenn
die syphilitische Entstehungsursache für diese eben besprochene Endophlebitis
hepatica obliterans zutrifft. Er führte diese Untersuchungen systematisch bei
angeborener und erworbener Syphilis aus. Die Ergebnisse bei erworbener
Syphilis waren nun durchaus negativ und bestanden in nur vereinzelten ganz
geringen Rundzelleninfiltraten in der Adventitia größerer Lebervenen, dagegen
zeitigte die angeborene Syphilis positive Ergebnisse. Diese waren in ihrem
Ausmaße abhängig davon, wie stark die Leber selbst syphilitisch erkrankt war
oder ob eine spezifische Behandlung vorausgegangen war. Die von Beitzke
gefundenen Veränderungen bestanden nicht nur in zelligen Infiltraten der Media
und Adventitia, sondern auch bei 2 von 4 Fällen mit florider syphilitischer Leber
in faserigen, zelligen Verdickungen der Intima ganz dem Bilde der eben besprochenen Endophlebitis hepatica obliterans entsprechend (vgl. Abb. 8).
Beitzke leitet aus seinen Befunden eine weitere Stütze für die syphilitische

Entstehungsursache der Endophlebitis hepatica obliterans ab und nimmt an, daß es sich dabei wahrscheinlich um angeborene Syphilis handele. Ebenfalls wird die Entstehungsursache dieser Erkrankung von Saborowsky auf eine Nabelinfektion zurückgeführt, wobei er syphilitische oder allgemeine Infektion offen läßt. Der Ductus venosus Arantii münde ziemlich in die Nähe der Venae hepaticae in die Vena cava inferior und manchmal beständen Anastomosen zwischen dem Ductus und den Venen, so daß die Nabelinfektion sehr leicht auf diese Venen übergreifen könne und hier das Bild der Endophlebitis hepatica obliterans hervorrufe. Daß die Erkrankung meist erst bei Erwachsenen ange-troffen wird, dafür macht Saborowsky die gute Kompensation durch den kollateralen Kreislauf über lange Zeit verantwortlich.

Wir können somit heute als feststehend annehmen, daß die Endophlebitis hepatica obliterans verursacht wird durch eine gefäßangreifende Schädlichkeit, die im Körper kreist und sich an großen und kleinen Lebervenen lokalisiert. Mit Recht ist unter den chronischen Schädlichkeiten der *Syphilis hier die erste Stelle* einzuräumen. *Das pathologisch-anatomische Bild liefert uns bei dieser Erkrankung nichts mit Sicherheit die Syphilis Kennzeichnendes*, sondern legt uns *nur den Verdacht einer luischen Veränderung nahe*, und wir können daher nur durch die anzustellende Wa.R. und sonstige bekannte anatomische Befunde die Lues sicherstellen.

Auf ähnliche Verhältnisse treffen wir bei der *Sklerose und Thrombose der Pfortader*; auch hier handelt es sich nicht um spezifische Veränderungen, und die syphilitische Entstehungsursache kann nicht für alle Fälle gelten. Wenn es sich um Syphilis handelt, ist die Pfortader meist sekundär erkrankt, und zwar sind es größtenteils von der syphilitisch erkrankten Leber fortgeleitete Krankheitsvorgänge, die sich dort abspielen. Allerdings sind auch besonders von Simmonds Phlebosklerosen beobachtet worden, ohne daß die Leber syphi-litisch erkrankt war, und für diese Fälle nimmt Simmonds eine primäre, durch die Syphilis hervorgerufene Sklerose der Pfortader an, auf die ich später noch genauer zu sprechen komme. Von Borrmann werden primäre Atherome der Pfortader beschrieben, und schließlich sei hier ein Fall von Umber, in dem vollständiger Verschluß der Pfortader und eines Teils der Vena lienalis bestand, erwähnt, dessen Entstehungsursache hinsichtlich Lues und Atherosklerose aber völlig unsicher war, so daß v. Recklinghausen eine angeborene Anomalie der Pfortader für diesen Fall annahm. Daraus sehen wir, daß auch *bei der primären Erkrankung der Pfortader verschiedene ursächliche Momente* berück-sichtigt werden müssen.

Ich will zuerst die Fälle besprechen, in denen es *sekundär, also infolge von von syphilitischen Vorgängen der Umgebung*, hauptsächlich der Leber, *zur Pfort-adererkrankung kommt*. Bei der Endophlebitis hepatica obliterans wurde von den neueren Forschern eine Thrombose der intrahepatischen Pfortaderäste beobachtet und mitgeteilt, und O. Meyer denkt hier an eine Verbindung syphilitischer Vorgänge. Meist handelt es sich aber um gummöse Verände-rungen in der Leber, in deren Verlauf es sekundär in den benachbarten Gefäßen zur Thrombose kommen kann. Hierher gehören die drei von Gruber mit-geteilten Fälle, bei denen es infolge gummöser Veränderungen in den benach-barten Pfortaderästen zur Thrombose gekommen war. Die Thromben waren hier bereits organisiert und rekanalisiert. Bei zwei von diesen Fällen waren auch die Venae hepaticae im Sinne der oben besprochenen Endophlebitis hepatica obliterans verändert. Der *Hauptast der Pfortader* wird mehr betroffen durch syphilitische Vorgänge, die sich an der *Leberpforte abspielen* und hier direkt auf die Pfortaderwand übergreifen können. Hierher gehört der Fall Jastrowitz, bei dem die Porta hepatis von einem ziemlich derben Bindegewebe umwachsen

war. Die Pfortader war vollständig ausgefüllt von einem homogen aussehenden
dunkelbraunroten Thrombus, der sich in die Pfortaderäste etwas fortsetzte.
Seinen Ausgang nahm der Thrombus von einem Gummiknoten, der nach einer
Seite zugespitzt war und mit dieser Spitze in die Pfortader hineinragte. Die
Wand der Pfortader war in ihrem ganzen Verlauf verdickt, gelblich verfärbt
und atheromatös verändert. Peiser veröffentlichte zwei Fälle: in dem einen
war es bei einer syphilitischen Induration und Lappung der Leber zum Verschluß zahlreicher Pfortaderäste gekommen, in dem anderen waren verschiedene
Pfortaderzweige durch Gummata zusammengepreßt. Brunk beschreibt in
seiner Dissertation einen Fall von Pfortaderverengerung bei syphilitischer
Leber, in dem aber ein haselnußgroßer Stein im Gallengang die Kompression
hervorruft. Dieser Fall wird irrtümlich von Gruber als Folge der Lebersyphilis
erwähnt, worauf schon Herxheimer in dem Abschnitt „Syphilis der Leber"
dieses Handbuches aufmerksam macht. Ein weiterer Fall stammt von Löwen-
feldt und Bülau. Nicht hierher möchte ich den Fall von Diego Coco aus
der Klinik Tommasis rechnen, da hier neben einer syphilitischen Leber außerdem hühnereigroße, geschwollene, tuberkulöse Drüsen bestanden, die sowohl
auf den Ductus choledochus als auch die Pfortader drückten und deshalb für
die beobachtete Thrombose der Pfortader ebenfalls verantwortlich gemacht
werden können. Borrmann veröffentlichte zwei hierher gehörende Fälle von
Pfortadererkrankung bei syphilitischer Leber. Die Intima war hier verdickt
und in der Media fanden sich kleinzellige Infiltrate, die ihrerseits wieder zur
Thrombose geführt hatten. Ähnliche Fälle stammen noch von Pfifferling,
Klemm und Scaglia, der eine Peri- und Mesophlebitis wie auch stark hyperplastische progressive und regressive Veränderungen der Pfortader mit folgender
Thrombose derselben als Folge einer syphilitischen Hepatitis und Perihepatitis
beschreibt. Die Obliteration der Pfortader oder die Thrombose derselben ist
an sich noch keine lebensgefährliche Erkrankung, sondern Tod oder Leben
ist hier abhängig von der Zeit, in welcher die Obliteration oder die verschließende
Thrombose zustande kommt. Je langsamer die Erkrankung fortschreitet, um
so besser kann sich der Organismus anpassen und den notwendigen Kollateralkreislauf in Gang bringen.

Ich komme jetzt zu der *primären syphilitischen Phlebosklerose*, die zuerst
von Borrmann beschrieben und angenommen wurde. Borrmann führt zwei Fälle
an, und zwar einen eigenen und einen von Alexander mitgeteilten. Infolge
der Syphilis kam es hier primär zu Venenveränderungen, die Borrmann mit
den atheromatösen Veränderungen der Aorta vergleicht, sekundär kam es
durch diese Wandveränderungen zur Thrombose. Zinn berichtet einen Fall
von schwieliger syphilitischer Phlebitis der Vena portae und Vena lienalis,
deren Lichtung fast vollständig verschlossen war. Gruber teilt auch einen
Fall primärer Pfortadersklerose mit. Simmonds beobachtete in sieben Fällen eine
primäre Phlebosklerose. In diesen sieben Fällen entwickelte sich, ohne daß eine
syphilitische Erkrankung der Leber bestand, eine Sklerose der Pfortader mit
Bildung zellarmer, elastinreicher Intimaverdickung. Regelmäßig fanden sich
auch degenerative Vorgänge der Media, die elastischen Lamellen waren zerrissen,
mehrmals bestanden auch Kalkplatten in der Gefäßwand, aber niemals traf
Simmonds auf Infiltrate, Narbenbildung oder periphlebitische Schwielen, die,
wie Benda hervorhebt, regelmäßige Begleiter syphilitischer Phlebitiden sind.
Daher schreibt Simmonds „bei dem Fehlen jeder auf eine abgelaufene syphilitische Phlebitis hinweisenden Veränderung bleibt also nur die Annahme einer
durch das Syphilisgift veranlaßten primären Phlebosklerose übrig". Interessant
ist noch eine von Simmonds ausgesprochene Möglichkeit. In seinen Fällen
bestand ein Milztumor, der nicht allein auf Stauung zurückzuführen war, sondern

die Milz zeigte hier außer Stauung starke Hyperplasie wie bei der Lues congenita. Daraus schließt SIMMONDS, daß sich der Prozeß auch primär in der Milz entwickelt haben und von hier sekundär auf die Pfortader übergegangen sein könnte; hierfür schien ihm auch die starke Beteiligung der Milzvene zu sprechen. UMBER beschreibt in seiner Arbeit „Beiträge zur Pathologie der dauernden Pfortaderverstopfung" einen Fall, den wir hier einreihen können. Die Leber ist in diesem Fall auch normal, dagegen besteht eine Mesophlebitis der Vena portae produktiver Art. Es finden sich Zerstörung und Auffaserung der elastischen Wandelemente sowie entzündliche Verschlüsse kleiner und kleinster Venenäste im Pfortengewebe. In diesem Fall dürfen wir die Phlebosklerose mit ihrer Innenwandveränderung und subintimalen Wandverkalkung als Folge einer luischen Phlebitis und Periphlebitis ansehen. Klinisch waren allerdings Zeichen für eine Lues nicht vorhanden und UMBER möchte die beschriebenen Veränderungen als angeboren-luische ansprechen. GROS veröffentlicht auch einen Fall von Sklerose mit Thrombose der Vena portae und Vena lienalis. In der Wand der Vena lienalis fand er in der Media mehrere scharfe, helle Unterbrechungen und Rundzelleninfiltrate ganz dem Bilde einer Mesophlebitis luica entsprechend. Daraus sowie aus der Feststellung dreier stattgehabter Fehlgeburten schließt GROS, daß eine Phlebitis syphilitica Ursache von Thrombose und Sklerose der Pfortader war.

Zusammenfassend können wir sagen, daß *wir bei der Phlebosklerose der Pfortader ebenfalls nichts für Syphilis Kennzeichnendes finden*, und daß gerade bei dieser Phlebosklerose *genaueste Prüfung aller für Syphilis sprechenden Merkmale sowohl klinisch wie anatomisch stattfinden muß, um die syphilitische Entstehungsursache unter den vielen anderen meist auch entzündlichen Ursachen wahrscheinlich zu machen.*

Anschließend an die Phlebosklerose der Vena portae möchte ich einen von HUBER mitgeteilten Fall erwähnen. Es handelt sich um eine 22jährige Puella publica, bei der, als sie zuerst wegen Syphilis behandelt wurde, Ulcera syphilitica an den Genitalien, Condylomata lata, Roseola, Stomatitis ulcerosa bestanden. Sie wurde angeblich geheilt entlassen. Nach 14 Tagen aber traten Ödeme auf, die von den Beinen aufsteigend sich über den ganzen Körper verbreiteten. Dazu kam noch Flüssigkeitserguß in Bauchhöhle und Brusthöhle, Nierensymptome, Koma, und schließlich trat der Tod ein. Für uns hier ist von Belang, daß bei der Leichenöffnung neben anderen Veränderungen eine Thrombose der Vena cava inferior und Vena cruralis dextra gefunden wurde. Der Tod war an einer Lungenembolie erfolgt. Mit bloßem Auge konnte man Intimaverdickungen der größeren Venen beider unteren, im geringeren Grad beider oberen Extremitäten sowie des Stammes der Vena portae wahrnehmen. Ferner sah man besonders an den kleinen und mittleren Venen der unteren Extremität, aber auch sonst, Verkalkungen. In der Vena cruralis dextra fand sich ein in verschiedene Muskeläste sich fortsetzender, die Lichtung völlig verschließender Thrombus, der sich bis in die Vena cava inferior hineinzog. Mikroskopisch zeigte die Intima an Stellen einfacher Verdickung eine Durchsetzung von rundlichen und spindelförmigen Zellen, an gelben Stellen fand HUBER Verfettung und Nekrose. Die Media zeigte zellige Infiltrationen, in der Adventitia fanden sich nur spärliche Zellanhäufungen. Die Reaktion betraf in diesem Fall besonders mächtig die Intima. HUBER schuldigte für seinen Fall Syphilis ursächlich an, was aber BENDA als nicht erwiesen betrachtet.

In das tertiär-luische Stadium fällt auch die chronische, ulceröse und stenosierende *Proktitis und Periproktitis.* Sie soll hier deshalb Erwähnung finden, weil *bei ihr von* RIEDER *hochgradige Venenveränderungen* beschrieben wurden, welche dieser als *Hinweis für eine luische Entstehungsursache dieser Erkrankung auffaßte.* Rieder operierte zwei Fälle und stellte im Anschluß hieran histologische Untersuchungen an. Er fand ein chronisch-entzündliches Zellinfiltrat, das alle Darmwandschichten durchsetzte. Es war teils diffus, teils umschrieben angeordnet und bestand aus Rundzellen, epitheloiden Zellen und Riesenzellen. Ein Zusammenhang mit den erkrankten Gefäßen war unverkennbar. Rieder konnte durch die damals noch nicht bekanntgegebene Methode Weigerts zur Färbung elastischer Fasern nachweisen, daß viele dieser Zellhaufen Venen mit peri-, meso- und endovaskulären Veränderungen darstellten. Die Arterien fand Rieder unverändert, im Gegensatz zu Ruge, der angibt, auch viele luisch-endarteriitische Vorgänge gesehen zu haben. Rieder fand an einigen Stellen die Venen noch in ihrem Gefüge erhalten und konnte feststellen, daß das zellige Infiltrat die Venenwand durchbricht und in die Gefäßlichtung hineinwächst. Diese Zelldurchwachsung wiesen nicht alle Venen auf, sondern bei einigen zeigte sich nur eine Verdickung und Verbreiterung der Wand, die vor allem im Stratum subendotheliale der Intima durch hochgradige Bindegewebsentwicklung zustande kam. Besonders waren die Hämorrhoidalvenen von den genannten Veränderungen ergriffen. Neben diesen Venenveränderungen waren auch Gummata vorhanden, die scharf abgesetzt waren und keinen Zusammenhang mit den Gefäßen aufwiesen. Auffällig ist, daß diese ulceröse, stenosierende Proktitis ausschließlich bei Frauen auftritt. Rieder erklärt dies anatomisch, und zwar beständen bei Frauen Anastomosen der Rectalvenen mit Ästen der Vena pudenda externa, die aus der hinteren Kommissur der Vulva auftauchen, und zugleich bestände engste Verbindung zwischen dem Plexus vaginalis und Plexus haemorrhoidalis, so könne ein syphilitischer Prozeß der Vulva durch den Blutweg kontinuierlich zum Rectum gelangen. Forssmann stellte ebenfalls bei einem Fall von Darmsyphilis, bei dem neben Strikturen ein Gummi und offene Geschwüre bestanden, in den Venen des Mesenteriums, das an die Strikturen angrenzte und hier verdickt war, eine obliterierende Endophlebitis fest, die er mit großer Wahrscheinlichkeit für syphilitisch hält, da seine Untersuchungen auf Tuberkelbacillen, die bekanntlich ähnliche Strikturen und Geschwüre hervorrufen, immer negativ waren. Weiterhin fand Fränkel bei einem Fall von Magen-Darmsyphilis an den Venen hochgradige Veränderungen, die teils in Wucherung der Endothelien mit Lichtungsverengerung, teils in einer Durchsetzung der Venenwand durch Granulationsgewebe von außen her bestanden. In seinem Fall beobachtete Fränkel eine schwerste Zerstörung der elastischen Fasern, so daß er hier nur mit Hilfe der elastischen Faserfärbung ähnlich wie Rieder an dem ring- oder korbgeflechtartigen Verlauf der elastischen Elemente die ursprüngliche Lage der Vene erkennen konnte. Diese Gefäßveränderungen hält Fränkel nicht für kennzeichnend genug, um die Diagnose Lues zu stellen, wohl aber legt er ihnen, wenn sie im Zusammenhang mit anderen auf Syphilis zu beziehenden Gewebsveränderungen auftreten, eine ausschlaggebende Bedeutung bei.

Außer dem oben besprochenen Fall von Versé, der dem Sekundärstadium zuzurechnen war, sind noch einige *Venenerkrankungen des Gehirns und Rückenmarks* veröffentlicht worden, die aber ins Tertiärstadium gehören. Bei diesen Fällen waren aber stets die Arterien in Form der Heubnerschen Endarteriitis miterkrankt. Die erste Veröffentlichung über Erkrankung der Rückenmarksvenen stammt von Greif aus dem Jahre 1882. Er fand bei einer 73jährigen Frau eine Periphlebitis der Rückenmarksvenen, wobei es stellenweise zur vollständigen Obliteration der Vene gekommen war. Ihre Erkrankung war von wesentlich anderer Art als die gleichzeitig bestehende der Arterien. Die Arterien zeigten eine Wucherung der Intima, die Venen dagegen Zellvermehrungen der einzelnen Schichten in der Media und Adventitia, die das Gefäß konzentrisch bis zum völligen Verschluß einengten. Daneben wiesen manche Venen auch entgegengesetztes Verhalten auf, indem sie teils spindelig, teils zylindrisch stark erweitert waren. GREIF betont, nirgends bei dieser Venenveränderung thrombosierende Vorgänge oder unregelmäßige die Lichtung einengende Wucherungen der Intima, insbesondere ihrer Endothelien gesehen zu haben, sondern die Gefäßlichtung wurde durch zunehmende Wandverdickung und Zellinfiltration von außen her nach und nach vollständig verschlossen. Er hält diese obliterierende Phlebitis für eine spezifische Gefäßerkrankung, die durch das syphilitische Virus hervorgerufen wird. Einen ähnlichen Fall teilte RUMPF 1885 mit. SIEMERLING (1891) veröffentlichte drei Fälle von Rückenmarkssyphilis und erwähnte dabei ein stärkeres Befallensein der Venen als der Arterien. Hierher gehört auch ein Fall von LAMY, bei dem eine Phlebitis syphilitica der Spinalvenen bestand. Es war zudem eine umschriebene Gummibildung im

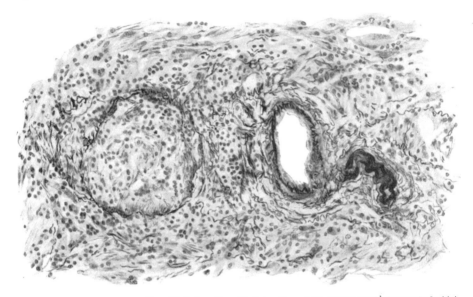

Abb. 9. Gummi der Mamma. Verschluß einer Vene (links), während die Arterie (rechts) unverändert ist. Färbung auf Elastica mit Orcein.
(Vorlage von Herrn Prof. CHRISTELLER† nach einem Präparat aus der Sammlung Herrn Prof. BENDAS.)

Rückenmark vorhanden. Dies sind die einzigsten Veröffentlichungen, die ich im Schrifttum finden konnte. Sie entstammen meist dem älteren. Heute wird bei dem veränderten Gesicht der Syphilis wenig Aussicht zu genauerer Erforschung dieser Venenerkrankung gegeben sein.

Zum Schluß will ich die Fälle anreihen, in denen es *infolge eines Gummis oder eines syphilitischen Narbengewebes sekundär zur Veränderung größerer Venen kommt.* Diese Fälle bieten alle das gleiche Bild, indem es sich hier nicht um eine primäre syphilitische Venenerkrankung handelt, sondern um das *Übergreifen genannter Vorgänge aus der Nachbarschaft.* Bei der geringfügigsten Veränderung durch ein benachbartes Gummi werden nur die äußersten Venenwandschichten erreicht und in diesen Schichten entwickelt sich ein spezifisches Granulationsgewebe mit zahlreichen LANGHANSschen Riesenzellen. An der Intima kann man dann kompensatorische Wucherung erkennen. Einen solchen Fall geringfügigen Ergriffenseins beschreibt BENDA von den Lungenvenen. Hier bildeten die Granulationen teilweise Knötchen, so daß BENDA erst durch das Fehlen der Tuberkelbacillen und sonstiger tuberkulöser Erkrankung im Körper

Tuberkulose ausschloß. Das kennzeichnende makroskopische und mikroskopische
Bild der mediastinalen Gummata sowie das Erhaltenbleiben der elastischen
Fasern in den Granulationen ließ die Diagnose auf Syphilis zu. Nicht von
allen Forschern vor Benda ist mit dieser Genauigkeit die Tuberkulose ausgeschlossen worden, die ja besonders in ihrem Narbenstadium an den Venen die
gleichen obliterierenden Veränderungen hervorrufen kann. Meist handelt es
sich aber in der Nachbarschaft eines Gummiknotens um stärkere Veränderungen,
indem nämlich der Gummiknoten in die Vene hineinwächst, sie gewissermaßen
„überflutet" (vgl. Abb. 9). Hier erinnere ich an den schon erwähnten Fall
von Jastrowitz, wo ein Gummi an der Porta hepatis bestand, das in die Vena
portae eingebrochen war. Dadurch entwickeln sich in den betroffenen Venen
Thrombosen mit vollständigem Verschluß. Es kommt zur Organisation dieser
Thrombosen und schließlich zum Verschluß der befallenen Gefäße. Hierher
gehören die Fälle von Zambaco, Oedmannson, Dowse. Es handelte sich bei
Zambaco um eine gummöse Thrombose des Sinus longitudinalis, bei Oedmannson um eine Obliteration des Sinus transversus dexter infolge multipler
Syphilome der Hirnhäute und bei Dowse nach einer Angabe Orths um eine
gummöse Veränderung der Sinus durae matris. Diesen Fällen reihen sich weitere
an; so berichtet Greenhow von einer diffusen, gummösen Phlebitis und Thrombose der Schenkelvenen. Langenbeck beobachtete makroskopisch und mikroskopisch zwei Fälle von „Granulom", das eine Mal der Vena jugularis communis,
das andere Mal der Vena femoralis. In beiden Fällen waren die Venen von den
Granulationsmassen fest umbacken, und es „schien das Granulom von dem
die Vene umgebenden Bindegewebe und von der äußeren Venenhaut ausge-
gangen zu sein". Die Venenintima war morsch und brüchig und an ihr fand
sich ein fest haftender, grauweißlicher, völlig entfärbter Thrombus vor, der die
Venenlichtung fast völlig verlegte. Stöcklin fand bei der Obduktion eines
17jährigen angeboren-luischen Mädchens multiple Gummata in Muskulatur
und inneren Organen. Ein zerfallendes Gummi der Trachea hatte hier die Vena
anonyma eröffnet, und durch Hämoptoe war der Tod eingetreten. Besonders
häufig wurde thrombotischer Verschluß der Vena cava superior infolge Übergreifens gummöser Vorgänge auf ihre Wand beschrieben. In älteren Mitteilungen ist die Lues in solchen Fällen nicht so sicher nachgewiesen worden, doch
darf man aus der analogen Schilderung der beobachteten Veränderungen im
Vergleich mit neueren Fällen, in denen die Syphilis sicher nachgewiesen wurde,
die gleiche Ursache annehmen. Hierher gehört der Fall von A. Fränkel, der
die Entstehungsursache für seinen Fall offen ließ. Er fand die Vena cava superior
dicht über ihrer Einmündung mit mediastinalen Geschwülsten verwachsen.
Nach seiner Beschreibung handelt es sich um Gummata. Ferner gehören der
Fall von Lazarus, in dem es durch geschwollene luische Lymphknoten zum
Verschluß der Vena cava superior kam, und die Beobachtung Eppingers von
narbigem Verschluß der Vena cava superior hierher. Der Fall von Duschek
liegt insofern etwas anders, als hier ein Verschluß der Vena cava superior durch
fibröses Gewebe vorlag. Durch dieses blaßgraue, callöse Gewebe war sie mit
dem rechten Bronchus verwachsen. Dieser zeigte dicht unterhalb seines Abganges aus der Luftröhre eine tiefe einengende, schiefergraue, pigmentierte,
syphilitische Narbe. In diesem Narbengewebe verlief auch das Endteil der
Vena azygos, und ihre Lichtung war an der Einmündungsstelle in die Vena
cava superior vollständig verschlossen. Auch letztere war von ihrer Einmündung
in den rechten Vorhof bis hinauf zur Vereinigung der beiden Anonymae vollständig obliteriert, ihre Wand war verdickt, narbenähnlich zusammengezogen.
Die Fälle von Schrötter und Poeschel möchte ich hier nicht erwähnen,
weil von ihnen die Tuberkulose nicht sicher ausgeschlossen wurde.

BENDA hat 5 Fälle von tertiärer Venensyphilis gesehen und mitgeteilt. Einen die Lungenvenen betreffenden Fall erwähnte ich schon, in einem zweiten Fall handelte es sich um eine völlige gummöse Durchsetzung des Sinus longitudinalis, in dem dritten Fall um einen Verschluß der Vena cava superior durch vernarbendes Granulationsgewebe, das die Vene mit benachbarten mediastinalen Gummata verband. Im 4. und 5. Fall beobachtete BENDA einen narbigen Verschluß der Vena cava superior bei anderen sicheren Zeichen von Syphilis, so daß er diesen Verschluß mit größter Wahrscheinlichkeit auf Syphilis zurückführen konnte. PAWEL beschreibt einen Fall von Verschluß der Vena cava superior durch Gummibildung. Die Vene war hier in ein etwa bleistiftdickes, festes Gebilde umgewandelt. Eine Teilung in Vena anonyma dextra et sinistra war nicht erhalten. Mikroskopisch war die Gefäßwand nur aus der konzentrischen Anordnung des Gewebes zu vermuten. Die Lichtung war verengt und ausgefüllt von einer derben, gelben, unregelmäßigen, zackigen Einlagerung, die einem Gummiknoten glich und die in direkter Verbindung mit einem indurierten, anthrakotischen Lymphknoten stand. Ein Schnitt weiter distal von dieser Einlagerung zeigte nur derbes, schwieliges Gewebe, mikroskopisch stellte sich diese Einlagerung als ein Käseherd dar, der von faserigem Bindegewebe umgeben war. Schnitte mit WEIGERTs Elasticamethode gefärbt zeigten die elastischen Fasern der Gefäßwand zersplittert und auseinandergezerrt. Die kleinen Gefäße in der Nachbarschaft wiesen in ihrer Umgebung kleinzellige Infiltrationen auf, ihre Wandung war verdickt, stellenweise waren diese kleinen Gefäße auch vollkommen verschlossen. Der Fall von PAWEL scheint zeitlich vor den Beobachtungen von BENDA zu liegen, da BENDA keine Nekrose in der Lichtung nachweisen konnte, wohl aber narbige Verschlüsse vorfand, die sicher den Abschluß dieses Prozesses bilden. Dahingehend ist auch der Fall von VIGOUROUX und COLLOT zu verstehen, die ebenfalls über einen auf Syphilis beruhenden Fall von Verschluß der Vena cava superior berichten. Der Fall von HARBITZ dagegen, der über ein eingewachsenes Gummi in die Vena cava superior berichtet, ist dem Fall von PAWEL an die Seite zu stellen. STEIB teilt zwei weitere Fälle mit. Im ersten Fall war die Vena cava superior bei ihrer Eröffnung vom Herzen aus 10 cm gut durchgängig, dann aber ihre Lichtung derartig verengt, daß sie nur noch für eine Sonde durchgängig war. Diese Verengerung war durch Wandverdickung verursacht, und zwar war diese auf der der Aorta zugewendeten Seite stärker als auf der anderen. Es bestand ein Aortenaneurysma. Leider wurde der Fall nicht histologisch untersucht. Im zweiten Fall war die Vena cava superior völlig verschlossen und zeigte im Querschnitt keine Lichtung, sondern eine harte, bindegewebige, schwielige Masse von graurötlichem, speckigem Aussehen. Hinter dem Brustbein von der Luftröhrenteilung bis zur Herzbasis fand sich geschwulstartiges Gewebe, das histologisch sich als typischer Gummiknoten erwies.

Venenerkrankungen bei der angeborenen Syphilis.

Wenden wir uns nun zur Betrachtung der Venenveränderungen bei angeborener Syphilis, so befinden wir uns in einer *besseren Lage* als bei der erworbenen Syphilis, weil es uns hier *meist gelingt,* bei vorhandenen Venenveränderungen durch *Spirochätenbefund* oder aber das im ganzen *kennzeichnende Bild den Nachweis eines Zusammenhanges mit der Syphilis zu erbringen oder auszuschließen.* Ich möchte hier betonen, daß ich mich auf die angeborene Frühsyphilis beschränke und nicht auf Spätfälle, die sog. Syphilis congenita tarda, eingehe, da diese ja auch anatomisch weniger kennzeichnend im Sinne des Lues congenita ist und alles, was über sie zu sagen

ist, mit dem zusammentrifft, was bei der erworbenen Syphilis im Tertiärstadium beschrieben wurde.

Zuerst wollen wir die *Gefäßveränderungen der Venen im Nabelstrang* besprechen, die bis in das Jahr 1870 sehr vernachlässigt wurden. Oedmansson
und Hintzen waren die ersten, die unabhängig voneinander Untersuchungen
des Nabelstranges bei angeboren-syphilitischen Feten vornahmen. Beide kamen
zu verschiedenen Ergebnissen. Oedmansson fand unter seinen beschriebenen
neun Fällen 5 mal Gefäßveränderungen, die sich makroskopisch als atheromatöse
Vorgänge in der Gefäßwand mit gleichzeitiger Verdickung der Intima und
Verengerung der Gefäßlichtung darstellten. In sehr vorgeschrittenen Fällen
bestand die Intima aus einer Masse von Kalkschollen und war nur lose mit
den darunter befindlichen Teilen verbunden. In allen diesen Fällen war mütterliche Syphilis mit der Konzeption entstanden. Hintzen dagegen fand unter
zwei untersuchten syphilitischen Feten (aus der 30. und 31. Woche) bei dem einen
starke, kleinzellige, fast eitrige Infiltration der Whartonschen Sulze, besonders
stark in der Adventitia der Vene, bei dem anderen ähnliche Veränderungen,
doch zeigten hier diese Infiltrate noch teilweise Verfettung und Verkalkung.
In der Folgezeit wurden ähnliche atheromatöse Veränderungen mit Verdickung
der Intima wie sie Oedmansson mitteilte, von Winkel, Fränkel, der an
den Nabelarterien ähnliche Veränderungen beschreibt, und Leopold veröffentlicht.

Winkel konnte in seinen mitgeteilten Fällen nur in einem Fall Lues nachweisen, hält aber trotzdem die beobachteten Venenveränderungen für syphilitischen Ursprungs. Er berichtet, daß er 6 mal eine deutliche Lumenverengerung
der Nabelvene an ihrem placentaren Ende, wo die Intima verdickt und von
gelblicher Farbe war, fand, und er sieht in dieser Stenose, hervorgerufen durch
die Intimaveränderungen, die häufigste Ursache für das Absterben der Früchte.
Leopold äußert die gleiche Ansicht für das Absterben der Frucht. Ruge hält
die Befunde von Oedmansson mit Wahrscheinlichkeit für eine Endarteriitis
luica im Sinne Heubners, desgleichen die von Leopold, dagegen äußert er
sich zweifelnd über die von Winkel beschriebene Stenose der Nabelgefäße,
indem er nachweist, daß solche postmortal entstehen könne. Ruge berichtet
von drei Fällen, deren Veränderungen er für spezifisch hält, und zwar handelt
es sich um Anhäufung von Rundzellen in der Gefäßwand, die im ersten Fall
zwischen Intima und Media, im zweiten mehr in der Adventitia gelegen waren.
Im dritten Fall handelt es sich um ähnliche Veränderungen, und zwar an einem
an der Placenta verlaufenden Ast der Nabelvene. Diese Infiltrate zeigen teilweise Verkalkung. Ruge kommt mit seinen Beobachtungen zu gleichen Ergebnissen wie Hintzen. Birch-Hirschfeld widerspricht Oedmansson, der die
Stenose in der Nabelvene für einen atheromatösen Prozeß hielt, und betont,
daß die Intimawucherung aus Zellen von teils spindeliger, teils runder Gestalt
besteht. Außerdem beschreibt er Rundzelleninfiltrate in der Adventitia. Er
fand keine Fettdegeneration oder Kalkinfiltration. Er stellt die Nabelvenen-
erkrankung den von Heubner beschriebenen luischen Erkrankungen der Hirnarterien gleich. Ebenso beschreiben Ahlfeld und Ziller in mehreren Fällen
die gleichen eben beschriebenen Gefäßveränderungen bald mehr die Arterien,
bald mehr die Venen betreffend. Bar und Tissier berichten 1895 in der Geburts-
hilflichen Gesellschaft zu Paris von einem syphilitischen Fetus mit einem langen
Nabelstrang, der Thrombose und Verkalkung der Vene aufwies. Hecker (1900)
untersuchte sieben syphilitische, macerierte Feten und fand in allen Nabelsträngen
ziemlich schwere Veränderungen. In einem Fall beschreibt er besonders hochgradige starke Verengerung der Lichtungen aller drei Gefäße durch Wucherung
der zwei äußeren Schichten in den beiden Arterien und ebensolcher Wucherung

der Muscularis und Intima in der Vene. Die Lichtung der Vene war fast vollkommen verschlossen. In den anderen mitgeteilten Fällen herrschte eine kleinzellige Infiltration der Media bzw. Adventitia des einen oder anderen Gefäßes vor. Diese Veränderungen hält HECKER für luisch. In einer zweiten folgenden Arbeit macht HECKER auf die Wichtigkeit der Untersuchung der Nabelgefäße aufmerksam. In den damaligen Lehrbüchern von BIRCH-HIRSCHFELD und ZIEGLER wird als nicht erwiesen angenommen, daß diese Veränderungen nur der Syphilis zukämen. ZIEGLER hält für spezifisch nur eine Art der Erkrankung, die mit Nekrosen der Gefäßwände einhergeht und benennt sie: gummöse Arteriitis.

Im Jahre 1903 veröffentlichte BONDI eine Arbeit über „Die syphilitischen Veränderungen der Nabelschnur", die sich eingehender mit den morphologischen Verhältnissen dieser Gefäßveränderungen bei der Lues congenita befaßte, und noch heute hat diese Arbeit hinsichtlich morphologischer Beobachtung in ihrem größten Teil Gültigkeit, so daß ich etwas näher auf sie eingehen will. BONDI untersuchte 35 Fälle, von denen in 31 Fällen Syphilis der Mutter oder des Kindes entweder klinisch durch typische Krankheitszeichen oder anatomisch durch Sektion des Kindes erwiesen war. In den restlichen 4 Fällen konnte durch Anamnese mit größter Wahrscheinlichkeit eine Syphilis angenommen werden. BONDI fand nun in 15 von diesen Fällen bei histologischer Untersuchung gleichartige, nur in ihrer Stärke wechselnde Gefäßveränderungen, bestehend aus Zellinfiltraten; in sieben Fällen war die Muscularis der Nabelgefäße aufgelockert, serös durchtränkt und in den entstandenen Lücken zwischen den Muskelbündeln fanden sich teils mehr, teils weniger polynucleäre Leukocyten. In vier Fällen führte diese Veränderung zu Gefäßwandverbreiterung und es zeigte sich in der die Nabelgefäße umgebenden WHARTONschen Sulze der gleiche Befund. In sieben anderen Fällen fanden sich besonders dichte Anhäufung polynucleärer Leukocyten und einkerniger Rundzellen zwischen den dadurch auseinandergedrängten und verschmälerten Muskelbündeln, die bisweilen nekrotisch waren. Auch die Zellen innerhalb der Zellinfiltrate waren oft nekrotisch, desgleichen auch ganze Herde. In zwei Fällen fanden sich innerhalb der Gefäßwand abseßähnliche Bildungen, in einem weiteren Fall Ausscheidung von Fibrin in die Intima und in einen Teil der Media, und schließlich bestand in einem Fall noch Verkalkung in der äußeren Mediaschicht. In allen Fällen beobachtete BONDI ein normales Verhalten der elastischen Substanz. Die einzelnen Schichten der Gefäßwand waren verschieden betroffen, am häufigsten aber die äußeren Teile der Media. Der Prozeß ist wie gleichmäßig über die im ganzen verdickte Nabelschnur ausgebreitet. Einer Nekrose ähnliche Bilder werden oft durch Maceration vorgetäuscht. Es handelt sich also bei den Nabelgefäßveränderungen nach BONDI durchweg um exsudativ- entzündliche Vorgänge, bestehend aus ödematöser Durchtränkung der Gefäßwandung, Auswanderung von polyknucleären Leukocyten, in einem Fall um Fibrinausscheidung, in zwei Fällen um abseßähnliche Bildungen in der Gefäßwand, bisweilen mit Nekrosen, in einem Fall mit Kalkablagerung. BONDI sagt sehr richtig, daß diese genannten entzündlichen Veränderungen nichts Spezifisches oder Kennzeichnendes an sich haben; es sind Veränderungen, wie sie die verschiedensten Entzündungserreger hervorrufen können. Da aber bis zu BONDIs Zeit diese Veränderungen nur bei Lues beobachtet worden waren, spricht er sie mit einem gewissen Grad von Wahrscheinlichkeit als für Lues pathognomonisch an. Wie wir später sehen werden, sind aber bald Fälle (THOMSEN, RIETZ) bekannt geworden, die die Unspezifität der geschilderten Entzündung erneut unter Beweis stellten, und man ist deshalb heute nur berechtigt, angesichts einer solchen Entzündung von einem *Syphilisverdacht* zu sprechen. Der *sichere Nachweis* wird eben erst durch den *positiven Spirochätenbefund* erbracht.

Auffällig ist, daß Bondi keine Veränderung der elastischen Fasern in seinen untersuchten Fällen gefunden hat, dazu stehen Befunde wie sie Chiarabba mitteilt, im Gegensatz. Er fand neben leukocytärer Infiltration in Gefäßwänden und Whartonscher Sulze und Wucherung der Intima mit folgender Stenose vor allem bedeutende Veränderungen der elastischen Fasern, die an Zahl geringer, unzusammenhängend und unregelmäßig in ihrem Verlauf erschienen. Diese Veränderung der elastischen Fasern fanden sich vor allem an Stellen, wo Infiltrations- und Wucherungsvorgänge vorherrschten. In einem der von ihm mitgeteilten Fälle sah er in der Venenwand neben den oben beschriebenen Veränderungen noch gummöse Herde, die in der Media und Intima lagen. Es ist der Meinung Chiarabbas beizustimmen, daß, ,,wenn nach Zieglers Behauptung die wahrhaft spezifische tertiärsyphilitische Veränderung nur durch das Gummi gegeben ist, und nur dieser ein großer Wert beizumessen ist, doch bei der Spärlichkeit solcher Beobachtungen der Wert nicht als absolut zu betrachten ist". Es sei hier schon hervorgehoben, daß bei diesen Gefäßgummen häufig Verwechslungen mit Nekrosen, denen die polynucleären Leukocyten innerhalb der Infiltrate öfters anheimfallen, vorliegen. Im gesamten einschlägigen Schrifttum ist bisher der *Fall von* Chiarabba bezüglich *gummöser Herde in der Venenwand* des Nabelstranges *der einzige* geblieben, *den ich finden konnte*, während hingegen in der Arterienwand des Nabelstranges solche Herde von Ziegler und Dominici beschrieben wurden. Dominici teilt in seiner Arbeit ,,Alterationen des Nabelstranges bei Syphilis" 1911, die Untersuchung von sieben Fällen mit. Der Nabelstrang war hier doppelt so stark als gewöhnlich, und wies die stärksten Veränderungen am placentaren Ende auf, im Gegensatz zu Bondi, der diese am fetalen Ende beschrieb. Dominici bestreitet, daß nur das Gummi als spezifische Veränderung anzusprechen ist, da er in zwei Fällen zahlreiche Spirochäten ohne gummöse Knötchen oder gummöse Infiltrationen mit Nekrosen fand und behauptet, daß die Spirochäten außer den gewöhnlichen spezifischen Veränderungen auch entzündliche Vorgänge bedingen. Ebenso wie Chiarabba hebt er das Befallensein des elastischen Elementes hervor.

Mehrere ausgezeichnete Arbeiten über syphilitische Veränderungen des Nabelstranges verdanken wir Thomsen, der zahlreiche genaueste Untersuchungen vorgenommen hat. Er fand die gleichen schon beschriebenen exsudativ-entzündlichen Veränderungen in den Gefäßwänden und der Whartonschen Sulze und spricht sich dahin aus, daß sie ,,anatomisch kein für Syphilis charakteristisches Gepräge" haben, wenn sie auch praktisch nur bei kongenitaler Lues beobachtet werden. Thomsen berichtet selbst von einem Fall, in dem Kokken die Ursache solcher entzündlichen Veränderungen waren. Gleiches wird durch die Untersuchung von Creadick, Rietz und vor allem Simmonds bestätigt. Rietz sah in seinen drei syphilisfreien Fällen die gleichen entzündlichen Veränderungen; im Nabelstrang konnte er weder Spirochäten noch andere Mikroorganismen nachweisen. Klinisch sprach auch alles gegen eine Lues; die Wa.R. bei Mutter und Kind war negativ. Simmonds hat 360 Nabelschnüre syphilisfreier Früchte durchuntersucht und fand 32mal die gleichen Infiltrate wie bei syphilitischen Früchten, also in 9% der syphilisfreien Fälle gleiche Veränderungen wie bei Syphilis. Creadick sah sie in 2% bei syphilisfreien Fällen. Baniecki fand in 40 sicher von Lues freien Fällen 5mal Infiltrate der Nabelschnurgefäße, in 14 Luesfällen mit lebendem Kind 5mal und 17 Luesfällen mit totem Kind 12mal diese Infiltrate. Daraus ersehen wir, daß wir bei den Gefäßveränderungen, hervorgerufen durch die Syphilis, *nichts Spezifisches oder Kennzeichnendes* vorfinden, und wir nur in der Lage sind, von einem *Syphilisverdacht* zu sprechen. An dieser Tatsache ändert auch nichts, daß mitunter diese Entzündungen in den Gefäßwänden das einzige, zur Zeit bestehende anatomische Zeichen für eine vorhandene Lues darstellen. Boas hat in 11 solchen Fällen bei einer Untersuchung jedesmal eine positive Wa.R. der Mutter erhalten. Daraus geht die Wichtigkeit hervor, bei Beobachtung solcher Entzündungen der Nabelschnurgefäße die Syphilis, die eben doch die häufigste und wichtigste Ursache darstellt, festzustellen oder aber eine solche auszuschließen. Mohn hebt bei Untersuchungen der Nabelschnur auf Spirochäten hervor, daß er sie häufiger in der Vene als in den Arterien fand, und zwar lagen sie in der aufgelockerten Media, teils den Muskelfasern folgend, teils in den Spalten. Spärlich war der Befund in der Intima und Adventitia, nur in einigen Schnitten fand er sie in der Gefäßlichtung. Mohn schildert unter den syphilitischen Gefäßveränderungen außer den geschilderten Leukocyteninfiltrationen eine Verdickung der Intima. Manouélian berichtet von einer primären syphilitischen Erkrankung der Nabelschnurvene mit positivem Spirochätenbefund und unveränderten Arterien. Ekehorn kann die Befunde Bondis, Thomsons, Simmonds bestätigen. Die Spirochäten fand er hauptsächlich dort in größeren Zahlen, wo starke Leukocyteninfiltration vorhanden war.

Ekehorn berichtet von wandständigen, einige Zentimeter langen Thromben in der Vene, die aber die Lichtung nicht ausfüllten. Die Thrombose der Nabelgefäße ist selten und wurde außer von Ekehorn noch von Bar und Tissier sowie Thomson mitgeteilt.

Ekehorn betont, daß sich die Entzündung der Nabelgefäße innerhalb des Körpers wesentlich von der außerhalb des Körpers unterscheidet. Den Grund hierfür sieht er darin, daß innerhalb des Körpers die Entzündung von den Vasa vasorum ausgeht, und deshalb die Hauptentzündungserscheinungen in der Adventitia und im perivaskulären Gewebe anzutreffen sind. Außerhalb des Körpers geht die Entzündung von der Gefäßlichtung aus und sitzt deshalb hauptsächlich in der Media. In allen Strecken der Nabelvene innerhalb des Körpers fand Ekehorn die Entzündung von gleicher Stärke ohne besondere Bevorzugung einer bestimmten Strecke. Sie nimmt ihren Ausgang von den Vasa vasorum, die von Zellinfiltraten umgeben sind. Diese Zellen sind Fibroblasten und Granulationszellen. Ekehorn weist auf den Unterschied hin, daß wir innerhalb des Körpers eine granulierend-produktive Entzündung, außerhalb dagegen eine exsudative Entzündung vorfinden, was er damit erklärt, daß der Nabelstrang kein eigentliches Bindegewebe, sondern nur Schleimgewebe enthält. Thomsen berichtet aber auch von einer exsudativ-leukocytär entzündeten größeren Portalvene in Nähe einer knotigen Hepatitis. Er beobachtete, daß eine ausgedehnte Phlebitis des Nabelstranges gewöhnlich an der Nabelplatte Halt macht, in nur 2 von 10 Fällen fand er noch leichte Leukocyteninfiltrationen im abdominalen Teil der Nabelvene. Baniecki sah wohl verschiedene Grade von Infiltraten, aber nie gummöse Formen mit Riesenzellen oder eine Endarteriitis obliterans, sondern die Infiltrationen durchsetzten diffus alle oder einzelne Wandschichten.

Der *Beweis* also, *ob wir eine luische Veränderung der Nabelschnurgefäße vor uns haben*, wird nach all dem Gesagten *erst durch den positiven Spirochätenbefund und damit aber auch sicher erbracht.* Die Spirochäten liegen, wie bereits erwähnt, mit besonderer Vorliebe in den Gefäßwänden, worauf neuerdings wieder R. Meyer und Philipp hinweisen.

Die syphilitische Infektion wird durch die *Nabelvene auf den fetalen Organismus übergeleitet* und so findet man in der *Leber* einen Hauptsitz der Erscheinungen der Lues congenita. Dadurch ist verständlich, daß *nächst der Nabelvene besonders die Pfortader Sitz angeboren-syphilitischer Veränderungen ist.* Hierher gehört die erstmalig von Schüppel genauer beschriebene *Peripylephlebitis syphilitica.* Er beschreibt drei Fälle, bei denen die Venen bei ihrem Eintritt in die Leber in dicke, derbe Stränge mit ganz engen Lumen verwandelt waren. Ihre Wandungen bestanden aus einer zentralen, graugelben, opaken und einer peripheren grauen, mehr durchscheinenden Zone, die ohne scharfe Grenze in umgebendes Gewebe überging. Mikroskopisch bestand das Zentrum dieser Stränge aus einer teils starr faserigen, teils fast homogenen, undeutlich streifigen Grundsubstanz in die geschrumpfte Zellen und fettiger Detritus eingestreut lagen. Die Peripherie weist fibrilläres Bindegewebe mit vereinzelten Fibroblasten und reichlichen, stark glänzenden, in Reihen liegenden Lymphocyten auf. Diese Peripylephlebitis betraf entweder die *Pfortader selbst oder einen ihrer Hauptäste und erstreckte sich längs der Capsula Glissonii in die Leber*. Die Leber war somit von festen, fibrösen, fast vollkommen soliden Strängen durchzogen. In diesen fünf von Schüppel beobachteten Fällen war die Vena umbilicalis frei von Veränderungen, wohl aber war in einem Fall der Ductus venosus Arantii miterkrankt. Gleiche Fälle sind von Beck und Chiari als Pericholangitis beschrieben worden. In der Folgezeit wurden diese Befunde Schüppels bestätigt, so fand sie Thomsen bei seinen Neugeborenen in 11,1%.

Die entzündlichen Befunde, welche Beitzke neuerdings bei syphilitischen Neugeborenen an der Vena hepatica erhob, sind schon oben mitbesprochen.

An den sonstigen großen Körpervenen werden bei der Frühsyphilis keine wesentlichen Veränderungen im Schrifttum mitgeteilt, außer einem von Herxheimer beobachteten Fall, bei dem eine stärkere, spirochätenreiche Entzündung eines Sinus der Dura mater bestand, die sich auf die benachbarte Dura mit Blutungen fortsetzte.

Literatur.

Abramow: Über die Veränderungen der Blutgefäße bei der Syphilis. Beitr. path. Anat. **26**, 202 (1899). — Alexander: Phlebitis migrans bei rezenter Lues. Verh. Breslau. dermat. Ver.igg 1903—1905. Ref. Arch. f. Dermat. **79**, 435 (1906). — Audry et Constatin: Phlébite syphilitique de la poplitée. Ann. de Dermat. **1902**, 637. — Audry et Laurent: Sur un rash préroséolique de la syphilis. J. Mal. cut. **1901**, 176. — D'Aulnay, R.: Infection syphilitique s'accompagnant de pleurésie de phlébite et d'ictière. Ann. de Dermat. **1896, 938**. Babes u. Kalindéro: Blutgefäßsyphilis. Bibl. ges. med. Wiss. etwa **1900**. — Baerensprung, von: Die bei Syphilitischen beobachteten Krankheiten des Mastdarmes. Charité-Ann. **1855**. — Balzer et Vaudet-Neveux: Periphlébite syphilitique des veines superficielles du membre supérieur. (Formes diffuses et nodulaires.) Bull. Soc. franç. Dermat. **21**, 141 (1910). — Balzer u. Vaudet: Periphlébites syphilitiques des veines superficielles du membre supérieur formes diffuses et nodulaires. Bull. Soc. franç. Dermat. Zbl. Path. **1910**, 848. — Baniecki: Über den Wert der histologischen Luesdiagnose der Nabelschnur. Zbl. Geburtsh. **93**, 313—318 (1928). — Barbe: Phlébite syphilitique. France méd. **1898**, No 32. Ref. Arch. f. Dermat. **48**. — Baumgarten: Über gummöse Syphilis des Gehirns und Rückenmarks, namentlich der Gehirngefäße, und über das Verhältnis dieser Erkrankung zu den entsprechenden tuberkulösen Affektionen. Virchows Arch. **86**, 179. — Beitzke, H.: Über Phlebitis hepatica bei angeborener Syphilis. Beitr. path. Anat. **84**, H. 2 (1930). — Benda: (a) Neue Fälle syphilitischer Erkrankungen der großen Gefäße. Vortrag, gehalten am 10. Jan. 1910. Ref. Med. Klin. **1910**, Nr 5; Dtsch. med. Wschr. **1910**, Nr 5. (b) Die Syphilis des Gefäßsystems. Handbuch der Geschlechtskrankheiten, 1. Hälfte, Bd. 3, S. 807. 1913. (c) Handbuch der speziellen pathologischen Anatomie und Histologie, Bd. 2, S. 866 bis 886. 1924. — Benda, C. (a) Aneurysma und Syphilis. Korreferat. Verh. dtsch. path. Ges. Tagg Kassel **1903**. (b) Syphilitische Erkrankungen des Zirkulationsapparates. Verh. internat. dermat. Kongr. Berlin 2 (1904). — Beurmann de et Claude: De l'érythème noueux d'origine syphilitique. Ann. de Dermat. **7**, 485 (1896). — Biesiadecki v.: Beiträge zur physiologischen und pathologischen Anatomie der Haut. Sitzgsber. Akad. Wiss. Wien, Math.-naturwiss. Kl. II **56**, 225 (1867). — Birch-Hirschfeld: (a) Lehrbuch der pathologischen Anatomie, 4. Aufl., Bd. 2, S. 169. 1894. (b) Beiträge zur pathologischen Anatomie der hereditären Syphilis Neugeborener. Arch. Heilk. **16**, 170 (1875). — Blackmore: Lancet **1885**. Zit. nach Johnsson-Wallis. — Blaschko: (a) Über Spirochätenbefunde im syphilitisch erkrankten Gewebe. Med. Klin. **1906**, Nr 13. (b) Über Thrombophlebitis syphilitica. Verh. dtsch. dermat. Ges. Kongr. 7, 415 (1903). — Blumenfeld, A.: Beitrag zur Thrombophlebitis luetica im Frühstadium. Dermat. Zbl. 7, 98 (1904). — Bock: Erythéme noueux: J. Mal.

cut. **1891.**—BOIRIN, J.: Sur un cas de syphilis secondaire aigue. Thèse de Paris **1897/98.** Ref. Gaz. hebdomad., Mai **1898.**—BONDESIO, F.: Contribution à l'étude des phlébites des membres dans la syphilis secondaire. Thèse de Paris **1899.** — BORRMANN: Beiträge zur Thrombose des Pfortaderstammes. Dtsch. Arch. klin. Med. **59** (1897). — BREDA, A.: Contributo alla flebite sifilitica. Rev. veneta Sci. med. Venezia **11**, 446 (1889). — BRONSON: Exythanthema syphiliticum. J. cutan. a. verner. Dis. **1886**, Nr. 10, 304. Ref. Arch. f. Dermat. **19**, 385 (1887). BROSCH: Zur Frage der Entstehung der Riesenzellen aus Endothelien. Virchows Arch. **144** (1896). — BRUNK: Über Lebersyphilis. Inaug.-Diss. **1888.** – BRUUSGAARD, E.: Perifere flebiter under forlobet af sekunder syfilis. Norsk Mag. Laegevidensk. **1902**, 391. — BUDAY: Über die Sklerose der Pfortader. Zbl. Path. **14**, 161 (1903). — BUSCHKE, A.: Über eine eigenartige Form rezidivierender wandernder Phlebitis an den unteren Extremitäten. Arch. f. Dermat. **39**, 72 (1904). — BUTTERSACK: Zur Lehre von den syphilitischen Erkrankungen des Zentralnervensystems usw. Inaug.-Diss. **1886** (s. auch Arch. f. Psychiatr. **17**).

CAMPBELL, C. MACFIE: Un cas de phlébite syphilitique secondaire. Bull. Soc. méd. Hôp. Paris **1902**, No 34, 1005. — CAUTRU: Sur un cas de phlébite observé chez un syphilitique durant la période des accidents secondaire. France méd., Jan. **1892.** Ref. Mendel: Arch. gén. Méd. Paris **1894**, 293. — CHARVOT: Deux cas de phlébite syphilitique. Rev. de Chir. **11**, 7, 559 (1891). Ref. SCHMIDTs Jb. **236**, 158 (1892). — CHIARI, H.: (a) Über die selbständige Phlebitis obliterans der Hauptstämme der Venae hepaticae als Todesursache. Beitr. path. Anat. **26**, 1 (1899). (b) Diskussionsbemerkungen zu MARCHANDs Mitteilung. Verh. dtsch. path. Ges. l. Tagg **1898**, 20 u. 21. — CHIARABBA: Ref. DOMINICI. — CHURTON: A case of cirrhosis of liver, apparently due to congenital syphilis with thrombosis of the hepatic veins. Trans. path. Soc. Lond. **1899**, 145. — COLLINOT: Étude sur les manifestations veineuses au cours de la syphilis secondaire. Thèse de Paris **1901.** — CORDIER: Lymphangite syphilitique secondaire. J. Mal. cut. **1872**, 90. Ref. Arch. f. Dermat. **38**, 431. — CREADICK: Ref. KAUFMANNs Lehrbuch der pathologischen Anatomie, **1922.** — CULLERIAR: Union méd. **1854.** Zit. nach SCHMIDTs Jb. **1855.** — CUTRONE: Su due casi die flebite sifilitica terziana, Riv. venet. Sci. med. **1912.**

DANEL: Phlébites syphilitiques précoses du membre supérieur. Bull. Soc. franç. Dermat. **1924**, 338. — DARIER, J. u. CIVETTE: ,,Syphilides nodulaires hypodermiques.'' Ann. de Dermat. **1905**, 267. — DOMINICI: Alterationen des Nabelstranges bei Syphilis. Virchows Arch. **206**, 392 (1911). — DÜRCK: Über akute knötchenförmige syphilitische Leptomeningitis und über syphilitische Arteritis der Hirnarterien. Verh. dtsch. path. Ges. **12** (1908). — DUSCHECK, A.: Über Verschließung der oberen Hohlvene. Vjschr. präkt. Heilk. Prag **1854.**

EHRMANN: (a) Handbuch der Hautkrankheiten von MRACEK, Abt. IV. (b) Demonstration von Präparaten über Initialsklerose des Praeputiums. Verh. Wien. dermat. Ges. Arch. f. Dermat. **48**, 256 (1899). (c) Verh. Wien. dermat. Ges., Sitzg 21. Febr. **1900.** Arch. f. Dermat. **1900**, 100. (d) Disk.bem. Arch. f. Dermat. **53**, 108. — EKEHORN: Die syphilitische Vaskulitis der Nabelgefäße beim Neugeborenen. Virchows Arch. **242**, 93 (1923). — EWALD, C. A.: Ein Fall von Periphlebitis syphilitica (Thrombos. venae portarum). Berl. klin. Wchr. **1906**, 919.

FABRIS: Sulla occlusione e trombosi della vene epatiche. Arch. Sci. med. **28**, Nr 17 (1904); Lav. dell' Inst. die anat. path. di Turino, 1904. — FALKENBERG, A. A.: Über einen Fall von syphilitischer Phlebitis und syphilitischem Rheumatismus. Wratsch. (russ.) **1892**, Nr 49, 1250. Russisch aus dem Kiewschen Militärhospital, deutsch von Dr. A. LANZ (Moskau an Dr. E. HOFFMANN). — FAORE, CONSTAMIN et MARTIN: La dermite pigment. et les phlebites chron. syphil. Lyon. méd. **133**, 136 (1924). — FINGER: (a) Beitrag zur Ätiologie u. pathologischen Anatomie des Erythema multiforme und der Purpura. Arch. f. Dermat. **53**, 108 (1893). (b) Über die Koexistenz von Erythemen mit Syphilis. Allg. Wien. Ztg **1882**, 261, Nr 24. — FISCHER, B.: Über Entzündung, Sklerose und Erweiterung der Venen mit besonderer Berücksichtigung des elastischen Gewebes der Gefäßwand. Beitr. path. Anat. **27**, 494 u. 554 (1900). — FÖRSTER, K. PH.: Ein Fall von Thrombophlebitis syphil. Inaug.-Diss. Bonn 1916. — FORSSMANN, T.: Fall von Darmsyphilis und Endophlebitis syphilitica. Beitr. path. Anat. **27**, 359 (1900). — FOURNIER: Traité de la syphilis, Période tertiaire, Tome 2, H. 1, p. 68. 1901. — FOURNIER, A.: Traité de la syphilis, p. 705. Paris 1899—1901. — FOURNIER u. LOEPER: Deux cas de phlébite syphilitique secondaire, Ann. de Dermat. **1899**, 80. — FOX: A case of erythema multiforme ressembling syphilis. N. Y. dermat. Soc. J. cut. a. genitourin. Dis. 8, 1890, April. Ref. Arch. f. Dermat. **22**, 703 (1890). — FRAENKEL, A.: Handbuch der speziellen pathologischen Anatomie und Histologie, Bd. 2, S. 882. 1924. — FRAENKEL, E.: Zur Lehre von der acquirierten Magen- und Darmsyphilis. Virchows Arch. **55** (1899). — FRERICHS: Leberkrankheiten, Bd. 2, S. 94 u. 409. 1861. — FREUDWEILER, M.: Über experimentelle Phlebitis. Virchows Arch. **141**, 526 (1895). — FRIEBOES: Zwei Fälle von Phlebitis und Periphlebitis syphilitica faciei. Dermat. Z. **20**, 125.

GAUYARD, M.: Contribution a l'étude de la syphilis veineuse la phlébite syphilitique tardive des veines des membres. Thèse de Paris **1913.** — GAUCHER et CHIRAY: Sur un cas de phlébite syphilitique secondaire des veines superficielles du bras. Bull. Soc. méd. Hôp.

Paris, 5. Febr. **1903**. — Gayraud, E.: De la phlébite adhésive comme accident de la période secondaire de la syphilis. Gaz. Sci. méd. Montpellier **4**, 509 (1882). Ref. Mendel: Arch. gén. Méd. Paris **1894**, 307. — Gee: St. Barth. Hosp. Rep. **1871**, 144. Zit. nach Hübschmann. Geppert u. Siegfried: Mesenterialvenenthrombose bei einer latent verlaufenden Phlebosklerose der Pfortader. Berl. klin. Wschr. **1914**, 250. — Gerode: Phlébite dans l'erythème polymorphe. Ann. de Dermat. **9**, 12. — Girdwood, G. P.: On three cases of phlebitis occurring in patients affected with the syphilitic poison. Lancet **1**, 619 (1860). — Glück, L.: Erythema exsudativum multiforme bei Syphilis. Mitteilungen aus der Abteilung für Syphilis und Hautkrankheit des Landesspitals in Serajewo, S. 77. Wien 1898. — Gosselin: (a) Conférance de l'hôpitale militaire de Ricf. Wratsch (russ.) **1882**, Nr 49. (b) Clinique chirurigicale de l'hôpital de la Charité. édition Paris, Tome 3, p. 316. 1879. Ref. Mendel: Arch. gén. Méd. Paris **1**, 309 (1894). (c) Recherches sur les rétrésissements syphilitiques du rectum. Arch. Méd. **1854**. — Greenhow, E. H.: Trans. clin. Soc. Lond. **6**, 143 (1873). — Greiff: Über Rückenmarksyphilis. Arch. f. Psychiatr. **12**, 564 (1882). — Gruber, G. B.: (a) Beiträge zur Pathologie der dauernden Pfortaderverstopfung (nebst Bemerkungen über die Bantische Krankheit). Dtsch. Arch. klin. Med. **122**, 319 (1917). (b) Zur Kasuistik der Pfortaderthrombose. Mitt. Grenzgeb. Med. u. Chir. **25**, 734 (1912). — Guattani, C.: De externis aneurysmatibus manu chirurgica methodice pertractandis. Scriptorum latinorum de aneurysmatibus collectio Ed. Th. Lauth Argentorcti, Vol. 4, p. 101—123. 1785. — Gulecke, N.: Verhalten der Nebennieren bei kongenitaler Syphilis. Virchows Arch. **173** (1903). — Gutmann, C.: Multiple Dünndarmgeschwüre, höchstwahrscheinlich syphilitischer Natur. Z. klin. Med. **50**, 5/6.

Hainski: Ein Fall von Lebervenenobliteration. Diss. Göttingen 1884. — Handford, H.: A case of hyperplastic (obliterating) phlebitis or phlebo-sclerosis affecting the larger veins. Trans. clin. Soc. Lond. **26**, 20 (1893). — Hansemann, v.: Syphilitische Erkrankungen des Zirkulationsapparates. Ref. 5. internat. dermat. Kongr. **2** (1904). — Hart, C.: Über Phlebitis hepatica syphilitica. Virchows Arch. **237** (1922). — Hecht: Zur Ätiologie der Pfortaderthrombose. Wien. klin. Wschr. **1908**, 944. — Hecker, R.: Dtsch. Arch. klin. Med. **61**; Jb. Kinderheilk. **51** (1900). — Heickmann: Ein Fall von Thrombose der Vena cava superior. Inaug.-Diss. Kiel 1901. — Henke: Phlebosklerose der Pfortader. Dtsch. med. Wschr. **1908**, 946. Herxheimer, Gotth.: Zur Ätiologie und pathologischen Anatomie der Syphilis. Erg. Path. **11 I** (1907). — Hess: Fahal obliterating endophlebitis of the hepatic veines. Amer. J. med. Sci. **2**, 986 (1905). — Heubner: Die luetischen Erkrankungen der Hirnarterien, S. 168. Leipzig 1874. — Heuzard, R.: De la phlébite syphilitique. Thèse de Paris **1898**, 66. — Hilsnitz, F.: Beitrag zur Pathologie der Endophlebitis hepatica obliterans. Zbl. Path. **36**, 101 (1905). — Hochsinger: Kongenitale Syphilis. Handbuch der Haut- und Geschlechtskrankheiten, Bd. 19. 1927. — Hoffmann: Erkrankungen des Mediastinums. Nothnagels Handbuch der speziellen Pathologie und Therapie, S. 31. Wien 1901. — Hoffmann, E.: (a) Venenerkrankungen im Verlauf der Sekundärperiode der Syphilis. Arch. f. Dermat. **73**, 37 (1905). (b) Über strangförmige Phlebitis im Frühstadium der Syphilis. Dermat. Z. **10**, 470 (1903). (c) Über Erythema nodosum und multiforme syphilitischen Ursprungs. Charité-Ann. **17**, 613. (d) Dermat. Z. **10**, 547. (Präparat-Demonstration.) (e) Demonstr. Berl. dermat. Ges., Sitzg 3. April 1903; Dermat. Zbl. **1903**, 348. — Homéen: Ein Fall von multiplen syphilitischen Geschwüren und Strikturen im Dünndarm. Zbl. Path. **1893**. — Huber, Karl: (a) Über syphilitische Gefäßerkrankung. Virchows Arch. **79** (1880). (b) Über syphilitische Gefäßerkrankung. Virchows Arch. **79**, 537.

Jadassohn: (a) Dtsch. med. Wschr. **1896**, Nr 8, Ver.beil., 51, Sitzgsber. Breslau. Ges. (b) Erythema exsudativum multiforme und nodosum. Erg. Path. **4** (1896). (c) Schwalbe-Ebsteins Handbuch der praktischen Medizin, Bd. 3, 1, S. 536. (d) Internat. Kongr. London **1896**, 359. — Jarisch: Die Hautkrankheiten. Nothnagels spezielle Pathologie und Therapie, Bd. 24. Wien 1900. — Jastrowitz: Dtsch. med. Wschr. **1883**, Nr 47. — Johnsson, E. G. och Curt Wallis: Bidrag till kämadomen om syfilitieka förändingar i digestionskanalen. Hygiea (Stockh.) **1893**. — Jores: Zur Kenntnis der Regeneration und Neubildung elastischen Gewebes. Beitr. path. Anat. **27**, 384. — Juliusburger: Beiträge zur Kenntnis von den Geschwüren und Strikturen des Mastdarmes. Breslau 1884. — Jullien: Syphilis noueuse et lésion des vaisseaux. Rev. Mal. de la Nutrition **1903**, 535. — Justus: Erythema nodosum der unteren Extremitäten bei einem syphilitischen Individuum. Arch. f. Dermat. **40**, 360.

Kahn: Zur Kasuistik der Pfortaderthrombose. Inaug.-Diss. Gießen 1906. — Karvonen, J. H.: Über luetische Phlebitis (1894). Deutsch: A. Ruckert: Phlebitis syphilitica. Inaug.-Diss. Berlin 1899, 15. — Katz: Über einen Fall von Lebersyphilis mit hochgradiger Verengerung der Vena cava inferior nebst Bemerkungen über den histologischen Nachweis des Salvarsans. Diss. Bonn 1912. — Kaufmann: Lehrbuch der pathologischen Anatomie, 1911 u. 1922. — Kimura: Über die Obliteration des Hepaticusteiles der Vena cava inferior und der Stammlebervenen syphilitischer Natur, 1921. — Klemm, E.: Pfortaderthrombose bei Lebersyphilis mit tödlicher Magen- u. Darmblutung. Inaug.-Diss. München 1903. —

Kokubo-Kaisaku: Kongenitale Syphilis der Nebennieren. Zbl. path. Anat. 14, 666 (1903). Kraft, E.: Über die Endophlebitis hepatica obliterans. Frankf. Z. Path. 29, H. 1/2. — Kraus: Über Verschluß der Vena cava superior. Inaug.-Diss. Tübingen 1894. — Kretz, R.: Pathologie der Leber. Erg. Path. II 8 (1902). — Kühnel u. Priesel: Beiträge zur Klinik und pathologischen Anatomie der sog. obliterierenden Endophlebitis der Lebervenen. Med. Klin. 1921, Nr 5.

Lamy: (a) De la meningo-myélite syphilitique. Thèse de Paris 1893; Nouvelle monographie de la Salp. 6, 86 (1893). (b) Contribution a l'étude des localisations médullaires de la syphilis et en particulier de la méningo-myélite syphilitique. Arch. de Neur. 28 (1894). Ref. Neur. Zbl. 1896, 280. (c) Note a propos des lésions vasculaires dans la syphilis des centres nerveux. Revue neur. 1896, No 2, 34. Ref. Neur. Zbl. 1896, 848. — Lancereaux: Traité historique et practique de la syphilis, 1873. — Lang: Vorlesungen über Pathologie und Therapie der Syphilis (Wiesbaden 1884—1886, S. 305). Wiesbaden 1896. — Lang, E.: Papeln am Genitale. Phlebitis syphilitica. Jb. Wien. k. k. Krk.anst. 4 II, 107. Wien 1897. Lang u. Ullmann: Erg. Path. 1898, 530. — Lange: Ein Fall von Lebervenenobliteration. Diss. Kiel 1886. — Langenbeck: Arch. klin. Chir. 1881. — Lazarus: Dtsch. med. Wschr. 1895, Nr 43. — Lazarus-Barlow: Thrombosis of hepatic veins associated with cirrhosis of the liver, propably syphilitic. Trans path. Soc. Lond. 1899, 146. — Le Noir: Deux cas de phlébite des membres observés dans la période secondaire de la syphilis. Association francaise pour l'avancement des sciences. Boulogne-sur-mer. Tome 2, p. 703. 1899. — Lesser: (a) Über Syphilis maligna. Vjschr. Dermat. (die Reihenfolge XIV) 1882, 651. (b) Lehrbuch der Geschlechtskrankheiten, 10. Aufl. Teil 2, S. 153. 1901. — Lichtenstern: Über einen neuen Fall von selbständiger Endophlebitis obliterans der Hauptstämme der Vena hepatica. Prag. med. Wschr. 1900, 325. — Lidell: Amer. J. med. Sci. 64. — Lissauer: Beitrag zur Frage der Entstehung der Pfortaderthrombose. Virchows Arch. 192, 278 (1908). — Loeb, Julius: Über zwei bemerkenswerte Fälle von Pfortaderthrombose. Inaug.-Diss. Bonn 1909. — Loewenfeld: Wien. med. Presse 14, 39 (1873).

Manasse: Über Granulationsgeschwülste mit Fremdkörperriesenzellen. Virchows Arch 136. — Marcus: Arch. f. Dermat. 63 (1902); 114 (1912). — Marcus, K.: Ein Fall von Venensyphilis im Sekundärstadium. Arch. f. Dermat. 77 (1905). — Marcuse, M.: Über nodöse Syphilide („Erythema nodosum syphiliticum") und syphilitische Phlebitis. Arch. f. Dermat. 63, 3 (1902). — Maschka, v.: Vjschr. gerichtl. Med. 43 (1885). — Mauriac: (a) Leçons sur les maladies vénériennes, p. 833. Paris 1883. (b) Affections syphilitiques précoses. Ann. de. Dermat. 1880—1881. (c) Syphilis tertiaire et syphilis héréditaire, p. 832. (d) Syphilis tertiaire et Syphilis héréditaire, p. 882. Paris 1890. Ref. Mendel: Arch. gén. Méd. 1894, 304. — Mauriac, Ch.: Mémoire sur les affections syphilitiques précoses du tissu cellulaire sous-cutané. Ann. de Dermat. 1, 419 (1880). — Meyer, O.: Zur Kenntnis der Endophlebitis hepatica obliterans. Virchows Arch. 225, 213 (1918). — Meyer, R.: Ref. Herxheimer Verh. path. Ges. 23. Tagg 1928, 153. — Meystre: Un cas de Thrombose des veines hepatiques. Thèse de Lausanne 1901; Trav. Inst. path. Lausanne 1904. — Mohn, Felix: (a) Über Spirochätenbefunde. Sitzgsber. med. Ges. Leipzig in Münch. med. Wschr. 1906, 2324. (b) Die Veränderungen an Placenta, Nabelschnur und Eihäuten bei Syphilis und ihre Beziehungen zur Spirochaeta pallida. Z. Geburtsh. 59 (1907). — Monnot, Ch.: Contribution a l'étude du syphilome anorestal. Thèse de Paris 1882. — Moore: Primary obliterating inflammation of the main trunc of the hepatic veins. Med. Chron. Manchester, Juli 1902. — Mracek: Über Enteritis bei Lues hereditaria. Vjschr. Dermat. 1882. — Mracek, F.: Syphilis haemorrhagica neonatorum. Vjschr. Dermat. 14, 117 (1887).

Neisser: Hautkrankheiten. Schwalbe-Ebsteins Handbuch der praktischen Medizin, Bd. 3, S. 69, T. 2. — Neisser, E.: Über wandernde Phlebitis. Dtsch. med. Wschr. 1903, Nr 37. — Neumann, J.: Syphilis. Nothnagels spezielle Pathologie und Therapie, Bd. 23, S. 269—272. Wien 1899. — Nickl, P.: Über die sog. syphilitischen Mastdarmgeschwüre. Virchows Arch. 127, 279 (1892). — Nishikawa, J.: Über die Obliteration der Stammlebervenen und des heparen Hohlvenenabschnittes. Mitt. med. Fak. Tokio 20, 151 (1918). Nobel: Demonstr. Sitzg 6. Febr. 1901. Arch. f. Dermat. 57, 247. — Noir, le: Deux cas de phlébite des membres observés dans la période secondaire de la syphilis. Association francaise pour l'avancement des sciences, Tome 2, p. 703. Boulogne-sur-mer 1899. — Nonne: Zur Ätiologie der Pfortaderthrombose. Dtsch. Arch. klin. Med. 37, 241 (1885). — Nonne, M. u. H. Luce: Pathologische Anatomie der Hirngefäße. Handbuch der pathologischen Anatomie der Nervensystems. Berlin 1904.

Oettiner: De la phlébite au cours des accidents secondaires de la syphilis. Semaine méd. 1902, 49. — Orillard et Sabouraud: Erythème noueux au cours d'une septicémie a streptocoques. Med. moderne 1893. — Orlowsky: Zur pathologischen Anatomie der spinalen Syphilis. Erg. Path. 5 (1898). — Orth: (a) Lehrbuch der speziellen pathologischen Anatomie Bd. 1, 1887. (b) Differentialdiagnose von Tuberkulose. Lues. Disk. dtsch. path. Ges. 3. Tagg. Aachen 1900.

Panella: Flebite sifilitica secondaria. Giorn. ital. Mal. vener. Pelle **1908**. Ref. Mh. Dermat. **105** (1910). — Pautrier et Roederer: Phlébite a précose des veines saphènes. Arch. Mal. vénér. **1921**, 170. — Pawel: „Ein Fall von Verschluß der Vena cava spuerior." Inaug.-Diss. Leipzig 1910. — Peiser: Beitrag zur Kenntnis der Lebersyphilis, 1886. — Penkert: Über idiopathische Stauungsleber (Verschluß der Venae hepaticae). Virchows Arch. **169** (1902). — Pfifferling: Über einen Fall von Lebersyphilis mit Pfortaderthrombose und Darmhämorrhagien. Inaug.-Diss. München 1902. — Philipp: Ref. Herxheimer, Verh. path. Ges. 23. Tagg **1928**, 953. — Philippson: (a) Über Metastase und Embolie der Haut. Arch. f. Dermat. **51**. (b) Delle Gomme sifilitiche. Giorn. ital. Mal. vener. Pelle 4 (1894). — Pick: Zur Kenntnis der cerebrospinalen Syphilis. Z. Heilk. **13**, H. 4/5. — Pippow: Über die Obduration der Pfortader. Inaug.-Diss. Berlin 1868. — Poelcken: Über die Ätiologie der strikturierenden Mastdarmgeschwüre. Virchows Arch. **127**, 182 (1892). — Poeschel: Ein Fall vom Verschluß der Vena cava superior. Inaug.-Diss. Erlangen 1903. — Proksch: Die Lehre von der Visceralsyphilis im 18. Jahrhundert. Vjschr. Dermat. **5**, 23 (1878). — Proksch, J. K.: Über Venensyphilis. Bonn, 1898.

Quincke: (a) Krankheiten der Gefäße. Ziemssens Handbuch, 2. Aufl., Bd. 6. 1879. (b) Pfortaderthrombose. Nothnagels Handbuch für spezielle Pathologie und Therapie, Bd. 18.

Rad, v.: Über einen Fall von juveniler Paralyse auf hereditär-luetischer Basis mit spezifischen Gefäßveränderungen. Arch. f. Psychiatr. **30**, 82 (1898). — Renault, A. et G. Roussy: Une nouvelle observation de phlébite syphilitique secondaire. Bull. Soc. méd. Hôp. Paris **1903**, No 3, 100. — Rendu et Poulin: Phlébite obliterante etc. Bull. Soc. méd. Hôp. Paris **66** (1901). — Reuter, Karl: Neue Befunde von Spirochaeta pallida im menschlichen Körper usw. Z. Hyg. **54** (1906). — Rieder: (a) Zur Pathologie und Therapie der Mastdarmstrikturen. Arch. klin. Chir. **55**, 730 (1897). (b) Histologische Untersuchungen am Primärstadium der Syphilis. Dtsch. med. Wschr. **1898**, 142. (c) Beiträge zur Histologie und pathologische Anatomie der Lymphgefäße und Venen. Zbl. path. Anat. **9**, 1 (1898). — Rokitansky: Handbuch der pathologischen Anatomie, Bd. 2, S. 577. 1844. — Rosenthal: Erytheme bei Syphilis". Festschrift gewidmet Georg Lewin 1895, S. 165. Arch. f. Dermat. **36**, 239 (1896). — Rossy: Phlébite syphilitique secondaire. Gaz. Hôp. **1903**, No 102. Ref. Arch. f. Dermat. **72**, 461. — Ruckert: Phlebitis syphilitica. Inaug.-Diss. Berlin 1899. — Ruitinja: Obliteration de la veine cave superior. de l'origine syphil. Bull. Soc. méd. Hôp. Paris **1923**, 602. — Rumpf: Die syphilitischen Erkrankungen des Nervensystems. Wiesbaden 1887.

Satke: Endophlebitis obliterans hepatica. Dtsch. Arch. klin. Med. **165**, 330 (1929). — Saborowsky: Ein Fall von Endophlebitis hepatica obliterans. Klin. Med. **1930**, Nr 20, 1308. — Schmincke: Zur Lehre der Endophlebitis hepatica obliterans. Zbl. Path. **25**, H. 2, 49 (1914). — Schrötter: Erkrankungen der Gefäße. Nothnagels Handbuch der speziellen Pathologie und Therapie, S. 486/87. Wien 1901. — Schrötter, v.: Die Erkrankungen der Gefäße. Nothnagels spezielle Pathologie und Therapie. Teil III, Bd. 15. Wien 1899. — Schuchardt: (a) Ein Beitrag zur Kenntnis der syphilitischen Mastdarmgeschwüre. Virchows Arch. **154**, 46 (1898). b) Über Mastdarmsyphilis. Dtsch. med. Wschr. **1889**, Nr 52. (c) Pathologie der Mastdarmsyphilis. Berlin. klin. Wschr. **1894**, Nr 41. — Schüppel: Die Krankheiten der Venae hepaticae. Ziemssens Handbuch der speziellen Pathologie und Therapie, 1880. — Schulz, O. u. L. R. Müller: Klinische, physiologische und pathologisch-anatomische Untersuchungen an einem Fall von hochgradigem Ascites bei Pfortaderthrombose. Dtsch. Arch. klin. Med. **76**, 544 (1903). — Schwalbe: Zur Pathologie der Pulmonal-arterienklappe. Virchows Arch. **119**, 282 (1890). — Seitz: Syphilis der Pfortader. Korresp.-blatt Schweiz. Ärzte 2 (1897). — Sergent u. Cottenot: Totaler Venenverschluß der rechten oberen Extremität. Ref. Arch. f. Dermat. **44**, 294 (1901). — Siemerling: (a) Die Syphilis des Zentralnervensystems. Arch. f. Psychiatr. **22** (1891). (b) Zur Lehre von der kongenitalen Hirn- und Rückenmarkssyphilis. Arch. f. Psychiatr. **20** (1891). — Simmonds, M.: Über Pfortadersklerose. Virchows Arch. **207**, 360 (1912). — Steib: Über luetischen Verschluß der Vena cava spuerior. Inaug.-Diss. Frankfurt 1920. — Steinhaus: Ein seltener Fall von Pfortaderthrombose mit hämorrhagischer Infarcierung und Nekrotisierung der Leber, zugleich ein Beitrag zu den Veränderungen der Leber nach Pfortaderthrombose. Dtsch. Arch. klin. Med. **80** (1904). — Sternberg: Spezielle pathologische Anatomie der Leber und Gallenwege. Aschoffs Lehrbuch. — Stöcklin: Eröffnung der Vena anonyma durch ein zerfallendes Gumma. Dtsch. Arch. klin. Med. **55**, 146 (1895). — Strandberg: 3 Fälle von Venensyphilis. Arch. f. Dermat. **1911**, 107.

Taylor, R. W.: Why syphilis is not aborted by the early destruction or excision of its imitial lesion? N. Y. med. Rec. **40**, Nr 1, 1 (1891). Ref. Schmidts Jb. **1892**, 36. — Testu: Syphilis et Erythèmes non spécifiques. Teil I. Syphilis et Erythèmes non spécifiques. Teil II. Erythème noueux syphilitique. Teil III. Nodosités pseudo-rheumatismales éphémères. Thèse de Lille **1888**. Ref. Ann. de Dermat. **9**, 828 (1888). — Thibierge: Sur la phlébite syphilitique secondaire précoce. Festschrift für Neumann, S. 274. Leipzig u. Wien

1900. — THOMAS: Beitrag zur Differentialdiagnose zwischen Verschluß der Pfortader und der unteren Hohlvene. Bibl. med. **1**, H. 2 (1895). — THOREL: (a) Über viscerale Syphilis. Virchows Arch. **158**, 274 (1899). (b) Thrombose und Embolie. Erg. Path. I **18**, 61. — THRAN: Über einen Fall an Lebervenenthrombose. Diss. Kiel 1899. — TÖRÖK, L.: Über syphilitische Venenentzündung. Zbl. Herzkrkh. **4**. 81. — TOURNEUX, J. P.: Les phlébites syphilitiques. Arch. méd. Toulouse **1912**.

UFFELMANN: Über eine ominöse Hauterkrankung. Deutsch. Arch. klin. Med. **1872** u. **1876**. — UMBER: Beitrag zur Pfortaderobliteration. Mitt. Grenzgeb. Med. u. Chir. **7**, 487 (1901). — UMBREIT: Über einen Fall von Lebervenen- und Pfortaderthrombose. Virchows Arch. **183**, 102 (1906).

VELHAGEN: Beitrag zur Kenntnis der syphilitischen Mastdarmgeschwüre. Inaug.-Diss. Greifswald 1889. — VERSÉ: Verh. dtsch. path. Ges. 13. Tagg **1909**, 314. — VIDAL et LELOIR: Traité déscriptif des maladies de la peau. Virchows Arch. **15** 315.

WAGNER, ERNST: Das Syphilom im allgemeinen, das Syphilom des Herzens und der Gefäße im speziellen. Arch. Heilk. **7** (1866). — WEBER, C. O.: Syphilitische Stenose der Pulmonalarterie. Verh. niederrhein. Ges. Natur- u. Heilk. Bonn 1863. — WEBER, F. PARKES: Note on supposes phlebitis and lymphangitis in secondary syphilis. Brit. J. Dermat. **11**, 233 (1899). — WIESNER: Über Erkrankungen der großen Gefäße bei Lues congenita. Zbl. Path. **16** (1905). — WINKLER: Frankf. Z. Path. **17**, 377. — WINTERWITZ: Beitrag zur Klinik und Anatomie der nodosen Syphilide. Arch. f. Dermat. **79**, 75 (1906). — WOLFF, A.: MRAČEKs Handbuch der Hautkrankheiten, Bd. 1, S. 551, 1903. — WREDENSKY: Beiträge zum Bau der Initialsklerose. Inaug.-Diss. Petersburg 1892.

ZIEGLER: Lehrbuch der pathologischen Anatomie, 10. Aufl. 1902. — ZINN: Ref. bei HERXHEIMER, Syphilis der Leber, in diesem Bande des Handbuches.

Die syphilitischen Erkrankungen des Herzens und der großen Gefäße[1].

Von

HERMANN SCHLESINGER-Wien.

Herzsyphilis.

I. Erkrankungen des Herzens und der Gefäße im Frühstadium der Syphilis.

Seit vielen Jahren hat man die kardio-vasculären Veränderungen der sekundären Syphilis erörtert und gefunden, daß die Untersuchung der Kreislauforgane in den Frühstadien der Lues oft Befunde zutage fördert, welche als pathologisch anzusprechen sind. Die meisten Erscheinungen sind passager und als leichtere Veränderungen zu beurteilen, jedoch beobachtet man mitunter auch schwerere und bleibende Zustände.

Die Literatur über diesen Gegenstand ist nicht mehr klein, da sich mit den Erkrankungen wiederholt Autoren in eingehender Weise beschäftigt haben. Von ihnen sind besonders FOURNIER, MRAČEK, GRASSMANN, L. BRAUN, RENVERS, AMELUNG-STERNBERG, TURNER-WHITE, ARNETT zu nennen. Außerdem gibt es eine ziemlich große, aber nicht immer verwendbare Kasuistik.

FOURNIER scheint als erster die Affektionen studiert zu haben. Er glaubt, daß die nachgewiesenen Funktionsstörungen nicht anatomischer, sondern nervöser (dynamischer) Natur wären. Dieser, 1873 veröffentlichten Mitteilung folgten die von HERTZ (1873), E. KOHN (1875), CHVOSTEK-WEICHSELBAUM (1877) und GRENOUILLIER (1879) nach. Späterhin erschienen Beiträge von ROSENTHAL, ROSENFELD, LEYDEN, GREENE, CAMBERINI, HUTCHINSON, MACKENZIE, COUNCILMAN, SACHARJIN, SEMMOLA, PELLETIER. 1892 erklärt ENGEL-REIMERS in Bekräftigung bereits früher angestellter Behauptungen, daß in den luetischen Frühperioden Endocarditis verrucosa vorkomme. MRAČEK hat (1893) in einer gründlichen Arbeit das bisher publizierte Material kritisch gesichtet und mit Recht manche Befunde, besonders die schweren, beschriebenen Herzveränderungen zu den spätsyphilitischen gerechnet. Wir kommen noch auf diesen wertvollen Beitrag zurück.

LANG, FINGER, QUENSEL, KOPP beschäftigen sich kurz mit diesen Veränderungen, denken auch an anatomische Läsionen als Ursache der klinischen Symptome. RENVERS nimmt (1904) zwei Arten anatomischer Veränderungen des

---

[1] Diese Abschnitte des Handbuches stellen eine vollkommene Neubearbeitung und Erweiterung der gleichnamigen Kapitel meiner Monographie (Syphilis und innere Medizin, 3. Teil. Wien: Julius Springer 1928) dar. In der vorliegenden Arbeit sind mehr als 100 seither erschienene Publikationen und meine Beobachtungen an 216 genau studierten Spitalkranken, sowie an vielen Autopsien verwertet.

Herzmuskels in den Frühstadien der Lues an: toxisch parenchymatöse Muskelveränderungen und interstitielle Herderkrankungen. Beide Formen tendieren zur Heilung. L. BRAUN hat 1912 einen wertvollen Beitrag zu dieser Frage geliefert. Seine, wie die Arbeit von GRASSMANN (1900) sind die wichtigsten neueren Darstellungen dieses Kapitels der Medizin. In den letzten Jahren haben AMELUNG - STERNBERG, ARNETT und TURNER-WHITE je eine Studie über diesen Gegenstand veröffentlicht, und BROOKS HARLOW, HAZEN, LUKOMSKI einige Mitteilungen über Herzstörungen im Frühstadium der Lues erstattet.

GRASSMANNs Untersuchungen beziehen sich auf 288 Fälle (61 männliche, 227 weibliche Kranke). L. BRAUN teilt die Befunde bei 100 Fällen, vorwiegend weiblichen Geschlechtes mit. Beide Autoren haben größtenteils die Veränderungen an jugendlichen Individuen geprüft, um andere Schädlichkeiten als Lues möglichst auszuschließen. J. H. ARNETT studierte die Herzveränderungen an 25 weiblichen Kranken und 78 Kontrollfällen. Er erhob auch stets den elektrokardiographischen und den orthodiagraphischen Befund. LUKOMSKIs Untersuchungen erstreckten sich auf 200 Kranke mit S II und auf 30 Fälle mit Ulcus durum.

Die außerordentlich eingehenden Beobachtungen GRASSMANNs zeigten, daß in den Frühstadien der Lues häufig Herzstörungen vorhanden sind, welche nicht mehr in den Bereich der rein funktionellen fallen. Die Störungen betrafen mehr als $^2/_3$ der Fälle und bewegten sich zwischen klinisch sehr geringfügigen Anomalien und ausgesprochener Herzinsuffizienz.

Subjektive Störungen sind häufig, namentlich Druck in der Herzgegend, Palpitationen, Präkordialangst (MRAČEK, E. KOHN, eigene Beobachtungen), während FOURNIER sie für selten anspricht. In der Regel sind sie von objektiv nachweisbaren Störungen begleitet (GRASSMANN, AMELUNG).

Pulsstörungen treten nach GRASSMANN zahlreich auf, und zwar besonders Frequenzanomalien im Sinne einer Bradykardie oder einer Tachykardie. Die Bradykardie dauert bisweilen nur einige Tage, öfters auch länger, auch nimmt sie mitunter noch während einer spezifischen Therapie (Quecksilber) zu. Die Frequenzsteigerung bleibt oft lange bestehen, nur in einigen Fällen ging sie während der Behandlung zurück. Tachykardie nach Anstrengungen hebt ARNETT hervor (zwei Minuten Probe). LUKOMSKI fand Tachykardie in 18% seiner Fälle; gegen Schluß der Behandlung verschwand die beschleunigte Herzaktion. In der Regel gehen diese Störungen mit einer mehr oder mindestarken Arhythmie einher, welche schon vielen älteren Beobachtern aufge, fallen war (FOURNIER, GRENOUILLIER, E. KOHN, M. JOSEPH, LANG, RENVERST MRAČEK). In einzelnen Fällen sind sogar Anfälle vom Charakter der Angina pectoris beobachtet worden.

In dem Frühstadium der Lues ist die Funktion des *Herzmuskels* oft geschädigt (GRASSMANN). Dieselbe dokumentiert sich durch Palpitationen und eine bald geringe, bald auch erhebliche Insuffizienz der Herzmuskelleistung. Die Schwäche des Muskels führt nicht selten zu einer mäßigen, ausnahmsweise zu starker Dilatation des rechten Herzens, zuweilen des linken Ventrikels. In der Regel ist dann ein akzidentelles systolisches Geräusch zu hören. Zumeist sind nach GRASSMANN, dessen Darstellung ich folge, diese Störungen labil, mitunter aber doch konstanter Natur. Relativ häufig entwickelt sich das Bild einer muskulären Mitralinsuffizienz, welches nicht selten sich während der antiluetischen Therapie zurückbildet. Treten die Herzstörungen erst während der Behandlung auf, so könnten sie nach LUKOMSKI als HERXHEIMERsche Reaktion zu deuten sein. Ich meine, daß wohl auch eine direkte toxische Schädigung des Herzmuskels durch Arsen gerade so in Betracht kommt.

Rezente *Endokarditis* scheint bei Lues II nur ganz ausnahmsweise zur Ausbildung zu gelangen. Ältere Klappenerkrankungen können aber in diesem Stadium eine Rekrudeszenz der Endokarditis darbieten. Den Darlegungen Mračeks ist unbedingt beizustimmen, wenn er die anatomischen Veränderungen des Endokards und schwerere Gefäßveränderungen als Rarität im Frühstadium der Lues bezeichnet und der Ansicht Ausdruck gibt, daß solche Befunde zu den Spätstadien der Syphilis gehören. Sicher sind die Beobachtungen von Engel-Reimers, Greene, Sacharjin, Pelletier, Leyden, Hertz, Hutchinson, Gamberini, Councilman im Sinne von Mraček zu deuten, wie auch L. Braun annimmt. Unter den neueren Autoren verhält sich besonders Price sehr skeptisch gegenüber der Annahme anatomischer Klappenveränderungen in den Frühstadien der Syphilis.

Gewiß läßt sich diese Frage nicht nur nach der seit der Infektion verflossenen Zeit beurteilen. Im Weltkriege und in den Hungerjahren habe ich, wie viele andere Autoren an den Gefäßen und am Nervensystem schon wenige Monate nach der Infektion Veränderungen beobachtet, wie wir sie sonst erst nach vielen Jahren bei Spätformen der Syphilis sehen. (Haben wir sogar schon im ersten Jahre nach erfolgter Ansteckung Zustandsbilder zu studieren Gelegenheit gehabt, welche vollständig einer progressiven Paralyse entsprachen.) Das Intervall zwischen Infektion und Ausbildung von anatomischen Veränderungen, welche den Spätformen der Lues zuzurechnen sind, ist eben wechselnd. Wissen wir doch, daß im Alter das Intervall außerordentlich viel kürzer ist, als im allgemeinen im früheren Lebensalter und manchmal nur wenige Monate beträgt. Daher dürften die schwereren Klappenläsionen, welche 2—3 Jahre nach erfolgter Infektion gefunden wurden, entweder zu den Spätformen der Lues gehören oder durch akzidentelle Erkrankungen hervorgerufen sein.

Hingegen findet die Anschauung Renvers von der Frequenz anatomischer *Herzmuskelveränderungen* durch die klinischen Befunde Grassmanns, Brooks, Hazens eine Unterstützung. Wie früher erwähnt, nimmt Grassmann toxisch parenchymatöse Muskelveränderungen an, welche die Frequenzstörungen, die Arhythmie und Ermüdbarkeit des Herzens erklären können. Eine zweite Gruppe wäre die interstitielle Myokarditis, welche durch Mitbeteiligung der Gefäße hervorgerufen sei. Da wir namentlich durch Untersuchungen der Leipziger Schule wissen, wie oft eine Myokarditis im Gefolge der verschiedenen Infektionskrankheiten auftritt, ist diese Annahme von vornherein nicht unwahrscheinlich. Autoptische Befunde sind allerdings in nennenswerten Zahl bei der Heilbarkeit der Erkrankung nicht zu erwarten. Im Gegensatz zu den früheren Ausführungen kann J. Arnett keine kardio-vasculäre organische Läsion bei Sekundärsyphilitischen feststellen. Lukomski hingegen fand in 13,5% eine perkutorische Vergrößerung der Herzgrenzen. Meiner Ansicht nach wären umfangreiche, orthodiagraphische Untersuchungen zur Klärung dieser Frage erforderlich.

Perikarditis mit deutlichem Reibegeräusch mit und ohne erheblichem Flüssigkeitserguß ist in diesem Stadium einige Male beobachtet worden (Walcher, Grassmann). Da in einem Falle (Walcher) synchron mit dem Beginne der antiluetischen Therapie das Fieber verschwand, die perikardialen Symptome sich rückbildeten, ist ein kausaler Zusammenhang mit Lues als möglich zu bezeichnen.

Der *Blutdruck* ist nahezu bei allen Kranken dieses Stadiums herabgesetzt und erfährt während einer Quecksilbertherapie Schwankungen (Grassmann). C. Wolff fand bei der Untersuchung von 160 Patienten kein einziges Mal Blutdrucksteigerung; auch J. H. Arnett konstatierte oft Hypotension, Lukomski hinwiederum findet eine mäßige Blutdruckerhöhung bei Jugendlichen. Es besteht also kein einheitliches Verhalten der Tension.

Die *Herzstörungen* lassen sich nach GRASSMANN nicht durch die so oft vorhandene Anämie, ebensowenig durch die spezifische Therapie erklären, sondern sind durch die luetische Infektion, resp. das Virus bedingt, ohne daß man über die Art der Einwirkung Näheres weiß. ARNOLDI denkt an eine Beeinflussung des vegetativen Nervensystems durch das syphilitische Virus mit Reizung des Vagus oder des Sympathicus oder mit Lähmung, aber äußert sich nicht eingehender über die Angriffsstelle und über den wahrscheinlich dabei wirksamen Mechanismus.

Wenn man die Häufigkeit der früher geschilderten Herzzustände in dem Frühstadium der Syphilis in Betracht zieht und damit die relative Seltenheit erkennbarer schwerer Anomalien zwei bis drei Jahre post infectionem, so muß man zu dem *Schluß* gelangen, *daß entweder die Therapie vorhandene anatomische Läsionen sehr oft zur Rückbildung bringt, oder daß ein beträchtlicher Teil der Herzstörungen nicht organischer Natur sind.* Sicher spielen die allgemeinen Erregungszustände, welche die Generalisation der Syphilis häufig begleiten, seltener die spezifische Therapie, eine Rolle bei Auslösung mannigfacher Herzstörungen. Für viele Fälle wird man gar nicht zu Hypothesen der Beeinflussung des Muskel- oder Nervensystems durch das Luesvirus seine Zuflucht nehmen müssen. Die bleibenden Herz- und Gefäßstörungen gehören in die Domäne der spätluetischen Veränderungen und nicht in die der frühsyphilitischen Periode. TURNER-WHITE meinen, daß bei vorher ganz gesunden Menschen die sekundäre Lues keine Herzerkrankungen erzeugt. Die Untersuchungsbedingungen der beiden Autoren sind nur ganz ausnahmsweise vorhanden, daher haben die Ergebnisse nur einen bedingten Wert.

OMELTSCHENKO sah bei S II an einigen Endarterien innerer Organe die Anfangsstadien einer Periarteriitis, STOKENIUS bei vier Obduktionen Veränderungen des Endothels und der Zellen um die Gefäße (aber drei hatten Salvarsandermatitis!).

II. Die Erkrankungen des Herzens im Spätstadium der Lues.

Übereinstimmend sind alle Autoren der Ansicht, daß die spätsyphilitischen Herzaffektionen weder ein einheitlich klinisches, noch ein gemeinsames anatomisches Bild darbieten. Es sind im Gegenteile sehr verschiedene klinische Erscheinungen auf Herzsyphilis zu beziehen, auch die anatomischen Veränderungen präsentieren sich recht abwechslungsreich. Im Vordergrunde steht die muskuläre Erkrankung, welche sich oft mit Aorten- und Coronarläsionen kombiniert. Die Erkrankung der Aortenklappen, welche überaus häufig vorkommt und als folgenschweres Leiden zu betrachten ist, steht mit der Mesaortitis in so innigem Zusammenhange, daß wir sie bei der Besprechung dieses Leidens schildern. Oft lenkt erst die Klappenerkrankung die Aufmerksamkeit auf die luetische Natur der Myokardläsion. Viel seltener sind andere Klappenerkrankungen syphilitischer Genese und die spezifische Endokarditis. Zu den spezifischen gesellen sich oft noch unspezifische Veränderungen hinzu.

Die klinisch und anatomisch bestgekannte luetische Herzerkrankung ist durch Veränderungen syphilitischer Natur (Gummen, sklerotische Prozesse, Verkalkungen) im Reizleitungssystem hervorgerufen. Partieller und totaler Herzblock (bzw. STOKES-ADAMSsche Erkrankung) sind die markanten Folgeerscheinungen dieser Lokalisation. Die anscheinend häufige diffuse Erkrankung des Herzmuskels fibröser Art oder die umschriebene Schädigung durch Gummen mit anderer Lokalisation als im Reizleitungssystem sind in bezug auf klinische Erscheinungen derzeit nur schwer von einer Myokarditis zu unterscheiden, welche durch nicht spezifische Prozesse bedingt ist (s. die folgenden klinischen Kapitel).

Ricord beschrieb als erster 1845 ein Herzgumma, dann Virchow 1858 bei einem 47jährigen Manne. Die *Gummata* erreichen mitunter einen sehr erheblichen Umfang (bis Hühnereigröße und darüber), sind aber zumeist nicht sehr groß (hirsekorn- bis bohnengroß), oft multipel. Hajoshi sah multiple miliare Gummen, namentlich der linken Herzhälfte und des Septum. Auch bei dem Sitze im Reizleitungssystem sind sie oft von Herden an anderen Stellen des Myokards begleitet. Wenn das circumscripte Gumma eine erheblichere Ausdehnung besitzt, so springt es in der Regel in das Ventrikel- oder Vorhoflumen vor. Ist es in der Nähe der Ostien, so kann es dieselben partiell verlegen (wie einige Beispiele im Abschnitte Überleitungsstörungen zeigen). Die gummösen Geschwülste bevorzugen außer dem Septum die Wand des linken Ventrikels. Ihr Ausgangspunkt ist das Bindegewebe; die jüngeren Knoten sind weich und gallertig, die älteren derb, im Zentrum verkäst. Jedoch sind die Muskelfasern im Bereiche der Gummen nicht immer vollkommen zugrunde gegangen, sondern sind noch bei der mikroskopischen Untersuchung nachweisbar.

Wenn die gummöse Herzveränderung ausheilt, so entwickeln sich schwielige Herde,. in welchen oft noch käsige Einlagerungen anzeigen, daß der fibröse Prozeß aus Gummaknoten entstanden ist. Riesenzellen sind mehrmals gefunden worden (Busse, Heller, Takata). Nach Janssen können aus Herzmuskelfasern Riesenzellen entstehen, welche kleiner als die tuberkulösen sind. Riesenzellen spielen bei der gummösen Myokarditis, aber nicht bei der Mesaortitis eine Rolle.

Multiple Veränderungen (Herzaneurysma und Gumma) hat Young, eine abnorme Kommunikation zwischen rechter Kammer und der Arteria pulmonalis Cleveland beschrieben. Auch Mac Fie und Ingram beobachteten ein Gumma im intraventrikulären Septum und zwei Herzaneurysmen nahe der Herzspitze. Cookson ist der Ansicht, daß die syphilitischen *Herzaneurysmen* nahe der Basis liegen, während die Infarktaneurysmen näher zur Herzspitze lokalisiert sind (s. auch Morris).

Sehr häufig aber bilden sich sklerosierende Prozesse im Herzen ohne vorausgegangene gummöse Veränderungen oder neben solchen aus. Sie können diffus in großer Ausdehnung den Herzmuskel befallen oder entwickeln sich in Form circumscripter Herde. Lenoble hebt das häufige Befallensein der rechten Aurikel hervor. Boyd fand Anhäufungen von polymorphkernigen Leukocyten und Spirochäten im bindegewebigen Anteile des linken Ventrikels. Da die Coronargefäße oft syphilitisch erkrankt sind, können dieselben den Ausgangspunkt der Veränderungen bilden. Letztere können aber auch direkt im Parenchym oder im Bindegewebe angreifen; dann fehlen Gefäßerkrankungen. Eine leichte, diffuse, celluläre Infiltration ist nach Warthin charakteristisch. Derselbe Autor sah bei einem 24jährigen Manne mit maligner Lues eine diffuse ausgedehnte Myokarditis mit auffälligem Erkranktsein der kleinen Blutgefäße.

Takata fand namentlich in der Muskulatur des linken Ventrikels kleine nekrotische Herde in Begleitung von Periarteriitis und Periphlebitis. In der Umgebung der Herde waren reichliche Plasma- und Rundzellen, auch Riesenzellen nachweisbar. Spalding - Glass beschreiben die Ruptur des hinteren Mitralpapillarmuskels auf syphilitischer Basis. In dem nekrotischen und verfetteten Muskel wurden Spirochäten gefunden. Die erkrankten Stellen sind manchmal so schwer verändert, daß völlige Myolyse eintritt. Einlagerung von Kalksalzen in die Muskulatur kommt bisweilen vor, selbst Knochenbildung ist beschrieben.

Da die syphilitischen Läsionen häufig multipel sind, kann es nicht wundernehmen, daß neben der Herzmuskelaffektion oft Endokardveränderungen sich vorfinden. Zumeist sind es Verdickungen, bisweilen aber miliare Gummen oder Wand-Endokarditis. Selten werden kleine Aneurysmen der Coronararterien beobachtet (BROOKE). Ausnahmsweise begleitet eine luetische Perikarditis, häufiger eine nicht spezifische die Herzmuskelerkrankung. Sie kann auch zur Concretio pericardii führen (ODDO-MATTEI, TAKAYA). Ein Herzaneurysma kann ein Folgezustand einer spezifischen Myokardaffektion sein. Herzmuskel-infarkte fehlen aber zumeist, weil nur die Abgangsstellen der Coronargefäße erkrankt sind (COOMBS).

Die Myokardaffektion bei Spätsyphilis verläuft, wie es scheint, zumeist im Gegensatze zu dem Verhalten bei der kongenitalen Lues, ohne Anwesenheit von *Spirochäten*. Dieselben sind schon abgewandert. LENOBLE bezeichnet deshalb die syphilitische Myokarditis als „déshabitée". Immerhin wurde in seltenen Fällen doch die Anwesenheit von Treponemen festgestellt (BIANCHI, SPALDING-GLASS, BOYD). COOMBS hat sie stets vermißt. Im Gegensatze hierzu fand WARTHIN Spirochäten sehr häufig, so daß er schon aus diesem Grunde von der Spezifizität der Prozesse überzeugt ist.

Nach MRAČEK, GRENOUHLIER und STOCKMANN ist die Reihenfolge in der Häufigkeit des Befallenseins: linker Ventrikel, Ventrikelseptum, Papillar-muskeln, rechter Ventrikel, rechter Vorhof, Vorhofseptum, linker Vorhof (zit. nach L. BRAUN, welchem ich auch in bezug auf einige andere Daten folge).

Das *Intervall* zwischen Infektion und Nachweis des Herzgummas ist sehr verschieden lang. Mehrere Wochen nach den sekundären Erscheinungen hat sie MACKENZIE gesehen; in anderen Fällen lagen Dezennien, in einer Beobachtung von FOURNIER 55 Jahre dazwischen. Im Durchschnitt scheinen Gummen etwas früher als die Mesaortitis aufzutreten, im Mittel etwa 8—10 Jahre nach der Infektion.

Die gummöse Herzaffektion ist (außer bei kongenitalluetischen Kindern) häufiger bei Männern im mittleren Lebensalter als bei Frauen beobachtet worden.

Die *Häufigkeit von Herzgummen* bei erworbener Herzsyphilis ist keine große. Die Frequenz scheint auch an verschiedenen Orten zu wechseln. Während RENVERS (Berlin) unter 600 Autopsien Herzkranker dreimal Gummen sah, hatte STOLPER (Breslau) unter 3000 Autopsien zwei Fälle, PHILIPPS (Kiel) unter 4000 Autopsien zwei Fälle. L. BRAUN konnte im Wiener Obduktions-material unter 20 000 Obduktionen nur zwei Fälle von gummösen Herzaffek-tionen finden. Allerdings scheint die Zahl der gefundenen Herzgummen zuzu-nehmen, seitdem man bei Reizleitungsstörungen mehr auf sie fahndet. Die technischen Schwierigkeiten bei der Durchmusterung zeigt aber folgende Mitteilung: COOMBS hat in 21 Fällen von kardiovasculärer Lues in tausenden Serienschnitten nur ein einziges Mal ein mikroskopisch kleines Gumma gefunden.

Außer fibröser Umwandlung kommt es in seltenen Fällen zur Erweichung des Herzgummas und zum Durchbruch in die Herzhöhlen.

Alle Formen der Herzsyphilis sind überwiegend häufig von einer spezifischen Aortitis begleitet. Umgekehrt muß aber nicht jede Herzmuskelerkrankung bei Mesaortitis spezifischer Natur sein. WILSHUSEN-GLAHN fanden anatomisch eine typische rheumatische Myokarditis bei Mesaortitis. MÖNCKEBERG betont, daß es oft unmöglich ist, zu entscheiden, ob Syphilis oder Tuberkulose die Myokardveränderung herbeigeführt habe.

BRICOUT, VAQUEZ und FOUQUET unterscheiden zwischen akuter, subakuter und chronischer skleröser Myokarditis, während CHANIOTIS ein anderes Ein-teilungsprinzip der syphilitischen Myokarditis vorschlägt. 1. M. dystrophique infolge von Gefäßveränderungen. 2. M. primitive durch den Spirochäten-nachweis sichergestellt.

Die anatomische Sonderstellung der diffusen syphilitischen Myokarditis scheint derzeit noch nicht genügend geklärt.

A. Die syphilitische Herzmuskelinsuffizienz.

Das Bild der luetischen Herzinsuffizienz kennzeichnen keinerlei charakteristische Erscheinungen. Es präsentiert sich dieselbe gerade so wie jede andere chronische Herzschwäche. In vielen Fällen ist eine initiale Dyspnoe vorhanden, welche sich schon bei mäßiger Bewegung manifestiert, seltener kontinuierlich vorhanden ist. Manchmal steht eine Tachykardie im Vordergrunde, welche mit oder ohne Arhythmie verlaufen kann. ROMBERG erwähnt eine initiale Sinusarhythmie mit 124 Pulsen in der Minute. CHANIOTIS sah zumeist eine progressive Asystolie.

Wieder in anderen Fällen ist eine rasch einsetzende und fortschreitende Herzdilatation ohne erkennbare Veranlassung oder nach mäßiger Anstrengung das erste alarmierende Symptom. Ich habe vor einigen Jahren eine gigantische Dilatation des rechten Ventrikels als Frühsymptom einer syphilitischen Herzaffektion beobachtet. Die Dilatation und abdominellen Stauungen bildeten sich zurück, jedoch blieb der Zustand des Myokards stets labil. Der Patient erlag einige Jahre später den Folgezuständen eines Aortenaneurysmas. Die Wand des rechten Ventrikels erwies sich (in großer Ausdehnung) schwielig verändert.

Bisweilen herrschen pulmonale Erscheinungen, namentlich Stauungsbronchitis oder anfallsweise auftretendes Lungenödem vor. Die Anfälle kommen oft in der Nacht. Ich habe bei einem Kranken mit Mesaortitis und luetischer Herzmuskelerkrankung häufig sich wiederholendes Lungenödem gesehen. Während eines mehrmonatlichen Spitalaufenthaltes war mehr als 15mal Lungenödem mit charakteristischem Sputum beobachtet worden. Die Diagnose einer luetischen Myokardläsion und einer Mesaortitis wurde anatomisch verifiziert.

Arrhythmia perpetua kann nach LESCHKE als Frühsymptom auftreten und nach einer spezifischen Therapie verschwinden. In den Spätstadien sahen COOMBS, VELA, JUSTER-PARDEE diesen Zustand sowie Vorhofflattern nur relativ selten. VELA konstatierte unter 105 elektrokardiographisch untersuchten Fällen es nur 6mal. Auch Vorhofflimmern (durch absolute Unregelmäßigkeit der Kammeraktion charakterisiert) ist nicht häufig. Auffallend oft soll nach DEHON-HEITZ ein Pulsus alternans durch Lues hervorgerufen sein. Häufig bilden sich Ödeme an den unteren Extremitäten, Leberschwellung, Stauungsniere und Ascites bei sinkendem Blutdrucke aus und es ist der ganze Symptomenkomplex einer Herzinsuffizienz vorhanden.

Diagnose. So wenig charakteristisch die Erscheinungen der Herzinsuffizienz an sich sind, so läßt doch die Gruppierung der Erscheinungen und das Auftreten von Begleitsymptomen manchmal die Erkennung zu.

Da die Coronararterien sehr oft miterkrankt sind, spielen stenokardische Beschwerden eine große Rolle. Bei anderen Kranken ist eine Aortalgie ohne typische Angina vorhanden. Die Entwicklung einer schweren Dyspnoe, das Auftreten stenokardischer Anfälle bei relativ jungen Individuen, das Vorhandensein luetischer Zeichen, einer positiven Seroreaktion und das Fehlen anderer ätiologischer Momente können für die Diagnose herangezogen werden. Der Nachweis eines zentralen luetischen Prozesses macht auch die syphilitische Natur des Herzleidens wahrscheinlicher. Ebenso der anamnestische Befund einer stattgehabten Infektion. Alle diese Momente sind aber, wie schon HEINRICH CURSCHMANN hervorgehoben hat, nicht für die Diagnose beweisend und EVAND BEDFORD dürfte recht haben, wenn er behauptet, daß syphilitische Myokarditis zu oft diagnostiziert wird.

Allerdings konkurrieren häufig andere Faktoren, namentlich Alkoholmißbrauch, Nicotin, das Überstehen von Infektionskrankheiten mit der Lues, jedoch läßt sich trotzdem auch dann zuweilen die Diagnose stellen. Das Vorhandensein einer Mesaortitis specifica, einer offenbar luetischen Stenokardie oder Aortalgie, einer nicht rheumatischen Aorteninsuffizienz kann, besonders bei Kranken im mittleren Lebensalter, die Wahrscheinlichkeitsdiagnose einer spezifischen Herzaffektion liefern. L. HARRIS hat bei der elektrokardiographischen Untersuchung von Kranken mit (angenommener) Herzsyphilis gewisse Wellenbewegungen im Elektrokardiogramm gefunden, welche er als charakteristisch für Lues anspricht (genauere Beschreibung fehlt). COOMBS kommt nach einer kritischen Besprechung der Untersuchungen von CASSIDY, FOLLOW, TURNER-WHITE, VELA, JUSTER-PARDEE und der eigenen Befunde zu dem Schlusse, daß man durch das Elektrokardiogramm die Natur der Coronarläsion *nicht* erschließen könne. Besonders oft ist die T-Zacke abnorm (in $75^0/_0$ der Fälle nach JUSTER-PARDEE), dann ist aber auch sehr häufig die QRS-Zacke irgendwie abnorm. Wenn man den positiven Befunden die Erfahrung DRESSLERs entgegenhält, daß auch bei diffuser Myokarditis das Elektrokardiogramm unter Umständen normal sein kann, so *bedeutet das eine Warnung aus dem Elektrokardiogramm zu viel für die Diagnose der Herzlues herauszudeuten.* Einen ähnlichen Standpunkt nimmt auch KAPFF ein, welcher aber darauf hinweist, daß mitunter das Elektrokardiogramm die Unterscheidung einer luetischen Myokardaffektion (auch ohne objektive Störungen) von einer als Neurose aufgefaßten Herzstörung ermöglicht.

Geringeres Gewicht möchte ich auf den günstigen Effekt einer antisyphilitischen Therapie legen. Namentlich sollte man den guten Erfolg einer spezifischen Kur nicht ohne weiteres dem Bestehen einer syphilitischen Herzveränderung zuschreiben. Versagen der spezifischen Therapie spricht, wie ROMBERG richtig hervorhebt, nicht gegen Syphilis. Selbst eine Besserung einer Dekompensation im Verlaufe einer derartigen Kur (z. B. nach Salyrgan) hat keinen unbedingt beweisenden Wert.

Die Entwicklung eines *partiellen Herzaneurysmas* unter den von M. STERNBERG angegebenen Erscheinungen (gehäufte schwere stenokardische Anfälle mit Herzschwäche und nachfolgendes perikardiales Reiben, längeres Ruhestadium, dann Herzschwäche) erfolgt in gleicher Weise bei der arteriosklerotischen wie bei der syphilitischen Veränderung der Coronararterie.

Das Vorhandensein eines oder multipler *Aneurysmen* an der Aorta oder an anderen Gefäßen stützt bei Zeichen einer Herzinsuffizienz die Annahme einer syphilitischen Herzerkrankung. Beide Veränderungen kommen oft gleichzeitig vor. Die große Mehrzahl der Fälle von Aortenaneurysmen erliegt den Folgen des Herzleidens; allerdings ist die Myokardläsion bei Aneurysmen nicht immer spezifischer Natur. Ein 69 jähriger Patient meiner Spitalabteilung mit Mesaortitis, Aneurysma Aortae und Zeichen einer Myokardläsion hatte eine Vorbauchung des Ventrikelbogens, welche den Gedanken an Herzaneurysma nahelegte. Es bestand Stenokardie und Aortalgie, perikardiales Reiben wurde nicht gehört.

Überleitungsstörungen, namentlich partieller oder totaler Herzblock sind oft auf syphilitische Erkrankungen des Atrioventrikularbündels zurückzuführen. Daher hat man nach Konstatierung dieses Symptomenkomplexes zuerst an Lues zu denken. Im folgenden Abschnitte ist dies weitläufiger ausgeführt.

Häufigkeit. Die Herzmuskelerkrankung bei Lues ist sehr häufig. Romberg fand sie in seinem Materiale als die häufigste innere Erkrankung der Tertiärperiode. Ich möchte nach meinen Erfahrungen Romberg beipflichten. Auch viele andere Autoren wie Horine, Gonzale, H. Curschmann, H. Brooke, Lenoble, Warthin betrachten die syphilitische Myokardläsion als häufiges Leiden. Amerikanische Autoren schätzen die Häufigkeit der syphilitischen Myokardläsion auf 4—8,6% aller Herzmuskelerkrankungen in den nördlichen Staaten (J. White, J. Wood, Wyckoff, Gayer), aber auf 19—32% in südlichen Staaten (Hermann, Stone). Diese großen Differenzen sind aus dem verschieden starken Befallensein von Weißen und Negern kaum zu erklären. Viele betonen die gleichzeitige Einwirkung mehrerer ätiologischer Faktoren, so des Rheumatismus (Minet-Duhot-Leyrand).

Verlauf. Prognose. Beginnende Herzveränderungen heilen gerne unter antisyphilitischer Therapie aus. Daher erklärt sich auch die so häufige Rückbildung der Herzerscheinungen in den Frühstadien der Lues.

Die Prognose vorgeschrittener Veränderungen ist entgegen der Ansicht von L. Harris und anderen Autoren wesentlich ungünstiger, aber nicht immer infaust. Stürmisch und schwer einsetzende Kompensationsstörungen sind in der Regel ungünstig zu beurteilen, selbst wenn sie sich unter Herz- und spezifischer Therapie vorübergehend rückbilden. Zumeist sind dann schon erhebliche Herzmuskelveränderungen vorhanden. Daher sind akute Herzdilatationen, Lungenödem, schwere Stauungserscheinungen als Frühzeichen prognostisch ungünstig. Hingegen ist Vorhofflimmern wiederholt jahrelang beobachtet worden (Heimann, Lewis), würde also nicht für einen raschen ungünstigen Verlauf sprechen.

Die Prognose wird auch wesentlich schlechter, wenn kardiale Dyspnoe stärker in den Vordergrund tritt oder häufigere schwere durch antiluetische Therapie unbeeinflußbare stenokardische Attacken den Kranken quälen. Beide Symptome zeigen eine stärkere Erkrankung der Coronargefäße und damit eine weitergehende anatomische Schädigung an. In der Regel handelt es sich dann um Fälle, deren Lebensdauer nur mehr nach Monaten, ausnahmsweise mit wenigen Jahren zu bemessen ist. Aber ich habe selbst hochgradigste kardiale Dyspnoe viele Monate lang verschwinden gesehen, obgleich die Autopsie schwerste Veränderungen der Coronarostien aufdeckte. Vollständiger Verschluß einer Kranzarterie war in zwei meiner Fälle vorhanden, bei denen die anfangs vorhandene stürmische Dyspnoe seit Monaten verschwunden war. Hingegen können leichte stenokardische Anfälle durch viele Jahre hindurch immer wieder auftreten (Romberg, eigene Beobachtungen), selbst wenn sie vorübergehend nach einer spezifischen Therapie verschwinden. In einem meiner Fälle bestanden derartige wiederkehrende Beschwerden mehr als 14 Jahre.

Die Ausbildung einer Aorteninsuffizienz ohne andere Ätiologie ist ebenfalls als ungünstiges, den Krankheitsverlauf erschwerendes Zeichen zu betrachten. Ebenso alle Symptome, welche bei der Funktionsprüfung eine stärkere Schädigung der Herzfunktion dartun. Nach H. Heimann ist bei der elektrokardiographischen Untersuchung eine Änderung der T-Zacke Zeichen einer schweren myokardialen Schädigung. Auch nach Dressler ist eine negative T-Zacke in der 1. und 2. Ableitung ein ernstes Zeichen. 60% solcher Patienten sterben in den ersten 12 Monaten nach der Untersuchung. Eine ähnliche prognostische Bedeutung kommt der Spaltung der Anfangsschwankung zu, besonders wenn sie mit einer Verbreiterung des QRS.-Komplexes gepaart ist. Wenn diese Veränderung mit einer Negativität der T-Zacke gepaart ist, ergibt sich (innerhalb eines Jahres) eine Mortalität von 95%.

Hingegen können längerwährende Zeichen einer beginnenden Herzinsuffizienz, wie mäßige Kurzatmigkeit, zeitweilige Arhythmie und geringe Tachykardie, leichte Nykturie und andere weit günstiger in bezug auf Prognose beurteilt werden. Wenn der Kranke sich schont, schädliche Einflüsse auf den Herzmuskel vermeidet, bleibt er bei intermittierendem Gebrauche von Herzmitteln oft viele Jahre lang arbeits- und berufsfähig. Der Hinzutritt von Coronarerscheinungen verschlechtert die Aussichten.

Auf *plötzliche Todesfälle* ohne vorausgegangene Prodromalsymptome, namentlich bei jugendlichen Individuen, macht WARTHIN aufmerksam. Er hat zehn Beobachtungen erhoben, in welchen er autoptisch eine latente Syphilis des Herzens nachweisen konnte. In allen Fällen bestand eine Herzdilatation, aber keine Klappenläsion. Im Myokard waren stellenweise Proliferations- und Infiltrationsvorgänge von syphilitischem Charakter, manchmal exzessiv leukocytäre Infiltration ausgebildet. Spirochäten konnte er stets in großer Zahl nachweisen. Auch bei kongenitaler Lues sah WARTHIN bei drei Individuen plötzlichen Tod. CLAWSON-BELL wieder sind der Ansicht, daß der myokardiale Prozeß bei syphilitischer Aortitis nur selten plötzlichen Exitus herbeiführe. Die Ursache für diesen Ausgang liegt in den Veränderungen der Coronargefäße. Der gleichen Ansicht ist W. KOCH.

Ich pflichte der letzten Auffassung bei. In den von mir beobachteten Fällen von plötzlichem Tode bei Aortitis wurden Coronarveränderungen autoptisch nie vermißt. In vielen Fällen mußten die hochgradigen Verengerungen der Coronarostien seit langer Zeit bestehen.

B. Überleitungsstörungen des Herzens (STOKES-ADAMS sche Krankheit).

Unter den Erscheinungen, welche die Syphilis am Herzen hervorrufen kann, erwecken die Überleitungsstörungen ein besonderes Interesse. Zahlreiche anatomische Erfahrungen haben gelehrt, daß das Atrioventrikularbündel oder seine Schenkel häufig durch die Syphilis geschädigt werden. Allerdings stehen nach COOMBS, GALLAVARDIN, HERAPATH, WENCKEBACH, DRESSLER die luetischen Prozesse nicht an erster Stelle, sondern rangieren, was Häufigkeit anlangt, hinter den akut entzündlichen und sklerotischen Veränderungen. Die besondere Gefäßversorgung des Reizleitungssystems bewirkt, daß bei Erkrankungen der Coronararterien oft das HISsche Bündel ganz unversehrt bleibt, auch wenn das übrige Myokard schwer degeneriert ist. Andererseits kommt es vor, daß der Herzmuskel relativ wenig Veränderungen aufweist, während gummöse Bildungen das Reizleitungssystem komplett oder partiell unterbrechen. Zumeist ist aber bei Erkrankungen des HISschen Bündels auch eine solche des übrigen Myokards vorhanden. MEIGGS hat (nach LESCHKE) als erster bei der STOKES-ADAMSschen Krankheit einen Gummiknoten im Septum gefunden.

Das *klinische Bild* dieses Leidens ist seit langem gekannt. Die klassischen Erscheinungen, welche von ADAMS und STOKES schon vor 100 Jahren beobachtet wurden, bestehen in einer anfallsweisen, oft exzessiven Bradykardie, in dem Auftreten von schweren Atemstörungen und in cerebralen Störungen.

Die Bradykardie ist manchmal so erheblich, daß man in der Minute nur 20—25 Ventrikelkontraktionen zählen kann. MARVAL und VIOLI haben Aussetzen der Kammerkontraktionen bis zu einer Minute bei einem rasch tödlich verlaufenden Falle beobachtet. Sie ist manchmal nur kurze Zeit vorhanden, ich habe aber eine Bradykardie syphilitischen Ursprungs von 30 Schlägen in der Minute mehr als drei Monate lang beobachtet. In der Regel ist dabei die Schlagfolge nicht gestört, ausnahmsweise ist aber auch Arhythmie vorhanden.

Die Atemstörungen weisen den Typus des Cheyne-Stokesschen Atmens auf. In einem von mir beobachteten Falle eines syphilitischen Adams-Stokesschen Symptomenkomplexes trat die Atemstörung nur nachts auf.

Die cerebralen Störungen bestehen in Anfällen von Bewußtseinstrübung mit oder ohne generalisierte Konvulsionen. Manchmal sind nur leichte Zuckungen, analog den urämischen vorhanden, in anderen Fällen, wie in dem von Holtersdorf, entwickelte sich sogar ein Status epilepticus.

Das wichtigste Symptom ist aber der *Herzblock*, die Dissoziation der Vorhof- und Kammerkontraktionen, welche sich in verschiedener Weise präsentieren kann, je nachdem unvollständiger oder kompletter Herzblock vorhanden ist. In der Regel entfallen auf zwei Vorhofkontraktionen eine Kammerkontraktion, wenn die Schädigung des Hisschen Bündels eine schwere ist, ja es kann sogar zu einem 3 : 1 Herzblock kommen. Wenn aber das Atrioventrikularbündel nur teilweise zerstört ist, so ist wohl eine Verlangsamung der Ventrikelaktion vorhanden, es fallen aber nur einzelne Kammersystolen aus.

Die Beobachtung der Halsvenen zeigt eine starke Füllung derselben und Pulsationsphänomene. Die Anschwellung erfolgt viel häufiger als Kammersystolen zustande kommen, in der Regel zweimal oder dreimal so oft, ohne daß die Atmung an der wechselnden Füllung beteiligt ist.

Einverleibung von Atropin oder Einatmung von Amylnitrit ändert in reinen derartigen Fällen das klinische Bild nicht. Druck auf den Vagus hat in der anfallsfreien Zeit keine Verlangsamung der Herzaktion zur Folge.

Der *unvollkommene Herzblock* ist durch Verlangsamung der Ventrikelschlagzahl zu erkennen. 40—50 Kontraktionen in der Minute wechseln mit der doppelten Zahl, namentlich nach Bewegungen oder nach Inhalationen von Amylnitrit. Eine Verdoppelung des ersten oder auch des zweiten Herztones sind mitunter die auskultatorischen Begleitsymptome.

Bei *komplettem Herzblock* hört man immer wiederkehrende Veränderungen in der Intensität der Herztöne ohne Zusammenhang mit der Respiration bei langsamer und regelmäßiger Herztätigkeit (Th. Lewis). Die Schlagzahl beträgt 35 oder darunter. Wenn der Herzmuskel noch leistungsfähig ist, bleibt der Puls voll und ist der Blutdruck erhöht. Wenn die Pulszahl stark sinkt, so treten Ohnmachtsanfälle auf, bei längerer Dauer der Bradykardie blasse Cyanose, stertoröses Atmen und Konvulsionen, besonders des Gesichts und der oberen Extremitäten. Bei Fehlen von Herztönen sieht man lebhafte Jugularisundulationen.

Die *anatomischen Befunde* sind nicht ganz einheitlicher Natur. In der Regel ist eine Schädigung des Reizleitungssystems durch verschiedene anatomische Veränderungen vorhanden. Aschoff hat eine ganze Reihe von Fällen mit frischen oder verkalkten Gummen oder Schwielen und den Symptomen des lokalen Herzblockes beschrieben. Th. Lewis hat in dem vierten Teil der obduzierten Fälle die gummöse Natur des Leidens festgestellt. Bisweilen ist eine vollkommene Quertrennung der Atrioventrikularbahn beobachtet, so neuerlich von Harno-Kokita. In diesem Falle fand man außer einem hühnereigroßen Myokardgumma im Conus des rechten Herzens noch ein gänseeigroßes, in der oberen Hälfte der muskulären Kammerscheidewand; letzteres ragte zum größten Teile in die rechte Höhle hinein. Die Kammerscheidewand bestand in der Mitte des Knotens ganz aus typischem Gummagewebe ohne jeden muskulären Anteil auch bei der histologischen Untersuchung. Da in diesem Falle auch alle anderen Teile des Herzens schwere Veränderungen aufwiesen, spricht Harno-Kokita von „*Pankarditis*" und bezeichnet seinen Fall, zu dem bisher kein völliges Analogon existiert als „*Vollkommentypus*", welchem er den „*Unvollkommentypus*" entgegenstellt.

Die oft recht großen Gummen können sowohl das Aorten- als auch das Pulmonalostium verengern, wie in einem Fall von Major Ralph. Durch narbige Umwandlung können auch sehnige Diaphragmen den Conus arteriosus stenosieren (Schwalbe).

Cleveland Burton beschreibt einen Fall von Septumgumma, welches eine Insuffizienz der Pulmonal- und Tricuspidalklappen erzeugt hatte. Vor dem Tode bestand totaler Herzblock. Im Falle von Jagic hatte die umfängliche gummös-schwielige Läsion des Septum ventriculosum auf die Tricuspidalis übergegriffen und sie destruiert. In vita hatte typischer Herzblock bestanden.

In anderen Fällen ist im Reizleitungssystem eine Unterbrechung durch Schwielen nach syphilitischen Herden (Mönckeberg, Ducamp-Gneit-Pagès, Aschoff, Chaupman) bisweilen mit Verkalkung oder gar mit Verknöcherung wie im Falle von Yoshisato Hiki. Eine völlige Durchtrennung des Hisschen Bündels durch Schwielen beschreiben Herxheimer-Kohl.

Syphilome im Reizleitungssystem sind unter anderen außer den früher genannten Autoren von Fahr, Vaquez-Esmein, Sumbul, Holtersdorf, Luce, Grassmann, Schmorl, Karcher, Schaffner, Wagner beschrieben. Mit der Stokes-Adamsschen Affektion auf syphilitischer Basis haben sich auch Müller-v. Hoesslin, Keith-Miller, Hartford, Heinicke, Stobie, Wenckebach, Marval-Violi beschäftigt.

Häufig ist neben der gummösen Septumaffektion noch eine diffuse Myokardaffektion und eine typische Mesaortitis ausgebildet (J. Sumbul, *eigene* Beobachtungen, Jagič). Bei größerer Ausdehnung und Multiplizität des Prozesses sprechen mehrere Autoren (so Ducamp-Gneit-Pagès) von *Pankarditis*.

Diagnose. Die Erkennung des *kompletten Herzblocks* ist leicht möglich, wenn man die unbeeinflußbare Bradykardie (etwa 30 Pulse), die Regelmäßigkeit des Herzrhythmus, die regelmäßigen Undulationen der Halsvenen und die intermittierende Verstärkung der Herztöne beachtet. Schwerere synkopale Attacken und Cheyne-Stokessches Atmen sichern die Diagnose einer Erkrankung des Atrioventrikularbündels, resp. der Stokes-Adamsschen Krankheit. Wenn Lues anamnestisch oder bei der Untersuchung nachweisbar, die Seroreaktion positiv ist, so gewinnt die Annahme einer spezifischen Läsion des Reizleitungssystems sehr an Wahrscheinlichkeit.

Die Diagnose eines *partiellen Herzblocks* ist vor allem durch *elektrokardiographische Aufnahmen* zu erkennen, welche die zeitliche Verschiedenheit der Vorhof- und Kammerkontraktionen erkennen lassen. Das Studium des Elektrokardiogramms ermöglicht bisweilen eine außerordentliche Feinheit der Diagnose. So erkannte Hoskin auf diesem Wege eine inkomplette Läsion des rechten Bündels bei einem Syphilitiker. Vela fand unter 103 Fällen von kardiovasculärer Syphilis, welche er elektrokardiographisch untersuchte, 3mal Block des linken, 2mal des rechten Bündels. Die Diagnose einer atrioventrikulären Leitungsverzögerung oder einer intraventrikulären Leitungsstörung läßt sich nur mit Elektrokardiogramm sicher stellen (Dressler). Eine mäßige Bradykardie (etwa 40—50 Kontraktionen in der Minute) weckt den Verdacht auf Herzblock. Bewegungen, auch Inhalationen von Amylnitrit beschleunigen vorübergehend die Schlagzahl. In der Ruhe treten oft Intermissionen auf, während deren man keine auskultatorischen Befunde über dem Herzen erheben kann. Häufig hört man einen verdoppelten ersten oder zweiten Herzton. Digitalis pflegt die Erscheinungen des Herzblocks stärker hervortreten zu lassen.

Partieller Herzblock kann bestehen, ohne daß sich die übrigen Zeichen einer Stokes-Adamsschen Krankheit ausbilden.

Die Unbeeinflußbarkeit der Bradykardie durch *Atropin* wird gegen eine neurogene (Vagus-) Bradykardie sprechen.

Alter. Überleitungsstörungen syphilitischer Natur können in jedem Alter auftreten. Das mittlere Lebensalter ist das bevorzugte, aber es kann das Syndrom auch im höheren Alter beobachtet werden. Ich habe es wiederholt bei Kranken über 60 Jahre, einmal bei einem 71jährigen beobachtet. In dem letzteren Falle hatten sich zu gleicher Zeit andere gummöse Prozesse gezeigt, so daß die Annahme einer spezifischen Veränderung des Hisschen Bündels gerechtfertigt schien.

Prognose. Das Leiden ist stets als schweres und ernstes zu betrachten. Selbst ein partieller syphilitischer Herzblock kann unter Umständen den Tod herbeiführen. Die spezifische Veränderung kann rasch fortschreiten und den ganzen Querschnitt des Atrioventrikularbündels betreffen und damit eine weit bedrohlichere Situation schaffen. Allerdings geht E. Horine zu weit, wenn er behauptet, mit konstantem Vorhofkammerblock oder intraventrikulärem Block ginge der Kranke binnen Jahresfrist zugrunde. Man darf aber auch nicht vergessen, daß die Lues nur selten einen Punkt im Körper allein aufsucht, sondern mit Vorliebe multilokuläre Veränderungen setzt. Neben der Erkrankung des Hisschen Bündels besteht in der Regel auch eine mehr oder minder ausgesprochene luetische Myokarditis. Namentlich ein Schenkel- oder Astblock läßt eine Schädigung des übrigen Myokards vermuten, gibt daher eine schlechtere Prognose. Auch ist eine begleitende Mesaortitis und Erkrankung der Coronararterien, wie bereits erwähnt, nicht selten.

Einem Kranken mit syphilitischem Herzblock drohen also von verschiedenen Seiten Gefahren. Das Gumma des Septum kann erweichen und zur Perforation führen (Luce, Grassmann). Eine komplizierende Affektion kann lebensbedrohlich werden. In der Tat gehen nicht wenig Kranke mit diesem Leiden plötzlich durch Herzstillstand zugrunde. In anderen Fällen bildet sich chronische Dekompensation aus, welchen der Kranke nach einer höchstens mehrjährigen Krankheitsdauer erliegt.

Nur ein mäßiger Prozentsatz der Fälle trägt das Leiden relativ gut und lange. Es sind dies Kranke, bei welchen synkopale oder epileptiforme Anfälle fehlen. Jeder einzelne Anfall bedeutet ein Gefahrsmoment, welches von lebensbedrohender Bedeutung werden kann, besonders wenn die Anfälle im Verlaufe eines kompletten Blocks auftreten (Dressler).

Die antiluetische Therapie kann ja in manchen Fällen das Leiden und damit die Prognose wesentlich bessern und ist beinahe stets indiziert, jedoch verhalten sich viele Kranke gegen eine spezifische Behandlung refraktär. Wenn das Atrioventrikularbündel durch eine Schwiele ersetzt oder der Sitz eines verkästen Gummiknotens ist, kann eine antisyphilitische Behandlung die Leitungsfähigkeit des Bündels nicht wieder herbeiführen. Auch ist im Beginne bei intensiver Therapie eine schwere Herxheimersche Reaktion mit Verschlimmerung des Zustandes zu befürchten. Pason Smith ist der Ansicht, daß bisweilen eine strenge antisyphilitische Therapie eine Coronarthrombose herbeiführen könne.

Horder gibt folgende Direktiven für die Prognose. Kranke mit Stokes-Adamsscher Affektion im Alter unter 40, selbst noch unter 50 Jahren geben Aussichten auf Erfolg bei antiluetischer Therapie. Hat der Patient das 60. Jahr erreicht, so ist die Behandlung aussichtslos. Diese Regel trifft aber nach meiner Erfahrung nicht für alle Fälle zu. Ich habe einen Kranken fünf Jahre lang beobachtet, der den Beginn seines Leidens nach dem 60. Lebensjahre hatte und durch eine antisyphilitische Therapie gebessert wurde. Der Patient erlag einer Pneumonie.

Heimann teilt aus dem Londoner Herzspital mit, daß von 21 beobachteten Kranken mit Herzblock fünf ad exitum kamen.

C. Die Herzfehler syphilitischer Natur.

Die Lues bevorzugt bestimmte Klappenapparate, während andere nur ausnahmsweise von ihr betroffen werden. Die gewöhnliche durch Syphilis hervorgerufene Klappenerkrankung ist die *Insuffizienz der Aortenklappen*, auf welche ich im Kapitel Aortitis ausführlicher zu sprechen komme. Es handelt sich fast immer um erworbene Lues mit den Folgezuständen einer Mesaortitis. Einige Autoren wie HAUSMANN, WALSER-THOMAS sind der Ansicht, daß die *kongenitale Aorteninsuffizienz* luetischer Natur nicht extrem selten sei. HAUSMANN hält die geringe Vergrößerung des linken Ventrikels und den annähernd normalen diastolischen Druck (60—75) für charakteristisch. Nach meiner eigenen Erfahrung muß ich diese Fehler als sehr selten bezeichnen. Ich habe Aorteninsuffizienz bei kongenital Luetischen nur in vereinzelten Fällen gesehen; einige dieser Kranken litten auch an stenokardischen Beschwerden. Auch WALSER-THOMAS drücken sich in ihrer Studie über die Rolle der kongenitalen Syphilis bei Klappenfehlern vorsichtig aus und meinen, daß die Lues mitunter erst den Boden für eine rheumatische Disposition präpariere. Auch daß die von manchen französischen Autoren als häufig vorkommend bezeichnete Mitralstenose kongenital luetischer Natur ist, dürfte, wie im nachfolgenden auseinandergesetzt wird, ein sehr seltenes Vorkommnis sein.

So häufig auch die syphilitische Insuffizienz der Aortenklappen ist, so ungewöhnlich sind andere Klappen- und Ostienerkrankungen. Gelegentlich können aber alle valvulären Apparate durch die Lues geschädigt sein.

Eine luetische *Aortenstenose* stellt ein sehr seltenes Vorkommnis dar. Sie soll nach HUCHARD bei kongenitaler Lues bisweilen beobachtet worden sein (HARE, COSTER-WORKMANN, BURGUIÈRES). Erworbene Lues führt kaum je zur Aortenstenose. Ich habe bei einem sehr großen klinischen und anatomischen Material noch keinen derartigen Fall gesehen; auch ROMBERG hat keinen Fall beobachtet und die meisten der neueren Autoren, welche ein großes anatomisches Material studieren konnten, heben hervor, daß die Aortenstenose kein Folgezustand einer Mesaortitis sei (J. HARRIS, SCOTT-SAPHIR, CLAWSON-BELL, BERGHOFF u. v. a.). Nur COOMBS bemerkt, er hätte sie unter 103 Fällen von kardiovasculärer Syphilis 7mal gesehen.

Relativ häufig, wenigstens im Vergleich zu der sonst so seltenen Erkrankung ist das *rechte arterielle Ostium* stenosiert, resp. sind die *Pulmonalklappen* durch syphilitische Prozesse *insuffizient*. So sind in der älteren Literatur bei Erwachsenen gummöse Erkrankungen der Pulmonalklappen zumeist durch Übergreifen eines benachbarten Gummas von SCHWALBE, LEBERT, VIRCHOW, in der neueren von TAKAYA beschrieben. Mehrere Fälle von kongenitaler Pulmonalstenose wie von anderen angeborenen Herzfehlern werden auf kongenitale Lues bezogen, da die Syphilis des Vaters oder der Mutter sichergestellt war (EGER, CROCKER, v. BERKS). In einem anderen Kapitel dieses Buches sind Fälle von großen Septumgummen mitgeteilt, welche durch starkes Vorspringen in das Lumen des Ventrikels knapp unter dem Klappenapparate zu einer Stenose des Pulmonal- und Aortenostiums geführt hatten (MAJOR RALPH, HARNO-KOKITA). PLENGE beschreibt eine Insuffizienz der Pulmonalklappen mit einem Aneurysma der Arteria pulmonalis bei einem 40jährigen Manne. Es wird an kongenitale (?) Syphilis gedacht, welche eine Mesopulmonitis hervorgerufen hatte.

Ausnahmsweise erkrankt auch die Tricuspidalis allein (TISSIER, JAGIC, BRAUN) oder zugleich mit den Pulmonalklappen (VIRCHOW, CLEVELAND BURTON) oder in Kombination mit der Mitralis (JÜRGENS). Auch ist ihre Schädigung bei kongenitaler Lues beschrieben.

Eine eigentümliche Stellung nimmt die Erkrankung des *linken venösen Ostiums* resp. der *Mitralklappen* ein. Bekanntlich ist sowohl die angeborene als auch die erworbene reine Stenose des linken venösen Ostiums ein sehr seltenes Leiden. Die kongenitale Form, auch als Durozier*sche Krankheit* bezeichnet, führt zumeist schon in den ersten Lebensmonaten zum Tode. Jedoch können nach Huchard die ersten Symptome sich in der Pubertät zeigen, da dann das Mißverhältnis zwischen Enge des Ostiums und wachsendem Herzen größer wird. Bei längerer Persistenz soll sie nach Ferannini ein Zurückbleiben der Entwicklung des Organismus, eine Art Infantilismus hervorrufen. Ich habe in einer 40jährigen Spitalzeit erst drei autoptisch verifizierte Fälle dieses Leidens gesehen, erinnere mich aber nicht, Entwicklungsstörungen anderer Art bei diesen Kranken beobachtet zu haben.

Die Mitralklappen sind in diesen Fällen zart, das diastolische Geräusch ist weich, vom Charakter eines Aorteninsuffizienzgeräusches. In einem meiner Fälle bestand auch kongenitale Stenose am rechten venösen Ostium ebenfalls bei zarten, miteinander verwachsenen Klappen.

Huchard nimmt an, daß diese angeborene Klappenverwachsung hauptsächlich zwei infektiösen Momenten ihre Entstehung verdanke, der Syphilis und der Tuberkulose. Die Annahme einer kongenitalen Lues als Ursache der Klappenerkrankung wird besonders von Chauffard und Milian vertreten. Die Beobachtung Chauffards ist weniger überzeugend. Sie betrifft eine luetische Frau mit Zwergwuchs, bei welcher erst ziemlich spät (nach der zweiten Gravidität) eine Mitralstenose auftrat. Eigenartiger ist die Beobachtung von Milian. Drei von vier Geschwistern hatten Mitralfehler, eines eine Mitralstenose. Der Vater hatte angeborene, die Mutter erworbene Syphilis [1]. Andere Autoren wie Bard, E. Blumenfeldt verhalten sich bezüglich des Einflusses infektiöser Affektionen (Lues, Tuberkulose) auf die Entstehung dieses Leidens zurückhaltender.

Die Beziehungen *angeborener Herzfehler zur kongenitalen Lues* sind wiederholt in der französischen und italienischen Literatur erörtert. So findet Stefano unter 32 Fällen mit kongenitalen Vitien 23 mit sicherer, 4 mit zweifelhafter Heredolues. Nach der Ansicht von Laubry, Leredde-Marfan, Michailowski, Gresset bestehen ätiologische Beziehungen zwischen Heredolues und verschiedenen Mißbildungen des Herzens und der Gefäße. Grenet führt zur Stützung dieser Ansicht 18 Beobachtungen an (13 davon schon früher von Louvet publiziert), von welchen 7 sichere, 4 weniger sichere Zeichen einer Heredolues darboten. In einigen der Fälle von Grenet schien Syphilis der zweiten Generation vorhanden zu sein. Im Gegensatze zu den bisher genannten Autoren hat Nebecourt unter 17 kongenitalen Vitien kein Zeichen von Syphilis entdeckt.

Zusammenfassend läßt sich erklären, daß allem Anscheine nach die kongenitale Syphilis unter den Ursachen der Entstehung kongenitaler Vitien eine wichtige Rolle spielt, daß aber die Häufigkeit dieses ätiologischen Momentes überschätzt wird. Es ist nicht bekannt, welche anatomischen, syphilitischen Prozesse die Entstehung der angeborenen Herzfehler herbeiführen.

Die *Mitralinsuffizienz* und *Mitralstenose* bei Kranken mit erworbener Lues ist in der Literatur wiederholt besprochen. Von vornherein wäre zu erklären, daß bei der Erörterung eines solchen Zusammenhanges äußerste Vorsicht geboten ist. Die große Verbreitung der Syphilis macht es verständlich, daß der häufigste

---

[1] In einem anderen Falle von Milian verschwand das von Geburt an beobachtete systolische und diastolische Geräusch im 18. Lebensjahr nach wiederholter antiluetischer Therapie. Zu gleicher Zeit wurde die Seroreaktion negativ. Allerdings stößt meiner Ansicht nach die anatomische Erklärung der Rückbildungsvorgänge auf sehr große Schwierigkeiten.

Klappenfehler, die Mitralinsuffizienz nicht gerade selten in individuo luetico vorkommen dürfte (so die Beobachtung von DUFOUR, Endocarditis mitralis bei kongenitaler Lues). Auf die rein zufällige Koinzidenz der zwei, so oft vorkommenden Leiden ist m. E. namentlich in der französischen Literatur vielfach zu wenig Rücksicht genommen worden. Dies trifft beispielsweise auf die Arbeit von AMBARD zu, welcher unter übermäßiger Beachtung der Serumreaktionen zu der Anschauung gelangt, daß Mitralstenosen zumeist auf kongenitale Lues zurückzuführen wären. Schon die große Zahl der von ihm berücksichtigten Mitralstenosen (165) zeigt, daß es sich unmöglich um die relativ seltene isolierte Mitralstenosen gehandelt haben kann, sondern um Verengerungen neben Insuffizienz. Und da muß man doch berechtigte Zweifel hegen, ob nicht rheumatische Einflüsse eine größere Rolle gespielt haben als Lues. Den gleichen Vorhalt hat man MERKLEN zu machen, welcher AMBARD beistimmt. GRENET-LEVENT-PELISSIER drücken sich vorsichtig aus und erklären, daß die Syphilis unzweifelhaft eine Rolle in der Genese der Endocarditis mitralis spiele, während STEINBERG meint, daß die Lues nur prädisponierend für die Endokarditis sei. Im Gegensatz hierzu erklärt C. SIMON, nur einen einzigen Fall einer syphilitischen Mitralinsuffizienz gesehen zu haben.

Ein direkter ätiologischer Zusammenhang scheint nicht zu bestehen, wohl aber ein indirekter. Die Häufigkeit rheumatischer Klappenläsionen bei Syphilitikern ist erwiesen. Die Lues schafft anscheinend eine Prädisposition für die Ausbildung einer Endokarditis, besonders wenn schon eine spezifische Schädigung eines. Klappenapparates vorhanden ist. ORMHANG fand unter 314 Autopsien von Endokarditiden Syphilis in 14%. Diesbezügliche klinische und anatomische Beobachtungen sind auch wiederholt seit vielen Jahren von mir erhoben und in Ärztevorlesungen demonstriert von PINELES, MINET-DUHOT-LEGRAND, ATTINGER, HEIMANN, STEINBERG beschrieben worden. Auch kann der Mechanismus der Entstehung einer Mitralinsuffizienz ein wesentlich anderer sein, wenn muskuläre Insuffizienzen zustande kommen. So war in der Beobachtung von SPALDING-GLAN eine Ruptur des nekrotischen Papillarmuskels die Ursache einer Schlußunfähigkeit der Mitralklappe. GRASSMANN, AMELUNG und STERNBERG beobachteten in den Frühstadien der Lues Herzveränderungen, welche wahrscheinlich als muskuläre Mitralinsuffizienzen aufzufassen sind. Leider scheinen nach den Untersuchungen von KAPFF in solchen Fällen auch elektrokardiographische Untersuchungen nicht wesentliches Material für die Beurteilung beizubringen, ob vorhandene Geräusche auf organische Erkrankungen oder auf nervöse Einflüsse zu beziehen sind. Die stärkere Erkrankung des „aortischen" Mitralsegels bei Mitralinsuffizienz und luetischer Aorteninsuffizienz fordert zum histologischen Examen der Mitralklappe auf, um die Natur dieser valvulären Läsionen sicherzustellen. Solche Untersuchungen haben in der Tat einige Male ein Übergreifen der luetischen Aortenerkrankung auf das vordere Mitralsegel ergeben (GEIPEL, GEIL, STÄMMLER, SCHMORL). Das erkrankte Klappensegel war schwielig verdickt.

Die syphilitische Myokarditis und ihre Folgezustände können in den Spätstadien eine Schlußunfähigkeit der Bicuspidalis veranlassen. Auch ROMBERG glaubt, daß in der Regel nur muskuläre Insuffizienz die Schlußunfähigkeit der Klappe herbeiführt. J. HARRIS fand mehrmals typische Mitralstenose bei Patienten mit positivem Wassermann ohne rheumatische Anamnese, zieht aber keine weiteren Konklusionen aus diesem Verhalten. Die luetische Natur der Mitralerkrankung ist weder in den Fällen von GRENET, DUMAS-BRUNAT, noch in dem von LEVENT-PELISSIER durch histologische Untersuchungen erwiesen. Die Annahme einer luetischen Mitral-Endokarditis ist also derzeit nur durch sehr seltene Befunde gestützt.

Zusammenfassend läßt sich über die *Mitralerkrankungen* bei Lues erklären: *Die seltenen angeborenen (Durozierschen) Mitralstenosen hängen vielleicht mit Lues congenita zusammen. Ob Rückbildungsvorgänge möglich sind, müssen erst weitere Erfahrungen erweisen.*

Die Mitralklappenerkrankungen der Erwachsenen sind auch bei Syphilitischen in der Regel nicht spezifischer Natur, sonden sind in der überwältigenden Mehrzahl der Fälle entweder nur durch Endokarditis bedingt oder durch Assoziation von rheumatischer Endokarditis und Lues hervorgerufen. Neben den rhematisch-endokarditischen Mitralerkrankungen können luetische Aortenklappeninsuffizienzen bestehen. Die klinischen Eigentümlichkeiten der bisher erst einige Male anatomisch sichergestellten syphilitischen Mitralinsuffizienz sind noch nicht gekannt.

Muskuläre Insuffizienzen der Bicuspidalis können durch Syphilis ausgelöst sein und sowohl im Stadium II der Lues als auch in den Spätstadien zur Entwicklung gelangen. Die Läsion des Muskels kann verschiedener anatomischer Natur sein (Degeneration, gummöse Veränderung, Ruptur des Papillarmuskels und andere Ursachen).

Die Annahme einer Mitralstenose infolge von Lues ist anatomisch nicht bewiesen, ja nicht einmal klinisch wahrscheinlich gemacht.

D. Therapie der Herzsyphilis.

Über die Indikationen der spezifischen Therapie bei Myokard-Lues herrscht in der Literatur ziemliche Übereinstimmung.

Wenn eine syphilitische Erkrankung des Herzens sichergestellt oder nur sehr wahrscheinlich ist, erscheint eine antiluetische Behandlung geboten. Der Erfolg der Behandlung ist bei den Frühformen am günstigsten; nicht selten erzielt die spezifische Therapie dann eine vollkommene Heilung. Optimistischer als ich beurteilen manche Autoren (Harris, Bullrich, R. Bauer u. a.) die antisyphilitische Behandlung bei spätsyphilitischen Myokarditiden. Aber immerhin gelingt es häufig, einen Stillstand oder längerwährenden Rückgang des Leidens herbeizuführen. Ungünstiger liegen die Aussichten, wenn die Herzaffektion durch eine Coronararterienerkrankung kompliziert ist. Übereinstimmend erklären verschiedene Autoren, auch dann nach spezifischer Therapie eine dauernde Besserung gesehen zu haben, aber nach meiner Erfahrung ist dies nicht immer der Fall. Man kann wohl bei vielen Kranken die Funktion des Herzmuskels Monate lang besser gestalten. Hat sich aber die muskuläre Schwäche durch das Symptom der kardialen Dyspnoe verraten, so ist mit einer lange Zeit währenden Erholung nur ausnahmsweise zu rechnen. Syphilitische Klappenfehler sind durch die Behandlung unbeeinflußbar; sehr seltene Ausnahmen erhärten diese Regel.

Bezüglich der Durchführung der antiluetischen Therapie verweise ich auf das Kapitel der Aortitis syphilitica. Ich möchte aber an dieser Stelle nochmals bemerken, daß ich bei luetischen Herz- und Aortenerkrankungen bisher nach Verwendung mäßiger Jodgaben nur ein einziges Mal eine Schädigung im Sinne einer Thyreotoxikose gesehen habe, während in München wiederholt solche Folgezustände auch bei Syphilitischen beobachtet wurden (Fr. Müller, Romberg). Dabei ist mir das Bild der Jod-Thyreotoxikosen seit Dezennien wohl bekannt und ich habe die rasche Zunahme dieser Erkrankung im letzten Dezennium bei nicht Syphilitischen wiederholt, auch in ärztlichen Versammlungen, konstatiert.

Es wäre präventiv darauf zu achten, daß die in manchen Gegenden beliebten Durstkuren gegen Syphilis (so die „Semmelkuren" von Lindewiese) unterbleiben. Ich habe wiederholt solchen „Kuren" schwere Herzstörungen nachfolgen gesehen, welche zu einem unaufhaltsam fortschreitenden Kräfteverfall führten. Auch sind die so oft angewendeten Schwitzprozeduren, Dampfbäder, heiße Schwefel- und Schlammbäder für solche Kranke mit erheblichen Gefahren verknüpft, daher selbst bei Komplikationen mit Gelenk- oder Nervenaffektionen zu vermeiden. Jede den Körper schwächende Maßnahme trifft auch das Herz, manchmal sogar stärker als den übrigen Organismus. Die so beliebten Abmagerungskuren mit sehr starker Nahrungseinschränkung oder gar mit Thyreoideatherapie führen nicht selten zu schwerer Herzinsuffizienz, namentlich wenn das Myokard durch Syphilis geschädigt ist.

Wenn die Herzaffektion ganz ausgeglichen ist, sind Cardiaca nicht erforderlich. Wohl aber sollten solche Kranke sich körperlich nicht zu viel zumuten — ich sah plötzliche schwerste Dekompensationen nach einer Hochgebirgstour. Auch können Abusus nicotianus oder Alkoholmißbrauch sehr schaden, ebenso übermäßiges, besonders stark gewürztes und schwer verdauliches Essen. Mäßige körperliche Bewegung ist aber eher zuträglich; auch wird man dem Kranken die jetzt üblichen, nicht anstrengenden Tänze gestatten — natürlich nur in sehr mäßigem Ausmaße. Leichter körperlicher Sport wird zumeist gut vertragen. Schwimmen sollte aber selbst bei nur leichten „Mahnungen" besser unterbleiben.

Wenn auch nur mäßige Dekompensation vorhanden war, ist eine lange Zeit — selbst jahrelang — fortgesetzte Behandlung mit Herzmitteln in kleiner Dosis zweckmäßig. Es empfiehlt sich, den Kranken z. B. zweimal wöchentlich kleine Digitalismengen oder Strophantus nehmen zu lassen (Digipurat. 2mal 5 bis 10 Tropfen, Pulv. fol. Digital. titr. 0,03 mit 0,005 Extr. Strychni 2mal tgl.) oder Theobromin zu geben (2mal 0,5 Jod-Calcium Diuretin mit oder ohne Digitalis).

Auch ist in solchen Fällen eine sorgfältig abgestufte Herz- und Atmungsgymnastik von großem Vorteil. Die Übungen dürfen aber nicht dem Ermessen der Kranken vorbehalten bleiben, sondern erfordern ärztliche Kontrolle.

Badekuren, namentlich Kohlensäurebäder sind, von Zeit zu Zeit angewendet, vorteilhaft. Ihr Gebrauch ist besonders bei komplizierenden zentralen Erkrankungen oder bei gleichzeitigen Gelenkaffektionen zweckmäßig. Namentlich Nauheim, Franzensbad, Oeynhausen sind für die Durchführung solcher Kuren geeignet. Viele Kranke fühlen sich nach Jodbädern (Hall, Tölz) besonders wohl, jedoch ist dann vor einer zu langen Ausdehnung und vor zu intensiver Badekur zu warnen.

Ausgesprochene Dekompensation erfordert die gleiche Behandlung wie die einer Herzinsuffizienz aus anderer Ursache. Es kommt vorwiegend eine medikamentöse diätetische Therapie in Betracht, welche durch Herzgymnastik und Kohlensäurebäder unterstützt wird.

Wenn Überleitungsstörungen vorhanden sind, so wäre die Erfahrung zu berücksichtigen, daß ein partieller Herzblock nach Digitalis, Strophanthin, Chinin oder nach Chinidin zu einem totalen sich umwandeln kann (WENCKEBACH). Bestehen keine anderen Herzinsuffizienzerscheinungen, so kann die Anwendung von Cardiacis unterbleiben. Sonst dürfte die Verwendung von Theobromin und seiner Verbindungen wertvoller sein als die der Digitalis.

Anhang: Pericarditis syphilitica.

Die luetische Herzbeutelentzündung ist ein sehr seltenes Leiden. Als selbständige Affektion wurde sie anscheinend bisher nicht beobachtet, sondern als Begleiterscheinung anderer Prozesse. Gelegentlich wird perikardiales Reiben unter den visceralen Begleitsymptomen der sekundär syphilitischen Eruptionsperiode erwähnt, jedoch ist diese Beobachtung gewiß ungewöhnlich und das Reibegeräusch nicht in jedem Falle auf das Perikard zu beziehen. So erwähnt Grassmann, daß das perikardiale Reibegeräusch in einem Falle nur bei forciertem Exspirium zu hören (also sicher extern perikardialer Natur) war. Grassmann bringt übrigens das perikardiale Reiben seiner zwei Beobachtungen nicht mit Syphilis in Verbindung. Romberg hörte perikardiales Reiben als Vorbote der bald nachher einsetzenden Aorteninsuffizienz in der Höhe des Sternums von der 3.—6. Rippe.

Von *gummöser Perikarditis* sind nur spärliche Fälle mitgeteilt. Manchmal waren es solitäre Gummen (neben Lungengummen) wie im Falle von Lanceraux, bald reichlichere kleinere Gummen (L. Pick, Stobie). Im letzteren Falle war auch ein größerer Erguß mit nachweisbaren Spirochäten vorhanden. Auch Gerhardt erwähnt Perikarditis mit reichlichem Ergusse. In einem Falle von Takaya hatte eine gummöse Infiltration direkt vom Perikard auf Pleura, Lunge, Diaphragma und serösen Überzug der Leber übergegriffen. Im Falle von Wagner bestand eine miliare Aussaat von Gummen am Visceralblatt des Perikards, daneben gummöse Veränderungen des Myokards und der Arteria pulmonalis. Auch im Falle von L. Pick waren neben miliarer gummöser Perikarditis mit großem Ergusse noch Gummen des Myokards und eine spezifische Erkrankung des vorderen Mediastinums vorhanden.

Wiederholt ist bei kongenital-luetischen Kindern eine gummöse oder entzündliche Erkrankung des Perikards mit Adhäsionen beschrieben (Orth, Mraček). Auch sah man adhäsive Perikarditis mit mehr oder minder großen Synechien bei gummösen oder diffus fibrösen Myokardveränderungen (Leyden, Friedreich, Mraček, Orth, Lanceraux, Takaya, Balzer). Jedoch ist auch die Annahme von Walser-Thomas, daß die Concretio pericardii oft (auch ohne Herzveränderungen) durch Syphilis bedingt sei, nicht bewiesen. Nur die Adhäsionen an den Umschlagstellen des Perikards, welche man bei Mesaortitis so häufig beobachtet, scheinen mit Syphilis zusammenzuhängen. Eine komplette Concretio pericardii auf luetischer Basis habe ich bisher nicht gesehen.

Die Affektion hat mehr anatomisches als klinisches Interesse. Sie kann vermutet werden, wenn sie im Verlaufe einer Spätlues sich entwickelt und andere Ursachen, namentlich Tuberkulose, nicht zu erkennen sind. Ex juvantibus darf man auf die syphilitische Natur der Perikarditis nicht schließen, da außerordentlich häufig auch umfangreiche perikardiale Ergüsse in kurzer Zeit spontan sich rückbilden. Nur eine Punctio pericardii und Nachweis von Spirochäten im Exsudate, stärkere Wa.R. in der Flüssigkeit als im Blute oder ein positiver Tierversuch könnten eine sichere Diagnose bringen. Ich habe bisher keinen sicheren Fall gesehen.

Ein 37jähriger Mann (aufgenommen auf meiner Spitalabteilung April 1928) hatte fast zwei Wochen lang exquisit extern perikardiales Reiben (durch die Atmung deutlich beeinflußbar), daneben zwei Tage lang perikardiale Reibegeräusche. Es bestanden Anisokorie, reflektorische Pupillenstarre; Wa.R. im Blute positiv, keine erkennbaren Lungenveränderungen. Jedoch war die Tuberkulin-Stichreaktion positiv, so daß die Wahrscheinlichkeit einer tuberkulösen Extern-Perikarditis und Perikarditis größer war als die einer syphilitischen Erkrankung.

Heimann erwähnt kurz, daß in Südafrika unter den Eingeborenen eine hämorrhagische Perikarditis luetischer Natur vorzukommen scheine. Wa.R. ist positiv und antiluetische Therapie ist erfolgreich.

Strickland Goodall teilt mit, er hätte vier Fälle von syphilitischer Perikarditis mit lebhaften Herzschmerzen, Dyspnoe und positiver Wa.R. gesehen. Spezifische Therapie war erfolgreich.

Syphilis der Aorta und größerer Gefäße.

I. Aortitis syphilitica.

Nahe Beziehungen zwischen der Ausbildung von Aortenaneurysmen und Syphilis haben schon mehrere alte Ärzte vermutet (AMBROISE PARÉ, MORGAGNI, LANCISI, CROUVEILHIER u. a.). Die ersten nicht traumatischen Aortenaneurysmen wurden nach der Rückkehr Columbus aus Amerika beobachtet (ROLLESTON). Erst später entdeckte man andere spezifische Aortenerkrankungen.

Gummigeschwülste an der Aorta wurden in der zweiten Hälfte des vorigen Jahrhunderts einige Male beobachtet. WILKS schilderte 1863 diese Erkrankung bei einem Aneurysma der Aorta abdominalis, NALTY am Arcus aortae. C. O. WEBER und E. WEBER sahen Gummata der Art. pulmonalis, HERTZ Aneurysmen mit gummösen Nekrosen und daneben eine eigenartige schwielige Aortensklerose (1873). Auch späterhin wurden (1894) von BABES-CALINDERO, (1902) von FABRIS Gefäßgummata beobachtet.

Die schwielige Aortitis beschrieb HELMSTÄDTER 1873 genauer. 1877 nahm HEIBERG in der Media im Verlaufe der Vasa vasorum Zellinfiltrate wahr, welche er wie gleichzeitig LAVERAN als miliare Gummen ansprach. Weiterhin brachten nach C. BENDA, dessen Darlegungen ich folge, VALLIN 1879, SNOW, KÖSTER (1880), VERDIĆ (1884) weiteres Material bei: Multiplizität der Aneurysmen, Obliteration abgehender Gefäße, Mediazerstörungen, welche KÖSTER als nichtspezifisch ansprach.

Im Jahre 1885 erörterte DOEHLE Veränderungen in der Aorta eines Mannes, welche er als syphilitische auffaßte. Langsam zögernd folgten andere Autoren. 1888 publizierten MALMSTEN nebst einer größeren Statistik über die Häufigkeit der Lues bei Aortenaneurysmen eine genaue Beschreibung des anatomischen Befundes von Aortenerkrankungen bei Syphilis. 1891 veröffentlichte JAKOB eine einschlägige anatomische Beobachtung von Verschluß der rechten Coronararterie. Späterhin kamen Arbeiten von CROOKE und eine eingehende neuerliche Schilderung der „Aortitis syphilitica" von DOEHLE mit Beiträgen von HELLER (1895). Auf diese Darlegungen komme ich später zurück.

Die Spärlichkeit der Mitteilungen zeigt, wie langsam die Auffassung an Boden gewann, daß an der Aorta eine spezifische, syphilitische Erkrankung vorkäme. Die Darlegungen DOEHLEs stießen in manchen Punkten auf lebhaften Widerstand (z. B. MANCHOT), aber wurden 1902 durch die wichtigen Untersuchungen von FABRIS gestützt und ergänzt. FABRIS machte es wahrscheinlich, daß die Aortensklerose das Endergebnis einer echten gummösen, vom periadventitiellen Gewebe ausgehenden Erkrankung ist. Zur gleichen Zeit schrieben BABINSKI, VAQUEZ und OSLER die Aortenveränderung bei Tabes der Syphilis zu. Erst das Jahr 1903 brachte eine entscheidende Wandlung in der Stellungnahme der Anatomen zu diesem Problem. In der deutschen pathologischen Gesellschaft traten CHIARI und BENDA für die Spezifität der syphilitischen Aortenerkrankung ein. Ersterer bezeichnet sie als „produktive Mesaortitis", letzterer als syphilitische Aortensklerose.

CHIARI betonte, daß schon makroskopisch die Erkrankung sich von der Endaortitis deformans abtrennen lasse. Die Lokalisationen, die geringe Neigung zu regressiven Metamorphosen der Intimaverdickungen sprächen, abgesehen von den mikroskopischen Alterationen mit Elasticazerfall, Vorwiegen der Media- und Adventitialerkrankung, kleinen Nekrosen für die Sonderstellung des anatomischen Prozesses. Er sieht sie nicht als spezifisch syphilitische Affektionen an, denkt aber doch in erster Linie an Lues.

C. Benda hob hervor, daß er in typischen Fällen der Doehleschen Aortitis vereinzelte makroskopische Gummiknoten, einmal sogar mit einem einzelnen Gummi zwischen Sklerosen gefunden habe. In einem floriden und umfangreichen gummösen Prozesse der Aorta ascendens konnte er alle Übergänge in Vernarbungen, Zerreißungen und Aneurysmenbildungen nebeneinander studieren.

Weitere anatomische Publikationen stammten von Marchand, Lubarsch, Hart, Aschenheim, Herxheimer, Beck-Kaufmann, Abramow, Fahr, Mönckeberg, welche im wesentlichen die Befunde bestätigten, in deren Deutung sie sich bald Chiari, Doehle-Heller resp. Benda anschlossen.

Nach Entdeckung der *Spirochäten* gelang deren Nachweis auch in vereinzelten Fällen Benda, Reuter, Schmorl, Wright-Richardson; die Auffindung der Wa.R. und deren positiver Ausfall im Leichenblut (Fraenkel-Much 1908) stützte die Deutung der anatomischen Befunde als spezifisch luetischer.

Mit der Kenntnis des anatomischen Bildes vertieften sich allmählich die klinischen Erfahrungen. Hatte man schon lange gewußt, daß Aorteninsuffizienz bei Tabischen nicht selten vorkomme und schon, wie erwähnt, in den letzten Dezennien des vorigen und im Beginne dieses Jahrhunderts das auf eine gemeinsame Ursache — die Lues — bezogen (u. a. Oppenheim, Huchard, H. Schlesinger, O. Rosenbach, Strümpell, F. Schultze, Ruge-Hüttner, Ryba, Stintzing, Goldscheider, Schuster, Opolensky, Osler, Babinski, Vaquez), so begann man späterhin den eigentlichen klinischen Symptomen der Aortitis ohne Aneurysmenbildung mehr nachzugehen (Schottmüller, Romberg, R. Schmidt, Schittenhelm, R. Bauer, Braun und viele andere).

Mit der Messung der Aorta nach Kreuzfuchs gelang der schon früher mit geringerem Erfolge versuchte röntgenologische Nachweis der Erweiterung bestimmter Aortenabschnitte. Dadurch war ein wichtiger Schritt nach vorwärts in der Diagnose der Aortitis gemacht. Sehr viele Kliniker haben sich in letzter Zeit mit der Diagnose Aortenlues, ihren Beziehungen zum Aneurysma, zur Neurolues, zur kongenitalen Lues beschäftigt. Die Behandlung ist viel diskutiert, ohne daß bisher Einmütigkeit erzielt wurde. Jedoch ist auch in jüngster Zeit, wie eine große Debatte in Paris (1927) gezeigt hat, noch immer eine Zahl von Klinikern geneigt, die Häufigkeit der Aortenlues zu unterschätzen und die anatomischen Befunde nicht genügend anzuerkennen (s. Donzelot, Flandin, Renaud, Simon u. a.). In dem letzten Dezennium erschienen sehr viele klinische Studien und anatomische Arbeiten, welche sich mit Detailfragen beschäftigten. Die Beziehungen zu konstitutionellen Momenten sind von Perkel, Oretschkin, Edelmann diskutiert.

Immerhin kann man erklären, daß die anatomische und auch die klinische Diagnose der Aortitis syphilitica schon einen erheblichen Grad von Sicherheit erreicht hat und daß der vorsichtige Diagnostiker selten bei der Autopsie durch eine Aortenveränderung anderer Art überrascht wird.

Die Affektion trägt verschiedene *Bezeichnungen.* Vielfach ist die Benennung Heller-Doehle*sche Krankheit* üblich. Gerade so oft findet man den von Doehle vorgeschlagenen Namen *Aortitis syphilitica,* für welchen neuestens Saphir-Scott auf Grund anatomischer Erwägungen eintreten. Aber in der Literatur geht die Erkrankung auch als *Mesaortitis syphilitica, produktive Mesaortitis* (Chiari), *syphilitische Aortensklerose* (Benda), *sklerogummöse Aortitis* (Malmsten), *schwielige Aortensklerose, fibröse Aortitis.*

A. Initialstadium.

Nur ausnahmsweise ist ein akuter, stürmischer Krankheitsbeginn vorhanden. Zumeist entwickelt sich der Krankheitsprozeß langsam, schleichend. Erscheinungen subjektiver Natur können vollkommen fehlen, der Patient fühlt sich gesund, bis durch Zufall die Aortenveränderung entdeckt wird. Oder es besteht ein Leiden (Tabes, Paralyse), welches unserer jetzigen Erfahrung gemäß überaus häufig von einer spezifischen Aortitis begleitet wird, ohne daß der Kranke Beschwerden äußert, welche auf ein Gefäßleiden bezogen werden können (STRÜMPELL, FRISCH, LÖWENBERG). Möglicherweise spielen in solchen Fällen Störungen der visceralen Sensibilität, wie F. FRISCH meint, eine Rolle. Vielleicht sind auch degenerative Veränderungen in den Nerven, der Gefäßwand und in den Nervengeflechten um die Gefäße herum die Ursache dieses eigenartigen Verhaltens.

Die Aortenlues benötigt lange Zeit, zumeist viele Jahre zur Entwicklung; erst wenn sie erhebliche Grade erreicht hat oder vermöge besonderer Lokalisation komplizierende Symptome auslöst, lenkt sie die Aufmerksamkeit auf sich. Selten geht die Ausbildung des Gefäßleidens rasch vor sich und macht dann frühzeitig Erscheinungen. Das, was sich demnach klinisch als Initialstadium präsentiert, entspricht anatomisch einem bereits ziemlich vorgeschrittenen Prozesse. Da in reinen Fällen das Herz freibleiben kann, selbst wenn die Gefäßveränderung schwer ist, entfällt häufig ein weiterer Faktor, welcher auf das Bestehen einer Aortenerkrankung hinweisen könnte.

Der schleichende, symptomlose Beginn ist von vielen Autoren wie MORITZ, ROMBERG, SCHITTENHELM, HUCHARD, BARRIÉ, ROGGE und MÜLLER, GALLAVARDIN, GRENET-LEVENT-PELISSIER, WARTHIN, B. W. SCOTT, R. BAUER, HEIMANN ausdrücklich hervorgehoben. Ich sehe alljährlich häufig Kranke, bei welchen die Entdeckung der Aortitis ein Zufallsbefund ist. In einem großen Prozentsatz der Fälle entdeckt erst der Anatom die Aortitis.

Verschiedene Erklärungsversuche haben die Entstehung der *subjektiven Symptome* zum Gegenstande. GRAU ist der Meinung, daß nur eine Ausweitung der Aorta mit Druck auf die Nachbargebilde diese Erscheinungen auslöse. Jedoch ist diese Annahme nicht unbedingt erforderlich. Sind doch in den Wänden der großen Gefäße PACINIsche Körperchen gefunden worden, deren Reizung oder anatomische Schädigung durch die Arterienerkrankung viele subjektive Erscheinungen erklären könnte. Dieser von THOMA, KÜLBS u. a. geäußerten Annahme möchte ich mich anschließen. Es ist aber auch möglich, daß die Syphilis wie an anderen Stellen des Organismus auch die um die Gefäße herum angeordneten Nervenplexus schädigt, in ihnen toxisch degenerative Veränderungen hervorruft, welche ihrerseits wieder die eigenartigen Sensationen auslösen könnten. Ähnliche Gedankengänge haben schon HALLOPEAU, BENENATI, NEUSSER geäußert. Wenn man weiters berücksichtigt, daß auch Angiospasmen die Ursache von Schmerzen sein könnten, so sieht man, daß einer einheitlichen Erklärungsweise zur Zeit noch erhebliche Schwierigkeiten im Wege stehen. HUCHARD meint, periaortitischen Veränderungen eine größere Bedeutung beimessen zu müssen und wenn man die manchmal erheblichen anatomischen Veränderungen um das Gefäßrohr sieht, möchte man für manche Fälle in ihnen die Ursache für die Ausbildung der peinlichen Sensationen suchen.

Eine Gemüts- oder Charakterveränderung der Kranken wird oft in der Literatur hervorgehoben. Es besteht erhöhte Reizbarkeit, unmotivierte Erregungszustände treten auf. Andere Kranke sind deprimiert, fürchten arbeitsunfähig zu werden und die Sorge um die Zukunft ängstigt die Patienten, welche oft auch durch Palpitationen und durch einen unruhigen Schlaf geplagt werden. Nach meinen Erfahrungen sind aber diese psychischen Veränderungen in sehr vielen Fällen nicht vorhanden oder treten erst auf, wenn der Patient von vorhandenen Gefäßveränderungen erfährt. In anderen Fällen sind die Anomalien als erste Symptome einer zentralen Syphilis zu deuten, welche sich doch so oft mit der Mesaortitis kombiniert.

GRAU und ROMBERG haben wiederholt eine stärkere Anämie beobachtet. HATZIEGANU hat namentlich schwere Anämien bei Frauen beschrieben. Dies dürfte sicher nicht bei der Mehrzahl der Kranken der Fall sein. Der Ernährungszustand ist in der Regel nicht besonders geschädigt, und wenn JÜRGENSEN von geradezu blühendem Aussehen spricht, so steht er mit dieser Angabe nicht vereinzelt da. Quälende Zustände können freilich das Allgemeinbefinden sehr stark beeinträchtigen und eine Abmagerung herbeiführen, wie dies ROMBERG, COWAN-FOULDS und auch ich öfters gesehen haben, aber der unkomplizierten Aortitis entspricht dies nicht. FALTA hat zweimal bei Aortitis auch ohne Hypophysenerkrankung schwerste Kachexie gesehen; er nimmt an, daß die Lues als solche Kachexie hervorrufen kann.

Von ganz besonderer Bedeutung ist der schon vor langen Jahren von R. SCHMIDT gewürdigte und von ihm als *Aortalgie* bezeichnete retrosternale Schmerz. Im Beginne ist nur die Empfindung eines leichten Brennens oder Wundseins zeitweilig vorhanden, aber das Druck- oder Beklemmungsgefühl steigert sich allmählich immer mehr. Die Pausen zwischen den unangenehmen Sensationen werden immer kürzer, die Schmerzanfälle länger und über einen größeren Bezirk ausgedehnt. KÜLBS meint wohl mit zu großer Verallgemeinerung, daß die Primärsymptome anscheinend immer Schmerzen wären — sie fehlten aber in einem erheblichen Prozentsatze meiner Fälle. Die gleiche Einschränkung gilt von der Annahme von HEIMANN, COOMBS und R. W. SCOTT, welche Kurzatmigkeit an erste Stelle setzen; auch dieses Zeichen findet sich nur in einem Bruchteil der Fälle in frühen Stadien und fehlt häufig dauernd.

In den vorgeschritteneren Stadien quält den Kranken ein schmerzhaftes Druckgefühl hinter dem oberen, oft aber hinter dem unteren Sternalteile, besonders nach körperlichen Anstrengungen oder nach psychischen Emotionen. Das Gehen gegen den Wind löst zumeist die Sensationen aus. Wohl verschwinden die Schmerzen anfangs nach wenigen Minuten, wenn sich der Kranke ruhig verhält, sie kehren aber während des Tages mehrmals wieder. In schweren Fällen persistieren die Schmerzen stundenlang und lassen immer nur auf kurze Zeit nach. Glücklicherweise sind die schweren, gehäuften Schmerzanfälle, ja die Aortalgie überhaupt lange nicht so häufig, wie man nach den Angaben der Literatur vermuten würde. In vielen meiner durch die Autopsie sichergestellten Fällen von Aortitis hatte in vita nie eine Aortalgie bestanden. Eine nächtliche Exacerbation der retrosternalen Schmerzen ist nicht häufig. ROMBERG hat dieses Verhalten besonders bei Kranken gefunden, welche nur wenig Bewegung machen und geistig angestrengt arbeiten; ich sah sie aber auch wiederholt bei Arbeitern.

Über den *Sitz* der Schmerzen wurde schon früher einiges mitgeteilt. Er befindet sich häufig in der Gegend des oberen Sternalendes, oft aber nach meinen Erfahrungen tiefer, manchmal sogar im Epigastrium. Unter 33 darauf hin von mir befragten Kranken lokalisierten ihn 30 in die Gegend des unteren Sternalendes, vielleicht auch ein Zufallsergebnis, bedingt durch die geringe Zahl der für diese kleine Statistik verwendeten Fälle. Immerhin habe ich auch nach Abschluß dieser Statistik in einigen Dutzend Fällen die Patienten über tief sitzende Aortalgien klagen gehört. Mir scheint diese Feststellung aus differentialdiagnostischen Gründen wichtig zu sein. Die Aortalgie strahlt mitunter gegen die Schulter oder gegen das Kinn zu aus. Auch sind Irradiationen in die oberen Extremitäten, namentlich in die linke nicht selten. WARTHIN sah relativ oft Ausstrahlung in den rechten Arm. Wiederholt gaben mir Kranke Schmerzen in beiden oberen Extremitäten an. Für den Schmerz bei Aortitis ist nach ROMBERG die Regelmäßigkeit des Einsetzens und Ablaufens bei gleicher Lebensweise charakteristisch.

Aortalgien können auch im hohen Alter auftreten. Eine 73jährige Luetica klagte sehr lebhaft über diese Schmerzen, welche sich später im Verlaufe einer antiluetischen Therapie verloren.

Auch bei langer Dauer des Anfalles ist der Schmerz in der Regel von keinem *Vernichtungsgefühle* begleitet. Dieser Umstand ist für viele Kliniker maßgebend, die Aortalgie prinzipiell von der Stenokardie zu trennen (R. SCHMIDT, ORTNER, R. BAUER, JAGIC, WENCKEBACH, ROMBERG u. a.). In den „reinen" Fällen ist eine solche Sonderung wohl vollkommen gerechtfertigt, jedoch gibt es nicht wenige Mischformen. Wiederholt habe ich Kranke mit anscheinend typischen Aortalgien beobachtet, bei welchen es gelegentlich doch zu Anfällen mit ausgesprochenem Vernichtungsgefühl kam, welche wieder von neuralgiformen Schmerzen ohne Todesahnen gefolgt wurden. Ich habe sogar reine Fälle von Aortalgie nur in der Minderzahl meiner Beobachtungen. So wertvoll dieses Zeichen ist, wird leider seine spezifisch-diagnostische Bedeutung dadurch vermindert, daß man bisweilen bei sicher nicht luetischen Tabakrauchern Schmerzen von der gleichen Art und derselben Lokalisation findet wie bei der syphilitischen Aortalgie.

Ein *Druckpunkt* in der linken Fossa supraclavicularis, entsprechend dem Plexus brachialis, ist oft vorhanden (R. SCHMIDT, ORTNER, JAGIC, FRANK-WORMS), fehlt aber auch in vielen typischen Fällen.

BERSANI beschreibt als Symptom einer Aortitis hohes *intermittierendes Fieber*, welches nach Neosalvarsan verschwand. Trotzdem wir relativ oft luetisches Fieber im Krankenhause gesehen haben, habe ich bisher keinen Fall von unkomplizierter Mesaortitis mit Fieber beobachtet, jedoch von einem kranken Kollegen gehört, daß er regelmäßig nach einer Salvarsaninjektion eine fieberhafte HERXHEIMERsche Reaktion hatte.

Rückenschmerzen oder vage Beschwerden sind nicht selten (DENEKE). Über heftige Schulterschmerzen klagte der Patient von GUARINI. Der Autor denkt an Angiospasmen, bedingt durch den Druck geschwellter Mediastinaldrüsen. Nicht selten dürften nach meiner Ansicht bei den durch ihre Krankheit verstimmten Patienten die Schmerzen in die Gruppe der *Psychalgien* gehören und dadurch sich ihre manchmal auffallend rasche Beeinflußbarkeit erklären lassen.

L. FRANK und W. WORMS haben in der Höhe des 2.—4. Brustdornes eine *hyperästhetische Hautzone* gefunden, welche links stärker ausgesprochen war.

a) Die unkomplizierte Aortitis syphilitica.

Eine große Zahl von Fällen verläuft, wie bereits erwähnt, symptomlos und gelangt nur zufällig zur Entdeckung. Die voll ausgebildete Aortitis syphilitica bietet mannigfach sich präsentierende Symptomenkomplexe. Man sieht verschiedene Bilder, je nach der Ausdehnung und nach der Lokalisation des Prozesses. Die von SCHOTTMÜLLER eingeführten Bezeichnungen Aortitis valvularis, coronaria, supracoronaria und aneurysmatica sind prägnant, haben sich aber dennoch nicht recht eingebürgert, weil die Formen im Verlaufe der Erkrankung oft ineinander übergehen. Diesen Formen reihe ich die klinisch eine Sonderstellung einnehmende „oligosymptomatische Aortitis" an. Die Erweiterung der Aortenwurzel mit Insuffizienz der Aortenklappen geht in der französischen Literatur auch als „Syndrom von HODGSON".

Die *reine, die Aortenwurzel verschonende Mesaortitis* (Aortitis supracoronaria SCHOTTMÜLLERS) bietet einige *Kardinalsymptome* dar, welche nicht immer gleich-

zeitig vorhanden sein müssen. Außer der Aortalgie ist ein systolisches Geräusch
über dem Aortenostium und über der Aorta ascendens sowie eine deutliche
Akzentuation des zweiten Aortentones ausgebildet. Auch kann man durch
Röntgenuntersuchung eine diffuse Dilatation der Aorta ascendens nachweisen.
Die Seroreaktion ist oft positiv. Zu diesen positiven tritt ein negatives Symptom:
In vielen typischen Fällen fehlt eine Erhöhung des Blutdruckes. Im Vergleiche
zu diesen Erscheinungen treten die anderen Zeichen stark an Dignität zurück,
wenn auch manchmal erst ihr Vorhandensein die Diagnose ermöglicht. Das
gilt besonders für diejenigen Fälle, in welchen nicht alle kardinalen Symptome
nachweisbar sind (s. Kapitel: Oligosymptomatische Aortitis).

Das *systolische Geräusch* ist laut und rauh, oft im ersten Intercostalraum
am deutlichsten zu hören. Nur manchmal ist es vom Charakter eines musikali-
schen Geräusches, was sich aus der Entstehungsweise dieser Klangerscheinungen,
bzw. der anatomischen Veränderungen zwanglos erklärt. Wahrscheinlich
handelt es sich dann, wie ich aus einer anatomischen Beobachtung erschließen
möchte, um Kombination mit Atherom der Aorta. Selbst wenn es sehr laut
und rauh war, habe ich es nur ausnahmsweise, wie Romberg, als fühlbares
Schwirren nachweisen können. Der Kranke hört oft das Geräusch in der
Nacht bei bestimmten Kopfhaltungen, selbst wenn der Arzt es nicht durch
die Auscultation des Schädels nachweisen kann. Einige Male habe ich dicht
vor dem geöffneten Mund des Patienten das Geräusch mit freiem Ohre wahrgenommen. Daneben kann der erste Ton noch hörbar sein (Romberg). Das
Geräusch ist in der Mehrzahl der Fälle vorhanden, kann aber selbst in schweren,
autoptisch kontrollierten Fällen fehlen. (Nach Kisch ist es in 67% der Aortitiden ausgebildet.) In meinen Beobachtungen wurde dann die anatomische
Läsion nicht sehr tief klappenwärts reichend gefunden. Die Erfahrung von
Arnett, daß systolische Geräusche bei der syphilitischen Aortitis nicht
öfter vorkommen als bei nicht Luetischen, ist unrichtig. L. Harris hat den
Wechsel des Geräusches hervorgehoben, welches manchmal vorübergehend ver-
schwinde. Ich habe ein solches transitorisches Verschwinden nicht beobachtet.

Nach Landau-Held und Lian ist das Geräusch oft über der linken Subclavia und Carotis besser zu hören als über der rechten („syphilitisches Phänomen
der linken Subclavia"). Ich habe bisher auffallende Differenzen noch nicht
gesehen. Das Zustandekommen des Zeichens dürfte von der Ausdehnung der
Aortenveränderung abhängen.

Der *zweite Aortenton* ist in der Regel auffallend laut, nicht selten
klingend. Man kann ihn mitunter über dem ganzen Sternum hören. Nur
ausnahmsweise fühlt man aber den verstärkten Klappenschluß als diastolischen Schlag. Sowohl das systolische Geräusch wie die Akzentuation des zweiten
Aortentones lenken oft erst die Aufmerksamkeit des Untersuchers auf den
Gefäßapparat. Gerade das gegensätzliche Verhalten zu der Höhe des Blutdruckes verleiht der Akzentuation des zweiten Aortentones ihren besonderen
diagnostischen Wert. Oft gehören die beiden auscultatorischen Zeichen zu den
Frühsymptomen der Aortitis und ermöglichen die Erkennung des Leidens,
selbst wenn die anderen Erscheinungen noch nicht deutlich ausgebildet sind.
Jedoch fehlt die Akzentuation des 2. Aortentones selbst bei ausgedehnter
Gefäßerkrankung nicht gerade selten, auch wenn kein Zeichen von Herzschwäche
vorhanden ist.

Der *Blutdruck* ist in der Mehrzahl der Fälle normal, wie es sich aus den
Untersuchungen von Matthes, C. Wolff, Romberg, Reimann, und auch aus
meinen eigenen Beobachtungen ergibt. Er kann sogar dauernd den unteren
Werten der Norm entsprechen oder noch unter denselben liegen (Schittenhelm).

In den letzten Jahren ist aber die Frage der *Hypertension* bei luetischer Aortitis namentlich in Frankreich viel diskutiert worden. Man muß da zwei verschiedene Zustände auseinanderhalten, die Hypertension bei Syphilitischen ohne Mesaortitis und Blutdruckerhöhung bei spezifischen Gefäßveränderungen.

Man hat versucht, auf statistischem Wege wahrscheinlich zu machen, daß eine Hypertension auf syphilitischer Grundlage zustande kommen könne. So hat VAQUEZ festgestellt, daß unter 1000 Hypertonikern sich 128 mit Lues befanden. Dieses Prozentverhältnis entspricht meiner Ansicht nach dem Grade der Verbreitung der Syphilis in der Bevölkerung und läßt keine weiteren ätiologischen Schlußfolgerungen zu. VAQUEZ spricht sich auch dafür aus, daß für die syphilitische Natur der Hypertension keine überzeugenden Beweise vorliegen. ARNETT findet Hypertension bei Tertiärsyphilitischen etwas häufiger als bei Nichtluetikern. Zwei weitere Literaturangaben stimmen so wenig mit unseren sonstigen Erfahrungen über Hypertension überein, daß ich sie nur mit Reserve wiedergebe. AMBARD fand unter 100 Hypertonikern zwischen 30 und 65 Jahren 78 mal Lues, STOLL gar in 90% der Fälle. Auch BRIN und GEREUX äußern sich dahin, daß der Syphilis eine wichtige Rolle bei der Entstehung der Hypertension zufallen dürfte. Über den Blutdruck in den Frühstadien der Lues liegt eine Untersuchung von C. WOLFF vor, welcher unter 160 Fällen nicht einmal erhöhten Druck feststellen konnte, was aber nach meiner Ansicht wieder mit Zufälligkeiten zusammenhängen dürfte. Auch in den späteren Stadien fand er nur ausnahmsweise Steigerung.

Die meisten Autoren, welche sich mit dieser Frage beschäftigen (außer den bereits genannten LIAN, BARBIERI, A. DUMAS, LAUBRY, GRENET, DONZELOT, S. WASSERMANN, LESCHKE, B. KRAUS, LEGRAND, KISCH, COOMBS, ETIENNE, GALLAVARDIN, FLANDIN, BRISON u. a.) sind der Ansicht, daß einer Nierensklerose eine sehr bedeutende Rolle für das Zustandekommen der Hypertension zugesprochen werden müsse. TOINON hat neuerlich die Argumente geprüft und glaubt, sich für die Möglichkeit einer isolierten syphilitischen Hypertension ohne Nierenveränderungen und ohne Aortitis aussprechen zu können. Namentlich bringen die französischen Autoren die Hypertension der Jugendlichen und der Kinder mit Syphilis in Verbindung (C. SIMON). LEGRAND meint, daß geringfügige diastolische Hypertensionen luesverdächtig seien. Im Gegensatze hierzu fanden CANNON, KISCH und ich niedrigen diastolischen Druck. Die Pulsamplitude ist mitunter, wie ich KISCH beipflichten muß, so hoch wie bei Aorteninsuffizienz.

Druckdifferenzen zwischen rechts und links sind infolge von Verlegung und Verziehung der arteriellen Abgangsstellen nicht selten (STOLKIND, eigene Beobachtungen). KISCH fand Differenzen bis 48 mm Hg.

S. WASSERMANN macht für den syphilitischen Hochdruck aortikobulbäre pressorische Gefäßreflexe verantwortlich, welche vom Sympathicus zu den Vasoconstrictoren ablaufen. Die Auslösung erfolge durch die Entzündung des Gewebes und durch pulsatorische Dehnungsreize. Leider erklärt diese Hypothese nicht den Umstand, daß oft bei gerade besonders schwerer und ausgedehnter Aortenerkrankung eine Hypertension vermißt wird.

Ich glaube auf Grund eigener Beobachtungen, daß in Fällen einer unkomplizierten Mesaortitis auch ohne Nierenveränderungen eine dauernde Blutdrucksteigerung bestehen kann. Dieses Verhalten fand ich, wie die französischen Autoren, besonders bei jugendlichen Individuen. Die Zahl der Mesaortitiskranken mit Hypertension schätze ich auf 15—20%. Die Hypertension kann Werte bis 200 mm Hg und darüber erreichen. COOMBS fand 15mal unter 103 Kranken einen Blutdruck über 200 mm Hg. TOINON und DUMAS meinen, daß bei jugendlichen Hypertonikern auf syphilitischer Basis eine antiluetische Therapie von Erfolg sein dürfte, während sie bei älteren versagt.

Wenn auch dauernde Drucksteigerung der Mesaortitis nur ausnahmsweise zukommt, so gilt nicht das gleiche von *paroxysmalen Hypertensionen*. L. BRAUN, KÜLBS, HANS KOHN, A. DUMAS, VAQUEZ-BORDET, GRENET-LEVENT-PELISSIER weisen darauf hin, ich habe wiederholt Hochspannungskrisen (PAL) von zumeist kurzer Dauer beobachtet. In der Regel war die Periode der Hochspannung nach mehreren Tagen plötzlich oder langsam abgeklungen. Bisweilen folgen die Hochspannungskrisen psychischen Emotionen nach. Ich habe aber mehrmals eine stürmische Steigerung des Blutdruckes ohne erkennbaren Grund gesehen. (Man kann nicht selten ein analoges Verhalten bei der nicht durch Mesaortitis komplizierten Arteriosklerose beobachten.) VAQUEZ-BORDET glauben, daß die Zunahme des Blutdruckes von einer Verbreiterung der Aorta, die Abnahme von einer Reduktion des Diameters begleitet sei. HEITZ ist der Ansicht, daß die Hypertension die Erweiterung der Aorta ascendens herbeiführen könne.

Eine Erhöhung des Blutdruckes in den Beingefäßen bei längerer Dauer der Aortitis beschreiben LESCHKE und WILLIAMSON. Allerdings zeigen die Untersuchungen von LUISADA, daß die Hypertension der Beingefäße keinen Rückschluß auf den Zustand des übrigen Gefäßsystemes zuläßt und ein regionales Phänomen darstellen kann. Im Gegensatz hierzu erblicken GOODALL und HEYMANN in einer erheblichen Differenz des Blutdruckes in den Bein- und Armarterien bei syphilitischer Aorteninsuffizienz ein prognostisch günstiges Zeichen. ARNOLDI findet den venösen Blutdruck in den *Armvenen* normal. KISCH aber maß in 78,5% einen über dem normalen Niveau befindlichen Venendruck. SERRA und KISCH haben mehrmals am linken Arm einen höheren Venendruck als am rechten beobachtet (Kompression der linken Vena anonyma).

L. BRAUN bezieht das Klingen des zweiten Tones nur auf die strukturelle Veränderung der Aortenwand, ROMBERG zieht zur Erklärung auch die Dilatation der Aorta heran und möglicherweise das Heranrücken der Aorta an die Brustwand. Dafür könnte auch sprechen, daß die aufgelegte Hand bisweilen den lauten zweiten Ton fühlt. In der Tat sieht man nicht selten bei Mesaortitis, auch ohne aneurysmatische Erweiterung der Aorta, Pulsation im zweiten und ersten Intercostalraume rechts, da das dilatierte Gefäß die Lungenränder zurückdrängt (F. KRAUS). Aber es muß erst die Röntgenuntersuchung die Kontrolle erbringen, ob nicht Vorhofpulsation vorliegt, oder ein Aneurysma die Erschütterungen erzeugt.

Hingegen beobachtet, resp. fühlt man nur manchmal eine deutliche *Pulsation im Jugulum* (da die diffuse Erweiterung der Aorta ascendens nicht von einer Elongation begleitet sein muß), wie ich auf Grund meiner Erfahrungen gleich F. KRAUS, ROMBERG, SCHITTENHELM erklären kann, während MORITZ die Pulsation unter den regelmäßigen Zeichen der Aortitis anführt. Wenn sie vorhanden ist, liegt zumeist eine Kombination mit Atheromatose der Aorta vor oder es ist die Aorta durch einen Zwerchfellhochstand nach oben verlagert.

Die *Perkussion* ergibt bisweilen eine geringe parasternale Dämpfung im 1. und 2. Intercostalraum rechts von mäßiger Größe. Eine erhebliche Dämpfung entspricht nicht mehr einer unkomplizierten Aortitis, sondern ist entweder auf ein Aneurysma oder auf ein komplizierendes Leiden zu beziehen. Es ist auffallend, wie oft bei sichtbarer Pulsation eine ausgesprochene Dämpfung über derselben fehlt. ELIAS findet auch häufig eine paravertebrale Dämpfung links entsprechend dem 3. und 4. Brustdorn. F. KRAUS gibt an, daß die Dämpfung nicht bis zum Jugulum reicht; bei kurzem Thorax ist sie helmartig. Das obere

Sternalende wird nach meiner Erfahrung nicht selten pulsatorisch gehoben, auch wenn kein Aneurysma vorhanden ist.

Die *Röntgendurchleuchtung* zeitigt besonders wichtige Resultate, mit deren Deutung sich zahlreiche Forscher, wie DENEKE, LENK, EISLER-KREUZFUCHS, KIENBÖCK, ASSMANN, VAQUEZ-BORDET, LIPPMANN-QUIRING, SUTER beschäftigt haben. EISLER und KREUZFUCHS gaben an, daß ungleichmäßige, diffuse Erweiterung der Aorta für Lues spreche und daß die Übergänge zur Aneurysmabildung fließend seien.

LENK hat namentlich die Frage studiert, inwieweit die Messung der *Aortenbreite* für die Diagnose Aortenlues verwertbar ist. Er ging von der Tatsache aus, daß die Mesaortitis sehr oft nur auf die Aorta ascendens beschränkt bleibt und eine diffuse Dilatation derselben herbeiführt. Er maß die Breitendifferenz der Aorta ascendens (in Fechterstellung) und der Aorta descendens (gemessen im Bereiche des Isthmus aortae nach KREUZFUCHS). Die Aortenbreitendifferenz beim gesunden Erwachsenen beträgt $1/_2-1$ cm. Ist die Breitendifferenz größer als 1 cm zugunsten der Ascendens („positive Breitendifferenz" nach LENK), so spricht der Befund für Lues aortae. Es gibt aber auch Fälle von Aortensyphilis mit gleichmäßiger Vergrößerung beider Maße und normaler Breitendifferenz. Ist die Descendens breiter als die Ascendens („negative Breitendifferenz"), so liegt nach LENK ebenfalls Aortenlues vor; besonders häufig findet man letzteres Symptom beim Aneurysma der Aorta descendens.

Die Befunde von LIPPMANN und QUIRING an 160 Fällen mit positiver Wa.R. und Herzbeschwerden hatten schon früher festgestellt, daß die Mindestbreite der Aorta ascendens 3,5—5,5 cm gegenüber dem Normalwert von 3,5 cm betrug. Allerdings ist ihre Methode mit Fehlern behaftet, jedoch sind nach ASSMANN ihre Messungen zur Ermittlung von Durchschnittsergebnissen verwertbar.

ASSMANN erklärt, daß die diffuse Erweiterung der Aorta auf luetischer Basis sich in nichts von der durch Atheromatose bedingten unterscheiden kann, sie erreicht aber viel häufiger höhere Grade. Die besonders häufige Erweiterung des Anfangsteiles der Aorta gibt sich röntgenologisch in einem auffälligen, lokal beschränkten Vorspringen des meist stark pulsierenden Ascendensschattens kund. (Er reicht nach EISLER-KREUZFUCHS ebenso weit als der Vorhof oder sogar noch weiter als derselbe, resp. als eine von dessen rechter Grenze nach oben zu gezogene Vertikale.) C. HUBERT beschreibt als Frühsymptom eine vermehrte Pulsation der Aorta. Ein seltenes Zeichen ist nach diesem Autor eine Zähnelung des Bogenrandes der Aorta; sie spricht für Periaortitis. Häufig ist eine deutlich spindelige oder kolbige Auftreibung des Schattenbandes bemerkbar, welche die Abweichungen von der gewöhnlichen Zapfenform überschreitet (Durchleuchtung im ersten schrägen Durchmesser).

An den Randkonturen heben sich bisweilen einzelne Schattenstücke ab, die durch Kalkeinlagerung in der Aortenwand hervorgerufen sind (ASSMANN). Der Nachweis dieser Kalkeinlagerungen würde die Annahme einer sekundären Arteriosklerose bei Lues fördern (DENEKE). Das ganze Aortenband zeigt eine besonders intensive Verschattung. ASSMANN erklärt, daß dies zum Teil auf einfacher Zunahme des Querschnittes der Blutsäule beruhe, glaubt aber, daß die schwielige Verdickung der Wand hierbei auch eine Rolle spiele. Vor allem stützt er sich darauf, daß auch nur wenig verbreitete Aorten, bei denen nach dem klinischen Befunde eine Aortitis luetica anzunehmen ist, eine deutliche, gegenüber der Norm gesteigerte Schattentiefe aufweisen. DENEKE ist der gleichen Ansicht. LIPPMANN und QUIRING, sowie VAQUEZ und BORDET haben durch Mitteilung autoptischer Befunde gezeigt, daß die sklerotische Wandverdickung bei der Intensität der Schattenbildung eine sehr bedeutende Rolle spiele. FLANDIN glaubt, daß die röntgenologisch erkennbare Periaortitis für die Diagnose Lues ausschlaggebend sei. Leider läßt sich bisher die Schattentiefe nicht messen (C. Hubert).

Matthes betont die wichtige Erfahrung, daß gelegentlich trotz vorhandener Aortitis eine röntgenologisch nachweisbare Verbreiterung der Aorta fehlen kann. Wir haben die gleiche Feststellung wiederholt erheben können, so daß der negative Röntgenbefund nicht unbedingt gegen Aortenlues spricht.

Der von Deneke geforderten periodischen Röntgenkontrolle ist sicher beizustimmen. Sie kann wertvolle Aufschlüsse geben. Sie gibt einen besseren Einblick in den Verlauf und Wechsel klinischer Erscheinungen (Hubert).

Von anderen Zeichen wären zu erwähnen: Das Verhalten der *Senkungsgeschwindigkeit der Erythrocyten*. Diese ist bei Aortenlues beschleunigt (Linsenmeier, A. Fraenkel). Das Symptom ist aber so vieldeutig, daß beschleunigte Senkungsgeschwindigkeit nur mit Vorsicht diagnostische Verwertung finden darf. Sagt der positive Ausfall dieser Untersuchung ja nicht einmal mit Sicherheit, ob Lues im Körper vorhanden ist, geschweige etwas über die Veränderung eines bestimmten Organs. In 16 unserer Fälle war nur viermal die Senkungsgeschwindigkeit auffallend beschleunigt.

Blumgart und S. Weiss finden bei syphilitischer Aortitis eine Verlangsamung der Blutgeschwindigkeit, wenn Herzschwäche vorhanden ist. Der Druck in den Venen war dann erhöht, die Vitalkapazität der Lungen normal. Jedoch ist die Blutgeschwindigkeit bei Herzschmerz ohne kongestive Zustände normal.

Korszynski macht auf *Lymphocytose* bei Aortitis luetica aufmerksam. Matthes bemerkt aber mit Recht, daß dieses Symptom so vielen asthenischen Zuständen eigentümlich sei, daß man es diagnostisch nur schwer verwerten könne. Immerhin ist dieser Befund mit Rücksicht auf die Hypothese Bergels bemerkenswert, welcher in den Lymphocyten die Hauptvernichter der Spirochäten erblickt.

Die halbmondförmige Rötung der Haut über dem oberen Sternalende und den angrenzenden Thoraxpartien, welche Zak bei Aortendilatation beschrieben hat, findet auch v. Lamezan häufig bei Aortitis syphilitica, während es Frisch vermißt. Ich habe das Halbmondsymptom wiederholt bei Mesaortitis beobachtet. Jedoch ist es mindestens ebenso häufig bei der atheromatösen Erweiterung der Aorta vorhanden.

Die *Galvanopalpation* von Kahane scheint nach Untersuchungen von Lamezan und Donath keine diagnostisch wichtigen Behelfe zu liefern.

L. Frank und W. Worms finden regelmäßig bei Aortalgien eine paravertebrale hyperästhetische Zone in der Höhe des 2.—4. Dorsalsegmentes, welcher sie einen großen Wert für die Erkennung des Zustandes beimessen.

Die *Pulsfrequenz* ist häufig nicht beeinflußt. In einzelnen Fällen zeigt sich aber eine manchmal bedeutende Bradykardie, besonders bei komplizierendem *Herzblock*. Schottmüller hat wiederholt paroxysmale Tachykardie bei Aortenlues beobachtet; ich habe dieses Symptom nur einige Male bei dieser Erkrankung gesehen.

Eine *Differenz der Pulse* in bezug auf ihre Füllung kommt zuweilen vor (Laignel-Lavastine-Vinlich, Coombs, Landau-Held, Kisch). Man hat dann eine Verziehung der Abgangsstelle großer Gefäße oder eine Verengerung derselben anzunehmen. Bei Pulsus differens erfolgt bisweilen auch die Füllung träger und ist der Blutdruck auf der Seite der kleineren Arterie vermindert (Külbs). Eine *Verspätung der Pulse* ist aber bei reiner Aortitis nicht vorhanden, sondern kommt erst zustande, wenn Aneurysmen mit bestimmter Lagerung das Bild komplizieren. Ein zeitliches Zurückbleiben der Gefäßpulsation im 1. und 2. Intercostalraum hinter dem Ventrikelstoß beschreibt F. Kraus.

L. Braun hebt richtig hervor, wie häufig (im Gegensatz zur Arteriosklerose) die Arteria radialis bei deutlich erkennbaren Aortenveränderungen weich bleibt, während Heimann die oft erkennbare Verdickung der Arterienwand betont.

Deutliche *Subclaviapulsation* infolge Hochstandes des Subclaviabogens findet man bisweilen (Faure, Külbs); jedoch ist sie nach meiner Erfahrung nur in der Minderzahl der Fälle ausgebildet. Einige Male habe ich Hochstand der Subclavia nur auf der rechten Seite beobachtet. Auch ist das gleiche Zeichen bei Arteriosklerose vorhanden (Truneček).

Das *Herz* erscheint bei der reinen Aortitis eher klein, in keinem Abschnitt hypertrophisch. Besonders bei der Röntgenuntersuchung ist die relative Größendifferenz des Herz- und Gefäßschattens auffallend (Schittenhelm, F. Kraus, eigene Erfahrungen, Arnett). Erst bei Hinzutritt einer Aortenklappenveränderung entwickelt sich eine manchmal bedeutende Hypertrophie des linken Ventrikels. Die Angabe von Coombs, der in 80% seiner Fälle eine Ventrikelvergrößerung fand, kann ich nicht bestätigen.

Über *Kopfschmerz* und *Schwindel* klagen die Kranken nicht selten. Heimann notiert Schwindel etwa in der Hälfte seiner Fälle. Von meinen Kranken wird über dieses Zeichen viel seltener berichtet. Der Kopfschmerz ist zumeist intermittierend, oft von Migränecharakter, in der Regel bei Tag und zessiert, wenn Patient einschläft. Das Schwindelgefühl ist manchmal sehr ausgesprochen und lästig, zeigt sich besonders bei Bewegungen (Külbs) und ist nicht selten mit subjektiven *Ohrgeräuschen* verbunden. Die Kranken hören ein fortwährendes Sausen und Summen, manchmal deutlich rhythmisch, das sie sogar am Einschlafen hindert. Die initiale *Insomnie* ist eine häufige Klage der Aortitiker.

Die cerebralen Erscheinungen dürften zumeist durch eine Miterkrankung der Gehirngefäße bedingt sein. Es ist ja sichergestellt, daß syphilitische Erkrankungen des Zentralnervensystems außerordentlich oft von Mesaortitis begleitet sind.

Wiederholt ist über ausgesprochene *Psychosen* bei Aortitis mit oder ohne Aorteninsuffizienz berichtet, namentlich bei beginnender Dekompensation und bei Niereninsuffizienz (Mickle, Saathof, Grau, Reinhold). Daß auch bei beginnender Paralyse Aortitiden häufig sind, wurde bereits erwähnt.

Albuminurie spielt zumeist keine hervorragende Rolle, zumeist ist sie nur transitorisch. Bisweilen aber kompliziert eine *syphilitische Nephrosklerose* den Krankheitsprozeß und ruft dann leicht cerebrale Symptome hervor.

Romberg fand in einem Drittel seiner Fälle eine *Milzvergrößerung*. Ich habe eine solche viel seltener bei guter Kompensation gesehen; bei Dekompensation kann die Stauung oft zur Anschwellung der Milz führen. Korbsch spricht von einem „*Aorten-Milzsyndrom*" (Milzschwellung und Mesaortitis), welches sogar öfters vorhanden wäre als eine positive Seroreaktion. Ich bezweifle auf Grund von Nachuntersuchungen diese Angaben.

Über die Bedeutung der *Wa.R.* und der ihr gleichwertigen *Flockungsreaktionen* für die Diagnose der Aortenlues gibt es schon eine große Literatur. Ich kann nicht auf alle Punkte eingehen, weil ich sonst manche Darlegungen in anderen Kapiteln dieses Werkes wiederholen müßte, verweise deshalb auch auf diese Abschnitte.

Die *Wa.R.* ist bei sichergestellter Aortenlues viel häufiger *negativ*, als man von vornherein erwarten sollte. Man würde glauben, daß die Spirochätenwucherung in der Wand eines von Blut durchströmten Gefäßes eher durch den Nachweis der die Wa.R. anzeigenden Globuline erkannt werden müßte, als wenn die Treponemen sich im Gewebe um die Gefäße herum befinden würden. Aber die Zahlen sprechen gegen eine solche Hypothese. Romberg teilt folgende Zahlen mit: Während in 83% der Krankenhausfälle die Wa.R. positiv war, sank diese Zahl auf 52% der Fälle der Privatpraxis. Da von den letzteren 76% die Infektion zugegeben hatten, so läßt sich die Differenz wohl nur auf die bessere resp. konsequentere antiluetische Therapie zurückführen. Warthin hatte in der Mehrzahl seiner Fälle eine negative Seroreaktion, Flandin sogar in zwei Drittel seiner Fälle (!).

Meine Erfahrungen sind ähnlich wie die Rombergs. Unter 161 Krankenhausfällen der Jahre 1923—1928 hatten nach den Zusammenstellungen meiner Assistenten Redlich, Steiner, Maller 137 positive, 24 negative Wa.R. Unsere seither erhobenen Befunde stimmen mit den früher festgestellten Zahlenverhältnissen überein. (Wir wiesen unter 7000 Kranken 858 mit sicherer Lues nach. Davon hatten nur 639 (74,4%) Wa.R. +. Bei $4^1/_2$% aller sicher luetisch Infizierten war der serologische und klinische Nachweis völlig negativ; über durchgemachte antiluetische Kuren konnte zumeist nichts erhoben werden.) Auch Matthes, Groedel-Hepert, Schottmüller, Schittenhelm, Graves, Warthin, Arnoldi, Kimmerle, Flandin, J. Harris, Leschke betonen, daß negative Seroreaktion nicht unbedingt gegen Aortitis luetica spricht. Das gleiche erklärt Grau auf Grund autoptischer Befunde. Thaysen und Hess kommen zu analogen Ergebnissen. Die von Arnoldi mitgeteilte Zahl, daß in 95% der Fälle die Wa.R. bei richtiger Ausführung positiv ausfalle, ist sicher viel zu hoch gegriffen. Price ist der Ansicht, daß die Wa.R. in späteren Krankheitsstadien zunehmend negativ wird. Queyrat behauptet aber das Gegenteil.

Gerade so wichtig als die eben besprochene Frage ist die *Deutung einer positiven Wa.R.* im Serum für die *Erkennung der Aortenlues.* Bei der großen Häufigkeit einer symptomenarmen und beschwerdefreien Mesaortitis ist das Fehlen der Komplementablenkung stets eine Mahnung, das Verhalten der Aorta klinisch und namentlich radiologisch zu prüfen. Irgendwelche Störungen von seiten des Zirkulationsapparates werden den Verdacht auf Aortenlues stärken, wenn keine anderen Infektionskrankheiten vorausgegangen sind. Müssen wir uns doch vor Augen halten, daß die Verfolgung des weiteren Schicksals der Syphilitiker gezeigt hat, daß ein sehr beträchtlicher Prozentsatz 4—40 Jahre später an Aortenlues erkrankt (27% der Fälle unter 200 daraufhin untersuchten Syphilitikern nach Bruhns). So dürften von unseren 256 Luetikern, welche nur Wa.R. + hatten, aber einen klinisch negativen Befund darboten, nicht wenige bei späteren Kontrolluntersuchungen doch Zeichen einer Aortenerkrankung aufweisen.

Die Wa.R. zeigt mitunter Spontanschwankungen in kurzen Zeitabschnitten. Daß die vorher negative Seroreaktion im Verlaufe einer antiluetischen Therapie positiv wird, haben viele, auch ich, wiederholt gesehen und mitgeteilt. In letzter Zeit ist neuerlich auf diese bekannte Tatsache nachdrücklich hingewiesen worden (Perkel-Moreynin-Israel). Heymann meint, daß große Salvarsandosen bei Nichtsyphilitikern eine positive Wa.R. herbeiführen können. Das habe ich nie gesehen, wohl aber beobachtet, daß bei einer 54 jährigen Frau mit Mesaortitis nach der 6. Luetininjektion die bis dahin negative Seroreaktion positiv wurde.

Die durch ziemlich zahlreiche Autopsien gestützte Statistik von Port zeigt, daß bei positiver Wa.R. *im vorgerückten Lebensalter* zumeist eine Aortitis luetica vorhanden ist, selbst wenn keine klinischen Symptome darauf hinweisen. Nach Port ist dieses Zusammentreffen von positivem Wassermann und Aortitis nach dem 50. Lebensjahr die Regel; nach Kimmerle, Redlich-Steiner-Maller (aus meiner Abteilung) hingegen fehlt aber auch bei Aortitis des höheren Lebensalters nicht selten die positive Wa.R.

Bei zentraler Lues ist in einem großen Prozentsatz der Fälle eine Mesaortitis vorhanden, ob Sero-Wa.R. + oder — ist. Frisch fand unter 115

Fällen von Nervenlues in $39^0/_0$ sichere Aortenveränderungen, am häufigsten bei der Tabes (in $48^0/_0$), in $29^0/_0$ der Fälle von progressiver Paralyse und in $35^0/_0$ bei Lues cerebrospinalis. Die Aortenveränderungen verlaufen bei diesen Prozessen in der Regel ohne subjektive Symptome. Zu noch höheren Zahlen gelangt KESSLER (der auch Wiener Material verarbeitete); er findet in $66^0/_0$ der Tabesfälle syphilitische Aortitis. ALZHEIMER stellt in $74^0/_0$, STRAUB in $82^0/_0$ der Paralytiker eine Mesaortitis fest. COENEN erhob für die in der Salvarsanperiode beobachteten Paralytiker in etwa $43^0/_0$ eine Mesaortitis, während in einer früheren Periode (vor der Einführung des Salvarsans) nur $22^0/_0$ der Paralytiker eine spezifische Aortenerkrankung akquirierten. Auch BERSCH fand bei der Hälfte der von ihm obduzierten Paralytiker eine luetische Aortitis, POPOV unter 41 Kranken mit Nervenlues 21 mal Mesaortitis. Unter 88 in drei Jahren auf meiner Abteilung beobachteten Fällen von Mesaortitis waren 12 mit luetischen Erkrankungen des Zentralnervensystems (fünf mit Tabes, drei mit Paralyse, vier mit Lues cerebrospinalis). Sechs Fälle betrafen Männer, sechs Frauen. Unter 73 sicheren Fällen von Aortitis im höheren Lebensalter sah KIMMERLE 22 Tabiker. PERKEL-ORETSCHKIN-EDELMANN wiesen unter 200 Patientinnen mit kardiovasculärer Lues 67mal eine Erkrankung des Zentralnervensystems nach, COOMBS unter 103 Aortitisfällen 16 mit zentraler Lues. OLIVEIRA RIBERO sieht in dem Umstand, daß so viele Paralytiker Träger einer Mesaortitis sind, einen Gegenbeweis gegen die Annahme neurotroper Spirochätenstämme.

Wenn die Mesaortitis zur *Aorteninsuffizienz* geführt hat (s. später), so wächst der Prozentsatz der Fälle mit positiver Seroreaktion. MORITZ findet in $55^0/_0$ bei reinen Aortafehlern positive Wa.R.

Wir können zusammenfassen: *Positive Wassermannsche Seroreaktion spricht um so wahrscheinlicher für Aortenlues, je älter der Kranke und je ausgesprochener die Herzgefäßerscheinungen sind (Angina pectoris, kardiale Dyspnoe, Aorteninsuffizienz, Aneurysma Aortae). Negative Wa.R. darf nicht unbedingt gegen die Annahme einer Mesaortitis verwendet werden. Zentrale Lues macht bei positiver oder negativer Wa.R. das Bestehen einer Aortensyphilis wahrscheinlicher, besonders wenn es sich um Fälle handelt, welche mit Salvarsan behandelt worden waren und wenigstens einige Aortitissymptome aufweisen. Auch sind kardiovasculäre Störungen bei Leberlues in der Regel auf Aortitis specifica zu beziehen. Hingegen erlaubt das Bestehen einer Arthrolues tardiva keine Rückschlüsse auf das Verhalten der Aorta.*

b) Die atypische oligosymptomatische Aortitis.

Jeder Arzt, der Gelegenheit hat, ein größeres klinisches Material zu studieren und die klinischen Erscheinungen durch autoptische Befunde zu kontrollieren, weiß, daß die Mesaortitis sehr viel häufiger vorkommt, als man vermutet hatte. In einem Teile der Fälle stellt die Gefäßveränderung einen zufälligen Obduktionsbefund dar, welche sich in vita durch kein Zeichen verraten hatte, es war also die Aortitis ein latentes Leiden gewesen. In wieder anderen Fällen hatten wohl einzelne Symptome auf das Vorhandensein anatomischer Veränderungen hingewiesen, es war aber nicht zur Ausbildung des klassischen Symptomenkomplexes gekommen. Das sind die gar nicht ungewöhnlichen Beobachtungen, welche ich mit dem Ausdruck „*oligosymptomatische Mesaortitis*" bezeichne.

Nicht jede symptomenarme Aortitis ist einer strikten Diagnose zugänglich. Sind doch manche Zeichen dieses Leidens vieldeutig. Dennoch gelingt die Erkennung unter Berücksichtigung rein klinischer und pathologisch-anatomischer Erfahrungen und der Begleiterscheinungen, namentlich bei bestimmter Gruppierung der Symptome. Ich unterscheide zwei Gruppen:

1. *Die monosymptomatische Aortitis.* Ein einziges Zeichen verrät das Vorhandensein des Leidens; es entstammt entweder der Reihe der Kardinalsymptome und sein Auftreten wie seine Entwicklung läßt kaum eine andere Deutung zu, oder es entspricht einem Folgezustand, welcher der Aortenlues allein oder nahezu allein zukommt.

Zu diesen Anzeigen eines spezifischen Prozesses gehört die *Aorteninsuffizienz* ohne endokarditische Anamnese. Wie in einem anderen Kapitel ausgeführt wird, kommt für diesen Klappenfehler in den mittleren Lebensjahren kaum ein anderes ätiologisches Moment in Betracht, da die atheromatösen Veränderungen in einer späteren Lebensperiode einsetzen und traumatische sowie kongenitale Aortenklappenveränderungen zu den großen Seltenheiten gehören. Jede schleichend einsetzende, fieberlose Schlußunfähigkeit der Aortenklappen zwischen 20. und 50. Lebensjahre, für welche eine andere Entstehungsursache nicht zu eruieren ist, erweckt daher schwersten Verdacht auf das Bestehen einer Mesaortitis.

Die *Stenokardie* der Jugendlichen und im mittleren Lebensalter kann durch Intoxikationen, namentlich durch Nicotin hervorgerufen sein, findet sich auch in seltenen Fällen als passageres Zeichen bei Endokarditis, noch seltener bei Perikarditis. Fehlen diese ätiologischen Faktoren, so ist bei Angina pectoris mit Vernichtungsgefühl an eine luetische Veränderung an der Abgangsstelle der Coronararterien als Teilerscheinung einer Mesaortitis zu denken.

Das gleiche gilt von der *Aortalgie.* Ich habe diese eigenartige Schmerzform, welche oft stundenlang die Kranken quält, als brennende oder bohrende retrosternale Empfindung von starken Rauchern geschildert wird, sonst nur bei Aortenlues beobachtet. Selbst im Senium erwies sich bisher in allen von mir autoptisch verifizierten Fällen anatomisch als Ursache eine Mesaortitis in Kombination mit Atherom der Aorta. Eine länger bestehende Aortalgie bei einem Nichtraucher ist daher in der Regel durch Mesaortitis bedingt. Natürlich müssen Psychalgien, abdominelle und spinale Schmerzzustände ausgeschlossen sein.

Dyspnoe vom Charakter der kardialen bei einem Menschen unter 50 Jahren, der keine schweren Infektionen durchgemacht, keine chronischen Intoxikationen (Nicotin, Alkoholabusus, Rauschgifte) hinter sich hat, keine schwere körperliche Arbeit verrichtet, bei dem kein Klappenfehler oder irgendeine andere Erkrankung nachweisbar ist, wird am häufigsten durch die anfallsweise Erschwerung des Blutzuflusses in die Coronararterien bei Mesaortitis ausgelöst. Das gleiche gilt von dem sich ohne Veranlassung wiederholenden *Lungenödem.* Freilich ist das Symptom der Dyspnoe mit größerer Vorsicht für die Annahme einer Aortenlues zu verwerten als die früher genannten Zeichen.

Ein ständiges, rauhes, *systolisches Geräusch über der Aorta ascendens* ist bei negativer endokarditischer Anamnese auf syphilitische Aortenerkrankung suspekt, wenn dieses Phänomen einen Patienten im mittleren Lebensalter betrifft, der kein Zeichen eines angeborenen Gefäßleidens (Angustitas aortae, Isthmusstenose) oder einer Erkrankung der Nachbarorgane (Lunge, Mediastinum, Thyreoidea) darbietet.

Auch ist eine röntgenologisch nachweisbare *circumsripte Dilatation der Aorta ascendens* bei einem sonst gesunden Menschen unter 50 Jahren kaum auf eine andere Veränderung als auf eine spezifische Mesaortitis zu beziehen.

Die *Aortenaneurysmen* sind in der großen Mehrzahl der Fälle luetische. Wenn kein Trauma vorausgegangen ist, so erscheint die syphilitische Genese fast gesichert, da die mykotischen Aneurysmen und die Aortenerweiterungen durch Traktion sehr selten sind, das atheromatöse Aneurysma recht fraglich ist.

Eine ziemlich große Zahl von Einzelphänomenen verrät also in vielen Fällen das Vorhandensein der spezifischen Aortitis. Die Erkennung des Grundleidens ist bei genügender Vorsicht in der Deutung mit großer Wahrscheinlichkeit zu erhoffen.

2. *Die oligosymptomatischen Aortitissyndrome.* Die anatomischen Verhältnisse bringen es bei der Aortenlues mit sich, daß oft mehrere Zeichen des Gefäßleidens gleichzeitig oder bald nacheinander in Szene treten. Gesellt sich dann noch ein positiver serologischer Befund hinzu, so gewinnt die Annahme einer Aortenlues schon einen hohen Grad von Sicherheit. Es gibt eine große Zahl von eigenartigen Syndromen bei diesem Leiden. Ich will nur einige hervorheben.

Angina pectoris und Aorteninsuffizienz ist bei jüngeren Menschen beinahe stets durch Lues bedingt. Auch im Senium kann man bei diesen Zeichen Aortitis als wahrscheinlich annehmen, wenn die Seroreaktion positiv ist.

Im mittleren Lebensalter spricht das Syndrom Angina pectoris und anfallsweise Dyspnoe oder Angina pectoris und rezidivierendes Lungenödem für Aortenlues.

Aortalgie und akzentuierter zweiter Aortenton ohne Hypertension lassen in jedem Lebensalter eine spezifische Aortitis vermuten.

Aortalgie und Aorteninsuffizienz, Aortalgie und kardiale Dyspnoe gestatten die gleichen Rückschlüsse wie bei Stenokardie.

Ein systolisches Geräusch über der Aorta ascendens und circumscripte diffuse Erweiterung dieses Gefäßabschnittes zeigen eine Mesaortitis an.

Den gleichen Rückschluß kann man bei dem Syndrom systolisches Geräusch über Aorta und Aortalgie ziehen.

Selbstverständlich können sich die einzelnen Syndrome in der mannigfachsten Weise kombinieren, so daß äußerst abwechslungsreiche Bilder der atypischen Mesaortitis entstehen. Dazu kommt noch der positive Ausfall der Seroreaktion, der als ein weiteres, die Erkennung förderndes Moment (allerdings nicht das Entscheidende) zu betrachten ist.

Von großem klinischen Interesse ist aber auch das Verhalten der *zentralen Lues* zur oligosymptomatischen Mesaortitis. Bereits früher wurde mitgeteilt, daß die zentrale Lues überaus häufig mit spezifischer Aortitis kombiniert verläuft. Die Spirochäten finden in den Spätstadien der Lues offenbar in beiden Organen ähnliche, die Ansiedlung resp. das langsame Wachstum begünstigende Momente. Ich habe vor kurzem (an anderer Stelle) dargelegt, daß offenbar doch die Fortentwicklung der Prozesse nicht parallel vor sich geht, sondern daß die Ausbildung einer progressiven zentralen Lues die Entwicklung einer mehr stationären, symptomenarmen Aortitis nach sich zieht und umgekehrt. Man kann aber das gleichzeitige Vorkommen beider Prozesse diagnostisch gut verwerten. Ist die zentrale Lues auch nur durch den Nachweis des ARGYLL-ROBERTSONschen Phänomens sichergestellt, so genügt das Vorhandensein eines der Kardialsymptome der Aortenlues, um letztere mit Recht zu diagnostizieren. Die Sicherheit der Diagnose wächst, wenn bei zentraler Lues eines der früher aufgezählten Syndrome besteht.

Die Berücksichtigung der oligosymptomatischen Mesaortitis erweitert den klinischen Formenkreis der Aortenlues außerordentlich, da die Mehrheit der zur Beobachtung gelangenden Fälle ihm angehören, während das klassische Bild mit allen kardinalen Zeichen nur seltener zur Ausbildung gelangt. Mit der besseren Kenntnis dieser symptomenarmen Fälle wird häufiger die Gelegenheit gegeben sein, bei dem Leiden in relativ frühen Stadien erfolgreich therapeutisch einzugreifen. Die Verfeinerung der Frühdiagnose ist ja die wichtigste Aufgabe, die wir uns beim Studium der Aortensyphilis stellen müssen.

c) Folgeerscheinungen und Komplikationen der Aortitis.

Die Aortitis syphilitica geht oft mit Folgeerscheinungen einher. Die häufigsten derselben sind: *Die Aorteninsuffizienz, die Angina pectoris, die Herzinsuffizienz unter dem Bilde des Asthma cardiale und die Aneurysmenbildung der Aorta.*

1. Die syphilitische Aorteninsuffizienz.

Ungemein oft gesellt sich die Schlußunfähigkeit der Aortenklappen zur Aortitis hinzu. Schon Schluß des vorigen Jahrhunderts galt bei vielen Neurologen die Aorteninsuffizienz bei Tabes als Zeichen einer syphilitischen Aortenerkrankung. Ich habe schon zu dieser Zeit stets die endokarditische von der „syphilitischen" klinisch streng geschieden. Und so wie ich hielten es viele andere Kliniker, obgleich damals die Anatomen noch vielfach einer solchen Diagnose widerstrebten.

Die *Aorteninsuffizienz* entwickelt sich wie die Aortitis unmerklich, schleichend. Sie stellt wenigstens im Beginne zumeist einen zufälligen Befund dar, lenkt dann aber die Aufmerksamkeit auf das Bestehen einer Aortitis. Bei jüngeren Kranken, welche keine endokarditische Anamnese besitzen, ist der Befund einer Aorteninsuffizienz in vielen Fällen gleichbedeutend mit der Annahme einer Lues. Aber auch im reiferen und selbst im höheren Alter ist die luetische Aorteninsuffizienz sehr häufig. Romberg konstatierte bei einem Drittel seiner Kranken mit Aortitis diese Komplikation. Er nimmt an, daß zwei Drittel aller Aorteninsuffizienzen luetischer Genese wären. Pletnew findet mehr als die Hälfte der Aorteninsuffizienzen luetischen Ursprungs (unter 226 Fällen 128 syphilitischer Genese). Noch höhere Zahlen geben Deneke (75%) und Citron (80%) an. Heimann hatte unter 105 Aortitisfällen des Londoner Herzspitales 81 mit Aorteninsuffizienz. R. W. Scott fand unter 75 autoptisch festgestellten syphilitischen Herzaffektionen 73 Fälle mit Aorteninsuffizienz. Ich muß L. Braun beistimmen, daß diese Werte — wenigstens für das Wiener Krankenmaterial — nicht ganz zutreffen. Sie stellen sich wesentlich niedriger. Unter unseren letzten 219 Krankenhausfällen von Mesaortitis hatten nach der Zusammenstellung von Redlich-Steiner-Maller 46, also nur 21% eine Aorteninsuffizienz. Während die Zahlen von Leschke (etwa 25%), Landau-Glass (22,5%), D. Perla (14%) nicht sehr von den unseren abweichen, gibt Kisch (Klinik Wenckebach) 43% an (ausgewähltes Krankenmaterial!). Ein großer Teil der Aorteninsuffizienzen in Wien ist durch Endokarditis hervorgerufen.

Das mittlere *Lebensalter* ist das bevorzugte. Nach Heimann war der Durchschnitt der Kranken 48 Jahre alt; jedoch kommt die syphilitische Aorteninsuffizienz auch im jugendlichen Alter auf dem Boden einer kongenitalen Lues zustande. So teilt L. Braun den Obduktionsbefund einer Aorteninsuffizienz mit Aortitis syphilitica bei einem 10jährigen Knaben mit. Ich habe, soweit ich mich erinnere, drei Fälle im Alter zwischen 12 und 20 Jahren beobachtet, auf einen Fall bei einem 19jährigen Mädchen komme ich im Kapitel Stenokardie zurück. Reiche teilt die Krankengeschichte einer 25jährigen Patientin mit, deren Mutter ein Jahr nach der Geburt des Kindes schon manifeste tabische Zeichen darbot. Hochsinger sah bei zwei Kindern von 11 und 13 Jahren luetische Aorteninsuffizienz. Koppang sah einen 20jährigen Burschen mit Erblues und Angina pectoris. Hausmann will gar unter 18 luetischen Aorteninsuffizienzen fünf kongenitale festgestellt haben. Die älteste Patientin war 38 Jahre (!) alt, der autoptische Befund fehlt. Derartige Fälle sind als zweifelhaft anzusprechen.

Auch das Senium bleibt von der syphilitischen Aorteninsuffizienz nicht verschont. Im allgemeinen geht die Alterskurve dieser Affektion mit der der Aortitis parallel (s. den betreffenden Abschnitt).

Das gleiche gilt vom *Geschlecht*. Die Klappenerkrankung scheint, wenigstens im mittleren Lebensalter, bei Frauen etwas seltener als bei Männern zu sein. Unter 161 in fünf Jahren auf meiner Abteilung beobachteten Fällen waren 95 Männer, 66 Frauen. (Die Bettenanzahl für männliche und weibliche Patienten war annähernd gleich groß.) HEIMANN aber sah 97 Männer, 8 Frauen.

Mit den *klinischen Eigentümlichkeiten* haben sich verschiedene Autoren, so GRAU, L. BRAUN, ROMBERG, HAUSMANN, R. BAUER, J. HARRIS beschäftigt. J. HARRIS betont die häufige (?) Atypie des klinischen Bildes.

Der *linke Ventrikel* erscheint oft nur *mäßig hypertrophisch*. Ich kann dieses mehrfach in der Literatur (ORTNER u. a.) mitgeteilte Verhalten nach meinen Erfahrungen bestätigen. Eine erhebliche Hypertrophie des linken Ventrikels findet man zumeist nur bei Komplikationen, wie Hypertonie, Schrumpfniere. Die Angabe von HEIMANN, daß er zumeist Hypertrophie des linken Ventrikels gefunden habe, steht ziemlich vereinzelt da. HAUSMANN vertritt die Anschauung, daß die fehlende Hypertrophie ein Zeichen der kongenital luetischen Aorteninsuffizienz sei. GRAU glaubt, daß die Dilatation der Aorta ascendens zu einem geringeren Zurückströmen des Blutes in das Herz führe. Dies erkläre die relativ geringe linksseitige Ventrikelhypertrophie. L. BRAUN meint hingegen, daß mehrere Faktoren in Betracht kommen: 1. Der Grad der Klappeninsuffizienz ist geringer und dadurch die Regurgitation weniger erheblich. 2. Kompensatorische Klappendehnungen sind anscheinend leichter möglich und die Lücke durch die Klappenverlängerung verkleinert. 3. Die peripheren Gefäße sind relativ wenig geschädigt, daher die Widerstände nicht vermehrt. 4. Die oft vorhandene Verdickung des freien Klappenrandes kann als kompensatorischer Faktor wirken, wenn die Beweglichkeit der Klappen dadurch nicht leidet.

Das Verhalten des *Spitzenstoßes* ist besonders von J. SCHWARZMANN studiert, welcher, im Gegensatz zur endokarditischen Aorteninsuffizienz nur einen niedrigen, nicht verbreiterten, nur in der Tiefe fühlbaren Spitzenstoß fand. Oft ist er auch nicht nachweisbar. Nur bei Hypertonie oder bei Kombination mit Mitralerkrankung wird er hebend. Nach meinen Erfahrungen trifft diese Schilderung im großen ganzen zu, nur hat man bei Kombination mit Mitralerkrankung keinen syphilitischen Herzfehler mehr, sondern entweder eine rein endokarditische Affektion oder eine Aufpfropfung einer Endokarditis auf eine syphilitische Klappenerkrankung anzunehmen. Daß bei schlechter Herzarbeit der Spitzenstoß schwächer wird, ist ohne weiteres erklärlich.

Wenn wir in Betracht ziehen, daß auch bei reiner Mesaortitis ohne Aortenklappenerkrankung eine erhebliche Herzhypertrophie oft ausbleibt, so mögen vielleicht außer den genannten noch andere Ursachen hierfür vorhanden sein. Ich abstrahiere von der ausbleibenden Ventrikelhypertrophie bei stärkerer Erkrankung der Coronargefäße, wenn die Ernährung der Herzmuskel insuffizient wird. Man kann auch an eine *Störung nervöser Reflexmechanismen* denken; die fehlerhafte Übertragung von Reizen könnte das Ausbleiben einer Herzhypertrophie bewirken. Es ist uns ja der Gedankengang nicht fremd, daß Erkrankungen von Organen oder Körperteilen den Ernährungszustand benachbarter oder funktionell zugehöriger Muskelgruppen beeinflussen. So ist bei Spitzentuberkulose oft die die Scapula deckende Muskulatur atrophisch; bei Knochentuberkulose kommt es häufig zu einer circumscripten Abmagerung der Muskulatur über der erkrankten Stelle. Bei Gelenkerkrankungen scheint die „arthritische Muskelatrophie" oft reflektorischer Natur zu sein. Und daß an inneren Organen Ähnliches möglich ist, zeigt die schon mehrmals von mir an rüstigen, kräftigen, älteren Personen erhobene Beobachtung des Ausbleibens einer Darmwandhypertrophie bei anatomischen Hindernissen des Darmrohres.

20*

Der *Auscultationsbefund* ergibt einige Besonderheiten. Das diastolische Geräusch pflanzt sich weit nach oben zu fort, bis zu den Klavikeln, ja bis zu den Carotiden. Es scheint dies etwas häufiger zu sein als in Fällen von der endokarditischen Insuffizienz, bei welcher das diastolische Geräusch oft mehr nach links oder nach unten zu (unteres Sternalende) besser zu hören ist. Jedoch ist ein durchgreifender Unterschied in bezug auf das auscultatorische Verhalten zwischen luetischer und endokarditischer Aorteninsuffizienz nicht vorhanden, wie ich im Gegensatze zu den Erfahrungen von Wenckebach, Hoskin, L. Braun feststellen möchte. Denn wiederholt habe ich das diastolische Geräusch bei zweifelloser Aortitis syphilitica über dem ganzen Herzen bis zur Herzspitze (Flintsches Geräusch) gehört. L. Braun erklärt diese leichtere Fortpflanzung des Geräusches nach oben zu mit der größeren passiven Beweglichkeit des Herzens durch die Dilatation der Aorta ascendens.

Das diastolische Geräusch ist in der Regel weich und blasend und unterscheidet sich in seinen Charakteren, wie ich A. Fränkel beipflichten muß, nicht von denen der endokarditischen Insuffizienz. Man hört, namentlich bei beginnender Insuffizienz neben dem diastolischen Ton, demselben vorausgehend, einen lauten zweiten Ton (Stadler). Aber in vorgeschrittenen Fällen ist, wie ich gegen Berghoff feststellen muß, häufig ein lautes diastolisches Geräusch ohne zweiten Ton vorhanden. Kisch meint, daß der Decrescendocharakter des diastolischen Geräusches bei der luetischen Aorteninsuffizienz nicht so deutlich hervortrete wie bei der endokarditischen.

Fast immer begleitet ein oft rauhes systolisches Geräusch das viel weichere diastolische Aorteninsuffizienzgeräusch, welches nur ausnahmsweise als Schwirren fühlbar ist. Romberg hörte es in 75% seiner Fälle. Nach Harris soll es öfters vorübergehend verschwinden. Ich kann diese Beobachtung nicht bestätigen. *Das anatomische Substrat hierfür ist fast nie eine Stenose des Aortenostiums; dieser letztgenannte Fehler ist auch nach meinen Erfahrungen*, welche sich mit denen von Romberg, L. Braun, Matthes, Harris, R. W. Scott, Groedel, Clawson-Bell, R. Simon, Berghoff u. a. decken, *äußerst selten luetischer Natur*. Nur Coombs sah relativ oft eine luetische Aortenstose. Manchmal hört man noch neben dem systolischen Geräusch einen schwachen systolischen Ton.

Pulsus celer an den peripheren Arterien, auch im Röntgenbild an der Aorta, Capillarpuls sind in meinen Fällen zumeist nachweisbar gewesen (im Gegensatze zu Grau). Romberg hat allerdings nur etwa in der Hälfte seiner Fälle einen Pulsus celer getastet. Auch kommt die Celerität des Pulses im Sphygmogramm zum Ausdruck. Nach Arnoldi sind die arteriellen Druckschwankungen oft nicht so deutlich ausgeprägt als die venösen in der Armvene. Jürgensen betont, daß der Nachweis des Capillarpulses die Frühdiagnose der Aorteninsuffizienz stützen könne. Hingegen habe ich nicht immer Tönen der Arterien gefunden. Der Doppelton über der Femoralis ist weder bei der syphilitischen, noch bei der endokarditischen Aorteninsuffizienz in der Mehrzahl der Fälle vorhanden. Ausgesprochene Blässe der äußeren Decken kommt nach L. Braun nur bei Individuen mit komplizierender Erkrankung der Coronararterien zustande; aber auch das trifft nach meiner Erfahrung nicht immer zu. Man sieht nicht selten Kranke mit Mesaortitis und sehr guter Gesichtsfarbe, welche über anginöse Zustände klagen. A. Fränkel und Kisch meinen, daß als Frühsymptom (noch vor dem Auftreten auscultatorischer Phänomene) eine prämonitorische Vergrößerung der Pulsamplitude zu finden sei. Ein seltenes Symptom ist arterielle Leberpulsation, bedingt durch ungewöhnliche Weite der Leberarterie (Satke). Abnorme Nachschwankungen findet man nach Juster-Pardee im Elektrokardiogramm in 85%.

Die der endokarditischen und auch der atheromatösen Aorteninsuffizienz so häufig zukommenden Bewegungsphänomene, wie rhythmische Erschütterung des Kopfes (MUSSETsches Zeichen), die von F. MÜLLER und mir beschriebene rhythmische Verengerung des Rachenringes, die regelmäßigen Bewegungen einzelner Extremitätenabschnitte bei bestimmter Haltung sind bei der luetischen Aorteninsuffizienz entschieden seltener. Zwar meint HERZOG, daß das MUSSETsche Symptom bei Aortitis syphilitica häufig vorkomme, ich habe es aber seltener gesehen, als bei Aorteninsuffizienz anderen Ursprunges. Das „Aufstoßen" der Blutsäule, besonders in der rechten Fossa supraclvicularis (F. KRAUS), war auch in vielen meiner Beobachtungen deutlich.

Viel seltener als bei der endokarditischen Aorteninsuffizienz ist die *Kombination* mit einer *anatomischen Veränderung der Mitralklappe.* Ich fand diese Kombination unter 29 Fällen von syphilitischer Aorteninsuffizienz (in den letzten Jahren beobachtet) sechsmal. Dieses relativ häufige Zusammenvorkommen dürfte, durch die Kleinheit des Materials bedingt, zufälliger Natur sein. Auch der sichere Nachweis einer Mitralinsuffizienz läßt noch nicht auf deren syphilitische Genese schließen. Differenz des systolischen Geräusches in der Klangfarbe gegenüber dem Aortengeräusche, Hypertrophie des rechten Ventrikels und mitrale Konfiguration im Röntgenbilde müssen für die Stellung der Diagnose gefordert werden. R. W. SCOTT hatte unter 73 anatomischen Fällen von syphilitischer Aorteninsuffizienz nur zwei mit Mitralinsuffizienz. DUCAMP-GUEIT-PAYES beschreiben einen Fall mit Läsion der Aorten-, Mitral- und Tricuspidalklappen durch Induration. Es bestand auch interstitielle Myokarditis und Atherom der Aorta. Luetische Mitralerkrankungen, die von DUMAS-BRUNAT klinisch diagnostiziert werden, sind bisher anatomisch nur einige Male (GEIPEL, STÄMMLER, SCHMORL) sichergestellt. COOMBS fand wiederholt eine muskuläre Mitralinsuffizienz. In einem Falle entdeckte er als Ursache des systolischen Geräusches (anatomisch) eine Syphilis der Arteria pulmonalis.

Eine *Aorteninsuffizienz ohne Geräusch*, von welcher in der Literatur öfters die Rede ist (SCHOTTMÜLLER), habe ich bisher nicht gesehen. In allen meinen autoptisch nachgewiesenen Fällen von syphilitischen Aorteninsuffizienzen hatte ich in vita das diastolische Geräusch gehört. Vorübergehendes Verschwinden des Geräusches wird von mehreren englischen Autoren beschrieben. HORDER und COOMBS haben dies nie beobachtet, auch ich habe diesen Wechsel des Geräusches nie wahrgenommen.

Die *relative Aorteninsuffizienz*, welche bisweilen nach SCHOTTMÜLLER, GALLAVARDIN, RIBIERRE, GRAVIER-DEVIC und nach eigenen Beobachtungen vorkommt und bei welcher die Autopsie keine Veränderung der Klappen aufzeigt, kann wohl kaum in vita mit Sicherheit als solche erkannt werden. Vielleicht sind manche dieser Fälle durch die Befunde von DOEHLE zu erklären. Es schiebt sich gewuchertes Gewebe der Aortenwand zwischen die Ansatzstellen der Klappen und treibt sie dadurch etwas auseinander. Selbst bei Klappenschluß bleiben schmale Rinnen bestehen, durch welche Blut gegen den Ventrikel zu durchtreten kann. Diese Befunde sind von vielen Autoren, wie ERDHEIM, GRAVES, R. W. SCOTT, WAITE, SAPHIR-COOPER u. a. bestätigt.

Ein *perikardiales Reibegeräusch* als Ausdruck einer syphilitischen Perikarditis, von welcher in der Literatur öfters die Rede ist (STÜCKLAND, GOODALL, ROMBERG), habe ich bisher ebensowenig wie PRICE gehört. (Aber vergleiche meine Beobachtung, welche im Kapitel Perikarditis mitgeteilt ist.) Sicher kann gelegentlich eine Perikarditis als Begleiterscheinung oder Folgezustand eines Herzaneurysmas auf syphilitischer Grundlage auftreten. Wie M. STERNBERG gezeigt hat, ist ein solches Ereignis bei Ruptur eines Herzaneurysmas auf atheromatöser Grundlage möglich.

Die *Prognose* soll später ausführlicher erörtert werden. Hier sei nur bemerkt, daß der Hinzutritt einer Aorteninsuffizienz zur Aortitis eine Progression des Prozesses anzeigt und als ein relativ ungünstiges Zeichen zu werten ist. Je jünger der Kranke mit syphilitischer Aorteninsuffizienz, desto ernster ist die Prognose. Weitere Komplikationen, Stenokardie, kardiale Dyspnoe, Dekompensationserscheinungen anderer Art sind dann zumeist zu gewärtigen. Berghoff meint allerdings, daß die syphilitische Aorteninsuffizienz oft auffallend lange gut kompensiert bleibt. Die Periode der Dekompensation ist kurz und deletär. Dieser Auffassung ist für Kranke des mittleren Lebensalters und für alte Patienten zuzustimmen. Doch habe ich mehrmals Kranke mit syphilitischer Aorteninsuffizienz und vieljähriger Lebensdauer beobachtet, ebenso R. Bauer. Es kann also der anatomische Prozeß zum Stillstand kommen, auch wenn er auf die Aortenklappen übergegriffen hat.

2. Angina pectoris.

Manchmal frühzeitig, häufiger erst in den späteren Stadien, aber auffallend oft gesellt sich zu den Erscheinungen der Aortitis syphilitica Angina pectoris, und zwar sowohl die Angina ambulatoria Wenckebachs, als auch die schwereren Formen. Romberg sah in seinem Krankenhausmateriale in 14% der Fälle von luetischen Aortenerkrankungen echte Stenokardie. In unserem Krankenhausmateriale ist, wie anderwärts, Stenokardie ungleich seltener als in der Privatpraxis. Der körperlich schwerer arbeitende Kranke geht eben viel früher, zumeist in anginösem Anfalle zugrunde. Ich habe daher wahllos aus einer größeren Zahl bei 700 Kranken meiner Privatpraxis mit Stenokardie nachgesehen, wie oft sichere Syphilis sich bei ihnen nachweisen ließ. Alter, Nicotinabusus, Rasse wurden nicht berücksichtigt. Unter 700 Fällen war 198mal Syphilis sicher vorhanden (bei 160 Männern, 38 Frauen). Es sind diese Zahlen als Minimalzahlen für mein Krankenmaterial anzusehen, da in vielen Fällen nur eine einmalige Untersuchung in der Sprechstunde stattfand. In früheren Statistiken, welche 200 resp. 380 Fälle betrafen, hatte ich ähnliche Prozentzahlen erhoben (61 resp. 119 Kranke mit Lues). *Mindestens ein Drittel der in der Privatpraxis beobachteten Fälle von Angina pectoris betrafen also Luetiker.* Wenn auch manche Fälle dieser Gruppe nicht syphilitischer Natur sein mögen, so zeigt die Zusammenstellung doch den überaus innigen Zusammenhang vieler Fälle von Stenokardie mit Lues und kann kein Zufallsergebnis sein. Namentlich die jüngeren Kranken mit Angina zeigten auffällig oft Lueserscheinungen. In einer früheren Statistik (380 Fälle) hatte ich folgende Altersverhältnisse erhoben. Unter 40 Jahren waren 19 Kranke (davon 9 Luetiker), 41—50 Jahre 58 (davon 30 Syphilitiker), 51—60 Jahre 87 (davon nur 18 Syphilitiker). Von den Patienten unter 50 Jahren hatte die Hälfte sichere Lues; während im 6. Dezennium kaum bei einem Fünftel Syphilis nachgewiesen werden konnte.

Ähnlich sind die Erfahrungen von Gallavardin. Huchard stellte bei 740 Kranken mit Angina pectoris 170mal Syphilis fest. Josué fand in einem Drittel der Fälle von Stenokardie eine positive Wa.R. Im Gegensatze zu diesen Feststellungen stehen die Befunde von Levine und Coombs, welche bei ihren Anginösen resp. Coronarkranken viel seltener Lues nachweisen konnten.

Koppang beobachtete unter 47 Fällen seiner Privatpraxis mit luetischer Aortitis 37mal Angina pectoris. Unter den jugendlichen Patienten und Kranken des mittleren Lebensalters ist demnach ein Großteil der an Stenokardie Leidenden luetisch und sind die Anfälle durch Syphilis bedingt, wie dies W. Osler schon vor vielen Jahren angenommen hatte. H. Brooks glaubt, daß die Intelligenzler häufiger an Angina pectoris erkranken. Im auffallenden

Gegensatze zu den früher mitgeteilten Angaben findet er unter 200 Fällen seiner Privatpraxis nur 9, für welche er Syphilis als Ursache annimmt, also weniger als dem Durchseuchungsgrade der Bevölkerung entsprechen würde.

Die anatomische Grundlage ist in der Regel eine Erkrankung einer oder beider Coronararterien, am häufigsten eine Verengerung in der Gegend der Abgangsstelle. Isolierte Schädigungen einzelner Coronaräste sind die Ausnahmen. Jedoch kann eine ausheilende Aortitis durch narbige Schrumpfung ein Coronarostium verziehen und verkleinern. BERGHOFF meint, daß prämonitorische Zeichen oft monatelang vorausgehen. Zu diesen gehören Mattigkeitsgefühl, Schmerzen der Skeletmuskulatur, Nausea, unbestimmte Cerebralerscheinungen, Druckgefühl auf der Brust mit Tachykardie, Palpitationen. Sehr oft haben nach meinen Erfahrungen die Kranken oft lange Zeit vor den typischen Anfällen Druck und ein Gefühl der Beengung in der Brust, noch ohne jeglichen Schmerz.

Die ausgebildeten *Anfälle* entsprechen dem typischen klassischen Bilde. Der Kranke empfindet ein rasch sich steigerndes schmerzhaftes Oppressionsgefühl auf der Brust, welches bis zum ausgesprochenen Vernichtungsgefühl anwächst. Ausstrahlende schmerzhafte Sensationen in die linke Schulter, den linken Arm, in den Unterkiefer oder in das Hinterhaupt kommen oft vor. Der einsetzende Anfall zwingt den Kranken zur absoluten Bewegungslosigkeit, solange die Attacke anhält. Nicht so deutlich wie bei der Angina auf arteriosklerotischer Basis ist der dominierende Einfluß bestimmter auslösender Momente erkennbar, auf welche ich schon bei Besprechung des aortitischen Schmerzes hingewiesen habe: Gemütsbewegungen, körperliche Anstrengungen, Kälteeinwirkung, Wind, reichliche Mahlzeiten und Alkoholgenuß. STOLKIND meint, daß im Blute zirkulierende chemische Substanzen den Anfall auslösen können. Daneben spiele der Zustand des Nervensystems, des Herzens und der Aorta eine wesentliche Rolle.

Große Druckschwankungen, namentlich große Druckanstiege im Anfalle soll man nach HANS KOHN gerade bei der syphilitischen Angina, resp. bei der Kombination mit Aorteninsuffizienz sehen. H. KOHN denkt an die Möglichkeit, daß die häufige Dyspnoe oder akute Schwellung der Ostien oder die Aorteninsuffizienz, vielleicht alle drei mit den hohen Druckanstiegen zusammenhängen. WENCKEBACH vindiziert der stürmischen Herzarbeit und dem Druckanstiege in der Aorta den Löwenanteil an der Entstehung des anginösen Anfalls. Nach meinen Erfahrungen fehlt aber hoher Druckanstieg, nicht selten wie bei anderen Formen auch bei der Angina der Syphilitischen, selbst bei wiederholten Messungen während der Anfälle. Die gleiche Erfahrung scheint PAL (nach einer gelegentlichen Bemerkung in einem Vortrage) gemacht zu haben. Jedoch sind, wie an anderer Stelle erwähnt, sehr starke Druckschwankungen in kurzen Zeitabschnitten bei Aortitis syphilitica auch ohne anginöse Anfälle zu beobachten.

Die Angina pectoris tritt bei Aorteninsuffizienz etwas häufiger auf, als bei Aortitis ohne Klappeninsuffizienz. KISCH fand unter 210 Mesaortitikern (Klinik WENCKEBACH) ohne Klappenerkrankung in 25% anginöse Beschwerden, unter 273 Fällen mit Aorteninsuffizienz in 32%. REDFORD beobachtete nur in 15% der Aortitiskranken Angina pectoris. Das gleichzeitige Auftreten von Dyspnoe und Stenokardie führt S. WASSERMANN auf einen aortikobulbären Atemreflex zurück.

Sowohl die Stenokardie als auch die Aortalgie sind, wie ich an anderer Stelle dargelegt habe, *bei zentraler Lues* und Mesaortitis auffallend selten. Ich denke an die Möglichkeit degenerativer Zustände im periaortitischen Nervengeflechte, welche analog dem häufigen Verluste visceraler Sensibilität auch die Schmerzempfindlichkeit der Aorta und des Herzens beeinträchtigen.

Neben den typischen Formen ist die *atypische syphilitische Stenokardie* sicher nicht seltener, als bei Angina anderer Genese. Die sehr wechselnde klinische Bilder aufweisenden Formen lassen sich zwanglos in drei Gruppen einreihen: *1. Angina pectoris mit vorwiegend neuralgiformen Erscheinungen. 2. Die pulmonale Angina. 3. Die abdominelle Angina.*

Allen Formen gemeinsam ist das Auftreten nach den gleichen auslösenden Momenten, wie bei der voll ausgebildeten Angina pectoris, die schweren Angstzustände, welche sich bis zur Todesfurcht bei einzelnen Anfällen steigern können und der zeitweilige Übergang rudimentärer, atypischer Attacken in manifeste Stenokardie.

Aortalgie und *Stenokardie* sind öfters nicht zu differenzieren und gehen ineinander über. Selbst Romberg, ein Anhänger der Lehre von der Aortalgie, erklärt eine Trennung der beiden Prozesse manchmal für nicht möglich. Zumeist aber erleichtere die Lokalisation des Schmerzes (retrosternal und nie in der Magengrube bei Aortitis) und der weniger bedrohliche Charakter der Anfälle bei Aortalgie die Diagnose. (Ich habe aber autoptisch verifizierte Aortitis mit Aortalgie und Schmerz im Epigastrium beobachtet.) Es wäre hierzu zu bemerken, daß, wie bei jeder Form einer echten Angina, schon ein anscheinend leicht beginnender Anfall zum plötzlichen Tode führen kann. Einer meiner Kranken mit typischer syphilitischer Aortalgie, der bis dahin keine Zeichen einer echten Angina dargeboten hatte, stürzte einmal plötzlich während eines Gespräches mit einem Schmerzlaut tot nieder.

Die *vorwiegend neuralgiformen Stenokardien* verlaufen am häufigsten unter dem Bilde einer *Brachial-, Trigeminus-* oder *Occipitalneuralgie*. Einer meiner Patienten, ein Rechtsanwalt, teilte mir mit, daß er jedesmal, wenn er vor Gericht ein Plaidoyer abzuhalten habe, einen quälenden Schmerz in der linken Hand empfinde, welcher ihn sofort zwinge, mit dem Sprechen aufzuhören. Es bestand Aorteninsuffizienz und luetische Aortitis. Ein Offizier erzählte, daß er unfähig sei, die Truppe anzuführen, da er, wenn er den Säbel ziehen wolle, durch einen überaus heftigen Schmerz im linken Arm gehindert würde. Manchmal glaube er, er müsse infolge des Schmerzes sterben. Über Oppressionsgefühl auf der Brust klagte er nicht. Patient ging in einem solchen Anfalle zugrunde.

Die *Occipitalneuralgien* werden zumeist für rheumatisch gehalten, bis gelegentlich typische anginöse Anfälle auf die richtige Spur bringen.

Verhängnisvoll ist mitunter die Verwechslung mit *Trigeminusneuralgien,* resp. mit *Zahnschmerzen.* Der Kranke fühlt überaus heftige Schmerzen im Unterkiefer, welche er auf einen defekten Zahn bezieht. Der Zahnarzt, in Unkenntnis der Anamnese, übernimmt die Behandlung. Arzt und Patient können in die peinlichste Situation geraten, weil kleine, sonst harmlose Eingriffe schwerste Anfälle von Stenokardie hervorrufen können. Nicht wenige plötzliche Todesfälle in der zahnärztlichen Sprechstunde sind auf verkannte, atypische Stenokardien zu beziehen. Wie die „Brachialgie" werden auch diese „Neuralgien" durch Emotionen, durch rasche Bewegung (Stiegensteigen!) hervorgerufen und durch gefäßerweiternde Mittel behoben, während Adrenalin, wie ich mehrmals gesehen habe, sie auslösen kann.

Von besonders ominöser *prognostischer Bedeutung* ist die Entwicklung einer *doppelseitigen Brachialgie,* wenn längere Zeit hindurch der Schmerz nur linksseitig gewesen war. Nach meinen Erfahrungen läßt der terminale Anfall dann nicht lange auf sich warten. Waren aber die Schmerzen von Beginn an doppelseitig, so ist auch ein längerer Krankheitsverlauf möglich.

Die *pulmonale Form* ist sehr selten. Sie ist durch eine Erkrankung der rechten Coronararterie hervorgerufen. Außer dem Vernichtungsgefühl prä-

dominieren bei ihren Anfällen Atemnot und Erstickungsangst. Auch pflegt
ein blutig tingiertes Sputum ausgehustet zu werden. Die Anfälle werden in
praxi regelmäßig verkannt und mit weniger gefährlichen Leiden verwechselt.
Ein Ausstrahlen der Schmerzen gegen die Schulter zu habe ich bei den wenigen,
von mir beobachteten Kranken nicht gesehen.

Die *abdominale Angina syphilitica* entspricht dem Bilde der nichtluetischen
Form. Ich schlug vor zu unterscheiden zwischen *gastrischer, intestinaler und
renovesicaler Angina.* Bei all diesen Typen beginnen die quälenden Symptome
im Abdomen, bleiben auch manchmal auf dasselbe beschränkt, oft aber strahlen
die schmerzhaften, angstbegleiteten Empfindungen gegen die Brust zu aus
und können in typisch stenokardische Anfälle übergehen. Wie bei allen anderen
atypischen Stenokardiearten sind die Gelegenheitsursachen die gleichen, schon
mehrmals erwähnten und die schweren Anfälle auf dem Höhestadium von
einem unsagbaren Schwächegefühl und von Todesahnen begleitet. Jedoch
hat jeder einzelne Typus seine klinischen Besonderheiten.

Die *gastrische Form der Stenokardie* geht mit Druckgefühl im Epigastrium,
dem Gefühl einer Spannung daselbst und mit einem oft deutlich nachweisbaren
lokalen Meteorismus (ohne sichtbare Bewegungsvorgänge) einher. Daneben
bestehen Ructus, welche sichtliche Erleichterung bringen. Wie sehr solche
Anfälle über den Ernst der Sachlage täuschen können, wenn der Hinzutritt
schwerer stenokardischer Anfälle ausbleibt oder vom Arzt falsch gedeutet wird,
hat ein von mir beobachteter Fall gezeigt.

Ein 55 jähriger Mann litt an typischen, derartigen Anfällen, welche vom behandelnden
Arzt lange Zeit als nervös angesprochen wurden. Das Vorhandensein einer Aorteninsuffizienz
ohne Ätiologie, die zugegebene Lues, ein von mir beobachteter Anginaanfall führten zur
Änderung der Diagnose in abdominale Angina. Patient blieb einige Wochen in einer Heil-
anstalt und sprach mit mir telephonisch. Ich erkundigte mich nach dem Befinden. Es
könne nicht besser gehen, lautete die Antwort. „Ausgezeichnet." In demselben Moment
stürzte Patient tot nieder.

Die *intestinale Form* ist durch ein intensives, schmerzhaftes Blähungsgefühl
charakterisiert. Auf der Höhe des Anfalles tritt zu gleicher Zeit mit einem
unnennbaren Schwächegefühl ein imperativer Stuhldrang auf. Mit dem Absetzen des Stuhles oder mit dem Abgang von Flatus ist manchmal der Anfall
beendet, mitunter läßt er aber nur vorübergehend nach und wächst dann wieder
an Intensität, während zu gleicher Zeit die Schmerzen in die Herzgegend lokalisiert werden. Die Anfälle sind mitunter so gehäuft, daß die Kranken jeden
Stuhlgang fürchten, weil sie glauben, daß dieser Akt den Anginaanfall pro-
voziere. Man sieht aber, daß regelmäßig Erscheinungen anderer Art den Anfall
einleiten und daß der Stuhldrang erst den Kulminationspunkt des Angina-
anfalls bedeutet.

Ich habe einmal in meiner Sprechstunde einen solchen, tödlich verlaufenden Anfall bei
einem Offizier beobachtet, dessen Darmerscheinungen bis dahin als „nervös" aufgefaßt
worden waren. Einen zweiten Exitus unter den gleichen prämonitorischen Erscheinungen
habe ich im Krankenhause gesehen. Die Autopsie deckte sehr schwere mesaortitische Veränderungen auf.

Meiner Überzeugung nach sind die nicht gerade seltenen plötzlichen Todesfälle auf dem Klosett öfters dieser Krankheit zuzuschreiben; wenigstens haben
mehrere von uns beobachtete Fälle autoptisch schwere Veränderungen in den
Mesenterial- und in den Coronargefäßen gezeigt und keine andere Todesursache
erkennen lassen.

Die *renovesicale Form der Angina* habe ich nur einige Male gesehen. Die
Anfälle erinnern an Nierenkolik mit ziehenden Schmerzen gegen die Symphyse
und quälendem Harndrang, sowie mit Tenesmus vesicae. Die Miktion ist von
hochgradigem Schwächegefühl begleitet. Einer meiner Kranken hatte wiederholt nach diesem Beginne einen typisch anginösen Anfall.

Die *Pulszahl* im stenokardischen Anfall wechselt. Oft ist sie etwas erhöht, manchmal unverändert. Aber bisweilen erscheint sie sogar verlangsamt — in der Regel ein ominöses Symptom. Die Schlagfolge ist in vielen Fällen nicht geändert. Bisweilen kommt es zu Arhythmie und anderen Zeichen einer Dekompensation (diese Anfälle gehen in der Literatur als „große" — L. Braun).

Der *Blutdruck* kann mit Einsetzen und während der Angina pectoris jäh ansteigen (Pal, Wenckebach). „Hochspannungskrisen" sind aber weder bei den typischen, noch bei den abdominellen Stenokardien immer nachweisbar, wie Pal selbst erklärt. Ich habe wiederholt bei syphilitischer Angina pectoris normale oder niedrige Blutdruckwerte gemessen. Ein längere Zeit hindurch an meiner Abteilung beobachteter Kranker hatte während seiner häufigen stenokardischen Anfälle keine deutliche Änderung des Blutdruckes.

Die *Blutgeschwindigkeit* ist nach Baumgart und S. Weiss bei Fehlen kongestiver Lungenzustände normal.

Vasomotorische Erscheinungen treten nur ausnahmsweise im Krankheitsbilde stärker hervor. Die vasomotorische Angina Nothnagels ist in Wien überhaupt selten, bei einem Luetiker habe ich sie erst einmal beobachtet. Ausgesprochen vasomotorische Erscheinungen an der linken oberen Extremität (Erblassen) leiteten jeden anginösen Anfall ein. Jedoch gibt es in der Literatur Beobachtungen (Hallopeau, Fournier), bei welchen vasomotorische Erscheinungen eine Rolle spielten. Neusser macht auch auf das Auftreten transitorischer Paresen und Parästhesien aufmerksam. Interessant ist die Angabe von E. Mester, welcher während einer langen Spitalstätigkeit nie einen Fall von *Costa fluctuans* bei Stenokardie beobachten konnte. Das spräche für den Einfluß des Körperbaues bei Entstehung der Angina pectoris.

Beginn. Die Stenokardie kann *frühzeitig* auftreten (Fournier, Renvers), jedoch ist es dann, wie in einem anderen Kapitel dargelegt wurde, fraglich, ob diese und andere Störungen noch dem Sekundärstadium der Lues anzurechnen sind. Vielmehr dürfte die Angina pectoris, sowie die meisten Klappenfehler mit der Ausbildung spätluetischer Veränderungen (Lues III) in Verbindung stehen. In den meisten Fällen ist die Stenokardie ein Spätsymptom. Oft setzt sie erst ein, wenn die Aortitis schon lange klinisch erkannt worden war. Die Angina wird mitunter erst durch die spezifische Therapie provoziert (siehe das Kapitel Therapie). Danielopulo sah sie bei einem Zwanzigjährigen, ich bei einem 19jährigen Mädchen mit Erbsyphilis nach der ersten Salvarsaninjektion.

Die *Zahl* der Anfälle ist bald gering, bald aber recht gehäuft. Hohe Frequenz der Attacken im Vereine mit Erscheinungen der Herzinsuffizienz muß den Gedanken an neue anatomische Veränderungen des Myokards durch Verschluß von Coronarästen nahelegen. Jedoch ist Coombs beizupflichten, daß der Herzinfarkt nur ausnahmsweise einen Folgezustand einer syphilitischen Coronarerkrankung darstellt. Die Ausbildung eines „Status anginosus" ist als sehr ernstes Symptom zu betrachten.

3. Die kardiale Dyspnoe (Asthma cardiale).

Dem Symptom der kardialen Dyspnoe ist eine große Bedeutung zu vindizieren, da es auf Herzinsuffizienz infolge erheblicher anatomischer Veränderungen hinweist. Es kann, wie Coombs richtig hervorhebt, das erste Frühzeichen der Aortitis sein.

Manchmal entwickelt sich der Zustand allmählich schleichend. Nach körperlichen Anstrengungen oder psychischen Emotionen tritt Atemnot auf, welche verhältnismäßig lang persistiert. Allmählich verschlechtert sich der Zustand. Schon nach geringen Bewegungen, nach dem Essen oder auch ohne erkennbare

Ursache zeigt sich Dyspnoe. Bisweilen sind die Anfälle vorwiegend nachts mit oder ohne Blutdrucksteigerung — „Asthma syphiliticum" — (ROSENFELD, GONZALO). J. HARRIS-POTHEAU, COWAN-FOULDS halten die nächtliche Dyspnoe für ein charakteristisches Zeichen der Mesaortitis. ROBEY schreibt den Anfällen von nächtlicher Atemnot eine ominöse Bedeutung zu. Der Kranke muß sich, wenn er liegt, aufrichten, atmet mit Hilfe der Auxiliärmuskeln, oft frequenter als in der Norm, manchmal tritt transitorisches Lungenödem hinzu. Das Lungenödem wiederholt sich manchmal in kurzen Intervallen. In einem unserer autoptisch verifizierten Fälle waren im Krankenhause 15 Anfälle von Lungenödem beobachtet worden. Eine erhebliche Cyanose der Haut und der sichtbaren Schleimhäute ist meist vorhanden. Mit zunehmender Verschlimmerung werden die anfallsfreien Intervalle immer kürzer, die Atemnot selbst immer länger während und ausgeprägter. Gelingt es, die Herzkraft zu heben, so werden die Anfälle wieder leichter. Recht häufig sieht man dann aber eine eigenartige Beziehung zur Stenokardie (THOMAYER). Beide Affektionen sind häufig bei demselben Kranken vorhanden, machen aber (wie ich gegen S. WASSERMANN behaupten muß) nicht gleichzeitig Erscheinungen. Wenn die Herzkraft besser ist, so treten stenokardische Anfälle auf, sinkt sie aber, so zeigt sich kardiale Dyspnoe, während die Angina pectoris zurücktritt.

Die kardiale Dyspnoe zeigt sich in schweren Fällen manchmal frühzeitig. Wiederholt habe ich bei Kranken mit luetischer Herzgefäßaffektion die kardiale Atemnot zwischen 25. und 30. Lebensjahre gesehen. Andere Zeichen einer Herzinsuffizienz wie Stauungsleber, Ödeme können, müssen aber nicht als Begleitsymptome, wenigstens in den früheren Stadien sich hinzugesellen. Daß die Atemnot, wie TOKARSKI angibt, des Morgens am stärksten ist, trifft im allgemeinen nicht zu.

Auch schwerste Dyspnoe muß kein Dauersymptom sein. Innerhalb eines Jahres beobachtete ich drei Fälle mit extremen Graden kardialer Dyspnoe, welche bei allen drei Patienten unter vorsichtiger antiluetischer Behandlung verschwand, ohne wiederzukehren. Doch erfolgte der Tod in allen drei Fällen plötzlich, bei dem einen Kranken 4 Monate, bei dem zweiten ein halbes Jahr, bei dem dritten 10 Monate nach dem Zessieren der Dyspnoe. In allen drei Fällen war ein Coronarostium ganz verschlossen, das andere stark verengt. Ähnliche autoptische Befunde habe ich schon früher wiederholt bei syphilitischer Dyspnoe und rezidivierenden Lungenödemen gesehen. *Die Prognose der kardialen Dyspnoe ist daher selbst im Falle eines Rückganges der Erscheinungen eine überaus ernste* (s. Kapitel Prognose). Unter 102 autoptisch verifizierten Fällen der Klinik WENCKEBACH findet KISCH in 100% schwere Dyspnoe vermerkt, unter 483 klinischen Fällen in 71% Dyspnoe angegeben.

Recht häufig sind mehrere der besprochenen Affektionen miteinander kombiniert. So Aorteninsuffizienz und Stenokardie, gelegentlich auch alle drei kardialen, resp. Klappensymptome, also kardiale Dyspnoe, Stenokardie und Schlußunfähigkeit der Semilunarklappen. Diese Kombination ist bei Lues ungleich häufiger als bei Arteriosklerose. Alle drei Affektionen sind fast immer mit Aortitis syphilitica verbunden und entstehen beinahe stets durch Übergreifen des Aortenprozesses auf die Sinus Valsalvae, auf die Coronargefäße und auf die Aortenklappen.

KEEFER und RESNIK sahen paroxysmale Dyspnoe nur dann bei Aortensyphilis, wenn gleichzeitig Aorteninsuffizienz, Hypertension oder Aneurysma vorlag. Ich habe sie allerdings wiederholt ohne Hypertension beobachtet.

ROMBERG teilt mit, er habe noch keinen Fall von Asthma cardiale bei Lues beobachtet. Er nimmt die Bezeichnung für die anfallsweise auftretende schwerste Atemnot in Anspruch, welche mit Herzschwäche infolge plötzlich eintretender

Erlahmung des linken Ventrikels einhergeht, wie dies A. Fränkel postuliert hat. Ich habe einen solchen, autoptisch als Mesaortitis sichergestellten Fall längere Zeit hindurch im Krankenhause beobachten können, auch früher habe ich mehrere Kranke mit diesen Zuständen beobachtet, welche sichere Lues und Mesaortitis hatten.

B. Häufigkeit der Aortitis.

Die Frequenz der Aortitis ist erst in dem letzten Dezennium richtig eingeschätzt worden. Das hängt mit der besseren Kenntnis der klinischen Erscheinungen, aber auch damit zusammen, daß erst in den letzten zwei Dezennien viele Anatomen ihren Widerstand gegen die Annahme einer luetischen Aortenerkrankung aufgegeben haben. Ein gutes Beispiel ist in der Arbeit von L. Braun enthalten, welche die Autopsien des allgemeinen Krankenhauses im Wien verwertet. In Wien standen die Anatomen lange Zeit hindurch der Existenz einer syphilitischen Aortitis sehr skeptisch gegenüber. Unter 19 627 Obduktionen der Jahre 1901—1907 fand Braun nur 64 Fälle von Aortitis. 34 dieser Fälle sah man aber allein im Jahre 1907 unter 2129 Obduktionen. Braun bemerkt, daß 1908 dieselben Verhältnisse bestanden. Auch bei den Autopsien der Paralytiker ist 1907 die geänderte Stellungnahme der Anatomen deutlich erkennbar. Die Häufigkeit der Aortitis syphilitica steigt jäh von etwa 5% auf 23% (binnen Jahresfrist!) an.

Die außerordentliche Häufigkeit der Aortenlues in letzter Zeit wird durch folgende Zahlen illustriert (nach A. Fränkel). Mindestens 20% aller Kranken mit luetischen Prozessen innerer Organe leiden an Gefäß- und Herzlues (nach meiner Ansicht ist diese Schätzung noch zu niedrig). Mindestens der vierte Teil aller Herz- und Gefäßkranken leidet an den verschiedenen Formen der luetischen Aortitis. Wie die weiter mitgeteilten Zahlen meiner Beobachtung zeigen, ist der prozentuelle Anteil der Aortitis an den Herz- und Gefäßerkrankungen noch höher anzunehmen.

Ormhang fand unter 467 anatomischen Herzbefunden in $12,7\%$ Lues und bei den Autopsien von 314 Endokarditiden in 14% Syphilis. R. W. Scott stellte unter 500 Autopsien von Herzkranken 75 syphilitische Affektionen fest. Es wird in diesen Statistiken luetische Aorteninsuffizienz öfters unter Herzerkrankung subsumiert. Coombs-Taylor fanden in Bristol unter 1750 Autopsien 354 mit kardiovasculären Affektionen und unter diesen $12,7\%$ sichere Syphilis. Sommers hatte unter 4880 Obduktionen in 175 Fällen ($3,5\%$), Reid (Boston) unter 1678 Leichenöffnungen in 54 Fällen ($3,2\%$), Cowan-Foulds unter 1000 Sektionen 60mal (6%), Cullinan (London) unter 1000 Autopsien 33 ($3,3\%$), Clawson-Bedl (Minneapolis) unter 4577 Obduktionen 126mal ($2,6\%$) kardiovasculäre Lues. Von 320 Herzkranken Allan (Glasgow) hatten $19,7\%$, von 395 Kranken Cowan-Foulds mit Klappenfehlern hatten $17,7\%$ syphilitische Herzgefäßveränderungen.

An *meiner Spitalsabteilung* (für innere Krankheiten) wird seit vielen Jahren sorgfältig auf Lues geachtet, Anamnese, klinische Zeichen, Familiengeschichte und serologischer Befund genau registriert. In vielen Fällen ist die Luesdiagnose autoptisch sichergestellt. Ich habe die Herren Redlich, Steiner und Maller veranlaßt, die gesamten Krankengeschichten auf Syphilis zu durchmustern und die Befunde zusammenzustellen. Die Resultate, die Aufnahmen von 1923 bis 1926 betreffend, sind bereits von Redlich-Steiner veröffentlicht. Ich bin in der Lage, auch über die Fortsetzung dieser Erhebungen (bis Ende Juni 1929) zu berichten.

Von 1923 bis 1. Juli 1929 standen 7078 Kranke an meiner Abteilung in Beobachtung, und zwar 3331 Männer und 3747 Frauen. Von diesen Patienten

hatten 445 Männer und 413 Frauen sicher eine syphilitische Infektion überstanden (15,44% der Männer in der Periode 1923—1926, 12,5% in der Zeit 1926
bis Juli 1929, die resp. Prozentzahlen bei den Frauen betragen 12,2% resp. 10,5%).
Von den 858 luetischen Kranken hatten 216 (über 25%) eine luetische Gefäßerkrankung. Da die Aortitis nicht selten, wie ausgeführt wurde, latent verläuft, sind diese Zahlen als Minimalzahlen zu betrachten. Nicht weniger als
3,05% der Gesamtzahl unserer Kranken boten sichere Zeichen einer Aortitis dar.

*Unter unseren syphilitischen Kranken hatte also jeder vierte eine sichere Mes-
aortitis.* Diese Zahl gestattet wohl mit aller Reserve einen Rückschluß auf die
Verbreitung der Lues, aber nicht auf die Zahl der Mesaortitisfälle in der Bevölkerung zu ziehen, da die Luetiker ohne Beschwerden hierbei statistisch nicht
erfaßt werden.

Aber mit diesen Faktoren ist die Häufigkeit der Aortensyphilis nicht vollkommen erklärt. *In den zwei letzten Dezennien war allem Anscheine nach die
Aortitis luetica in Zunahme begriffen* und erst in den letzten Jahren scheint
die Affektion wenigstens in Wien keine erhebliche Frequenzsteigerung aufzuweisen. Fast alle Kliniker und Anatomen, welche sich mit dieser Frage
beschäftigen, kommen zu dem gleichen Resultate. MÜLLER-DEHAM bezweifelt
die Zunahme der Mesaortitis und glaubt, daß nur die klinische und anatomische
Erkennung der Krankheit besser geworden ist. Aber selbst unter Berücksichtigung dieser wichtigen Einwände scheint mit der noch zu erörternden
Wandlung der Syphiliserscheinungen eine starke Frequenzvermehrung der
Aortenlues vor sich gegangen zu sein. R. BAUER (Wien) ist auf Grund seiner
Erfahrungen ein Gegner der zunehmenden Aortitisfrequenz, jedoch erweckt
das von ihm beigebrachte Tatsachenmaterial gewichtige Bedenken. Er vergleicht
das von ihm vor Jahren (1908—1909) studierte *ausgewählte* Material der II. med.
Universitätsklinik mit dem Krankenmaterial seiner jetzigen Abteilung im Wiener
Krankenhause — ein Vergleich, der viele Fehlerquellen in sich birgt. Er zieht
weiters die Jahre 1918—1919 zum Vergleiche heran, in welchen in den Wiener
Krankenanstalten ein exaktes Arbeiten (namentlich die zahlenmäßige Erfassung
aller Lueskranken) äußerst erschwert war. Die von ihm zur Beurteilung genannten
Zahlen der letzten Jahre, resp. die Differenzen sind zu gering, um seine Annahme
einer entschiedenen Abnahme der Aortitis genügend zu stützen. Ein Stationär-
bleiben der Aortitis in bezug auf ihre Häufigkeit, wenigstens in Wien, oder
eher noch ein geringes Ansteigen scheint, wie früher erwähnt, auch aus unseren
Beobachtungen sich zu ergeben. In meinem Spitalsmaterial betrug in der
Periode 1923—1925 inkl. die *Prozentzahl der Aortitisfälle* 2,43% der Gesamtzahl der Kranken, während 1926 bis Juli 1929 dieselbe 4,01% ausmachte, *also
angestiegen war.* Dabei wäre zu bemerken, daß uns eine Auswahl der Kranken
nicht zusteht und daß die Gleichmäßigkeit und Genauigkeit der Untersuchungen
die Richtigkeit der Zahlen verbürgt. Die Mehrzahl der Aortitiden wurde erst
bei der Untersuchung entdeckt. Da die Prozentzahlen der Aortitiden für jedes
Jahr gesondert ermittelt werden und untereinander auffallend gut übereinstimmen, sind wohl Zufallsergebnisse ausgeschlossen.

Das Studium dieser Verhältnisse hat sehr interessante Resultate gezeigt.
Die Aortenlues ist nicht in allen Ländern in gleichem Maße verbreitet. In den
Ländern, in welchen die ulcerösen Hautaffektionen, Knochen- und Schleimhaut-
affektionen prädominieren, ist die Aortensyphilis sowie die Neurolues im
Vergleich zu den gummösen Hautveränderungen selten. Bei den Naturvölkern,
in vielen unkultivierten und behandlungsfeindlichen Ländern ist die „sichtbare"
Lues mit Haut-, Schleimhaut- und Knochenveränderungen die vorherrschende
(FINGER, WILMANNS, DÜRING, PHILIPPSON u. v. a.). In Äthiopien, Marokko,
Algier, im Inneren Afrikas, Bosnien und in vielen anderen Ländern ist die

Aortenlues, sowie die Neurolues bei der Landbevölkerung auffallend selten, obgleich diese Länder von Syphilis außerordentlich stark durchseucht sind. Man beobachtet aber auch in diesen Ländern wie in den Kulturländern eine Wandlung der Syphilis, welche etwa vor zwei Dezennien begonnen und ein immer rascheres Tempo eingeschlagen hat. Bei den Naturvölkern und in halbzivilisierten Gegenden betrifft die Änderung des klinischen Bildes vorwiegend die Bewohner der Städte und denjenigen Teil der einheimischen Bevölkerung, welche mit Europäern in Berührung kommt. Die Wandlung im Bilde besteht im wesentlichen darin, daß die Syphilis aufhört, Hautaffektionen zu setzen, aber sich in inneren Organen festsetzt. Zunahme der Neurolues, der Herzgefäßsyphilis und der Arthrolues sind die am auffälligsten hervortretenden Verschiebungen in bezug auf Lokalisation. Auch werden, wie noch ausführlicher gezeigt werden soll, die gummösen Erkrankungen im ganzen Körper wesentlich seltener.

Die Änderung im klinischen Bilde und in der von vielen angenommenen Zunahme der Aorten- und der Neurolues (für die Arthrolues fehlt noch die zahlenmäßige Grundlage) steht nach der Ansicht vieler Autoren mit der energischen Luestherapie in Verbindung, wie sie seit dem Beginn der Salvarsanära üblich ist. Jungmann-Hall suchen die Zunahme durch konstitutionelle Momente zu erklären. Wilmanns führt sie auf eine unter dem Einflusse der Therapie (resp. Einwirkung von Chemikalien) entstandene Änderung der biologischen Eigenschaften der Spirochäte zurück. Vielleicht sind auch andere Momente für die Variabilität der Spirochäte maßgebend. Hat doch Georgi gezeigt, daß durch die Änderung des Nährbodens die Spirochaete pallida morphologisch und immunbiologisch neue Eigenschaften erwirbt. Die Spirochäte wird sozusagen ein neuer Stamm mit neuen Eigenschaften. Die interessanten Befunde von Müller-Deham könnten in diesem Sinne gedeutet werden. In den meisten seiner Beobachtungen wußten die Kranken von ihrer Lues nichts, weil Hauterscheinungen gefehlt hatten. Gerade die Häufung solcher Fälle (100 Patienten!) spricht für die Veränderung der Eigenschaften der Syphilisspirochäte. Sie hat keine Hauterscheinungen hervorgerufen, dadurch die Schutzstoffbildung unterbunden, welche die Aorta bis zu einem gewissen Grade vor Veränderungen schützt. Die deutlich ausgesprochenen vasotropen Eigentümlichkeiten dieser Spirochätenstämme haben also den gleichen Effekt gezeitigt, wie die Vertreibung der Syphilis von der Haut durch eine energische antiluetische Therapie. Auch andere Autoren haben unter ihren Aortitiskranken einen sehr hohen Prozentsatz unbehandelter Fälle (Perkel - Oretschkin- Edelmann, Leschke).

Glück jun. fand unter den Syphilitikern nur in 2,1% tertiäre Hautlues seit Einführung der Salvarsantherapie, während Glück sen. noch in den Jahren 1898—1902 in 23% tertiäre Hautsyphilis beobachtete.

Die bis vor kurzem anwachsende Frequenz der Aortitis syphilitica geht auch aus großen anatomischen Untersuchungsreihen hervor, welche nicht allein durch die bessere Kenntnis der Veränderungen die Zunahme erklären lassen, da die Befunde von dem gleichen Anatomen erhoben sind. So wurden von E. Fränkel bei fast gleich großer Gesamtzahl der Obduktionen in Hamburg-Eppendorf gefunden: 1909 10 Fälle, 1911 17 Fälle, 1912 50 Fälle von syphilitischen Aortenerkrankungen (Gürich). Langer durchmusterte die Autopsien des Virchowkrankenhauses in Berlin von 1906—1925 (23 015 Obduktionen). Luetische Stigmata fanden sich bei 1268 Sektionen 1,6 mal so häufig bei Männern als bei Frauen. Die Zahl der Fälle von Aortitis luetica stieg von 1906—1907 im Verhältnis zu den Luessektionen von 33% bis 1925 auf 83,8% an. Ähnlich liegen die Verhältnisse im Material von Jungmann-Hall, Gürich. Erst seit

1915 gesellte sich in dem großen autoptischen Materiale LANGERs zu den luetischen Erkrankungen innerer Organe öfters eine Aortitis, während bis 1915 die überwiegende Zahl ohne Erkrankung der Aorta verlaufen war.

Man muß die bisherige Zunahme der Aortenlues berücksichtigen, wenn man klinische Ziffern verwerten will. Die Häufigkeit wird nach meiner Ansicht keine wesentliche Steigerung erfahren, während andere Autoren, wie R. BAUER, der Ansicht sind, daß erst jetzt die Massenbehandlung mit Salvarsan (also nicht die Verminderung der Infektionsmöglichkeit) zu einer Abnahme Frequenz der Mesaortitis führen dürfte. Über diese Frage wird das nächste Dezennium entscheiden.

Von unseren intern Kranken der Jahre 1923—1926 hatten 406 Lues. 88 derselben boten eine syphilitische Gefäßerkrankung dar (21,02% — Statistik REDLICH-STEINER). 1926 bis Juli 1929 betragen die korrespondierenden Zahlen 452 Luetiker — 128 luetische Aortitiden resp. 28,3%. Wir kommen also in der gleichen Stadt wie BAUER, bei den gleichen Bevölkerungsschichten, zu wesentlich anderen Resultaten. *Bisher (1930) nimmt die Aortitis in Wien nicht ab.*

Freilich muß sich späterhin der Erfolg der Massenbehandlung von Syphilitikern in den letzten Kriegs- und ersten Nachkriegsjahren auch in einer Abnahme der Aortitisfälle auswirken, da jahrelang die Zahl der Neuinfektionen auffallend gering war. Immerhin hatten wir von 1923 bis Juli 1929 unter 858 Luetikern meiner Krankenabteilung 216 Fälle von Mesaortitis, eine erschreckend hohe Zahl an einer Spitalsabteilung für innere Kranke.

ROMBERG fand unter 1485 Syphilitikern (der inneren Klinik in München) 198 mit Aortitis syphilitica gegen 81 mit visceraler Lues. Herz- und Aortenerkrankungen stellten 15,5% der Fälle. In der (allerdings statistisch nicht in gleicher Weise verwertbaren) Privatpraxis hatte er 80 Beobachtungen, welche 26% aller organischen Herz- und Aortenerkrankungen ausmachten. PLETNEW hatte unter 1873 Herz- und Gefäßkranken 174 Männer und 54 Frauen mit syphilitischen Herz- und Aortenaffektionen. LINDLAU (-KÜLBS) findet, daß 52,6% aller Aortenerkrankungen auf Syphilis entfielen. UHLENBRUCK hatte für die gleiche Stadt (Köln) für die Jahre 1909—1923 berechnet, daß die Syphilis in 55% der Fälle von Aorteninsuffizienz als ätiologisches Moment in Betracht kam. PULAY stellte in Wien unter 85 wahllos untersuchten Syphilitikern bei nicht weniger als 45 Aortenveränderungen fest.

Wie häufig Aortensyphilis ist, geht aus den großen Zahlenreihen hervor, welche viele Autoren veröffentlichen. Dabei ist zu berücksichtigen, daß nicht wenige Fälle bei rein klinischer Beobachtung nicht entdeckt werden. ROMBERG berichtet über 278, STADLER über 211, DENEKE über 173, GOLDSCHEIDER über 136 Fälle, MORITZ über 102 Fälle (in vier Jahren beobachtet), PLETNEW über 62 Fälle, zu welchen noch zahlreiche mit Klappenveränderungen und Myokardläsionen kommen. Ich hatte allein im Krankenhause (ohne meine Privatpraxis) nach der Zusammenstellung von REDLICH-STEINER-MALLER 216 Fälle in fünfeinhalb Jahren und dürfte in der Privatpraxis mindestens die gleiche Zahl Kranke gesehen haben. (Waren doch unter 700 Stenokardikern meiner Privatpraxis 198, bei welchen Syphilis nachgewiesen werden konnte. Natürlich hatte nicht die Gesamtzahl dieser Kranken Aortitis, aber doch ein erheblicher Teil.) Unter 806 Autopsien GÜRICHs (E. FRÄNKELs) mit syphilitischen Veränderungen waren bei Frauen in 78%, bei Männern in 86,5% Aortitis vorhanden. JÜRGENSEN schätzt die Häufigkeit der Aortitis bei Luetikern auf 50%, STADLER auf 82%. LENZ berechnet auf Grund sicher nicht völlig zutreffender Überlegungen, daß 25% aller jener, welche Lues akquirierten, später an Aortitis zugrunde gehen. Mehr als 25% unserer Luetiker hatten eine sichere Aortitis.

Sicher steht unter den syphilitischen Organveränderungen jetzt die Aortitis luetica an erster Stelle.

Die kleine, aber lehrreiche Statistik von Port, die von Arnstein und meine eigenen Erfahrungen lehren, daß die *Aortenlues auch im Alter, selbst in den höchsten Altersstufen nicht selten ist*, und daß die positive Serumreaktion im Alter auffallend oft mit luetischen Aortenveränderungen verknüpft ist (3% unserer Luetiker waren älter als 70 Jahre!). In unserem Materiale war die Mesaortitis in den höheren Altersstufen häufiger als die des Zentralnerven-systems. Die kleine Statistik Arnsteins (Erdheim) des Wiener Versorgungs-hauses erwies unter 800 Autopsien 23 mit Mesaortitis im Alter über 60 Jahre. Darunter waren 16 über 71 Jahre alt. Auch Parkinson fand Aortenlues im hohen Alter.

Bruhns untersuchte, wie viele Syphilitiker, welche anscheinend gesund waren, an Aortitis erkrankt waren. Unter 200 solcher Untersuchten hatten 27% eine sichere Aortenveränderung. Die Infektion lag 4—40 Jahre zurück.

Schon früher war erwähnt, daß bei Neurolues die Häufigkeit der Aortitis syphilitica eine außerordentlich hohe ist (Rogge-Müller, Stadler). Auch bei dieser Kombination ist das Ansteigen der Aortitisfrequenz sehr bemerkens-wert. Coenen fand in der Zeit vor der Salvarsanbehandlung (1898—1908) unter 191 Paralytikern in 22%, nach Salvarsan (1919—1925) unter 147 Para-lytikern in 42,9% luetische Aortenveränderungen. Frisch beobachtete in 39% der Fälle von Nervenlues (115 Fälle) Komplikationen von seiten der Aorta, am häufigsten bei Tabes (in 48%): Kessler fand gar in $2/3$ der Tabesfälle eine luetische Aortitis, Löwenberg in 33% der Paralysefälle, Bersch (kleine Zahlen-reihe!) in 50% der Paralytiker Aortitis syphilitica. Alzheimer konstatierte unter 170 Paralysefällen in 74% Aortenlues, Straub unter 84 Paralytikern 69mal Aortitis luetica. Popov unter 41 Fällen von Neurolues 21mal Aortitis. Kimmerle sah unter 77 Fällen sicherer Aortitis 22mal Tabes. Coppola fand bei 176 Paralytiker-Autopsien in 87% sichere Zeichen einer Lues (bei Frauen sogar in 96%), Morselli in 88%. Meine Erfahrungen decken sich mit den eben erwähnten. Leider haben wir nur Notizen über 18 Autopsien von Kranken mit Neurolues ohne klinische Aortenerscheinungen, trotzdem fand der Obduzent 9mal eine Aortitis (s. Redlich-Steiner).

Man kann aus diesen Untersuchungen schließen, *daß mindestens in einem Drittel der Fälle von Neurolues und wahrscheinlich in der Hälfte der Fälle von Tabes dorsalis eine luetische Aortenveränderung das Krankheitsbild kompliziert.*

Die luetischen Erkrankungen der inneren Organe gehen relativ häufig mit Aortenveränderungen einher[1]. Pletnew findet in etwa 40% der Fälle von Syphilis des Herz- und Gefäßapparates Lues visceralis und des Zentralnerven-systems (die Zahlen sind nicht gesondert). Besonders oft ist das der Fall bei der gummösen *Lebersyphilis*, resp. dem Hepar lobatum, wie auch neuer-lich Gürich (E. Fränkel) hervorhebt. Aber auch die weit selteneren syphi-litischen Erkrankungen des Magen-Darmtraktes haben häufig Mesaortitis luetica als Begleiterscheinung. Coombs sah unter 103 Aortitisfällen 9 mit Gummen der Knochen, Leber und Lungen.

Im strikten Gegensatz zu diesen Erfahrungen steht die Seltenheit der spezi-fischen Aortenerkrankungen bei der Arthrolues tardiva (s. meine Monographie I. Teil). Auch in den letzten Jahren habe ich zahlreiche Fälle von Arthro-Lues gesehen; nur dreimal war eine Aortitis nachweisbar, obgleich unter unseren Kranken mehrere älter als 60 Jahre waren.

Die Frequenz syphilitischer Aortenerkrankungen hat seit dem ersten Dezennium

---

[1] Siehe meine Monographie „Syphilis und Innere Medizin, 2. Teil". Wien: Julius Springer 1926.

dieses Jahrhunderts erheblich zugenommen. Zeitlich scheint diese Steigerung der Häufigkeit mit der Abwanderung der Lues von der Haut zusammenzufallen.

MÜLLER-DEHAM hat wohl in letzter Zeit mitgeteilt, daß er bei Revision der Anamnese von 100 Mesaortitiskranken feststellte, daß die Hälfte der Erkrankten von ihrer Syphilis nichts wußten, und daß nur 19 Kranke zumeist ungenügend antiluetisch behandelt wurden. Aber die Patienten hatten in der Regel keine Hauterscheinungen gehabt, hatten also schon die große Wandlung in der Lokalisation der Syphilis mitgemacht, auf welche ich noch später zu sprechen komme.

Die Frage der Häufigkeit der Aortenlues steht im innigsten Zusammenhang mit der *Verbreitung der Syphilis in der Bevölkerung.* Im I. und II. Teile meiner Syphilismonographie habe ich wiederholt darauf hingewiesen, daß in großen Städten die Durchseuchung der Bevölkerung eine sehr erhebliche ist und zumeist $10^0/_0$—$20^0/_0$ betragen dürfte. So findet GRUBER in München bei 5—$7^0/_0$ aller Obduzierten Zeichen einer luetischen Erkrankung, LANGER in Berlin in $5,5^0/_0$ des Obduktionsmaterials (also muß die Zahl der Syphilitischen weit höher sein). HUBER erhob unter 6991 auf die innere Klinik ROMBERGs in München Aufgenommenen in $10,3^0/_0$ Lues. BLASCHKO schätzt die Durchseuchung der männlichen Bevölkerung Berlins auf $20^0/_0$. BRUHNS meint, daß in Stadt und Land $10^0/_0$ der Männer luetisch infiziert wären. Nach WILMANNS ist in Hannover die Verbreitung der Syphilis bei den Männern des mittleren Lebensalters noch größer. OSLER-MC CREAC fanden in Amerika bei den Spitalpatienten Wa.R. + in $15^0/_0$, COWAN FOULDS in Glasgow etwa $8^0/_0$. Positive Seroreaktion zeigt aber nicht die Gesamtzahl der Infektionen an. Die Durchseuchung ist also größer. *In Wien beträgt die Erkrankungszahl* nach den Untersuchungen meiner Assistenten REDLICH-STEINER *mindestens* $15^0/_0$. *Unsere* fortgesetzten, *auf das genaueste durchgeführten Untersuchungen haben uns eine weitere Bestätigung dieser Zahlenverhältnisse ergeben.* Wenn R. BAUER für etwa die gleiche Zeitperiode in einem anderen Wiener Krankenhause sehr viel niedrigere Werte der Syphilisdurchseuchung findet, so kann dieses differente Verhalten wohl nur in der Art der Untersuchung der Kranken, resp. der Verwertung des Untersuchungsresultates gelegen sein. Die von mir und meinen Assistenten gefundenen Werte stellen Minimalzahlen dar. Leider haben wir nur einen kleinen Rückgang der Durchseuchung mit Lues im Gegensatz zu R. BAUER feststellen können. Denn wir haben in den Jahren 1923 bis Ende 1925 $13,6^0/_0$, in den Jahren 1926 bis Juli 1929 $11,08^0/_0$ in dem uns zugegangenen Spitalsmateriale gefunden (gegenüber $6,6^0/_0$, welche R. BAUER 1926—1927 unter 1920 Patienten nachwies). Wie sehr Zufälligkeiten bei der statistischen Verwertung des Materials mitspielen, erhellt daraus, daß in unserem Krankenmateriale vom 1. Januar 1928 bis 1. Juli 1929 eher ein Ansteigen der Syphilitiker zu bemerken ist (unter 1699 Kranken $11,2^0/_0$ Luetiker, während in den Jahren 1926, 1927 unter 2379 Patienten nur $11,008^0/_0$ Syphilitiker waren).

WARTHIN hat latente Syphilis so oft in Michigan bei der Landbevölkerung gefunden, daß sie $30^0/_0$—$60^0/_0$ der jährlichen Autopsien ausmacht. Auch W. LOUIS HAUPTMANN errechnet für die Vereinigten Staaten $20^0/_0$ Syphilitiker (zit. nach M. OPPENHEIM). LEREDDE behauptet, daß $7^0/_0$ der gesamten Todesfälle von Paris (3914 von 45816 Fällen) auf luetische Affektionen und ihre Folgezustände zu beziehen sind. BAYET nimmt für Brüssel in $11^0/_0$ der Todesfälle syphilitische Erkrankungen als Todesursache an.

BRUHNS verfolgte das Schicksal von 200 Patienten, deren Infektion 4 bis 40 Jahre zurücklag. In etwa $^1/_4$ der Fälle lag sichere und in $38^0/_0$ der Krankenhaus- und in $31^0/_0$ der Privatpatienten wahrscheinliche Aortenaffektion vor. Von 59 Aortikern waren 23 gut behandelt worden.

C. Alter, Geschlecht, Beginn, Verlauf.

Die Aortenerkrankungen gehören im allgemeinen zu den spät auftretenden Manifestationen der Lues. Romberg hat daraufhin sein Material durchmustert und fand, daß die Aortitis im Durchschnitt erst 21,9 Jahre nach der Infektion den Patienten zum Arzt führte. Dabei ist aber das individuelle Verhalten außerordentlich wechselnd. Frühestens vier Jahre und spätestens 43 Jahre nach der erfolgten Ansteckung konnte Romberg die Aortenveränderungen nachweisen. Das *Intervall* zwischen Infektion und ersten Erscheinungen ist ähnlich wie bei Tabes oder Arthrolues bei gut Behandelten kürzer als bei Unbehandelten (nach P. Jungmann 15 Jahre gegen 23,4 Jahren). Jedoch differieren die Angaben über die Länge des Intervalls. Schrumpf nimmt nur 10 Jahre an, Witgenstein-Brodnitz berechnen 20 Jahre, Donath 18 Jahre, Deneke, Hubert 20 Jahre, Stadler 20, Weintraud 23, Heimann 24½ Jahre. Bruhns fand als kürzestes Intervall 8 Jahre, Grau als kürzestes 6, als längstes 41 Jahre, Weintraud 3 Jahre, Donath 2 Jahre, Pulay 1 Jahr, Reinhold 6 Jahre, R. W. Scott 5 Jahre. Ich sah ein Intervall von 3, ein anderes von 4 Jahren, bei einem 65jährigen Manne von nicht ganz 2 Jahren. Stolkind beobachtete einen autoptisch beglaubigten Fall, der 16 Monate nach der Infektion die Aortenerkrankung darbot.

Das lange Intervall zwischen Infektion und Ausbildung der Gefäßveränderung macht es begreiflich, daß die Affektion vorwiegend eine Erkrankung des reiferen Lebensalters darstellt. Romberg fand im Durchschnitt in seinem Materiale 51 Jahre. Der jüngste Patient war 30 Jahre, der älteste 71 Jahre alt. Auch Moritz hat keinen Kranken unter 31 Jahren gesehen. Langer nimmt an, daß der Hauptgipfel der Affektionen zwischen dem 51. und 55. Jahre liegt. Stadler findet unter 117 Autopsien 75 Tote im Alter zwischen 41 und 60 Jahren, Fukuski unter 70 Sektionen 50 diesem Alter angehörende Individuen. Stadler fand im Durchschnitt (198 Fälle) den Beginn im 47. Jahre, ebenso Grau, Donath im 49. Jahre, Goldscheider sah die meisten Kranken im 50.—55. Jahr, Witgenstein-Brodnitz berechnen das Durchschnittsalter bei Beginn der Erscheinungen auf 48—52 Jahren. Auch Ganter hat in seinem Material 54% zwischen 41 und 60 Jahren, Wodtke fand am häufigsten den Beginn zwischen 45 und 55 Jahren.

Selbst das höchste Alter schützt nicht vor der Erkrankung. Port teilt mit, daß unter seinen autoptisch gesicherten Fällen vier über 70 Jahre hatten. Der älteste Patient war 87 Jahre alt. Wir haben fast alljährlich Autopsien von Kranken über 70 Jahre mit Mesaortitis. In fünf Jahren sahen wir 16 autoptisch festgestellte Fälle von zum Teil schwerer Mesaortitis bei Kranken im Alter von über 70 Jahren. Mehrmals habe ich bei Achtzigjährigen Mesaortitis bei der Obduktion beobachtet[1]. Auch Arnstein-Erdheim haben (autoptisch) die große Häufigkeit der Mesaortitis im Senium, auch in den höchsten Altersstufen festgestellt. Diese Untersuchungen betreffen ebenfalls Wiener Spitalsmaterial.

Allerdings gilt der ziemlich späte Beginn der Aortenaffektion nur für die erworbene Lues, während die *kongenitale Lues* in viel früheren Lebensperioden zu Aortenaffektionen führt. Ich habe andernorts über ein 19jähriges Mädchen mit Aorteninsuffizienz und Aortitis berichtet, welche ich beobachtet hatte. Ein zweiter Fall betraf einen jungen Mann unter 20 Jahren; ebenso ein dritter. Reiche erzählt von einer 25jährigen Patientin mit Aorteninsuffizienz, Angina

---

[1] August 1929 starb auf meiner Abteilung ein 86jähriger Kranker im anginösen Anfall. Die Obduktion ergab schwere Mesaortitis mit Verschluß beider Kranzarterien.

pectoris und Aortitis, HOCHSINGER von je einem Falle bei einem 11- und 13jährigen Kinde mit Aorteninsuffizienz. Das kann angesichts der (allerdings angezweifelten, aber von WIESNER neuerlich gestützten) Befunde von RACH und WIESNER nicht wundernehmen, welche in 27 Fällen von kongenitaler Lues 16mal anatomische Veränderungen an der Aorta und Pulmonalis konstatierten. Auch NEUGEBAUER und HAUSMANN machen Mitteilung über Aortenerkrankungen bei kongenital Luetischen [HAUSMANN bezieht sogar unter 18 syphilitischen Aorteninsuffizienzen 5 auf kongenitale Lues (?)]. WARTHIN teilt drei Fälle bei kongenital Luetischen mit, welche eines plötzlichen Todes verstarben.

Spät erworbene Syphilis scheint wie bei Neurolues das Intervall zwischen Infektion und Gefäßerkrankung zu verkürzen (WODTKE, MATZDORF). Dafür sprechen auch von mir erhobene Beobachtungen an älteren Individuen, welche ein Intervall von zwei resp. drei Jahren hatten.

Selbst in den höchsten Altersstufen wurden wiederholt, wie bereits erwähnt, syphilitische Aortenerkrankungen festgestellt (PORT, KIMMERLE, N. STRAUSS, ARNSTEIN-ERDHEIM, HELLER, eigene Beobachtungen in größerer Zahl).

Männer erkranken häufiger als Frauen an luetischen Gefäßerkrankungen. MORITZ schätzt die Aortenlues bei Männern auf das Doppelte gegen die der Frauen, und zwar auf Grund seines klinischen wie autoptischen Materials. Es ist dieses Ergebnis besonders interessant, weil die Frauen unter diesen Patienten häufiger infiziert waren als die Männer. (Im Alter 41—50 hatte jede sechste Frau und jeder achte Mann eine positive Wa.R.) Auch ROMBERG veranschlagt die Beteiligung der Männer an Aortenlues auf das Doppelte gegenüber dem Befallensein der Frauen. PLETNEW fand in seinem Material auf 270 Männer 92 Frauen, FERKUSKI 44 Männer, 26 Frauen (autoptisches Material), STRAUB (Paralytikermaterial) 56 Männer, 13 Frauen, LIPPMANN 27 Männer, 5 Frauen. REDLICH-STEINER fanden in dem Materiale meiner Abteilung unter 1400 Männern 56 Fälle, unter 1600 Frauen 32 Fälle von Mesaortitis, also prozentuell etwa doppelt so viel Männer als Frauen. Hingegen zeigte die Fortsetzung meiner Statistik über weitere 4000 Fälle eine relativ häufige Erkrankung der Frauen. Auf 3331 Männer entfielen 121 (3,63%), auf 3747 Frauen 95 (2,5%) Fälle von Mesaortitis. KISCH (Klinik WENCKEBACH) hat ein ähnliches Zahlenverhältnis: 329 Männer, 154 Frauen.

Allerdings dürfte mit den Jahren eine Verschiebung eintreten. Im höheren Alter scheinen nach PORT Frauen häufiger als Männer syphilitische Zeichen darzubieten und öfters an Aortitis zu erkranken. Amerikanische Autoren (GRAVES, E. W. SCOTT, WYCKOFF-LINGG, SWIFT-KIMBROUGH, CUTTING, LORIA-PISKELL u. a.) heben die auffallende Erscheinung hervor, daß *Neger* häufiger und schwerer als Weiße erkranken, auch öfters Folgezustände, namentlich Aneurysmen darbieten. Hingegen finden DONNISON, CHESTERMAN, BODMAN, KEEVIL, BRASSINGTON, daß die Neger in Afrika nur sehr selten an Aortenlues leiden.

Der *Beginn* ist, wie bereits bemerkt, unmerklich schleichend, die Entdeckung des Leidens erfolgt oft durch Zufall, hängt auch sehr von der Lokalisation des Prozesses ab. Die frühzeitig die Gegend der Coronarostien und die Aortenklappen in Mitleidenschaft ziehenden Formen machen frühere und schwerere Erscheinungen als die höher lokalisierten Prozesse.

Der weitere *klinische Verlauf* ist sehr verschieden. Er hängt von verschiedenen Momenten ab.

1. Der *jüngere Kranke* ist wesentlich mehr gefährdet. Je jünger der Kranke, desto wahrscheinlicher, daß die Krankheit einen raschen, ungünstigen Verlauf nimmt. MARSHALL sah sogar akut einsetzende Aortitis. Das gleiche gilt aber auch für die sehr spät erworbene Infektion. Die sich in solchen Fällen

entwickelnde Aortenerkrankung zeichnet sich ebenfalls durch einen sehr progressiven Verlauf aus. Hingegen macht eine in einer früheren Lebensperiode erworbene Syphilis nicht selten erst im Alter Erscheinungen einer Aortitis von benignem Charakter, chronischem Verlauf und spärlichen Erscheinungen. Dieser Beobachtung von Port kann ich auf Grund meiner Erfahrungen beipflichten. Mangelnde Schonung ruft oft progressive Herzschwäche hervor. Dieses Moment erklärt vielleicht den raschen ungünstigen Verlauf der in Amerika beobachteten Fälle (s. R. W. Scott).

2. Die Miterkrankung der Coronargefäße ist häufig für den weiteren Verlauf entscheidend. Das Hinzutreten *stenokardischer Anfälle* zu den Erscheinungen einer Aortitis zeigt eine verhängnisvolle Progression des Prozesses an. Wenn durch eine ungenügende Ernährung des Herzmuskels Insuffizienzerscheinungen sich ausbilden, eine *kardiale Dyspnose* vorhanden ist, so ist in den meisten Fällen mit einer weiteren Verschlimmerung des Leidens und mit Komplikationen zu rechnen. Treten bei jugendlichen Kranken diese Erscheinungen mit oder ohne Aorteninsuffizienz auf, so führt nach meinen Erfahrungen die Krankheit in kurzer Zeit — in der Regel in weniger als einem Jahre — zum Tode. Den ungünstigen Verlauf der Aortitis bei Jugendlichen illustrieren unter anderem die Fälle von Cannon (2 letale Fälle bei 26jährigen Negerinnen) und Brooks (5 Fälle unter 30 Jahren mit sehr schwerer Beteiligung der Kranzgefäße). Auch ist das ziemlich seltene Auftreten *anfallsweiser Tachykardien* ein ungünstig zu bewertendes Symptom. Das gleiche gilt von dem Hinzutreten eines Stokes-Adamsschen Symptomenkomplexes, welcher auf eine Mitbeteiligung des Reizleitungssystemes hinweist, und zwar oft durch eine gummöse Destruktion desselben hervorgerufen. Jedoch gibt es Fälle von Herzblock auf luetischer Grundlage, welche sich jahrelang relativ wohl fühlen. Der Nachweis einer Aorteninsuffizienz ist, namentlich wenn sich deren Erscheinungen rasch ausbilden, zumeist als ein prognostisch infaustes Zeichen zu werten. Die elektrokardiographische Erkennung einer diffusen Myokardläsion (vgl. Abschnitt Herzmuskelinsuffizienz) mit negativer T-Zacke, Spaltung der Anfangsschwankung und Verbreiterung des QRS.-Komplexes gibt die Wahrscheinlichkeit eines raschen, deletären Verlaufes.

3. Die Aortitis bei zentraler Lues hat oft einen benignen, wenig progredienten Verlauf. Sie macht sogar zumeist so wenig Erscheinungen (oligosymptomatische Mesaortitis), daß sie erst bei darauf gerichteter Untersuchung oder post mortem entdeckt wird. Angina pectoris oder Aortalgien sind nur ausnahmsweise vorhanden. Frisch hat diesem Verhalten eine interessante Studie gewidmet und glaubt, die relative Benignität durch einen Antagonismus zwischen der ektodermalen Nerven- und der mesodermalen Aortenlues erklären zu können. Frisch meint, daß den Spirochäten ein Tropismus für *ein* bestimmtes Keimblatt innewohnt und führt Perutz an, welcher eine Spirochätenaussaat vorzugsweise an den dem äußeren Keimblatte entstammenden Organen wahrscheinlich machen konnte („*Ektodermotropismus*"). Die Benignität der Aortenerkrankung bei zentralsyphilitischen Erkrankungen geht aus der Betrachtung verschiedener Momente hervor: Der Herztod oder wesentliche Störungen des Zirkulationsapparates gehören bei der Paralyse zu den Seltenheiten (Wagner-Jauregg). Die Lebensdauer der Tabiker wird auch nicht durch das Bestehen einer Aortitis verkürzt, denn das Durchschnittsalter von 28 Tabikern ohne Aortitis war niedriger (46 Jahre) als das der Tabiker mit Aortenerkrankung (49 Jahre). Selbst forcierte Fiebertherapie ruft in der Regel keine anginösen Anfälle und nur ausnahmsweise Herzinsuffizienz hervor. (Näheres s. folgendes Kapitel.) Andererseits findet man bei der vollentwickelten Aortenlues oft Symptome rudimentärer Nervenlues, welche stationär bleibt.

Die Syphilis ist eine der häufigen Ursachen *plötzlicher Todesfälle* infolge von Coronar- oder Herzveränderungen. Darauf weisen namentlich amerikanische Autoren (WARTHIN, W. R. SCOTT) hin. CLAWSON-BELL haben unter 126 obduzierten Fällen von Aortitis syphilitica 25 mal als Ursache des plötzlichen Todes Verschluß der Coronararterien festgestellt. In den von mir beobachteten Fällen von plötzlichem Herztod waren stets schwerste Coronarveränderungen, zumeist Verschluß eines Ostium vorhanden. Die von WARTHIN angenommene vorherrschende Rolle der Muskelläsion beim plötzlichen Tode bezweifeln, wie ich glaube, mit Recht, mehrere Autoren.

Potus pflegt den Verlauf der Aortensyphilis ungünstig zu beeinflussen und eine frühzeitige Herzinsuffizienz zu begünstigen. COOMBS glaubt, daß eine Schädigung der kleinen Herzgefäße die Herzerlahmung herbeiführt. *Abusus nicotianus* (in welcher Form immer Tabak gebraucht wird) hinwiederum fördert die bei Aortitis ohnehin vorhandene Tendenz zur Stenokardie; sind anginöse Erscheinungen vorhanden, so werden sie bei starken Rauchern rasch schwerer und treten häufiger auf. Auch BRANDENBURG betont die Wichtigkeit dieser beiden Momente. Hinzutretende Schädigungen infolge anderer Infektionen (Rheumatismus, septische Prozesse) können sowohl vorhandene Klappen- als auch Herzmuskelerkrankungen verschlimmern.

Über den Einfluß der antiluetischen Behandlung auf den Verlauf wollen wir im Kapitel Therapie ausführlicher berichten.

D. Prognose.

Über die Prognose ist schon manches im Abschnitte ,,Verlauf" gesagt. Im allgemeinen ist die Prognose günstiger, wenn die Aortenveränderungen auf die Aorta ascendens beschränkt bleiben, keine Neigung zur Progression verraten und frühzeitig eine antiluetische Therapie eingeleitet werden kann. Die Prognose wird im wesentlichen bestimmt durch das Verhalten des Herzens. Solange das Herz gut arbeitet und stenokardische Anfälle nicht vorhanden sind, ist bei Fehlen von Komplikationen der Verlauf im allgemeinen gut.

Der Hinzutritt einer Aorteninsuffizienz, kardialer Dyspnoe und stenokardischer Symptome, sowie von Erlahmungserscheinungen des Herzens mit Ödemen und Stauungserscheinungen an den Abdominalorganen, endlich von Aneurysmenbildung sind prognostisch ungünstig, wenn auch die einzelnen Zeichen prognostisch verschieden zu bewerten sind. In dieser Hinsicht ist eine auffallende Übereinstimmung der Ansichten vorhanden. Nach meinen Erfahrungen ist die kardiale Dyspnoe unter den angeführten Erscheinungen als ungünstigstes Zeichen anzusehen. Syphilitische Aorteninsuffizienz kann mitunter lange Zeit getragen werden (eine eigene Beobachtung von über 30jähriger, 2 Fälle von HÜBENER mit mehr als 20jähriger, 1 Fall von R. BAUER mit vieljähriger Dauer).

Hypertonie, bei unkomplizierter luetischer Aortitis häufig fehlend (aber doch öfters vorkommend, als wir früher wußten), beeinflußt die Erkrankung in ungünstiger Weise, kann aber doch jahrelang relativ gut ertragen werden.

Anfallsweise Tachykardie oder vorübergehende Hochspannung müssen keine ungünstigen Zeichen sein, wie STOOKS, GIBSON annehmen, wenn sie auch zumeist nur bei schweren Fällen vorkommen. Vorhofflattern kann oft lange Zeit getragen werden. PARKINSON, COWAN-RENNIE, COOKSON fanden es im Gegensatze zu LESCHKE nur in einem geringen Prozentsatz der Fälle.

Relativ oft war in meinem Materiale eine Kombination mit Lungentuberkulose vorhanden und eine ungünstige Beeinflussung beider Prozesse durch wechselseitige Einwirkung erkennbar.

Einige Male ist bereits erwähnt, daß die Aortenveränderungen der Kranken mit luetischen Prozessen des Zentralnervensystems ziemlich benigne sind, soweit es sich um die Gefäßerkrankung handelt. Unter Umständen beeinflußt das Vorhandensein der Mesaortitis auch bei diesen Erkrankungen die Prognose wesentlich. Wiederholt habe ich solche Kranke an Herzstörungen, sogar im anginösen Anfalle verloren, zweimal sah ich schweren Kollaps im Verlaufe einer Malariakur. Löwenberg gingen zwei Kranke während einer Malariakur zugrunde. Auch Jagic warnt vor Malariakuren bei Dekompensation oder Stenokardie.

Maranon hat *Diabetes* auffallend oft gesehen (23mal unter 140 Fällen), auch Bruce hält ihn für häufig, Coombs und ich glauben, daß er bei Aortitis selten vorkommt.

Aber ich möchte nachdrücklich betonen, *daß viele Fälle von Aortenlues, namentlich solche ohne subjektive Erscheinungen, stationär bleiben, keine Komplikationen setzen und das Leben der Kranken nicht gefährden.* Unter 18 Autopsien meiner Abteilung, über welche Redlich-Steiner berichten, starben nur 9 an der Mesaortitis und ihren Folgen. In 9 Fällen war die Aortitis ein zufälliger Obduktionsbefund. Seither haben wir eine große Zahl analoger autoptischer Beobachtungen. Verliefen doch mehr als ein Drittel unserer syphilitischen Fälle ohne klinische Zeichen einer Lues. In 23% unserer Beobachtungen war die Diagnose durch die Obduktion bestätigt, aber nur in einem Bruchteil der Fälle der Tod durch die Aortenerkrankung herbeigeführt. Heller hat an einem großen autoptischen Materiale festgestellt, wie oft bei vorhandener Mesaortitis dieselbe als Todesursache anzusprechen sei. Unter 11000 Autopsien fand sich in 3% Mesaortitis, aber nur in 1,6% war dieselbe die Ursache des letalen Ausgangs. Langer berechnet, daß in Berlin ein Todesfall durch Aortitis auf 53 Todesfälle kommt, während man nach dem Grade der Durchseuchung mit Lues einen auf 13 Exitus erwarten müßte. Ich habe Patienten mit Aortenlues seit 10—15 Jahren in Beobachtung, in deren klinischem Bilde sich in dieser Zeit nichts geändert hat. Die analogen Beobachtungen von Port, Maclachan, Hübener, Martland, Siebeck zeigen, daß es sich nicht um extrem seltene Vorkommnisse handelt. Hat der Organismus den ersten Ansturm überwunden, ist die Aortenaffektion langsam ohne Störungen von seiten der anderen Organe zur Ausbildung gelangt, so kann mit dem Erstarken der Schutzkörperbildung im Körper das Fortschreiten des Gefäßprozesses aufhören. Die vielen alten Leute mit Aortenlues haben sicher schon vor langen Jahren die Gefäßerkrankung erworben; sie gehen oft an anderen Leiden, aber nicht immer an ihrer Aortitis zugrunde. Diese Feststellungen scheinen mir wichtig, da viele Ärzte auf Grund der oft hervorgehobenen schlechten Prognose der Aortitis der Ansicht sind, die Diagnose der Mesaortitis bedeute stets das Todesurteil für den Kranken.

Gilt auch die relative Benignität der Aortensyphilis nicht für einen verschwindenden Bruchteil der Fälle, wie manche Autoren zu glauben scheinen, sondern für einen großen Prozentsatz dieser Erkrankung, so ist andererseits für einen erheblichen Teil der Fälle eine ungünstige *Beeinflussung* der *Lebensdauer* unverkennbar. Melchior weist nach, daß von den Syphilitikern (und das bezieht sich natürlich auch auf die Aortenlues) zwischen 30 und 60 Jahren 65,4% starben gegenüber den an anderen Krankheiten Verstorbenen mit 46%. Die Zahl fällt zwischen 60 und 70 Jahren auf 25%, nach dem 70. Jahr 7% gegen 44% resp. 25% (zitiert nach Langer). Es ist begreiflich, daß im höheren Alter die Verhältnisse sich zugunsten derjenigen verschieben, welche in jüngeren Jahren Syphilis akquiriert haben. Sie leiden an benignen Formen und haben gerade durch ihre Widerstandsfähigkeit gegenüber der Infektion ihre Lebensenergie bewiesen. Es ist schon die Auslese, welche die höheren Jahre erreicht, während die Mehrzahl der Luetiker in jüngeren Jahren als die Nicht-Infizierten zugrunde gehen. Und dennoch findet man in allen größeren Zusammenstellungen, so auch bei LANGER, ROMBERG, ARNSTEIN, J. HELLER, R. W. SCOTT und auch in der die Erfahrungen meiner Abteilung betreffenden Statistik von REDLICH-STEINER-MALLER nicht wenige Kranke über 70 Jahren, vereinzelte über 80 Jahre mit Mesaortitis.

Die Statistiken sind keineswegs eindeutig, weil sie verschiedene Faktoren nicht berücksichtigen und nicht erfassen können. So vermögen wir kaum zu ahnen, wie viele Luetiker ohne Behandlung, ja ohne Kenntnis ihrer Infektion spontan genesen. Wir können auch nicht sagen, wie viele an anderen Krankheiten Verstorbene doch eine Lues überstanden hatten und, wenn keine Autopsien vorliegen, ob nicht noch luetische Veränderungen in der Aorta vorhanden waren.

Zwischen der optimistischen Auffassung vieler Kliniker von der therapeutischen Beeinflussungsmöglichkeit der Aortensyphilis und den nüchternen Ergebnissen der pathologischen Anatomie klafft noch eine breite Kluft, deren Überbrückung noch viele Studien erfordern wird. *Die Aortitis supracoronaria ist sicher nicht immer so deletär wie viele Ärzte glauben, aber die therapeutische Beeinflußbarkeit resp. Heilbarkeit solcher — gewiß nicht seltener — benigner Prozesse ist vielleicht geringer als jetzt vielfach angenommen wird.*

Ich werde im Kapitel Therapie auf die zweifellose Beeinflußbarkeit der Aortitis und der dadurch herbeigeführten Besserung der Prognose zurückkommen. Bei schweren Fällen wird man aber gut tun, die Erwartungen nicht hoch zu spannen (s. auch JAGIC). Ist bereits Dekompensation eingetreten und daneben kardiale Dyspnoe vorhanden, sind die anginösen Anfälle gehäuft, so ist auch trotz antiluetischer Therapie die Prognose in bezug auf Dauererfolge, spärliche günstige Formen ausgenommen, meist infaust. Die Dauer des Leidens beträgt dann selbst in prolongierten Fällen höchstens ein Jahr, oft aber auch nur wenige Wochen. Mehrere Autoren, wie KÜLBS, MOCK, HUBERT, auch SCHOTTMÜLLER machten ähnliche Erfahrungen. Selbst eine vorübergehende Besserung ist kein untrüglich günstiges prognostisches Zeichen. Ohne erkennbare Veranlassung kann plötzlich neuerliche Progression einsetzen, welche zum Tode führt. Hingegen habe ich wiederholt bei Dekompensation ohne Dyspnoe und ohne Stenokardie lange währende eklatante Besserung unter kombinierter Herz- und antiluetischer Therapie gesehen und das sogar bei Kranken weit über 60 Jahren.

Ähnliche Einwendungen gelten bezüglich der Berechnung der *durchschnittlichen Krankheitsdauer.* Für die Beurteilung zieht man begreiflicherweise zumeist nur Kranke *mit Erscheinungen von seiten der Gefäße heran.* Die zahlreichen benignen, oft lange Jahre stationären Formen werden in der Regel nicht berücksichtigt, da ihre Entdeckung oft nur zufällig erfolgt. ROMBERG fand im Spital eine durchschnittliche Krankheitsdauer von den ersten Symptomen bis zum Tode von $1^1/_2$ Jahren, bei Privatkranken durchschnittlich $3^1/_2$ Jahre, und bemerkt, daß die Krankheit sicher oft länger dauert. Andererseits aber nimmt er an, daß die Erkrankung keine nennenswerte Zeit vor den klinischen Erscheinungen auftrete. Dagegen spricht die von mir wiederholt erhobene Beobachtung einer deutlich ausgebildeten Aortitis ohne subjektive Symptome. HORINE erklärt, daß bei der kardiovasculären Syphilis der Tod innerhalb von drei Jahren nach Beginn der ersten Erscheinungen eintrete. Patienten mit konstantem atrioventrikulärem Block sterben innerhalb eines Jahres. Die antiluetische Therapie schaffe Ausnahmen von diesen Regeln. Je höher der diastolische Blutdruck, desto größer ist die Gefahr eines baldigen Todes. Auch LESCHKE äußert bezüglich der Dauer ähnliche Ansichten, MARTLAND rechnet 2 Jahre Lebensdauer nach Ergriffensein der Aortenklappen. BRUHNS hat schon vor Jahren dargelegt, welche großen Fehlerquellen diesen Statistiken anhaften, da sie nur die schweren Formen berücksichtigen, aber nicht die leichten benigneren erfassen. Wir wissen aber nicht einmal, ob nicht die leichten Formen zahlenmäßig überwiegen.

Ich habe früher erwähnt, daß nach meinen Erfahrungen jüngere Kranke (unter 35 Jahren) mit Aorteninsuffizienz und Coronarsymptomen in der Regel nur eine kurze, manchmal nur nach Monaten, selten ein Jahr übersteigende Krankheitsdauer haben. Auch SCOTT betont den raschen Verlauf auf Grund von Beobachtungen an 75 Fällen. Jedoch bin ich auf Grund meiner Erfahrungen überzeugt, daß *in einem sehr ansehnlichen Prozentsatz der Aortitisfälle die Lebensdauer viel länger ist, als man nach den Angaben der Literatur vermuten dürfte.* Dafür spricht unter anderem die Häufigkeit einer benignen Aortitis im Senium. COTTON fand von 55 (behandelten) Patienten mit Mesaortitis nach 10 Jahren noch mehr als ein Drittel am Leben.

Das Verschwinden eines diastolischen Aortengeräusches nach einer spezifischen Behandlung, welches ROMBERG bisweilen sah, ist gewiß als ein seltenes Vorkommnis zu werten. Ich habe es nur ein einziges Mal beobachtet.

Die *Späterkrankungen kongenital Syphilitischer* sind prognostisch, so weit ich über eigene Erfahrungen verfüge und die Beobachtungen der Literatur überblicke, nicht ungünstiger als die der älteren Erwachsenen.

Für die Prognose gibt, wie ich TAYSEN beistimmen muß, das Verhalten der Wa.R. keinen sicheren Anhaltspunkt. Weder ist das Persistieren der Reaktion als ein absolut ungünstiges Zeichen zu werten, noch ist das Verschwinden mit einem günstigen weiteren Krankheitsverlaufe identisch, sondern es wird ein solches Verhalten nur wahrscheinlicher. GROEDEL-HUBERT fassen das Negativwerden der Wa.R. als günstiges Zeichen auf, welches aber keinen Einfluß auf die Fortsetzung der antiluetischen Therapie haben darf.

HAUPTMANN und LANGER wollen die natürlichen Abwehrkräfte des Organismus stärken und dadurch die Entstehung der Syphilis innerer Organe erschweren. Daher ist es nach ihnen zweckmäßig, erst den Ausbruch des Exanthems abzuwarten und dann erst mit der Behandlung einzusetzen. Um die Abwehrerscheinungen der Haut zu begünstigen, empfiehlt auch HAUPTMANN im Sekundärstadium der Lues die Behandlung mit Höhensonne.

Die Prognose wird bei vorhandenen Klappenerkrankungen auch durch den Umstand beeinflußt, daß zu der luetischen Aorteninsuffizienz oft infolge irgendwelcher Infektionen eine *Endokarditis* hinzutritt. Das ist mir aus autoptischen Befunden seit langen Jahren bekannt, und ich habe auch immer wieder in Ärztevorlesungen erwähnt, daß in solchen Fällen die Aortenklappenveränderung die Lokalisation der endokarditischen Auflagerungen begünstigt. Ich habe aber wiederholt gleichzeitiges Befallensein der Aorten- und Mitralklappen beobachtet. In 3 Fällen, welche innerhalb eines Jahres zur Aufnahme gelangten, wurden bei der Obduktion luetische Aorteninsuffizienz und daneben eine ulceröse Endokarditis der Aorten- und Mitralklappen festgestellt. COWAN-FOULDS fanden 5mal bei der Autopsie von 27 luetischen Aorteninsuffizienzen eine Endokarditis. F. PINELES, MINET-DUHOT-LEYRAND und STRICKLAND-GOODALL betonen in den letzten Jahren diesen Umstand. Die Ausbildung einer Endokarditis bei einer syphilitischen Klappenerkrankung ist prognostisch ungünstig. Relativ häufig handelt es sich um Endocarditis lenta oder maligna mit rascher Destruktion des Klappenapparates. Jedoch habe ich in letzter Zeit zwei Fälle gesehen, in welchen nach einem mehrmonatlichen Fieberstadium eine längerwährende fieberlose Remission auftrat. DUMAS-BRUNAT vertreten die nicht genügend bewiesene Ansicht, daß die Lues eine Endokarditis vom Aussehen der rheumatischen hervorrufen könne. COOMBS hält den Hinzutritt einer rezenten Endokarditis zu einer stationären luetischen Aorteninsuffizienz für deletär. Hingegen sei die Entwicklung einer syphilitischen Läsion bei einer alten rheumatischen Klappenerkrankung nicht so ernst.

Daß die Aortitis und ihre Folgeerscheinungen mitunter *plötzlichen Tod* herbeiführen, ist in den letzten Jahren namentlich von amerikanischen Autoren (WARTHIN, CLAWSON-BELL, SCOTT u. a.) diskutiert worden. Ich komme an anderer Stelle auf diesen Punkt zurück. HIFT glaubt, daß plötzlicher Tod während der antiluetischen Behandlung mit Blutdrucksteigerungen in Verbindung gebracht werden können.

E. Diagnose.

Die Erkennung der typischen luetischen Mesaortitis ist zumeist nicht sehr schwer, seitdem man gelernt hat, nach ihr bei bestimmten klinischen Symptomenkomplexen zu suchen.

Schon der Auscultationsbefund: systolisches Geräusch über der Aorta und akzentuierter zweiter Ton bei normalem Blutdruck erwecken den Verdacht auf syphilitische Aortenerkrankung, wenn die Erscheinungen bei einem jüngeren Individuum gefunden wurden, welches über heftige, anhaltende, retrosternale Schmerzen klagt. Gibt die weitere, namentlich die röntgenologische Untersuchung die Sicherheit, daß eine diffuse Dilatation der Aorta ascendens vorhanden ist, so ist die Annahme einer syphilitischen Mesaortitis in jedem Alter gerechtfertigt, aber man darf selbstverständlicherweise auf den Röntgenbefund allein die Diagnose nicht aufbauen, da analoge radiologische Befunde auch bei Arteriosklerose erhoben werden können (s. HUBERT u. a.). Bei kongenitaler Lues kann allerdings die Ausweitung der Aorta ascendens für die Diagnose entscheidend sein (BERETERVIDE). Die Anamnese, die positive Wa.R. sind wichtige, die Diagnose stützende Momente, jedoch darf ihr negativer Ausfall nicht allzu hoch veranschlagt werden.

Besonders wichtig für die Erkennung des Zustandes ist das Vorhandensein einer Angina pectoris ohne toxische oder anderweitig infektiöse Ätiologie im Vereine mit den oben angeführten Zeichen bei einem jüngeren Menschen unter 50 Jahren. Wenn auch noch eine Aorteninsuffizienz ohne erkennbares ätiologisches Moment nachgewiesen ist, so steht die luetische Ätiologie außer Zweifel. GALLAVARDIN erklärt auf Grund einer Durchmusterung von 450 Fällen, daß in 44% die Angina pectoris im Alter unter 40 Jahren luetischer Natur war, in 88% bei Kombination von Angina mit Aorteninsuffizienz, in 100% in Kombination von Stenokardie und Aneurysma. Ich habe unter 700 Kranken meiner Privatpraxis mit Stenokardie nicht weniger als 198 gefunden, welche eine luetische Infektion überstanden hatten, also eine weit höhere Zahl als sie der allgemeinen Durchseuchung der Bevölkerung mit Syphilis entspricht. *Stenokardie, Aorteninsuffizienz und circumscripte Erweiterung der Aorta ascendens gestatten sogar im Alter die Annahme einer* HELLER-DOEHLE*schen Aortitis zu machen*, da diese Gruppierung der Erscheinungen dem Atherom nur ganz ausnahmsweise zukommt. Ebenso läßt die Kombination Angina pectoris, Aorteninsuffizienz und Aortenaneurysma kaum einen Zweifel an der syphilitischen Natur der Erkrankung. Eine Erkennung der von SCHOTTMÜLLER beschriebenen Aorteninsuffizienz ohne Geräusch ist in vita nicht möglich.

Unter den klinischen Zeichen halte ich die Akzentuation des zweiten Aortentones ohne Blutdrucksteigerung für das Wichtigste. Der Nachweis dieses Symptomes bei sicherer Lues ohne Hypertonie gestattet mit großer Wahrscheinlichkeit die Annahme einer Mesaortitis. Die diagnostischen Schlüsse bei gewissen Symptomengruppierungen sind im Abschnitte „oligosymptomatische Aortitis" eingehend besprochen.

Vor einer Überschätzung der Wa.R. für die Diagnose muß auch hier wie bei anderen Erkrankungen innerer Organe gewarnt werden, ohne die unfundierten Behauptungen Goynaroffs zu akzeptieren, welcher auch unspezifischen Gefäßerkrankungen eine positive Wa.R. vindiziert. Ich habe früher Zahlenreihen angeführt, welche zeigen, daß nur ein Bruchteil der Syphilitiker an Aortenleiden erkrankt, daß also viele Menschen eine positive Seroreaktion darbieten, ohne eine Mesaortitis zu haben. Allerdings haben wir gesehen, daß mit Zunahme des Alters die positive Wa.R. das Vorhandensein einer luetischen Aortitis immer wahrscheinlicher macht. Nach Redlich-Steiner hat jeder zweite alte Mensch mit Wa.R. + eine Mesaortitis. Auch habe ich schon früher mitgeteilt, daß sichere Mesaortitis häufig mit negativer Seroreaktion einhergeht. Flandin hat dies sogar überraschend oft gesehen. Selbst die Flockungsreaktionen fallen oft negativ aus. Die Luetinreaktion hat uns öfter im Stiche gelassen als die Wa.R., ist also bei diesem Leiden die weniger empfindliche Reaktion.

Moritz schätzt die Zahl der seronegativen Kranken mit Aortenlues auf den achten Teil der Gesamtzahl, Graves auf 25%. Ich würde auf Grund meiner Erfahrungen glauben, daß etwa $1/3$ der Fälle von Aortensyphilis eine negative Wa.R. haben.

Weit weniger wertvoll für die Diagnose als eine positive Wa.R. sind die cytologischen Blutveränderungen (relative Lymphocytose) und die Zunahme der Senkungsgeschwindigkeit der Erythrocyten. Beide Symptome sind zu vieldeutig, um eine Entscheidung herbeizuführen können.

Hingegen kann man sich die anatomischen Erfahrungen zunutze machen, welche die außerordentliche Häufigkeit spezifischer Aortenveränderungen bei Tabes, Lues cerebrospinalis und Paralyse dartun. Und da die großen autoptischen Zahlenreihen auch ein häufiges Vorkommen der Aortitis bei gummösen Leber- und bei Knochenerkrankungen aufzeigen, so lassen sich diese anatomischen Erfahrungen ebenfalls diagnostisch verwerten. Wenn bei sicher nachgewiesenen derartigen Erkrankungszuständen nur einige Zeichen auf eine Aortenerkrankung hinweisen, so ist die Wahrscheinlichkeit einer spezifischen Gefäßerkrankung sehr groß. Besonders wertvoll für die Diagnose ist dann eine Stenokardie mit gehäuften Anfällen und der Nachweis einer Aorteninsuffizienz. Von den zentralen Symptomen steht an Wichtigkeit an erster Stelle die Argyll-Robertsonsche Pupillenstarre, selbst wenn sie nur auf einer Seite ausgebildet ist.

Die rasche Besserung der kardialen Symptome bei Dekompensation nach Einleitung einer antiluetischen Therapie darf nur mit Vorsicht für die Diagnose Verwertung finden, namentlich wenn bis zur Anwendung spezifischer Mittel die reine Herztherapie versagt hatte.

Die röntgenologisch erkennbare diffuse Dilatation anderer Aortenabschnitte als der Ascendens spricht für die Annahme einer Erweiterung auf dem Boden einer spezifischen Erkrankung. Hubert macht auf die isolierte vermehrte Pulsation der Aorta ascendens als Frühsymptom aufmerksam, Flandin auf die diagnostische Bedeutung der Periaortitis. Romberg weist auf die diagnostischen Schwierigkeiten infolge von allgemeiner Fettsucht und von Meteorismus mit Diaphragmahochstand hin. Landau-Held sprechen ein lautes systolisches Geräusch über der linken Subclavia als sicheres Zeichen einer Aortenlues an, wenn das Geräusch links stärker ist, als rechts.

Wie in einem späteren Abschnitte gezeigt wird, ist das spontan entstandene, nicht traumatische Aortenaneurysma außerordentlich oft syphilitischer Natur. Die klinische Erkennung eines oder namentlich mehrerer circumscripter Aneurysmen bedeutet also in der Regel das Vorhandensein einer Mesaortitis luetica, welche zumeist weit über die Abgangsstelle des Aneurysma hinausreicht.

Die wiederholt behauptete Zugehörigkeit spezifischer Aortenerkrankungen (Aorteninsuffizienz, Coronaraffektion, Aortitis) zur sekundären Lues bei relativ frühem Einsetzen der Erscheinungen ist bisher nicht erwiesen. Nur die gleichzeitige Entwicklung sekundär-luetischer Haut-Schleimhautefflorescenzen mit den deutlichen Herzgefäßveränderungen von syphilitischem Charakter, wohl auch die gleichzeitige günstige Beeinflussung der Haut- und Gefäßprozesse durch eine antiluetische Therapie könnten eine solche Hypothese stützen. Der relativ frühe Beginn der Aortenveränderungen allein sichert noch nicht die Zugehörigkeit zur sekundären Lues. Habe ich doch mehrmals darauf hingewiesen, daß verschiedene Faktoren das Intervall zwischen Infektion und spätluetischen Erscheinungen stark abkürzen können. Auch ist bei der Ausbildung von Klappenfehlern im sekundär-luetischen Stadium auch mit der Möglichkeit von Mischinfektionen zu rechnen.

F. Differentialdiagnose der Aortitis.

So leicht in vielen Fällen die klinische Unterscheidung der syphilitischen Aortitis von der *Arteriosklerose* möglich ist, so schwer kann in anderen Beobachtungen die Differenzierung sich gestalten. Wenn man bedenkt, daß im vorgerückten Alter Syphilis und Atherom sehr oft kombiniert anzutreffen sind, ist es erklärlich, daß man in manchen Fällen die Diagnose in suspenso lassen muß.

Jugendliches Alter oder mindestens Alter unter 50 Jahren macht von vornherein luetische Aortitis wahrscheinlicher. Stenokardie, kardiale Dyspnoe, Aorteninsuffizienz, selbst hoher Blutdruck sind in dieser Lebensperiode eher auf Lues als auf Atherom zu beziehen. Die von ROSIN beschriebene Aortendilatation infolge *frühzeitiger* Arteriosklerose ist gewiß ein seltenes Vorkommnis.

Für ältere Individuen besagt die Differenz der Häufigkeit einzelner Erscheinungen bei beiden Affektionen nichts für die Diagnose. Die Aorteninsuffizienz z. B. ist bei Lues sehr häufig, beim Atherom viel seltener (etwa $5^{1}/_{2}{}^{0}/_{0}$ der Fälle nach ROMBERG). Allerdings ist nach ROMBERG Arhythmia perpetua bei Aortitis selten, bei Arteriosklerose häufig. Umgekehrt sind brennende, anhaltende Schmerzen hinter dem oberen Sternalende beim Atherom viel ungewöhnlicher als bei Mesaortitis. Sichtbares Ödem der Supraclaviculargrube durch Raumbeengung des Mediastinums ist nach F. KRAUS bei Atherom häufiger. Jedoch kommt es nach meiner Erfahrung als isoliertes Zeichen überhaupt nur ausnahmsweise vor. Fehlen der Herzhypertrophie und der Schlängelung peripherer Gefäße kommt eher der Mesaortitis zu. Das echte *Altersherz* ist aber, wie REID richtig hervorhebt, klein. Für Lues der Aorta spricht die röntgenologisch nachweisbare, auf einzelne Gefäßabschnitte beschränkte, aber diffuse Dilatation, besonders der Aorta ascendens, der dichtere Aortenschatten und eine gleichzeitig vorhandene luetische Erkrankung des Zentralnervensystems, sowie der Baucheingeweide. Ein günstiger Erfolg einer antiluetischen Therapie kann nur mit großer Vorsicht für die Diagnose verwertet werden. Der besonders von BODEN hervorgehobene Nachweis kalkdichter Schatten in der Aortenwand kann nur ausnahmsweise differentialdiagnostisch Verwertung finden, weil ja Atherom und Lues nicht selten kombiniert vorkommen. Das gleiche gilt vom Vorspringen des Aortenbogens in jugulo, welcher eher dem Atherom zukommt, ebenso aber auch Mischfällen von Atherom und Mesaortitis.

Ich möchte ROMBERG durchaus beistimmen, daß nicht ein einzelnes Symptom die Unterscheidung ermöglicht, sondern erst die Gesamtheit der Erscheinungen.

Bei *diffuser Dilatation der ganzen Aorta* muß öfters die Entscheidung in suspenso bleiben. Der Hinzutritt von nicht traumatischen Aneurysmen lenkt die Diagnose in die Richtung der Aortitis luetica.

F. Kraus macht darauf aufmerksam, daß mitunter bei Mitralstenose ein ziemlich breiter Dämpfungsstreifen bis zur ersten Rippe reichen kann, in dessen Bereich die Lungenränder zurückgeschoben sind, so daß eine Pulsation sichtbar wird. Röntgenologisch korrespondieren damit der mittlere linke Herzgefäßschattenbogen bei Mitralkonfiguration. Auch ergibt die Messung der Aorta keine Verbreiterung der Aorta ascendens, so daß nach meiner Meinung bei Berücksichtigung des Auscultationsbefundes kaum eine Verwechslung mit Aortitis syphilitica vorkommen dürfte.

Die *endokarditische Aorteninsuffizienz* ist bei jüngeren Individuen der häufigere Klappenfehler. Czylharz meint, daß bei luetischer Aorteninsuffizienz der 2. Aortenton nicht akzentuiert ist (manchmal nach meiner Erfahrung doch!), wohl aber manchmal bei endokarditischer. Ortner hat rotatorische systolische Einziehungen im 3., 4. und 5. Intercostalraum nur bei endokarditischer, nie bei luetischer Aorteninsuffizienz gesehen. Nach unserem Wiener Material schätze ich den Prozentsatz der syphilitischen Fälle in den jüngeren Lebensjahren auf etwa ein Viertel der Fälle, Howard unter seinen Kranken etwas höher, etwa auf ein Drittel der Gesamtzahl der Aorteninsuffizienzen ein. Die Kombination des Herzfehlers mit schwerer Herzinsuffizienz oder mit einer Angina pectoris oder auch mit einem Aneurysma läßt eher an einen syphilitischen Ursprung des Klappenfehlers denken, die gleichzeitige Erkrankung der Aorten- und Mitralklappen hingegen mit Fieber und embolischen Vorgängen eher an die endokarditische Genese. Gallavardin-Gravier haben bei sichergestellter organischer Mitralstenose bisher immer nur eine endokarditische, nie eine syphilitische Aorteninsuffizienz gesehen. Grödel glaubt, daß bei Endokarditis die Aorta nur an der Basis leicht erweitert wäre, bei Syphilis betreffe sie die ganze sichtbare Aorta ascendens.

Die Unterscheidung zwischen *essentieller Hypertonie*, *arteriosklerotischer Hypertonie* und Aortitis kann sich bisweilen sehr schwierig gestalten. Die partielle Aortenerweiterung, die Kombination mit Stenokardie oder Aortalgie lassen die Diagnose einer luetischen Veränderung annehmbarer erscheinen. Anfallsweise Dyspnoe kommt der essentiellen Hypertonie wie der Aortenlues zu. Luetische Veränderungen an anderen Organen machen die Zugehörigkeit des Hochdrucks zur Aortenlues wahrscheinlich. Die elektrokardiographischen Untersuchungen haben zur Klärung dieser Fragen nichts beigetragen (Gager). Ob die von Guist nachgewiesene Schlängelung der Retinalvenen beim essentiellen Hochdruck für die Differentialdiagnose gegenüber der Mesaortitis mit Hypertension herangezogen werden kann, hängt erst vom Ergebnis weiterer Untersuchungen ab.

Flandin meint, daß die Aortitis infolge von Paludismus der syphilitischen ähnlich sei. Ich kenne keine weiteren Literaturangaben über diesen Gegenstand.

Eine Kombination von Mesaortitis mit *akuter eitriger Aortitis* haben Saphir-Cooper beschrieben. In vita bestanden die Zeichen einer Endokarditis, welche auch in der Tat anatomisch das Bild noch komplizierte. Zur Zeit ist die Differentialdiagnose noch nicht möglich.

Die Differentialdiagnose zwischen syphilitischer Aortitis und *Mediastinaltumor* und *Lungentumor* gelangt im Kapitel Aneurysma aortae zur Besprechung.

Jüngere Menschen haben bei einigen Zuständen Zeichen, wie sie auch der luetischen Aortitis zukommen. So können *nervöse* Patienten in einem Erregungszustand ein systolisches Geräusch und eine Verstärkung des zweiten Aortentones als transitorisches Symptom zeigen. In der Regel besteht aber in solchen Zuständen auch Tachykardie; eine Verbreiterung des Aortenschattens ist nicht vorhanden.

Ebenso kann bei *M. Basedowii* oder bei *Jod-Thyreotoxikose* ein ähnlicher Symptomenkomplex auftreten: systolisches Geräusch über der Aorta, zweiter Ton entweder akzentuiert oder ein diastolisches Geräusch, ähnlich wie bei Aorteninsuffizienz und an den peripheren Arterien die gleichen Erscheinungen wie bei diesem Herzfehler. In der Regel erweisen sich aber die Geräusche als fortgeleitet von der Struma vasculosa. Der sichergestellte M. Basedowii macht auch die Aortitis unwahrscheinlich. Immerhin machte mir die Differentialdiagnose bei einer älteren Frau erhebliche Schwierigkeiten.

Eine *nervöse Pseudostenokardie* bei einem Kranken, welcher Lues überstanden hat, läßt sich durch das Verhalten gegenüber Anstrengungen und Erregungen unterscheiden. Beide Einflüsse führen im Gegensatze zum Verhalten bei Angina pectoris keine Anfälle herbei. Wenn die Röntgenuntersuchung keine Aortenveränderung erkennen läßt, so ist auch eine passagere Akzentuation des zweiten Aortentones belanglos.

Die (recht seltene) *Isthmusstenose der Aorta* verläuft regelmäßig mit einem lauten systolischen Geräusch über der Aorta (und über dem ganzen Thorax). Der zweite Aortenton ist klingend, die Aorta ascendens und der Arcus aortae sind dilatiert. Aber man findet zumeist reichliche, oberflächlich gelagerte, korkzieherartig gewundene arterielle Kollateralen, der Puls fehlt in der Aorta abdominalis und in den Aa. femorales und röntgenologisch ist die Veränderung der Aorta in der Höhe des Isthmus erkennbar. STADLER beschreibt einen Fall von Lues mit einer Stenose dicht unter dem Abgange der linken Subclavia. Aus dem Fehlen von Kollateralen schließt er auf später erworbene Stenose. Schon früher hatte PINKS eine Isthmusstenose mit schweren aneurysmatischen Veränderungen auf syphilitischer Basis mitgeteilt. SANDERS sah eine Verwechslung von Aortitis mit Isthmusstenose.

Der *Diaphragmahochstand* (links) bei nervösen Menschen infolge von Meteorismus des Magens (*Phrenokardie* von MAX HERZ) kann mit Angstgefühlen und Druck in der Herzgegend und mit Akzentuation des zweiten Aortentones verlaufen. Wenn Lues in der Anamnese vorkommt, ist eine Verwechslung mit Aortenlues möglich. CLERC hat darauf mit Nachdruck hingewiesen. Die große Magenblase, der Diaphragmahochstand, die Besserung des ganzen Zustandes bei Besserung der Nervosität und bei Verminderung des Meteorismus lassen den Zustand meist leicht erkennen.

ROMBERG macht darauf aufmerksam, daß *Wachstumsveränderungen* des Herzens mit Dickwandigkeit der Gefäße oft mit einem systolischen Aortengeräusche und einer Akzentuation des zweiten Aortentones einhergehen. Das Fehlen anderer für Gefäßsyphilis sprechender Erscheinungen sichert die Diagnose.

Quälende Schmerzen anginösen Charakters können auch durch *Nicotinintoxikation* hervorgerufen sein. Bei sonst unverändertem Herzen und gesunden Gefäßen sind manchmal neben ausgesprochenen Anfällen intensive, der Angina pectoris gleichende Schmerzen, in der anfallsfreien Zeit retrosternale Schmerzen von geringerer Intensität vorhanden. Da auch der zweite Aortenton in der Regel verstärkt ist, so besteht eine erhebliche Ähnlichkeit mit den Beschwerden bei Aortitis. Aber die Dilatation der Aorta fehlt, ein systolisches Geräusch über der aufsteigenden Aorta ist nicht vorhanden. Längerwährende Tabakabstinenz bringt die Erscheinungen zum Verschwinden, während sie bei Aortitis nur Nachlaß der Beschwerden bringt. Verwechslungen von *Gallenblasenerkrankungen* mit *syphilitischer Angina pectoris* (ROBEY), oder eines *Pyloruscarcinoms* mit Stenokardie (DOCK), oder eines *Magenulcus* mit dieser Affektion lassen sich bei genügend genauer Untersuchung fast immer vermeiden.

Die *luetische Aorteninsuffizienz* kann denVerdacht einer *Endokarditis* erwecken. In der Tat pfropfen sich, wie neuerlich F. Pineles und andere Autoren (H. Heimann, Minet-Duhot-Legrand) wieder hervorgehoben haben, öfters endokarditische Auflagerungen auf die luetische Aorten- resp. Mitralinsuffizienz auf. Ich habe diese Kombination gar nicht selten bei Autopsien gesehen. Eine „rheumatische" Ätiologie oder vorausgegangene schwere Anginen machen die Endokarditis, begleitende anginöse Anfälle und kardiale Dyspnoe bei Jugendlichen die luetische Klappenerkrankung wahrscheinlicher. Eine vorhandene Milzschwellung spricht eher für Endokarditis.

Eine Verwechslung mit *chronischer Mediastinitis* resp. *Mediastino-Perikarditis* kann erfolgen, wenn starke dauernde Füllung der Halsvenen infolge von ungenügender Herzarbeit vorhanden ist und in der Anamnese eine schwere Pleuritis angegeben wird. Die Röntgenuntersuchung ermöglicht die Entscheidung, weil bei Mediastinitis der Schatten nicht dem einer dilatierten Aorta entspricht.

Nur bei flüchtiger Untersuchung glückt nicht die Unterscheidung von *tuberkulösen Drüsenschwellungen* ad hilum. Allerdings können Hämoptoe infolge von Infarkten, der röntgenologische Schatten der letzteren irreführen, wenn neben der Aortitis Herzinsuffizienz besteht. Daß die Kompression des linken Oberlappens durch ein Aneurysma das Bild einer „*Pseudo-Tuberkulose*" hervorruft, ist im Kapitel Aneurysma erörtert.

Ein kleines *Bronchialcarcinom* des rechten Oberlappens, dicht der aufsteigenden Aorta anliegend, bei einem luetisch infizierten Manne war erst nach längerer Beobachtung von einer Mesaortitis zu differenzieren. Es bestand auch ein lautes systolisches Geräusch über der Aorta, Akzentuation des zweiten Tones. Autoptisch erwies sich die Aorta frei von luetischen Veränderungen.

Die oft im Vordergrund stehenden neuralgiformen Schmerzen können zur unrichtigen Annahme einer Brachialgie führen. Die Steigerung der Schmerzen nach psychischen Emotionen und körperlichen Anstrengungen muß auf den Gefäßursprung der Schmerzen hinleiten, selbst wenn die Brust nicht vorwiegend der Sitz der quälenden Empfindungen ist.

Wenn man bei *Intercostalneuralgien* stets auch eine Untersuchung der inneren Organe vornimmt, so kann man kaum die eine Neuralgie hervorrufende Aortitis übersehen.

Eine *Omarthritis* oder *Periarthritis humero-scapularis* geht stets mit Bewegungseinschränkung im Gelenke oder mit Schmerzen bei passiven Exkursionen einher.

G. Aortenaneurysma.

1. Symptome.

Die Symptomatologie des Aortenaneurysmas ist so vielgestaltig und abwechslungsreich, daß eine eingehende Beschreibung der Erscheinungen meines Erachtens in diesem Werke nicht am Platze ist; daher werden viele Zeichen nur flüchtig gestreift, um die Darstellung nicht allzu breit zu gestalten.

Subjektive Symptome. Nicht wenige Aneurysmen verlaufen ohne subjektive Erscheinungen und ihre Erkennung erfolgt rein zufällig gelegentlich einer Röntgenaufnahme oder aus Anlaß der Untersuchung irgendwelcher anderer Organe. Mir ist wiederholt aufgefallen, daß Aneurysmen bei Kranken mit zentraler Lues ohne subjektive Erscheinungen verliefen. Wir haben nacheinander vier solcher Kranker auf meiner Abteilung beobachtet. Aber zumeist weisen doch bestimmte Klagen auf den Zirkulationsapparat hin und können sogar das Krankheitsbild beherrschen. Unter diesen subjektiven Beschwerden stehen *Schmerzen* an erster Stelle. Häufig werden sie in der Gegend der

Erkrankung empfunden. Der Kranke beschreibt sie als drückend, bohrend, brennend, klopfend; manchmal sind sie nur in bestimmten Körperhaltungen vorhanden, bisweilen nur anfallsweise, oft auch kontinuierlich. Eine auffallende Prädilektion der Schmerzen für die Nacht- oder Morgenstunden habe ich auch bei sicher syphilitischer Ätiologie nicht nachweisen können. MARTLAND bezieht die peinlichen Sensationen auf die Periaortitis. Manchmal haben die Schmerzen ausgesprochen neuralgiformen Charakter. Mehrmals schon habe ich bei der Untersuchung von Kranken ein Aortenaneurysma entdeckt, welche wegen anscheinend typischer *Intercostalneuralgien* mich konsultiert hatten.

Bei einem Kranken mit einem großen, einen guten Teil der rechten Thoraxhälfte einnehmenden Aneurysma hatte außer dem intercostalen Schmerz noch eine gürtelförmige Anästhesie zur genaueren Untersuchung aufgefordert. Das Aneurysma hatte sonst keine Erscheinungen hervorgerufen, war auch perkussorisch nicht nachweisbar.

Einen rasenden, wochenlang anhaltenden, auch durch große Morphiumgaben kaum zu lindernden Schmerz in der Magengrube hatte ein älterer Mann, bei welchem die genaue Untersuchung das auslösende Moment der unaufhörlichen Schmerzen nicht aufdeckte, bis die Autopsie als Ursache ein ganz kleines, auf dem Boden einer Mesaortitis entstandenes Aneurysma der Aorta dicht unter dem Zwerchfellschlitz nachwies. Die fortwährende Erschütterung und Reizung der vielen in dieser Gegend befindlichen Nerven und Ganglienzellen (Plexus solaris) hatte die Schmerzen unterhalten.

Schmerzen vom Charakter der Wurzelschmerzen habe ich bei Arrosion der Brustwirbelsäule beobachtet.

Häufig haben die peinlichen Sensationen den brennenden *Charakter* wie bei *Aortitis* und sind dann wohl auf letztere zu beziehen. *Anginöse Zustände* sind auf die circumscripte Gefäßerweiterung der Aorta ascendens zu beziehen, welche ein Coronarostium durch Zerrung oder Druck schädigt, oder der aortitische Prozeß führt durch direktes Übergreifen eine Verengerung der Coronarostien herbei.

Mitunter ist nur ein *Druckgefühl* ohne Schmerz vorhanden, welches aber von unbestimmten *Angstgefühlen* begleitet ist.

Viele Kranke klagen über *Palpitationen*, welche sich besonders nach Erregungen, körperlichen Anstrengungen oder nach Alkoholgenuß auch nach Höhenfahrten in unangenehmer Weise bemerkbar machen. Die Palpitationen entsprechen oft dem sichtbaren Klopfen der Thoraxwand.

Auch *Kurzatmigkeit* ist manchmal vorhanden; sie deutet oft auf eine komplizierende Erkrankung des Herzmuskels hin. Als einziges Zeichen eines durch Röntgenuntersuchung entdeckten Aneurysmas der Aorta ascendens habe ich bei einem 43jährigen Manne schwerste Atemnot im Liegen und bei vornübergebeugter Haltung beobachtet. Aufrechte Haltung beseitigte sofort die Dyspnoe. Das Zeichen bestand dauernd ein halbes Jahr lang. Ich deutete es im Sinne einer Verwachsung des Aneurysma mit dem Bronchialbaum und Zerrung desselben durch Lageänderung.

Starker *Hustenreiz* ist oft schon als Lokalsymptom zu deuten und durch beginnende Verlegung der Luftwege, auch durch Vagusreizung zu erklären.

Cerebrale Erscheinungen treten manchmal in den Vordergrund. Man darf ja nicht vergessen, daß die Lues mit Vorliebe an verschiedenen Stellen des Zirkulationsapparates Veränderungen hervorruft. Darauf und auf die wechselnde Blutversorgung des Gehirns mögen das häufige Schwindelgefühl und Erregungszustände, auch die zeitweilige Verwirrtheit zurückzuführen sein, welche man mitunter in späteren Krankheitsperioden beobachtet.

Der *Ernährungszustand* leidet in der Regel erst in vorgeschrittenen Stadien, wenn er überhaupt beeinflußt ist. Manchmal aber bildet sich eine ausgesprochene *Kachexie* aus, welche von erheblicher Anämie begleitet sein kann, wenn der Aneurysmasack eine bedeutende Größe erreicht.

α) Objektive Symptome. Die kaum übersehbare Zahl objektiv nachweisbarer Erscheinungen läßt sich aus praktischen Gründen meiner Meinung nach zweckmäßig einteilen in: *sichtbare, fühlbare, hörbare Zeichen, in Kompressions- und Zerrungssymptome der Nachbarorgane, Fern- und Folgesymptome, Perforationssymptome.* Ich will dieselben in tunlichster Kürze besprechen.

Unter allen Manifestationen des Aneurysmas sind die überzeugendsten und klarsten die *sichtbaren Phänomene.* Pulsierende Stellen der Thoraxwand sind in hohem Maße auf Aneurysma suspekt, wenn auch gelegentlich andere Affektionen rhythmische Bewegungsphänomene hervorrufen können. Eine pulsierende, über das Thoraxniveau hinausragende Geschwulst kann auf den ersten Blick die Erkennung des Zustandes ermöglichen, besonders wenn sie das Bambergersche Zeichen — das Auseinanderzerren der aufliegenden Finger — darbietet. Allerdings muß man aber dann eine weitere Untersuchung der Thoraxgebilde vornehmen, weil auch pulsierende Tumoren oder Exsudate eine Gefäßgeschwulst vortäuschen können. Umfangreiche Adhäsionen und komplette Destruktion der Elastica können nach Parkinson die Pulsationen auslöschen. Ich habe in solchen Fällen bei der Obduktion stets mächtige Thromben im Aneurysmasack gesehen.

Eine *Röntgenuntersuchung* sollte in keinem solchen Falle unterbleiben, da sie oft für die Diagnose ausschlaggebend ist (Holzknecht, Weinberger, Grödel, Kienböck, Beclère, Rieder, Walsham u. a.). Ich folge im wesentlichen der schönen Darstellung Assmanns. Die das Aneurysma anzeigende lokale Ausbuchtung des Gefäßschattens hebt sich meist scharfrandig ab. Der Rand zeigt in der Regel deutliche Pulsation. Jedoch können diese beiden kardinalen Eigenschaften unter Umständen fehlen: Wenn schwielige Verwachsungen mit der Umgebung bestehen und Blutungen in die Gefäßhüllen erfolgen, können die Randkonturen verwaschen sein und die Pulsation der Ränder vermißt werden. Das letztere negative Symptom kann aber auch bei großen Säcken mit schlaffen Wandungen oder bei ausgedehnten Gerinnungsvorgängen im Aneurysma fehlen. Die wichtigste, aber nicht dem Aneurysma allein zukommende Erscheinung besteht darin, daß der ausgebuchtete Schatten sich in den verschiedensten Durchleuchtungsrichtungen nicht vom Gefäßschatten trennen läßt.

Den *tastbaren Erscheinungen* sind zuzurechnen: Die circumscripten, rhythmischen Erschütterungen der Thoraxwand, die Pulsationsphänomene an Aneurysmen, welche die knöchernen Brusthüllen durchbrochen haben und die Thoraxbedeckungen vorwölben, die pulssynchronen Bewegungen der oberen Sternalhälfte und das Oliver-Cardarellische *Symptom* (Tiefertreten des Larynx synchron mit dem Puls). Über dem Aneurysma fühlt man oft ein deutliches *Schwirren,* in der Systole oder Diastole, häufig auch klopfende, den Tönen entsprechende Schläge. Bei einem 59jährigen Manne mit sehr mächtigen Venenkonvoluten über dem sich vorwölbenden Aneurysma fühlte man ein deutliches systolisches Schwirren, die Töne über dem Aneurysma aber waren rein. Das Geräusch war offenbar in den Venen durch Kompression im Momente der Ausweitung der Gefäßgeschwulst entstanden.

Man mag die Pulsdifferenzen hier anführen, welche oft durch eine Verziehung oder durch eine Verlegung der Abgangsstelle von Arterien zustande kommen, während die häufig erwähnte Verspätung von Pulsen gegenüber dem Spitzenstoß oder im Vergleiche zur rechten Radialis viel seltener und nur unter bestimmten Bedingungen zur Beobachtung gelangt. Bei sehr großen Aneurysmen kann der ganze Rumpf rhythmisch erschüttert werden oder ist auch das Syndrome de Musset (pulssynchrone, rhythmische Bewegungen des Kopfes) vorhanden. Außer dem Symptom des Auseinanderdrängens der auf den pulsierenden Tumor gelegten Finger (BAMBERGERsches Symptom) hebt BROADBENT die doppelte Pulsation (Doppelstoß — systolisch und diastolisch) als wichtig hervor.

Die *hörbaren Zeichen* bestehen in dem Auftreten lauter, klappender Töne an dem Orte der Gefäßerweiterung in der Systole oder in der Diastole, selten auf Distanz zu hören oder in der Wahrnehmung von zumeist lauten und rauhen Geräuschen, welche entweder in die Systole oder in die Diastole fallen können oder in beiden Phasen zu hören sind und eigenartigen Charakter haben können (rauschend, brausend, sausend). Vor dem geöffneten Munde und bei ruhiger Atmung sind manchmal die mit dem Luftstrom fortgeleiteten Geräusche mit freiem Ohr wahrnehmbar. Der Kranke hört mitunter die in der Brusthöhle entstehenden Geräusche, besonders nachts. Die Geräusche haben nicht selten eine andere Klangfarbe als die gleichzeitig über dem Herzen wahrnehmbaren. In einem meiner Fälle (44jährige Frau) hatte ein diastolisches Geräusch einen eigentümlichen, langgezogenen Nachhall.

Die Verengerung der Trachea oder des linken Hauptbronchus führt zum *Stenosenatmen*, welches auf Distanz als schnarchendes Geräusch zu hören ist und zum *Stenosen-Husten*, die hochgradige Verengerung des linken Hauptbronchus zu abgeschwächtem bis aufgehobenem Atmungsgeräusch über der linken Lunge oder wenigstens über dem linken Unterlappen.

Die Perkussion läßt häufig (aber nicht immer) eine *Dämpfung* erkennen, welche in ihren Randpartien tympanitischen Schall aufweist. Die Dämpfung kann Zusammenhang mit der Herzdämpfung haben. Wenn das Aneurysma in der Tiefe der Thoraxhöhle liegt, kann jede Änderung des Klopfschalles fehlen, selbst wenn die Gefäßgeschwulst sehr groß ist. Die Dämpfung liegt oft weitab von der Herzdämpfung, z. B. hinten neben der Wirbelsäule.

Bisweilen ist bei der Perkussion *Münzenklirren* zu hören. KOLLERT wies es bei einem Subclavia-Aneurysma nach, WIESELSBERG bei einem Aneurysma der Arteria thoracica. Man hörte das Schallphänomen über dem Herzen, wenn man die Dämpfung rückwärts perkutierte.

Besonders vielgestaltig sind die *Kompressionssymptome* seitens der Nachbarorgane. Die bei Arcusaneurysmen besonders häufige Schädigung der großen Luftwege dokumentiert sich durch eine Änderung der Sprache infolge einer Lähmung des Recurrens resp. des linken Stimmbandes und etwas mangelhaften Kehldeckelschluß, welcher das Schlucken dünner Flüssigkeiten durch Verschlucken erschwert. Die Recurrenslähmung kann plötzlich ohne Prodrome einsetzen. Viele Kranke suchen nur wegen Heiserkeit den Arzt auf. Weiters ruft die Gefäßgeschwulst eine pulsatorische Vorwölbung der Trachealwand und eine Verengerung des Tracheallumens mit stridorösem Atmungsgeräusch hervor. Der Kehlkopf und die Trachea sind oft seitlich disloziert, die Hauptbronchien stehen in anderer Stellung zur Trachea als normalerweise. Der Druck auf den linken Hauptbronchus führt durch mangelhafte Lüftung der Lunge und Sekretstauung zu einer Relaxation des Lungengewebes mit tympanitischem Perkussionsschall, stark abgeschwächtem Atmungsgeräusch und Herabsetzung des Stimmfremitus. Vor dem Röntgenschirme kann man das inspiratorische „Ansaugen" des Mediastinums wahrnehmen. Die manchmal entstehende akute Bronchiektasie kann zumeist nur vermutet werden.

Die Kompression des Oesophagus macht Schluckstörungen; manchmal durch begleitenden Ösophagospasmus zeitweilige vollständige Undurchgängigkeit der Speiseröhre. Oberhalb der Kompressionsstelle des oft dislozierten, verlängerten und dadurch auch gekrümmten Oesophagus besteht manchmal eine Dilatation.

Druck großer Aneurysmen auf die Lunge ruft entweder Abschwächung des Atmungsgeräusches oder scharf bronchiales Atmen über dem durch Kompression verdichteten Lungenabschnitte hervor. Druck auf den linken Oberlappen erzeugt Dämpfung, Bronchialatmen (*Pseudotuberkulose*). HAMPELN hat dieses Phänomen eingehend studiert.

Große arterielle Gefäßstämme können durch dauernden Druck obliterieren, so die Subclavia (LABBÉ-HEITZ-AZEROD); die linke Carotis (eigene Beobachtung). Die Verengerung der Cava superior erzeugt über der oberen Thoraxhälfte mächtige Venektasien, strotzende Füllung der Halsvenen. Bisweilen führt die Kompression zu einem Ödem der oberen Brusthaut und der oberen Extremitäten und zu einer intensiven Cyanose der oberen Körperhälfte. Die Kompression kann aber, wie ich schon einige Male gesehen habe, nur eine Vena anonyma betreffen und dann eine Cyanose des Gesichtes und einer Extremität herbeiführen.

Die Arrosion der Wirbelsäule ruft anfangs Wurzelschmerzen, Steifigkeit der Wirbelsäule, Druck- und Klopfempfindlichkeit circumscripter Wirbelabschnitte, Stauchungsschmerz und meningeale Symptome hervor. Zweimal habe ich die Ausbildung einer kompletten Paraplegie binnen weniger Stunden beobachtet.

Die Pression des Hals- oder oberen Brust-Grenzstranges hat den HORNERschen Symptomenkomplex auf dem Auge der gleichen Seite zur Folge, ebenso auch halbseitiges Schwitzen und vasomotorische Erscheinungen im Gesichte.

Vagusdruck kann Bradykardie oder tachykardische Anfälle und quälende Dyspnoe, auch Hustenanfälle erzeugen.

Die Schädigung des Phrenicus kann sich durch Singultus oder durch radiologisch leicht erkennbare Diaphragmalähmung dokumentieren. Ich habe mehrmals bei ruhiger Atmung ein Zurückbleiben der Thoraxhälfte auf der Seite der Lähmung und bei tiefem Einatmen eine Überkompensation im Sinne einer stärkeren Hebung der Thoraxhälfte beobachtet.

Die Zerrung des Plexus brachialis ist die Ursache heftiger Brachialgien, selbst Lähmungen können als Folgezustände auftreten. Bei einem 60jährigen Sänger war eine rechtsseitige Brachialneuralgie ein Frühsymptom und von einer kompletten Arrosion der medialen Klavikelhälfte begleitet (eigene Beobachtung).

Fernsymptome und Folgezustände können durch Loslösung von Blutgerinnseln und Verschleppung in arterielle Gefäße hervorgerufen werden. Sie sind begreiflicherweise je nach der Dignität des betroffenen arteriellen Gefäßes sehr verschieden. Besonders häufig sind die Hirngefäße und die Arterien der Baucheingeweide betroffen. Aber ich habe auch mehrmals eine Embolie der Art. centralis retinae und in einem Falle eine Embolie einer Coronararterie mit Exitus subitus beobachtet. In einem Falle hatte ein aus einem Aneurysma der Ascendens stammender Embolus bei einer etwa 40jährigen Frau eine völlige Verlegung der linken Arteria renalis mit einer Totalnekrose der linken Niere herbeigeführt.

Fernsymptome können auch durch plötzlichen Verschluß größerer Gefäße infolge von Verziehung und Verlegung der Abgangsstelle zustande kommen. So habe ich auf diese Weise den Verschluß einer Carotis mit nachfolgenden umfänglichen cerebralen Erweichungen und kontralateraler Hemiplegie gesehen. Pulsdifferenzen durch Verziehung oder Verlegung der Abgangsstellen großer Gefäße sind häufig. Vor langer Zeit hat sich ZIEMSSEN, in letzten Jahren haben sich unter anderen BARD, LIAN, LANDAU-HELD, BERNARD-GILBERT-DREYFUS-FOULON mit diesem Thema befaßt.

Die wiederholt bei Aneurysmen der Aorta beobachteten Psychosen dürften durch Zirkulationsstörungen in den Hirngefäßen hervorgerufen sein.

Die *Perforationssymptome* sind sehr wechselnd. Die langsame Perforation durch die Thoraxwand führt zur Ausbildung der sichtbaren Gefäßgeschwulst. Ihr können rasende Schmerzen durch Arrosion der Rippen vorausgehen. (Dieselben verschwanden bei einem 55jährigen Manne binnen wenigen Tagen nach intravenösen Jod-Natriuminjektionen, obgleich die röntgenologisch erkennbare Rippenläsion persistierte.) Bei *langsamer Perforation* in einen Bronchus oder in die Trachea kann sich wiederholte Hämoptoe zeigen. Der Durchbruch in die Pleura kann ein Exsudat anderen Ursprunges vortäuschen (drei eigene Beobachtungen). Die langsame Perforation in den Oesophagus kann zu Hämatemesis oder zu Enterorrhagien führen. Das gleiche machte ein langsam in den Magen perforierendes Aneurysma aortae, welches ich beobachtet hatte. Der Durchbruch in die obere Hohlvene kann das imposante, schon einige Male von mir beobachtete Bild einer strotzenden Füllung der Venen der oberen Körperhälfte und positiven Venenpuls zeitigen. Die langsame Blutung in das Perikard ruft die Erscheinungen eines perikardialen Ergusses und der Herztamponade hervor. Perforation in den rechten Vorhof macht ähnliche Erscheinungen wie der Einbruch in die Hohlvene. In einem von mir gesehenen Falle bestand auch exquisiter positiver Leberpuls. Der Durchbruch in den Duralsack kann, wie ich einmal gesehen habe, zur Hämatorrhachis führen. Durchbruch in den Retropleuralraum kann zu einem enormen Hämatom führen (BIHARI).

Relativ selten erfolgt der Durchbruch nach außen, welcher den Tod in wenigen Minuten herbeiführt. Ich habe freie Perforation eines riesigen Aortenaneurysmas beobachtet; das Blut spritzte meterweit, nahezu bis zur Zimmerdecke. In der Regel aber versagt, selbst wenn die Hautdecken bis auf das äußerste verdünnt sind und ein Hämatom eine deutliche Verfärbung der Haut herbeigeführt hat, das Herz früher und bleibt die freie Perforation aus. Nach meinen Erfahrungen erfolgt — wenn überhaupt ein terminaler Durchbruch stattfindet — die Perforation viel häufiger in ein Hohlorgan, in eine seröse Höhle (Pleura, Perikard) oder selbst in die obere Hohlvene, als durch die Haut nach außen hin.

Der *Ausgangspunkt* der Gefäßerweiterung läßt sich mit Sicherheit nur durch die Röntgenuntersuchung erkennen. Die drei Hauptlokalisationen an der Brustaorta bieten differente klinische und auch röntgenologische Erscheinungen.

Die *Aneurysmen* der *Aorta ascendens* heben sich nach ASSMANN als bogenförmige Vorsprünge des Mittelschattens dicht oberhalb des rechten Vorhofbogens sehr deutlich gegen das helle Lungenfeld ab. Bei Rechtsdrehung des Patienten tritt der ins Lungenfeld vorspringende Bogen der Ascendensaneurysmen noch markanter hervor. Im ersten schrägen Durchmesser ist eine Verbreiterung des Aortenbandes und eine Verengerung des zwischen Wirbelsäule und Aorta gelegenen HOLZKNECHTschen Feldes erkennbar. Der sonst helle Retrosternalraum ist mehr oder weniger verschattet.

Von anderen Erscheinungen kommen dem Ascendensaneurysma am häufigsten zu: Sichtbare und fühlbare Pulsationen der vorderen Thoraxwand, Schwirren und Dämpfung über der bewegten Stelle, oft auch laute klopfende Töne oder rauhe Geräusche an diesem Abschnitt, Durchbrechung der knöchernen Thoraxwand und Bildung sekundärer, auch tertiärer Aneurysmen, welche als pulsierende Tumoren außerhalb des knöchernen Thorax liegen.

Wenn aber das Ascendensaneurysma nicht gegen die Thoraxwand oder gegen das Mediastinum zu tendiert, so können weitere Erscheinungen fehlen. Auffallend oft ist bei dieser Lokalisation das Aneurysma Zufallsbefund. Im

Frühjahr 1930 hatte ich im Krankenhause gleichzeitig fünf Ascendensaneurysmen in Beobachtung, von welchen zwei nur zufällig bei der Durchleuchtung entdeckt wurden und keine Erscheinungen machten. In einem meiner Fälle war nur eine schwere Intercostalneuralge das einzige Symptom eines großen Ascendens-aneurysmas. Manchmal ist ein Hochstand der rechten Subclavia (C. Gerhardt, Curschmann) vorhanden. Bisweilen wölbt sich ein von der Ascendens ausgehendes Aneurysma weit in die rechte Thoraxhöhle vor. Manchmal wieder bricht es in das Perikard ein.

Das *Aneurysma des Arcus aortae* hat eine reichhaltigere Symptomatologie. Durch seine nahen räumlichen Beziehungen zum N. recurrens und zur Trachea kann es Stimmbandlähmung (links) und Tracheostenose schon in frühem Stadium hervorrufen, sogar wenn es radiologisch noch nicht erkennbar ist. Die tracheoskopische Untersuchung deckt nicht selten die pulsierende Vorwölbung der linken oder vorderen Trachealwand auf.

Röntgenologisch findet man nach Assmann öfters bei gerader Durchleuchtung eine Verbreiterung des Gefäßschattens nach rechts und links und eine (nicht charakteristische) nach oben im Jugulum. Bei der Durchleuchtung im ersten schrägen Durchmesser ist eine bauchige Vorwölbung in den hellen Mittelraum hinein sichtbar. Oft werden Trachea und Oesophagus verdrängt und komprimiert (Untersuchung im zweiten schrägen Durchmesser).

Durch Kompression der im Mediastinum liegenden wichtigen Gebilde (Nerven, Venen), durch Druck auf die Speiseröhre oder auf den linken Hauptbronchus, durch Verlagerung des ganzen Mediastinums, durch das Zusammenpressen des linken Oberlappens der Lunge, durch Verziehung der arteriellen Abgangsstellen, manchmal auch durch Ausbauchung des Aortenbogens nach oben können sehr mannigfache klinische Bilder entstehen, deren ausführlichere Schilderung uns zu weit führen würde.

Das *Descendensaneurysma*. Sitzt es im oberen Teile der Aorta descendens, so ruft es nach Assmann eine seitliche Ausbuchtung des Descendensschattens bei gerader Durchleuchtung hervor, ragt in das linke Lungenfeld vor und überragt den Pulmonalbogen seitlich. Bei tieferem Sitze ist in der Regel schräge Durchleuchtung erforderlich. Im ersten schrägen Durchmesser kann es eine umschriebene Verdunkelung des Mediastinalraumes hervorrufen. Deutlich prägt es sich im zweiten schrägen Durchmesser aus, wenn es über den Wirbelsäulenschatten seitlich hinausragt, während der Herzschatten infolge der Drehung zurücktritt. Arrosionen der Wirbelsäule sind auch röntgenologisch beobachtet (Hänisch, Pokrowsky u. a.).

Da das Descendensaneurysma nicht selten einen ziemlich langen Hals besitzt, kann es weit nach rechts hinüberreichen und schwere Kompression mediastinaler Gebilde setzen. Ein in Beobachtung gestandener Fall bot eine deutliche Pulsation der rechten oberen Thoraxwand, Oesophagus- und Larynxsymptome, welche unter antiluetischer Therapie zurückgingen.

Nicht selten ist eine Dämpfung im Interscapularraum entsprechend der Höhe des Aneurysmas nachweisbar, jedoch bricht das Aneurysma sehr selten rückwärts durch die hintere Brustwand nach außen durch. Wiederholt habe ich aber außer den röntgenologisch nachweisbaren Veränderungen nur klopfende Töne als einzige Symptome des Descendensaneurysmas feststellen können.

Rückenschmerzen scheinen den Descendensaneurysmen häufig zuzukommen. Typisch soll nach Liebig eine Zunahme der Schmerzen beim Liegen sein; dies trifft aber wohl nur für einzelne Fälle zu. Einige Male habe ich eine auffallende Rigidität der Brustwirbelsäule (offenbar durch Verwachsungen mit dem Aneurysma oder durch Arrosion bedingt) beobachtet.

Das *Aneurysma der Aorta abdominalis* kann bei tieferem Sitze durch die Palpation erkannt werden, jedoch stoßen auch bei großen pulsierenden Geschwülsten selbst bedeutenden Diagnostikern viel häufiger Fehldiagnosen zu, als allgemein angenommen wird. Dies beweist eine von NEUSSER in der Wiener Gesellschaft für innere Medizin inaugurierte Debatte. Die Röntgenuntersuchung stößt oft auf Schwierigkeiten; eine Lufteinblasung in den Magen und Darm kann manchmal die Erkennung des Aneurysmas ermöglichen (BÖTTNER). Ohne dieses Hilfsmittel ist zwar schon die radiologische Diagnose richtig gestellt worden (HESSE, HOLZKNECHT in einem meiner Fälle), ist aber, wie ASSMANN mit Recht betont, unsicher. Bei einem meiner Kranken brachte forcierte Lendenlordose eine starke Zunahme der Schmerzen. COOMBS berichtet über retroperitoneale Ruptur des Sackes bei einer 20jährigen Frau mit kongenitaler Lues.

β) *Komplikationen der Aneurysmen.* Da die weitaus überwiegende Zahl der Aneurysmen auf dem Boden einer luetischen Aortitis erwächst, so können die häufigen Komplikationen der letztgenannten Affektion zu der Gefäßerweiterung hinzutreten. Demnach sind auch bei Aneurysmen die Angina pectoris, die Aorteninsuffizienz und die kardiale Dyspnoe resp. Herzinsuffizienz keine seltenen Befunde, selbst wenn die Ausbauchung des Gefäßes vom Herzen entfernt liegt.

In der Regel ist bei Aneurysmen der Aorta keine Hypertrophie des linken Ventrikels vorhanden, worauf schon viele der älteren Autoren hinweisen. Wenn sich aber eine Aorteninsuffizienz ausbildet, so ist zumeist die (nicht immer erhebliche) Dilatation und Hypertrophie des linken Ventrikels sowohl durch Verlagerung des Spitzenstoßes und kräftigere Hebung desselben, als auch durch die Röntgenuntersuchung erkennbar („Schuhform"-ASSMANN). Daneben sind die typischen auscultatorischen Erscheinungen und die bekannten Symptome an den peripheren Arterien nachweisbar.

Das Herz selbst kann durch den Druck des Aneurysma verlagert sein. Entweder Querlagerung bei Ascendenserweiterungen oder Verschiebung nach links unten bei Aneurysmen des Ascendens und des Arcus oder Verschiebung nach rechts bei Aneurysmen des Descendens.

Die Beziehungen zu den großen Luftwegen, der Lunge und der Pleura wurden schon früher erwähnt. Bei Kompression des linken Hauptbronchus sind nicht nur auscultatorische und perkutorisch erkennbare Abweichungen von der Norm vorhanden, sondern auch röntgenologische Zeichen. Das Mediastinum bewegt sich im Inspirium gegen die erkrankte Seite — es wird angesaugt (JAKOBSOHN. HOLZKNECHT), das Diaphragma steht auf der kranken Seite höher und rückt im Exspirium rascher nach aufwärts (beim Husten besonders deutlich erkennbar). Das Lungenfeld ist dauernd verdunkelt, die Intercostalräume enger und eingezogen, die Rippen fallen steiler ab (ASSMANN, HOLZKNECHT). Um die Bronchusstenose herum entwickeln sich häufig Verdichtungsprozesse der Lunge, welche röntgenologisch dunkle Schatten geben, oft ihre Größe wechseln, da die pneumonischen Prozesse auch rückbildungsfähig sind. Der sich vorbereitende Durchbruch eines Aneurysmas in den Bronchus kann durch die radiologische Untersuchung vermutet werden (ASSMANN). Die Ausbildung großer Pleuraexsudate, welche das Aneurysma manchmal begleiten (KIENBÖCK), kann die Röntgendiagnose außerordentlich erschweren, weil eine diffuse Verschattung auftritt.

Vor kurzem konnte ich mit KIENBÖCK durch Monate hindurch bei einem 32jährigen Manne mit einem Aneurysma des Arcus aortae einen Verdichtungsprozeß der Lunge in unmittelbarer Nachbarschaft der Aorta beobachten, welcher zahlreiche streifige Ausläufer fächerförmig in die Lunge entsandte. Unter

antiluetischer Therapie bildete etwa binnen zwei Monaten sich das fieberlos
verlaufende Infiltrat zurück. Ich denke mit Kienböck an ein syphilitisches
Infiltrat der Lunge.

Wenn das Aneurysma dem Perikard benachbart ist, kann, wie ich mehrmals
gesehen habe, eine *Perikarditis* als terminale Komplikation hinzutreten.

Die *Veränderungen des Herzmuskels* spielen oft eine entscheidende Rolle
im Krankheitsverlaufe, Insuffizienzerscheinungen mit Stauungsvorgängen an
den inneren Organen, transitorisches Lungenödem, Lungeninfarkte, manchmal
auch Infarktpneumonien, und generalisierte Ödeme sind in vielen Fällen die
terminalen Erscheinungen bei den Aortenaneurysmen.

Tochteraneurysmen. Sehr häufig sitzen dem primären Aneurysma neuerliche Ausbauchungen auf, welche sogar in eine dritte Gruppe von Hohlräumen
führen können. Diese sekundären und tertiären Aneurysmen, auch Tochter-
und Enkelaneurysmen genannt, sind klinisch zu diagnostizieren. Wenn sie
einen schmalen Hals besitzen, so macht die Gefäßgeschwulst oft erst weit von
der Abgangsstelle Erscheinungen. Die Erfahrung lehrt, daß das die Thoraxwand durchbrechende Aneurysma zumeist ein sekundäres ist. Auch läßt sich
bisweilen die radiologische Diagnose stellen. Es sind dann mehrfach bogig
gekrümmte Konturen zu sehen, welche durch Einkerbungen voneinander
abgegrenzt werden (Assmann). Wenn ein sichtbares Aneurysma mehrere Vor-
wölbungen aufweist, dann sind oft schon tertiäre Aneurysmen vorhanden.

Multiple Aneurysmen. In einem erheblichen Prozentsatze der Fälle gibt
die Aortenwand an zwei oder mehr Stellen des Gefäßrohres nach, so daß mehrere
Ausbuchtungen entstehen. Graves sah in 17% seiner Beobachtungen multiple
Aneurysmen. Wenn mehrere entfernt voneinander liegende Abschnitte der
Aorta erkrankt sind, so kann man mit Hilfe der Röntgenuntersuchung die
Diagnose auf multiple Aneurysmen stellen. In einem meiner Fälle war die in
vita gestellte Diagnose auf drei Aneurysmen der Aorta durch die Obduktion
verifiziert worden. Die Erkennung von Doppelaneurysmen ist mir wiederholt
geglückt und ist leicht, wenn die beiden Gefäßgeschwülste weit voneinander
liegen. Viel schwerer ist die Diagnose, wenn die Aneurysmen benachbarte Teile
des Gefäßrohres betreffen, jedoch konnten wir in einem Falle das gleichzeitige
Vorhandensein eines Arcus- und Descendensaneurysmas in vita erkennen.

Sehr eigenartige Bilder kann das seltene *Aneurysma* des *Sinus Valsalvae*
liefern (F. Kraus). Es geht mit anginösen Beschwerden, perikardialem Reiben,
Kompression der Arteria pulmonalis einher und bricht gerne in das Perikard
oder rechten Vorhof durch (Maresch).

2. Diagnose. Differentialdiagnose der Aortenaneurysmen.

Die Erkennung eines Aortenaneurysmas ist nicht schwer, wenn es sich durch
sichtbare Pulsationen verrät. Auch ist die Diagnose der Aortenbogenerweite-
rung durch die zumeist vorhandene und frühzeitig einsetzende linksseitige
Recurrenslähmung sehr erleichtert. In vielen Fällen lenken auffallend laute
Töne oder Geräusche außerhalb des Bereiches des Herzens die Aufmerksamkeit
des Beobachters auf die Möglichkeit einer Gefäßgeschwulst. Stridor bei tieferer
Atmung, Stenosehusten oder abgeschwächtes Atmen über der linken Lunge
bei tympanitischem Perkussionsschalle, Verdrängungserscheinungen der Brustorgane müssen stets an Aneurysma denken lassen. Die Röntgenuntersuchung
sichert häufig die Diagnose auf den ersten Blick, ebenso die Tracheoskopie.

Wenn die Erscheinungen auf zwei weit voneinander weg liegende Abschnitte
des Gefäßes hinweisen, so erinnere man sich, daß multiple Aneurysmen nicht
selten sind.

Und dennoch ist bisweilen die Diagnose schwierig und erst nach reiflicher Überlegung zu stellen, da nicht wenige andere Zustände ähnliche Erscheinungen hervorrufen wie das Aortenaneurysma.

Am häufigsten erfolgt eine Verwechslung mit einem *Mediastinaltumor.* Handelt es sich um Lymphogranulomatose, so sind in der Regel Drüsen in der Axilla, in der Supraclaviculargrube tastbar. Wenn Drüsenschwellungen metastatischer Natur ausgebildet sind, so kann der Nachweis eines Primärtumors in den Lungen durch Auscultation, Perkussion und Röntgenbefund Aufklärung bringen. Oder man kann einen Primärtumor an anderer Stelle nachweisen. So habe ich vor einigen Jahren einen Kranken untersucht, bei welchem die Erkennung eines Hypernephroms der Niere die bis dahin angenommene Annahme eines Aortenaneurysmas als irrig erwies. Bei leukämischen Drüsenschwellungen helfen in der Regel der Milztumor, der Blutbefund die mediastinalen Dämpfungen und Schatten zu erklären.

In allen diesen Fällen wie auch bei benignen Geschwülsten des Mediastinums ist oft die Röntgenuntersuchung entscheidend. Man muß durch Durchleuchtungen in den verschiedensten Richtungen feststellen, ob der auf Aneurysma suspekte Schatten sich vom Aortenschatten trennen läßt, oder ob eine Sonderung nicht möglich ist (HOLZKNECHT). Auch durch die Beachtung des Schattenrandes kann man wertvolle diagnostische Zeichen ermitteln. Er kann aber, wie KIENBÖCK ausführt, sowohl bei Aortenaneurysmen als auch bei Tumoren verschiedener Art einem einheitlich gekrümmten, wenn auch unterbrochenen Gefäßrand gleichen, oder er kann unregelmäßig konturierte Gebilde umsäumen. Manchmal entscheidet erst die längere Beobachtung des Verlaufes.

Das Symptom der *Pulsation* kommt keineswegs nur Aneurysmen zu. Es kann die Pulsation mitgeteilt oder auch gefäßreichen Tumoren eigen sein. Wenn ein Tumor der Aorta anliegt, so wird er mitunter mitgeteilte Pulsation aufweisen; wenn er die Aorta umklammert, so kann er anscheinend systolisch anschwellen. Wir kennen seltene Pleuritisformen, welche zu ausgedehnten pulssynchronen Erschütterungen der Thoraxwand führen — Pleuritis pulsans *(Empyema pulsans).* Die Röntgenuntersuchung liefert dann in den meisten Fällen eine rasche und sichere Entscheidung. Das Fehlen einer Pulsation am Rande des Schattens spricht andererseits nicht absolut gegen Aneurysma (ASSMANN).

Die Unterscheidung von *retrosternalen Strumen* ist auch nicht immer leicht (KIENBÖCK). Stärkere Venektasien der Thoraxwand sprechen für Strumen, Hebung des Schattens beim Schluckakt ebenfalls. Wenn aber ein Aneurysma mit der Trachea oder dem linken Bronchus verwachsen ist, kann gleichfalls das Symptom vorhanden sein (ASSMANN). Rasche Rückbildung der schattengebenden Schwellung unter Thyreoidea- und Röntgenbehandlung läßt sich für die Annahme einer Struma verwerten.

August 1929 beobachtete ich einen 62jährigen Mann mit einem sehr großen Bogenaneurysma und Verschluß der Cava superior. Die Autopsie zeigte aber, daß die Cavaobliteration nicht durch das Aneurysma, sondern durch eine große substernale Struma mit Verdrängung der Trachea bedingt war.

Ein wichtiges radiologisches Symptom, welches die Unterscheidung zwischen Tumor und Aneurysma oft ermöglicht, besteht nach KIENBÖCK, ASSMANN darin, daß Aneurysmen gewöhnlich glatte, ziemlich regelmäßig gebogene Ränder haben, während Mediastinaltumoren zumeist buchtige, zackige Ränder besitzen. Aber auch bei Aneurysmen können durch Anlagerung mehrere Erweiterungen nebeneinander oder durch Tochteraneurysmen mehrfach bogig gekerbte Konturen zustande kommen. Streifige Einwucherungen in die Lunge sprechen für Tumor (KIENBÖCK).

Hilusdrüsen heben sich nach ASSMANN weniger scharf ab und entsenden oft Schattenausläufer in das Lungengewebe.

Dermoide haben eine rundliche Gestalt und sehr scharfe glatte Ränder (ASSMANN). Bisweilen findet man Flecken, welche auf Zähne oder Knochenbildungen hinweisen (WEIL).

Einen ausgesprochen bogenförmigen Kontur können große *Neurofibrome* des Mediastinums aufweisen, wie wir dies bei einem in vita auf meiner Abteilung erkannten, von REDLICH publizierten Falle gesehen haben. Bei dieser Kranken, wie bei einem zweiten von mir beobachteten Falle, waren aber auch multiple kleine Neurofibrome der Haut vorhanden. Der Tumorschatten war deutlich vom Gefäßschatten abgetrennt. Es bestand schwerste, aber einem Wechsel unterliegende Tracheostenose.

Da Aneurysmen gelegentlich den Oesophagus stark komprimieren, dann auch ein durch den Druck hervorgerufener Spasmus die Lichtung noch stärker verlegt, so kommt bisweilen *Krebs* der *Speiseröhre* differentialdiagnostisch in Betracht. Während meiner Assistentenzeit führte eine solche Fehldiagnose zur Bougierung und zur Perforation des Aneurysmasackes. Die Beobachtung des Kontrastbreies im Röntgenbilde, das Verhalten des Gefäßschattens werden solche Irrtümer vermeiden lassen. Ebenso lassen sich röntgenologisch ziemlich leicht *Divertikel* und *spindelförmige Dilatationen* des Oesophagus unterscheiden.

Eine *Skoliose* der *oberen Brustwirbelsäule* kann im Röntgenbilde ein Aneurysma vortäuschen. Die Durchleuchtung in verschiedenen Durchmessern läßt den Irrtum vermeiden.

Der *Senkungsabsceß* der Wirbelsäule pulsiert nicht. Auch spricht der meist beiderseits von der Wirbelsäule mit flach bogenförmigen Grenzkonturen sich ausbreitende Schatten für Absceß (ASSMANN). Dazu kommt der Nachweis der Tuberkulose in anderen Organen, die Herdreaktionen auf Tuberkulin, Gibbusbildung, Druckempfindlichkeit der Wirbelsäule. Findet man den normalen Aortenschatten in der pathologischen Verschattung, so ist Aneurysma fast auszuschließen.

Rundliche metastatische Tumoren der Lungen können, wenn ihr Bild breit mit dem Mediastinalschatten in Verbindung tritt, leicht ein sackförmiges Aneurysma vortäuschen. KIENBÖCK hebt hervor, daß in solchen Fällen außer der Pulsation der Umstand berücksichtigt werden muß, daß bei Aneurysmen der Sack nicht auf den normal weiten, sondern auf der diffus gedehnten, spindelig dilatierten Aorta aufsitzt und daß das konstruierte „Aortenaneurysmaoval" in der Regel schräg liegt, und zwar im Vergleiche zum Herzoval verkehrt schräg. Der Primärtumor ist oft so versteckt und klein, daß er sich der Diagnose entzieht.

Wenn das Aneurysma das Sternum, die Rippen oder die Wirbelsäule usuriert, so liegt eine Verwechslung mit *Knochentumoren* nahe. Die Röntgenuntersuchung bewahrt in solchen Fällen vor Irrtümern, wenn pulsatorische Phänomene fehlen und die Gefäßgeschwulst bis dahin keine Erscheinungen hervorgerufen hatte.

Der *kalte Absceß*, welcher vom Sternum ausgeht, bietet manchmal pulsatorische Erschütterungen. Die radiologische Untersuchung zeigt, daß kein Zusammenhang mit der Aorta besteht.

Ein den linken Hauptbronchus komprimierendes kleines *Aneurysma* kann, wie ich bereits gesehen habe, ein *Bronchialcarcinom* vortäuschen. Bekanntlich verlegt das wuchernde Carcinom das Lumen des Bronchus; zuerst kann Stenosenatmen, dann aufgehobenes Atmungsgeräusch in dem Bezirke des verengten Bronchus auftreten. Es kommt auch das HOLZKNECHTsche Phänomen, das Ansaugen des Mediastinum bei tiefem Inspirium zustande. Manchmal zeigt die Tracheoskopie oder Bronchoskopie das Pulsieren der Vorwölbung. Oft aber läßt sich aus der Röntgenuntersuchung der Zusammenhang des Schattens mit dem Gefäßschatten erschließen, womit die Diagnose Aneurysma sichergestellt ist. C. Ruf berichtet über ein luetisches Aneurysma der Aorta abdominalis, welches in den Bronchus des linken Unterlappens durchgebrochen war und ein Bronchialcarcinom vorgetäuscht hatte.

Ein die unteren Thoraxabschnitte einnehmendes Aneurysma kann eine *exsudative Pleuritis* vermuten lassen. Pulsatorische Phänomene der Thoraxwand müssen nicht ausgebildet sein. Bisweilen ist auch wirklich ein Erguß neben Aneurysma vorhanden. Die Erkennung ist dann nicht immer leicht. Der auscultatorische Befund von auffallend lauten Tönen oder Geräuschen über der Dämpfung und die röntgenologische Untersuchung sind ausschlaggebend.

Isthmusstenosen der Aorta gehen mit einer Erweiterung der zentral von der Stenose gelegenen Aortenabschnitte einher. Da, wie Fälle von Pinks und Stadler zeigen, die Stenose luetischer, nicht kongenitaler Natur sein kann, muß der Röntgenbefund, der Nachweis arterieller Kollateralen (im Falle von Stadler fehlend) und eines lauten systolischen Geräusches beinahe über dem ganzen Thorax berücksichtigt werden, um die Unterscheidung von einem Bogenaneurysma zu ermöglichen.

Chronische Pneumonien in der Umgebung der Aorta können ein Aneurysma vortäuschen, in der Nähe der Gefäßerweiterung eine weit erheblichere Größe derselben vermuten lassen. Probatorische Röntgenbestrahlungen zeigen durch das Verschwinden von Schatten die Gegenwart einer Pneumonie an.

Druck auf den linken Oberlappen durch einen Aneurysmasack erzeugt bisweilen das von Hampeln besonders gut studierte Bild der *aneurysmatischen Pseudotuberkulose* mit Dämpfung, Bronchialatmen, häufigem blutigen Auswurf. Die genaue Untersuchung deckt aber die Ektasie der Aorta auf.

Das gleiche gilt für *neuralgische Zustände*, unter welchen *Intercostal-Brachialgien* die häufigsten sind. Die klinische und namentlich die Röntgenuntersuchung lassen die Schmerzen als Symptom des Gefäßleidens erscheinen.

Wenn die Beschwerden, welche das Aneurysma verursacht, ein nervöses Individuum betreffen, so kann sich der Irrtum ereignen, daß die Klagen als Ausdruck einer *Herzneurose* angesehen werden. L. Braun teilt einen solchen Fall mit. Ähnliche dürften viele erfahrene Praktiker gesehen haben. L. v. Schrötter pflegte öfters von einem derart verkannten Aneurysma zu erzählen, welches dann erst durch tracheoskopische Untersuchung entdeckt wurde.

Umfangreichere *peritoneale Verwachsungen*, in welchen sich nur wenig dilatierte Arterien befinden, können den Eindruck mächtiger Aneurysmen hervorrufen (Neusser, eigene Beobachtung).

Pulsierende Knochengeschwülste der Lendenwirbelsäule, des Kreuzbeines oder Darmbeines können durch längere Zeit hindurch ein Aneurysma der Aorta abdominalis vortäuschen. Oft bringt dann der Nachweis eines Primärtumors die Diagnose.

Tumoren, welche der Aorta aufliegen, können auch gelegentlich die Annahme eines Aneurysmas der Aorta abdominalis veranlassen. Allerdings klärt die genaue Untersuchung und Beobachtung meist die Sachlage.

3. Prognose der Aortenaneurysmen. Alter. Geschlecht. Häufigkeit.

Der Verlauf der Aortenaneurysmen ist im allgemeinen ein ungünstiger. Die Sterblichkeit der in die Berliner Krankenhäuser aufgenommenen Fälle betrug 33% (Leschke). Unbehandelt pflegen sie ständig zu wachsen, obgleich auch in solchen Fällen Zeiten des Wachstumsstillstandes mit solchen rascherer

Progression wechseln. Von der Lokalisation hängt dann sehr viel für die zeitliche Dauer der Erkrankung ab. Druck auf lebenswichtige Gebilde kann schon bei kleinen Aneurysmen frühzeitig die bedrohlichsten Erscheinungen herbeiführen. So ist Druck auf die Trachea oder auf den linken Hauptbronchus prognostisch ungünstig zu beurteilen. Ich habe Aneurysmen mit schwerer, tracheoskopisch deutlich erkennbarer Tracheostenose beobachtet, welche schon kurze Zeit nach den ersten Anzeichen einer Erkrankung Suffokation herbeiführte.

Andererseits können Gefäßgeschwülste, welche sich in minder wichtigen Regionen ausbreiten, so die in die rechte Thoraxhälfte vorspringenden, eine sehr erhebliche Größe erreichen, selbst viele Monate hindurch bestehen, bis sie irgendwelche subjektive Beschwerden setzen.

Auch hängt das Wachstum der Aneurysmen und damit die gesteigerte Perforationsgefahr stark von äußeren Momenten ab. Schwere körperliche Arbeit, Heben schwerer Lasten, starkes Pressen, intensiver körperlicher Sport, vor allem aber auch stumpfe Traumen des Thorax (z. B. Wagendeichselstoß, Boxkampf) können eine rasche Größenzunahme des Aneurysmasackes bewirken. Jedoch haben Cowan-Foulds Beobachtungen von Aneurysmen bei schwer arbeitenden Leuten mitgeteilt, welche lange Zeit hindurch beschwerdefrei blieben.

Je größer das Aneurysma wird, desto mehr Möglichkeiten ergeben sich für Ausbildung von Komplikationen. Begleitende Pneumonien, Pleuritiden, Embolien in die verschiedensten Arterien sind die häufigsten Komplikationen.

In sehr vielen Fällen zeigen sich bei größeren Aneurysmen Zeichen einer Herzinsuffizienz, welche von da an das Krankheitsbild beherrscht. Stärkere und geringere Dekompensation wechseln dann oft ab, bis das Herz zusehends erlahmt. In diesen Stadien bildet sich nicht selten eine deutliche Kachexie aus, welche gegen das Lebensende zu ständig an Intensität zunimmt.

Der Tod erfolgt nur in der kleineren Zahl der Fälle durch langsame oder rasche Perforation. Graves hat allerdings im Gegensatze zu meinen Erfahrungen Durchbruch in der Hälfte seiner Fälle beobachtet. Überhaupt zeigen die amerikanischen Statistiken eine auffallende Häufigkeit der Perforationen. So teilen Clawson-Bell mit, daß unter 126 obduzierten Fällen von syphilitischer Aortitis 35 der Ruptur eines Aortenaneurysmas erlegen waren. Ich habe erst in wenigen Fällen von Aortenaneurysmen die Perforation nach außen beobachtet — ein ebenso imponierender, wie schrecklicher Anblick. In den meisten Fällen erlahmt das Herz früher, selbst wenn bereits eine Suffusion der das Aneurysma deckenden Hüllen den bevorstehenden Durchbruch anzeigte. Etwas häufiger ist die Perforation in ein Hohlorgan (Trachea, Bronchialbaum, Oesophagus, Magen), in die Pleurahöhle oder in das Perikard. Oder es erlöst eine komplizierende Pneumonie, eine Embolie einer Hirnarterie, eine Hirnblutung oder irgendeine andere Komplikation den Kranken.

Der soeben geschilderte Verlauf in nicht spezifisch behandelten Fällen, den wir früher so oft beobachtet haben, wird durch die antisyphilitische Therapie wesentlich modifiziert. Conybeare stellt fest, daß in England seit 1917 die Zahl der Todesfälle infolge von Aortenaneurysmen, welche bis 1917 fast konstant war, infolge der Zunahme der Behandlung mit Salvarsan ständig abnimmt. Ein passagerer Stillstand von längerer, selbst mehrjähriger Dauer ist oft auf Rechnung der Behandlung zu buchen. Ein sichtbares Fortschreiten der Erkrankung kann selbst wiederholt zum Stehen gebracht werden. Mitunter sieht man sogar ein Kleinerwerden eines Aneurysmas mit Besserung der Schmerzen. Ich habe solche Beobachtungen bisher in nicht wenigen Fällen erhoben. Analoge Erfahrungen machten verschiedene Autoren wie Schottmüller, Hift, Külbs, Maclachan, L. Braun, Israel-Rosenthal. Im Gegensatze hierzu

hat ROMBERG nie einen Rückgang von sackförmigen Aneurysmen gesehen.
v. HANSEMANN meint, daß eine Verkleinerung einer röntgenologisch sichtbaren
Geschwulst auch auf Rückbildung periaortitischer Veränderungen beruhen
könne. L. BRAUN bemerkt richtig, daß Aneurysmen, in deren Wandungen
keine syphilitischen Veränderungen mehr bestehen, durch spezifische Therapie
nicht mehr beeinflußt werden können. HUBERT bezieht einen Rückgang auf
Organisation von Thromben, welche unabhängig von der Einleitung einer
spezifischen Therapie erfolgen kann.

Die Prognose quoad durationem ist zweifelsohne seit der Durchführung
einer antisyphilitischen Therapie der Aneurysmen wesentlich günstiger geworden.
Es sind auch durch den Stillstand der Erkrankung mehr Aussichten auf gelegentliche Heilung. Jedoch kommt letztere nach meiner Erfahrung doch nur ausnahmsweise zustande. Das Gefäßsystem ist in der Regel zu schwer geschädigt
und die Läsionen sind zu mannigfacher Art, als daß eine völlige Genesung
zu erwarten wäre. Ich habe aber an anderer Stelle mitgeteilt, daß ich
bis vierjährige Besserungen bei Aeurysmen beobachtet habe, welche bereits
die Thoraxwand durchbrochen hatten. Einen nunmehr fast 5 Jahre währenden
Rückgang der Erscheinungen beobachte ich bei einem Aortenaneurysma,
welches im Beginne der Behandlung Zeichen einer schweren Kompression der
Vena cava superior dargeboten hatte. Auch HIFT berichtet über langjährigen
Verlauf behandelter Aneurysmen. CONYBEARE erzählt von 23 spezifisch
(mit Neosalvarsan) behandelten Fällen. 12 Kranke starben, 5 wurden wieder
arbeitsfähig, darunter leisten 4 schwere körperliche Arbeit seit mindestens
31 Monaten.

Gelegenheitsursachen. Als wichtigste auslösende Ursache ist ein stumpfes
Trauma anzusehen und auch wiederholt beschrieben (THOREL, BENDA, FEILCHEN-
FELD, BUSSE, HART u. v. a.). Schwere körperliche Arbeit, Heben schwerer
Lasten, starkes Pressen können bei syphilitischer Aortitis Aneurysmenbildung
herbeiführen. Das seltene Aneurysma des Truncus coeliacus (in einem Falle
im Vereine mit Aneurysma der Aorta abdominalis) wurde von OMODEI-ZORINI
in zwei autoptisch verifizierten Fällen nach Trauma beobachtet. In beiden
Fällen bestanden typisch luetische Wandveränderungen.

Multiple Aneurysmen sind bei Syphilitischen nicht sehr selten. L. BRAUN
teilt einen solchen klinisch von KOVACS beobachteten Fall mit. Ich habe wieder-
holt zwei Aneurysmen bei demselben Individuum autoptisch gesehen, einen
Fall mit drei Aneurysmensäcken noch bei Lebzeiten des Kranken erkannt.
GRAVES hat multiple Aneurysmen 8mal unter 45 autoptisch festgestellten
Fällen nachgewiesen.

Alter. Die Aneurysmen der Aorta können in jedem Alter auftreten, jedoch
ist die Entwicklung nicht traumatischer Gefäßgeschwülste vor dem 25. Lebensjahr ungewöhnlich. Das am häufigsten befallene Lebensalter betrifft das 30. bis
50. Jahr. HARE und HOLDER finden unter 935 Fällen die meisten Erkrankungen
zwischen 35 und 45 Jahren, die nächsthäufigen zwischen 25. und 35. Jahr.
CRIPS stellte in $^4/_5$ der Beobachtungen ein Alter zwischen 30. und 50. Lebensjahr fest (327 unter 391 Fällen). LEBERT und WALPERT finden in ihren kleineren
Zusammenstellungen (59 resp. 55 Fälle) die Mehrzahl der Erkrankungen im
40.—60. Jahre. L. BRAUN teilt mit, daß das Alter der Individuen mit syphilitischen Aneurysmen zwischen 25 und 60 Jahren schwankte. EMMERICH fand
das fünfte, JUDA das sechste, BORSDORFF das siebente Dezennium bevorzugt.
SCHRÖTTER findet unter 220 Aneurysmen 74 im Alter von 40—50, 52 im Alter
von 50—60, 34 im Alter von 60—70 Jahren.

Das *Intervall* zwischen Infektion und Aneurysmenbildung ist ziemlich lang,
DONATH rechnet im Durchschnitt 18 Jahre, STADLER 20.

Jedoch gibt es Fälle mit kürzerem Intervall. Im Weltkrieg sah ich mehrmals Fälle mit nur mehrjährigem Intervall. Im Falle von Lick lag zwischen Infektion und dem radiologischen Manifestwerden ein Zwischenraum von kaum einem Jahr. Brooks Harlow sah in zwei autoptisch sichergestellten Fällen ein Aortenaneurysma in den ersten sechs Monaten post infectionem (!).

Geschlecht. Das männliche Geschlecht überwiegt weitaus. Crips und Hodyson finden unter 685 Kranken mit Aneurysmen großer Gefäße nur in 11% Frauen. L. Braun stellt 92 Männern 43 Frauen gegenüber (von mir sind syphilitische und nichtsyphilitische zusammengezählt). Schrötter nimmt das Verhältnis von 2:1 an. An meiner Abteilung gelangten in 5½ Jahren 29 Fälle (21 Männer, 8 Frauen) zur Beobachtung. In meiner Privatpraxis betrafen meine letzten 10 Beobachtungen ausschließlich Männer.

Die *Zahl der luetischen Aneurysmen* dominiert in der Gesamtzahl der Aneurysmen. Welch rechnet, daß 66% aller Aneurysmen der englischen Armee auf Syphilis zu beziehen seien, Malmsten glaubt, daß 80% luetischer Natur sind, andere Kliniker kommen zu noch höheren Schätzungen. Stewart-Garland sind der Ansicht, daß 89% der Ascendensaneurysmen syphilitische sind. Herzaneurysmen wären aber nur zu zwei Drittel luetisch. Die älteren Kliniker schätzen den Anteil der Syphilis niedriger ein, so C. Gerhardt 50%, M. Schmidt 29%, A. Fränkel 36%, Lichtenstein 39%, Heiberg 41%, Lesser 26% u. a. m. In neuerer Zeit steigt aber die Prozentzahl der erwiesenen oder vermuteten syphilitischen Aneurysmen an. Rasch rechnet 82%, Etienne 69%, Heller und seine Schule (besonders Doehle, Backhaus, Moll) 85%. Auch W. His, Gram, Romberg, Vaquez, A. Fränkel u. a. glauben, daß das Aortenaneurysma fast immer auf Syphilis beruhe. In ähnlichen Gedankengängen bewegen sich die Angaben von Benda, Thorel, Kaufmann, Drumond, obgleich sie sich wesentlich reservierter aussprechen als die Kliniker.

Mir macht es den Eindruck, wie wenn jetzt die Lues als ätiologischer Faktor überschätzt würde. Denn wenn auch die weitaus überwiegende Mehrheit der Gefäßgeschwülste auf syphilitischer Basis entsteht, gibt es doch nicht wenige Fälle, welche durch Traumen oder Infektionen anderer Natur (mykotische Aneurysmen) hervorgerufen sind.

Häufigkeit. Külbs gibt an, daß im Obduktionsmaterial sich in 1—2% Aneurysmen finden. v. Schrötter hat im Wiener Materiale (Allgemeines Krankenhaus) unter 19300 Autopsien 220 Aneurysmen, Eppinger im Grazer Material unter 3150 Obduktionen 22 Aneurysmen, Inda (nach Schrötter) unter 8871 Fällen 48 Aneurysmen, L. Braun (Wiener Material 1901—1907) unter 19657 Obduktionen 135 Aortenaneurysmen. Besonderheiten des Materiales müssen die Ursache sein, daß Graves in Louisville unter 1595 Autopsien 45 Fälle mit Aneurysmen fand.

Moritz glaubt, daß in einem Fünftel, Stadler meint, daß in einem Drittel der Fälle von Aortenlues es zur Ausbildung eines Aneurysmas kommt. Kisch zählt unter 483 Aortitisfällen (Klinik Wenckebach) 40 Aneurysmen. Unter unseren letzten 219 Spitalfällen der Jahre 1923—1927 von Aortenlues fanden sich 29 mit Aneurysmen nach den Zusammenstellungen von Redlich-Steiner-Maller (also fast in einem Siebentel der Beobachtungen). Die Häufikeit der Aneurysmenbildung bei Aortitis scheint regionär zu schwanken. 4,7% unserer luetischen männlichen, aber nur 1,8% der weiblichen Patienten hatten Aneurysmen.

Über die Koninzidenz von Aneurysmen und *Tabes* berichten unter anderen L. Braun, Lichtheim, Weinberger, Lexer, Citron, Bikle, Schütze, Wimmenauer. Die Angabe von Lexer, daß auf jeden fünften Tabiker ein Aortenaneurysma entfalle, ist viel zu hoch gegriffen. Wir haben bei einem ziemlich großen neurologischen Material seit einer Reihe von Jahren keine solche Koinzidenz beobachtet, obgleich wir sehr viele Fälle von zentraler Lues beobachteten und nicht wenige Aortenaneurysmen sehen.

Die Zahl der Aneurysmen ist im Ansteigen. HELLER findet, daß der jähe Anstieg in die Zeit des Beginnes der Salvarsanära fällt. Die Gesamtzahl der Aneurysmatodesfälle stieg in den deutschen Spitälern von 389 im Trimester 1905—1908 auf 576 (1923—1926). Die Zahl der Aneurysmakranken von 100 auf 160 auf 10 000 (?) der Bevölkerung berechnet (LESCHKE). In England aber ist nach demselben Autor die Zahl der Todesfälle durch Aneurysmen in Abnahme.

Unter den Aneurysmen steht die Lokalisation an der Ascendens und am Arcus an erster Stelle. CRISP fand in einer Zusammenstellung von 551 Aneurysmen 175 mal die Brustaorta befallen.

v. HANSEMANN studierte die Frage, wie viele Syphilitiker ein Aneurysma erwerben. Unter 340 darauf Untersuchten fanden sich in $3,4^0/_0$ Aneurysmen. Ich glaube, daß größere Zahlenreihen eine wesentlich geringere Prozentzahl von Aneurysmen ergeben dürften, da viele Kranke mit Lues latens in v. HANSEMANNs Statistik keine Aufnahme gefunden haben dürften.

H. Prophylaxe.

Eine in wenigen Jahren bereits stattlich angewachsene Literatur beschäftigt sich mit der Erörterung des Problems, ob dem Anwachsen der Aortitisfrequenz nicht Halt geboten werden könne. Viele Autoren vertreten die Ansicht, daß die wachsende Intensivierung der spezifischen Therapie die Schutzkörperbildung bei Syphilis erschwere oder sogar ganz verhindere. Die sekundären Hauteruptionen begünstigen nach ihrer Ansicht das Entstehen von Schutzstoffen, welche sowohl die Gefäße als auch das Zentralnervensystem gegen das Eindringen der Spirochäte widerstandsfähiger machen. Wenn nun durch Verstärkung der Therapie, namentlich durch eine Salvarsanbehandlung in großen Dosen das Aufschießen der Hauteffloreszenzen unterbunden wird, so beraubt man nach der Meinung mancher Syphilidologen den Körper der defensiven, vorwiegend in der Haut gebildeten Kräfte. Daher komme es späterhin zu häufigeren Erkrankungen der Aorta und des Zentralnervensystems.

In Konsequenz dieser Anschauungen sind mehrere Autoren der Ansicht, daß man mit der spezifischen Therapie bis zum Ablaufe der sekundären Hauteruptionen warten oder zum mindesten während dieser Periode eine mildere Behandlung mit Schwermetallen (Wismut oder Mercur) durchführen solle. Solche Vorschläge machte in den letzten Jahren unter anderen A. JOSEPH. Um die Schutzkörperbildung in der Haut zu begünstigen, schlagen BUSCHKE-E. LANGER die Schmierkur mit Hg, HAUPTMANN die Anwendung der künstlichen Höhensonne vor.

Diesen theoretisch nicht unbegründeten Meinungen entgegnen die Anhänger des jetzt geübten Behandlungsverfahrens, daß der praktischen Durchführbarkeit, abgesehen von der fraglichen Richtigkeit der Hypothese, zwei sehr schwerwiegende Bedenken entgegenstehen. Wenn eine energische Salvarsantherapie sehr frühzeitig einsetzt — also zur Zeit des Primäraffektes, wo noch keine weitgehende Verschleppung der Treponemen sich ereignet hat —, ist eine völlige und bleibende Heilung im Bereiche der Möglichkeit und wiederholt durch Reinfektion bewiesen. Dieser Erfolg ist so erstrebenswert, daß man selbst gewisse Gefahren mit in Kauf nehmen müsse. Einem solchen Argumente ist nach meiner Meinung auch zuzustimmen.

Weiters weist die *Deutsche Dermatologische Gesellschaft* in einer „Erklärung" darauf hin, daß die Behauptung einer Zunahme der Aortitis infolge der Salvarsanbehandlung unbewesen sei. Für die Erklärung der Frequenzbewegung dieser Spätfolge der Syphilis ist der Zeitpunkt noch nicht gekommen. Die Annahme, daß genügend stark mit Salvarsan behandelte Fälle häufiger Späterscheinungen aufweisen, als „milde behandelte", widerspricht den Erfahrungen (der Unterzeichneten). Der Beweis, daß durch Anwendung des Salvarsans in der Sekundärperiode die Schutzkraft des Organismus herabgesetzt wird, ist nirgends erbracht.

Es steht demnach Behauptung gegen Behauptung. Die Ansicht der führenden Dermatologen ist gegen den kausalen Zusammenhang zwischen Salvarsantherapie und Aortitis und fordert für diese Annahme strikte, schwer zu erbringende Beweise. Das Hauptargument ihrer Gegner ist die Wandlung der Syphilislokalisationen, welche zeitlich mit der Einführung der Salvarsantherapie zusammenfallen.

Der zweite Einwand ist gleichfalls begründet. Die Gefahr der Verschleppung der Syphilis ist wesentlich größer, wenn die zum Teile sehr infektiösen Hauteruptionen längere Zeit bestehen bleiben. Die Abnahme der Zahl luetischer Neuinfektionen, welche jetzt aus allen Kulturländern gemeldet wird, könne bei späterem Einsetzen einer energischen spezifischen Therapie durch eine größere Zahl von Ansteckungen leicht einer Vermehrung der Syphilisfälle Platz machen. Allerdings könnte dieser Gefahr durch eine Hg- oder Bi-Behandlung im Sekundärstadium der Lues vorgebeugt werden.

In der Tat ist das Dilemma sehr schwierig und eine Prophylaxe der Aortensyphilis absolut nicht leicht zu schaffen. Auf der einen Seite bei später einsetzender Behandlung die Vermehrung der Infektionsmöglichkeiten, auf der anderen Seite die enorme Chance einer vollkommenen Ausheilung, hingegen die doch nicht ausgeschlossene Gefahr einer Aortitis und Neurolues, wenn auch erst in einer grauen Zukunft. Dabei darf man nicht verschweigen, daß nicht bloß Dermatologen auch namhafte interne Kliniker das Anwachsen der Aortitisfrequenz *nicht* mit der Intensität der Salvarsantherapie in Verbindung bringen, auch wie neuerlich Bruhns die Verkürzung der Inkubationszeit für Aortitis und nervöse Metalues infolge einer Quecksilber- oder Salvarsanbehandlung negieren (Lauter, Meggendorfer).

Bruhns hat in jüngster Zeit sehr maßvoll die Gründe erörtert, welche für und gegen eine früh einsetzende intensive Salvarsanbehandlung vorgebracht werden. Er wartet in Fällen, in welchen der Kranke bereits mit positiver Wa.R. in die Behandlung tritt, erst die Sekundärerscheinungen ab, ehe er eine Salvarsankur einleitet. Er hält es auch für zweckmäßig, die zweite Kur etwas länger, als es jetzt üblich ist (6—8 Wochen), hinauszuschieben und das serologische und klinische Rezidiv als nicht unerwünscht in Kauf zu nehmen, wenn es sich um zuverlässige Kranke handelt, welche ihre eventuell ansteckenden Symptome nicht verbreiten.

Ich würde vom internistischen Standpunkte aus mich den Vorschlägen Bruhns anschließen.

Ob durch eine frühzeitige Behandlung der Aortensyphilis Komplikationen der Aortitis verhütet werden können, ist fraglich. Wenn R. Bauer annimmt, daß die rechtzeitige spezifische Therapie „mit Sicherheit" die Entstehung einer Aorteninsuffizienz verhüten könne, so zeigt diese Behauptung wohl einen erfreulichen Optimismus, für welchen aber der Beweis noch aussteht. Sicher ist es, daß auch nach wiederholter energischer spezifischer Behandlung sich eine Aorteninsuffizienz ausbilden kann, wie ich dies einige Male beobachten konnte. Jagic hat das gleiche Ereignis selbst nach Malariatherapie wahrgenommen.

I. Therapie der Aortensyphilis.

Die Behandlung der luetischen Aortitis muß in erster Linie eine kausale, also gegen das Grundleiden gerichtete sein. Dieser Forderung wird auch von allen Seiten zugestimmt, nur über die Auswahl der Fälle, über die Art und Intensität der spezifischen Therapie, über die Kontraindikationen gehen die Meinungen oft weit auseinander. Sicher bedürfen nicht alle Fälle der gleich intensiven Behandlung, da die Medikamente nach E. Finger keine selbständige antisyphilitische Wirkung besitzen, sondern nur mit dem Organismus und über denselben wirken. Daher sind zur besseren Ausbildung der Abwehrreaktionen auch Roborantien erforderlich.

Derselbe erfahrene Kliniker betont, daß man in bezug auf therapeutische Maßnahmen drei Gruppen von Luetikern unterscheiden könne: 1. Mit spontan günstigem Ablaufe, bei welchem nur ein geringer Stimulus durch Antiluetica erforderlich ist. 2. Solche mit ungenügenden Abwehrkräften, welche aber durch die Behandlung genügend gestärkt werden. 3. Mit Darniederliegen der Abwehrkräfte, so daß auch die Therapie keine Heilung herbeiführt. Bei dieser Gruppe kann ein Zuviel an Medikamenten schaden.

Daher sind einige *Vorfragen* zu erledigen, bevor eine spezifische Therapie zur Durchführung gelangt: Sind alle Fälle für diese Behandlung geeignet oder hat letztere manchmal zu entfallen? Welche Kennzeichen sind für die Beurteilung der Behandlungsmöglichkeit die maßgebenden? Welche sind die Gegenanzeigen gegen eine spezifische Therapie? In Beantwortung derselben ist zu bemerken.

Wenn die klinische Diagnose einer unkomplizierten Aortitis feststeht, so ist eine antisyphilitische Therapie stets wenigstens zu versuchen, jedoch wird die Intensität der Behandlung sehr von dem Allgemeinzustande des Kranken abhängen müssen. Auf diesen Punkt will ich später eingehen. Eine weitere, sich aus dem Studium der Literatur aufdrängende Frage lautet: Sind die Seroreaktionen genügend verläßliche Kriterien, um das Ausmaß der Behandlung zu bestimmen? Viele Kliniker legen ein großes Gewicht auf das Verhalten der Wa.R., sie ist sogar für manche bestimmend für die Dauer und für die Intensität der Kur. Ich will ein wenig bei diesem Punkt verweilen, weil dessen Diskussion von praktischer Wichtigkeit ist.

In früheren Kapiteln ist ausgeführt, daß in einem großen Prozentsatze der Fälle von Mesaortitis die *Seroreaktionen negativ* sind. Keineswegs hat man aus diesem Grunde die Fälle immer als geheilt oder gutartig zu betrachten. Auch bei negativer Wa.R. ist zumeist eine antiluetische Therapie angezeigt. In dieser gar nicht kleinen Gruppe von Kranken entfällt also die Seroreaktion als Kriterium für Fortsetzung oder Abschluß der Behandlung und nur das klinische Verhalten des Patienten kann zur Beurteilung des Zustandes herangezogen werden. Wenn im Verlaufe der antisyphilitischen Therapie die Wa.R. positiv wird, so gelten für die weitere Behandlung die gleichen Richtlinien wie in den Fällen, in welchen von vornherein die Komplementablenkung gefehlt hat.

In der Literatur findet sich wiederholt die Ansicht, daß eine positive Seroreaktion bei Aortitis luetica eine energische antisyphilitische Therapie erfordere, welche so oft zu wiederholen wäre, bis die Wa.R. im Blute negativ geworden ist (so auch noch in der jüngsten Mitteilung von L. Braun, ähnlich bei R. Bauer). Die lokale Erkrankung der Gefäße kann nach dieser Ansicht nur geheilt werden, wenn der ganze Organismus saniert ist. Die Wa.R. ist der Prüfstein für die Einstellung oder für die Fortsetzung der Kur.

Gewiß wäre es sehr wünschenswert, den Organismus völlig zu sanieren und von den Spirochäten zu befreien, jedoch wissen wir schon seit Jahren, daß bei vielen Menschen ein Negativwerden der Seroreaktion nicht zu erzielen ist. Auch sehr energische und lange dauernde Kuren führen ein solches Resultat nicht herbei, schwächen aber den Kranken und damit seine Schutzkräfte. Viele Kliniker legen daher jetzt dem Verschwinden der Wa.R. keine entscheidende Bedeutung für das therapeutische Handeln bei (u. a. Gager, Siebeck). *Auch ich stelle mich auf den Standpunkt, nicht unter allen Umständen die spezifische Therapie fortzusetzen, wenn die Seroreaktion trotz längerwährender, ausgiebiger Behandlung positiv geblieben ist.* Der Nutzen aus der lange Zeit fortgesetzten Einverleibung nicht indifferenter Stoffe wäre erst überzeugend zu beweisen. Aber es führt nicht nur die praktische Erfahrung zu einer vorsichtigeren Bewertung der Wa.R. für die Therapie, sondern es lehren auch theoretische Erwägungen Zurückhaltung in der Einschätzung der Reaktion.

Krulle äußert auch seine theoretischen Bedenken gegen die Anschauung, die Intensität der Therapie von dem Ausfalle der Wa.R. abhängen zu lassen. Die Spirochäten, welche die Antikörper geliefert haben, können schon längt untergegangen, aber dennoch die Wa.R. positiv sein. Die Wa.R. dürfte allem Anschein nach eine Antikörperreaktion darstellen (Sachs-Georgi, Klopstock, Schumacher). Nach Krulle benötigt aber der Organismus die Antikörper, solange die Krankheit besteht. Daher ist ein rasches Negativwerden der Wa.R. durchaus nicht wünschenswert. Bei rascher Vernichtung der Spirochäten (deren Anwesenheit positive Wa.R. bedingt), findet dann zu wenig Antikörperbildung statt; ein Teil der Spirochäten dürfte sich einkapseln und später Rezidive erzeugen. Das langsamere Negativwerden der Seroreaktion ist daher nach Krulle im Interesse endgültiger Heilung vorteilhafter. Daher hält er Wismut und Quecksilber für die zweckmäßigeren Antisyphilitica, weil sie die Antikörperbildung fördern, während Salvarsan eine besondere Art der Reizkörpertherapie darstellt. Nur in der allerersten Zeit des seronegativen Primärstadiums kann Salvarsan die Spirochäten vernichten.

Hochgradige allgemeine Schwäche, Dekompensation mit Ödemen, schwere stenokardische Anfälle, Stauungskatarrhe des Magens und Darmes mit profusen Durchfällen, schwere Albuminurie gelten vielfach als absolute *Kontraindikationen* gegen die Durchführung einer spezifischen Therapie. So äußert sich noch jüngst Jagic: „Die Grundbedingung für die Einleitung einer spezifischen Behandlung ist die vollständige Kompensierung des Kreislaufes." Dieser Ansicht ist nach meiner Meinung für die Amyloidose und für die Fälle mit starken Diarrhöen und allgemeiner erheblicher Schwäche zuzustimmen. Hingegen bin ich auf Grund eigener Erfahrungen des Glaubens, *daß eine vorsichtige spezifische Therapie bei mäßiger Dekompensation zu versuchen ist, da solche Kranke nicht unbedingt verloren sind.* Gerade in diesen Fällen lehrt eine Besserung überzeugend den Nutzen einer antisyphilitischen Behandlung. Ich habe wiederholt selbst bei alten Kranken unter kombinierter kardialer und antiluetischer Therapie eine auffällige und länger andauernde Besserung der Kreislaufstörung beobachtet. Unter diesen Patienten waren Fälle, bei welchen eine alleinige, auch länger durchgeführte Herztherapie zuerst versagt hatte. Auch habe ich mehrmals selbst Monate währende Remissionen gesehen, wenn schwere Komplikationen, wie gehäufte Dyspnoe- oder Anginaanfälle vorhanden waren. Ich habe folgende Überlegung publiziert: Die Dekompensation kann Effekt einer luetischen Myokardschädigung oder Folgezustand einer Ernährungsstörung des Herzmuskels durch eine syphilitische Coronarerkrankung oder endlich ein Erlahmen des Herzens bei syphilitischem Hochdruck bedeuten. In allen diesen Fällen kann eine vorsichtige antiluetische Therapie Nutzen bringen. Meine jetzt nicht mehr kleinen Erfahrungen auf diesem Gebiete zeigen, daß aktives Handeln oft erfolgreich ist.

Die gleiche Meinung vertritt C. Simon. Leichte und mittlere Herzinsuffizienz sind nach diesem Autor keine Kontraindikation gegen eine spezifische Therapie. Für Kranke mit mäßigen Ödemen kommen besonders Quecksilberpräparate in Betracht, welche die Diurese oft mächtig fördern, aber bei stärkerer Albuminurie nicht angewendet werden können. Nur wenn der Nachweis zahlreicher doppeltbrechender Lipoide in Harnsediment eine syphilitische Nephrose wahrscheinlich macht, ist Verabfolgung von Mercur zulässig. Bei Ausbildung von Lungeninfarkten unterbleibt besser jede antiluetische Therapie.

Die Ansichten über das Ausmaß der Behandlung und über die Wahl der Präparate sind nicht für alle *Formen der Aortitis* übereinstimmend. Am ehesten besteht eine Kongruenz der Meinungen über das Verhalten bei der unkomplizierten supravalvulären Mesaortitis, wenn man von den Differenzen über die Intensität der Behandlung absieht. Hingegen differieren die Erfahrungen betreffend die valvulären Formen und die Angina pectoris auf syphilitischer Basis. Während manche Autoren, wie Schottmüller unbedenklich auch bei den zuletzt angeführten Komplikationen Salvarsan auch in größerer Dosis verordnen und davon keinen Nachteil gesehen haben, ist eine rasch wachsende Zahl von Ärzten der Meinung, daß Salvarsan bei Angina pectoris nicht ungefährlich ist (u. a. Stolkind, Cowan-Foulds, Jagic, Bullrich, Grenet) und seine Anwendung Vorsichtsmaßregeln erheischt. Es steht da Ansicht gegen Ansicht, bzw. Erfahrung gegen Erfahrung. *Ich bin auf Grund persönlicher Beobachtungen der festen Überzeugung, daß unter Umständen Salvarsan schwere und gehäufte anginöse Anfälle hervorrufen kann.* Hingegen scheint mir der Standpunkt R. Fischers, der alle mit Coronarerkrankung verbundenen Zustände von jeder antiluetischen Therapie ausschließen will, nicht begründet.

Die unkomplizierte Aortitis supracoronaria erlaubt eine Behandlung mit allen antisyphilitischen Präparaten. Jedoch ziehe ich regelmäßig im Beginne der Behandlung das bei spätluetischen Prozessen altbewährte Jod, sowie Quecksilber oder Wismut vor und gebe erst später Salvarsan, um stärkere Herxheimersche Reaktionen zu vermeiden. Den gleichen Weg schlagen auch viele andere erfahrene Ärzte ein (Meyer, Rosin, Stolkind, Voigt).

Von den *Präparaten* sind die gebräuchlichsten in den nachfolgenden Abschnitten erwähnt.

(Ich habe, um längere Wiederholungen zu vermeiden, die folgenden Darlegungen möglichst kurz gehalten.)

Jod pflegt in Form von *Jodnatrium* gut vertragen zu werden. Wir verordnen 1—3 g pro die in wässeriger Lösung. Bullrich führt die gute Wirkung des Jod auch auf eine Steigerung der Lymphocytose und damit auf eine stimulierende Wirkung der Schutzkräfte des Organismus zurück. Durch die Einwirkung auf die Schilddrüse greife es in wohltätigem Sinne regulierend in den Stoffwechsel ein. Das an vielen Orten auch jetzt noch häufig verabfolgte *Jodkalium* vermeide ich in der Regel wegen der herzschädigenden Wirkung des Kalium. Wenn gleichzeitig Insuffizienzerscheinungen des Herzens oder Stenokardie bestehen, geben wir oft *Jod-Calcium-Diuretin*. Bei Neigung zu Hochspannung empfehle ich das den Blutdruck erniedrigende *Rubidium jodatum* (1—2 g pro die in Lösung).

Von den im Handel vorkommenden Jodpräparaten scheinen viele gleichwertig zu sein (*Endojodin*, *Jodamin* Heisler, *Sajodin*, *Lipojodin*, *Jodival*, *Jodglidin* [2—3 Tabletten tägl.], *Jodipin*, *Jodvasogen*, auch *Jodone* [3mal tägl. 5 Tropfen in Wasser — nicht in der heißen Jahreszeit!]). In Frankreich wird oft *Neo-Riodine* (6 ccm intravenös jeden 3. Tag), *Tiodine* Coquet, täglich 0,2 intravenös verordnet.

Magenbeschwerden, Brechreiz, Appetitlosigkeit nötigen bisweilen *Jodnatrium* subcutan oder intravenös zu verabfolgen (10% wässerige Lösung, 5—10 ccm jeden zweiten Tag). Die intravenöse Applikation ziehe ich wegen der raschen Wirkung der oralen bei kardialer Dyspnoe und bei Stenokardie vor. Jod ist bei allen Formen der Aortensyphilis indiziert. Bei stärkerer Bronchitis und bei Durchfällen muß es ausgesetzt werden.

In letzter Zeit ist wiederholt die Frage aufgetaucht, ob die so auffällige Zunahme der Thyreotoxikosen eine Jodtherapie bei Aortensyphilis gestattet. Romberg, Fr. Müller, Jagic und andere Autoren mahnen zur Vorsicht. Ich verfolge seit langen Jahren mit großer Aufmerksamkeit die Folgezustände nach Jodgebrauch und habe eine große Zahl von Thyreotoxikosen gesehen. Mir ist es seit langem aufgefallen, wie selten wir bei Luetischen im Gegensatze zu dem Verhalten Nichtsyphilitischer Thyreotoxikosen sehen. Während wir in den letzten Jahren mehrere Dutzende Fälle von zumeist schwerem Jod-Basedow bei Nichtsyphilitischen beobachtet haben, ist seit langen Jahren unter vielen hundert Syphilitischen nur ein einziger Fall bei einer Luetischen zur Aufnahme auf meine Abteilung gelangt; bei keinem einzigen Patienten habe ich im Verlaufe oder nach der Spitalsbehandlung eine Jodthyreotoxikose gesehen. Daher gebe ich seit 20 Jahren stets nur zögernd und widerstrebend Jod in kleiner Dosis nichtluetischen Kranken, während wir in der Behandlung spätluetischer Krankheitsprozesse ohne Bedenken Jodnatrium, allerdings in mäßiger Dosis, verabfolgen, weil ich, wie früher erwähnt, bisher nur ein einziges Mal eine Thyreotoxikose gesehen habe. Das Luesvirus scheint den schädlichen Einfluß des Jods auf die Schilddrüse zu paralysieren; vielleicht wird durch das Euglobulin des Blutes (Freund-Biach) das in den Organismus eingeführte Jod rasch in Verbindungen überführt, welche der Thyreoidea nicht mehr schaden können.

Rhodanpräparate wurden vor Jahren als Ersatzmittel von Jod viel empfohlen, ihre Anwendung hat sich aber nicht eingebürgert, da sie nicht die gleich starke und sichere Wirkung wie Jod besitzen. Die Nebenerscheinungen sind die gleichen wie nach Jod (Bronchitis, Schnupfen). In letzter Zeit verwendet man sie etwas häufiger bei der Behandlung hypertonischer Zustände („Rhodapurin" mehrere Tabletten täglich).

Von den *Quecksilberpräparaten* geben wir den löslichen Verbindungen den Vorzug. *Hydrargyrum succinimidatum* (0,02 mit 0,01 Cocain hydrochlor. jeden zweiten Tag intramuskulär), *Modenol* resp. *Enesol* (1,0—2,0 der fertigen Ampullen i. e. 0,03—0,06, jeden zweiten Tag intramuskulär), *Hydrarg. bicyan.* sind die besonders oft angewendeten Präparate. In den letzten Jahren haben wir im *Salyrgan* ein sehr wirksames, stark diuretisch wirkendes Mittel kennen gelernt, dessen wir uns besonders bei Dekompensation bedienen, während wir das ihm in Effekt ähnliche, aber weit toxischere *Novasurol* wegen seiner häufigen gefährlichen Nebenwirkungen verlassen haben. Salyrgan kann jeden 3. Tag intravenös oder intramuskulär (eine Ampulle) verabfolgt werden. Die Darreichung von 4,0 Ammon. chlorat. (per os) an den Zwischentagen erhöht die diuretische Wirkung.

Inunktionskuren mit *Unguentum cinereum* oder *Hydrargyrum oleinicum*, welche Mock noch warm empfiehlt, lassen wir nur ganz ausnahmsweise durchführen, manchmal die mit 30%iger *Kalomel-Ebaga*. Möglicherweise ist gerade dieser Behandlungsmethode in Hinkunft wieder eine größere Rolle beschieden, da sie die Schutzkörperbildung in der Haut anregt.

Ebenso verordnen wir nur sehr selten, wenn der Kranke eine andere Behandlung verweigert, Mercur intern in Form des *Mergal* (2—4 Kapseln tägl.) oder *Hydrargyr. jodat.* (3—4 Pillen à 0,05 pro die).

Häufige Harnuntersuchung auf Eiweiß, sorgfältige Mundpflege, Achtung auf Durchfälle sind bei jeder Quecksilberkur unerläßliche Erfordernisse; das Auftreten dieser Erscheinungen indiziert in der Regel die Unterbrechung der Kur.

Viele Autoren setzen, wie ich glaube, mit Recht, bei Aortitis die *Wismutwirkung* der des Quecksilbers gleich, ziehen sogar Wismut dem Mercur vor (so BULLRICH, einige französische Autoren). Ich habe keine wesentlichen Vorteile der Wismuttherapie im Vergleich mit der Quecksilbertherapie bei den syphilitischen Herz- und Gefäßerkrankungen gesehen, verordne sie aber öfters abwechselnd und ziehe sie bei Neigung zu Durchfällen dem Hg vor. Es sind eine Unzahl von Präparaten (lösliche und unlösliche Bi-Verbindungen) im Handel, von welchen viele gleichwertig sein dürften. Wir verwenden besonders gerne *Bismogenol* (0,5—1,0 intramuskulär jeden 2.—5. Tag, etwa 15 Injektionen für einen Turnus), *Spirobismol* (gleiche Dosis) und *Embial* (1,0 intramuskulär). Wir bevorzugen die unlöslichen vor den löslichen Wismutpräparaten, da die Intoxikationsgefahr geringer ist.

Auch während einer Wismutbehandlung sind Mundpflege und häufige Harnuntersuchung erforderlich.

Über die Anwendung der *Salvarsanpräparate* bei Aortitis syphilitica besteht bereits eine umfangreiche Literatur. Allgemein scheint das *Neosalvarsan* gegenüber anderen Verbindungen bevorzugt zu werden. Das *Arsphenamin* erfreut sich in Amerika einer ziemlichen Beliebtheit. *Silbersalvarsan* ruft leicht Venenthrombosen hervor und wird daher von vielen Ärzten abgelehnt. Zur Vermeidung unangenehmer Nebenscheinungen lösen viele Ärzte das Neosalvarsan in verschiedenen Flüssigkeiten. So verwenden ARNOLDI eine 5% Chlorcalcium-, KOLLE, STEJSKAL, PRANTER, die Wiener Klinik KERL eine 10% Traubenzuckerlösung als Transportmittel, auch ich habe wiederholt Salvarsan in dieser Weise verabfolgt. Über die LINSERschen *Mischspritzen* fehlen mir persönliche Erfahrungen. Salvarsan wird in 1% Sublimat- oder Cyarsallösungen eingetragen. Diese Mischlösungen scheinen jetzt etwas seltener verordnet zu werden. HIFT empfiehlt *Sulfarsenol* (PLUCHON) mit 0,06 beginnend, STOLKIND *Arsenobenzen*, hingegen warnt HOSKIN vor *Novarsenobillon*.

Welches Arsenikpräparat immer man verwendet, so hat man stets zu beachten, daß es im Beginne der Behandlung schwere HERXHEIMERsche Reaktionen auslösen kann. Daher möchte ich wie viele andere Ärzte empfehlen, bei Aortitis Salvarsan nur in ganz kleinen Dosen zu geben, und erst allmählich mit der Menge zu steigen. MÜLLER-DEHAM scheint als erster diesen Behandlungsmodus durchgeführt zu haben. Wir beginnen in der Regel mit einer Dosis von 0,05—0,075 und überschreiten nur ausnahmsweise die Einzeldosis von 0,30. Für den gleichen vorsichtigen Beginn der Behandlung treten auch viele andere Autoren außer MÜLLER-DEHAM, PINKUS, GENNERICH, DREYFUSS, MOCK, SIEBECK, L. BRAUN, GROEDEL-HUBERT, JAGIC, CARRERA, BULLRICH u. a. ein. Wiederholt habe ich auch *Myosalvarsan* intramuskulär, beginnend mit der kleinsten Dosis (0,02) angewendet. Es ist namentlich dann vorteilhaft, wenn die intravenöse Injektion von Neosalvarsan auf Schwierigkeiten stößt.

In neuerer Zeit bediene ich mich häufiger des *Spirozid* (*-Stovarsol*) in der Weise, daß wir drei Tage lang $^1/_2$, 1, $1^1/_2$ Tabletten verabfolgen (1 Tablette zu 0,25) und dann drei Tage pausieren. Im ganzen verabfolgen wir in einem Turnus 30—40 Tabletten. Zu höheren Tagesdosen als 3 Tabletten sind wir zumeist nicht aufgestiegen, da ich mehrmals von erfahrenen Kollegen gehört habe, daß sie schwere stenokardische Anfälle und selbst Kollaps beobachtet hätten. Wir haben sogar bei den von uns verordneten niedrigen Gaben bei mehreren Kranken gehäufte stenokardische Attacken beobachtet. Bei Spirozidanwendung entfällt eine Salvarsantherapie.

In den letzten Jahren habe ich wiederholt, namentlich wenn die Behandlung keine Fortschritte erzielte, eine *Schwefel*therapie eingeschoben. Ich verwende dann *Schwefeldiasporal* (Klopfer) 1—2 ccm subcutan (i. e. 0,005—0,01 kolloidaler Schwefel) oder Detoxin (1 Ampulle subcutan) jeden 3. Tag. *Sufrogel* löst zumeist zu starke Reaktionen aus. Von Schwefeldiasporal habe ich keine unangenehmen Nebenwirkungen beobachtet.

Auch *Goldpräparate* habe ich mehrmals injiziert. Wir geben *Lopion* oder *Triphal* (8—15 mg intramuskulär jeden 4. Tag), oder *Solganal* (1 cg intramuskulär). Kontrolle des Harnes ist erforderlich.

Jagic und Spengler haben die Wagner-Jaureggsche Malariakur bei 19 Kranken versucht. Die wenig ermutigenden Resultate — unveränderter objektiver Befund, Rückgang der anginösen Beschwerden nur in der Hälfte der Fälle, in manchen Fällen Progression der Erscheinungen — haben im Vereine mit einigen eigenen ungünstigen Erfahrungen mich veranlaßt, dieses sonst überaus wertvolle therapeutische Verfahren für die Behandlung der Aortitis nicht weiter in Betracht zu ziehen. Dekompensierte Kranke, Patienten mit schwerer Angina pectoris und ältere Individuen über 60 Jahre wird man auch nach Jagic unbedingt von einer Malariakur ausschließen. Ich rate auch von der Anwendung einer mitigierten Kur (Dattner) ab, in welcher durch zeitweilige kleine Chiningaben die Anfälle seltener und leichter werden. Unter meinen älteren Kranken ist einige Male die Malariakur durch schwersten Kollaps unterbrochen resp. beendet worden. Michaljevic-Spengler sahen unter 40 Fällen 12mal eine Progression der Mesaortitis nach Malaria.

Im Anschluß an die Salvarsantherapie verordne ich Decoct. Zittmannii durch einige Monate hindurch. Bei Neigung zur Verstopfung bevorzuge ich das Senna enthaltende Decoct. fortius, bei Neigung zu Durchfällen das Decoct. mitius (100—200 g täglich, lauwarm morgens zu nehmen), eventuell in Form der Mittelbachschen Schokolade-Pralinées, von welchen eines 100 g des eingedickten Decoctes enthält. (Nach Genuß eine Tasse Tee nachtrinken!) Die Sarsaparilla-Decocte scheinen neben einer spezifischen Wirkung auf die Lues noch eine ausgesprochen tonisierende Wirkung zu haben, sind daher besonders für die Behandlung körperlich heruntergekommener Kranker zu empfehlen.

In jüngster Zeit habe ich Versuche mit *Luotest*behandlung der Syphilis aufgenommen (2mal in der Woche 0,01 intracutan), welche noch nicht abgeschlossen sind. Unbedingt erforderlich ist ein zuverlässiges Präparat.

Modus der Behandlung.

Schottmüller, Romberg, Moritz u. a. sind Anhänger einer energischen und kontinuierlichen Behandlungsweise. Schottmüller gibt bei sicherer Diagnose Männern erst 0,45 Neosalvarsan, bei Frauen 0,30 und so alle sieben Tage bis zur Dosis von 5—8 g. Daneben verabfolgt er wöchentlich 1—2mal Kalomel oder Hydrargyrum salicylicum bis zur Einzeldosis von 0,05—0,10, auch Cyarsol. Nach Abschluß der Neosalvarsankur 1—2 Monate lang Jodkali. In den ersten drei Jahren macht er jährlich mindestens zwei Kuren zu 5,0 Neosalvarsan und hat nie Schädigungen beobachtet. v. Romberg verordnet 0,15—0,6 Salvarsannatrium 1—2mal wöchentlich, im ganzen für eine Kur 4—5 g; nach 4—6 Monaten beginnt eine zweise Salvarsankur.

Wodtke (-Deneke) geht nach kleinen, tastenden Dosen auf 0,4—0,6 Neosalvarsan in Abständen von 5—7 Tagen. Er empfiehlt die Injektion bei nüchternem Magen. Kombinierte Behandlung von Salvarsan, Quecksilber und Jod erzielt die besten Erfolge.

Mock beginnt mit 0,075—0,15 Salvarsannatrium und steigt bis 0,45 pro die auf. Gesamtdosis einer Serie 4—5 g. Bei schwächlichen Individuen, Potatoren und Greisen ist er für wesentlich niedrigere Dosen. Nach $2^1/_2$—4 Monaten macht er eine neuerliche Hauptkur mit der gleichen Menge Salvarsan wie das erstemal, gibt aber zwischendurch alle 2—3 Wochen einmal 0,45 Neosalvarsan. Durch 2—3 Jahre hindurch macht er mit 3—4 monatlichen Pausen eine „Hauptkur". L. BRAUN beginnt mit 0,05 Salvarsan bis 0,1 in Zwischenräumen von 4—5 Tagen, geht in der Regel nicht über 0,30 und nicht über eine Gesamtdosis von 3 g. Nach acht Wochen Pause Wiederholung der Kur. MÜLLER-DEHAM rät zu langsam einschleichende Behandlung mit kleinsten Salvarsandosen (0,075) und allmählicher Erhöhung der Dosis. Das Deutsche Reichsgesundheitsamt empfiehlt Vorsicht bei Gefäßerkrankungen und Beschränkung der Gesamtmenge von Neo-Salvarsan für eine Kur auf 4—5 g. SIEBECK beginnt mit Jod, Wismut oder Hg. Erst nach 2 Wochen fängt er mit 0,05, 2mal wöchentlich an und steigt bis 0,3 pro dosi, in toto 3—4 g. Im ersten Jahre 2—3, in den folgenden Jahren 1—2 solcher Kuren.

Man ersieht aus den wenigen Literaturangaben, welche sich sehr bedeutend vermehren lassen, die weitgehende Differenz der Anschauungen. Sowohl die Anhänger der energischen, als auch die der weniger forcierten Behandlung haben starke Gefolgschaft. Zahlen allein beweisen nicht die Erfolge, die einzelnen Fälle müssen als solche betrachtet, resp. der Behandlungserfolg bei ihnen begutachtet werden.

Ich möchte auf Grund vieler sorgfältiger Beobachtungen im Krankenhause entgegen den imponierenden Zahlenreihen vieler Kliniker den Standpunkt vertreten, daß wir mit einer chronisch intermittierenden Behandlung, im Verlaufe deren nur mäßig große Dosen Salvarsan zur Anwendung gelangen, dem Interesse der Kranken besser dienen, als mit großen Salvarsanmengen (siehe die späteren Ausführungen). Unsere Heilerfolge sind befriedigend und wir haben seit Einhaltung dieser Richtlinien weder unangenehme Zufälle noch den auf Behandlung zurückzuführenden Tod von Kranken zu beklagen. Wir können die Aortenerkrankung, wie die anatomischen Erfahrungen lehren, doch nur ausnahmsweise heilen; die Zurückdrängung der Erkrankung und Unschädlichmachung erfordert nicht die großen Mengen eines Präparates, welches gelegentlich recht toxisch zu wirken vermag.

In der Regel pflegen wir bei Aortitis supravalvularis mit Jod, Bi oder Hg zu beginnen, dann eine vorsichtig einschleichende Salvarsankur (mit 0,075 beginnend) mit einer Höchstgesamtmenge von 3,5 g oder Spirozid (Gesamtmenge 7—9 g) anzuschließen und schließlich Zittmann-Decoct einige Monate lang zu geben. Im ersten Jahre wiederholen wir einmal die Kur, im zweiten und dritten Jahr in der Regel noch einmal, bei ausgesprochener Besserung nach den ersten Kuren bei Progression der Krankheitserscheinungen auch zweimal im Jahre, weil man dann vermuten kann, daß in den Gefäßen noch gummöse, rückbildungsfähige Veränderungen in größerer Ausdehnung vorhanden sein dürften.

In den letzten Jahren habe ich mehrmals in den Behandlungsplan auch Schwefel- und Goldinjektionen aufgenommen. Schwefel wirkt nach Art der Reizkörper, macht aber kein Fieber. Wendet man nach 6—8 Schwefelinjektionen neuerlich Hg oder Bi an, so sieht man dann nicht selten rasche Besserung, wenn auch vorher schon die Behandlung auf einem toten Punkt angelangt schien. Gold wirkt ähnlich dem Wismut, aber es ruft oft lebhafte Reizerscheinungen hervor. Die therapeutischen Versuche sind noch nicht abgeschlossen.

Wenn stenokardische Anfälle das Bild komplizieren, so pflege ich nur bei spärlichen, nicht bei gehäuften Anfällen von Angina pectoris und nach einer längeren Vorbereitungskur mit Jod, Quecksilber oder Wismut Spirozid oder Salvarsan in kleiner Menge zu geben und sehr langsam zu steigen. Den gleichen Vorgang pflege ich bei Aorteninsuffizienz mit Angina pectoris einzuhalten. Bei schwerer Stenokardie gebe ich längere Zeit hindurch Jodnatrium, dann Wismut oder Hg in geringer Dosis, zumeist mit befriedigendem Erfolge. Wiederholt sahen wir, daß während der Kur auch schwere und häufige Anfälle von Angina pectoris verschwanden. Meiner Ansicht nach perhorreszieren viele Autoren mit Recht bei diesen Komplikationen energische Kuren, da im Verlaufe derselben die anginösen Anfälle zahlreicher und stärker werden können. Auch ich habe mehrmals solche erhebliche Verschlimmerungen während der Salvarsankur beobachtet. Selbst plötzlicher Tod im unmittelbaren Anschluß an die Salvarsaninjektion ist in der Literatur mehrmals berichtet.

Bei *Aneurysmen* sind häufigere und länger währende Kuren, auch höhere Dosen der Medikamente angezeigt. Man kann bei dieser Erkrankung gar nicht so selten dem Fortschreiten der Erkrankung in deutlich erkennbarer Weise Einhalt tun. Ich habe ein durch die Brustwand durchgebrochenes Aneurysma durch vier Jahre hindurch bei chronisch intermittierender Behandlung immer wieder nach vorübergehendem Wachstum kleiner werden gesehen. Schließlich erlag der Kranke einer Herzinsuffizienz. Klinische Heilungen von Aneurysmen werden wiederholt mitgeteilt, jedoch handelt es sich sicher nur um vereinzelte, nicht zu verallgemeinernde Vorkommnisse. Es können aber nach meinen Erfahrungen recht bedrohliche Erscheinungen wie Kompression einer Hohlvene, selbst eine Tracheostenose, weiters schwere Neuralgien zur Rückbildung gelangen. Nicht wenige Autoren (so BULLRICH, auch ich) haben nach Anwendung von größeren Salvarsandosen bei Behandlung von Aneurysmen gefährliche Zustände gesehen, welche sich aber bei vorsichtiger Dosierung und bei einer Vorbereitungskur mit Jod und Bi oder Hg vermeiden lassen. Namentlich bei Druckerscheinungen auf benachbarte Hohlorgane (Trachea, große Gefäße, Oesophagus) und bei starker Dislokation angrenzender Gebilde ist besondere Vorsicht vonnöten.

Erfolge der Behandlung.

Über die *Endresultate* einer antisyphilitischen Behandlung bei Aortitis läßt sich sehr schwer ein Urteil gewinnen. Die auf den ersten Blick imponierenden Zahlenreihen „geheilter" Fälle können nicht ohne weiteres zur Beurteilung herangezogen werden, weil zu viele Fehlerquellen übergangen würden. Gerade die schwersten Fälle, deren Heilung durch spezifische Therapie überzeugend wirken würde, scheiden in diesen Zusammenstellungen zumeist von vornherein aus. Andererseits sind in ihnen die vielen stationären Formen enthalten, welche auch ohne antisyphilitische Behandlung dem Kranken keinen weiteren Schaden zufügen. Überzeugend für den Erfolg der Therapie wirken die Fälle mit schwerer Stenokardie, mit Aortalgie, weiters die Fälle von kardialer Dyspnoe und von Dekompensation. Dauerndes Verschwinden der überaus quälenden Empfindungen spricht entschieden für den Nutzen der spezifischen Therapie. Glücklicherweise sieht man dieses für den Kranken wie für den Arzt gleich erfreuliche Resultat nicht so selten. Ich habe erst in jüngster Zeit beobachtet, daß bei einer 72jährigen Frau mit Mesaortitis und (seit Monaten) überaus gehäuften Anfällen, welche mit Aortalgien wechselten, die anginösen Anfälle unter antisyphilitischer Behandlung vollständig verschwanden. Auch das Aufhören von quälender, durch kein kardiales Mittel zu behebender Dyspnoe spricht für den Effekt der spezifischen Therapie. Einer unserer Kranken, ein 52jähriger Mann, welcher außerhalb des Krankenhauses nur mit Morphium Linderung quälendster Atemnot finden konnte, wurde nach einer antiluetischen Therapie so weit hergestellt, daß er eine mehrstündige Fußwanderung wagte!

Weiters stehen auch Bedenken, welche aus dem Studium des anatomischen Materials entsprungen sind, einer bedingungslosen Annahme der therapeutischen Resultate gegenüber. Die Erfahrungen der pathologischen Anatomen zeigen ein Anwachsen der Fälle von Aortitis, gerade mit der Zeitperiode beginnend, in welcher man eine Allgemeinbehandlung der Lues mit sehr großen Salvarsandosen fast in allen erkrankten Bevölkerungskreisen durchführte und forderte, so lange zu behandeln, als die Seroreaktion positiv blieb. Wie schon erwähnt, fiel diese therapeutische Ära zeitlich mit dem Verschwinden der Hautlues zusammen.

Die große Statistik GÜRICHs vom Jahre 1914—1924, welche auf einem Hamburger Material von 23 179 Autopsien basiert, weist 806 mit syphilitischen Veränderungen auf; unter diesen betrafen mehr als 80% die Aorta. Nun ist gerade in Hamburg unter dem Einflusse von SCHOTTMÜLLER und DENEKE (-WODTKE) vielfach die Aortensyphilis frühzeitig und sehr energisch behandelt worden. Und dennoch diese erschreckende Morbidität. GÜRICH schließt offenbar in Übereinstimmung mit seinem Lehrer E. FRÄNKEL: der Praktiker muß wissen, daß er nicht imstande ist, mit der heute üblichen Hg-Salvarsantherapie vor späteren, lebensbedrohenden Prozessen zu bewahren.

Die eingehende Arbeit von E. LANGER auf 23 015 Autopsien des Virchowkrankenhauses (von 1906—1925) basierend, kommt zu ähnlichen Resultaten. Die Zahl der luetischen Aortitis stieg im Verhältnis zu den Syphilisautopsien von 33% im Jahre 1906/1907 auf 83,8% im Jahre 1925 an. Auch in Berlin war eine besonders intensive Syphilistherapie an vielen Orten üblich und dennoch ein stürmisches Ansteigen der Aortensyphilis.

Noch nachdenklicher muß die Angabe von HELLER stimmen, welcher zeigt, daß mit dem Beginne der Salvarsanära (1910—1914) die Aneurysmazahl sich gegenüber 1859—1870 prozentuell vervierfacht hat. — Wir sehen auch an unserem Spitalmaterial keine nennenswerte Abnahme der Aortitis, obgleich die Zeit seit Beginn der Salvarsanära genügend lang wäre, um den Einfluß der Massenbehandlung mit diesem Mittel zu erkennen. Die in den Jahren 1923—1926 auf meiner Abteilung behandelten Luetiker (406 Fälle) hatten in 21% eine syphilitische Aortitis, die von 1926—1929 zugewachsenen 452 Fälle hatten in 28,3% Aortitis.

Die allgemein geübte energische Salvarsanbehandlung hat also die Zunahme der Aortensyphilis bisher nicht verhindert (die gegenteilige Ansicht von R. BAUER ist nicht genügend gestützt, die Befunde MÜLLER-DEHAMs lassen eine andere Deutung zu, wie früher gezeigt wurde).

Ich habe in einem anderen Kapitel ausführlicher die eben besprochenen Erfahrungen diskutiert und möchte aus diesen Mitteilungen sowie aus meinen eigenen Beobachtungen folgende *Schlußfolgerungen* ableiten:

1. Die rasche Zunahme der Aortitis in den Kulturländern fällt zeitlich mit der energischen therapeutischen Beeinflussung der Syphilis durch große Quecksilberdosen und durch Salvarsan zusammen, und ist nicht allein aus der besseren Kenntnis der Erkrankung zu erklären. Sie ist von einer Abnahme der Haut-, Schleimhaut- und Knochenlues begleitet.

2. Es erscheint zweifelhaft, daß durch intensive Behandlung mit Salvarsan zumeist eine wirkliche Heilung (und nicht bloß Besserung) der Aortenerkrankung erzielt wird.

3. Die starke numerische Zunahme der Aortenaneurysmen fällt in die gleiche Zeitperiode. Die Massenbehandlung der Bevölkerung hat diese Frequenzsteigerung nicht eingedämmt.

4. Nur wenn die Aorta nicht sehr umfänglich schwielig verändert ist, kann man einen stärkeren Rückgang der anatomischen Erkrankung durch eine spezifische Therapie erwarten. Leider gelangte die Mehrzahl der Fälle in vorgeschrittenem Stadium zur Beobachtung, in welchem bereits die sklerotischen Vorgänge stark ausgebildet sind.

5. Eine Besserung klinischer Erscheinungen durch antisyphilitische Therapie ist aber sichergestellt. Am besten werden supravalvuläre Aortitiden mit Aortalgien und Aneurysmen beeinflußt, etwas weniger günstig Angina pectoris und zumeist nur vorübergehend kardiale Dyspnoe infolge von Coronarerkrankung. Zuverlässige klinische Kriterien für die Beurteilung eines therapeutischen Erfolges besitzen wir aber für viele Fälle von supravalvulärer Aortitis nicht, wenn Aortalgien fehlen. Am deutlichsten läßt sich die Änderung bei Aneurysmen, kardialer Dyspnoe, Dekompensation, Aortalgie und bei Angina pectoris beurteilen. Die syphilitische Aorteninsuffizienz wird durch die spezifische Therapie nicht beeinflußt.

6. Eine mäßig intensive Behandlung mit spezifischen Präparaten, namentlich mit Salvarsan ist nicht nur aus praktischen, sondern auch aus theoretischen Gründen empfehlenswert. Die Endresultate scheinen die gleichen zu sein wie bei intensiver Behandlung. Die Salvarsantherapie sollte bei Aortitiden eine einschleichende mit anfänglich sehr kleinen Dosen sein.

7. Die Sanierung des Blutserums durch Verlängerung einer sonst ausreichenden Behandlung oder durch allzu rasche Wiederholung einer antiluetischen Kur ist abzulehnen, weil das Ziel oft nicht erreichbar ist, aber der Kranke geschädigt werden kann.

8. Chronisch intermittierende, mäßig starke antiluetische Therapie in nicht zu kurzen Intervallen gibt gute Resultate. Länger fortgesetzte Jodtherapie ist empfehlenswert. Jede forcierte, den Körper schwächende Behandlung ist schädlich.

9. Die Prognose vieler unbehandelter supravalvulärer Aortitiden ist nicht schlecht. Daher läßt sich auch die Lebensdauer nach einer antiluetischen Therapie für die Beurteilung des therapeutischen Effektes nicht verwerten.

10. Auch im hohen Alter findet man autoptisch nicht selten Mesaortitis. Spezifische Behandlung war nicht vorausgegangen. Daher dürfte die durchschnittliche Lebensdauer unbehandelter Fälle länger sein, als bisher angenommen wird, weil die benignen Formen zu wenig berücksichtigt wurden.

11. Mittelschwere Dekompensation stellt keine Gegenanzeige gegen die Verabfolgung antisyphilitischer Mittel dar. Jod, Wismut und Quecksilberpräparate sind in diesem Stadium bisweilen noch wirksam, Salvarsan aber zu gefährlich, um verordnet zu werden. Herztherapie ist neben der antiluetischen Behandlung geboten.

12. Schwere Kompensationsstörungen erfordern sonst die gleiche Behandlung wie Dekompensation bei Herzveränderungen anderer Ursache.

Kompensationsstörungen bei Kranken mit syphilitischer Aortitis sollen wie bei anderen Herzleidenden behandelt werden, es sind die gleichen Cardiaca, Flüssigkeitsbeschränkung, physikalische Prozeduren geboten. Jedoch möchte ich raten, in jedem derartigen Falle auch den Versuch mit kleinen Jodmengen zu machen (etwa 0,5 pro die intern oder 5—10 g einer 10% Jodnatriumlösung intravenös), Wismut intramuskulär und bei vorhandenen Stauungen Salyrgan intravenös oder intramuskulär zu verabfolgen. Man hat oft den Eindruck einer ausgesprochen günstigen Beeinflussung des Krankheitsprozesses selbst in weiter vorgeschrittenen Fällen und einer, wenn auch nur meist vorübergehenden Besserung des Krankheitszustandes. Ein 69jähriger Mann meiner

Beobachtung konnte in 2 Jahren dreimal durch eine solche kombinierte Behandlung ödemfrei und arbeitsfähig gemacht werden.

Abgesehen von der spezifischen Therapie pflegen manche andere Maßnahmen den Prozeß günstig zu beeinflussen. Unter diesen sind *Schwefelbäder* seit langer Zeit bekannt. Jedoch mache man es sich zur Regel, weder Schwefel- noch andere Bäder zu heiß zu gestatten. Als obere Grenze der Badetemperatur gelte 28⁰ R. Badekuren in *Baden* bei Wien, *Aachen* sind oft von Erfolg.

Badekuren in Jodbädern (Hall in Oberösterreich, Tölz, Darkau, Lipik, Kreuznach) erfreuen sich einer steigenden Beliebtheit, sind aber schwächlichen, heruntergekommenen Personen zu widerraten.

Unter *Radiumgebrauch* gehen bisweilen die Aortalgien zurück, werden die anginösen Anfälle seltener und leichter. Ich pflege Radium in Form von Trinkkuren (15 000—60 000 Mache-Einheiten täglich) zu verordnen oder lasse es im Inhalatorium inhalieren. (In dem Inhalatorium meiner Krankenabteilung kommen auf einen Liter Luft etwa 60 Mache-Einheiten.) Badekuren in den zumeist stark radiumhaltigen indifferenten Thermen können nützen, wenn keine zu heißen Badetemperaturen gewählt werden (Gastein, Ragaz, Wildbad).

MOCK, GROEDEL-HUBERT empfehlen zur Unterstützung der Kur die *Nauheimer Kohlensäure-Solbäder*, welche aber nicht gleichzeitig mit der Salvarsanbehandlung gebraucht werden sollen.

Allzu große Erwartungen darf man an alle diese Bade- und Trinkkuren nicht knüpfen. Wenn der Kranke für Durchführung dieser Kuren schwere Opfer bringen muß, rate ich von denselben ab.

Die *Behandlung* der *Stenokardie* auf syphilitischer Basis unterscheidet sich, abgesehen von der antiluetischen Therapie, nicht wesentlich von der anderer Formen der Angina pectoris. Intermittierender Gebrauch von *Jod-Calcium-Diuretin* wie auch von Jodpräparaten überhaupt ist empfehlenswert. Seit langen Jahren verwenden wir *Natr. nitrosum* in Form von subcutanen Injektionen à 0,02 (20—30 Einspritzungen jeden zweiten Tag) mit gutem Erfolge; in den letzten Jahren waren wir auch mit *Nitroskleran*-Injektionen (schwächeres Präparat) recht zufrieden. MÜLLER-DEHAM verordnet 0,02 Natr. nitros., 1,0 Telatuten in 10 ccm 33%—50% Traubenzuckerlösung (Osmon). Es werden 10 intravenöse Injektionen in 1—2 tägigen Abständen verabfolgt. Langsame Injektion ist erforderlich.

Nitroglycerin hat sich uns besser innerlich oder perlingual in alkoholischer Lösung als subcutan bewährt (Sol. Nitroglycerin. alcohol. $^1/_2$% 10,0, Spirit. Aether. nitros. 20,0 mehrmals täglich acht Tropfen). Das von PAL und neuerlich von HANS COHN empfohlene *Benzylum benzoic.* (20% alkoholische Lösung, dreimal täglich 20 Tropfen) ist etwas weniger zuverlässig als Nitroglycerin, wird aber zumeist auch bei längerem Gebrauche gut vertragen. *Erythroltetranitrat* (in Form von Tabletten zu 0,005) wirkt weniger sicher. Wenn die übliche Therapie versagt, empfiehlt L. BRAUN *Alttuberkulin* in größerer Dosis (0,001, 0,02—0,05) zu geben und dann die Salvarsanbehandlung wieder aufzunehmen. Der Muskelextrakt *Lacarnol* scheint manchmal gut zu wirken (3mal täglich 10 Tropfen innerlich mehrere Wochen hindurch). E. FREUND empfiehlt die Anwendung der *künstlichen Höhensonne*.

Die Therapie der *kardialen Dyspnoe* fällt außer der antiluetischen Behandlung mit der einer Herzinsuffizienz auf anderer Grundlage zusammen. Es kommen also alle Herzmittel medikamentöser Art und alle physikalischen Heilmethoden in Betracht, welche auch sonst bei Herzinsuffizienz zur Anwendung gelangen. Der Rückgang der Atemnot ist bisweilen überraschend schnell. Leider sind Dauererfolge die Ausnahme.

Bei *Aneurysmen,* welche sich nach außen vorwölben, hat man von einer lokalen Therapie nicht allzu viel zu erwarten. Weder eine dauernde Kälte- einwirkung auf die pulsierende Geschwulst, noch eine Kompression derselben oder die Umspritzung mit Ergotin versprechen viel Erfolg. Die Einführung von Fremdkörpern, wie Uhrfedern, Kokonfäden in den Aneurysmasack, das Einstechen von nadelförmigen Elektroden und die Durchleitung des galvanischen Stromes durch die Gefäßausweitung haben so unbefriedigende Resultate erbracht, daß diese aktiven therapeutischen Eingriffe nur noch ausnahmsweise im Ge- brauche stehen.

Die *Fernhaltung von Schädlichkeiten* ist sowohl bei Aneurysmen als auch bei unkomplizierter Aortitis wichtig. Schwere körperliche Arbeit, anstrengender körperlicher Sport, schweres Heben und starkes Pressen stellen Anforderungen an die Elastizität der Gefäßwand, welchen letztere oft nicht gewachsen ist. Intensives Rauchen, Abusus alcoholicus, üppige Mahlzeiten, Excesse in venere, reichlicher Genuß schärferer Gewürze, auch stark gesalzener Speisen können eine Blutdrucksteigerung oder Spasmen der Coronargefäße herbeiführen und dadurch schweren Schaden anrichten. Starke Hitzeeinwirkung (Dampfbad, heiße Bäder), jäher Höhenwechsel (Fahrt auf Bergbahnen, im Luftschiff) belasten oft das Blutgefäßsystem zu stark. Eine Einschränkung der täglichen Flüssig- keitsaufnahme auf etwa $1^1/_4$ Liter erscheint aus Gründen der Vorsicht geboten.

Die Durchführung einer *Durstkur,* wie sie ja auch als Allgemeinbehandlung der Syphilis an manchen Orten (Lindewiese) üblich war und ist, hat ihre nicht unerheblichen Gefahren. Sie mag gelegentlich einmal bei einem Aneurysma gerechtfertigt sein, welches einer anderen Behandlung widersteht, man muß aber mit der Möglichkeit eines körperlichen Zusammenbruches oder auch mit der Entstehung einer Psychose während der Durstkur rechnen.

Weit eher darf man den Versuch unternehmen, durch Erhöhung der Ge- rinnungsfähigkeit das Blut im Aneurysmasacke zur *Koagulation* zu bringen. Gelatine-Injektionen sind sehr schmerzhaft, daher nicht ratsam, jedoch lasse ich intern 20,0 g Gelatine (auf 200,0 Wasser mit etwas Citronensaft) täglich durch längere Zeit nehmen. Unter den Kalkpräparaten steht das Calcium chloro- aceticum (nach der im Institute H. H. Meyer und an meiner Abteilung vor- genommenen Untersuchung W. Löwensteins) an erster Stelle. 2 g pro die in Form von Tabletten (viermal 0,50) pflegen gut vertragen zu werden. Man kann auch eine Serie von 10—15 intravenösen Afenil-Injektionen (Kalk- Harnsäure-Präparat) in dreitägigen Intervallen versuchen oder Calcium Sandoz intramuskulär verabfolgen (12—15 Ampullen). Von anderen, die Blutgerinnung fördernden Mitteln stehen die Präparate Clauden und Coagulen im Vorder- grunde, welche intramuskulär, aber auch intravenös einverleibt werden (ge- brauchsfertige Ampullen — 10—15 Injektionen in mehrtägigen Intervallen).

Jedoch scheint am wichtigsten die chronisch intermittierende spezifische Behandlung zu sein, welche, wie früher erwähnt, bisweilen überraschend günstige Resultate zeitigt.

II. Syphilis der Arteria pulmonalis.

Schwerere syphilitische Erkrankungen des Stammes und der Hauptäste der Pulmonalarterie gehören zu den selteneren Vorkommnissen, allem Anscheine nach aber auch die vorwiegende oder ausschließliche Läsion der kleinen Ästchen der Lungenarterien. Ihre klinischen Erscheinungen sind wenig gekannt, die anatomischen Befunde etwas besser studiert. Peck hatte bis 1927 sichere 12 Fälle von syphilitischer Pulmonalarterienerkrankung zusammengestellt, dazu kommen noch Fälle von H. Schlesinger, Coombs, S. Wail und Plenge (2),

Vom Typus der DOEHLESchen Aortitis waren die Beobachtungen von HENSCHEN, BARTH, WARTHIN, H. SCHLESINGER, S. WAIL, COOMBS. Die meisten Fälle betrafen nach PECK gummöse Erkrankungen. Es können auch die Hauptäste der Arteria pulmonalis von Veränderungen frei, aber die kleinen Ästchen im Sinne einer Mesarteriitis, Peri- und Endarteriitis erkrankt sein (CAUSSADE-TARDIEU). Sehr interessant sind die Befunde CHIARIS. Er wies bei höchstgradigen Mitralstenosen einige Male in der Höhe des Klappenringes eine *nicht syphilitische Mesopulmonitis* mit leukocytärer Infiltration, Schwund der elastischen Elemente und Muskelfasern nach.

LAUBRY und THOMAS, CAUSSADE-TARDIEU, POSSELT haben in letzter Zeit den Versuch unternommen, die Klinik dieser Läsionen auszubauen und haben eine größere Zahl von Fällen klinisch und anatomisch studiert. LAUBRY-THOMAS nnterscheiden zwischen reinen primären Arteriitiden, assoziierten Formen und zwischen Sklerosen. Zur ersteren Gruppe gehören außer vollausgebildeten Fällen noch die Aneurysmen der Arteria pulmonalis und die Thrombosen auf dem Boden einer Arteriitis.

Die *typischen, vollausgebildeten Formen* sind nach LAUBRY-THOMAS durch drei Symptome charakterisiert: Durch Dyspnoe, Cyanose und Hämoptysen. Der Röntgenbefund zeigt eine Ausdehnung der Arteria pulmonalis durch einen stark vorspringenden und lebhaft pulsierenden Schatten des mittleren Bogens. Der Hilusschatten ist ausgedehnter, ebenso der rechte Kammer- und Vorhofschatten und das Infundibulum der Arteria pulmonalis. Der zweite Pulmonalton ist nur wenig akzentuiert, Tachykardie und Galopprhythmus sind vorhanden, seltener ist ein diastolisches, relatives Pulmonalinsuffizienzgeräusch. Die Erscheinungen entwickeln sich rasch mit Insuffizienz des rechten Ventrikels. Retrosternale Schmerzen sind selten. Die Autoren glauben, daß Beobachtungen von LEONARD ROGERS, SCOTT WARTHIN und ARRILAGA hierher gehören. Sie selbst beschreiben einen klinisch und anatomisch beobachteten Fall. Die histologische Untersuchung ergab eine typische Arteriitis syphilitica. CAUSSADE-TARDIEU aber beobachteten einen 40jährigen Mann mit schwerster, dauernder Dyspnoe und Erstickungsanfällen, Cyanose, welcher nie Hämoptoe hatte. Er war während einer vier Jahre dauernden Beobachtung refraktär gegen Cardiaca, hatte erst sehr spät Ödeme. Es bestand eine Mitralstenose. Die Autopsie erwies sehr ausgedehnte Schädigungen der kleinen Pulmonalarterienäste syphilitischer Natur, während die großen Gefäße von syphilitischen Veränderungen frei waren. Rechte Herzhöhle sehr dilatiert. In der Lunge eine „insuläre und mutilierende syphilitische Cortico-Pleuritis" (LETULLE-DALSACE).

Die plötzlich einsetzenden *Pulmonalthrombosen* können mit wiederholten und abundanten Hämoptysen beginnen, dürften sich aber in vivo nicht wesentlich von einem Infarkt unterscheiden lassen.

Die *sacciformen Aneurysmen der Arteria pulmonalis* sind ebenfalls wie die Aortenaneurysmen auf Lues zurückzuführen. Es sind wiederholt solche Fälle anatomisch geschildert, so von WAGNER-KWIATKOWSKI, BARTH, PLOEGER, LETULLE-JAQUELIN, ARRILAGA, LAUBRY-THOMAS, PLENGE. In einem Falle PLENGEs (Heredolues) bestand ein Aneurysma dissecans.

Die klinischen Erscheinungen waren im Falle LAUBRY-THOMAS' folgende: Schwirren im 2. Intercostalraum links, ein systolisches und diastolisches Geräusch an dieser Stelle, Cyanose, Zeichen eines Mediastinaltumors und radiologisch eine deutliche Änderung in der Größe des mittleren Bogens in verschiedenen Durchmessern. In beiden Fällen PLENGEs bestand eine pulsatorische Hebung der Brustwand, eine Vergrößerung des Herzens nach beiden Seiten. Im ersten Falle war ein systolisches Geräusch an der Herzspitze, im zweiten ein systolisches und diastolisches über der Pulmonalis zu hören. In der Gegend der Arteria pulmonalis bestand (röntgenologisch) eine Ausbauchung mit starken Pulsationen.

In der Tat mag manchmal auf Grund dieser Erscheinungen die Diagnose der seltenen Affektion glücken. Bei einem Falle meiner Beobachtung fehlt die autoptische Kontrolle, in einem anderen erwies die Autopsie eine Abknickung der Arteria pulmonalis durch Schwielen. Keine syphilitische Erkrankung des Gefäßes.

Die *sekundären* „assoziierten" *Arteriitiden der Pulmonalis* sind Begleiterscheinungen der sogenannten „*maladie d'Ayerza*", welche von Arillaga und Escudero geschildert wurde. Es handelt sich um Bronchialsyphilis mit Cyanose und obliterierender Sklerose der Arteria pulmonalis. Die cyanotischen Kranken werden als „cardiaues noirs" (Arillaga) bezeichnet. Jedoch sind Stimmen laut geworden (Llambias, Brachetto-Brian, Bullrich-Behr), welche sich gegen die luetische Natur der Arteriitis aussprechen. Dorothy Hare und J. Ross betonen, daß bei der Ayerzaschen Affektion in den Spätstadien bei progressiver Herzschwäche regelmäßiger Puls vorhanden sei. Sie verweisen auf die Fälle von Clarke-Hadfield-Todd und von Coombs. Ich mache die Wahrnehmung, daß namentlich in Amerika die Diagnose Ayerzasche Affektion sehr oft ohne genügende klinische Begründung gestellt wird.

Als Begleiterscheinung einer Mesaortitis scheint selten eine leichtere, aber manchmal auch eine umfangreichere Mesaortitis der Pulmonalis hinzuzutreten (Laubry-Thomas, Wagner, Westenhoeffer, Wallis, H. Schlesinger). In den publizierten Fällen bestanden vorwiegend Zeichen einer Insuffizienz des rechten Ventrikels. Ljungdahl erwähnt in seiner Monographie der Arteriosklerose des kleinen Kreislaufes, daß er nur zweimal bei fünf Fällen schwerster Aortitis eine geringe Erkrankung größerer Äste der Pulmonalis gesehen hätte. S. Wail hat bei einem 25jährigen Manne bei geringem Atherom der Aorta eine sehr schwere Mesarteritis der Arteria pulmonalis mit Thrombosenbildung in den mittleren und kleinen Ästen beobachtet. Die Thromben setzten sich bis in den rechten Vorhof fort. Hypertrophie des rechten Ventrikels und Schrumpfung einzelner Lungenabschnitte infolge mangelhafter Blutversorgung.

Die klinische Diagnose ist nicht außer dem Bereiche der Möglichkeit. In einer von mir mitgeteilten Beobachtung, welche eine 33jährige Frau betrifft, war es mir gelungen, durch sorgfältige Analyse der klinischen Erscheinungen schon in vita die luetische Erkrankung der Pulmonalarterie neben der spezifischen Mesaortitis zu diagnostizieren. Da ich einen analogen, klinisch genau beobachteten Fall in der Literatur nicht kenne, sei er in Kürze hier mitgeteilt.

Die 33jährige Patientin gelangte am 23. 2. 1927 auf meiner Abteilung wegen schwerer Stenokardie und mit Ödemen zur Aufnahme. Die sehr dyspnoische Kranke war cyanotisch und hatte mäßige Ödeme. Es bestand eine mächtige Hypertrophie beider Ventrikel, die Herztöne waren aber rein, nur über der Aorta ein systolisches Geräusch zu hören. Leichte basale Bronchitis. Stauungsorgane. Nach geringer Besserung Lungeninfarkt mit profuser Hämoptoe. Dann neuerliche Zunahme der Kompensationsstörung, starke Ödeme, extreme Cyanose und dauernd schwerste Dyspnoe. Zeitweilig ein diastolisches Geräusch am unteren Sternalende, Tachykardie, niedriger Blutdruck. Wiederholte schwere Hämoptoe. Keine Polyglobulie. Wa.R. im Blute positiv.

Die Kombination Stenokardie, Aorteninsuffizienz, Dekompensation legte den Gedanken an Mesaortitis nahe, welcher durch die positive Wa.R. eine Unterstützung erfuhr. Die mächtige Hypertrophie des rechten Ventrikels wies auf ein Hindernis im Pulmonalkreislauf hin, welches nicht an den Klappenapparaten oder in den Lungen zu finden war. Im gleichen Sinne sprachen die Cyanose, Dyspnoe und Stauungsorgane. Daher nahm ich eine Erkrankung der Pulmonalarterie an und dachte am ehesten an *luetische Mesarteriitis pulmonalis.* In diesem Sinne besprach ich auch mehrmals den Fall in Ärztevorlesungen.

Die *Autopsie* ergab gemäß unserer Annahme Mesaortitis, Verlegung der Abgangsstelle einer Arteria coronaria cordis, Insuffizienz der Aortenklappen. Oberhalb der Klappen bestand ein nußgroßes Aneurysma der Aorta, welches sich gegen die Pulmonalarterie zu vorwölbte. An dieser Stelle war eine umfängliche luetische Mesopulmonitis des Hauptstammes der Pulmonalarterie zur Ausbildung gelangt, welche sich bis zur Teilungsstelle des Gefäßes fortsetzte.

Die Beobachtung zeigt, daß beim Erwachsenen die erworbene Lues ein eigenartiges Bild hervorrufen kann, welches manchmal der *Diagnose* bis zu einem gewissen Grade zugänglich ist. *Dauernde schwerste Cyanose in Verbindung mit Hypertrophie und Dilatation des rechten Ventrikels ohne Lungen-, Pleuraveränderungen, ohne Klappenläsionen, profuse wiederholte Hämoptoe, allgemeine Stauungen lassen eine Erkrankung der Pulmonalis mit einiger Wahrscheinlichkeit vermuten. Die luetische Natur der Gefäßerkrankung darf angenommen werden, wenn Lues oder mindestens Mesaortitis vorhanden ist. Dyspnoe spricht nicht gegen eine solche Annahme.*

Dieser Fall dürfte kein vereinzelter bleiben, denn es liegen anatomische Befunde von ROHR und RYFFEL, auch von F. KRAUS vor, welche analoge Lokalisation von Aneurysmen resp. Beziehungen derselben zur Pulmonalarterie aufweisen. ROHR und RYFFEL teilen 6 Fälle von Aortenaneurysmen mit, von welchen drei dicht über den Klappen lagen. An der Kompressionsstelle der Arteria pulmonalis entsteht eine Mesopulmonitis.

Bei alten luetischen Bronchitikern entwickelt sich manchmal eine Cyanose ohne schwere Komplikation mit Vorbauchung des Pulmonalisbogens (radiologisch). Die in solchen Fällen mehrmals nachgewiesene sklerosierende Mesarteriitis der Arteria pulmonalis ist möglicherweise auf Syphilis zu beziehen (VAQUEZ, RIBIERRE-L. GIROUX, GAMMA, LAUBRY-THOMAS u. a.).

Größere Gummen der Gefäßwand sind in der älteren Literatur mehrmals mitgeteilt, so von WEBER, BROOKS, WAGNER-KWATKOWSKI. Häufig führen sie eine Stenosierung der Lichtung herbei, manchmal in Klappenhöhe mit Schädigung der Semilunarklappe (SCHWALBE, WAGNER) oder etwas höher (SEQUEIRA, KAZEM BEK). Mehrmals ist von der Verengerung eines Hauptastes oder gar von Obliteration derselben durch vernarbende Gummen die Rede (WEBER, RIBBET). WASSILJEFF und ARGAN berichten neuerdings über eine Beobachtung (28jährige Frau, Tod im anginösen Anfalle), bei welcher multiple Gummata von außen in die Arteria pulmonalis eingebrochen waren.

Hämoptoe spielt in den klinisch beobachteten Fällen eine wesentliche Rolle. Die Kranke von WEBER erlag einer letalen Lungenblutung. Im Falle von FITTJE hat ein käsig zerfallendes Gumma einer Bronchialdrüse einen Ast einer Pulmonalarterie arrodiert und eine letale Blutung bedingt. Bei dem 55jährigen Patienten von MC PHEDRAN und MACKENZIE war aber eine hämorrhagische Infarcierung der ganzen rechten Lunge Folgezustand einer hochgradigen Endarteriitis.

III. Die syphilitischen Erkrankungen der mittleren und kleinen Arterien.

Die Lues befällt mittlere und kleine *Hirngefäße* sehr häufig und ruft in ihnen die von HEUBNER beschriebenen Veränderungen hervor. Da die Klinik dieser Erkrankungen eine Domäne der Neurologie bildet, soll hier auf die Besprechung nicht eingegangen werden (näheres siehe in Bd. XVII/1 dieses Handbuches).

An anderen Körperarterien kommen syphilitische Erkrankungen nur sehr selten klinisch und anatomisch zur Beobachtung. Dies steht in Einklang mit der relativen Seltenheit luetischer Organerkrankungen mit Ausnahme des Herzens und der Leber. Obgleich nur klinisch und nicht auch anatomisch arbeitende Ärzte sich über diese Tatsachen hinwegsetzen und die Häufigkeit syphilitischer Magen-, Pleura-, Lungenprozesse nachdrücklich behaupten, bleibt bisher die Anatomie den Beweis für diese Annahmen schuldig. Wir müssen unbedingt häufige falsche Deutungen klinischer Symptomenkomplexe, irrige Fehlschlüsse als Ursachen dieser Irrtümer beschuldigen. Häufige syphilitische Läsionen mittlerer Arterien wurden bisher *nur bei gleichzeitiger Mesaortitis* beobachtet. O. Saphir hat in 50 Fällen von Aortitis die mittleren Arterien genau anatomisch untersucht und fand verändert: 29mal die Carotis, 33mal den Truncus brachio-cephalicus, 15mal die Subclavia, 10mal die Mesenterica superior, 3mal die Mesenterica inferior, 7mal die Femoralis. Es bestand eine Endarteriitis der Vasa vasorum mit lymphocytärer Infiltration, die elastischen Mediafasern waren durch sklerotische Abschnitte unterbrochen, Muscularis nicht verändert. An der Innenseite der Arterien bestanden kleine fibröse Erhebungen. G. Durante beschreibt eine obliterierende Arteriitis der *Pleuragefäße* bei einem kongenitalen Luetiker. Die Lunge war frei, eine pleurale Reizung fehlte.

Isolierte syphilitische Erkrankungen der *Abdominalgefäße* gehören zu den großen Seltenheiten. Ihre klinischen Erscheinungen dürften, soweit man dies jetzt schon beurteilen kann, sehr abwechslungsreich sein. Die Erkrankungen der *Mesenterialgefäße* können ulcerative Prozesse des Darmes mit den Erscheinungen eines *Darmkatarrhes* nach sich ziehen oder die Bilder eines *Darmverschlusses* setzen. Der letztere kann sich als *akuter Darmverschluß* präsentieren oder als *chronisch rezidivierende Okklusion* verlaufen. Von jeder dieser Verlaufsarten habe ich vereinzelte Beispiele gesehen. Vielleicht kann das Leiden auch unter den Erscheinungen einer *Darmperforation* beginnen.

Darmulcerationen nach Lues der Mesenterialgefäße habe ich bei einem 40jährigen Manne beobachtet, welcher nach einem längeren Aufenthalte in den Tropen mit schweren, kaum stillbaren Durchfällen nach Europa zurückkehrte. Zeitweilig zeigte sich Eiter und Blut im Stuhl. Der luetisch infizierte Mann hatte eine sichere Lebersyphilis, luetische Knochenveränderungen, polyneuritische Symptome. Er erlag seinem Leiden kurze Zeit nach der Aufnahme in das Krankenhaus. Die Autopsie zeigte Gummen der Leber, gummöse Veränderungen der Mesenterialgefäße, Darmulcerationen. Leider besitze ich nur diese kurzen Aufzeichnungen über den lange vor dem Kriege beobachteten Fall.

In einem anderen Falle, einen 29jährigen Mann betreffend, entwickelte sich im Anschluß an eine partielle Thrombose einzelner Äste der Mesenterica superior eine *nekrotische Veränderung des Dünndarms.* „Im unteren Ileum grenzt sich ein etwa 1 m langer Darmabschnitt scharf ab, die Wand papierdünn, leicht zerreißlich, wie nekrotisch. Die Schleimhaut fehlend. Analwärts reicht dieser Abschnitt bis 1 cm oberhalb der Valvula Bauhini. Oralwärts von diesem Abschnitte ist die Darmschleimhaut stark injiziert, nur an einer Stelle, einem Peyerschen Plaque entsprechend, eine gelbliche, nekrotische Stelle aufweisend. In dem entsprechenden Aste der Arteria mesenterica superior ist die Intima von parietalen Thromben bedeckt, die das Lumen zum Teil völlig verschließen. Die Intima darunter kleinere, gelbliche und weiße Herde aufweisend. In der Valvula Bauhini mehrere ovale, quergestellte, wie ausgestanzte Substanzverluste in der Schleimhaut." Die histologische Untersuchung ergab am Dickdarm: „Mucosa leicht autolytisch. Muscularis propria o. B. Die Subserosa verbreitert und die hier gelegenen Gefäße durch höchstgradige Proliferation der Intima sehr stark wandverdickt, ihr Lumen kaum mehr als ein Drittel des ursprünglichen und hier und da besonders in den oberflächlichen Schichten durch frische Thrombenmassen erfüllt. Die Lamina elastica intakt. In der proliferierten Intima spärlich feine, elastische Fäserchen. Die geschilderten Veränderungen beschränken sich hier nicht auf die Arterien mittleren Kalibers, sondern haben auch die kleinen Arterien, die an der Grenze gegen Muscularis propria gelegen sind, mitergriffen. Um diese letzteren herum finden sich sehr reichlich Lymphocytenanhäufungen, während diese in der Adventitia der größeren Arterien spärlich vertreten sind. Serosaepithel fehlend, an der Oberfläche ein serös eitriges Exsudat" (Dr. Hamperl). Hingegen waren an den Arterien des Dünndarmes keine spezifischen Veränderungen nachweisbar.

Über den Fall wird ausführlich im Abschnitte Syphilis der Extremitätenarterien berichtet. Es bestand auch eine schwere ulceröse Kolitis mit einer hochgradigen Stenose im S Romanum. Ein Ulcus im Colon transversum war durchgebrochen und hatte eine letale Peritonitis herbeigeführt. Die Darmerkrankung hatte klinisch nur in den letzten 10 Tagen Schmerzen im Bauche herbeigeführt, welche nicht lokalisiert waren. Erst vier Tage ante exitum konnte eine stark hervorspringende, stark gefüllte Darmschlinge ohne irgendeine Peristaltik beobachtet werden. Darmsteifung fehlte. Der Bauch war weich, nicht druckempfindlich. In den nächsten Tagen entwickelte sich ein diffuser Meteorismus, der Bauch wurde druckempfindlich, der Kotfluß stockte, kam auf Physostygmin wieder in Gang. Am 28. 3. 1927 plötzlich Zeichen einer Perforation mit Kollaps. Exitus.

Über einen längere Zeit von mir beobachteten Fall eines *intermittierenden Darmverschlusses* bei Lues habe ich schon andernorts berichtet. Ich will über den interessanten Fall hier nochmals kurz referieren.

Ein 30jähriger Mann erkrankt unter den Symptomen einer akuten kompletten Darmokklusion ohne Fieber. Als nach mehreren Tagen fäkulentes Erbrechen auftrat, wurde eine Laparotomie vorgenommen. Außer einer mächtigen Blähung von Därmen ergab die Durchsuchung des Bauches ein negatives Resultat. Nur waren die Mesenterialgefäße auffallend dick und geschlängelt. Nach der Probelaparotomie stellte sich wieder spontaner Stuhl- und Windabgang ein. Nach einer Kur mit Jod und Hg blieb Patient jahrelang bschwerdefrei. Jedoch bekam er im Verlaufe von drei Jahren fünf analoge Anfälle, welche immer nach 2—3 Tagen spontan abklangen. Später wurde er zweimal in anderen Spitälern wegen Darmokklusion operiert. Beide Male erhob man den gleichen negativen Befund. Ich konnte bei dem Patienten später manifeste spätluetische Zeichen an Knochen und Schleimhäuten feststellen.

Offenbar riefen Angiospasmen der veränderten Darmarterien die intestinalen Paresen hervor. Vielleicht wird man, wenn man darauf achtet, diese Ursache einer anscheinenden Darmokklusion öfters feststellen. Vor kurzem habe ich einen Fall mit zentraler Lues und luetischen Knochenveränderungen gesehen, welcher unter ähnlichen Erscheinungen verlief. Leider wurde bei der Laparotomie das Aussehen der Arterien nicht beachtet.

Erst weitere klinische Beobachtungen werden erlauben, Typen aufzustellen. Daß eine syphilitische Erkrankung der *Arteria hepatica* mit einer schwersten, sich wiederholenden, schließlich letalen Darmblutung einhergehen kann, zeigt eine Beobachtung von GÜRICH und LENHARTZ. Ein Aneurysma der Leberarterie war die Ursache eines Kompressionsikterus mit sekundärer Infektion der Gallenwege. Unter unrichtiger Diagnose wurde eine Cholecystektomie vorgenommen. Fälle von Aneurysmen der Arteria hepatica sind wiederholt beschrieben; Ikterus, Schmerzanfälle und Darmblutungen spielen immer wieder eine große Rolle im klinischen Bild. Da Aneurysmen zumeist syphilitischer Natur sind, dürfte mindestens ein Teil der Fälle auf luetische Erkrankung der Arteria hepatica zurückzuführen sein.

IV. Die Syphilis der Extremitätenarterien.

Häufigkeit. Noch vor kurzem hielt man die syphilitischen Erkrankungen der Beinarterien für sehr ungewöhnlich. Die Lues der Extremitätenarterien ist aber offenbar nicht so selten, als man anzunehmen geneigt war. Jedoch läßt sich ein genaues Bild von der Häufigkeit der Lues als ätiologischen Faktor noch nicht machen. Es genügt ja nicht festzustellen, daß der Kranke Syphilis gehabt hat, denn es kann dann noch immer die Gefäßerkrankung nicht luetischer Natur sein. Erst umfangreiche anatomische Untersuchungen können Klarheit bringen und da erwächst die weitere Schwierigkeit, daß an den Arterien der unteren Extremitäten die relativ häufige, aber sicher nicht auf Syphilis beruhende Endarteriitis obliterans (BÜRGERs Thromboangitis obliterans) ein der Lues ähnliches anatomisches Bild liefert.

Nach diesen einleitenden Bemerkungen wird man es verständlich finden, wenn ich unter meinen letzten 232 klinisch genau beobachteten Fällen von schweren Arterienerkrankungen der unteren Extremitäten nur bei 40 (17%) von Syphilis und nicht von luetischen Arteriitiden spreche. Der Umstand, daß die prozentuelle Zahl höher ist als die von uns (s. REDLICH-STEINERs Arbeit aus meiner Abteilung) für den Durchschnitt des Krankenmaterials ermittelte, läßt vermuten, daß in diesen Fällen Syphilis bisweilen der auslösende Faktor des Gefäßleidens war. Den gleichen Schluß erlaubt mit Einschränkungen der günstige Erfolg der spezifischen Therapie. Auch dürfte der Nachweis einer Mesaortitis einen Rückschluß auf die luetische Natur peripherer Arterienerkrankungen gestatten.

Namentlich bei jugendlichen Individuen spricht der Nachweis einer Syphilis im Körper für eine spezifische Gefäßerkrankung, wenn bei dem Betreffenden nach seiner Herkunft und Wohnort Endarteriitis obliterans weniger wahrscheinlich ist. Letztere Affektion findet sich besonders oft bei Ostjuden und ist mit Emigranten auch nach Nord- und Südamerika verschleppt worden. Die Mitteilung Bürgers an Boyer, daß er auch bei 20 christlichen Amerikanern das Leiden beobachtet hätte, steht jetzt nicht mehr vereinzelt da. Ich beobachte es in wachsender Zahl bei bodenständigen Wienern christlicher Herkunft.

Wiederholt habe ich Erkrankungen der Beinarterien bei jungen, luetisch infizierten Männern aus Jugoslavien (Kroatien) gesehen, welche auf antisyphilitische Behandlung gut ansprachen.

F. Kazda hat in einer guten zusammenfassenden Arbeit die bisher bekannt gewordenen Fälle zusammengestellt, welche zur Spontangangrän geführt hatten. Anatomisch sind in dem letzten halben Jahrhundert mit dem von Kazda untersuchten und meinen Beobachtungen noch nicht zwanzig Fälle sichergestellt. In der letzten Zeit haben Letulle - Heitz - Magniel einen Fall bei einem 72jährigen Syphilitiker mit Bildung eines Aneurysmas dissecans veröffentlicht.

Symptome. Die französische Literatur der letzten Jahre beschäftigt sich wiederholt mit den Erscheinungen an den *Arterien der oberen Extremitäten* bei Lues. Pulsdifferenzen in den A. radialis heben Bard, Labbé-Heitz-Azerad, Landau-Held hervor. Anatomisch wurde Verlegung der Abgangsstelle des Gefäßes (Bard), auch komplette Obliteration der Subclavia (Bernard-Gilbert-Dreyfus-Foulon) gefunden. Ein lautes systolisches Geräusch über der linken Subclavia und Carotis, das lauter ist als an der Herzbasis, spricht nach Landau-Held und Lian für eine syphilitische Aortitis resp. für eine luetische Erkrankung der Halsgefäße. Die Erscheinungen der Arterien *der unteren Extremitäten* lassen deutlich zwei Stadien erkennen. Das Prodromalstadium ist durch das Vorwiegen vasomotorischer Störungen, auch transitorischer Phänomene auf dem Gebiete der motorischen Sphäre charakterisiert. Das zweite Stadium ist das des Gewebsbrands, der Gangrän.

Im ersten Stadium entsprechen die Erscheinungen dem *intermittierenden Hinken*, welches so häufig bei Atherom der Extremitätenarterien oder bei Endarteriitis zur Beobachtung gelangt. In der Regel sind die Symptome auf die unteren Extremitäten beschränkt. Nur ausnahmsweise findet man sie auch oder sogar nur an den oberen Extremitäten. Auffallenderweise habe ich die seltene Kombination von Claudicatio intermittens an den unteren und an den oberen Extremitäten bisher fast ausnahmslos bei Luetischen beobachtet und bin geneigt, diesen Umstand für die Annahme einer syphilitischen Arterienerkrankung zu verwerten. Allerdings hat die gleiche Kombination Bürger öfter bei Endarteriitis obliterans beobachtet.

Das intermittierende Hinken bedeutet nichts anderes als ein Stadium der nervösen Übererregbarkeit der arteriellen Gefäße. Das Gleichgewicht zwischen Vasodilatatoren und Vasoconstrictoren hat eine tiefgreifende Verschiebung erfahren, und zwar zugunsten der Vasoconstrictoren. Die anatomische Veränderung begünstigt allerdings den permanenten Reizzustand der gefäßverengernden Nerven, aber die Aktivierung dieses Zustandes erfolgt erst durch äußere Einflüsse. Am häufigsten ruft Tabak eine erhöhte Erregbarkeit der Vasoconstrictoren hervor, und zwar sowohl das Rauchen als auch das Kauen von Tabak, selbst die Beschäftigung mit Zigarren und Zigaretten genügt mitunter, wie Erfahrungen in Tabakfabriken gelehrt haben.

Die abnorme Innervation äußert sich (wie ich anderwärts ausgeführt habe) in verschiedener Weise: 1. Die *Auslösung der normalen Gefäßreflexe ist häufig erschwert* (Reize, welche beim Gesunden zu einer Gefäßerweiterung führen, bleiben wirkungslos oder wirken wesentlich schwächer).

2. Oft ist eine *Umkehr der Gefäßreflexe* zu beobachten. Bei Bewegung und Muskelanstrengung wird die zuführende Arterie nicht weiter, sondern enger. Die gleiche inverse Reaktion erfolgt auf Hitzeeinwirkung.

3. Ist häufig die von mir sog. *Dysreflexie* vorhanden. Ich verstehe darunter die abnormen Gefäßreflexe, welche weder in die Gruppe der normalen, aber schwerer auslösbaren, noch in die der inversen gehören. In diese Gruppe sind zu rechnen: Die Dauerspasmen, die schwere vasomotorische Reaktion auf leichte Reize, das bedeutende Schwanken der Gefäßreflexe in relativ kurzer Zeit, der Übergang von Arterienspasmsn auf die Venen.

Die Kenntnis dieser Änderungen der Gefäßinnervation erklärt leicht die klinischen Erscheinungen. Der Kranke wird nach kürzerem oder längerem Gehen gehemmt. Entweder tritt ein Krampf der Waden- oder Fußmuskulatur auf, oder es zeigt sich eine lähmungsartige Schwäche. In anderen Fällen sind es Parästhesien verschiedener Art, auch heftige Schmerzen, welche den Kranken zum Stehenbleiben zwingen. Eine kurze Rast genügt, um das Weitergehen zu ermöglichen, jedoch bald stellen sich die gleichen Erscheinungen ein, welche den ersten Halt erzwungen hatten. Kann man das Gehen bei entblößten Füßen beobachten, so sieht man das Erblassen der Haut als Ausdruck des Angiospasmus, welcher die Gangstörung hervorruft.

Der Patient weiß zumeist, daß lokale Hitzeeinwirkung den gleichen Angiospasmus hervorruft.

Die Beobachtung lehrt weiter, daß der Dysreflexie zugehörige Vorgänge häufig vorkommen. Die Dauerspasmen der Beinarterien verhindern durch die lange anhaltende Fußkälte das Einschlafen im Bette. Druck auf die Haut pflegt langdauerndes Erblassen der gedrückten Stelle hervorzurufen. Das starke Anschwellen der Venen an den kranken Extremitäten zeigt den Venospasmus an.

Der RAYNAUDsche *Symptomenkomplex* mit Erblassen und nachfolgender Cyanose der gipfelnden Extremitätenabschnitte ist kein seltenes Syndrom bei den luetischen wie bei den nicht syphilitischen Erkrankungen der Extremitätenarterien. Kommt es zur Gangrän, so ist dieselbe in der Regel nicht symmetrisch und zeigt keine Besonderheiten.

Außer den vasomotorischen Störungen sieht man oft gehäufte *fibrilläre Zuckungen* an den kleinen Fußmuskeln, besonders an der Großzehenseite ablaufen. (Entsprechende Beleuchtung ist zur Beobachtung erforderlich.) Sie zeigen sich namentlich nach Bewegungen (Gehen) als fortwährendes Wogen der Muskulatur und sind nach längerer Ruhelage nur ausnahmsweise vorhanden. Manchmal erstreckt sich ihr Gebiet bis auf die Unterschenkelmuskulatur. Nur selten sieht man sie im Vastusgebiet. Beklopfen mit dem Perkussionshammer ruft eine rasche Folge fibrillärer Zuckungen hervor, wenn spontane vorausgegangen waren. Sie pflegen, wenn sie sich ausgebildet haben, zu bleiben, bis eine entschiedene Besserung des Zustandes eingetreten ist. Eine Muskelatrophie habe ich selbst nach langer Dauer der Zuckungen nie beobachtet.

Die vasomotorischen Störungen sind von *Änderungen der Fußpulse* begleitet. Die normalerweise bei jedem (nicht der Kälte ausgesetzten) Menschen nachweisbaren Pulse an den unteren Extremitäten sind die der Dorsalis pedis, Tibialis postica, Poplitea, Femoralis. Löschen einzelne oder mehrere dieser Fußpulse aus (genaues Suchen nach der oft lateralwärts dislozierten Arteria dorsalis pedis ist erforderlich), so ist im Vereine mit dem Symptom der Claudicatio intermittens eine anatomische Erkrankung der Extremitätenarterien beinahe sicher. Die nicht fühlbaren Pulse müssen noch nicht völlige Unwegsamkeit der betreffenden Arterien bedeuten, es kann in ihnen auch ein Rest von Zirkulation vorhanden sein, welcher sogar durch eine Untersuchung mit dem Oszillometer dem Auge erkennbar wird.

Über der Femoralis hört man bisweilen ein systolisches Geräusch, manchmal fühlt man sogar ein systolisches Schwirren. Zumeist ist die Femoralis schwächer gefüllt als die eines gesunden Menschen, was sich aus dem von mir erhobenen typischen Vorkommen einer schwieligen Periarteriitis der Femoralis genügend erklärt.

Der Versuch von Moskowicz kann die Lokalisation der Gefäßerkrankung vermuten lassen. Macht man die Extremität mit einer Esmarchschen Binde blutleer und beobachtet nach deren Entfernung das Einströmen des Blutes, so sieht man die reaktive Rötung der Haut an einer Stelle haltmachen und sich nur langsam zögernd peripher weiter ausbreiten. Diese Stelle korrespondiert mit der Erkrankung der Gefäße, jedoch liegt nach meiner Erfahrung regelmäßig der veränderte Abschnitt der Arterie viel höher als die Hautmarke erwarten lassen würde.

Eine *Neuritis* vorwiegend auf sensiblem Gebiete kann den Prozeß komplizieren. Die Begrenzung der Sensibilitätsstörung betrifft in der Regel kein bestimmtes Nervengebiet und ist nur ausnahmsweise höhergradig. Der Achillesreflex kann auf der Seite der Neuritis verlorengehen.

Waren längerwährende Gefäßstörungen vorhanden, so bilden sich mitunter quere *Nagelmarken* aus, welche auch Niveauunterschiede des Nagels abgrenzen und zeitliche Rückschlüsse (Datum der schweren Zirkulationsstörungen) gestatten. Ich habe dieses Zeichen „*das Nagelsymptom beim intermittierenden Hinken*" genannt.

Dem Prodromalstadium folgt dann der Substanzverlust und die *manifeste Gangrän* nach. Kazda betont die relativ kurze Dauer des Prodromalstadiums, wenn keine spezifische Therapie eine Wendung zum Besseren herbeiführt. In unserem zuletzt beobachteten Falle währte auch das Stadium der vasomotorischen Störungen nur verhältnismäßig kurze Zeit.

Anfangs pflegen sich oberflächliche Substanzverluste an den Zehen resp. Fingern auszubilden. Kleine, oberflächliche Eiterungen um die Nägel herum oder zwischen den Zehen oder auch am Dorsum der Zehen sind im Beginne vorhanden, können längere Zeit bestehen, aber auch sich rückbilden. Ihre Entwicklung pflegt von einer bleibenden, manchmal düsterroten Färbung des Fußrückens und starker Füllung der Unterschenkelvenen begleitet zu sein. Ein Verschwinden dieser Verfärbung geht, wie ich gesehen habe, mit einem Schließen der Wunden einher. Erfolgte die Änderung im Verlaufe einer antiluetischen Therapie, dann kann auch Heilung auftreten. Sonst aber ist bei der luetischen Arteriitis, nicht aber unbedingt bei anderen Arterienerkrankungen, mit einem neuerlichen Gewebszerfall zu rechnen, welcher sich nach mehr oder weniger stark ausgesprochenen vasomotorischen Störungen unter heftigen Schmerzen entwickelt. Plötzlich einsetzende Gangrän an einer oder mehreren Zehen dokumentiert die Zunahme der Gefäßveränderung. Noch kann eine Demarkation erfolgen und der Verlust in einer Abstoßung einzelner Phalangen oder einzelner Zehen bestehen. Bisweilen aber zwingt eine hinzutretende schwere Lymphangitis oder eine rasch fortschreitende Gangrän, welche durch die Thrombosierung größerer Gefäße bedingt ist, die Extremität zu opfern.

Diagnose. Man kann die luetische Natur der Arterienerkrankung vermuten, wenn intermittierendes Hinken mit den zugehörigen vasomotorischen Störungen bei einem jugendlichen Individuum auftritt, bei welchem eine Endarteriitis obliterans nicht anzunehmen ist. Der sichere Nachweis einer Lues im Körper (Mesaortitis in zwei Beobachtungen, zentrale Lues in drei eigenen Fällen), aktiver sicher syphilitischer Veränderungen an anderen Körperstellen erhärten den Verdacht, eine günstige Beeinflussung durch antiluetische Therapie sichert die Diagnose. Der ungünstige Ausgang trotz spezifischer Therapie spricht, wie der eine unserer Fälle zeigt, nicht unbedingt gegen die syphilitische Natur des Gefäßprozesses.

Differentialdiagnose. Die *Endarteriitis obliterans* findet sich namentlich bei Ostjuden und tritt oft bei jugendlichen Kranken auf. Andere Zeichen einer Syphilis fehlen vollkommen, antiluetische Therapie ist erfolglos. In der Regel sind die arteriellen Gefäße der oberen Extremitäten, auch die Carotis relativ dünnwandig, bei der Lues erscheinen sie wohl weich, aber verdickt. KAZDA hebt die Dauer des Prodromalstadiums hervor, was im allgemeinen zutrifft, jedoch gibt es nicht selten Fälle von Endarteriitis mit rascher Ausbildung bedrohlicher Erscheinungen.

Sehr schwer kann sich die Abgrenzung von *Arteriosklerose* gestalten, da auch bei diesem Leiden intermittierendes Hinken auftritt, wenn es einen Raucher betrifft. Allerdings werden höheres Alter, tastbare Veränderungen an den Arterien eher für Atherosklerose sprechen. KAZDA glaubt, daß relativ gute Heilungstendenz gangränöser Veränderungen und Auftreten einer neuerlich lokalisierten an einer anderen Stelle besonders dem Atherom zukomme. Ich habe das gleiche Verhalten bei Endarteriitis obliterans, jedoch bisher nicht bei Syphilis beobachtet; vielleicht läßt es sich bei älteren Individuen mit Erfolg für die Diagnose verwerten.

Die bei *Periarteriitis nodosa* auftretende Gangrän ist von den Erscheinungen eines „chlorotischen Marasmus" (KUSSMAUL-MAIER), einer Polyneuritis, einer schweren Herz- und Nierenläsion und zumeist auch von abdominellen Symptomen unklarer Natur begleitet. S. WAIL hat einen Fall von Periarteriitis nodosa publiziert, welcher sichere luetische Veränderungen der Gefäße des Herzens, der Leber, der Nieren darbot. WAIL glaubt daher, daß die Syphilis auch zur Entwicklung einer Periarteriitis nodosa Veranlassung geben könnte. Die gleiche Beobachtung ist später von SCHMEERLING veröffentlicht, welcher unter 110 Fällen nur zweimal (VERSÉ und ABRAMOW) Beziehungen zur Syphilis fand.

Die Gangrän bei der *idiopathischen* RAYNAUDschen Affektion entwickelt sich nach einem längeren Vorstadium, in welchem Anfälle von lokaler Synkope und von lokaler Asphyxie eine große Rolle spielen. Zumeist bestehen sklerodermaartige Veränderungen an den gipfelnden Teilen der befallenen Extremitäten. Symptomatisch kommt aber der RAYNAUDsche Symptomenkomplex gelegentlich allen Arterienerkrankungen der Extremitätenarterien zu.

Die Gangrän bei *Syringomyelie* könnte zu Verwechslungen führen, da in seltenen Fällen die Syringomyelie, wie Fälle aus meiner Abteilung zeigen (H. SCHLESINGER, ARNSTEIN), syphilitischer Natur sein kann. Aber die Gangrän bei Syringomyelie wie die bei *Lepra* verläuft schmerzlos.

Extremitätengangrän nach *akuten Infektionskrankheiten* wird selbst, wenn es sich um syphilitische Individuen handelt, fast immer auf die vorausgegangene akute Erkrankung zu beziehen sein.

Die Gangrän nach *Embolie* zeichnet sich durch plötzlichen Beginn mit heftigstem Schmerz, Erblassen des betreffenden Extremitätenabschnittes, durch plötzlich einsetzende schwere Störungen der oberflächlichen und der tiefen Sensibilität (H. SCHLESINGER) und durch eine motorische Lähmung in dem blutleer gewordenen Gebiete aus.

Wie schwer aber mitunter die Entscheidung werden kann, ob eine Gangrän durch eine Embolie verursacht oder durch eine luetische Arterienerkrankung hervorgerufen ist, möge die Mitteilung des nachfolgenden Falles zeigen.

Emilie M., 51 Jahre alt, im Haushalte tätig, aufgenommen auf die dritte medizinische Abteilung am 14. 3. 1927.

Aus der ausführlichen Krankengeschichte seien nur folgende Daten mitgeteilt: Im Jahre 1898 wurde ein luetisches Exanthem festgestellt und eine Schmierkur und Jodbehandlung vorgenommen. 20 Jahre später ein Gumma des Oberschenkels, Seither alljährlich eine Salvarsankur. In den letzten Monaten gehäufte schwere anginöse Anfälle. Vor einer Woche Schüttelfrost, Fieber, welches bald verschwand.

Die Untersuchung ergab die Erscheinungen einer Myokarddegeneration mit mäßiger Dilatation des rechten Ventrikels. Über dem ganzen Herzen bei wiederholter, genauer, von mir mehrmals in Ärztevorlesungen vorgenommenen Untersuchung dumpfe, aber sonst reine Töne, keine Akzentuation zweiter Töne an der Basis. Es bestand leichte Dyspnoe. Blutdruck 140 nach Riva-Rocci. Im Harn etwas Albumen, aber keine renalen Elemente. Die peripheren Arterien etwas dicker, aber weich.

Am 16. 3. morgens trat während des Waschens Schwindel, Ohnmachtsgefühl und ein Vertotungsgefühl im linken Unterschenkel und in der ganzen rechten unteren Extremität auf. Die sofort vorgenommene Untersuchung ergab eine Parese in dem Gebiete der Parästhesien und eine alle Qualitäten betreffende Sensibilitätsstörung an beiden Unterschenkeln und Füßen. Die Haut dieser Extremitätenabschnitte fühlte sich kühl an und war leichenblaß. Die Patellar- und Achillessehnenreflexe fehlten. In den beiden Arteriae femorales und in der rechten Arteria poplitea war Pulsation nachzuweisen, in den Fußarterien aber nicht. Es bestanden außerordentlich heftige Schmerzen in den Beinen. Schon in den nächsten Stunden entwickelte sich eine düsterrote, fleckige Färbung an den Beinen, welche am nächsten Tage bereits bis zum Poupartschen Bande aufgestiegen war. Der Puls in beiden Femorales war 24 Stunden später nicht mehr zu tasten. Die Haut- und Sehnenreflexe waren an den unteren Extremitäten vollkommen erloschen. Die Muskulatur der Beine war auffallend rigide.

In den nächsten Tagen entwickelte sich eine deutliche Gangrän beider unterer Extremitäten. Der Harn wurde blutig, enthielt aber keine renalen Elemente. Am 22. März, sechs Tage nach dem Beginne der schweren Erscheinungen erlag die Patientin ihrem Leiden.

Klinisch hatte ich den Fall folgendermaßen gedeutet. Die überstandene Lues, die noch immer positive Wa.R., sowie die stenokardischen Anfälle machten eine Mesaortitis wahrscheinlich. Von einem Folgezustande derselben ausgehend (Thrombose der Aorta, Vorhofthrombose, Ventrikelthrombus nach Myomalacie) eine Embolie in beiden Femorales mit anschließender aufsteigender Thrombose bis zur Aorta. Primäre Thrombose der Beinarterien infolge einer Mesarteriitis syphilitica war unwahrscheinlich.

Die *Autopsie* (Dr. Feller) ergab: Chronische fibröse Endokarditis der Mitralklappe (kein Geräusch!) mit nachfolgender Insuffizienz der Mitralklappe und einer mäßigen Stenose des linken venösen Ostium. Die Gangrän der Unterschenkel war durch Embolien in beide Arteriae popliteae bedingt. Die Aorta ascendens und thoracica waren zart und unverändert. In der absteigenden Aorta in Zwerchfellhöhe einige atherosklerotische Plaques. Fingerbreit unterhalb der Nierenarterienostien beginnt in der Aorta abdominalis ein frischer, roter Thrombus, welcher vollkommen cylindrisch das Aortenlumen komplett verschließt und sich nach abwärts in die Arteriae iliacae, femorales, popliteae verfolgen läßt.

In den freien Stücken der Arteriae femorales und popliteae findet sich eine zarte Mediaverkalkung, die man in Form von feinsten zirkulären, gelblichweißen Streifchen durch die Intima hindurch erkennt. Außerdem bestanden beiderseits rezente, anämische, embolische Niereninfarkte.

Die Obduktion zeigte daher, daß trotz konstitutioneller Lues weder die Herz- noch die Gefäßveränderungen syphilitischer Natur waren. Die Aortenthrombose war auf dem Boden eines Atheroms entstanden, die doppelseitige Extremitätengangrän durch Embolie vom Aortenthrombus her bedingt. Die Entwicklung des letzteren war durch die Mitralstonose begünstigt.

Solche und ähnliche Beobachtungen zeigen, welcher bedingte Wert auch genauen klinischen Beobachtungen beizumessen ist, wenn die autoptische Kontrolle fehlt.

Pathologische Anatomie. Die anatomischen Veränderungen präsentieren sich in verschiedener Weise: 1. Als Mesarteriitis und Erkrankung der Adventitia bei sekundärer Mitbeteiligung der Intima. 2. Als Aneurysmen. Übergangsformen zwischen beiden Haupttypen kommen vor.

Die Veränderungen betreffen vor allem die Media. Lymphocyten und Plasmazelleninfiltrate durchsetzen dieselbe und die Adventitia (s. KAZDA). Auch kann es stellenweise zur Ausbildung miliarer Gummen kommen. Die Adventitia erscheint verdickt und damit macht die ganze Gefäßwand den Eindruck der Dickenzunahme. Im Anschlusse an die Mediaerkrankung kommt es auch zu Intimaveränderungen, ähnlich wie bei der obliterierenden Endarteriitis. Die Begleitvenen können thrombosieren.

Die Veränderungen betreffen manchmal nur die kleineren Extremitätenarterien (ELSENBERG), öfters aber kleine und größere Gefäße (LIGNAC-POT, LEMKE, BENDA, eigener Fall).

Die spontane Aneurysmenbildung ist solitär oder multipel (BENDA, WEICHSELBAUM-CHVOSTEK, KOLOCHNY). Sie kann mit einer gummösen Wandveränderung einhergehen.

Spirochäten wurden von LIGNAC-POT in den Gefäßwänden nachgewiesen.

Anatomische Befunde sind außer von den genannten noch von SCHUSTER, HAGA, ABRAMOW, GAUCHER-BORY, ETIENNE-LUCIEN mitgeteilt.

Die *Prognose* der Erkrankung ist stets dubios. Oft gelingt es, durch eine lokale und durch eine allgemeine spezifische Therapie eine bedeutende Besserung zu erzielen, stets aber droht die Gefahr eines Rückfalles. Plötzlich oder langsam kann sich eine fortschreitende Gangrän ausbilden, welche zum Verluste einzelner Extremitätenabschnitte führt. Hinzutretende Lymphangitis oder fortschreitende Eiterungen können auch zur Oberschenkelamputation nötigen. So hat in einem Falle von WASIK bei einem 31jährigen Mann eine beiderseitige Thrombose der Arteria femoralis zur Amputation beider Oberschenkel genötigt.

Da die luetische Erkrankung in der Regel auch andere Arterien betrifft, so kann deren Schädigung einen ungünstigen Verlauf herbeiführen. Sehr drastisch ist diese multiple Gefäßerkrankung durch mehrere meiner Fälle illustriert:

Der eine betraf einen 31jährigen Spitaldiener, welcher mit typischem intermittierenden Hinken und mit einer beginnenden Zehengangrän aufgenommen wurde. Luetische Infektion war zugegeben, anderweitige luetische Stigmata waren vorhanden. Eine längerwährende antiluetische Behandlung brachte eine weitgehende Besserung, so daß Patient wieder seinen Dienst aufnehmen konnte. Ein Jahr später wurde er uns neuerlich mit einer Hemiplegie überbracht, welche sich plötzlich unter Bewußtseinsverlust entwickelt hatte. Der Kranke erlag bald seinem Leiden. Die Autopsie erwies das Vorhandensein einer syphilitischen Erkrankung der Hirnarterien, eine Mesaortitis, eine offenbar luetische Erkrankung der Femoralis.

Der zweite Fall betraf ebenfalls einen jungen Mann mit sicherer Lues, welcher außer intermittierendem Hinken anginöse Beschwerden hatte und in einem stenokardischen Anfalle starb. Es bestand Aortitis syphilitica mit Verlegung eines Coronarostiums, die Erkrankung der Extremitätenarterien auch syphilitischer Natur.

In einem dritten Falle, einen 33jährigen Lehrer aus Jugoslavien betreffend, war Wa.R. +++. Es bestand Claudicatio intermittens der rechten Hand, beider unterer Extremitäten, Angina pectoris mit Zeichen einer Mesaortitis. Patient verließ nach einer milden antiluetischen Therapie gebessert das Krankenhaus.

Ein 29jähriger Mann wurde im März 1927 auf meine Abteilung mit heftigen Schmerzen in der linken unteren Extremität aufgenommen. Er hatte eine Lues vor Jahren akquiriert, wußte aber nichts von einem Primäraffekt. Wiederholte Behandlungen an der Abteilung Prof. EHRMANN mit Neosalvarsan. Die Störungen hatten kurze Zeit hindurch den Charakter des intermittierenden Hinkens, dann wurden die Beinschmerzen aber kontinuierlich mit starken nächtlichen Exacerbationen. Vor einem Jahre war Patient wegen einer Darmokklusion (Strangbildung mit Abknickung) operiert worden.

Der sehr blasse, nervöse Mann klagte über quälende Schmerzen im linken Unterschenkel und Fuße. Die Haut der ganzen Zehe und des Fußrückens waren livide verfärbt, der übrige Fuß und Unterschenkel leichenblaß. Fußpulse und Puls in der Poplitea fehlten. Keine fibrillären Zuckungen. Keine Paresen. Die Sehnenreflexe erhalten, keine Sensibilitätsstörungen. Wa.R. negativ. Die Beobachtung der nächsten Tage ergab ein sehr wechselndes Verhalten. Bald war der ganze Fuß blaß, bald hatte er normales Aussehen, manchmal war er ganz livid. Die Therapie bestand in Injektionen von Natrium nitrosum, Jodnatrium und Hg-Injektionen.

Nach kurzer Besserung stiegen wieder die Beschwerden an, der ganze Unterschenkel und Fuß wurden düster livide. Pat. klagte über heftigste Leibschmerzen, bekam schwere peritoneale Erscheinungen und ging im Shock am 29. 3. 1927 zugrunde. Ein operativer Eingriff kam bei dem Kräftezustand des Kranken nicht in Betracht.

Meine *klinische Diagnose* lautete auf Arteriitis syphilitica der Extremitätenarterien, multiple Thrombosen der Arterien, Peritonitis unklarer Genese.

Die *anatomische Diagnose* (Dr. Hamperl): Peritonitis stercoralis post perforationem ulceris coli transversi. Colitis ulcerosa cum strictura flexurae sigmoideae.... (Der ausführliche Befund an den Abdominalgebilden und Gefäßen ist in einem früheren Kapitel mitgeteilt.) Endarteriitis obliterans probabiliter luetica arteriarum peripheriae cum thrombosi rami arteriae mesentericae superioris subsequente necrosi partis intestini ilei et thrombosi parietali arteriae tibialis posterioris sinistrae. Mesaortitis luetica incipiens.

Aus dem sehr ausführlichen histologischen Befunde sei hier nur der auf die Femoralis bezügliche Passus wiedergegeben: In der Arteria femoralis ist die Intima hochgradig verdickt. In den hier gelegenen Zonen das Protoplasma vakuolisiert (Verfettung?). Die Lamina elastica interna geringgradig aufgesplittert. In dem umgebenden Bindegewebe perivasculäre Lymphoidzellenanhäufungen.

Die klinische Diagnose hatte sich also beinahe vollkommen mit der anatomischen gedeckt. Trotz relativ jugendlichen Alters mußten wir an eine luetische Erkrankung der Extremitätenarterien denken, weil wir bei dem sicher syphilitisch infizierten Manne andere Gefäßerkrankungen ausschließen konnten. Daß die sofort eingeleitete spezifische Therapie einen nur ganz vorübergehenden Erfolg hatte, welcher sehr bald von einer fortschreitenden Verschlechterung des lokalen und allgemeinen Zustandes gefolgt war, ist auf die Multiplizität des syphilitischen Prozesses und auf den Charakter der Erkrankung (offenbar Lues maligna) zurückzuführen.

So schwere Fälle gelangen zum Glück nur ausnahmsweise zur Beobachtung. Zumeist gelingt es, wenigstens vorübergehend, selbst bei relativ weit vorgeschrittenen Veränderungen, einen Stillstand des Prozesses oder eine weitgehende Rückbildung der Erscheinungen herbeizuführen, welche viele Monate lang, selbst jahrelang währen kann.

Einer unserer Kranken, ein 40jähriger Mann, bei welchem wegen Gangrän einer Zehe und düsterroter Verfärbung des Fußes und Unterschenkels die Amputation unausbleiblich schien, wurde lokal konservativ und außerdem antiluetisch behandelt. Er verlor nur die kleine Zehe und konnte zu Fuß das Spital in gutem Zustande verlassen.

Selbst eine dauernde Heilung halte ich für möglich. Milian berichtet kursorisch über eine solche Beobachtung.

Die *Therapie* erfordert die Behandlung des Grundleidens. Die antiluetischen Maßnahmen benötigen keine besonderen Ausführungen.

Außerdem sind aber gefäßerweiternde Prozeduren physikalischer Art und auf die Vasodilatatoren wirkende Medikamente von Nutzen.

Der absteigende *galvanische Strom*, weiters lauwarme Bäder und vorsichtige *Diathermie*behandlung begünstigen die arterielle Durchblutung. Hingegen wirkt Hitze infolge der verkehrten Gefäßreflexe ausgesprochen schädlich. Man sieht nicht selten im Anschlusse an lokale Hitzeapplikationen arterielle Dauerspasmen mit nachfolgender Thrombose der Arterien. Gerade so schädlich sind Kälteeinflüsse. Rasch einsetzende Gangrän kann sich nach Durchnässungen der Füße oder nach relativ kurzer Kälteeinwirkung einstellen. Daher muß man der Umhüllung der kranken Extremität große Sorgfalt angedeihen lassen (Wollwäsche, warme Beschuhung).

Von *Medikationen* sind besonders die gefäßerweiternden empfehlenswert. Diuretin (2—3mal täglich 0,50), auch Jod-Calcium-Diuretin, weiters Nitroglycerin, Natrium nitrosum, Nitroskleran in der gleichen Dosierung wie bei Angina pectoris (s. daselbst). Manchmal wirkt Strychnin (0,002) subcutan bei diesem Leiden gefäßerweiternd, bisweilen das aus Gefäßwänden hergestellte Telatuten (jeden 3. Tag eine Ampulle intravenös). Kallikrein hat uns nicht befriedigt. Ich habe mehrmals den ersten Injektionen unmittelbar nachfolgende Verschlimmerungen beobachtet, welche zu schleuniger Amputation nötigten. Muskelextrakte wie Lacarnol scheinen günstiger zu wirken.

Um die Zirkulationsverhältnisse zu bessern, würde ich auch die weitgehende *Denudation der Arteria femoralis (Operation von* LERICHE) *in einer Ausdehnung von 12—15 cm* empfehlen. Es ist erforderlich, die periarteriellen Schwielen unter einem zu entfernen. Die Modifikation nach DOPPLER (Pinselung der Arterie mit konzentrierter Carbolsäure) hat sich uns weniger bewährt und müßte, wenn man sie anwendet, mit einer Entfernung der periarteriellen Bindegewebswucherungen kombiniert werden. Ein günstiger Operationserfolg ist dann zu erwarten, wenn eine mindestens zwei Monate während Nachbehandlung vorgenommen wird, wie vor dem Eingriffe.

Wir haben (1928) durch Monate hindurch einen 45 jährigen Kranken mit Mesaortitis im Krankenhause behandelt, welcher nach einer längeren Periode von intermittierendem Hinken plötzlich eine Gangrän mehrerer Zehen und eine intensive dunkellivide Verfärbung des ganzen rechten Fußes bekam. Die Fußpulse fehlten, die Arteriae poplitea, resp. femoralis pulsierten sehr schwach. Der Fuß schien unbedingt verloren, jedoch schob ich die Amputation hinaus und wir begannen mit antiluetischer und der typischen gefäßerweiternden Therapie. Da unter dieser Behandlung die anfangs wütenden, nur mit Morphium-Scopolamin zu bekämpfenden Schmerzen nachließen, keine Komplikationen hinzutraten, so entschlossen wir uns zur Fortsetzung der konservativen Therapie. Zwei Zehen stießen sich ab, dann nahm Professor BÜDINGER eine weitgehende Denudation der Arteria femoralis mit der Entfernung sehr umfänglicher periarterieller Schwielen vor. Unter Fortsetzung der früheren Therapie erholte sich die Zirkulation des rechten Fußes derart, daß Patient beschwerdefrei ohne Wunden zwei Monate später das Spital verließ. Er konnte zu dieser Zeit langsam 20 Minuten ohne Schwierigkeiten gehen.

Bei fortschreitender Gangrän oder bei Komplikationen gangränöser Substanzverluste (Lymphangitis, Phlebitis) muß die Extremität geopfert werden. Kleinere Substanzverluste ohne begleitende Lymphangitis oder ohne schwerere Eiterung gestatten ein Zuwarten unter Anwendung gefäßerweiternder Maßnahmen. Hitzeanwendung ist strikte kontraindiziert.

V. Syphilitische Erkrankungen großer Venen.

Von den größeren Venenstämmen erkranken relativ häufig die beiden Hohlvenen, die Vena portae und die Vena saphena. Jedoch ist auch in diesen Gefäßen eine luetische Veränderung in keiner allzu großen Zahl von Fällen beobachtet. In der Regel verhält sich der luetische Gefäßverschluß, so wie die Verlegung des Gefäßes durch eine andere Affektion. Sie kann mitunter vermutet werden, wenn andere Zeichen einer visceralen Lues nachweisbar sind. Positive Wa.R. reicht nicht aus, um die Wahrscheinlichkeitsdiagnose zu fundieren, da dieses Symptom zu häufig vorkommt und uns nur die Syphilis, aber nicht das spezifische erkrankte Organ anzeigt.

Im Sekundärstadium der Lues können *Venen der unteren Extremitäten,* namentlich die Vena saphena thrombosieren. FOURNIER hält das Ereignis für selten, einige neuere Autoren (PAUTRIER-ROEDERER, G. LEVY) für häufiger. Die Phlebitis dieser Gefäße ruft nach diesen Autoren eine schmerzlose, derbe Induration der Venen hervor, welche sich wie eine Schnur anfühlt. DANEL hat eine ziemlich indolente Phlebitis am linken Vorderarm im Sekundärstadium beobachtet. Diese Veränderungen sollen an anderer Stelle des Werkes eingehender geschildert werden.

Auch im Tertiärstadium des Lues wird eine Phlebitis der Vena saphena erwähnt, jedoch sind die Literaturangaben noch unzureichend. So dürfte der von LEDO beschriebene Fall strengen Anforderungen nicht genügen. FAVRE, CONTAMIN und MARTIN bringen eine eigentümliche Dermatitis an den unteren

Extremitäten mit braunvioletter Pigmentation, purpurfarbenen Infiltraten und Ulcerationen mit einer chronischen syphilitischen Phlebitis in Verbindung, ohne den strikten Beweis hierfür zu erbringen.

Ich habe bei einem 30 jährigen Manne (aufgenommen 15. 3. 1927 auf die III. medizinische Abteilung) eine schwere syphilitische Phlebitis am Oberschenkel beobachtet. Im oberen Drittel des Oberschenkels bestand eine außerordentlich mächtige Schwellung, welche sich auf die Bauchhaut und Rückenhaut links fortsetzte. Starke Erweiterung der oberflächlichen, geschlängelten Venen bis zum Rippenbogen. Fuß- und Unterschenkel links auffallenderweise nicht intumesciert. Die Schwellung war fieberlos und ohne vorausgegangenes Trauma, ohne erkennbare Ursache entstanden. Patient war wiederholt antiluetisch behandelt worden. Wa.R. im Serum deutlich positiv. Die atypische Lokalisation und Ausbreitung des Prozesses, das Fehlen anderer ätiologischer Momente legen einen Zusammenhang mit der sicher vorhandenen Syphilis nahe. Es müssen nicht nur die großen Schenkelvenen, sondern auch die linke Vena iliaca und die Vena cava infer. (wandständig) nach der Ausdehnung der umfänglichen Schwellung und nach der Ausbildung der Kollateralen betroffen gewesen sein. Unter antiluetischer Therapie erfolgte ein Rückgang des Prozesses. Patient war 2¹/₂ Jahre später rezidiv- und beschwerdefrei.

Eine auf eine syphilitische Gefäßerkrankung zu beziehende *Obliteration der Vena cava superior* ist wiederholt in der Literatur mitgeteilt. Benda hat drei Fälle, Vigouroux-Collet, Ruitinja je eine Beobachtung mitgeteilt. In den publizierten Beobachtungen war zumeist die Schwellung des Gesichtes, die mächtige Füllung der Kollateralvenen der vorderen Brustwand und die Cyanose der oberen Körperhälfte ausgesprochen. Die Seroreaktion war im Falle von Ruitinja negativ.

Außer der Venenobliteration sind in der Regel schwere Veränderungen spezifischer Natur in der Umgebung des erkrankten Gefäßes und in den anderen inneren Organen vorhanden. Mediastinitis gummosa beobachtete Ruitinja, Benda hämorrhagischen Hydrothorax in einem, multiple gummöse Veränderungen in verschiedenen Organen in einem anderen Falle.

Die *Vena cava inferior* obliteriert auch mitunter infolge von Lues. Kimura hat diese Veränderung viermal anatomisch beobachtet. Stets saß die durch Kompression hervorgerufene Verödung des Gefäßes in dem hepatischen Abschnitte der unteren Hohlvene. In drei Fällen war die Kompression durch Gummiknoten und durch schwieliges Bindegewebe herbeigeführt. Über eine eigene klinische Beobachtung habe ich im früheren Abschnitte berichtet.

Über *Pylephlebitis luetica* ist an anderer Stelle dieses Bandes berichtet. Sie scheint unter den syphilitischen Erkrankungen der großen Venenstämme am häufigsten vorzukommen (s. Beiträge Evelbauer, S. 255 f., und Herxheimer, S. 482 f.).

Literatur[1].
(Siehe auch Nachtrag.)

(Viele Angaben über ältere Literatur sind in den älteren Arbeiten von L. Braun und Benda, auch in der von Arnoldi enthalten.)

Achard und E. Thiers: Artérite syph. des membres inférieures. Bull. Soc. méd. Hôp. Paris **1924**, 533. — Abramow: Periarteritis nodosa. Beitr. path. Anat. **26**. — Ambard: Rétrécissement mitral et syphilis. Bull. Soc. méd. Hôp. Paris **1921**. — Amelung, W. und A. Sternberg: Einwirkung der Frühsyphilis auf Herz und Gefäße. Dtsch. Arch. klin. Med. **145**. — Anderton, W. P.: Symptoms and treatment of central vascular syphilis. Boston med. J. **188**, 327 (1923). — Arndt: Syphilitisches Aneurysma aortae mit bedeutender Gummenbildung. Med. Klin. **1925**, 51. — Arnett, J. H.: (a) Cardiovascular Syphilis. Med. Clin. N. Amer. **10**, Nr 1 (1926). (b) Cardiovasc. find. in women with Syphilis. Amer. J. med. Ass. **176**, 65 (1928). — Arnoldi, W.: Syphilis der Kreislauforgane. In Kraus-Brugsch, Spez. Path. u. Ther. 4. Berlin-Wien: Urban u. Schwarzenberg 1925. — Assmann: Röntgendiagnostik innerer Erkrankungen. 3. Aufl. Leipzig: F. C. W. Vogel 1924. — Attinger: Mitralinsuffizienz bei Polyarthritis und Lues. Schweiz. med. Wschr. **1921**, Nr 14.

---

[1] Abgeschlossen November 1930.

BAETZE: Aortitis. Dtsch. Arch. klin. Med. **113**. — BAUER, R.: (a) Brustschmerz der Luetiker. Med. Klin. **1928**, Nr 10. (b) Lues und Innere Medizin. Wien: Franz Deuticke 1910. — BAZOGE: Hypertension art. syphil. Thèse de Paris **1925**. — BENDA, C.: Syphilis des Gefäßsystems. Im Handbuch der Geschlechtskrankheiten, herausgegeben von FINGER-JADASSOHN-EHRMANN. **3 I**. Wien-Leipzig: Alfred Hölder 1913. (Viel Literatur!) — BENEKE, R.: Eigentümlicher Fall von schwieliger Aortitis. Virchows Arch. **254**. — BERGEL: Syphilis im Lichte neuer Forschung. Jena: Gustav Fischer 1925. — BERGHOFF, R. S.: Syphilis of the Aorta. Illinois med. J. **53**, Nr 3 (1928). — BERSANI, J.: Sindrome febrile luetica in aortitis. Rinasc. med. **1925**, 105. — BERSCH: Paralyse und Aortitis. Dtsch. med. Wschr. **1925**, 1704. — BICKEL, G.: Le rôle de la syphilis dans l'étiologie de STOKES-ADAMS. Arch. Mal. Coeur **17**, 744 (1924). — BIERMANN: Aortitis bei einem 19jährigen Mädchen. Dtsch. med. Wschr. **1911**, 1157. — BLOCH: Myocardite syphilitique. J. Méd. Paris **1923**, 779. — BLUMGART, H. L. und S. WEISS: Studies on the velocity of Blood III. J. clin. Invest. 4 (1927). — BOCK: Wassermann-Reaktion an der Leiche. Med. Klin. **1920**. — BODEN, E.: Kalkeinlagerungen in der Aorta. Münch. med. Wschr. **1921**, 1451. — BONNET: Tension art. chez les Syphilit. Thèse de Paris **1924**. — BONNET, L. M.: Artérites syphilitiques multiples. Oblitération de la sousclavière. Lyon Méd. **1926**, 123. — BOUCHUT et GRIVET: Aortite syphilitique et insuffisance aort. fond. Lyon. Méd. **135**, 301 (1925). — BOYD, W.: Acute myocardial syphilis. Arch. of Path. 2, Nr 3 (1926). — BRANDENBURG, K.: Frühbehandlung und Prophylaxe der Aortensyphilis. Med. Klin. **1921**, 535. — BRAUN, LUDWIG: (a) Behandlung der syphilitischen Herz- und Gefäßerkrankungen. Wien. med. Wschr. **1927**, Nr 4/5. (b) Syphilis des Zirkulationsapparates. In FINGER-JADASSOHN-EHRMANN-GROSS, Handbuch der Geschlechtskrankheiten **3 I**. Wien-Leipzig: Alfred Hölder 1913. (Sehr viel Literatur!) — BRIN et GIROUX: Syphilis du coeur et de l'aorte. Paris 1924. — BRODNITZ: Häufigkeit syphilitischer Herz- und Gefäßkrankheiten. Münch. med. Wschr. **1926**, Nr 39. — BROOKS, HARLOW: (a) Syphilis of the heart. Amer. J. Syph. **1921**, 217. (b) Conc. the relation of Syphilis to angina pectoris. Trans. Assoc. amer. Physiol. **42**, 31 (1917). — BROUARDEL, G., L. GIRON und M. BONNOT: Hypertension syph. second. Paris méd. **1923**, 141. — BRUHNS, C.: (a) Der heutige Stand unserer Kenntnis von der Aortensyphilis. Zbl. Hautkrkh. 1, H. 1. (b) Intervall bei Aortitis. Berl. klin. Wschr. **1906**, 859. (c) Über unbewußte Syphilis. Berl. klin. Wschr. **1916**, 838. (d) Wie viele Syphilitiker erkranken später an Aortitis? Med. Klin. **1926**, 279. (e) Wird durch Salvarsanbehandlung die Gefahr der Aortitis vermehrt? Med. Klin. **1927**, Nr 7. — BUCHTA: Aortitis bei Heredolues. Arch. f. Dermat. **63**, 379. — BULLRICH, R.: Behandlung der Herz- und Gefäßlues. Rev. méd. lat.-amer. **1928**, 939. — BUSCHKE-FISCHER: Myokarditis syphilitica. Dtsch. med. Wschr. **1906**, 752.

CAMPBELL, S. B.: Aortitis etc. Edinburgh med. J. **1922**, 109. — CARRERA, J. L.: Behandlung der Lues der Kreislauforgane. Prensa méd. argent. **1926**, Nr 31. — CAUSSADE und A. FAUCARD: Appar. d'une insuffisance aortique etc. Bull. Soc. méd. Hôp. Paris **1922**, 437. — CHIAPPINI, E.: La tensione arteriosa nei sifilitici. Arch. di Dermat. 1, H. 6 (1926). — CHIARI, H.: Syphilitische Aortenerkrankungen. Verh. dtsch. path. Ges. Basel 1903. — CITRON: Aorteninsuffizienz und Syphilis. Berl. klin. Wschr. **1908**, 2142. — CLAWSON und BELL: The heart in syph. Aortitis. Arch. of path. 4, 922 (1927). — CLEVELAND, BURTON: Gumma of the intraventr. septum. Med. J. Austral. **1927**, Nr 15. — CLIFFORD, H.: Unrecognized syph. myocarditis. Amer. J. Syph. **11**, 116 (1927). — COPPOLA, A.: Aortite e paralisi progr. Riv. Pat. nerv. **27**, 367 (1922). — COENEN: Progressive Paralyse und Mesaortitis syphilitica. Klin. Wschr. **1926**, Nr 1. — CONYBEARE, J. J.: The treatement of aortic aneurysm by antisyph. remedies. Guys Hosp. Rep. **74** (1924). — CROOKE: Syphilitische Aortenerkrankungen. Virchows Arch. **129**. — CUMSTON, GREEN: Aortic pain and antisyphilitic treatement. Amer. J. Syph. 8, 349.

DANEL, L.: Phlébites syph. précoces du membre supér. Bull. Soc. franç. Dermat. **1924**, 338. — DECROP und SALLE: Anévrysme syph. de la crosse de l'aorte. Ann. Mal. vénér. **1922**, 438. — DENEKE: Die Aorta im Röntgenbild. Dtsch. med. Wschr. **1913**, 441 und **1924**, 293. — DIETRICH: Syphilis des Herzens und der Gefäße. Kölner Dermat. Ges. Zbl. Hautkrkh. **16**, 373. — DOEHLE: (a) Zur Charakteristik der syphilitischen Erkrankung der Aortenklappen. Münch. med. Wschr. **1921**, 1000. (b) Aortenerkrankungen bei Syphilis. Dtsch. Arch. klin. Med. **55**. — DONATH: Wassermannsche Reaktion bei Aortenerkrankungen. Berl. klin. Wschr. **1909**. — DONZELOT: L'abus des médic. antisyph. Bull. Soc. méd. Hôp. Paris **1927**, 1530. — DUCAMP, GUCIT und PAGET: Un cas de pancardite syphil. Arch. Mal. Coeur **18** (1925). — DUFOUR: Endocarditis mitralis syphilitica. Rev. Méd. franç. April **1926**. — DUMAS, A.: Hypertension syphil. solitaire. Paris méd. **1924**, 26. — DUMAS, A. und BRUNET: Aortite syph., endocardite etc. Lyon. Méd. **139**, 577 (1927). — DURANTE: Mésartérite oblit. syph. pleuraux. Soc. Anat. Paris, 2. Juni 1927.

EDELMANN, A.: Mannigfaltigkeit der Krankheitsbilder bei Mesaortitis luetica. Dtsch. Ges. inn. Med. **1923**, 93. — ENGEL-REIMERS: Viscerale Erkrankungen in der Frühperiode der Syphilis. Mh. Dermat. **1892**, 477. — ENGELHARD: Wassermann-Reaktion bei

Tuberkulose. Klin. Wschr. **1922**, Nr 35. — Engman, M. F.: Nelsons Loof Syst. of Med. **2**, 290.

Favre, Contamin und Martin: La dermite pigment et les phlébites chron. syph. Lyon. Méd. **133**, 136 (1924). — Finger, E.: Wandlungen im Krankheitsbilde der Syphilis. Wien. klin. Wschr. **1925**, Nr 1. — Fischer-Modelhart: Abnorm großes Aneurysma der Aorta. Wien. klin. Wschr. **1927**, 255. — Fittje: Verblutung aus der durch zerfallendes Gumma eröffneten Pulmonalis. Inaug.-Diss. Kiel 1904. — Flandin: Diagnostic et traitement des aortites s. Bull. Soc. méd. Hôp. Paris **1927**, 1551. — Fournier: Leçons sur la syphilis. 1873, 800. — Frank, L. und W. Worms: Aortalgie und Angina pectoris. Dtsch. med. Wschr. **1926**, 570. — Fränkel, A.: Syphilis der Aorta und des Herzens. In Meirowsky-Pinkus, Die Syphilis. Berlin: Julius Springer 1923. — Frisch, F.: Nervenlues und Aortitis luetica. Klin. Wschr. **2**, Nr 30 (1924).

Gallavardin, L.: (a) La syphilis cardio-aortique. Clin. **1922**, 85. (b) Syphilis et angina de poitrine. Presse méd. **1924**, Nr 57. (c) Deux cas d'oblitération complète de l'orifice de la coron. dans l'aortite syph. Lyon. Méd. **134**, 492 (1924). (d) Aortite syph. à forme pleurale. Lyon Méd. **1927**, 608. — Gallavardin, L. und Chawet: Syphilitische Endokarditis der Aortenklappen. Arch. gén. Méd. **1903**, 1601. — Gallavardin, L. und A. Josseraud: Aortite syph. et endocardite syphil. Bull. Soc. méd. Hôp. Paris **1927**, 135. — Ganter: Syphilitische Gefäßerkrankung. Med. Klin. **1920**, Nr 32. — Gaucher: Syphilitische Endocarditis mitralis. Acad. Méd. **1918**. — Gaucher-Nathan: Aortite syph. Soc. Dermat. Paris 1908. — Géry, L.: Rupture spontan. d'une aorte syphil. Bull. Soc. Anat. Paris **1924**, 252. — Gibson, A. G.: Syphilitische Aortitis. Brit. med. J. **1921**, 188. — Glahn, W. und H. Wilshusen: S. aortitis and acute rheumat. myocarditis. Proc. New York path. Soc. **1924**, 71. — Goerl und Vogt: Über syphilitische Herzerkrankungen und deren Behandlung. Med. Klin. **1922**, 1426. — Goia, Jon: Neosalvarsanbehandlung bei Aortensyphilis. Cluj. med. (rum.) **3**, Nr 3/4 (1922). — Goldscheider: Aortenlues. Med. Klin. **1912**, Nr 12. — Gonzale, G. R.: Herzsyphilis. Siglo méd. **1926**, 106. — Goynaroff: The Bordet-Gengou reaction in aortic lesions. Med. Rec. **1921**, Nr 13. — Graf, H. W.: Contr. à l'ét. de l'aortite syphilis précoce. Rev. Méd. Suisse romande **1926**, 855. — Grassmann, K.: Klinische Untersuchungen an den Kreislauforganen im Frühstadium der Syphilis. Dtsch. Arch. klin. Med. **68 und 69**. (Enthält die ganze ältere Literatur.) — Grau: Über die luetische Aortenerkrankung. Z. klin. Med. **72**. — Graves, St.: Relation of Syph. to aneurysm. South. med. J., Febr. **1927**. — Greene: Syphilitische Endokarditis. Mh. Dermat. **1891**. — Grenet, M. H.: A systolie hépatique chez un ancien syphilitique. J. Prat. **1926**, 49. — Grenet, Levent und Pelissier: (a) Endocardite mitrale et syphilis. Gaz. Hôp. **1927**, Nr 34, 557. (b) Les syphilis viscérales tardives. Paris: Masson 1927. — Grénouiller: Etude sur la syphilis cardiaque. Ref. in Virchow-Hirsch **2**, 543 (1879). — Groedel: Cardiovascul. Syph. Proc. roy. Acad. Med. **20**, 39 (1927). — Groedel-Hubert: Antisyphilitische Behandlung der Kreislaufstörungen. Dtsch. med. Wschr. **1924**, Nr 12, 368. — Groot, A. de: Syphilis des Herzens und der Blutgefäße. Vlaamsch geneesk. Tijdschr. **5**, 525 (1924). — Guarini: Schulterschmerz bei Aortitis. Rinasc. med. Napoli **1924**, Nr 18. — Gürich: Die syphilitischen Organveränderungen etc. Münch. med. Wschr. **1925**, 980.

Harbitz: Arterienentzündungen unbekannter Art usw. Norsk. Mag. Laegevidensk. **82**, 609 (1921). — Harris, L.: Syphilis of the heart. Brit. med. J. **1928**, Nr 3515, 840. — Hasebrock: Über den extrakardialen Kreislauf des Blutes. Jena 1914. — Hauptmann: Vorbeugung der Paralyse. Klin. Wschr. **1926**, Nr 16. — Hausmann: Aortenerkrankung bei Heredolues. Münch. med. Wschr. **1925**. — Hazen, H. H.: Syphilis. St. Louis 1921, 205. — Heimann, H. L.: Anal. of ser. of cases of cardiovascular syphilis. Brit. med. J. **1927**, 133 (22. Jan.). — Heller: Die Prognose der Aortitis syphilitica. Dtsch. med. Wschr. **1927**, Nr 28, 29. — Hifts Behandlung der Aortenlues. Wien. klin. Wschr. **1929**, 2. — Hines, Lawrence: Cardiovascular syphilis. Med. Clin. N. Amer. **8**, 559 (1924). — Hochhaus, H.: Krankheiten des Herzens. Berlin: Julius Springer 1922. — Hochsinger: Erg. inn. Med. **5**. — Hoffmann: Lehrbuch der funktionellen Herzdiagnostik. Wiesbaden 1920. — Holmes: Aortitis of syph. origine. Long Island med. J., Dez. **1926**. — Holmgren: Acta scandinav., Suppl. III, Diskussion X. Nord. Kongreß inn. Med. 1922. — Horder, Th.: (a) Syphilis of the heart and aorta etc. Brit. J. vener. Dis. **3**, Nr 6 (1926). (b) Lumbeian lectures on endocarditis. Brit. med. J. **1926**, 603. — Horine, E. F.: Prognosis in rheum. hypertension and syphil. heart disease. Amer. Heart. J. **1**, Nr 5 (1926). — Hoskin: Syph. myocarditis. Proc. roy. Soc. Med. **21**, Clin. sect. **1927**, 29. — Howard, T.: Syphilis of the heart and bloodvessels. Amer. J. med. Sci. **167**, 266 (1924). — Hubert: (a) Bedeutung der Vorgeschichte und Wassermann-Reaktion. Münch. med. Wschr. **1915**, Nr 39. (b) Beitrag zur Häufigkeit der Lues. Münch. med. Wschr. **1918**, Nr 33. (c) Frühsymptom der Aortitis luetica. Dtsch. Röntgenges. Nauheim, April **1925**. (d) Die Aortitis syphilitica im Röntgenbilde. Fortschr. Röntgenstr. **33**, 33. Kongreßber. (1925). — Hudelo, Caillau und Kaplan: Anévrysme syph. del'aorte à double poche. Bull. Soc. méd. Hôp. Paris **1926**, Nr 26.

JACOBAEUS, H.: Zwei Fälle von luetischer Herzerkrankung. Ugeskr. Laeg. (dän.) **86**, 243 (1924). — JAGIC, N.: (a) Antisyphilitische Behandlung bei Kreislauferkrankungen. Dtsch. med. Wschr. **1927**, 535. (b) Über Mesaortitis luetica. Wien. klin. Wschr. **1928**, 845. — JAGIC, N. und SPENGLER: Mesaortitis luetica und Malariakur. Wien. klin. Wschr. **1925**, Nr 31. — JAKOB: Chronische syphilitische Endarteriitis der Aorta. Inaug.-Diss. Erlangen 1891. — JANSEN: Herzgummen. Virchows Arch. **264**. — JEANTET, R.: La Syphilis de l'endocarde. Thèse de Paris **1926**. — JOSEPH, A.: Aortitis nach Salvarsan. Med. Klin. **1926**, Nr 34. — JOSEPH, M.: Lehrbuch der Haut- und Geschlechtskrankheiten. 1894. — JÜRGENSEN, E.: Bewertung von Capillarpulsbeobachtungen etc. Z. klin. Med. **83** (1916). — JUNGMANN-HALL: Entstehungsbedingungen der spätluetischen Gefäßerkrankungen. Klin. Wschr. **1926**, Nr 16, 702.

KAKUTO, H.: Gumma des Reizleitungssystems. Trans. jap. path. Soc. Tokyo **15** (1925). — KAPFF: Zur Frühdiagnose der Herzlues. Dermat. Z. **83**, Nr 42 (1926). — KASEM, BECK: Erworbene Stenose der Pulmonalis. Zbl. inn. Med. **1900**, 593. — KAUFMANN, E.: Lehrbuch der pathologischen Anatomie, 7. u. 8. Aufl., Bd. 1. Berlin-Leipzig. — KAUFMANN, F.: Zur Klinik der Bauchaorten-Aneurysmen. Z. klin. Med. **91**, H. 1/2. — KAZDA, F.: Spontangangrän bei Luetikern. Dtsch. Z. Chir. **199**. — KEEFER, CH. und RESNIK: Paroxysmal dyspnoea as a symptom of syph. aortitis. Arch. internat. Med. **1926**, Nr 2, 264. — KERNBACH, M.: Frische Herz- und Aortensyphilis. Cluj. med. (rum.) **1925**, 15. — KERPPOLA, W.: Histologie, Ätiologie, Pathologie der Arteriosklerose. Acta med. scand. (Stockh.) Suppl. **3**, 53 (1922). — KESSLER: Tabes und Aortitis. Klin. Wschr. **1924**, 2146. — KILGORE, STERLING: Syphilitische Aortitis. Med. Clin. N. Amer. **1922**, 283. — KIMMERLE: Arteriosklerose und Aortitis luica. Fortschr. Med. **1926**, 1187. — KIMURA, T.: Obliteration des Heparteiles der Cava inferior syphilitischer Natur. Trans. jap. path. Soc. Tokyo **11** (1921). — KOHN, E.: Über Syphilis während der Periode der Initialformen. 1875. — KOPPANG, N. B.: Die luetische Herzerkrankung. Norsk. Mag. Laegevidensk. **83**, 65 (1922). — KOZYNSKI, L.: Syphilitische Aortenerkrankung. Wien. klin. Wschr. **1916**, 1432. — KRAUS, F.: Die Aortenerweiterung bei der HELLER-DOEHLEschen Aortitis. Dtsch. med. Wschr. **1914**, Nr 12. — KREFFTING: Aorteninsuffizienz und Wassermann. Berl. klin. Wschr. **1910**, Nr 16. — KRÜGER, E.: Pathologisch-anatomischer Beitrag zur Aortitis luica. Dermat. Wschr. **79**, 1141. — KRULLE: Ist es besser, wenn positive Seroreaktion bei antisyphilitischer Behandlung rascher oder langsam negativ wird? Med. Klin. **1926**, 1887. — KÜLBS: Erkrankung der Zirkulationsorgane. In MOHR-STÄHELINS Handbuch der inneren Medizin, Bd. 2.

LABBÉ, M. und L. DESSOYELLE: Artérite syph. des membres simulant le syndrome de Raynaud. Bull. Soc. méd. Hôp. Paris **1925**, 482. — LAMEZAN, K. v.: Diagnostik der Aortenerkrankungen. Zbl. Herzkrkh. **1923**, 75. — LANG, ED.: Pathologie und Therapie der Syphilis. Wiesbaden 1896. — LANGER, E.: (a) Häufigkeit der luetischen Organveränderungen, besonders der Aortitis luica. Münch. med. Wschr. **1926**, Nr 43. (b) Hat moderne Luesbehandlung Beziehung zur Zunahme der Mesaortitis? Med. Klin. **1927**, Nr 22. — LAUBERG, CH. und L. MARRÉ: Nephrite, aortite, gangrènes précoces au cours d'une syphilis maligne. Gaz. Hôp. **1927**, 117. — LAUBRY: Les Syndromes d'aortites postér. Paris: O. Doin 1925. — LAUBRY, CH. und F. BORDET: De la valeur de la médio bismuthée dans le traitement des aortites specif. Bull. Soc. méd. Hôp. Paris **1922**, 1760. — LAUBRY-THOMAS: Formes anat. clin. des aortites pulmon. Bull. Soc. méd. Hôp. Paris 14. Januar 1927, 9. — LECONTE-BORDET: Dilat. anevrysm. de l'artère pulm. Bull. Soc. méd. Hôp. Paris **1924**, 353. — LEDO: Tertiäre luetische Phlebitis. Acta dermo-sifiliogr. **1922**, 34. — LENHARTZ, H. und H. GÜRICH: Aneurysma und Gummenbildung etc. Virchows Arch. **262**. — LENOBLE, E.: (a) Les myocardites syph. anciennes des habitées. Bull. Acad. Méd. **1921**, 703. Ann. Méd. **1921**, 125. (b) Anévrysme de la crosse de l'aorte etc. Arch. Mal. Coeur **16**, 794 (1923). — LENK, R.: Röntgendiagnose der Aortenlues. Fortschr. Röntgenstr. **30**. — LENZ: Luetische Aortitis auf Grund des Obduktionsmaterials. Med. Klin. **1913**, Nr 24. — LENZMANN: Aortitisluica und Eisenbahnunfall. Med. Klin. **1921**, 1333. — LETULLE, HEITZ und M. MAGNIEL: Claudic. interm. chez un syphil. avec lésion de l'aorte. Arch. Mal. Coeur **1925**, 497. — LETULLE, HEITZ und JAQUELIN: Anévrysme syph. de l'artère pulm. Arch. Mal. Coeur **13** (1920). — LÉVY, G.: Phlébite syphil. précoce. Bull. Soc. franç. Dermat. **1926**, 534. — LIAN, E. und BARRIERI: Arterielle Hypertension und Syphilis (span.). Progrès Clin. **31**, 319 (1925). — LIEBIG: Salvarsanbehandlung der luetischen Aortenerkrankungen. Klin. Wschr. **1926**, 674. — LIGNAC, G. und A. W. POT: Thromboarteritis multipl. luet. Nederl. Tijdschr. Geneesk. **1924** I, 1125. — LINDLAU, M.: Die Wassermann-Reaktion bei inneren Erkrankungen. Münch. med. Wschr. **1926**, Nr 44. — LIPPMANN: Aortitis bei einem 17 Jährigen. Dermat. Wschr. **56**, 213. — LIPPMANN-QUIRING: Röntgenuntersuchungen bei Aortenerkrankungen. Fortschr. Röntgenstr. **19**. — LÖWENBERG, K.: Syphilis des Zentralnervensystems und der Aorta. Klin. Wschr. **1924**, 531. — LUCE, H.: Diagnose der Syphilis des Herzens. Rev. médica Hamb. **4**, 237 (1903).

MAC DONALD: Examination of the heart by Röntgen rays in neurosyphilis. Arch. of Neur. **9**, 406. — MACLACHAN, W. W.: (a) Rel. of the morphology to the prognosis of aortic syphilis. Trans. Assoc. amer. Physicians **40**, 74 (1925). (b) Rel. of morph. to the prognosis of aortic syphil. Amer. J. med. Sci. **170**, 876. — Mac Phedran und Mackenzie: Massive-hemorrh. infarct of the lung. Trans. Assoc. amer. Physicians **1903**. — Maitland, C. D.: Spontan. rupt. of thorac. aorta. Brit. med. J. **1925**, Nr 3341, 69. — Major, Ralph: Stokes-Adams disease due to gumma of the heart. Arch. int. Med. **31**, 875 (1923). — Malmsten: Aortenaneurysma. Stockholm 1888. — Manchot: Entstehung der wahren Aneurysmen. Virchows Arch. **121**. — Marshall, W. H.: Syphilitic aortitis. J. Michigan State med. Soc. **23**, 324 (1924). — Marval und Donato Violi: Herz- und Aortenlues mit Adams-Stokes (span.). Rev. Soc. Med. int. y Soc. Fisiol. **2**, 397. — Matzdorf: Abhängigkeit der Tabes vom Alter. Z. Neur. **76**. — Melchior: Hosp.tid. (dän.) **1922**. — Merklen: Sur le rétrecissement mitr. dans ses rapports avec la syphilis. Bull. Soc. méd. Hôp. Paris **1921**, 815. — Mester, C.: Angina pectoris und Körperbau. Klin. Wschr. **1926**, 583. — Meza, S. M. und Juan Paulis: Luetische Herzaffektionen (span.). Arch. dermo-sifiliogr. **3**, 26 (1922). — Mickle: Aortenaneurysma and insanity. Brain, Juli **1889**. — Milian: La commun. de M. Donzelot. Bull. Soc. méd. Hôp. Paris **1927**, 1676. — Minet, E., Duhot, Legrand: L'association de la syphilis et du rhumat. artic. aigu dans la genèse des affect. cardio-vasculaires. Paris méd. **1921**, Nr 20. — Mock: Therapie luetischer Aortenerkrankungen. Münch. med. Wschr. **1922**, Nr 36. — Mönckeberg: Myokard bei Lues acquis. Im Handbuch der speziellen pathologischen Anatomie von Henke-Lubarsch. — Moritz: Über spezifische Gefäßerkrankungen. **1926**, Nr 31. — Morrison, J. R.: Cardiovascular syphilis following adequate early treatement etc. Urologic Rev. **30** (1926). — Mraček: Syphilis des Herzens. Arch. Dermat. **1893**, H. 2. — Müller-Deham: (a) Behandlung der Aortensyphilis. Ges. Ärzte Wien **1927**. (b) Kombinationstherapie bei intermittierendem Hinken und Angina pectoralis. Dtsch. med. Wschr. **1928**, 49. (c) Zunahme der Mesaortitis. Dtsch. med. Wschr. **1928**, 51. — Musser, J. H. und E. Benett: The incidence of syphilis of the aorta with neurosyphilis. Arch. int. Med. **34**, 833.

Netousek, M.: Erkennung und Behandlung der Aortitis syphilitica. Bratislav. lek. Listy **1922**, 60. — Neugebauer: Aortenerkrankung bei Heredolues. Wien. klin. Wschr. **1914**. — Oberhammer, K.: Gummabildung im Myokard bei angeborener Syphilis. Z. Kreis-laufforschg **19**, H. 1 (1927). — Oliveira, Ribeiro: Aortites dans la paral. gén. Mem. hôp. Jaquery **1925**, Nr 2. — Omodei, A. und Zorini: Eziologia degli aneurismi dell' aorta addo-minale etc. Arch. ital. Chir. **12**, 443 (1925). — Ormhang, F.: Die Ursachen der Herzerkran-kungen. Norsk. Mag. Laegevidensk. **82**, 868 (1921). — Ostmann: Aortitis bei Paralyse. Dtsch. med. Wschr. **1926**, Nr 37.

Palasse und Despeignes: Aortite et myocardite syph. Lyon. méd. **133**, 142 (1924). — Pautrier und Roederer: Phlébite à précoce des veines saphènes. Ann. Mal. vénér. **1921**, 170. — Pedrazo, E.: Heilung eines Aneurysma der rechten Subclavia durch Hg. Archivo Cardiol. **3**, 138 (1922). — Perutz: Aussaat der Spirochäten. Wien. klin. Wschr. **1918**, Nr 20. — Petheau, L.: Syphilitische Aortitis. Internat. Clin. **2**, 106 (1924). — Pick, L.: Viscerale Syphilis. Zbl. Hautkrkh. **1922**, 274. — Pinard, M.: Double lésion aortique chez un hérédo-syphil. Bull. Soc. franç. Dermat. **1921**, Nr 33. — Pinard, M. und Mendelsohn: Anévrysme de la carotide externe etc. Clin. **17**, 39 (1922). — Pineles, Fr.: Aortenlues und Endocarditis lenta. Med. Klin. **1926**, Nr 12, 444. — Pinks: Isthmusstenose mit Aneurysma. Inaug.-Diss. Leipzig 1917. — Pletnew, D.: Syphilis als ätiologisches Moment chronischer Herz- und Aortenerkrankungen. Z. klin. Med. **103**. — di Poggio: Contrib. a. stud. della sifilid. delle arterie. Riforma med. **1921**, Nr 4. — Popov, J.: Contrib. à l'étude de l'aortite syph. Russk. Věstn. Dermat. **4** (1926). — Port: Häufigkeit einer Aortitis syphilitica bei älteren Leuten. Münch. med. Wschr. **1924**, 712. — Posselt, A.: (a) Die Erkrankungen der Lungenschlagader. Erg. Path. **13**, H. 1, 471. (b) Pathologie und Klinik der primären Atherosklerosis pulmon. Wien. Arch. klin. Med. **11**. (c) Klinische Diagnose der Pulmonal-arteriosklerose. Volkmanns Slg klin. Vortr. **1908**, Nr 504—507. — Price, F. W.: Syphilis of the heart and aorta, more especially the early signs. Brit. J. vener. Dis. **3**, Nr 6 (1926). — Pulay: (a) Aorta bei Lues. Dermat. Wschr. **1920**, Nr 12. (b) Behandlung der Lues innerer Organe. Münch. med. Wschr. **1924**, 1503. — Puppe: Aorta bei Lues. Dtsch. med. Wschr. **1895**, Nr 45/46.

Queyrat: Aortite avec ectasie et séro-réaction. Bull. Soc. franç. Dermat. **1925**, 73.

Rach-Wiesner: Aortenveränderungen bei Heredolues. Wien. klin. Wschr. **1907**. — Radeluscu und Suciu: Syph. arter. ven. Spontananeurysma der Arteria poplitea. Cluj med. (rum.) **1924**, 324. — Ranke, O.: Die verschiedenen Formen der Kompensation der Arterien-wand. Beitr. path. Anat. **75**, H. 2. — Redlich, F. und P. Steiner: Statistische Unter-suchungen über Lues und innere Erkrankungen. Wien. Arch. klin. Med. **15**. — Reiche: Kongenitalluetische Aorteninsuffizienz. Klin. Wschr. **1926**, Nr 37. — Reid, W. D.: Cardiovascular syphilis. Med. Clin. N. Amer. Boston **5**, 1319 (1922). — Reid, W.: The diagnosis of cardio vascular syphilis. Boston med. J. **188**, 189 (1922). — Reinhold: (a) Organische Herzleiden bei Geisteskrankheiten. Münch. med. Wschr. **1894**, Nr 16. (b) Aortitis. Münch. med. Wschr. **1912**, Nr 42. — Renaud, M.: (a) Structure des poches anévrysm. Bull. Soc. med. Hôp. Paris **1925**, 353. (b) Determ. d. affect. cardio-vascul. Ebenda **1927**, 1578. — RIBBERT: Totale Obturation der Arteria pulmonalis auf syphilitischer Basis. Niederl.-rhein. Ges. Natur- u. Heilk., 17. Juni 1905. — RIDGE, F. L.: Cardiovascular Syphilis. Ann. clin. Med. **1924**, 374. — ROCH, M.: A propos d'un cas d'aortite syphil. Rev. Méd. Suisse romande **1921**, 137. — ROGGE und MÜLLER: Aortitis bei Tabes. Dtsch. Arch. klin. Med. **89**. — ROMBERG: Über die inneren Erkrankungen bei Syphilis. Münch. med. Wschr. **1918**, 1266. — RUF, C.: Luetisches Aneurysma der Aorta abdominalis unter den Erscheinungen eines Bronchialtumors. Frankf. Z. Path. **32**, 259. — RUITINJA: Oblitération de la veine cave sup. de l'origine syph. Bull. Soc. méd. Hôp. Paris **1923**, 602.

SAATHOF: Aortenaneurysma auf syphilitischer Grundlage. Münch. med. Wschr. **1906**, Nr 6. — SÄNGER: Serologische Untersuchungen bei Syphilis der Gebärenden. Mschr. Geburtsh. **46**, H. 5. — SAPHIR, O. und G. W. COOPER: Acute suppur. Aortitis on syph. Aortitis. Arch. of Path. **4** (1927). — SAPHIR O. und R. W. SCOTT: The involvement of the aortic valve in syph. Aortitis. Amer. J. Path. **3** (1927). — SCHITTENHELM: Aortitis luica. Dtsch. med. Wschr. **1922**, Nr 2. — SCHLESINGER, H.: (a) Diagnose und Prognose luetischer Aortenerkrankungen. Wien. klin. Wschr. **1928**, 1. (b) Therapie der Aortensyphilis. Ther. Gegenw. **1927**. (c) Wassermannsche Reaktion bei inneren Erkrankungen. Ebenda Januar **1928**. (d) Klinik und Diagnostik der Pulmonalarterienerkrankungen. Wien. klin. Wschr. **1927**, Nr 38. (e) Angina pectoris syphilitica. Riforma med. **1928**. (f) Diagnose und Therapie des intermittierenden Hinkens. Med. Klin. **1929**. (g) Syphilis und Innere Medizin. Wien: Julius Springer 1925—1928. — SCHMERLING: Zur Frage der Gefäßsyphilis nach dem Typus der Periarteriitis nodosa. Z. Kreislaufforschg **20**, 34 (1928). — SCHMIDT, R.: Schmerzphänomene. Wien: Wilhelm Braumüller 1906. — SCHOTTMÜLLER: (a) Dauererfolge der Behandlung der Aortitis luica. Med. Klin. **1919**, Nr 7. Dtsch. Ges. inn. Med. **1922**, 451. (b) Noch einmal zur Behandlung der Aortitis luica. Dtsch. med. Wschr. **1923**, 175. — SCHRÖTTER: Frequenz der Geschlechtskrankheiten. Mitt. Volksgesh.amt. Wien **1926** I. — SCHRÖTTER, L.: Erkrankungen der Gefäße. In NOTHNAGELs spez. Path. u. Ther. — SCHRUMPF: Lues bei Gefäßerkrankungen. Z. physik. u. diät. Ther. **1918**, Nr 8/9. — SCHWALBE: Pathologie der Pulmonalarterienklappen. Virchows Arch. **119**. — SCHWARZMANN, J.: Spitzenstoß bei syphilitischer Aortenklappeninsuffizienz. Münch. med. Wschr. **1928**, Nr 23. — SCOTT, R. W.: (a) Syph. aortic insuffic. Arch. int. Med. **34**, 645 (1924). (b) Latent S. a. heart disease. Ann. of clin. Med. **5**, 1028 (1927). (c) Syph. aortic insuff. Trans. Assoc. amer. Physicans **39**, 5 (1924). — SCOTT, R. W. und O. SAPHIR: Pathog. of syph. aortic insuff. Trans. Assoc. amer. Physicans **42**, 36 (1927). — SEQUEIRA: Tumor of the pulmon. artery. Trans. path. Soc. **48** (1897). — SÉZARY: Traitement affect. cardio-vascul. syph. Bull. Soc. méd. Hôp. Paris **1927**, 1547. — SIMNITZKY, S.: Stenokardie und Syphilis. Klin. Med. (russ.) **1925**, Nr 3. — SIMON, C.: Traitements antisyphilitiques d. aff. card. vasculaires. Bull. méd. **1928**, 210. — SMITH, W. D.: Syphilis of the aorta and heart. Boston med. J. **193**, 387 (1925). — SPALDING und GLASS: Syphilit. rupture of a papillary muscle of the heart. Bull. Hopkins Hosp. **32**, Nr 359 (1921). — SPENGLER, G.: Klinik und Therapie der Mesaortitis. Med. Klin. **1924**, 1137. — STADLER, E.: (a) Syphilitische Erkrankungen der Kreislauforgane. Zbl. Herzkrkh. **17**, Nr 1/2 (1925). (b) Klinik der syphilitischen Aortenerkrankungen. Jena 1912. (c) Isthmusstenose bei syphilitischer Arterienerkrankung. Zbl. Herzkrkh. **1921**, 357. — STEINBERG-MEYER: Syph. Aortitis etc. Amer. J. Syph. **12**, 316 (1928). — STEINFIELD, E., G. PFAHLER und J. KLAUDER: Clinic. and röntgen study of one hundred five cases of syphilis. Arch. int. Med. **32**, 556 (1923). — STOBIE, W.: An inquiry in the clinic manifestations of syphil. infection upon the heart. Quart. J. Med. 15, 26 (1921). — STOKES, F. H.: Five cases illustr. aspects of the treatement of syphilis of the cardiovascular system. Med. Clin. N. Amer. **5**, 488 (1921). — STOKES, P. F.: Cardiovascular syphilis. Med. Clin. N. Amer. **7**, 1239 (1924). — STRAUSS, N.: Circulatory syphilis. Ann. clin. Med. **5**, 562 (1926). — STRICKLAND-GOODALL: Diskussion zu PRICE. Brit. J. vener. Dis. **3**, Nr 6 (1926). — SUMBAL, JAR.: Luetische Herzerkrankung (Überleitungsstörung). Sborn. lék. (tschech.) **1923** I, 363.

THAYSSEN, TH.: Invest. into the prognosis of the Wassermann reaction etc. Acta med. scand. (Stockh.) **57**, 543 (1923). — THOM, BUSTON P.: Syphilis and high blood pressure. Med. Rec. **101**, 89 (1922). — THOREL: LUBARSCH-OSTERTAG 17 II, 90 (1925). — THOMAS, F. COTTON: Cardio aortic syphilis and its treatement. Brit. med. J. **1926**, 855. — TOINON: Hypertension art. Gaz. Hôp. **1927**, 945. — TÖPPICH: Nicht thrombotischer Verschluß der großen Gefäßostien. Frankf. Z. Path. **25**, 236. — TOKARSKI: Syphilitische Aortenerkrankungen. Polska Gaz. lek. **1927**, Nr 24. — TREUPEL, G. und E. SCHWAB: Über das Aortenaneurysma. Z. ärztl. Fortbildg **1925**, 97. — TURNBULL, M. H.: Anatomie der Gefäßsyphilis. Quart. J. Med. 8, 31. April 1915. — TURNER, K. und WHITE: The heart and the aorta in early syphilis. Arch. int. Med. **39**, 1 (1927).

UHLENBRUCK: Die Ätiologie der Klappenfehler. Inaug.-Diss. Köln 1922.

VAQUEZ-BORDET: Herz und Aorta. Leipzig: G. Thieme 1916. — VAQUEZ-LECONTE: Hypertension. Paris. méd. 2. Juli **1921**. — VAQUEZ und ESMAIN: Gumma des Herzens.

Presse méd. **1907**, 57. — Vaquez, Renon, Tuffier, Delorme: Sur le traitement de l'anévrysme de l'aorte. Bull. Acad. Méd. **85**, 597 (1921). — Versé: Periarteriitis nodosa. Beitr. path. Anat. **40**.

Wagner: Das Syphilom. Arch. f. Heilk. **7**, 518 (1866). — Wail, S.: Eigenartige Formen der Gefäßsyphilis. Virchows Arch. **265**. — Waite, W. W.: Nature a. distrib. of lesion in syph. aortitis. Amer. J. med. Sci. **173**, 357 (1927). — Wallis: Fall von Aorta etc. Hygiea **1887**. — Wasik, E.: Doppelseitige syphilitische Thromboarteriitis und syphilitische Nephrose. Ugeskr. Laeg. (dän.) **87**, 399 (1925). — Warthin, A.: (a) Sudden death due to exacerbation of latent syphilis. Amer. J. Syph. **10** (1926). (b) Cardiovascular Syphilis. Atlantic med. J. Aug. **1927**. — Warthin, A. und A. Scott: Syphilis of the med. and smaller arteries. New York med. J. **115**, 69 (1922). — Watson Wemyss: Heredolues und Hochdruck. Med. J. Edinburgh, Dez. **1922**. — Weber: Gumma der Arteria pulmonalis. Med. Zentralztg **1863**, Nr 103. — Weill-Hallé: Process oblitér. de l'origine des gros vaisseaux de la crosse aort. chez un syphil. Arch. Mal. Coeur. **18**, 563 (1925). — Wenckebach und Winterberg: Die unregelmäßige Herztätigkeit. Berlin: Julius Springer 1927. — Westenhoeffer: Syphilis der Aorta, Pulmonalis. Ver. inn. Med., Berlin, 8. Jan. 1906. — Wieselsberg, K.: Münzenklirren bei pathologisch erweiterten Gefäßen. Mitt. Ges. inn. Med. Wien, 4. Nov. 1926. — Wilmanns, K. und G. Steiner: Syphilis und Metasyphilis. Z. Neur. **101**. — Wiltshire, H.: On syphilis of the heart and aorta. West London med. J. **1922**, 62. — Witte: Gefäßveränderung bei Paralytikern. Arch. f. Psychiatr. **74**, 326. — Wittgenstein, A. und Brodnitz: Häufigkeit der syphilitischen Herz- und Gefäßerkrankungen. Münch. med. Wschr. **1926**, Nr 39. — Wodtke: Behandlung der Aortenlues. Dtsch. Arch. klin. Med. **144**. — Wolff, C.: Hypertonie bei Lues. Dermat. Wschr. **83**, 1911 (1926).

Yohisato, Hiki: Fall von Herzblock usw. Trans. jap. path. Soc. Tokyo **15** (1925). — Young, W. H.: An aneurysma and a gumma in the same heart. Trans. roy. Soc. trop. Med. **19**, 87 (1925).

Zeman, F.: Syphil. atheroskleros. of the pulmon. artery. Proc. New York. path. Soc. **23**, 58 (1923). — Zimmer: Syphilitische Erkrankung der Aorta. Inaug.-Diss. Leipzig 1919.

Nachtrag.

Allan: Glasgow med. J. Aug. **1924**.

Babonneix-Delarue: Lésions cardiaques cong. Gaz. Hôp., 26. März **1928**. — Balléturpin-Petot: Arch. Mal. Coeur **1925**, 9. — Bard, J.: Pulsdifferenzen bei Aortitis. Presse méd. **1922**, No 58. — Barth: Mesarteritis luetica der Arteria pulmonalis. Frankf. Z. Path. **5**. — Bauer, R.: Luetische Aortitis. Wien. klin. Wschr. **1928**, 1759. — Beretervide: Arch. méd. Enf. Paris **27**, 257 (1924). — Bernard-Gilbert-Dreyfus-Foulon (Diskussion Lian): Soc. méd. Paris, 16. März **1928**. — Bihari: Aneur. Ruptur. Wien. klin. Wschr. **1930**, 947.

Cannon, J. H.: Syph. coronary occlusion etc. Amer. Heart J. **5**, 93 (1929). Diskussion Robey, Dock, Wilson, Raulston, Gager, Sanders. — Caussade-Tardieu: Artérite pulmon. syph. Soc. méd. Paris **1928**, 871. — Chaniotis, N.: Myocardite scléreuse et Syphilis. Presse méd. **1930**, 53. — Chawson-E. T. Bell: The heart in syph. Aortitis. Arch. path. Anat. **4**, 922 (1927). — Chiari: Diskussion zu Scherf. Ges. inn. Med. Wien, 5. März 1930. — Clarke, Coombs, Hadfield, Todd: Syph. art. pulm. Quart. J. Med. **21**, 51 (1927). — Cookson, H.: Cardial Syph. Brit. med. J. 20. Juli **1929**. — Coombs, Carey: Syph. of the heart. Lancet **1930** II, 227, 281 u. 333. — Cowan, J., Steven Foulds: Syph. of the heart a. aorta. Brit. med. J. **1929**, 285. — Czyhlarz: Luetische Aorteninsuffizienz. Wien. med. Wschr. **1927**, Nr 52.

Danielopulo: L'angine de poitrine. Paris 1927. — Dehon-Heitz: Pulsus alternans bei Lues. Paris méd. 20. Juni **1914**. — Delbanco: Frühzeitige Diagnose der Herzlues. Dermat. Wschr. **83**, 1543. — Dmitrenko: Therapeutisches Problem der visceralen Syphilis. Odesski med. Kyria **1928**, Nr 3. — Dressler: Klinische Elektrokardiographie. Wien 1930.

Fischer, R.: Behandlung der Aortensyphilis. Wien. klin. Wschr. **1930**, 598. — Fouquet: Syph. du coeur et des vaisseaux. Paris 1924.

Gager, L. T.: Syph. heart disease. Amer. J. Syph. **13**, 411 (1929). — Gallavardin-Gravier: Coexistance d'une aortite avec une endocardite. Lyon méd. **1930** I, 541. — Grenet, H.: Aff. cong. du coeur et hérédo Syph. Gaz. Hop. **1930**, 37. — Grenet-Delabue: Maladie mitrale d'orig. hérédo syph. Soc. Pédiatr. Paris, 21. Dez. **1926**.

Hajoshi, Ida: Frage der Herzsyphilis. Z. Kreislaufforschg **21**, Nr 2 (1929). — Hare, D., J. Ross: Syph. Art. pulm. Lancet **1929** II, 806. — Haskin: Syph. myocarditis. Proc. roy. Soc. Med. **21**, clin. sect., 29 (1927). — Henschen: Aneur. Art. pulm. Volkmanns Beitr. 422—423; Inn. Med. 126—127. — Heymann: Provokation der Wa.R. Med. Welt **1928**, 1747. — Hift, R.: Behandlung der Aortenlues. Wien. klin. Wschr. **1929**, 79. — Hübener: Prognose der Herzfehler. Dtsch. med. Wschr. **1930**, 1081.

Juster-Pardee: Klinische Herzstudien bei Lues. Amer. Heart J. **5**, 84 (1929).

KISCH, F.: (a) Venendruck bei Mesaortitis. Wien. klin. Wschr. 1930, 1403. (b) Syphilitische und nicht syphilitische Aorteninsuffizienz. Wien. Arch. klin. Med. 31. — KOCH, W.: Verschluß der Coronararterien. Med. Klin. 1930, Nr 31. — KORBSCH, W.: Aorten-Milzsyndrom in der Luesdiagnose. Med. Klin. 1929, Nr 52. — KRAUS, B.: Arterielle Hypertension bei Syphilis. Knolls Mitt. f. Ärzte, Jan. 1930.

LABBÉ, HEITZ, AZERAD: Aneurysma mit Pulsdifferenz. Arch. Mal. Coeur 1926, 663. — LANDAU, A., J. HELD: Auscult. des artères du con. Arch. Mal. Coeur 23, 497 (1930). — LEGRAND: Hypertension diast. Arch. Mal. Coeur 1926. — LESCHKE: (a) Aorten- und Herzsyphilis. Nauheimer Fortbildungskurs. Leipzig: Georg Thieme 1930. (b) Discuss. on syph. aortitis. Diskussion JOHN COWAN, TH. F. COTTON, STOLKIND, BEDFORD. Proc. roy. Soc. Med. 23, 959 (1930). — LIAN, GILBERT, DREYFUS, PUECK: Halsarterien bei syphilitischer Aortitis. Soc. méd. Hôp. Paris 1927, No 26. — LOUVET, E.: Syph. d. l. cardiopathies congénitales. Thèse de Paris 1929. — LUKOMSKI: Kardiovasculäres System in Frühstadien der Syphilis. Z. klin. Med. 109.

MC FIE and INGRAM: Herzaneurysma. Ann. trop. Med. 14 (1920). — MARANON: Probleme de la aortitis. Madrid 1928. — MARTLAND, HARRISON: Sudden death in cardiae Syph. N. Y. path. Soc. 11. Okt. 1928; Arch. of Path. 7, 192 (1929). — MEYER: Behandlung der Aorten- und Herzsyphilis. Münch. med. Wschr. 1930, 22. — MICHAILOWSKY: Syph. dans l'étiol. d. aff. cong. du coeur. Thèse de Paris. — MORRIS: Herzaneurysma. Amer. Heart J. 1926—27 II. — MÜLLER-DEHAM: Syphilitische Therapie und Zunahme der Mesaortitis. Dtsch. med. Wschr. 1928, 21, 44.

NEUBURGER, J.: Zwei Fälle von syphilitischer Aneur. der Arteria pulmonalis. Dtsch. med. Wschr. 1930, 821.

OMELTSCHENKO: Russk. J. I Koshn. i vener. 1901, Nr 10. — ORTNER, N.: Physikalische Erscheinungen der Präkordialgegend. Med. Klin. 1929, 23.

PERKEL, MOREYNIN, ISRAELSON: Ann. Mal. vénér. 1928, 10. — PERKEL, ORETSCHKIN, EDELMANN: Konstitution bei syphilitischer Herzgefäßerkrankung. Acta dermato-vener. (Stockh.) 11, 254 (1930). — PECK: Syph. of the Pulmonalis artery. Arch. Path. a. Labor. Med. 4 (1927). — PEKROWSKY: Anéurysme de l'Aorte. Ann. Rentgenol. russ. 4 (1926). — PLENGE, K.: Syphilis der Lungenschlagader. Virchows Arch. 275. — PLETNEW: Erworbene Herzgefäßlues. 2. allukrain. Internistenkongr. 1 (1927). — POINSO, R.: Forme palpitante des aortites syph. Gaz. Hôp. 1930 I, 753.

REID, W.: Differ. diagnosis of card. vascul. Syphilis. Ann. J. Syph. 14, 188 (1930). — „Richtlinien für die Anwendung des Salvarsan". Aufgestellt vom Reichs-Gesundheitsamt. Dtsch. med. Wschr. 1928, 2095. — ROBEY, W.: Syphilitische Herzaffektionen. Amer. Heart J. 1929, 116. — ROHR-RYFFEL: Verengerung der Lungenschlagader durch Aortenaneurysma. Frankf. Z. Path. 13. — ROSIN: (a) Behandlung der Herz- und Gefäßlues. Z. ärztl. Fortbildg 26, 659 (1929). (b) Prognose der Aortitis luica. Z. ärztl. Fortbildg 27, 491 (1930).

SAPHIR, O.: Mittlere Arterien bei Aortitis syphilitica. Amer. J. Path., Juli 1929. — SATKE: Arterielle Pulsation der Leber. Z. klin. Med. 112. — SCHLESINGER, H.: (a) Mesaortitis im Stadium der Dekompensation. Wien. klin. Wschr. 1930, Nr 18. (b) Neue Fragen in der Klinik der syphilitischen Mesaortitis. Med. Klin. 1930, Nr 1. (c) L'angina pector. syph. Riforma med. 1930, No 11. (d) Oligosymptomatische Aortitis und zentrale Lues. Dtsch. Z. Nervenheilk. 117—119 (1931). (e) Das Nagelsymptom beim intermittierenden Hinken. Med. Klin. 1930. — SERRA: Venendruck. Bull. Accad. Med. Roma 1929, 233. — SIEBECK: Syphilis des Herzens und der großen Gefäße. Münch. med. Wschr. 1930, 1533. — SIMPSON: Amer. Syph. 1929, 13. — STÄMMLER: Syphilis der Mitralis. Z. Path. 48, 262 (1930). Diskussion SCHMORL. — DE STEFANO: (a) Cardiopate congenite e syph. Pediatria, 1. Nov. 1920. (b) Anom. congen. e Sifil. ered. Pediatria, 15. Jan. 1921. — STEINER, P. u. A. MALLER: Nimmt die Luesfrequenz ab? Wien. Arch. klin. Med. 21. — STOKENIUS: Beitr. path. Anat. 68. — STONE: Myocarditis syphilitica. J. amer. med. Assoc. 1927, 1473.

VAQUEZ: Herzaffektionen, 1927. — VELA: Zit. bei MARANON: Elektrokardiographische Befunde bei Herzsyphilis. — VOIGT: Behandlung der Aorten- und Herzsyphilis. Münch. med. Wschr. 1930, Nr 30.

WARTHIN: (a) Stud. of the pulm. artery. Amer. J. Syph. 1, 493. (b) Extensive diffuse Myocarditis with Syph. Amer. J. Syph. 14 (1930). — WASSERMANN, S.: Asthma cardiale etc. Wien. klin. Wschr. 1924, Nr 37; 1927, Nr 16; 1928, Nr 6, 44, 45. — WASSILJEFF-ARGUN: Gummöse Erkrankung der Pulmonalis. Z. path. Anat. 47, 327. — WHITE, JONES: Myokard bei Syphilis. Trans. Assoc. amer. Physiol. 1926, 41. — WILSON-HERMANN: Elektrokardiogr. follow. the Arsphenamin treatement of Aortie Syph. Proc. Soc. exper. Biol. a. Med. 23, 275 (1926). — WOOD: Myocarditis syphilitica. J. amer. med. Sci. 1926, 172. — WYKOFF: Myokard bei Syphilis. Amer. Heart J. 1926, 1.

ZACK: Mitt. österr. Volksgesdh.amt 1924, 4.

Die syphilitischen Erkrankungen der innersekretorischen Drüsen.

Von

HERMANN SCHLESINGER - Wien [1].

Pankreas-Syphilis.

Historisches.

CRUVEILHIER hat die ersten Beobachtungen von Pankreassyphilis erhoben, hat aber die Lues als solche nicht erkannt. Bei erworbener Syphilis hat ROKITANSKY sowohl die indurativen als auch die gummösen Erkrankungen der Bauchspeicheldrüse beschrieben, welche er ebenso wie die analogen der Leber kannte. LANCEREAUX schilderte 1874 die indurativen Formen. Er hatte sie sowohl als umschriebene als auch als diffuse Veränderungen beobachtet. Einmal sah er ein circumscriptes Gumma, erwähnt auch in der gleichen Mitteilung einen Fall von ROSTAND, welcher zwei Gummen des Pankreas neben multiplen Gummen der Muskeln fand. Der mikroskopische Befund war von VERNEUIL-ROBIN abgegeben worden. Im Jahre 1877 beobachtete CHVOSTEK sen. narbige Veränderungen im Schweife des Pankreas bei einem 46jährigen Manne. Im Jahre 1880 beschrieb DROZDA neben vielen anderen syphilitischen Zeichen noch eine ausgedehnte schwielige Degeneration der Bauchspeicheldrüse.

Seit langem sind die Pankreasveränderungen bei der kongenitalen Lues bekannt. HECKER teilte schon 1869 mit, daß sie in einem Viertel der Fälle vorkämen. 1869 hat OEDMANNSSON, 1870 WEGNER Fälle von schwieliger Pankreatitis syphilitica gesehen. FRIEDREICH schilderte die ersten genauen Untersuchungen über Pankreasveränderungen bei kongenitaler Syphilis. Diesen Fällen reihten sich die Beschreibungen von HUBER, MÜLLER und CHIARI an. BIRCH-HIRSCHFELD fand 1875 bzw. 1880 unter 124 Fällen von kongenitaler Lues 29mal das Pankreas geschädigt. THOMSEN sah bei 61 von 72 nicht macerierten syphilitischen Neugeborenen eine mehr oder minder ausgesprochene Sklerose des Pankreas.

Über einzelne Fälle oder ganze Beobachtungsreihen berichten DEMME, BECK, HEUBNER, DICKHOFF. MÜLLER sah unter 18 totgeborenen syphilitischen Kindern 3mal eine spezifische Veränderung der Bauchspeicheldrüse. WEGNER in 12 Fällen 2mal, MRAZEK in 19 Fällen 5mal eine luetische Affektion der Bauchspeicheldrüse. OSER teilt mit, daß schon viele Jahre früher OSTERLOH das anatomische Bild beschrieben hätte, ohne sich über die Natur resp. die Ätiologie der Veränderungen zu äußern. Das gleiche gilt, wie früher erwähnt, von CRUVEILHIER.

---

[1] Abgeschlossen November 1930.

SCHLAGENHAUFER hat im Jahre 1894 eine ausgezeichnete anatomische Arbeit über Pankreatitis gummosa veröffentlicht, vier Jahre später stellte E. SCHLESINGER fest, daß die kongenitale Lues in der Regel in der Form von indurativen Erkrankungen des Pankreas auftrete und nur ausnahmsweise gummöse Veränderungen hervorrufe. KLEBS hat allerdings bei einem sechsmonatlichen Fetus drei Gummiknoten von der Größe einer Kirsche und BIRCH-HIRSCHFELD einmal bei einem Neugeborenen eine gummöse Pankreatitis gefunden. Nicht weniger als 3 mal wurden unter 9 Fällen von kongenitaler Lues von KAUP neben indurativer Pankreatitis Gummen beobachtet. Über dieses Thema gibt es noch eine Reihe von Arbeiten, so von OSER, J. NEUMANN, STOLPER, TRUHART, G. SINGER, STEINHAUS, ALBU, TRINKLER, GROSZ, SEYFARTH, SCRZELITZER.

Schon vor Dezennien wurde die Behauptung aufgestellt, daß der Diabetes auf syphilitischer Grundlage entstehen könne. Diese Hypothese wird in den letzten Jahren wieder lebhaft diskutiert. Leider nicht immer mit entsprechender Kritik. NAUNYN hat in vorzüglicher Weise seinerzeit das Material gesichtet, bedauerlicherweise sind ihm auf diesem Wege nicht allzu viele Autoren gefolgt. In jüngster Zeit hat sich eine wachsende Opposition gegen die kritiklose Annahme eines kausalen Zusammenhanges Geltung verschafft. Namhafte Autoren, wie LABBÉ und PINARD, sind hier hervorzuheben. Die Beziehungen, welche zwischen Diabetes und Lues bestehen, sind namentlich auch von NOORDEN und EBSTEIN erörtert worden. SIMMONDS brachte anatomische Beiträge, CASTRONUOVO, MILANI, SEYFARTH diskutieren den Einfluß der kongenitalen Lues auf die Entstehung von Glykosurien. Den Zusammenhang eines Diabetes mit rezenter Lues besprechen u. a. UMBER, ROSENBLOOM, BOWCOOK.

a) Pankreasveränderungen bei kongenitaler Lues.

Die erste vielzitierte Beschreibung von FRIEDREICH lautet folgendermaßen: Das Pankreas war bei einem faultoten Fetus stark vergrößert und ungemein hart. Auf dem Durchschnitte war es derb, knorpelhart, homogen, speckartig glänzend, blutarm. Es bestand eine dichte Bindegewebswucherung mit einem engmaschigen Netze von Bindegewebskörperchen. Im Grundgewebe fanden sich größere oder kleinere Inseln von kleinen, kernhaltigen Zellen, die FRIEDREICH als neugebildete, follikelartige Bildungen auffaßte. Nirgends bestand an diesen Zellen eine fettige Degeneration und nirgends trat eine Ähnlichkeit mit Drüsenzellen hervor.

Die anatomischen Veränderungen setzen in der Regel erst in der zweiten Hälfte des Fetallebens ein. Es tritt eine starke Neubildung des mesodermalen Gewebes auf. In schweren Fällen ist das Pankreas stark vergrößert, manchmal auf das Doppelte, selbst auf das Dreifache, in einem Falle von HEUBNER sogar an Umfang auf das Vier- bis Sechsfache. Die Bauchspeicheldrüse fühlt sich derb und selbst knorpelhart an, sie ist von weißer Farbe, glänzend und ist wesentlich schwerer. Nach E. SCHLESINGER, auch nach FRIEDREICH ist der Kopf des Pankreas in der Regel stärker als der Schwanzteil ergriffen. Der Querschnitt läßt kaum eine Struktur erkennen. Selbst in leichteren Fällen ist die Drüse im ganzen vergrößert, blutarm, von blaßgrauer Farbe, nicht geschrumpft (BIRCH-HIRSCHFELD), zumeist ist die Konsistenz früher vermehrt, als die Vergrößerung der Drüse in Erscheinung tritt (E. SCHLESINGER), jedoch kommt es manchmal nach K. HUBER zur Größenzunahme der Drüse ohne erhebliche spezifische Veränderung. In einem Falle von COMMANDEUR und REUTER war außer erheblicher Leber- und Milzschwellung besonders die Knorpelhärte des Pankreas hervorgehoben.

Mikroskopisch zeigt sich in den leichteren Fällen eine Zunahme des inter-
acinösen Bindegewebes mit Kompression der Drüsenläppchen. Die Wucherung
ist an der Peripherie des Läppchens am stärksten. Mit Zunahme der Bindegewebsentwicklung bildet sich eine Atrophie des Parenchyms aus, welche sehr
hohe Grade erreichen kann. Das Organ ist von festen, derben, zellarmen
Bindegewebszügen durchsetzt, zwischen welchen sich nur mehr spärliche Drüsensubstanz befindet. Das Bindegewebe dringt dann auch zwischen Acini und
Zellen ein. An manchen Stellen sieht man in dem Bindegewebe Haufen von
Rundzellen.

Auffallenderweise bleiben selbst in sehr schwer veränderten Drüsen die
Langerhansschen Inseln gut erhalten und werden von der bindegewebigen
Umschnürung nicht wie das übrige Drüsengewebe erdrosselt (Hübschmann,
Pearce, Opic, Hoppe-Seyler u. a.).

Die mittelgroßen und kleinen Arterien sind im Sinne einer Periarteriitis
und Arteriitis syphilitica erkrankt, das um die Drüsenläppchen herum befindliche Capillarnetz verödet. Venenthrombosen sind häufig.

Neben den indurativen Prozessen scheinen im Gegensatze zu den Befunden
von E. Schlesinger *miliare Gummen* nicht sehr selten zu sein (Birch-Hirschfeld, Laup, Beck, Müller, Klebs, Faroy, Nakamura u. a.). Größere Gummen
sind allerdings nur vereinzelt beobachtet worden.

Von diesem typischen Bilde gibt es geringe Abweichungen. So fand Nakamura doch eine Verminderung der Zahl von Langerhans-Inseln. Einige Fälle
wiesen aber gar keine Veränderungen auf.

Spirochäten sind in der Drüse wiederholt nachgewiesen worden und finden
sich bisweilen sogar reichlich vor.

Nach Hoppe-Seyler führen diese interstitiellen Prozesse zu einer Zunahme
des Fettes und zu einer Abnahme der Trockensubstanz von Eiweiß und Asche.

Die Bauchspeicheldrüse kann auch bei luetischer Erkrankung anderer
Eingeweide von spezifischen Veränderungen verschont bleiben (E. Schlesinger,
Nakamuru Nobu, Wegner), während Faroy die Affektion des Pankreas bei
kongenitaler Lues für konstant hält. Andere Organe wie Leber, Milz erkranken
nach E. Schlesinger häufiger an Syphilis als das Pankreas. Luetische Veränderungen des Pankreas können schon bei Feten des fünften Lunarmonates
vorhanden sein (W. Ebstein).

Die *klinischen Erscheinungen* der Pankreatitis luetica bei kongenitaler Lues
sind noch nicht bekannt. Die meisten Kinder gehen in den ersten Lebensmonaten
zugrunde. Ob die Erkrankung des Pankreas den Ausgangspunkt für einen Diabetes
bilden kann, ist noch strittig. Wir kommen auf diesen Punkt später zurück.
In einem Falle von Langdon Brown mit interstitieller Pankreatitis bei einem
16jährigen fiel das Zurückbleiben der körperlichen Entwicklung auf. Buschke-
Jost vermuten mit Recht noch andere endokrine Störungen. Babonneix
warnt, vorhandene endokrine Symptome kritiklos auf die angeborene Lues
zu beziehen.

b) Pankreasveränderungen bei erworbener Lues.

Dieselben treten gleichfalls in zwei Hauptformen auf: 1. Als Syphilom,
2. als indurative Pankreatitis.

Das *Syphilom*, die *gummöse Erkrankung der Bauchspeicheldrüse*, hat zuerst
Schlagenhaufer (1893) eingehend beschrieben, dann folgten Beobachtungen
von Thorel, Truhart, Trinkler, Albu, Rostant, Steinhaus, Scrzelitzer,
Lindbom, Carnot-Noel, Peron, Arnozan u. a. nach.

Die Beobachtung Schlagenhaufers betraf einen 34jährigen Mann, welcher neben
Syphilis beider Hoden, Nebenhoden und luetischen Narben in der Leber noch Gummi-

knoten im Pankreas und eine indurierende, syphilitische, interstitielle Pankreatitis hatte. Der Pankreaskopf war ungemein derb und enthielt nur kleine Reste nekrotisch zerfallener Acini bei starker Vermehrung des Bindegewebes. Außerdem sah man in ihm einen haselnußgroßen, im Zentrum erweichten Knoten, von einer breiten Bindegewebszone umgrenzt. Im faserigen Stroma fanden sich zahlreiche miliare Gummata. Die kleinen arteriellen Ästchen waren undurchsichtig, starrer. Die Intimawucherung bedingte eine Verengerung des Lumens, die Adventitia war von Rundzellenhaufen durchsetzt. Das Bindegewebe umschnürte in breiten Zügen das atrophisch gewordene Parenchym.

Bei dem diabetischen Patienten von STEINHAUS wurden kleine Gummen und eine Endarteriitis obliterans im Pankreas gefunden.

Der von THOREL beschriebene Fall betraf einen 63jährigen Mann. Das Pankreas war zu einer brettharten, unregelmäßigen, knolligen Masse zusammengeschrumpft. Nur kleine Drüsenreste waren auf der Schnittfläche zu erkennen. Zwischen den Maschen fanden sich runde, kleinste und größere, gelbliche, weiche Einlagerungen und ein bohnengroßer Käseherd, welcher leicht aus der schwieligen Umgebung auszulösen war. Die mikroskopische Untersuchung zeigte kleinste Gummiknoten und eine ausgebreitete Verkäsung des entzündlich gewucherten Bindegewebes.

TRUHART teilt die Krankengeschichte eines 31jährigen Mannes mit, welcher an Gefäßveränderungen luetischer Natur und an einer Leberzirrhose erkrankt war. Man fand bei der Autopsie außerdem Schrumpfung und mehrfache Lappung der knorpelhart sich anfühlenden Drüse mit narbigen Einziehungen. Auf dem Schnitte sah man in dem blassen Fasergewebe miliare kleine verkäste Herde in großer Zahl eingestreut. Im mittleren Drittel lag ein großer, zum Teil schon im völligen Zerfall begriffener Gummiknoten eingebettet.

CARNOT-PERON berichten über eine sehr umfangreiche, *kallöse Peripankreatitis*. Das Pankreas war in diesem Falle von zahllosen Gummen durchsetzt. Die Leber bot mäßige cirrhotische Veränderungen dar. Ein rasch wiederkehrender Ascites beherrschte das klinische Bild. Trotzdem die Drüsensubstanz des Pankreas fast ganz zerstört war, fehlte Zuckerausscheidung vollkommen.

Die *sklerotisch-fibröse* Form ist offenbar die häufigere, jedoch kombiniert sie sich nicht selten mit miliaren Gummen. Sie führt zu einer bedeutenden Verhärtung, oft auch zur Größenzunahme des ganzen Organes, mitunter nur des Kopfes oder auch des Schweifes (ORTH). STOLPER fand bei 61 Sektionen Syphilitischer dreimal eine interstitielle Pankreatitis, nie Gummen. Der mächtig intumescierte Kopf der Bauchspeicheldrüse drückt manchmal auf den Ductus choledochus, er kann sogar eine Kompression des Pylorus herbeiführen. Das Bindegewebe der Drüse ist stark gewuchert, das Parenchym erheblich reduziert. Die LANGERHANSschen Inseln bleiben auch bei dieser Form auffallend verschont, ja sie sind manchmal besonders groß, hypertrophisch (HOPPE-SEYLER). Die kleinen Arterien und Arteriolen sind verdickt, bisweilen obliteriert.

Die interstitiellen syphilitischen Veränderungen der Leber kommen etwa siebenmal so häufig vor als die des Pankreas (W. EBSTEIN).

Über erworbene syphilitische Pankreasindurationen berichten u. a. ROKITANSKY, FRIEDREICH, LANCERAUX, CHVOSTEK sen., DROZDA, VIRCHOW, DICKHOFF, ORTH, CHIARI, ROSENTHAL, KASAHARA, FEY, KLEBS, BENCE, UMBER u. a.

Fettnekrose des Pankreas auf syphilitischer Grundlage ist sicher sehr selten. TRUHART kennt noch keine Beobachtung. In einem meiner Fälle von subakuter luetischer Leberatrophie wurde eine Pankreasfettnekrose gefunden.

Klinisch zeigt sich die Syphilis der Bauchspeicheldrüse in *zwei Formen*: Unter den Symptomen eines *Tumors* oder eines *entzündlichen Prozesses*. Eine *Glykosurie* spielt in diesen Fällen nur manchmal eine erhebliche Rolle. Beiden Formen sind eine Reihe klinischer Symptome gemeinsam, welche wir im folgenden besprechen wollen.

Die *Erscheinungen* der Pankreassyphilis sind zum großen Teile vieldeutig, da zumeist die Läsion des Organs nur eine Teilerscheinung eines viel ausgedehnteren Leidens darstellt. In nicht wenigen Fällen ist eine starke *Abnahme* des Körpergewichtes sehr auffallend (so bei den Kranken von LINDBOM, WALKO, GROSZ). Häufig klagen die Patienten über allgemeine *Schwäche*.

Einer meiner Patienten, ein 36jähriger Arzt, war schwach, hinfällig, hatte rapid abgenommen und litt an überaus quälenden Schmerzen in der Oberbauchgegend. Ikterus seit einigen Tagen. In der Gegend des Pankreas war eine mächtige Resistenz zu tasten. Die auf seinen Wunsch vorgenommene Probelaparatomie zeigte eine Vergrößerung des sehr harten Pankreaskopfes, die Untersuchung benachbarter Drüsen erweckte Luesverdacht. Eine antiluetische Kur brachte Heilung, welche noch nach 20 Jahren anhält.

Während manche Kranke *appetitlos* werden (Walko), ja Widerwillen gegen Nahrung haben, leiden andere fortwährend unter Hunger. Steigerung des Hungergefühles scheint sich bei den Kranken namentlich dann einzustellen, wenn eine Glykosurie zur Ausbildung gelangt.

Nausea und Erbrechen sind nicht selten.

Von weiteren Erscheinungen stehen *Schmerzen* im Vordergrund. O. Gross hält sie bis zu einem gewissen Grade charakteristisch. Sie treten anfallsweise auf und werden in die Oberbauchgegend lokalisiert, strahlen auch nach dem Rücken zu aus. Öfters hält man sie für Gallenkoliken oder auch für Gastralgie infolge von Ulcus. Auch Lindbom hebt den epigastrischen Schmerz hervor. *Druckempfindlichkeit* ist mitunter erwähnt (Walko).

Die *Palpation* ergibt bisweilen einen Tumor in der Gegend des Pankreaskopfes, welcher derb, sogar beinhart sich anfühlt und unverschieblich ist (Trinkler). Wiederholt aber ist ein negativer Tastbefund erhoben, selbst wenn die nachfolgende Operation oder Obduktion eine bedeutende Größenzunahme des Pankreas erwies.

Ikterus ist einige Male in den Mitteilungen erwähnt (Trinkler), entweder direkt beobachtet oder wenigstens in der Anamnese. Da der Ductus choledochus den Kopf des Pankreas schief durchsetzt, also an einer Stelle seines Verlaufes ringförmig von der Bauchspeicheldrüse eingescheidet ist, kann er bei einem sklerosierenden Prozesse des Organs oder bei Gummibildung in demselben leicht komprimiert werden. Die Gelbsucht wäre in diesen Fällen als Stauungsikterus zu betrachten. Da oft gleichzeitig Schmerzanfälle bestehen, so ist die Fehldiagnose einer Cholelithiasis verständlich.

Von den Erscheinungen, welche die gestörte *Pankreasfunktion* herbeiführt, seien in erster Linie *Durchfälle* und *Fettstühle* genannt. Gerade diese beiden, sonst bei Pankreaserkrankungen häufigen Symptome findet man auffallend selten in den Krankengeschichten erwähnt. Auch eine meiner Kranken gab an, nie an Durchfällen gelitten zu haben.

Unter den Funktionsprüfungen ist von besonderem Wert die Schmidtsche *Kernprobe* und die *Caseinprobe*. Das Erhaltenbleiben der Kerne in Muskelfasern oder im Drüsengewebe spricht ebenso für mangelhafte Funktion des Pankreas, wie das Unvermögen, Casein zu verdauen. Grosz berichtet über einen Fall von gestörter Caseinverdauung, welcher nach durchgeführter antiluetischer Therapie normale Caseinverdauung aufwies. In dem gleichen Falle war Kreatorrhöe (Auftreten von Muskelfasern im Stuhle) vorhanden, welche mit Besserung des Zustandes verschwand.

Bence machte Stoffwechselversuche an einem Patienten, bei welchem eine durch Lues bedingte völlige Zerstörung des Drüsengewebes, auch der Langerhansschen Inseln vorhanden war. Er fand Glykosurie, Steatorrhöe, Kreatorrhöe, Durchfälle. Die Glykosurie war hoch. Der Fettgehalt der Stühle betrug bis 46,5% des zugeführten Fettes. Davon entfielen 36% auf Neutralfett, 54% auf freie Fettsäuren, 8% auf Seifen.

Das interessanteste Symptom ist die *Glykosurie*. Sie ist nicht in jedem Falle einer luetischen Pankreasaffektion vorhanden, fehlt im Gegenteile in nicht wenigen, anatomisch nachgewiesenen Fällen (Faroy) von kongenitaler, aber auch bei erworbener Syphilis häufig (Walko, Labbé), weil die Langerhansschen

Inseln oft verschont bleiben. Bisweilen zeigt sie sich nur als transitorische Zuckerausscheidung.

Die *Diagnose* einer syphilitischen *(gummösen) Pankreasaffektion* ist wohl nur ganz ausnahmsweise möglich. Wenn ein Tumor in der Pankreasgegend tastbar ist, die Kompressionserscheinungen seitens der Nachbargebilde (Ductus choledochus, Pylorus) für den Sitz in der Drüse sprechen, wenn die Röntgenuntersuchung einen außerhalb des Digestionstraktes befindlichen Tumor anzeigt und die Prüfungen eine Störung der Pankreasfunktion ergeben, so darf man außer an Neubildung oder an chronische Entzündung auch an Syphilis denken. Zeichen einer überstandenen Syphilis, Erkrankungen anderer Organe (Leber, Periostitis costae — TRINKLER, eigene Beobachtung), positive Wa.R., evtl. auch positive Anamnese können den Verdacht verstärken, rasche Rückbildung der krankhaften Erscheinungen unter spezifischer Therapie die Vermutung beinahe zur Gewißheit erheben.

Dennoch haben wir in letzter Zeit bei einem 60jährigen Manne, bei welchem alle aufgezählten Punkte für Syphilis sprachen, eine unrichtige Diagnose gestellt. Als bei dem kachektischen, ikterischen Kranken die deutlich vergrößerte Gallenblase (Hydrops cystidis) unter antiluetischer Therapie kleiner wurde, der Ascites und Ikterus verschwanden, das Körpergewicht rapide zunahm und sich Patient sichtlich erholte, glaubten wir, daß die Annahme einer Pankreassyphilis gut fundiert sei. Der Kranke verließ das Spital in gutem Zustande, kam nach einem halben Jahre kachektisch und ikterisch zurück und erlag bald seinem Leiden. Die Autopsie zeigte ein Carcinom des Pankreas; die histologische Untersuchung ließ keine Zeichen eines syphilitischen Prozesses entdecken. Doch fand sich eine Mesaortitis und Leberlues vor.

Wie leicht Irrtümer zustande kommen, selbst wenn der Arzt die veränderten Abschnitte direkt betrachtet, möge eine Beobachtung lehren, welche die Erkennung des Grundleidens erst lange nach der operativen Therapie ermöglicht.

Margarete P., aus Petersburg. Aufgenommen auf die III. Med. Abteilung am 29. Juni 1921. Im Jahre 1910 bemerkte man einen kleinen Tumor im Epigastrium, welcher allmählich wuchs. Es wurde im Jahre 1913 angeblich bis auf einen kleinen Rest das ganze Pankreas entfernt. Der exstirpierte Tumor soll bei der mikroskopischen Untersuchung als ein malign degeneriertes Adenom erwiesen haben. Nach der Pankreasoperation erholt sich die sehr stark heruntergekommene Pat. sehr rasch. Sie soll in wenigen Monaten 40 Pfund an Gewicht gewonnen haben. Seit dem Eingriff nimmt sie ständig Pankreon. Seit etwa sechs Jahren hat Pat. besonders beim Gehen Schmerzen in der Lebergegend. Vor vier Jahren bemerkte Pat. eine Anschwellung der linken Klavikel, welche allmählich immermehr wuchs. In letzter Zeit trat auch eine Anschwellung an einer unteren Rippe rechts auf. Die Kranke kam in der letzten Zeit sehr stark herunter, hat wenig Appetit, fiebert beinahe täglich. In den letzten Wochen wurde in Konstantinopel Zucker in Spuren und sehr viel Eiweiß gefunden.

Die Kranke machte einen sehr kachektischen Eindruck; sie war stark anämisch. In der linken Axilla bestand eine nußgroße Anschwellung der Lymphdrüsen. An dem sternalen Ende der linken Klavikel war ein walnußgroßer Tumor vorhanden, welcher sich derb anfühlte, auf Druck nicht empfindlich war. Ein analoger, aber kleinerer Tumor saß der neunten Rippe rechts in der Axillarlinie auf. Die Leber war mächtig intumesciert und zeigte eine Stelle, an welcher gleichsam ein Buckel dem Organ aufsaß. Die Milz war erheblich angeschwollen, aber nicht empfindlich. In der Oberbauchgegend tastete man drei Reihen von derben Tumoren, welche parallel zueinander und zum Leberrand gelagert waren. Im Harn sehr viel Albumen, aber nur spärliche Cylinder, Zucker in Spuren. An den übrigen inneren Organen war keine Veränderung nachweisbar. Leider ist die ausführliche Krankengeschichte in Verlust geraten, und ich kann nur meine Notizen hier mitteilen.

Die Wa.R. war positiv. Der Umstand, daß der eine Tumor das Schlüsselbein, eine Lieblingslokalisation luetischer Prozesse betraf, veranlaßte mich, versuchsweise an dieser Stelle ein graues Pflaster zu applizieren. Als nach einigen Tagen die Anschwellung sichtlich kleiner wurde, machten wir den gleichen Versuch mit dem Tumor der Rippe und als auch dieser sich rückbildete, begannen wir sehr vorsichtig mit Jod und Modenol, letzteres in Injektionsform. Leider vertrug Pat. die antiluetische Behandlung sehr schlecht. Immer wieder traten Durchfälle auf, welche zum Aussetzen der Mittel zwangen. Aber dennoch besserte sich der Zustand der äußerst kachektischen Kranken sichtlich, die Leber wurde kleiner, die Drüsentumoren der Bauchhöhle gingen langsam zurück. Pat. wurde kräftiger und nahm zu. Sie verließ das Krankenhaus, zeigte sich nach einigen Monaten noch einmal. Die Besserung war noch weiter fortgeschritten, die Kranke hatte stark an Gewicht zugenommen, war viel kräftiger geworden und fühlte sich wohl. Dann verlor ich die Kranke aus den Augen.

Walko veröffentlicht folgende Beobachtung: 45jähriger Luetiker mit Schmerzen in der linken Seite, Appetitlosigkeit, Erbrechen, Abmagerung, Schwäche, später Ikterus, Probelaparotomie: Das Pankreas war in eine übermannsfaustgroße, höckerige Masse verwandelt, welche mit der Umgebung, aber nicht mit dem Magen verwachsen schien. Diagnose: Inoperables Pankreascarcinom. Erholung, von kleineren Magendarmstörungen und Schwächeanfällen unterbrochen. Im Harn reduzierende Substanzen, Albumen, einzelne Cylinder. 2 g Jodnatrium pro die besserte alle Erscheinungen. Im folgenden Jahre ergab die Funktionsprüfung des Magens und Darms normale Verhältnisse. Es bestand mäßige Leber- und Milzschwellung. Albuminurie und Glykosurie waren verschwunden. Außer einer (luetischen?) Periostitis der dritten rechten Rippe befand sich der Kranke später wohl.

Trinkler laparotomierte unter der Annahme einer Cholelithiasis. Ein großer, derber, höckeriger, deutlich tastbarer Tumor imponierte als Gallenblase. Bei der Operation fand man syphilitische Leberveränderungen (kleine narbige Plaques) und dem getasteten Tumor entsprechend den mächtig verdickten Pankreskopf. Pat. war stark abgemagert, stark ikterisch. Die etwas unebene, stark vergrößerte Leber war schmerzhaft; Pat. hatte Anfälle vom Charakter der chololithiatischen, welche in die rechte Schulter ausstrahlten. Zwei Rippen wiesen Anschwellungen periostalen Charakters auf. Die antisyphilitische Behandlung brachte Heilung.

In dieser Beobachtung also wie auch in einer von Melkich mitgeteilten, hatten die höckerigen Pankreastumoren das Vorhandensein von *Gallenkonkrementen* vorgetäuscht. Jedoch war in dem Falle von Trinkler der Tumor auffallend weit nach links von der Mittellinie gelagert, so daß schon vor der Operation auch mit der Möglichkeit einer Pankreasaffektion gerechnet wurde.

Die *Erkennung* einer *chronischen Pankreatitis* ist in vielen Fällen nicht möglich. Nicht wenige Fälle verlaufen ohne Erscheinungen. Andere Kranke bieten vieldeutige Symptome dar. Das eine Mal steht der Symptomenkomplex eines chronischen „katarrhalischen Ikterus" oder der eines Gallensteinleidens im Vordergrunde (Trinkler, Melkich, eine eigene Beobachtung), ein anderes Mal Störungen von seiten des Digestionstraktes, Appetitlosigkeit, hartnäckige, reichliche Durchfälle, kolikartige Schmerzen im Epigastrium, Abmagerung; wieder bei anderen Patienten entwickelt sich frühzeitig Ascites oder erhebliche Glykosurie.

Wenn neben diesen Erscheinungen die Zeichen einer Pankreasinsuffizienz nachweisbar sind, die Gegend des Pankreaskopfes empfindlich ist, kann man eine Pankreatitis vermuten. Hält man so weit, so ist bisweilen auch die Erkennung ihrer luetischen Natur möglich (G. Singer, Fey, Gross).

Gross hebt als besonders wichtig für die Diagnosestellung hervor: Anfallsweise Schmerzen in der Oberbauchgegend und Glykosurie.

Allerdings wird es ganz ausnahmsweise gelingen, noch zwischen gummöser und interstitieller Pankreatitis zu unterscheiden.

Ein von Gross mitgeteilter Fall wird vom Autor zur gummösen Form gerechnet.

Der 39jährige Patient hatte sich zehn Jahre vorher infiziert und war mehrmals mit Schmierkuren behandelt worden. Seit zwei Jahren anfallsweise auftretende Schmerzen in der Magengegend, nach rückwärts ausstrahlend, nicht sehr heftig. Seit vier Wochen Hunger- und Durstgefühl sowie Glykosurie. Die Untersuchung ergab keine Resistenz, geringe Druckempfindlichkeit unterhalb des Schwertfortsatzes, sonst perkutorisch und palpatorisch normale Verhältnisse.

Im Harn 3,2% (Tagesmenge 83 g) Zucker, etwas Albumen, keine renalen Elemente. Der Stuhl ziemlich voluminös, breiig. Mikroskopisch zahlreiche unverdaute Muskelfasern, kein Fett. Nach Schmidtscher Probekost kein Bindegewebe, aber Muskelfasern. Casein bleibt vollkommen unverdaut. Wa.R. im Serum positiv.

Bei kohlehydratfreier Kost wird Pat. zuckerfrei, jedoch tritt Aceton und Acetessigsäure im Harn auf. Nach 10 g Kohlehydraten zeigt sich wieder Zucker im Harn. Bald nach Beginn einer antisyphilitischen Behandlung wies der Stuhl eine vollkommen normale Caseinprobe auf. Auch die Muskelfasern schwanden aus dem Stuhl. Nach vier Wochen energischer antiluetischer Behandlung ist der Pat. bei gemischter Kost dauernd zuckerfrei.

Folgende eigene Beobachtung fasse ich als syphilitische Pankreatitis auf:

Der 42jährige Kaufmann Emil S. erkrankte August 1923 plötzlich angeblich nach einem Diätfehler unter Erbrechen, Fieber und Schmerzen in der Magengegend. Bis dahin hatte er sich bester Gesundheit erfreut, auch nie über Magenbeschwerden zu klagen gehabt. Pat. war mäßiger Potator, war starker Raucher, eine luetische Infektion wurde, wenigstens anfangs, negiert.

Das Krankheitsbild entwickelte sich äußerst stürmisch. Schon am dritten Tage trat Ikterus auf, welcher sich von Tag zu Tag vertiefte. Pat. erbrach nach jeder Mahlzeit und wurde sehr schwach, so daß schon in der zweiten Krankheitswoche Rectalernährung erforderlich wurde.

Die erste Untersuchung des wohlgenährten Mannes ergab, mit Ausnahme einer mäßigen Empfindlichkeit der Leber ein im wesentlichen negatives Resultat. Im Harn war frühzeitig Gallenfarbstoff nachweisbar, der Stuhl vom vierten Tage an acholisch.

Am vierten Krankheitstage konnte eine deutliche Resistenz in der Gegend der Gallenblase festgestellt werden, welche in den nächsten Tagen rapide wuchs. Der Tumor entsprach offenbar einem Hydrops der Gallenblase und war indolent. Kein Ascites. Im Harn sehr reichlich Gallenfarbstoff, aber kein Urobilinogen, kein Zucker. Im Stuhle reichlich Neutralfett.

In den darauffolgenden Tagen war im Epigastrium eine undeutlihe, etwas empfindliche Resistenz zu tasten. Im Stuhle waren außer Neutralfett wohlerhaltene Muskelfasern mit Kernen nachweisbar. Es traten Fieberanfälle, eingeleitet von leichtem Frösteln auf. Zwei Wochen nach Krankheitsbeginn war der Pat. schon auf das äußerste entkräftet. Er hatte fortwährend Brechreiz, erbrach auch jede aufgenommene Nahrung. Der Puls war klein, manchmal aussetzend, an den Knöcheln leichte Ödeme. Die Resistenz im Epigastrium war stark gewachsen, etwa kleinapfelgroß, ein wenig empfindlich, absolut unverschieblich, lag bei Aufblähung des Magens und Kolons zwischen beiden derart, daß der Magen die oberen und das Kolon die unteren Abschnitte überlagerte.

Der Kranke schien verloren. Ein maligner Tumor des Pankreaskopfes schien außer Zweifel zu sein, da außer dem tastbaren Tumor noch das Symptom von COURVOISIER (Ikterus und großer Hydrops der Gallenblase) vorhanden war.

Die Blutuntersuchung hatte normale Leukocytenwerte, aber relative Lymphocytose ergeben. Die Wa.R. war ausgesprochen positiv. Und nun wurde die Lues zugegeben; die Infektion war zwanzig Jahre vorher erfolgt.

Der ersten Quecksilbereinspritzung folgten Fieber und stärkere Nausea, jedoch schon nach 24 Stunden setzte die Besserung ein. Es wurde Nahrung behalten. Die Resistenz bildete sich bald zurück, die Erscheinungen der Pankreasinsuffizienz verschwanden im Verlauf der nächsten Wochen, ebenso der Ikterus. Antisyphilitische Kur: Reichlich Neosalvarsan, Hg, Jodnatrium (bis 5 g täglich). Nach vier Wochen ist Pat. dauernd zuckerfrei bei gemischter Kost und als geheilt zu betrachten. Bis zu seinem drei Jahre später erfolgten Tode infolge eines Traumas zeigten sich keine weiteren Pankreaserscheinungen.

Die *Therapie* muß, wenn die Vermutungsdiagnose gestellt ist, eine antisyphilitische sein. Daneben ist eine diätetische Therapie erforderlich. Bei Zuckerausscheidung ist antidiabetisches Regime geboten.

Wenn die Erscheinungen einer Kompression des Ductus choledochus im Vordergrunde stehen und sich nach antiluetischer Therapie nicht bessern, so erscheint eine Laparotomie zwecks Anlegung einer Cholecysto-Enterostomie angezeigt. Manchmal zwingen andauernde, dumpfe, bohrende, heftige Schmerzen, wie in einem meiner Fälle, zur Vornahme einer Probelaparotomie.

Diabetes und Syphilis.

Die Beziehungen zwischen Lues und Zuckerharnruhr werden in den letzten Jahren viel besprochen. Schon seit Dezennien werden von vielen Ärzten der voll ausgebildete Diabetes mit allen Zeichen des gestörten Zuckerstoffwechsels unter anderen Ursachen auch auf Syphilis zurückgeführt. In jüngster Zeit besteht eine starke Neigung seitens vieler Ärzte der Lues in der Ätiologie des Diabetes eine erhebliche Rolle zuzuschreiben. Man gewinnt aber bei der Durchsicht der Arbeiten nicht den Eindruck, daß die Autoren stets vorsichtige

Kritik an ihren Befunden geübt hätten. Zur Zeit postuliert man folgende Zusammenhänge: 1. zwischen kongenitaler Lues und Diabetes, 2. zwischen florider Syphilis mit sichtbaren luetischen Veränderungen und Zuckerharnruhr, 3. zwischen den nervösen Spätformen der Lues und echtem Diabetes, 4. zwischen Veränderungen der Leber, sowie der endokrinen Drüsen und Diabetes.

TROLLER glaubt, daß im Sekundärstadium des Lues eine vorübergehende Glykosurie vorkommt, welche auch in echten Diabetes übergehen kann. Auch MANCHOT sah in neun Fällen im Sekundärstadium der Lues eine geringfügige Glykosurie, ebenso KOWEZNIKOW und DANLOS. In den tertiären Stadien gibt es nach TROLLER einen Diabetes mit cerebralen Symptomen, dann eine Form, welche mit Pankreasveränderungen einhergeht, und Spätformen, welche 15 bis 20 Jahre nach der Infektion sich zeigen, einen benignen Verlauf haben und ohne Hirnsymptome einhergehen. Diese Einteilung läßt Übersichtlichkeit einigermaßen vermissen. CRASTI beobachtete bei sekundärer Lues mäßige Hyperglykämie, bei S I und S III waren die Blutzuckerwerte normal. Von 26 luetischen Patienten hatten 6 alimentäre Glykosurie.

DECKER sah Diabetes gleichzeitig mit einem Spätsyphilid auftreten und beobachtete das Verschwinden der Glykosurie nach einer Schmierkur.

Es wäre festzustellen, daß bei der großen Häufigkeit des Diabetes und der außerordentlichen Verbreitung der Lues eine zufällige Koinzidenz beider Erkrankungen gewiß öfters vorkommen dürfte, es sind ja auch nicht wenige Fälle bekannt, in welchen die luetische Infektion der Feststellung des Diabetes nachfolgte. Man sollte glauben, daß dann eine Diskussion über den Zusammenhang ausgeschlossen wäre und dennoch gibt es Beobachtungen in der Literatur, in welchen die Hypothese aufgestellt wird, es könnte eine später ausgeheilte kongenitaler Lues schuld an der Entwicklung des Diabetes haben. Nach der Ausheilung wäre dann erst eine neuerliche luetische Infektion erfolgt. (Siehe u. a. BORY.) Eine Diskussion über solch kühne Hypothesen ist freilich unmöglich. In den meisten Fällen ist aber die luetische Infektion erfolgt, bevor Anzeichen des Diabetes vorhanden waren. Es erscheint dies verständlich, da bei Männern im Verlaufe der Zuckerharnruhr sich häufig Störungen der Potenz entwickeln. Die gleiche Ansicht äußert MEMMESHEIMER.

Die Zeitspanne zwischen Infektion und Entwicklung des Diabetes ist in einer Reihe von Beobachtungen zu kurz. So hat MERKLEN betont, daß in einem Falle die Glykosurie schon 12 Tage nach der Entdeckung des Primäraffektes nachgewiesen wurde. Ein solch kurzes Intervall spricht natürlich gegen den Zusammenhang der beiden Affektionen.

Alle maßgebenden Autoren sprechen sich dagegen aus, daß eine auffallende Häufung syphilitischer Affektionen bei Diabetikern vorkomme; es sprechen weder der klinische Befund noch die Vorgeschichte noch endlich positive Serumreaktionen für einen derartigen Zusammenhang. LABBÉ teilt das Resultat der Untersuchung an 300 Diabetikern mit. In $7,8\%$ bestand eine sichere, in $5,8\%$ eine zweifelhafte Syphilis. Die Zahlenverhältnisse sind also beiläufig die gleichen, wie man sie im Durchschnitte bei der Gesamtbevölkerung findet. Auch PINARD stellt eine annähernd gleiche Luesfrequenz bei Zuckerkranken und Nichtdiabetikern fest. SEEGEN, LEPINE, MAGNUS-LEVY, A. HIJMANS VAN DEN BERGH, J. LEMANN sind der Ansicht, daß Syphilis nur sehr selten als ätiologisches Moment für den Diabetes in Betracht kommt. NAUNYN ist der Ansicht, daß „Syphilis nur selten den Diabetes hervorruft" und an anderer Stelle seiner berühmten Monographie erklärt er, daß er aus eigener Erfahrung nur wenig zur Frage beitragen könne. v. NOORDEN findet in seiner eigenen Statistik (bis zum Jahre 1912) bei männlichen Diabetikern unter 20 Jahren in $1,2\%$ über 20 Jahre in $7,1\%$, bei weiblichen Kranken jeden

Alters in 2,3% Syphilis. Mit Ausnahme einiger Fälle von Diabetes im frühen Kindesalter war die Wa.R. bei Patienten unter 20 Jahren stets negativ. Hingegen war unter 100 wahllos untersuchten Fällen bei Männern über 20 Jahre Wa.R. in 19%, bei Frauen in 6% positiv.

Von den älteren Autoren lehnen einige mit GRIESINGER, CANTANI vollständig die Beziehungen des Diabetes zur Lues ab, während manche andere, wie FRERICHS annehmen, daß die Syphilis einen Diabetes hervorrufen könne. R. T. WILLIAMSON und F. HIRSCHFELD rechnen, daß unter ihren Zuckerkranken etwa 6% Luetiker wären. W. EPSTEIN meint wieder wie andere Autoren, „daß die Komplikation der Syphilis mit der Zuckerkrankheit ein recht seltenes Vorkommnis sei".

JOSLIN fand bei 3200 Diabetikern nur in 1,7% Zeichen von Syphilis, PINARD-VELLUOT gar nur in 0,23% bei 1000 Diabetikern. Hingegen stellte M. SIMMONDS bei der Obduktion von 300 Diabetikern in $6\frac{1}{2}$% Zeichen von Lues fest.

Im Gegensatze zu den meisten hier angeführten Autoren findet GALLUS nicht weniger als 45 Fälle von Diabetes, welche er auf Syphilis zurückführt. Alle seine Fälle betrafen Männer. 9 von ihnen schieden Zucker dauernd, aber nur in geringen Mengen aus. GALLUS hebt hervor, daß in diesen Fällen die Zuckerausscheidung sehr hartnäckig und der Diät nicht zugänglich war, daß also eigentlich ein Verhalten wie bei schweren Formen vorhanden war, jedoch war nie Acetonurie nachweisbar. In den Fällen bestand keine kongenitale Belastung mit Stoffwechselstörungen, Albuminurie oder mit Nephritis. Hypertension und schwere Augenstörungen mit Blutungen in der Retina, auch Erkrankungen des Opticus waren vorhanden, aber keine Kataraktbildungen. Die Erfahrungen von GALLUS sind nicht in Übereinstimmung mit denen anderer hervorragender Ärzte und bedürfen wohl noch der Bestätigung.

Ich habe in den letzten zehn Jahren auf den Zusammenhang mit Lues bei meinen zahlreichen Diabetikern geachtet, aber nur bei vereinzelten luetische Antezedenzien gefunden und sicher Lues latens nicht häufiger als in der übrigen Bevölkerung.

Daß Syphilis eine der kardinalen Ursachen des Diabetes ist, meinen nur ganz wenige Ärzte (SMIT I. A. ROORDA). Die meisten Autoren sind der Ansicht, daß die Zuckerkrankheit viel häufiger vorkommen müßte, wenn die Lues in der Ätiologie eine bedeutende Rolle spielen würde. Diesen Anschauungen ist ohne weiteres vollkommen beizupflichten. In Fortsetzung der früheren statistischen Aufzählungen wäre noch zu erwähnen, daß SARRA (nach EPSTEIN) unter den Luetikern nur 0,38% Diabetiker fand, bei Männern etwas mehr als bei Weibern; allerdings sind diese Untersuchungen vor Entdeckung der Wa.R. gemacht worden. WALDVOGEL und SÜSSENGUTH fanden unter 161 Kranken, welche mehrere Dezennien früher (24—33 Jahre vorher) an Lues erkrankt und behandelt worden waren, nur einen einzigen Zuckerkranken. W. EPSTEIN ist zuzustimmen, daß die Infektion, wenn sie überhaupt von ätiologischer Bedeutung für den Diabetes ist, nur den Wert eines prädisponierenden Momentes habe, namentlich wenn der Kranke aus einer Diabetiker- oder Gichtikerfamilie stammt.

Die Anatomen finden bei Lues und Diabetes ähnliche Veränderungen des Inselapparates wie bei der Arteriosklerose. Bei beiden Prozessen führt eine beträchtliche Bindegewebsentwicklung in der Drüse zum Schwund des Parenchyms. Nach HOPPE-SEYLER ist bisweilen der caudale Abschnitt des Pankreas in eine dünne Bindegewebsschicht verwandelt, der Kopf erhalten. Eine sichere Pankreassyphilis bei Diabetes ist aber nur ganz ausnahmsweise anatomisch festgestellt (STEINHAUS, CARNOT-HARVIER, LABBÉ-TOUFLET). Nur wenige Autoren teilen die Ansicht von WARTHIN und WILSON, daß Pankreassyphilis häufig dem Diabetes zugrunde liegen solle.

ad 1. *Kongenitale Lues und Diabetes.* Bei Jugendlichen kann wohl eine kongenitale Lues eine Zuckererkrankung hervorrufen, jedoch ist dieses Vorkommen nicht sehr häufig, gewiß nicht so oft, als dies Schnée und einige andere Autoren annehmen. Sarra hat 50 Fälle von syphilitischem Diabetes zusammengestellt. Davon entfallen nur vier auf kongenitale Lues (Lemonnier-Fournier, Schnée, Schulte, Lemoine). Castronuovo ist aber der Ansicht, daß der größte Teil der Fälle von Glykosurie im Kindesalter durch kongenitale Syphilis hervorgerufen sei. Nach diesem Autor bringen akute Infektionen bei schon daniederliegendem Stoffwechsel eine weitere Verschlechterung. Auch Seyfarth glaubt, daß der kongenitalen Lues eine große Bedeutung für die Entstehung des Diabetes zukomme. Ich habe unter allen von mir beobachteten Fällen von Zuckerharnruhr bei Jugendlichen, welche ich in den letzten Jahren untersuchen konnte, auch nicht in einem einzigen Falle einen Anhaltspunkt für die Annahme einer kongenitalen Lues gefunden. v. Noorden hat aber bei seinem großen Krankenmaterial in einigen Fällen von klinischem Diabetes ohne andere Zeichen von Syphilis die Wa.R. positiv gesehen. Einmal bestand sogar dieses Verhalten bei einem Knaben, dessen Eltern seronegative Reaktionen aufwiesen. (Wenn wir die Beobachtungen Nonnes heranziehen, welcher mehrmals das Überspringen einer Generation bei syphilitischen Erkrankungen glaubhaft dargetan hat, so wäre auch dieser eigenartige Befund erklärt.) 5 unter 20 Kindern, welche vor dem 5. Lebensjahre an Diabetes erkrankten, stammten von Vätern, welche zur Zeit der Zeugung an einer relativ frischen Syphilis litten. Bei drei dieser Fälle war Wa.R. positiv. Spätere Fälle ergaben aber weitgehende Unabhängigkeit von Syphilis der Eltern.

Nobécourt ist wieder im Gegensatze zu Castronuovo, Seyfarth u. a. der Ansicht, daß der kindliche Diabetes nur selten auf kongenitaler Lues beruhe. Auch teilen Labbé-Souflet mit, daß bei kongenitalluetischen Kindern Glykosurie nicht gerade häufig vorkomme, obgleich in solchen Fällen man oft anatomische Veränderungen der Bauchspeicheldrüse nachweisen könne. Faroy gibt die Erklärung zu diesen Befunden, indem er ein relatives Erhaltenbleiben des Inselapparates annimmt. Milani teilt eine Beobachtung bei einem 14jährigen kongenital luetischen Mädchen mit, welches nach einer Malaria einen Diabetes bekam. Er meint, daß auch syphilitische Erkrankungen anderer Körperstellen (Medulla oblongata, Leber, endokrine Drüsen) den Diabetes erzeugen können.

Man muß fordern, daß die spezifische Therapie den Diabetes so günstig beeinflußt, daß er auch ohne Diät und ohne Insulin verschwindet, wenn man mit einiger Sicherheit die Zuckerausscheidung auf syphilitische Veränderungen des Pankreas beziehen will. Sonst kann man für die Annahme des kausalen Zusammenhanges keinen Beweis erbringen und ist nur auf mehr oder weniger vage Hypothesen angewiesen. Selbst das früher erwähnte Verhalten kann täuschen. Naunyn hebt hervor, daß eine Besserung der Glykosurie und der Toleranz bei jedem Diabetiker möglich ist, wenn eine komplizierende Syphilis, welche den Diabetes verschlimmerte (aber nicht verursachte) geheilt wird. Andererseits spricht das Ausbleiben eines Erfolges durch antiluetische Behandlung nicht unbedingt gegen die luetische Genese des Diabetes, selbst dann nicht, wenn andere bestehende syphilitische Veränderungen der Kur weichen. Man ersieht daraus, wie außerordentlich schwer es ist, einen Diabetes eindeutig als syphilitischen zu erklären.

ad 2. Fälle mit *manifester Lues der äußeren Decken oder der Schleimhaut mit gleichzeitigem Diabetes* findet man wiederholt in der Literatur erwähnt (so von Seyfarth, Ehrmann). Einige dieser Beobachtungen sind besonders wertvoll, weil eine antisyphilitische Therapie auch ohne antidiabetisches Regime eine prompte Heilung des Diabetes herbeiführte, welche persistierte und durch Belastungsproben erhärtet wurde.

So zeigt die Beobachtung von LEMONNIER bei einem 49 jährigen Manne mit $7^0/_0$ Zucker und einer spezifischen Ulceration des Rachens Heilung im Verlauf von vier Wochen nach antisyphilitischer Kur ohne Einhaltung einer Diät. Elf Monate später war noch Abwesenheit von Glykosurie nachgewiesen.

Der 48jährige Patient PH. EHRMANNs bekam mit dem Ausbruch eines syphilitischen Exanthems einen schweren Diabetes mit Acidosis. Keine Prädisposition. Schmierkur und antidiabetisches Regime nach derselben, völlige Heilung. Selbst nach Belastung mit 150 g Traubenzucker trat keine Glykosurie auf.

MANCHOT teilt den Fall eines 38jährigen Mannes mit. Primäraffekt an der Unterlippe, schon ein Jahr später Gumma des Gaumens, Glykosurie. Unter Inunktionen und großen Dosen Jodkali wurde Patient ohne strenge Kost rasch zuckerfrei und blieb es auch bei Zuckerbelastung.

NAUNYN führte einige Fälle an, in welchen die *zeitliche Koinzidenz* zwischen Diabetes und Syphilis für deren kausale Beziehung spricht, obgleich therapeutische Erfolge fehlen oder „nicht ausreichend garantiert" sind.

So war bei zwei jugendlichen Patienten JULLIENs die Glykosurie neben luetischen Erscheinungen aufgetreten, bei einem 20jährigen Mädchen neben sekundärer Lues, bei einem 18jährigen Mann neben Rachenaffektion. In beiden Fällen erfolgte angeblich Heilung nach antiluetischer Behandlung.

Außer den früher erwähnten sind noch einige Fälle in der Literatur mitgeteilt, in welchen bei *rezenter Lues* sich ein *Diabetes* entwickelte und unter antiluetischer Therapie verschwand (ALBU, J. ROSENBLOOM, UMBER, J. E. PAULLIN, BOWCOCK). v. NOORDEN denkt in solchen Fällen an unmittelbare, akute, syphilitische Erkrankung des Pankreasparenchyms.

Gummöse Pankreatitis ist bei Diabetikern nur ausnahmsweise autoptisch festgestellt (P. CARNOT-HARVIER, F. HIRSCHFELD, G. HERXHEIMER).

Über das Verhalten des *Blutzuckers* liegen einige beachtenswerte Mitteilungen vor. So scheinen die Untersuchungen von SCHULMANN von Wichtigkeit, daß die Blutzuckerwerte nur in den Anfangs- und in den Spätstadien der Syphilis normal sind, während im Sekundärstadium nahezu die Hälfte der untersuchten Fälle ($42^0/_0$) erhöhte Blutzuckerwerte darbot. Alter, Geschlecht, die Virulenz der Infektion, die Seroreaktion spielen keine Rolle, spezifische Therapie aber scheint den Blutzuckerspiegel zu drücken. Bei der kongenitalen wie bei der latenten Syphilis wurden normale Blutzuckerwerte gefunden. Auch dieser Befund wäre ein weiterer Hinweis dafür, daß nur ausnahmsweise ein Diabetes auf dem Boden einer kongenitalen Lues zustande kommt.

CRASTI berichtet über das Verhalten der *alimentären Glykosurie* Syphilitischer. Unter 26 luetischen Patienten fand er sechs Fälle mit alimentärer Glykosurie, welche bei spezifischer Therapie verschwand. Bei 18 Fällen mit Lues latens. Lues im Primär- und Tertiärstadium waren normale Blutzuckerwerte, im Sekundärstadium der Syphilis waren aber hohe Werte (bisl. $1,38^0/_0$). Die alimentäre Blutzuckerkurve ist protrahiert und höher; nach spezifischer Therapie kommt es zu normalen Werten. Nur wenn die spezifische Therapie schlecht vertragen wurde, kommt es zu einer Verschlechterung der Blutzuckerwerte. Die Anomalien sind durch eine Schädigung der glykogenen Leberfunktion und des sie beherrschenden sympathico-hormonalen Systems zu erklären Der Zuckerstoffwechsel scheint bei kongenitaler Lues leicht Störungen aufzuweisen, welche auch zur Glykosurie führen könnten. Ich glaube, daß diese Untersuchungen einer Nachprüfung wert wären.

ad 3. *Luetische Erkrankungen des Zentralnervensystems bei Diabetes* sind mehrmals mitgeteilt, auch wenn man von Tabes und Paralyse absieht. Bei beiden letzteren Erkrankungen scheint Diabetes nicht sehr selten zu sein, wenigstens habe auch ich wiederholt diese Kombination gesehen; sie ist in der Literatur wiederholt erwähnt (OPPENHEIM, NONNE, RAYMOND).

In einigen Fällen ist die zentrale Lues autoptisch verifiziert (so von Frerichs, Leudet). In anderen Beobachtungen, deren Zusammenstellung bei Naunyn zu finden ist, waren klinische Erscheinungen einer zentralen Lues vorhanden. In einigen Fällen gingen der zentrale Prozeß und Syphilis und der Diabetes unter antiluetischer Behandlung zurück (Hemptenmacher, Dub, Feinberg, Gowers, Rezek). In anderen Fällen aber brachte die spezifische Therapie keine Änderung des Zustandes.

Manche Autoren nehmen mit Rücksicht auf die berühmten Versuche Claude Bernards an, daß die Schädigung einer bestimmten Stelle der Medulla oblongata durch das luetische Virus die Glykosurie hervorrufe. In der Tat ist in einem Teile der Fälle eine Läsion im Bereiche der hinteren Schädelgrube nachgewiesen. Jedoch ist es noch keineswegs geklärt, ob die Glykosurie in solchen Fällen wirklich der nach einer Piqûre gleichzusetzen ist, oder ob Ebstein recht hat, wenn er meint, die syphilitische Nervenaffektien schaffe nur eine Prädisposition für das Auftreten des Diabetes.

Bei der so oft vorhandenen Multiplizität der syphilitischen Läsionen ist auch mit der Möglichkeit einer wenigstens funktionellen Leber- oder Pankreasschädigung neben dem zentralen Prozesse zu rechnen.

ad 4. Die Häufigkeit der luetischen Leberveränderungen ist in meiner Monographie ,,Syphilis und innere Medizin" (Bd. 2) besprochen. Jedoch ist es auffallend, wie selten bei diesen Affektionen sich eine Glykosurie vorfindet. Der luetische Diabetes dürfte also nur ganz ausnahmsweise ,,hepatogen" sein. Sowohl der luetischen Lebercirrhose, als auch der subakuten Leberatrophie kommt nur ausnahmsweise eine Glykosurie zu.

Über Glykosurie bei Syphilis endokriner Drüsen (Hypophyse usw.) soll in einem anderen Kapitel gesprochen werden.

Zusammenfassend läßt sich erklären, daß ein durch die Lues hervorgerufener Diabetes wohl gelegentlich sowohl in den Frühstadien der Lues als auch bei Spätsyphilis vorkommt, daß es sich aber um ein recht seltenes Ereignis handelt. Spezifische Veränderungen des Pankreas sowie an verschiedenen Orten des Organismus (Zentralnervensystem, Leber, endokrine Drüsen) veranlassen den Diabetes bzw. begünstigen seine Entstehung.

Die *Diagnose eines syphilitischen Diabetes* erfordert die Berücksichtigung mehrerer Postulate, welche W. Ebstein, namentlich auf Grund der Arbeiten von Manchot gestellt hat. Mit Beibehaltung mehrerer wichtiger Kriterien gebe ich sie wesentlich modifiziert und erweitert wieder: Der Beginn des Diabetes muß nach der syphilitischen Infektion, aber nicht zu frühzeitig (nicht vor Ausbildung sekundärer Erscheinungen) erfolgen. Bei dem Diabeteskranken müssen syphilitische Erscheinungen oder mindestens eine positive Seroreaktion vorhanden sein. Eine Erkrankung der Leber, des Nervensystems, der endokrinen Drüsen, darf nicht nachweisbar sein. Eine kombinierte antiluetische Therapie muß beide Affektionen bekämpfen können. Die antisyphilitische Therapie muß in kurzer Zeit eine dauernde Heilung des Prozesses und eine Herabminderung der Blutzuckerwerte zur Norm herbeiführen, welche auch Belastungsproben standhält, während ein rein antidiabetisches Regime versagte.

Wenn diese Bedingungen erfüllt sind, so steht die Diagnose eines syphilitischen Diabetes fest. Hingegen läßt sich das Fehlen einer oder mehrerer Postulate nicht unbedingt gegen die luetische Natur des Diabetes verwerten. Sichere Fälle waren nach Ebstein die von Leudet, Dub, Lemonier, Feinberg, Jullien, Seegen, Fournier, Nery. Im Falle von Ehrmann bestand bei Ausbruch des Exanthems schwerer Diabetes und Acidosis. Schmierkur wurde ausgesetzt. Antidiabetische Therapie. Darauf Heilung nach acht Tagen.

EBSTEIN meint, daß die Syphilis nicht die determinierende, sondern die prädisponierende Ursache des Diabetes ist. Die Prädisposition kann angeboren sein (familiäre Belastung) oder sie ist erworben.

Wenn man aber auf sicherem Boden bleiben und nicht in das uferlose Meer der Hypothesen steuern will, dann ist es besser, man legt eher einen strengeren als einen milderen Maßstab an die ätiologische Diagnose.

Auf keinen Fall genügt der vielen Autoren maßgebende Umstand für die Diagnose, daß ein Diabetes während einer spezifischen Kur besser wurde oder verschwand. Ich habe früher die Ansicht NAUNYNs über diesen Punkt angeführt und möchte noch hervorheben, daß die erfolgreiche antiluetische Therapie den psychischen Zustand des Diabetikers günstig beeinflussen kann. Nun ist es bekannt, wie sehr die Zuckerausscheidung durch psychische Einflüsse (Erregungen, Schlaflosigkeit) gesteigert bzw. bei Beruhigung verringert wird.

Wenn man die vielen Arbeiten durchblickt, welche nur das Verschwinden der Glykosurie nach antisyphilitischer Therapie berichten, ohne Mitteilung der Toleranzgrenze, der Belastungsproben, des Blutzuckerspiegels, ohne Berücksichtigung der diätetischen Kurerfolge, so versteht man, warum bedeutende Diabetesforscher — unter Hinweis auf ungenügende Fundierung des beigebrachten Materials — in der Frage des syphilitischen Diabetes sich großer Zurückhaltung befleißigen.

Eine Beeinflussung des Diabetes durch eine antisyphilitische Therapie haben auch PINARD-VELLUOT, CORDIER-DECHAUME, REVILLET, ALBAER und WALTER SALIS mitgeteilt, ebenso PAULLIN und TOMASELLI.

UMBER beobachtete einen Patienten, der sich 1898 infizierte, zwei Kuren durchmachte. 1910 bei positiver Wa.R. ein Diabetes. Nach Altsalvarsan (0,40 intramuskulär) ging ein tastbarer Pankreastumor zurück und der Patient wurde zuckerfrei. Keine Diätbeschränkung. Zehn Jahre später wurde der Patient mit Acidosis eingeliefert. Tod.

UMBER hält den Diabetes durch erworbene Lues und Lokalisation im Pankreas für selten.

LAURENT beobachtete zwei Fälle mit Diabetesbeginn 30 Jahre nach der Infektion und Heilung durch spezifische Therapie, ebenso CAMESATI.

Diabetes in syphilitischen Spätstadien sahen SEEGEN, DECKER, HERXHEIMER, HIRSCHFELD, KOCH, FEY.

Die *Behandlung* des syphilitischen Diabetes fällt demzufolge mit einer antiluetischen Therapie zusammen. Alte Angaben (GÜNTZ, CHEVALIER), welche vor dem Gebrauche des Mercur bei Melliturie warnen, haben später keine Bestätigung erfahren. Ein antidiabetisches Regime ist hingegen bei der weit größeren Zahl von luetisch infizierten Diabetikern zur Bekämpfung der Zuckerkrankheit erforderlich, weil die meisten Diabetesforscher übereinstimmend gefunden haben, daß die antisyphilitische Behandlung „hinsichtlich der Besserung bzw. Heilung der Stoffwechselstörung keine besonderen Resultate zeitigt" (v. NOORDEN, welcher auch E. P. JOSLIN anführt). Die antiluetische Behandlung ist in solchen Fällen nur als ein wesentlich fördernder Faktor, aber nicht als kausale Therapie anzusprechen. Die diätetische und medikamentöse Behandlung des Diabetes hat in solchen Fällen genau nach denselben Prinzipien zu erfolgen wie bei nichtluetischen Diabetikern. Auch ist die Therapie der Acidosis bei syphilitischem wie bei nichtsyphilitischem Diabetes die gleiche. Eine Insulinbehandlung läßt bei beiden Formen der Zuckerharnruhr die gleichen Resultate erwarten und ist bei schwerer Acidosis strikt indiziert.

Über den Einfluß von Erkrankungen des Pankreas auf den Verlauf der Syphilis ist kaum etwas bekannt. Die Exstirpation des Pankreas bei Kaninchen und nachfolgende Luesimpfung übt nach MEMMESHEIMER kaum einen Einfluß auf die klinischen Erscheinungen aus. Nur die sekundären Erscheinungen treten seltener auf.

Nach MEMMESHEIMER ist es fraglich, ob die Befunde von Kaninchen auf den Menschen zu übertragen sind und ob die Pallida in kurzen Passagen sich biologisch ändert. Die Syphilis kommt deshalb beim Diabetiker relativ selten vor, weil die äußeren Verhältnisse, unter welchen die Diabetiker leben, eine große Rolle spielen und die Potenz herabgesetzt ist.

Syphilis der Thyreoidea.

Man beobachtet Veränderungen der Schilddrüse sowohl in den Früh- als auch in den Spätstadien der Lues.

Die *Thyreoideaerkrankung im Sekundärstadium der Syphilis* ist seit den Untersuchungen von Engel-Reimers gekannt, welcher etwa in der Hälfte der von ihm beobachteten Fälle eine Anschwellung der Drüse feststellte. Bei Frauen war der Prozentsatz etwas größer (86 unter 152 Erkrankten) als bei Männern (44 Schilddrüsenvergrößerungen unter 98 Männern). Die Seitenlappen der Drüse sind vorwiegend ergriffen. Etwa das gleiche Prozentverhältnis stellte Poltawszew fest (35 mal eine Anschwellung unter 85 Fällen). Weitere Beobachtungen haben Seifert, v. Hültl, Timofejew, Semon veröffentlicht. Unter antiluetischer Therapie bildet sich die Vergrößerung zurück; Poltawszew meint aber, daß die Erkrankung mitunter auch den Ausgangspunkt von bleibenden Veränderungen bilden könne. Eine anatomische Veränderung konnte Simmonds an solchen Drüsen nicht feststellen. Jesionek nimmt daher an, daß eine vorübergehende Hyperämie und ödematöse Schwellung die Vergrößerung der Drüse herbeiführen könne. Mitunter aber handelt es sich doch um tiefer greifende Veränderungen, vielleicht um beginnende interstitielle Entzündungen, welche eine Restitutio ad integrum noch zulassen (Jesionek).

Die Schwellung der Thyreoidea kann manchmal auch in den Frühstadien der Lues recht erheblich sein. Tritt noch Druckempfindlichkeit des Organes hinzu, gesellen sich gar noch zu diesen Erscheinungen Fieber und Kompressionssymptome seitens der Trachea, dann wird man die Veränderung in die Gruppe der *nicht eitrigen Strumitiden* zu rechnen haben. Fälle von *syphilitischer Strumitis* sind u. a. von Mauriac, Jullien, Seifert mitgeteilt. Seifert hat sogar vier Fälle beobachtet, in welchen der Halsumfang innerhalb weniger Tage bis 4 cm zunahm. Die Schwellung hatte sich während der spezifischen Behandlung ausgebildet, so daß man auch an die Möglichkeit einer intensiven Herxheimerschen Reaktion denken muß, besonders da bei Fortsetzung der Kur und lokaler Mercureapplikation Heilung erfolgt. Wahrscheinlich ist auch eine Beobachtung Langs im Sinne einer Strumitis zu deuten. Bei dem 40jährigen Kranken mit einer rezenten Lues war es zur Entwicklung mehrerer derber, druckempfindlicher Infiltrate von Kastaniengröße gekommen.

Sollten noch ähnliche Beobachtungen erhoben werden (es handelt sich um ziemlich seltene Vorkommnisse), so müßte man dann wohl zwischen diffuser Strumitis syphilitica praecox und zwischen circumscripter unterscheiden. Auch wird man darauf achten müssen, ob ein bereits vorhandener Knotenkropf sich im Sekundärstadium der Lues anders verhält als eine vorher nicht veränderte Thyreoidea.

Die *spätsyphilitische Erkrankung der Thyreoidea* kann in zwei verschiedenen Formen sich manifestieren, welche aber auch bisweilen ineinander übergehen: Die sklerosierende, vorwiegend interstitielle Form und die gummöse Thyreoiditis.

Die *sklerosierende Veränderung* kann einen Teil der Drüse oder auch das ganze Organ verschieden stark betreffen. In den höchsten Graden kommt es zu einer Fibrose der ganzen Drüse.

In einem von Simmonds beschriebenen Falle war die Schilddrüse geschrumpft, klein, derb. Auf dem Durchschnitte war kein Rest von Drüsensubstanz zu erblicken. Auch die mikroskopische Untersuchung erwies nur Bindegewebswucherung, perivasculäre Rundzellenherde; bloß an einigen kleinen Stellen waren dürftige Reste von Drüsengewebe nachweisbar.

Wiederholt ist von Untersuchern hervorgehoben, daß sowohl bei der sklerosierenden als auch bei der gummösen Thyreoiditis sich große differentielle Schwierigkeiten gegenüber *tuberkulösen Prozessen* ergeben. Selbst wenn charakteristische Gefäßveränderungen und starke Bindegewebsentwicklung in der Drüse vorhanden ist, sind mehrfach Riesenzellen in herdförmigen Rundzelleninfiltraten und Verkäsung nachgewiesen worden. MENDEL, KÜTTNER, E. FRÄNKEL, KOCHER weisen auf die anatomischen Ähnlichkeiten beider Prozesse hin.

Die *gummöse Form* führt zur Bildung circumscripter Geschwülste der Schilddrüse, welche eine erhebliche Größe erreichen können. Faustgroße Tumoren sind wiederholt beschrieben. Die Geschwülste entsprechen in ihrem Bau einem typischen Granulationsgewebe, welches Neigung zum zentralen Zerfalle und zur Verkäsung aufweist. Riesenzellen und Herde von Rundzellen sind im Bereiche des Geschwulstgewebes in der Regel leicht zu finden; die zu dem Tumor ziehenden und in demselben vorhandenen Gefäße bieten Veränderungen dar, wie sie einer Endarteriitis obliterans entsprechen. Der interfollikuläre Sitz der Gummigeschwülste ist besonders von E. FRÄNKEL betont.

GUILLAUME PIERRE diskutiert die Entstehungsweise der spätsyphilitischen Strumitis. Dieselbe dürfte kaum auf hämatogenem Wege zustande kommen, eher durch Übergreifen syphilitischer Prozesse von der Nachbarschaft her. LECENE findet unter 10 Fällen 7, welche durch Übergreifen von der Trachea aus entstanden sind. Vielleicht erzeugen sogar Toxine der Spirochäten eine Entzündung mit Atrophie der Drüse. Die letztere Annahme darf bezweifelt werden, könnte zumindest nur für einen kleinen Bruchteil der Fälle in Betracht kommen.

Die *klinischen Erscheinungen* sind bei der gummösen Thyreoiditis die einer rascher oder langsamer wachsenden Geschwulst. Während beispielsweise im Falle von HUBERT und GRÖDEL die Schwellung im Verlaufe von zwei Jahren entstand, erreichte sie bei der Kranken von GATÉ-ALOIN in zwei Monaten die Größe einer Mandarine. Der Tumor kommt in einer vorher normalen oder in einer kropfig veränderten Drüse zur Ausbildung. In der Regel wächst die Schwellung zu einem derben, harten Gebilde an, welches auch aus mehreren Knoten bestehen kann. Häufiger befällt der Prozeß nur einen Lappen. geht aber mitunter von diesem auf den Isthmus über. Druckempfindlichkeit ist manchmal nur angedeutet (KÜTTNER), bisweilen, wie bei MENDEL, HUBERT-GRÖDEL sehr stark entwickelt. Ausstrahlende Schmerzen gegen das Hinterhaupt (HUBERT-GRÖDEL) oder gegen das Ohr zu (GATÉ-ALOIN) sind mehrmals angegeben, in anderen Fällen hingegen die Schmerzlosigkeit der Erkrankung ausdrücklich hervorgehoben.

Da die Schwellung mitunter eine Kompression der Trachea herbeiführt, sind Stridor in der Ruhe oder Bewegung, Atemnot keine ungewöhnlichen Erscheinungen der Erkrankung. Schluckschmerz, Recurrenslähmung, syphilitische Veränderungen des Larynx oder der Trachea können den Prozeß begleiten.

Über der kranken Drüse ist die Haut manchmal ödematös, mitunter stark verdickt, derb (KÖHLER), von der Geschwulst nicht abhebbar.

Begreiflicherweise erwecken die Erscheinungen in der Regel den Verdacht auf Struma maligna. Selbst das Vorhandensein unzweifelhafter syphilitischer Veränderungen an anderen Stellen des Körpers schließt ja die Entstehung einer malignen Geschwulst nicht aus. Jedoch müßten sie auch an spezifischen Thyreoideaveränderungen denken lassen und zu dem Versuche einer spezifischen Therapie ermuntern. Das ist in der Tat mehrmals mit Erfolg versucht worden.

Die sklerosierende Form ist noch schwieriger zu erkennen. Der von MORAREANU mitgeteilte Fall mit höchstgradiger Kompression der Trachea und Tod durch Suffokation während der antiluetischen Therapie ist autoptisch nicht bestätigt.

Die von BARTHÉLEMY supponierte Änderung der Thyreoideafunktion infolge von kongenitaler Syphilis ist bisher nicht bewiesen.

Syphilis und Hyperthyreosen.

Ein ätiologischer Zusammenhang zwischen Basedowscher Erkrankung und Syphilis wird seit langem von manchen Autoren angenommen, von anderen bestritten. Allerdings scheint bisweilen die Diagnose einer Basedowschen Affektion nur auf Grund des Vorhandenseins einzelner Symptome gestellt worden zu sein. Man muß wohl eine exaktere Begründung der Annahme des Leidens fordern; es genügt z. B. nicht, wenn zu der so häufigen Anschwellung der Schilddrüse im Sekundärstadium der Lues vorübergehend einzelne hyperthyreotische Züge sich zugesellen

Jesionek negierte einen innigeren kausalen Zusammenhang der beiden Prozesse und meinte, es gebe nur sehr geringe Berührungspunkte zwischen beiden. Im letzten Dezennium wurde aber die Frage neuerdings wiederholt, namentlich in Frankreich diskutiert und das Bild des syphilitischen Basedow entworfen. Ein zufälliges Zusammentreffen von Lues und M. Basedowii wird negiert.

Sainton ist der Ansicht, daß es einen kurze Zeit nach der Infektion auftretenden *Frühbasedow* gebe, welchen er als prognostisch günstig betrachtet. Der mehrere Jahre nach Erwerbung der Lues sich entwickelnde *Spätbasedow* bildet sich nur langsam und schwer auch bei richtiger Behandlung zurück.

Geht man der Frage nach, welche Veränderungen der Schilddrüse bei Syphilitischen die Entstehung einer Hyperthyreose herbeiführen können, so sei erwähnt, daß manchmal Kropfträger beim Hinzutritt einer Syphilis Basedow-Erscheinungen aufweisen (Levy Frenkel, Chvostek, Delpy, Fritz, Leonard, Alquier u. a.). Lemmalm und Höhl glauben, daß eine syphilitische Thyreoiditis unter Umständen eine Hyperthyreose herbeiführen könne. Das Zusammentreffen von Syphilis und Basedow ist von Faragó-Stein und von Schulmann auch von Marie, Gaucher, Penzold u. a. erwähnt. Bei der enormen Verbreitung der Syphilis müßte man aber wohl erwarten, daß in einem erheblichen Prozentsatz der Basedowfälle sich Lues vorfinden werde, da man sonst zu der gezwungenen Hypothese käme, daß syphilitische Infektion vor Basedowscher Krankheit schütze. Das rein zahlenmäßig nachgewiesene Zusammentreffen beider Affektionen beweist also kaum etwas für die Ätiologie, wenn Lues sich in 10—15% der Fälle von Hyperthyreose vorfindet, was etwa der Durchseuchung der Bevölkerung in den Kulturländern entspricht. Es müssen vielmehr die einzelnen Fälle auf die Möglichkeit eines kausalen Konnexes der Erkrankungen geprüft werden, wie dies Faragó-Stein tun.

An dieser Stelle sei mir gestattet, eigene Erfahrungen und Untersuchungen über diese Frage mitzuteilen. Ich habe andernorts berichtet, daß an meiner Spitalsabteilung für innere Krankheiten seit Jahren auf Syphilis gefahndet und das Schicksal der Luetiker verfolgt wird. Wir hatten in unserem, 7000 Fälle umfassenden, von Redlich-Steiner-Maller eingehend durchgearbeiteten Material etwa 14% sicherer Lues. In dem gleichen mehr als fünf Jahre umfassenden Zeitabschnitte kamen einige Dutzend Fälle *akuter* (zumeist *Jod-*) *Thyreotoxikosen* und von chronischem Basedow zur Beobachtung. Nicht in einem einzigen Falle dieser Erkrankung war Lues anamnestisch, klinisch oder serologisch nachzuweisen und seit Abschluß dieser Statistik unter weiteren zahlreichen Basedowfällen bestand nur in einer einzigen Beobachtung bei einer syphilitischen Frau eine akute Thyreotoxikose. Es trifft also nach unseren Erfahrungen Syphilis und M. Basedowii sogar seltener zusammen, als nach der Verbreitung der Lues in der Bevölkerung zu erwarten wäre. Auch in meiner Privatpraxis habe ich seit langen Jahren keinen Fall von Basedow bei einem Syphilitiker beobachtet.

Diese Beobachtungen sind direkt befremdend, wenn man sie mit den Wahrnehmungen in Verbindung bringt, welche die außerordentliche Zunahme der durch Jod hervorgerufenen Thyreotoxikosen dartun. Letztere bieten das bekannte Bild dar: Rapide Abmagerung, Tachykardie, Fingertremor, Milztumor. Die Augensymptome und die Thyreoideavergrößerung sind nicht immer vorhanden. Nicht nur in Österreich, auch in Süddeutschland und in der Schweiz ist das Anwachsen der Jod-Thyreotoxikosen zu beobachten. Sie ist so erheblich, daß beispielsweise F. REDLICH aus meiner Abteilung über 18 innerhalb weniger Jahre erkannter Fälle berichten konnte. Nun haben wir bei Syphilitischen keineswegs die Jodbehandlung eingeschränkt, haben aber dennoch nicht in einem einzigen Falle hiervon einen Schaden gesehen. F. v. MÜLLER, v. ROMBERG haben wohl einzelne Beobachtungen von Jod-Thyreotoxikose bei Syphilitikern beobachtet. Auch KOCHER hat die gleichen Erfahrungen gemacht; gerade die Spärlichkeit der Beobachtungen zeigt aber die relative Immunität der Schilddrüse bei Lues gegenüber der Jodeinwirkung.

Die Thyreoidea ist ja auch auffallend selten Sitz einer syphilitischen Veränderung. Nur bei kongenitaler Lues ist sie öfters von einer solchen betroffen. Die von BARTHÉLEMY supponierte Änderung der Drüsenfunktion infolge der Heredo-Syphilis ist nicht bewiesen. Beim Erwachsenen sind offenbar Schutzvorrichtungen vorhanden, welche die Ansiedlung der Spirochäten erschweren. GUILLAUME meint, daß die Schilddrüse durch ihren Jod- und Thyreoidingehalt den Ansturm der Treponemen abwehre, BUSCHKE-JOST erblicken in dem Jod-Thyreoglobin einen ziemlich ausgesprochenen Organschutz. Vielleicht ist auch im syphilitischen Organismus die Jodzufuhr zur Thyreoidea durch Bindung des Jods in anderen Organen erschwert und dadurch die Gefahr der Hyperthyreose verringert. LOEB hat nachgewiesen, daß syphilitisches Gewebe Jod speichert. Durch den Reichtum an Jod wäre dann die Drüse gegen die luetische Infektion, durch die Jodspeicherung im Gewebe vor der Intoxikation mit Jod geschützt.

Eine eigenartige Beobachtung illustriert dieses Verhalten. Ein 40jähriger Mann meiner Beobachtung gab an, Lues im 22. Lebensjahr erworben zu haben. Kein Zeichen einer syphilitischen Organerkrankung. Er wurde wiederholt energisch antiluetisch behandelt, erhielt auch mehrmals ziemlich viel Jod. Seit einigen Jahren ist die Wa.R. ganz negativ und es fehlt jedes Zeichen einer Syphilis. Der Kranke wurde im Sommer 1927 nach dem Jodbad Hall geschickt und kehrte mit den Zeichen einer akuten Jod-Thyreotoxikose zurück. Er hatte um 10 kg abgenommen, wies Protrusio bulbi und GRAEFEsches Symptom, Tachykardie, Fingertremor, leichte Temperaturerhöhung auf. Der Fall ist meiner Meinung nach folgendermaßen zu deuten. So lange die Lues latent im Organismus war, schützte die Erkrankung die Schilddrüse, so daß Jod keinen Schaden zufügte. Die Syphilis heilte vollkommen aus und nun entbehrte das Organ der protektiven Eigenschaften der Lues und es sprach die Thyreoidea auf Joddarreichung mit einer Überfunktion des Organes an.

Vielleicht geben die Untersuchungen von FREUND, LUSTIG-BOTSTIBER und BIACH eine Aufklärung über den relativen Schutz der Schilddrüse. Das Euglobulin des Blutes von Syphilitikern bindet viel mehr Jodkali, als das normaler Menschen. BIACH meint, daß eine Degeneration der Schilddrüse dem Luesverlaufe eine abnorme Richtung verleihe. WAGNER-JAUREGG hat wiederholt die Beobachtung gemacht, daß bei Luetikern manchmal die antisyphilitische Therapie an einem toten Punkt anlangte. Gab er aber neben Jod noch Thyreoidea, so schritt die Besserung weiter fort. In einem derartigen Falle zeigte die Autopsie eine Fibrose der Schilddrüse.

Wir müssen auf Grund unserer Erfahrungen annehmen, daß die Schilddrüse der Syphilitiker eine gewisse Jodfestigkeit besitzt, welche größer ist, als die Widerstandsfähigkeit der Drüse vieler Nichtluetiker. Vielleicht gelangt aber auch beim Luetiker weniger Jod bis zur Schilddrüse, da mehr Jod an das Euglobulin des

Blutes gebunden wird als beim gesunden Menschen. So könnten wir erklären, warum unter den Kranken mit Jod-Thyreotoxikose sich so wenige Luetiker befinden. Es scheint sogar auch eine Unterempfindlichkeit gegen oral verabfolgte Thyreoidea zu bestehen, da auch diese Medikation, welche zur Unterstützung der antiluetischen Therapie früher ziemlich häufig zur Anwendung gelangte, in keinem unserer Fälle eine Hyperthyreose hervorrief.

In einem von Lustig und Botstiber mitgeteilten Falle von Lues und Basedow entsprach das Jodbindungsvermögen der Serumeiweißkörper dem eines Basedowserums; die Lipoide der einzelnen Eiweißkörper hatten eine dem luetischen Serum gleiche Verteilung. Auch diese Beobachtung scheint mir dafür zu sprechen, daß bei dem Luetiker die Schilddrüse durch die Jodbindung im Blute geschützt ist; wenn dieser Schutz versagt, so kann der direkte Angriff des Jods auf die Thyreoidea eine Thyreotoxikose hervorrufen.

Auch die relativ seltenen, spontan, ohne erkennbare Veranlassung entstehenden akuten Thyreotoxikosen finden sich sehr selten bei Luetikern vor.

Ich verfüge über eine einzige Beobachtung bei einer 52 jährigen Frau, welche ein halbes Jahr nach Beginn der akuten Thyrotoxikose unter stenokardischen Erscheinungen zugrunde ging. Die Patientin hatte in 9 Monaten 47 kg an Gewicht verloren. Die klinischen Erscheinungen waren die typischen eines klassischen Basedow. Die Lues (Wa.R. +) wurde zufällig entdeckt. Pat. war nie antiluetisch behandelt worden, hat kein Jod gebraucht. Die Autopsie (26. November 1927, Dr. Altmann) ergab histologisch eine typische Basedowstruma, keine syphilitischen Organ-, namentlich keine spezifischen Gefäßveränderungen.

In auffallendem Gegensatz zu unseren Erfahrungen, welche die Seltenheit des M. Basedowii bei Syphilitikern dartun, stehen die Angaben von Koopman und Schulmann, welche einen solchen Zusammenhang für häufig halten. Namentlich bei Männern soll der Basedow nach Schulmann oft durch Lues bedingt sein. Seine Behauptungen sind auch in Frankreich nicht unwidersprochen geblieben. So hat Abadie die Häufigkeit der syphilitischen Hyperthyreoese bestritten. Schulmann meint, daß die Intensität einer vorausgegangenen spezifischen Behandlung oder die Abwesenheit anderer syphilitischer Erscheinungen für den „luischen Basedow" ohne Bedeutung ist. Tremor und Struma fehlen oft bei letzterem, der Exophthalmus ist stets doppelseitig, Tachykardie zumeist vorhanden. Die Entwicklung erfolgt langsam, schleichend. Der Spätbasedow wäre durch antiluetische Therapie nur schwer zu beeinflussen.

Nicht in Übereinstimmung mit diesen Mitteilungen berichtet Szentkiralyi über eine spätluetische Schilddrüsenschädigung mit Basedow-Symptomen, welche durch antiluetische Therapie günstig beeinflußt wurden.

Eine 37 jährige, etwas imbecille Frau ist seit drei Jahren heiser. Enophthalmus, Struma, Tachykardie, Tremor, positives Graefesches und Stellwagsches Symptom. Wa.R. ++. An der Haut des Halses Ulcerationen spezifischer Natur. Drüsenschwellungen. Unter antiluetischer Behandlung rasche Besserung, nach einem halben Jahre waren die Erscheinungen des Basedow verschwunden.

Über günstige Einwirkung einer antisyphilitischen Therapie berichtet außer Schulmann, welcher Jod empfiehlt, Smit Roorda, dessen Erfolge aber einer strengen Kritik kaum standhalten. J. Bauer erwähnt einen schweren Voll-Basedow bei einem 28 jährigen Mädchen, dessen Zustand sich trotz intensiver Behandlung bedrohlich verschlechterte; bei noch positivem Blut-Wassermann wurde eine Quecksilberkur eingeleitet, welche eine günstige Wendung im Krankheitsbilde und Genesung herbeiführte. Auch H. Clifford teilt einen Fall bei einer 46 jährigen Frau kursorisch mit, bei welcher eine antiluetische Therapie Besserung herbeiführte, ebenso Faragó-Stein.

Zweier spezieller Formen des syphilitischen Basedow sei Erwähnung getan, welche besonders oft in der Literatur angeführt werden: Die *tabetische* und *konjugale* Form. In früheren Dezennien hat in der französischen Literatur der Basedow bei Tabes wiederholt Erwähnung gefunden. JOFFROY hielt ihn sogar für nicht selten, wenn die Tabes bereits bulbäre Symptome aufweist. H. CURSCHMANN hebt hervor, daß der Tabes mitunter Tremor, Tachykardie, manchmal auch Exophthalmus zukomme. Ich habe mehrmals bei bulbärer Tabes Syndrome gesehen, welche man als Formes frustes eines Basedow hätte deuten können. Jedoch mögen die Zeichen auch durch Reizung des Sympathicus ohne Thyreotoxikose zustande kommen. H. OPPENHEIM meint, daß das Zusammentreffen beider Zustände ungewöhnlich ist.

Über den *konjugalen syphilitischen Basedow* hat KOOPMAN eine Studie veröffentlicht, welcher mit einer eigenen sechs Ehepaare betrifft. Jedoch sind die Fälle von ZIEGELROTH, ALQUIER und FRITZ nach KOOPMAN nicht verwertbar.

Die Beobachtungen von BERNHARDT betreffen einen syphilitischen Kropfträger, welcher später Tabes und Basedow bekam. Die Frau, welche Trägerin von Halsrippen war, bekam nach einer Fehlgeburt M. Basedowii.

SCHULMANN teilt folgende Fälle mit: Der Mann infizierte sich im 20. Lebensjahre, heiratete im 23. und bekam im 26. Lebensjahr Basedow. Die Infektion der Frau erfolgte im 18. Lebensjahr (vom Manne aus), bekam im 23. Lebensjahre M. Basedowii.

In den Beobachtungen KOOPMANS kam es ein Jahr nach einer luetischen Infektion zu einem typischen Basedow. Auch bei dem Bräutigam, welcher sie infiziert hatte, bestand eine schwere Thyreotoxikose (welche mir nicht ganz sichergestellt erscheint).

LEREDDE und DROUET beschreiben Fälle von hereditärem und familiärem Basedow auf der Basis einer kongenitalen Lues. Die recht hypothetischen Ausführungen der Autoren sind von SOUQUES-LERMOYER mit Recht bekämpft worden.

Überblickt man das nicht sehr umfangreiche Material, so kann man folgende Schlüsse daraus ziehen: *Syphilis scheint nur in seltenen Fällen die Entstehung eines Morbus Basedowii zu begünstigen. Der an und für sich ungewöhnliche konjugale M. Basedowii entsteht bisweilen auf syphilitischer Grundlage. Jod-Thyreotoxikosen bilden sich viel seltener bei Syphilitikern aus als bei Nichtsyphilitikern, möglicherweise infolge einer Jodfestigkeit der Schilddrüse oder einer stärkeren Retention des Jods im Blute.*

Syphilis und Myxödem.

Der Funktionsausfall der Schilddrüse kann ausnahmsweise auf Syphilis zurückgeführt werden. Die *kongenitale Lues* schädigt mitunter die Thyreoidea nicht unerheblich und führt bleibende Veränderungen herbei, welche wohl klinische Erscheinungen setzen könnten. PERRANDO, später WEGELIN sahen in der Drüse Bindegewebswucherung und Verkleinerung der Follikel. Aus diesen Zuständen kann eine bleibende Sklerose hervorgehen (WEGELIN, BUSCHKE-JOST). Jedoch gibt es nur wenige Angaben über Myxödem bei kongenitaler Lues. Die Krankheit war in den beschriebenen Fällen nur angedeutet, unvollständig (VERMELIN-DELFOURD, SANNICANDRO). Mitunter sind nur einzelne, myxödematöse Züge in einem Krankheitsbild vorhanden, welche als polyglanduläre Affektion aufgefaßt werden müssen. Es ist dies verständlich, wenn man bedenkt, daß bei kongenitaler Lues die meisten endokrinen Drüsen geschädigt sind. Der Fall MENNINGERs betrifft ein kongenital-syphilitisches Mädchen. Haut und Haare trocken. Bradykardie, Temp. 98° F, Respiration und Urin normal. Menstruation regelmäßig. Körperlich gut entwickelt, interstitielle Keratitis, Hutchinsonzähne, Idiotie. — Der Fall scheint mir nicht einwandfrei.

Die Hypothese von BARTHÉLEMY, daß die bei kongenitaler Syphilis geschädigte Thyreoidea auch in der zweiten Generation erkranke und auf diese Weise manche Fälle von Myxödem sich erklären lassen, ist nicht genügend durch Tatsachenmaterial gestützt.

Ausfall der Schilddrüsenfunktion scheint den *Verlauf der Syphilis* zu beeinflussen, und zwar schwerer zu machen (PEARCE-VAN ALLEN). Diese Autoren beobachteten den Luesverlauf bei Tieren, welche ihrer Thyreoidea beraubt und intratestikulär geimpft wurden. Die Inkubationszeit wurde kürzer, die Orchitis schwerer, die Allgemeinerscheinungen waren häufiger.

Beim Menschen scheinen noch keine Beobachtungen über den Syphilisverlauf nach Thyreoidektomie vorzuliegen. Jedoch darf man daran erinnern, daß manche Autoren eine Verminderung der Schilddrüsenfunktion im Alter annehmen und daß eine im Senium erworbene Lues sich durch häufige schwere Erscheinungen und durch eine Abkürzung des Intervalls auszeichnet.

Eine interessante Beobachtung von FROST zeigt, daß die schlechte Funktion der Schilddrüse von wesentlichem Einfluß auf den Erfolg therapeutischer Maßnahmen sein kann. Ein intensiv mit Arsen behandelter Syphilitiker bekam Ikterus und Erythem. Es bestanden Zeichen einer Schilddrüseninsuffizienz. Es wurde nun eine Thyreoidinbehandlung eingeleitet, nach welcher auch hohe Arsendosen keine Störungen mehr hervorriefen. Über die Erschwerung der Syphilistherapie bei Fibrose der Thyreoidea ist im vorherigen Kapitel die Rede (Die Erfahrungen von WAGNER-JAUREGG).

Manche als *Myxödem* publizierte Fälle entsprechen nach der Bschreibung nicht dem Krankheitsbilde oder es ist der Zusammenhang mit einer luetischen Infektion nicht erwiesen. So lehnt KÜTTNER die von LANDAU und MENASSE beschriebenen ab, weil die Ätiologie keineswegs sichergestellt sei.

Wahrscheinlich ist Syphilis die Ursache in den Beobachtungen von KÖHLER, WERTHER, POSPELOW. Ein eigener Fall, über den ich leider infolge Verlustes meiner Notizen nicht referieren kann, dürfte so zu deuten sein, daß eine Lues in wenigen Jahren einen Funktionsausfall der Schilddrüse herbeigeführt hatte, welcher ein typisches Myxödem erzeugte. Antisyphilitische Therapie brachte Heilung.

KÖHLER berichtet über ein typisches Myxödem bei einer 48jährigen Frau mit starker Hautverdickung an den vorderen Halspartien. Es bestand im linken Sternocleidomastoideus ein exulceriertes Gumma. Das Myxödem verschwand unter antisyphilitischer Therapie. Später entwickelte sich eine Gehirnsyphilis.

Weniger sicher ist die Beobachtung von WERTHER. Ein 62jähriger Landwirt zeigte acht Jahre post infectionem Zeichen eines Myxödems. Es bestanden andauerndes Kältegefühl, sklerodermatische Hautveränderungen, Hyperpigmentation, verlangsamtes Haarwachstum, Apathie, Symptome zentraler Natur. Prompte Besserung nach Thyreoideagebrauch. Bei einem Rezidiv wieder nach Schilddrüsenmedikation Besserung. (Der Fall spricht für das Bestehen eines Myxödems, aber nicht dafür, daß dasselbe durch Syphilis hervorgerufen wurde.)

Die Beobachtung von POSPELOW betrifft einen 43jährigen Mann mit Myxödem, Diabetes insipidus und luetischer Testikelaffektion, ist also als polyglanduläre Erkrankung zu deuten.

SANNICANDRO beschreibt zwei Fälle von familiärem Hypothyreodismus bei kongenitaler Lues, welche sich gegen spezifische Therapie refraktär verhielten, aber durch Thyreoidea-Darreichung gut beeinflußt wurden. Die spezifische Kur wirkt nach SANNICANDRO eben nur gegen die Spirochäten und nicht gegen die Organläsion.

Unvollständige Formen des Myxödems wurden von WAGNER im Sekundärstadium der Lues gesehen.

Manche *Formes frustes des Myxödems* im Klimakterium, welche anscheinend häufiger vorkommen (H. CURSCHMANN), verdanken vielleicht ihre Entstehung einer syphilitischen Infektion und nicht dem Aufhören der Ovarialfunktion. Nach meiner Erfahrung hat eine solche Deutung mancher „klimakterischer Myxödeme" einiges für sich.

LEMMALM meint, daß Myxödem nicht selten bei Syphilitikern vorhanden ist, jedoch nicht durch die Lues hervorgerufen werde. Auch GORDON spricht sich gegen den Zusammenhang beider Erkrankungen aus, ebenso SCHOLZ.

Jedenfalls ist Syphilis nur ausnahmsweise die Veranlassung für den Ausfall der Thyreoideafunktion mit den Erscheinungen eines Myxödems.

Die Syphilis der Hypophyse.

Noch vor wenigen Dezennien waren luetische Veränderungen der Hypophyse kaum gekannt. Wohl hatte man einige anatomische Beobachtungen gemacht, glaubte aber nicht, daß denselben klinisch eine größere Bedeutung zukomme, sondern man zählte sie zu den seltenen Vorkommnissen, welche nur registriert werden.

Die Auffassung änderte sich aber allmählich, da Arbeiten von Simmonds und später von M. Nonne ganz neue Gesichtspunkte brachten. Es erwies sich mit zunehmender Zahl der Beobachtungen immer deutlicher, daß die von Simmonds zuerst beschriebene, eigenartige Form der Kachexie auffallend oft einer syphilitischen Erkrankung der Hypophyse zuzuschreiben ist. M. Nonne zeigte wiederum, daß manche bereits gekannte, aber nicht mit Syphilis in Zusammenhang gebrachte Krankheitstypen auch durch Lues hervorgerufen werden können, daß aber auch wesentliche Änderungen im klinischen Bilde und Verlaufe durch die Syphilis veranlaßt werden können.

Die bereits recht stattliche Zahl der Beobachtungen hat keine Klärung der Frage herbeigeführt, ob für manche Krankheitsbilder die Erkrankung des Hirnanhanges oder die von Zentren am Boden des dritten Ventrikels verantwortlich zu machen sind. Jedoch erweist gerade die Simmondssche Kachexie die Bedeutung der Hypophyse für die Trophik der Haut, des Fettgewebes und einer Reihe von anderen Organen. Die syphilitischen Erkrankungen der Hypophyse zeigen für die Lokalisation noch größere Schwierigkeiten als die nicht-luetischen Formen, weil sich auffallend oft zu den Drüsenveränderungen basale, meningitische, spezifische Prozesse und syphilitische Erkrankungen der benachbarten Hirnabschnitte hinzugesellen. Der *hypophysäre Typus der basalen syphilitischen Meningitis* ist eine eigenartige, eine gewisse Sonderstellung einnehmende Unterart der luetischen Hirnhautentzündung. Wir werden auf sie wiederholt zurückkommen, ich möchte aber schon vorgreifend bemerken, daß die basale syphilitische Meningitis in der Hypophysengegend nicht immer mit einer spezifischen Veränderung des Hirnanhanges kombiniert sein muß.

Daß die Hypophyse bei der kongenitalen Lues oft Schaden nimmt, ist erwiesen. Allerdings hat Carrera nur bei erworbener, nicht bei Erb-Lues anatomische Veränderungen des Hirnanhanges festgestellt, jedoch hat P. Schmitt in der Hälfte der von ihm untersuchten Fälle (16mal unter 34 Beobachtungen von kongenitaler Lues) anatomische Veränderungen gefunden. Auch Simmonds betont, daß nach seinen Erfahrungen Erkrankungen der Hypophyse bei kongenitaler Lues häufige Vorkommnisse darstellen. In der Regel kommt es zu einer interstitiellen Entzündung des Vorderlappens, bisweilen begleitet von Nekroseherden und miliaren Gummen. Die Neurohypophyse bleibt meist intakt. Sogar Simmondssche Kachexie mit Destruktion der Hypophyse ist bei kongenitaler Lues beobachtet (L. Pick). Die syphilitische Natur der Veränderungen ist, abgesehen vom typischen anatomischen Befund oft durch den Nachweis der Spirochaeta pallida außer jedem Zweifel.

Auch ist es sehr wahrscheinlich, daß manche Fälle von interstitieller Erkrankung oder von Sklerose der Hypophyse bei kongenitaler Lues auf Syphilis zu beziehen sind.

Häufiger als bei kongenitaler Lues hat man Hypophysenerkrankungen bei erworbener Lues nachgewiesen. Gummöse Veränderungen sind namentlich im Vorderlappen gefunden worden. Dem anatomischen Befund entspricht nicht immer das gleiche klinische Bild. Allerdings ruft weitgehende Destruktion der Hypophyse in der Regel die Erscheinungen der Simmondsschen Kachexie hervor, aber selbst bei umfänglicheren Schädigungen der Glandula pituitaria ist mehrmals das Syndrom der Dystrophia adiposo-genitalis oder nur Diabetes insipidus beschrieben.

Auf die anatomischen Befunde komme ich noch ausführlicher zurück.

Wir wollen mit der Besprechung der hypophysären Kachexie beginnen.

Die Simmondssche Krankheit (hypophysäre Kachexie).

Zu den *Kardinalsymptomen* der Erkrankung gehören Fettschwund, Rückbildung der Genitalien und der sekundären Geschlechtscharaktere, Anämie und Adynamie, Zeichen eines prämaturen Seniums.

Die Abmagerung ist bis zum Tode fortschreitend und führt zu dem vollständigen Schwund des Körperfettes. In den Terminalstadien ist schwerster Marasmus mit den Erscheinungen frühzeitigen Alterns vorhanden. Die Haut ist welk und atrophisch, die Haare fallen aus, bisweilen selbst Augenbrauen und Wimpern. Verlust der Zähne, Nagelveränderungen werden wiederholt beschrieben.

Die Rückbildungsvorgänge am Genitale sind oft sehr bedeutend. Auch die sekundären Geschlechtscharaktere erfahren weitgehende regressive Veränderungen. Sehr auffällig ist der Verlust der Barthaare beim Manne, der Schamhaare bei beiden Geschlechtern. Die Libido verschwindet.

Die Adynamie ist erst in der letzten Zeit mehr beachtet worden. Sie kann so hochgradig werden, daß sie an die Kraftlosigkeit der Nebennierenkranken erinnert, bei welchen allerdings der allgemeine Weichteilschwund nicht so ausgebildet ist. Schlafsucht begleitet mitunter das Auftreten der Kraftlosigkeit. Auch pflegt die geistige Leistungsfähigkeit stark vermindert zu sein.

Die Anämie kann sehr beträchtlich werden, der Grundumsatz extrem heruntergehen. J. Bauer vermißte allerdings bei einer luetischen hypophysären Kachexie eine Herabsetzung des Grundumsatzes, auch im Falle von M. Schur war sie nur mäßig (7%).

Der Blutdruck ist herabgesetzt. Er betrug in einem Falle von M. Schur nur 68 mm Hg. Subnormale Körpertemperatur ist häufig. Die Wa.R. kann im Blut und Liquor positiv sein.

Nur ausnahmsweise gesellen sich zu dieser Hypophysenschädigung Symptome eines Diabetes insipidus.

Die *Prognose* des Leidens ist sehr ernst. Jedoch ist es in mehreren Fällen (M. Schur, Lichtwitz) gelungen, die Erkrankung durch Einleitung einer antiluetischen Therapie zum Stillstand zu bringen Ausnahmsweise mag es auch glücken, eine Heilung des Prozesses herbeizuführen (M. Schur).

Wiederholt wurde festgestellt, daß syphilitische Veränderungen der Hypophyse, namentlich des Vorderlappens in Fällen von Simmondsscher Kachexie vorhanden waren. In mehreren Beobachtungen war allerdings nur die klinische Diagnose gestellt worden (Lichtwitz, M. Schur, J. Bauer).

Die anatomischen Erfahrungen zeigen, daß die Hypophyse nicht direkt erkrankt sein muß, auch wenn die Kachexie vorhanden ist. Im Falle von R. Jaffé mußte ein Gumma des Infundibulum und des Hypophysenstieles als Ursache der Kachexie angeschuldigt werden; die Hypophyse selbst war nicht geschädigt. Es bestand auch eine Fibrosis testis. Falta meint sogar auf Grund von zwei Beobachtungen, daß die Syphilis an sich auch ohne erkennbare Erkrankung der Hypophyse eine schwerste Kachexie hervorrufen könne.

Andere anatomische Beobachtungen aber deckten schwere Veränderungen des Hirnanhanges auf. Im Falle von L. Pick, eine 43jährige Frau betreffend, welche an heftigem Schwindel und Kopfschmerz wie an Kachexie gelitten hatte, erwies die Autopsie eine fast völlige gummöse Zerstörung der Hypophyse, nur ein kleiner Rest des Vorderlappens war erhalten. Jedoch war auch in diesem Falle eine Gummigeschwulst am Boden des dritten Ventrikels vorhanden, welche das Infundibulum und das Chiasma durchsetzte.

Im Falle von VACLAV war fast der ganze Vorderlappen gummös zerstört. Daneben bestanden diffuse syphilitische Hautinfiltrate. In der Drüse konnte VACLAV Spirochäten nachweisen.

In der Beobachtung von V. JEDLICKA ist das kurze Intervall zwischen Infektion und schweren gummösen Veränderungen bemerkenswert. Der Fall zeigt wieder, daß im Alter erworbene Lues sich durch stürmischen deletären Verlauf auszeichnet. Der 62jährige Mann ging zehn Monate nach erfolgter Infektion unter den Erscheinungen schwerster Kachexie trotz spezifischer Therapie zugrunde. Es waren diffuse luetische Infiltrate der Haut vorhanden. Die Obduktion zeigte außer Veränderungen in der Leber, dem Myokard und in den Nieren noch ein Gumma der Hypophyse, welches $^3/_4$ der Adenohypophyse destruiert hatte, während die Neurohypophyse weniger erkrankt war. Spirochäten konnten überall in großen Mengen nachgewiesen werden.

Wahrscheinlich befinden sich unter den von L. PICK resp. SKUBISZEWSKI gesammelten Fällen von gummösen Hypophysenerkrankungen noch einige mit hypophysärer Kachexie, da von einer Reihe von Beobachtungen klinische Angaben fehlen.

Der hypophysäre Zwergwuchs.

Bei kongenitaler Lues ist einige Male Wachstumshemmung hypophysärer Natur beschrieben. Dieselbe kommt zustande, wenn in der Kindheit eine Schädlichkeit — also bei Lues congenita die Syphilis — auf den Hirnanhang einwirkt. Die hypophysären Zwerge haben außer dem niedrigen Wuchse als Kardinalsymptom die ungewöhnliche Kleinheit der Genitalorgane und die geringe Entwicklung der sekundären Geschlechtscharaktere. Die Genitalien können in bezug auf Größe den Genitalien der Neugeborenen entsprechen. Die Behaarung am ganzen Körper ist ähnlich dem Behaarungstypus des Kindes. Die Kopfhaare sind normal entwickelt, jedoch fehlt bei Erwachsenen jeglicher Haarwuchs im Gesichte und ad crines. Die Epiphysenfugen bleiben sehr lange offen, da die Knochenkernbildung verspätet erfolgt. Das eigentümliche Aussehen der Gesichtshaut, welches auch jugendlichen Individuen ein greisenhaftes Aussehen verleiht, das sogenannte *Geroderma* hat J. BAUER in einigen sehr instruktiven Abbildungen gezeigt.

NONNE hat die Krankengeschichte eines 38jährigen Mannes veröffentlicht, welcher von einem syphilitischen Vater stammte. Er war viele Jahre hindurch auffallend klein. Noch mit 23 Jahren war er 1,25 m groß und wirkte als Sopransänger einer Liliputanergruppe. Er lernte sehr schwer. Er hatte nie in seinem Leben sexuell verkehrt. Erst im 28. Lebensjahre begann er plötzlich zu wachsen und bot dann das Aussehen eines Späteunuchoids mit Hochwuchs mit Überwiegen der Unterlänge dar. Das Genitale blieb infantil, die Behaarung fehlte mit Ausnahme der Haupthaare vollkommen. Psychisch war er zurückgeblieben. Das Gesichtsfeld war normal, die Sella turcica erweitert. Die Epiphysenfugen persistierten. Es bestand Polyurie.

Die Autopsie zeigte einen verkalkten Gummiknoten in der Hypophyse. Nur von der Pars anterior war ein kleiner Rest geblieben. Die Testikel verhielten sich bei der mikroskopischen Untersuchung wie die Hoden eines Neugeborenen. Die Nebennieren waren ohne Anomalien.

In einem anderen Falle NONNEs war bei der 18jährigen, zwerghaft kleinen Patientin der Intellekt stark zurückgeblieben. Patientin hatte Polyurie, manchmal auch etwas Glykosurie.

Natürlich hat man so wie die Polyurie gelegentlich auch andere hypophysäre Symptome (z. B. Fettsucht oder Kachexie) zu erwarten.

Akromegalie und Syphilis.

Die Ausbildung syphilitischer Produkte in der Hypophyse kann kaum eine Akromegalie direkt hervorrufen, da nicht eine jede Läsion des Vorderlappens das überaus charakteristische Krankheitsbild nach sich zieht. Nur die tumorartige Veränderung der Adenohypophyse, und zwar die Entwicklung einer bestimmten Geschwulstform, des eosinophilen Adenoms, ist von akromegalen Veränderungen gefolgt (Erdheim, Benda, Bailey). Vielleicht ruft eine primäre Amenorrhöe bei Frauen eine Überfunktion der Hypophyse hervor (Erdheim) und begünstigt dadurch die Entstehung der Adenome. Jedoch wäre es möglich, daß verschiedene Erkrankungen einen Reizzustand bereits vorhandener eosinophiler Zellgruppen erzeugen, und dadurch akromegale Erscheinungen auslösen. So könnte man sich die Entwicklung der Akromegalie bei Tumormetastasen oder bei luetischen Produkten im Hirnanhang erklären. Die Akromegalie bei Hirnlues weist außer den typischen Veränderungen noch einige ungewöhnliche Züge auf, es kommt ein Plus an Symptomen zu dem gewöhnlichen Bilde hinzu, welches in der Regel durch das Vorhandensein einer syphilitischen, basalen Meningitis bedingt ist. Außer den typischen sieht man aber gerade bei Hirnlues manchmal nur „inkomplette Akromegalien". Jedoch darf man diesen Begriff nicht zu weit fassen, sondern nur Veränderungen hierher rechnen, welche man auch bei voll ausgebildeten Akromegalien beobachtet.

Die Beziehungen der Akromegalie zur Syphilis können schon an einem nicht unerheblichen kasuistischen Materiale studiert werden. Ich finde in der Literatur nachfolgende Beobachtungen, seitdem ich als erster im Jahre 1894 eine Kombination von Akromegalie und Hirnlues demonstriert hatte.

Meine eigene Beobachtung betraf einen 28jährigen Mann mit den Symptomen einer typischen Akromegalie (M. Sternberg hat den Fall in seiner Monographie abgebildet). Der Patient hatte starke nächtliche Kopfschmerzen, bitemporale Hemianopsie, Opticusatrophie beiderseits, Schwindel. Der rechte Oculomotorius war komplett gelähmt, die übrigen Hirnnerven waren frei. Das Sensorium, Intellekt, Sprache normal. Im Verlaufe einer Inunktionskur verschwand die Oculomotoriuslähmung, der Kopfschmerz und die Sehstörungen besserten sich, auch das Gesichtsfeld wurde größer, aber die akromegalen Symptome blieben unverändert.

Auch bei einem anderen, von mir beobachteten Akromegalen verschwand die bitemporale Hemianopsie und die unvollständige Oculomotoriuslähmung nach einer Inunktionskur, während die akromegalen Symptome nicht beeinflußt wurden. (Ich besitze über diesen Fall keine genauen Notizen.)

Seit meiner ersten erfolgreichen Behandlung habe ich bei vielen Patienten mit Akromegalie Quecksilberkuren durchführen lassen, aber außer dem früher erwähnten zweiten Falle nur einmal einen Erfolg unter mehreren Dutzend Kranken gesehen.

Der Patient gehörte in die Gruppe, welche ich als „Frühakromegalie von stationärem Charakter" beschrieben hatte (O. Hirsch hat in den letzten Jahren diese Formen als „benigne Akromegalie" bezeichnet). Es war eine sichere Lues vorhanden und neben einer doppelseitigen Neuritis optica hatte sich eine Facialis-Abducenslähmung ausgebildet. Patient klagte über Kopfschmerzen und Schwindel. Diese Symptome verschwanden während einer antiluetischen Therapie, während die akromegalen Erscheinungen unverändert bestehen blieben.

Die meisten Autoren, welche Hirnsyphilis bei Akromegalie beobachteten, machten die gleichen Erfahrungen. Der klinische Symptomenkomplex besteht aus zwei Gruppen von Erscheinungen: den akromegalen, welche durch eine antisyphilitische Therapie nicht beeinflußt werden und aus den begleitenden, offenbar auf die Lues zu beziehenden Veränderungen, welche auf die spezifische

Behandlung ansprechen. TALQUIST sah (nach NONNE — der Fall ist nicht veröffentlicht —) eine durch Lues bedingte Akromegalie. A. O. DOLIN beschreibt vier Fälle von Akromegalie bei Syphilitikern (keine Autopsie). Er führt die Erscheinungen auf eine luetische Läsion des neuro-endokrinen Systems mit Zwischenhirn-Hypophysenlokalisation zurück.

Kongenitale Lues wurde wiederholt zu Akromegalie in Beziehung gebracht. Vielleicht wirkt sie fördernd auf das Entstehen dieser Krankheit ein, allem Anscheine nach nicht hemmend. Beobachtungen liegen u. a. vor von BABONNEIX, PAISSEAU, PEL, COSTA, SÁINZ DE AJA, LEMMALM, CASTEX-WALDORP, RENON-SEVESTRE.

Weitere Beobachtungen von (offenbar erworbener) Lues und Akromegalie sind folgende:

UTHY: Der Kranke hatte akromegale Symptome, Dilatation der Sella turcica. Im Serum Wa.R. positiv. Quecksilber- und Jodtherapie besserten das Leiden.

WERSILOFFS Patientin hatte eine Akromegalie mit bitemporaler Hemianopsie, Stauungspapille. Es bestand Exophthalmus, Kopfschmerz, Apathie. Der Mann hatte Lues, der Vater des Patienten war Tabiker. Eine intensive Jodkur brachte eine Rückbildung der Hirnerscheinungen.

GOLDBERG sah Akromegalie mit Lues cerebri. Facialis rechtsseitig gelähmt, einseitige Stauungspapille. Unter antisyphilitischer Behandlung gingen die Erscheinungen zurück, die Akromegalie persistierte.

MINGAZZINI teilt die Krankengeschichte eines interessanten Falles mit: 27jährige Frau, seit Jahren nächtliche Kopfschmerzen. Die Patientin bekommt Akromegalie und hat von Augensymptomen eine Abblassung der temporalen Papillenhälfte links, eine Einschränkung des Gesichtsfeldes und Abnahme der Sehkraft. Außerdem linksseitige partielle Oculomotoriuslähmung. Sella turcica ausgeweitet. Wa.R. im Blute positiv. Alle Erscheinungen bilden sich unter antiluetischer Behandlung zurück.

MINGAZZINI glaubt, daß akromegale Symptome bei Lues öfters übersehen werden. Ich bin derselben Ansicht, da wir aus Erfahrung wissen, daß inkomplette Akromegalien (mit charakteristischen Extremitätenvergrößerungen oder mit den typischen Veränderungen des Gesichtsskeletes und der Weichteile des Kopfes) oft von den Ärzten verkannt werden.

ROSENSTEIN teilt die Krankengeschichte einer syphilitischen Frau mit verschiedenen innersekretorischen Störungen mit, welche sowohl eine Akromegalie als auch Zeichen einer Hirnlues darbot. Trotz antiluetischer Therapie Exitus unter Konvulsionen. Es fand sich ein eosinophiles Adenom der Adenohypophyse. ROSENSTEIN nimmt an, daß die Lues eine Minderwertigkeit des endokrinen Systems herbeiführe und dadurch die Entwicklung von Erkrankungen dieses Apparates begünstige.

H. CURSCHMANN hat wohl einen Fall von Akromegalie mit Diabetes insipidus und Kachexie bei einem alten Luetiker mit Aortitis beobachtet. Jedoch war die Hypophysenerkrankung durch die Metastase eines Thymuscarcinoms bedingt.

Im Falle von L. STEINBERG bestanden bei dem 36jährigen Patienten neben anderen zentralen Störungen noch antiluetische Symptome. Antiluetische Therapie brachte (im Gegensatze zu allen sonstigen Erfahrungen) eine Rückbildung der akromegalen Erscheinungen.

ČASTEX-WALDORP beschreiben eine polyglanduläre Insuffizienz bei Lues congenita mit akromegalen Symptomen.

LAIGNEL-LAVASTINE und MORLAAS publizieren einen Fall von Akromegalie bei einem 58jährigen Mann mit Opticusatrophie, Gesichtsfeldeinengung, Erweiterung der sella, syphilitische Knochenveränderungen des Schädels, psychischen Defekten, Erhöhung des Grundumsatzes, Erniedrigung des Kalkspiegels im Blute und Vagotonie.

Als ich die Fälle der Literatur durchmusterte, so bemerkte ich, daß sich bei der *Kombination von Akromegalie mit Syphilis* gewisse Erscheinungen auffallend oft vorfinden: *Von Allgemeinsymptomen prävalieren besonders nächtliche Kopfschmerzen, Schwindel, Stauungspapille, von Herdsymptomen Paresen des Oculomotorius (partiell oder total), einfache Opticusatrophie, Lähmung des Facialis.* Hingegen sind Symptome von seiten des Trigeminus und der Bulbärnerven bisher nicht mitgeteilt. Die Ausweitung der Sella turcica ist auf Rechnung der die Akromegalie bedingenden Hypophysenerkrankung zu setzen. Die

Verhältnisse scheinen typisch zu sein, *die Hirnsyphilis hat in diesen Fällen den Charakter einer basalen, mäßig ausgedehnten Meningo-Encephalitis mit vorwiegendem Betroffensein der Umgebung der Hypophyse und des Bodens des dritten Ventrikels.* Sie ist allem Anscheine nach einer erheblichen Rückbildung unter Anwendung einer spezifischen Therapie zugänglich, während die begleitende Akromegalie stationär bleibt. Ob späterhin Lokalrezidive seltener erfolgen als bei anderen Formen der Hirnlues, ist aus der Literatur nicht ersichtlich. Ich habe noch keine beobachtet.

Die akromegale Form der Hirnlues stellt demzufolge einen besonderen klinisch ziemlich gut abgegrenzten Typus der Hirnsyphilis dar, welche bisher in der Literatur kaum berücksichtigt ist. In Anlehnung an eine vor längerer Zeit aufgestellte Hypothese von M. Sternberg über Riesenwuchs und Akromegalie nehmen Schulmann und Lichtwitz folgendes an: wird der Vorderlappen des Hirnanhangs vor der Pubertät durch Lues geschädigt, so ruft dies allgemeinen Riesenwuchs hervor, erkrankt aber die Adenohypophyse nach der Pubertät, so entsteht Akromegalie. Die Hypothese wird in ihren weiteren Konsequenzen ausgeführt, scheint mir aber durch reale Tatsachen zu wenig gestützt zu sein.

Der hypophysäre Gigantismus auf luetischer Basis (Fournier, Moncorvo, Levy-Fränkel-Apert) ist als eigener Typus noch nicht sichergestellt. Er scheint sich von den nichtluetischen Formen nicht zu unterscheiden.

Die Dystrophia adiposo-genitalis.

Die Dystrophia adiposo-genitalis ist von A. Fröhlich zuerst beschrieben (1901) resp. mit Veränderungen des Hirnanhanges in Verbindung gebracht. Sie ist durch eine allgemeine Fettsucht charakterisiert, welche bei männlichen Patienten bestimmte Stellen des Körpers auffallend bevorzugt, weiters durch eine Atrophie der Genitalorgane mit einer weitgehenden Änderung der sekundären Geschlechtscharaktere. Diesen beiden Kardinalsymptomen gesellen sich noch einige andere fakultative hinzu, so die Erscheinungen einer raumbeengenden, von der Sella turcica ausgehenden Affektion, bisweilen der Symptomenkomplex eines Diabetes insipidus, eine Wachstumshemmung jugendlicher Kranker, Störungen der Psyche und des Intellektes.

Die syphilitische Erkrankung der Hypophyse ist relativ oft von den Erscheinungen einer Dystrophia adiposo-genitalis gefolgt. Die erworbene Syphilis ruft seltener den Symptomenkomplex hervor, bei kongenitaler Lues ist er aber schon ziemlich häufig beobachtet worden.

Der *Fettansatz* bevorzugt bei männlichen Individuen auffallend die Gegend des Unterbauchs, der Hüften, der Oberschenkel und des Gesäßes, auch die Brust. Die Fettverteilung entspricht der bei Eunuchoiden. Man findet auch die bei letzteren regelmäßig vorkommende Querfurche in der Unterbauchgegend, manchmal noch eine zweite unter- oder oberhalb des Nabels gelegene Einsenkung. Bisweilen aber ist die Fettentwicklung hauptsächlich an der unteren Körperhälfte ausgesprochen, oder es sind größere Fettwülste am Halse vorhanden. Fälle mit Fettsucht bei kongenitaler oder erworbener Lues sind u. a. mitgeteilt von Fink, Mankowski-Czerny, Castellano-Garzon, Bonilla, Nonne, Marburg, Apert-Broca. A. Westphal beschrieb 1863 den Fall eines Hypophysengummas bei einem 63jährigen Mann und hebt den starken Panniculus adiposus des Kranken hervor. Manche Autoren berichten über exzessive allgemeine Fettsucht bei Syphilitischen, so Bonilla. Das Gesicht partizipiert nur ausnahmsweise nicht an der Adipositas, wie im Falle von Skubiszewski, jedoch bestanden hier vasomotorisch-trophische Störungen.

In den Fällen von kongenitaler Lues bleibt die *Entwicklung der Genitalien* außerordentlich zurück. Penis und Testikel entsprechen nicht selten in bezug auf Größe den Genitalorganen der Neugeborenen. Entwickelt sich die Dystrophie auf dem Boden einer erworbenen Lues beim Erwachsenen, so bilden sich die äußeren Genitalorgane weitgehend zurück, die Funktion der Geschlechtsdrüsen erlischt, die Libido verschwindet. An den regressiven Veränderungen beteiligen sich die sekundären Geschlechtscharaktere. Die Haare fallen aus, und zwar sowohl am Stamme als auch im Gesichte, wenn bereits Bartentwicklung vorhanden gewesen war. Die Kopfhaare, Augenbrauen und Wimpern bleiben erhalten. Die Haut wird glatt und trocken. Bei Frauen werden die Mammae atrophisch und welk. Sogar Stimmänderung beschreiben die Autoren mehrmals. Ein 22jähriger Patient meiner Beobachtung hatte eine ausgesprochene Kinderstimme. Die Gesichtszüge weisen einen infantilen Ausdruck auf. Hände und Füße sind zumeist klein, die Finger auffallend zart, wie zugespitzt.

In nicht wenigen Fällen ist eine *tumorartige Vergrößerung der Hypophyse* vorhanden und die rein mechanische Wirkung dieser Vergrößerung durch die chronische basale syphilische Meningitis verstärkt, welche wiederholt gefunden wurde. Die Sella turcica ist röntgenologisch ausgeweitet und vertieft, die Processus clinoidei sind schräge gestellt. Ragt die vergrößerte Hypophyse über den Türkensattel hinaus, so ist einseitige oder bitemporale Hemianopsie durch Druck auf das Chiasma vorhanden; die Gesichtsfeldeinschränkung ist für verschiedene Farben öfters ungleich groß. Von Allgemeinerscheinungen lenken Stauungspapille, Kopfschmerz, Schwindel, Brechreiz, Pulsverlangsamung die Aufmerksamkeit auf sich.

Ein 21jähriger Jüngling wurde im benommenen Zustande nach einem epileptischen Anfalle auf meine Abteilung gebracht. Er hatte Stauungspapille und typische Erscheinungen einer Dystrophia adiposo-genitalis. Die epileptiformen Anfälle waren vor einigen Monaten das erste Mal aufgetreten. Die Untersuchung ergab deutliche Zeichen einer kongenitalen Lues. Die eingeleitete antiluetische Therapie brachte ein Verschwinden der Stauungspapille. Der Patient entzog sich der weiteren Behandlung.

Eine *Wachstumshemmung* kommt dann zustande, wenn die Hypophysenerkrankung den Patienten in früher Jugend trifft. Die Epiphysenfugen bleiben dann persistent. Jedoch gibt es Kranke, bei welchen dieses Symptom nicht vorhanden ist. (Man nimmt in solchen Fällen ein Verschontbleiben der Adenohypophyse an.)

Diabetes insipidus ist ein oft bei Erkrankungen der Hypophyse beobachtetes Leiden. Es ist in diesen Fällen die Harnausscheidung beträchtlich erhöht, das spezifische Gewicht aber niedrig. Der eiweiß- und zuckerfreie Harn kann von der Niere nicht stärker konzentriert produziert werden (E. MEYER). Besonders die Kochsalzausscheidung nimmt Schaden und erfolgt zumeist verspätet und unter Ausscheidung einer größeren Harnmenge bei wenig verändertem spezifischen Gewichte und bei erheblicher Polydypsie. Wiederholt sind Fälle von syphilitischer Dystrophia adiposo-genitalis mit Harnmengen von 5 bis 8 Litern mitgeteilt (siehe Beobachtungen von FEIT, SKUBISZEWSKI, FEARNSIDES, CALHOUN, LICHTWITZ u. a.). Der Kranke von HERNANDEZ, bei welchem ein Gumma der Hypophyse bestand, schied bis 17 Liter Harn pro die aus.

Die Kohlenhydrattoleranz ist bei der Dystrophia adiposo-genitalis hoch (FALTA), der Blutzuckerspiegel niedrig.

Psychische Anomalien, Schwachsinn, Vergeßlichkeit und andere Störungen des Intellektes finden sich besonders bei Kranken mit kongenitaler Lues. Diese Affektion führt auch oft Erregungszustände und Neigung zu kriminellen Handlungen herbei. Viele dieser Kranken sind als psychisch minderwertig zu bezeichnen. Jedoch schließt das nicht aus, daß einzelne Fähigkeiten gut entwickelt sind. Ein von mir beobachteter imbeciller Kranker war ein vorzüglicher Zeichner, ohne je im Zeichnen Unterricht gehabt zu haben.

Zumeist sind nur die übermäßige Fettwucherung und die Hypoplasie der Genitalien die Zeichen, welche die Diagnose der Dystrophie ermöglichen. In vielen Fällen fehlen andere hypophysäre Symptome, die Ausweitung der Sella, die Zeichen eines Hirntumors, des Diabetes insipidus, der Störung des Längenwachstums. Bei manchen Kranken tritt nur der Diabetes insipidus in den Vordergrund, welcher noch von dem einen oder anderen Zeichen der Dystrophia adiposo genitalis begleitet wird. Hingegen muß man sich doch gegen eine zu weitgehende Ausdehnung des Begriffes einer Dystrophia adiposo-genitalis aussprechen. Man darf nicht allgemeine Fettsucht bei einem Syphilitischen nur deshalb auf Lues der Hypophyse beziehen, weil das Verhalten des Grundumsatzes mit dem bei Dystrophia adiposo-genitalis übereinstimmt.

Der Zusammenhang sicherer kompletter oder inkompletter Formen mit der Lues läßt sich oft leicht erkennen. Entweder ist die Anamnese positiv oder es sind Zeichen einer kongenitalen Lues vorhanden oder die Untersuchung der Eltern oder Großeltern erweist das Vorhandensein der Syphilis in der Ascendens. So wichtig die positive Wa.R. einzuschätzen ist, so wenig sagt die negative. M. Nonne sah sogar Fälle mit negativer Reaktion im Liquor. Calhoun veröffentlicht eine Beobachtung von positiver Wa.R. im Ventrikelpunktat, während sie in den übrigen Körperflüssigkeiten negativ war. Das Ergebnis der Therapie läßt sich auch mit Vorsicht für die Annahme einer syphilitischen Ätiologie verwerten. Die Änderung der klinischen Erscheinungen erfolgt während einer antiluetischen Behandlung zumeist ziemlich rasch.

Rudimentäre Fälle sind in der Literatur ziemlich oft mitgeteilt. Mitunter sind dann auch noch andere, sonst bei Dystrophia adiposo-genitalis ungewöhnliche Symptome vorhanden. Manjikowski-Cerny berichten über Fettsucht mit Infantilismus auf hypophysärer Basis bei Fehlen von Augensymptomen. Das 21jährige Mädchen hatte offene Epiphysenfugen, die Sella war normal. Die Körperbehaarung fehlte, die Mammae waren kaum angedeutet. Wa.R. im Blute und Liquor positiv. Im Liquor Lymphocytose, Nonne-Apeltsche Reaktion positiv. Unter Jod erfolgte Besserung. Weygandt teilt mit, daß besonders sub finem Paralytiker öfters hypophysäre Fettsucht zeigen, offenbar durch Hypophysenschädigung infolge eines Hydrocephalus internus. (Der Boden des dritten Ventrikels wird dann oft blasig vorgestülpt und kann den Hirnanhang komprimieren. Anm. d. Verf.). In einem Falle von Lues in der dritten Generation fand er Fettsucht, Minderwuchs, Polydaktylie und Demenz. Die Hypophyse zeigt allerdings bei Paralyse keine syphilitischen Veränderungen. O. Marburg sah in zwei Fällen von erworbener Lues der Hypophyse ein auffallendes Hervortreten der Hirndrucksymptome, während die Fettsucht nicht ausgesprochen war. In einem Falle führte die Operation nach O. Hirsch (Weg endonasal durch die Keilbeinhöhle) eine Besserung des Visus herbei. Marburg glaubt einen hypophysären Typus der luetischen basalen Meningitis annehmen zu dürfen. H. Bergmann rechnet einen Fall von Diabetes insipidus hierher, welcher als Sekundärsymptom der Lues auftrat und nach Schmierkur und Jodkali rasch verschwand. In einem Falle von T. Nonay war bei einer 24jähr. Patientin mit Wa.R. + die Sella stark erweitert, bestand doppelseitige neuritische Sehnervenatrophie mit Gesichtsfeldeinschränkung, Hypotonie des Bulbus. Hypoplasie der Genitalien und der Schilddrüse, Oligomenorrhoe, Areflexie der Beine. Auf Bi-Behandlung Besserung des Visus, normale Tension der Bulbi, Wiedereintritt der Menstruation.

Übergangsformen zum *Eunuchoidismus* auf luetischer Basis sind einige Male mitgeteilt. Wohl ist die hypophysäre Genese solcher Fälle wiederholt behauptet und auch wahrscheinlich, aber nicht autoptisch sichergestellt. Wahrscheinlich handelt es sich zumeist um polyglanduläre Affektionen mit stärkerer oder geringerer Beteiligung der Glandula pituitaria.

A. WITGENSTEIN und KRONER berichten über einen 47jährigen Mann, welcher plötzlich an Erschöpfungszuständen und Schlafsucht erkrankte. Es bildete sich ad nates ein starkes Fettpolster aus, Bart- und Schamhaare fielen aus, das äußere Genitale und die Testikel bildeten sich zurück. Blutdruck erniedrigt (100 nach R.R.). Zuckertoleranz war erhöht. Es bestand Fistelstimme. Durch Salvarsan und Hypophysenextrakt wurden die Polyurie und die Mattigkeit gebessert.

M. NONNE beschreibt einen Fall von eunuchoidem Hochwuchs, welcher sich erst nach dem 28. Lebensjahre entwickelte. Bis zu diesem Zeitpunkte war Pat. ungewöhnlich klein. Die Genitalien klein, am Rumpf besteht femininer Habitus. Es fehlt, abgesehen vom Haupthaar, jede Körperbehaarung. Die Stimme ist kindlich, die Psyche infantil. Die Epiphysenfugen persistieren, die Sella turcica ist erweitert. Die Autopsie zeigt ein großes verkalkes Gumma der Hypophyse. Nur von der Pars anterior war ein kleiner Rest erhalten. Der Hoden verhielt sich mikroskopisch wie der eines Neugeborenen.

CASTELLANO-GARZON sahen Eunuchoidismus kongenital-luetischer Natur bei einem 24jährigen Manne. Eine antiluetische Therapie beeinflußte nur die Fettsucht und eine vorhandene Alopecie, aber nicht die anderen Erscheinungen.

SKUBISZEWSKI schildert einen Patienten mit Schädigung mehrerer basaler Hirnnerven in der mittleren Schädelgrube rechts, die linken Extremitäten infolge begleitender luetischer Meningitis affiziert.

APERT-BROCA beobachteten bei dem neunjährigen übergewichtig geborenen Knaben das typische Bild der Dystrophia adiposo-genitalis bei normalem röntgenologischen Befund. Anomalien des Gebisses und Syndaktylie. Zeichen einer kongenitalen Lues.

Wir finden bei der Dystrophia adiposo-genitalis auf luetischer Basis zwei *Haupttypen*: Formen, bei welchen sich der Prozeß im wesentlichen auf die Sella turcica beschränkt, und Fälle mit Sehstörungen und den Allgemeinerscheinungen eines Hirntumors. Es wiederholt sich also das Verhalten, wie man es bei der Akromegalie kennen gelernt hat, bei welcher man auch eine „Frühakromegalie von stationärem Charakter" (H. SCHLESINGER, identisch mit der neuerdings von O. HIRSCH beschriebenen benignen Akromegalie) und eine progressive Form (maligne Akromegalie — O. HIRSCH) unterscheidet. Beiden Gruppen, der Dystrophie und der Akromegalie auf luetischer Basis, kommen oft noch Zeichen einer circumscripten basalen Meningitis zu. Beiden Haupttypen der Dystrophia adiposo-genitalis können sich Diabetes insipidius und die Zeichen einer polyglandulären Insuffizienz hinzugesellen, so daß Übergangsformen zu anderen, durch endokrine Störungen bedingten Krankheitsformen zustande kommen.

ERDHEIM hat vor Jahren angenommen, daß die Störungen von Zentren am Boden des dritten Ventrikels und nicht von der Neurohypophyse ausgehen. Die Frage ist heute noch unentschieden, wenn auch manche Obduktionsbefunde (so auch ein von ERDHEIM an einer von mir klinisch genau beobachteten Patientin erhobener) für die ersterwähnte Ansicht sprechen. Die Beobachtung von BABONNEIX-LHERMITTE zeigt, daß eine Erkrankung der Meningen mit Infiltration des Infundibulum (also auch wahrscheinlicher Schädigung von Zentren am Boden des dritten Ventrikels) bei Freibleiben der Hypophyse das Symptom des Diabetes insipidus hervorrufen kann. In dem eben erwähnten Falle war die Leptomeningitis syphilitischer Natur. JAFFÉ meint, daß in seinem Falle eine diffuse Hypophysitis und Perihypophysitis luetica den Abfluß von Hypophysensekret verhindert und dadurch die Ausbildung der Genitaldystrophie begünstigt hätten. Jedoch kann der Sitz der Erkrankung nicht nach dem Verhalten des Grundumsatzes bestimmt werden, wie BONILLA meint. J. BAUER nimmt in jüngster Zeit an, daß die hypophysäre Fettsucht vom Vorderlappen der Hypophysen ihren Ausgang nehmen dürfte. Extrahypophysäre Faktoren (basale trophische Zentren) sind aber nach BAUER in maßgebender Weise mitbestimmend für den Effekt einer insuffizienten Vorderlappenfunktion. Ich bin der Ansicht, daß erst die primäre oder sekundäe Schädigung von trophischen Zentren am Boden des dritten Ventrikels den Symptomenkomplex der hypophysären Fettsucht hervorrufen können.

Verlauf. Die Dystrophia adiposo-genitalis geht bisweilen, wie Fälle der Literatur zeigen, schließlich in die Simmondsche Kachexie über. Sie kann aber auch viele Jahre hindurch unverändert persistieren oder unter den Erscheinungen eines langsam wachsenden Hirntumors verlaufen, welcher ohne Behandlung (Operation, Röntgentherapie) durch wachsenden Hirndruck den Tod herbeiführt. Eine antiluetische Therapie mag eine Besserung herbeiführen, wenn die Affektion durch Syphilis hervorgerufen ist. Weitere Erfahrungen müssen erst lehren, ob auch eine Dauerheilung auf diese Weise erzielbar ist.

Hypophysäre Gerodermie. Infantilismus.

Frühzeitiges Altern bei Hypophysenerkrankungen luetischer Natur ist wiederholt erwähnt. Die Gesichtshaut, aber auch die Haut des übrigen Körpers wird welk und runzelig und verliert das Fett. Der Zustand, welcher den Namen der *Gerodermie* führt, ist nicht als einzige Erscheinung einer Erkrankung der Glandula pituitaria vorhanden, sondern tritt zu anderen hypophysären und polyglandulären Symptomenkomplexen hinzu. Er dürfte öfters das Produkt verschiedener innersekretorischer Störungen sein.

So war Gerodermie in einem Falle von syphilitischer Dystrophia adiposo-genitalis vorhanden, welchen Mariotti beschrieb, der aber auch eine Affektion der Thyreoidea und der Nebennieren annahm. Buschke-Gumpert sahen Gerodermie als Zeichen einer kongenitalen Lues neben schwerer Störung der Keimdrüsen und neben Eunuchoidismus. In einem von Laignel-Lavastine-George veröffentlichten Falle von zweifelhafter Hypophysenaffektion hatte der 50jährige, luetisch infizierte Mann das Aussehen und die Figur eines alten Weibes. Die Testes waren atrophisch, die Behaarung und die sekundären Geschlechtscharaktere verschwunden, der Grundstoffwechsel war herabgesetzt, Thyreoidea nicht palpabel, Sella turcica normal. Die von Dominguez-Orlando beobachtete 50jährige Kranke verlor im 36. Jahre die Menses. Die Haare wurden schon im 12. Lebensjahre weiß, das Gesicht hatte in jungen Jahren Runzeln. Die Gesichtshaut war pergamentartig. Die Rumpfbehaarung fehlte, es bestand Pigmentierung der Haut des Rumpfes und der Unterarme. Das äußere Genitale atrophisch. Sella turcica etwas erweitert. Wa.R. positiv. Zeichen einer Mesaortitis. Die Autoren nehmen eine polyglanduläre Affektion mit Beteiligung der Hypophyse auf luetischer Basis an.

M. Nonne berichtet über zwei nur klinisch beobachtete Fälle von *Infantilismus.* Er versteht unter dieser Bezeichnung das Erhaltensein der charakteristischen Kindheitszüge auch jenseits des Alters der Pubertät. Dazu sind zu rechnen: verhältnismäßige Größe des Kopfes, Kleinheit der Taille, Länge der Extremitäten, kindliche Stimme, infantiles Aussehen der Genitalien, Weichheit der Haut, Unvollkommenheit der Ossifikation, kindliche Psyche. Nonne fordert wie Krabbe, daß Züge von Wachstumshemmung neben ungenügender Ausbildung der genitalen Entwicklung vorhanden sein müssen. Für seine Fälle erschließt Nonne als Ursache des Infantilismus per exclusionem die Erkrankung der Hypophyse, weil weder eine Thyreoidea-Affektion noch ein polyglanduläres Leiden erkennbar waren. Mankowsky-Cerny berichten über eine hierhergehörige klinische Beobachtung. Ich habe einen dem Nonneschen analogen Fall bei einem 23jährigen kongenitalen Luetiker klinisch beobachtet.

Pathologische Anatomie der syphilitischen Hypophysenerkrankungen.

Simmonds (später M. B. Schmidt) wies 1914 nach, daß kongenitale Lues relativ oft mit Hypophysenerkrankungen spezifischer Art einhergeht. Innerhalb eines Jahres fand Simmonds unter 12 untersuchten Fällen von kongenitaler Lues fünfmal Veränderungen des Vorderlappens, während die Neurohypophyse intakt war. Die Veränderungen standen offenbar mit der Infektion in Verbindung und waren interstitielle proliferative Entzündungen, bisweilen (seltener) Nekroseherde und miliare Gummen. Die interstitielle Hypophysenerkrankung mit spindelzelligen Wucherungen befällt diffus den ganzen Vorderlappen oder herdförmig, besonders in den zentralen Partien (SCHMIDT). Die Infektion erfolgt nur ausnahmsweise von den Meningen her, in der Regel auf dem Blutwege. PARIS und SABARÉANU wiesen in den Hypophysen luetischer Kinder auch Spirochäten nach. M. B. SCHMIDT hatte (nach NONNE) schon früher Nekrosen im Hirnanhang bei kongenitaler Lues gesehen. Sehr selten sind bei Kindern miliare Gummen, die interstitielle Entzündung mit kleinen Nekrosen überwiegt. Die negativen Befunde CARRERAS fallen gegenüber den positiven, eben angeführten, nicht ins Gewicht. Nach CHIARI führt die kongenitale Lues in späterem Alter nur ausnahmsweise zu gummösen, aber dann zu sehr schweren Erkrankungen der Hypophyse. SIMMONDS und SCHMIDT sind der Ansicht, daß etwa die Hälfte der auf Syphilis zurückzuführenden Prozesse des Hirnanhanges auf die kongenitale Syphilis entfallen.

Bei *erworbener Lues* sind wiederholt *Gummigeschwülste* in der Hypophyse entdeckt worden, manchmal schon wenige Monate nach der Infektion. So fand SIMMONDS in einem Falle von Spätinfektion bei einem 78jährigen Manne schon vier Monate nach der Infektion eine gummöse Veränderung fast des ganzen Vorderlappens der Hypophyse und Gummen der Lunge. Die ersten Untersuchungen über Veränderungen der Glandula pituitaria, welche auf Syphilis zurückzuführen sind, stammen von VIRCHOW.

WEIGERT sah einen haselnußgroßen, BIRCH-HIRSCHFELD einen walnußgroßen gummösen Tumor der Hypophyse, ebenso beobachteten HEKTOEN, L. WESTPHAL, VIRCHOW, KUSS, TURNER, BARBACCI, SOKOLOFF, BEADLES Gummen der Hypophyse. BIANCHI beschreibt eine gummöse Veränderung der Hypophyse neben multiplen luetischen Erkrankungen der Baucheingeweide, ähnlich ist die Schilderung von BIRCH-HIRSCHFELD. Außer dem Gummi waren multiple kleine Abscesse in der Hypophyse als Folgezustand einer allgemeinen Sepsis vorhanden. STROEBE schildert einen Fall von Leberlues mit multiplen Gummen des Schädeldaches, der Pia mater und der Hypophyse. Auch im ersten Fall von JAFFÉ war Leber-Lues und Syphilis cranii vorhanden, jedoch war die Hypophyse im Gegensatze zu den früheren Fällen auffallend klein und wog nur 35 cg. In diesem Falle war Vorder- und Hinterlappen von reichlichen Bindegewebswucherungen durchzogen, welche vielleicht aus miliaren Gummen hervorgegangen waren. Daneben waren andere innersekretorische Drüsen (Thyreoidea, Testes) schwer geschädigt. Im zweiten Falle von JAFFÉ war ein Gumma des Hypophysenstieles und des Infundibulum, Fibrosis testis vorhanden, während die Hypophyse selbst nicht geschädigt war.

Das sehr große und voluminöse Gummi der Hypophyse, welches BRUSSILOVSKI beschreibt, zerstörte den Vorderlappen sowie die Pars intermedia und führte zu Hydrocephalus des dritten Ventrikels. Daneben Veränderungen der Thyreoidea, des Pankreas, Leber Ovariums, Niere. Das Gummi soll ohne Erscheinungen verlaufen sein.

GOLDZIEHER sah ein taubeneigroßes, die Sella kuppelförmig überdeckendes Gummi, welches mit der Hirnbasis verwachsen war, mit der Dura flächenhaft zusammenhing, das Chiasma zerstörte und auf die Hypophyse übergriff.

L. PICK fand bei einer 43jährigen Frau ein Gummi am Boden des dritten Ventrikels, das Chiasma durchsetzend, gummöse Infiltration des Infundibulum, ein Gummi der Hypophyse; es war nur ein kleiner Teil des Vorderlappens erhalten. Es bestand eine Kontinuität zwischen Hirn- und Hypophysenerkrankung. Einen ganz ähnlichen Fall in bezug auf anatomische Ausbreitung schildert E. COHN.

VACLAV sah eine 31jährige Frau, bei der ein solitäres Gummi des Infundibulum gefunden wurde, das auf die Hypophyse übergegangen war. Die Sella war atrophisch. Es bestand eine gummöse Pachymeningitis cervicalis und eine akute luetische Leptomeningitis, welche vom Chiasma bis zur Oblongata reichte.

VACLAV beschreibt einen 2. Fall bei einem 46jährigen Manne mit einem Gummi der linken Arteria communicans poster., das auf die Sella übergriff, den Hypophysenstiel einnahm und zum Teil auch das Infundibulum zerstörte. Daneben diffuse chronische Meningitis und hochgradiger Hydrocephalus internus.

VACLAVs 3. Fall. 62jähriger Mann, zwei Wochen post coitum Ulcus, drei Monate später generalisiertes, großpapulöses Exanthem, das später in ein diffuses Infiltrat der gesamten

Hautdecke übergeht und durch zusammenhängende hyperkeratotische Borken ausgezeichnet ist. Trotz spezifischer Therapie starke Kachexie und Exitus.

Anatomisch: Diffuses luetisches Hautinfiltrat, Pseudoprimäraffekt an der Glans, exzessive Kachexie. Hypophyse um ein Drittel vergrößert. Histologisch ein Gummi mit herdförmiger Verkäsung. Die Adenohypophyse ist zu $^3/_4$ zerstört, die Neurohypophyse weniger geschädigt.

PERITZ unterscheidet Schädigungen der Glandula pituitaria durch direkte luetische Veränderungen und indirekte durch den syphilitischen Hydrocephalus.

Das von E. COHN beschriebene Gummi ähnelt in bezug auf Lokalisation und Befallensein der Hypophyse dem von L. PICK beschriebenen.

Im Falle von L. SCHOLTZ fand sich ein Gummi des Vorderlappens der Hypophyse. Auffallend ist, daß in diesem Falle außer einem papulösen Exanthem auch noch Papeln am Genitale vorhanden waren. Also auffällige Verkürzung des Intervalls für die Entwicklung des Gumma bei einer 32jährigen Frau.

JEDLICKA schildert ein solitäres Gummi des Infundibulum, welches in die Hypophyse durchbrach, von einer luetischen basalen Leptomeningitis und einer Pachymeningitis des Halsmarkes begleitet war. In einem anderen Falle griff ein Gummi von der Art. commun. post. ausgehend, auf den Hypophysenstiel und zum Teil auch auf das Infundibulum über. Daneben bestand eine diffuse chronische Meningitis.

CARRERA fand in einem Falle eine Fibrose, sonst nur Neurogliavermehrung des Hinterlappens.

Die Durchsicht des anatomischen Materials zeigt, daß die 1914 von SIMMONDS aufgestellten Sätze auch für das nun weit größere Material Geltung haben: 1. Die Erkrankung der Hypophyse ist bei Lues congenita häufig. 2. Es kommt vorwiegend zu einer interstitiellen Entzündung des Vorderlappens, bisweilen begleitet von Nekroseherden und miliaren Herden. Die Neurohypophyse bleibt intakt. 3. Bei akquirierter Syphilis ist die spezifische Affektion der Hypophyse selten und geht mit grober Gummibildung einher. L. PICK fand bis 1922 in 20 Fällen der Literatur Gummen der Hypophyse beim Erwachsenen beschrieben. Seither sind weitere Fälle (JAFFÉ, BRUSSILOWSKI, COHN, SCHOLTZ) aber in geringer Zahl bekannt geworden. Die Zusammenstellung von SKUBISZEWSKI umfaßt 25 Fälle von Hypophysengummen. Frauen erkranken an dieser Veränderung viel häufiger als Männer (11 : 3 nach E. COHN). Vielleicht ist nach BUSCHKE-JOST die Hypophyseninanspruchnahme durch die Gravidität von Wichtigkeit für die geringe Widerstandsfähigkeit des Organes bei Frauen. *In der Regel war der Vorderlappen durch das Gumma viel schwerer geschädigt als die Neurohypophyse.* Das gleiche gilt für die kongenitale Lues (M. B. SCHMIDT, SIMONS). Zumeist sind neben der Gummenbildung in der Hypophyse ausgedehnte gummöse Veränderungen in anderen Organen vorhanden.

Diesen Sätzen möchte ich aber noch folgende Feststellungen hinzufügen. *Die luetischen Produkte können sich in Form von Gummen oder Entzündung in nächster Nähe der Hypophyse bei Freibleiben der letzteren vorfinden, so in Form einer basalen circumscripten Meningitis* (BABONNEIX-LHERMITTE) *oder am Infundibulum, resp. am Boden des dritten Ventrikels* (JAFFÉ, BABONNEIX-LHERMITTE, JEDLICKA). *Die klinischen Erscheinungen können dann aber die gleichen sein wie bei Erkrankung der Hypophyse selbst. Diese Feststellung entspricht der großen Bedeutung der Zellgruppen am Boden des dritten Ventrikels für die Trophik einer Reihe von Gebilden* (Haut, Knochen, Fettverteilung, Wasserausscheidung usw.).

Wir müssen auf Grund unserer jetzigen Kenntnisse erklären, daß bei erworbener Syphilis auch eine Fibrose der Hypophyse vorkommen kann (SCHMITT, CARRERA).

Weiters ist die Feststellung wichtig, daß neben der gummösen Veränderung der Hypophyse sehr oft analoge Erkrankungen des Gehirnes vorhanden sind (in 65% der Fälle nach BUSCHKE-JOST).

Wichtig und interessant ist auch die Erfahrung, daß die Syphilis der Hypophyse oft mit schweren fibrösen, atrophischen oder gummösen Veränderungen anderer Drüsen kombiniert, also eine Teilerscheinung einer polyglandulären Affektion ist. So ist wiederholt von einer Atrophie der Thyreoidea, von einer Fibrose und Atrophie der Keimdrüsen, einer gummösen Erkrankung der Leber und des Pankreas die Rede. Aber nicht nur Drüsen, sondern auch Knochen (Schädel, Nasenbein, Gaumen und andere Knochen), Lungen und andere Teile des Körpers können syphilitische, zumeist gummöse Veränderungen aufweisen.

Therapie syphilitischer Hypophysenerkrankungen.

Die Behandlung hypophysärer Erkrankungen luetischer Natur hat sich in erster Linie gegen das Grundleiden zu richten. Eine vorsichtige, länger durchgeführte antiluetische Behandlung kann schöne Erfolge zeitigen.

Daneben kann eine Behandlung mit Organpräparaten von erheblichem Nutzen sein. Man gibt dann entweder Hypophysin in Injektionen oder das vorwiegend aus dem Vorderlappen des Hirnanhanges hergestellte Prähypophysin. Bei Mitbeteiligung der Thyreoidea kommt auch Verordnung von Schilddrüsenpräparaten (Thyreoidin) in Betracht, bei polyglandulären Affektionen Organpräparate, welche den wahrscheinlich erkrankten Drüsen entsprechen.

In einem Falle von M. SCHUR von rudimentärer SIMMONDSScher Kachexie mit Diabetes insipidus war durch Hypophysenpräparate (Antephysan, Präphysan, Pituitrin) eine Besserung der Adynamie und ein Ansteigen des Blutdruckes herbeigeführt. Eine antiluetische Therapie brachte rapide Besserung. Der Diabetes insipidus wurde nicht beeinflußt. Auch E. REDLICH sah günstige Wirkung von Hypophysenvorderlappenextrakt auf das manchmal im Vordergrund stehende Fröstelgefühl und auf die Schlafsucht.

Syphilis der Epiphyse (Zirbeldrüse).

Über einen klinisch beobachteten, möglicherweise *luetischen* Fall einer *Zirbeldrüsenerkrankung* berichtet LAURIMSCH.

Ein siebenjähriges Mädchen bot Zeichen einer körperlichen Frühreife. Das Genitale war entwickelt, ebenso die sekundären Geschlechtscharaktere zur Ausbildung gelangt. An den oberen Extremitäten war die Ossification weiter als in der Norm vorgeschritten. Intellekt war normal, jedoch war das Kind in bezug auf Selbstbeobachtung und Selbstbeherrschung seinen Altersgenossen voraus. Wa.R. im Serum stark positiv, im Liquor negativ. Opticusatrophie.

JANSON nimmt eine Erkrankung der Epiphyse bei einem kongenital luetischen Kind an, welches eine auffallend welke und trockene, sowie überall in Falten abhebbare Haut darbot. Der Fall ist nicht durch analoge klinische Erfahrungen oder durch einen Obduktionsbefund gestützt, also nicht verwertbar.

Vereinzelte *anatomische Befunde* sind bekannt geworden. *Gummen* in der Glandula pinealis beschreibt LORD als Begleiterscheinung multipler Hirngummen, PONTOPPIDAN ein luetisches Granulom, welches vom Plexus chorioideus ausging und der Epiphyse anlag. BERBLINGER stellte bei einer 20jährigen im sekundären Stadium im Stroma perivasculäre Infiltrate von Plasmazellen und Lymphocyten fest. Diese waren auch in der Bindegewebskapsel des Organs vorhanden; eine Meningitis fehlte. A. BUSCHKE und JOST, welchen ich diese Angaben entnehme, betonen, daß das Spezifische dieser Entzündung nur wahrscheinlich, nicht sicher sei.

Bei Paralyse sind Blutungen (LAVASTINE) und in der Umgebung der Blutgefäße reichlichere Plasmazellen gefunden worden (JOSEPHY und KRABBE). In den vielen Zirbeldrüsen alter Leute, welche ich histologisch studierte und über welche ich vor Jahren berichtete, habe ich nicht ein einziges Mal syphilitische Veränderungen gefunden.

Für die Klinik liegen bisher gut verwertbare Beobachtungen (klinisch und anatomisch) nicht vor, insbesondere keine Fälle, in welchen körperliche oder geistige Frühreife (das Hauptmerkmal der Zirbeldrüsen-Erkrankung), bei alleinigem oder vorwiegendem Befallensein der Glandula pinealis, beobachtet wurde.

Syphilis der Nebenniere.

Die syphilitischen Veränderungen der Glandula suprarenalis haben bisher keine große klinische Bedeutung und sind anatomisch besser als klinisch gekannt.

Luetische Erkrankungen der Nebenniere finden sich bei kongenitaler Syphilis häufiger als bei erworbener. Virchow schildert 1859 Vergrößerung und totale Verfettung. Burle de Figueiredo hat unter 90 autoptisch studierten Fällen von Lues 75mal Veränderungen in den Nebennieren gefunden, und zwar hauptsächlich perivasculäre Infiltrate, bestehend aus Lymphocyten oder Plasmazellen, inner- und außerhalb der Kapsel, aber auch in der Rinde. Kapselverdickungen mit perivasculärer Infiltration und Bindegewebswucherung fand er seltener. Kleine Nekrosen sowohl in der Rinden- als in der Marksubstanz wurden wiederholt beobachtet, Spirochäten hat er gelegentlich nachweisen können. Hickel fand kleine Herde blutbildenden Gewebes, welche er als pathognomonisch anspricht. Simmonds beschreibt eine starke Kapselverdickung (Perihypernephritis). Von da aus dringen Bindegewebszüge in die Rinde ein. Spirochäten wurden manchmal nachgewiesen. Die Randschichten sind in der Regel stärker von Veränderungen betroffen als die Marksubstanz Auch ältere Autoren wie Birch-Hirschfeld, Bärensprung, C. Hecker halten Erkrankungen der Nebennieren bei kongenitaler Lues für häufig. Olaf Thomsen stellte in 21 unter 72 Fällen kongenitaler Lues deutliche Veränderungen syphilitischer Natur fest.

Außer den eben erwähnten sind bei kongenitaler Lues gummöse Veränderungen in der Nebenniere wiederholt beschrieben, so von Oberndorfer, Keisaku-Kokubo, Girode, Runge, scheinen aber bei der kongenitalen Syphilis nur sehr selten vorzukommen (Kokubo). Sie können beträchtliche Größe erreichen, so war ein Gummiknoten im Falle von Winogradow walnußgroß, im Falle von Girode haselnußgroß, im Zentrum verkäst. Eine diffuse, von der Rinde aus eindringende Sklerose ist mehrmals notiert.

Bei *erworbener Syphilis* sind diffuse interstitielle Entzündungsprozesse und Nekrosen (Kokubo-Girode, Dietrich-Sigmund) in der Rinde gesehen worden (Bärensprung, Guleske). Kleine Nekrosen sehen makroskopisch wie Miliartuberkel aus. Größere keilförmige Nekrosen ähnlich den anatomischen Infarkten hat Aschoff beschrieben. Verwechslungen von Nekrosen und Gummiknoten sind nach Dietrich-Sigmund in mehreren Fällen der Literatur anzunehmen. Virchow hat mehrmals totale Fettdegeneration beobachtet. Spirochäten wurden auch bei erworbener wie bei kongenitaler Lues im sonst unveränderten Parenchym nachgewiesen (s. Babes-Panca, Levaditi-Salmon, Gierke, Hübschmann, Esser). Neusser-Wiesel weisen darauf hin, daß auch bei erworbener Lues diffuse oder herdförmige gummöse Prozesse, Vermehrung des Bindegewebes mit hyaliner oder amyloider Degeneration und oft Anomalien der Pigmentverteilung auftreten. Carrera findet Verfettung der Rinde und Untergang der acidophilen Zellen, weiters charakteristische Gefäßveränderungen und perivasculäre Infiltrate aus Lymph- und Plasmazellen, bei erworbener Lues in einem Viertel, bei angeborener in 40% der Fälle. Cirrhose der Nebennieren ohne Gummenbildung ist unter anderen von W. Stone, Schwyzer beschrieben.

Die Schrumpfung *einer* Nebenniere hat HÜBSCHMANN in einem sicheren Luesfalle beobachtet. Aber die Frage nach der syphilitischen Ätiologie einer *Nebennierenatrophie* ist noch nicht definitiv beantwortet. FAHR und REICHE, sowie SIMMONDS glauben, daß Lues eine Schrumpfung des Organs herbeiführen könne. Die ersteren Autoren sahen Fälle mit Entzündung der Rindenschichte und Hämorrhagien, welche zu starker Kapselverdickung und Verödung der Rinde führt. Das Mark ist zunächst intakt, kann dann aber auch untergehen. In 3 Fällen bestanden Infiltrationen der Venenwände. In einem Falle entwickelte sich $3^1/_2$ Jahre nach der luetischen Infektion ein typischer M. Addisonii. SIMMONDS denkt auf Grund der Gefäßveränderungen an Syphilis. Die Ähnlichkeit der Affektion mit der „Perihypernephritis" bei heredo-luetischen Kindern sei auffallend. KOVACS hingegen meint, daß verschiedene Toxine und nur manchmal die Syphilis eine „cytotoxische Schrumpfnebenniere" herbeiführe. In einem von mir klinisch und anatomisch beobachteten Falle, der stürmisch unter den Erscheinungen eines akutesten M. Addisonii verlief, war ein Zusammenhang mit Syphilis nicht nachweisbar. Von einem häufigen Vorkommnisse bei erworbener Syphilis kann aber nicht die Rede sein, wenn auch manche Autoren die luetische Nebennierenerkrankung als nicht selten hinstellen (BEJARANO-COVISA, DEADERICK). Kleine Herde blutbildenden Gewebes sind bei kongenitaler Lues von HICKEL, ASCHOFF, COHN beschrieben.

Die *klinischen Symptome* sind nicht charakteristisch. Sie sprechen wohl für eine Insuffizienz der Nebennieren, weichen nur in einzelnen Zügen von dem typischen, wohlbekannten Bilde ab, manchmal aber doch so weit, daß man geneigt wäre, nur von addisonähnlichen Zügen des Krankheitsbildes zu sprechen. So in dem Fall von PAUTRIER, in welchem nur Adynamie, Hypotonie und Kopfschmerz bestanden, oder im Falle von FLANDIN mit alleiniger Asthenie. ORO spricht von Formes frustes. ESSER will gar kolikartige Durchfälle bei Neugeborenen als addisonähnliches Symptom verwerten! Ob die Beobachtung von FOIX-CHAVANY im Sinne einer (syphilitischen) Insuffizienz der Nebennieren zu deuten ist, erscheint fraglich. Es bestanden körperliche und geistige Ermüdbarkeit, Magen - Darmstörungen, Fettsucht, Neuralgien, sexuelle Frigidität.

Bekanntlich haben wir bei Insuffizienz der Nebennieren von Kardinalsymptomen Adynamie, Hypotension, Hyperpigmentationen, schwere Erscheinungen von seiten des Magens und Darmes, Symptome von seiten des Zentralnervensystems, Fehlen der Adrenalinglykosurie und der Blutdrucksteigerung nach Bewegung und nach Adrenalineinverleibung.

In manchen älteren Fällen der Literatur, in welchen Gummen der Nebenniere gefunden wurden, ist schlechtwegs von M. Addisonii die Rede (BIRCH-HIRSCHFELD, GORDON).

Mitunter fehlen in den veröffentlichten Fällen markante Symptome vollkommen oder der Verlauf der Erkrankung bietet Besonderheiten dar, so daß Zweifel an der Richtigkeit der Diagnose wachgerufen werden.

So ist in dem von OTTERSTRÖM beschriebenen Falle (33jähr. Mann mit Ermüdbarkeit, Kraftlosigkeit, ausgedehnter, dunkelbrauner Pigmentation) der Blutdruck mit 160 mm Quecksilber angegeben; der Druck sank nach einer antiluetischen Therapie auf 110 mm. Da ohne Hypotonie die Annahme einer Nebennierenerkrankung sehr zweifelhaft ist, wirkt diese Angabe befremdend.

Die Beobachtung von CROHN betrifft einen 14jährigen Knaben, welcher charakteristische Nebennierensymptome und hochgradige Anämie bei stark positiver Wa.R. darbot. Unter antiluetischer Therapie besserten sich sowohl die Oligocytämie, als auch der Hämoglobingehalt erheblich, während die übrigen Erscheinungen unverändert blieben. Ein isolierter Rückgang der Anämie bei einer erheblichen Nebenniereninsuffizienz ist jedenfalls als ungewöhnlich zu bezeichnen.

Unter den von Oro nur klinisch studierten Fällen waren bei dem ersten, einem 28jähr. Manne, wohl schwere Asthenie und Diarrhöen, aber keine abnorme Pigmentation vorhanden. Unter antiluetischer Therapie erfolgte weitgehende Rückbildung.

Überzeugender ist der zweite Fall, einen 36jährigen luetisch infizierten Mann betreffend, welcher unter Mattigkeit, Schlafsucht, schwerster Asthenie, Magenbeschwerden und wachsender Pigmentation der ganzen Haut dem Krankenhause zuwuchs. Adrenalin war im Blute vermindert. Wa.R. + im Blute und Liquor. Multiple Drüsenschwellungen. Daneben spinale Symptome. Unter Neo-Trepolbehandlung Rückgang der Erscheinungen.

Meineri veröffentlicht die Krankengeschichte eines 18jährigen Mannes, welcher zwei Jahre nach dem unbehandelten Primäraffekte unter Asthenie, Somnolenz, Appetitlosigkeit und Hypotonie erkrankte. Hyperpigmentation der Haut am Rumpf und an den Extremitäten. Serumreaktionen positiv. Multiple Drüsenschwellungen. Unter Salvarsanbehandlung Besserung, die Hautpigmentation blieb.

Deadericks 52jährige Kranke litt an Mattigkeit, Schmerzen im rechten Hypochondrium, Erbrechen, Obstipation, ausgedehnter Dunkelfärbung der Haut. Alle Symptome gingen unter Hg und oraler Einnahme von Nebennierensubstanz zurück, am spätesten die Hautverfärbung.

Intensivere Pigmentation der Haut allein oder nur bei Asthenie wurde mehrmals in nicht überzeugender Weise mit syphilitischen Veränderungen der Nebenniere in Verbindung gebracht (Covisa-Bejanaro). Auch soll die Ausbildung einer „Lues pigmentosa" auf eine vorübergehende Entzündung der Nebennieren zurückzuführen sein (Sáinz de Aja).

In diesem Falle bekam eine 28jährige Frau etwa fünf Monate nach der Infektion und nach unvollkommener Salvarsankur Kopfschmerz, Agrypnie, Asthenie, Erbrechen, Lues pigmentosa am Rumpf und an den oberen Extremitäten, Lungentuberkulose. Nebennieren und Pankreas waren mit verkalkten Granulationen durchsetzt, es war nur wenig normales Nebennierengewebe mehr vorhanden. Die Lues, vielleicht die spezifische Therapie, hatte die im Stillstand begriffene Tuberkulose neuerlich angefacht. Die durch Tuberkulose stark geschädigten Organe wurden durch die Lues und ihre Therapie noch erheblicher lädiert.

Von anatomischen Befunden bei erworbener Lues wäre bemerkenswert, daß schwielige Umwandlung der Nebennieren ohne Tuberkulose nach Simmonds stets an Syphilis denken lassen muß. Schwyzer, Birch-Hirschfeld, Gordon haben gummöse Erkrankungen der Nebenniere festgestellt.

Zusammenfassend läßt sich erklären, daß die Syphilis nur ausnahmsweise die Ursache eines voll ausgebildeten Addisonschen Symptomenkomplexes darstellt, und daß bei der Konkurrenz anderer Blutdrüsen (Hypophyse, Thymus, Thyreoidea) die Zugrundelegung eines einzigen Symptoms (wie der Asthenie) für die Diagnose einer luetischen Nebennierenerkrankung nicht genügt. Zum mindesten muß man fordern, daß neben Asthenie andere Kardinalsymptome (Hypotension, Hyperpigmentation, erhöhte Kohlehydrattoleranz) vorhanden sind, um die Annahme einer Nebennierenerkrankung genügend zu stützen.

Anhang: Andere Störungen endokriner Drüsen.

Unter der Bezeichnung „Endokrinide" führen Audry und Chatellier einen etwas unklaren Begriff in der Medizin ein. Sie verstehen darunter eine, wie es scheint, vorwiegend durch Syphilis bedingte Schädigung endokriner Drüsen, welche aber nichts mehr direkt mit dem Kontagium zu tun hat. Die Schädigung der Drüse kann den Boden für andere nichtsyphilitische Erkrankungen vorbereiten. Eine antiluetische Behandlung erzielt keine Erfolge.

Besonders kongenitale Lues führe zur Ausbildung der „Endocrinides", aber auch erworbene Syphilis könne sie herbeiführen.

Ein Teil der Fälle von Raynaudscher Affektion und von *Erythromelie* wäre auf diese Art syphilitischer Schädigung zurückzuführen.

Die Syphilis der Epithelkörperchen.

Das vorliegende klinische Material ist außerordentlich dürftig. Sehr selten scheint eine *Tetanie* durch eine luetische Erkrankung der Glandulae parathyreoideae zustande zu kommen. Ich habe bei dem früher großen Wiener Tetaniematerial nie einen solchen Zusammenhang beobachtet. (Die Tetanie wird in Wien viel seltener.) Auch FRANKL-HOCHWART und ESCHERICH erwähnen in ihren bekannten Monographien Lues nicht unter den ätiologischen Momenten der Tetanie.

In letzter Zeit beschrieben französische Autoren (LANGERON, DECHAUME, DELORE und JEAMIN) einen Fall von *Tetanie* bei erworbener Syphilis. Der Fall betraf einen 47jährigen Alkoholiker. Im Blute Hypocalcämie. Zeitweilig asthmatische Anfälle mit Hypersekretion im tetanischen Anfalle (Bronchotetanie?). Die Autopsie ergab außer Lungengummen sklerotische Veränderungen in den Epithelkörperchen. Die Autoren glauben, daß die Parathyreoideaschädigung der Ausgangspunkt des Leidens gewesen war.

Bei Kindern mit kongenitaler Lues ist mehrmals *Spasmophilie* oder Tetanie beschrieben (MARFAN, MOURIQUAND, CHARLEUX, BERTOVE). Da diese Zustände bei Kindern nicht selten sind, ist die Möglichkeit zweier voneinander unabhängigen Erkrankungen ins Auge zu fassen, besonders weil anatomische Berichte über spezifische Epithelkörperschädigungen bei diesen Erkrankungen fehlen.

Ob die Ausbildung der HUTCHINSONschen Deformitäten der oberen mittleren *Schneidezähne* mit einer Erkrankung der Epithelkörperchen zusammenhängt, ist zweifelhaft. An der Spezifität dieser Veränderung hält BUSCHKE gegenüber anderen Autoren fest, welche die Hutchinsonzähne als Zeichen einer nicht spezifischen Hypoplasie betrachten (KRANZ). BUSCHKE führt die Zahnanomalien mit LANGER und WASMUND auf eine Veränderung des Zwischenkiefers zurück.

Die Annahme einer Insuffizienz der Glandulae parathyreoidea in einem Falle von chronischem deformierenden Rheumatismus durch CH. FINK ist rein hypothetischer Natur.

Bekanntlich nimmt man nahe Beziehungen der Epithelkörperchen zur Osteomalacie an. In einem von mir vor Jahren beschriebenen Falle hatten multiple syphilitische Periostitiden eine Osteomalacie vorgetäuscht.

Anatomisch wurden chronisch interstitielle Entzündungen mit Atrophie des Parenchyms bei kongenitaler Lues gefunden (KRAUS). Die Drüse war von spärlichen Lymphocyten und größeren mononukleären Zellen durchsetzt. Atrophie oder außerordentliche Kleinheit der Epithelkörperchen bei kongenitaler Lues sind von HABERFELD, HARTWIG, LINDEMANN beschrieben. Bei erworbener Lues stellte CARRERA eine Vermehrung der Bindegewebskapsel und der acidophilen Zellen fest, beide Veränderungen sind unabhängig voneinander. Bei kongenitaler Lues fand er ebenfalls Bindegewebsvermehrung und Gefäßveränderungen, auch Blutungen.

Syphilitische Erkrankungen der Thymusdrüse.

Befunde bei Erwachsenen scheinen nicht vorzuliegen, obgleich nach neueren anatomischen Untersuchungen (HAMMAR) Thymusreste noch in der mittleren Lebensperiode als ziemlich regelmäßiger Befund vorkommen.

Bei kongenital luetischen Kindern aber sind bei Anwendung der Mengenbestimmung der Rindenmarksubstanz syphilitische Erkrankungen des Thymus fast immer vorhanden (HAMMAR). A. BUSCHKE und JOST stellen in einem guten Sammelreferate die ganze diesbezügliche Literatur zusammen, welche fast ausschließlich anatomisches Interesse hat.

Die unmittelbaren direkten Folgen der Lues sind Gummen und luetische Sequesterbildungen. Als mittelbare Folgen werden Hypoplasie und Involution, bindegewebige Induration (Schlesinger), Sklerose (Chika), epitheloide Zellanhäufung (Mettenheimer, Simmonds) und größere Hämatome bezeichnet und wären nach Buschke-Jost nicht als spezifische Veränderungen anzusehen. Gummibildungen sind selten (Ebetth, Fuji, Förster, Jacobi, Matthewson),

Die Nekroseherde, die sogenannten „Duboisschen Abscesse" sind nach der Meinung aller Autoren für Lues unbedingt charakteristisch (s. Buschke-Jost, L. Hart, Schlesinger, Eberle u. a.). Sie werden als Folge einer Entwicklungsstörung durch Lues aufgefaßt (Tuve, Eberle, Simmonds, Ribbert, Pappenheimer). Spirochäten wurden im Thymus häufig auch ohne Abscesse gefunden (C. Hart). In den Drüsen mit Abscessen sind sie vorwiegend in der Wand derselben (Hart, Simmonds, Schridde). Manchmal sind nur im Thymus Spirochäten gefunden worden (Mc. Cord), während die anderen Organe treponemenfrei waren. Circumscripte Nekrosen von Reticulumzellen und Lymphocyten (Sequesterbildung) sind beschrieben von Hammer, Hart, Dienert. Die Thymusdrüse kongenital Luetischer ist in der Regel hypoplastisch (Hammar, Mettenheimer).

Von klinischen Erscheinungen ist wenig bekannt. Kinder mit Duboisschen Abscessen sollen pustulöse Hautsyphilide aufweisen (Jesionek, Bednar). Auch bringen manche Autoren die Erscheinungen des sogenannten Status thymicus bei plötzlichen Todesfällen mit luetischen Veränderungen der Thymusdrüse in Verbindung (Mouriquand, Buche, Barre, Battino). Irgendein Beweis für diese Hypothesen ist nicht beigebracht.

Syphilis und polyglanduläre Störungen.

Einige Formen von polyglandulären Erkrankungen sind bereits in anderen Kapiteln (so im Abschnitte Hypophyse) besprochen.

Die kongenitale Lues schädigt nicht selten mehrere endokrine Drüsen, so daß Krankheitsbildern, welche durch vorwiegende Erkrankung einer Blutdrüse hervorgerufen sind, Züge sich beimengen, welche auf eine Mitbeteiligung anderer Teile des endokrinen Apparates hinweisen. So findet man öfters gleichzeitige Erkrankung der Hypophyse und der Genitaldrüsen, der Hypophyse und der Nebennieren, der Thyreoidea und des Ovarium.

Die erworbene Syphilis kann ebenfalls (aber viel seltener als die kongenitale Lues) mehrere Blutdrüsen schädigen und dadurch eigenartige Krankheitsbilder hervorrufen. Besonders wichtig scheinen die Beziehungen zur *multiplen Blutdrüsensklerose*, deren infektiöse Ätiologie nach Falta immer wahrscheinlicher wird. Falta hebt wiederholt hervor, daß bei dieser ätiologisch unklaren Erkrankung in nicht wenigen Fällen Lues vorausgegangen ist. Er nennt u. a. Sainton-Rathéry, Hirsch-Jaffé, Lindemann, in deren Fällen sich eine Lues in der Vorgeschichte findet. Goffins Kranker hatte einen myxödematösen Habitus. Autoptisch wurde eine Sklerose fast aller endokriner Organe gefunden. In einem unserer Fälle wiesen die Erscheinungen auf Hypophyse, Schilddrüse, Nebennieren und Keimdrüsenbeteiligung hin. Die Erkrankung betraf einen 40jährigen Syphilitiker.

Bei dieser eigenartigen Erkrankung, welche zur bindegewebigen Umwandlung mehrerer endokriner Drüsen führt, sind nach Falta meist Hypophyse, Thyreoidea Keimdrüsen und Nebennieren, seltener Epithelkörperchen ergriffen. Von den Krankheitsbildern prävalieren die mit den Zügen einer hypophysären Kachexie, von Späteunuchoidismus, Myxödem, Addison, eventuell auch von Tetanie. Eine unaufhaltsam fortschreitende Kachexie beherrscht aber das Krankheitsbild.

Noch weniger gefestigt ist die ätiologische Bedeutung der Syphilis bei *pluri-glandulärer Insuffizienz*, da wie bei der Blutdrüsensklerose der Nachweis einer überstandenen Lues im Einzelfalle nicht genügt, um die Syphilis als Erreger des Leidens mit Sicherheit zu bezeichnen. LAIGNEL-LAVASTINE und GEORGE glauben in einem Falle von thyreotestikulärer Insuffizienz eine mehrere Dezennien früher erworbene Syphilis als ätiologischen Faktor anschuldigen zu können. MERKLEN, DEVAUX und DESMOULIÈRES führen periodische Ermüdungszustände syphilitischer nervöser Frauen mit Hypotonie auf polyglanduläre Störungen zurück. Klinisch überzeugender ist eine Beobachtung von A. FRISCH mit den Zeichen einer Hypothyreose, Dystrophia adiposo-genitalis und Nebennieren-insuffizienz, welche erst auf antiluetische Behandlung rapide besser wurde, nachdem eine Organotherapie nur einige Symptome gebessert hatte.

Zwei hypophyseo-thyreogene Störungen in der Adolescenz beschreibt HUTI-NEL. Bei Jünglingen entwickelt sich eine mehr hypophysäre Erkrankung. Die Patienten sind mager, schlank, zu groß, schmalbrüstig. Die Mädchen hingegen sind anscheinend durch eine thyreogene Läsion klein, haben ein gedunsenes Aussehen und multiple Entwicklungsstörungen.

Eine kongenitale, durch Lues hervorgerufene Hypophysenschädigung mit einem thyreotestikulären (vielleicht auch suprarenalen) Symptomenkomplexe beschreiben FAURE-BEAULIEU und GEORGE. Ein 44jähriger Mann klagt seit 20 Jahren über Kopfschmerzen, Sehstörungen und Mattigkeit. Die Gesichtshaut ist myxödematös. Hutchinson-Zähne. Haut des Stammes und der Extremitäten ist schmutzig verfärbt. Das Genitale ist hypo-plastisch, Körperbehaarung fehlt fast vollkommen. Die Sella ist etwas dilatiert. Wa.R. im Liquor positiv.

BIANCHI hat eine polyglanduläre syphilitische Erkrankung beobachtet: in der Hypo-physe war ein Gummiknoten, in der Thyreoidea eine syphilitische Sklerose, in den Neben-nieren eine Sklerose, die Ovarien waren atrophisch.

Eunuchoidismus, auch der *Riesenwuchs* gehören mitunter zu den polyg-landulären Störungen, welche durch Syphilis hervorgerufen sind, so der Fall von IZZO, der einen 30jährigen Mann mit eunuchoidem Hochwuchs, üppiger Behaarung und Genitalatrophie betrifft. Zahnentwicklung schlecht, Blutdruck niedrig. Leichte Ermüdbarkeit, Pigmentierung der Haut. Geroderma der Gesichtshaut. IZZO denkt an Schädigung der Schilddrüse, Hypophyse, Neben-nieren und der Keimdrüsen. Auch ECHYVARNE findet ein genito-dystrophisches Geroderma auf luetischer Basis.

Wiederholt wird angegeben, daß bei Leber- und Milzschwellungen und Lues polyglanduläre Störungen auftreten (PENDE, GILBERT, LANCEROT). Dabei ist mehrfach Infantilismus hervorgehoben (COVISA-BEJARANO-HASENCLEVER). In-fantilismus, Alopecie, gelbe Gesichtsfarbe, geringe Widerstandsfähigkeit be-zeichnet DE STEFANO als „erbluischen Habitus", der auf dem Boden endokriner Störungen erwächst.

NICOLAS-GATÉ schildern in einer zusammenfassenden Darstellung die Krank-heitsbilder, welche namentlich die Franzosen mit solitären oder multiplen endo-krinen Störungen in Verbindung bringen. Es ist ihrer eine Legion und ihre Auf-zählung an diesem Platze würde die Fragen nicht fördern, da in der Regel der Zusammenhang mit einer luetischen Erkrankung innerer Drüsen nur als unbe-wiesene Hypothese hingestellt wird. So haben auch LÉVY und BARTHÉLEMY im Anschluß an das Referat von NICOLAS-GATÉ eine strengere Kritik dieser Frage gefordert.

Viele Arbeiten über Störungen der endokrinen Drüsen und über die dadurch hervorgerufenen Folgezustände zeichnen sich mehr durch kühne Phantasie als durch kühle Kritik aus und sind daher gerade in ätiologischen Fragen schwer zu verwerten. Die Fehlerquellen sind, wie BUSCHKE-JOST hervorheben, reichlich, die Möglichkeit falscher Deutung ist oft gegeben.

So ist die namentlich von Ravant vertretene Annahme, daß die kongenitale Lues den Organismus gegen verschiedene Schädlichkeiten empfindlicher mache, indem sie die endokrinen Drüsen und das autonome Nervensystem schädigt, eine bisher nicht bewiesene Hypothese. Buschke und Jost betonen mit Recht, daß diese Angaben sehr kritisch zu betrachten sind. Denn es wird durch solche Hypothesen eine Unzahl von Krankheiten „ätiologisch geklärt", obgleich in Wirklichkeit die Annahmen absolut nicht bewiesen sind. Die gleiche Reserve gilt gegenüber den „Endocrinides" von Audry-Chatellier, welche in geistreicher, aber sehr gekünstelter Weise eine Schädigung der endokrinen Drüsen durch Syphilis postulieren, welche aber nichts mehr direkt mit dem syphilitischen Kontagium zu tun hat, auch nicht mehr die anatomischen Charaktere der Syphilis aufweist. Nicht einmal die geschädigten Drüsen sind immer sicher zu erkennen, geschweige denn die syphilitische Natur dieser Erkrankung zu beweisen.

Gougerot und Peyre beschreiben unter der Bezeichnung „Hypoepinephrie mit Dysimilismus" ein angeblich auf Lues beruhendes Krankheitsbild, welches durch Schwäche, Hypotension, Hypoglykämie und durch Hautpigmentation charakterisiert ist. Zuckerdarreichung besserte den Zustand der Kranken, der Hungerzustand machte erhebliche Beschwerden. Von vier Fällen waren drei Luetiker, zwei unter ihnen hatten kongenitale Syphilis.

Es wird noch vieler Arbeit, reichlicher klinisch-anatomischer Forschung und strengster Prüfung bedürfen, um einige Ordnung in das jetzige Chaos zu bringen und das Gesicherte von dem Hypothetischen zu sondern.

Literatur.
(Siehe auch Nachtrag.)
Pankreas-Syphilis, Syphilis und Diabetes.

Albu: Diagnostik der inneren und chirurgischen Pankreaserkrankung. Halle: Karl Marhold 1911. — Agostini: Lues d. reg. ipofiseo-infundibul. Ann. dell'osp. psich. prov. Perugia 20 (1927).

Babonneix: S. et glandes endocrines. Arch. Méd. Enf. 30 (1927). — Beck: Kongenital luetische Erkrankung der Gallenblase usw. Prag. med. Wschr. 1884, Nr 26. — Bence: Stoffwechselversuche bei Pankreatitis chronica luetica. Orv. Hetil. (ung.) 1907, Nr 726. — Beth, H.: Pankreas. In Meirowsky-Pinkus: Die Syphilis. Berlin: Julius Springer 1925. — Birch-Hirschfeld: Pathologische Anatomie der Syphilis Neugeborener usw. Arch. Heilk. 16 (1875). — Bory, L.: Diabète et traitement bismuthé. Bull. Soc. méd. Hôp. Paris 1922, 1232. — Buschke und Werner Jost: Syphilis und endokrines System. Sammelref. Zbl. Hautkrkh. 1927.

Carnot und Harvier: Diabète syphilitique. Bull. Soc méd. Hôp. Paris 1920, 71. — Carnot, P. und Noel Peron: Pancréatite atrophique etc. Bull. Soc. méd. Hôp. Paris 1924, 1315. — Chvostek: Syphilis des Pankreas. Wien. med. Wschr. 1877, Nr 33. — Commandeur und Bouget: Syphilis pancréatique du nouveau né. Gynéc. 20 (1921) und Lyon méd. 1921. — Cruveilhier: Anat. Path. Paris, Tafel II, obs. 6, 7. 1.

Drozda: Wien. med. Presse 1880, Nr 31.

Ebstein, W.: Syphilis des Pankreas. Handbuch der Geschlechtskrankheiten von Finger, Ehrmann, Jadassohn, Gross 3 I. Wien-Leipzig: A. Hölder 1913. — Ehrmann: Diabetes infolge syphilitischer Infektion. Dtsch. med. Wschr. 1908, 1303.

Faroy: La syphilis du pancreas. J. Méd. franç. 11, 526 (1922). — Fey: Syphilis des Pankreas. Med. Klin. 1910, Nr 46. — Friedreich: Chronische Pankreatitis. Ziemssens Handbuch der speziellen Pathologie und Therapie, Bd. 8, H. 2.

Gross, O. und N. Guleke: Erkrankungen des Pankreas. Berlin: Julius Springer 1924. — Guleke: Akute und chronische Erkrankung des Pankreas usw. Erg. Chir. u. 4 (1912).

Hansemann, v.: Beziehungen des Pankreas zum Diabetes. Z. klin. Med. 26. — Hausmann: Luetische Erkrankungen der Bauchorgane. Halle: Karl Marhold 1913. — Heiberg: Die Erkrankungen des Pankreas. Wiesbaden: F. J. Bergmann 1914. — Hemptenmacher: Jb. Hamburg. Staatskrankenanstalten 7 (1900). — Herxheimer: Pankreas und Diabetes.

Dtsch. med. Wschr. **1906**, Nr 21. — HIJMANS V. D. BERGH: Vorlesungen über Zucker-krankheit. Berlin 1926. — HIRSCHFELD, F.: (a) Infektiöse Entstehung der chronischen Pankreatitis und des Diabetes. Berl. klin. Wschr. **1908**, Nr 11. (b) Weitere Beiträge zur Ätiologie des Diabetes. Berl. klin. Wschr. **1912**, Nr 5. — HOPPE-SEYLER, G.: Über Pankreasveränderung bei Diabetes infolge von Arteriosklerose und Syphilis. Münch med. Wschr. **1924**, 260. — HUBERT, G.: Syphilis der Bauchspeicheldrüse. In MEIROWSKY-PINKUS: Die Syphilis. Berlin: Julius Springer 1925.

KASAHARA: Das Bindegewebe des Pankreas bei verschiedenen Krankheiten. Virchows. Arch. **143**. — KLEBS: Handbuch der pathologischen Anatomie, Bd. 2. 1870. — KOCH: Patho-logie der Bauchspeicheldrüse. Virchows Arch. **214**. — KÖRTE: Die chirurgischen Krank-heiten des Pankreas. Dtsch. Chir. **45**.

LABBÉ, M.: Le diabète et la syphilis. Rev. internat. Méd. et Chir. **34**, 1 (1923). — LABBÉ, M. und H. TOUFLET: Le rôle de la syphilis dans l'etiologie du diabète. Ann. Méd. **13**, 367 (1923). — LANCERAUX: Traité hist. et prat. de la syphilis. Paris 1866. — LÉPINE, R.: Le diabète sucré. Paris: F. Alcan 1909. — LINDBOM, O.: Syphilis pancréatique chz l'adulte. Acta med. scand. (Stockh.) **59**, 193 (1923).

MADERNA und SCOTTI: Studio del diabete sifil. Fol. med. (Napoli) **6**, 217 (1920). — MEINERI, P. A.: Sopra un caso di diabete melito sif. Policlinico **1923**, 307. — MELKICH: Zwei Fälle von chronischer indurativer Pankreatitis. Prakt. Med. (russ.) **1902**, Nr 38. MILANO, G.: Glicosuria in eredolue. Riforma med. **1923**, 485. — MÜLLER: Zur Pathologie der Syphilis hereditaria des Neugeborenen. Virchows Arch. **92**.

NAUNYN, B.: Der Diabetes, 2. Aufl. Wien: A. Hölder 1906. — NEUMANN, J.: Die Syphilis. NOTHNAGELs Handbuch der speziellen Pathologie u. Therapie. Wien: A. Hölder 1896. — v. NOORDEN-ISAAC: Die Zuckerkrankheit, 8. Aufl. Berlin: A. Hirschwald 1927.

OSER: Die Erkrankungen des Pankreas. NOTHNAGELs Handbuch der speziellen Patho-logie u. Therapie. Wien: A. Hölder 1898.

PAULLIN, J. und HAWLD BAWCOCK: Treatement of syphilis coexist. with a condition simulating diabetes. J. amer. med. Assoc. **82**, 702 (1924). — PFEIFFER, CH.: Syphilis et diabète. Progrès méd. **1922**, 381. — PINARD und MENDELSSOHN: Diabète avec aréflexie chez un fils d'un syphilitique. Bull. méd. **1922**, 186. Diskussion: LABBÉ MERKLEN, NOBÉ-COURT.

ROKITANSKY: Lehrbuch der pathologischen Anatomie, Bd. 3. 1861. — ROORDA, SMIT J.: Diabetes und Syphilis. Nederl. Tijdschr. Geneesk. **1923**, H. 2, 345. — ROSENBERGER: Die Ursache der Glykosurie. München 1911. — ROSENTHAL: Fall von chronisch inter-stitieller Pankreasentzündung. Z. klin. Med. **21**.

SCHLAGENHAUFER: Fall von Pankreatitis syphilitica indurativa et gummosa. Arch. f. Dermat. **31** (1895). — SCHLESINGER, E.: Erkrankung des Pankreas bei hereditärer Lues. Virchows Arch. **154**. — SCHULMANN, E.: Le rhythme de la glycémie au cours de la syphilis. Presse méd. **1924**, 763. — SEYFARTH: Zur Kenntnis der LANGERHANSschen Inseln im mensch-lichen Pankreas usw. Jena 1920. — SINGER, G.: Zur Kenntnis der chronischen Pankreas-affektionen. Wien. med. Wschr. **1910**, 2606. — STEINHAUS: Un cas de glycosurie par syphilis. Soc. Anat. et Path. Bruxelles. J. Méd. Brux. **12**, H. 13.

THOREL: Über viscerale Syphilis. Virchows Arch. **158**. — TRINKLER: (a) Diagnose der syphilitischen Affektionen des Pankreas. Dtsch. Z. Chir. **75**. (b) Die viscerale Syphilis. Mitt. Grenzgeb. Med. u. Chir. **1902**. — TRUHART: Pankreas-Pathologie I. Wiesbaden: J. F. Bergmann 1902.

VILLARET-BLUM: Diabète sucré et syphilis. Ann. Mal. vénér. **19**, 1 (1924).

WALKO: Chronische Pankreatitis. Arch. f. Verdauungskrkh. **13**. — WEGNER: Hereditäre Knochensyphilis. Virchows Arch. **50**. — WILE, UDO: Syphilis of the pancreas. Arch. of Dermat. **2** (1921).

Andere innersekretorische Drüsen.

APERT, E. et BROCA: Syndrome adiposogénit. hérédo-syph. Bull. Soc. Pédiatr. Paris **1922**, 222. — AUDRY et CHATELLIER: Endocrinides syphil. angioneurotique etc. Ann. de Dermat. **1922**, 275.

BABONNEIX et L'HERMITTE: Le diabète insipide d'orig. syph. Ann. Méd. **18**, No 6. — BERBLINGER: Lues der Epiphyse. Handbuch der speziellen Pathologie von HENKE-LUBARSCH, Bd. 8, 712. — BARTHÉLEMY: Troubles endocriniens etc. Ann. Mal. vénér. **21** (1926). — BERGMANN, H.: Diabetes insipidus auf luetischer Basis. Dermat. Wschr. **73** (1921). — BERNHARDT: Konjug. syph. Basedow. Berl. klin. Wschr. **1906**, 906. — BIANCHI: Studio della sifilide dell' ipofiso. Riv. med. Sci. med. **59**, 1 (1913). — BIECK: Syphilis und Anämie. Lehrbuch der Haut- und Geschlechtskrankheiten, 1914. — BIJARANO und COVISA: Syphilis and suprarenals. Arch. of Dermat. **3** (1921). — BILLINGS: Syphilis und Anämie. Amer. J. **1900**. — BIRCH-HIRSCHFELD: Lehrbuch der pathologischen Anatomie. — BONILLA, E.: Hypophysäre Fettsucht luetischen Ursprungs. Med. ibera **20**, 689 (1926). — BRUS-SILOWSKJ, L.: (a) Progressive juvenile Paralyse und hypophysärer Infantilismus bei kon-genitaler Syphilis. Neurologie, Neuropathologie, Psychiatrie. Festschrift für ROSSOLIMO

1925. (b) Gomme hypophys. sans signes. Encéphale 1925, 734. — Burle de Figueiredo: Syphilis in the adrenals. Mem. Inst. Cruz. (port.) 15, H. 1 (1922). — Buschke, A. und M. Gumpert: Kongenitale Syphilis und innere Sekretion. Klin. Wschr. 1925, 1347. — Buschke, A. und Werner Jost: Syphilis und endokrines System. Zbl. Hautkrkh. 1927 (Sehr viel Literaturangaben; Übersichtsreferat.) und Klin. Wschr. 1927.

Calhoun, F. Phinizy: Ocular manifestations in a case of hypophyseal syphilis. Trans. amer. ophthalm. Soc. 20, 324 (1922). — Carrera, J. L.: Lues endokriner Drüsen. Prensa méd. argent. 1925, 677; 1926, 810. — Castellano, T. et Rafaele Gaszon: Eunuchoider Feminismus heredoluetischer Herkunft. Rev. méd. del Rosario 14, 89 (1924). — Casten-Waldorp: Nummo ferannisi genito dystrophie etc. Med. Rec., 18. Dez. 1920. — Caussade, A. Lévy-Fränkel, J. Peynet: Syph. test. fébr. Soc. méd. Paris 1924, 648. — Chauvet: L'infantilisme hypophys. Thèse de Paris 1914. — Chiari: Gumma der Hypophyse. Dtsch. med. Wschr. 1913, Nr 34. — Chvostek, F.: Morbus Basedowii. Berlin: Julius Springer 1917. — Cohn, E.: Gummen der Hypophyse. Virchows Arch. 240. — Crohn, W.: Fall von Lues der Nebennieren. Med. Klin. 1922, 1526. — Curschmann, H.: Diskussion zu Nonne. Ges. dtsch. Nervenärzte Braunschweig 1921.

Deaderik: Syphilis of the adrenals. Amer. J. Syph. 7, 72 (1923). — Dominguez-Orlando: Senilismo de Ciauri. Rev. Soc. Med. int. y Soc. Tisiol. 1 (1925). — Ducamp: Syndromo infundibula hypophys. Progrès méd. 1926, 1455.

Ehrlich-Lazarus: Die Anämien 1913. — Ehrmann, S.: Diabetes insipidus bei Syphilis. Wien. med. Wschr. 1925, 343.

Falta, W.: Erkrankungen der Blutdrüsen. In Mohr-Staehelin, 2. Aufl. — Fink, Ch.: Rheumatisme chron. déform. par insuffic. thyreo-parathyreoidennes. Bull. méd. 1921, 466. — Fink, E. R.: Diabetes insipidus associated with syph. of the hypophysis. Endocrinol. 10, 317. — Fischer, O.: Einseitiges akromegalieähnliches Überwachsen der Extremitätenenden auf luetischer Basis. Z. Neur. 100 (1926). — Frisch, A.: Zur Klinik der pluriglandulären endokrinen Insuffizienz. Med. Klin. 1921, 1021. — Frost, A. T.: Thyreoidstörungen bei Luetikern. Lancet 204, 802 (1923).

Goldstein, K.: Über Eunuchoide. Arch. f. Psychiatr. 53. — Gougerot et E. Peyre: Hypoépinephries et dysinsulisme d'origine syphilitique. Bull. Soc. franç. Dermat. 1926, 12. — Groedel-Hubert: Syphilitische Schilddrüsenerkrankung. Schweiz. med. Wschr. 1925, 674. — Guillaume, Pierre: Syph. of thyreoid gland. Med. J. a. Rec. 121 (1925).

Haslund: M. Basedowii während Syphilis. Dän. dermat. Ges. Zbl. Hautkrkh. 20, 10. — Hast, C.: Syphilis der Thymusdrüse. Virchows Arch. 230. — Hernandez, R.: Syphilis of the pituitary body. Amer. J. Syph. 8, 321 (1924). — Huebschmann: Zur pathologischen Anatomie der Nebennieren. Beitr. path. Anat. 69.

Jaffé, R.: Luetische Erkrankungen der Hypophyse. Frankf. Z. Path. 27. — Jedlicka, V.: Lues der Hypophyse. Čas. lék. česk. 1924, 297. — Jesionek, A.: Syphilis der endokrinen Drüsen. Handbuch der Geschlechtskrankheiten, herausgegeben von Finger, Jadassohn, Ehrmann, Gross, Bd. 3, 1. Wien u. Leipzig 1913.

Key, Ben Witt: Hypophys. disease probable of syph. origine. Trans. amer. ophthalm. Soc. 20, 324 (1922). — Koopman, J.: Konjugaler und luetischer Basedow. Wien. klin. Wschr. 1925, 1159. — Krabbe: Kongenitale Form der pluriglandulären Insuffizienz. Zbl. Psychiatr. 65. — Kuss: Syphilis des Gehirns und der Hypophyse. Arch. f. Psychiatr. 39.

Laignel-Lavastine et H. George: Dystrophie génito-glandul. d'origine syph. Bull. Soc. méd. Hôp. Paris 1926, 515. — Laignel-Lavastine et Morlaas: Acromégalie chez un syphilitique. Bull. Soc. méd. Hôp. Paris 1927, 60. — Langeron, Dechaume, Delore, Jamin: Tetanie et parathyreoidite syph. Presse méd. 1927, 81. — Laurimsch, Aless.: Studio delle sindrome epifisavic. Pediatria 1923, 817. — Lemmalin, F.: Über Lues als ätiologisches Moment bei Erkrankungen der Schilddrüse und Hypophyse. Sv. Läk.sällsk. Hdl. 48, 257. — Leredde et Drouet: Cas de syndrome de Basedow familial. Gaz. Hôp. 1921, 504. — Lévi-Barthélemy: Sclérodermie progr. Bull. Soc. franç. Dermat. 1924, 186. — Lichtwitz, L.: Drei Fälle von Simmondsscher Krankheit. Klin. Wschr. 1922, 1877.

Mankowski, B. und L. Czerny: (a) Hypophysäre Form der Hirnsyphilis. Sovrem. Psichonevr. (russ.) 1 (1925). (b) Über die hypophysäre Form der Hirnsyphilis. Sovrem. Psichonevr. (russ.) 1, 67. — Mann: Diskussion zu Nonne. Dermat. Ges. dtsch. Nervenärzte Braunschweig 1921. — Marburg, O.: Diskussion zu Nonne. Dermat. Ges. dtsch. Nervenärzte Braunschweig 1921. — Mariotti, E.: Gerodermia genito-distrofico e ipofisario da sifilide ereditario. Giorn. ital. Mal. vener. Pelle 62 (1921). — Matthes, M.: Differentialdiagnose innerer Krankheiten, 5. Aufl. 1928. — Mattioli: Sindromi di Dercum in sogg. luet. Rass. Studi psichiatr. 13 (1924). — Meineri: Estes a dicsomia etc. Arch. ital. Dermat. 1, H. 4. — Mendel, K.: Diskussion zu Nonne. Dermat. Ges. dtsch. Nervenärzte Braunschweig 1921. — Merklen, Devaux et Desmoulières: Les asthénies par troubles polyglandul. Presse méd. 1921, 133. — Mingazzini: Hypophysengeschwülste. Dtsch. Z. Nervenheilk. 66. — Mogilnicki: Syphilis des vegetativen Nervensystems und endokrine Drüsen.

Med.-biol. Ž. (russ.) **1925**, H. 1/2. — MORAREANU, J.: Sklerogummöse Syphilis der Schilddrüse. Cluj med. (rum.) **1923**, 149.

NONAY: Neurit. Opticusatrophie. Klin. Mbl. Augenheilk. **77** (1926). — NONNE, M.: Die hypophysäre Form der Hirnlues. Dtsch. Z. Nervenheilk. **74.**

ORE, A.: Gli stati addisoniani della sifilide. Riforma med. **1924**, 890. — OTTERSTRÖM, E.: M. Addisonii auf hereditär luetischer Basis. Acta dermato-vener. (Stockh.) **4**, H. 437 (1923).

PICK, L.: Viscerale Syphilis. Zbl. Hautkrkh. **1922**, H. 5, 274. — PONTOPPIDAN: Syphilis der Epiphyse. Neur. Zbl. **1885.**

RAHLWES: Welche Beziehungen bestehen zwischen Lues und perniziöser Anämie? Dermat. Wschr. **1924**, 703. — RECAMIER: Troubles endocriniens etc. Ann. Mal. vénér. **21** (1926). — REQUIN: Leucocytoses anormaux dans le sang des syphilis. Thèse de Paris **1921.**

SAINTON: Syphilis-Morbus Basedow. J. des Prat. **1918**, No 1. — SANNICANTRO: Sulle endocrinopatie della sifil. congen. Il Dermosifilogr. **1** (1926). — SCHLESINGER, H.: (a) Besserung einer Akromegalie durch antiluetische Therapie. Wien. med. Bl. **1895**, Nr 23/1. (b) Frühakromegalie mit dauernd stationärem Befund. Wien. med. Wschr. **19.** — SCHMIDT, M. B.: Nekrosen der Hypophyse bei hereditärer Lues. Dtsch. path. Ges. **6**, 207 (1913). — SCHULMANN, E.: (a) Konjugaler syphilitischer Basedow. Thèse de Paris **1918.** (b) Syphilis of the thyreoid gland with spec. refer. to exophthalm. goitre. Internat. Clin. **4** (1924). (c) Diagnosis and treatment of syph. exophthalmic goitre. Med. J. a. Rec. **120** (1924). (d) La fréquence et le traitement du goitre enophthalm. syph. Bull. Soc. franç. Dermat. **1925**, 457. (Diskussion ABADIE, PICARD.) — SCHULMANN, E. et A. LICHTWITZ: La syph. de l'hypophyse. Rev. franç. Dermat. **1** (1925). — SCHUR, M.: Meningo-Encephalitis luetica basalis mit Diabetes insipidus etc. Wien. klin. Wschr. **1927**, 633. Diskussion: REDLICH. — SCHWEINITZ: Ocular symptoms in subjects of hypophys. disease with acquired syphilis. Arch. of Ophthalm. **50.** — SIMMONDS: (a) Syphilitische Erkrankung der Hypophyse. Dermat. Wschr. **58** (1914). (b) Demonstr. ärztl. Ver. Hamburg **1914.** — SKUBISZEWSKI, F.: Syphilis hypophysaire. Rev. Neur. **2**, 327 (1924). — SMIT, J. ROORDA: Syphilis der Schilddrüse. Nederl. Tijdschr. Geneesk. **65** I, Nr 2 (1921). — STEINBERG, L.: Das hypophysäre Symptom der Lues. Sovrem. Psichonevr. (russ.) **3**, 75 (1926). — STONE, W.: Some unusual manifestations of syphilis. Amer. J. Syph. **6**, 416 (1922). — SZENTKIRALYI, Zs.: Spätluetische Schilddrüsenschädigung mit Basedow-Symptomen. Orv. Hetil. (ung.) **1925**, 819.

UHTY: Gomme du corps pituitr. Arch. de Laryng. **1913.**

VIRCHOW: Die krankhaften Geschwülste. (Fall von Syphilis der Hypophyse.) — VLACAV, J.: SIMMONDS Kachexie auf luetischer Grundlage. Čas. lék. česk. **62**, 1027 (1923).

WASSILIEVA, E.: Endokrine Drüsen bei Syphilis. Russk. Klin. **1926**, 416. — WEIGERT: Gummiknoten der Hypophyse. Virchows Arch. **65.** — WERSILOFF: Neur. Z. Ref. in WILBRANDT-SÄNGER. — WERTHER: Hypothyreose infolge von Lues. Arch. f. Dermat. **151**, 358 (1926). Kongr.-Ber. — WESTPHAL: Zwei Fälle von Syphilis des Gehirns. Allg. Z. Psychiatr. **20.** — WEYGANDT: Diskussion zu NONNE. Ges. dtsch. Nervenärzte Braunschweig **1921.** — WITGENSTEIN, A. und K. KRONER: Späteunuchoidismus auf syphilitischer Basis. Berl. klin. Wschr. 1185.

Nachtrag.

BELAJEW: Pankreasfunktion bei Syphilis. Arch. Verdgskrkh. **46.** — BIACH, M.: Jodstoffwechsel etc. Wien. klin. Wschr. **1930**, 528.

CLIFFORD, H.: S. of thyroid gland. Amer. J. Syph. **12.**

DOLIN, A. O.: Akromegaler Symptomenkomplex bei Syphilis. Dtsch. Z. Nervenheilk. **110** (1929).

FAHR u. REICHE: Zur Frage des Morbus Addisonii. Frankf. Z. Path. **22.** — FOIXCHAVANY: Asthénie syph. Bull. méd. **1927**, 48. — FREUND: Jod bei Syphilis. Ges. Ärzte Wien, Sitzg 22. Nov. 1929.

KÖNIGSTEIN, H.: Behandlung der Syphilis innerer Organe. Wien. klin. Wschr. **1930**, Nr 40. — KOVACS: Zur Nebennierenpathologie. Beitr. path. Anat. **79.**

LUSTIG u. BOTSTIBER: Jod- und Rhodanbindungsvermögen. Biochem. Z. **220.**

MEMMESHEIMER: Lues und Diabetes. Krkh.forschg **5.** — MENNINGER: Amer. J. Syph. **13** (1929).

SIMMONDS: Nebennierenschrumpfung usw. Virchows Arch. **172.**

TOMASELLI: Syphilitischer Diabetes. Policlinico **36**, No 38.

WAGNER-JAUREGG: Thyreoidea bei Syphilis. Ges. Ärzte Wien, Sitzg 22. Nov. 1929. Diskussion zu FREUND.

Syphilis des Intestinaltractus und des Peritoneum.

Von

ALFRED GIGON - Basel.

Mit 5 Abbildungen.

Syphilis der Speicheldrüsen.

Die Syphilis der Speicheldrüsen ist selten. VUILLET hat 1913 aus der Literatur 44 Fälle gesammelt: 30mal war die Parotis betroffen, 7mal die Submaxillaris, 6mal die Sublingualis und 1mal die NUHN-BLANDINsche Drüse. FARCEY (zit. nach PARMENTIER und CHABROL) fand einmal die Spirochäte in der Parotis eines Neugeborenen. Eine kongenitale Syphilis der Speicheldrüsen ist außerordentlich selten. Sehr selten ist eine Speicheldrüsensyphilis des Sekundärstadiums: NEUMANN hat 5 derartige Fälle zusammengestellt. Es handelt sich in diesem Stadium um eine akute Parotitis. Die Drüse ist geschwollen, hart, die Haut rot, entzündlich ödematös; die präaurikularen Drüsen sind dabei stets geschwollen. Der Patient klagt über Schmerzen, zeigt Trismus und Speichelfluß.

Eine subakute bzw. chronische Parotitis wird hier und da als Spätsyphilis beschrieben.

LEMIERRE beschrieb eine bilaterale Parotitis bei einem 22jährigen Soldaten, die sich innerhalb von 2 Monaten allmählich entwickelte. Kein Fieber, keine weitere Beschwerden. Starke Schwellung beider Parotisgegenden. Im Laufe derselben entwickelte sich links eine Paralyse des Facialis. Keine Drüsenschwellung. Jodkalitherapie (4 g pro die). 10 Tage nach Beginn der Therapie wesentliche Besserung der Paralyse, Zurückgehen der Schwellung beiderseits. Nach 2 Monaten vollständige Heilung.

Beseitigung der Parotitis luetica durch spezifische Behandlung, am besten Salvarsan oder Quecksilberpräparate. Relativ häufig sind die tertiären Erscheinungen.

Im Handbuch von v. BERGMANN und STAEHELIN habe ich auf eine chronische symmetrische Schwellung der Parotis aufmerksam gemacht, die nicht selten bei alten Luetikern auftritt. Sie verläuft symptomlos, und scheint vom Patienten nicht beachtet zu werden.

Die häufigere Form der Speicheldrüsensyphilis, die in der Literatur wiederholt beschrieben wird, ist das *Gumma*. Gummata werden fast ausschließlich in der Parotis lokalisiert. Sie wachsen meistens langsam, brauchen Monate um die Größe einer Walnuß zu erreichen. Sie können allerdings auch innerhalb weniger Wochen größere Dimensionen erhalten, in der Regel tragen die Patienten noch andere Beweise von Spätsyphilis. In einem Falle von KOSCHEL litt Patient noch an Gaumengeschwülsten und einem Gumma in der Kniekehle. Anfangs ist das Gumma sehr hart, wenig beweglich; später erweicht es. Eine Speichelfistel kann folgen. Schmerzen, funktionnelle Störungen fehlen. Eine

Ankylose des Kiefergelenkes ist nach Parotitis gummosa beobachtet worden. (LIEVEN in MEIROWSKY und PINKUS: „Die Syphilis", Fachbücher für Ärzte Bd. XII, S. 77.)

Diffuse Syphilome sind selten. Es sind chronische interstitielle Prozesse, die einen Tumor vortäuschen. Das Vorhandensein anderer luetischer Erscheinungen, Gummata, Leukoplakia oris können die Diagnose erleichtern. Die günstige Wirkung einer Jodkalimedikation und der Quecksilberkur erhärten die Diagnose.

In den letzten Jahren ist das MIKULICZsche *Syndrom* als luetischen Ursprungs angesehen worden. Wenn es auch für einige sehr wenige Fälle stimmen mag, so gibt es andere, welche zweifellos nicht auf luetischer Grundlage basieren.

Syphilis des Oesophagus.

Sie ist wahrscheinlich sehr selten. Kongenitale Syphilis ist von 3 Autoren gesehen worden (nach BENSAUDE und RIVET). Klinische Erscheinungen sind nicht bekannt. Über Erkrankungen des Initialstadiums habe ich in der Literatur fast nichts gefunden. Ein Primäraffekt des Oesophagus ist von BAILEY gesehen worden:

Ein 30jähriger Mann hatte ein Geschwür am oberen Rande des Oesophagus, welchem bald Sekundärerscheinungen folgten. Pat. gab an, daß er den Kautabak eines Freundes benutzt hätte, dessen Hals mit schmutzigen Flecken bedeckt war. Das Geschwür trat drei Wochen nach Gebrauch des Tabaks auf; Roseolen entwickelten sich. An den Genitalien oder sonst am Körper kein Geschwür. Die Ansteckung geschah nach BAILEY durch den syphilitisch infizierten Speichel.

GASTOU gibt an, daß bei sekundärer Lues hier und da eine Dysphagie auftritt, als Symptom einer Oesophaguslokalisation.

Diese Lokalisation ist aber stets mit anderen wesentlicheren luetischen Erscheinungen verbunden.

Unter 5000 Fällen von tertiärer Syphilis fand FOURNIER 4mal die Oesophaguslues. GASTOU hatte 1906 aus der Literatur 40 Fälle gesammelt; 19 waren pathologisch-anatomisch untersucht. SCHLESINGER gibt an, daß im ganzen Verdauungstraktus die Syphilis nirgends so selten Veränderungen zu setzen scheint wie in der Speiseröhre (S. 116). Sie findet sich nur in den schweren Fällen, die nicht oder ungenügend behandelt wurden.

Akute oder chronische syphilitische Entzündungen sind nicht bekannt.

Nach SCHLESINGER treten die spätsyphilitischen Veränderungen der Speiseröhre in 3 Formen auf: 1. Die gummös-ulcerösen Formen, 2. die narbigen Strikturen, 3. abnorme Kommunikationen mit anderen Organen.

Die gummös-ulcerösen Formen am pharyngealen Grenzabschnitt des Oesophagus sind nach PAL und SCHLESINGER oft nur Teilerscheinungen tiefreichender Pharynxulcerationen. Bei einem Patienten SCHLESINGERs war der Hiatus oesophageus ganz seitlich disloziert und so schmal, daß nur flüssige Nahrung genossen werden konnte.

Die syphilitischen Veränderungen des untersten Oesophagus sind meistens von Cardialäsionen oder von luetischen, räumlich getrennten Magenveränderungen begleitet (BENSAUDE und RIVET).

Gummös-ulcerative sowie strikturierende Prozesse von rein ösophagealer Lokalisation sind von VIRCHOW, WEST, ORTH, GUISEZ, GASTOU beschrieben worden. Sie sind meistens von Mediastinitis begleitet. In Fällen von Oesophagus-Trachealfistelbildung, sind die Trachealerkrankungen wahrscheinlich das primäre, die Oesophagusläsion das sekundäre Leiden. KRASSNIGG beschrieb einen Fall von Gumma der Trachea mit Durchbruch nach der Speiseröhre. Der Patient ein älterer Mann ging an Schluckpneumonie zugrunde.

In der letzten Zeit sind wiederholt ösophagoskopisch luetische Veränderungen der Oesophagusschleimhaut nachgewiesen worden. Guisez hat Veränderungen im Sekundärstadium durch Ösophagoskopie gefunden, Gottstein, sah ein Gumma, v. Schrötter, Kahler luetische Infiltrate, Just eine Stenose, Navratil, Schmilinsky, Wiskowsky Ösophago-Trachealfisteln. Teissier und Favel haben ein mal perforant „tracheo-oesophagien" bei einem Tabiker beschrieben. Selbstverständlich bieten die klinischen Symptome der Oesophaguslues nichts Charakteristisches. Die Sondierung läßt die Stenose diagnostizieren. Sie zeigen die Erscheinungen stenosierender Prozesse: Dysphagie mit mehr oder weniger starken Schmerzen. Die Ösophagoskopie ist für die Diagnose wichtiger und viel sicherer als die Röntgenuntersuchung, wenn sie auch nicht immer eine einwandfreie Diagnose gestattet.

Letztere ist insofern bedeutungsvoll, als sie differentiell-diagnostisch einen Ösophagospasmus oder ein anderes Passagehindernis namentlich durch Druck von außen (Aneurysma, Tumor) mit Sicherheit erkennen läßt.

Carcinom wird durch die Anamnese, die Röntgenuntersuchung (Schattenaussparung) die Ösophagoskopie, evtl. die Probeexcision erkannt. Die Tuberkulose ist manchmal nur durch Probeexcision auszuschließen (Fall von v. Schroetter).

Das Resultat einer antiluetischen Therapie ist von großer diagnostischer Bedeutung. Spontanheilung ist vielleicht möglich. Bei den schweren sklerotischen Prozessen wird die spezifische Therapie nicht ausreichen. Eine lokale Behandlung (Dilatation, Ösophagotomie, Gastrostomie) wird unter Umständen nötig sein.

Die Klinik der Oesophaguslues ist noch nicht abgeschlossen. Es würde sich empfehlen, die Seltenheit dieser Lokalisation der Lues nachzukontrollieren und wenn möglich eine Erklärung dafür zu geben.

Magensyphilis.

Die erste Beobachtung von Magensyphilis stammt von Andral 1827. In den letzten Jahren ist eine größere Anzahl Arbeiten über diese Erkrankung publiziert worden (Fournier, Hausmann, Bensaude, Strauss, Schlesinger, Pinard, Selzowski, Cohn, Gäbert, Luria u. a.).

Die Statistiken über die Häufigkeit der Magenlues gehen weit auseinander. Pathologisch-anatomisch wird sie viel seltener angetroffen als sie klinisch von einigen Autoren angenommen wird. Chiari fand unter 243 Autopsien bei Luetikern nur 2mal Magensyphilis. Unter 412 Fällen von Viscerallues fanden Keidel und Kemp 2 mal die Magensyphilis, Windholz unter 386 Autopsien von Luetikern auch 2 Fälle mit Magenlokalisation. Unter den klinischen Autoren erklärt z. B. Strauss die Syphilis des Magens als sehr selten. Hayem, Bensaude entdecken unter ihrem großen Material 4—5 Fälle von Magenlues jährlich.

Gmelin berichtet, daß am Eppendorfer Krankenhaus unter den letzten 10000 Sklerosen kein Fall von Magensyphilis nachgewiesen wurde. Moutier hat 1919—1929 unter 8000 Verdauungskranken 8mal eine Magensyphilis diagnostiziert; nur 3 Fälle können jedoch als sicher angesehen werden.

Nach Einhorn, Dieulafoy, Hausmann, Neumann, Pinard ist sie nicht so selten. Pater hat 1907 aus der Literatur eine Statistik von 122 Fällen zusammengestellt; davon sind 59 pathologisch-anatomisch kontrolliert worden. Man darf wohl mit Sicherheit behaupten, daß die Magenlues häufiger ist, als sie bisher in der Regel diagnostiziert wurde. Dies ist besonders zu betonen, aus diagnostischen und prognostischen Gründen.

Die Magenlues ist beim Manne häufiger als bei der Frau. (Pater: 28 Männer, 7 Frauen. Eustermann: 17 Männer, 6 Frauen.) Dieses Überwiegen der Männer hat wohl keine besondere Bedeutung. Abusus jeder Art, Alkohol, Tabak genügen zur Erklärung. Die Magenlues ist eine Erkrankung der mittleren Jahre, tritt am häufigsten im 3. bis 6. Dezennium auf. Zwischen Infektion und Magenleiden ist der Intervall verschieden lang: Monate bis 30 Jahre. Ob Rassenunterschiede vorhanden sind läßt sich nach dem jetzigen Literaturmaterial nicht sagen. Vielleicht sind die schwarze und die gelbe Rasse mehr betroffen als die weiße (BENSAUDE). Die Magenlues wie überhaupt die Eingeweidelues scheint bei Leuten vorzukommen, bei welchen ein Fehlen der Behandlung oder eine mangelhafte Behandlung in der ersten Zeit der Lues festzustellen ist.

Es muß bemerkt werden, daß der Magen bei konstitutioneller Syphilis sehr häufig in Mitleidenschaft gezogen wird, daß diese Magenerscheinungen von der sicheren lokalisierten Magensyphilis zu trennen sind. Auf toxischem Wege, metaluetisch, via Nervensystem, endokrinen Drüsen, Blutbeschaffenheit, können Störungen der Sekretion und Motilität des Magens auftreten. Französische Autoren (KURZENNE, PARMENTIER, DAVIAU) nehmen eine luetische Dyspepsie an, mit Hypochlorhydrie und Hypopepsie. Diese Dyspepsie könnte nach DAVIAU und PARMENTIER durch eine Läsion des Vagus bedingt sein. BOUCHERT und LAMY nehmen als Ursache derselben eine Radiculitis der hinteren Wurzeln (sie enthalten sympathische Fasern die zum Splanchnicus gehören) an.

Es können auch Veränderungen des Hungergefühls auftreten, offenbar durch Sensibilitätsstörungen des Magens bedingt, denen objektiv keine weiteren Symptome zugrunde liegen. Sehr oft besteht Hypersekretion.

Folgende persönliche Beobachtung sei diesbezüglich hier mitgeteilt. Bei einem 45 Jahre alten Patienten, der früher zugestandenermaßen eine Lues durchgemacht hatte, war eine Boulimie aufgetreten, so daß der Patient nachts 1—2 mal etwas essen mußte. Wenn er nachts keine Speise zu sich nahm, traten morgens früh heftige Kopfschmerzen auf. Magenchemismus und Motilität normal. Nervensystem o. B. Wa. negativ. Auf eine spezifische Kur verschwand die Boulimie.

Diese Störungen haben mit den gastrischen Krisen der Tabiker nichts Gemeinsames.

Man nimmt an, daß die gastrischen Krisen bei Tabes ohne jegliche Läsion des Magens auftreten, oder wenigstens auftreten können. Man findet aber bei Tabikern nicht nur die klassischen Crises gastriques, sondern relativ häufig chronische Dyspepsien. RAFINESQUE und neulich GRENET, LEVENT und PELISSIER haben darauf hingewiesen, daß bei der tabischen Krise regelmäßig eine Hypochlorhydrie besteht. Die Frage ist noch nicht gelöst, ob der schmerzhafte Magen des Tabikers nicht ein kranker Magen ist, sei es auf luetischer Grundlage oder durch andere Ursachen (Gastritis aethylica, Ulcus ?). EICHHORST hat bei der Autopsie eines Tabikers mit gastrischen Krisen eine interstitielle hypertrophische Gastritis gefunden. RAFINESQUE fand wiederholt bei solchen Patienten gastrische Symptome. CASTAIGNE fand bei 3 Fällen von Tabes incipiens Symptome von Magenulcus.

Patienten mit gastrischen Krisen bei cerebrospinaler Lues zeigen ebenfalls nicht selten lokale Erkrankungen. Ein Fall von LYON zeigte parapylorische Erosionen, ein zweiter war Träger eines Ulcus duodeni acutum (durch Operation bestätigt).

Man muß allerdings zugeben, daß bei einem Luetiker auch eine nicht luetische Magenaffektion auftreten kann. MOUTIER beobachtete ein Magenulcus bei zwei Tabikern. Eine intensiv durchgeführte spezifische Therapie ließ das Ulcus ungeheilt. In beiden Fällen heilte es unter dem Einfluß einer klassischen Ulcuskur. Die spezifische Therapie selbst kann eine Gastritis erzeugen, wie BOAS schon betont hat. Anderseits ist zu berücksichtigen, daß syphilitische Veränderungen sich spontan oder mit Hilfe der Therapie zurückbilden können, so daß autoptisch keine Residuen mehr zu sehen sind.

Die kongenitale Lues mit Magenlokalisation ist beim Kinde außerordentlich selten. Sie soll bei Chinesen besonders häufig sein (Galloway). Chiari hat das Vorkommen angeborener Magensyphilis bei Neugeborenen autoptisch festgestellt. Die Lues congenita tarda kann dieselben Veränderungen hervor-rufen wie die akquirierte Lues.

Laut Mitteilung von Geheimrat Professor Jadassohn soll Nicolau 1919 die Möglichkeit eines Primäraffektes der Magenschleimhaut anerkannt haben. Beweise hat meines Wissens Nicolau dafür nicht erbracht.

Nun hat aber Nicolau überzeugend gezeigt, daß schon 2—5 Wochen nach der Infektion, Veränderungen in dem Liquor cerebrospinalis oft nach-weisbar sind. Diese Veränderungen können zeitlich mit dem Primäraffekt zu-sammentreffen. Chatelier und Bonneterre beschreiben Fälle, an welchen ein Ikterus ebenfalls zeitlich mit dem Primäraffekt und vor der Roseola auf-trat. Diese Autoren sind der Ansicht, daß der Primärulcus nicht mehr als Symptom einer noch lokalisierten Infektion gelten darf. Mit seinem Auftreten ist der Organismus schon generell infiziert, und gleichzeitig mit ihm können viscerale luetische Erscheinungen zutage treten.

Nach den Untersuchungen von Hausmann, Brugsch und Schneider, Schlesinger, Kurzenne, Grandjean u. a. kann man behaupten, daß in den sekundären und tertiären Stadien der Lues die Salzsäurewerte im Magen herab-gesetzt sind; nur sehr selten sind sie erhöht. Neugebauer hat bei 200 Fällen von Sekundärlues die Sekretion des Magens untersucht und in 62% der Kranken eine Subacidität, in 16% eine Anacidität und in 17% eine Super-acidität konstatiert. Luria fand beinahe durchwegs ein Darniederliegen der Sekretion bei Syphilitikern. Dorne und Tumpeer fanden bei Kindern von 4—13 Jahren mit angeborener Lues in 91% der Fälle eine Hypochlorhydrie.

Die Spirochaeta pallida ist bisher im Mageninhalte nicht gesehen worden (Schlesinger, S. 127). Nee, Simmonds und Versé ist es gelungen bei kongeni-taler syphilitischer Magenerkrankung Spirochäten in der Muscularis mucosae nachzuweisen. Klose soll nach Cohn auf der Fläche eines Ulcus ventriculis syphiliticum Spirochäten nachgewiesen haben. Warthin hat in einem rese-zierten Magenulcus Spirochäten gefunden, Mc Nee und Pinardi fanden den Erreger in je einem Falle von Magensyphilis mit Tumorbildung (zit. nach Gutmann). Desgleichen Wile, Clifford, Alstett.

Die Magenerkrankungen, die mit dem primären, aber auch mit den sekun-dären wie mit den tertiären Erscheinungen der Syphilis zutage treten, sind relativ häufig, ja nach gewissen Autoren auffallend häufig. Diese Magen-störungen sind aber in den seltensten Fällen der Ausdruck einer Lokalisation der Lues auf dieses Organ. Sie sind meistens nicht spezifische Schädigungen, die wohl durch die mannigfaltigsten luetischen Prozesse *außerhalb* des Magens ausgelöst werden können. Einzig und allein ist die tertiäre Erkrankung der Magenwand die sichere Erscheinung einer luetischen Magenläsion. Sie kann auch als *einzige Erscheinung einer manifesten Syphilis* vorhanden sein, wie Gäbert mit Recht nachdrücklich hervorhebt.

Die Formen der Magensyphilis werden sehr verschieden eingeteilt. Es werden 2, 3, ja 5 (Hausmann) und 6 (Le Noir, Agasse-Lafont) Formen ange-nommen. Bei der immerhin großen Seltenheit der Affektion erscheint mir eine detaillierte Einteilung kaum angebracht.

Luria faßt sämtliche organischen und funktionellen Störungen, die die Lues am Magen erzeugen kann, als Gastrolues zusammen und teilt sie ein in 1. Früh-erkrankungen: Lues I und II. 2. Späterkrankungen: Lues III, Lues congenita tarda, Magensyphilome. 3. Metasyphilitische Affektionen wie narbige Ver-änderungen, Sanduhrmagen, Linitis plastica. 4. Neuroluetische Erkrankungen, z. B. Krisen, luetische Wurzelentzündungen. Der Ausdruck metasyphilitischer

Prozesse im Magen erscheint mir sehr unglücklich gewählt. Neuroluetische Erkrankungen wie tabische Krisen als Gastrolues zu bezeichnen wird wohl kaum allgemeine Anerkennung finden.

Es werden pathologisch-anatomisch und klinisch meistens folgende Formen von Magenlues unterschieden: 1. Die Gastritis syphilitica, 2. das circumscripte Magengumma und seine Folgen, 3. die diffuse fibröse Hyperplasie der Schleimhaut.

Wir wollen diese Formen kurz besprechen.

Formen der Magensyphilis.
I. Gastritis syphilitica.

Die Frage der Gastritis syphilitica ist noch nicht gelöst. Von pathologisch-anatomischer Seite wird oft z. B. von FRÄNKEL, KONJEZTNY, WINDHOLZ das Vorkommen einer syphilitischen Gastritis negiert. In der Tat findet man oft nur das Bild der diffusen banalen Gastritis acuta oder chronica. Pathologisch-anatomisch ist in der Gastritis der Tertiärperiode, die Schleimhaut verdickt, hyperämisch mit glasigem Schleim bedeckt. SCHLESINGER betont mit Recht, daß der strikte Beweis noch aussteht, daß diese Veränderungen tatsächlich durch eine spezifische Gastritis hervorgerufen sind, und GÄBERT aus der MORAWITZschen Klinik will der syphilitischen Gastritis keine klinische Bedeutung anerkennen. Auch MOUTIER zweifelt an ihrer Existenz. Die Möglichkeit des Vorkommens einer spezifischen akuten oder chronischen Gastritis ist jedoch zuzugeben.

Nach NEUGEBAUER kann die Gastritis in den Sekundärstadien auftreten. Er fand bei manchen seiner Patienten nicht nur eine Störung der Salzsäureproduktion, sondern auch eine mehr oder weniger starke Schleimabsonderung. Die Erkrankung im Sekundärstadium verläuft manchmal wie eine akute Erkrankung. Die Patienten werden plötzlich appetitlos, leiden an Vollgefühl nach dem Essen, Übelkeit, manchmal Brechreiz, nicht selten Schmerzen, bisweilen auch nachts. Pathologisch-anatomische Befunde der akuten Gastritis syphilitica sind bisher noch nicht veröffentlicht worden. Es muß PAL zugegeben werden, daß Erscheinungen einer sog. syphilitischen Gastritis psychogener Natur sein können. Viele Kranke des Sekundärstadiums sind im Zustande einer Erregung oder einer schweren Depression, was die Magenfunktion wesentlich beeinflussen kann. Viel häufiger und klinisch bedeutend wichtiger ist die chronische Gastritis hauptsächlich der Tertiärperiode.

Nicht selten werden submuköse hämorrhagische Erosionen angegeben. Als Folgen derselben treten verstreute Pigmentanhäufungen auf (HUBERT).

RUDNIEFF hat bei Autopsien sekundärer Luetiker kleine Zellherde im Magen gefunden, die nach seiner Ansicht Hautpapeln entsprechen.

HEMMETER fand in der Mucosa und Submucosa zahlreiche miliare Gummata, welche die Magendrüsen komprimieren und zerstören. Diese gummösen Infiltrationen können durch die Muscularis mucosae bis in die Längsmuskulatur durchdringen. Stellenweise sah er Endarteriitis obliterans. Die chronische luetische Gastritis ist mit Vorliebe in der Pylorusgegend lokalisiert.

Die *Symptomatologie* der Gastritis syphilitica bietet nichts Charakteristisches; Druckgefühl im Epigastrium entweder kontinuierlich oder zeitweilig, geruchloses Aufstoßen, Appetitlosigkeit, nicht selten Schmerzen im Epigastrium; Erbrechen ist selten.

Objektiv ist eine Druckempfindlichkeit der Magengrube die Regel; nicht selten besteht Rectusspannung. In der großen Mehrzahl der Fälle ist Hyp- oder Anacidität, bisweilen totale Achylie vorhanden. In selteneren Fällen existiert normaler Salzsäuregehalt.

Durchfälle sind bei der Gastritis syphilitica nicht selten.

Die Diagnose wird kaum jemals mit Sicherheit gestellt werden können, da eine akute oder chronische Gastritis nicht spezifischer Natur auch bei einem Luetiker auftreten kann. Die Röntgenuntersuchung ergibt entweder einen normalen Befund oder eine Hypertonie, sehr selten Hypotonie oder Atonie mit Dilatation.

Die Beseitigung der gastritischen Symptome durch spezifische Therapie ist nicht immer entscheidend, da mit der Heilung bzw. Besserung des allgemeinen Befindens die Magenstörung ebenfalls günstig beeinflußt wird. Ein Magen mit Achylie und fehlender Neutralrotausscheidung kann nach antiluetischer Therapie normale sekretorische Tätigkeit entfalten (Luria). Versagen der üblichen diätetischen Behandlung der Gastritis und sehr rasche Beseitigung der Krankheitssymptome durch die spezifische Therapie können allein eine Wahrscheinlichkeitsdiagnose stützen. Dies hindert natürlich nicht, daß die antiluetische Behandlung durch die symptomatische Behandlung unterstützt werden soll. Vermeidung alkoholhaltiger Getränke, scharfer Speisen, sehr fetter Fleischspeisen, Kohlarten, Rauchverbot. Dazu sorgfältiges Kauen, Wärmeapplikation auf dem Leibe, schließlich Salzsäure evtl. Salzsäurepepsinpräparate, Amara.

II. Das circumscripte Magengumma und seine Folgen.

Diese Form der tertiären Magenlues ist weitaus die klinisch und pathologischanatomisch wichtigste.

Das Magengumma ist gewöhnlich makroskopisch sichtbar, stellt eine kuglige Geschwulst dar oder bildet indurierte zeimlich scharf begrenzte Plaques oder auch eine weniger gut begrenzte Infiltrationsfläche. Diese circumscripten Stellen sind einzeln, öfters multipel. Die Fläche der einzelnen Gummata beträgt einige Millimeter bis 5—10 cm. Das Gumma ist etwas erhaben, von weiß-gelblicher Farbe, hier und da rötlich und von harter Konsistenz. Die Prädilektionsstelle ist der präpylorische Abschnitt.

Histologisch erkennt man, daß das Gumma seinen Ausgangspunkt in der *Submucosa* nimmt, und sich von dort auf die Mucosa und die Muscularis ausdehnt. Die ganze Magenwand bis zur Serosa kann infiltriert werden. Man erkennt eine Hypertrophie des Bindegewebes mit Rundzelleninfiltration. Es besteht eine diffuse, zellige Infiltration der Submucosa, hauptsächlich aus lymphoiden und plasmacellulären Elementen; hier und da Vorhandensein von zahlreichen Riesenzellen „mit teils wandständig, teils zentral gelegenen Kernen, in deren Umgebung reichlich Fibroblasten und faseriges Bindegewebe vorhanden ist (Gäbert). Es fällt ferner das Zurücktreten der epitheloiden hinter den Plasmazellen und kleinen Granulationszellen auf." Dieser Befund allein spricht schon für Lues und gegen Tuberkulose.

Die starken Gefäßveränderungen treten mit der Weigertschen Elasticafärbung stets deutlich zutage. Neben der Endarteriitis bzw. Panarteriitis ist die Endophlebitis productiva et obliterans ganz besonders charakteristisch. Nach Cornil sollen die endarteriitischen Prozesse nicht immer vorhanden sein.

Sehr bald folgt die Ulceration. Nach Erweichung des Infiltrates entstehen Substanzverluste, meistens multipel, confluierend scharfrandig. Der als Geschwür imponierende Prozeß liegt im Niveau der Schleimhaut. Das Geschwür ist scharfrandig, zeigt unregelmäßig gezakte Ränder, dehnt sich in die Tiefe aus. Die Ulcerationen haben eine Neigung zur zirkulären Formation.

Bei fortgeschrittenen Veränderungen findet sich eine Schwellung der Schleimhaut in der Umgebung der Ulceration, und auch der erhaltenen Schleimhaut

über dem gummösen Infiltrat der Submucosa. Durch Zunahme des interstitiellen Gewebes entsteht eine Verengerung der Drüsenausführungsgänge und
Sekretstauung. Die Oberfläche der Mucosa hat infolgedessen ein kerniges Aussehen (ähnlich der Gastritis granulosa von ORTH). Die Magendrüsen können
stellenweise vollkommen verschwinden.

Das Ulcus syphiliticum des Magens kann auch zur Perforation führen. Im
Falle von FLEXNER fand sich autoptisch am Fundus des stark kontrahierten
Magens ein großes perforiertes Geschwür 5—5 cm im Umfange. Im linken
Leberlappen war ein Geschwür das durch Verschmelzung mehrerer Gummata
geschildert wurde. In keinem anderen Organ waren Gummata vorhanden.

Das syphilitische Magenulcus ist pathologisch-anatomisch vom Ulcus pepticum wohl meistens zu unterscheiden. HUBERT und GÄBERT haben besonders
darauf aufmerksam gemacht und die Differenzen zwischen Ulcus pepticum
und Ulcus lueticum ziemlich scharf charakterisiert.

Das „Ulcus rotundum liegt in der Schleimhaut, hat flache scharfe Ränder;
die Oberfläche ist ausgedehnter als der Geschwürsgrund, weil der Defekt von
der Schleimhaut ausgeht und nach der Submucosa und Muscularis hin abnimmt.
Im Gegensatz dazu hat das Ulcus lueticum harte, stark aufgeworfene, unregelmäßig gezackte Ränder. Da das intramural gelegene Gumma zuerst im Zentrum
zerfällt, ist der Defekt in der Submucosa am größten und nimmt gegen die
Schleimhaut wie gegen die Muscularis hin ab. Infolgedessen sieht das spezifische
Ulcus von der Schleimhaut des Magens aus betrachtet wie eine unterminierte
kraterförmige Höhle aus" (HUBERT, S. 114).

„Die etwas aufgeworfenen Ränder zeigen in der ganzen Circumferenz der
Geschwüre eine gleichmäßige Beschaffenheit. Sie unterscheiden sich dadurch
grundsätzlich von dem gewöhnlichen Ulcus ventriculi simplex, dessen Ränder
durch eine steile Beschaffenheit auf der einen, und eine terrassenförmige auf
der anderen Seite im allgemeinen charakterisiert sind". Das ulcus simplex
dehnt sich nie *unterminierend* unter der erhaltenen Schleimhaut aus, wie es bei
dem luetischen Ulcus der Fall ist. Dazu kommt, daß der luetische Magen fast
immer durch eine mehr oder weniger intensive *Perigastritis* deformiert ist.

Bilden sich Gumma oder Ulcus zurück, so folgt Narbenbildung. Die Narbe
ist fast immer hart, weiß, radiär, makroskopisch auf der Mucosa, gewöhnlich
auch auf der Serosa sichtbar. Mikroskopisch besteht sie aus straffem fibrillärem
Bindegewebe.

Wie das Ulcus kann die Narbe die verschiedensten Dimensionen in der Fläche
und in der Tiefe haben.

Dieses Narbengewebe ist wie jedes andere Narbengewebe zusammenziehbar.
Die Lokalisation und die Ausdehnung der Läsion bedingen die symptomatischen
Erscheinungen.

Die Pylorusstenosen können durch große gummöse Tumoren oder diffuse
Infiltrate hervorgerufen werden. Diese Form ist klinisch von anderen Pylorus-
stenosen nicht zu unterscheiden. Eine zweite Art von Pylorusstenosen ist durch
Narbenstrikturen bedingt, welche durch Heilung spezifischer Ulcera oder diffuser
Hyperplasien entstehen. KUTTNER fand in einem Fall die Stenose durch peri-
gastritische Adhäsionen mit Lues der Nachbarorgane bedingt.

Syphilitische Stenosen können auch näher zur Kardia, sie können ferner in
der Mitte des Magens liegen und einen Sanduhrmagen erzeugen. BARRET,
BÉCLÈRE, BENSAUDE haben solche Fälle beschrieben. LE NOIR und AGASSE-
LAFONT, GRENET u. a. sind der Ansicht, daß die Syphilis in der Ätiologie des
Sanduhrmagens bzw. des bi- oder multilokulären Magens nicht selten ist.
MOORE und AURELIUS fanden in $22^0/_0$ der Fälle von Magensyphilis (87 Fälle)
einen bilokulären Magen.

Eine Frage, die immer ventiliert wird, ist die Beziehung zwischen Ulcus rotundum und Lues.

NEUMANN betrachtet das „runde Geschwür des Magens als eine keineswegs seltene Manifestation der Syphilis".

LANG findet in fast 20% der Fälle von rundem Magenulcus Luetiker und meint, daß dies kein Zufall sein kann. Zu ähnlichen Schlüssen gelangt CASTEX.

WAGNER, KLEBS nehmen nur solche Geschwüre des Magens als syphilitisch an, welche aus Gummata hervorgegangen sind.

LE NOIR berechnet, daß unter den Spitalpatienten in Paris 20% Luetiker vorhanden sind. Er findet 1922 bei Magenulcuskranken 28% Luetiker, in einer neuen allerdings kleinen Statistik 22%.

Die Mehrzahl der Autoren, wie SCHLESINGER, HUBERT, STRAUSS, SAVIGNAC, EINHORN u. a. vertreten mit Recht die Anschauung, daß die Lues in der Entstehung des Ulcus pepticum keine bedeutende Rolle spielt. Einer Arbeit von SCHWARZ aus der Klinik von CLAIRMONT (Zürich) entnehme ich folgende Zahlen. Unter 163 klinisch benignen Magenerkrankungen der Züricher chirurgischen Klinik fanden sich nur 3 Fälle, bei denen Lues mit in Frage kam. Aus dem Operationsmaterial der Wiener I. chirurgischen Klinik konnten unter 761 Fällen von benignen Magenulcera nur 3 Syphilitiker gefunden werden, bei denen die Möglichkeit eines Zusammenhanges von Ulcus und Lues zu erwägen war. In neuester Zeit lehnen ASCHOFF und WINDHOLZ die luetische Ätiologie des Ulcus rotundum ab.

Bei der Häufigkeit der Syphilis einerseits und des Ulcus andererseits kann ein nur zufälliges Zusammentreffen zweier Leiden vorliegen. Auch ex juvantibus dürfen keine voreiligen Schlüsse gezogen werden, da z. B. die Ausheilung einer spezifischen Leberaffektion ganz gut die Spontanheilung eines Ulcus simplex fördern kann.

Das Ulcus pepticum muß als eine Krankheit angesehen werden, die von der tertiären Magenlues vollständig zu trennen ist. Es ist nicht luetischen Ursprungs.

HAUSMANN vertritt die Ansicht, daß manche Fälle von Ulcus callosum syphilitischer Natur sein könnten. Wie mir aus dem Studium der Literatur hervorzugehen scheint, wird man, wie oben schon besprochen wurde, pathologisch-anatomisch meistens die sichere Diagnose stellen können, obwohl der Spirochätennachweis bei Magenlues bisher sehr selten geglückt ist.

Eine weitere Frage ist die, ob die Lues das Auftreten eines Magencarcinoms begünstigt. RAMOND fand unter 20 Fällen von sicherem Magencarcinom 2mal einen positiven Wassermann. GRENET, LEVENT und PÉLISSIER sind der Ansicht, daß tatsächlich die Proportion noch größer ist. Wir wissen, daß bei der Zunge die Lues das spätere Auftreten eines Carcinoms sehr wahrscheinlich begünstigt. PINARD ist der Ansicht, daß ein Carcinom sich nicht selten auf dem Boden einer Magenlues entwickelt.

III. Die diffuse fibröse Hyperplasie der Schleimhaut. Die Linitis plastica syphilitic a.

Die ausgedehnte Infiltration mit diffuser Sklerose der Magenwand, die „Gastrofibrose oder Gastrosklerose" (STRAUSS) ist lange als eine besondere Form des Carcinoms angesehen worden. In der letzten Zeit sind Fälle von Linitis luetica wiederholt beschrieben worden.

Die diffusen carcinomatösen Infiltrationen werden jetzt nicht mehr, zumal in der deutschen Literatur als Linitis bezeichnet.

Als Ursache der Gastrosklerose kommt die Tuberkulose, Verätzung, diffuse entzündliche Prozesse der Magenwand, schließlich die Lues in Betracht. LYON hat unter 38 Fällen aus der Mayo-Klinik 25mal postoperativ die mikroskopische Untersuchung gemacht und ein einziges Mal Syphilis als Ursache gefunden.

Man kann sich fragen, ob man berechtigt ist, pathologisch-anatomisch und klinisch eine besondere Form der Magenlues als Linitis plastica syphilitica zu beschreiben.

Die Infiltration die sich hier über die ganze Magenwand ausdehnt und zu einer Schrumpfung des Magenlumens führen kann, zeigt mikroskopisch keine Abweichungen von den oben beschriebenen Veränderungen bei lokaler gummöser Infiltration.

Makroskopisch ist der Magen verkleinert, trichterförmig oder schlauchförmig, von stabiler Konfiguration, durch Druck nicht veränderlich, bisweilen ohne Peristaltik. Der Pylorus ist insuffizient, kann in selteneren Fällen stenosiert sein. Wenn die Infiltration vorwiegend die Pylorusgegend trifft, so führt sie zu dem Bilde des sog. ,,Lederflaschenmagens". LE WALD fand eine sekundäre Erweiterung des Oesophagus.

Symptomatologie und Diagnose der Magenlues.

Die klinisch am besten studierte Form der Magenlues und diejenige, welche einen Symptomenkomplex liefert, der eine klinische Diagnose gestatten dürfte, ist die gummöse Infiltration mit Ulcus- bzw. Narbenbildung im präpylorischen Abschnitt. Diese Form ist von GÄBERT und COHN in letzter Zeit in sehr schönen Arbeiten bearbeitet worden. Wir werden im folgenden diese Form eingehender berücksichtigen. Sie ist klinisch weitaus die häufigste und wichtigste. Das Geschlecht scheint keine wesentliche Rolle zu spielen, vielleicht wird die Frau häufiger befallen (RITTER, GÄBERT). Auffallend häufig trifft die Erkrankung das jüngere und das mittlere Alter, obwohl das höhere Alter nicht verschont bleibt. Das früheste Auftreten erfolgt 2 Jahre, am häufigsten waren es 5 bis 6 Jahre, das späteste 40 Jahre (HAYEM) nach der Ansteckung. Oft ist die Infektion nicht bekannt oder wird nicht zugegeben. Die Wa.R. fällt meistens positiv aus. Dies trifft aber nicht immer zu (im Fall 2 von GÄBERT war sie negativ).

Was die *subjektiven* Beschwerden anlangt, so sind es im allgemeinen diejenigen wie wir sie bei anderen Magenerkrankungen antreffen. Meist wird über *Schmerzen* in der Oberbauchgegend geklagt, die jedoch nicht regelmäßig mit der Nahrungsaufnahme in Verbindung stehen. Relativ häufig werden Nachtschmerzen angegeben so daß letztere von einigen Autoren für charakteristisch angesehen werden. Die Patienten von MÜHLMANN, 2 von GÄBERT, klagten über häufiges Heißhungergefühl. Sehr oft stellt sich Erbrechen nach der Nahrungsaufnahme ein. Meistens ist es ein Stenoseerbrechen. Hie und da Bluterbrechen. RITTER fand in der Literatur von 42 Fällen 18mal Bluterbrechen. Wiederholte Hämatemesis wird von französischen Autoren (FOURNIER und DIEULAFOY, BENSAUDE und RIVET, PINARDI) als die Regel angesehen. Eine tödliche Blutung kann das erste und einzige Symptom eines luetischen Magenulcus sein (Fall von GRENET, LENENT und PÉLISSIER, S. 219).

Bei allen Formen von Magenlues besteht in der Regel eine Hypo- oder Anacidität (GLASER, HUBERT u. a.). Ausnahmen kommen vor. SELZOWSKI hat 2 Fälle von Magenlues, AOYAMA einen Fall mit Superacidität beschrieben. Schleim findet sich in etwa einem Drittel der Fälle (LURIA).

LOEPER und BORY geben als weiteres Merkmal die Cytodiagnostik an: bei der Lues fanden diese Autoren einen abnormen Reichtum an Lymphocyten, ein Symptom das zwar auch beim tuberkulösen Magenulcus vorkommt. Letztere

Erkrankung ist jedoch außerordentlich selten und läßt sich ferner durch den Nachweis von Bacillen identifizieren. Positiver Milchsäurebefund ist wiederholt angegeben worden, dagegen keine Oppler-Boassche Bacillen.

Als weitere Momente werden angegeben Neigung zu Diarrhöen, ferner unregelmäßige Temperaturerhöhungen.

Häufig ist palpatorisch eine Resistenz oder Geschwulst gefunden worden, die Form des Tumors ist jedoch nicht derart, daß man, wie Hausmann es für möglich hält, aus der Palpation syphilitische Infiltrationen diagnostizieren könnte. Zu betonen ist vielleicht bei Lues die starke *Druckempfindlichkeit* der Resistenz (Gäbert, Curtis). Der Tumor ist manchmal sehr weich und nicht mit Sicherheit palpabel.

Auffallend charakteristisch scheint der Röntgenbefund für die präpylorische Syphilis zu sein. Gäbert fand in seinen 3 Fällen „einen *zirkulären Antrumdefekt mit schmaler und zum Bulbus duodeni* axial gelegener *Schattenstrasse,* die unregelmäßige Randkonturen und *keine* Peristaltik zeigte". Dieser Befund stimmt mit den publizierten Bildern von Assmann, Strauss und Cohn überein. Lemierre, Gautier und Raulot-Lapointe bezeichnen zugunsten der Lues die radiologische Beobachtung einer hellen kreisförmigen, gut isolierten und beweglichen Zone.

Der lehrreiche Fall von Bruno Cohn sei hier mitgeteilt[1]:

„Es handelt sich um einen 38jährigen Patienten, der angeblich niemals ernstlich krank gewesen ist. Familienanamnese: o. B. 1909 fand die Infektion mit Syphilis statt. Pat. hat bis 1912 mehrere kombinierte Kuren gemacht. Dann erübrigte sich die Weiterbehandlung, weil die Kontrolle der Wa.R. stets negativ war und keine klinischen Symptome sich mehr zeigten. November 1924 erkrankte Patient unter den Erscheinungen des Spasmus am Mageneingang. Damals wurde angeblich zu wenig Säure festgestellt und er wurde mit Pankreasdispert behandelt. Mittlerweile war es ihm aufgefallen, daß er stark an Körpergewicht abgenommen hatte. Da eine Besserung des Leidens nicht eintrat, wurde er „wegen der Schmerzen in der Mitte des Brustkorbes" durchleuchtet, wobei aber nur ein nach links vergrößertes Herz festgestellt wurde. Die Beschwerden dauerten fort. Mitte April 1925 ließ Pat. von seinem behandelnden Spezialarzt einen Wa. und eine Untersuchung des Liquor cerebrospinalis machen, um von ihm den Heiratskonsens zu erhalten. Diese Wa.R. fiel plötzlich nach 13 Jahren zum ersten Male bei doppelter Kontrolle wieder stark positiv aus, der Liquor war negativ. Er erhielt deshalb sofort in der Zeit vom 28. April bis zum 27. Mai 1925 15 Injektionen Bismogenol. Kein Salvarsan. Am 31. Juli 1925 äußerte er mir folgende Beschwerden: Krampfhafte Schmerzen in der Mitte der Brust, zunächst unabhängig von der Nahrungsaufnahme. Später wurden diese Schmerzen nach der Nahrungsaufnahme stärker, und zwar in unregelmäßigen Zeitabständen und hielten zeitweilig stundenlang an.

Befund: Patient macht einen leicht reizbaren, nervösen Eindruck. Objektiv läßt sich palpatorisch am Magen keine pathologische Veränderung nachweisen. Da zunächst ein Kardiospasmus auf hyperacider Basis angenommen wird, erhält er aus diagnostischen Gründen Atropin. Danach wird am 12. August der Magen ausgehebert. Ergebnis: keine freie Salzsäure, Gesamtacidität 12. Spuren von Milchsäure. Im Stuhl keine Besonderheiten, außer minimalen Spuren von Sanguis bei Anstellung der Benzidinprobe. Die Guajakprobe fällt negativ aus (Klopstock). Die Röntgenaufnahme vom 13. August 1925 zeigt deutlich ein ausgedehntes, offenbar inoperables Carcinom der Regio pylorica. Die einzelnen Etappen der Untersuchung ergaben sich, wie folgt: Thorax: Linker Ventrikel vergrößert, Atmung beiderseits ausgiebig. Magen: intra coenam II. schräger Durchmesser, 10 Minuten und 20 Minuten post coenam dorso-ventral. Schluckakt zeigt eine kurzdauernde Retention im kardialen Teil des Oesophagus. Der kardiale Teil des Magens füllt sich anfangs schalenförmig, dann findet ein Ausgleich statt. Lebhafte Peristaltik an beiden Kurvaturen. Pylorus offen, keine deutlichen Antrumbildungen. Die Pars pylorica ist an der kleinen und an der großen Kurvatur zackig konturiert und unscharf. Der Magenausgang erscheint starr und schmal. Dauernde Entleerungen. $4^1/_2$ Stunden post coenam ist der Magen und das Duodenum leer, der Dickdarm bis zur Flexura lienalis gefüllt.

Da der Röntgenbefund eines so schwer veränderten Pylorus aber klinisch durchaus nicht dem Allgemeinzustand des Patienten entsprach, wird beschlossen, ihn nach Einleitung einer Mastdiät und Gaben von Pepsinsalzsäure nach 4 Wochen wieder zu röntgen.

---

[1] Für die Überlassung der Röntgenbilder danke ich Herrn Kollegen Cohn bestens.

Patient nahm in 4 Wochen 12 Pfund zu. Ergebnis vom 11. September 1925: 10 Minuten und 20 Minuten post coenam dorso-ventral. Schluckakt normal. Bei der Füllung des Magens bildet sich zunächst eine kleine schalenförmige Erweiterung des kardialen Teils, die sich nur langsam ausgleicht. In dieser Phase staut sich der Brei ein wenig im Oesophagus. Allmählich füllt sich der ganze Magen, er zeigt einen Hochstand bei hypertonischer Form und starke Rechtsverziehung. Zunächst mäßige Peristaltik und kleine Antrumbildung. Duodenum dem Leberschatten anliegend. Anfangs starke Entleerung ins Duodenum, später zuweilen bei starker Peristaltik Pylorospasmus. Nirgends Druckschmerzhaftigkeit,

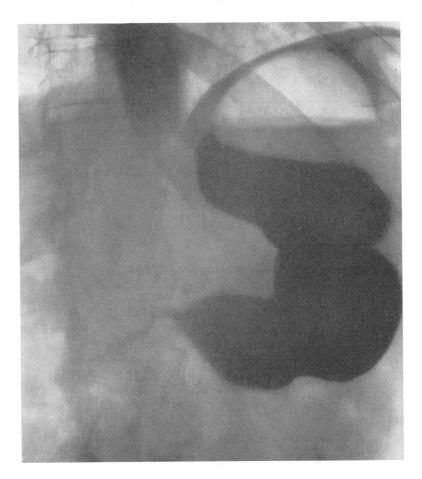

Abb. 1. Spindelförmige Auftreibung des Oesophagus. Kardiaspasmus.
Schalenförmiger Spasmus des Magenfundus. Offenstehender Pylorus.

Konturen überall glatt. 4 Stunden post coenam Magen und Duodenum leer, Dickdarm bis zur Flexura lienalis gefüllt (Röntgenologe: Dr. TUGENDREICH).

Am 19. September wurde eine zweite Untersuchung des Mageninhalts vorgenommen und ergab immer noch eine Hypacidität. Trotzdem sind die Magenbeschwerden nicht mehr annähernd so quälend wie vorher und scheinen ständig besser zu werden. Am 4. Oktober ist die Wa.R. wieder glatt negativ.

Ich muß gleich hier bemerken, daß sich der Fall chronologisch nicht in der Reihenfolge abgespielt hat, wie es die obige Krankengeschichte berichtet. Zunächst nicht danach befragt, hat der Patient seine Infektion natürlich verschwiegen. Erst der überraschende Unterschied zwischen den beiden ersten Röntgenserien im Abstand von 4 Wochen ließ den Verdacht einer Syphilis aufkommen und gab nachträglich die Veranlassung zu der entsprechenden Fragestellung. So kam es zur Bestätigung dieser Vermutung. Typisch für den syphilitischen Charakter der Gastropathie des Patienten ist die Tatsache, daß bis zum Einsetzen der

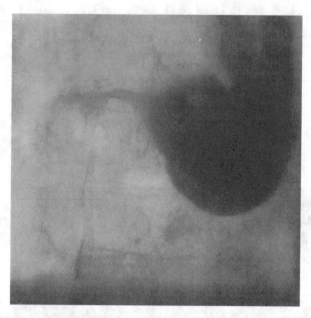

Abb. 2. Deutlich offenstehender Pylorus nach Art eines Pyloruscarcinoms.

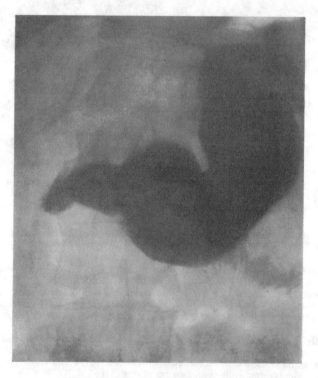

Abb. 3. Höchster Grad der Pylorusstenose.

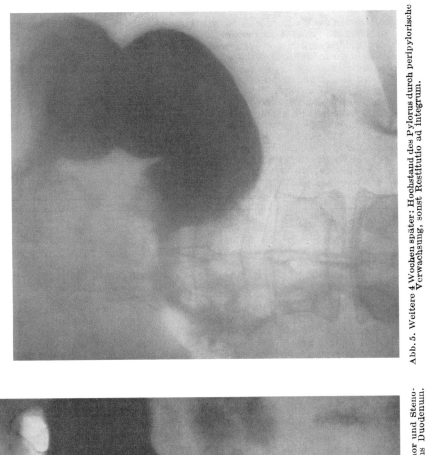

Abb. 5. Weitere 4 Wochen später: Hochstand des Pylorus durch peripylorische Verwachsung, sonst Restitutio ad integrum.

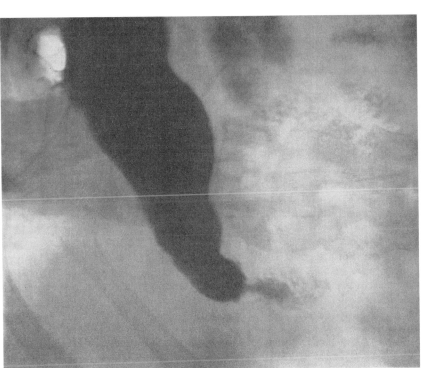

Abb. 4. 4 Wochen später: Spastisch quergestellter Magen, Tumor und Stenosierung geschwunden, kleine Magenblase, gute Entleerung ins Duodenum.

Magenbeschwerden die Wa.R., die 13 Jahre lang dauernd negativ gewesen war, dann plötz-lich in ein positives Resultat umgeschlagen ist. Aber auch das ist ein Zufallsbefund, der nur erhoben werden konnte, weil der Patient den Heiratskonsens erhalten wollte. Was die Befunde durch die Röntgenuntersuchung anlangt, so bin ich überzeugt, daß ich bei den ersten drei Aufnahmen die Eruption keineswegs auf ihrem Kulminationspunkte beobachten konnte. Denn bereits vor meinen Untersuchungen ergab die von anderer Seite angestellte Wa.R. ein negatives Resultat. Demnach muß man also annehmen, daß sich der Tumor am Pylorus durch die vorangegangene Bismogenolbehandlung schon im Stadium der Rückbildung befunden hat, als die erste Aufnahme gemacht wurde. Aber selbst in diesem Stadium ist die Vortäuschung eines enormen inoperablen Carcinoms noch deutlich genug. Wie die Abb. 1—3 zeigen, hat sich dieses Bild mit der fortschreitenden Passage des Kontrast-breies bis zu der in Abb. 3 wahrnehmbaren Deutlichkeit herauskrystallisiert. Die sichtbare Verziehung des Magens nach rechts hat entweder die mit der Gummenbildung verbundene Perigastritis adhaesiva als Ursache oder auch einen ausgedehnten Spasmus des ganzen Magens, wie er insbesondere bei Neurosyphilis beobachtet worden ist. Es handelte sich also bereits bei den im November 1924 einsetzenden Magenbeschwerden um eine Magen-syphilis.

Die zweite Serie von Röntgenaufnahmen stellt indes noch keinen abschließenden Befund. Das ergab die dritte Röntgenuntersuchung, die zur weiteren Kontrolle am 22. Oktober vorgenommen wurde und bei der folgender Befund erhoben wurde:

10 und 15 Minuten post coenam und $^3/_4$ Stunden post coenam dorsoventral: Während der Breiaufnahme leichter, bald wieder verschwindender Kardiospasmus. Anfangs ist der Magen hoch und quergestellt, allmählich aber senkt er sich etwas und nimmt mehr die typische Hakenform an. Das Antrum ist ziemlich groß, seine Konturen sind vollkommen glatt. Die Peristaltik ist recht lebhaft, die Entleerung erfolgt rasch und geht senkrecht nach unten ins Duodenum. Bulbus klein, zum Teil hinter dem Antrum verborgen. Nach $^3/_4$ Stunden sind die Dünndärme schon weithin gefüllt. Magen in lebhafter Peristaltik.

Wenn man die zu diesem Befund gehörige Abb. 5 betrachtet, so erkennt man, daß sich im Laufe von rund 8 Wochen das scheinbare Carcinom des Pylorus in einen Zustand zurückgebildet hat, den man wohl mit Sicherheit als Restitutio ad integrum bezeichnen darf."

Differentialdiagnostisch können folgende Zeichen die wichtigsten Anhalts-punkte liefern.

1. Gegenüber dem Ulcus simplex: der Charakter der Schmerzen, unabhängig von den Mahlzeiten, nicht so periodisch auftretend wie beim Ulcus simplex. nächtlicher Schmerz. — Das spezifische Ulcus neigt mehr zu Erbrechen und zu periodischen Blutungen. — Ein druckschmerzhafter Tumor wie er bei Lues oft beobachtet wird ist bei Ulcus simplex eine Seltenheit. Nach Hubert ist der Nachweis einer festen respiratorisch unverschieblichen Resistenz im Bereich des Schmerzes für die Diagnose Magengumma wichtig. Ganz besonders wichtig ist der Röntgenbefund. „Die gummöse Erkrankung mit gleichzeitiger Ulceration der Magenwand führt im Röntgenbild zu einem *Defekt* des Kontrastschattens, während das Ulcus ventriculi simplex ein Plus von Kontrastschatten (Nische) zur Folge hat" (Gäbert).

2. Gegenüber dem Carcinom. Das größte Gewicht wird darauf gelegt, daß *trotz des fühlbaren Tumors* und *des großen Defektes im Röntgenbild keine kontinuier-liche kleine okkulte* Blutungen in den Faeces nachweisbar sind. Es kommen manchmal hinzu: das jüngere Alter des Kranken, der nächtliche Charakter der Schmerzen, oft das starke Erbrechen bei gutem Appetit.

Im übrigen können alle Symptome des Magencarcinoms bei Magenlues nachweisbar sein. Auch bei der Operation kann die Diagnose fraglich sein. Drüsenschwellungen kommen bei Lues vor   Man spricht von einer pseudo-cancerösen Form der Magensyphilis (Fournier, Strauss). Es sei schließlich bemerkt, daß Lues und Magenkrebs beim gleichen Individuum auftreten können.

Speder hat die Radiologie der Magenlues studiert. Der ösophageale Teil und das Antrum pylori sind Prädilektionsstellen des Ulcus simplex, der pylorische Teil diejenige des Carcinoms. Die große Curvatur und der Fundus sind selten vom Ulcus oder vom Carcinom betroffen. Die Lues kann sämtliche Bezirke des

Magens treffen. Ulceröse Prozesse oder Tumoren des Magens, die sich am Fundus oder am Corpus des Magens lokalisieren lassen, müssen den Verdacht auf Lues wecken.

Die Infiltration kann sich über die ganze Magenwand ausdehnen, und zu einer Schrumpfung des Magenlumens führen, so daß Röntgenbefund und anatomisches Aussehen dem des Scirrhus carcinomatosum ähneln und eine Starre größerer Abschnitte aufweisen (Fälle von EPPINGER und SCHWARZ, MÜHLMANN). Diese Form der Magenlues (Linitis plastica luetica) neigt viel weniger zu Blutungen als das ulzerierte Magengumma. Der Pylorus ist oft insuffizient. Ein hochgradiger Schrumpfmagen mit Oesophagus- und Duodenaldilatation ist nach SCHWARZ auf Lues verdächtig. Mehrfache Magenstenosen sprechen für Syphilis.

Eine sichere Diagnose wird nur dann gestellt werden können, wenn sicher Lues beim Patienten vorgekommen ist und wenn die spezifische Therapie zur raschen Heilung führt.

Versagt die spezifische Therapie partiell, so kann es sich dennoch um eine Magenlues handeln. Die Heilung geschieht selbstverständlich nicht mit einer Restitutio ad integrum, und die Atrophie der Magendrüsen, evtl. Stenosen usw. werden durch die spezifische Therapie nicht mehr beseitigt.

LOEPER und BORY empfehlen, bei Carcinomverdacht bei einem relativ jugendlichen Individuum mit Lues in der Anamnese und positivem Wassermann einen Monat lang eine spezifische Kur zu versuchen, bevor zur Operation geschritten wird.

Der Verlauf, bzw. die Dauer der Erkrankung wird bisweilen die Diagnose ermöglichen. Wenn ein sog. inoperables Carcinom nach Monaten keine ungünstige Wendung aufweist, darf man an Syphilis denken. „Der syphilitische Schrumpfmagen ähnelt dem carcinomatösen wie ein Ei dem andern" (ALBU). Okkultes Blut kommt beim carcinomatösen Schrumpfmagen öfters vor als beim luetischen. Diese Tatsache wurde z. B. von BÖNNIG für die Diagnose seines Falles von luetischem Schrumpfmagen verwertet. Bluterbrechen und Melaena, die sich beinahe täglich monatelang wiederholen, sind zwar auch für Lues sehr verdächtig. Die Anämie ist, trotz profusen Blutungen, in der Regel bei Lues weniger stark als bei Carcinomen.

Verwertbar für die Diagnose ist noch das Fehlen im Mageninhalt langer Bacillen trotz vorhandener Milchsäure (SCHLESINGER). Die BOAS-OPPLERschen Bacillen fehlen bei Carcinom selten. — Das Blutbild zeigt bei Magenlues nichts Charakteristisches. Eine geringfügige sekundäre Anämie bei röntgenologisch schwer veränderter Magensilhouette spricht für Lues. Eine evtl. vorhandene Lymphocytose deutet auf einen chronischen infektiösen Prozeß hin, und spricht gegen Carcinom.

Möglicherweise kann bei der Laparotomie eine Wahrscheinlichkeitsdiagnose bestätigt werden. AOYAMA macht auf charakteristische, weiße Serosaverdickungen aufmerksam, welche die Diagnose wahrscheinlich machen. Auch MOUTIER gibt an, daß bei Magenlues Serosaverdickungen regelmäßig auftreten.

Differential-diagnostisch käme noch in Betracht die Lymphosarkomatose des Magens und das Magensarkom. Erstere Erkrankung liefert allerdings nach FREUD ein ziemlich charakteristisches Röntgenbild (keine Stenose, sondern Erweiterung des Lumens trotz diffuser Verdickung der Wand). Das Magensarkom erreicht gewaltige Dimensionen und sitzt relativ häufig gestielt auf.

Die Magentuberkulose kommt differentiell diagnostisch deswegen kaum in Betracht, weil sie sich stets als Begleiterscheinung der Tuberkulose anderer Organe entwickelt.

Nervöse Magenstörungen werden sich meistens leicht ausschalten lassen. Wo Tumor vorliegt, evtl. okkultes Blut, Nachweis von Milchsäurebacillen, radioskopische Veränderungen usw. kann von Magenneurose nicht die Rede sein. Die subjektiven Beschwerden werden schon zu Beginn der Erkrankung auf organische Läsionen hindeuten.

Häufige Komplikationen bei Magenlues sind Blutungen; sehr selten kommt Magenperforation vor (HAUSMANN, CHIARI). Oft ist die Magenlues von syphilitischen Erkrankungen anderer Organe begleitet, vor allem des Darmes, der Leber, der Mesenterial- und retroperitonealen Drüsen und des Oesophagus (BÖNNIG). Wiederholt ist Mesaortitis erwähnt worden.

Die Gastritis des Sekundärstadiums gibt eine gute Prognose und heilt meistens vollkommen aus.

Die Prognose der tertiären Magensyphilis ist meistens ernst. Es ist klar, daß sie davon abhängt, ob und wann die Wahrscheinlichkeitsdiagnose gestellt wurde. Ist die spezifische Therapie nicht in einem späten Stadium des Leidens eingeleitet worden, so sind die Heilungsaussichten meistens günstig.

Relativ häufig bleiben Störungen zurück: Hypochlorhydrie, Achylie, Stenosenerscheinungen, letztere können die Indikation zur Operation geben.

Therapie der Magenlues.

Zu der Therapie der Magenlues sei folgendes noch zu bemerken. Es scheint unbedingt notwendig zu sein, daß neben der spezifischen Hg oder As oder Bismutkur eine intensive innerliche Jodmedikation eingeleitet wird. Bei starker Neigung zu Blutungen ist die übliche Quecksilberkur oder die Bismuttherapie einer Arsenbehandlung vorzuziehen.

Zu der antiluetischen Behandlung tritt natürlich die Ulcustherapie, Diät und Ruhekur, evtl. Darreichung von Wismut per os, Belladonna, Alkali hinzu.

Die spezifische Therapie kommt noch nach einer unter Umständen durchgeführten Magenresektion in Betracht.

Die therapeutische Vorschrift von LEVEN ist folgende: 1. 20 Tage pro Monat Quecksilber in Suppositorien, tägl. 1 Zäpfchen à 0,03—0,04 g Hg. 2. Lipjodolkapsel im ersten Monat 2mal tägl. 1 Kapsel nach dem Essen. In den folgenden Monaten 20 Tage lang pro Monat. Die Dauer der Kur hängt natürlich von Erfolg ab. Die Heilung kann schon nach 2—3 Monaten erfolgen.

SCHLESINGER empfiehlt Jodnatrium subcutan oder intravenös (10 g einer 10%-Lösung jeden zweiten Tag). Spirocid (eine Kur von 30 Tabletten à 0,25 g) hat SCHLESINGER mit Erfolg gebraucht. Mit Salvarsan muß man vorsichtig sein, da manchmal Blutungen, peritoneale Erscheinungen auftreten. SCHLESINGER empfiehlt zuerst eine Jod-Bi-Medikation und später kleine, dann mittlere Salvarsandosen. Bei narbiger Pylorusstenose und bei narbigem Sanduhrmagen ist die Operation indiziert.

QUAGLIOTTI hat einen Fall von luetischem Magenulcus mit Bismuthinjektionen geheilt. HAAS teilte die interessante Krankengeschichte mit, eines mehr als 7 Jahre geheilten Falles von syphilitischem Tumor des Magens.

CADE und MORENAS betonen, daß manchmal bei luetischen Magengeschwüren die spezifische Therapie versagt. In solchen Fällen kann man vermuten, daß schwere nervöse Schädigungen peripherer oder zentraler Natur die Hartnäckigkeit des Leidens bedingen können.

Im großen und ganzen waren die Resultate der spezifischen Therapie sehr günstig. Eine richtige Diagnosestellung wird für die Kranken eine Rettung, mindestens eine wesentliche Besserung des Gesundheitszustandes bedeuten.

Syphilis des Darmkanals.

Die lokale Affektion des Rectums wird gesondert besprochen werden.

Syphilitische Erkrankungen des übrigen Darmtraktus beruhen häufiger auf kongenitaler als auf erworbener Syphilis. Die kongenitale Lues zeigt häufig spezifische Darmveränderungen. Sie ist im peripheren Teil des Jejunums am häufigsten lokalisiert. Spirochäten wurden von FRAENKEL und WARSTAD nachgewiesen.

Älteren Arbeiten zufolge scheint die Darmsyphilis früher häufiger gewesen zu sein. Dies mag mit der besseren modernen Behandlung der Krankheit und der kritischer gestellten Diagnose zusammenhängen.

Die erworbene Syphilis weist hauptsächlich zwei Formen auf, deren richtige Diagnose für den Kranken von Bedeutung sind: die Enteritis syphilitica catarrhalis und die andern Formen von Darmsyphilis, gummöse Infiltrate, Geschwüre mit Narbenbildung und oft folgender Darmstriktur.

SCHLESINGER nimmt an, daß eine Enteritis im Sekundärstadium der Syphilis hier und da auftreten kann. Klinisch stehen hartnäckige Durchfälle im Vordergrunde, in der Regel ohne Schmerzen einhergehend. Wenn Schmerzen eintreten, so sollen sie von der Nahrungszufuhr unabhängig sein und Hyperästhesie der Bauchdecken in Nabelhöhe darstellen. Diese Enteritis entwickelt sich besonders gerne zur Zeit der Eruption der Hautefflorescenzen, auch bei nicht behandelten Kranken. Sie ist also nicht als die Folge therapeutischer Maßnahmen anzusehen. Gewisse Autoren nehmen als Ursache der Enteritis Schleimhauteruptionen („Roseola visceralis" WILE), andere eine Infiltration der Darmwand oder Schwellung der Lymphfollikel, oder eine toxische Veränderung des Darmes an.

Auch in späteren Stadien der Lues sollen Enteritiden spezifischer Natur vorkommen; sowohl akute wie chronische Formen. Mehr oder weniger charakteristisch für die luetische Enteritis ist die Unansprechbarkeit auf die üblichen Mittel (Adstringentia, Tanninpräparate, Diättherapie usw.) und die günstige Wirkung der spezifischen Therapie. Derartige Enteritiden, wenn sie vorkommen, sind jedoch äußerst selten und ihre spezifische Natur bisher nicht bewiesen.

Die übrigen syphilitischen Veränderungen des Darmes bei Erwachsenen gehören ebenfalls zu den Seltenheiten, sind sehr wahrscheinlich noch seltener als die Lokalisation der Lues im Magen.

EUGEN FRÄNKEL fand unter 19 000 Sektionen nur drei Fälle. GATEWOOD und KOLODNY fanden unter 117 000 Spitalpatienten nur 2mal eine Darmlues. KAUFMANN, ASCHOFF, ORTH erklären die Darmlues überhaupt für selten. Eine eingehende pathologisch-anatomische Bearbeitung der erworbenen Darmsyphilis hat vor kurzem an Hand von sechs Fällen (aus der pathologisch-anatomischen Abteilung des R. VIRCHOW-Krankenhauses Berlin) und der Literatur K. NISHIKAWA gemacht. Ich entnehme seiner Arbeit folgende wesentliche Punkte.

Die makroskopischen Merkmale der Darmlues sind folgende:

1. Die syphilitischen Herde bevorzugen den oberen Teil des Dünndarmes, am häufigsten Duodenum und Jejunum. Sie können aber auch auf das untere Ileum und das Colon übergehen. — Die Angaben TRÉMOLIÈRES und CAUSSADE, wonach die Darmlues die Ileocoecalgegend bevorzugt, widersprechen denjenigen sämtlicher anderer Autoren.

2. Die Herde sind gewöhnlich in der Mehrzahl vorhanden. Im ersten Fall von K. NISHIKAWA waren 14, im zweiten Fall noch mehr Herde vorhanden. HOMEN (zit. nach SCHLESINGER) hat in einem Falle 34 Dünndarmgeschwüre luetischer Natur gesehen.

Es können aber auch syphilitische Herde solitär auftreten (Fall von L. PICK).

3. Nach K. Nishikawa trifft die Angabe mancher Autoren (Rieder, Fränkel u. a.), daß die syphilitischen Herde gruppenförmig zusammenstehen, für die Mehrzahl der Fälle nicht zu. Zwischen den Herden ist ein Abstand von sieben bis zehn Zentimeter meßbar; „der dem unaufgeschnittenen gestreckt daliegenden Darm geradezu eine Ähnlichkeit mit einem Bambusrohr gibt". Diese Verteilung wird als charakteristisch für multiple Herde bezeichnet.

4. Die Herde haben eine gleichmäßige Ringform, was von sämtlichen pathologischen Anatomen beobachtet wurde. Nach Sparman ist die Querstellung und die Gürtelform der Geschwüre das auffallendste Kennzeichen.

5. Sie stellen derbe, plattenförmige Infiltrate dar, „die gar nicht oder sehr flach ulceriert und ganz scharfrandig begrenzt sind. Dieses Merkmal muß man für das Wichtigste erklären".

Die Infiltrate zeigen eine zirkuläre Begrenzungslinie; der Grund des flachen Geschwüres ist meistens speckig, glatt, blaugrau. Nishikawa unterscheidet nach dem makroskopischen Aussehen der Herde drei Stadien: a) das Stadium der granulierenden Infiltration, b) das Stadium der Induration und Ulceration, c) das Stadium der Vernarbung.

6. Die syphilitischen Herde neigen zu Stenosen, und zwar schon sehr frühzeitig infolge der breiten Ring- und Plattenform und der frühzeitigen bindegewebigen Durchsetzung der Herde.

7. In drei von seinen vier eigenen Fällen von Dünndarmlues fand Nishikawa eine auffällige Entwicklung von Fettgewebe an der Serosa im Bereich der luetischen Herde.

Was das mikroskopische Verhalten anbelangt, so hebt Nishikawa folgendes hervor:

8. Spirochäten sind bisher in keinem Falle im Gewebe gefunden worden. Nur Trémolières und Caussade behaupten, daß wiederholt Spirochäten histologisch nachgewiesen wurden (keine Literaturangabe). Wa. war nur in einem der vier darauf untersuchten Fälle von Nishikawa positiv. Von anderen Autoren (Fränkel) wurden ebenfalls Fälle bekannt gegeben, in denen die Wa.R. negativ war, trotzdem es sich um sichere Fälle handelte.

9. Als Ausgangspunkt der Zellinfiltration wird meistens die Submucosa angegeben (Gutmann, Rieder, Fränkel u. a.). Aschoff gibt die Muscularis an. Nishikawa vertritt die erste Anschauung. Im ersten Stadium, „in dem die Schleimhaut noch unverändert über den Herd wegzieht ... ist der Ausgangspunkt der Zellinfiltration ... mit großer Sicherheit in der Submucosa zu erkennen."

Dem geschwürigen Zerfall der Schleimhaut geht nach Gutmann und Nishikawa eine Atrophie der zwischen den Infiltraten steckenden Lieberkühnschen Krypten voraus.

10. Die zellige Zusammensetzung der Infiltrate besteht aus dichten Anhäufungen von Rundzellen, nach Nishikawa vorwiegend Plasmazellen, epithelioiden Histiocyten und wenigen Gruppen von Lymphocyten. Die gleiche Anschauung hatten Fränkel, Gutmann, zum Teil auch Aschoff vertreten.

11. Als wichtigstes Merkmal werden allgemein die Gefäßveränderungen bezeichnet. Es handelt sich um Endophlebitis und Entarteriitis productiva obliterans mit vorwiegender Beteiligung der Venen und mit hauptsächlicher Lokalisation in den Gefäßen der Submucosa und des Mesenterialansatzes.

Schließlich sei hervorgehoben, daß gewisse Autoren umschriebene gummöse Knoten nachgewiesen haben (Rieder, Ziegler), die von Nishikawa nicht gefunden wurden.

In der Literatur werden Perforationen vom luetischen Darmgeschwüren (Riedel, Björnström u. a.) Darmblutungen mit tödlichem Ausgang (Gatewood, Forsmann) beschrieben.

GAUCHER nimmt bei Appendicitiden auffallend häufig einen luetischen Ursprung an, als Spätform der Lues oder als parasyphilitische Affektion. Zwei Fälle von Appendicitis syphilitica sind von TRINKLER pathologisch-anatomisch untersucht.

Die *Symptomatologie* bietet nichts Charakteristisches dar. Das Allgemeinbefinden leidet meistens erheblich. Der Appetit ist herabgesetzt, es tritt oft beträchtliche Abmagerung ein. Hier und da Erbrechen. Meistens treten kolikartige Schmerzen auf, ohne bestimmte Lokalisation, unabhängig von der Nahrungsaufnahme, gewöhnlich Durchfall. Auch Tenesmus kann auftreten, wenn die Erkrankung nicht das Rectum sondern höhere Colonpartien ergreift. Das wesentliche Symptom ist eine hartnäckige Diarrhöe (BENSAUDE und RIVET). meistens blutigschleimig (SCHMIDT).

Die Palpation ergibt keine sicheren Anhaltspunkte. Tumoren treten ja niemals auf. Resistenzen kommen vielleicht durch verdickte Darmwandabschnitte, starke Lymphdrüsenschwellung (selten) vor.

Bei vorherrschender Stenose zeigt das klinische Bild die üblichen Zeichen derselben, allerdings gewöhnlich erst wenn die Durchfälle aufgehört haben. Es tritt das von NOTHNAGEL beschriebene Bild der Darmstreifungen. Der Anblick multipler Steifungen als Zeichen multipler Dünndarmstenosen „erinnert an eine Reihe von Bratwürsten" (HOMEN).

Multiple Dünndarmstenosen kommen nur bei Tuberkulose und Syphilis vor. Die Stenosen werden manchmal im Röntgenbilde erkannt.

Die *Diagnose* einer Darmlues ist nur selten möglich.

Bestehen in einem Falle von sekundärer Lues unmotivierte, hartnäckige Durchfälle, so kann eine Enteritis specifica vermutet werden. Verschwinden die Durchfälle nach spezifischer Therapie, so kann die Diagnose wohl aufrecht erhalten werden.

Für die Diagnosen der gummös-ulcerativen Prozesse kommen nach SCHLESINGER folgende Momente in Betracht: 1. Der Nachweis einer Lues bei dem Patienten, wobei zu beachten ist, daß die Wa.R. bei Darmlues recht häufig negativ ausfällt. 2. Die Erkennung des Sitzes der Veränderungen im Jejunum. 3. Die Multiplizität der Veränderungen. 4. Die Beteiligung des Magens in der Form eines ulcerösen, pseudo-cancerösen Prozesses, von Stenosen. 5. Die Erfolglosigkeit jeder anderen Behandlung: erfolgreiche antiluetische Therapie.

Punkt 2 erscheint insofern wichtig, weil die Tuberkulose und auch das Carcinom das Ileum eher befallen und das Jejunum mehr verschonen. „Schon die bloße, röntgenologisch erkennbare Lokalisation eines chronisch stenosierenden Prozesses im Jejunum muß schweren Verdacht auf Syphilis erwecken" (SCHLESINGER).

So maßgebend dürfte die Lokalisation vielleicht nicht sein. RAMOND hat 5 Fälle von Colosigmoiditis, die er als tertiäres Symptom betrachtet, beschrieben.

Ferner muß bemerkt werden, daß die Darmsyphilis isoliert ohne Vorkommen anderer luetischer Organveränderungen auftreten kann und daß die Aortitis scheinbar häufiger als die Magenlues mit der Darmlues gemeinsam auftritt. Retroperitoneale Lymphomata sind nicht selten.

Differentialdiagnostisch kommen in Frage die Tuberkulose, die Darmgeschwülste vor allem das Carcinom, der Typhus und die sog. unspezifischen entzündlichen Darmtumoren, wohl selten die Ruhr und die Aktinomykose.

Die oben erwähnten, von SCHLESINGER angegebenen Punkte und seine Beobachtungen werden gestatten, die Diagnose Darmlues mit Wahrscheinlichkeit zu stellen. Eine pathologisch-anatomische Diagnose wird nicht mehr möglich sein, wenn das Verschwinden der charakteristischen Zellinfiltrate und das Fortschreiten der narbigen Bindegewebswucherungen eingetreten sind. Die

Prognose der Darmlues hängt von der Art und Dauer der Erkrankung ab. Die Enteritis luica heilt fast immer restlos ab, sie kann auch ohne Therapie spontan zurückgehen.

Ernster ist die Prognose in allen anderen Fällen von Darmlues.

An Komplikationen kommen Blutungen, die Perforation, schwerste Strikturen und plötzlicher Darmverschluß in Betracht.

Für die spezifische *Therapie* kommt zuerst das Jod in Betracht. HUBERT wie auch SCHLESINGER empfehlen einleitend keine allzu energische Kur mit Hg- oder As-Präparaten, um schwere Strikturen zu vermeiden. Eine Kombination von Salvarsan und Bismut wird manchmal empfohlen. RIBEIRO publiziert den Fall einer 10 Jahre alten chronischen Enteritis, die auf Salvarsan rsach und definitiv verschwand. SCHLESINGER rühmt die innerliche Darreichung von *Stovarsol*. 1. Tag $^1/_4$—$^1/_2$ Tablette nüchtern morgens, danach 1 Tasse Tee. 2. und 3. Tag $^1/_2$—1 Tablette. Dann 3 Tage Pause und neuer Turnus. Gesamtverbrauch einer Kur etwa 60 Tabletten. Durchfälle sind keine Kontraindikation. Die von LEVEN für die Magensyphilis empfohlene Therapie ist auch für die Darmsyphilis indiziert.

Neben der spezifischen Therapie ist die diätetische Therapie nicht zu vernachlässigen. Schlackenarme, reizlose Kost, wie sie in der Regel bei Enteritiden verordnet wird.

Rectalsyphilis.

Sie galt als der bei weitem häufigste und klinisch wichtigste Sitz der Lues im gesamten Magendarmtraktus.

Der Primäraffekt am Anus wird hier nicht berücksichtigt und ist in einem anderen Kapitel dieses Handbuches beschrieben.

Nach neueren Statistiken ist die Rectalsyphilis eine recht seltene Lokalisation der Lues. HUBERT konnte an der ROMBERGschen Klinik in einem Zeitraum von 7 Jahren unter 1485 Fällen nur einmal eine Mastdarmlues feststellen.

Allerdings geben diese Statistiken nur über die schweren Formen der Spätlues einigermaßen Aufschluß. Patienten mit leichteren Formen werden meistens ambulant behandelt und suchen die Kliniken nicht auf. Auf dem Sektionstisch tritt die Rectalsyphilis völlig zurück.

Im *Sekundärstadium* treten nicht selten papulöse Infiltrate, Schleimhautwucherungen mit Hyperämie, ulceröse Prozesse auf. Zu Beginn sind die Beschwerden sehr gering. Sobald ulceröse Entzündungen auftreten, tritt meistens mit Hilfe der damit verbundenen Mischinfektion eine Proctitis auf. Die Patienten klagen über Hitze und Jucken im After. Die Stuhlentleerung ist schmerzhaft, der Stuhl enthält Schleim, oft etwas Blut und Eiter.

Die *Diagnose* läßt sich stellen, wenn andere Sekundärerscheinungen vorhanden sind, wenn vorher keine Mastdarmerkrankung vorlag, wenn die Wa.R. positiv ausfällt, und wenn vor allem Spirochäten sich aus der ulcerierten Fläche oder aus dem Serum gewinnen lassen. Differentialdiagnostisch kommen die Gonorrhöe, die viel häufiger ist und die seltenen unspezifischen Proctitiden in Betracht. Anamnese, Wa.R. Nachweis von Gonokokken werden die Diagnose erleichtern.

Die *Prognose* ist gut. Bei spezifischer Therapie heilt die Frühlues des Rectums aus und hinterläßt keine stenosierenden Narben.

Wichtiger, weil viel ernster ist die *Spätlues* des Rectums. In Indien soll sie häufiger vorkommen als in Europa. Sie scheint bei Negern häufiger vorzukommen als bei Weißen. ZIMMERMANN in Baltimore gibt an, daß bei schwarzen Frauen Strikturen des Mastdarmes (meistens luetischer Natur), sowie Elephantiasis vulvae recht häufig vorkommen. Bei weißen Frauen wurden

sie in seinem Material gar nicht beobachtet. Die Rectumlues ist überhaupt bei Frauen häufiger als bei Männern. ALLINGHAM (nach HUBERT) fand
unter 52 syphilitischen Mastdarmstrikturen 42 Frauen und 10 Männer. Keineswegs selten scheint sie bei Prostituierten aufzutreten (BANDLER). Es werden
folgende Erklärungen dafür angegeben:

Primäraffekte am Anus, von welchen die Lues in den Mastdarm weiter
geleitet wird, ebenso Papeln kommen bei Frauen häufiger vor als bei Männern.
Unter 16 Fällen fand LANG 13 Frauen, 3 Männer. Eine weitere Ursache wird
darin gefunden, daß Sekret syphilitischer Geschwüre aus der Vulva herablaufen
kann (ORTH).

RIEDER, QUÉNU u. a. beschuldigen die anatomischen Verhältnisse der Venen,
durch die bei der Frau der Prozeß direkt von der Vulva zum Rectum gelangen
kann. Diese Erklärungen mögen für Sekundärerkrankungen im großen und
ganzen zutreffen. Für die Spätlues dürften sie kaum stimmen. Schließlich sei
als mögliche Ursache die verschiedene Lymphgefäßtopographie der beiden
Geschlechter erwähnt.

1930 haben BENSAUDE, MEZARD und GODARD folgende wertvolle Statistik
mitgeteilt. Von 1910 bis 1930 wurden von BENSAUDE *226* Mastdarmstrikturen
genau untersucht. *139mal konnte die Syphilis mit Sicherheit nachgewiesen
werden*; in 52 Fällen handelte es sich um nicht venerische Erkrankungen (Tuberkulose, Dysenterie, Fistel, Operationsfolgen, Radium, angeborene Strikturen),
23mal ist der Gonococcus im Mastdarmeiter gefunden worden. Schließlich
waren 73 Patienten Sodomiker. Als Träger der Strikturen waren 123 Männer
und 103 Frauen. Diese Statistik spricht zugunsten der alten Anschauung von
FOURNIER, der hier keinen Unterschied des Geschlechtes annimmt.

Pathologisch-anatomisch werden 3 Arten von Rectumsyphilis unterschieden:
das *Gumma*, das *Geschwür* und seine Folgen und das *anorectale Syphilom* von
FOURNIER, bzw. das Ulcus chronicum elephantiasticum ani et vulvae.

Reine Gummata sind sehr selten: FOURNIER hat keinen einzigen Fall
beobachtet. KAPOSI hat 2 ulcerierende Gummata beschrieben. Für SIEGMUND,
NOBL, BENSAUDE ist das Rectalgumma nicht sehr selten.

Die Geschwüre nehmen oft eine sehr große Ausdehnung an, sind manchmal
ringfaserig, führen zu Narben und hochgradigen Stenosen.

ADERHOLDT berichtet über Fälle von Rectumstenose bei Frauen auf gummöser Basis.

Perforationen in das periproktale Gewebe, in die Vagina kommen vor.
Häufiger als Perforationen vom Rectum aus, ist der umgekehrte Weg: z. B.
periproktitische Gummata, die auf das Rectum übergehen. So kommen Fisteln
zustande, die vernarben und Strikturen des Rectums erzeugen.

Seltene Formen hat FOURNIER als Syphilom beschrieben: einmal ein Infiltrat
der Anorectalwände, welches sich in schrumpfendes Bindegewebe umbildet,
und das andere Mal eine eigentümliche Veränderung des Beckenzellgewebes,
die auf Syphilis zu beruhen scheint. HERXHEIMER hat 5 Fälle, davon ein eigener,
zusammengestellt. Der Prozeß wurde für Sarkom gehalten, erst die mikroskopische Untersuchung ergab die Diagnose.

Das *anorectale Syphilom* ist nach FOURNIER die wesentliche Ursache der
luetischen Mastdarmstrikturen. Es entwickelt sich hauptsächlich in der Gegend
der Ampulla recti, erreicht eine Höhe von 3—7 cm und greift die ganze Zirkum-
ferenz des Rectums an. Bleibt es unbehandelt, so führt es zu schweren Strikturen. Solche Strikturen sind zwar selten. Unter 4400 Luetikern beobachtete
sie FOURNIER nur 12mal.

KOCH und BANDLER haben nachdrücklich darauf hingewiesen, daß besonders
bei Prostituierten in der Anorectalgegend die Neigung zur Entstehung von

Ulcerationen und *Hyperplasien* resp. die Neigung zur Kombination beider Zustände auffällt. Die hyperplastischen Bildungen werden als Plicae anales hypertrophicae, wenn sie ulceriert sind als Plicae anales hypertrophicae exulceratae beschrieben. Neulich wird der Ausdruck Ulcus chronicum elephantiasticum ani et vulvae vorgezogen. Koch und Jadassohn haben zuerst die Ansicht vertreten, daß es sich bei dieser Rectalerkrankung um einen luetischen Prozeß handelt. Bandler sammelte 57 Fälle von Plicae an. hypertrophicae exulceratae bei Prostituierten und konstatierte, daß in allen 57 Fällen die Patientinnen Lues überstanden hatten. In 23mal gelang der Nachweis, daß die Rectumaffektion erst nach erfolgter luetischer Allgemeininfektion aufgetreten waren. Prädisponierend wirkte in allen Fällen eine Sklerosierung der Inguinaldrüsen und eine Zerstörung derselben durch vorausgegangene Eiterungsprozesse.

Koch, ein Schüler Jadassohns, hat schon 1896 in einer sehr schönen Arbeit nachgewiesen, daß es oft nach eitrigen Prozessen in den Inguinaldrüsen nach Sclerosierung oder nach totaler Ausräumung derselben zu Hyperplasie und chronischer Ulceration im Bereiche des weiblichen Genitale kommt, oft sei auch die nächste Umgebung des Anus an der hyperplastischen Infiltration beteiligt. Infiltration und folgende Ulceration können sich bis in den Mastdarm fortsetzen. Die *Stauung im Bereiche der zu dem Anorectalgebiete gehörenden inguinalen Lymphdrüsen* scheint demnach das wichtigste prädisponierende Moment zu sein. Es kommen noch hinzu weitere lokalisierende Reize. Von denselben ist nach Bandler die *chronische Obstipation* der wichtigste. Als weiterer Reiz wird von Friedel die Päderastie angegeben. Von 12 Patienten Friedels wurde sie 9mal zugegeben. Es ist ferner möglich, daß nicht spezifische proktitische oder periproktitische Prozesse ähnlich auf die Lues lokalisierend wirken, wie z. B. der Alkoholismus das Auftreten der Leberlues zu begünstigen scheint.

Wir haben hier scharf zu scheiden zwischen der Ätiologie der für das Auftreten des Ulcus chronicum elephantiasis offenbar mehr oder weniger notwendigen vorausgehenden Lymphstauung und der Ätiologie der perineo-analen Läsion selbst.

Als wichtigstes ätiologisches Moment für die entzündlich-eitrigen Prozesse in der Inguinalgegend und die Lymphstauung können wir nach den neueren Untersuchungen von W. Frei, Berlin, die Lymphogranulomatosis inguinalis beschuldigen. Frei hat bisher 13 Fälle von Ulcus chronicum elephantiasis ani et vulvae zusammengestellt, bei denen ausnahmslos die Lymphogranulomatosis inguinalis-Reaktion positiv war. Die Ulcus molle-Infektion scheint nicht in der Ätiologie der inguinalen Lymphstauung diejenige Rolle zu spielen, die frühere Autoren und kürzlich noch Roegholt ihr zuschreiben wollten. Auch die Syphilis spielt hier nicht die wichtigste Rolle. Ohne Bedeutung ist nach Frei die Tuberkulose.

Anders mit der Ursache der Rectalläsion selbst. Koch und Bandler hatten mit Fournier diese Rectalerkrankung als ausschließlich luetischer Natur bezeichnet. Diese Anschauung wird nicht restlos vertreten.

Jersild hat in 2 ausgedehnten Publikationen zu beweisen versucht, daß die hyperplastischen Bildungen des Rectums mit oder ohne Ulcerationen bzw. Stenosen ausschließlich durch Kombination von Lymphstauung mit einer banalen nicht spezifischen Läsion der perineo-analen Gegend zustande kommen.

Bensaude, Godard und Mezard publizieren einen Fall von Ulcus chronicum elephantiasis ani et vulvae („syphilome ano-vulvaire du type éléphantiasique") mit negativem Wassermann, welchen sie zugunsten der Anschauung Jersilds verwerten.

Die Syphilis soll dabei keine ätiologische Rolle spielen. Von den Patientinnen JERSILDs sind zwei, bei welchen die Anamnese, die serologischen Resultate und die übrigen klinischen Symptome keine Anhaltspunkte für eine überstandene Syphilis lieferten. Diese Patientinnen zeigten 2 Jahre bis 9 Monate nach Auftreten der rectalen Hyperplasien das Bild einer sekundären Lues. Diese beiden Kranken, welche nach JERSILD die Syphilis erst nach dem Auftreten der Rectalaffektion acquiriert wurde bilden die wesentliche Stütze seiner Anschauung.

FREI und KOPPEL haben in ihrer ersten Publikation 5 Fälle von Elephantiasis ani et vulvae beschrieben. 4 derselben hatten eine luetische Infektion durchgemacht. Gegen die Beteiligung der Syphilis in der Ätiologie des lokalen Prozesses am Rectum geben FREI und KOPPEL die Fruchtlosigkeit der antiluetischen Therapie an. Dem großen Prozentsatz an Syphilis bei dem Ulcus elephantiasis chronicum ani et vulvae messen diese Autoren keine große Bedeutung bei, hätten doch FREI und HOFFMANN unter ihrem Material von Lymphogranulomatosis inguinalis 60% Luetiker gefunden. Die außerordentlich zuverlässige Arbeit von BANDLER dürfte immerhin zugunsten der Anschauung sprechen, daß die Lues doch eine Rolle in der Ätiologie dieser Rectalläsion spielt.

In der französischen Literatur wurde öfters die Ansicht FOURNIERs über die ätiologische Rolle der Lues beim Syphilome anorectal wie bei den Mastdarmstrikturen diskutiert. Was das Syphilom (Ulcus chronicum elephantiasis) anbelangt, so scheint die Ansicht BENSAUDEs anerkannt zu werden, wonach andere Momente als die Lues zu dieser Erkrankung führen können.

Nach DUPLAY, QUÉNU und HARTMANN u. a. ist die Striktur des Rectums die Folge einer chronischen Proctitis. Nach dieser Anschauung würde die Lues wie die Dysenterie oder die Tuberkulose nur indirekt durch die chronische Entzündung zu Strikturen führen. Demgegenüber hebt FRIEDEL hervor, daß er in keinem Falle von schweren Rectosigmoiditiden (Amöben- und bacilläre Ruhr, Tuberkulose, chronische Ulcera, infektiöse Prozesse) eine Rectalstriktur beobachten konnte, wie sie FOURNIER für die luetische beschrieb. Es besteht kein Zweifel, daß die Lues die wichtigste Rolle in der Ätiologie der Mastdarmstrikturen spielt (siehe oben die Statistik von BENSAUDE) und FRIEDEL wie auch GRENET, LEVENT und PÉLISSIER, denen ich diese Angaben entnehme, sind der Ansicht, daß die Rectalstriktur FOURNIERs eine gut charakterisierte spezifisch luetische Erkrankung darstellt. Die Striktur ist kreisförmig, hat eine Höhe von 3—4 cm, befindet sich fast immer in der Ampulla recti. Die Schleimhaut ist scheinbar gesund, nicht ulceriert, aber stark verdickt und bildet mit dem unterliegenden, fibrös gewordenen Gewebe einen einzigen Block. Die Verengerung kann verschiedene Grade erreichen; hier und da gestattet sie nur die Passage einer Sonde. Oberhalb der Stenose ist das Rectum dilatiert, seine Muscularis hypertrophisch und die Mucosa fast immer ulceriert.

Symptomatologie und Diagnose. Die Mastdarmlues ist am häufigsten zwischen 30 und 60 Jahren. Das weibliche Geschlecht ist, mit Ausnahme der Mastdarmstrikturen, bei weitem bevorzugt. Die Erkrankung beginnt einige Monate bis 2—3 und mehr Jahren nach der Infektion. Sie kann jahrelang ohne schwere Störungen bestehen. Allerdings ist sie immer mehr oder weniger schmerzhaft. Dennoch führt sie die Kranken nicht immer zum Arzte. Dies beruht wohl darauf, daß die Patientinnen, die den niederen Ständen angehören (meistens Prostituierte) ihr Leiden mit stumpfer Gleichgültigkeit tragen.

Die ersten Beschwerden sind Spannungs- und Hitzegefühle, dann Tenesmen, Schmerzen beim Stuhlgang. Zunahme der schon bestehenden Obstipation, dünnkalibriger Stuhl, Eiter, Schleim und Blut, Erscheinungen von Stuhlstauung in vorgeschrittenen Fällen Abmagerung, Darmokklusion.

Die Mastdarmlues, abgesehen von den Strikturen, zeigt ein sehr polymorphes Bild. — Sie kann einer gewöhnlichen banalen Proctitis ähneln. Solitäre oder multiple Gummata können vorhanden sein, die mit der Palpation des Rectums fühlbar sind. Ferner Ulcera von mehr oder weniger großen Dimensionen, in einer stark verdickten Schleimhaut. Das Rectoskop wird oft die Diagnose erleichtern. Für Lues spricht das Vorhandensein von weichen, leicht blutenden Vegetationen.

Ziemlich charakteristisch ist das Bild der spezifischen Mastdarmstriktur.

Bei der rectalen Palpation konstatiert man zuerst rundliche Erhebungen der Schleimhaut. Oberhalb derselben fühlt man die kreisförmige Striktur, die nota bene auf die Unterlage verschiebbar ist. Das Rectoscop läßt eine trichter-förmige Verengerung erkennen von 3—4 cm Tiefe, die von einer weißlichen nicht ulcerierten Schleimhaut überzogen ist. Die Patienten weisen oft Condylo-mata lata.

In manchen Fällen erleichtert die Probeexcision die Diagnose. Sehr selten wurde nach Spirochäten gesucht. Angaben über einen positiven Befund bei der Spätlues des Rectums habe ich nicht gefunden.

Die Wa.R. ist oft positiv. Unter 35 sicheren Fällen von tertiärer Mastdarm-lues haben Bensaude, Mezard und Godard 28mal einen positiven Wassermann erhalten. Für eine spätluetische Erkrankung, die bei Kranken vorkommt, welche manchmal mehrere antiluetische Kuren durchgemacht haben, ist diese Zahl relativ hoch.

Die *Prognose* ist quoad sanationem immer ernst.

Therapie. Gegen das Ulcus chronicum elephantiasticum ani et vulvae, das Syphilom, ist, wie Frei hervorhebt, das Hauptgewicht auf die Prophylaxe zu legen. „Durch richtige, möglichst frühzeitige Erkennung der Lymphogranuloma-tosis inguinalis und durch energische Behandlung derselben muß der Ent-stehung des Ulcus elephantiasticum vorgebeugt werden." Es muß bei Luetikern alles vermieden werden, was zu einer Stauung im Bereiche der inguinalen Lymphdrüsen führen kann.

Bei Mastdarmlues ergeben Neosalvarsan und Quecksilber die besten Erfolge. Dazu intensive Jodkur; vielleicht Wismuththerapie. Bei Strikturen können Thiosinamininjektionen angezeigt sein. Sie sind lokal zu applizieren; sind aber meistens recht schmerzhaft, so daß es sich empfiehlt, ein Anästheticum mit zuverwenden. Gegen den Tenesmus, Belladonnasuppositorien. Gegen die Blutungen können kleine Einläufe mit einer Silbernitratlösung wirksam sein. Selten wird ein operativer Eingriff notwendig sein.

Syphilis des Peritoneum.

Die Syphilis des Peritoneums schließt sich an die der von ihm überzogenen Organe an. Das Peritoneum ist über dem kranken Organ verdickt, undurch-sichtig und bekommt eine weißlichgraue Farbe. In diese glasurähnliche lokale Peritonitis ist, wenn sie während der Operation vom Chirurgen beobachtet wird, von großer diagnostischer Bedeutung. Einige Autoren glauben eine lokale herdweise Erkrankung des Peritoneums gesehen zu haben. Pick hat eine circum-scripte Peritonitis gummosa des parietalen Blattes beschrieben (zit. nach Herx-heimer).

Die Peritonitis, die sich an Perforationen oder an tiefe Geschwüre anschließen, wie die partielle fibröse Peritonitis über syphilitisch veränderten Organen, braucht hier nicht beschrieben zu werden. Sie unterscheidet sich in nichts von Peritonitiden die auf anderer Basis entstehen.

Oft wird die Peritonitis von Schwellung der peritonealen und retroperitonealen Drüsen begleitet.

Die Peritonitis die am häufigsten klinische Symptome verursacht, ist die Perihepatitis bei Leberlues. Sie kann Schmerzen hervorrufen, peritonitisches Reiben und in Verbindung mit der Lebererkrankung Ascites veranlassen.

Die respiratorische Verschieblichkeit der Leber ist herabgesetzt (ähnlich bei Milzlues).

Eine antiluetische Therapie kann die Peritonitis syphilitica nicht völlig zur Rückbildung bringen.

Gelegentlich sollen syphilitische Erkrankungen seröser Häute primär auftreten. Es soll sich selten um kongenitale und sekundäre meistens um tertiäre Formen handeln. SCHUPFER vermutet in einer kritischen Arbeit, daß bei Fällen von Pleuritis und Peritonitis bei Luetikern sich Tuberkulose und Lues gegenseitig beeinflussen.

In den letzten Jahren wird namentlich in Frankreich eine allgemeine syphilitische Peritonitis angenommen (LETULLE) die nicht sekundär durch eine Organläsion bedingt sein soll. Das parietale und viscerale Blatt sieht dann milchig, perlmutterähnlich aus und ist verdickt.

Die Dünndarmschlingen erscheinen spärlicher als normal, voluminöser, schwerer. Das Jejunoileum kann um 2—4 m verkürzt sein. Das Colon erscheint auch etwas verkürzt, die Haustren sind nicht mehr sichtbar. Alle sonst charakteristischen Wülste des Colons sind unter einem dicken sklerösen Peritonealüberzug verschwunden. Histologisch ist das Bindegewebe stark verdickt, hyperämisch zeigt stellenweise lymphocytäre Infiltration manchmal miliare Gummen (LETULLE). Das elastische Gewebe kann beinahe vollständig verschwinden. Dieses letzte Moment differenziert nach LETULLE die luetische Peritonitis von der tuberkulösen.

Die generalisierte luetische Peritonitis beginnt schleichend, schreitet langsam vorwärts. Zeitweise Schmerzen ohne greifbare Ursache. Die Schmerzen werden durch die Palpation verstärkt. Unregelmäßiges Fieber.

Hier und da hat man Ascites beobachtet. Die Flüssigkeit ist dann fibrinreich, selten milchig oder gar chylös.

CHIRAY und JANET haben eine primäre luetische Pleuroperitonitis beschrieben (nach GRENET-LEVENT-PÉLISSIER). GRENET und Mitarbeiter vermuten, daß die luetische Peritonitis öfter vorkommt, als bisher angenommen wurde, und daß sie nicht selten mit der tuberkulösen Peritonitis verwechselt wird. HADGÈS ist der Ansicht, daß die Syphilis für viele Fälle von Gastroenteropathien und chronisch adhäsiven Peritonitiden verantwortlich zu machen ist.

Literatur.

Zusammenfassende Werke mit Literaturangaben.

BENSAUDE: Maladies de l'intestin, Tome 1. Paris: Masson 1931.

FINGER, EHRMANN, JADASSOHN, GROSS: Handbuch der Geschlechtskrankheiten Wien: Alfred Hölder 1910. Abschnitte von PAL, NOBL, EBSTEIN. — FOURNIÉR: La Syphilis T. 1. 1903.

GRENET, LEVENT, PÉLISSIER: Les syphilis viscérales tardives. Paris: Masson & Co. 1927.

HAUSMANN: Luetische Erkrankungen der Bauchorgane. Halle: Carl Marhold 1913. — HERXHEIMER: Zur Ätiologie und pathologischen Anatomie der Syphilis. Erg. Path. 11 I, 1 (1907). — HUBERT: Syphilis der Eingeweideorgane. In MEIROWSKI und PINKUS, Die Syphilis. Berlin: Julius Springer 1923.

SCHLESINGER: Syphilis und innere Medizin. II. Teil. Berlin: Julius Springer 1927.

Speicheldrüsen.

KOSCHEL: Die Syphilis der Speicheldrüsen. Inaug.-Diss. Berlin 1898.

LENUÊRRE: Parotite syphilitique bilatéral annee paralysié faciale gauche. Bull. Soc. Méd. Paris **1919**, 510.

Oesophagus.

Bailey: Chancre of the oesophagus acquired throu tobacco. Med. new. **72**, No 12 (1898). — Krassnigg: Luetische Tracheooesophagusfistel. Wien. klin. Wschr **33**, 130 (1920).
Sarynon et Dupasquier: La syphilis de l'oesophage. J. Méd. Lyon **1924**, 523.
Wiskowsky: Weitgehende Zerstörung der Oesophaguswand durch Syphilom. Česká Dermat. **1924**, H. 1. Zit. nach Schlesinger.

Magensyphilis.

Albu: Geschwülste des Magens, einschließlich Syphilis und Tuberkulose. Kraus-Brugsch, Spezielle Pathologie und Therapie innerer Krankheiten. Bd. 5, 1. Teil, S. 997. — Alessandri: Tre casi di sifilide dello stomaco. Ann. ital. Chir. **2** (1923). Ref. Zbl. Hautkrkh. **9**, 238 (1923). — Aoyama: Über die syphilitische Erkrankung des Magens. Dtsch. Z. Chir. **174**, 34 (1922). — Assmann: Klinische Röntgendiagnostik der inneren Krankheiten. 1924.
Barbier: Syphilis de l'estomac. Thèse de Paris **1904**. — Bensaude et Rivet: Syphilis de l'estomac. Presse méd. **1919**, No 62, 621. (b) Manifestations gastriques de la syphilis. La Médecine Juli **1922**; J. Méd. et Chir. prat. **95**, 845 (1924). — Boas, I.: Diagnostik und Therapie der Magenkrankheiten. Leipzig 1925. — Boas, K.: Syphilogene Erkrankungen des Magens. Zbl. Hautkrkh. **13**, H. 1/2 (1924). — Bönnig: Scirrhöser oder luetischer Schrumpfmagen usw. Med. Klin. **1927**, Nr 46, 1711. — Brams: Über das Ulcus syphil. multif. ventr. Arch. Verdgskrkh. **27** (1921). — Brugsch und Schneider: Syphilis und Magensymptome. Berl. klin. Wschr. **1915**, Nr 23. — Brunner: Syphilis des Magen-Darmkanals. Dtsch. Z. Chir. **46** e (1907). — Büttner: Chirurgische Lues des Magendarmkanals. Beitr. klin. Chir. **140**.
Cade et Morénas: Ulcus gastrique d'origine syphilitique. Arch. des Mal. Appar. digest. **12**, 109 (1922). — Castaigne: J. Méd. franç. Dez. **1918**. — Chattellier et Bonneterre: De l'ictère syphilitique antéroséolique etc. Ann. de Dermat. **2**, 165 (1921). — Chiari: Internationale Beiträge zur wissenschaftlichen Medizin. Virchow-Festschrift Bd. 2. 1891. — Cohn, Bruno: Magensyphilis. Med. Klin. **1926**, Nr 7.
Daviau: Accidents gastriques et syphilis. Thèse de Paris **1923**. — Dorne u. Tumpeer: J. amer. med. Assoc. **1926**, 267.
Einhorn: (a) Über Syphilis des Magens. Arch. Verdgskrkh. **7**. (b) Weitere Bemerkungen zur Magensyphilis. Arch. Verdgskrkh. **21**, 205 (1921). (c) Syphilom des Magens. Dtsch. med. Wschr. **1929**, Nr 45. — Eisenklamm: Über diffuse luetische Infiltration des Magens. Wien. klin. Wschr. **1926**, 682. — Eppinger und Schwarz: Arch. Verdgskrkh. **16**, 286 (1916). — Estor et Sicard: Syphilis de l'estomac à forme hémorrhagique. Bull. Soc. Méd. et Biol. Montpellier 8, 205 (1927).
Faroy: Trois cas de linite plastique etc. Arch. des Mal. Appar. digest. **14**, 616 (1924). — Florand et Girault: Syphilis gastrique. Soc. méd. Hop. **13**. Juli 1920. — Flexner: Gastric Syphilis usw. Amer. J. Med. Sci. Okt. **1898**. — Fränkel: Zur Lehre der akquirierten Magendarmsyphilis. Virchows Arch. **155**.
Gatewood and Kolodny: Gastric and intestinal syphilis. Amer. J. Soc. Syph. **7**, 648 (1923). — Gäbert: Zur Kenntnis und Diagnose der Magensyphilis. Mitt. Grenzgeb. Med. u. Chir. **40**, 224 (1926). — Glaser: Über Anacität bei syphilitischem Magengeschwür. Med. Klin. **1921**, Nr 40, 1199. — Gmelin: Zur Diagnose der Magenlues. Bruns Beitr. **134**, 597 (1925). — Goyena: Gastritis cron. sifil. Semana méd. **34**, 321 (1927). — Greene: Sifilis gastrica. Bol. Soc. Cir. Chile **2**, 315 (1924). — Gross: Die syphilitisch-fibrinöse Magen- und Darmtriktus. Münch. med. Wschr. **1903**, Nr 4. — Gutmann: Syndromes douloureux épigastriques chez les syphilitiques. Arch. des Mal. Appar. digest. **19**, 963 (1929). — Guyot et Chavannaz: Syphilis de l'estomac. J. Méd. Bordeaux Okt. **1924**, No 19.
Haas: Über Magensyphilis. Arch. Verdgskrkh. **26**, 68 (1920). — Hausmann: (a) Syphilitische Tumoren des Magens. Erg. inn. Med. 7. Daselbst Literatur. (b) Neue Beiträge zur Magensyphilis. Z. klin. Med. **98**, 433 (1924). – Hayem: La syphilis stomacale. Presse méd. **18**. Febr. 1905. — Herman: Gastritis luetica. Wien. klin. Wschr. **1929**, 1927, Nr 31. — Hirschberg: (a) Fall von syphilitischem Schrumpfmagen. Klin. Wschr. **1926**, 42. (b) Über syphilitischen Schrumpfmagen. Med. Klin. **1926**, Nr 17, 653.
Keidel und Kemp: J. amer. med. Assoc. **1924**, Nr 4. — Kerlin und Rawls: Syphilis of the stomach. New Orleans med. J. **77**, 25 (1924). — Klebs: Wagner, zit. nach Herxheimer. — Kleissel: Die Erkrankungen des Magens bei Lues. Wien. med. Wschr. **1914** u. **1919**, Nr 33 u. 34. — Kurzenne: Formes cliniques de la syphilis gastrique chez l'adulte. Thèse de Paris 1920. — Kuttner: Syphilitische Pylorusstenose. In Kraus-Brugsch, Spezielle Pathologie und Therapie Bd. 5, I. Teil. 1921.
Lamy: Gastro et entéro. radiculites à forme continue chez les syphilitiques. Thèse de Lyon 1920/21. — Lemierre, Gautier et Raulot: Lajointe. Particularités de l'image radioscopique dans un cas de syphilis de l'estomac. Gaz. méd. des Hôp. **94**, 309 (1921). —

LEONE: Sulla sifilide gastrica. Riforma med. **1923**, 625. — LE NOIR: Syphilis et ulcère gastro-duod. Arch. des Mal. Appar. digest. **20**, 470 (1930). — LESSERTISSEUR: Un cas de syphilis gastrique avec radiographies. Bull. Soc. Radiol. méd. France **15**, 135 (1927). — LEUEN: 16. Congr. franç. Méd. Paris **1922**, 107. Discussion. — LEUEN et BARRET: Une forme de syphilis gastrique; le petit estomac syphilitique. Bull. Soc. Radiol. méd. Paris, Mai **1912**. — LEVEN: Une thérapeutique propre à la syphilis gastrique. Arch. des Mal. Appar. digest. **20**, 498 (1930). — LE WALD: Roentgen diagnosis of syphilis of the stomach. Radiology **6**, 138 (1926). — LOEPER et TURPIN: Sténose médiogastrique syph. Progrès méd. **1924**, 337. — LUGER: Zur Diagnose der visceralen Lues. Wien. med. Wschr. **1925**, Nr 1. — LURIA: Syphilitische und syphilogene Magenerkrankungen (Gastrolues). Arch. f. Verdgskrkh. **46**, Beih. 1 (1929). — LYON: The gastric crises of cerebrospinal syphilis. Internat. Clin. **1**, 52 u. 194 (1920).

MAC NEE: Zit. nach SCHLESINGER. — MOORE u. AURELIUS: 87 Fälle von Magenlues. Amer. J. Roentgenol. **1928**, 425. — MOUTIER: Essai statistique et critique sur la syphilis gastrique. Arch. des Mal. Appar. digest. **20**, 473 (1930).

NEUGEBAUER: Sekundäre Syphilis und Magenveränderungen. Wien. klin. Wschr. **1914**, Nr 24. — NEUMANN: (a) Zur Frage der Magenlues. Wien. klin. Wschr. **26**, 431 (1923). (b) Festschrift für LEWIN. Berlin **1895**. Zit. nach HERXHEIMER.

PATER: Syphilis de l'estomac. Presse méd. **1905**, No 14. — PESTORIZA: L'ulcère syphilitique de l'estomac. Thèse Paris **1927**. — PICK: Berl. klin. Wschr. **1898**, 1068. — PINARD, MARCEL: Les désastres causés en pathologie gastrique par la méconnaissance de la syphilis. 16. Congr. franç. Méd. Paris **1922**, 102. — PINARDI: La syphilis de l'estomac. Minerva med. **6**, Nr 21 (1926).

QUAGLIOTTI: Un caso de ulcera gastrica recidiv. de orig. sifilitico. Crón. méd. mexic. **24**, 78 (1924).

RAFINESQUE: Le syndrôme crise gastrique. Thèse de Paris **1911/1912**. — REBOUL: Contribution à l'ulcère gastrique syphilitique. Thèse de Lyon **1923/1924**. — REIMANN: Lues ventricul. Wien. klin. Wschr. **1928**, 109. — RITTER: Beitrag zur Magensyphilis. Bruns Beitr. klin. Chir. **134**, 180 (1925). — ROORDA: Formveränderung des Magens durch syphilitische Peritonitis. Nederlnad. Tijdsch. v. Geneeskunde **68**, 899 (1924). — RUMPEL: Über Magensyphilis. Zbl. Chir. **1925**.

SALZMANN und SCHAPIRO: Ein mittels Röntgenstrahlen nachgewiesener Fall von Magengumma. Fortschr. Röntgenstr. **36**, 1066 (1927). — SAVIGNAC: La question du diagnostic de la syphilis de l'estomac usw. J. Méd. Paris **1925**, No 31. — SCHLESINGER: (a) Klinik der Magensyphilis. Wien. klin. Wschr. **1929**, Nr 26. (b) Die Magensyphilis. Klin. Wschr. **1930**, Nr 4. — SCHULTZE: Die Pathologie des Magens. 9. Syphilis des Magens. Erg. Path. **20**, 588 (1922). — SCHUR: Syphilis des Magens. Wien. med. Wschr. **1920**. Nr 32. — SCHWARZ: (a) Die Bedeutung der Lues für die Ätiologie des Ulcus ventriculi simplex sive chronicum. Diss. Zürich 1924. (b) Die Entwicklung eines syphilitischen Schrumpfmagens usw. Fortschr. Röntgenstr. **37**, 313 (1928). — SELZOWSKI: Magensyphilis. Klin. Med. **4**, 92 (1926) (russ.). — SEUBERT: Ein Fall von Magenlues. Münch. med. Wschr. **1917**, Nr 39. — SOWIGNAC: Syphilis gastrique. J. Méd. Paris **40**, 327 (1921). SPEDER: Le territoire réservé à la syphilis dans l'estomac. Bull. Soc. Radiol. méd. France, Juli **1925**, 164. — STRAUSS: Über pseudo-canceröse Magensyphilis und Linitis plastica. Med. Klin. **1925**, Nr 50.

VERSÉ: Die Spirochaete pallida in ihren Beziehungen zu den syphilitischen Gewebsveränderungen. Med. Klin. **1906**, Nr 24.

WELCH: S. of stomach. Med. Rec. **128** (1928). Zit. nach SCHLESINGER. — WINDHOLZ: Über erworbene Syphilis des Magens. Virchows Arch. **269**.

ZUCCOLA: Contributo allo studio della sifilide gastrica. Morgagni **65**, 395 (1923).

Darmkanal.

ADERHOLDT: Beiträge zur Kenntnis der Rectumsyphilis. Inaug.-Diss. Berlin 1896.

BANDLER: Über die venerischen Affektionen der Analgegend bei Prostituierten. Arch. f. Dermat. **43**, 19 (1898). — BENSAUDE, GODARD et MEZARD: (a) Quelques cas de syphilis rectale sans rétrécissement. Arch. des Mal. Appar. digest. **20**, 458 (1930). (b) Rétrécissement rectal et syphilis. Arch. des Mal. Appar. digest. **20**, 466 (1930). — BENSAUDE et RIVET: Médecine Juli **1923**. — DEL BUONO: Radiol. med., Juli **1926**.

CHASTENET de GIRY: Sigmoidite suppurée ... chez des syphilitiques. Soc. chir. Paris **1928**. Presse méd. 13. Juni **1928**, 743.

EDLING: Fall von Duodenalsyphilis. Arch. of Radiol. **1927**, 591.

FAVRE: In Traité de path. et ther. appliquée von SERGENT, RIBADEAU, DURNAS et BABONNEIX. Paris: Gaston Doin. — FREI und KOPPEL: Ulcus vulvae chronicum elephantiasticum (Esthiomène) und sog. Syphilôme anorectal als Folgeerscheinungen der Lymphogranulomatosis inguinalis (Literatur). Klin. Wschr. **7**, Nr 49 (1928). — FREI: Lymphogranulomatosis inguinalis und Ulcus chronicum elephantiasis vulvae et ani. Klin.

Wschr. 8, Nr 44 (1929). — Friedel: Le rétrécissement syphilitique du rectum. Paris méd. 1923, 384.

Goto: (a) Beitrag zur erworbenen Syphilis der Ileocoecalgegend. Arch. klin. Chir. 97, 207 (1912). (b) Über die einface chronische entzündliche Stenose des Darmes. Arch. klin Chir. 97, 190 (1912). — Gürich: Über die syphilitischen Organveränderungen, die unter dem Sektionsmaterial 1914—1924 angetroffen wurden. Münch. med. Wschr. 1925, 980. — Gutmann: Multiple Dünndarmgeschwüre, höchstwahrscheinlich syphilitischer Natur. Z. klin. Med. 50, 404 (1903).

Jadassohn: Zit. in Kochs Arbeit. — Jersild: (a) Contribution à l'étude de la pathogénie du soi disant syphilôme ano-rectal. Ann. de Dermat. 1920, No 2. (b) Note supplimentaire sur l'éléphantiasis ano-rectal. Ann. de Dermat. 1921, 432.

Koch: Über das „Ulcus vulvae". Arch. f. Dermat. 34, 205 (1896).

Neuburger: Luetische Pseudotumoren. Mitt. Grenzgeb. Med. u. Chir. 38, 1 (1924). — Nishikawa: Über die erworbene Syphilis des Darmes. Arch. f. Dermat. 153, 539 (1927).

Orth: Pathologisch-anatomische Diagnostik. 6. Aufl. Berlin 1900.

Pick, L.: Großes ulceriertes Gummi des Dünndarmes. Berl. dermat. Ges., Sitzg 11. April 1922.

Ramond: J. Méd. et Chir. prat. 10. Juni 1925. — Ribeiro: Caso de syphilis intestinal. Arch. mineiros de Dermat. 1920, 3. — Roegholt: Das genito-rectale Syndrom. Klin. Wschr. 8, Nr 23 (1929).

Schmidt: Beitrag zur Kenntnis der erworbenen Syphilis des Dünndarms. Bruns Beitr. 126, 61 (1922). — Sparman: Ein Fall von Magen-Dünndarmsyphilis. Dtsch. Z. Chir. 164, 136 (1921). — Suarez de Mendoza: Syphilis de l'intestin. Thèse de Paris 1914/15.

Trémolières et Caussade: Syphilis intestinale. In nouveau Traité de Médecine de Roger, Widal, Teissier Tome 14, p. 212. 1924.

Wile: Visceral syphilis. Syphilis of the intestine. Arch. of Dermat. 3, 372 (1921).

Zimmermann: A comparative study of syphilis in whites and in negroes. Arch. of Dermat. 4, 75 (1921).

Peritoneum.

Carnot, Blamoutier, Libert et Friedel: Les périviscérites digestives. Paris 1926. — Chiray et Janet: Pleuro. péritonite subaigue syphilitique tertiaire. Bull. Soc. méd. Hôp. Paris 1924.

Davigo: Péritonite syphilitique. Thèse de Paris 1925.

Hadgès: De la stase intestinale chronique. Presse méd. 28, 534 (1920).

Korach: Dtsch. med. Wschr. 10. Okt. 1924.

Letulle: La péritonite syphilitique. Presse méd., Sept. 1924. 477.

Schupfer: Pleuriti e peritoniti nei sifilitici. Riforma med. 37, 25 (1921).

Syphilis der Leber.

Pathologische Anatomie.

Von

GOTTHOLD HERXHEIMER-Wiesbaden.

Mit 14 Abbildungen.

Die Leber gehört zu den Organen, welche auf die syphilitische Infektion hin mit am häufigsten reagieren. Syphilitische Leberveränderungen sind daher frühzeitig erkannt worden. FALLOPIA hielt die Leber sogar für den ersten Sitz der Erkrankung (,,hoc est hepar, in quo tanquam in propria parte oritur morbus'') und führt andere Forscher an, die mit ihm dieser Ansicht seien: ,,hujus opinionis fuit Antonius Musa, Praeceptor meus Brassavolus, Montanus, Antonius Gallus, qui scripsit de ligno guajaco libellum, Nicol. Massa, medicus Venetus, Petrus Andr. Matthiolus'' (zit. nach LACOMBE und LANG). Auch VELLA vertrat diese Anschauung, ebenso später im 17. Jahrhundert noch HARTMANN, KEIL, RANCHIN, JOHNSTON, während sie andererseits von BOTALLI, BORGARUCIUS, ALEXANDER PETRONIUS TRAJANUS bekämpft wurde. MORGAGNI im 18. Jahrhundert erklärt, daß er syphilitische Leberveränderungen nie gesehen habe. Solche werden dann von CATANEUS und FERRI geschildert, welch letzterer schon nach der Infektion der Geschlechtsorgane und Verbreitung auf dem Gefäßwege unter den Organen, die erkranken, gerade ,,et hepar ipsum'' hervorhebt. Die neuzeitliche Verfolgung der Lebersyphilis beginnt mit dem Anfang des 19. Jahrhunderts — RICORD und RAYER — und vor allem mit dessen Mitte, gefördert besonders durch die Mitteilungen von DITTRICH, GUBLER, VIRCHOW, ZENKER, WILKS, FRERICHS, BAMBERGER, WAGNER u. a. Viele spätere Arbeiten schließen sich an. Allerdings die Ansicht BERNHARDs, daß die Leber bei Syphilis stets miterkranke, hat sich nicht bestätigt.

Die Häufigkeit der syphilitischen Leberveränderungen bedarf gerade von pathologisch-anatomischer Seite einiger Zurückhaltung. Allerdings bei angeborener Lues ist die Lebererkrankung eine anatomisch meist leicht nachweisbare, überaus häufige Erscheinung. Anders aber bei erworbener Syphilis. Die Leber in Frühstadien der Infektion kommt nur in seltensten Ausnahmefällen zur anatomischen Beobachtung, die Lebergummata gehören aber auch bei uns heute zu den Seltenheiten; die Folgezustände entzündlichen Geschehens in Spätstadien sind nur in einem Teil der Fälle mit Sicherheit auf syphilitische Entstehung zu beziehen. Alles dies wird sich aus den ausführlicheren Darlegungen noch ergeben.

Formal lassen sich die Reaktionen, die sich auf die Infektion mit der Spirochaeta pallida hin in der Leber abspielen, in 2 Gruppen teilen, die allgemeinen mehr diffus-entzündlichen Vorgänge einerseits, die umschrieben gummösen

andererseits. Zeitlich können sie nicht sicher abgegrenzt werden, wenn wohl
die erstgenannten Veränderungen auch schon früher auftreten als die ausgesprochenen Infektionsgranulome; besonders oft aber wird beides nebeneinander
getroffen, und so ist auch eine scharfe Trennung nicht möglich. Am deutlichsten
ist dies bei der angeborenen Syphilis, wenn auch hier die Bezeichnung
„Gummata" zu weit gezogen zu werden pflegt. Das Zusammentreffen, das
Ineinanderübergehen liegt nahe, wenn wir bedenken, daß es sich nur um verschiedene Reaktionsarten des Organismus auf dasselbe Virus hin handelt. Wie
weit verschiedene Mengen und Virulenz der Erreger und ihrer Angriffsstoffe, wie
weit verschiedene Körperzustände die verschiedenen morphologischen Veränderungen bedingen, wissen wir bei der Lebersyphilis so wenig wie sonst zumeist
bei den Erzeugnissen bestimmter syphilitischer Epochen. Zu den zwei Hauptformen der luischen Leberveränderung kommen die Folgezustände solcher, die
hier — wenigstens bei der erworbenen Syphilis — eine Hauptrolle spielen. Die
Verhältnisse liegen ursächlich klar, wenn daneben noch bestehende, dem Formenkreis der Syphilis zugehörende Veränderungen auch die Folgen in demselben
Sinne zu deuten gestatten. In vielen Fällen aber finden sich solche nicht, oder
es besteht „ideelle Konkurrenz" mehrerer bewirkender Faktoren. Hier ist
eine sichere Entscheidung schwer. Und endlich kommen Leberatrophien in
Betracht, die keinerlei kennzeichnend syphilitische Merkmale bieten, aber
offenbar doch dem Gesamtgebiet der durch die Syphilisspirochäte bzw. deren
Giftstoffe bewirkten Leberveränderungen zugehören.

Dem Sitze nach kommt einmal die Leber in ihrer Gesamtheit in Betracht,
dann ihre Serosa, ferner die Gefäße — besonders die Venen — und endlich
die der Leber zugehörenden Gallengänge. Oft ist ein mehrfacher Sitz kennzeichnend. Die Veränderungen der letztgenannten Systeme sind im Einzelfalle
meist nur dann mit Sicherheit als durch Syphilis bedingt anzusprechen, wenn
sie mit Zeichen solcher in der Leber selbst oder im übrigen Körper ver-
koppelt sind. Sind nämlich die Veränderungen der Leber überhaupt nicht
mit Sicherheit ursächlich zu werten, so können uns zugleich bestehende syphilitische Veränderungen im übrigen Körper, oder auch sichere klinische Anhaltspunkte, positive Wa.R. u. dgl. als Wegweiser dienen.

Zunächst haben wir unser Thema in die zwei großen Gruppen einzuteilen:

I. Erworben-syphilitische Leberveränderungen,
II. Angeboren-syphilitische Leberveränderungen.

Bei der angedeuteten Lage wird uns eine weitere ins einzelne gehende Klassi-
fizierung der syphilitischen Leberveränderungen, wie sie vor allem früher vielfach angestrebt wurde, nicht viel nützen. Ich kann Gruber nur völlig beistimmen, der ausführt, „alle diese Einteilungen erscheinen als zu eng", wenn
wir auch solche Einteilungsversuche unten gelegentlich anführen werden und
wir auch naturgemäß einer sich von selbst ergebenden, gewissermaßen natürlichen Gliederung des Themas folgen werden.

I. Erworben-syphilitische Leberveränderungen.

Hier kommt zunächst die Leber als Sitz syphilitischer Primärinfektion
nicht in Frage. Die Leber wird erst nach Übergehen der Erreger in den Organismus mit Verbreitung der Spirochäten oder deren Toxine auf dem Blutwege in
Mitleidenschaft gezogen. Eine scharfe Einteilung in ein Sekundär- und ein
Tertiärstadium ist, wie sonst, nicht möglich. Wir wissen, daß die Verbreitungsart
und Immunitätslagen, im Einzelfalle zeitlich verschieden, ausschlaggebend
sind. Immerhin ist eine allgemeine Scheidung in Frühstadien und Spätstadien
wichtig und möglich. Und da gehören die Leberveränderungen in ihren bekannten

anatomischen Formen fast ganz dem Spätstadium — wenn auch zeitlich einen sehr großen Spielraum umfassend — zu.

Wenden wir uns aber zunächst der Frage *syphilitischer Beteiligung der Leber in Frühstadien der Erkrankung*, also zur Zeit oder bald nach ihrer Verbreitung in Gestalt von Hautsyphiliden, zu, so befinden wir uns auf einem anatomisch höchst unsicheren Boden. Klinische Erfahrungen weisen auf Erkrankung der Leber in diesem Stadium hin. Dies sei hier nur angedeutet, und wird ja von anderer Seite näher ausgeführt werden. In demselben Sinne sprechen aber auch neuere Funktionsprüfungen und chemische Nachweise. So soll bei Frühsyphilis (wie auch in anderen Stadien) Urobilinurie und Urobilinogenurie oft auftreten, wenn auch von den einzelnen Untersuchern in verschiedenem Hundertsatz angegeben (so z. B. JUSTUS, ŠAMBERGER (nach KLEEBERG nicht einwandfrei), JOSEPH-KONHEIM, STERN, KIRCH-FREUNDLICH, FUSS-WELTMANN, ZIELER-BIRNBAUM). Erhöhten Bilirubinspiegel des Blutes fanden z. B. KLÖPPEL, ZIELER-BIRNBAUM, STRAUSS-BÜRKMANN (in 9 von 37 Fällen von Syphilis I und II vor Beginn der Behandlung) oder LINSER (in 14$^0/_0$ der Fälle im Frühstadium). Die Lävuloseprobe fiel bei ŠAMBERGER, die alimentäre Galaktosurie bei BAUER, BONDI, REIS, NEUGEBAUER, KLEEBERG (wenn auch in weit kleinerem Hundertsatz als bei NEUGEBAUER) positiv aus, TACHAU fand bei 6 von 8 Frühsyphilitikern auf Genuß von Traubenzucker hin Hyperglykämie; andere Forscher wie WOSEGIEN oder ZIELER und BIRNBAUM fanden die WIDAL-sche hämoklastische Probe positiv, deren Schlußfolgerungen auf die Leber allerdings von vielen Seiten abgelehnt werden. ROSENTHAL will mit seiner Phenoltetrachlorphthaleinprobe in 90$^0/_0$ der Fälle von sekundärer Syphilis mit Hauterscheinungen mäßige Herabsetzung der Leberfunktion festgestellt haben, und bei Verfolgung dieser Frage mit verschiedensten Methoden kamen auch CROSTI, FALCHI und FLARER sowie WOLF zu dem Ergebnis, daß bei der syphilitischen Infektion besonders im sog. Sekundärstadium oft Zeichen leicht gestörter Lebertätigkeit bestehen. Nach alledem schreiben ZIELER-BIRNBAUM, „daß diese Beteiligung der Leber an der Frühsyphilis etwas sehr regelmäßiges ist". Aber *anatomisch wissen wir hier sehr wenig*. Diese Fälle kommen eben nur äußerst selten auf den Sektionstisch. Es fehlen Verallgemeinerung zulassende Kenntnisse daher; nur *Einzelfälle* geben spärliche Anhaltspunkte.

BABES hatte die zufällige Gelegenheit, einen einem Unfalle erlegenen Mann zu sezieren, der eine frische Syphilis hatte und dessen Leber Veränderungen bot. Sie war vergrößert, mit gespannter Kapsel, die Ränder abgerundet. Auf der Schnittfläche fanden sich zahllose weißliche, rundliche, ziemlich scharf umschriebene Knötchen, die linsengroß und etwas größer waren, an Konsistenz dem Lebergewebe etwa gleich kamen und kaum über die Schnittfläche erhaben waren. Mikroskopisch zeigte sich das interstitielle Gewebe etwas verbreitert und zellig infiltriert, die unregelmäßig verteilten Knötchen bestanden aus ödematösem Bindegewebe mit Quellung, Wucherung der Bindegewebselemente und Anhäufungen von Rundzellen, besonders um die Gefäße. Die Leberzellbalken waren durch die Knötchen auseinandergedrängt. Die Veränderungen hält BABES mit großer Wahrscheinlichkeit für den Ausdruck der frischen Syphilis. In manchem Ähnliches zeigt der folgende Fall.

HAUSMANN nämlich beschreibt die Sektion eines Soldaten, der wenige Tage nach Ausbruch einer syphilitischen Roseola aus anderer Ursache gestorben war. Die Leber war vergrößert, mit linsen- bis erbsengroßen, weißlichen, peritonitischen Auflagerungen bedeckt, die Schnittfläche „eigentümlich kleinfleckig marmoriert". Mikroskopisch zeigte sich die Leber durchsetzt von „interazinär gelagerten miliaren Gummen, während die Gallengangswandungen vielfach verdickt sind, in den Leberzellen aber Gallenpigmentkörper abgelagert sind." Der wichtige Fall ist leider nur so kurz beschrieben. Der Gedanke HAUSMANNS, daß „möglicherweise die Leber bei frisch erworbener Syphilis ebenso häufig erkrankt wie bei hereditärer Lues der Neugeborenen" ist wohl zu weitgehend, auf jeden Fall anatomisch nicht zu erhärten; wenn er aber seinen Fall als Beweis dafür ansieht, daß im Frühstadium die Leber in Mitleidenschaft gezogen werden „kann", so ist dem wohl beizustimmen. Aber die spärlichen anderen seitdem veröffentlichten Fälle sind auch wenig scharf umrissen.

BROOKS hatte Gelegenheit zwei Frühfälle zu sezieren. Er fand in der Leber eine Periarteriitis und starke Rundzelleninfiltrationen, auch Degeneration des Parenchyms der Leber, die nicht genauer geschildert wird, und betont die Ähnlichkeit dieser Hepatitis mit Formen der angeborenen Syphilis. Ferner gehören hierher zwei Fälle, die GRUBER mitteilte. Im ersten wurde die Sektion ungefähr 4 Monate nach der Infektion, nachdem etwa einen Monat zuvor sekundäre Zeichen aufgetreten und eine Neosalvarsankur eingeleitet war, vorgenommen. Die etwas vergrößerte Leber erschien makroskopisch kaum verändert. Mikroskopisch bestand Ödem mittleren Grades und mäßige diffuse Infiltration des Leberstützgewebes mit Lymphocyten und Plasmazellen, das Parenchym war unverändert; Spirochäten fanden sich nicht. Auch der zweite Fall stand im Frühstadium der Sekundärperiode (frisches maculopapulöses Syphilid und Beginn spezifischer Behandlung), starb aber sehr bald an einem frühzeitigen Hypophysengummi. Hier zeigte die Leber mikroskopisch geringes Ödem und ungleich starke Infiltration des periportalen und pericholangischen Bindegewebes mit „lymphoiden Zellen und Plasmazellen". Diese Infiltration ging auch zwischen die Leberläppchen hinein und drückte die äußerste Zellage der Leberzellen zusammen. Auch einzelne Zentralvenen waren von Zellinfiltraten umgeben, solche fanden sich auch in der Wand einiger Sublobularvenen. Die Leberkapsel zeigte ähnliche Infiltration. GRUBER betont ausdrücklich, daß diese Infiltrationsherde nicht etwa den Eindruck von Knötchen oder gar miliaren Gummata machten.

In den vier interessanten Fällen, die STOEKENIUS beschrieb, lag klinisch sichere Syphilis im sog. Sekundärstadium vor. Es wurde mit Salvarsan behandelt und es trat Salvarsan-Dermatitis auf. STOECKENIUS deutet die von ihm gefundenen Veränderungen als Syphilis in ganz akuter Ausbreitung. Gerade die Lebern aber waren makroskopisch anscheinend unverändert und auch mikroskopisch nur in geringem Grade verändert. Während das Parenchym Schädigung nicht aufwies, fanden sich (in 3 Fällen) im Zwischengewebe, besonders dem portobiliären, bald vereinzelt, bald reichlicher, eosinophile Leukocyten, in 2 Fällen zusammen mit Vermehrung der Lymphocyten mit Entartungsformen, vereinzelt auch neutrophile Leukocyten, und in 2 Fällen, weniger in einem Falle, zahlreiche Plasmazellen, alles zusammen als Zeichen geringfügiger exsudativer Entzündung. Allerdings wenn STOECKENIUS auch seine Befunde im Sinne einer akuten Ausbreitung der Syphilis, keineswegs einer Salvarsan(Arsen-) Vergiftung deutet, läßt er bei dieser akut-syphilitischen Verbreitung doch das Salvarsan eine auslösende Rolle spielen. Insofern sind es bei dieser Betrachtung auch keine reinsyphilitischen Fälle. Noch schwieriger ist es den in diesem Zusammenhange von GRUBER mit herangezogenen Fall von HART für die Frage der Leberbeteiligung im Frühstadium der Syphilis zu verwerten. In diesem Falle, der wegen der Venenveränderungen noch unten zu besprechen sein wird, lag die Infektion — bei durchaus unsicherer Anamnese — wohl schon Jahre zurück. Den Tod deutet HART als Salvarsanvergiftung im Sinne einer Art HERXHEIMERscher Reaktion oder eines Lebermonorezidivs, aber, wie er betont, auf dem Boden älterer Veränderungen. Ist hier also die allergische Reaktion auch akuter Natur, so lag doch ein Spätstadium im Hinblick auf die

Syphilis vor, und es ist schwer möglich, Folgerungen für die Frage der reinsyphilitischen Veränderungen im Frühstadium abzuleiten.

*Wir sehen also, daß die Ausbeute anatomischer Leberbefunde im syphilitischen
Frühstadium sehr gering ist; das Bild der wenigen Fälle, die zur Untersuchung
kamen, ist ein wenig kennzeichnendes.*

Ein klinisches Symptom nun weist nicht selten schon in diesem Frühstadium
der Syphilis auf eine Beteiligung der Leber hin. Dies ist der *Ikterus.* Er ist
PARACELSUS wie MATTHIOLUS schon bekannt gewesen, wurde von HIBIERO
SANCHEZ zuerst mit Bestimmtheit mit Syphilis in Zusammenhang gebracht,
als Hinweis auf frühsyphilitische Lebererkrankung von PORTAL schon 1813
erkannt und dann in den 50er Jahren von RICORD sowie GUBLER, dem, wie
wir noch sehen werden, auf dem Gebiete der Lebersyphilis überhaupt besonders
verdienstvollen Forscher, später von LANCEREAUX, CORNIL u. a. weiter verfolgt.
Mit LEBERT war inzwischen der erste Fall in Frühstadien der Syphilis auf-
getretener und anatomisch festgestellter „akuter gelber Leberatrophie" bekannt
geworden, und so vollzog sich die *Scheidung in zwei Formen des Ikterus bei
Frühsyphilis, einmal einen mehr harmlosen,* der verschieden erklärt wurde (s. u.),
und sodann *den schweren als Ausdruck lebenbedrohender Lebererkrankung.* Beide
Formen müssen wir nunmehr betrachten. Sie wurden ehedem, ihrer so ganz
unterschiedlichen klinischen Wertung entsprechend, scharf getrennt, und auch
ich habe dies in meiner Arbeit zusammen mit GERLACH noch getan. Daß sich
beide Formen nach jetzt berechtigter Auffassung aber doch kausalgenetisch
ganz nahe stehen, in erster Linie in mengenmäßiger Auswirkung unterscheiden,
werden wir sofort sehen.

Den in Frühstadien der Syphilis auftretenden Ikterus hat LASCH als *Icterus
syphiliticus praecox* bezeichnet. Von der *milderen Form* hat er selbst aus der
NEISSERschen Klinik 13 Fälle mitgeteilt und aus dem bis dahin (1894) bekannten
Schrifttum 49 gesammelt. MOXTER stellte 3 Jahre später deren 51 zusammen.
HUBER hielt sie für nicht sehr selten. WERNER teilte mit, daß dieser Früh-
syphilisikterus im Hamburger Krankenhaus St. Georg in 19 Jahren 57mal zur
Beobachtung gekommen war. Den Hundertsatz bezogen auf Frühsyphilis
überhaupt schätzt er auf 0,37%, der Fälle, FUSS-WELTMANN später auf 1,5%,
andere sogar auf 3%. Fast stets fällt der Ikterus mit dem Auftreten des
Exanthems oder besonders mit Rezidiven eines solchen zusammen, er kann
auch kurz vorangehen, z. B. in einem von CRISTEA und BLUMENTHAL mitgeteilten Fall, und MICHAEL meint sogar, daß der Ikterus überhaupt das erste
Kennzeichen einer Syphilis sein könne. Auch kann er erst einige Zeit später
als das Exanthem auftreten, und Abweichungen von der Regel überhaupt
hat schon WERNER betont. Aber ebenso wie bei dem Gesamtgebiet der Lebersyphilis des Frühstadiums fehlen auch hier sichere Kenntnisse des anatomischen
Untergrundes dieses Erkrankungszeichens. So blieb die Erklärung der Spekulation unterworfen. Bei der Ähnlichkeit mit dem sog. katarrhalischen Ikterus
wurde eine entsprechende Erklärung herangezogen; es wurde an Katarrhe des
Dünndarmes gedacht, z. B. von BÄUMLER, oder an solche der Gallenwege,
z. B. von MAURIAC, ähnlich von SCHRÖDER, QUÉDILLAC, JOSEPH oder THÜMEL.
Schon frühzeitig wurde auch eine Art spezifisch-syphilitischer Veränderung
angenommen, indem GUBLER, ferner HUTCHINSON, CHAPOTOT, ASCHNER,
SENATOR an ein Syphilid im Magendarmkanal bzw. in den Gallengängen, entsprechend den gleichzeitigen Hautveränderungen, als Ikterus bedingend dachten.
Eine andere Erklärung wurde in Gestalt eines Druckes auf die Gallenwege durch
geschwollene Lymphknoten an der Leberpforte gegeben, so von LANCEREAUX,
CORNIL, OTTO, LUBINOFF, KEYES und besonders ENGEL-REIMERS; auch QUINCKE
neigte dieser Erklärung zu. Aber mit Recht wandten sich schon SENATOR

sowie E. Fränkel gegen eine solche ganz hypothetische Annahme. Gemeinsam ist diesen Erklärungsversuchen, daß Verschluß der großen Gallengänge, von innen oder vor allem durch Druck von außen, Ikterus bewirke, entsprechend der bis vor kurzem herrschenden Auffassung des „katarrhalischen" Ikterus überhaupt, also gewissermaßen, was für unser Thema hier entscheidend ist, Projektion der ursächlichen Bedingungen außerhalb der Leber selbst. Nun ist neuerdings bekanntlich die ganze Lehre des sog. „katarrhalischen" Ikterus ins Wanken gekommen. Der berühmte Schleimpfropf im Ductus choledochus findet sich so gut wie nie, und, ohne daß hier darauf eingegangen werden könnte, wird auch in diesen Fällen jetzt in erster Linie an eine — wenn auch geringe — Schädigung des Leberparenchyms selbst mit funktioneller Abartung gedacht. Wie im einzelnen diese sich auswertet, so daß es zu Übertritt der Galle ins Gefäßsystem kommt, ist nicht in allem entschieden. Ich persönlich habe mir die Vorstellung gebildet, daß in erster Linie eine Durchlässigkeit der Leberzellen für Eiweiße, ein Übertreten dieser in die Galle (Albuminocholie) maßgebend ist, wie dies schon vor langer Zeit Brauer verfolgte, und daß dann Gerinnung in den feinen Gallencapillaren (Gallencylinder) mit mechanischen Folgen eine Rolle spielt. Die Übertragung der Annahme einer solchen Leberparenchymschädigung auch auf den milderen Ikterus bei Frühsyphilis liegt somit nahe. Schon frühzeitig hatte Minkowski diese Ansicht vertreten, und Buschke sowie Michael, ferner z. B. auch Adami diesen Icterus syphiliticus auf Leberfunktionsstörung bezogen. Jetzt hat sich eine solche Vorstellung auf Grund der heutigen Auffassung des „katarrhalischen" Ikterus Bahn gebrochen. Eppinger, der einige solche Fälle auch anatomisch untersuchen konnte und dabei Schädigung einzelner Leberzellen mit Zerfall sowie zerissene Gallencapillaren fand, übertrug seine Schlußfolgerungen auch auf den Icterus syphiliticus praecox. Und auch die oben erwähnten physiologischen, auf Leberfunktionsstörung hinweisenden Proben geben dieser Auffassung festeren Untergrund. *Fehlt auch noch, weil eben derartige Fälle fast nie zur Sektion kommen, die letzte anatomische Begründung, so dürfen wir aus alledem doch schließen, daß diese milde Form des Ikterus bei Frühsyphilis Ausdruck und Folge einer durch die Syphilisspirochäte bzw. deren Toxine bedingten Leberzellstörung ist, also ins Gebiet der Lebersyphilis selbst gehört.*

Gilt dies also auch für diese Form des syphilitischen Frühikterus, so ist damit ein innerer Zusammenhang, eine *Überleitung*, gegeben *zu den schweren*, meist tödlich endenden *Ikterusformen der Frühsyphilis, die dem Bilde der sog. akuten, gelben Leberatrophie entsprechen.* Ein solcher Schluß, schon 1875 von Eppinger sen. angedeutet, von Minkowski frühzeitig ausgesprochen, wird denn auch heute fast allgemein gezogen. Dafür spricht auch die Tatsache, daß diese schwere Erkrankung häufig wochenlang zuerst unter dem Bilde eines anscheinend harmlosen Ikterus verläuft und daß anatomisch in solchen Fällen sich klar ergibt, daß auch in diesen Anfangszeiten schon schwere Veränderungen der Leber bestanden haben müssen, ja sogar schon bevor überhaupt Ikterus auftrat die Leber angegriffen gewesen sein muß. Dies ist vielfach verfolgt worden, so auch von mir in dem besonders traurigen Fall eines Kollegen (ohne syphilitische Entstehungsursache). Und auch Epidemien, in denen meist einfacher, leichterer Ikterus bestand, einige Fälle aber schwer verliefen, starben und das anatomische Bild der sog. akuten gelben Leberatrophie darboten (neuerdings noch z. B. von Schittenhelm beschrieben), zeigen die grundsätzliche Zusammengehörigkeit der leichten und der schwersten Fälle im Sinne der Lebererkrankung, trotz aller noch so großer, für das Leben entscheidender Mengenunterschiede. Und was hier im allgemeinen gilt, ist auch wieder für die ursächlich durch Syphilis bedingten Parallelfälle maßgebend.

Und so kommen wir zu einer *grundsätzlichen Zusammengehörigkeit der beiden Formen des Icterus syphiliticus praecox* (LASCH); auch z. B. FUSS und WELTMANN sprechen von einer fortlaufenden Kette von dem Auftreten von Urobilinurie bis zur akuten gelben Leberatrophie als Zeichen toxischer Parenchymschädigung der Leber.

Von diesen *schweren Formen, die anatomisch der sog. ,,akuten gelben Leberatrophie" entsprechen*, sei nunmehr, soweit sie mit Syphilis zusammenhängen, die Rede. Auch hier ist wieder das besonders häufige Zusammentreffen mit dem Auftreten der Exantheme auffallend. Der erste, welcher auf syphilitische Ätiologie hinwies, war wohl LEBERT, dessen gesammelte 7 Fälle aber wohl nicht alle einwandfrei sind. Es folgen Fälle von THIERFELDER und OPPOLZER. Als hierher zu rechnende ältere Fälle mit Sektionsbefunden habe ich in meiner Darstellung zusammen mit GERLACH weiterhin folgende zusammengestellt: WILLIGK (1853), RIESS, ERICHSEN (1864), ANDREW, HILTON FAGGE (1866 bzw. 1867), GOODBRIDGE (1871), PICOT, KUTSCHMANN (1872), ORY und DÉJÉRINE, PEDICINI sowie CANTARANO (1880), BLIEDUNG, KRETSCHMANN (1882), GROHE, POSPELOW (1883), MADER (1884), FRIIS (1889). Aus dem letztgenannten Jahre stammt nun die bekannte Arbeit von ENGEL-REIMERS. Im Gegensatz zu den früheren Beschreibungen von Einzelfällen faßt er das ganze Kapitel kritisch zusammen, beschreibt 3 eigene Fälle und betont den Zusammenhang zwischen Leberatrophie und Frühsyphilis. Es folgen Fälle von MRAÇEK, NAUNYN, SENATOR, Arbeiten von KAISER, HUBER, BOZZOLO, MOXTER, TALAMON, SIMMONDS, SÉRÉDAY u. LEMAIRE, HÜTER u. ARNHEIM. Weiterhin wurden Fälle beschrieben von QUINCKE, HOPPE-SEYLER, THURNWALD, NIKOLSKI, NIEL-SCHNUREN, VESZPRÉMI und KANITZ, BENDIG, BUDACZINSKI, BRAUNSCHWEIG, GRAEF, W. FISCHER, B. FISCHER. MEDER stellte schon 1895 21 Fälle zusammen, RICHTER 3 Jahre darauf 41 Fälle, von denen VESZPRÉMI und KANITZ 10 nicht als einwandfrei anerkennen, die selbst (1907) 36 Fällen sammelten. Zusammen mit GERLACH habe ich aus der Zeit vor der Salvarsanära bzw. als Fälle, in denen Salvarsan nicht in Frage kam (unter Anführung außer den oben genannten Fällen noch solcher von KUCZYNSKI, MELCHIOR, REICHMANN, UMBER, CITRON) 69 Fälle zusammengestellt. HEINRICHSDORFF bemängelt dies und erkennt nur 48 Fälle an, während aber auch FISCHER (1908) oder z. B. UMBER (1911) schon von 50 bekannten Fällen sprechen. Wir haben allerdings die 41 von RICHTER gesammelten Fälle zu Grunde gelegt (die an einem Teil der Fälle geübte Kritik ist nicht stets sicher) und den Fall von KUCZYNSKI insofern irrtümlich hier mit eingerechnet, als er mit Salvarsan behandelt war (wie sich auch aus unserer Erwähnung des Falles auf den folgenden Seiten ergibt). In einigen Fällen kann man natürlich verschiedener Auffassung sein, wie in dem von MELCHIOR oder in einem von uns geschilderten, in dem nichts von Salvarsanbehandlung bekannt war, aber auch die Leber kein Arsen enthielt. Was die von HEINRICHSDORFF beanstandeten 5 Fälle von CITRON und 4 von UMBER betrifft, so spricht ersterer tatsächlich von 4 Leberatrophiefällen bei Syphilis und erwähnt Salvarsanbehandlung nur in einem Falle, wobei er betont, daß Ikterus schon vor dieser bestanden, und von UMBERS 4 Fällen gehört wohl nur einer nicht hierher, kurz darauf aber (vor der HEINRICHSDORFFschen Veröffentlichung) legte UMBER ganz klar dar, daß er, ganz abgesehen von diesen älteren Fällen, in Charlottenburg 11 Fälle von ,,akuter, gelber Leberatrophie" bei Syphilitikern gesehen habe, von denen 5 nicht mit Salvarsan behandelt worden seien, die also sicher hierher zu zählen sind. Auf jeden Fall kann HEINRICHSDORFF versichert sein, daß sein ,,bestimmter Eindruck", daß hier (in bezug auf syphilitische Ätiologie einerseits, Salvarsanschädigung andererseits) ,,mit ungleichem Maß gemessen wird" unberechtigt ist. Jenen Fällen ist noch eine ganze Reihe weiterer, die auch zu jener Zeit oder kurz darauf mitgeteilt wurden und in denen es sich auch um anatomisch sicher gestellte Leberatrophien bei Syphilitikern, meist in Frühstadien, handelte, ohne daß sie irgendwie (oder erst in der Agone) mit Salvarsan behandelt wurden, hinzuzuzählen, so solche von Stümpke, Hanser, Lubarsch (4 Fälle von Syphilis ohne Salvarsan), Seyfarth, Beitzke, Otten, Huzella, Umber (s. o.), Lipman-Wulf, Eicke, Jacoby. Und im Grunde genommen ist es ganz einerlei, ob das Schrifttum etwa 50 oder etwa 70 sichere Fälle von Leberatrophie bei Syphilis ohne andere konkurrierende Faktoren, insbesondere Salvarsanschädigungen, aufweist, irgendein Zusammenhang der sog. ,,akuten, gelben Leberatrophie" mit syphilitischer Infektion erscheint sicher erwiesen. Über die Häufigkeit geben die Statistiken veröffentlichter Fälle doch kein zuverlässiges Bild. Michael schätzte das Mitspielen einer syphilitischen Infektion auf $10^0/_0$ der Fälle von ,,akuter, gelber Leberatrophie", Citron hielt diese Ätiologie überhaupt für die häufigste, beide schon 1914.

Nun hat unzweifelhaft der Icterus syphiliticus praecox bzw. *die zugrunde liegende Lebererkrankung beider Formen in und nach dem Kriege bei uns außerordentlich zugenommen.* Und hier kommt eben das konkurrierende Moment der *Salvarsanbehandlung* in Frage. Ich will nun hier keineswegs diese vielerörterte Streitfrage der letzten Jahre aufrollen. Sie wird ja auch an anderer Stelle dieses Handbuches von allgemeineren Gesichtspunkten aus zu besprechen sein. Die so verschiedene Beurteilung, die ganz unterschiedliche Einschätzung der einzelnen Momente, vor allem auch die vielfachen Versuche, die ganze Fülle der Fälle in Gruppen zu scheiden, je nachdem Syphilis, Salvarsan oder andere Momente, z. B. sonstige Infektionen, als das hauptsächlich Maßgebende anzusehen sein sollte, zeigen, wie schwierig hier die Entscheidung ist. Nur einige kurze Bemerkungen können hier nicht umgangen werden.

Für den *einfachen Ikterus* ist das Salvarsan in einem Teil der Fälle als mitwirkender Faktor kaum anzuzweifeln. Kommt jener auch (s. o.) bei Syphilis als solcher vor, so fiel Vermehrung doch schon im Anfang der Salvarsanära auf (z. B. Pinkus, Rille, Dujardin, Michaelis, Montesanto). Und eine *Häufung trat gerade in bzw. nach dem Kriege,* wenn auch regionär sehr verschieden, *auf.* Wir brauchen nur an den sog. Spätikterus und an die bekannten Arbeiten von Rehder und Beckmann, Pulvermacher, Gennerich, Zimmern oder auch an die neuere von Ruge zu erinnern und verweisen im übrigen auf die Zusammenstellung bei Zieler-Birnbaum. Die Zahlen sprechen für irgendeine Mitbeteiligung des Salvarsans. Dafür aber, daß dies nicht der einzig bewirkende Faktor ist, spricht die im Gegensatz zu den ersten Zeiten der Salvarsanära progredient steigende Zunahme, wie sie sich z. B. in den Zahlen der Marinezusammenstellung von Zimmern zeigt. Und so wird denn auch von fast allen Forschern mit Recht dem *Salvarsan nur ein Teil der Schuld zugeschrieben.* Es kommt hinzu die Syphilis selbst. Treten doch zu allermeist die Fälle auch hier im Sekundärstadium der Lues auf; und so denkt man hier vielfach an eine durch Salvarsan bei bestehender Syphilis ausgelöste Herxheimersche Reaktion bzw. ein Hepatomonorezidiv. Und gerade um die zunehmend steigende Zahl zu verstehen, wird zu allermeist als weiterer Faktor eine auf Unterernährung beruhende allgemeine Herabsetzung der Widerstandskraft und besondere Bereitschaft der Leber herangezogen, in Übereinstimmung mit der auffallenden Vermehrung von Ikterus und Leberstörungen in jener Zeitepoche überhaupt (darauf komme ich sofort noch zurück). Anatomischer Untergrund fehlt auch hier natürlich vollkommen, aber in Übereinstimmung mit der allgemeinen Ansicht, diese mildere Ikterusform als geringere Leberzellschädigung aufzufassen, wie oben dargelegt, müssen wir eine solche auch hier annehmen. Hatte ich in meiner ersten Bearbeitung (zusammen mit GERLACH) für diese mildere Form die Mitbeteiligung des Salvarsans zwar betont, sie aber für die schwere Ikterusform, die Fälle von sog. „akuter, gelber Leberatrophie", nicht anerkannt, so habe ich später die grundsätzliche genetische Zusammengehörigkeit der beiden Ikterusformen zugrunde liegenden Leberschädigung selbst scharf betont und dementsprechend dem Salvarsan auch bei diesen Leberatrophiefällen als mitwirkendem bzw. auslösendem Faktor bei bestehender Syphilis Bedeutung beigelegt. Auch B. FISCHER vertrat (im Gegensatz zu seiner früheren Darstellung) eine ähnliche Auffassung und so ist eigentlich HEINRICHSDORFFs Polemik etwas überflüssig gewesen.

Eine starke Zunahme auch der — meist tödlichen — *Leberatrophiefälle mit schwerstem Ikterus bei Syphilitikern*, die naturgemäß auch meist mit Salvarsan behandelt waren, trat vor allem *in den Jahren nach dem Kriege*, allerdings regionär schwer verständlich verschieden, zutage, wenn auch lange nicht in dem Maße wie bei dem „einfachen" Ikterus. Dies ist vielfach Klinikern wie Anatomen aufgefallen. BIRNBAUM stellte z. B. 69 Autoren zusammen, die in jenen Jahren über solche Fälle berichteten. Also auch hier dieselbe Konkurrenz verschiedener Faktoren, und gerade hier wird die Sachlage auch dadurch noch undurchsichtiger, daß in denselben Jahren die früher so seltene sog. „akute, gelbe Leberatrophie" überhaupt wesentlich vermehrt auftrat, teils mit anderer, teils ohne jede nachweisbare entstehungsmäßige Grundlage, so daß gerade auch hier eine besondere Bereitschaft der Leber überhaupt vorausgesetzt werden muß. Um nur einige auf Sektionen begründete Zusammenstellungen anzuführen, so wurde über größere Zahlen z. B. aus Leipzig, Dresden, Berlin, Köln, Breslau, Hamburg, Frankfurt a. M., Danzig, Kiel, Mainz, Bonn, Wiesbaden usw. berichtet. Bei dieser beträchtlichen Zunahme der Leberatrophien ist nun aber der Anteil der Syphilisfälle (mit Salvarsanbehandlung) ein ganz verschiedener. So fand WILHELM im Danziger Krankenhaus unter 9 Fällen 6 bzw. 7 Syphilitiker, EMMERICH in Kiel unter 5 Fällen 3, SIEGMUND in Köln unter 13 Fällen deren 7, HANSER unter 17 deren 4, GEIPEL unter 16 Fällen 3, SEYFARTH unter 23 nur 3; bei GRUBERs 10 Fällen wies die Mehrzahl keine Lues auf; LUBARSCH sowie BEIZKE erwähnten auf dem Pathologentag 1921, daß ein Teil ihrer Fälle Syphilitiker betraf. Die Annahme MAYERs, daß Syphilis ein steter Faktor der akuten gelben Leberatrophie und diese mit einer Spirochäteninfektion identisch sei, ist auf jeden Fall sicher nicht richtig, auch an seinem eigenen Material unerweislich. Aber auch in demselben Institut wechselte die Zahl der Fälle, die mit Syphilis zusammenhingen, sehr. Ich will meine eigenen als Beispiel anführen. Im ganzen haben wir 1913—1925 23 Fälle mit dem Bilde der Leberatrophie seziert; davon betreffen 9 Syphilitiker. Aber sie sind ganz unregelmäßig verteilt. Meine ersten mit GERLACH zusammen veröffentlichten 6 Fälle, die während bzw. im Kriege und kurz nach ihm zu unserer Beobachtung kamen, betrafen sämtlich Syphilitiker im sog. Sekundärstadium. Von den nächsten in meinem Institut sezierten Fällen handelte es sich nur in einem Falle um eine syphilitische und salvarsanbehandelte Person. Zuletzt kamen bei uns noch 5 Fälle von Leberatrophie zur Beobachtung; unter ihnen waren 2 Syphilitiker in Behandlung.

Betrachten wir die Syphilisfälle, so ist hier anatomisch eine Feststellung, wie weit Syphilis, Salvarsan oder andere Momente im Einzelnen anzuschuldigen sind, keineswegs möglich. Es wäre ja einfach, wenn wir morphologische Unterschiede zwischen den am einfachsten liegenden Leberatrophien bei Syphilis ohne Behandlung und insbesondere Salvarsanbehandlung und denen, in welchen Salvarsan als wichtigste Noxe mitspielt, feststellen könnten. *Aber solche finden sich nicht.* Und es ist dies auch gar nicht zu erwarten, wenn wir bedenken, daß sich ja auch die Fälle von Leberatrophie bei Syphilitikern überhaupt von denen mit

ganz anderer Entstehungsursache nicht unterscheiden, daß es sich bei dem großen
Gebiet der sog. „akuten, gelben Leberatrophie" überhaupt um einen Sammel-
begriff handelt, mit verschiedensten Ursachen, aber anatomisch (und klinisch)
gleicher — nur durch zeitlich verschiedenen Ablauf unterschiedlicher — Auswirkung auf Leber und Gesamtorganismus. Und ebenso wenn wir in Betracht
ziehen, daß, wenn ich mich auch gerade bemüht habe, Unterschiede im allerersten Beginn der Leberschädigung zwischen eigentlicher sog. akuter gelber
Leberatrophie und den besonders auf die Leber einwirkenden Giften (wie Phosphor, Arsen, Chloroform, giftige Pilze usw.) zu betonen, auf jeden Fall das
anatomische Bild schon nach ganz kurzer Zeit — und früher kommen die in
Frage stehenden Fälle kaum zur Untersuchung — in beiden Gruppen ein ganz
gleiches ist. Und betrachten wir von allgemeinerem Standpunkte aus das Gebiet
dieser Leberatrophie, so ist wohl auch für unsere Fälle die Fragestellung Syphilis
oder Salvarsan kaum die richtige. Bei meiner Bearbeitung des Gesamtgebietes
bin ich zu dem Ergebnis gelangt, daß „einerseits *die akute, gelbe Leberatrophie
überhaupt keine ätiologische Krankheitseinheit* darstellt, und sie andererseits
auch — wohl wenigstens zumeist — im Einzelfall *nicht auf eine einzige Ursache,
sondern auf das Zusammenwirken komplexer Faktoren*" zu beziehen ist. Und
ganz entsprechend haben sich andere Untersucher geäußert. Die einzelnen
Faktoren aber gegeneinander auswerten, hieße auf die ganze — zum Teil mehr
philosophische — Frage der Begriffe von Ursachen und Bedingungen zurückgehen und erweist sich praktisch kaum irgendwo als so unmöglich wie auf dem
Gebiete der „akuten, gelben Leberatrophie".

Ich kann es daher nicht als richtig anerkennen, wenn demgegenüber Heinrichsdorff *doch davon spricht, daß zwischen der „luetischen Spontanatrophie" und
der „Salvarsanatrophie" gewisse Unterschiede hervorgetreten seien.* Da die von
ihm angeführten Punkte manches betreffen, was hier so wie so eingeflochten
werden muß, will ich kurz auf sie eingehen. Heinrichsdorff gibt an, daß bei
den Salvarsanfällen ein Teil nicht an der akuten Atrophie sterbe, sondern an
der Intoxikation, und daß die Leberveränderungen dann lediglich Symptome
einer Vergiftung seien, nicht wie bei der akuten Atrophie eine ausreichende
Erklärung für den Eintritt des Todes darstellten. Die angeführten Fälle widersprechen aber auch sonst bei Leberatrophie Gefundenem nicht. Auch der Beginn der Veränderung an der Läppchenperipherie ist, wenn auch ich gerade den
anfänglich zentralen Sitz bei der „akuten, gelben Leberatrophie" im Gegensatz
z. B. zu Marchand als den häufigeren betont habe, kein sicher unterscheidendes
Merkmal zugunsten der Vergiftungsfälle, wie überhaupt schon nach ganz kurzer
Zeit auch in dieser Beziehung eine Grenze nicht mehr zu ziehen ist. Und daß
auch bei typischer Leberatrophie die Allgemeinerscheinungen und Veränderungen
der übrigen Organe oft sehr im Vordergrunde stehen, ist lange anerkannt, schon
von Eppinger sen. betont worden. Wichtiger ist, wenn Heinrichsdorff
hervorhebt, daß man den Eindruck habe, daß es sich vor Anwendung der Salvarsantherapie wirklich um akute Atrophie gehandelt habe, daß jetzt aber die
Fälle von subakuter oder subchronischer Atrophie entschieden am häufigsten
seien. Letzterem ist unbedingt zuzustimmen. Aber das war wohl auch früher
so, denn bei einer Bearbeitung des gesamten Schrifttums der Leberatrophie
überhaupt schrieb ich schon vom subakuten bzw. subchronischen Stadium,
das ich von der 3.—4. Woche bis zum 7.—8. Monat rechnete, „dies Stadium
ist das bei weitem am meisten vertretene". Auch ist zu bedenken, daß früher
die Spätfälle wohl nicht stets richtig als hierher gehörig gedeutet wurden, wenn
auch Marchand schon frühzeitig den Endausgang in großknotige Lebercirrhose
vorzüglich geschildert hat. Auch Seyfarth z. B. schreibt an der Hand seiner
23 Fälle, von denen nur 3 Syphilitiker betrafen, „die *akute* Form der Leber-

atrophie ist nicht die häufigste, die wir auf dem Sektionstisch zu sehen bekommen." Und daß eben die Fälle von Leberatrophie zumeist erst in einem späteren Stadium zur anatomischen Beobachtung kommen, gilt auch für die syphilitisch bedingten auch schon früher (vor der Salvarsanära). Ja dies ist gerade für die syphilitischen Fälle schon damals aufgefallen, so daß RICHTER schon 1892 den „etwas protrahierteren" Verlauf betont und ebenso die ausgedehnten Wucherungsvorgänge, „ein Beweis, daß es sich um ein späteres Stadium handelt, und daß die Zerstörung des Parenchyms verhältnismäßig langsam vor sich gegangen ist". Und ebenso schloß ich mit GERLACH aus einer Betrachtung der im Schrifttum niedergelegten Leberatrophien bei Syphilis, vornehmlich gerade auch der älteren ohne Salvarsanbehandlung, daß es gerade zumeist die Fälle seien, in denen es sich um keine eigentliche „akute" Leberatrophie handelt, sondern um solche mit subakutem oder gar chronischem Verlauf, daß es Fälle mit mehr teilweiser Leberzerstörung seien „und daß gerade bei diesen Leberatrophien auf syphilitischer Basis aus allen diesen Gründen die regeneratorischen Prozesse eine große Rolle spielen und hier besonders oft studiert wurden". *Ein Unterschied zwischen einst und jetzt, zwischen den syphilitischen Fällen mit und ohne Salvarsanbehandlung, oder, um mit* HEINRICHSDORFF *zu reden, zwischen „luetischer Spontanatrophie" und „Salvarsanatrophie", besteht also in bezug auf Zeitdauer der Erkrankung bis zum Tode nicht.* BIRNBAUM ist hierin mit vollem Recht HEINRICHSDORFF schon entgegengetreten. Und ebenso unterscheiden sich mikroskopisch die Fälle mit und ohne Salvarsanbehandlung, wie ich selbst durch Vergleich feststellen konnte, in nichts. Für unsere Betrachtung halten wir aber fest, daß die Leberatrophien bei Syphilis (mit und ohne Salvarsanbehandlung) meist so verlaufen, daß sie anatomisch das Bild einer Leberdystrophie nicht mehr im akuten Stadium zeigen.

Ein weiterer Punkt, auf den HEINRICHSDORFF hinweist, ist, daß früher alle Beobachter die Leberatrophien bei Syphilitikern gleichzeitig mit dem Exanthem auftreten sahen, während sie jetzt (Salvarsan) auch im Primärstadium und im Sekundärstadium unabhängig vom Exanthem beobachtet werden und von ARNDT, GOTTRON, FISCHER, v. PEZOLD auch im tertiären Stadium beschrieben wurden, wie auch HEINRICHSDORFF selbst einen solchen Spätfall mitteilt. Dies ist zuzugeben. Aber als durchgreifender Unterschied ist es kaum zu bewerten, da ja hier die *allgemeinen Faktoren* herangezogen werden müssen, die wir annehmen müssen, um überhaupt die auffallende Vermehrung der Leberatrophie bei Syphilis und ohne solche verständlich zu machen. Daß wir hierbei ja auch eine Beteiligung des Salvarsans als *eines* Faktors und als wichtig anerkennen, ist schon hervorgehoben. *Daß aber doch auch hierbei die Syphilis selbst eine ganz wesentliche Rolle mitspielt, dafür spricht, daß auch jetzt* (d. h. bei der Häufung vor einigen Jahren) *noch das Sekundärstadium ganz überwiegt,* so daß auch HEINRICHSDORFF selbst ja deutlich sagt, daß sich dies wohl „aus einer besonderen Disposition dieser Krankheitsperiode für das Auftreten der akuten Atrophie" erklärt (s. auch RUGE u. a.).

Und endlich sieht HEINRICHSDORFF einen Unterschied zwischen der Leberatrophie bei Lues und nach Salvarsan im verschiedenen Anteil der beiden Geschlechter, *im ersteren Falle Überwiegen der Frauen, im letzteren ungefähr gleiche Verteilung auf beide Geschlechter.* Dies ist durchaus richtig und ergibt sich aus vielen (HANSER wies wohl zuerst darauf hin), so auch aus meinen Beobachtungen. Es ist in diesem Zusammenhange wohl nicht ohne Belang, daß von dem einfachen Icterus syphiliticus praecox auch früher schon angegeben wurde (so schon von LASCH), daß etwa gleichviel Männer und Frauen erkranken. Sehen wir nun heute auch in diesem eine Leberschädigung, nur quantitativ von der Leberatrophie unterschieden, so geht hieraus hervor, daß der Unterschied der

Geschlechter weniger darin begründet ist, daß Frauen häufiger von Frühleber-
syphilis ergriffen würden, als daß sie größere Disposition besitzen, bei einer
solchen weit schwereren Leberveränderungen zu erliegen. Ein Ausgleich der
Geschlechter könnte also auch dadurch zustande kommen, daß eine Hinfällig-
keit der Leber bei Schädigung in der Zeit der Häufung auch bei den Männern
bestand, auch ein Hinweis auf allgemeine wichtig mitsprechende Faktoren.
Und das scheint in der Tat der Fall zu sein. Bei der Zunahme der Leber-
dystrophien vor kurzem trat ganz allgemein in der Tat das frühere Überwiegen der Frauen — öfters auch auf Vergiftung mit Phosphor als Abortivum
und Schwangerschaft als Disposition, aber doch nicht zureichend (s. Versé
oder Strümpell) bezogen — vielfach zurück. Also auch eben im Gegensatz
zu früher bei der „akuten, gelben Leberatrophie" ohne jede Syphilis oder
Salvarsan als Beschuldigungsmomente. Gerade in den Nachkriegsjahren sind
in einer ganzen Reihe von Zusammenstellungen (s. auch bei Otten) *die
Männer fast ebenso, zum Teil sogar mehr, beteiligt als das weibliche Geschlecht.*

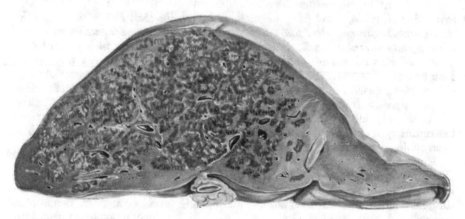

Abb. 1. Reparationsstadium einer „akuten gelben Leberatrophie" bei Syphilis und Salvarsanbehandlung.
Braun: das ganz atrophische, vor allem durch Bindegewebe ersetzte Lebergewebe, besonders im
1. Lappen; grüngelb: vikariierend gewucherte Leberzellmassen mit Gallenstauung im r. Lappen.

*Nach allem Dargelegten können wir durchgreifende anatomische Unterschiede
allgemeiner Art oder gar im Einzelfalle zwischen Leberdystrophie bei Syphilis oder
solcher bei Salvarsanbehandlung nicht aufstellen. Unterschiede, die jetzt aufgefallen
sind, gelten ganz allgemein für die bei der Häufung zumeist angetroffenen Formen
der Leberdystrophie überhaupt und weisen auf allgemeine Faktoren als mitbedingend
hin, die ja auch zur Erklärung der Vermehrung herangezogen werden.* Und diese
müssen wir mitberücksichtigen, wenn wir auch, wie mehrfach betont, eine wesentliche Mitbeteiligung des Salvarsans keineswegs leugnen, anatomisch ja naturgemäß auch gar nicht ausschließen können. Das Wesentliche ist eben das
Zusammentreffen komplexer Ursachen. Die allgemeinen Faktoren werden
vor allem in Form ungenügender oder ungeeigneter Nahrung, dadurch herbei-
geführter Darmkatarrhe u. dgl. gesehen. Dafür, daß solche Momente die Leberzellen beeinflussen, bestehen auch anatomische Anhaltspunkte; hierauf wiesen
schon früher Afanasjew wie Seitz (s. auch Kraus) hin, und Emmerich
sowie Weber fanden in jenen Zeiten, daß die Leber von allen Organen, verglichen mit früher, am meisten an Gewicht verloren hatte, nach Hoppe-Seylers
Feststellungen etwa um 7%. Letzter auslösender und somit bewirkender Faktor
kann dabei sehr wohl das Salvarsan sein. Wie komplex hier die zusammen-
wirkenden Faktoren sein können, wie wesentlich die dispositionellen, den Leber-

chemismus betreffenden Grundlagen — wogegen selbst die auslösende Ursache an Bewirkung der Schwere der Lebererkrankung zurücktreten kann —, dafür geben Epidemiebeobachtungen von Lebererkrankungen aus früherer Zeit lehrreiche Beispiele. So besonders eine auf der Insel Martinique verfolgte, bei der fast alle Befallenen nur sehr leicht erkrankten, 30 Schwangere (mit ihrer besonderen Disposition für die „akute gelbe Leberatrophie") dagegen schwer und 20 von ihnen unter Zeichen der „akuten, gelben Leberatrophie" starben. Analogien für die Verhältnisse bei Syphilis und Salvarsan sind gut ziehbar. Endlich sei die interessante, auch die allgemeinen Ernährungsfaktoren in den Vordergrund rückende Vorstellung von JACOBSOHN und SKLARZ erwähnt. Nach dieser soll mit der vorwiegend vegetabilischen Kost eine Ca-Verarmung und K-Anreicherung

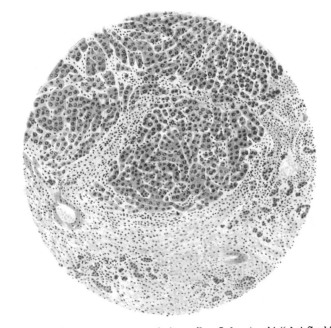

Abb. 2. Reparationsstadium einer „akuten gelben Leberatrophie" bei Syphilis und Salvarsanbehandlung.
Unten: Bindegewebe, Blutungen, Leberzellreste. Oben: vikariierend gewucherte Leberzellmassen.

im Organismus und somit eine Störung des Ionengleichgewichtes in diesem eingetreten sein, und infolgedessen soll dann zugeführtes Salvarsan durch den Synergismus seines As-Anteiles mit dem gegen früher erhöhten K-Gehalt des Körpers erhöhte Toxizität besitzen. Die Richtigkeit der Auffassung, daß allgemeine Körperbedingungen einen wesentlichen Faktor bei diesen schweren Lebererkrankungen spielten, scheint auch dadurch bewiesen, daß das gehäufte Auftreten derselben seit einigen Jahren wieder abgeflaut ist.

Auf die *Anatomie der sog. „akuten gelben Leberatrophie"* bei Syphilis brauche ich nicht einzugehen. Es ist das morphologische Bild dieser Erkrankung überhaupt. Zu allermeist handelt es sich nicht um das akute Stadium, es herrscht somit auch keine gelbe Farbe, und wir dürfen ja überhaupt die von ROKITANSKY herrührende Bezeichnung nur im Sinne eines „Bildes" verstehen. Besser spricht man von Hepatodystrophie mit kennzeichnenden Zusätzen (EHRMANN spricht von Hepatolyse). Neben den atrophischen, meist durch Bindegewebe ersetzten Partien treten in der im ganzen stark verkleinerten Leber fast tumorartig die im Sektionsbild gelbgrünlichen hyperplastischen Regenerationsgebiete der späteren Stadien hervor (s. Abb. 1). Diese ersetzende Neubildung, welche die Tätigkeit der Leber länger aufrecht erhält, geht von den Leberzellen besser erhaltener Gebiete selbst aus (s. Abb. 2); in den bindegewebigen Partien finden wir kaum Neubildung von Leberzellen, vor allem nicht von Gallengängen aus, wie lange angenommen wurde; die sog. Pseudotubuli (s. Abb. 3) stellen, wie aus meinen und meines Schülers Blum Untersuchungen hervorgeht, keine Gallengänge, sondern stehengebliebene atrophische Leberzellstränge dar (besonders mit Hilfe der Färbung der Gallencapillaren nach Eppinger erweislich). Seltener finden sich frische Fälle, in denen noch die gelbe Färbung oder dann eine rote bzw. eine gesprenkelte vorherrscht.

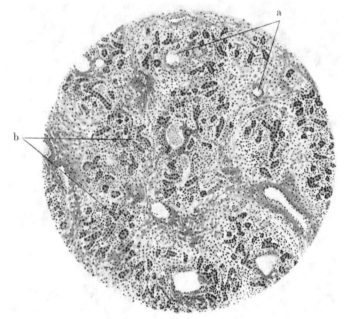

Abb. 3. Reparationsstadium einer „akuten gelben Leberatrophie" bei Syphilis und Salvarsanbehandlung.
a Zentralvenen, b aus atrophischen Leberzellbalkenresten entstandene „Pseudotubuli".
(van Gieson-Färbung.)

Fast stets ist der linke Lappen stärker befallen, was auf die von Barlett, Corper und Long sowie anderen betonte gesonderte Blutversorgung beider Leberlappen aus verschiedenen Strömen zu beziehen sein wird. Der Beginn der Vorgänge im Leberläppchen ist meist zentroacinär, verhält sich aber sehr wechselnd. Die Leberzellen gehen zugrunde, zerfallen in einen Detritus, die Sternzellen bleiben, meist verfettet, lange erhalten, dazwischen finden sich Leukocyten, dann Rundzellen, Plasmazellen, die gut erhaltenen Gitterfasern sind zunächst vor allem gequollen und tragen später wesentlich zur Bindegewebsvermehrung bei. Der Ausgang kann, wenn der Tod nicht früher erfolgt, der der vollendeten Regeneration und Reparation sein, d. h. Übergang in die Bilder sog. großknotiger Lebercirrhose, worauf Marchand besonders hingewiesen. Hier ist aber das Zurückbeziehen auf Anfangsstadien schwierig. Ausgeheilte Fälle, schon früher angenommen, sind jetzt durch operative Besichtigung sichergestellt (Fälle z. B. von Bauer, Umber, Huber-Kausch u. a.). Bei weiterwirkender Schädlichkeit sind auch Rezidive und neue Nekrosen in den erhaltenen und gewucherten Leberzellbezirken möglich. Vielleicht gehört ein von HUZELLA beschriebener Fall in gewisser Beziehung hierher, bei dem nach HUZELLAS Auffassung auch das Salvarsan mit anzuschuldigen ist. Wegen aller anatomischer Einzelheiten der Hepatodystrophien verweise ich auf meine zusammenhängende Darstellung der ,,akuten, gelben Leberatrophie''.

Naturgemäß hat man bei den syphilitisch bedingten Fällen auch nach *Spirochäten* gefahndet, z. B. FISCHER, BUSCHKE-FISCHER, SEVERIN-HEINRICHS-DORFF, BENDIG, STÜMPKE, VESZPRÉMI-KANITZ, HUZELLA (s. a. die größere Zusammenstellung bei BIRNBAUM) und viele andere, darunter auch ich selbst, aber stets vergeblich. Die wenigen Fälle, in denen auch Tierversuche vorgenommen wurden, besonders von BUSCHKE, hatten auch kein Ergebnis. In Fällen des einfachen Icterus syphiliticus untersuchten FUSS und WELTMANN auch mit Hilfe der Leberpunktion an Lebenden, auch ohne Erfolg. Einen Beweis gegen die bedingende Spirochäteneinwirkung stellen derartige Mißerfolge natürlich bei der allgemeinen Schwierigkeit, die Spirochäten in inneren Organen bei erworbener Lues nachzuweisen, nicht dar, aber bei dieser Sachlage muß es zweifelhaft bleiben, ob die Leberentartung auf Anwesenheit der Spirochaete pallida zu beziehen ist, oder auf deren Toxine, wie dies besonders BUSCHKE öfters besprochen hat, und wie es mit allgemeinen Vorstellungen über die Ätiologie der sog. akuten, gelben Leberatrophie wohl vereinbar wäre. Allerdings fand SCHMORL in einem Falle einer solchen bei Syphilis II und nach Salvarsanbehandlung in Ausstrichpräparaten aus der Leber Spirochäten, ohne diese aber näher zu bezeichnen oder Zusammenhänge ableiten zu können. Nur erwähnt sei, daß auch sonst bei der Leberdystrophie überhaupt an Spirochäten gedacht wurde, und daß HAJASAKI und KIBATA in einem nichtsyphilitischen Falle eine Spirochäte besonders in der Leber nachgewiesen haben wollen, ferner daß nach der Ansicht besonders von PICK auch die Leberveränderung bei der ja auch durch eine Spirochäte bewirkten WEILschen Krankheit das Bild der ,,akuten, gelben Leberatrophie'' bieten kann, und daß im Tierversuch (Meerschweinchen) mit der Leptospira icterogenes PICK bzw. sein Schüler CASTILLO in einem Falle große Agglomerate dieser Spirochäte besonders am Rande von Lebernekrosen nachgewiesen haben. Analogien für die Hepatodystrophie bei Syphilis lassen sich aus alledem nicht ohne weiteres ableiten.

Unter den *Symptomen der Erkrankung*, auch der bei Syphilitikern, sei nur *Ikterus* und Ascites erwähnt. Ersterer, fast stets sehr stark, ist ja besonders wegweisend. Er zeigt sich bei der Leichenöffnung auch in der Leber selbst und in den anderen inneren Organen. Zu erklären ist er leicht in den Frühfällen mit der funktionellen Schädigung und besonders Zerstörung ausgedehnter Lebergebiete und der so bewirkten Eröffnung der Gallencapillaren. Ob auch eine Mitbeteiligung der Reticuloendothelien (KUPFFERschen Sternzellen) bei Insuffizienz der Leberzellen anzunehmen ist, erscheint zweifelhaft. Schwerer zu erklären ist das Fortbestehen des Ikterus in den späteren Stadien, in denen das Feld vernichteten Lebergewebes gesäubert ist, daneben ausgedehnte knotige Hyperplasien bestehen. Aber gerade diese geschwulstartigen Regenerate sind ausgesprochen grün-gelb gefärbt (im Leichenbefund, während im Leben hier eine cavernomartige Blaurotfärbung vorherrscht, wie Beobachtungen bei Operationen von E. FRÄNKEL und UMBER zeigen) und weisen starke Gallenstauung auf. Hier findet sich zumeist auch ein großer Teil der Gallencapillaren mit Gallencylindern verstopft, und ich konnte hier auch Erweiterung und Einrisse der Gallencapillaren feststellen. Für den fortbestehenden Ikterus scheinen mir diese Verhältnisse in den Regenerationsherden wichtig, die außer auf mechanische Verhältnisse auf weiterwirkende Zellfunktionsstörungen zu beziehen sind. Mit dem Ausfall bzw. der Neuanordnung der Capillarversorgung der Leber hängt der in späteren

Stadien der Leberdystrophie, im Gegensatz zu der früheren Annahme, häufig zu findende, auch oft beträchtliche *Ascites* zusammen. Neben diesem haben z. B. BUSCHKE-LANGER in 2 Fällen syphilitischer Ätiologie (und Salvarsanbehandlung) auch Hydrothorax und in einem dieser Fälle schweres Anasarka beobachtet.

Überblicken wir den kausalen und zeitlichen Werdegang der geschilderten Hepatodystrophien, so ist auf jeden Fall eine durch (meist komplexe) angreifende Faktoren bewirkte Schädigung des Leberparenchyms bis zur Vernichtung größerer Gebiete das zeitlich erste, grundlegende und ausschlaggebende. Erfolgt der Tod nicht in diesem Stadium, so setzen Reparationsvorgänge des Bindegewebes und Regenerationsvorgänge von seiten verschonter Leberzellen vor allem in erhaltenen Leberzellgebieten ein; so kann in den Fällen, in denen das Leben erhalten bleibt, eine — besonders eine großknotige — Cirrhose das Endergebnis darstellen. Und so ergeben sich Verbindungslinien zur Cirrhose und ebenso zu den gleich zu besprechenden mehr herdförmigen Bindegewebswucherungen in der Leber bei Spätsyphilis. Auch bei der Lebercirrhose im weitesten Sinne des Wortes ist ja ein toxisch bedingter Untergang von Leberzellen, Ersatz durch Bindegewebe und Regeneration von Leberzellen der Werdegang. Unterschiede im Ausmaß und somit in der zeitlichen Entwicklung und Krankheitsdauer treten hervor, bei der gewöhnlichen Cirrhose allmählicher Untergang einzelner Zellen, bei der Hepatodystrophie weit plötzlicherer ganzer Zellmassen, aber grundsätzlich eine verwandte Linie krankhaften Geschehens. Schon ROKITANSKY, der Begründer der Lehre von der „akuten, gelben Leberatrophie", sprach (1842) von der LAËNNECschen Cirrhose als „einem der akuten, gelben Leberatrophie ähnlichen, aber chronischen Zustand". Auf eine ähnliche Linie des inneren Zusammenhanges ist später wiederholt hingewiesen worden, so von MILNE, HART oder STRAUSS. Besonders für die Syphilis habe ich zusammen mit GERLACH derartige Gedankengänge verfolgt und betont, daß die bei ihr auftretenden Leberatrophien mit ihrem oft verlangsamten Verlauf und dem Hervortreten der regeneratorischen Vorgänge eine Linie ziehen lassen zu den vor allem der tertiären Syphilis zugehörenden Leberprozessen chronisch-cirrhotischer Art. Dabei haben wir hervorgehoben, daß die Unterschiede teilweise wenigstens mit Immunitätsbedingungen des Individuums erklärbar sind, die im allgemeinen im Spätstadium zu milderem Verlauf als im Frühstadium der Spirochätenverbreitung neigen. Einem ähnlichen Gedankengang folgen BUSCHKE und LANGER, wenn sie schreiben: „Wir müssen wohl annehmen, daß bei den leichten .... Ikterusformen die Schädigungen der Leberzellen geringfügig und zumeist reparabel sind und daß es von diesem Stadium aus alle möglichen Übergänge über die akute bzw. subakute Leberatrophie bis zu den cirrhotischen Schrumpfungsprozessen gibt. Das Tempo des Zerfalles wird durch die Schwere der schädigenden Noxe auf der einen Seite und die vorhandene Widerstandsfähigkeit bzw. Empfänglichkeit des Organes auf der anderen Seite angegeben".

So wird der Übergang überbrückt zu den *weit häufigeren syphilitischen Leberveränderungen, in denen Bindegewebsvermehrung und -Schrumpfung mit allen Folgen das Bild beherrschen*, eine Form der erworbenen Syphilis der Leber, zu der wir jetzt übergehen. Diese sklerotischen Veränderungen können auch schon in Frühstadien auftreten. Schon VIRCHOW hat angedeutet, daß er es für wahrscheinlich halte, daß die einfachentzündlichen Veränderungen der Leber in der Regel die früheren sind und schon der Sekundärperiode angehören (die gummösen später in der Tertiärperiode auftreten). Ähnlich äußern sich CORNIL und RANVIER; auch GUBLER, BIERMER und LEUDET betonten eine frühzeitige „Hepatitis", DITTRICH reihte diese auch in die Sekundärerscheinungen ein, DELVARENNE setzt sie zwischen die sog. zweite und dritte Periode

bzw. verlegt sie in beide. Auch FLEXNER nimmt an, daß Narbenbildungen der
Leber schon im Sekundärstadium möglich seien, gewöhnlich aber erst der
Spätform zugehörten. DRÜHE hat schon 6 Monate nach syphilitischer Infektion
bei einer Sektion Hepatitis und Perihepatitis syphilitica gefunden, während
die ersten Krankheitszeichen schon kaum 2 Monate nach der Infektion aufgetreten waren. Auch hier wieder die Schwierigkeit seltener anatomischer
Inaugenscheinnahme des Anfangs der Veränderungen. Mögen diese auch weiter
zurückreichen, so gehören auf jeden Fall die gewöhnlichen Befunde der Narben
syphilitischen Ursprunges und ähnlicher Veränderungen der Leber der Spätsyphilis zu. Ebenso auch zu allermeist die ersten wenigstens nachweisbaren
klinischen Symptome. Und so gibt z. B. CUMSTON an, daß die Leber von diesen
Veränderungen erst 5 Jahre nach der Infektion, meist aber erst nach 10 bis
20 Jahren ergriffen werde, und auch SAINT-GIRONS spricht von einer durchschnittlichen Epoche von 10—20 Jahren, TALLQVIST von 18 Jahren post infectionem. Einen vom gewöhnlichen Bilde auch zeitlich abweichenden, bemerkenswerten Fall hat neuerdings WHITCOMB beschrieben. Eine mit aller Wahrscheinlichkeit tertiär-syphilitische Frau war nur 11 Tage krank, davon 9 Tage ikterisch.
Es fand sich bei der Sektion eine kleine diffus sklerotische Leber, die aber mit
meist frischen, zum Teil nekrotischen miliaren Gummata durchsetzt war.
WHITCOMB faßt seinen Fall als auffallend schnell tödlich verlaufene Erkrankung
auf, die ihn hierin an den „Icterus gravis syphiliticus praecox" des Sekundärstadiums erinnere; anatomisch allerdings lassen sich die Gummata hier der
Hepatodystrophie dort kaum vergleichen.

Es handelt sich also zunächst bei der zu betrachtenden Veränderung um
unkennzeichnende *entzündliche Vorgänge, welche zu derber Bindegewebsentwicklung, zu Narben, führen.* Sie sitzen großenteils an der Oberfläche des Organes
und treten hier oft in strahliger Form zutage. Durch Narbenschrumpfung
kommt es zu Verunstaltungen der Leber, indem eine Art Lappen gebildet und
abgegrenzt werden, das seit langem sog. Bild der *gelappten Leber* oder „*Hepar
lobatum*" (der Name stammt von DITTRICH) (s. Abb. 4). Diese Lappung ist von
abnormer angeborener Lappenbildung (Mißbildung) durch ihre Unregelmäßigkeit
und dicke Schwielenbildung sowie oft durch das strahlige Verhalten der Narben
meist leicht zu unterscheiden. KAUFMANN schildert das Bild einer solchen Leber
sehr anschaulich: „Die Leber erhält eine durchaus unregelmäßige Form, als
ob sie in den verschiedensten Richtungen mit Bindfäden umschnürt worden
wäre." Zuweilen wird so die Leber in eine Unzahl unregelmäßiger, getrennter,
an Form und Größe wechselnder Knoten verwandelt. Sie sitzen mit Vorliebe
im linken Lappen (MC CRAE erklärt jede besondere Beteiligung dieses Lappens
für klinisch auf Syphilis verdächtig) und auch am vorderen Rand, und so können
einzelne besonders große abgeschnürte Knoten im Leben fühlbar sein und zur
Fehldiagnose einer Lebergeschwulst Veranlassung geben (s. u.). Auch können
sich derartige Knoten von der übrigen Leber soweit lösen, daß sie nur noch
durch einen Strang Bindegewebe mit ihr zusammenhängen (z. B. schon von
RIEGEL oder CHVOSTEK geschildert). Die Leber im ganzen kann durch die
Narbenschrumpfung stark verkleinert werden; so schildert sie FRERICHS schon
von der doppelten Größe einer Faust, LANG oder KAUFMANN sprechen sogar
von Verkleinerung bis zu Faustgröße. Es kann ein Lappen, besonders der
linke, auch fast ganz schwinden (s. auch unten). Die Leber wird ganz unregelmäßig gestaltet. Für das verloren gegangene Lebergewebe können andere
Gebiete in Form großer, keine regelmäßige Acinuszeichnung aufweisender,
Knoten hypertrophieren und hyperplasieren. Die große Regenerationsfähigkeit
und ersetzende Wucherungsmöglichkeit gerade der Leber ist ja im Tierversuch festgestellt, in den älteren Fällen von Leberatrophie schon oben erwähnt

und spielt gerade auch in den Fällen syphilitischer Narbenbildung und gummöser Veränderung eine große Rolle, wie sie FRERICHS oder VIRCHOW hier schon schilderten. Durch derartige großknotige Hyperplasien — die auch ihrerseits ganz als „Geschwülste" erscheinen können — kann trotz Schrumpfung anderer Leberteile das Organ im ganzen sogar vergrößert sein. Dies kann auch durch gleichzeitig bestehende und gegebenenfalls auch mit der Syphilis zusammenhängende starke Fettinfiltration oder Amyloidablagerung (s. a. unten) bewirkt werden. So hat COLLAN das Zusammentreffen von Fettleber und syphilitischer Narbenbildung als besondere Form unterschieden, was aber kaum nötig erscheint. Erwähnt sei, daß eine Vergrößerung der Leber mit glatter oder höckeriger Oberfläche — es wird klinisch von „Hypertrophie" gesprochen — von GILBERT,

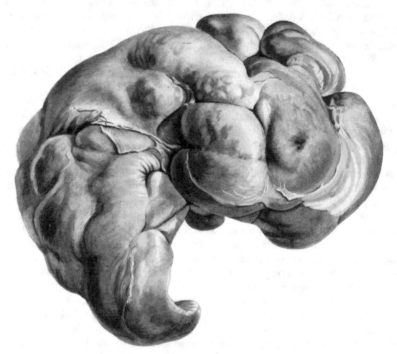

Abb. 4. Erworbene Lebersyphilis. „Lappenleber".

CHIRAY und ALFRED-COURY auch als den cirrhotischen und gummösen Prozessen der Tertiärlues der Leber vorangehend an der Hand von 4 Fällen geschildert worden ist. Ein derartiges Vorstadium einer vergrößerten Leber ist akut entzündlichen Vorgängen entsprechend, welche dann erst in Narbenbildung und Schrumpfung übergehen, gut vorstellbar. Wie wechselnd überhaupt die Größenverhältnisse der Leber bei ihren syphilitischen Veränderungen sind, zeigt BROOKS Zusammenstellung seiner 50 sezierten Fälle. Hier war die Leber 18mal verkleinert, 18mal normal groß, 14mal vergrößert.

Die zur Bindegewebsneubildung führenden Vorgänge spielen sich außer in der Leber besonders auch an deren Serosa ab: *Perihepatitis*. Es ergibt sich dies schon aus der obigen Schilderung der gelappten Leber. Außer zu Narben und dicken Schwarten kommt es so hier auch öfters zu Verwachsungen mit der Umgebung, besonders der Leberoberfläche mit dem Zwerchfell, aber auch zu umschriebenen mit Colon, Magen usw., wodurch naturgemäß Beweglichkeitsstörungen dieser Organe entstehen können. Auch sollen die entzündlichen Veränderungen selbst auf Nachbarorgane wie Duodenum, Magen, Niere übergreifen können (DU CASTEL). Die Perihepatitis soll auch die ganzen Veränderungen einleiten können, oder tritt besonders stark hervor, wie dies LANDE sowie CHVOSTEK geschildert haben.

In der Leber geht die Bindegewebsneubildung vor allem vom periportalen Bindegewebe aus. Dabei sind oft die *Gefäße* von vorneherein verändert. Dies kann hier wie auch vielfach sonst die Diagnose auf Syphilis sichern oder wenigstens wahrscheinlich machen. So spielen sich diese syphilitischen Entzündungsvorgänge unter Veränderung der Gefäßwände besonders um die kleineren Gefäße, vor allem auch Pfortaderäste, ab. Von den sich an die größeren Gefäße anschließenden soll noch unten zusammenhängend die Rede sein.

Die Entzündungsvorgänge und die sich ergebende Bindegewebsneubildung — und erst diese wird zumeist bei der Sektion gefunden — haben an sich *nichts Spezifisches, für Syphilis Kennzeichnendes.* Immerhin sind sie doch *von der typischen Lebercirrhose durch ihren begrenzteren und umschriebeneren Sitz* zunächst gut unterschieden. Ist die Veränderung auch diffus, so doch, wie BIRCH-HIRSCHFELD sagt, „mehr insulär". Die Verteilung ist eine unregelmäßige, der eine Lappen, besonders der linke, meist stärker befallen. Mikroskopisch bieten die bindegewebigen Gebiete selbst das Bild der gewöhnlichen Cirrhose. Im Bereich der Bindegewebsneubildung Wucherung von Gallengängen, gegebenenfalls Bestehenbleiben einzelner atrophischer Leberzellbalken als sog. „Pseudotubuli", Verödung von Blutgefäßen, Bildung von neuen als Grundlage von Kreislaufstörungen. Geht infolge letzterer stellenweise Lebergewebe nekrotisch zugrunde, so setzt sich wieder Bindegewebe an die Stelle, eine Art Circulus vitiosus. Ist schon die fertige Narbenbildung an sich nicht kennzeichnend, so die Folgezustände naturgemäß erst recht nicht. Sie finden sich auch sonst, z. B. bei völliger Reparation nach Leberdystrophie oder auch bei Lymphogranulomatose (E. FRAENKEL, SCHMORL, GRUBER, s. bei letzterem). In sehr seltenen Fällen soll auch Tuberkulose ein dem Hepar lobatum ähnliches Bild bewirken können (HANOT). In den Fällen von FISCHER sowie HALL wurde mit Wahrscheinlichkeit Tuberkulose zusammen mit Syphilis als bewirkend angenommen. Immerhin werden die beschriebenen umschriebenen Vorgänge und strahligen Narben, besonders in der Mehrzahl vorhanden, stets an Syphilis denken lassen. Syphilitische Veränderungen anderer Organe, Lues-Anamnese, positive Wa.R. können eine solche Annahme verstärken. Eine sichere Diagnose aber läßt sich stellen, wenn neben diesen allgemeinen Narbenbildungen oder Entzündungsvorgängen typisch syphilitische Granulome, also Gummata, in der Einzahl oder Mehrzahl sich in der Leber finden. Und beides spielt sich überaus häufig in derselben Leber nebeneinander ab. Es entsteht auch die *Narbenbildung selbst nicht nur aus der geschilderten Entzündung, sondern auch auf dem Wege der Reparation regressiv veränderter Gummata* (s. u.) bzw. am Rande solcher. Indem Gummata bindegewebig ersetzt werden, bilden sich erst recht tiefe narbige Einziehungen aus. Findet sich dann nur Bindegewebe, so ist die Narbenableitung wieder schwierig; zumeist aber finden sich hier im Bindegewebe doch noch Reste gummöser Natur (s. u.), oder sonst noch besser erhaltene Gummata in der Leber, die eine sichere Diagnose erleichtern. So vereinigen sich in der Leber einfach entzündliche und gummöse Vorgänge, um zum Bilde des Hepar lobatum und zu den schwersten Verunstaltungen der Leber zu führen. Müssen wir somit auch die beiden genannten Vorgänge bei gemeinsamer Ätiologie entstehungsmäßig trennen und annehmen, daß die Unterschiede durch Verschiedenheiten der angreifenden Schädlichkeit (vielleicht Spirochäten einerseits, Toxine derselben andererseits) und vor allem der Reaktionslage des Organismus

und Organes bedingt sind, so ist das häufige Nebeneinanderbestehen und Ineinanderübergehen gerade in der Leber zu betonen.

Wurde bisher das herdförmige Auftreten der Bindegewebsneubildung als für
Syphilis verhältnismäßig kennzeichnend geschildert, sei es aus mehr allgemeiner
Entzündung, sei es aus Gummata hervorgegangen, und betont, daß die Ver-
änderung nur durch das Nochbestehen von Gummata oder dergleichen mit
Sicherheit als syphilitischer Natur gekennzeichnet wird, so ist eine *Entscheidung
überhaupt unmöglich, wenn eine diffuse, der gewöhnlichen Cirrhose entsprechende
Veränderung der Leber vorliegt.* Denn auch eine solche wird in einem Teil der
Fälle als syphilitischer Natur erachtet. Virchow sowie Cornil haben schon
diese Meinung vertreten, Weber einen beschriebenen Fall als syphilitisch gedeutet, und neuerdings haben vor allem französische (vgl. Villaret-Besançon)
und amerikanische Forscher sich für diese Meinung eingesetzt. So betont dies
Flexner; Brooks bezieht in 12 Fällen ,,diffuse Fibrose", wie bei alkoholischer
Cirrhose, auf Syphilis, Schreyer glaubt, daß ein großer Teil der Cirrhosen
syphilitisch sei, ähnlich Symmers oder Whitcomb. Owen fand in 19 Fällen
(= 40% seiner Fälle) bei Laënnecscher Cirrhose Syphilis und hält sie sogar für
eine häufigere Entstehungsgrundlage als Alkoholismus. Stockey bzw. Welch
geben an, daß sie ,,hypertrophische Lebercirrhosen", ohne histologisch für
Syphilis irgendwelche Anhaltspunkte zu bieten, zusammen mit Mesaortitis luica
zu häufig finden, um dies für einen Zufall halten zu können. Auch Cumston
betont, daß atrophische wie hypertrophische Cirrhosen syphilitischen Ursprunges
sein können. Ebenso rechnen andere Beschreiber einen Teil der Laënnecschen
Cirrhosen zu den syphilitischen Spätveränderungen, so Saint-Girons oder
Etienne, Michon und Novakovitsch. Auch Luger hebt hervor, daß Formen
der Lebersyphilis oft der Laënnecschen Cirrhose glichen. Ähnlich neuerdings
Carrera. Eine Entscheidung ist in solchen Fällen natürlich fast unmöglich.
Man muß aber auch bedenken, daß oft genug Syphilitiker gleichzeitig Alkoholiker sind. Man hat dann auch an ein Zusammenwirken beider Faktoren
gedacht, so daß der Alkohol für die Syphilis dann disponierend einwirkte,
wie dies z. B. Owen, Mc Crae oder Semmola und Geofreddi annehmen,
wogegen sich aber Boix, Wile, Symmers aussprechen. In diesen fraglichen
Fällen bietet auch die Wa.R. keine sicheren Anhaltspunkte. Es wird angenommen, daß Gallensalze im Blute bei Leberkrankheiten die Reaktion beeinflussen. So fanden Norris und Symmers in 80% ihrer Cirrhosen positive
Wa.R., bei der Leichenöffnung dieser Fälle aber nur in 25% Zeichen von Syphilis.
Zu erwähnen ist noch, daß die glatte Form der sog. hypotrophischen Cirrhose,
von Marchand auf angeboren-syphilitische Leberveränderungen bezogen (s.
dort), vielleicht auch gelegentlich auf erworbene Syphilis zurückgeführt werden
könnte, wie dies Marchands Schüler E. Schmidt andeutet.

Bei der geschilderten Schwierigkeit, einfach-entzündliche und narbige Vor-
gänge der Leber mit Sicherheit als syphilitischen Ursprunges anzunehmen, haben
Zusammenstellungen darüber, wie häufig sich die ,,syphilitische Sklerose" bzw.
Narben, wie häufig Gummata in der Leber finden, wenig Wert. Daher nur wenige
Bemerkungen hierüber. So stellte Flexner 5088 Leichenöffnungen daraufhin zusammen; er fand unter diesen 88 Fälle von Lebersyphilis, und zwar 42mal auf
Syphilis bezogene Bindegewebsvermehrung, 16mal ebensolche Perihepatitis, 23mal
Gummata (7mal Amyloiddegeneration). Flexner wie Hill halten die einfach
entzündliche Bindegewebsvermehrung für häufiger als Gummata. Hausmann
betont auch, daß nach ,,neueren Anschauungen" die diffuse Hepatatis die
häufigste Form der Lebersyphilis sei. Brooks fand unter seinen 50 Fällen
sezierter Lebersyphilis nur 7mal Gummata. Gürich gibt auch an, daß in dem
Hamburg-Eppendorfer Material 1914—1924 Lappenleber häufiger als gummöse

Vorgänge der Leber war. Im Gegensatz hierzu hielten CHVOSTEK, ADAMI, NEUMANN u. a. die gummösen Veränderungen für die häufigeren. Doch ist dem letztgenannten Forscher beizustimmen, daß in vielen Fällen eine scharfe Grenze zwischen beiden Vorgängen überhaupt nicht ziehbar ist, und ebenso den Vielen, die das Zusammentreffen beider betonen. Zahlenmäßige Angaben sind eben für die einfachen Entzündungs- und Narbenvorgänge um so weniger brauchbar, als hier dem subjektiven Ermessen, was auf Syphilis zu beziehen ist, was nicht, ein zu großer Spielraum gelassen werden muß. Aus denselben Gründen bietet auch weitere Einteilung keine großen Vorteile. Solche Einteilungen sind öfters gegeben worden. So teilt z. B. FISCHER ein in: 1. die große syphilitische Leber, 2. die pseudocanceröse Form, 3. atrophische und hypertrophische Formen, 4. die gelappte Leber, 5. die syphilitische Cirrhose. Eine solche als klinisch bezeichnete Einteilung vermischt wohl klinische und anatomische Gesichtspunkte und zieht zu viele äußere Momente heran, um vom anatomischen Standpunkte aus annehmbar zu sein. ADAMIs Einteilung in 1. die großen

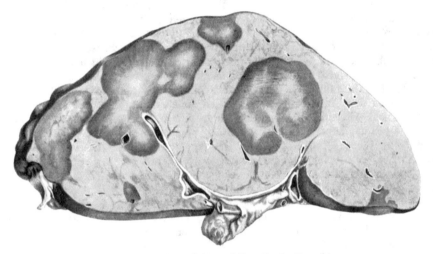

Abb. 5. Erworbene Lebersyphilis. Große Gummata.

typischen Gummata, 2. miliare Gummata, 3. Mischformen der miliaren Gummata mit allgemeiner fibröser Entartung, 4. allgemeine atrophische Cirrhose mit deutlichen Anzeichen von Gummata, 5. große Gummata im Zustande der Rückbildung oder Resorption mit bindegewebiger Umwandlung der Umgebung, 6. verödete Gummata mit geringer fibröser Neubildung und 7. große tumorartige Gummata (die oft für Carcinome gehalten werden) ist wohl auch etwas umständlich und in der Abgrenzung einzelner Kategorien (z. B. zwischen 1 und 7) kaum möglich. Die naturgemäßeste und einfachste Einteilung, wie sie zumeist und so neuerdings auch z. B. von STOCKEY gegeben wird, ist eine solche in 1. Gummata, 2. Bindegewebsvermehrung gegebenenfalls mit noch bestehenden Zellinfiltrationen und Epitheldegenerationen in diesen Gebieten, 3. Vereinigung von beidem.

Die kennzeichnend syphilitischen Veränderungen also sind in der Leber wie sonst die *Gummata* (s. Abb. 5). Wir können uns hier kürzer fassen, denn, wenn auch diese tertiär-syphilitischen Granulome kaum in einem Organe so häufig gefunden und ehedem geschildert wurden, wie in der Leber, so unterscheiden sie sich doch hier nicht von denen anderer Organe, höchstens, daß sie gerade hier besonders häufig zum größten Teil oder ganz durch narbiges Bindegewebe ersetzt werden. Da sie heute eine außerordentlich viel seltenere Erscheinung sind als ehedem, gehört ihre Beschreibung auch zu allermeist der Frühzeit pathologisch-anatomischer Forschung an. Von Budd oder Oppolzer und Bochdalek noch als besondere Tumoren bzw. „Krebse" gedeutet, hat Dittrich zuerst (1849) ihre syphilitische Natur erkannt, allerdings in dem Sinne, daß er an liegen gebliebene eingekapselte „Exsudate" dachte, Virchow erst (1853) ihre Zellneubildungsnatur und ihre regressiven Metamorphosen richtig gewertet und sie im Gesamtrahmen der „konstitutionell-syphilitischen" Veränderungen vorzüglich geschildert. Betonte er wohl das Auftreten der Gummata auf dem Boden narbiger Veränderungen etwas scharf, während ein großer Teil des Bindegewebes als zeitlich erst späteres Ereignis, auf Grund der sekundären Veränderungen der Gummata entstanden, zu deuten ist, so war doch damit im wesentlichen die Erkenntnis der Gebilde eine gesicherte, und die meisten späteren Mitteilungen bieten nur Kasuistik.

Virchow betonte auch schon, daß die Gummata der Spätsyphilis zugehören; das Auftreten schon eine Reihe von Monaten nach dem Primäraffekt, wie es Key oder Biermer beschrieben, ist auf jeden Fall die Ausnahme. Ebenso der interessante von Lenhartz und Gürich mitgeteilte Fall, in dem schon 1 Jahr nach der Primärinfektion sich bei der Leichenöffnung ein Gummi der Leber fand, welches auf die Leberarterie übergriff (wenn diese nicht auch primär erkrankt war), so daß es zu einer großen Blutung in das gummöse Lebergebiet kam, dann zu Durchbruch in den Ductus hepaticus (mit starken Darmblutungen), zu Infektion der Gallengänge und endlich zu Nekrose an der Leberoberfläche und eitriger Peritonitis. Sehr häufig finden sich in der Leber *mehrere Gummata,* wie dies schon Zenker, Pleischl-Klob, Wagner schilderten. Benda z. B. zeigte eine Leber (Hepar lobatum), die von einer Unzahl frischer Gummata von Erbsen- bis Apfelgröße durchsetzt war, so daß er von einer „riesigen Erkrankung der Leber" spricht. Die meisten Gummata liegen unter der Oberfläche und ragen über diese hinaus, in anderen Fällen liegen sie ganz im Lebergewebe, auf dies Druck ausübend, eingeschlossen. Ihren Lieblingssitz an der vorderen Leberfläche, besonders in der Gegend des Ligamentum suspensorium, erklärte Virchow mit vorangegangenen traumatischen Einwirkungen, wie Zerrungen und Quetschungen. Beide Hauptlappen scheinen etwa gleich häufig Gummata aufzuweisen (Neufeld). Sie können scharf abgesetzt sein, oder, besonders in späteren Stadien, wenn Bindegewebsneubildung an ihrem Rand und über diesen hinaus stattfindet, sich allmählich in der Umgebung verlieren. Bei dem Sitz an der Oberfläche und den gleich zu besprechenden regressiven Metamorphosen können Lebergummata in die Bauchhöhle durchbrechen, wie dies schon Wilks oder Griffiths beschrieben. Jastrowitz fand einen in eine thrombosierte Pfortader hineinragenden Gummiknoten, Moxon einen solchen in den Gallengang eingebrochen. Kirchheim stellte in 2 Fällen Übergreifen aufs Zwerchfell fest, mit Durchbruch dieses in einem Fall, und anschließende unspezifische Lungen-Pleura-Veränderungen.

Die Gummata können von Stecknadelkopfgröße bis zu Faustgröße und mehr *alle Größenverhältnisse* erreichen und sich oft in verschiedener Größe mengen, wobei auch kleine zu großen sich vereinigen können. Über besonders große Gummata berichteten schon Pleischl-Klob, Bäumler, Chvostek. In der Umgebung größerer finden sich häufiger, ähnlich wie bei der Tuberkulose, kleine, hirsekorngroße, wie dies z. B. Lubarsch betont und auch Gruber schildert und abbildet (s. Abb. 6). Große Knoten können ganz als Geschwülste erscheinen (s. z. B. schon Virchow, oder Adami, oder Kaufmann) und naturgemäß dann auch im Leben *mit Geschwülsten verwechselt* werden, wie z. B. noch jüngst Samaja auf die Schwierigkeiten der Differentialdiagnose hinwies.

Derartige Gummata sind dann auch hie und da operativ angegangen worden. So stellte Cumston schon 1903 24 derartige Fälle zusammen, darunter als letzten den Fall von Trinkler und ferner 3 eigene, Neufeld 1912 deren 43 (darunter 3 aus der chirurgischen Universitätsklinik Berlin). Letzterer bespricht eingehend die ganze Frage. Es kommen noch Fälle etwa von Monse, Hickel, Dénéchau, Fruchaud-Brin und Agoulon oder Wakeley hinzu. Eine Operation kann insofern wichtig sein, als Probelaparatomie mit Entnahme eines Stückchens und histologischer Untersuchung dieses (auch schon während der Operation) eine sonst gegebenenfalls unmögliche Diagnose sichern kann, wie dies z. B. Cumston, Hickel, Monse hervorheben.

Mikroskopisch bieten die Lebergummata das Bild der Gummata überhaupt, sie sind oft als kennzeichnendes Beispiel solcher geschildert worden. Man findet

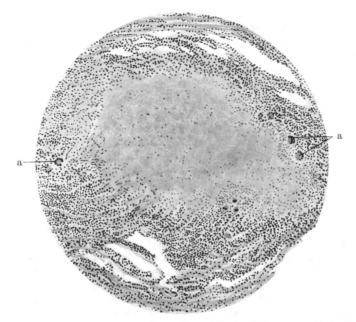

Abb. 6. Erworbene Syphilis der Leber. Kleines Gummi (in der Nähe von großen) mit Nekrose in der Mitte, Riesenzellen am Rande (bei a). (van Gieson-Färbung.)

also Zellansammlungen, besonders Spindelzellen, ferner Epitheloidzellen, Granulationszellen, Leukocyten, auch eosinophile, Plasmazellen usw., auch Riesenzellen vom Langhansschen Typus, dazu verdicktes und vermehrtes Bindegewebe mit zahlreichen Gefäßen. Mit Vorliebe entwickeln sich Gummata im Anschluß an Gefäße, die dann auch hochgradig verändert sind. Von dem mikroskopischen Bau braucht hier nicht weiter die Rede zu sein. Kennzeichnend sind die *schnell einsetzenden sekundären Veränderungen*, die schon von Virchow betonte Verfettung, die Nekrose (die, wie dies besonders v. Baumgarten beschrieb, im Gegensatz zum tuberkulösen Käse den Gewebsbau noch „wie durch einen Schleier gesehen" lange Zeit erkennen läßt), die Erweichung, seltener Vereiterung, und andererseits die Vernarbung. So entsteht das bunte Bild, die vorherrschend gelbe oder mehr weiße Farbe, die trockene Beschaffenheit der Gummata. Das Bindegewebe tritt zunächst vor allem am Rand auf und strahlt unregelmäßig in die Umgebung aus. Dann werden auch die mittleren nekrotischen Gebiete zum größten Teil durch Bindegewebe ersetzt. Dasselbe ist

zuerst zellreich, dann wird es derb und schrumpft. Der völligen Resorption der
Käsemassen setzen die fibrösen, gefäßarmen Randgebiete allerdings Schwierigkeiten entgegen, wie dies schon VIRCHOW, ORTH oder auch NEUMANN betonten. Infolgedessen hielten VIRCHOW und FRERICHS vollständige Resorption
für fraglich bzw. unwahrscheinlich, während CORNIL, WAGNER, JULLIEN,
KLEBS, BIRCH-HIRSCHFELD, THIERFELDER und besonders HILL eine solche
betonten. Auf jeden Fall können Gummata ganz in Bindegewebe umgewandelt
werden. Ist dann aber eine Narbe zustande gekommen, so ist schwer auszusagen,
ob sie an Stelle eines Gummi getreten oder auf einfach entzündliche Weise
entstanden ist, zumal ja beide Vorgänge syphilitischer Ätiologie sich in der
Leber so häufig verbinden. Zu allermeist aber ist doch der Ersatz durch das
narbige Bindegewebe kein vollständiger, so daß man an der einen oder anderen
Stelle noch gummöse oder vor allem nekrotische Gebiete findet, die für Erkennung der Entstehungsweise wegweisend sind. Daß man nur frische Gummata ohne jede Bindegewebssklerose findet, wie dies BENSAUDE in einer Leber
beschrieb, ist immerhin selten. Erwähnt sei noch, daß die käsigen Gebiete von
Gummata — wie abgestorbene Gebiete überhaupt — häufiger auch verkalken, wie dies in der Leber schon DITTRICH, ZENKER, WAGNER beschrieben,
neuerdings z. B. auch CARRERA.

Unter Umständen kann auch anatomisch eine *Differentialdiagnose zwischen
syphilitischer und tuberkulöser Neubildung* in der Leber schwierig sein. In der
Regel schützt die Größe der Gummiknoten, welche die der Tuberkel meist weit
überragt, sowie das gesamte Bild der Narbenbildung bei der syphilitischen
Veränderung vor Verwechslung. In seltenen Fällen können aber auch sehr
große sog. Konglomerattuberkel in der Leber bestehen, welche dann für einzelne
frische große Gummata gehalten werden können. Und andererseits können
auch in selteneren Fällen Schwierigkeiten dadurch entstehen, daß nur kleinste
Gummata die Leber durchsetzen, die ganz Miliartuberkeln zu entsprechen
scheinen, wie dies z. B. FUNKE und GRUBER — in 2 Fällen — beschrieben (von
den etwas anders liegenden Fällen von STOECKENIUS und HART war schon oben
die Rede). In solchen Fällen wird außer dem Gesamtbefund der Leichenöffnung
genaue mikroskopische Untersuchung und im positiven Sinne der Befund von
Tuberkelbacillen entscheidend sein. Die mikroskopischen Unterscheidungsmerkmale zwischen tuberkulösen und syphilitischen Granulationsbildungen hat LU-
BARSCH (im ASCHOFFschen Lehrbuch) klar und übersichtlich zusammengestellt.
Mit Recht betont er den Wert der Färbung auf elastische Fasern, wobei verschlossene Blutgefäße mit Entwicklung von riesenzellenhaltigem Granulationsgewebe in der Wandung die Diagnose auf Syphilis sichern können, während einfache Färbung von dem Gefäß nichts mehr erkennen zu lassen braucht, und die
Bildungen dann ganz als Tuberkel erscheinen können. Auch GRUBER betont
die Eigentümlichkeit syphilitischen Granulationsgewebes, den elastischen Anteil
des Stütz- und Gefäßgewebes nicht zu zerstören und den Wert dieser Färbung,
die auch wir zur Erkennung syphilitischer Veränderungen stets heranziehen.
Trotz allem kann die Unterscheidung zwischen tuberkulösen und syphilitischen
Veränderungen auch in der Leber im Einzelfalle schwierig sein. Auch die oben
erwähnte Untersuchung auf Erreger ist ja nur bei positivem Befund (es kommen
fast nur die Tuberkelbacillen in Betracht, da ja in diesen Spätfällen die Suche
auf Spirochäten so gut wie aussichtslos ist) zuverlässig; LUBARSCH betont mit
Recht, daß auch in alten, verkästen Tuberkeln die Suche nach Tuberkelbacillen
im Stiche läßt, und daß, wenn die Untersuchung Zweifel erregt, ob Tuberkulose
oder Syphilis vorliegt, zu Tierversuchen meist kein Material mehr zur Verfügung steht. Ist makroskopisch und mikroskopisch eine Entscheidung — immerhin in selteneren Fällen — nicht möglich, so müssen eben auch der übrige

Leichenöffnungsbefund und klinische Merkmale herangezogen werden, um sich zu entscheiden, wobei natürlich auch an die Möglichkeit gleichzeitiger syphilitischer und tuberkulöser Infektion zu denken ist, wenn auch wohl kaum in der Häufigkeit unmittelbarer Mischung beider Vorgänge, wie es v. BAUM-GARTEN angenommen hat.

Die übrige Leber kann für das durch die Gummata unmittelbar und mittelbar verloren gegangene Gewebe *ausgleichende Hyperplasien,* vor allem in Gestalt von Knoten, eingehen. Eingehend beschrieb z. B. HOLLEFELD eine Leber mit Gummata und narbigen Einziehungen, in der in den übrigen Teilen des Organs sich auffallend große Läppchen fanden, wo die Leberzellen vermehrt waren und stellenweise knotenförmige Anhäufungen aufwiesen, so daß hier Leberzellen um schmälere Leberzellbälkchen „zwiebelschalenartig konzentrisch herumgelagert" waren. In anderen Fällen traten große hypertrophische Knoten schon für das bloße Auge hervor. Derartige ausgleichende Vorgänge spielen übrigens offenbar auch für die großen Knoten des sog. Hepar lobatum, wie schon besprochen wurde, eine Rolle. Nicht selten können, wenn die gummös-sklerotischen Veränderungen besonders einen Lappen befallen, *andere Lappen sich ausgleichend hypertrophisch besonders entwickeln,* wie dies auch bei Echinokokkus der Leber beobachtet wird. Dies war bei Syphilis der Leber schon VIRCHOW bekannt und FRERICHS hat es schon treffend geschildert, es wird von LUBARSCH u. a. erwähnt. So berichtete KRETZ über 2 Fälle, in denen der rechte Lappen fast ganz in einen von Schwielen umschlossenen Gummiknoten aufgegangen war, während der linke Lappen (in einem Falle allein, im Leben als Geschwulst oder Echinokokkus angesprochen, im anderen Falle zudem die von Gummiknoten verschonten Lobus quadratus und Spigelii) sehr stark vergrößert war; KRETZ gibt an, daß in einem dieser Fälle der linke Lappen sich zum rechten wie 6:1 verhalten habe. REINECKE beschrieb eine Leber, in der sich zahlreiche Gummata und tiefe Narben fanden und der linke Lappen in ein 5:6:1,5 cm messendes, 50—60 g wiegendes kleines Anhängsel verwandelt war, während der rechte Lappen so stark vergrößert war, daß die ganze Leber trotzdem 1880 g wog, und er, ohne alle scharfen Ränder, „die Form eines dicken, runden Kuchens oder Brotlaibes" darbot. SCHORR berichtet unter CHIARI über einen Fall von ausgedehnten syphilitischen gummös-sklerotischen Leberveränderungen mit wohl von der schweren Arterienveränderung abhängiger, weit ausgedehnter Nekrose des Leberparenchyms, wobei die verschonter gebliebenen Teile des linken Lappens (in geringerem Maße auch des Lobus Spigelii und der hintere mediale Teil des rechten Lappens) außerordentlich starke Hypertrophie eingingen, so daß der linke Lappen den größten Teil der Leber darstellte. ROCHS teilte einen Fall (seinen Fall 5) mit Gummata und Vernarbung mit, so daß der rechte Leberlappen sehr klein war, während der linke stark vergrößert war. Sehr eigenartig ist die von JOKOYAMA beschriebene Leber. Hier fand sich im rechten Leberlappen eine geschwulstartige Bildung, welche sich aus durch Bindegewebe getrennten, stecknadelkopf- bis kirschkerngroßen Knollen zusammensetzte. Es handelte sich mikroskopisch um Lebergewebe ohne Läppchenbau, die Inseln sind größer als Läppchen sonst, besonders am Rande der regellos angeordneten Leberbälkchen bestehen Gruppen heller vergrößerter Leberzellen mit großem Kern. In der Mitte des ganzen geschwulstartigen Gebietes fand sich narbiges Gewebe. YOKOYAMA nimmt an, daß es sich hier um ein narbig ausgeheiltes Gummi handelte — es bestand zugleich Mesaortitis und Aneurysma —, überdeckt durch regeneratorische Leberzellwucherung.

Bei der Lebersyphilis spielen die *Veränderungen der Venen* eine besondere Rolle. Daß die kleinen Äste der *Pfortader* im periportalen Bindegewebe häufiger verändert sind, daß sich die cirrhotischen Prozesse und die Entwicklung der

Gummata oft überhaupt an Gefäßveränderungen anlehnen bzw. anschließen, ist schon erwähnt. Auch werden kleine Gefäße durch schrumpfendes Bindegewebe oft verengt. Hier soll von Fällen die Rede sein, in welchen die *Veränderungen der Venen* stärker hervortreten, zunächst solche der *Pfortader*. Gruber hat drei derartige lehrreiche Fälle beschrieben (vgl. Abb. 7). Es lagen gummöse Veränderungen zum Teil in engster Nachbarschaft von Pfortaderverzweigungen vor, welche durch organisierte und rekanalisierte thrombotische Verschlüsse ein „vielmaschiges, blutführendes Gewebe, ähnlich den Lücken eines Schwammes" darstellten. Im 3. Fall, einer syphilitischen Lappenleber zugleich mit Lebercirrhose, waren in ähnlicher Weise auch große intrahepatische Pfortaderäste verschlossen. In zwei dieser Fälle waren auch die Venae hepaticae mit verändert (s. u.). Von veränderten kleineren Pfortaderästen aus kann es durch Fortpflanzung des krankhaften Vorganges zur Thrombosierung auch des Hauptstammes kommen. Solches haben schon (zit. nach Neumann) Monneret, Frerichs, Rindfleisch, Leduc u. a. beobachtet. Weiterhin gibt es nun aber Fälle, in denen der Hauptast der Pfortader selbst mehr unmittelbar in Mitleidenschaft gezogen und dann thrombotisch verschlossen wird. Die Pfortader wird hier um so leichter mitbeteiligt, als sich die syphilitischen Veränderungen der Leber und ihrer Kapsel ja mit Vorliebe in der Gegend der Leberpforte abspielen. Hier kommt zunächst Übergreifen der Vorgänge [auf die Wand der Pfortader, ferner Druck auf diese durch umliegende syphilitische tiefe Narbenbildung oder Gummata, bzw. beides zugleich, in Betracht. Hierher gehören Fälle zunächst von Löwenfeld (Druck durch syphilitische Schwielen), Jastrowitz (hier wuchs, wie bereits oben erwähnt, ein Gummi in die Pfortader hinein und bewirkte so deren Thrombose), Bülau (alte Narben an der Leberpforte mit Verengerung und Thrombose der Pfortader, daneben Gummata der Leber), Peiser, Coco (Druck vergrößerter Hiluslymphknoten bei Syphilis der Leber), Borrmann (Fall I, die Pfortader lief durch ein Gummi an der Leberpforte hindurch mit Übergreifen auf die Wand derselben, Thrombose). (Wenn Gruber einen Fall von Brunk hier mit anführt, ist dies wohl ein Irrtum, da dieser bei seinem einzig zur Sektion gekommenen Fall von Lebersyphilis schreibt: „Im Gallengang sitzt ein über haselnußgroßer Stein, der die Pfortader stark komprimiert", aber von syphilitischen Veränderungen, die die Pfortader beeinträchtigt hätten, nichts angibt).

Von besonderem Interesse sind nun aber die *primären, von Leberveränderungen an sich unabhängigen Veränderungen der Pfortader,* also solche selbständiger Natur, welche ein gesondertes Krankheitsbild darstellen, das aber auch in einem besonders großen Hundertsatz auf Syphilis zu beziehen ist. Borrmann, der sich besonders mit dieser Erkrankung befaßte, führt den von Alexander beschriebenen Fall an und teilt ausführlich einen eigenen mit. Die Leber zeigte hier zwar strahlige Narben, aber diese standen in keinen Beziehungen zur Pfortadererkrankung, sondern Borrmann nimmt eine selbständige Venenveränderung syphilitischen Ursprunges an, die zur Thrombose führte; er vergleicht sie dem Atherom der Aorta. Einschlägige Fälle wurden auch von Pfifferling sowie Klemm in ihren Dissertationen beschrieben. Zinn teilte einen Fall von syphilitischer, schwieliger Phlebitis der Pfortader mit deren fast völligem Verschluß mit, der dadurch ausgezeichnet ist, daß die bei der Leichenöffnung bestätigte Diagnose schon im Leben gestellt war. Eingehend hat sich mit dieser Frage Simmonds beschäftigt. Er konnte selbst 7 Fälle sammeln, von denen 6 auf syphilitische Entstehung hinwiesen (mehrfach auch angeborene Syphilis angenommen). Es lagen von Leberveränderungen unabhängige Sklerosen der Pfortader vor: Wucherung der Intima, Degeneration der Muskulatur, Rupturen der Elastica, mehrfach Kalkplatten. Thrombose kann sich anschließen, so daß, wenn auch Rekanalisation möglich ist, die Folgen für den Kreislauf verständlich sind. So treten Ascites, Milzvergrößerung, auch Varicen in Oesophagus und Magen, gegebenenfalls mit Durchbruch, auf. Die Milzschwellung kann auch koordiniert sein, und SIMMONDS denkt auch an Milzveränderung als Ausgangspunkt, zumal die Vena lienalis, wie im Falle ZINNs, besonders befallen sein kann. Auch GRUBER hat einen Fall solcher selbständigen Pfortaderveränderung bei Syphilis beschrieben. Desgleichen neuerdings BEITZKE einen Fall von Pfortaderveränderungen, beginnend in Ästen der Leber, mit frischer Thrombose, den er auf Syphilis bezieht. Ich gehe auf diese Pfortadersklerose nicht weiter ein, da sie ja nur in mittelbaren Beziehungen zur Leber steht.

Ebenso wichtig sind nun ferner auch Veränderungen der *Lebervenen*. An sich ist diese sog. *Endophlebitis hepatica obliterans* mit teils durch Wucherung der Intima, teils Thrombenbildung herbeigeführtem Verschluß ziemlich selten (HESS stellte 1915 im ganzen 21 Fälle aus dem Schrifttum zusammen, vorher schon [1914] SCHMINCKE deren 25, O. MEYER schätzt 1918 die Zahl auf 30,

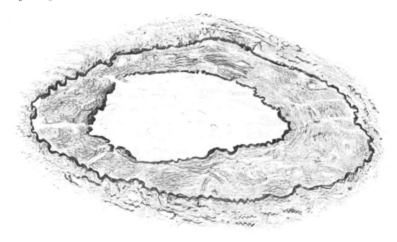

Abb. 7. Erworbene Syphilis der Leber. Obliterierter Pfortaderast. (Nach einem mir von Herrn Kollegen GRUBER freundlichst überlassenen Präparat.) WEIGERTs Elastica-Färbung.

dazu kommen seitdem je 1 Fall von M. SCHMIDT und KÜHNEL-PRIESEL, 2 Fälle von KRAFT und einer von PACHER); unter diesen Fällen spielt aber wieder die syphilitische Entstehungsart die Hauptrolle. CHIARI hob zuerst diese Lebervenenerkrankung als selbständiges Bild hervor und wies schon auf die Lues als mit großer Wahrscheinlichkeit veranlassenden Faktor hin. Auf solche (teils erworbene, teils angeborene) bezogen auch teils vorher, teils nachher EPPINGER, v. MASCHKA, LANGE, CHURTON, MEYSTRE, LICHTENSTERN wenigstens mit Wahrscheinlichkeit ihre Fälle. HUEBSCHMANN konnte sodann in seinem Falle, in dem glatte Zungengrundatrophie, Scheidennarben, Narben sowie kleine, wohl gummöse Herde der Leber, positive Wa.R. (allerdings an der Leiche) bestanden, positive Anhaltspunkte für die syphilitische Entstehung auch der Lebervenenveränderungen gewinnen. Auch SCHMINCKE hatte in seinem Falle Anhaltspunkte für Syphilis, O. MEYER fand in einem seiner Fälle als syphilitisch aufgefaßte Granulome, ähnlich HART, sowie in gewisser Hinsicht auch HILSNITZ, dessen Fall sonst keine Hinweise auf Syphilis bot. KRAFT fand in seinen Fällen keinen Hinweis auf Syphilis. PACHER nimmt in seinem jüngst veröffentlichten Falle syphilitische Entstehungsursache an, ohne beweisende Hinweise auf Syphilis sonst zu haben. KÜHNEL und PRIESEL führen demgegenüber an, daß unter

30 Fällen nur 6 eine einwandfreie positive Wa.R. ergaben und lassen die Endophlebitis hepatica obliterans aus verschiedensten Ursachen entstehen. Was nun den Sitz des Ausganges der Veränderungen der Venae hepaticae betrifft, so wurden zunächst die großen Lebervenen an den Einmündungsstellen in die Vena cava inferior als zuerst befallen aufgefaßt. In älteren Fällen finden sich denn auch hier die schon am weitesten fortgeschrittenen Organisationsvorgänge der thrombotischen Massen. KRETZ brachte diesen Sitz mit kleinsten Einrissen in der Venenwand, also mechanischen Momenten, in Verbindung. HUEBSCHMANN und SCHMINCKE verfochten demgegenüber die syphilitische Ätiologie. Letzterer sieht an der genannten Stelle einen Vorzugsort für den Sitz insofern gegeben, als hier durch stärkere Wirbelbewegung im Venenblut, da wo das Blut der großen Lebervenen in horizontaler und spitzwinkeliger Richtung auf das Cavablut treffe, eine stärkere funktionelle Belastung bestände. HILSNITZ wie PACHER lehnen diese Theorie ab. O. MEYER legt Gewicht auf Speicherung des Syphilisgiftes in der Leber und sieht nicht wie die früheren Untersucher die großen Venenmündungen als Ausgangspunkt der Gesamtveränderung an, sondern betont, daß sich der phlebitisch-sklerotische Prozeß über ein größeres Gebiet der Venen, auch der kleineren, von vorneherein erstrecke. Auch nach seiner Meinung allerdings besteht im Lebervenenmündungsgebiet eine besondere Neigung zur Thrombose, welche er damit erklären will, daß Blutdruckschwankungen und Schwankungen der Strömungsgeschwindigkeit in den großen, an der Grenze von Brust und Bauchhöhle gelegenen Venen so stark sind, wie wahrscheinlich an keiner anderen Stelle des Venensystems. Auch HILSNITZ betont das gleichzeitige Befallensein auch kleiner Lebervenen, ebenso KRAFT sowie PACHER. Auf jeden Fall sind nach allgemeiner Meinung endophlebitische Wucherungsvorgänge das Primäre, die thrombotischen Vorgänge schließen sich erst an (nur in dem jüngst von HERM. CHIARI mitgeteilten Falle bestand keine Erkrankung der Lebervenenwand, dagegen in der befallenen Vene, an die sich hämorrhagische Infarcierung angeschlossen hatte, in der Lichte Verschluß durch lockeres Bindegewebe). Die entzündlichen Veränderungen bestehen an den großen Venen in beetartigen Intimaverdickungen, während an den kleineren mehr ringförmige Veränderungen bestehen. Alles zusammen führt zu Verengerung bzw. Verschluß der Gefäße. Stadium und Ausmaß der Veränderung werden sehr verschieden angetroffen. Wegen Einzelheiten sei auf die eingehenden Schilderungen bei SCHMINCKE oder O. MEYER verwiesen. Daß der Verschluß schwere Kreislaufstörungen zeitigen muß, ergibt sich von selbst. Immerhin scheint Verschluß der kleineren Venen und eine fast völlige Verlegung der Lichte selbst der großen Lebervenen lange ohne klinische Erscheinungen bestehen zu können (nur im Falle von KÜHNEL-PRIESEL war die Erkrankung im Leben vermutet worden). Kommt es dann aber zum völligen Verschluß ausgedehnter Venengebiete, besonders durch die sekundäre Thrombose, gegebenenfalls auch Beteiligung der Pfortader (s. u.), so können solche ganz akut auftreten und bald zum Tode führen. Wird das Leben noch gefristet, so kann sich ein cavafugaler Kollateralkreislauf ausbilden. So schildert SCHMINCKE in seinem Fall, der durch Verwachsungen der Leberkapsel verhältnismäßig günstig lag, Ausbildung derartiger perihepatitischer Kollateralen, dann auch anderer hepatofugaler Bahnen. Auch muß sich in der Leber selbst ältere oder jüngere Stauung bemerkbar machen. In ersterem Falle kann es als Ausgleich in anderen Gebieten zu multiplen adenomartigen Leberzellneubildungen kommen, wie dies O. MEYER, SCHMINCKE, HILSNITZ beobachteten, in den beiden letzten Fällen vor allem im SPIGELschen Lappen, der so sogar Druck auf die Vena cava inferior ausübte. Auch PACHER führt regeneratorische Wucherungen des Lebergewebes an. Sodann wird häufig auch das Pfortadersystem in Mitleidenschaft gezogen. Auch

hier kommt es zu Verschluß seiner in der Leber gelegenen Äste, durch, dann organisierte, Thromben, wie es schon CHIARI beobachtete, neuerdings z. B. KRAFT. SCHMINCKE hält dies für sekundär, teils infolge der „tributären Beziehungen zu thrombosierten Lebervenenästen", teils als Folge zu geringer Inanspruchnahme, wenn für den neugebildeten Kreislauf günstiger gelegene Gefäßverzweigungen den Abfluß des Leberblutes allein übernehmen. O. MEYER denkt auch an Verbindung syphilitischer Vorgänge in Lebervenen und Pfortaderästen, deren Sklerose ja auch, wie oben dargelegt, meist auf Syphilis beruht. Es liegt dies daher in der Tat sehr nahe.

Waren nach dem Gesagten auch an den kleineren Lebervenen schon Veränderungen beobachtet worden, die auch von O. MEYER und HILSNITZ als mehr selbständiger Natur gedeutet wurden, so hat HART einen besonderen, die kleinsten Lebervenen betreffenden Befund mitgeteilt. In diesem interessanten Fall waren die größeren Lebervenen, und ebenso alle Pfortaderäste, völlig unverändert, dagegen zeigten die kleinsten Lebervenen ältere Veränderungen in Gestalt hochgradiger fibrös-hyaliner Wandverdickungen und Durchsetzung der Lichten mit Fibroblastenzügen, offenbar Folge von sich an die Wanderkrankung anschließender Thrombosierung. Zudem aber fanden sich miliare und submiliare Granulome mit eosinophiler Leukocytenrandzone und umgebenden Blutungen, die allein für das bloße Auge den Blick auf eine Lebererkrankung gelenkt hatten; und diese kleinen als Gummata aufgefaßten Bildungen standen nun in so engen Beziehungen zu kleinen Lebervenen — Sublobularvenen und Zentralvenen —, daß sie sich vielerorts in deren Wandung selbst entwickelten und HART von einer Phlebitis gummosa spricht (es ist derselbe Fall, der schon oben erwähnt wurde bei Besprechung der Leberveränderungen im Sekundärstadium).

Was die histologische Reaktionsform der Venenveränderungen auf das syphilitische Virus betrifft, so spielen sich die Vorgänge anscheinend an den großen Venen — Pfortader wie Lebervenen —, in der Intima in Gestalt sklerotischer Wucherungsvorgänge ohne deutliche Entzündungskomponente ab, echt entzündliche Vorgänge treten hier zuweilen an der Adventitia, von den Vasa vasorum ausgehend, auf; vor allem aber an den kleinen Lebervenen treten entzündliche Vorgänge zutage. Die stärksten entzündlichen Veränderungen auch an den großen Lebervenen beobachtete wohl PACHER und er erinnert an Ähnlichkeiten seiner Befunde mit den Infiltraten der syphilitischen Aortitis.

Überblicken wir dieses ganze Gebiet der syphilitischen Venenveränderungen der Leber, so kann man HARTS Satz beistimmen: „Wir halten den Beweis für erbracht, daß das syphilitische Virus nicht nur Lebervenen eines bestimmten größeren Kalibers angreift, sondern überall, von den kleinsten bis zu den größten, Wandveränderungen hervorrufen kann, aus denen sich schließlich schwere Störungen der Blutströmung in der Leber ergeben müssen." Dazu kommen die zuvor geschilderten syphilitischen Veränderungen der Pfortader mit ihren Folgen, und bedenken wir auch noch die Beziehungen der Gummata und diffuseren Entzündungen zu den kleinsten Gefäßen, wovon oben die Rede'war, *so sehen wir, welche Bedeutung die Syphilis für die Gefäßveränderungen der Leber hat.*

Endlich müssen wir bei Besprechung der Leberveränderungen bei erworbener Syphilis noch kurz darauf hinweisen, daß sich starke *Verfettung der Leberzellen* öfters findet, die, ähnlich wie bei Tuberkulose, besonders auf ungenügender Verbrennung beruhen kann, oder auch bei bestehenden syphilitischen Leberveränderungen die erhaltenen aber geschädigten Leberzellen außerhalb dieser Herde betreffen kann, wie oben erwähnt. Ferner muß erwähnt werden, daß unter den Organen, welche *Amyloidablagerung* aufweisen, die Leber eine große Rolle spielt, und daß zu den diese Degeneration bewirkenden Faktoren ja auch die Syphilis — vor allem lang dauernde Knochenerkrankungen oder mit schwerem eitrigen Zerfall einhergehende Hautveränderungen — gehört. Auch ist zusammen mit spätsyphilitischen Leberveränderungen örtliche Amyloidablagerung in der Leber bekannt. Durch die Amyloideinlagerung wie durch starke Verfettung kann die Leber auch vergrößert sein, worauf schon FRERICHS hinwies (s. a. o.).

Nun zum Schlusse dieses Kapitels noch *einige allgemeine Bemerkungen über die erworbene Lebersyphilis.* Daß von der tertiären Lebersyphilis mehr Männer als Frauen ergriffen werden, hängt mit dem bekannten allgemeinen Überwiegen ersterer bei der Syphilis zusammen. Als bevorzugtes Alter gibt MC CRAE die Jahre zwischen 30 und 40 an. Von einzelnen Symptomen kann hier nur insoweit die Rede sein, als sie anatomisch begründet sind. Einiges ist ja auch schon bei besonderen Veränderungen oben eingeflochten worden. *Ikterus* besteht immerhin seltener als bei gewöhnlicher Cirrhose. Ob er vorhanden ist oder nicht hängt offenbar mit Sitz, Art und Ausdehnung der Leberveränderung zusammen. WHITCOMB stellt den auch sonst oft, so schon von VIRCHOW angeführten Druck von Gummata auf die Gallengänge in der Leber in den Vordergrund, denkt aber auch an vergrößerte, gegebenenfalls gummös veränderte, hepatoduodenale Lymphknoten. Die Perihepatitis wurde auch schon von LANCEREAUX, BIERMER, FRERICHS betont. Zu alledem muß wohl auch die Schädigung der Leberzellen selbst herangezogen werden. Im übrigen schwanken die Angaben über die Häufigkeit des Ikterus bei syphilitischen Leberveränderungen sehr. FOURNIER, CHVOSTEK, NEUMANN, ROLLESTON bezeichnen ihn als selten, dagegen fand ihn JULILEN in 16%, TALLQVIST in 20%, SYMMERS in 28%, MC CRAE in über 50% ihrer Fälle. Sehr oft besteht der schon von FOURNIER, HJELT, JULLIEN u. a. betonte, von TALLQVIST in 28,5% seiner Fälle gefundene *Ascites,* der auf die veränderten Kreislaufverhältnisse in der Leber und auch auf die an der Porta hepatis besonders häufigen perihepatitischen Schwielenbildungen, in manchen Fällen auch auf besondere Pfortaderbeteiligung (s. o.) zu beziehen ist. Auch begleitende syphilitische Veränderungen des Peritoneums der übrigen Bauchhöhle werden öfters, so von CUMSTON, zu seiner Erklärung herangezogen. Varixbildungen im Oesophagus, Blutungen in diesen oder den Magen können Folge der Kreislaufveränderungen sein, s. z. B. LEDUC. Auch in der Leber kann es infolge syphilitischer Gefäßveränderungen zu größeren Blutungen kommen, wie dies vor allem DEVIC und BÉRIEL schildern. Die *Milz ist oft vergrößert* (nach TALLQVIST in $\frac{1}{3}$ der Fälle), wobei die Pfortaderstauung im Vordergrund steht, aber auch an gleichzeitige mehr selbständige Milzbeteiligung zu denken ist, wie ja überhaupt oft Komplikationen durch gleichzeitige syphilitische Veränderungen anderer Organe gegeben sind. Auf die Perihepatitis und davon abzuleitende adhäsive Pleuritis sind auch öfters beschriebene Schmerzen zu beziehen (ältere Bearbeiter, neuerdings noch GILBERT, CHIRAY, ALFRED-COURY, ferner DÉNÉCHAU, FRUCHAUD-BRIN und AGOULON u. a., nach TALLQVIST in 50% seiner Fälle). Nur gestreift werden, weil rein klinisch, kann das öfters bei Lebersyphilis aufgefallene unregelmäßige Fieber, auf das vor langem schon KLEMPERER, dann HUBER u. a. hinwiesen, und das neuerdings z. B. HINTZE, GILBERT, CHIRAY und ALFRED-COURY, FRIEDMANN, CUMSTON, SAINT-GIRONS, DEBRÉ, CORDEY und BERTRAND, PAILLARD, DÉNÉCHAU, FRUCHAUD-BRIN und AGOULON u. a. betonten. Dies Fieber wurde zum Teil auf den Zerfall von Gummata bezogen, so von ROLLESTON; andere ziehen die Beziehungen desselben zur syphilitischen Veränderung selbst in Zweifel.

Nochmals sei hier *betont, daß die Lebersyphilis (des Spätstadiums) mit allen ihren Äußerungen, besonders den hochgradigen Verunstaltungen der Leber durch gummöse Prozesse, heute dem pathologischen Anatomen selten, weit seltener als früher, gegenübertritt.* GRUBER stellt eine Reihe statistischer Berechnungen zusammen. So fand ALBRECHT unter 800 Leichenöffnungen nur dreimal = $0,37^0/_0$ sichere syphilitische Veränderungen der Leber, GRUBER selbst in Mainz unter etwa 3000 Leichenöffnungen Erwachsener nur einen einzigen gesicherten Fall von Lebergummi, einen Fall mit miliaren Lebersyphilomen, 4 Fälle grob gelappter Lebern und die 2 oben berichteten Fälle von sekundären Leberveränderungen, im ganzen also 8mal die Leber erworben-syphilitisch verändert = etwa $0,3^0/_0$ der Sektionen, in Innsbruck nach einer Zusammenstellung von 12323 Leichenöffnungen Erwachsener der Jahre 1869—1927 die Leber 32mal syphilitisch beteiligt = $0,26^0/_0$ der Fälle (auf die 376 Syphilitiker der Sektionen berechnet $8,5^0/_0$). TALLQVIST stellt folgende Zusammenstellungen auf: PHILIPS fand unter 4000 Leichenöffnungen spätsyphilitische Veränderungen der Leber in $0,65^0/_0$ der Fälle, STOLPER unter 2995 Sektionen in $0,9^0/_0$, STOCKMANN unter 2800 Leichöffnungen in $1^0/_0$ und TALLQVIST selbst unter 2117 solchen in $0,38^0/_0$. Dementsprechend betont er auch, daß die syphilitischen Leberveränderungen keineswegs ein häufiger Sektionsbefund seien. GÜRICH fand unter 23179 Leichenöffnungen des Hamburg-Eppendorfer pathologischen Instituts 1914—1924 in 806 syphilitische Veränderungen. Dabei war die Mesaortitis beherrschend. Syphilitische Leberveränderungen standen bei der Frau mit $15,2^0/_0$ der syphilitischen Fälle mit solchen des Zentralnervensystems etwa auf einer Stufe, bei dem Mann dagegen traten sie gegen letztere stark zurück und betrugen nur $3,7^0/_0$. Den angegebenen Zahlen könnte man noch die schon oben erwähnten von FLEXNER hinzufügen, der unter 5088 Sektionen 88mal = in $1,7^0/_0$ der Fälle, oder die von WELCH, welcher unter 2300 Leichenöffnungen 47mal = $2^0/_0$ syphilitische Leberveränderungen fand. Auch unter meinem Sektionsmaterial finden sich nur außerordentlich selten syphilitische gelappte Lebern oder Gummata der Leber (oder auch anderer Organe). Man braucht nur die Schilderung bei VIRCHOW etwa in seinem Geschwulstwerk nachzulesen, um den Unterschied zwischen einst und jetzt zu erkennen.

II. Angeboren-syphilitische Leberveränderungen.

Gehen wir nunmehr zu den Leberveränderungen der angeborenen Syphilis über. Wir finden solche bei totgeborenen, unausgetragenen oder ausgetragenen, Neugeborenen sowie bei Kindern, die eine gewisse Zeit gelebt haben. Aber es sind auch Leberveränderungen älterer Kinder oder Erwachsener als Folgezustand auf angeborene Lues zu beziehen, gehören also dem Formenkreis der sog. Syphilis congenita tarda zu. Die Leberveränderungen der angeborenen Syphilis sind bei dieser sehr häufig, naturgemäß zumeist neben syphilitischen Veränderungen anderer Organe, besonders auch Milzschwellung, Osteochondritis syphilitica und syphilitischen Lungenveränderungen. Sie bieten ein fast stets sehr kennzeichnendes Bild, und hier gelingt auch gerade in der Leber fast stets der Spirochätennachweis, und zwar in meist ungeheuren Massen. Wir bewegen uns nach alledem bei den Leberveränderungen als Ausdruck einer angeboren-syphilitischen Infektion auf weit sichererem Boden als bei denjenigen der im späteren Leben erworbenen Syphilis. Wir können hier dieselbe Einteilung wie dort vornehmen in *1. unspezifische Entzündung und Bindegewebswucherung und 2. kennzeichnend gummöse Vorgänge.* Hier ist aber erstere seltener eine herdförmige, in den typischen Fällen eine ganz diffuse, die Gesamtleber einnehmende, und zu den meist sog. gummösen Vorgängen werden bzw. wurden hier zahlreiche Bilder gerechnet, die keinen Bau der echten Gummata aufweisen, während solche, besonders größeren Umfanges, hier seltener sind. Bei der angeborenen Syphilis kommt nun weiterhin das Moment einer Behinderung in der Entwicklung der Leber — also Hemmungsbildungen — hinzu, an sich natürlich nichts für Lues

Bezeichnendes. Und auch hier wieder müssen wir schon eingangs betonen, daß, wenn wir die beiden oben geschiedenen Vorgänge auch gesondert betrachten müssen, sich doch zu allermeist beide zusammen finden, vor allem die sub 1. genannte diffuse Bindegewebswucherung in Lebern, die überhaupt Zeichen angeborener Syphilis aufweisen, nur selten fehlt.

Daß die *Leber in einem sehr großen Hundertsatz angeborener Syphilis verändert* wird, ist allgemein bekannt und bei den Gefäßverhältnissen — die Leber ist das erste Organ, das im Leben in utero durch die Placenta hindurch gelangte Spirochäten erreichen — leicht zu verstehen. Weiter kommt hinzu, daß die Gebiete besonderer Entwicklung und Wachstums mit der Wachstumshyperämie und anderen funktionellen Faktoren zur Ansiedlung der Spirochäten besonders neigen und daß die Leber zu den sich im intrauterinen Leben frühe entwickelnden Organen gehört. Schon GUBLER sprach es aus, daß so gut wie jede syphilitische Totgeburt Leberveränderungen zeigt. Auch z. B. HOCHSINGER betont dies. Bekannt sind die Zahlen CHIARIS, der unter 144 Fällen von angeborener Syphilis die Leber stets, 123mal = fast 90%, stärker verändert fand. BIRCH-HIRSCHFELD sah dagegen bei angeborener Frühsyphilis die Leber nur in 22,6%, HECKER in 22%, R. MÜLLER in 39% beteiligt. CASTENS gibt eine große statistische Zusammenstellung aus dem Kieler pathologischen Institut; unter 791 angeboren syphilitischen Kindern war die Leber 597mal = 75,5% der Fälle ausgesprochen syphilitisch verändert, in 588 dieser Fälle bestanden interstitielle Veränderungen, nur 15mal eigentliche Gummata. THOMSEN sah die Leber in 83% der Fälle (anatomisch) mitgegriffen, wenn auch nur in 37,5% in direkt durch Spirochäten bedingten Formen. SCHNEIDER stellte seine Fälle (70) nach zeitlichen Unterschieden zusammen. Durch Spirochaeta pallida bedingte Leberveränderungen fand er bei syphilitischen Totgeburten in 20,7%, bei kurzlebigen Neugeborenen in 38%, bei Säuglingen und Kleinkindern in 46% der Fälle. Daß die Zahl der Leberveränderungen bei Lebendgeborenen und Säuglingen, verglichen mit — vor allem macerierten — Totgeburten noch erheblich zunimmt (vgl. unten), ergibt sich auch aus einer Zusammenstellung meiner Fälle. Ähnliches auch schon aus der alten Statistik von MEWIS aus dem Jahre 1879. So groß erscheinen die Unterschiede allerdings nicht, wie sie EKEHORN angibt, der bei Frühgeburten entsprechende Leberveränderungen in 13%, bei ausgetragenen Lebendgeborenen in 49% seiner Fälle fand. Im allgemeinen wird die Leber als das nach den Knochen am häufigsten befallene Organ angesprochen (s. z. B. THOMSEN), während LUBARSCH und EKEHORN die Milz noch vor der Leber stehend erachten. ROSENHAGEN fand im Hamburger Material Leber und Milz etwa gleich häufig erkrankt (die Leber in 48% der Fälle, darunter in 42% interstitielle Hepatitis). Darin, daß bei schwerer Syphilis vor allem auch mit Leberveränderungen die Sterblichkeit in den ersten Säuglingsmonaten eine sehr hohe ist, stimmen wohl alle Forscher überein. Wenn aber GUBLER dies hauptsächlich gerade auf die Beteiligung der Leber bezog, so widerspricht ihm HOCHSINGER insofern, als er die große Zahl geheilter Fälle von Syphilis (d. h. klinisch aufgefallener Lebervergrößerung bei syphilitischen Kindern) betont. Es hängt dies offenbar von Art und Hochgradigkeit der Leberveränderung ab. Während die Kinder mit den schwersten gleich zu besprechenden Veränderungen, wenn sie nicht schon tot geboren werden, bald sterben, können solche mit geringeren Gesamtveränderungen und Leberveränderungen, besonders unter geeigneter Therapie, eine Heilung, wenigstens im klinischen Sinne, eingehen. Daß auch dann noch Veränderungen bestehen bleiben und sich Folgezustände anschließen können, zeigen die Lebercirrhosen im späteren Kindesalter, die zum Teil syphilitischen Ursprunges sind, und auch Befunde im späteren Lebensalter, die als Folge kongenital-luischer Lebererkrankung gedeutet werden;

hiervon später. Um die anatomische Erkennung der angeborenen Lebersyphilis haben sich frühzeitig GUBLER (1852), bald darauf VIRCHOW, ferner WAGNER, v. SCHÜPPEL u. a. besondere Verdienste erworben, von späteren größeren Arbeiten sind vor allem die von HUTINEL und HUDÉLO sowie von HECKER bekannt geworden.

GUBLER teilte die *diffuse Form der syphilitischen Leberentzündung*, die er wohl als erster genauer beschrieb, in eine allgemeine und eine partielle ein. Bei ersterer, der wichtigeren und weit häufigeren, ist die Leber meist vergrößert — ein ja auch klinisch sehr wichtiges Kennzeichen —, hart, unelastisch und zeigt eine Farbe, die GUBLER mit dem „silex" verglich, so daß sich auch bei uns die Bezeichnung „Feuersteinleber" allgemein eingebürgert hat. TROUSSEAU verglich das Verhalten der Leber dem Sohlleder (s. bei HAARS). Die Leberveränderungen beschrieben dann bald ähnlich VIRCHOW, WILKS. HOWITZ, WAGNER, der die Bezeichnung „diffuses Syphilom" prägte, ORY und DÉJÉRINE, SINÉTY, R. MÜLLER, BARTHÉLEMY (die die Syphilis congenita tarda besonders verfolgten) u. a. HUTINEL und HUDÉLO unterschieden dann verschiedene Stadien der Entzündung: 1. Stadium der Hyperämie und beginnenden Leukocytenemigration, 2. das der diffusen Rundzelleninfiltration, 3. das der bindegewebigen Sklerose. HECKER schloß sich ihnen an. HOCHSINGER teilt ein in 1. diffuse, kleinzellige Infiltration — Leber meist nicht vergrößert und für das bloße Auge unverändert —, 2. bindegewebige Hyperplasie — Leber beträchtlich vergrößert und derb —, 3. miliare Gummata = dichter gehäufte Infiltrationsherde, dem bloßen Auge meist als stecknadelkopfgroße, graugelbe Fleckchen kenntlich —, 4. wahre knotenförmige Gummositäten. Doch handelt es sich hier bei 1. und 2. auch mehr um Stadien denn um Formen. Mit Recht betont HOCHSINGER, daß sich meist 1.—3. gleichzeitig findet. Auch C. A. MÜLLER z. B. teilt in seiner unter MARCHANDs Leitung ausgeführten Arbeit die diffusen Veränderungen mit Bindegewebsvermehrung, der er eine zweite Gruppe umschriebenerer Art anfügt (s. u.), in zwei Stadien ein, a) früheres Stadium, nur mäßige Vermehrung des Bindegewebes, b) fortgeschrittenes Stadium mit starker Bindegewebswucherung.

Ist diese diffuse syphilitische Veränderung stark entwickelt, so ist also das Bild *für das bloße Auge* schon meist kennzeichnend; die Leber ist groß (SCHNEIDER schätzt die Vergrößerung, bezogen auf das Körpergewicht bei Neugeborenen von dem normalen Quotienten $^1/_{21}$ auf $^1/_{17}$, bei besonders stark veränderten Lebern, wie in Fällen von BIRCH-HIRSCHFELD, R. HECKER, THOMSEN auf $^1/_{12}$), seltener von gewöhnlicher Größe, derb, zäh, hart, die Oberfläche ist glatt, es besteht keine Acinuszeichnung, stärker durchscheinender Ton, die Farbe ist auf der Ober- und Schnittfläche eigentümlich bräunlichgelb oder braunrot, mit unregelmäßig verteilten, kleinen, unscharfen, helleren Fleckchen. Aber restlos hierauf verlassen dürfen wir uns nicht, denn GRUBER betont mit Recht, daß es ähnlich gefärbte Lebern gibt, die nichts mit syphilitischer Veränderung zu tun haben. Und andererseits kann auch die Leber dem bloßen Auge unverändert erscheinen, ist auch nicht vergrößert, während das Mikroskop doch, wenn auch nicht so ausgesprochene, typische Veränderungen aufdeckt, worauf RINDFLEISCH schon hinwies. Doch kann auch in solchen Fällen schon bei der Leichenöffnung eine Wahrscheinlichkeitsdiagnose auf syphilitische Leberveränderung zuweilen nach klinischen Daten, positiver Wa.R. und vor allem angeboren-syphilitischen Veränderungen sonst im Körper gestellt werden.

Histologisch besteht das Bild der sog. interstitiellen Hepatitis (s. Abb. 8). In früheren Stadien findet sich vermehrtes, zartes lockeres Bindegewebe mit zahlreichen Zellen, besonders Lymphocyten, in späteren ist es schon zu derbem, kern- und zellarmem Bindegewebe gekommen. Hie und da — meist nicht sehr zahlreich — finden sich Leukocyten (Haerle), besonders auch um und vor allem in kleinen Gallengängen, wie dies C. A. Müller schildert. Auch finden sich eosinophile Leukocyten (s. z. B. Sysak), die Jacobson besonders zahlreich fand, und ferner Plasmazellen. Diese hat C. A. Müller genauer verfolgt; bei normalen Neugeborenen fand er sie nicht (auch Ceelen vermißte sie), dagegen fand er sie bei syphilitischer Hepatitis, und zwar besonders in frischen, zellreichen Stadien; sie finden sich im periportalen Bindegewebe vor allem um Venen und Capillaren, sowie um Gallengänge, stets zusammen mit Lymphocyten, aber auch im zellreichen intralobulären vermehrten Bindegewebe. Das Auftreten zahlreicher Plasmazellen, das auch jüngst noch Sysak sowie Yokoo hervorhoben, kann ich durchaus bestätigen, aber es findet sich doch nur in einzelnen Fällen; das Auftreten von Plasma-

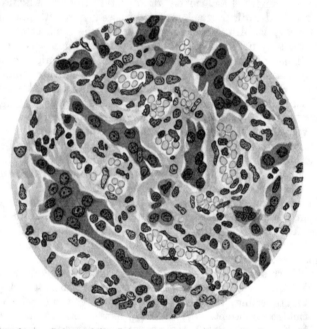

Abb. 8. Angeborene Lebersyphilis. Intraacinöse, an mit Blut gefüllten Capillaren reiche Bindegewebswucherung, die erhaltenen Leberzellen bilden große Riesenzellen.

zellen ist ja auch in anderen Organen bei angeborener Syphilis bekannt, so auch in der sonst oft wenig veränderten Niere. Das in frühen Stadien öfters bestehende Ödem, das Hutinel und Hudélo besonders betonten, ist an sich natürlich nicht kennzeichnend. In einer neuen Arbeit betont Cailliau für die Anfangsvorgänge außer der Hyperämie und dem Ödem besonders Fibrinexsudation. Unter Verschwinden der anfänglich ausgewanderten Entzündungszellen und unter Auftreten von Fibroblasten soll dies Fibrin (er bringt auch selbst die erhaltenen Blutbildungsherde [s. unten], in denen sich auch Fibrin finde, zu diesen Vorgängen in Verbindung) sich in das kollagene Bindegewebe der Sklerose auf Grund von Fermenten, welche besonders den Reticulo-Endothelien entstammten, umbilden. So nimmt er in ganz spekulativer Weise eine Vereinigung cellulärer und „humoraler", in einer „Dyskrasie" begründeter, Vorgänge für die Entstehung der Sklerose an. Die entzündliche Infiltration und dann besonders die Bindegewebsvermehrung betrifft einmal das periportale Bindegewebe, es entwickelt sich aber gerade hier bei der angeborenen

Syphilis besonders *diffus intraacinös,* offenbar den Capillaren folgend. Bei schwerer Veränderung beherrscht es hier so vollständig das Bild, daß die Leberzellen, von deren Verhalten noch die Rede sein wird, auf vereinzelte Stränge beschränkt und die Capillaren so vollständig zusammengepreßt sein können, daß sie kaum mehr sichtbar sind. So zeigt die Leber eine außerordentlich starke Umformung. Diese „Hepatitis" und ihre Folgezustände haben verschiedene Bezeichnungen erfahren. GRUBER stellt folgende zusammen: GUBLER sprach von „Induratio fibroplastica", WAGNER von „infiltrierendem Syphilom", CHARCOT (später auch HEBB) von „Cirrhose monocéllulaire", OBERGUT von „Hepatitis peritrabecularis dissecans". Man sieht daraus, wie verschiedene Bilder je nach Ausdehnung und vor allem Stadium des Vorganges entstehen können. Es genügt wohl, solange noch ein Vorgang wahrzunehmen ist, von syphilitischer Hepatitis zu sprechen, den abgelaufenen etwa als syphilitische Sklerose zu bezeichnen. Das vermehrte Bindegewebe ist von KIMLA als Hemmungsbildung in dem Sinne aufgefaßt worden, daß hier die früher embryonaler Zeit entsprechende unfertige Organisation des Mesenchyms bestehen bleibe, wie KIMLA überhaupt die „Hypoplasien" bei der angeborenen Lues besonders betonte. Aber wenn dies auch teilweise zutrifft, so handelt es sich doch zudem sicher um *neugebildetes Bindegewebe,* wie dies auch alle anderen Forscher schildern und GRUBER demgegenüber mit Recht betont, wobei er auch an eine von ORTH beschriebene Leber erinnert, in welcher der auf die Leberzellen durch das gewucherte Bindegewebe ausgeübte Druck diese so hochgradig verändert hatte, daß das Bild einer tubulösen Drüse vorlag (ähnliches beschrieb auch, aber recht unklar, THIELEN). SCHNEIDER betont auch rezidivierende Vorgänge.

Wie schon oben gestreift, können wir *Sitz und Ausdehnung nach zwei verschiedene Formen dieser Entzündung und besonders Bindegewebsvermehrung* unterscheiden. Hiermit hat sich vor allem ERDMANN befaßt. Die häufigste Form, die das typische Bild bietet, zeigt zwar in den GLISSONschen Bindegewebsdreiecken evtl. auch Zellinfiltration und von ihnen ausgehend Bindegewebsvermehrung, vor allem aber die beherrschende, schon geschilderte *intraacinöse Bindegewebswucherung.* Dabei gibt es allerdings auch seltenere Fälle, in denen die Veränderung nicht diffus die ganze Leber ergreift, sondern *mehr herdförmig,* öfters an mehreren Stellen, besonders unter der Leberoberfläche entwickelt ist. In einer zweiten Form fehlt diese diffuse Veränderung, hier besteht *nur die im periportalen Bindegewebe sich abspielende, vor allem den Wandungen der Pfortaderäste und Gallengänge* (wovon unten gesondert die Rede sein wird) *folgende Entzündung und eine von hier aus mehr strangweise sich in die Acini hineinerstreckende Wucherung* zunächst zellig infiltrierten Bindegewebes. So werden hier größere oder kleinere Leberzellinseln abgegrenzt; die dann im Gegensatz zur ersten Form meist nicht vergrößerte Leber kann eine feinhöckerige Oberfläche zeigen. Es bestehen hier also Übergänge zu Bildern echter Cirrhose, wenn die Veränderung an sich eine solche auch noch nicht darstellt (s. a. u.).

Bei der *diffusen intraacinösen Bindegewebsvermehrung* geht letztere zwar auch vom periportalen Bindegewebe aus, die Hauptrolle kommt hier aber den *Gitterfasern* zu. ERDMANN verfolgte dies mit der Verdauungsmethode zur Darstellung der feinsten Fasern und stellte so die Wucherung der die Capillaren umspinnenden Gitterfasern fest. Besser zu verfolgen ist dies mit der BIELSCHOWSKY-Methode. Nachdem KON mit dieser Gitterfaserwucherung sah, hat mit Hilfe derselben Methode STRASSBURG diese Frage eingehend verfolgt. Auch er fand die Gitterfasern stark vermehrt und meist auch verdickt. Auch in der zweiten Form, ohne diffuse intraacinöse Bindegewebsvermehrung, fand er im Anschluß an die verbreiterten GLISSONschen Scheiden auch starke Neubildung

von Gitterfasern, während hier innerhalb der Acini die Gitterfasern wenig oder
nicht vermehrt waren. Strassburg betont, daß es sich bei der angeborenen
Lues um wirkliche Vermehrung der Gitterfasern handelt, die in solcher Hochgradigkeit und diffusen Verbreitung wie in der Gruppe 1 in kindlichen Lebern,
sonst nicht vorkomme. Die starke Gitterfaserwucherung hat neuerdings auch
Yokoo hervorgehoben, und auch ich habe dieselbe in meinen Fällen stets verfolgen können. Daß im neugebildeten Bindegewebe auch die elastischen Fasern
vermehrt sein können, haben z. B. Melnikow-Raswedenkow, Oberndorfer
oder Fischer verfolgt. Hervorzuheben ist noch, daß sich die entzündlichen
Veränderungen sehr oft *an kleine Gefäße anschließen.* Dabei sind die Wände
der kleinen Arterien außen meist mitergriffen. Auf diese Beziehungen zu kleinen
Gefäßen haben besonders Hutinel und Hudélo, Tobeitz, Oberndorfer u. a.
hingewiesen, und vor allem Hochsinger hat diesen Punkt stark betont. Dabei
beschrieb Tobeitz an den Zentralvenen und Capillaren Endothelwucherungen
bis zum Gefäßverschluß, Yokoo weist auch auf Endothelveränderungen, aber
Degeneration bis zur Nekrose, hin, die er als primär betrachtet. Von den Veränderungen im Anschluß an die Pfortader und die Gallengänge wird noch
unten besonders die Rede sein. Endlich sei noch erwähnt, daß auch die *Leberkapsel* oft verdickt bzw. entzündet ist. Ganz besonders ist dies häufig in der
Gegend der Leberpforte der Fall (s. u.). Als Vorstufe findet sich auch Fibrin-
belag. Eine solche *Perihepatitis* war schon Parrot bekannt, Thomsen fand
sie bei syphilitischen Neugeborenen in 9,7% seiner Fälle. Im ganzen ist diese
Perihepatitis wesentlich seltener als Perisplenitis bei angeborener Syphilis.
Bosc fand in den Leberauflagerungen auch Spirochäten.

Daß bei der syphilitischen Hepatitis die *Leberzellen schwer leiden,* ist oben
dargelegt. Zum Teil mag es sich hier um eine Entwicklungshemmung des Parenchyms auf Grund der syphilitischen Infektion handeln. Es kommt aber auch
ein gewissermaßen Erdrücktwerden durch die entzündlichen Vorgänge und
insbesondere die Bindegewebswucherung und die aus denselben Gründen
schlechte Blutversorgung — es finden sich die Leberzellen öfters auch verfettet — hinzu. Auf der anderen Seite sehen wir aber auch hier *regeneratorische
Bestrebungen* erhaltenen Leberparenchyms. Hierauf wiesen schon Machat,
R. Hecker (welcher aber wohl Blutbildungszellen für gewucherte Leberzellen
hielt), Erdmann, Fischer, aber auch schon Hutinel und Hudélo, hin. Vor
allem sind hier die in diesem Sinne zu deutenden *Leberzellriesenzellen* (s. Abb. 8)
zu vermerken. Nachdem Askanazy sie wohl zuerst gesehen (s. Oppenheimer),
Hecker und Babes sie kurz erwähnten, Borst über sie in einem Fall von
syphilitischer Hepatitis zusammen mit Tuberkulose berichtet, hat sich zunächst Binder eingehender mit ihnen befaßt. Er leitete sie im wesentlichen
aus Vereinigung mehrerer Leberzellen ab. Daß sie in der Tat keineswegs
selten sind, geht schon aus der nächsten Arbeit von Oppenheimer (unter
Askanazy) hervor, der sie in 7 Fällen (fünfmal sichere angeborene Syphilis
mit intraacinöser Bindegewebsvermehrung) nachweisen konnte. Die Kerne
liegen bis zu 50 in einer Zelle gehäuft in der Mitte, seltener am Rand, oder
kettenförmig in der langgestreckten Zelle. Oppenheimer leitet sie aus ami-
totischer Teilung *einer* Leberzelle ab. Sie bedeuten regeneratorisches Bestreben, aber infolge der Schädigung auch dieser Zellen kommt es nach der
Kernteilung nicht zur Protoplasmateilung. Ähnliches beschreibt Lonicer
unter Hausers Leitung; die Riesenzellen, durch die in diesem Falle fast das
ganze Leberparenchym ersetzt war, leitet er außer von den Leberzellen auch
von Gallengangsepithelien ab. Ebenso hält sie neuerdings Carrera für in
ihrer Entwicklung gehemmte Neubildungsvorgänge von Gallengängen, und
zwar nur von solchen, was aber Schneider mit vollem Recht schon

abgelehnt hatte. Es handelt sich sicher um Leberzellen. Auch Rössle, Hüter, C. A. Müller beschreiben diese Riesenzellen, neuerdings auch Gruber und ferner Seikel, in dessen Fall sich die Riesenzellen auch in solchen Massen fanden, daß sie die bei weitem größte Masse der Lebergewebszellen ausmachten; er beschreibt daneben verkümmerte, abnorm kleine Leberzellen mit eigentümlich kommaförmigen, exzentrischen Kernen. Daß diese Riesenzellen tatsächlich recht häufig sind, darauf läßt auch die Bemerkung Kaufmanns (in seinem Lehrbuche) schließen, daß er sie in der Hälfte seiner Fälle gesehen habe. Auch ich habe sie sehr häufig gefunden, halte sie ebenfalls für aus je *einer* Zelle entstanden und fasse sie auch als regeneratorisches Bestreben auf, wobei es aber durch das syphilitische Virus nur zu unvollkommenen Teilungserscheinungen kommt. Diese Auffassung als Regenerationswucherung nach Parenchymuntergang wird auch dadurch erhärtet, daß in allen diesen Fällen eine diffuse, starke, intraacinöse Bindegewebsvermehrung vorlag. Mir scheint daher der hier öfters mit angeführte Fall von Ménétrier und Rubens-Duval etwas anders zu liegen. Hier fehlten entzündliche Veränderungen zumeist, um Äste der Venae hepaticae bestanden helle Bezirke, in denen die Leberzellen sehr groß und besonders reich an Glykogen waren und zum Teil mehrkernige Plasmodien bildeten. Die Verfasser nehmen an, daß hier die Leber ihren fetalen Typus bewahrt habe, und die riesenzellenartigen Gebilde auf dem Wege einer Behinderung der Zellteilung entstanden seien. Teilweise wenigstens an eine Entwicklungshemmung hatten auch Oppenheimer sowie Lonicer schon gedacht. Das Maßgebende ist also in jedem Fall hier das syphilitische Virus, sei es, daß es die Ausbildung des regelrechten Parenchyms in der embryonalen Entwicklung hemmt, sei es, daß es nach Leberzelluntergang regeneratorischen Leberzellwucherungen das Merkmal der Unvollkommenheit aufprägt. Dafür, daß letztere die Hauptrolle spielen, spricht auch die Tatsache, daß Gruber auch bei erworbener Syphilis Erwachsener im Randbereich alten syphilitischen Narbengewebes ähnliche aus Leberzellen entstandene Riesenzellen beobachtete.

Wie bei der erworbenen Syphilis, so folgen auch bei der angeborenen die Veränderungen oft besonders deutlich bestimmten Bahnen. Hier kommen wieder die *Pfortader*, dann aber auch die *Gallengänge* in Betracht. v. Schüppel hat, nachdem v. Bärensprung, Desruelles sowie C. Hecker auf die großen Pfortaderäste schon hlngewiesen hatten, unter der Bezeichnung *Periphylephlebitis syphilitica* diese Form bei drei in den ersten Lebenswochen gestorbenen Kindern (von denen eines vielleicht nicht syphilitisch war) genau beschrieben. Stamm und Äste der Pfortader weit in die Leber hinein sind von dicken Schwarten und Granulationsgewebe umgeben, welche auch die Pfortaderlichte stark verengen; zum Teil sind diese Massen, welche auch die Leberarterienäste und Gallengänge fest umschließen und verengen, auch nekrotisch. Man sieht schon mit dem bloßen Auge und fühlt die dicken festen Stränge in der sonst welken, kaum vergrößerten Leber. Es bestehen Ikterus, Milzvergrößerung und Darmblutungen. Auch Birch-Hirschfeld spricht von derartigen Fällen. Hutinel und Hudélo beschrieben auch Infiltrationen, die sich entlang den Pfortaderästen ausbreiteten und dann in, letzteren folgende, Sklerose übergingen. Ferner teilte Lühmann 3 solche Fälle von totgeborenen oder gleich nach der Geburt gestorbenen Kindern mit; das den Pfortaderästen folgende junge Bindegewebe strahlte auch in das Lebergewebe aus, so erschien die Leber eigentümlich gefleckt. Lühmann weist zur Erklärung auf die besondere Inanspruchnahme gerade der Pfortader im intrauterinen Leben hin. In Betracht kommt hier auch, daß gerade die Gegend der Leberpforte auch von den angeboren-syphilitischen Veränderungen mit Vorliebe befallen ist, so daß Kimla sogar eine „Sclerosis hili hepatis" als eigene Form unterschied, was Gruber mit Recht

deshalb für überflüssig erklärt, weil hier wenigstens geringere Veränderungen
bei syphilitischen Kinderlebern etwas Häufiges sind. Jene Bezeichnung käme
also höchstens für diejenigen Fälle in Betracht, in denen die Veränderungen in
diesem Gebiet besonders schwere und in die Augen fallende sind. Dann folgen
sie meist von hier aus den Pfortaderästen in Form von Schwarten oder starker
Entzündung in der Gefäßwandung und der Umgebung. Solches haben z. B.
schon vor längerer Zeit Schott, dann später Machat und auch neuerdings
Gruber geschildert. Dementsprechend ist die Pfortader stark verengt und
kann wandständige oder verschließende Thromben aufweisen; seltener werden
solche frisch gefunden, wie dies z. B. Schlichthorst bei der Syphilis congenita tarda eines 22jährigen Mannes beschrieb, häufiger finden sich die thrombotischen Massen im Zustande der Organisation und auch Rekanalisation.
Naturgemäß bestehen Folgen der Kreislaufstörung, vor allem Ascites. In
solchen Fällen besonderen Befallenseins der Porta hepatis und der Umgebung
der Pfortader zeigt zuweilen — wie von Gruber beschrieben — die übrige
Leber nur geringe syphilitische Veränderungen.

Daß die Verschlüsse der großen *Lebervenen* meist mit dem Tertiärstadium
erworbener Syphilis zusammenhängen, ist oben besprochen, dabei aber auch
erwähnt, daß sie zum Teil auch auf angeboren-syphilitische Veränderung bezogen
worden sind. Schmincke erwähnt den Fall eines 13jährigen Jungen mit Lues
congenita tarda, der großknotige Lebercirrhose aufwies, aber auch starke endophlebitische Wucherungen der Lebervenen, die im Bereiche der Mündung in
die Vena cava inferior zur Thrombenbildung geführt hatten. Stephan nimmt
für seinen Fall mit Wahrscheinlichkeit, ohne sicheren Beweis, angeborene
Syphilis an und gibt auch Hinweise auf älteres Schrifttum. Neuerdings hat
Beitzke, von der Erwägung ausgehend, daß auch die Endophlebitis hepatica
obliterans meist auf Syphilis (angeborene wie erworbene) bezogen wird,
systematisch bei Syphilitikern auch die *Lebervenen* untersucht. Bei Fällen
erworbener Syphilis fand er wenig. Dagegen konnte er bei angeborener
Syphilis (mit Ausnahme eines schon $4^{1}/_{2}$ Monate alten, schon behandelten
Mädchens) stets in den Lebervenenwänden verschieden stark ausgeprägte,
kleinere und größere, fleckige oder streifige Zellinfiltrate, vor allem aus
Lymphocyten, vereinzelten Leukocyten und größeren Zellen bestehend, auch
Verdickungen der Intima nachweisen. Die Veränderungen finden sich auch
in sonst nicht veränderten Lebern, weit ausgebreiteter und stärker aber, wenn
die Leber auch sonst syphilitisch verändert war. Lebern nichtsyphilitischer
Kinder zeigten nichts dergleichen. Beitzke sieht in seinen Befunden eine
starke Stütze für die syphilitische Natur der Endophlebitis hepatica obliterans.

Daß die entzündlich-sklerotischen Vorgänge vor allem gerne Gallengängen
folgen — *Pericholangitis syphilitica* —, war schon Frerichs, v. Bärensprung,
Birch-Hirschfeld bekannt. Auch wies letzterer schon darauf hin, daß sich
diese Pericholangitis oft mit Peripylephlebitis syphilitica verbindet. Ausgezeichnet geschildert wurde diese Veränderung dann von Chiari sowie seinem
Schüler Beck. In des letzteren Falle handelte es sich um einen achtmonatlichen Fetus, in dem von Chiari beschriebenen um ein dreiwöchiges Kind.
An der Porta hepatis fanden sich dicke Schwielen, welche die Gallengänge ins
Innere der Leber, ebenso aber auch die extrahepatischen (im Falle Chiaris
fast nur diese) bis zur Gallenblase begleiteten und auch letztere in Mitleidenschaft zogen. Das dicht entzündlich infiltrierte Bindegewebe zeigte stellenweise auch beginnende Verkäsung. Auch die kleinen Gallengänge waren hochgradig verändert und durch Narbengewebe verengt. Kaufmann erwähnt einen
einschlägigen Fall eines 10 Tage alten Kindes. Genau beschrieben worden ist
ein solcher weiterhin von Dutsch. Hier breiteten sich von der Leberpforte

den Gallengängen folgende Stränge aus „wie die Wurzeln eines Baumes"; sie durchsetzten die ganze Leber, aber die extrahepatischen Gallengänge blieben in diesem Falle frei. Betraf dieser Fall ein fast zweijähriges Kind, so hat ORTH den sehr seltenen einer derartigen Veränderung sogar bei einem Mädchen, das ein Alter von 19 Jahren erreicht hat, kurz mitgeteilt. Außerordentlich viel häufiger als diese hochgradigen Bilder der Pericholangitis syphilitica findet man, daß neben der gewöhnlichen diffusen Bindegewebsvermehrung der angeborenen Lebersyphilis die Granulationsbildung und Bindegewebsvermehrung hauptsächlich den etwas größeren Gallengängen und Pfortaderästen folgt. Hierauf hat GRUBER hingewiesen und es mit Beispielen belegt. Auch beobachtete er dabei mehrfach ein Eindringen des Granulationsgewebes in das Innere von Gallengängen unter Durchbruch durch die offenbar auch geschädigte Gallengangswandung. In den Fällen mit ausgesprochener Pericholangitis syphilitica ist die Leber meist groß (in dem Falle CHIARIs, in dem hauptsächlich die extrahepatischen Gallengänge betroffen waren, war dies nicht der Fall); sie wird als welk (v. SCHÜPPEL) oder derb (BECK) geschildert und fast stets als ikterisch (nur in dem Falle von DUTSCH nicht, in dem die außerhalb der Leber gelegenen Gallengänge frei waren). Wenn die neugebildeten Massen in den Gallengangswandungen unter Zerstörung dieser nekrotisch werden, werden sie gallig gefärbt; sonst sind die schwieligen Massen grauweiß, und diese gegebenenfalls die ganze Leber durchsetzenden Stränge, der Leberpforte zustrebend, bieten ein sehr ausgesprochenes Bild.

Eine angeborene Unwegsamkeit der großen Gallengänge mit schwersten Folgen für die Leber selbst, die bis 1907 in etwa 40 Fällen beschrieben war, ist vereinzelt auch auf angeborene Syphilis bezogen worden, so von GIESE oder SKORMIN. FUSS und BOYE wollten auch die von BINZ, v. SCHÜPPEL, LOTZE, LOMER, KÖSTLIN beschriebenen Fälle hierher rechnen. In der übergroßen Mehrzahl solcher Fälle weist aber nichts auf Syphilis hin, so auch nicht in einem aus meinem Institut von FLEBBE beschriebenen Fall. Mit Syphilis haben also diese Abartungen des intrauterinen Lebens offenbar nichts mehr zu tun, als daß allgemein bei solcher Mißbildungen häufiger als sonst vorkommen.

Ist somit das gewöhnliche Bild der syphilitischen „Hepatitis" geschildert, so soll nunmehr von *Folgezuständen* die Rede sein. Gerade für diese erweist sich die Einteilung in die beiden Formen, der diffusen Bindegewebsvermehrung und der selteneren nur vom periportalen Bindegewebe ausgehenden mehr herdförmigen, zumeist streifenförmigen, als wesentlich. Es ist oben schon dargelegt, daß diese letztere Form mehr an Bilder der Cirrhose erinnert und wohl auch öfters zu solcher führen kann. In außerordentlich seltenen Fällen scheint auch schon *intrauterin Cirrhose* selbst mit starker Leberverkleinerung entstehen zu können, was aber THOMSEN bestreitet, und wohl auch noch nicht sicher steht. HUTINEL und HUDÉLO berichteten über zwei solche Fälle, und mit dieser Frage hat sich vor allem MARCHAND beschäftigt. Er rechnete zunächst einen Fall von VIRCHOW und eine bei FRERICHS zitierte Beobachtung von WEBER hierher und beschrieb 3 Fälle, von denen zwei eineiige Zwillinge betrafen, bei denen interessanterweise die Leberverhältnisse (bei den Feten desselben Eies) ganz verschieden waren. Später ließ MARCHAND durch seinen Schüler ERDMANN mitteilen, daß er zwei seiner drei Fälle sowie den Fall WEBER (der von VIRCHOW beschriebene bleibt zweifelhaft) nicht mehr als Folge syphilitischer Veränderung betrachte, sondern auf Kreislaufstörungen bei Zwillingen, wie dies SCHATZ u. a. beschrieben, beziehe. SEIKEL beschrieb eine sog. syphilitische Cirrhose bei einem nur 5 Tage alten Kinde. In den also höchstens sehr vereinzelten Fällen angeborener syphilitischer Cirrhose können die Lebern durch Gallenstauung ganz dunkelgrün erscheinen, es besteht Ascites u. dgl.

öfters als sonst bei angeborener Syphilis. Weit häufiger nun entwickeln sich erst *später im Leben aus der herdförmigen Form der Bindegewebsvermehrung bei angeborener Syphilis cirrhotische Lebern.* Dies hat HELLER schon angenommen und MARCHAND genauer dargelegt. Klinische Symptome können längere Zeit hintangehalten werden, einmal durch allmähliche Ausbildung geeigneter Kollateralbahnen für verlegte Pfortaderäste und sodann durch die beträchtliche Regenerationsfähigkeit des Lebergewebes besonders in diesem jugendlichen Alter. So können sich in diesen Fällen Lebercirrhosen mit hyperplastischen Lebergebieten entwickeln, und so wird ein großer Teil der im jugendlichen Alter vorkommenden Lebercirrhosen auf angeborene Syphilis bezogen (s. z. B. bei SCHLICHTHORST). Unter der Cirrhose verstehen wir ja mit KRETZ einen durch Schädigung des Leberparenchyms, Regeneration desselben und Bindegewebswucherung bedingten völligen Umbau der Leber. Dies kann sich auf Grund verschiedenster ursächlicher Faktoren ergeben. Und hierher gehört eben auch das Virus der Syphilis. Daß im späteren Alter ein Teil der gewöhnlichen Lebercirrhosen von manchen Forschern auf erworbene Lues bezogen wird, ist oben besprochen, noch mehr ist dies im jugendlichen Alter unter Beziehung auf angeborene Syphilis der Fall, und besonders bei solchen Formen, welche als „großknotige" beschrieben werden, weil hier eben die schon frühzeitig einsetzende Regeneration von Leberzellgebieten zur Ausbildung solcher Formen führen kann. Allerdings können sie sicher auch anderer Entstehungsursache sein. So erinnert GRUBER mit Recht an Folgezustände von zum Formenkreis der sog. akuten gelben Leberatrophie gehörenden Leberveränderungen, die ja auch bei Kindern schon keineswegs allzu selten ist. Ich habe zwei hierher gehörige Fälle in den letzten Jahren gesehen, die sicher nichts mit Syphilis, auch nicht mit angeborener zu tun hatten. Aber ein großer Teil solcher kindlichen Cirrhosen wird eben meist auf angeborene Syphilis bezogen, wenn auch der Beweis im Einzelfalle oft schwer zu führen ist. Bei dieser großknotigen Lebercirrhose kann es auch zur Abschnürung größerer Leberteile mit hochgradiger Verunstaltung der Leber kommen, wie dies COHN beschrieb, so daß Überleitungen zur Lappenleber der erworbenen Syphilis gegeben sind (z. B. Fall STEINDL einer Syphilis congenita tarda eines 21jährigen). Lebercirrhosen sind z. B. von BARTHÉLEMY, TONKOW, MACHAT, SCHLICHTHORST, WINOGRADOW, CLARKE, OBERNDORFER, B. FISCHER, SCHMINCKE als angeboren-syphilitischer Natur mitgeteilt worden. HEUBNER betonte in seiner Bearbeitung der Syphilis im Kindesalter im GERHARDTschen Handbuch diesen Punkt besonders. Auch v. HANSEMANN sowie SCHMORL erwähnten gelegentlich auf dem Pathologentag 1903 Fälle von Lebercirrhosen bei Kindern, die sie auf Syphilis bezogen, und JACOBI (mündliche Mitteilung an ADAMI siehe bei diesem) nimmt das gleiche an. Neuerdings hat auch JOSSELIN DE JONG solche Fälle mitgeteilt. MACHAT weist darauf hin, daß die Seltenheit solcher Fälle darauf zu beziehen sei, daß diese syphilitischen Kinder meist früher sterben, wogegen sich GRUBER wendet.

Noch viel mehr ist dies aber bei der an sich ja weit häufigeren, aber auch viel eingreifenderen Form der intraacinösen, diffusen Bindegewebsvermehrung der Fall. Diese findet sich in ihrer mächtigsten Ausbildung eben bei Totgeborenen oder solchen Kindern, die nur ein sehr jugendliches Alter erreicht haben. Ist der Prozeß aber nicht allzu hochgradig, bzw. entwickelt er sich nicht weiter, so kann auch hier das Leben gefristet werden. Und aus solchen Fällen hat MARCHAND die *glatte Form der sog. hypertrophischen Lebercirrhose* abgeleitet. Immerhin sind solche Fälle recht selten. Kurz erwähnt sei noch, daß auch Banti-artige Erkrankungen von CHIARI, MARCHAND sowie OSLER auf angeborene Syphilis bezogen worden sind. Anzuführen wäre endlich noch ein neuerdings von KLEWITZ und LEPEHNE beschriebener Fall eines 15jährigen, bei dem sie eine angeboren-syphilitisch zu wertende Lebercirrhose annehmen, zu der eine akute Hepatodystrophie getreten sei.

Bei den besprochenen Leberveränderungen handelt es sich also nicht um die angeborene Lebersyphilis selbst, sondern um Folgezustände solcher, um die weiteren Schicksale von mit kongenital-syphilitischen Leberveränderungen behafteten Kindern. Sie gehören also auch in das Gebiet der sog. Lues congenita tarda und betreffen meist ältere Kinder oder gar Erwachsene. Aber gerade hier ist die Rückdatierung schwierig, wie ja immer, wenn nur „Gewordenes" vorliegt, das „Werden" selbst aber nicht mehr zu verfolgen ist. So bewegen wir uns hier auch auf einem Gebiet, das keineswegs stets sichere Rückschlüsse auf syphilitische Entstehung zuläßt und weit unsicherer ist, als die an sich meist typischen angeboren-syphilitischen Leberveränderungen selbst.

Die geschilderte Hepatitis bzw. Bindegewebsvermehrung und die Folgezustände bieten an sich natürlich keine kennzeichnenden, syphilitischen, cellulären oder dergleichen Merkmale, das Bild wird eben durch Sitz, Art und Ausdehnung ein für angeborene Syphilis sehr typisches. Gestreift wurde dabei mehrmals schon das Auftreten von Nekrosen im neugebildeten Bindegewebe, meist als „gummös" bezeichnet. Nunmehr sei von den *herdförmigen Veränderungen* die Rede, auf die zuerst GUBLER, VIRCHOW sowie PARROT die Aufmerksamkeit lenkten. Eigentliche größere Gummata sind hier selten (s. u.), vielmehr treten, im Gegensatz zur erworbenen Syphilis, hier die *sog. „miliaren Gummata"* in den Vordergrund. Aber es ist das Verschiedenste früher in dieser Weise bezeichnet worden, zum Teil Dinge, die keineswegs hierher gehören, weil sie teils nichts für Gummata Kennzeichnendes haben, teils auch höchstens mittelbar überhaupt mit der Syphilis-Infektion zusammenhängen.

Zunächst sei kurz davon die Rede, daß *ein Teil der zunächst hierher gerechneten Bildungen sich als Blutbildungsherde* (s. Abb. 9) *erwies*, die eben an sich nichts mit der Syphilis zu tun haben. So sind früher in der verschiedensten Weise gerade bei der angeborenen Lues Zellen gedeutet worden, zum Teil als embryonal gebliebene Leberzellen oder Abkömmlinge von solchen (CAILLÉ, WRONKA, zum Teil auch HECKER), die in dies Gebiet der Blutbildung gehören; es fiel dabei zum Teil auch damals schon auf, daß sich dieselben Zellen auch sonst, wenn auch weniger ausgesprochen, finden, und daß sie nach der Geburt verschwinden (HECKER). Daß die Leber in frühembryonalen Zeiten blutbildendes Organ ist, ist schon lange bekannt (vor allem durch die Forschungen KÖLLIKERS und NEUMANNS), daß Blutbildungsherde sich auch noch in der Leber des Neugeborenen finden, ist von M. B. SCHMIDT und zahlreichen anderen festgestellt worden und leicht zu bestätigen. Einzelheiten der Art der Blutzellbildung sind von NEUMANN, M. B. SCHMIDT, SAXER, MARCHAND, ASKANAZY, SCHRIDDE, NÄGELI, LOBENHOFFER, C. A. MÜLLER u. a. verfolgt worden, worauf hier nicht eingegangen werden kann. Gerade die zunächst extravasculäre Blutbildung konnte Verwechslungen mit anderen Zellen begünstigen. Insbesondere LUBARSCH hat (1900) auf die Vermengung sog. miliarer Gummata mit Blutbildungsherden hingewiesen. Es trifft dies für einen großen Teil früherer Beschreibungen sicher zu. Als solche Beispiele führt v. WERDT, der die Frage genauer behandelt, Schilderungen von v. BAUMGARTEN, R. MÜLLER, HUTINEL-HUDÉLO, HOCHSINGER usw. an. Aber er betont, daß dies doch nur für einen Teil der sog. „miliaren Gummata" der Leber zutrifft. Daß nun die Blutbildungsherde bei angeborener Syphilis besonders auffielen und mit miliaren Gummen verwechselt wurden, hängt damit zusammen, daß sie bei dieser besonders ausgeprägt sind und sich oft länger erhalten als bei normalen Kindern. Hierauf haben schon DE LUCA,

Loder, deutlicher dann Kimla, Hecker, Erdmann, v. Werdt, C. A. Müller, Strassburg u. a. hingewiesen, und es läßt sich dies sehr leicht bestätigen. So fand v. Werdt die Blutbildungsherde noch bei einem sechswöchigen syphilitischen Kind so ausgesprochen wie sonst bei achtmonatlichen Feten. Strassburg sah noch bei einem Kinde von 9 Monaten, Yokoo bei einem solchen von 10 Monaten das Erhaltenbleiben von Blutbildungsherden, welche sonst bald nach der Geburt verschwinden. Diese Erscheinung bei Syphilis wird allgemein als Hemmungsbildung aufgefaßt. Schneider denkt auch an stärkere Inanspruchnahme der Blutbildungstätigkeit in der Leber als Folge des Blutzerfalles (Eigenbefunde s. u.). Die Erscheinung ist natürlich an sich keineswegs etwas Syphilitisches, auch nicht für diese allein kennzeichnend; Lubarsch wie

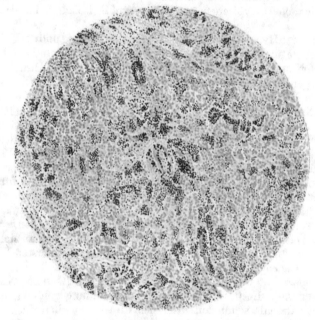

Abb. 9. Angeborene Syphilis der Leber.
Starke Ausbildung und Erhaltung von Blutbildungsherden Neugeborener. (van Gieson-Färbung.)

Marchand haben schon darauf hingewiesen, daß auch andere, vor allem infektiöse Einflüsse das gleiche Bild bewirken können. Ich habe vor nicht langer Zeit ganz besonders ausgedehnte Blutbildungsherde bei einem zu früh geborenen Kinde, welches 8 Wochen gelebt hatte und sicher nicht syphilitisch war, gefunden. Swart beschreibt dies bei einem Neugeborenen und 3 Kindern aus dem ersten bzw. zweiten Lebensjahre ohne Hinweise auf Syphilis. *Aber es findet sich die Erscheinung doch ganz besonders häufig und ausgesprochen eben bei durch angeborene Syphilis bewirkter Entwicklungshemmung* (Thomsen fand die Blutbildungsherde bei angeborener Syphilis in 80,6% seiner Fälle). Spirochäten in Beziehung zu diesen Herden finden sich nach Thomsen nicht. Die Blutbildungsherde bei angeborener Syphilis finden sich in Lebern, welche noch andere Veränderungen sicher aufweisen, wie auch ohne sie. Erwähnt sei noch, daß früher schon Marchand und C. A. Müller, neuerdings Stolz auf die starke Phagocytose von Blutkörperchen von seiten der Sternzellen in solchen Fällen hingewiesen haben, was Stolz auch mit dem Stehenbleiben auf frühembryonaler Stufe erklärt.

Weiterhin sind zuweilen *herdförmige, dichtere Zellansammlungen* als „miliare Gummata" beschrieben worden, die aber nur einer gedrängteren Lagerung der Infiltrationszellen der diffusen Hepatitis entsprechen. Sie bestehen aus Lymphocyten, meist zahlreichen Plasmazellen sowie Leukocyten, auch eosinophilen, öfters auch Spindelzellen; diese Herdchen, auf die auch GRUBER hinweist, gehören also zur diffusen Hepatitis. Es ist aber nötig, sie nicht mit den erwähnten Blutbildungsherden zu verwechseln. Auch soweit Zellansammlungen sich im periportalen Bindegewebe finden, ist äußerste Vorsicht vonnöten. Schon CORNIL warnte: „le tissu conjonctif est, en effect, embryonnaire et possède des petites cellules rondes chez le foetus et chez l'enfant à sa naissance." Auch HOCH-SINGER betont dies und hält erst das intraacinöse Verhalten für maßgebend.

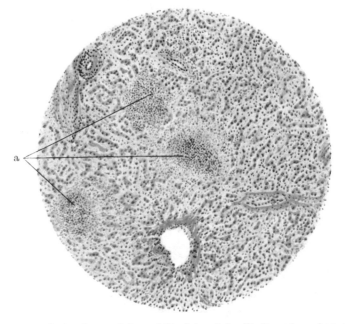

Abb. 10. Angeborene Lebersyphilis. Intraacinöse Bindegewebswucherung. Submiliare Leukocytenherde (a). (VAN GIESON-Färbung.)

Hier gefundene herdförmige Rundzelleninfiltrate erklärt er zwar mit Recht nicht für Gummata und schreibt, „die Bezeichnung ‚miliare Gummata' wäre besser nie erfunden worden", er faßt sie vielmehr als örtliche Steigerung des diffusen zelligen Infiltrationsvorganges auf. Es ist aber eben sehr schwer abzugrenzen, wie weit es sich bei derartigen Beschreibungen nicht nur um bestehenbleibende Blutbildungsherde handelte.

Ferner sind *größere herdförmige, knotenförmige Bindegewebsherde* zu nennen, welche sich, ohne daß diffuse Hepatitis stärkeren Grades sonst bestände, besonders an Gallengänge und Pfortaderäste anschließen. Es handelt sich hier um *dieselben Zellansammlungen und deren Bindegewebswucherung wie bei der gewöhnlichen diffusen Hepatitis, nur eben lediglich herdförmig*. Solche Fälle sind vielfach beschrieben, so schon von BABES-MIRONESCU. THOMSEN fand sie in 5,5% seiner Fälle. Diese herdförmigen Entzündungsherde scheinen sich vor allem auch erst einige Zeit nach der Geburt zu finden (ich sah sie zwischen 4 Wochen und 3 Monaten). Sie können auch, nach SCHNEIDER infolge Einengung der Gefäße, Nekrosen eingehen, sie stellen aber keine Gummata dar.

Weiterhin kommen *kleine nekrotische Bezirke mit Leukocyten besonders am Rand, oder auch kleine, vorzugsweise aus Leukocyten bestehende Herde* (s. Abb. 10) in Betracht. Man findet sie inmitten der diffusen syphilitischen Hepatitis und Bindegewebswucherung in mehr oder weniger großer Zahl, unregelmäßig eingestreut, recht häufig. Auch hier fehlen die Merkmale, die uns erlauben von miliaren bzw. submiliaren Gummata zu sprechen. Derartige Herde geben der Leber für das bloße Auge oft ein fleckiges Aussehen oder treten, wenn sie etwas größer sind, auch deutlicher hervor. Herrscht die Nekrose vor und finden sich Leukocyten höchstens am Rand, so hat man ganz gut von „*Miliarnekrosen*" gesprochen. HECKER, SIMMONDS, LUBARSCH u. a. haben sie erwähnt. ASCHOFF hat derartige Nekrosen mit Fibrinbildung (Fibrinthromben in den im Nekrosegebiet verlaufenden Capillaren), mit Anhäufung polymorphkerniger Leukocyten, zum

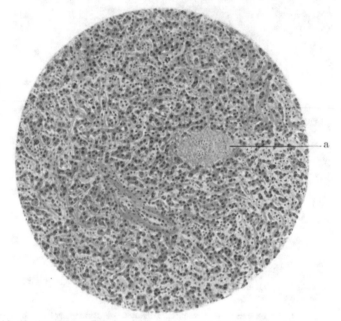

Abb. 11. Angeborene Lebersyphilis. Intraacinöse Bindegewebswucherung. Submiliarer „Nekroseherd" = Miliarsyphilom (a). (VAN GIESON-Förbung.)

Teil auch absceßähnliche Anhäufungen letzterer, in Lebern, die auch syphilitische diffuse Bindegewebsvermehrung aufwiesen, als akute Entzündungserscheinungen beschrieben, MARCHAND erwähnt das gleiche, ebenso C. A. MÜLLER u. a. Man findet diese Herde in der Tat häufig. Bezeichnend ist, daß keinerlei Epitheloidzellen mit Riesenzellen oder dergl. um diese Herde bestehen, die etwa erst sekundär in Nekrose übergegangen wären. Liegt nur eine ganz kleine Nekrose vor und herum Zellen (Leukocyten, Lymphocyten), zum Teil in die Nekrose einbezogen, so können Bilder entstehen, die an unregelmäßige Riesenzellen erinnern (BIRCH-HIRSCHFELD, ORTH). Es ist sicher nicht gut, solche Bildungen, wie es noch v. WERDT tut, aber C. A. MÜLLER mit Recht bemängelt, als „miliare Gummen" zu bezeichnen.

Wenigstens ein großer Teil solcher „Miliarnekrosen" hat nun besondere Aufklärung gefunden, und zwar durch Beziehungen zu den Erregern, den Spirochäten. In jenen Herdchen glaubte CAILLÉ schon 1877 kleine Capillarthrombosen erkennen zu können, die er als Ursache der Nekrose ansprach.

R. MÜLLER nahm Ähnliches an, ohne eine Entscheidung treffen zu können, erst der histologische Nachweis der Spirochäten gab die richtige Erklärung. BOSC, DOHI, BUSCHKE, FISCHER, HEDRÉN, LEVADITI, v. WERDT (zit. nach SCHNEIDER) fanden in den nekrotischen Gebieten zerfallene oder keine Spirochäten mehr, dagegen in der Umgebung dichte Massen solcher. SCHRIDDE dagegen sah in Miliarnekrosen mit Leukocyten oder Lymphocyten am Rand zahlreiche Spirochäten im nekrotischen Zentrum. BENDA hat dann diese kleinen Nekroseherdchen (s. Abb. 11) dahin erkannt, daß sie *außerordentlich große Mengen zu Klumpen gehäufter, dann meist zerfallener Spirochäten darstellen* (s. Abb. 12). SCHNEIDER verdanken wir genaue Verfolgung dieser Miliarsyphilis. Ich lasse die Schlüsse aus seiner Darstellung hier folgen: „Zusammenfassend entstehen also diese Spirochätennester (Zentren) aus einer Verdichtung perivasculärer Spirochäten-

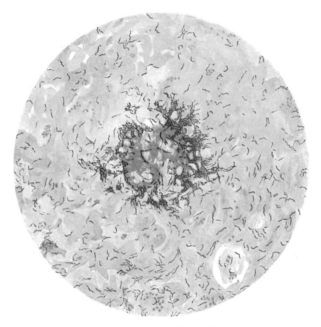

Abb. 12. Angeborene Syphilis der Leber. In der Mitte „Miliarsyphilom" in Gestalt nekrotischen Gewebes und Massen abgestorbener Spirochäten, mit erhaltenen am Rand. (LEVADITI-Färbung.)

schwärme zu dickeren Balken und lokaler Verbindung der Balken zu einem kleinen locker-netzigen Nest. Die Verstärkung der Netzbalken führt zu einer Verengerung der Netzmaschen und damit zu den grobbalkigen und endlich zu den kompakten Zentren, damit geht Hand in Hand eine im Inneren einsetzende Degeneration, gekennzeichnet durch körnigen Spirochätenzerfall mit zunehmend schwächerer Silberimprägnierbarkeit, während an der Peripherie die Spirochätenwucherung zunächst noch strahlig fortschreitet. Weiterhin verfallen auch die peripheren Fortsätze des Spirochätennestes der Entartung, wobei eine Phagocytose durch Leukocyten und besonders durch bindegewebige Granulationszellen eine große Rolle spielt, während das Zentrum homogenisiert wird und seine Imprägnationsfähigkeit schließlich völlig einbüßt. Ich nehme an, daß das Zentrum endlich phagocytotisch völlig verschwindet, und dann durch narbige Umwandlung des Granulationsgewebes ein fibröser Miliarherd entsteht. Andererseits können bei fortschreitender Wucherung ausgedehnte Spirochätenrasen zustande kommen mit akuter Koagulationsnekrose

eingeschlossener Parenchyminseln und Bildung größerer Herde. Die Miliarsyphilome erscheinen so als die Reaktionen auf die Spirochätennester, und
zwar werden die Miliarnekrosen im wesentlichen durch die Nester selbst dargestellt, die meisten Miliarsyphilome entstehen durch Leukocytenansammlung
um die Nester, in den späteren Phasen kommt es durch Hinzutritt von Granulationszellen und Faserbildung zu den miliaren Granulomen." Die *Häufigkeit
derartiger Herde* bestätigt sich nun auch in den Untersuchungen Schneiders.
Er fand die Spirochätennester besonders bei Totgeburten mit schwerster
Infektion in über 50% seiner Fälle, in etwa ¹/₃ bei bald nach der Geburt
verstorbenen Kindern. Hier zeigte sich dann schon die Gewebsreaktion in
Form der Leukocyten, und erst recht trat die Reaktion bei Säuglingen bis zu
3 Monaten, bei denen die Bildungen etwa noch ebenso häufig zu finden waren,
hervor. Sie sind also Zeichen der schwersten Formen angeboren-syphilitischer
Infektion. Sie bedeuten eine örtliche Steigerung der sonstigen Spirochätose,
und so sind diese Herde, die Schneider zu allermeist in der Leber und
nächstdem in den Nebennieren fand, in ein auch sonst schwer syphilitisch verändertes Organ eingesetzt, finden sich also in der Leber fast stets zusammen
mit diffuser Bindegewebsvermehrung.

Erwähnt werden muß, daß kleine nekrotische Herde bei Säuglingen in
einzelnen Fällen auch eine andere Entstehungsursache haben können. So
sind Fälle z. B. von Aschoff, Kantschewa, Schneider beschrieben worden,
in denen Bakterien verschiedener Art als ursächlich maßgebend nachgewiesen
wurden; zum Teil handelt es sich um sog. ,,Pseudotuberkulose". Vor Verwechslung mit derartigen Herden nichtsyphilitischen Ursprungs wird in der
Regel die Spirochätendarstellung und, wenn solche nicht mehr möglich sein
sollte, die Beachtung der übrigen Leber und sonstigen Organe im Hinblick auf
Vorhandensein oder Fehlen syphilitischer Veränderungen schützen.

Aus der obigen Darstellung Schneiders ergibt sich schon, daß das Endergebnis der beschriebenen Spirochätenansammlungen in Ausbildung von Granulomen bestehen kann. Diese bilden sich also hier um die Spirochätenhaufen
und Zerfallsmassen, bei denen die Gewebsnekrose selbst stärker zu betonen
ist, als es zunächst Benda bzw. Schneider getan hat. Es liegt umgekehrter
Entwicklungsgang vor als bei der Ausbildung syphilitischer Granulome, die dann
erst in der Mitte nekrotisch werden. Die miliaren bzw. submiliaren Nekrosen,
die Ansammlung von Leukocyten in Gestalt absceßartiger, miliarer Herde
und diejenige von Granulationszellen bis zur narbigen Umwandlung gehören
also, durch dieselbe Spirochätenanhäufungen bedingt, nur in der Reaktionsart
und im zeitlichen Ablauf etwas verschieden, einheitlich zusammen, wie auch
Schneider seinen Vortrag überschrieb: ,,Zur pathogenetischen Einheitlichkeit
der Miliarsyphilome." Und auch diese Bezeichnung, die auf die alte Wagner-
sche zurückgreift, ist gut. Von miliaren ,,Gummata" dürfen wir hier nicht
reden. Allerdings, wenn Stoeckenius diese Bezeichnung deswegen verwirft,
weil das gummiähnliche Verhalten, das zum Namen geführt hat, hier dem
Tastsinn nicht zugänglich sei, so kann ich dem ebensowenig beistimmen wie
Gruber. Auch ich glaube, der Name ist in übertragenem Sinne auch dann
erlaubt, wenn derselbe histologische Bau und dieselbe Entstehungsweise auch
kleine Gebilde auszeichnet, welche den gleichen Bildungen größeren Ausmaßes
dem makroskopischen Verhalten nach jenen Namen eingebracht haben. Aber
auch nur dann, nicht wenn die Entstehungsursache zwar gemeinsam, die
Bildung und Bildungsart aber verschieden ist. Und jene Herde sind in dieser
Hinsicht eben keine ,,Gummata", auch keine miliaren (höchstens könnte man
bei der letzten Form der Granulationsbildung davon reden und auch hier ist
die Reihenfolge des Werdeganges eine andere). So halte ich wie Schneider,

STOECKENIUS und GRUBER die zusammenfassende Bezeichnung „*Syphilome*",
also je nachdem *submiliare* oder *miliare* Syphilome, für diese Bildungen für
sehr geeignet.

Daneben gibt es nun aber bei der angeborenen Lebersyphilis auch *echte
Gummata*. Einmal kleine Herde, die man in der Tat als „miliare Gummata"
bezeichnen darf, und dann, teils durch Zusammenfließen kleinerer entstandene,
weit größere. Aber die echten Gummata sind eben bei der angeborenen Leberlues viel seltener. Es handelt sich also hier um aus Rundzellen, Epitheloidzellen, gegebenenfalls Riesenzellen und vor allem Spindelzellen bestehende
Granulome, die dann erst Verfettung und Zentralnekrose aufweisen, andererseits bindegewebige Umwandlung eingehen können. Es hat keinen Wert, das
Schrifttum daraufhin zu sichten, wie oft wirklich unter der Bezeichnung „miliare
Gummata" richtige solche beschrieben sind; dazu reicht meist die Schilderung
nicht aus. Auch wird es im Einzelfalle fertiger Bildungen oft nicht mehr entscheidbar sein, ob eine Nekrose im Sinne SCHNEIDERs infolge Spirochäten-
ballenzerfall mit anschließender reaktiver Granulation vorliegt, oder ein erst
sekundär nekrotisch werdendes Granulom besteht, bewirkt, wie man nach Analogie-
schlüssen wohl annehmen darf, durch eine kleinere Zahl von Spirochäten. Wenn
auch in Einzelfällen echte kleine Gummata beschrieben worden sind, wozu
z. B. einige der von v. BAUMGARTEN geschilderten gehören, bei denen auch die
Ähnlichkeit des histologischen Baues mit Tuberkeln betont wird, so gehört
doch auf jeden Fall die große Masse der beschriebenen „miliaren Gummata"
nicht hierher, sondern zu den oben geschilderten „Syphilomen". Es ergibt sich,
daß wirkliche Gummata bei der angeborenen Lebersyphilis verhältnismäßig
seltene Ereignisse sind. Und dies trifft erst recht für solche große zu. Sie sind
hier viel seltener als bei der erworbenen Syphilis. Immerhin bietet das Schrifttum eine größere Reihe von Beschreibungen echter Gummata der Leber bei
angeborener Syphilis, vor allem das ältere. So wären hier zu nennen z. B. Fälle
von PRÉVOST, LANCEREAUX, TESTELIN (haselnuß-walnußgroße), SCHOTT (erbsengroße), WAGNER, ROCHEBRUNE, CANTON, R. MÜLLER, MOORE, EDMOND,
COLLAN, STEINDL, COHN, OBERNDORFER, DEVIC und FROMENT, v. WERDT,
SAUVAGE und GÉRY usw. Die Gummen können sich neben schwerer diffuser
Hepatitis finden, öfters aber ohne solche, so daß dann ein höheres Alter
erreicht wird, in denen sich auch größere Gummata leichter verstehen lassen.
So handelte es sich bei v. WERDT um einen 4jährigen, bei EDMOND um einen
7jährigen, bei MOORE um einen 9jährigen Knaben, bei DEVIC und FROMENT um
einen 16jährigen Patienten, bei COLLAN um je ein 17- und 18jähriges Mädchen,
bei STEINDL um ein 21jähriges Individuum. CANTON aber fand größere Gummata
schon bei einem zweiwöchigen Säugling, SAUVAGE und GÉRY bei einem
5 Tage alten Kinde. Auch ich habe sogar bei einem Kinde, welches nur
12 Stunden nach der Geburt gelebt hatte, mehrere große Gummata gefunden
und gebe davon eine Abbildung (s. Abb. 13). Ein zweites Lebergumma, welches
ich Herrn Geheimrat LUBARSCH verdanke, betraf ebenfalls ein Kind, welches
nur einen Tag gelebt hatte. Im ganzen aber finden sich die, an sich schon
seltenen, echten Gummata der angeborenen Syphilis doch zumeist erst später,
in der Leber wie überhaupt. Ich habe aus dem Schrifttum 43 Fälle (unter
Einrechnung von 3 eigenen) wohl sicher als Gummata anzuerkennender Bildungen
angeborener Syphilis zusammengestellt (19 davon in der Leber) und nur 1 Fall
bei einer 7monatlichen Frühgeburt, 6mal solche bei Tot- oder Neugeborenen,
5mal bei Lebensdauer bis zu 1 Tag, 10mal bei Säuglingen bis zu 1 Monat, 12
zwischen 1 Monat und 1 Jahr, 6 bei älteren Kindern gefunden (3mal Alter
nicht angegeben). Größere Gummata können in ihren nekrotischen Gebieten
auch Kalk ablagern, wie dies hier z. B. STEINDL oder v. WERDT schildern, und

wie dies auch in einem meiner Fälle zu sehen war (s. Abb. 14). Mathewson fand sogar bei einem erst 7monatigen Fetus, meist schon verkalkte, Gummata der Leber (und zahlreiche anderer Organe). Der Verdacht Hochsingers, diese

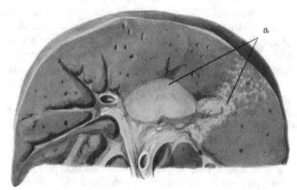

Abb. 13. Angeborene Lebersyphilis. Feuersteinleber mit Gummata (bei a).

Gummata der angeborenen Syphilis seien zum großen Teil Tuberkulosen, ist nur in Einzelfällen gerechtfertigt. Hieran wäre zu denken, besonders wenn die Kinder schon älter waren und zugleich Lungentuberkulose bestand, wie im

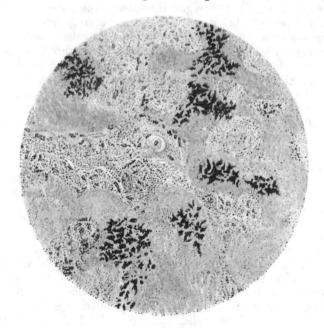

Abb. 14. Angeborene Lebersyphilis. Aus einem großen Gummi.
Rot: gewuchertes Bindegewebe; gelb: Nekroseherde; schwarz: in diesen niedergeschlagener Kalk.
(van Gieson-Färbung.)

Falle v. Werdts; auch käme — aber doch wohl nur sehr selten — Mischinfektion des Virus der Syphilis und der Tuberkelbacillen in Betracht.

Erwähnt sei noch, daß in seltenen Fällen auch schon im *Kindesalter* sich das Bild der *erworbenen Syphilis* ausbilden kann. Goldschmidt erwähnt in seiner Leichenöffnungszusammenstellung des Senckenbergschen pathologischen

Institutes (1914) eine syphilitische Lebercirrhose bei einem 8jährigen Mädchen, das schon wegen Lues II (Primäraffekt am rechten Labium majus) behandelt worden war. Ich habe einen höchst merkwürdigen Fall eines 3jährigen Kindes seziert, das nicht lange zuvor syphilitisch infiziert worden und dann mit Salvarsan behandelt worden war, und welches bei der Leichenöffnung das Bild einer älteren Leberatrophie sowie frische Durchsetzung der Leber mit zahlreichen Blutungen bot.

Im allgemeinen ist bei der gewöhnlichen angeborenen Syphilis *Ikterus* selten. Bei manchen Formen, wie bei der Pericholangitis und bei der Ausbildung von Cirrhosen, ist er die Regel, wovon schon die Rede war. Vorhandensein oder Fehlen von *Ascites* verhält sich sehr wechselnd. ROSENHAGEN fand (unter Abrechnung der 3 ersten Lebenswochen, wo Icterus neonatorum etwas Gewöhnliches ist) in 10,9% der syphilitischen Kinder auch Leberbeteiligung, Ikterus, Ascites nur in 1 Falle.

Völlig unspezifisch für Syphilis sind natürlich *allgemeine Degenerationen des Leberparenchyms*, wie sie unter der unmittelbaren oder mittelbaren Einwirkung auch des syphilitischen Virus vorkommen. In erster Linie ist hier die *amyloide Degeneration* zu nennen, die bei angeborener Syphilis schon ROKITANSKY, MOORE, EDMOND, HUDÉLO fanden und die auch schon bei Neugeborenen beobachtet worden sein soll, während SCHNEIDER wohl mit Recht annimmt, daß sie kaum vor Ende des ersten Lebensjahres auftritt. Stärkere Verfettungen sind selten. SYSAC gibt in seinen „Beiträgen zu den Leberveränderungen im Kindesalter" an, daß er nur geringe feintropfige Verfettung der Leberzellen in angeboren-syphilitisch veränderten Lebern fand. Auch ich habe hier keine stärkere Verfettung beobachtet. In nekrotisch werdenden Gebieten finden sich natürlich größere Fettmassen. *Eisen* fand SYSAC bei angeborener Syphilis nur wenig in Sternzellen, im periportalen Bindegewebe, oder auch in Leberzellen. Ich habe bei angeborener Syphilis mit Leberveränderungen öfters stärkere Eisenablagerung in Sternzellen und Zellen des periportalen Bindegewebes, besonders am äußeren Rande dieses, weniger in Leberzellen (neben Eisenspeicherung in der Milz) gefunden und möchte dies mit dem allgemeinen Marasmus und der Anämie der Kinder in Zusammenhang bringen, ähnlich wie bei Ernährungsstörungen der Säuglinge, bei denen dies besonders LUBARSCH eingehend verfolgte. GRUBER hat diese Beobachtungen in 2 Fällen bestätigt und weist dabei auch auf die Anämie angeboren-syphilitischer Kinder hin. Auch STEPHANI erwähnte, daß sie unter 12 Fällen von Lues congenita 10mal Hämosiderin in der Leber (und Milz) gefunden habe, am reichlichsten bei 2 Frühgeburten und bei 2 Säuglingen, die an Ernährungsstörungen gelitten. Allerdings ist auch daran zu erinnern, daß sich nach Untersuchungen von BOECKER auch normal bei Feten und Neugeborenen in der Leber (und Milz) Eisen findet.

Bei den Erzeugnissen der angeborenen Syphilis sind wir im Gegensatz zu denjenigen der erworbenen in der glücklicheren Lage, die *Spirochaete pallida* in den veränderten Lebern nachweisen zu können. Gerade in der Leber (und Nebenniere) finden sie sich meist in sehr großen Mengen, auch in dicken Zöpfen oder verfilzten Massen, wenn auch sehr ungleich verteilt. Es wurde dies schon bald nach ihrer Entdeckung und histologischen Darstellung durch BERTARELLI-VOLPINO-BOVERO sowie LEVADITI, nachdem in Lebergewebsausstrichen schon BUSCHKE-FISCHER Spirochäten nachgewiesen, allenthalben festgestellt, so daß es sich erübrigt, hier weitere einzelne Namen zu nennen. Ebenso brauchen die verschiedenen Lagerungen der Spirochäten kaum angeführt zu werden. Die Spirochäten finden sich vor allem die Leberzellen umspinnend, den Gitterfasern bzw. den Capillaren folgend, aber auch in Leberzellen (s. z. B. VERSÉ,

sowie v. Gierke), dann in der Wand der Gefäße und Gallengänge. Die
besonderen Verhältnisse der „Miliarnekrosen" bzw. „miliaren Syphilome" sind
schon oben besprochen. In den größten Mengen lassen sich die Spirochäten
besonders in den schweren Fällen finden, wenn Totgeburten vorliegen, oder
die Kinder bald sterben. In späteren Stadien und vor allem nach spezifischer
Behandlung können die Spirochäten verschwunden sein, während die Leber
noch in kennzeichnend-syphilitischer Form verändert ist. Andererseits finden sich
aber öfters Spirochäten auch in größerer Zahl in solchen Lebergebieten, die
bei sonst bestehender Lebersyphilis histologisch unverändert erscheinen, und
von Zeit zu Zeit untersucht man immer wieder Fälle, in denen die Leber makroskopisch oder mikroskopisch keinerlei Veränderungen aufweist, die Levaditi-
Methode aber große Massen von Spirochäten zur Darstellung bringt. Ein
typisches Beispiel: Vor nicht langer Zeit sezierten wir einen kleinen Säugling,
der klinisch als kongenital-syphilitisch infiziert angesprochen wurde; dies konnte
bei der Leichenöffnung insofern nicht bestätigt werden, als kein Organ Veränderungen aufwies, und ebensowenig ergab gründliche histologische Untersuchung irgendeinen für Syphilis congenita sprechenden Befund, insbesondere
die Leber war gänzlich unverändert. Bei der Levaditi-Färbung fanden sich
dann aber allenthalben, und besonders in der Leber, große Mengen der Spirochaete pallida. Daß übrigens in solchen Fällen keine postmortale Vermehrung
vorliegt oder wenigstens keine stärkere (bis zu 96 Stunden nach dem Tode),
ergaben von Gruber angeregte Vergleichsuntersuchungen Kratzeisens.

Äußerst interessant und wichtig sind die *von dem Alter der Kinder abhängigen
Beziehungen zwischen Gewebs- und so insbesondere auch Leberveränderungen
einerseits, dem Vorhandensein der Spirochäten andererseits bei der angeborenen
Syphilis.* Es seien hier nur einige kurze allgemeine Bemerkungen eingeschaltet,
wegen Einzelheiten verweise ich auf mein vor der Deutschen pathologischen
Gesellschaft 1928 gehaltenes Referat. Bei Totgeburten, meist Frühgeburten,
vor allem macerierten, finden sich Spirochäten fast stets in zahlreichen Organen
in sehr großen Mengen. Gewebliche Reaktionen fehlen hier aber sehr häufig
ganz. Die Hochgradigkeit der Infektion scheint in erster Linie von dem Zeitpunkt der placentaren Übertragung abzuhängen. Und hier handelt es sich um
verhältnismäßig frühzeitige Infektion in dem sehr guten fetalen Nährboden,
welcher noch keine Abwehrmöglichkeit besitzt, daher das Fehlen von Reaktionen,
d. h. Veränderungen, Anergie, so daß sich die Spirochäten hemmungslos vermehren und den Organismus zum Absterben bringen können. Gegen Ende der
Schwangerschaft setzt erst die Abwehrmöglichkeit ein; sie ist aber auch jetzt
noch gering und wenig leistungsfähig. Bei lebendgeborenen Kindern oder
solchen, die einige Zeit später sterben, finden sich die Spirochäten daher meist
nicht mehr überall im Körper in solchen Massen (am meisten noch gewöhnlich
in Leber und Nebennieren), dagegen treten jetzt die Organveränderungen
stärker hervor. Aus unmittelbarem Vergleich dürfen wir wohl sicher mit Recht
schließen, daß es die gewebliche Reaktion als Abwehrleistung — neben allgemeinen solchen — ist, auf Grund denen die Spirochäten hier vernichtet werden.
Erst recht tritt dies hervor, wenn die Kinder am Leben bleiben und einige
weitere Zeit leben. Hier finden sich meist nur noch höchstens vereinzelte
Spirochäten, wobei gewöhnlich auch spezifische Behandlung mit in Rechnung
zu setzen ist. Somit entscheidet Frühzeitigkeit der Infektion in utero, die meist
mit Hochgradigkeit derselben im Endergebnis übereinstimmt, über Menge und
Verhalten der Spirochäten einerseits, das morphologische Bild andererseits
und über Schwere der syphilitischen Erkrankung des Kindes und dessen
Schicksal, wenn dies auch nur allgemeine, keineswegs stets zutreffende, Richtlinien sind. Die Riesenspirochätenmengen der Miliarsyphilome stellen örtlich

besondere Anhäufungen der Erreger mit nur verhältnismäßig geringer, und erst nach Absterben der Spirochäten stärker einsetzender Reaktion dar; sie sind daher Früherscheinungen besonders bei Früh- und Totgeburten. Bei den herdförmigen entzündlichen Veränderungen sind offenbar die Spirochätenzahlen beschränkter als sonst und andererseits handelt es sich hier um gesteigerte Regibilität; so finden sich diese Bildungen besonders erst im Säuglingsalter. In den echten Gummata scheinen sich aber gewöhnlich nur wenige Spirochäten zu finden; hier treten die Gewebsveränderungen um so stärker hervor; sie sind Ausdruck einer wenigstens örtlichen Umstimmung im Sinne einer Gewebshyperergie auf eine kleinere Zahl von Spirochäten — bilden sich daher meist erst im Säuglingsalter, oft auch hier etwas später —, und stehen so am Ende der Kette, die mit der Anergie gegen die großen Spirochätenmassen in macerierten Feten beginnt. So leiten denn auch gerade diese Gummata, wenn sie auch gerade aus den genannten Gründen selten sind, über zu den gleichen Bildungen der erworbenen Syphilis — trotz mancher morphologischen Unterschiede —, bei der ja auch die Spirochäten-Immunitätsverhältnisse im Stadium der Gummata ähnliche sind.

Wir wollen noch erwähnen, daß JESIONEK und KIOLEMENEGLOU sowie später MOUCHET in der Leber (andere Forscher besonders auch in der Niere) angeboren-syphilitischer Kinder *eigenartige Elemente* mit einer cuticulaähnlichen Membran und großem Kern gefunden haben, die erstgenannten Forscher im Bindegewebe, der letztere in erweiterten Gallengängen, deren Lichte mit diesen Gebilden verstopft war. Sie *erinnern an Protozoen*, doch ist ihre Bedeutung nicht klar, und vielleicht handelt es sich um besonders große, gewucherte Epithelien.

Überblick über die Lebersyphilis.

Überschauen wir zum Schlusse kurz das ganze Gebiet der Lebersyphilis, so sehen wir in diesem Organ, wie sonst bei der sog. tertiären Syphilis, einmal allgemein-entzündliche Veränderungen mit der Neigung zu sklerotischer Bindegewebsvermehrung bzw. Narbenbildung zu führen, sodann echte örtlich begrenzte Vorgänge, vor allem Gummata, die Zerfall und auch narbige Umwandlung eingehen. Bei der erworbenen Syphilis ist der erstgenannte Vorgang vor allem in späteren Stadien unkennzeichnend, das Vorhandensein gummöser Veränderungen oder echter Gummata erhärtet die Diagnose. Die schwere Lebersyphilis ist heute jedoch bei Leichenöffnungen selten. Bei der angeborenen Syphilis hingegen beherrschen in den meisten Fällen schwere und kennzeichnende Veränderungen der Leber das Bild für das bloße Auge und vor allem mikroskopisch. Am typischsten sind hier gerade die diffusen entzündlichen Veränderungen, die intraacinöse Bindegewebsvermehrung, zudem finden sich häufig noch miliare Syphilome. Echte, besonders größere, Gummata sind hier dagegen selten. Bei der angeborenen Syphilis sind fast stets — besonders in Frühfällen, auch gerade, wenn gewebliche Veränderungen noch nicht hervortreten — die Erreger in großen Massen leicht nachzuweisen. Bei der angeborenen wie erworbenen Lebersyphilis kommen Folgezustände zustande, deren sichere Zurückführung auf syphilitische Entstehungsursache oft Schwierigkeiten bereitet. Im sekundären Stadium der erworbenen Syphilis ist die anatomische Feststellung der Leberveränderungen noch wenig geklärt. Gerade in diesem Stadium kommen auch hie und da wenigstens unter Mitwirkung syphilitischer Entstehungsursache schwerste Leberveränderungen zustande, die der Hepatodystrophie zugehören, Fälle, die aber auch nichts für diese Ätiologie Kennzeichnendes an sich tragen. Im ganzen ist so das Gebiet der Lebersyphilis trotz der Wiederkehr des gleichen doch ein vielgestaltiges.

Literatur.

ADAMI: Syphilis and the liver. N. Y. med. J. 69, 549 (1899). — AFANASJEW: Über anatomische Veränderungen der Leber während verschiedener Tätigkeitszustände. Pflügers Arch. 1883. — ALEXANDER S. BORRMANN. — ANDREW: Trans. path. Soc. Lond. 17, 158 (1866). — ARNDT: Salvarsanfragen. Med. Klin. 1922, 231 u. 266. — ARNHEIM: Zur Kasuistik des Ikterus im Frühstadium der Syphilis. Mh. prakt. Dermat. 26, 436 (1898). — ASCHNER: Wien. med. Wschr. 1896, Nr 32. — ASCHOFF: (a) Ein Fall von Pseudotuberkulose beim Neugeborenen und ihre Erreger. Verh. dtsch. path. Ges. 4, 178 (1902). (b) Über akute Entzündungserscheinungen an Leber und Nebennieren bei kongenitaler Syphilis. Verh. dtsch. path. Ges. 6, 205 (1904). — ASKANAZY: (a) Über extrauterine Bildung von Blutzellen in der Leber. Verh. dtsch. path. Ges. 7, 58 (1904). (b) Über die physiologische und pathologische Blutregeneration in der Leber. Virchows Arch. 205, 346 (1911).

BABES u. MIRONESCU: Über Syphilome innerer Organe Neugeborener und ihre Beziehungen zur Spirochaeta pallida. Berl. klin. Wschr. 1906, 1119. — BAERENSPRUNG, v.: Die hereditäre Syphilis. Berlin 1864. — BÄUMLER: Syphilis. Leipzig 1886. — BAMBERGER, Leberkrankheiten. In VIRCHOWS spezielle Pathologie u. Therapie. Bd. 6, Abt. 1, S. 560. Erlangen 1855. — BARLETT: Corpes and Long. Amer. J. Physiol. 35 (1914). — BARTHÉLEMY: (a) Syph. héréd. tardive. Arch. gén. Méd. 1884, 513 u. 674. (b) Bull. Soc. franç. Dermat. Paris 1, 174 (1890). — BAUER: (a) Verh. 12. Kongr. inn. Med. 1893, Disk.bem. zu SENATOR. (b) Lues und innere Medizin. Leipzig-Wien: Franz Deuticke 1910. — BAUMGARTEN, v.: (a) Über ein Knochensarkom mit tuberkulöser Struktur nebst einigen Bemerkungen über die anatomischen Beziehungen zwischen Syphilis und Tuberkulose. Virchows Arch. 76, 485 (1879). (b) Virchows Arch. 97, 36 (1884). — BAUSMANN und KRATZEISEN: Beitrag zur Frage der toxischen Leberdystrophie. Zbl. Path. 33, Sonderh., 30 (1923). — BECK: Kongenitale Lues der Gallenblase und der großen Gallenwege. Prag. med. Wschr. 1884, Nr 26. — BEITZKE: (a) Diskussionsbemerkung. Verh. dtsch. path. Ges. Jena 1921, (b) Diskussionsbemerkung. Verh. dtsch. path. Ges. 23. Tagg 1928, 289. (c) Pfortaderthrombose auf syphilitischer Grundlage. Med. Welt 1928, 938. — BENDA: (a) Syphilis der Leber. Berl. med. Ges. 8. Febr. 1899. Berl. klin. Wschr. 1899, 199. (b) Berl. klin. Wschr. 1906, 428. — BENDIG: (a) Ein weiterer Beitrag zu dem Artikel: Akute gelbe Leberatrophie bei Syphilis. Berl. klin. Wschr. 1908, 1229. (b) Über akute gelbe Leberatrophie bei Syphilis. Münch. med. Wschr. 1915, 1144. — BENSAUDE: Soc. Anat. Paris 1894. — BERKELEY, HILL: Syphilis and local contag. disorders. London 1868, p. 126. — BERNHARD: Monographie der Krankheiten der Leber. Nach OLLIVIER, ARELON, FERRUS und BERAND. 1838. — BERTARELLI, VOLPINO e BOVERO: Spirochaete pallida. Riv. Igiene e San. publ. 1905, 561. — BIERMER: Über Syphilis der Leber und Milz usw. Schweiz. Z. Heilk. 1, 1 u. 2, 118 (1862). — BIERRING: Ein tödlich verlaufender Fall von Lebersyphilis bei einer 19jährigen Frau (akute gelbe Leberatrophie auf syphilitischer Basis). Ugeskr. Laeg. (dän.) 84, 969 (1922). — BINDER: Riesenzellenbildung bei kongenitaler Lues der Leber. Virchows Arch. 177, 44 (1904). — BIRCH-HIRSCHFELD: (a) In GERHARDTs Handbuch der Kinderkrankheiten. Bd. 4, Abt. 2, S. 665 bzw. 751. Tübingen 1880. (b) Beitrag zur pathologischen Anatomie der hereditären Syphilis Neugeborener. Arch. Heilk. 16, H. 2 (1875). — BIRNBAUM: (a) Gelbsucht und Leberatrophie bei Salvarsanbehandlung. Zbl. Hautkrkh. 14, 137 (1924). — (b) Beitrag zur Frage des sog. „Salvarsanikterus". Arch. f. Dermat. 148, 44 (1924). — BLIEDUNG: Ein Fall von akuter gelber Leberatrophie. Inaug.-Diss. Berlin 1882. — BOECKER: Zbl. Path. 41, 193 (1928). — BOIX: Arch. gén. Méd. 1903, 1302. — BONETUS: Sepulchretum usw. Genevae 1679. — BORGARUCIUS, PROSPER: De morbo gall. methodus. Luisin. Aphr. p. 1127. BORRMANN: Beitrag zur Thrombose des Pfortaderstammes. Dtsch. Arch. klin. Med. 59, 283 (1897). — BORST: Verh. physik.-med. Ges. Würzburg 31 (1897). — BOSC: C. r. Soc. Biol. Paris 60, 340 (1906). — BOTALLI: Luis ven. cur. rates. Luisin. Aphr. p. 862. — BOZZOLO: Clin. mod. 3, 25 (1897). — BRASSAVOLUS, ANT. MUSA: De Morb. gall. lib. Luis. Aphr. p. 671. — BRAUNSCHWEIG: Über akute gelbe Leberatrophie als Folge von Syphilis. Med. Klin. 1911, 137. — BROOKS: The liver in acquired syph. N. Y. med. J. 99, 1284 (1914). Med. Rec. 1914, 86. — BRUNK: Über die luetischen Erkrankungen der Leber. Inaug.-Diss. Berlin 1888. — BRUHNS-LÖWENBREG: Über Silbersalvarsannatr. und die Dosierung des Salvarsans nebst Mitteilung eines Falles usw. Berl. klin. Wschr. 1919, 912 u. 948. — BUDACZINSKI: Ikterus im Frühstadium der Lues. Wien. klin. Rdsch. 1907, Nr 41/44. — BUDAY: (a) Über die Sklerose der Pfortader. Zbl. Path. 14, 161 (1903). (b) Virchows Arch. 141, 514 (1895). — BUDD: On diseases of the liver. London 1857 (II. edit.). — BÜLAU: Demonstration eines Präparates von chronischer Thrombose der Pfortader. Ärztl. Ver. Hamburg 29. April 1884. Dtsch. med. Wschr. 1884, 13. — BUSCHKE: (a) Zur Kenntnis des Ict. syph. praecox. Berl. klin. Wschr. 1910, 238. (b) Über Ikterus im Frühstadium der Syphilis. Z. ärztl. Fortbildg 21, 414 (1924). — BUSCHKE u. FISCHER: (a) Lues-Spirochäten. Dtsch. med. Wschr. 1905, 791. (b) Über die Beziehungen der Spirochaeta pallida zur kongenitalen Syphilis usw. Arch. f. Dermat. **82**, 63 (1906). — BUSCHKE u. LANGER: Komplikationen und Heilungen subakuter Leberatrophie bei Syphilis. Dtsch. med. Wschr. **1922**, Nr 35. — BUSCHKE u. JERNIK: Zur Kenntnis der Lebererkrankungen im Frühstadium der Syphilis. Arch. f. Dermat. **106**, 121 (1911).

CAILLÉ: Zur pathologischen Anatomie der kongenitalen Lebersyphilis. Inaug.-Diss. Würzburg 1877. — CAILLIAU: Hépatites scléreuses de l'hérédo-syphilis et leur pathogénèse. Soc. anat. Paris 8./9. Okt. 1929. Ann. Anat. et Path. **6**, 958 (1929). — CANTARANO: Icterizia; atrofia gialla ac. e sifilide. Giorn.-internat. Sci. med. **2**, 1270 (1880). — CANTON: Trans. path. soc. London Vol. 13, p. 113. — CARRERA: Histopatologia de la sifilis del Ligaro. Arch. Argentin. de enfermedades del aparato digestivo y de la nutricion. Tome 3, No 3 (1928). — CASARINI: Epatit. sifil. Riforma med. **1896**, 848. — CASTEL, DU: Syph. hépat., perihépatit. et complicat. de voisinage. Ann. Mal. vénér. **14**, No 3 (1919). Arch. f. Dermat. **125**, 933 (1920). — CASTENS: Beiträge zur pathologischen Anatomie und Statistik der Syphilis congenita. Inaug.-Diss. Kiel 1898. — CASTILLO: Über pathologisch-anatomische Befunde und das Verhalten der Spirochäten beim experimentellen Morbus Weil des Meerschweinchens usw. Virchows Arch. **247**, 520 (1924). — CATANEUS: De morb. gall. Tract. Luis. Aphr. p. 141. — CEELEN: Über Plasmazellen in den Nieren. Virchows Arch. **211**, 276 (1913). — CHAPOTOT: 3 cas d'ictère survenne pend. la période sec. de la syph. Lyon méd. 1891. — CHIARI: (a) Lues hered. mit gummöser Erkrankung des galleleitenden Apparates und des Magens. Prag. med. Wschr. **1885**. (b) Über die selbständige Phlebitis obliter. der Hauptstämme der Venae hep. als Todesursache. Beitr. path. Anat. **26**, 1 (1899). (c) Über Phlebitis hepat. Verh. dtsch. path. Ges. Düsseldorf **1899**. — CHIARI, HERMANN: Endophlebitis obliterans der Venae hepaticae. Wien. klin. Wschr. **1927**, 957. — CHURTON: Of case of cirrhosis of liver. Aspparently due to congen. syph. with thrombosis of hepat. veins. Trans. path. Soc. Lond. **50**, 145. — CHVOSTEK: Ein Fall von Syphilis der Nebennieren, des Pankreas, der Leber usw. Vjschr. Dermat. **1884**, 225. — CITRON: Ver. f. inn. Med. 23. März 1919. Diskussionsbemerkung zu UMBER. Dtsch. med. Wschr. **1919**, 590. — CLARKE: Amer. J. med. Sci. **1898**. — COCO DIEGO: s. BORRMANN. — COHN: Eine ungewöhnliche Form der angeborenen Lebersyphilis. Virchows Arch. **146**, 468 (1897). — COLLAN: Bidr. tie Känndomen af förändrigarne i lefvarn vid syfilis. (Beiträge zur Kenntnis der Veränderungen in der Leber bei Syphilis. Inaug.-Diss. Helsingfors 1915. — COLLINET: Demonstration einer syphilitisch gelappten Leber. Soc. Anat. Paris 13. Mai 1892. Bull. Soc. Anat. Paris **6** (1892). — CORNIL: Leçons sur la Syph. p. 374. Paris: Baillière 1879. — CRAE, MAC: Bull. Johns Hopkins Hosp. **26**, 144 (1915). — CRISTEA u. BLUMENTHAL: Syphilitischer Ikterus vor Auftreten der Roseola. Spital **43**, 187 (1923). Zbl. Dermat. **11**, 72. — CROSTI: Ric. compar. int. alla funzionalitá epat. nella sifilide e nella terap. arsenobenzolica. Giorn. ital. Mal. vener. **65**, 205 (1924). — CUMSTON: (a) Remarks on visceral syph. Amer. J. Syph. **7**, 671 (1923). (b) Eine kurze Betrachtung der Lebersyphilis vom chirurgischen Standpunkte. Arch. klin. Chir. **70**, 369 (1903).

DEBRÉ: CORDEY et BRETRAUD: Forme fébr. de la cirrh. hypertroph. hérédo-syph. Bull. Soc. Pédiatr. Paris **21**, 360 (1923). — DELEVARENNE: Essai sur la syph. du foie chez l'atulte. Thèse de Paris 1879. — DENÉCHAU, FRUCHAUD-BRIN et AGOULON: Quatre cas de syph. Art. du foie à forme pseudo-chirurg. etc. Bull. Soc. méd. Hôp. Paris **39**, 556 (1923). Zbl. f. Dermat. **11**, 248. — DESRUELLES: Bull. Soc. Anat. Paris **1851**, 216. — DEVIC et BÉRIEL: L'apoplexie hépat. dans le syph. Considérat. sur les ruptures spontan. du foie. Ann. de Dermat. **1906**, 642. — DEVIC et FROMENT: Un cas de syph. hérédit. tardive du foie. Ann. de Dermat. **1906**, 97. — DITTRICH: Der syphilitische Krankheitsprozeß in der Leber. Prag. Vjschr. Heilk. **1**, 1 (1849); **2**, 33 (1850). — DOHI: Über das Vorkommen der Spirochaeta pallida im Gewebe usw. Zbl. Bakter. I Orig. **44**, 246 (1907). — DRÜHE: 2 Fälle von maligner Lebersyphilis. Inaug.-Diss. München 1888. — DUJARDIN: J. Méd. Brux. **1914**; s. PULVERMACHER. — DUTSCH: Pericholangitis gummosa und Pneum. syphil. bei einem fast zweijährigen Kinde. Virchows Arch. **219**, 207 (1915).

EDMOND: Brit. med. J. 1888. — EHRMANN: Über Erkrankungen der Leber und der Gallenblase, besonders über die akute gelbe Leberatrophie. Münch. med. Wschr. **1922**, 1457. — EICKE: Diskussionsbemerkung zu GOTTRON. Berl. dermat. Ges. 12. Juli 1921. — EKEHORN: (a) Virchows Arch. **242**, 93 (1923). (b) Suppl. ad Acta gynaec. scand. **2** (1924). (c) Acta med. scand. (Stockh.) Suppl.-Bd. **12**, 1 (1925). — EMMERICH: Demonstration von Leberpräparaten von 5 Fällen von akuter gelber Leberatrophie. Med. Ges. Kiel 30. Juni **1921**. Münch. med. Wschr. **1921**, 999. — ENGEL-REIMERS: Über akute gelbe Leberatrophie in der Frühperiode der Syphilis. Jb. Hamburg. Staatskr.anst. **1**, 325 (1889). — EPPINGER jun.: Die Erkrankungen des hepato-linealen Systems. Berlin 1920. — EPPINGER, sen.: Prag. med. Wschr. **32**, 1 (1875). Wien. med. Wschr. 1877. — ERDMANN: Beitrag zur Kenntnis der kongenitalen Syphilis der Leber. Dtsch. Arch. klin. Med. **74**, 458 (1902). — ERICHSEN: Über akute Leberatrophie. Petersburg. med. Z. **6**, 77 (1864). — ÉTIENNE, MICHON et NOVAKOVITSCH: Act. diurét. des composés mercur. dans la cirrh. atroph. de LAËNNEC. Bull. Soc. franç. Dermat. **1924**, 2.

510   G. HERXHEIMER: Pathologische Anatomie der Syphilis der Leber.

FALCHI et FLARER: Ric. sulla funzionalitá epat. nei vari stari d. sifilide. Giorn. ital.
Mal. vener. Pelle **65**, 1076 (1924). — FALLOPIA: De morbo gall. tract. Luis. Aphr. p. 771. —
FERRI: De morbo gall. liber. tert. Luis. Aphr. p. 433. — FISCHER, B.: (a) Über heredi-
täre Syphilis des Herzens. Münch. med. Wschr. **1904**, 652. (b) Über Todesfälle nach
Salvarsan. Dtsch. med. Wschr. **1915**, 939 u. 976. (c) Diskussionsbemerkung zu HERX-
HEIMER. Mannheimer südwestdtsch. Pathologentagg 1922. — FISCHER, O.: Einiges über
Lebersyphilis beim Erwachsenen. Wien. med. Bl. **23**, 733 u. 749 (1900). — FISCHER, W.:
(a) Akute gelbe Leberatrophie bei Syphilis. Berl. klin. Wschr. **1908**, 905. (b) Über großknotige tumorähnliche Tuberkulose der Leber, wahrscheinlich kombiniert mit Syphilis.
Virchows Arch. **188**, 21 (1907). — FLEISCHHAUER: Diskussionsbemerkung zu SENATOR.
12. Kongr. inn. Med. 186. — FLEXNER: Concerning hepat. syph. N. Y. med. J. **75**, 101
(1902). — FRÄNKEL, E.: (a) Diskussionsbemerkung zu SIMMONDS. Münch. med. Wschr.
1897, 183. (b) Bemerkungen über akute gelbe Leberatrophie. Dtsch. med. Wschr. **1920**,
225. — FRERICHS: Klinik der Leberkrankheiten. 2. Aufl., Bd. 2, S. 201. Braunschweig
1861. — FRIEDMAN: Hep. fever due to gumma of the liver. N. Y. med. J. **114**, 475
(1921). — FRÜS: To tieffaeldte of acut geel leberatrofie som complicat. til sifilis.
Hosp.tid. (dän.) R 3, 7, 861 (1889). Cannstatts Jb. **1889**, 300. — FUNKE: Syphilis of the
liver (sclerogummatous type). Med. News **87**, 67 (1905). Proc. path. Soc. Philad. **1905**,
Nr 4. — FUSS u. BOYE: Virchows Arch. **186**, 288 (1906). — FUSS u. WELTMANN: Über
Ikterus bei Lues. Arch. f. Dermat. **140**, 247 (1922).

GALLOT: L'ictère grave à la période sec. de la syph. Thèse de Lyon. **1895**. — GASTON
et GIRAULD: C. r. Soc. Obstetr. Paris **1909**, 127. — GEIPEL: Über akute gelbe Leberatrophie.
Ges. Natur- u. Heilk. Dresden 4. April 1921. Münch. med. Wschr. **1921**, 1468. — GENNE-
RICH: (a) Über Silbersalvarsan. Dtsch. med. Wschr. **1918**, 1243. (b) Kriegserfahrungen
in der Luesbehandlung unter besonderer Berücksichtigung des Silbersalvarsans. Berl.
klin. Wschr. **1919**, 769. — GHON: Genuine Atrophie der Leber. Ver. Ärzte Prag. Jan. **1922**. —
GIESE: Jb. Kinderheilk. **42**, 252 (1896). Münch. med. Wschr. **1922**, 219. — GILBERT,
CHIRAY et ALFRED COURY: La syph. tert. du foie à forme hypertroph. fébrile etc. Bull.
Soc. méd. Hôp. Paris **37**, 417 (1921). — GOLDSCHMIDT: Sektionsstatistik 1914. Frankf.
Z. Path. **27**, 536 (1922). — GOLDSTEIN: Beiträge zur Lebersyphilis. Berl. klin. Wschr.
1876, 265. — GOLTRON: (a) Akute gelbe Leberatrophie bei tertiärer Lues. Berl. dermta.
Ges. 14. Juni 1921. Zbl. Hautkrkh. **2**, 157 (1921). (b) Zwei Fälle von akuter gelber
Leberatrophie bei mit Salvarsan behandelten Syphilitikern. Berl. dermat. Ges. 12. Juli
1921. Zbl. Dermat. **2**, 418 (1921). — GOODBRIDGE: Brit. med. J. **1871** I, 609. — GRAEF:
Akute gelbe Leberatrophie bei sekundärer Lues. Dtsch. med. Wschr. **1909**, **1925**. —
GRAINGER, STEWART: Amyloid and syphilit. degeneration of the liver etc. Med. Tim. a.
Gaz. **1864**. — GRIFFITHS: Rupture of gumma in the liver. Lancet. **1888**. — GROTE:
Ärztl. Mitt. Karlsruhe **1883**. — GRUBER: (a) Demonstration ärztl. Kreisverein Mainz
28. März 1922. Münch. med. Wschr. **1922**, 651. (b) Die pathologische Anatomie der
Lebersyphilis. Arch. f. Dermat. **143**, 79 (1923). (c) Gummöse Lues der Leber. Münch.
med. Wschr. **1923**, 1215. (d) Kurze Beiträge zur pathologischen Anatomie der angeborenen Lebersyphilis, speziell der Cholangitis luetica. Dermat. Wschr. **79**, 1029 (1924).
(e) Spezielle Infektionsfolgen der Leber. HENKE-LUBARSCHS Handbuch der speziellen
pathologischen Anatomie und Histologie. Bd. 5, Teil 1, Lues S. 578. Berlin: Julius Springer
1930. — GUBLER: (a) Altérat. du foie chez des individues atteintes de syph. C. r. Soc.
Biol. Paris **1849**, **1850** u. **1852**. (b) Mém. sur l'ictère qui accompagne quelquefois les
éruptions syph. précocis. C. r. Soc. Biol. Paris **1854**. (c) Mém. sur une nouv. affect. du foie
liée à la syph. hérédit. chez les enfants du premier âge. Gaz. méd. Paris **1852**, No 17,
18, 19 u. 22 u. **1854**. — GÜRICH: Über die syphilitischen Organveränderungen, die unter
dem Sektionsmaterial der Jahre 1914—1924 angetroffen wurden. Münch. med. Wschr.
1925, 980. — GUTMANN: Erfahrungen über Ikterus bei Syphilitikern. Dermat. Z. **37**,
39 (1922).

HAARS: Beiträge zur Lehre von der diffusen kongenitalen Lebersyphilis. Inaug.-Diss. Kiel
1891. — HALDANE: Interstitielle Leberentzündung mit syphilitischem Exsudat (Gumma).
Wien. allg. med. Ztg **1864**. — HALL: Ein Fall von „Röhrentuberkalose" der Leber, wahrscheinlich mit Syphilis kombiniert. Virchows Arch. **206**, 167 (1911). — HANDFIELD: Effects
of syph. in the intern. organs, specially the liver. Lancet **1885** I, 627. — HANOT: Sur le
cirrhose tubercul. s. HALL. — HANSEMANN, V.: Diskussionsbemerkung zu MARCHAND.
Verh. dtsch. path. Ges. **1902**, 88. — HANSER: (a) Zur Frage der akuten bzw. subakuten
Leberatrophie. Virchows Arch. **233**, 150 (1921). (b) Zur Pathologie der akuten gelben
Leberatrophie. Breslau. med. Ver., März **1921**. Dtsch. med. Wschr. **1921**, 644. — HART:
(a) Über die sog. akute und subakute gelbe Leberatrophie. Med. Klin. **1921**, 523 u. 554.
(b) Über Phlebitis hepat. syphil. Virchows Arch. **237**, 43 (1922). — HARTMANN: Dissertat.
de lue ven. Marburgi 1611. — HAUSMANN: Die luetischen Erkrankungen der Bauchorgane.
Slg Abh. Verdgskrkh. Halle a. S.: Carl Marhold 1913. — HAYASAKI aus KIBATA: Spirochetae
organisms in the tissues in ac. Yellow atrophy of the liver. J. in f. Dis. **30**, 64 (1922). —

HEBB: Two cases of monocellules cirrhosis. Trans. path. Soc. Lond. **48**, 117. — HECKER, C.: (a) Über Syphilis congenita innerer Organe. Mschr. Geburtsh. **33** (1869). (b) Virchows Arch. **17**, 192. — HECKER, R.: Beiträge zur Histologie und Pathologie der kongenitalen Syphilis sowie zur normalen Anatomie des Fetus und Neugeborener. Dtsch. Arch. klin. Med. **61**, 1 (1898). — HERINGER: Die Bedeutung des anatomischen Nachweises der Syphilis congenita. Beitr. path. Anat. **69**, 60 (1921). — HEDRÉN: Untersuchungen über die Spirochaeta pallida bei kongenitaler Syphilis. Zbl. Bakter. I Orig. **46**, 232 (1908). — HEINRICHS-DORFF: Leber-Lues-Salvarsan. Virchows Arch. **240**, 441 (1923). — HELLER: Die Lungenerkrankungen bei angeborener Syphilis. Dtsch. Arch. klin. Med. **42**, 159 (1887). — HERXHEIMER: Die pathologische Anatomie der angeborenen Syphilis. Allgemeine Gesichtspunkte (Referat). Verh. dtsch. path. Ges. 23. Tgg **1928**, 144. — HERXHEIMER, G.: (a) Zur Ätiologie und pathologischen Anatomie der Syphilis. LUBARSCH-OSTERTAG, Erg. Path. **11** I, 1 (1907). (b) Zur pathologischen Anatomie der kongenitalen Syphilis. Erg. Path. **12**, 499 (1907). (c) Über akute gelbe Leberatrophie, Syphilis und Salvarsan. Berl. klin. Wschr. **1920**, 369. (d) Über die akute gelbe Leberatrophie. Berl. klin. Wschr. **1922**, 1441. (e) Über „akute gelbe Leberatrophie" und verwandte Veränderungen. Beitr. path. Anat. **72**, 56 (1923) und **72**, 349 (1924). — HERXHEIMER u. GERLACH: Über Leberatrophie und ihr Verhältnis zu Syphilis und Salvarsan. Beitr. path. Anat. **68**, 93 (1921). — HESCHL: Beiträge zur Kenntnis der syphilitischen Leberaffektionen. Z. prakt. Heilk. **1862**. — HESS: Amer. J. med. Sci. **2** (1905). — HEUBNER: Syphilis im Kindesalter in GERHARTS Handbuch der Kinderkrankheiten 1896. S. 317. — HICKEL: Un cas de gomme hépat. verifiée par la laparotom. exploratr. Bull. Soc. franc. Dermat. **1923**, 63. Zbl. Dermat. **10**, 190. — HILSNITZ: Beitrag zur Pathologie der Endophlebitis hepat. obliter. Zbl. allg. Path. **36**, 101 (1925). — HILTON, FAGGE: Yellovatr. of the liver probably superrening etc. Nor. Times a. Gaz. **1**, 211 (1867). Trans. path. Soc. Lond. **17**, 158 (1866). — HINTZE: Fieber bei Lebersyphilis. Arch. Schiffs- u. Tropenhyg. **1914**, 656. — HINTZEN: Beiträge zur pathologischen Anatomie und Histologie der kongenitalen Syphilis. Inaug.-Diss. Tübingen 1869. — HJELT: Helsingfors 1872. Schmidts Jb. **161**, 140. — HOCHSINGER: (a) Zur Kenntnis der angeborenen Syphilis des Säuglings. Wien. med. Wschr. **1896**, Nr 9—14. (b) Studien über die hereditäre Syphilis. Leipzig u. Wien: Franz Deuticke 1898 u. 1904. — HOECHALT: Ein Fall von Icterus syph. Pest. med.-chir. Presse 1895. — HOLLEFELD: Beitrag zur Kenntnis der kompensatorischen Leberhypertrophie. Inaug.-Diss. Göttingen 1896. — HOPPE-SEGLER: (a) Nothnagels Handbuch der speziellen Pathologie und Therapie Bd. 18, Teil 1. Wien 1899. Neue Aufl. 1912. (b) Diskussionsbemerkungen. Münch. med. Wschr. **1921**, 999. (c) Über die Zusammensetzung der Leber, besonders ihren Eiweißgehalt in Krankheiten. Z. physiol. Chem. **116**, 67 (1921). — HOVITZ: J. Kinderheilk. **1863**. — HUBER: (a) Leberfieber. Ther. Gegenw. **1911**. (b) Ver. inn. Med. Berlin, 18. März 1895. Dtsch. med. Wschr. **1895**, 97. — HUBER u. KAUSCH: Zur Klinik der subakuten Leberatrophie. Berl. klin. Wschr. **1920**, 81. — HUDÉLO: Contrib. à l'ét. des a lésions du foie dans la syph. hérédit. Thèse de Paris **1890**. — HÜBSCHMANN: Über die Endophlebitis hepat. obliter. Abh. Kais. Leop.-Carol. dtsch. Akad. Naturforsch. Halle a. S. **97** (1912). — HÜTER: Über Leberlues. Altonaer ärztl. Ver. 26. Jan. 1916. Münch. med. Wschr. **1916**, 288. — HUTCHINSON: Med. Tim. **1876**, 136. — HUTINEL et HUDÉLO: Et. sud les lésions syphil. du foie chez les foetus et les nouveau-nés. Arch. Méd. expér. et Anat. path. **1890**, 509. — HUZELLA: Über die chronische graue Leberatrophie. Beitr. path. Anat. **70**, 392 (1922).

JACOBSOHN u. SKLARZ: Salvarsanschädigungen als Störung des Ionengleichgewichts. Med. Klin. **1921**, 1327. — JACOBSON s. BORTH: Bericht über Arbeiten path. Inst. Würzburg **1901**, 38. — JACOBY: Über Hepatolyse (akute gelbe Leberatrophie) bei Lue. Klin. Wschr. **1924**, 840. — JASTROWITZ: Leberlues und Pfortaderthrombose. Ver. inn. Med. 22. Okt. 1883. Dtsch. med. Wschr. **1883**. — JERVIS and DYKE: Multiple gummata with an unusual deformation of the liver. Lancet **1912**, 364. — JESIONEK u. KIOLEMENEGLOU: Münch. med. Wschr. **1904**. — JOHNSTON: De lue ven. in idea univers. med. pract. Lugduni 1655. — JONG, JOSSELIN DE: Over juveniele en infantiele levercirrhose. Rotterdam 1927. (Festschrift für KLINKERT.) — JOSEPH: Arch. Dermat. **29** (1894). — JOSEPH u. KONHEIM: Über Urobilinurie bei Hautkrankheiten. Dermat. Zbl. **21**, 2 (1918). — JULLIEN: Traité prat. d. malad. vénér. 1879. — JUSTUS: Über die durch Syphilis bedingten Blutveränderungen usw. Vichows Arch. **140** (1891).

KAISER: Fall von akuter gelber Leberatrophie. Inaug.-Diss. Tübingen 1895. — KAUFMANN: Lehrbuch der speziellen pathologischen Anatomie. 7/8. Aufl. Bd. 1, S. 733. Berlin-Leipzig 1922. — KEIL, JOH.: Dissertatio de lue ven. qua natura, qua cura. Marburgi 1613. — KEY: Hygiea; Sv. Läkarev. Jörg. **1873**, 370; Schmidts Jb. **161**, 142 (1874). — KEYES: Genitourinary disorder with syph. 1888. — KIMLA: Kongenitale latente Hypoplasien der drüsigen Organe bei der kongenitalen Syphilis. Wien. med. Wschr. **1905**. — KIRCH u. FREUNDLICH: Zur Frage der Leberschädigung bei Lues und Salvarsantherapie. Arch. f. Dermat. **136**, 107 (1921). — KIRCHHEIM: Klinischer Verlauf und pathologisch-anatomischer Befund bei 2 Fällen von tertiärer fieberhafter Leberlues. Dtsch. med. Wschr. **1911**. —

Kleeberg: Über Leberfunktionsprüfungen bei Lues. Med. Klin. 1920, 1162. — Klemm: Pfortaderthrombose bei Lebersyphilis mit tödlicher Magen- und Darmblutung. Inaug.-Diss. München 1903. — Klemperer: Über Fieber bei Syphilis der Leber. Z. klin. Med. 55, 176 (1905). — Klewitz u. Lepehne: Über syphilitische hereditäre Tarda hepatis (Lebercirrhose mit akuter gelber Leberatrophie). Dtsch. med. Wschr. 1920, Nr 7. — Klöppel: (a) Über luetische Bilirubinämie usw. Dermat. Wschr. 75, 1065 (1922). (b) Lues und Salvarsan in ihrem ätiologischen Zusammenhang mit Bilirubinämie und Ikterus. Dermat. Z. 37, 137 (1922). — König: Die Bedeutung der Lebersyphilis für die Diagnose der Bauchgeschwülste. Berl. klin. Wschr. 1906, 137. — Kon: Das Gitterfasergerüst der Leber und normale und pathologische Verhältnisse. Arch. Entw.gesch. 25 (1908). — Kraft: Über die Endophlebitis hepatica obliterans. Frankf. Z. Path. 29, 148 (1923). — Kratzeisen: Über postmortale Spirochätenvermehrung in der Leiche. Zbl. Bakter. I Orig., 9, 2. — Kretschmann: Über akute gelbe Leberatrophie (Icterus gravis). Inaug.-Diss. Breslau 1882. — Kretz: (a) Über Hypertrophie und Regeneration des Lebergewebes. Wien. klin. Wschr. 1894. (b) Pathologie der Leber. Erg. Path. 8 II, 473 (1902/1904). — Kühnel u. Priesel: Ein Beitrag zur Klinik und pathologischen Anatomie der sog. obliterierenden Endophlebitis der Lebervenen. Med. Klin. 1921, 127. — Kutschmann: Ein Fall von akuter Leberatrophie. Inaug.-Diss. Greifswald 1872.

Laeombe: Ét. sur les accid. hépat. de la syph. chez l'adulte. Paris: Delahaye 1874. — Lancereaux: (a) Traité histor. et prat. de le Syph. p. 146. Paris: Baillière 1866. (b) De l'hépatite syph. gaz. méd. Paris 1873. — Lang: Vorlesungen über Pathologie und Therapie der Syphilis. S. 247. Wiesbaden: J. F. Bergmann 1884/86. — Lange: Fall von Lebervenenobliteration. Inaug.-Diss. Kiel 1886. — Laporte: Sympt. d'ictère grave observ. dans le cours d'une syph. Thèse de Paris 1879. — Lasch: Berl. klin. Wschr. 1894, 906. — Lebert: Über Icterus typhoides. Virchows Arch. 1855, 385. — Leduc: Cirrhose hépat. d'origine syph. thrombose de la veine porte et des veins meseuter. et splemiqu. varices de l'oesophage et de l'etoucae. Bull. Soc. Anat. Paris 55, 636 (1880). — Lenhartz u. Gürich: Aneurysma- und Gummibildung in der Leber bei sekundärer Lues. Virchows Arch. 262, 416 (1926). — Letulle: Presse méd. 1918, 477. — Leudet: Reel. chin. pour serris à l'hist. d. lésions viscér. de la syph. Monit. Sci. méd. 1860, 1131. — Levaditi: C. r. Soc. Biol. Paris 8, 342, 345 u. 846 (1905). — Levaditi et Roché: La syphilis Paris. — Lewin: Kasuistische und differentialdiagnostische Mitteilungen über akute Leberatrophie bei Syphilitischen. 60. Naturforsch.-Verslg Wiesbaden 1887. — Lichtenstern: Über einen neuen Fall von selbständiger Endophlebitis obliterans der Hauptstämme der Vena hepat. Frag. med. Wschr. 1900, 325 u. 338. — Liebermeister: (a) Beitrag zur Klinik und Anatomie der Lebersyphilis. 1864. S. 163. (b) Dtsch. med. Wschr. 1893. (c) Verh. 2. Kongr. inn. Med. 1892, 127. — Lindstedt: Über „Salvarsanikterus" und dessen Verhältnis zum „katarralischen" und syphilitischen Ikterus. Acta med. scand. (Stockh.) 59, 209 (1923). Zbl. Dermat. 11, 172. — Linser: Ikterus und Salvarsan. Verh. dtsch. Ges. inn. Med. 34. Kongr. Wiesbaden 1922, 65. — Lipman-Wulf: Diskussionsbemerkung zu Gottron. Berl. dermat. Ges. 12. Juli 1921. — Lippmann: Zum klinischen Bild der subchronischen Leberatrophie. Med. Klin. 1924, Nr 40. — Lobenhoffer: Über extravascul. Erythropoese in der Leber und pathologische und normale Verhältnisse. Beitr. path. Anat. 43, 124 (1908). — Loder: Lues cong. der Leber, Lunge und Nieren. Inaug.-Diss. Würzburg 1910. — Löwenfeld: 2 Fälle von syphilitischer Erkrankung der Leber. Wien. med. Presse 1873. — Löwenstein: Ikterus im Frühstadium der Syphilis. Berl. dermat. Ges., 2. Febr. 1897. — Lonicer: Über Riesenzellbildung in der Leber bei Lues cong. Beitr. path. Anat. 39, 539 (1906). — Lubarsch: (a) Diskussionsbemerkung zu Kretz. Naturforsch.-Verslg 1894. Zbl. Path. 5, 857 (1894). (b) Über die diagnostische Bedeutung der sog. miliaren Lebergummata. Verh. dtsch. path. Ges. 3, 98 (1900). (c) Diskussionsbemerkung zu Seyfarth. Verh. dtsch. path. Ges. Jena 1921. (d) Diskussionsbemerkung zu Arndt. Berl. med. Ges., 1. Febr. 1922. Med. Klin. 1922, 290. — Lubinoff: Ein Fall von syphilitischer Lebererkrankung mit intensivem Ikterus. Ges. Ärzte in Kasan. Arch. f. Dermat. 31, 147 u. 150. — Lühmann: Eine neue Art von Gefäßerkrankung der Leber bei kongenitaler Lues. Beitr. Geburtsh. 17, 223 (1912). — Luger: Zur Diagnose der viscer. Lues etc. Wien. med. Wschr. 1925, 41, 171, 539 u. 593.

Machat: Über kongenitale Lebersyphilis. Inaug.-Diss. Würzburg 1896. — Mader: Völlig fieberloser Verlauf einer akuten Leberatrophie bei einer Syphilitischen. Wien. med. Bl. 7, 425 (1884). — Marchand: (a) Ärztl. Ver. zu Marburg. Berl. klin. Wschr. 1890. (b) Ärztl. Ver. zu Marburg. Berl. klin. Wschr. 1894. (c) Über kongenitale Lebercirrhose bei Syphilis. Zbl. allg. Path. 7, 273 (1896). (d) Diskussionsbemerkung zu Lubarsch. Verh. dtsch. path. Ges. 3, 98 (1900). (e) Demonstration einer Leber mit sog. knotiger Hyperplasie. Verh. dtsch. path. Ges. 5, 86 (1902). — Maschka, v.: Vjschr. gerichtl. Med. 43, 1 (1885). — Massa: De morbo gall. lib. Luis. Aphr. p. 42. — Mathewson: Über einen Fall von kongenitaler Syphilis, ausgezeichnet durch ungewöhnliche Ausbreitung und Schwere der syphilitischen Erkrankungen. Prag. med. Wschr. 1895. — Matthiolus, Petr.

ANDR.: De morbo gall. opuscul. Luis. Aphr. p. 251. — MAURIAC: Essay sur la syph. Thèse 1878. — MAYER: Syphilis als konstanter ätiologischer Faktor der akuten gelben Leberatrophie. Berl. klin. Wschr. 1921, 882. — MEDER: Über akute Leberatrophie mit besonderer Berücksichtigung von dabei beobachteten Regenerationserscheinungen. Beitr. path. Anat. 17, 143 (1895). — MELCHIOR: Fast totale Nekrose des Leberparenchyms bei syphilitischer Hepatitis usw. Münch. med. Wschr. 1907, 2135. — MELNIKOW-RASWE-DENKOW: Histologische Untersuchungen über das elastische Gewebe. Beitr. path. Anat. 26 (1899). — MÉNÉTRIER et RUBENS: Duval Lésions histol. du foie dans un cas d'ictère syph. du nou ocairné. Arch. Méd. expér. et Anat. path. 9, 108(1907). — MEWIS: Z. Geburtsh. 4. — MEYER, O.: Zur Kenntnis der Endophlebitis hep. obliter. Virchows Arch. 225, 213 (1918). — MEYSTRE: Un cas de Thrombose d. reines hepat. Trav. Inst. path. Lausanne 1904, 39. — MICHAEL: (a) Der Icterus syphil. praecox unter besonderer Berücksichtigung der dabei auftretenden akuten gelben Leberatrophie. Arch. f. Dermat. 120, 694 (1914). (b) Zur Klinik der akuten gelben Leberatrophie mit besonderer Berücksichtigung der Ätiologie. Med. Klin. 1915, 809. — MICHAELIS: Erfahrungen mit 606. Dtsch. med. Wschr. 1910 II, 2582. — MILNE: (a) J. of Path. 13, 127 (1909). (b) Arch. internat. Med. Chicago 8, 639 (1911 u. 1915). — MINKOWSKI: Verh. 2. Kongr. inn. Med. 1892, 127. — MOUCHET: Arch. Méd. expér. 1919. — MOUSE: Z. Chirurgie des Lebergumma. Bruns' Beitr. 128, 148 (1923). — MONTANUS: De morbo gall. tractat. Luis. Aphr. p. 554. — MONTESANTO: Erfahrungen mit 606. Münch. med. Wschr. 1910, 2582. — MOORE. Lancet 1885. — MORGAGNI: De sed. et causis morb. Venet. 1762. p. 369. — MOSON: Case of acute splenitis in a syphilit. patient. Trans. path. Soc. 22, 274 (1871) u. 23, 153 (1872). — MOXTER: Fortschr. Med. 15, 441 (1897). — MRAČECK: Allgemeine rezente Syphilis. Akute gelbe Leberatrophie. Bericht des Krankenhaus Rudolfstiftung 1891. — MÜLLER, C. A.: Über die Blutbildungszellen in der Leber bei Syphilis cong. mit besonderer Berücksichtigung der Lymphocyten und Plasmazellen. Dtsch. Arch. klin. Med. 116, 566 (1914). — MÜLLER, R.: Beitrag zur pathologischen Anatomie der Lues heredit. des Neugeborenen. Virchows Arch. 92, 532 (1883).

NAUNYN: Diskussionsbemerkung zu SENATOR. Verh. 12. Kongr. inn. Med. 1893. — NEUFELD: Über Lebersyphilis mit besonderer Berücksichtigung der medizinisch-diagnostischen Hilfsmittel und der chirurgischen Therapie. Inaug.-Diss. Berlin 1912. — NEUGEBAUER: Zur Pathogenese des Icterus catarrhalis. Wien. klin. Wschr. 1912, 514. — NEUMANN: Syphilis. 2. Aufl., S. 449. Wien: Alfred Hölder 1899. — NIEL-SCHNUREN: Nederl. Tijdschr. Geneesk. 1905, 198. — NIKOLSKI: Akute gelbe Leberatrophie im Verlassen der sekundären Syphilis. Med. Oboz. Nizn. Povolzja (russ.) 1906, No 71. Mh. Dermat. 44, 152. — NORRIS and SYMMERS: Siehe STOCKEY.

OBERNDORFER: (a) Beitrag zur Kasuistik der Lebersyphilis. Zbl. Path. 11, 145 (1900). (b) Über die viscerale Form der kongenitalen Syphilis mit spezieller Berücksichtigung des Magen-Darmkanals. Virchows Arch. 159, 179 (1900). — OPPENHEIMER: Riesenleberzellen bei angeborener Syphilis. Virchows Arch. 182, 237 (1905). — OPPOLZER: Syphilis der Leber. Wien. med. Halle 1863. — OPPOLZER u. BOCHDALEK: Prag. Vjschr. 2, 59 (1845). — ORTH: (a) Lehrbuch der speziellen pathologischen Anatomie. Bd. 1. Berlin: August Hirschwald 1893 (?) (b) Bericht über das Leichenhaus des Charité-Krankenhauses für das Jahr 1912. Charité-Ann. 37, 170—186 (1913). — ORY et DÉJÉRINE: (a) Syph. hép. chez un enfant de dent mois. Progrès méd. 1875, No 52. (b) Ictère grave chez une femme syphil. Bull. Soc. Anat Paris, III. s. 10, 449 (1875). — OSLER: On a rare case of congen. syph. of the liver under the picture of Bantis disease. Lancet 1913, 1255. — OTTEN: Akute bzw. subakute Leberatrophie usw. Inaug.-Diss. Bonn 1922. — OTTO: Über syphilitischen Ikterus. Inaug.-Diss. Kiel 1894. — OWEN: Syph. as an etiolog. factor in nodulus cirrhosis of the liver. Amer. J. Syph. 5, 20 (1921).

PACHER: Über Endophlebitis hepatica obliterans. Beitr. path. Anat. 78, 243 (1927). — PAILLARD: Deuç formes de syph. hépat. i forme fébrile, forme cirrhot. et ascit. J. Méd. franx. 11, 538 (1922) Zbl. Dermat. 9, 54. — PARACELSUS: De causis et origine luis Gallic. Lib. II, cap. 16. — PEDICINI: L'atrof. gialla ac. nella sifil. constitut. Il movimento Med., II. s. 2, 577 (1880). — PEISER: Die Lebersyphilis, ein Beitrag zur ymptomatologie derselben. Inaug.-Diss. Leipzig 1886. — PENKERT: Über idiopathische Stauungsleber (Verschl. der Venae hepat.). Virchows Arch. 169, 337 (1902). — PEZOLD, v.: Ein Jahr Linserverfahren. Münch. med. Wschr. 1922, 151. — PFIFFERLING: Über einen Fall von Lebersyphilis mit Pfortaderthrombose und Darmhämorrhagien. Inaug.-Diss. München 1902. — PHILIPS: Siehe TALLQVIST. — PICK: Zbl. Path. 33, 178 (1922). — PICOT: J. Anat. et Phyiol. 8 (1872). — PINKUS: (a) Rundfrage über die Wirkung des EHRLICHSCHEN Arsenobenzols bei Syphilis. Med. Klin. 1910, 1452. (b) Berl. Dermat. Ges., 18. März 1919. Dermat. Z. 28, 249 (1919). — PLEISCHE u. KLEB: Wien. med. Wschr. 1860. — PORTAL: Maladies du foie. Paris 1813. — POSPELOW: Vjschr. Dermat. 1883. — PULVERMACHER: Weitere Beiträge zur Frage des Spätikterus nach Salvarsan. Dermat. Z. 27, 191 (1917).

QUÉDILLAC: Thèse de Paris 1885. — QUINCKE: Diskussionsbemerkung zu SENATOR. 12. Kongr. inn. Med.

Ranchin: Paris 1604 u. 1640, siehe Neumann. — Rayer: Traité des malad. des reins. Paris 1840. — Rehder u. Beekmann: Über Spätikterus bei Lues nach Salvarsan- und Quecksilberkur. Z. klin. Med. 84, 234 (1917). — Reil: Dissertat. de lue ven., qua natura, qua cura. Marburgi 1613. — Reinecke: Kompensatorische Leberhypertrophie bei Syphilis usw. Beitr. path. Anat. 23, 238 (1898). — Richter: Syphilis und akute gelbe Leberatrophie. Charité-Ann. 23, 365 (1898). — Ricord: Clin. iconogr. de l'hôpit. des vènèr. Paris 1839. — Riegel: Zur Kasuistik der Mißbildungen der Leber. Dtsch. Z. klin. Med. 11, 113. — Riess: 2 Fälle von Hepatitis diffusa parenchym. et interstit. Charité-Ann. 12, 141 (1864). — Rille: Rundfrage über die Wirkung des Ehrlichschen Arsenobenzols bei Syphilis. Med.) Klin. 1910, 1500. — Rindfleisch: Lehrbuch der pathologischen Gewebelehre. Leipzig 1886. S. 491. — Rochebrune: Thèse de Paris 1874. — Rochs: Ein Beitrag zur Morphologie der kompensatorischen Leberhypertrophie. Virchows Arch. 210, 125 (1912). — Rössle: Epitheliale Riesenzellen der Leber bei Tuberkulose. Verh. path. Ges. 11, 209 (1907). — Rokitansky: Handbuch der pathologischen Anatomie. Bd. 3, S. 313. 1842. — Rolleston: Diseases of the liver, gall bladder and lole ducts. New York: W. B. Saunders u. Co. 1905. — Rollet: Wien. med. Wschr. 1866, 99. — Rosenhagen: Statistisches zur Frage der Lues congenita. Verh. dtsch. path. Ges. 23. Tagg 1928, 266. — Rosenthal: (a) A new metho of testing liver function with phenoltetrachlorphthalein. Proc. Soc. exper. Biol. a. Med. 21, 73 (1923). (b) The phenoltetrachlorphthalein test for hepatic function; recent studies with the author's method. J. amer. med. assoc 83, 1049 (1924). — Ruge: Gelbsucht in ihrer ätiologischen Bedeutung usw. Klin. Wschr. 1925, 1166.

Saint-Girons: Les cirrhoses syph. de l'adulte. Médicine 1921, 779. — Samaja: Contrib. alla diagnosi differenz. Fra tumore e sifilide del fegato. Boll. Soc. med. 2, 219 (1924). — Samberger: Zur Pathogenese der syphilitischen Anämie und des syphilitischen Ikterus. Arch. f. Dermat. 67, 89 (1903). — Sauvage et Géry: Un cas de gommes syph. volumin. chez au nouveau-ne. Ripartit. des tréponemes. Ann. Inst. Patteus 27, 489 (1913). — Savy: Intra vitam diagnostizierter Fall von isoliertem Gummi der Leber. Ann. de Dermat. 1909, 523. Arch. f. Dermat. 103, 524 (1910). — Saxer: Über die Entwicklung und den Bau der normalen Lymphdrüsen und die Entstehung der roten und weißen Blutkörperchen. Anat. H. 1896, 349. — Schittenhelm: Über den sog. Icterus catarrhalis. Kiel. med. Ges., 2. Juni 1921. Dtsch. med. Wschr. 1921, 1245. — Schlichter: Über Lues hereditar. Wien. klin. Wschr. 1891, 6, 29, 46 u. 88. — Schlichthorst: Über die Lebercirrhose im kindlichen und jugendlichen Alter. Inaug.-Diss. Marburg 1897. — Schmidt, E.: Über die Stützsubstanz der Leber im normalen und pathologischen Zustand. Beitr. path. Anat. 42, 606 (1907). — Schmidt, M.: Beitrag zur Kasuistik der Lebervenenthrombose (Endophlebitis hepatica). Inaug.-Diss. München 1918. — Schmidt, M. B.: Über Blutzellenbildung in Leber und Milz unter normalen und pathologischen Verhältnissen. Beitr. path. Anat. 11, 199 (1892). — Schmincke: (a) Zur Lehre der Endophlebitis hepat. obliterans. Zbl. Path. 25, 49 (1914). (b) Pathologische Anatomie der Leber in Brüning-Schwalbes Handbuch der allgemeinen Pathologie usw. des Kindesalters. Bd. 2, Abt. 3, S. 1241. München: J. F. Bergmann 1924. — Schmorl: (a) Diskussionsbemerkung zu Marchand. Verh. dtsch. path. Ges. 1902, 88. (b) Diskussionsbemerkung zu Geipel. Münch. med. Wschr. 1921, 1469. (c) Pathologisch-anatomische Demonstrationen: akute gelbe Leberatrophie. Münch. med. Wschr. 1922, 908. — Schneider: (a) Zur pathogenen Einheitlichkeit der Miliarsyphilome. Verh. dtsch. path. Ges. 18, 135 (1921). (b) Über disseminierte, miliare, nichtsyphilitische Lebernekrosen bei Kindern (mit eigenartigen argentophilen Bakterien). Virchows Arch. 219, 74 (1915). (c) Über die Organveränderungen bei der angeborenen Frühsyphilis (Referat). Verh. dtsch. path. Ges. 23. Tagg 1928, 177. — Schorr: Selten mächtige regenerative Hyperplasie des linken Leberlappens bei syphilitischer Verschrumpfung des rechten Leberlappens. Beitr. path. Anat. 42, 179 (1907). — Schott: Jb. Kinderheilk. 1860. — Schreyer: J. amer. med. Assoc. 1912, Nr 10. — Schridde: (a) Über extravasculäre Blutbildung bei angeborener Lymphocytämie und kongenitaler Syphilis. Verh. dtsch. path. Ges. 9, 220 (1906). (b) Über Spirochätenbefunde in submiliaren frischen Gummiknötchen der Leber. Naturforsch.-Ges. Freiburg i/Br., 2. Febr. 1907. Dtsch. med. Wschr. 1908, 136. — Schröder: Contr. à l'étude de l'ictère syphil. second. Paris 1886. — Schüppel, v.: (a) Über Peripylephlebitis syphil. bei Neugeborenen. Arch. Heilk. 11, 74 (1890). (b) In von Ziemssens Handbuch der speziellen Pathologie und Therapie. 3. Aufl., Bd. 8, Abt. 1. 1880. — Seikel: (a) Z. Path. 33, 337 (1913). (b) Ependymitis ulcerosa und Riesenzellenleber bei Lues congenita. Zbl. Path. 33, 337 (1923). — Seminola e Geofreddi: Siehe Brooks. — Senator: (a) Über Ikterus und akute Leberatrophie bei Syphilis. Verh. 12. Kongr. inn. Med. 1893, 180. (b) Über Ikterus und akute Leberatrophie in den Frühperioden der Syphilis. Charité-Ann. 18, 322 (1893). — Sérédaye et Lemaire: Siehe Nikolski. — Seyfarth: Zur pathologischen Anatomie der akuten gelben Leberatrophie. Med. Ges. Leipzig, 7. Mai 1921. Münch. med. Wschr. 1921, 1133. Verh. dtsch. path. Ges. Jena 1921. — Siegmund: Über toxische Leberatrophie. Köln. allg. ärztl. Ver. 3. Okt. 1921. Dtsch. med. Wschr. 1921, 1412. — Simmonds: (a) Über akute gelbe Leberatrophie. Biol. Abt. ärztl. Ver. Hamburg,

22. Dez. 1896. Münch. med. Wschr. **1897**, 183. (b) Über Pfortadersklerose. Virchows
Arch. **207**, 360 (1912). — SINÉTZ: Progrès méd. **1877**, No 48. — SKORMIN: Jb. Kinderheilk.
56, 196 (1902). — STEINDL: Ein Fall von hereditärer Lebersyphilis. Inaug.-Diss. München
1896. — STEPHAN: Zitiert nach GRUBER. — STEPHANI: Pathologisch-anatomischer Befund
bei Ernährungsstörungen der Säuglinge. Jb. Kinderheilk. **101**, 201 (1923). — STERN:
Über Entstehung und Verhütung von Salvarsanschädigung. Dtsch. med. Wschr. **1919**,
1127. — STERNBERG: Pathologische Anatomie der Syphilis. Wien. med. Wschr. **1923**,
Nr 8. — STOCKEY: Hepatic syph. Urologic Rev. **29**, 400 (1925). — STOCKMANN: Siehe
TALLQVIST. — STOECKENIUS: (a) Zur Gewebeslehre bei der Eingeweidesyphilis. Münch.
med. Wschr. **1921**, 227. (b) Beobachtungen an Todesfällen bei frischer Syphilis. Beitr.
path. Anat. **68**, 185 (1921). — STOLPER: Siehe TALLQVIST. — STOLZ: Histologischer Leberbefund bei einem Fall von Lues congenita. Mitt. Ges. inn. Med. Wien **21**, 123 (1922). —
STRASSBURG: Die Gitterfasern der Leber bei kongenitaler Syphilis. Beitr. path. Anat.
58, 615 (1914). — STRAUSS: Über subakute Leberatrophie mit Ascites. Berl. klin. Wschr.
1920, 583. — STRAUSS u. BÜRKMANN: Der Einfluß des Salvarsans auf die Bilirubinreaktion
im Blutserum bei Lueskranken usw. Klin. Wschr. **1922**, 1407. — STRÜMPELL, v.: Zur Klinik
der akuten gelben Leberatrophie. Med. Ges. Leipzig, 7. Mai 1921. Münch. med. Wschr.
1921, 1133. — STÜMPKE: Zur Ätiologie der akuten gelben Leberatrophie (Lues, Salvarsan?).
Med. Klin. **1919**, 946. — STÜMPKE u. BRÜCKMANN: Zur toxischen Wirkung des Salvarsans.
Berl. klin. Wschr. **1912**, 303. — SVART: Vier Fälle von pathologischer Blutbildung bei
Kindern (BANTISCHE Krankheit? Syphilis?). Virchows Arch. **182**, 419 (1905). — SYMMERS:
(a) J. amer. med. Assoc. **66**, 1457 (1916). (b) Internat. Clin., XXVII. s. 1. — SYSAK:
Beitrag zu den Leberveränderungen im Kindesalter. Virchows Arch. **252**, 353 (1924).

TABITHA-HÄRLE: Über die Bedeutung akut-entzündlicher Prozesse in den Organen
bei kongenitaler Syphilis. Jb. Kinderheilk. **78**, 125 (1913). — TACHAU: Untersuchung
über die Funktion der Leber bei Lues unter besonderer Berücksichtigung des Icterus syph.
praecox und der Leberstörungen durch Salvarsan. Dermat. Z. **32**, 305 (1921). — TALAMON:
Syph. hipat. précoce avéc ictère grave et atrophie jaune aigue du foie. Méd. mod. **1897**. —
TALLQVIST: Beitrag zur Klinik der tertiären luetischen Leberkrankheiten. Acta med.
scand. (Stockh.) Suppl. 3, 45 u. 84 (1922). — TESTELIN et THIRY: Gaz. Méd. et Chir. **1859**,
141. — THIELEN: Über Lebercirrhose bei Kindern durch kongenitale Syphilis. Inaug.-Diss.
Kiel 1894. — THIERFELDER: (a) In O. ZIEMSSENs Handbuch der speziellen Pathologie und
Therapie. Bd. 8, Abt. 1, S. 217. Leipzig: F. C. W. Vogel 1878. (b) Pathologische Histologie
1872, I. Taf. 5. — THOMSEN: (a) Studien über die von der kongenitalen Syphilis bei dem Fetus
und dem neugeborenen Kinde verursachten pathologisch-anatomischen Veränderungen.
Kopenhagen: J. Lund 1914. Arch. f. Dermat. **122**, 80 (1915). (b) Pathologischanato-
mische Veränderungen in der Nachgeburt bei Syphilis. Beitr. path. Anat. **38**, 524 (1905).
THOMSEN u. BOAS: Berl. klin. Wschr. **1909**, 539. — Arch. f. Dermat. **111**, 91 (1912). —
THÜMEL: Inaug.-Diss. Berlin 1894. — THURNWALD: Ein Fall von akuter roter (gelber)
Leberatrophie im Frühstadium der Syphilis. Wien. med. Wschr. **1901**, 1380. — TOBEITZ:
Ein Beitrag zur Kasuistik der Syphilis hereditar. Arch. f. Kinderheilk. **16**, 45 (1893). —
TONKOW: Wratsch **1895**, Nr 43/45. — TRAJANUS, AL. PETR.: De morbo gall. lib II Luis.
Aphr. p. 1219. — TRINKLER: Über Syphilis visceral. und deren Manifestationen in Form
von chirurgischen Erkrankungen. Mitt. Grenzgeb. Med. u. Chir. **10**, H. 5 (1902). — TROUS-
SEAN: Union méd. **1857**.

ULLMANN: Ein Fall von Ikterus im Frühstadium der Syphilis. Wien. med. Wschr.
1895. — UMBER: (a) Zur visceralen Syphilis (Pancreatitis syph. mit . . . . .) und ihre
Heilung durch Salvarsan. Münch. med. Wschr. **1911**, 2499. (b) Zur Klinik der akuten
bzw. subakuten Leberatrophie. Dtsch. med. Wschr. **1919**. (c) Zur akuten Leberatrophie.
Berl. klin. Wschr. **1920**, 125. (d) Aussprache über Salvarsanfragen. Forts. Berl. med.
Ges. 1. März 1922. Med. Klin. **1922**, 386.

VELLA: De morb. gall. opase. Luis. Aphr. p. 216. — VERSÉ: Zur akuten Leberatrophie.
Berl. klin. Wschr. **1920**, 127. — VESZPRÉÉMI u. KAUITZ: Akute gelbe Leberatrophie im
Verlaufe der sekundären Syphilis. Arch. f. Dermat. **88**, 35 (1907). — VILLARCH et BESANÇON:
Pathologie du foie. Nonvean traité de méd. Tome 16. Paris: Masson u. Co. 1928. —
VIRCHOW: (a) Verslg physik.-med. Ges. Würzburg 4. (b) Über syphilitische Leberent-
zündung. Tübing. Naturforsch.-Verslg **1853**, 63. Virchows Arch. **15**, 276 (1858). (c) Ges.
Abh. **1856**, 595. (d) Die krankhaften Geschwülste. Bd. 2. Berlin: August Hirschwald.
1864/65.

WAGNER: Diffuses Lebersyphilom. Arch. Heilk. **5**, 121 (1864). — WAKELEY: A case
of gall stones with a gumma of the liver mistaken for malignant disease of the gall-bladder.
Brit. J. Surg. **12**, 609 (1925). — WEGERLE: Subakute Leberatrophie mit knotiger Hyper-
plasie auf tuberkulöser Grundlage usw. Frankf. Z. Path. **15**, 89 (1914). — WEIDT, v.: Zur
Histologie und Genese der miliaren Lebergummata. Frankf. Z. Path. **12**, 177 (1913). —
WERNER: Beitrag zur Pathologie des Icterus syph. Münch. med. Wschr. **1897**, 736. —
WHITCOMB: An unus. case of tert. syph. of the liver. Proc. N. Y. path. Soc. **24**, 168 (1924). —

Wile: Arch. of Dermat. **1920**, 139. — Wile and Kraschner: J. amer. med. Assoc. **68**, 1311 (1917). — Wilhelm: Ärztl. Ver. Danzig „zur akuten gelben Leberatrophie". Münch. med. Wschr. **1922**, 254. — Wilks: Syph. dis. of the liver. Trans. path. Soc. **8**, 240 (1856/57). Willigk: Prag. Vjschr. **38**, 2 (1853). — Winogradow: Zur Frage über die pathologisch-anatomischen Veränderungen an Leber, Magen und Darm bei angeborener Syphilis der Säuglinge. Inaug.-Diss. St. Petersburg 1898. — Wirsing: Akute gelbe Leberatrophie mit günstigem Ausgang. Inaug.-Diss. Würzburg 1899. — Wolf: Leberfunktionsproben bei Lues und ihre Bedeutung usw. Dermat. Z. **42**, 169 (1924). — Wosegrien: Der Ikterus nach Salvarsanbehandlung der Syphilis. Arch. f. Dermat. **141**, 105 (1922). — Wronka: Inaug.-Diss. Brelau 1872.

Yokoo: Beitrag zur Kenntnis der histologischen Leberveränderungen bei angeboren luischen Kindern. Z. med. Fakult. zu Kayama **1924**. — Yokoyama: Über tumorförmige circumscripte Leberregeneration. Frankf. Z. Path. **14**, 276 (1913).

Zenker: Über die syphilitische Erkrankung der Leber. Jber. Ges. Natur- u. Heilk. Dresden 1851. — Zieler u. Birnbaum: Exantheme und Ikterus bei Salvarsanbehandlung in Kolle-Zielers Handbuch der Salvarsantherapie. S. 117. Wien und Berlin. Urban u. Schwarzenberg 1925. — Zimmern: Spätikterus nach Salvarsan. Dermat. Z. **27**, 138 (1917). — Zinn: Diskussionsbemerkung zu Benda. Neue Fälle syphilitischer Erkrankungen der großen Gefäße. Berl. med. Ges. Berl. klin. Wschr. **1910**, 220.

Klinik der Lebersyphilis.

Von

A. BITTORF-Breslau.

I. Geschichtliche Einleitung.

Die weite Verbreitung der Syphilis im 15. Jahrhundert lenkte verständlicherweise die Aufmerksamkeit auf diese Krankheit. Nach FRERICHS herrschte vielfach die Annahme, daß die Leber der primäre Sitz der Erkrankung sei, während die Hauterscheinungen sekundärer Natur wären (v. HUTTEN, FOLLOPIA, MUSO, GALLUS u. a.). Aber schon damals wurden zahlreiche Stimmen laut, die das Gegenteil behaupteten (CUTANEUS, VELLA, FERRO, BOTALLI, BORGARUCIUS, MERCURIALIS). PARACELSUS betonte, daß er häufig andere Organe, selten die Leber syphilitisch erkrankt fand. Noch 1604 behaupteten aber RACHIN, 1614 KEIL, 1655 JONSTON die primäre Entstehung in der Leber.

Schließlich wurde diese Lehre endgültig durch die Arbeiten von BONET, MORGAGNI (1762) widerlegt.

ASTRUC (1684—1760), VAN SWIETEN (1700—1772), PORTAL, RICORD (1847) berichteten dann über echte gummöse Erkrankungen von Herz, Lungen und Leber. RAYER, besonders aber DITTRICH (a, b, 1849/1850) verdanken wir die genaueren anatomischen Kenntnisse der tertiären (gummösen) Lebersyphilis. Durch weitere Untersuchungen von GUBLER (a u. b, 1852), VIRCHOW (1858), WILKS (1863), BRISTOWE wurden deren Befunde bestätigt und ergänzt, so daß trotz der Zweifel von BÖHMER (1853) und WIDAL (1859) die syphilitische Natur dieser tertiären Veränderungen unwiderleglich festgestellt war.

Mit FRERICHS (1861) setzte nun auch eine wesentliche Förderung unserer klinischen Kenntnisse ein. 1852 hatte GUBLER bereits auf die Bedeutung der kongenitalen Lues für gewisse Lebererkrankungen von Neugeborenen und Kindern hingewiesen.

Zu dieser Zeit tauchten auch die ersten Mitteilungen von Lebererkrankungen in der Frühperiode der Syphilis auf. Der *Frühikterus* [GUBLER (b, 1853), LANCEREAUX, CORNIL, MAURIAC, LASCH u. a.], die *syphilitische akute gelbe Leberatrophie* [ENGEL-REIMERS (a, b, 1889/1892)] bezeichnen Wegmale der fortschreitenden Erkenntnis der frühzeitigen Parenchymerkrankungen der Leber. Sie werden ergänzt durch die neueren Untersuchungen über die funktionellen Störungen der Leber infolge der syphilitischen Infektion überhaupt und der syphilitisch geschädigten und erkrankten Leber. Dazu kommen in den letzten Jahren die zahlreichen Arbeiten über die Bedeutung des Salvarsans, Quecksilbers, Wismuts für die gesunde, vor allem aber durch Lues geschädigte Leber: *Salvarsanfrüh-* und *-spätikterus*, Ikterus infolge HERXHEIMERscher Reaktion, *akute und subakute Leberatrophie nach Salvarsan.*

Diese Fragen sind heute noch im Flusse. Die fortschreitende Erkenntnis hat jedenfalls gezeigt, daß die Syphilis zu den *verschiedensten Zeiten* und in den *verschiedensten Formen* zur Lebererkrankung führen kann. Im *Frühstadium*, gelegentlich schon zur Zeit des Primäraffektes, selbst bei noch sero-negativem Befunde, viel häufiger im Stadium der sekundären Generalisation treten *vorwiegend* verschieden schwere, selbst bis zum autolytischen Zerfall führende *Leberzellschädigungen* (diffuse Hepatitis im Sinne Minkowskis, Hepatose), seltener entzündliche, selbst tertiär produktive Veränderungen auf. In dieser Zeit sehen wir auch gewöhnlich die Leberveränderungen, die mit der Behandlung (Arsen, Salvarsan, Quecksilber, Wismut) in Verbindung gebracht werden, und die ihrem Wesen nach wohl auf Parenchymschädigungen beruhen. In den *Spätstadien* und bei *kongenitaler* Lues handelt es sich umgekehrt fast ausschließlich um *entzündliche, cirrhotische, gummöse interstitielle, periphlebitische* und *cholangitische diffuse* oder *herdförmige* (miliare) *Veränderungen,* die im engeren Sinne als „Lebersyphilis" zusammengefaßt werden.

Ein Urteil über die *Häufigkeit* der Leberbeteiligung an der Syphilis kann zur Zeit unmöglich abgegeben werden, soweit es sich nicht nur um die tertiären und kongenitalen Formen handelt (s. u.). Sicher sind Schädigungen, besonders leichter Art, nicht so selten, als man früher annahm, doch unterliegen gerade diese Formen starken zeitlichen Einflüssen, wie ihre Häufung am Ende und kurz nach dem Weltkriege (besonders in Deutschland, aber auch in anderen Ländern) zeigte.

II. Lebererkrankungen im Frühstadium der Syphilis.

A. Funktionsstörungen der Leber im Frühstadium.

Die Berechtigung, die frühsyphilitischen Lebererkrankungen von denen der Spätperiode zu trennen, ergibt sich nicht nur aus der Einteilung der Syphilis überhaupt, sondern auch aus der klinischen und anatomischen Sonderstellung der überwiegenden Mehrzahl dieser Krankheitsbilder, wie ich oben bereits kurz erwähnte.

Da die Zahl dieser im Frühstadium auftretenden, mehr oder weniger schweren Lebererkrankungen immerhin relativ gering ist, lag die Frage nahe, ob nicht viel häufiger leichte, funktionelle, klinisch nicht in Erscheinung tretende Leberschädigungen beständen, deren Extrem dann die offenbaren Erkrankungen darstellen. Wir kennen dieses Verhältnis auch bei anderen Infektionskrankheiten.

So hat sich in neuester Zeit das Interesse diesen *Funktionsstörungen der Leber bei scheinbar lebergesunden Syphilitikern* zugewendet. Es kann hier nicht auf die Technik und den Wert der Methoden der Leberfunktionsprüfungen im einzelnen eingegangen werden (vgl. dazu Lepehne, Brugsch u. a.), zumal sich über viele noch kein abschließendes Urteil fällen läßt. Obwohl bald nur eine, bald mehrere der Teilfunktionen der Leber geprüft werden, ist doch aus den außerordentlich zahlreichen (wenn auch der Kritik in der Auswahl der Fälle und Methoden nicht in allen Fällen standhaltenden) Untersuchungen ein Rückschluß auf den Zustand der Leber im Frühstadium der Syphilis wohl erlaubt.

Die große Bedeutung der Leber im *Kohlenhydratstoffwechsel* (Aufbau von Glykogen aus Kohlenhydraten und Mobilisierung desselben) hat zu zahlreichen Prüfungen dieser Faktoren geführt.

Die *Galaktose*probe (40 g Galaktose nüchtern nach R. Bauer) haben Bauer, Neugebauer, Kleeberg, Kreissel und Schlesinger angewendet. So fand Neugebauer bei 45 sekundär Syphilitischen ohne Ikterus in 76,7%, schließlich sogar in 83,7%, auch nach Behandlung oft noch weiter bestehende Galaktosurie, KLEEBERG dagegen unter 21 Patienten nur 3 = 14,2% positive, nach Behandlung stets negative Fälle. Die *Lävulosurie* ist beim Behandelten und Lebergesunden von GERRARD und SAMBERGER (a) geprüft worden, während *alimentäre Glykosurie* von CROSTI in 10% — er schätzt den Wert der Probe gering ein —, von FALCHI und FLARER in etwa 38% gefunden wurde. *Alimentäre Hyperglykämie* beobachtete P. TACHAU unter 8 unbehandelten Syphilitikern 6mal. Eine alimentäre *Hyperglykämie* nach *Lävulosedarreichung,* die nach MACLEAN nur bei insuffizienter Leber auftritt, fand MACKENZIE-WALLIS bei frischer Lues (3—6 Monate nach Behandlung mit Arsenobenzol) am stärksten ausgeprägt.

Angaben über *Störungen des Eiweißstoffwechsels* finden sich bei FALCHI und FLARER und CROSTI, jedoch ohne daß diesen Befunden wesentliche Bedeutung zukommen dürfte.

Viel *wichtiger* sind die Untersuchungen über Störungen in der *gallenausscheidenden* und *gallenbereitenden Funktion.* Vermehrte Ausscheidung von *Urobilin* und *Urobilinogen* im Harn, die normalerweise im Darm gebildet und resorbiert, von der Leber zu Bilirubin zurückverwandelt werden, beweist eine Leberfunktionsstörung, falls nicht eine durch Blutzerfall bedingte Pleiochromie vorliegt. Vermehrter Gallenfarbstoffgehalt des Blutserums — *Bilirubinämie* (besonders nach der Methode von HIJMANS VAN DEN BERGH), das normalerweise nur Spuren enthält, kann abnormen Übertritt des Bilirubins in das Blut (auch ohne sichtbaren Ikterus) infolge Veränderungen der Leberzelltätigkeit anzeigen. Auch das abnorme Auftreten von *Gallensäuren* in Harn und Blut ist geprüft worden.

Von 370 unbehandelten Syphilitikern GERRARDS (zum Teil auch Spätstadien) zeigten 281 keine krankhafte, 67 eine an der oberen Grenze der Norm liegende, 22 eine vermehrte *Bilirubinämie,* wobei von letzteren 5 = 24% durch Salvarsan eine Zunahme zeigten. STRAUSS und BUERKMANN fanden dagegen unter 48 Fällen nur in 6% einen Anstieg des Bilirubins bei der Behandlung. FALCHI und FLARER beobachteten in 65% eine Bilirubinämie, CROSTI und vor allem WECHSELMANN und HOHORST sahen bei unbehandelter Lues ohne Ikterus 127mal normale, 27mal hochnormale, 21mal krankhaft erhöhte Blutbilirubinwerte (nach der Methode von MEULENGRACHT bestimmt), die durch Behandlung zum Teil erhöht, öfters herabgesetzt wurden.

KLOEPPEL (a, b) fand unter 530 Luetikern (meist bei bereits generalisierter Lues II) 43mal erhöhten Bilirubingehalt des Blutes, das 12mal die direkte, 31mal die indirekte Reaktion nach HIJMANS VAN DEN BERGH zeigte, so daß in diesen 31 Fällen, zu denen noch bei der Behandlung 7 Fälle indirekter Bilirubinämie infolge HERXHEIMERscher Reaktion traten, eine zweifellos celluläre luetische Leberstörung nachweisbar war. Auch er beobachtete durch Behandlung mit Neosalvarsan und Sublimat ein Schwinden der Bilirubinämie. WOLF fand (nach der Methode von VOGL und ZINN) bei 100 Luetikern aller Stadien öfters Hyperbilirubinämie, die durch Behandlung verstärkt werden konnte. IMAIL-SAD beobachtete starke Bilirubinämie nach derselben Methode bei Lues I in 2,2%, bei Lues II in 22%, Lues latens in 40%, Lues III in 35%. 16% blieben dauernd positiv, 31% dauernd negativ bei Behandlung. Schließlich fanden TASHIRO und KINOSHITA bei 31% vor Behandlung, bei 56% erst nach Behandlung Bilirubinämie, IRGANG und SALA in 25% direkte Diazoreaktion im Blute (17% sekundäre, 4% primäre Syphilis) und DOROS in 10,4% Hyperbilirubinämie, die in 76% durch Behandlung sich besserte, in 8% verschlimmerte.

Urobilinurie bzw. *Urobilinogenurie* ist von ŠAMBERGER, BABALIAN (b) (bei 90% frischer sekundärer Lues) bei behandelter (Hg) und unbehandelter Lues

und von M. WOLF häufig festgestellt worden, während KLEEBERG, ebenso wie
FEIGL und QUERNER sie stets negativ fanden. Dagegen berichten JOSEPH
und COHNHEIM über 100% positive Resultate bei Lues II, doch da sie die
Probe in der Wärme angestellt haben, sind ihre Resultate zweifellos
falsch. KIRCH und FREUNDLICH fanden bei Lues I 11,5% (häufiger bei +
Wassermann), Lues II 62%, Lues latens 75%, Lues III 86,8%, hereditärer
Lues 40% Urobilinurie, also offenbar mit Generalisation der Lues eine zuneh-
mende Leberschädigung. Durch Salvarsan (Neosalvarsan) wurde oft eine
flüchtige Steigerung der Urobilinausscheidung festgestellt (BUSCHKE, BERING,
MICHELLI und QUERELLI, STÜHMER, ZIMMER u. a.). CARRERA und SZEN-
THIRALGI beobachteten ebenfalls bei unbehandelter, häufiger bei behandelter
Lues eine Urobilinurie. Auch CROSTI, FALCHI und FLARER, die die verschiedensten Methoden eingehend prüften, konnten in 70% Urobilinurie als Zeichen
von Leberschädigung bei Lues feststellen.

Die von S. M. ROSENTHAL (a) eingeführte Leberfunktionsprobe mit *Phenoltetrachlorphthalein,* die auf dem Nachweis von Farbstoff im Blute 1 Stunde nach
intravenöser Anwendung bei Leberfunktionsstörung beruht (bei Normalen ist
er verschwunden), ergab ihm bei 14 Fällen von Lues III und in 1 Fall von Lues I
normale, bei 6 Fällen von Lues II leicht krankhafte Werte und in 90% aller
Fälle (b) von Lues II mit Hauterscheinungen eine mäßige Leberzellstörung.
PIERSOL, GEORGE MORRIS und BOCKUS stellten nach derselben Probe, wobei
sie auch die Ausscheidung des Farbstoffs mit der Galle durch Duodenalsondierung
untersuchten, in 6 behandelten Fällen von Lues annähernd normale Verhältnisse
fest (ebenso bei Prüfung der Urobilinurie) dagegen Störungen bei Arsen- und
Salvarsanikterus. BUSSALAI fand die ROSENTHALsche Probe unter 16 Fällen
10mal positiv, mit verlangsamter, aber erhöhter Ausscheidung im Harn: 70—80%
20—24 Stunden nach Injektion (gegenüber 5—15% 2 Stunden post injec-
tionem). BIBERSTEIN und SCHOLZ-SADEBECK fanden ebenfalls bei unbehandelter
Lues mit dieser Methode Störungen der Leberfunktion, die nach spezifischer
Behandlung schwand.

KÉMERI benutzte *Azorubin* S zur Chromodiagnostik der Leberfunktion,
wobei die verlangsamte Ausscheidung in der Duodenalgalle, vermehrte Ausscheidung im Harn Leberfunktionsstörungen anzeigt. Er fand sehr oft bei
Lues Störungen, gleichzeitig mit Urobilinurie. *Bengalrot*ausscheidung prüften
EPSTEIN und RAUSCHKOLB und fanden bei frischer Lues mitunter Störungen
der Ausscheidung.

Die stark umstrittene *hämoklasische Krise* WIDALs, bei der eine Leukopenie,
Blutdrucksenkung, Blutgerinnungs-, Serumeiweißänderung als Folge einer
Leberfunktionsstörung nach 200 ccm Milchnahrung auftreten soll, ist bei frischer
Lues von GALLIOT und GERBAY angewandt worden. Sie fanden unter 24 Fällen
5 positive, von denen aber nur 1 unbehandelt war und auf Behandlung negativ
wurde, die übrigen 4 waren mit As vorbehandelt und 3 davon As-empfindlich
gewesen. Weitere Arbeiten über hämoklasische Krise beziehen sich auf Leberlues und werden später erwähnt werden.

MACKENZIE WALLIS hat das *lipolytische Ferment* und den *Cholesteringehalt*
des Blutes bei Syphilitikern untersucht, nachdem RONA und seine Mitarbeiter
gefunden hatten, daß die normale Blutlipase durch Chinin gehemmt wird,
dagegen aus der Leber stammende, pathologische Lipasen chininresistent sind.
Letztere fanden sie nur bei 2 Fällen von Ikterus syphiliticus.

Schließlich haben mit Hilfe der *Methylenblauausscheidung* im Harn FALCHI
und FLARER die Funktion der Leber geprüft und unter 124 Fällen von Lues die
Probe 79mal, und unter 53 frischen Fällen sogar 37mal positiv gefunden. Auch
CROSTI hat diese Methode benutzt, ihr aber wenig Wert beigemessen. Er fand

die *Harnsäureausscheidung* (als Funktionsprobe der Leber) bei Lues normal. SPARACIO gibt schließlich an, daß die Leber in der Sekundärperiode am häufigsten, im Primär-, Tertiär- und latenten Stadium in etwa $1/3$ aller Fälle geschädigt sei.

Ferner berichteten HALLOPEAU und FOUQUET und TSCHISTIAKOF (zit. nach CHATELLIER und BONNETERRE) über Fälle *spontaner Glykosurie*, sowie BOUCHARD, GAUCHER und CROUZON über *Hypazoturie* im Primär- bzw. Frühstadium der Lues.

Diese Zusammenstellung, die freilich wohl kaum vollständig sein dürfte, die auch durch den wechselnden Wert der einzelnen Arbeiten nur mit Vorsicht verwendet werden darf, ergibt jedenfalls, daß bei *frischer Lues*, besonders im *Stadium der Generalisation, sich häufig Zeichen einer Leberschädigung finden lassen, die klinisch nicht in Erscheinung treten,* die aber doch für das Verständnis der folgenden klinischen Tatsachen von Wichtigkeit sind.

B. Icterus syphiliticus praecox.
(Frühikterus, Eruptionsikterus, Primärikterus.)

Auf frühzeitige syphilitische Erkrankungen der Visceralorgane hat wohl RICORD zuerst aufmerksam gemacht, und GUBLER (b) beschrieb 1853 Fälle von Gelbsucht im Zusammenhang mit dem Ausbruch des sekundärsyphilitischen Exanthems. LANCEREAUX (1866) und CORNIL brachten weitere Beobachtungen, während in Deutschland erst ENGEL-REIMERS (1889/92) auf den Frühikterus hinwies, den er in $1,4\%$ aller Fälle von sekundärer Syphilis beobachtete. LASCH stellte 1894 davon bereits 49 Fälle zusammen und prägte den Namen. Seitdem haben sich die Beobachtungen so gehäuft, daß das Krankheitsbild heute wohlbekannt ist.

WERNER berechnete in einer großen Statistik die Häufigkeit des syphilitischen Frühikterus auf $0,37\%$ und GOLDSTEIN bei Frauen auf $0,23\%$, bei Männern auf $0,27\%$.

GATEWOOD fand unter 12600 Aufnahmen $45 = 0,37\%$ syphilitische Erkrankungen der Verdauungsorgane, wovon 21 Lebersyphilis betrafen, unter 470 Fällen von Sekundärsyphilis 1 Leberschädigung, 3 Fälle von syphilitischem Ikterus, 1 Fall von Lebergumma und RUGE unter 1642 Fällen von Gelbsucht 21 Fälle von Icterus syphiliticus.

Zweifellos bestehen starke Schwankungen in der *Häufigkeit* nicht nur an den verschiedenen Orten, sondern auch zeitlich an denselben Orten, worauf SCHLESINGER (a), ebenso OTTO, ULLMANN, ARNHEIM u. a. hinweisen. Eine größere Häufung des Ikterus — auch syphiliticus — trat besonders in Deutschland und Österreich vom Jahre 1917 bis etwa 1922 auf, wie die Rundfrage von BRANDENBURG und eine Zusammenstellung von HÖSCH usw. ergaben. FUHS und WELTMANN fanden dementsprechend um dieselbe Zeit den Icterus syphiliticus in $1,5\%$, und BIRNBAUM berichtet aus derselben Zeit über 135 Fälle von Gelbsucht bei Syphilis, von denen 25 Fälle sicher und 17 Fälle wahrscheinlich als Icterus syphiliticus praecox zu deuten waren, während in weiteren 24 Fällen Frühsyphilis möglicherweise die Ursache war. Auch E. HOFFMANN, C. GUTMANN berichten über dieselbe Beobachtung.

Die *Gelbsucht* steht *gewöhnlich in engerem Zusammenhange mit der Generalisation der Lues* und dem Ausbruch des Exanthems, dem sie entweder kurze Zeit vorausgeht bzw. nachfolgt, oder das sie begleitet. *In einzelnen Fällen* tritt der Ikterus schon *beim Bestehen des Primäraffektes und bei noch sero-negativem Blutbefunde* auf. LASCH hat bereits 1894 über einen solchen Fall berichtet. Beobachtungen von DE BEURMANN, BITH und CAIN und CASTAIGNE (a) folgten, und M. MICHAEL (a) sah in 3 von 40 Fällen Frühikterus schon *vor* Auftreten des

Primäraffektes. Seit 1920 häufen sich die Beobachtungen von diesem syphilitischen *Primärikterus* [G. MILIAN, CHATELLIER und BONNETERRE, JANSELME und BLAMONTIER, ZIELER (a, b), CHAUFFARD (a), CRISTEA und BLUMENTHAL, BOTTEMA, GASTON und TISSOT, SARATEANN und BLUMENTHAL, BENESCH und CRÉHANGE, LANITE, THIBAUT und TISSERAND, NICAUD, DELORE, KOSCHUCHAROFF]. Entweder trat hier der Ikterus mit oder nach dem Primäraffekt, stets vor Ausbruch allgemeiner sekundärer Erscheinungen, öfters bei zunächst (COVISA und IÑIGUEZ) oder dauernd sero-negativem Blutbefund (BIRNBAUM (a, b), GASTON und TISSOT u. a.) auf. In vielen Fällen konnte durch spezifische Behandlung der Ikterus geheilt werden, so daß dadurch die syphilitische Natur dieser Fälle gesichert erscheint.

Der *Icterus syphiliticus praecox beim Ausbruch der Sekundärerscheinungen* mehr oder weniger kurz vor oder nach dem Auftreten des Exanthems ist sehr viel *häufiger*. Aus neuerer Zeit seien nur die Arbeiten von WERNER, ARNHEIM, BENDIG, GOLDSTEIN, BUSCHKE und seinen Schülern, CHAUFFARD (a), NOBL, BRODFELD, C. GUTMANN, ZIELER, ARDIN-DELTAIL, DERRIEN und AZOULAY, NICOLAU, FUHS und WELTMANN, FUHS, ULLMANN (a), BIRNBAUM, PALVARINI, GATÉ und BARRAL, HEES u. a. genannt. Seltener sind die Fälle, die längere Zeit nach der Roseola oder erst bei einem späteren Schub eines makulösen oder papulösen Exanthems, oder ohne gleichzeitige Hauterscheinungen, aber gleichzeitig mit Periostitis (BIRNBAUM) auftreten (vgl. LASCH, LAUERBACH, LE GENDRE und GARSAUX u. a.). Gelegentlich wird ein mit rezidivierendem Exanthem rezidivierender Ikterus beschrieben (QUÉDILLAC, ENGEL-REIMERS (b), MICHAEL], oder der Ikterus tritt als Äquivalent desselben auf (WERNER, BIRNBAUM). Erwähnt sei eine Beobachtung von FISCHL, wo drei Personen aus einer Infektionsquelle (Braut, Bräutigam und Freundin) an syphilitischem Frühikterus erkrankten.

Die bei oder nach spezifischer Behandlung bei Lues II auftretende Gelbsucht soll später bei der Besprechung von Salvarsan, Quecksilber oder Wismut und Lebererkrankungen behandelt werden.

Klinik des Icterus syphiliticus praecox.

Der Icterus syphiliticus praecox setzt meist plötzlich, nicht selten ohne stärkere, mitunter mit schweren Allgemeinerscheinungen und Mattigkeit ein. *Fieber* ist selten, dann meist leicht (NOBL, SCHLESINGER (d), PLIEGUE]. Sehr selten werden hohe, remittierende Temperaturen (MILIAN und SOLENTE (a)) oder mit jeweiligen Verschlimmerungen der Gelbsucht einhergehende Schüttelfröste (BRODFELD), wie bei Cholangitis infectiosa, beobachtet.

1. Magen-Darmstörungen.

Sie werden zwar öfters beobachtet (BIRNBAUM in 50%), sind aber meist geringfügig (MICHAEL, MNACAKONOW). Aufstoßen, Übelkeit, selten Erbrechen (CHATELLIER und BONNETERRE: kompliziert durch Schwangerschaft), Obstipation oder leichte Durchfälle, Meteorismus gehen entweder dem Ikterus voraus oder folgen ihm (LASCH); sie können aber auch dauernd fehlen (LASCH, M. MILIAN, CHATELLIER und BONNETERRE, FUHS). Die Magensäure ist normal bzw. erhöht (LOEWENBERG).

2. Haut, Stuhl, Harn.

Die *Gelbsucht* der Haut und Schleimhäute ist mitunter — wenigstens anfänglich — gering, meist sehr stark. Mir ist wiederholt ein auffallender, orangegrünlicher Farbton der Haut dabei aufgefallen. Die *Dauer* der Gelbfärbung beträgt etwa 10—14 Tage bis selbst mehrere Monate (LASCH). MICHAEL berechnet als Durchschnitt etwa 4 Wochen. Die *Stühle* werden vielfach wenigstens im Beginn als *acholisch* bezeichnet (BIRNBAUM, BRODFELD, GASTON und TISSOT u. a.), jedoch betont umgekehrt MICHAEL, daß sie meist gallenfarbig seien, ebenso ARDIN-DELTAIL, DERRIEN und AZOULAY, BOTTEMA, SARATEANN und BLUMENTHAL, NICAUD, GOLDSTEIN, BUSCHKE, FUHS und WELTMANN, HUBERT u. a.

Im *Harn* tritt meist Bilirubin mit oder ohne Urobilin und Urobilinogen auf. Seltener fehlt Bilirubin völlig, aber dann wird stets eine mehr oder weniger starke Urobilinurie erwähnt. Für diese verschiedenen Angaben von Stuhl- und Harnbefund scheinen mir die verschiedenen Zeiten des Eintritts in die ärztliche Beobachtung nicht allein ausschlaggebend zu sein.

Gelegentlich fand sich eine *Albuminurie* (MICHAEL, BOTTEMA bis $2^0/_{00}$). Das Auftreten von *Leucin und Tyrosin* im Harn ist nicht nur bei schweren Fällen und akuter gelber Leberatrophie, sondern auch bei leichteren Fällen von Icterus praecox mehrfach festgestellt (BUSCHKE, GÈRONNE (a) 11mal unter 36 Beobachtungen, BIRNBAUM, MICHAEL (a), LIPSCHÜTZ u. a.). Mit Besserung sah BUSCHKE Leucin und Thyrosin nach 14 Tagen schwinden. Gallensäuren sollen meist im Harn fehlen (SCHLESINGER).

Über *Hautjucken* wird nur selten berichtet (CASTAIGNE, FUHS und WELTMANN 1mal unter 7 Fällen, ARDIN-DELTAIL, DERRIEN und AZOULAY), meist sein Fehlen betont (BOTTEMA, CHATELLIER und BONNETERRE, LENITE, THIBAUT und TISSERAND, NICAUD, GASTON und TISSOT, MNACAKONOW). Ebenso fehlt meist die *Pulsverlangsamung* (GASTON und TISSOT, NICAUD, MNACAKONOW); ich finde sie nur bei CASTAIGNE ausdrücklich erwähnt.

3. Leber, Milz, Pankreas, Blut.

Die *Leber* ist sehr häufig mehr oder weniger geschwollen. MAURIAC sah eine besonders starke Schwellung. Mitunter ist sie sehr druckempfindlich.

Eine mäßige *Milzschwellung*, die wohl nicht allein auf der luetischen Infektion beruht, wird sehr häufig beobachtet, nur MICHAEL fand sie nie, FUHS und WELTMANN selten.

Ascites sah nur QUINCKE (b) (durch Druck von portalen Drüsen?) (Ascites und Milzschwellung, die sich mit dem Rückgang der Gelbsucht zurückbildeten) und T. SECCHI (zit. nach EBSTEIN: 10 Monate nach Infektion Hepatitis syphilitica mit Ascites, allerdings vorher Malaria). MICHAEL (a) erwähnt ferner eine schnell vorübergehende Störung des Pankreas, VON FALKENHAUSEN einen verminderten Trypsingehalt des Duodenalsaftes (1 Fall).

Das *Blut* zeigt häufig positive Wa.R., gelegentlich wird auch positiver SACHS-GEORGI erwähnt. Jedoch kann auch die Seroreaktion dauernd negativ sein (BIRNBAUM u. a., vgl. oben). Nicht selten entwickelt sich eine selbst erhebliche *sekundäre Anämie* (HUBERT), und SAMBERGER (b) sah den Ikterus in eine perniziöse Anämie übergehen.

Die *Resistenz* der Erythrocyten gegenüber hypotonischen Salzlösungen fanden BOTTEMA, ARDIN-DELTAIL, DERRIEN und AZOULAY normal, CHATELLIER und BONNETERRE, EPPINGER (a) erhöht, dagegen CHAUFFARD (a), GAUCHER und GIROUX, TEISSET, DE BEURMANN, BITH und CAIN in 8 Fällen herabgesetzt. Dazu bestanden meist Autoagglutination, Anämie, granulierte Erythrocyten, globuläre Fragilität, Acholurie, Urobilinurie, keine entfärbten Stühle (bei CHAUFFARD jedoch 1mal ganz, 1mal fast ganz entfärbt), Hautjucken und Bilirubinurie. Die Gelbsucht war in diesen Fällen meist leicht. Hier lagen also die Zeichen eines hämolytischen Ikterus vor.

Hypercholesterinämie erwähnt CHAUFFARD, gleichzeitig erhöhten *Reststickstoff*, während ADLER und LANGE eher eine Verminderung bei erhöhter Blutmilchsäure und verlangsamten Ablauf alimentärer Blutmilchsäuresteigerung beobachteten. Erhöhte Aminosäurenausscheidung sahen FALCK und SAXL, während sie BIER (zit. nach P. TACHAU) und ADLER und LANGE nicht fanden, letztere auch kaum erhöhten Gehalt des Blutes an Aminosäuren.

Die *Senkungsgeschwindigkeit* der Blutkörperchen fand LINZENMEIER bei Lues II und GYÖRGY (bei Lues heredit., dabei ein Fall von Leberlues) beschleunigt. Entsprechend war auch bei luetischem Ikterus (KLOPSTOCK, *eigene* Beobachtung) die Senkungsgeschwindigkeit erheblich beschleunigt, während bei katarrhalischem Ikterus die Beschleunigung fehlte, so daß diese Probe differentialdiagnostisch verwertbar erscheint (LOEB [1], ADLER).

Die *erhöhte Bilirubinämie* sinkt gewöhnlich unter der Behandlung ab (ZIELER, DIXEN, CAMPBELL und HANNA, BERNHEIM). Angaben über direkte oder indirekte Reaktion (nach HIJMANS VAN DEN BERGH) finden sich bei Fällen von GAUCHER und GIROUX, CHAUFFARD u. a., STRISOWER beobachtete beide Reaktionen im Blute.

Funktionsprüfungen der Leber sind bei Icterus syphil. praecox oft ausgeführt worden und haben vielfach Störungen derselben ergeben.

Alimentäre *Lävulosurie*, *Glykosurie*, *Galaktosurie* und *Hyperglykämie* [P. TACHAU (mit ausführlicher Literaturzusammenstellung)], WÖRNER und REISS, BUSCHKE, SARATEANN und BLUMENTHAL, NOBL, ADLER und LANGE, FERRANINI, STIER, LOEWENBERG, NAUENBERG und NOAH u. a.) sind sehr häufig festgestellt, können aber auch gelegentlich fehlen (STIER, FREY, WÖRNER und REISS, REISS und JOHN u. a.).

Die WIDALsche Reaktion ergab bei ARDIN-DELTAIL geringe Leukocytenverminderung, bei fehlender Blutdrucksenkung (vgl. auch HOLZER und SCHILLING, MEYER-ESTORF, 2mal Senkung, 1mal Anstieg der Leukocyten).

Bei *Cholechromoskopie* mit *Azorubin* S fand FENSTERMANN, mit Tetrachlorphenolphthalein S. M. ROSENTHAL (nicht bestätigt von FRIEDENWALD und MORGAN), mit Indigcarmin LOEWENBERG, NAUENBERG und NOAH, dagegen *nicht* HESSE und WÖRNER und HESSE und HAVEMANN Störungen der Lebertätigkeit. Leberlipasen fanden RONA, PETOW und SCHREIBER (c) (in 2 Fällen von Icterus syph.), MAYER, WALTER und JAHR.

Albuminocholie, die bei Icterus catarrhalis fehlt, wurde festgestellt von STRISOWER, LOEWENBERG, NAUENBERG und NOAH. Bei letzteren fehlte gleichzeitig eine Urobilinogenocholie und bestand eine Herabsetzung der Harnsäure im Duodenalsaft.

4. Geschlecht.

Bemerkenswert ist die Feststellung von MICHAEL, daß unter 40 Fällen von Frühikterus 31 = 77,5% *Männer* und nur 9 = 22,5% *Frauen* sich fanden, doch scheint mir, soweit in den neueren Arbeiten das Geschlecht mitgeteilt wird, das männliche nicht so allgemein zu überwiegen. CHAUFFARD fand Frauen häufiger befallen.

5. Prognose.

Dauer und *Ausgang* des Icterus syphiliticus praecox werden hauptsächlich von der *Therapie bestimmt*, doch beeinflussen auch äußere (zeitlich bedingte) Einflüsse (s. oben und weiter unten) die meist günstige Prognose. Gelegentlich treten nach Besserung vorübergehende Verschlimmerungen auf, oder es entwickelt sich unter zunehmender Schwere des Krankheitsbildes eine akute oder subakute gelbe Leberatrophie — selbst bei spezifischer Therapie. MICHAEL berechnet die Häufigkeit dieses Ereignisses auf etwa 10%, sowohl für Männer, wie Frauen.

---

[1] LOEB: Zbl. Hautkrkh. **16**, 164 (1925).

Die Pathogenese des syphilitischen Frühikterus.

Bei der Seltenheit autoptischer Untersuchungen ist eine sichere Klärung der Pathogenese bis jetzt noch nicht möglich. Während früher mehr mechanische Ursachen, die zum Stauungsikterus führen sollten, beschuldigt wurden, herrscht heute vielmehr die Annahme eines parapedischen Ikterus infolge Leberzellschädigung im Sinne MINKOWSKIS vor. Neben diesen beiden Formen hepatogener Gelbsucht ist auch ein *hämatogen-hämolytischer* syphilitischer Ikterus angenommen worden.

RICORD, LANCEREUX glaubten, daß eine luetische *Schwellung der portalen Lymphdrüsen* diesen Stauungsikterus hervorrief. Ihnen schlossen sich CORNIL, ENGEL-REIMERS, QUINCKE, OTTO, ROLLET, HOPPE-SEYLER, EBSTEIN an. ENGEL-REIMERS, LUBINOFF, HUETER, FISCHER und THURNWALD fanden tatsächlich bei akuter syphilitischer gelber Leberatrophie nach Frühikterus solche Drüsenschwellungen an der Leberpforte.

GUBLER nahm neben einer Hyperämie der Leber ein *syphilitisches Exanthem der Gallengänge* (entsprechend Roseolen und Papeln) evtl. auch der *Dünndarmschleimhaut* als mechanische Ursache des Ikterus an, ebenso SENATOR (a), CHAPOTAL, MAURIAC, M. JOSEPH, HUTCHINSON, FOVILLE und LUTON, GASTON und TISSOT. Doch konnten FRAENKEL und HART anatomisch nichts Derartiges finden. QUEDILLAC glaubte, eine Hyperämie der Gallengänge als Ursache annehmen zu müssen.

Einen *Duodenalkatarrh,* evtl. auf die Gallenwege fortschreitend, beschuldigte BÄUMLER (a), und HERXHEIMER gibt für einen Teil der Fälle diese Möglichkeit zu, ebenso GASTON und TISSOT, KIRCH und FREUNDLICH (neben Leberzellschädigung). Für ein mechanisches Moment spricht auch der Befund von v. FALKENHAUSEN (a) (Herabsetzung des Trypsingehaltes im Duodenalsaft).

MAURIAC und GASTON und TISSOT, HEKS nahmen für einen Teil der Fälle eine frühzeitige *interstitielle Hepatitis* an. Daß tatsächlich frühzeitig schon anatomische Veränderungen in der Leber vorkommen können, beweisen die Fälle von FLEISCHHAUER, KEY (etwa 7 Monate post inf. Lebergumma), STOECKENIUS, (10 Monate post. inf. in der Leber kleine Syphilome), DRÜHE u. a.

In neuerer Zeit hat die von FINGER zuerst vertretene Ansicht, daß es sich um *einen toxischen Ikterus handele,* mit Parapedese der Galle (MINKOWSKI (b)), Paracholie (LIEBERMEISTER) weiteste Verbreitung gewonnen. Namentlich sind BUSCHKE, NEUGEBAUER, P. TACHAU, MICHAEL, HERXHEIMER, FUHS und WELTMANN, EPPINGER, CITRON, ŠAMBERGER, HUBERT, KIRCH und FREUNDLICH, CHATELLIER und BONNETERRE, SCHLESINGER, GLUCÍNSKI (b), SMITH, WEISS u. a. dafür eingetreten. Allerdings geben sie auch noch die eine oder die andere Möglichkeit zu. EPPINGER konnte in einem Falle anatomisch keine Gallengangsveränderungen, wohl aber Leberzellveränderungen, ähnlich den bei Icterus catarrhalis von ihm gefundenen, feststellen. Spirochäten wurden in solchen Lebern von BUSCHKE, FISCHER nicht gefunden auch bei Leberpunktion oder im Duodenalsaft nicht (FUHS und WELTMANN). MILON (zit. nach EBSTEIN) erblickt in einer Mischinfektion, JULIEN (nach ŠAMBERGER) in Aufregung über die Entdeckung der syphilitischen Infektion die Ursachen des Icterus syphiliticus.

Schließlich sei erwähnt, daß französische Autoren (z. B. ARDIN-DELTAIL, DARRIEN und AZOULAY) vielfach von einem dissoziierten Ikterus sprechen, was mir nicht berechtigt erscheint.

Eine besondere Gruppe, die ich bereits oben erwähnte, bilden die Fälle von GAUCHER und GIROUX, TEISSET, DE BEURMANN, BITH und CAIN, sowie wohl einer der beiden Fälle von CHAUFFARD (1 Fall zeigte völlige Acholie der Stühle und gehört sicher nicht hierher), von ŠAMBERGER (vielleicht auch Beobachtungen von MICHELLI und QUARELLI und KLAESNER, die ich nicht im Original einsehen konnte). Es handelte sich hier um echten *hämolytischen*, nicht hepatischen Ikterus im Frühstadium der Lues. Sie bilden aber sicher nur die seltenen Ausnahmen, wie auch EPPINGER, GATÉ und BARRAL betonen.

Die meisten Fälle von Frühikterus sind also *hepatogen*. Die mechanischen Momente spielen sicher nur eine untergeordnete Rolle, wie aus der Zusammenstellung hervorgeht. Auch der *Duodenalkatarrh* als häufigere Ursache muß abgelehnt werden, da Magendarmstörungen vielfach fehlen und oft keine völlige Acholie der Stühle besteht. Daß ein solcher, ebenso wie *cholangitische* Prozesse — wofür BRODFELDs und wohl auch MILIANs und SOLENTES Beobachtungen sprechen —, und *hepatitisch-interstitielle* Veränderungen gelegentlich die Ursache sein können, scheint mit sicher. Am wichtigsten für die Entstehung des hepatogenen Icterus syphiliticus praecox aber ist die oben so ausführlich begründete *toxische Leberzellstörung*, die zur Parapedese des Gallenfarbstoffes (MINKOWSKI (b, c)), Paracholie (LIEBERMEISTER), oder vielleicht auch zum Icterus per destructionem (EPPINGER) führt. Jedenfalls kann bei solcher Lebertoxikose jede sonst unterschwellige Schädigung, jede Zunahme der Toxikose Gelbsucht (BITTORF und v. FALKENHAUSEN) und schließlich, wie wir ja relativ häufig fanden, Leberautolyse (akute gelbe Leberatrophie) erzeugen. Ich möchte glauben, daß auch diese Annahme am besten die Häufung des Icterus praecox, der Salvarsangelbsucht, der akuten und subakuten Leberatrophie nach Lues mit und ohne Salvarsanbehandlung in den Jahren 1917—1922 erklärt. Wissen wir doch, daß ungenügende (vielleicht auch fehlerhafte) Ernährung, besonders Kohlenhydratmangel, die Leber zu Degeneration, Fettinfiltration disponiert.

Meist erscheint dieser Ikterus im Zusammenhang mit der Generalisation der Lues, doch kann er auch zu jeder anderen Zeit auftreten. Wir erwähnten den sog. *Primärikterus*. Er kommt gelegentlich auch später (ohne gleichzeitige sonstige sekundäre Erscheinungen) vor. Hier kann die Diagnose besonders schwierig werden. Diese Fälle aber gesondert als *Spätikterus* zu bezeichnen, ist unberechtigt. Bei genauer Durchsicht der als Spätikterus beschriebenen Fälle handelt es sich zum Teil um tertiäre Leberlues (MILIAN und PERIN, BIRNBAUM (c), CASTAIGNE (b), SCHLESINGER (a), KERBER-ZIELER), zum Teil auch um zufällig bei Syphilis auftretende katarrhalische Gelbsucht, worauf SERGENT bei einer Beobachtung hinweist.

Die Diagnose des Icterus syphiliticus praecox.

Sie stützt sich besonders auf die mehr oder weniger gleichzeitig auftretenden sekundär syphilitischen Haut- oder Allgemeinerscheinungen. Der sog. Primärikterus kann durch den Nachweis des abheilenden Primäraffektes, oder durch die gewöhnlich bald folgenden Sekundärerscheinungen erkannt werden. Schwierig ist seine Erkennung im Latenzstadium der Sekundärperiode oder in Fällen nach vorausgegangener antisyphilitischer Behandlung (Salvarsanikterus usw.). Der Ausfall der Wa.R ist hier nicht unbedingt entscheidend, da eben beim Icterus syphiliticus praecox diese Reaktion anfänglich oder dauernd fehlen kann, und umgekehrt nicht jeder Ikterus bei positiver Reaktion syphilitisch sein muß. Von LASCH, MICHAEL, CHATELLIER und BONNETERRE, GUBLER u. a. wird der mehr oder weniger plötzliche Beginn, das häufige Fehlen gastro-intestinaler Erscheinungen, die Koinzidenz mit dem Exanthem, Fehlen anderer Ursachen, Fehlen von Juckreiz und schweren Allgemeinstörungen, Erfolg bei spezifischer Therapie bei Versagen diätetischer Maßnahmen als diagnostisch bedeutsam angeführt. Wichtig erscheint mir vor allem die häufige Milzschwellung und die oft eigenartige Färbung der Haut.

Differentialdiagnostisch ist vor allem der *Icterus* (simplex) *catarrhalis* zu berücksichtigen. Hier stehen aber doch die der Gelbsucht vorangehenden Magen-Darmstörungen im Vordergrunde. Die völlig acholischen Stühle, das anfängliche Fehlen von Urobilinurie, der Juckreiz, die Pulsverlangsamung, das Fehlen der Milzschwellung, der Beschleunigung der Blutkörperchensenkungsgeschwindigkeit und der Lues in der Anamnese und im Befund können die Diagnose katarrhalischer Ikterus sichern.

Der *infektiöse Ikterus*, die WEILsche Krankheit sind durch en-, bzw. epidemisches Auftreten, letztere evtl. durch den Nachweis des spezifischen Erregers, durch fieberhaften und evtl. rezidivierenden Verlauf, Magen-Darm-Allgemeinerscheinungen, Muskelschmerzen, Nephritis, großen Milztumor charakterisiert. *Septischer, pneumonischer, hämoglobinurischer* Ikterus sind leicht auszuschließen.

Die *infektiöse Cholangitis* ist meist Folge einer Cholelithiasis, Cholecystitis oder typhösen oder paratyphösen Infektion. Die selteneren primären Fälle (NAUNYN, BITTORF) zeigen gewöhnlich geringe Gelbsucht, geringe Urobilinurie, mäßige Leber- und stärkere Milzschwellung, häufig rezidivierend fieberhaften Verlauf. Eine seltenere, ähnliche Verlaufsform des Icterus syphiliticus praecox habe ich oben erwähnt.

Der *chronische hämolytische acholurische* (familiäre und sporadische) *Ikterus* (MINKOWSKI-CHAUFFARD) ist meist leicht zu erkennen. Aber es sind einmal hämolytische Formen des syphilitischen Ikterus (vgl. oben) bekannt, andererseits kann offenbar die sporadische Form auf kongenitaler Lues beruhen [CHAUFFARD (b), GOGLIA (zitiert nach SCHLESINGER), zwei *eigene* Beobachtungen].

Große Schwierigkeiten kann gelegentlich die Frage bereiten, ob ein *Salvarsan-* (bzw. Quecksilber- oder Wismut-) oder *syphilitischer Ikterus* bzw. HERXHEIMERsche Reaktion vorliegt (s. u.).

Behandlung des Frühikterus.

Die *Therapie* des Frühikterus hat zu berücksichtigen, daß hier die syphilitische Infektion zweifellos zu einer wechselnd schweren Leberzellschädigung geführt hat. Wenn daher auch die spezifische Therapie unbedingt notwendig ist, so ist doch bei der Auswahl der Mittel ihre mehr oder weniger starke schädigende Einwirkung auf die Leber zu beachten, und eine *vorsichtige* Behandlung geboten. *Salvarsan* ist nach meiner Ansicht möglichst zu vermeiden. Derselben Ansicht ist SCHLESINGER, auch MICHAEL, BUSCHKE, GASTON und TISSOT, BERNHEIM, BRODFELD, LANITE, THIBAUT und TISSERAND, ENGEL u. a. sprechen sich für Quecksilber-, evtl. Sublimatbehandlung (BUSCHKE) aus. Erst später anschließend soll Salvarsan oder Wismut gegeben werden.

Dagegen berichten CHATELLIER und BONNETERRE, DIXEN, CAMPBELL und HANNA, MILIAN und SOLENTE, BENECH u. a. über gute Erfolge bei Salvarsanbehandlung. NICAUD, BOTTEMA, CASTAIGNE, SARATEANN, MICHAEL verordnen eine Hg + As-Kur. ZIELER (a) sah nach Neosalvarsan in einem Falle promptes Absinken der Hyperbilirubinämie, in einem anderen von der 3.—6. Spritze Neosalvarsan (zu 0,3) stets ein Ansteigen, von da an einen Abfall des Blutbilirubins, worauf er therapeutische Vorschläge für die Anwendung aufbaute (b). NATHAN, BERNHEIM beobachteten nach Salvarsan Zunahme des Ikterus und der Bilirubinämie, nachdem vorher bereits Besserung erfolgt war. Anschließende Hg-Behandlung brachte Heilung. Da also zweifellos dem Arsen und Salvarsan eine deutlich toxische Wirkung auf die Leber zukommen kann (vgl. Salvarsan und Ikterus und Leberatrophie), so ist entschieden dem scheinbar weniger gefährlichen Quecksilber und Wismut der Vorzug zu geben. Wird Salvarsan verabfolgt, so soll es zunächst nur in kleinen Dosen unter genauer Kontrolle von Allgemeinbefinden und Harnbefund, evtl. Bilirubinkontrolle des Blutes (Zieler) geschehen. Mehrfach ist das Auftreten einer echten Herxheimer-schen Reaktion bei spezifischer Therapie beobachtet (Castaigne, Bottema u. a.).

Bei der *Quecksilberbehandlung* ist sowohl Inunktions-, als Injektionstherapie angewendet worden. Die angegebenen Präparate sind zahlreich, nur spricht sich Schlesinger für Verwendung löslicher Quecksilbersalze aus, da Depot-wirkung gefährlich werden kann. In neuerer Zeit wird vor allem Novosurol (angeblich toxischer) und Salyrgan empfohlen, während die französischen Autoren das Hg-Cyamin empfehlen. Auch hier ist natürlich auf jede Schädigung zu achten und das Mittel dann auszusetzen.

Das *Wismut* (Spirobismol, Bismogenol und andere Präparate) scheint bei vorsichtiger Dosierung gut vertragen zu werden und günstig zu wirken. Kahn glaubt an Zunahme des Ikterus nach Wismut. Auch *Jod* in seinen verschie-denen Formen wird neben der übrigen Behandlung empfohlen (Hubert, Schle-singer). Daß neben dieser spezifischen Behandlung eine reizlose, *fettarme,* bei schwerem Ikterus fettfreie, *an leicht assimilierbaren Kohlenhydraten mög-lichst reiche Kost,* bei schwererem Krankheitsbild Bettruhe, bei Darmstörungen salinische Abführmittel (besonders Karlsbader Brunnen, bzw. Salz, Neuen-ahrer oder Kissinger Rakoczy u. a.) zu verordnen sind, sei nur erwähnt. Reich-liche Flüssigkeitszufuhr (Alkoholverbot) bewährt sich bei allen Formen von Ikterus. Cholagoga wie Salicylate, Atophan, gallensaure Salze usw. sind wohl stets unnötig. Bei etwaiger *hämorrhagischer Diathese,* wie sie im Gefolge länger-dauernder schwerer Cholämie auftreten kann, sind neben Calciumpräparaten wohl auch frische Fruchtsäfte angezeigt, die auch von Wilhelm neben phos-phorsaurem Natrium und zweitägigen Duodenalwaschungen empfohlen wurden.

C. Die akute und subakute gelbe Leberatrophie.

Die von Rokitansky zuerst anatomisch scharf umschriebene akute gelbe Atrophie der Leber ist sicher ätiologisch kein einheitliches Krankheitsbild. Die verschiedensten Vergiftungen (früher besonders Phosphor, Arsen), Infektions-krankheiten, Bakterientoxine, Stoffwechselvorgänge (Gravidität) und Darm-erkrankungen, vor allem Ernährungsschäden (Häufung 1919—1922 in fast allen von Kriegsernährung betroffenen Ländern) kommen in Betracht.

Bereits 1854 wies Lebert auf die ätiologische Bedeutung der Syphilis hin (unter 72 Fällen 7mal Frühsyphilis), ebenso 1858 Oppolzer. Nur einige Zahlen über die Häufigkeit der Syphilis als Ursache der akuten Leberatrophie seien zusammengestellt: Thierfelder unter 81 Fällen 8mal Syphilis, P. F. Richter stellte allein 41 Fälle syphilitischer akuter Leberatrophie bis 1898 zusammen, Herxheimer fand in 20% seiner Fälle Lues und sammelte mit Gerlach 69 Fälle, bei denen Salvarsan nicht in Frage kam, Mayer fand unter 25 Fällen 15mal sicher, 5mal wahrscheinlich Lues als Ursache, Hanser in 17 Fällen 4mal Lues, Seyfarth 29 : 4, Siegmund 13 : 6, Kollmann 8 : 2, Raw in 7 Fällen stets Lues, Neddermeyer 11 : 6 sichere, Makarov in 3 Fällen wahrscheinliche syphilitische Ätiologie, Bonsmann und Kratzeisen 15 : 3. *Jedenfalls geht daraus die recht erhebliche ursächliche Bedeutung der Lues hervor,* die auch eine große Reihe von Klinikern [Ebstein, v. Strümpell, Minkowski (a—c), Jadas-sohn, Schlesinger, Eppinger, Buschke, Rostoski u. a.] betonen. Trotz-dem ist diese Annahme neuerdings von Gruber, Schubert und Geipel, Lu-barsch, Silbergleit und Föckler, Halbey nicht oder nur sehr bedingt an-erkannt worden. Diese auffällige Tatsache ist nur verständlich durch die vorübergehende Zunahme der akuten gelben Leberatrophie in den Jahren 1919 bis 1921 überhaupt, und durch die gleichzeitige außerordentliche Häufung der Fälle von Salvarsanikterus mit folgender Leberatrophie. Die Zunahme der Krankheit in den Jahren 1919/1921 ist in vielen europäischen Ländern als Folge der Kriegsernährungsstörungen (mit und ohne Syphilis) zweifellos beobachtet (v. STRÜMPELL, SIEGMUND, MAKAROV, SCHUBERT und GEIPEL, NEDDERMEYER, E. MAYER, SEYFARTH, BONSMANN und KRATZEISEN, SILBERGLEIT und FÖCKLER, KOVACS, *eigene* Beobachtungen u. a.). Gleichzeitig häuften sich die Fälle bei Salvarsanbehandlung von Lues. Ich erinnere nur an die erste Mitteilung dieser Art von SILBERGLEIT und FÖCKLER. Dadurch lebte erneut die schon von LEBERT für das Quecksilber erörterte und abgelehnte Frage auf, ob die Atrophie etwa allein durch die spezifische Therapie erzeugt wird. Soviel scheint mir aus dieser Diskussion sicher hervorzugehen (vgl. auch unten), daß bei bestehender *Leberschädigung durch Syphilis das Salvarsan unter Umständen* (besondere Zeitdisposition wie 1919/1921) *begünstigend* auf die Entwicklung einer akuten Atrophie einwirken kann. *Da aber die Atrophie bereits vor der Salvarsanbehandlung, auch an unbehandelten Fällen, beobachtet ist und auch aus neuerer Zeit sich viele derartige Beobachtungen zusammenstellen lassen* [z. B. H. JACOBY, BENDIG (a), ERASMI, HANSER, SEYFARTH, STÜMPKE u. a.], *ist die Lues als Ursache derselben sicher erwiesen.*

In der überwiegenden Mehrzahl tritt die akute gelbe Leberatrophie *im Frühstadium der Lues,* sehr häufig in Zusammenhang mit dem Exanthem auf. Nach EBSTEIN neigen dazu Fälle, die auch sonst als besonders schwer sich äußern, wovon HOPPE-SEYLER 25 Beobachtungen zusammengestellt hat (vgl. auch SCHLESINGER).

Die Angabe MICHAELS, daß 4 von 40 Fällen (also 10%) von *Icterus syphilitica praecox in akute gelbe Leberatrophie übergehen,* zeigt den häufigen Zusammenhang beider Erkrankungen. SCHLESINGER berichtet bereits über zahlreiche derartige Fälle aus der Literatur, die sich noch wesentlich vermehren ließen (z. B. STÜMPKE, MAKAROV, FEX, KNUD BIERRING, HERXHEIMER (c), BUSCHKE u. a.).

Auch in der Latenzzeit oder beim Rezidiv (PREDTETSCHENSKI) des Sekundärstadiums werden noch relativ häufig derartige Fälle beobachtet. *Selten* sind sie *im Spätstadium* der erworbenen, bzw. hereditären Lues, bei vorher scheinbar normaler Leber, oder häufiger bei schon bestehender cirrhotischer, bzw. gummöser Leberlues, z. B. THIELEN (Lebercirrhose bei Lues hereditaria tarda), RIESS (späthereditäre Lues), MAKAROV (gleichzeitige progressive Paralyse), SCHUBERT und GEIPEL (gleichzeitige luetische Aorteninsuffizienz), GOTTRON, PFEIFFER (beginnende Cirrhose und Nephrose), SCHLESINGER (Tabes dorsalis, bzw. progressive Paralyse). Das *Verhältnis zur Häufigkeit gegenüber sonstiger Leberlues* zeigt die Statistik BROOKS (a), der unter 50 anatomisch untersuchten Fällen von Leberlues 1mal gelbe Atrophie fand. Die Zahlen über die *Häufigkeit* der Erkrankung bei den verschiedenen *Geschlechtern* gehen weit auseinander. THIERFELDER fand unter 143 (auch nicht syphilitischen Fällen) 55 Männer, 88 Frauen; P. F. RICHTER unter 41 syphilitischen Atrophien nur 5 Männer erkrankt und FISCHER unter 50 Fällen 10 Männer. MAYER bezeichnet Frauen häufiger als Männer erkrankt und NIKOLSKIS 5 Fälle betrafen alle Frauen. Die größere Disposition der Frauen beruht wohl zum Teil auf häufig gleichzeitiger, zur Atrophie auch sonst disponierender Gravidität (FISCHER). Meist handelt es sich um *jüngere Menschen,* wie aus dem zeitlichen Zusammenhang mit der Infektion verständlich ist, doch beobachtete sie GOTTRON bei einem 70jährigen Patienten. THIERFELDER fand übrigens bei der akuten gelben Leberatrophie anderer Ätiologie ebenfalls das jüngere Alter bei weitem vorherrschend.

Die Klinik der syphilitischen akuten Leberatrophien.

Hier besteht kein wesentlicher Unterschied zu den Krankheitsbildern anderen Ursprungs. Häufig besteht ein *Prodromalstadium* mit Mattigkeit, Magen-Darmstörungen (die hier häufiger als sonst fehlen), Übelkeit, Erbrechen, gelegentlich Fieber (seltener als wohl sonst). Bald entwickelt sich eine Gelbsucht, die in unseren Fällen häufiger mit Milztumor (also Icterus syphiliticus praecox), Bilirubin- bzw. Urobilinurie, mehr oder weniger acholischen Stühlen usw. einhergeht. Diese Prodrome sind so uncharakteristisch, daß man Icterus catarrhalis, Icterus syphiliticus praecox, Salvarsan- (Quecksilber-, Wismut-) Ikterus — falls eine solche Behandlung vorausging — annehmen wird. Nach mehr oder weniger langer, selbst viele Wochen langer Dauer setzt nun unvermittelt das eigentliche schwere Krankheitsbild ein.

Selten beginnt die Erkrankung scheinbar *ohne* jede *Prodrome* als Icterus gravis mit Fieber und Leibschmerzen, um in wenigen Tagen tödlich zu enden (z. B. Moruzzi, Kirch, vorher Hg und Salvarsan), Bendig (Gravidität, Hg und Salvarsan), Makarov (Hg und Salvarsan), Gottron (kombinierte Kur), M. Michael (b) (kombinierte Kur, schwerer Beginn, relativ lange Dauer).

Die Erscheinungen der schweren *hepatischen Autointoxikation* und die fortschreitende *Verkleinerung der Leber* charakterisieren das Krankheitsbild.

1. Ikterus, Leber, Milz.

Die meist schon vorher bestehende Gelbsucht nimmt gewöhnlich noch zu, doch kann sie ausnahmsweise [Bamberger, Minkowski (a)] dauernd fehlen: Gelegentlich setzt das Krankheitsbild sofort mit dem schwersten Ikterus ein (s. o.). Gordon und Feldmann beobachteten in einem Falle (bei Sulfarsphenaminbehandlung) einen Ikterus, der zunächst wieder schwand; 8 Tage später setzte plötzlich eine schnell tödlich verlaufende akute gelbe Leberatrophie ein. Schlesinger erwähnt einen Wechsel in der Intensität der Gelbsucht.

Die *Stühle* sind *meist acholisch* [von Eppinger (a) bestritten], doch kommt gelegentlich auch hier ein Wechsel vor (Schlesinger), und Kirch, ebenso Bousquet und Petzes beobachteten dauernd gefärbte Stühle bei Fehlen von Bilirubin im Harn (Kirch).

Die vorher gewöhnlich etwas vergrößerte *Leber* wird *kleiner*. Diese Verkleinerung geht langsamer oder schneller vor sich, oft ist sie am linken Leberlappen zuerst nachweisbar. Von Wichtigkeit ist hierbei vor allem die Perkussion, die namentlich das Höhersteigen der unteren, bei unveränderter oberer Lebergrenze deutlich zeigt. Schließlich kann die Lungengrenze scheinbar direkt in die Tympanie des Darmes übergehen oder nur durch eine schmale, leichte Dämpfungszone getrennt sein. Ausnahmsweise können Verwachsungen oder vorher bestehende gummöse cirrhotische Prozesse in der Leber diese Verkleinerung verhindern oder beschränken.

Palpatorisch kann man öfters das Schwinden des linken Leberlappens, das Höhertreten des vorher deutlichen unteren rechten Randes feststellen. Die weiche Konsistenz der Leber, das Gefühl einer „plastischen Masse" (Schlesinger) ist oft auffallend. Sie erschwert die Palpation, oder macht sie unmöglich.

Die Leber, mitunter vorher schon leicht schmerzhaft, wird meist sehr druckempfindlich. Es treten auch oft spontane, mitunter sehr erhebliche Leib- bzw. Leberschmerzen auf. Eppinger (wie schon Bamberger) bezieht die mitunter erhebliche Druckempfindlichkeit der Lebergegend auf eine Hyperästhesie der Haut.

Die *Milz* ist fast stets vergrößert, wie wir das schon beim Icterus syphiliticus praecox fanden. Während der fortschreitenden Leberatrophie kann diese

Schwellung noch zunehmen. Erhebliche Vergrößerungen werden ausnahmsweise (bei bestehenden cirrhotischen Veränderungen usw.) gefunden.

Erwähnt sei noch ein von UMBER als *Foetor hepaticus* beschriebener süßlicharomatischer Geruch der Atemluft.

2. Nervöse (cerebrale) Symptome.

Oft weisen die *nervösen Störungen zuerst* auf das Auftreten der akuten Leberatrophie hin. Die Patienten fühlen sich selbst verändert. Trotz Mattigkeit sind sie reizbar, motorisch unruhiger oder auffallend schläfrig. Diese Erscheinungen können (auch nach eigener Erfahrung) das drohende Unheil voraus erkennen lassen. Bald treten mehr oder weniger starke Kopfschmerzen, Benommenheit, Aufregungszustände, leichte Verwirrtheit hinzu. Gähnen, Singultus, Erbrechen, das unstillbar werden kann, gelegentlich schweres Blutbrechen treten auf. Die Patienten klagen oft über heftigen Durst, werden jetzt oft tobsüchtig erregt und schreien, bis zunehmende Benommenheit und tiefstes *Coma* mit Meteorismus, Stuhl- und Harnverhaltung oder Incontinenz eintritt. Häufig bestehen starke Hyperästhesien bzw. -algesien (EPPINGER, BAMBERGER, *eigene* Beobachtung). Umgekehrt erwähnt PICOT (nach MICHAEL) auch Sensibilitätsstörungen.

Nicht in jedem Falle sind alle diese Stadien entwickelt, gelegentlich setzt das Coma schlagartig ein. Sehr häufig werden mehr oder weniger heftige, allmählich zunehmende *Krampferscheinungen* beobachtet. Anfänglich nur hier und da Sehnenhüpfen, leichte Muskelzuckungen, dann mehr oder weniger ausgebreitete halbseitige tonische oder klonische Krämpfe treten auf, zum Teil noch bei erhaltenem Bewußtsein, zum Teil von Bewußtseinsverlust begleitet, zum Teil im Coma erst auftretend. Nacken- und Rückenstarre bei normalem Lumbalpunktat werden beobachtet (UMBER). Ich selbst sah bei cholämischem Coma zweimal erhöhten Lumbaldruck. Paresen meist vorübergehender Art, aber auch schwere Rückenmarksveränderungen sind von MOXTER und GOLDSCHEIDER (myelitische Herde im Lenden- und Halsmark) und PFEIFFER beschrieben worden. Die Pupillen sind oft weit, im Coma reaktionslos, der Augenhintergrund zeigt mitunter kleine Blutungen und gelblichen Farbton. BUSCHKE beschrieb eine Neuritis optica (nach Abheilen einer gelben Atrophie).

Im tiefen Coma, das mitunter von vorübergehendem Erwachen unterbrochen wird (SCHLESINGER), erfolgt gewöhnlich der Tod. Doch kommt es gelegentlich auch jetzt noch zu langsamem Erwachen und Heilung (SCHLESINGER, BOUSQUET und FELDMANN).

3. Fieber, Herz, Puls.

Die *Körpertemperatur* ist anfänglich oft erhöht, mitunter bestehen hyperpyretische Temperaturen (Störung des Wärmezentrums, HUBER), besonders kurz vor dem Tode, wohl häufig durch Komplikationen bedingt. Charakteristischer ist das Absinken der Temperatur, oft zu tief subnormalen Werten (MINKOWSKI: 35° und darunter) beim Einsetzen der schweren Erscheinungen.

Der *Puls* ist selten und nur anfangs verlangsamt, steigt im Verlaufe der Krankheit an und ist zuletzt stark beschleunigt, klein, oft unregelmäßig. Das anatomisch meist stark geschädigte Herz kann auch klinisch Zeichen von Schwäche (leise Töne, Irregularität, Dilatation) zeigen.

4. Harn.

Die *Harnmenge* ist immer vermindert, hochkonzentriert. *Bilirubin* fast regelmäßig im Harn nachweisbar, nur bei KIRCH fehlte es dauernd. Ebenso besteht eine Urobilinurie.

Eiweiß und *Zylinder* sind oft in mäßiger Menge nachweisbar, gelegentlich wird gleichzeitig eine Nephrose, bzw. Nephritis mit reichlicher Eiweißausscheidung beobachtet. *Glykosurie* sub finem vitae wurde nur selten beobachtet. Die *Stickstoffausscheidung* im Harn ist vermehrt und steigt gegen Lebensende an. Gewöhnlich ist der *Harnstoff* absolut vermindert oder relativ (Eppinger) bei sogar gesteigerter absoluter Menge. Vor allem tritt eine Erhöhung des Ammoniakstickstoffes auf (P. F. Richter (a), Senator (c), Eppinger (c) u. a.], selten Verminderung (Frerichs, Rosenheim). Nach Münzer (zit. nach Schlesinger), Hoppe-Seyler und Eppinger (a) dient er hauptsächlich zur Neutralisation abnormer Säuren (Milch-, Acetessig-, Oxybutter-, Oxymandelsäure), die im Harn nachgewiesen wurden.

Seit dem Nachweis von *Leucin* und *Tyrosin* im Harn durch Frerichs bei akuter Leberatrophie galt ihr Auftreten als besonders wichtig für die Diagnose. Durch neuere Untersuchungen wissen wir, daß einmal beim Icterus syphiliticus praecox (s. o.), ebenso beim Icterus simplex (Gèronne u. a.) Leucin und Tyrosin nicht zu selten ohne ominöse Bedeutung gefunden werden, daß sie andererseits bei der akuten Leberatrophie dauernd im Harn fehlen können (Umber nur in 33%, Bonsmann und Kratzeisen nur in 20% — unter 15 Fällen 3mal — festgestellt). Trotzdem bleibt reichliches Auftreten, besonders von Tyrosin, zweifellos von größter diagnostischer Bedeutung. Die Untersuchung erfolgt am besten im Alkoholextrakt des Harns. Mitunter zirkulieren sie vermehrt im Blute (s. u.) und fehlen trotzdem im Harn, wohl infolge Undurchlässigkeit der Nieren (Hoppe-Seyler). Der *Aminosäurestickstoff* steigt von 2,5% des Gesamtharnsticktoffs auf 80% (Umber) oder von 4,3% auf 20% [Eppinger (a)], ebenso der *Peptidstickstoff* (Eppinger) von etwa 1% auf 9%. Vermehrte Ausscheidung von *Keratinin, Harnsäure, Purinkörpern* [Umber, Eppinger (a) u. a.] zeigen neben vermehrtem Eiweiß-, vermehrten Zellkernzerfall an, ebenso das Auftreten von Albuminosen, Lysin u. a. im Harn.

Gallensäuren können im Harn ganz fehlen, ebenso in der (Leichen-) Galle und im Duodenalsaft [Eppinger (a)]. *Alimentäre Glykosurie bei Hyperglykämie* erwähnt Umber.

5. Blut, hämorrhagische Diathese.

Eine *Hyperbilirubinämie*, die die direkte Reaktion nach H. v. d. Bergh gibt (Mühling), ist oft nachgewiesen.

Das *Blutbild* zeigt keine wesentlichen Änderungen, gelegentlich eine mehr oder weniger erhebliche Anämie, Leukocytose oder Leukopenie mit Polynucleose (Schlesinger, Kirch) oder Lymphocytose [Eppinger(a)]. Vakuolen (Weigelt), degenerative Kernveränderung in den Leukocyten (Schlesinger), Riedersche Kernschatten sind beobachtet. Die Zahl der *Blutplättchen* wurde normal (Umber), einmal normal trotz hämorrhagischer Diathese und einmal vermindert [Eppinger (a)], die *Blutungszeit* verlängert bei normaler Thrombocytenzahl [Eppinger (a)] oder normal (Umber) gefunden.

Die *Resistenz der Erythrocyten* [Hubert, Eppinger (a)], das *Fibrinogen* und *Thrombin* (Umber) zeigten keine Veränderungen. Die *Gerinnungsfähigkeit* des Blutes scheint oft stark herabgesetzt zu sein [Eppinger (a), Umber dagegen normal]. Diese Gerinnungsunfähigkeit beruht vielleicht, wie v. Falkenhausen bei mir bei Phosphorvergiftung der Leber nachweisen konnte, auf vermehrter Ausschwemmung des Antithrombins aus der zerfallenden Leber.

Vermehrten Gehalt des Blutes an *Leucin* und *Tyrosin* (Wadsack), Aminosäuren [Neuberg und Richter, Eppinger (a)], *Lipasen* und *Leberlipasen* (Rona) habe ich oben bereits erwähnt (vgl. auch Whipple und King)]. *Hämolysierende Fettsäuren* fanden Joannovicz und Pick und M. Jacoby im Blute.

Haut- und *Schleimhautblutungen* sind häufig. Vielfach wird Nasen-Zahn-fleischblutung erwähnt. Leichtere und schwere Blutungen aus Magen und Darm, selbst tödliche Darmblutungen (SCHLESINGER) treten oft auf, ebenso Metrorrhagien, besonders beim Abort oder Partus, der infolge Leberatrophie gewöhnlich bei Gravidität auftritt. In die Haut kommt es zu kleineren oder größeren flächenhaften Blutungen. Es kann jedoch die hämorrhagische Diathese auch ganz fehlen.

Verlauf.

In der ganz *überwiegenden Mehrzahl* der Fälle *erfolgt nach wenigen Tagen,* selten nach mehreren Wochen, *der Tod,* doch ist bei Einrechnung der Prodromalzeit die Krankheitsdauer natürlich wesentlich länger.

THIERFELDER berechnet die Dauer bei etwa $50^0/_0$ auf 5—14 Tage, $30^0/_0$ auf 3—5 Wochen, nur bei $10^0/_0$ länger. Schwangerschaft stellt eine besondere ungünstige Komplikation dar. Je stürmischer die Anfangserscheinungen, um so rascher der Verlauf. Nach eingetretenem Coma erfolgt der Tod fast regelmäßig in wenigen Tagen. Selten ist der Verlauf *subakut oder chronisch,* oft dann von vornherein weniger schwer. In diesem subakuten Stadium können Ascites und Hydrothorax sich entwickeln (BUSCHKE und LANGER, H. ERASMI, STRAUSS, UMBER, LEPEHNE u. a.). BOUSQUET und PETZES und STRAUSS entleerten 8, bzw. $7^1/_2$ Liter Ascites, der in einer Beobachtung SCHLESINGERs leicht getrübt war. Die Leber ist in diesem Stadium oft schon derber, oder bereits höckerig. Der *Tod* kann nun doch noch im Coma oder unter zunehmender Kachexie oder in einem akuten Nachschub erfolgen. Es kann aber auch aus diesem Stadium die *Heilung* eintreten. Solche Fälle, auf deren Vorkommen bei der akuten gelben Leberatrophie MARCHAND zuerst hingewiesen hat, sind in der letzten Zeit erheblich häufiger beobachtet worden (UMBER, SCHLESINGER, BAUER u. a.), jedoch finde ich bei sicher *syphilitischer akuter gelber Leberatrophie* nur die Fälle von WIRSING, SENATOR (b), BUSCHKE und LANGER [1 Fall, vgl. auch BUSCHKE (b)], BOUSQUET und PETZES, WILE und KARSCHNER (fraglich, ob nicht Icterus praecox) UMBER, SCHLESINGER.

In diesen günstig verlaufenden Fällen bilden sich zuerst die nervösen Erscheinungen zurück. Meist hat bei diesen Kranken überhaupt kein tiefes Coma bestanden. Die Somnolenz geht zurück, Reizerscheinungen und Krämpfe schwinden, das Erbrechen wird geringer, kann aber noch lange anhalten. Ascites, Hydrothorax resorbieren sich, der Ikterus wird langsam geringer, die Stühle allmählich gefärbt, Bilirubin wird weniger ausgeschieden und schwindet. Urobilinurie besteht noch lange fort. Dagegen verschwinden Leucin und Tyrosin usw. gewöhnlich schneller aus dem Harn. Die Leber wird wieder perkutorisch und palpatorisch nachweisbar, kann hart, derb, gelegentlich knotig, aber auch scheinbar ganz normal werden; die Milz schwillt ab oder bleibt vergrößert, kann sogar noch größer werden. Nach wochen- und monatelanger Dauer tritt schließlich Heilung ein, wobei die Rekonvaleszenz aber durch Nachschübe unterbrochen werden kann. Einen tödlichen Rückfall bei nicht syphilitischer Leberatrophie ($1^1/_2$ Jahre nach dem 1. Anfall) erwähnt STEINHAUS (zit. nach SCHLESINGER). Die Prognose der Krankheit bleibt trotz dieser Fälle ganz außerordentlich ernst.

Die Pathogenese der akuten gelben Leberatrophie.

Die Bedeutung der Syphilis in der Ätiologie des Leidens ist bereits oben erörtert. Ich habe dort auch schon darauf hingewiesen, daß es sich nicht um das Auftreten von Spirochäten in der Leber selbst handelt [BUSCHKE, FISCHER, VESZPREMI, KANITZ, FUHS und WELTMANN, auch im Tierexperiment nicht gefunden (Buschke-Fischer)]. Es muß sich also um eine *toxische* Schädigung der Leber handeln. Die Häufigkeit zur Zeit der Generalisation der Lues erklärt sich also nicht sowohl durch die Überschwemmung des Körpers mit Spirochäten als mit Toxinen. Da wir ferner zahlreiche Fälle von akuter gelber Leberatrophie kennen, die nie spezifisch behandelt wurden, so können also die Luestoxine allein zu dieser schwersten Leberschädigung führen. Daß es eine solche syphilitische Lebertoxikose gibt, glaube ich auch in den Kapiteln über Funktionsstörung der Leber und über den Icterus syphiliticus praecox nachgewiesen zu haben.

In vielen Fällen kommen aber auch noch andere, die Leber schädigende Umstände hinzu. Die Gravidität, deren schädigenden Einfluß auf die Leber wir kennen, spielt eine erhebliche Rolle auch für die Entstehung der syphilitischen Leberatrophie. Daß Ernährungsschäden (Glykogenverarmung der Leber) von weittragender Bedeutung sind, hat die Erfahrung des letzten Jahrzehntes eindringlich gelehrt (vgl. oben). Sonstige vorhergegangene Leberschädigungen: Malaria (wird öfters in der Vorgeschichte auch der syphilitischen Form erwähnt), Cholelithiasis, Lebercirrhose, Alkohol u. a. kommen weiter in Betracht.

Zu Schädigungen der Leber können ferner die Mittel der spezifischen Behandlung, voran die Arsenderivate (Arsenobenzol, Salvarsanpräparate), aber auch Quecksilber und Wismut führen. Ich komme auf diese Frage noch in einem anderen Abschnitt zurück; hier sei nur betont, daß meines Erachtens der völlig ablehnende Standpunkt einzelner Autoren gegenüber dem einen oder anderen Mittel nicht haltbar ist. Alle diese Mittel sind Gifte mit starker Wirkung auf parenchymatöse Organe. Treffen sie auf eine durch Lues und durch andere Hilfsursachen schon geschädigte Leber, so ist ihre gelegentlich verderbliche Wirkung verständlich. Sie können den letzten Anstoß zum Ausbruch der Krankheit geben. Dagegen spricht auch nicht die gelegentliche Heilung unter fortgesetzter vorsichtiger Behandlung, weil einmal, wie Schlesinger betont, post hoc nicht immer propter hoc ist, und ferner sehr wohl denkbar ist, daß ihre günstige Beeinflussung der Lues die Toxinüberschwemmung der Leber vermindert und so die Leber entlasten kann, weil ferner der Icterus gravis gelegentlich auf der Basis einer Herxheimerschen Reaktion oder eines Monorezidivs (Milian) entsteht und dann durch Behandlung gebessert werden muß. Gewisse Häufungen weisen schließlich darauf hin, daß mitunter ein Präparat besonders toxisch für die Leber sein kann. Auch die Dosierung ist von Bedeutung (Schlesinger).

Daß zweifellos vom Darm aufgesaugte, durch die Pfortader der Leber zugeführte Gifte die Bereitschaft der Leber zur Erkrankung wesentlich erhöhen, ist bekannt und bestätigen die Kriegsernährungserfahrungen auch für die syphilitische Atrophie, wie für die zweifellos enterogen bedingten andersartigen Lebertoxikosen [Icterus catarrhalis mit evtl. Übergang in akute gelbe Atrophie (Eppinger, Heilmann u. a.)].

Alle diese Momente führen zu einer Störung des Leberparenchyms, die schließlich zum *Zerfall der Leberzellen* führt. Wir können jetzt den Weg von der einfachen Funktionsstörung zum Icterus syphiliticus praecox (und Salvarsan-, Quecksilber-, Wismutikterus) bis zur gelben Leberatrophie klarer als früher vor uns sehen.

Bei dem Zerfall der Leber selbst spielen *fermentative Prozesse* eine wichtige Rolle, und zwar nach Hoppe-Seyler: 1. die physiologisch vorkommenden Fermente der Leber selbst (Salkowski, Jacobi) sind vermehrt und beschleunigt *autolytisch* wirksam, 2. Fermente des Pankreas gelangen in vermehrter Menge in die Leber und sind *heterolytisch* wirksam (Quincke (a), Fischler), 3. Fermente aus den Bakterien veranlassen die fermentative Auflösung.

Für einen fermentativen (auto- und heterolytischen) Abbau spricht das Auftreten der gleichen chemischen Stoffwechselprodukte bei akuter Leberatrophie wie bei Vergiftungen, die mit fermentativem Abbau einhergehen. Der schnelle autolytische Zerfall erklärt die klinisch schnelle Verkleinerung, die Weichheit der Leber und das Auftreten verschiedener, abnormer Abbauprodukte und Störungen, besonders im Eiweißstoffwechsel [Ausführliches bei EPPINGER (a) und MINKOWSKI (d)].

Daneben sehen wir auch die (von PONFICK an der Leber experimentell nachgewiesenen) *regenerativen* Vorgänge bei chronischer Verlaufsform. Hierauf beruht die Möglichkeit der Heilung der Leberatrophie. Als konstitutionell wichtigen Faktor für die Lebhaftigkeit der Regeneration nennt EPPINGER den Zustand der Schilddrüse.

Ganz allgemein gelten heute die schweren *allgemeinen,* besonders *cerebralen Erscheinungen* als Folge des *Ausfalls* der Leberfunktion. Einen bestimmten Stoff für diese Erscheinungen anzuschuldigen (Gallensäuren = Cholämie) ist nicht angängig. Die Acholie (FRERICHS), Hepatargie (QUINCKE), hepatische Autointoxikation beruht vielmehr auf Anhäufung verschiedener abnormer Stoffwechselprodukte im Körper, vielleicht auch auf dem Ausfall entgiftender Lebertätigkeit.

Die *Gelbsucht* bei der gelben Leberatrophie beruht zum Teil auf *mechanischer* Stauung der Galle, Verlegung der Gallengänge durch Detritus (HOPPE-SEYLER), zum Teil auf *Parapedese* des Gallenfarbstoffes durch die geschädigte Zellwand (MINKOWSKI) und auf Icterus per destructionem (EPPINGER). Ob EPPINGERs Anschauung von dem Mißverhältnis der Tätigkeit der besser erhaltenen KUPFFERschen Sternzellen zur zerstörten Leberzelle (hepato-linealer Ikterus) zu Recht besteht, erscheint mir fraglich, nachdem erst neuerdings F. ROSENTHAL die alten Versuche MINKOWSKIs bestätigen konnte, daß Entfernung der Leber das Auftreten eines Ikterus verhindert.

Eine *Polycholie* durch vermehrten Erythrocytenuntergang spielt bei ihrer Entstehung sicher *keine* Rolle. Die gelegentliche Abnahme des Icterus sub finem vitae, bzw. völliges Fehlen ist durch die Annahme des völligen Ausfalls der Gallenproduktion in der völlig gestörten Leber gut erklärlich.

Die Genese der *Haut- und Schleimhautblutungen* ist ebenfalls nicht einheitlich. Abgesehen von gelegentlichen Blutungen bei Atrophie infolge Cirrhosen und bei chronischem Verlauf aus Varicen des Ösophagus und Magens kommen toxische Gefäßveränderungen wohl in erster Linie, ferner Störungen der Gerinnungsfähigkeit durch Fehlen der Thrombokinase und *Antithrombinvermehrung,* gelegentlich wohl auch durch Thrombopenie in Betracht. Die Prüfung des RUMPEL-LEEDEschen Phänomens zur Feststellung von Gefäßwandschädigungen fehlt bisher und muß unbedingt noch herangezogen werden.

Für die *Milzschwellung* dürften neben der luetischen Infektion Stauungsvorgänge in der Leber, vielleicht aber auch toxische Prozesse in der Leber von ursächlicher Bedeutung sein.

Diagnose und Differentialdiagnose der akuten gelben Leberatrophie.

Im Anfang kann die Diagnose gegenüber Icterus catarrhalis und syphiliticus praecox und Salvarsanikterus Schwierigkeiten bereiten. Tritt zu einem Salvarsanikterus ein Salvarsanexanthem, so handelt zu es sich um besonders gefährdete Patienten. (DESAUX, BEAUXIS-LAGRAVE, BOUTELIER und BARBIER, HÖGLUND (ohne Syphilis), MERKLEN, PANTRIER und WOLF). Im weiteren Verlauf gestatten oft cerebrale Symptome, die Veränderungen der Lebergröße, Auftreten von Leucin und Tyrosin relativ frühzeitige Erkennung des Krankheitsbildes. Im

Endstadium ist die Diagnose nach den oben geschilderten Symptomen leicht zu stellen.

Differentialdiagnostisch kommt neben den beim Icterus praecox genannten Krankheiten vor allem die *akute Leberatrophie anderer Ätiologie* in Betracht. Gelegentlich ist auch die Differentialdiagnose zur *Cholelithiasis* bei heftigen Schmerzen zu erwägen, so daß gelegentlich (Umber, Tietze (nach persönlicher Mitteilung) fälschlicherweise in dieser Annahme eine Operation erfolgte. *Infektiöse Hepatitis, Cholangitis* sind durch hohes Fieber, gewöhnlich geringen Ikterus und mäßige Leberschwellung ausgezeichnet.

Therapie.

Soweit intestinale Hilfsmomente eine Rolle spielen, sind *Abführmittel* (Senna u. a.) angezeigt. Kalomel wird bald empfohlen, bald verworfen. Ebenso sind die Ansichten über *Darmdesinfizientien* (Resorcin 1,0, Salol, Menthol) geteilt. Die *Tierkohle* dürfte nützlich sein. Bei starkem Wasserverlust durch Erbrechen und Durchfälle sind Kochsalzklystiere (Tropf-) und subcutane und intravenöse Kochsalz-, aber auch Traubenzucker- oder Lävoluse- [50:1000 (Umber)] Infusionen geboten. Wenn die Patienten Nahrung aufnehmen können, sind neben Flüssigkeit Milch und reichlich leicht resorbierbare Kohlenhydrate zuzuführen, evtl. gleichzeitig Insulin subcutan. Die einzelnen Symptome sind durch entsprechende Mittel zu bekämpfen: Digitalis, Coffein, Campher, Hexeton gegen Herzschwäche, Adstringentien und Kälte, Gelatine, 10% Kochsalzinjektionen intravenös, Calciumpräparate gegen Blutungen, Eisblase, Brompräparate, Adalin usw. gegen die cerebralen Symptome, Magenwaschungen, Duodenalwaschungen (Wilhelm) beim Erbrechen, Alkalien gegen Acidose usw.

Die Frage der *spezifischen Therapie* bei der syphilitischen Leberatrophie ist sehr umstritten. Jedenfalls ist bei Atrophie nach primärem Salvarsanikterus sofort mit Salvarsan auszusetzen. Ich teile auch sonst den Standpunkt der meisten Autoren (Schlesinger, Gutmann, Ehrmann, Jadassohn, Hubert u. a.), daß man Salvarsan bei der Behandlung der luetischen Leberatrophie meiden sollte, wenn auch Umber Heilung durch Salvarsan in einem Falle beobachtete. Will man doch einen Versuch in verzweifelten Fällen machen, so kommen nur kleinste Dosen in Betracht.

Quecksilber und *Wismut* können eher versucht werden (Buschke, Bousquet und Petzes, Heilung durch Quecksilber, Wile und Karschner), doch auch hierbei ist äußerste Vorsicht angezeigt und auf den Zustand der Nieren zu achten. Jod wird empfohlen und immer versucht werden können. Schließlich seien noch die Vorschläge der *Milzexstirpation* bei akuter gelber Leberatrophie überhaupt (Eppinger 1 Fall Heilung, 3 Todesfälle) und der *Hepaticusdrainage* (Braun) erwähnt.

D. Ikterus und Leberatrophie bei Arsen- (Salvarsan-), Quecksilber-, Wismutbehandlung.

Schon frühzeitig (Lebert) ist die Frage nach dem Zusammenhang zwischen dem Ikterus bei Syphilitischen und der spezifischen Behandlung erörtert worden. In neuester Zeit ist durch die zeitweise beobachtete Zunahme des Ikterus überhaupt und bei unbehandelter und behandelter Lues (besonders im Hinblick auf die ausgedehnte Behandlung mit Salvarsan) eine fast unübersehbare Literatur entstanden. Im Zusammenhang mit den Krankheitsbildern des Salvarsanikterus und der gelben Leberatrophie nach Salvarsan muß wenigstens kurz hierauf eingegangen werden, wenn auch diese Streitfragen an anderer Stelle ausführlich behandelt werden.

Die *Gelbsucht* während bzw. im Gefolge der antisyphilitischen Behandlung tritt *fast ausschließlich im Frühstadium* ein, also zu einer Zeit, in der die Leber, wie wir sahen, in einer erhöhten Krankheitsbereitschaft ist. Bei der Behandlung der *Spätlues* wird nur relativ *selten* ein Ikterus beobachtet. DE FAVENTO sah unter 32 Ikterusfällen nach kombinierter Kur 30 im sekundären, keinen im tertiären Stadium; ARNDT unter 231 Fällen von Salvarsanikterus 73 bei tertiärer Lues (allerdings 46 1920/21, zur Zeit stärkster Zunahme der Ikterusbereitschaft in Deutschland), bei abgeänderter Behandlung bei Lues III keinen Fall mehr.

Während die Gelbsucht bei spezifischer Behandlung vor dem Jahre 1917 selten war, stieg sie in den Jahren 1917—1922 enorm an, und hat seitdem wieder erheblich abgenommen. Die *ungeheuere Häufung* in den Kriegsstaaten *zur Zeit der ungenügenden, zum Teil auch schädlichen Ernährung* mögen einige Zahlen erweisen. ZIMMERN berichtete, daß der Salvarsanikterus bei der Marine von 3,9% im Frieden auf 26,3% (1917) mit 6 Todesfällen an akuter Leberatrophie gestiegen war, RUGE (a) sah am selben Material 521 Fälle von Salvarsanikterus mit 5 Todesfällen.

Nach POWER stieg bei den Besatzungstruppen die Morbidität an Salvarsanikterus von 0,56% (Statistik von 1915) auf 4,55% im Jahre 1922. Vor Salvarsanbehandlung betrug nach WERNER die Häufigkeit der Gelbsucht sogar nur 0,37%. KRÖSING fand 1920/21 bei 1,7% aller Fälle Früh- und Spätikterus, PONTOPPIDON sah von Juni 1922 bis Oktober 1923 78mal Salvarsanikterus bei 76 Patienten (2mal Rezidivikterus), dagegen GASTON und PORINTOIZEAU unter 1600 behandelten Luetikern nur 12 Fälle (darunter 4mal Frühikterus), während GERRARD bei 900 Syphilitikern 42 = 4,75% Salvarsanikterus fand.

S. ROSENTHAL berechnet, daß Ikterus 8,8mal so häufig mit, als ohne Salvarsanbehandlung auftritt. C. GUTMANN sah 1910—1922 unter fast 1200 Syphilitikern bei 7,9% Ikterus, davon nur 8 Erkrankungen vor Behandlung, 6 Früh-, 75 Spätikterusfälle. SCHLESINGER berichtet über 22 Salvarsanikteruskranke (10 Früh-, 12 Spätfälle), dagegen nur 3 bei anderweitiger antiluetischer Behandlung. FRIEDMANN gibt 3% Salvarsanikterus an und HOLLAND (a, b) sah in den ersten 9 Jahren bei Salvarsanbehandlung keinen, in den letzten 2½ Jahren (um 1919/1922) 15 Fälle = 7% aller Behandelten, darunter 13 Männer, 2 Frauen, 11 Spätikterus, 2mal nur im Spätstadium der Lues.

Der Arsen- bzw. Salvarsanikterus — dasselbe gilt von den jetzt viel selteneren Quecksilber- und Wismutikterusfällen — tritt nun entweder während, oft schon im Beginn der Behandlung = *Frühikterus,* bzw. erst mehrere Wochen bis 2—3 Monate (selten noch später) nach Abschluß der Behandlung und bis dahin währender Beschwerdefreiheit = *Spätikterus* auf.

Die *ersten Mitteilungen* über *Ikterus nach Salvarsan* erfolgten 1910: PINKUS, RILLE, MICHAELIS, WEILER, KLAUSNER (1911). STÜMPKE und BRÜCKMANN schufen den Namen Frühikterus. 1912 erschien auch bereits die erste Mitteilung über einen Todesfall infolge Leberatrophie bei Behandlung einer Frühsyphilis mit Arsenobenzol (SEVERIN und HEINRICHSDORFF). REHDER und BECKMANN beschrieben den *Spätikterus* 1917 in einer größeren Reihe von Fällen (nach kombinierter Behandlung) kurz darauf PULVERMACHER, FRIEDMANN, ZIMMERN.

Die Angaben über die *Häufigkeit der Beteiligung der verschiedenen Geschlechter* gehen weit auseinander. REHDER und BECKMANN (Spätikterus) fanden 3mal so viel Frauen als Männer, HOLLAND umgekehrt auf 13 Männer nur 2 Frauen, SCHLESINGER beim Frühikterus 4 Männer, 6 Frauen, beim Spätikterus 10 Männer, 2 Frauen erkrankt. Nach meinen Erfahrungen ist der Spätikterus häufiger bei Männern.

Klinik des Salvarsanikterus.

Der Salvarsanfrüh- und -spätikterus verläuft gewöhnlich als leichte Erkrankung. Seltener sind schwere Verlaufsformen oder der Ausgang in gelbe Leberatrophie, der sich nur vorübergehend in den Jahren 1917—1922 häufte, wo z. B. Silbergleit und Foeckler bei 21 Fällen von Salvarsanikterus 13 Todesfälle infolge akuter gelber Leberatrophie beobachteten.

Die *Symptome* sind im wesentlichen bei allen Formen (Früh-Spätikterus) und nach jeder Behandlungsart gleich und ähneln denen des katarrhalischen Ikterus durchaus. Nach einem beim *Spätikterus* völlig beschwerdefreien Intervall treten gewöhnlich 5—14 Tage während *Prodrome* auf. *Fälle ohne Prodrome* sind *beim Frühikterus häufiger*. Dann ist gewöhnlich der Verlauf schwerer.

Zimmern hat 370 Fälle statistisch bearbeitet. Er fand Mattigkeit in 23%; leichte Magen-Darmstörungen — beim Spätikterus nach meinen Erfahrungen häufiger —, bestehend in Druck in der Oberbauchgegend, ziehenden Schmerzen, Aufstoßen, Übelkeit, Völle, schlechtem Geschmack, Durchfällen (etwa 11%), evtl. mit Verstopfung wechselnd, Erbrechen (etwa 9%), Gewichtsabnahme, Kopfschmerz (etwa 10%).

Leberschwellung fanden Rehder und Beckmann stets, Pulvermacher und Willcox meist, Zimmern in 41% und Schmerzhaftigkeit derselben in etwa 95%. Eine *Gelbsucht* tritt bald plötzlich, dann öfters sofort erheblich, meist erst nach Prodromen allmählich zunehmend auf. Sie kann sehr erhebliche Grade erreichen. *Bilirubin* wird wohl stets, *Urobilin* und *Urobilinogen* häufig im Beginn und am Ende, seltener dauernd gefunden. Nicht selten finden sich Spuren Eiweiß und Zylinder, Leucin und Tyrosin (Zimmern nie) können — auch ohne Übergang in akute gelbe Atrophie — auftreten (Buschke), Cholalurie beobachtete Retzlaff.

Die *Stühle* sind meist acholisch (Friedmann, Zimmern in 11% normal gefärbt).

Eine *Milzschwellung* ist offenbar sehr selten (Willcox, Friedmann nie, Zimmern 5%, Rehder und Beckmann, ebenso Pulvermacher 10%).

Ascites sah Zimmern 2mal.

Im Blut findet sich oft, aber durchaus nicht immer, eine positive *Wassermannsche* oder auch Sachs-Georgische Reaktion. Dauernd seronegative Fälle sind in der Literatur mehrfach berichtet [Zimmern, Gaston-Tissot (a) u. a.].

Hyperbilirubinämie mit meist *direkter* (nur Schlesinger 4mal indirekter) Reaktion ist häufig nachgewiesen [Retzlaff, Birnbaum (b), Lepehne, Kleeberg 4mal direkte, 2mal verzögerte direkte Reaktion, 3 *eigene* Fälle ergaben direkte und indirekte Reaktion, davon bei einem Frühicterus indirekte stärker als direkte].

Die *Resistenz der Erythrocyten* ist normal (Schlesinger, Eppinger), entgegen der Annahme einer Hämolyse durch Salvarsan (Klausner, Micheli und Querelli). Die *Blutkörperchensenkungsgeschwindigkeit* fand Klopstock im Gegensatz zum Icterus syphiliticus in 2 Fällen von Salvarsanikterus nicht beschleunigt, sondern an der oberen Grenze der Norm, ich in einer *eigenen* Beobachtung beschleunigt. Die beim Icterus catarrhalis häufige *Leukopenie* scheint zu fehlen, vielmehr wurde eine Leukocytose häufiger beobachtet (Schlesinger, Lerman u. a.).

Alimentäre *Lävulosurie* erwähnt Willcox. Beim Frühikterus treten nicht ganz selten gleichzeitig mehr oder weniger schwere Exantheme, Erytheme, Dermatitiden auf (Krott, E. Hoffmann, Leonard, Merklen, Pantrier und Wolf u. a.), dazu Nephritis und hämorrhagische Diathese [Höglund (multiple Sklerose, keine Lues), DESAUX, BEAUXIS-LAGRAVE, BOUTELIER und BARBIER, BRUNSGAARD u. a.], die von ernster Bedeutung sind (s. akute gelbe Leberatrophie).

Bei Ikterus nach *Quecksilberbehandlung* finden sich gelegentlich noch andere Zeichen von Quecksilbervergiftung (Stomatitis, Kolitis, Nephritis).

Über *Leberfunktionsprüfungen bei Salvarsanbehandlung* und bei *Salvarsanikterus* ist vielfach berichtet. Vermehrte *Urobilinurie* nach Salvarsanbehandlung (ohne Ikterus) wird von BUSCHKE, KIRSCH und FREUNDLICH, BERING, MICHELI und QUERELLI, STÜHMER, ZIMMERN, DESAUX, BEAUXIS-LAGRAVE, BOUTELIER und BARBIER u. a. berichtet, während FUHS und WELTMANN sie nicht beobachteten.

Ebenso wurde nach Salvarsan (ohne Ikterus) eine *Bilirubinämie* von GERRARD in über 50% (Vermehrung auf das Doppelte und Dreifache, bei Anwendung schwächerer Salvarsanlösungen und Glucosezusatz Verringerung des Bilirubins), bei Salvarsanikterus zum Teil Erhöhung (BIRNBAUM), zum Teil Erniedrigung des vorher erhöhten Wertes (ZIELER, BIRNBAUM) beobachtet.

Eine *Vermehrung der Gallensäuren* im Harn nach Salvarsan (ohne Ikterus) beobachteten LEWIN und LEWIN und BASILOVIC, DESAUX, BEAUXIS-LAGRAVE, BOUTELIER und BARBIER.

Chininresistente Lipasen (nach Salvarsaninjektion) fand KARTAMISCHEW vermehrt, während MEYER und BUSCHKE dies unter 21 Fällen nur 3mal sahen (doch 2mal Nieren-, 1mal Hautkomplikation). Umgekehrt schwinden sie gerade bei spezifischer Behandlung [MEYER und JAHR, FRANK und SCHRITTER (nach Hg)]. FRIESZ und HALLAY fanden bei allen (4) untersuchten Fällen von Salvarsanikterus chininresistente Lipasen, die also auf Leberschädigung hinweisen.

Die *Chromodiagnostik* ergab mit Methylenblau (v. FALKENHAUSEN (b)) und Tetrachlorphenolphthalein bei Salvarsanikterus starke (LEPEHNE, REICHE, S. ROSENTHAL, PIERSOL, MORRIS und BOCKUS) und bei nicht ikterischen Syphilitikern leichte Störungen (PIERSOL, MORRIS, BOCKUS).

CROSTI, FALCHI und FLARER fanden bei Salvarsan verschiedene Funktionen der Leber, besonders aber die *glykogenetische*, DESAUX, BEAUXIS-LAGRAVE, BOUTELIER und BARBIER den *Eiweißhaushalt* [Herabsetzung des Harnstickstoffs, Erhöhung des Blutreststickstoffs (7 unter 10 Fällen), Acetonurie und Acetonämie (6 unter 10 Fällen)] gestört.

Störungen der *Lävulosetoleranz* sahen nach Salvarsanbehandlung ohne Ikterus MACKENZIE WALLIS (am stärksten 3 Monate, aber bis zu 6 Monaten nach Behandlung) und bei Salvarsanikterus WILLCOX, v. FALKENHAUSEN (b). Die *hämoklasische Krise* (WIDAL) kann nach Salvarsaninjektionen positiv werden (ERDMANN 4mal, BALICKE und KOGUTOWA unter 40 Luetikern 19mal mit Salvarsan, 14mal ohne Salvarsan). MAC CORMAC und DODDS kommen im wesentlichen zu negativem Resultat.

Da sich bei Salvarsan- bzw. Quecksilberbehandlung, besonders aber beim Salvarsanikterus, erhebliche Funktionsstörungen der Leber finden, ist es verständlich, daß gelegentlich der *Salvarsanikterus in akute gelbe Leberatrophie* übergeht. Besonders sind die akut einsetzenden *Frühfälle* oder auch Fälle mit sonstigen Zeichen von Arsen- bzw. Quecksilbervergiftung (Exantheme, Kolitis, Nephritis) gefährdet, während man diesen Ausgang bei Spätfällen selten findet (POLICARD und PINARD u. a.). Gelegentlich tritt selbst tödlicher Ikterus nach Salvarsan auf (HÖGLUND) bei nicht luetisch Infizierten (SCHLESINGER, ZIMMERN, RUGE, PULVERMACHER u. a.). Akute Leberatrophie nach Salvarsanikterus beobachtete ZIMMERN unter 370 Fällen 6mal, RUGE unter 526 5mal, DE FAVENTO

ınter 32 2mal, Gaston und Porintoizeau unter 12 keinmal. Beobachtungen wie diejenigen von Silbergleit und Foeckler, bei denen 13mal akute
Leberatrophie unter 21 Fällen von Salvarsanikterus auftrat, sind nur durch
besondere Umstände (Ernährung) zu erklären.

Die *Dauer* des Salvarsanikterus beträgt in der großen Mehrzahl der *günstig
verlaufenden Fälle* 1—6 Wochen, gelegentlich länger.

Pathogenese des Salvarsanikterus.

Sie soll hier nur kurz behandelt werden, da sie anderwärts noch besprochen
wird. Daß sich unter den Fällen von sog. Salvarsanikterus einzelne von katarrhalischem Ikterus, von Icterus syphiliticus praecox, von Monorezidiv der Leber,
„Hepatorezidiv" [G. Milian, Milian u. Solente, Friedmann, Tachau (b),
Zieler (c), Barok und Székely, Pinard, Lafourcade und Versini, Birn-
baum], Herxheimerscher Reaktion [Zieler (c), Antió (a) u. a.] befinden,
soll nicht bezweifelt werden. Ihre Abgrenzung ist oft sehr schwierig und
soll unten versucht werden.

Daß vielfach *Hilfsursachen* bei der Entstehung der Gelbsucht mitwirken,
vor allem die Syphilis selbst, die Ernährung (vgl. oben), Achylia gastrica und
pancreatica (Rehder und Beckmann), Alkohol, Nikotin, Gravidität, Infektionskrankheiten, besonders Malaria (z. B. Noque u. a.), ist bereits erwähnt und
verständlich. Trotzdem bleibt die Bedeutung des Salvarsans für die Entstehung
des Ikterus meines Erachtens in der Mehrzahl dieser Fälle unzweifelhaft bestehen.
Wie ich ausführte, kann das *Salvarsan* schon *bei Gesunden Leberstörungen*
hervorrufen, die *selbst tödlich* verlaufen können, noch stärker bei Frühsyphilis,
wobei im Stadium der Generalisation ja an sich die Leber vielfach geschädigt
ist. Dieselbe Schädigung kann bei Quecksilber, wenn auch seltener, oder bei
kombinierter Quecksilber-Salvarsankur auftreten. Daß eben nur ein Teil
erkrankt, spricht ebensowenig wie die Häufung in den Jahren 1917/21 gegen
diese Annahme. Immer werden eben die besonderen Hilfsursachen in ihrer
Stärke und Häufigkeit, die Schwere der Infektion, die konstitutionellen Umstände
eine Rolle spielen. Ich kann mich daher den zahlreichen Autoren, die sich für
eine Bedeutung des Salvarsans aussprechen, nur anschließen [z. B. Schlesinger,
Hoppe-Seyler, Power, Jadassohn, v. Strümpell, Golay, F. Rosenthal,
Oddo, Scott und Pearson, C. Hirsch, P. Krause, Ziegler, Ortner, Heks,
Buschke, Covisa (a), Covisa und Bejarno (b), Bardach, Stühmer, Fortu-
nato, Clément Simon, Audry, Hudelo, Jeanselme u. a., Ravaut, Arnozou,
Laurent, Gordon und Feldmann, v. Falkenhausen (b), Heinrichsdorff,
Wosegien, Lanzenberg und Zorn, Ruge und zahlreiche andere]. Dagegen
fehlt es nicht an völlig oder fast vollkommen ablehnenden Stimmen, von denen
hier nur G. Milian und seine Mitarbeiter Tachau, Stümpke (b), Gundersen,
Lindstedt, Zieler (c), Serra, Wechselmann und Wreschner, Jacobaeus,
B. Fischer, Adler, Antió (a, b), Lafourcade und Nativelle, May (Wismut)
aufgeführt seien. Es liegt dabei nach meiner Ansicht (wie ich durch meinen
Schüler v. Falkenhausen (b) ausführlich begründen ließ) beim Frühikterus eine
schwere Leberschädigung, die allein zum parapedetischen Ikterus (**indirekte
Bilirubinreaktion**) führt, beim Spätikterus eine schwächere Schädigung vor, die
noch des Zutritts eines mechanischen Faktors zur Entstehung des Ikterus oft
bedarf, worauf u. a. die Herabsetzung des Trypsingehalts des Duodenalsaftes
bei Spätikterus hinweist. Daß die Wahl des Mittels: Quecksilber, Wismut,
Salvarsanarten, vielleicht gelegentlich besonders toxische Präparate (Jadassohn),
die Dosierung, Konzentration und Häufigkeit der Anwendung von Bedeutung
sein kann, sei nur gestreift. Schlesinger hat dies ausführlich erörtert.

Diagnose des Salvarsanikterus.

In vielen Fällen ist sie relativ leicht. Tritt während (oft nach der 3.—4. Salvarsaninjektion) oder am Ende der Behandlung oder nach 2—3 Monaten ein Ikterus auf, so wird man an Salvarsan- (Hg- bzw. Bi-) Ikterus zu denken haben. Einen *katarrhalischen* Ikterus wird man gerade beim Spätikterus schwer ausschließen können, besonders da ein katarrhalisch-mechanisches Moment beim Spätikterus vielfach mitwirkt. Die Milzschwellung, die geringen Darmerscheinungen, die vielfach nicht völlige Acholie der Stühle, die Anamnese werden in vielen Fällen die Diagnose Salvarsanfrüh- und vor allem -spätikterus gestatten.

Für *Icterus syphiliticus praecox* spricht vor allem das Zusammentreffen von Icterus mit Exanthemeruption, evtl. gleichzeitige Veränderungen des Liquor cerebrospinalis (BIRNBAUM), Beschleunigung der Senkungsgeschwindigkeit der Erythrocyten (KLOPSTOCK), Milzschwellung, Fieber und günstiger Einfluß antiluetischer Behandlung. Gegen luetischen Ikterus spricht das Auftreten des Ikterus erst gegen Schluß der Behandlung, Verschlechterung durch spezifische Therapie, mit jeder Injektion rezidivierende Gelbsucht (WOSEGIEN, W. MEYER).

Eine JARISCH-HERXHEIMERsche Reaktion ist gegenüber Frühikterus als wahrscheinlich anzunehmen, wenn bei der 1. oder 3. Salvarsaninjektion evtl. unter kurzer Fieberzacke eine Gelbsucht auftritt, die begleitet sein kann vom Aufflammen des Exanthemes oder anderen Reaktionen (CITRON, WOSEGIEN, G. MILIAN u. a.), und die, ebenso wie die Bilirubinämie (ZIELER), durch weitere vorsichtige Behandlung schnell schwindet.

Das *Monorezidiv* der Leber (Hepatorezidiv — MILIAN) kann einen Ikterus 2—6 Monate nach einer Kur (entsprechend Neurorezidiv) erzeugen, der durch spezifische Behandlung gebessert wird. Besonders häufig soll es auftreten nach zu geringen Dosen Salvarsan, Quecksilber, Wismut oder Jod [G. MILIAN (a)]. G. MILIAN (b) berechnet auf 15% intertherapeutischer und 85% posttherapeutischer Fälle von Ikterus 83% als syphilitischen Ikterus (Hepatorezidiv), 2% als zufälliges Zusammentreffen, 7% des intertherapeutischen Ikterus als HERXHEIMERsche Reaktion, 6% als biotropische Wirkung des Salvarsans, nur $1,5\%$ sei toxischer Salvarsanikterus und $0,5\%$ zufälliges Zusammentreffen.

Dieser Ansicht haben sich aber doch nur sehr wenig Autoren (WOSEGIEN, ZIELER (teilweise) u. a.] angeschlossen. Als nicht luetisch, sondern *toxisch* (Salvarsan, Hg, Bi) sind zweifellos die *größere Mehrzahl* der Fälle anzusehen, besonders wenn die Gelbsucht unter der Behandlung sich verschlimmert oder bei jeder Injektion rezidiviert, und wenn die Gelbsucht in der Mitte der Kur auftritt, wobei MULLER annimmt, daß möglicherweise der Spirochätenzerfall in der Leber die Hepatose erzeugt.

Therapie des Salvarsanikterus.

Bei der Behandlung ist in sicheren Fällen von Salvarsan- (Hg- und Wismut-) Ikterus jede spezifische Therapie abzubrechen, bzw. in Spätfällen zu unterlassen. Nach dem Abklingen der Gelbsucht kann nach allgemeiner Erfahrung dagegen eine vorsichtige spezifische Therapie eingeleitet werden. Bei Monorezidiv, HERXHEIMERscher Reaktion ist eine vorsichtige spezifische Therapie geboten (vgl. auch DROUET).

Im übrigen gelten die für jeden Ikterus üblichen, oben besprochenen Grundsätze. Empfehlenswert scheint nach *eigener* Beobachtung reichlich Kohlenhydrate mit Insulininjektionen.

Erwähnung verdient die günstige Wirkung von Natriumthiosulfat ($^1/_2$—1 g) jeden 2. Tag intravenös oder intramuskulär beim Salvarsanikterus (ULLMANN (b), OLIVER).

III. Lebererkrankungen im Spätstadium (Lebersyphilis) und bei Lues congenita tarda.

A. Geschichte, Statistik.

Die *Geschichte* der Klinik der Lebersyphilis beginnt mit derjenigen der kongenitalen und Spätlues (Gubler, Frerichs). Das klinische Bild ist durch zahlreiche Einzelbeobachtungen und Sammelarbeiten (Quincke, Bäumler (b, c), Chauffard (c), Ebstein, H. Schlesinger, Hoppe-Seyler, Hubert, Brugsch u. a.) so ausgebaut worden, daß sich nichts wesentlich Neues mehr hinzufügen läßt.

Die *Häufigkeit der Lebersyphilis des Erwachsenen* läßt sich nur unsicher angeben, da einerseits Sektionsstatistiken ein immerhin etwas einseitiges Material bearbeiten, Statistiken von Kranken wegen der relativ häufigen Fehldiagnosen, unsicher sind. Daher gehen die Zahlenangaben auch auseinander. Fournier sah bei 3924 tertiär Syphilitischen nur 9mal Lebersyphilis, Tallquist unter 24 433 Patienten 28 mit Leberlues (16 männlich, 12 weiblich) = 0,12%, in der Privatpraxis nur 0,06% (6 männlich, 1 weiblich), von den luetisch Infizierten 0,88%; bei 2117 Sektionen 0,38%, Crai unter 27 500 Patienten 56 = 0,2% Leberlues, bei 3300 Septionen 46 = etwa 1,5%, Gatewood bei 12000 Kranken 21 = 0,18% Leberlues, unter 479 sekundärer Syphilis 1mal Lebergumma und unter 167 Fällen tertiärer Lues 20 = etwa 13%; Schrumpf unter 4280 syphilitisch infizierten Patienten 424 = 9,67% Syphilis innerer Organe, wovon 8,45% an Leberlues (= 0,8% der Gesamtzahl) litten. Schlesinger fand unter 2792 Patienten 0,2% (= 1% der Lueskranken), unter 1800 Greisensektionen 0,6% Leberlues, Philip unter 4000 Autopsien 0,65%, Stolper unter 2995 0,9%, Stockmann 1% bei 2800, S. Flexner 1,7% unter 5088 Sektionen. Gürich stellte bei 23179 Sektionen 806mal, also in etwa 4%, syphilitische Veränderungen fest, davon war die Leber bei 15,2% der Frauen, 3,7% der Männer = etwa 0,8% aller Sektionen erkrankt.

Die *Häufigkeitsverhältnisse* der *verschiedenen Formen* der Lebersyphilis: interstitiell-cirrhotische, gummöse und Mischform beträgt nach Gatewood 10 : 7 : 3, nach Flexner 42 : 33, dazu 16mal Perihepatitis und 7mal Amyloid der Leber.

Bei der *kongenitalen Syphilis* der Säuglinge ist die Leberbeteiligung außerordentlich häufig; so fand Castens bei 791 Fällen 597 = 75,5% Lebererkrankung (588mal interstitielle Veränderungen). Aus demselben Material (Kiel) teilt Schlesinger noch Zahlen von 39 bzw. 65% hereditär syphilitischer Leberveränderungen mit.

Das durchschnittliche *Alter bei Leberlues der Erwachsenen* ist nach Gatewood 43 Jahre, nach Tallquist 42 Jahre, durchschnittlich 18 Jahre post infectionem, doch kommen viel längere (bis zu 32 Jahren) und viel kürzere Intervalle vor. So teilen Stoeckenius, Drühe, A. Key, S. Flexner, Keyes und Fleischhauer, H. Lenhartz, Luger Beobachtungen tertiär syphilitischer Leberveränderungen schon wenige Monate, Wilenko 4 Jahre nach erfolgter Infektion mit. Das *männliche Geschlecht* ist offenbar *häufiger* befallen (Tallquist, Schlesinger, Gatewood, Mac Crai, C. Gerhardt u. a.). Nur Gürich findet Frauen fast 4mal so häufig erkrankt als Männer.

B. Klinik.

Das *Symptomenbild* ist nach Art und Lokalisation der anatomischen Veränderungen und begleitenden Komplikationen sehr wechselnd. Viele Fälle verlaufen (fast) völlig symptomlos (SCHLESINGER, EBSTEIN, OLMER, BRUGSCH u. a), zahlreiche täuschen andere Krankheitsbilder vor, so daß die Zahl der klinisch diagnostizierten Fälle stets geringer ist, als die der bei Sektionen gefundenen.

Der *Beginn* ist meist schleichend, uncharakteristisch, selten ganz akut (WEGIERKO, CASTAIGNE, CHIRAY, SAXL u. a.).

I. Symptome.

A. Leber, Ikterus, Ascites, Kollateralkreislauf.

Bei der *gummösen* oder *Mischform* (von gummösen und interstitiellen Prozessen) ist die Leber gewöhnlich nicht gleichmäßig befallen. Der linke Leberlappen ist häufiger oder stärker als der rechte ergriffen (G. HUBERT). Schon FRERICHS hatte häufiger im linken Leberlappen Schrumpfung gefunden. Erst kürzlich sah ich in einem Falle sehr ausgesprochen die stärkere Beteiligung des linken Leberlappens und der Gegend der Leberpforte bzw. Lig. suspensorium (HUBERT, TUSINSKY u. a.), doch muß ich SCHLESINGER beistimmen, wenn er betont, daß meist beide Leberlappen befallen sind. Die *Leber* ist meist *vergrößert*, oft sehr erheblich, so daß sie die ganze rechte Bauchhälfte bis zur Symphyse einnehmen kann (SCHLESINGER, SAMAJA). FRERICHS sah unter 17 Fällen 6mal Vergrößerung, 7mal normale Größe, 4mal Verkleinerung (1mal bis auf zwei Männerfäuste), GATEWOOD unter 20 Fällen 8mal starke, 8mal mäßige, TALLQUIST in 75⁰/₀ Vergrößerung. Oft ist nur ein Lappen stärker vergrößert, während der andere geschrumpft erscheint. Später kommt es immer mehr zu Schrumpfungen, so daß daher wohl die Angabe LUGERS, die Verkleinerung sei häufiger als das Umgekehrte, verständlich wird.

Die *Oberfläche* ist vielfach *uneben*, mehr oder weniger grob höckerig. Oft sind einzelne große Knoten (bis kindskopfgroße, LUGER), mitunter zahlreichere kleinere, aber wechselnd (erbsen-, kirsch-, walnuß-) große Unebenheiten fühlbar, die zum Teil wieder vorwiegend in einem Lappen sitzen. Seltener erscheint die Leber auch palpatorisch nur *gleichmäßig vergrößert*. Die Knoten selbst fühlen sich oft weich an, zeigen Pseudofluktuation (EBSTEIN, LUGER, MATTHES u. a.), bald sind sie hart, worauf schon FRERICHS hinwies, evtl. steinhart (BAUER), verkalkt (SCHLESINGER). Meist haben sie eine etwas härtere Konsistenz als das Lebergewebe und erinnern so an Krebsknoten.

Der *Rand* der Leber ist entweder scharf (HUBERT), oder meist verdickt oder unregelmäßig. Wenn es zu Schrumpfung oder Vernarbung der Gummen kommt, so ist der Rand oft eingekerbt, ja oft sehr tief eingezogen. Es entwickelt sich das seit FRERICHS bekannte typische Bild der „*gelappten Leber*". Diese Einkerbungen sind auch an der Oberfläche fühlbar. Mitunter geht die Abschnürung so weit, daß verschiedene, nur noch durch einen Stiel mit der Leber in Zusammenhang stehende Teile entstehen, die leicht mit Niere, Gallenblase, Magen-Darm-, Netztumor verwechselt werden können (EBSTEIN u. a.). Die Konsistenz der übrigen Leber ist bald normal, bald vermehrt, besonders wenn sich Amyloid hinzugesellt. Eine *Druckempfindlichkeit* der Leber ist oft gar nicht, mitunter in geringem, ganz selten (bei Perihepatitis) in höherem Grade vorhanden.

Spontane Schmerzen in der Lebergegend sind nicht selten. Oft sind sie nur gering, in anderen Fällen beherrschen sie das Krankheitsbild. Dann handelt es sich oft um anfallsweise, kolikartige Schmerzen, wie bei Gallensteinkoliken, mitunter häufig, mitunter nur in monatelangen Pausen auftretend (Frerichs, Riedel und zahlreiche andere; s. u. Verlaufsform). Vielfach handelt es sich dagegen nur um einen leichteren dumpfen Druck, Völle, bohrende Schmerzen. Gelegentlich treten sie nur bei Bewegung, nach Trauma der Leber oder synchron der Atmung (Perihepatitis, Ebstein, Katz) auf, mitunter sind sie nachts stärker oder überhaupt nur in der Nacht vorhanden (Pel, Schlesinger, Frerichs, Tusinský u. a.). Sie können Tage oder Wochen dauern. Sie sitzen bald rein in der Lebergegend oder periumbilical, bald strahlen sie nach Rücken, Schulter, aber auch Brust (Erstickungsgefühl, Bauer) und Sternum aus. Gelegentlich sind die Schmerzen von Fieber begleitet (perihepatisch-cholangitische Verlaufsform, s. u.). Frerichs, Bauer, Schlesinger u. a. erwähnen Beobachtungen mit heftiger Steigerung der Schmerzen infolge der spezifischen Therapie.

Beim *Amyloid* der Leber ist die Leber groß, hart, glatt, unempfindlich. Bei der *interstitiellen Form* ist die Leber hart, derb, evtl. kleinhöckerig, der Rand stumpf, kaum empfindlich. Oft besteht, besonders anfänglich, Vergrößerung, später Verkleinerung des Organs; doch fand Gatewood nur 5mal atrophische, 7mal hypertrophische Formen. Die *Leberperkussion* ergibt nichts Charakteristisches. Schlesinger erwähnt ein gelegentliches Ansteigen der Leberdämpfung nach der Axilla als Zeichen großer Gummen in dem dem Zwerchfell zugewandten Leberteil, Luger eine Vergrößerung des Traubeschen Raumes als Folge der Schrumpfung des linken Leberlappens. Schlesinger und du Castel empfehlen Röntgenuntersuchung; evtl. Pneumoperitoneum, Darstellung der Gallenblase mit Tetrabrom(jod)phenolphthalein.

Die *Verschieblichkeit* der Leber ist entweder normal oder behindert (C. Gerhardt, Schlesinger, Hubert, Luger u. a.), zum Teil durch Verwachsungen der Leber mit dem Zwerchfell, der Bauchwand, dem Peritoneum oder durch relativ häufige, gleichzeitige pleurale oder pulmonale Veränderungen [Hoppe-Seyler (b) u. a.] (s. u.).

Mitunter fühlt (eigene Beobachtung) oder hört man *perihepatisches Reiben*, gewöhnlich nur an umschriebener Stelle und nur vorübergehend. Gelegentlich imponiert es als pseudo-perikardiales bei umschriebenem Befallensein des linken Lappens (Emminghaus, Ortner, Schlesinger, Luger u. a.), wohl auch einmal als peritoneales Reiben. Das Auftreten von *Gefäßgeräuschen* im Abdomen wird unten erwähnt.

Gelbsucht ist bei allen Formen nicht selten, jedoch nur ausnahmsweise hochgradig, vielfach besteht nur Subikterus. Er kann an Stärke schwanken, auch wieder schwinden. Am häufigsten findet man ihn wohl bei den hypertrophisch-interstitiellen Formen [Castaigne (a), Saint-Girons], aber Schlesinger sah ihn auch 4mal unter 9 gummösen Formen. Gatewood fand Gelbsucht unter 20 Fällen (davon 10 cirrhotischen) 8mal, stets dabei Gallenfarbstoff im Harn, aber nur 2mal acholische Stühle, Mac Crai und Caven bei 100 Patienten 40mal, Tallquist nur in 20%. Entwickelt sich gelegentlich aus diesen Fällen eine akute gelbe Atrophie, so tritt plötzlich starke Gelbsucht auf. Ebenso plötzlich erscheint die Gelbsucht in gewissen cholangitischen Verlaufsformen, evtl. unter Fieber und Schüttelfrost. Rezidivierenden Ikterus sah Jastrowitz.

Der *Stuhlgang* ist nur selten völlig acholisch.

Für die *Entstehung des Ikterus* sehen wir zahlreiche Möglichkeiten. Meist ist er mechanisch bedingt (Verengerung der Gallenwege durch Druck, Schwielen bzw. Schrumpfung) (Frerichs, Hubert, Luger, Schlesinger, Hoppe-Seyler, Castaigne (c) u. a.), Perihepatitis und Gummen an der Leberpforte (Frerichs), am Pankreaskopf (Schlesinger), Obliteration der Gallenwege, Druck durch Aneurysma der Arter. hepatic. auf Gallengang (H. Lenhartz), Pfortaderthrombosen (Jastrowitz). Selten ist wohl ein toxischer Ikterus. *Funktionsstörungen* der Leber können natürlich bei den oft schweren diffusen Veränderungen in verschiedenen Formen auftreten (BLATT, vgl. auch unten *Blut, Harn*).

Ascites wird als selten, nur von EBSTEIN bei der syphilitischen Cirrhose als konstantes Merkmal, von HOPPE-SEYLER bei Peri-Pylephlebitis und Cirrhose als häufig bezeichnet. GATEWOOD sah ihn unter 20 Fällen 5mal, TALLQUIST in 28,5%, C. GERHARDT unter 23 Fällen syphilitischer Cirrhose 12mal. Sichtet man die neuere kasuistische Literatur, so erhält man den Eindruck größerer Häufigkeit, doch werden eben meist besondere Fälle mitgeteilt, so daß sich daraus kein zutreffendes Gesamturteil ergibt (KORCYŃSKI (a), SAXL, CADE und MORENAS, KRAMER, CHENCY, DEBOVE, BILLINGS, QUIJANO, JIMENEZ u. a.). Der Ascites entwickelt sich gewöhnlich ganz allmählich als typischer Stauungsprozeß mit niedrigem spezifischem Gewicht, geringem Eiweißgehalt (SAXL, 1% Eiweiß, 1009 spez. Gewicht, KORCYŃSKI, 1008 spez. Gewicht, 1,5% bzw. 0,8% Eiweiß, SCHLESINGER, EBSTEIN, HUBERT, BRUGSCH u. a.). Ausnahmsweise ist er hämorrhagisch, milchig getrübt [POLJAKOW 4 Fälle (0,86%₀₀ Fett), SCHLESINGER und FUHS und WELTMANN, STEINITZ und LEWIN (neben viel Fetttröpfchen auch doppelbrechende Substanzen)].

Gelegentlich kann der **Erguß** bei bestehender gleichzeitiger Peritonitis syphilitica (PAILLARD), oder Sekundärinfektion entzündlichen Charakter zeigen. Die RIVALTA-Probe ist negativ gefunden von KRAMER, FUHS und WELTMANN. Der Ascites kann sehr erhebliche Grade erreichen. 8—10, gelegentlich 15 Liter wurden bei Punktionen entleert, DEBOVE entleerte in 3 Punktionen bei einem Fall 24 Liter, KORCZYŃSKI in etwa 3 Wochen bei 3 Punktionen 38,5 Liter. Durch solche große Ergüsse kommt es zu Zwerchfellhochstand, Atemnot, Bronchitis (HUBERT), gelegentlich auch zu Ödemen der unteren Extremitäten durch Kompression der unteren Hohlvene, doch können solche auch anderen Ursprungs sein (s. u.). *Gewöhnlich* ist der Ascites *Spätsymptom*. Er kann spontan oder nach ein oder mehrmaliger Punktion schwinden, besonders häufig bei erfolgreicher antiluetischer Behandlung (SCHLESINGER, HALDANE, TITTLE, SPENCE RALPH (zit. nach SCHLESINGER), KRAMER, QUIJANO, JIMÉNEZ, ROHÁČEK, SAXL u. a.). Doch sind auch genug Fälle bekannt, in denen er sich immer wieder, später immer schneller, ansammelt und nicht mehr schwindet.

Die *Ursache* des Ascites ist in mehr oder weniger starker Verlegung des Pfortaderstammes (Gumma der Leberpforte) oder der Äste durch Gummen, Narben, cirrhotische Schrumpfung zu suchen. Seltenere Ursachen sind auch Thrombosen im Pfortaderstamm oder Ästen, bzw. Peripylephlebitis infolge spezifischer Veränderung der Gefäße (FOURNIER, BARTH, GLUCIŃSKY, KORCYŃSKI, SCAGLIA u. a.). Gerade in einem solchen Falle fehlte der Ascites bei JASTROWITZ. Ganz selten begünstigen wohl spezifisch peritonitische Prozesse (PAILLARD, LUGER) das Auftreten und den Bestand des Ergusses.

Ein *Kollateralkreislauf* an der Bauchhaut entwickelt sich (auch nach unseren Beobachtungen) nur selten in höheren Graden (CHVOSTEK sen. in 19 Fällen 1mal, SCHLESINGER nie Caput medusae, dagegen mächtige Erweiterung einzelner Venen, ebenso *eigene* Beobachtung). Erweiterung innerer Kollateralen, besonders des Oesophagus und Magens, ist bei der cirrhotischen Form häufiger und gelegentlich Ursache schwerer Hämatemesis. Kollateralkreislauf ohne Ascites fanden angedeutet GIROUX und LORY. Wahrscheinlich Folge solcher kollateralen Gefäßerweiterung sind die gelegentlich auftretenden *abdominalen Gefäßgeräusche*, die LUGER ausführlich zusammengestellt hat. Sie können als dauerndes, evtl. respiratorisch verstärktes Sausen über der Leber, Oberbauch, selbst bis zur Symphyse (CATTI, v. JAKSCH, *eigene* Beobachtung) oder als systolische oder systolisch verstärkte Geräusche in der linken Oberbauchseite (v. JAKSCH) hörbar sein, die wohl arteriell (evtl. durch Milzarterienkompression) bedingt sind.

In einer Beobachtung Pollitzers entstand das Geräusch durch Kompression der Vena cava superior durch Drüsen und ging mit sonstigen Erscheinungen der Stauung einher, um durch spezifische Kur mit diesen zu verschwinden.

B. Milz.

Die Milz ist meist schon frühzeitig vergrößert, so daß dieses Zeichen differentialdiagnostisch besonders bei der gummösen Form von größter Bedeutung ist [C. Gerhardt fand Milzschwellung unter 19 Fällen 17mal, Chvostek sen. 19:14, Schlesinger 12:10, Tallquist in 31%, Mac Crai und Caven (b) in 50 von 100 Fällen, Gatewood 20:13]. Meist ist der Milztumor von mäßiger, bei cirrhotischen Fällen von erheblicherer Größe, in seltenen Fällen sehr groß, so daß er das Krankheitsbild beherrschen kann (W. Osler, Schlesinger, Fuhs und Weltmann, *splenomegale Form, Pseudo-Banti* s. u.). Tritt Heilung ein, so kann er sich mehr oder weniger zurückbilden, selbst schwinden.

Schmerzhaftigkeit desselben durch Perisplenitis [du Castel, Gluciński (a) u. a.] oder Milzinfarkt (Schlesinger) ist selten.

Meist wird die Milzschwellung auf Stauung im Pfortaderkreislauf zurückgeführt. Da sie aber oft ohne nachweisbare Stauung und frühzeitig auftritt, ist sie wohl eher auf luetische Veränderungen (analoger Art) in der Milz, gelegentlich auf Milzgumma (Mac Crai und Caven), Milzvenenthrombose (Stoeckenius) und Amyloid zurückzuführen.

C. Blut, Harn.

Der *positiven Wa.R.* im Blut kommt eine wichtige diagnostische Bedeutung zu; jedoch ist dieser Befund durchaus nicht konstant (Davis u. a.). So fanden sie Mac Crai und Caven in 7 von 41 Fällen negativ, Gatewood in 3 von 18 negativ, auch Schlesinger fand sie öfters negativ, Hubert bezeichnet 70% positiv, während Tallquist fast 95% (17 von 18) positiv fand. Der Ausfall ist unabhängig vom Fieber, Ikterus, Verlaufsform. Da ich selbst eine Hemmung der Hämolyse auch bei Leberkrebs ohne Lues sah, ist der positive Ausfall aber auch nicht unbedingt beweisend. Gelegentlich wird eine positive Reaktion in der Ascitesflüssigkeit gefunden (Kramer, Luger, auch Sachs-Georgi +), Debove, Mac Crai und Caven (sogar bei negativem Blutbefund).

Gallenfarbstoff im Blute ist auch bei Subikterus nachgewiesen, Schlesinger fand indirekte Reaktion (nach Hijmans van den Bergh) 2mal deutlicher als direkte.

Genauere Untersuchungen über das *Blutbild* sind wiederholt angestellt, doch haben sie keinen einheitlichen Befund ergeben. Vielfach besteht — besonders in den Splenomegaliefällen (Tallquist, Gatewood) oder nach schweren Blutungen eine *Anämie,* die aber doch selten hochgradig ist. Steinbrink, Shuman, Synge sahen schwere, selbst perniziosaähnliche Anämie mit Aniso-, Poikilocytose, Färbeindex um 1 oder niedriger (0,6 Synge). Gewöhnlich handelt es sich um geringere Verminderung der Erythrocyten bei stärkerer Senkung des Hämoglobins (Mac Crai 66%) (luetische Pseudochlorose) bis zu 0,55 Färbeindex (Schlesinger). Die *Senkungsgeschwindigkeit* der Erythrocyten ist von Schlesinger 2mal stark beschleunigt gefunden worden.

Die Zahl der *Leukocyten* ist häufiger vermehrt als vermindert, meist normal. Vermehrung der Leukocyten [Mac Crai und Caven in 20%, Schlesinger, Géronne, H. Günther, Tallquist, W. Hunter (bis 19000), Bon u. a.] tritt vielfach bei fieberhaften Fällen auf und geht meist mit Polynucleose, gelegentlich aber auch mit Lymphocytose (Bon 11200 mit 50% Lymphocyten) einher. Häufiger sind normale, bzw. verminderte Zahlen, evtl. mit Lymphocytose

[BON, WEGIERKO, SCHLESINGER, GLUCÍNSKI (b), RUDNEV u. a.]. Dieser
Lymphocytose kann differential - diagnostischer Wert gegenüber eitrigen
Prozessen zukommen (BON). Eine Vermehrung der Monocyten (WEGIERKO,
RUDNEV) und eosinophilen Zellen (OPPENHEIM 11%, BON 3%) wird selten
mitgeteilt.

Gelegentlich werden hämorrhagische Diathesen (TUSÍNSKY, GUTHRIC) erwähnt.

Im Harn findet man recht häufig Urobilin und Urobilinogen, bei Ikterus
auch Bilirubin. GATEWOOD fand Gallenfarbstoff in 8 von 20 Fällen. Albuminurie, Cylindrurie werden seltener beobachtet. Reichliche, aber wechselnde
Eiweißmengen treten bei gleichzeitigem Amyloid der Nieren auf. CASTAIGNE
und CHIRAY machen auf das Zusammentreffen von reichlich Eiweiß im Harn
mit vergrößerter, cirrhotischer Leber als charakteristisch für Syphilis der Leber
aufmerksam.

Die Harnmenge ist oft vermindert, besonders natürlich bei sich entwickeln-
dem Ascites (gelegentlich bis 200 ccm, ROHAČEK) ohne begleitende Nephritis.
Spontane Zuckerausscheidung, besonders im Zusammenhang mit Bronzehaut
(Bronzediabetes) ist bei Leberlues nicht selten (RODET, A. MANCHOT, CADE
und MORENAS, LEVY und JANSION, LÉON BLUM, CARLIER und ALFENDARY).
Alimentäre Galaktosurie (R. BAUER, SCHLESINGER, KLEISSEL), alimentäre
Lävulosurie und Glykosurie (HUBERT, BRUGSCH) können vorhanden sein,
aber auch fehlen (SAKOROFOS bei gleichzeitiger Störung der Methylenblauausscheidung). Bei Belastung mit Aminosäuren fand DERRA eine Funktionsstörung der Leber, ROTH und HÉTENYI bei WIDALscher Probe in 1 von 3 Fällen
eine geringe hämoklasische Krise.

D. Magen-Darmkanal, Blutungen.

Störungen von seiten des Magens sind häufig Frühsymptome: Appetitlosigkeit, Völle, Erbrechen (EISNER, TUSÍNSKY u. a.). Die Säurewerte im Magen
werden hoch (GATEWOOD, FLORAND und GERAULT) oder niedrig gefunden,
gelegentlich besteht Achylie (MILLER; TALLQUIST unter 18 Fällen 2mal). Mitunter beherrschen Magensymptome das Krankheitsbild vollständig.

Darmstörungen sind besonders bei Stauungen im Pfortadergebiet häufig:
Meteorismus, Verstopfung, Durchfälle, evtl. mit Schleimbeimengungen und
mehr oder weniger geringem Gallenfarbstoffgehalt. Oft findet man die Angabe,
daß nach Diätfehlern stärkere Beschwerden aufgetreten seien oder die Krankheitserscheinungen überhaupt erst, evtl. mit Gelbsucht, begonnen hätten.
Schwere Durchfälle von langer Dauer erwähnen SCHLESINGER und WHITCOMP.
Gelegentlich fanden sich Fettstühle, besonders bei Ikterus oder komplizierender Pankreaserkrankung (FUHS und WELTMANN gleichzeitig Glykosurie und
Polydipsie).

Schwere Blutungen aus dem Magen-Darmkanal können im Früh- und Spätstadium — oft ganz plötzlich und unvermutet — auftreten. Sie stammen meist
aus Varicen des Oesophagus und des Magens als Folge der kollateralen Erweiterung bei Pfortaderstauung. Seltener bilden Erosionen die Ursache. Sie sollen
nach HOPPE-SEYLER und SCHLESINGER bei syphilitischer Leber seltener sein,
als bei atrophischer Lebercirrhose. Jedoch finden sich in der Literatur zahlreiche Beobachtungen tödlicher Blutungen (HILLER, LITTEN, CORE, der den
Blutungsherd bei der Sektion nicht finden konnte, SYNGE, MACAIGNE und
JACQUINET, MANNABERG u. a.). Auch schwere Darmblutungen werden von
FRERICHS, THIERFELDER, HOPPE-SEYLER, SCHLESINGER, LENHARTZ (aus ge-
platztem Aneurysma der Leberarterie) erwähnt. Durch Gefäßveränderungen

kommt es auch gelegentlich zu Massenblutungen in die Leber, die zur Leber-
ruptur führen können (Ebstein, Devic und Bèriel) oder in die Bauchhöhle
(Deachaume und Paviot, Croizet und Chevallier).

Schwere Hämorrhoidalblutungen können auftreten. Nasenblutung erwähnt Tusiński. Schlesinger macht schließlich auf das Vorkommen von
Blutstühlen infolge der eingeleiteten Quecksilbertherapie aufmerksam.

E. Allgemeinerscheinungen. Fieber.

Das *Allgemeinbefinden* und der *Ernährungszustand* können lange, selbst
trotz hohen Fiebers, recht günstig bleiben. Das kann diagnostisch gegenüber
Leberkrebs wertvoll sein. Bei langer Dauer jedoch, und gelegentlich schon
frühzeitig, tritt aus unerkenntlichen Gründen Kräfteverfall, Abmagerung,
ja Kachexie ein, auf die schon Frerichs hinwies. In zahlreichen Einzelbeobachtungen wird die Kachexie betont, ebenso von Tallquist, Mac Crai und Caven.
Die Abgrenzung gegenüber anderen Lebererkrankungen ist dadurch oft recht
wesentlich erschwert.

Eine sehr *häufige Erscheinung* bei der Lebersyphilis der Erwachsenen, aber
auch bei der Lues hepatis congenita tarda ist das *Fieber*. Gatewood beobachtete
es unter 20 Fällen 5mal vor, 9mal während der Beobachtung, Tallquist in
50%, betont aber, daß es bei malignen Lebergeschwülsten nichtsyphilitischen
Ursprungs auch in 49,4% auftrete, Mac Crai und Caven in 81%, Schlesinger
unter 12 Fällen gummöser Leberlues 8mal = 66,1%, Tusiński 9mal bei 13 Fällen.
Luger, Umber, Hubert, Ebstein u. a. betonen seine Häufigkeit. Rolleston
dagegen bezeichnet es nur als gelegentlich auftretend. Schon Wunderlich
und Bäumler haben dieses Fieber gekannt. Später haben sich Gerhardt,
G. Klemperer mit seiner Genese beschäftigt. Gilbert, Chiray und Coury,
H. Schlesinger (d) u. a. haben sich neuerdings ausführlich mit dem syphilitischen Leberfieber beschäftigt.

Es ist oft von ungünstigem, mitunter aber auch ohne jeden Einfluß auf
lokale Beschwerden, Appetit und Ernährungszustand. Gelegentlich wechseln
fieberfreie oder subfebrile Zeiten mit Perioden hohen Fiebers ab, so daß Paillard Kurven mitteilen kann, die dem chronischen Rückfallfieber Ebstein:
durchaus ähneln. Öfters werden Fieberperioden von monate- bis jahrelanger
Dauer beschrieben (Géronne (b), Riedel, Urrutia, Micheli, Kirchheim, Cade,
Dumitrescu-Mante, Coury, Sadowsky, H. Schlesinger, Imhof-Bion,
G. Klemperer, Gatto, Wilenko *eigene* Beobachtung u. a.). Imhof-Bion
glaubt, daß es häufig bei Kranken, die in den Tropen lebten, aufträte, so daß
vielleicht die Schwere der dort erworbenen Infektion Schuld sei Da aber
auch bei kongenitaler Spätsyphilis der Leber (s. u.) ähnliche Fieberzustände
auftreten, ist diese Annahme abzulehnen.

Die *Fiebertypen* sind recht verschieden:

1. Fälle mit *gelegentlichen* geringeren oder höheren Temperatursteigerungen.
2. Fälle mit typischen *Fieberanfällen* mit Schüttelfrost, evtl. Erbrechen, anschließend Schweißausbrüche, die täglich oder 2—3tägig oder unregelmäßig
monatelang sich wiederholen können [Glaser, Flater, Hunter, Paternoster (hier mit Anfällen von Gelbsucht und Schmerzen im Epigastrium
3 Jahre lang)]. Oft wird deshalb fälschlich Malaria oder Leberabsceß bei solchen
Kranken angenommen, die in den Tropen lebten, oder Cholelithiasis und Cholangitis (s. u.). 3. Ein chronisch *remittierendes oder intermittierendes*, geringeres
oder höheres oder *kontinuierliches* Fieber, bei dem ebenfalls gelegentlich Schüttelfröste auftreten können (Dumitrescu-Mante, Sadowsky, Urrutia, Coury,
Paillard, G. Klemperer, F Klemperer, O. Huber, Ewald, Riedel, Korach,

MICHELI, DUMONT, FRIEDMANN, CHIRAY und COURY, PLICQUE, BIALOCOUR), gelegentlich *typhusähnlich*, „*Typhus syphiliticus* FOURNIER" (z. B. ALBANUS, G. KLEMPERER, WERTHER, HINTZE). 4. *Unregelmäßiges*, auch *hektisches* Fieber, das an Tuberkulose oder Eiterungen denken läßt [C. GERHARDT, J. ISRAEL, IMHOF-BION, RIEDEL, MANNABERG (b) u. a.].

Gelegentlich tritt vorübergehend Fieber erst bei der Behandlung ein, mitunter unter Zunahme der lokalen Beschwerden und schweren Reaktionen in Leber und anderen syphilitisch erkrankten Herden (O. HUBER, SCHLESINGER, BAUER u. a.).

Viel häufiger ist *rasche Entfieberung* und schnelles Aufblühen der Patienten *nach Beginn der spezifischen Therapie*. Diagnostisch ist das außerordentlich wichtig, zumal, wenn dieses Fieber oft vorher lange Zeit weder durch Antipyretica, noch sonstige Maßnahmen zu beeinflussen war (O. HUBER, KORACH, IMHOF-BION, GÉRONNE (b), G. KLEMPERER, H. SCHLESINGER, GILBERT, CHIRAY und COURY, HINTZE, CADE, MICHELI, GATTO, REDLICH, RUDNEV, eigene Beobachtung u. a.). In anderen Fällen erfolgt die Entfieberung *langsam*, oder Rezidive treten auf, selten hält das Fieber trotz Therapie bis zum Tode (durch Kachexie, Komplikationen oder Leberinsuffizienz) an.

Die *Ursache des Fiebers* sah C. GERHARDT im Ausfall von entgiftender Leberfunktion, BÄUMLER, G. KLEMPERER in der Resorption von gummösen Zerfallsprodukten oder im Bestehen einer Mischinfektion (O. ROSENBACH und zahlreiche andere), F. KLEMPERER in der Wirkung des Virus selbst, wodurch der schnelle Abfall bei spezifischer Therapie sich erkläre, SCHLESINGER in autotoxischen Einflüssen, KORACH in der Wirkung von Endotoxinen, GILBERT, CHIRAY, COURY denken ebenfalls an Spirochäten und ihre Toxine und MANNABERG (b) weist darauf hin, daß Hepatopathie und Fieber hervorstechendes Merkmal der Spirochätosen überhaupt sei.

Zweifellos trifft die Erklärung G. KLEMPERERS für einzelne Fälle zu, da aber vielfach auch Fieber bei nicht ulcerierender Leberlues beobachtet wird, gilt sie nicht für alle Fälle Auch die cholangitisch infektiöse Genese ist wohl nach dem Fieberverlauf und den klinischen Erscheinungen für manche Fälle anzunehmen, und einmal ist operativ eine eitrige Cholangitis gefunden worden. In der überwiegenden Mehrzahl der operierten Fälle mit scheinbarer Cholelithiasis und Cholangitis bei Leberlues wurden aber die Gallenwege normal befunden (RIEDEL, FLATER, WEGIERKO u. a.). Auch sonstige syphilitische entzündliche Affektionen, Perihepatitis und Peritonitis, Pleuritis können zum Fieber beitragen (SCHLESINGER, PAILLARD, KORACH, KATZ (Pleuritis diaphragmatica) u. a.), oder Komplikationen mit Tuberkulose (DUMITRESCU-MANTE). Schließlich sind es aber doch wohl die toxischen Leberveränderungen selbst, die in der Mehrzahl der Fälle das Fieber erzeugen. Wir sehen ja auch bei anderen Erkrankungen der Leber, besonders Carcinom, so häufig Fieber, daß TALLQUIST überhaupt bestreitet, daß das syphilitische häufiger als das carcinomatöse Leberfieber sei (50 : 49,4).

Zahlreiche interessante und charakteristische Fieberkurven bilden PAILLARD, GILBERT, CHIRAY und COURY ab.

Häufig ist das Fieber von Störungen, besonders Appetitmangel, Erbrechen, Meteorismus, Ikterus, Leibschmerzen, Durchfällen, Nachtschweißen begleitet. Bei Entfieberung treten Schweißausbrüche auf, trotzdem wird oft betont, daß im Gegensatz zum langdauernden Fieber der Allgemeinzustand und Ernährung auffallend gut seien.

F. Haut. Syphilitische Begleiterscheinungen anderer Organe.

Subikterus und *Ikterus* ist schon erwähnt, öfters wird eine graue (Leber-) Farbe beobachtet. Auffallend ist die relative Häufigkeit von *Bronzehaut* (Gesicht und Körper) *bei Leberlues* infolge der an sich ja seltenen Hämochromatose, bzw. Bronzediabetes (Lévy und Jansion, Blum, Carlier und Alfandary — 2 Fälle —, Cade und Morenas). Ich selbst beobachtete infolge Amyloid der Nebenniere und Leber wohl auf luetischer Basis einen echten *Addison* (Haut- und Schleimhautpigmentation und Adynamie). Das Auftreten von *Hautjucken* sei nur erwähnt (Czirbesz u. a.).

Zahlreich finden sich bei Leberlues *gleichzeitig syphilitische Veränderungen oder typische Narben an Haut und Schleimhäuten* (Frerichs, Kramer, Grütz, Schlesinger, Memorsky u. a.). Nicht selten sind solche Veränderungen am *Periost,* Schädel, Tibia (Schlesinger), Sternum (Wegierko), an den *Knochen* (Frerichs, Fuhs und Weltmann, Schlasberg), *Hoden,* Drüsen (Florand und Gerault, Oppenheim), *Augen* (Iritis Laudet), *Lungen,* Pleura, Perikard und Mediastinum (Miller, Kirchheim, Cade und Morenas, Gilbert, Chiray und Coury, Castaigne und Lian, Lian und Baron, Jagnov u. a.), am *Herzen,* Aortitis, Aorteninsuffizienz, Aneurysmen (Frerichs, Felipiani, Strokey u. a.) beschrieben worden. Die gleichzeitige Peritonitis und Pancreatitis luetica ist oben bereits erwähnt (Paillard, Korach, Schlesinger, Fuhs und Weltmann, Cumston, Belajev u. a.). Mitbeteiligung des *Nervensystems:* Paralyse, Tabes dorsalis, Liquorveränderungen (Korach) und Lues (Gummata) cerebri (Fuhs und Weltmann) ist scheinbar seltener. Die Angabe Frerichs, daß solche andersartige luetische Erscheinungen und Residuen zu den „regelmäßigen" Befunden gehören, ist also berechtigt.

II. Verlaufsformen.

Die Erscheinungen der tertiären Leberlues können in den verschiedensten Formen zusammentreffen, so daß Pal die Diagnose als die „schwierigste" bezeichnet. Immerhin sehen wir doch meist eine bestimmte Gruppierung der Symptome, die uns gewisse Verlaufstypen unterscheiden läßt. Freilich gibt es auch Übergänge, und die Einteilungsversuche sind durchaus nicht einheitlich. Die Einteilung nach *rein anatomischen* Gesichtspunkten kann nicht befriedigen, da sie der klinischen Vielfältigkeit nicht gerecht wird. Hoppe-Seyler (b) hat eine teils anatomische, teils klinische Gruppierung zu schaffen gesucht und französische Autoren haben sich vielfach mit klinischen Typen beschäftigt, jedoch meist nur nach einem hervorstechenden Symptom geordnet (ascitischer, febriler, ikterischer Typus).

Schlesingers Einteilung, der ich im wesentlichen folge, scheint mir den klinischen Bedürfnissen am meisten Rechnung zu tragen.

A. Die gelappte Leber.

Diese Form ist wohl recht häufig und seit Frerichs am bekanntesten. Entsprechend der Entwicklung spärlicher oder zahlreicher Gummen in der Leber ist das Organ zunächst gewöhnlich vergrößert. Die *Oberfläche* ist mehr oder weniger unregelmäßig, *höckerig,* da die Gummen sich oft oberflächlich entwickeln. Die Höcker sind unregelmäßig verteilt, sitzen öfters mehr in einem Lappen — links häufiger. Die Größe der Einzelgummen schwankt selbst bei demselben Kranken. Sie sind mitunter faustgroß und größer. Der *Rand* der Leber ist ebenfalls durch Gummen unregelmäßig verdickt, besonders in der Gegend der Gallenblase und der großen Ligamente. Mitunter sitzen die Knoten subphrenisch oder an der Rückfläche periportal und können dadurch der Palpation entgehen, aber durch subphrenische Perihepatitis, Pleuritis oder Druck auf Pfortader oder großen Gallengängen Erscheinungen hervorrufen. Selten findet sich ein isoliertes großes Gumma nur eines Lappens, dann meist links (SMITH, BELLINGHAM, MONSE, GERHARD u. a.). Die *Konsistenz* der Gummen ist meist prall elastisch, mitunter scheinbar fluktuierend oder derb, selbst steinhart. Durch *narbige Schrumpfung* kommt es zu Einschnürungen, Lappung, selbst *Abschnürung* kleiner Leberteile. Regenerative Leberwucherungen können die Oberfläche noch weiter verändern. Schrumpfung des linken Lappens können diesen fast zum Schwunde bringen.

Gelegentlich treten *Schmerzen* auf, die bald nur als Druck oder Völle, bald als kolikartig heftig bezeichnet werden, besonders wenn eine Perihepatitis besteht.

Gelbsucht fehlt lange Zeit oder ist gering, selten stark. Noch seltener sind *Ascites* und *Venektasien. Fieber* jeder Art ist bei diesen Formen nicht selten. Bei längerem Bestande entwickelt sich oft *Abmagerung,* selbst *Kachexie.*

Eine *Milzschwellung* ist sehr häufig, aber nur in *mäßiger Größe,* nachweisbar. Sie ist es auch, die die oft schwierige Diagnose gegenüber Lebercarcinom und Sarkom häufig ermöglicht, ebenso wie evtl. vorhandene sonstige Zeichen luetischer Infektion (Narben, Knochengummen, Herz-Gefäßveränderungen) und der häufig positive Ausfall der Wa.R. Peritonitische, pleuritische Begleiterscheinungen können die Diagnose umgekehrt erschweren. Abgeschnürte Leberlappen, Magenbeschwerden, Störungen des Magenchemismus können Magen-Darmkrebs, in anderen Fällen elastische pseudofluktuierende Gummen Leberechinokokkus vortäuschen.

So ist es verständlich, daß gerade diese Form häufig zu Fehldiagnosen führt und vielfach fälschlich operiert oder gelegentlich auch der Röntgentherapie unterzogen worden ist. So erwähnt CUMSTON, daß von 27 autoptisch festgestellten Fällen nur 3, BROOKS (b) von 7 keiner diagnostiziert waren. Der *langsame Verlauf,* das oft *gute Allgemeinbefinden,* die *Remissionen* können die Diagnose erleichtern, vor allem der günstige Ausfall eines Versuches der spezifischen Therapie, der einer operativen Probelaparotomie (HICKEL) vorzuziehen ist (CHIRAY, SCHRAGER u. a.).

B. Die cholangitisch-cholecystitische Verlaufsform.

Wenn man die neuere Kasuistik übersieht, gewinnt man den Eindruck, daß diese Form besonders häufig sei, doch liegt das offenbar nur an der Auswahl der der Mitteilung lohnenden Fälle. Diese Verlaufsform ist ausgezeichnet durch ihren *häufig fieberhaften, rezidivierenden Charakter. Schmerzanfälle* typischer Art von der rechten Oberbauchgegend nach Rücken, Kreuz, Schulter, mitunter auch vorn nach Brust und Kiefer ausstrahlend, von stunden- und tagelanger Dauer, können den Verdacht einer Cholelithiasis erwecken. Besteht Erbrechen, Druckschmerzhaftigkeit der vergrößerten Leber, lokale Bauchdeckenspannung, Verstopfung, seltener Durchfälle, tritt Fieber oder Gelbsucht mit jedem Anfall auf, so kann man verstehen, daß diese Fälle oft als Cholelithiasis diagnostiziert und vielfach operiert wurden. Sehr typische Krankengeschichten bringt RIEDEL. Dieses Krankheitsbild kann sich monatelang hinziehen (GLASER, FLATER, DÉNÉCHAU, FRUCHAUD-BRIN und AGOULON, H. GÜNTHER, DENK, WEGIERKO, SCHLESINGER [10 Jahre Dauer], HADGÈS). Die *Gallenblasengegend* ist gelegentlich schmerzhaft, die Gallenblase mitunter vergrößert (RIEDEL, WAKELEY, HUBER, EWALD u. a.). Eine Pericholecystitis und Perihepatitis kann dazu kommen (RIEDEL). Tatsächlich wurden bei der Operation

Gallenblase und Gallengänge meist frei gefunden. Daß aber gelegentlich tat-sächlich Lebersyphilis mit Gallensteinen zusammentrifft, zeigt die Beobachtung von WAKELEY (Gallensteine in der gummösen Gallenblase und Lebergummen). Eitrige Cholangitis bei Leberlues fand SZOUR.

Wenn eine stärkere, womöglich unebene und höckerige Leberschwellung besteht, wenn ein Milztumor feststellbar ist, die Beschwerden auch in der an-fallsfreien Zeit nicht ganz verschwinden (BARILAY und HARDOY) und der krank-hafte Leber-Milzbefund fortbesteht, so muß man an Leberlues denken. Aller-dings findet sich ein Milztumor auch bei der chronisch rezidivierenden Cholan-gitis infectiosa (NAUNYN, BITTORF), oft sogar in recht erheblichem Umfange. Ob die Duodenalsondierung und Radiographie (BARILAY und HARDOY) hier wesentlich fördern können, erscheint mir zweifelhaft, besonders nach den nega-tiven Erfahrungen SCHLESINGERS.

Gelegentlich ist die Gallenblase selbst, jedoch kaum je isoliert erkrankt (WAKELEY, RIEDEL). Umgekehrt ist sie selbst oft frei von Veränderungen, während die Umgebung gummös verdickt ist, was diagnostisch verwertbar sein kann.

Mitunter traten die Erscheinungen bei dieser Form so stürmisch auf: Fieber mit Schüttelfrösten, lokale Schmerzhaftigkeit, Schwellung, selbst Pleu-ritis, daß man an *Leberabscesse,* besonders bei Kranken, die eine Dysenterie durchgemacht hatten, oder an *subphrenische Abscesse* dachte und sogar operiert oder punktiert hat (EWALD, G. KLEMPERER, GATEWOOD, UMBER (b), W. HUNTER, HINTZE, H. VAN DJIK, BON, DENÉCHAU, FRUCHAUD-BRIN und AGOULON u. a.). Meist besteht ja eine Leukocytose selbst erheblichen Grades, doch konnte BON eine starke Lymphocytose differential-diagnostisch ver-werten.

Gelegentlich wurde durch Operation Besserung erzielt, die im Rückfall zu erneuter Operation (DENK u. a.) Anlaß gab, zumal auffallenderweise eine antiluetische Therapie erfolglos blieb; denn gerade diese Fälle reagieren oft ausgezeichnet auf eine spezifische Behandlung (G. KLEMPERER, HUNTER, MICHELI, BIALOCOUR, PATERNOSTER u. a.) vereinzelt unter Auftreten einer HERXHEIMERschen Reaktion.

C. Pleuritische, peritonitische Verlaufsform.

Diese Form ist zweifellos seltener. Hier stehen entweder *peritonitische Ver-änderungen* (Verdickungen, selbst tumorartiger Natur, gelegentliche Exsudat-bildungen, Perisplenitis und Perihepatitis: PAILLARD, KORACH, DU CASTEL, GLUC-ZIŃSKY, C. GERHARDT, POUCEL) oder *Pleuraerscheinungen* (Schwarten, Ergüsse), gelegentlich auch Lungenerscheinungen (Hämoptysen: W. HUNTER, JAGNOV, MILLER, KIRCHHEIM) im Vordergrund. Das *Mediastinum* kann befallen sein [CASTAIGNE (d) — chron. Mediastinitis mit Erstickungsanfällen und Pharynx-ödem —, CASTAIGNE und LION]. Der Befund einer vergrößerten, meist un-ebenen Leber, Milztumor, Fieber und positive Wa.R., gelegentlich andere syphi-litische Erscheinungen (Aorteninsuffizienz) (DU CASTEL), alte Knochenlues (MILLER) führten zur richtigen Diagnose, die meist durch eine erfolgreiche spezi-fische Therapie bestätigt wurde. C. GERHARDT ließ einen Fall als „tuberkulöse Peritonitis" operieren.

Fälle, die mit stärkeren Magen-Darmerscheinungen einsetzen oder ver-laufen, gehören meist nicht der peritonitischen, sondern der oben erwähnten gelappten, oder tumorartigen Form der Leberlues an.

D. Die große, glatte Leber und die hypertrophische luetische Cirrhose.

Es findet sich hier meist eine *große, harte, glatte Leber* mit stumpfem Rande, die gar nicht oder wenig empfindlich ist. Meist ist die *Milz vergrößert*, derb, während Ascites meist fehlt. *Urobilinurie* ist fast stets *vorhanden*. Ikterus fehlt oft, doch kommt selbst erheblicher Ikterus vor, wie besonders CASTAIGNE (b, c) betont. Er entsteht durch cirrhotische Schrumpfung um die Gallengänge [CASTAIGNE (c)], während SAINT-GIRONS ihn durch Polycholie erklärt. Er kann auf spezifische Therapie völlig schwinden (CASTAIGNE, SCHLESINGER). Umgekehrt trat Gelbsucht erst bei der Behandlung im Falle CORDIER-DURANT auf. *Fieber* wird auch bei diesen Fällen in den verschiedensten Formen beobachtet. Bestehen Schüttelfröste und Gelbsucht, so bilden sich Übergänge zur *cholangitischen* Verlaufsform.

Meiner Erfahrung nach ist diese Form nicht selten, was auch die Statistik GATEWOODS bestätigt, der sie 7mal unter 21 Fällen sah.

Sie kann lange stationär bleiben, oder sekundär zur Schrumpfung führen (HOPPE-SEYLER), gelegentlich können sich später in ihr auch einzelne Gummen entwickeln (SCHLESINGER u. a.). Als Zeichen der Funktionsstörung der Leber beobachtete SCHLESINGER verlangsamte Tetrabromphenolphthaleinausscheidung in die Gallenblase und Galaktosurie.

E. Die atrophische syphilitische Lebercirrhose.

Die atrophische Cirrhose gleicht in ihrem Verlauf und Krankheitsbild der typischen LAËNNECschen Cirrhose, nur soll nach HOPPE-SEYLER die Entwicklung schneller erfolgen.

Die Leber ist derb, höckerig, verkleinert, die Milz hart, vergrößert, Ascites ist meist vorhanden. Dagegen sind die Venektasien der Bauchhaut meist weniger deutlich. Blutungen aus Varicen des Oesophagus und Magens sind nicht selten. Die Wa.R. ist in Blut und Ascitesflüssigkeit vielfach positiv (SCHLESINGER, DEBOVE). Wie häufig gerade die luetische Form der atrophischen Lebercirrhose ist, zeigen die Statistiken von Owen, der in $40^0/_0$, von CHENEY bei 2 unter 6 Frauen, LETULLE und BERGERON bei 7 unter 18 und von VILLACIAN bei 10 unter 13 Fällen positiven Wassermann fand. VILLACIAN berichtet über 8 Heilungen bei diesen 10 Fällen durch spezifische Therapie, auch BOŠNJAKOVIČ sah Heilung durch kombinierte Kur. Da immerhin viel mehr Männer erkranken, spielt hier der Alkohol zweifellos eine begünstigende Rolle, wie auch VILLACIAN (8mal Alkoholabusus + Lues) feststellte. Das durch regenerative Hyperplasie bei diesen Fällen grobknotige, den oben beschriebenen, ausheilenden akuten Leberatrophien ähnliche Formen entstehen können, erwähnt SCHLESINGER. Umgekehrt kann sich aus dieser, wie jeder anderen Form, eine akute gelbe Leberatrophie entwickeln (WHITCOMP, HUZELLA).

F. Die splenomegale Form (Pseudo-BANTIsche Krankheit).

Nachdem HOCKE, MARCHAND (Lues congen. hered. tarda) und CHIARI auf das Vorkommen eines BANTIschen Symptomenkomplexes bei Lues hingewiesen hatten, sind zahlreiche Mitteilungen über dieses Krankheitsbild bei sicherer kongenitaler und akquirierter Lues beschrieben (OSLER, BRUGSCH, WAGNER, W. SCHMIDT, RIDDER, JACOBAEUS, G. HUBERT, RAUCHENBICHLER, SYNGE, SAINT-GIRONS u. a.). GATEWOOD fand diese Form 3mal unter 21 Fällen von Leberlues. Es besteht meist ein sehr erheblicher, harter Milztumor, der kaum empfindlich ist. Später entwickelt sich eine Anämie mit einem Färbeindex, der meist kleiner als 1 ist, und die recht schwer werden kann (bis $15-20^0/_0$

Hämoglobin, unter 1 Million Erythrocyten, Aniso-Poikilocytose). Leukopenie, evtl. mit Lymphocytose (Synge, Ridder, Jakobaeus u. a.), ist häufig. Auf Thrombopenie ist bisher noch nicht geachtet worden. Die Resistenz der Erythrocyten ist normal (Hubert). Dazu bestehen gewisse subjektive Beschwerden: Völle, Druck, zunehmende Schwäche und Mattigkeit. Gelegentlich besteht auch im Beginn Fieber. Dieses Vorstadium soll nach Hubert etwa 1 Jahr währen, doch dauerte es in Synges Fall 4 Jahre. Nun treten Stauungen im Pfortaderkreislauf und vor allem Ascites auf. Die Leber erscheint hart, zum Teil vergrößert, höckerig, gelegentlich geschrumpft. Blutbrechen infolge Pfortaderstauung, gewöhnlich Spätsymptom, kann gelegentlich Frühsymptom sein (Synge). Hämorrhagische Diathesen können hinzutreten. Gegen Ende entwickelt sich Subikterus mit Urobilinurie. Die Stühle sind nicht entfärbt. Dieses 2. Stadium soll schneller verlaufen und führt in vielen Fällen zum Tode.

Der Leberbefund, vor allem eine große, höckerige Leber, positiver Wassermann, sonstige luetische Erscheinungen, nach Ridder Fehlen von toxischem Eiweißzerfall, läßt diese Form von dem echten Banti abtrennen. Eine spezifische Kur kann schnelle Besserung, selbst noch in weit fortgeschrittenen Fällen bringen. Hubert berichtet von einem tödlichen Rezidiv eines günstig beeinflußten Falles. Die Ursache des großen Milztumors scheinen partielle Pfortaderthrombosen zu sein (Rauchenbichler, Synge u. a.), die fortschreitend auch Todesursache werden können (Synge, Hubert).

Hoppe-Seyler berichtet ferner über eine *peripylephlebitische* und *pylephlebitische Verlaufsform,* die entweder akut oder nach längerer anderweitiger Lebererkrankung einsetzt, zu Ascites, Venektasie mit schweren Blutungen, Fieber führt. Die Milz ist groß und kann sich noch dauernd vergrößern. Die Leber kann klein, weich sein. Schließlich tritt Hepatargie auf. Dies Krankheitsbild spielt aber offenbar bei der hereditären Lues (v. Schüppel) eine größere Rolle, als bei der erworbenen (Fälle bei Quincke, Jastrowitz [ohne Ascites mit Ikterus], Schlesinger, Lissauer, Korcziński (b), Borrmann, Scaglia).

G. Amyloid. Latente Formen.

Das *Amyloid der Leber* führt zu einer gleichmäßigen Vergrößerung der Leber. Sie fühlt sich hart an, ist unempfindlich, der Rand stumpf. Es kann aber auch bei schon gummös erkrankter Leber hinzutreten (Frerichs). Die Diagnose kann aus dem gleichzeitigen harten Milztumor, Nierenerscheinungen (klarer, stark, aber wechselnd eiweißreicher Harn bei annähernd normaler Menge, spärlichem Befund geformter Bestandteile ohne Herzbefund und Blutdrucksteigerung), gelegentlich auch Erscheinungen syphilitischer Lipoidnephrose (Munk), Blässe, Durchfällen, Ödemen, Kachexie, in einer eigenen Beobachtung Addison (Nebennierenamyloid) gestellt werden. Das Fehlen anderer ätiologischer Momente, positive Wa.R. lassen auf Syphilis als Ursache schließen. Fehlen von Ikterus und Ascites schließt andere Formen der Leberlues aus. Gewöhnlich führt die Amyloidose zum Tode, falls nicht rechtzeitig eine spezifische Therapie einsetzt.

Die von Schlesinger als *latente* beschriebene Verlaufsform verbirgt sich oft hinter gastrointestinalen Erscheinungen (Kleissel), wobei nur Funktionsstörungen der Leber oder eine Schwellung (Florand und Gerault u. a.) die Mitbeteiligung der Leber anzeigt.

Ich möchte annehmen, daß dieser Gruppe die zahlreichen Fälle zuzufügen sind, in denen erst die Autopsie die Ursache einer mehr oder weniger langen, unklaren, oft fieberhaften Erkrankung, oder einer schweren Kachexie ohne wesentlichen Befund (Saint-Girons) aufdeckt.

H. Syphilis congenita tarda hepatis.

Oben sahen wir (CASTENS), wie häufig bei der angeborenen Lues der Säuglinge die Leber befallen ist. Da diese Erkrankungen aber anderweit behandelt werden, ist hier nur ein Hinweis notwendig.

Einer kurzen Besprechung bedarf aber die *Heredosyphilis tarda der Leber.* Diese Form tritt gewöhnlich im Kindesalter, etwa vom 2.—3. Lebensjahr bis zur Pubertät auf, jedoch sind sichere Fälle kongenitaler Leberlues auch noch nach dem 20. Lebensjahre beschrieben. Das häufige Auftreten sonstiger Zeichen kongenitaler Syphilis (Keratitis, Iritis, HUTCHINSONSche Zähne, Haut-Knochensyphilis), von Infantilismus und pluriglandulären Störungen (H. GÜNTHER, CASTELLANO) erleichtern und sichern oft die Diagnose.

Die *klinischen Symptome* und Erscheinungsformen der kongenitalen Spätsyphilis der Leber sind im wesentlichen die der Erwachsenen, wenn auch gewisse Differenzen auffallen.

So herrschen scheinbar die Fälle von *großer, glatter Leber* ohne Gelbsucht und Ascites mit Urobilinurie vor. NOVARRO berichtet allein über 17 Fälle von 3—11 Jahren mit 9 Heilungen, 4 Besserungen. BAERs Kranker litt vom 22. bis 25. Jahre dabei an unregelmäßigem Fieber, ebenso die Fälle von BUTTENWIESER und BIEBERFELD. Nur COCKAYNEs Beobachtung verlief unter 2mal rezidivierendem Ikterus mit indirekter (H. V. D. BERGHscher) Bilirubinämie.

Auch die *knotige und tumorartige Form* ist vielfach beschrieben. Hier bestehen öfters mehr oder weniger heftige Leibschmerzen (BERGHOFF, SMITH), hohes und langdauerndes Fieber (FRANCESCO, VIOLA, MIKULOWSKI [großer Tumor des linken Lappens]) mit polynucleärer Leukocytose (DEBRÉ, CORDEY und BERTRAND), Kachexie (CARNOLLI), aber kein Ascites und Ikterus. Meist besteht Milzschwellung, die aber auch fehlen kann. Häufig finden sich in diesen Fällen Knochen- und Hautgummen (z. B. auch im Falle NOBÉCOURT, PICHON und PRÉTET, CARNOLLI u. a.).

Fälle von *starkem Ikterus* und *Milzschwellung* sahen H. GÜNTHER (b), LEREBOULLET, der diese von HANOT selbst (1896) als syphilitisch beschriebene Form besonders eingehend erwähnt.

Häufiger scheint die BANTIsche Verlaufsform bei kongenitaler Spätsyphilis zu sein (s. o. und CASPER, CASTELLANO, STEINBRINCK, KORNS [36 Fälle zusammengestellt] u. a.). Starke Blutungen aus der Blase sah dabei CASPER.

Atrophische Cirrhose mit Ausgang in gelbe Leberatrophie beschrieben KLEWITZ und LEPEHNE. Diese Form ist bei Lues hereditaria schon von FRERICHS, NAUNYN, EBERMAYER beobachtet worden, ebenso der Ausgang in gelbe Atrophie (THIELEN, OEDMANNSON). SIMPSON sah einen Knaben mit *Ascites,* schmerzhafter *Leberschwellung* nach vorübergehender Besserung unter Krämpfen im *Coma* sterben. Diese Kombination von großer Leber, Ascites, kollateraler Venektasie sahen auch SPENCE und TITTLE, DE GRADO (mit Ikterus).

Eine *cholangitische* Verlaufsform beschreibt ALBU (zit. nach SCHLESINGER). Die *peripylephlebitische Form* mit Ascites, Ikterus, Milztumor, acholischen Stühlen und Darmblutung ist bei Fällen hereditärer Lues häufiger (v. SCHÜPPEL, ROSENBERG u. a.).

Schließlich sei noch daran erinnert, daß auch die Lues congenita tarda das Bild des *sporadischen chronischen hämolytischen Ikterus* erzeugen kann (CHAUFFARD, SCHLESINGER, *eigene* Beobachtungen). Wenn auch bei dieser Verlaufsform Knochenmark und Milz pathogenetisch im Vordergrund stehen, so ist doch häufig eine Vergrößerung der Leber nachweisbar.

III. Diagnose der Lebersyphilis.

Pal bezeichnet die Diagnose der Lebersyphilis als außerordentlich schwierig. Das kann man immer wieder bestätigt finden, besonders wenn man die Häufigkeit der bei der Sektion gefundenen, nicht diagnostizierten oder der fälschlich operierten Fälle berücksichtigt. Freilich kann die Diagnose auch relativ leicht sein.

In unklaren Fällen soll man immer an die Möglichkeit einer Leberlues denken; denn keines der vielen oben geschilderten Symptome allein und keine ihrer Kombinationen ist absolut charakteristisch. Immerhin sind die Veränderungen an der Leber, besonders die „gelappte Leber", oft so eindeutig, daß sie von vornherein die Wahrscheinlichkeitsdiagnose erlauben. Andererseits kann der Befund, bei den weniger großen oder zahlreichen kleinen Höckern und Knoten, bei der Cirrhose, der cholangitischen Form oft völlig versagen. In vielen dieser Fälle wird der nachweisbare Milztumor recht wertvoll für die Diagnose, da er bei vielen der Krankheiten fehlt, die differentialdiagnostisch in Betracht zu ziehen sind. Die Funktionsstörungen der Leber, Ikterus, Ascites sind unspezifisch, während die Art der Schmerzen gelegentlich bedeutungsvoll sein kann. Sie sind aber auch andererseits die Quelle vieler Fehldiagnosen.

Das Fieber kann gelegentlich, besonders wenn es bei langer Dauer sich mit gutem Allgemeinbefinden verbindet, oder wenn dabei eine Leukopenie oder Lymphocytose besteht, für die Diagnose verwertet werden. Wichtig ist ferner der Nachweis einer überstandenen oder noch bestehenden Syphilis. Neben dem Verhalten der Wa.R. im Blut oder in der Ascitesflüssigkeit ist der Nachweis sonstiger syphilitischer Veränderungen (Haut, Knochen, Gefäßsystem, Nervensystem) von größtem Wert.

Wenn schon dem positiven Ausfall der Wa.R. nicht absolute Beweiskraft zukommt (auch bei Malaria, gelegentlich bei Leberkrebs — auch in der Ascitesflüssigkeit —, Fleckfieber u. a. positiv), so ist der relativ häufig negative Ausfall erst recht kein Gegenbeweis. Frerichs wies auf die große Bedeutung sonstiger syphilitischer Erscheinungen in Anamnese und beim Befund hin. Sogar während des Bestehens der Lebererkrankung können noch weitere syphilitische Erscheinungen auftreten und die Diagnose klären. In vielen Krankengeschichten und eigenen Beobachtungen findet man eine Bestätigung dieser Regel, deren Vernachlässigung nur zu oft zu Fehldiagnosen und zu dauernder Schädigung der Kranken geführt hat.

Schließlich ist auch der therapeutische Versuch von großer diagnostischer Bedeutung. In vielen Fällen tritt ein schneller Umschwung mit der spezifischen Behandlung ein. Gerade das Fieber, das allen Behandlungen trotzte, fällt oft in wenigen Tagen zur Norm ab, oder nach vorübergehenden Verschlechterungen (Zunahme der Schmerzen und lokalen Erscheinungen) folgt bald eine erhebliche Besserung. Nur gelegentlich versagt auch dieses diagnostische Mittel völlig.

Die Ursache für die relativ so häufige Lebererkrankung liegt wohl außer an einer Affinität der Leber zu Spirochätosen überhaupt (Mannaberg) an den häufigen prädisponierenden Schädigungen, denen die Leber ausgesetzt ist, z. B. Alkohol, gastro-intestinale Störungen; so findet sich auch Dysenterie öfters in der Vorgeschichte. Dazu kommen gelegentlich Traumen der Leber (Ebstein) oder familiäre Dispositionen oder angeborene Anomalien der Leber (Jervis und Dykes).

IV. Differentialdiagnose der Lebersyphilis.

Die differentialdiagnostischen Schwierigkeiten sind oben bereits vielfach gestreift worden. Sie können hier um so kürzer gefaßt werden, als SCHLESINGER sie neuerdings wiederholt und gründlich erörtert hat (s. auch W. EBSTEIN, LUGER, G. HUBERT).

Die *häufigste Verwechslung* der gummösen Leberlues dürfte mit primären und metastatischen *Lebergeschwülsten* erfolgen, gelegentlich auch das Umgekehrte. Der Palpationsbefund der Leber kann bei beiden Erkrankungen ganz gleichartig sein, und der fühlbare „Krebsnabel" ist wohl mehr theoretisch, als praktisch von Bedeutung. Da bei beiden Affektionen Fieber bestehen kann, da beiden oft Magenbeschwerden eigen sind, die an ein primäres Magencarcinom denken lassen, da bei Leberlues auch Achylie und Magenblutungen auftreten können, so sind die Schwierigkeiten verständlich. Eine vorhandene Milzschwellung ist meines Erachtens mit größter Wahrscheinlichkeit für die Diagnose Leberlues zu verwenden, ebenso jugendliches Alter, lange Dauer, gutes Allgemeinaussehen, obwohl auch da Täuschungen vorkommen. Kachexie spricht mehr für malignen Tumor, aber doch nicht unbedingt gegen Lues. Schmerzen, ebenso Perihepatitis, sind häufiger bei Lues. Blutuntersuchung auf Wa.R., sonstige luetische Zeichen können die Sachlage oft klären. HICKEL, MONSE schlagen Probelaparotomie in unklaren Fällen vor. Besonders leicht können in den Fällen mit nur spärlichen, oder einem vereinzelten großen Gumma, oder bei Abschnürung eines kleineren Leberteiles bei gelappter Leber Fehldiagnosen vorkommen. CASTAIGNE-CHIRAY, CUMSTON zählen große Reihen von operierter Leberlues auf, und THÖLE sammelte bis 1913 29 Fälle. MONSE (Fehlen einer Milzschwellung), SHUMAN teilen noch neuerdings solche Fälle mit. Gelegentlich wird auch das *Zusammentreffen von Carcinom und Syphilis* der Leber beobachtet (GAUCHER und DOBROVICI zit. nach EBSTEIN). Im Zweifelsfalle sollte, wie auch EBSTEIN und SCHLESINGER empfehlen, eine antiluetische Behandlung versucht werden, die schonender und dabei aussichtsreicher erscheint, als eine Probelaparotomie (HICKEL, MONSE), zumal selbst die Betrachtung bei der Operation gelegentlich noch zu Irrtümern führen kann (KÖRTE sprach Leberlues für Carcinom, LANGENBUCH, TRICOMI, SCHLESINGER Carcinom für Lues an).

Lebersarkom ist wiederholt bei Leberlues diagnostiziert worden, wenn es sich um große, isolierte Gummen handelte (CARNOLLI, MILIAN). Umgekehrt wurde ein Sarkom als Lues behandelt (SCHLESINGER).

Daß öfters fälschlich ein *Magencarcinom* diagnostiziert und daher operiert wurde, wenn bei Leberlues durch isolierte Knoten des linken Lappens, oder durch tiefe Abschnürung eines Leberteiles, Kachexie, Magenstörungen, bzw. Blutungen ein entsprechendes Krankheitsbild erzeugt wurde, ist oben erwähnt.

Entwickelt sich eine fortschreitende Gelbsucht mit Kachexie und Leber-Gallenblasenschwellung, treten acholische, fetthaltige Stühle und ein Tumor in der Oberbauchgegend auf, so kann an *Pankreascarcinom* gedacht werden [CASTAIGNE (b)]. Ein Milztumor, positive Wa.R. weisen dann auf die richtige Diagnose hin. Doch kommen auch Kombinationen von Leber- und *Pankreassyphilis* mit Glykosurie usw. vor (RODET, MANCHOT u. a.), so daß auch dadurch Fehldiagnosen begünstigt werden.

An *Gallenblasen-Gallengangscarcinome* kann man fälschlich bei Ikterus und Leberschwellung denken. RIEDEL betont aber ausdrücklich als Differenzen im Befund: Freibleiben der Gallenblase selbst, dagegen Veränderungen spezifischer Natur in ihrer näheren Umgebung bei Lebersyphilis.

Abgeschnürte Leberteile haben gelegentlich auch zur Annahme von *Darm*- oder *Nierentumoren* und *Wanderniere* (PSCHENITSCHIKOW [Operation]), geführt.

Melanosarkom ist von Schlesinger vorübergehend für Leberlues gehalten worden, doch der Nachweis eines melanotischen Primärtumors im Auge, Melanin und Melanogen im Harn klärte die Diagnose. Vielfach ist auch nur unter der Diagnose Lebertumor operiert worden (Monse u. a.).

Nicht selten ist die Diagnose auf *Leberechinokokkus* gestellt worden (W. Ebstein u. a.). Da sowohl Seroreaktion auf Echinokokkus, als Eosinophilie bei Echonokokkus fehlen können, umgekehrt Eosinophilie auch bei Leberlues vorkommt, der Palpationsbefund sich weitgehend ähneln kann, Fieber an eine Vereiterung des Echinokokkus denken läßt — nur dem Milztumor kommt auch hier eine ausschlaggebende Bedeutung zu — ist auch diese Verwechslung verständlich. Eine Reihe von Luesfällen sind unter dieser Diagnose operiert worden (Umber, Simon und Renty, Cantelli).

An *Leberabsceß* kann gedacht werden, wenn eine Dysenterie vorherging (v. Djik u. a.) und neben hohem Fieber mit starken Remissionen und Schüttelfrösten eine mehr oder weniger umschriebene, schmerzhafte Vorwölbung — auch nach dem Zwerchfell oder der seitlichen Bauchwand zu — Leukocytose mit Polynukleose besteht. Alle diese Symptome kommen aber auch bei Leberlues vor. Diagnostisch wichtig für Leberlues sind eine relative Lymphocytose (Bon), Milztumor und serologische Blutuntersuchung, Einfluß der spezifischen Therapie (G. Klemperer). Auch unter dieser Fehldiagnose sind Operationen oder Punktionen mehrfach vorgenommen worden (Israel, C. Ewald, W. Hunter, van Djik, Rolleston [in dessen Falle gleichzeitig *Aktinomykose* bestand]).

Subphrenische Abscesse sind von Hunter, Kirchheim, Schlesinger angenommen worden. Hunter gab wegen positiver Wa.R. die beabsichtigte Operation auf und erzielte durch antiluetische Behandlung Heilung. Diese Fehldiagnose ist um so leichter möglich, als hohes Fieber, Leukocytose, große Schmerzhaftigkeit und Perkussion auf einen subphrenischen Absceß hinzuweisen scheinen, und in den Fällen Hunters und Kirchheims ein Fortschreiten auf Pleura und Lunge nachweisbar war. Tatsächlich bestanden bei Kirchheim (autoptisch) und bei Schlesinger (operativ) kleine subphrenische Eiterherde, die von erweichten Gummen ausgingen.

Akute und chronische *Peritonitis* und *Appendicitis* (Riedel) haben zu Verwechslungen Anlaß gegeben. Vor allem sind häufig *tuberkulöse* und *carcinomatöse Bauchfellerkrankungen* fälschlich angenommen worden. Durch chronische spezifische Entzündungen kann es zu Netztumoren, Ascites, abgekapselten Exsudaten kommen. Ein Milztumor, eine charakteristische Leberveränderung oder eine positive Wa.R. kann das Krankheitsbild klären. Noch schwieriger wird die Differentialdiagnose bei komplizierenden Pleuraerkrankungen. Schließlich ist auch das Zusammentreffen von Tuberkulose und Lues der Leber mehrfach beobachtet (Griesinger, Dumitrescu-Mante u. a.).

Sehr häufig bereitet die Differentialdiagnose gegenüber *Gallensteinen* und *Gallengangsentzündungen* fast unüberwindliche Schwierigkeiten. Riedel hat sich eingehend mit diesen Fällen beschäftigt. Trotzdem werden immer wieder fälschlich operierte Fälle mitgeteilt (z. B. Wakeley, Miller, Denk, Flater, Wegierko, Poucel u. a.). Fieber, Koliken, Ikterus, Schmerzhaftigkeit, Palpationsbefund können die Fehldiagnose begünstigen, umgekehrt können Milztumor, sonstige luetische Veränderungen, positive Wa.R. oft die richtige Diagnose ermöglichen. Die von Barilay und Hardoy angegebenen Differenzen in dem Auftreten und der Dauer der Schmerzen (weniger umschrieben, auch im Intervall nicht völlig schwindend) können Verdacht auf eine Leberlues erwecken. Da bei der infektiösen Cholangitis mit Fieber und Schüttelfrösten ebenfalls ein Milztumor besteht, so kann auch dieses sonst so wichtige diagnostische

Merkmal versagen. Schließlich kommen tatsächlich Kombinationen von Steinen (z. B. WAKELEY, H. GÜNTHER) und Cholangitis (SZOUR, Cholangitis purulenta) mit Leberlues vor.

Hochfieberhafte Fälle können mit *Lymphogranulomatose* bei bestehender Milz- und Leberschwellung, Leukocytose oder Leukopenie Ähnlichkeit haben, wie eine Beobachtung von MICHELI beweist. Diese Verwechslung ist um so eher möglich, als gelegentlich Drüsenschwellungen am Hals und in der Leistenbeuge sich finden.

Bei gewissen Fiebertypen ist auch an *Malaria* gedacht worden, besonders in tropischen Gegenden, oder bei früher überstandener Malaria. Leber-Milz-schwellung, die Schweißausbrüche, Allgemeinbefinden können neben dem Fieber diese Annahme rechtfertigen. Der negative Plasmodienbefund bei wiederholter, gründlicher Prüfung (im dicken Tropfen), oder die erfolglose Chininbehandlung und die schlagartige Besserung auf spezifische (Jod-) Behandlung entscheiden die Diagnose. Dagegen kann der positive Ausfall der Wa.R. nur mit Vorsicht verwertet werden. Eine große Reihe erfahrener Kliniker berichtet trotzdem über solche Fehldiagnosen (G. KLEMPERER, NOCHT, MENSE, IMHOF-BION, MICHELI u. a.).

Mischinfektion von *Recurrens* mit Leberlues sahen JOB und HIRTZMANN. Die WEILsche Krankheit ist durch polycholen Ikterus, Muskelschmerzen, Nephritis, Fiebertyp leicht zu unterscheiden. Der *Typhus abdominalis* kann nur gelegentlich und vorübergehend zu Verwechslungen Anlaß geben.

Die Abgrenzung gegenüber *atrophischer* oder *hypertrophischer* Cirrhose, gegenüber BANTIscher Krankheit ist schon oben erörtert. Von ausschlaggebender Bedeutung ist hier der Nachweis einer luetischen Infektion durch Anamnese, Wa.R. oder sonstige Zeichen überstandener, oder noch bestehender Syphilis.

Hämochromatose und *Bronzediabetes* mit Leber- und Milzvergrößerung können durch Syphilis erzeugt werden, so daß in jedem solchen Falle diese Ätiologie erwogen werden sollte. Ebenso ist beim *hämolytischen Ikterus* an die Möglichkeit einer luetischen Genese und an eine auf Lues beruhende Leber-erkrankung zu denken. Eine Lebersyphilis ist dagegen im allgemeinen leicht auszuschließen, da die charakteristische Herabsetzung der Resistenz der Erythrocyten gegen hypotonische Salzlösungen bei ihr fehlt.

Stauungsleber, Fettleber (EBSTEIN, LUGER, SCHLESINGER, HUBERT) sind ebenfalls in den Bereich differentialdiagnostischer Erwägung gezogen worden. Meines Erachtens bestehen hier keine Schwierigkeiten. Das Verhalten der Milz ist entscheidend.

Perikarditische Pseudolebercirrhose und *Polyserositis* können wieder erheb-lichere Schwierigkeiten bereiten. Das gilt besonders von jenen Fällen, die die *pleuritische-peritonitische Verlaufsform* bieten, oder von den unter dem Zeichen eines *Mediastinaltumors* [CASTAIGNE (a)] oder *Mediastinitis* (CASTAIGNE und LIAN) Erkrankten. Ausfall der Wa.R., Auffinden sonstiger Luessymptome sind mitunter einzig entscheidend.

Leberamyloid kann gummöse und cirrhotische Lebersyphilis begleiten, es kann aber auch eine eigene Form der Lebersyphilis darstellen. Weisen die Erscheinungen auf Amyloid hin, so ist meist auch die Entstehungsursache (Eiterung, Tuberkulose, Lues) leicht festzustellen.

Die *Cystenleber* verbindet sich gewöhnlich mit (doppelseitiger) Cystenniere, oft Cystenmilz und dürfte zu Verwechslungen kaum Anlaß geben. *Schnür-lappen* der Leber können nur bei oberflächlicher Untersuchung für eine gelappte Leber angesprochen werden, da alle sonstigen Zeichen der gelappten Leber und der Milztumor fehlen. Die angeborene Lappung ist insofern zu berücksichtigen, als in ihr sich auch eine Lebersyphilis entwickeln kann (JERVIS und DYKES).

Schließlich sei erwähnt, daß bei hervorstechenden Magensymptomen und Blutungen auch an *Ulcus ventriculi* (SCHLESINGER, HAUSMANN, HUBERT u. a.) oder Pfortaderthrombose (BORRMANN u. a.) zu denken wäre. Der Leberbefund neben Milzschwellung, Venektasien, evtl. Ascites und die Serodiagnose können die Feststellung einer Lebersyphilis sichern.

V. Verlauf und Prognose.

Die Prognose und der Verlauf hängen weitgehend von der rechtzeitigen Diagnose und Therapie ab. Je früher das Leiden richtig erkannt und behandelt wird, um so größer sind die Heilungsaussichten. Trotzdem ist auch gelegentlich in solchen Fällen der tödliche Ausgang nicht aufzuhalten, wie ich erst kürzlich wieder in einem Falle sehen konnte. Andererseits sind die Aussichten, Stillstand oder gar Heilung zu erzielen, um so ungünstiger, je länger das Leiden bereits besteht, je stärkere Veränderungen in der Leber sich bereits entwickelt haben, und je mehr funktionstüchtiges Lebergewebe zerstört ist. Einen solchen Fall beobachtete ich ebenfalls neuerdings. Die verspätet einsetzende Therapie konnte die Hepatargie nicht mehr aufhalten. Die Prognose ist aber auch je nach den verschiedenen Verlaufsformen verschieden. Besonders gefährlich sind die cirrhotischen und Pseudo-Banti-Formen mit ihrer steten Blutungsgefahr, Anämie, Pylephlebitis und Leberinsuffizienz. Umgekehrt werden auffallend günstig und schnell gerade oft die hochfieberhaften Fälle durch eine spezifische Therapie beeinflußt.

Spontane oder therapeutisch erzielte Remissionen und Stillstand sind häufig, doch können auch hier Nachschübe und Exacerbationen jederzeit wieder eintreten.

Plötzliche Blutungen aus dem Magen-Darmkanal, Blutungen in die Leber, Kachexie, Ascites, Pfortaderthrombosen, Leberinsuffizienz, Amyloid oder gelegentlich akute gelbe Leberatrophie, Perforationen erweichter Gummen, Herzschwäche, sekundäre Infektionen können jederzeit den Tod herbeiführen.

Die *Dauer* besonders der schleichenden Formen kann sich über viele Jahre, ja Jahrzehnte erstrecken. Immer ist die *Prognose,* zum Teil wohl wegen der spät einsetzenden Therapie, ernst. Das Wichtigste bleibt, durch eine energische Frühbehandlung der Syphilis dem Auftreten dieser Späterkrankung möglichst vorzubeugen.

VI. Therapie.

Da die Therapie an anderer Stelle ausführlich behandelt wird, kann ich mich hier auf einige Punkte beschränken.

Ganz allgemein wird dem *Jod* bei der Behandlung der syphilitischen Lebererkrankung eine wichtige Rolle zugebilligt. Die Wahl des Präparates und die Art der Zuführung (innerlich oder Injektionen) hängt von der Verträglichkeit ab. Stets sind dabei aber nicht zu geringe Jodmengen zu geben. Vielfach tritt danach schnell eine Besserung des Allgemeinbefindens auf, besonders das Fieber, die Schmerzen und die gummösen Prozesse werden günstig beeinflußt. Neben dem Jod muß aber stets eine *Quecksilber-, Salvarsan-* oder *Wismutkur* eingeleitet werden. Von vielen Autoren wird dem Quecksilber der Vorzug erteilt. SCHLESINGER bevorzugt lösliche injizierbare Quecksilberverbindungen. Auch hier ist die Wahl des Präparates von relativ untergeordneter Bedeutung, die Dosierung wichtiger. Meiner Ansicht nach soll zunächst vorsichtig begonnen werden, um die Verträglichkeit festzustellen und gelegentlich auftretende stärkere Reaktionen zu vermeiden. Die französischen Autoren empfehlen vor allem Quecksilberverbindungen per os zu geben.

Ebenso sind sich alle Autoren darin einig, daß bei der Salvarsantherapie anfänglich kleinste Dosen — ich beginne oft sogar mit nur 0,075 Neosalvarsan — zu geben sind. Über 0,3 (höchstens 0,45 beim Manne) pro dosi und über 3 bis höchstens 3,5 g in einer Kur von etwa 8 Wochen soll nicht hinausgegangen werden. Bei starker Reaktion soll die Dosis zunächst nicht weiter gesteigert werden. Bestehender Ikterus ist hier keine absolute Kontraindikation, da es sich ja meist um eine mechanische, nicht toxische Gelbsucht handelt. Tritt aber Gelbsucht erst während der Behandlung auf, so empfehle ich, zunächst mit Salvarsan auszusetzen und Quecksilber oder Wismut zu wählen. In neuerer Zeit ist von SMITH jr., J. HOLMES Wismut besonders empfohlen worden, Nachbehandlung evtl. mit Salvarsan-Quecksilber. Bei bestehender Leberinsuffizienz, bzw. beginnender gelber Leberatrophie ist nach den oben beschriebenen Grundsätzen zu handeln.

Meist wird man in der Behandlung zwischen Quecksilber, Salvarsan und Wismut abwechseln, wobei vor Salvarsangaben vielfach die Anstellung einer Leberfunktionsprüfung (Lävulosurie) empfohlen wird (GROEDEL und HUBERT).

Als Nachkur empfiehlt SCHLESINGER wochenlangen Gebrauch von ZITTMANNschem Dekokt, da es die Rezidivgefahr mindere und kräftigend wirke.

Besonders günstige Erfahrungen mit Quecksilberpräparaten, namentlich *Novasurol* und *Salyrgan*, liegen beim Ascites der interstitiellen Form vor (JIMÉNEZ, QUIJANO, ROVENTREE, KEITH und BARRIER, ETIENNE, MICHON und NOVAKOWITSCH u. a.). Oft setzt danach eine starke Diurese ein, die sich nach jeder Injektion wiederholt und zum dauernden Schwinden des Ascites führen kann. Dadurch können auch die sonst oft beim Ascites notwendigen, mitunter häufig wiederholten *Punktionen* vermieden werden. HADGÈS empfiehlt Duodenalspülungen bei schwerem Ikterus.

Daß die Einzelsymptome einer entsprechenden medikamentösen Behandlung bedürfen, und daß die Diät sorgfältig zu regeln ist, ist bereits oben besprochen worden.

Literatur.

ADLER, A.: Pathogenese und Therapie der Erkrankungen der Leber und Gallenwege. Die nicht mechanisch bedingten Gelbsuchtsformen. Fortschr. Ther. 3, 279 (1927). — ADLER u. LANGE: Der Milchsäuregehalt des Blutes bei Leberkranken. Dtsch. Arch. klin. Med. 157 (1927). — ANDRONESCU: Die Anwendung des Salvarsans bei hereditärer Lues. Dtsch. med. Wschr. 1912, Nr 16. — ANTIĆ, D.: (a) Ikterus der frischen Syphilis und Salvarsanikterus der Syphilitischen. Ref. Zbl. Hautkrkh. 27 (1928). (b) Syphilis hepatis tarda. Arch. Verdgskrkh. 45, 101 (1929). — ARDIN-DELTAIL, DARRIEN u. AZOULAY: Bull. Soc. méd. Hôp. Paris 38, No 4 (1922). Jctère syphilitique second. précox. Rétent. biliaire dissociée, épreuve de l'hémoclasie digestive. — ARNDT: „Salvarsanfragen". Berl. med. Ges. Ref. Zbl. Hautkrkh. 5, H. 7 (1922). — ARNHEIM: Mh. Dermat. 26, Nr 41 (1898).

BABALIAN: (a) Des rétent. biliaires latentes dans la syphil. Presse méd. 29, No 65, 651 (1921). (b) Les rétent. lat. des syph. Bull. Soc. franç. Dermat. 35, 870 (1928). — BAER, ARTH.: Luetisches Leberfieber bei einer 25jährigen auf kongenitaler Grundlage. Münch. med. Wschr. 1920, Nr 20. — BÄUMLER, CHR.: (a) Syphilis. Leipzig 1871. (b) von Ziemssens Handbuch der speziellen Pathologie. Bd. 3, 2. Aufl. 1876. (c) Dtsch. Arch. klin. Med. 9 (1872). — BALICKA u. KOGUTOWA: Leber und Arsenobenzol. Ref. Zbl. Hautkrkh. 13 (1924). — BARDACH, K.: Gibt es einen echten Salvarsan-Spät-Ikterus? Münch. med. Wschr. 73, Nr 30 (1926). — BARILAY, M. J. u. A. HARDOY: Über die häufige Verwechslung von Gallensteinen und Leberlues. Sémana méd. 31 (1924). Ref. Zbl. Hautkrkh. 16, H. 14 (1925). — BAROK, LÁZLÓ GYÖRGÖ und JENÖ SZÉKELY: Die Wirkung des Salvarsans auf die Leber und die individuelle Salvarsantoleranz. Ref. Zbl. Hautkrkh. 33, 231 (1928). — BAUER, R.: Lues und innere Medizin. Wien 1910. — BELAJEV: Zur Frage der Funktion der Pankreasdrüse bei Syphilitikern. Arch. Verdgskrkh. 46, 318 (1929). — BENDIG: (a) Berl. klin. Wschr. 1908, Nr 26. (b) Über akute gelbe Leberatrophie bei Syphilis. Münch. med. Wschr. 1915, Nr 34. — BENECH u. CRÉHANGE: Un nouv. cas d'ictère syphil. au cours de la période primaire. Bull. Soc. franc. Dermat. **33** (1926). — Berghoff, Hanna: Lues hered. tarda viscer. Norsk Mag. Laegevidensk. **84**, Nr 9 (1923). — Bernheim: Syphilis, Ikterus, Salvarsan. Dtsch. med. Wschr. **51**, Nr 22 (1925). — de Beurmann, Bith et Cain: Bull. Soc. méd. Hôp. Paris **1910**, 686. — Bialocour, F.: La fièvre dans les périod. tardives de la syphilis. Bull. Soc. méd. Hôp. Paris **1922**, No 39. — Biberstein, H. u. Scholz-Sadebeck: Prüfung der Leberfunktion bei Lues mit der S. M. Rosenthalschen Methode. Arch. f. Dermat. **53**, 755 (1927). — Bierring, Knud.: Ein tödlich verlaufender Fall von Lebersyphilis bei einer 19jährigen Frau. Ugeskr. Laeg. (dän.) **84**, Nr 31 (1922). Ref. Zbl. Hautkrkh. **7**, H. 7. — Billings, Frank: Viscerale Syphilis. J. amer. med. Assoc. **1911**, 1653. — Birnbaum: (a) Syphilis, Leber und Salvarsan. Arch. f. Dermat. **145** (1924). (b) Beiträge zur Frage des sog. „Salvarsanikterus". Arch. f. Dermat. **148** (1924). (c) Arch. f. Dermat. **142** (1923). — Bittorf u. Frhr. v. Falkenhausen: Über Lebertoxikose intestinalen Ursprungs. Dtsch. Arch. klin. Med. **135** (1921). — Blair, A. W.: Syphilitic. cirrh. of the liver with unus. complic. Canad. med. Assoc. J. **20**, 1508 (1929). — Blatt, O.: Vergleichende Leberfunktionsprüfung bei Syphilis. Dermat. Wschr. **86**, 360 (1928). Blum, Léon, P. Carlier et Alfandory: Deux cas de diabète broncé avec syphil. du foie. Ref. Zbl. Hautkrkh. **22** (1917). — Bon, G. J.: De versch. volg. Arneth voor de diff. diagnose tundra Leberabsceß en Lebergumma. Nederl. Tjidschr. Geneesk. **66**, H. 2, Nr 9 (1922). — Bonsmann u. Kratzeisen: Beiträge zur Frage der toxischen Leberatrophie. Zbl. Path. **33**, Sonderbd. (1923). — Borrmann: Dtsch. Arch. klin. Med. **59** (1897). — Bošnjakovič, B.: Ein Fall von atrophischer Lebercirrhose behandelt mit antiluetischer Kur. Ref. Zbl. Hautkrkh. **27** (1928). — Bottema: Ein Fall von Icterus syph. praecox. Nederl. Tijdschr. Geneesk. **68**, 653/54 (1924). — Boucher, H.: La syph. du foie. Étude clinique. Paris méd. **18**, 449 (1928). — Bousquet et Petzes: Ictère et néphrite post-arsénobenzolés par hépato-néphrofixation; guérison par le traitément mercur. Bull. Soc. franç. Dermat. **1921**, No 6, 237/238. — Brandenburg, K.: Umfrage. Med. Klin. **17**, Nr 19, 20, 25 (1921). — Brodfeld: Ein Fall von syphilitischem Ikterus. Med. Klin. **1912**, Nr 43. — Brooks, Harlow: (a) Bemerkungen über die Leber bei akquirierter Syphilis. Med. Rec. **1914**, 86. Ref. Arch. f. Dermat. **122**, H. 1 (1918). (b) Die Leber bei erworbener Syphilis. N.Y. med. J., Juni **1914**. — Brugsch: (a) Erkrankungen der Leber in: Spezielle Pathologie innerer Krankheiten von Kraus-Brugsch, Bd. 6, 2. März 1923. (b) Med. Klin. **1905**, Nr 23. — Brunsgaard, E.: Salvarsanikterus. Ref. Zbl. Hautkrkh. **12** (1924). — Buschke: (a) Icterus syph. praec. Berl. klin. Wschr. **1910**, Nr 6. (b) Über Ikterus im Frühstadium der Syphilis. Z. ärztl. Fortbildg **1924**, Nr 14. — Buschke u. Langer: (a) Komplikationen und Heilungen subakuter Leberatrophie bei Syphilis. Dtsch. med. Wschr. **48**, Nr 35 (1922). (b) Leber, Lues, Salvarsan. Arch. Verdgskrkh. **37** (1926). — Buschke u. Michael: Berl. klin. Wschr. **1914**, Nr 51. — Buschke u. Zernick: Arch. f. Dermat. **120** (1914). — Bussalai: La prova di Rosenthal alla phen. tetrachlorphtal. nella ricerca di alterationi epatiche de sifilide. — Butterwieser, S. u. H. Biberfeld: Fieberhafte Lebererkrankungen bei Lues tarda im Kindesalter. Med. Klin. **20**, Nr 47 (1924).

Cade, M. A.: Hépatite syph. tert. à forme fébrile. Lyon. méd. **1922**, No 5. — Cade et Morenas: Rôle de la syphil. dans l'étiologie des périvisceritis. J. Méd. Lyon. **5**, 58 (1922). — Cailliau, F.: Les hépatites sclér. de l'hérédo-syph. et leur pathog. Ann. d'Anat. path. **6** (1929). — Cantelli, Oreste: Contr. allo studio dell' epatite sifil. gonimosa in riguardo ella diagn. diff. coll echinococco epatico. Riforma med. **41** (1925). — Carnolli, Ricardo: Sifilide epatico. Contr. alla diagn. dei tumore abdom. Ref. Zbl. Hautkrkh. **3**, H.4 (1922). — Carrera: Harnuntersuchungen bei Lues. Ref. Zbl. Hautkrkh. **23**, 277 (1927). — Casper: Schwere Blasenblutung und Bantische Krankheit. Verh. dtsch. Ges. Urol. **1922**, 165. — Castaigne: (a) Sekundärsyphilitischer Ikterus. J. des Pract. **1913**, No 18. (b) Chronischer Retentionsikterus auf syphilitischer Grundlage. Bull. Acad. Méd., 9. Dez. **1913**, No 39. (c) Hanotscher Symptomenkomplex bei Syphilis. J. des Pract. **1913**, Nr 27. (d) Die syphilitischen Cirrhosen. Bull. méd. **1912**, No 79. Ref. Dermat. Wschr. **56**, Nr 7 (1913). — Castaigne u. Lian (Lian u. Baron): Progrès méd. **1912**, 567. — du Castel: Syphil. hépatique, périhépat. et complicat. du voisinage. Ann. Mal. vénér. **14**, H. 3 (1919). — Castellano, Themist: Über einen Fall von hereditärer, luetischer, pluriglandulär., infantil. und biliärer splenomegalischer Lebercirrhose. Ref. Zbl. Hautkrkh. **9**, H.3 (1924). — Castens: Inaug.-Diss. Kiel 1898. — Chatellier et Bonneterre: De l'ictère syphil. antéroséol. et des manifest. cliniques de la syphilis avant la roséole. Ann. de Dermat. **2** (1921). — Chauffard: (a) Ictères syphiliques et ictères arsenicaux. J. des Pract. **37**, No 2 u. 42. (b) Pathogénie de l'ictère hémol. congén. **1** (1914). (c) Traité de méd. Charcot, Bouchard, Brissot. Tome 5. 1902. — Chency, W. F.: Lebersyphilis in Gestalt der gewöhnlichen Cirrhose. Amer. J. med. Sci., Aug. **1914**. — Chiari: Prag. med. Wschr. **1902**, Nr 4. — Chiray: La syphilis tert. du foie à forme hypertroph. fébrile. Bull. Soc. méd. Hôp. Paris **37**, No 11 (1921). — Chirdy, M. et A. Coury: La syphilis fébrile; fièvres syphil. et fièvres syphilothérapeutiques. Presse méd. **29**, No 104 (1921). — Citron: (a) Die Syphilis. Kraus-Brugschs Handbuch der inneren Medizin, Bd. 2, 1. Teil. (b) Die viscerale Frühsyphilis. Med. Klin.

1919, Nr 4. — COCKAYNE, E. A.: Congen. syphilis; Cirrhosis of liver. Ref. Zbl. Hautkrkh. **22**, H. 7/8 (1927). — CORE, D. E.: Fatal haematemesis in a case of hepatic syphilis. Lancet **1913**, 677. — MAC CORNAC, H. and E. C. DODDS: An invest. into the effects of the arseno-benzol treatment of syphilis on liver fonction. Brit. med. J. **1923**, Nr 3286, 1200—1204. — CORNELL, V. H.: The bromsulph. hepat. funct. test. Arch. int. Med. **44** (1929). — CORNIL: Thèse de Paris 1878. — COVISA: Salvarsan-Hepatitis. Ref. Zbl. Hautkrkh. **24**, H. 7/8 (1927). — COVISA u. BEJARANO: Akute gelbe Leberatrophie nach Neosalvarsan-behandlung. Ref. Zbl. Hautkrkh. **20**, H. 9/10 (1926). — COVISA u. R. H. IÑIQUEZ: Vor den Roseolen auftretende Hepatitis. Actas dermo-sifiliogr. **20**, 452 (1928). — MC CRAI: Tertiäre Syphilis der Leber. Ref. Dermat. Wschr. **57**, Nr 29 (1913). Hopkins Hosp. Bull. **26**, 1915.— MC CRAI and W. R. CAVEN: Tertiary Syph. of the liver. Amer. J. med. Sci. **172**, Nr 6 (1926); Trans. amer. Physiol. **41**, 168—177 (1926). — CRISTEA u. BLUMENTHAL: Syphi-litischer Ikterus vor Auftreten der Roseola. Spital (rum.) **43**, Nr 7/8 (1923). Ref. Zbl. Hautkrkh. **11** (1924). — CROSTI: Ricerche comperative interno alla funczion. epatica nella sifilide e nella terapi a arsenobenzolica. Giorn. ital. Mal. vener. Pelle **65**, H. 2 (1924). — CUMSTON, CH. G.: Remarks on visceral syphilis. Amer. J. Syph. **7**, Nr 4 (1923). — CZIRBESZ, L.: Prurigo und luetische Lebererkrankung. Ref. Zbl. Hautkrkh. **29**, 254 (1929). —

DAVIS, CLARA L.: Case report-syph. of liver negat. Wassermann. N. Y. State J. Med. **30**, 324 (1930). — DEACHAUME: Hémorragie intrapériton. mortelle. Complic. d'une cirrhose syphil. Lyon méd. **140**, 656 (1927). — DEBOVE: Über einen Fall von LAËNNECscher Cirrhose und über die Path. der Hepatitiden. J. des Pract. **1922**, No 5. — DEBRÉ. R., F. CORDEY et J. BERTRAND: Forme fébr. de la cirrh. hypertr. hérédosyphil. J. des Pract. **37** (1923); Bull. Soc. Pédiatr. Paris **21**, H. 8/9 (1923). — DELORE, P.: Ictère préroséol. Lyon méd. **142**, 25 (1927). — DENÉCHAU, FRUCHAUD-BRIN et AGOULON: Quatre cas de syph. tert. du foie à forme pseudo-chirurgicale. De l'importance de la douleur dans l'hépatite test. Bull. Soc. méd. Hôp. Paris **39**, No 13. (1923). — DENK, J.: Ein mehrmals operierter Fall von Lues III. Münch. med. Wschr. **70**, Nr 40 (1923). — DERRA, E.: Aminosäuren-Ausscheidung bei Leber-kranken, verglichen mit Cholesterin-, Milchsäure- und anderen Untersuchungen. Z. exper. Med. **57** (1927). — DESAUX, BEAUXIS-LAGRAVE, BOUTELIER et BARBIER: Importance des troubles hépatiques dans la pathogénie des érythèmes arsénobenziniques. Presse méd. **30**, No 62 (1922). — DEVIC et BÈRIEL: Ann. de Dermat. **7** (1906). — VAN DIJK, H.: Lebergumma. Nederl. Tijdschr. Geneesk. **69** I. — DITTRICH: (a) Prag. Vjschr. **1** (1849). (b) **2** (1850). — DIXEN, CAMPBELL and HANNA: The control of arsphenamine treatem. by liver funct-on tets. Ref. Zbl. Hautkikh. **23**, 836 (1927). — DOROS, GÁBOR: Leberkontrolle bei ambulatorischer Syphilis mit Serumbilirubinuntersuchung. Ref. Zbl. Hautkrkh. **26**, 629 (1928). — DROUET, GEORGES: Comment ord. traitem. bismenthé dans les cas de syph. auc. et récente. J. des Pract. **38**, No 33 (1914). — DRÜHE: Inaug.-Diss. München 1888. — DUMITRESCU-MANTE: (a) Fieberhafte syphilitische Hepatitis usw. Ref. Zbl. Hautkrkh. **9**, H. 1/2 (1924). (b) Hépat. syphil. avec fièvre pendant seize mois, suivie de cirrhose ascitogène. Pleuro-péritonite tuberc. surajoutée. Zbl. Hautkrkh. **19**, H. 13/14 (1926). — DUMONT, J.: Hépatite syphil. fébrile. Bull. Soc. méd. Hôp. Paris **37**, No 31 (1921).

EBSTEIN, W.: Syphilis der Leber. FINGER, JADASSOHN, EHRMANN, GROSS: Handbuch der Geschlechtskrankheiten, Bd. 3, 1913. — EHRMANN: Über Erkrankungen der Leber und der Gallenblase, besonders über die akute gelbe Leberatrophie. Münch. med. Wschr. **69**, Nr 41 (1922). — EISNER: Zbl. Hautkrkh. **22**, H. 9/10 (1927). — ELIOTT, JOSEPH A. u. LESTER C. TODD: Hepatitis of early syphil. Blood bilirubin determin. as a possible aid in Diagnos. and as a guide to treatment. Arch. of Dermat. **17**, 299 (1928). — ENGEL, KARÓLY: Syphilis und Ikterus. Ref. Zbl. Hautkrkh. **24** (1927). — ENGEL-REIMERS: (a) Jb. Hamb. Krankenanst. **1** (1889). (b) Mh. Dermat. **15** (1892). — EPPINGER: (a) Allgemeine und spezielle Pathologie des Ikterus. Handbuch der speziellen Pathologie und Therapie von KRAUS-BRUGSCH, Bd. 6, 2, III. Teil. (b) Hepato-lienale Erkrankungen. Enzyklopädie der klinischen Medizin, LANGSTEIN, PIRQUET, SCHITTENHELM, v, NOORDEN. Berlin: Julius Springer 1920. — EPSTEIN, N. N. u. J. E. RAUSCHKOLB: The rose bengal test f. liver funct. With pert. refer. to its use in the ther. of syph. Arch. of Dermat. **14** (1926). — ERASMI, H.: Ein Fall von akuter gelber Leberatrophie bei sekundärer Lues. Dermat. Z. **45** (1925). — ERDMANN, CHARLOTTE: Untersuchungen über die WIDALsche hämocl. Krise. Med. Klin. **18**, Nr 14 (1922). — ETIENNE, G., MICHON et M. NOVAKOWITSCH: Act. diurétique des composés mércur. dans la cirrhose atrophique de LAËNNEC. Bull. Soc. franç. Dermat. **1924**, No 5, 2/3. — EWALD, C.: Ther. Gegenw. **1903**.

FALCHI e FLARER: Ricerche sulla funzionalità epatica nei vari stadi della sifilide. Giorn. ital. Mal. vener. Pelle **65**, H. 3 (1924). — Frhr. v. FALKENHAUSEN: Untersuchungen über die Beziehungen von Gallenabfluß in den Darm und Pankreassekretion. Arch. exper. Path. u. Ther. **92** (1922). (b) Zur Pathogenese des Salvarsanikterus. Dtsch. med. Wschr. **1922**, Nr 25. — DE FAVENTO: Itterizia, sifilide ed arsenobenzoli. Giorn. ital. Mal. vener. Pelle **63** (1922). — FEIGL u. QUERNER: Z. exper. Med. **1919**. — FELIPIANI, F.: Lebersklerose und -Gumma und Aneurysma des Aortenbogens. Ref. Dermat. Wschr. **57**, No 29 (1913). —

FENSTERMANN: Funktionsprüfung der Leber mit Azoverbind. Münch. med. Wschr. **73**, Nr 21 (1926). — FEX: Syphilis und akute gelbe Leberatrophie. Ref. Derm. Wschr. **67**, Nr 37 (1918). — FISCHER: Berl. klin. Wschr. **1908**, Nr 19. — FISCHER, B.: Über Todesfälle nach Salvarsan. Dtsch. med. Wschr. **1915**, Nr 31/33. — FISCHL: Kasuistischer Beitrag zur Frage der Organotropie der Spirochaeta pallida. Wien. med. Wschr. **1920**, Nr 2. FLATER: Fieberhafte Lebersyphilis. Med. Klin. **1926**, Nr 44. — FLEISCHHAUER: Kongr. inn. Med. **1893**. — FLEXNER: Zit. nach SCHLESINGER. — FLORAND, A. u. A. L. GERAULT: Syphilome gastro-hépatique. Presse méd. **29**, No 85 (1921). — FORTUNATO, A.: Sull' ittero da salvarsan. Gazz. internaz. med. chir. **28**, No 2 (1923). — FOURNIER: Zit. nach BRUGSCH. — FOWER: J. Army med. Corps **41**, Nr 5 (1923). — FRANK, L. u. M. WORMS: Zur Diagnose und Therapie spätsyphilitischer Lebererkrankungen. Dtsch. med. Wschr. **53**, 911 (1927). — FRANK, MAX u. L. SCHRÖTTER: Über die Bedeutung des Nachweises chininresistenter Leberlipase im Blutserum kongenital-luetischer Säuglinge. Arch. Kinderheilk. **89** (1927). — FRERICHS: Klinik der Leberkrankheiten, Bd. 2. Braunschweig: F. Viehweg & Sohn 1861. — FRIEDENWALD u. MORGAN: Some observat. on the ROSENTHAL phenoltetrachlorphthalein test as a means determ. liver function. Ann. Clin. med. **4** (1925). — FRIEDMANN: Über Gelbsucht bei Syphilitikern während und nach der Neosalvarsanbehandlung. Dermat. Z. **1918**, Nr 26. — FRIEDMANN, G. A.: Hepatic fever due to gumma of the liver. N. Y. med. J. **114**, Nr 8 (1921). — FRIESZ, JENÖ u. IMRE HALLAY: Serumlipaseuntersuchungen bei Leberkrankheiten. Z. klin. Med. **113** (1930). — FRÖHLICH, VILMOS: Die Kontrolle der Leberfunktion im Laufe der spezifischen Behandlung. Dermatologia **1** (1928). — FUHS: Ikterus bei sekundärer Lues. Wien. dermat. Ges. Ref. Z. Hautkrkh. **1**, H. 1/2 (1921). — FUHS u. WELTMANN: Über Ikterus bei Lues. Arch. f. Dermat. **140** (1922).

GALINDEZ, L.: Antiluetische Behandlung Leberkranker. Ref. Zbl. Hautkrkh. **28**, 492 (1929). — GALLIOT et GERBAY: L' épreuve de l'hémoclasie dig. dans la syphilis récente. Paris méd. **11**, No 10 (1921). — GASTON, P. et E. POINTOIZEAU: Ictères précoces et tardifs d'origine novarsénobenzolique. Bull. Soc. franç. Dermat. **30**, No 1 (1923). — GASTON et TISSOT: (a) Ictères préc. et tardifs d'origine novarsénobenzolique. Bull. Soc. franç. Dermat. **29** (1926). (b) L'ictère syphilit. primaire. Rev. franç. Dermat. **1** (1925). — GATÉ, J. et PH. BARRAL: Les ictères de la syph. second. J. Méd. Lyon **9**, 283 (1928). — GATEWOOD: Syphilis of the digestive organs. Amer. J. med. Sci. **169**, Nr 2 (1925). — GATTO, ERMANDO: Contributo sulla febbre sifilit. terziar. Gazz. Osp. 1928 II, 1303. — GAUCHER et GIROUX: Ann. Mal. vénér. **1909**, 481; **1910**, 254. — LE GENDRE et GARSAUX: 2 Fälle von Icterus cat. im Sekundärstadium der Syphilis. Rasches Verschwinden auf Salvarsan. Bull. Hôp. **1912**, 758. — GERHARDT, C.: Berl. klin. Wschr. **1900**, 1046. – GÉRONNE: (a) Zur Pathogenese einiger Formen des Ikterus. Klin. Wschr. **1**, Nr 17 (1922). (b) Ther. Gegenw. **1917**. – GERRARD: The recognition of latent jaundice during treatem. with arsenobenzol compounds. Brit. med. J. **1924**, Nr 3319, 224—226. — GILBERT, A., CHIRAY et A. COURY: La syphilis tert. du foie à forme hypertroph. fébrile. La fièvre syphil. tert. Bull. Soc. méd. Hôp. Paris **37**, No 10, 417 bis 435 (1921). — GJORGJEVIĆ, G.: Syphilis. Ikterus. Therapie. Ref. Zbl. Hautkrkh. **30**, 133 (1929). — GIROUX, L. et G. LORY: Sur un cas de syph. hépat. Progrès méd. **50** (1922). — GLASER: Syphilis und Fieber (Leberlues und Fieber). Berl. klin. Wschr. **1913**, Nr 26. — GLUCIŃSKI: (a) Einige Bemerkungen über Lebersyphilis vom klinischen Standpunkte. Ref. Arch. f. Dermat. **115**, H. 4 (1913). (b) Lebersyphilis. Ref. Zbl. Hautkrkh. **33**, 216 (1930). — GOLAY: A propos d'un cas mortal d'ictère arsénobenz. tardif. Ann. Mal. vénér. **17**, No 12 (1922). — GOLDSTEIN: Wien. med. Wschr. **1904**, Nr 48. — GORDON, W. H. a. M. S. FELDMANN: Acute yellow atrophy of the liver following neoarsphenamin inject. Report of a case. J. amer. med. Assoc. **83**, Nr 17 (1924). — GOTTRON: Akute gelbe Leberatrophie bei tertiärer Lues. Demonstr. Ref. Zbl. Hautkrkh. **2**, H. 3/4 u. 9 (1921). — DE GRADO: Hepatitis heredo-syphilitica. Ref. Zbl. Hautkrkh. **23**, H. 1/2 (1927). — GROEDEL, F. u. E. HUBERT: Leitsätze für antisyphilitische Behandlung bei visceraler Syphilis, speziell bei Erkrankungen des Kreislaufapparates. Dtsch. med. Wschr. **50**, Nr 12 (1924). — GRUBER, GEORG B.: (a) Zur Frage der toxischen Leberdystrophie (sog. akute gelbe Leberatrophie). Münch. med. Wschr. **69**, Nr 33 (1922). (b) Kurze Beiträge zur path. Anatomie der angeborenen Lebersyphilis, speziell der Cholangitis luetica. Dermat. Wschr. **79** (1924). — GRÜTZ: TuberouIceröses Syphilid am Hals und Brust, verbunden mit Leberlues. Nordwestdtsch. dermat. Verigg Kiel. Ref. Zbl. Hautkrkh. **4**, H. 6 (1922). — GUBLER: (a) Gaz. méd. Paris **1852**. (b) Bull. Soc. Biol. Paris **2** (1852); **5** (1853). — GÜNTHER, H.: (a) Über einen interessante Fall von Leberlues. Ther. Gegenw., Juni **1912**. (b) Über einen Fall von Lebercirrhose beim Erwachsenen auf Grund kongenitaler Lues. Inaug.-Diss. Bonn 1912. — GÜRICH: Über die syphilitischen Organveränderungen, die unter dem Sektionsmaterial der Jahre 1914—1924 angetroffen wurden. Münch. med. Wschr. **72**, Nr 24 (1925). — GUNDERSEN: Über den Salvarsanikterus nebst Bemerkungen über sein Verhältnis zum katatonen Ikterus. Norsk Mag. Laegevidensk. **85**, Nr 11 (1924). — GUTHRIE, L.: Practitioner, Dez. **1911**. — GUTMANN, C.: Erfahrungen über Ikterus bei Syphilitikern. Dermat. Z. **37** (1922). — GYÖRGY: Münch. med. Wschr. **1921**, Nr 26.

HADGÈ , A.: Un cas de cholécyst. aigué et d'hépatite syphilitique associées. Valeur diagnost. et thér. du tubage duodénal. J. des Pract. **40**, No 34 (1926). — HALBEY: Zur Klinik der akuten gelben Leberatrophie mit Berücksichtigung der Ätiologie. Med. Klin. **1915**, 21. — HALLOPEAU et FOUQUET: Traité de la Syphilis. — HANSER: (a) Berl. klin. Wschr. **58**, Nr 34 (1921). (b) Zur Frage der akuten bzw. subakuten Leberatrophie. Virchows Arch. **233** (1921). — HEES: Icterus syphil. Ref. Zbl. Hautkrkh. **31**, 681 (1929). — HEILMANN, P.: Über den Weg der Entstehung der akuten gelben Leberatrophie und der chronischen Hepatitiden. Virchows Arch. **257** (1925). — HEINRICHSDORFF: Leber-Lues-Salvarsan. Virchows Arch. **240** (1923). — HEKS, MARTON: Über die Bedeutung des Ikterus in der Pathologie der Syphilis. Ref. Zbl. Hautkrkh. **16**, 256 (1925). — HERXHEIMER: (a) Erg. path. Anat. **1893**. (b) Über akute gelbe Leberatrophie, Syphilis und Salvarsan. Berl. klin. Wschr. **1920**, Nr 16. (c) Über die „akute gelbe Leberatrophie". Klin. Wschr. **1** (1922). — HERXHEIMER, G. u. W. GERLACH: Über Leberatrophie und ihr Verhältnis zu Syphilis und Salvarsan. Beitr. path. Anat. **68** (1921). — HESSE u. HAVEMANN: Vergleichende Leberfunktionsprüfungen. Klin. Wschr. **1**, Nr 52 (1922). — HESSE u. WÖRNER: Vergleichende Leberfunktionsprüfungen. Klin. Wschr. **1**, Nr 23 (1922). — HICKEL, P.: Un cas de gomme hépatique vérifiée par la laparot. exploratrice. Bull. Soc. franç. Dermat. **1923**, Nr 4. — HILLER: Mh. Dermat. **1** (1882) — HINTZE, K.: Fieber bei Lebersyphilis. Arch. Schiffs- u. Tropenhyg. **1914**, Nr 19. — HOCKE: Berl. klin. Wschr. **1902**, Nr 16. — HÖGLUND, GUSTAF: (a) Ein Fall von Icterus grav. nebst Exanthem nach Salvarsanbehandlung. Z. Neur. **99** (1925). (b) Icterus grav. nach Salvarsan bei multipler Sklerose. Sv. Läkertidn. **22**, Nr 50 (1925). — HÖSCH: Über die Zunahme der katatonen Gelbsucht und akuten gelben Leberatrophie in den letzten Jahren, nebst Bemerkungen über die Pathogenese des Ikterus. Münch. med. Wschr. **69**, Nr 30, 1135 (1922). — HOFFMANN, E.: Über häufigeres Vorkommen von Ikterus bei Syphilis und von Ikterus überhaupt. Z. **35** (1922). — HOLLAND, W.: (a) Ikterus während und nach der Salvarsanbehandlung. Acta dermato-vener. (Stockh.) **3**, H. 3/4 (1922). (b) Arch. f. Dermat. **142** (1923). — HOLZER u. SCHILLING: Die hämoclasische Krise nach WIDAL als Verdauungsleukopenie. (Vergl. Prüfung der Leberfunktion bei Leberkranken und Gesunden.) Z. klin. Med. **93** (1922). — HOPPE-SEYLER: (a) Krankheiten der Leber, 2. Aufl. Wien: Alfred Hölder 1912. (b) Die syphilitischen Erkrankungen der Bauch- und Zirkulationsorgane (besonders der Leber und Aorta) und ihr Einfluß auf die Felddienstfähigkeit. Med. Klin. **1914**, Nr 48. — HUBER, O.: Ther. Gegenw. **1911**, Nr 2. — HUBERT: Syphilis der Leber in MEIROWSKY-PINKUS: Die Syphilis. Berlin: Julius Springer 1923. — HUNTER, W.: Two cases of syphilis of the liver with symptoms of abscess formation. Glasgow med. J. **98**, Nr 4 (1922). — HUZELLA, TH.: Über die chronische graue Leberatrophie. Beitr. path. Anat. **70** (1922).

ILIC, V. S.: Syphilis- und Syphilosalvarsan-Ikterus. Ref. Zbl. Hautkrkh. **30**, 133 (1929). — IMAIL-SAD: Die Leberfunktionsprüfung bei Syphilis und Salvarsanikterus und ihre Bedeutung für den Schutz gegen die schädliche Wirkung des Salvarsans. Ref. Zbl. Hautkrkh. **23**, 102 (1927). — IMHOF-BION: Über Fiebererscheinungen in den Spätstadien der Syphilis. Med. Klin. **1909**, Nr 21. — IRGANG, S. and A. M. SALA: The liver in active syphilis. Arch. of Dermat. **21** (1930). —

JACOBAEUS, H. C.: Die Syphilis der Bauch- und Brustviscera. Acta med. scand. (Stockh.) Suppl. 3 (1922). — JACOBY, HANS: Über Hepatolyse (akute gelbe Leberatrophie) bei Lues. Klin. Wschr. **3**, Nr 19 (1924). — JACOBY, M.: Berl. klin. Wschr. **1910**, Nr 15. — JAGNOV, S. u. V. RACOVEANN: Hepato-pulmonales Syphilissyndrom. Ref. Zbl. Hautkrkh. **18**, H. 12 (1926). — JASTROWITZ: Dtsch. med. Wschr. **1883**, Nr 47. — JEANSELME et BLAMOUTIER: Ictère préoséolique et réaction de HERXHEIMER post-bismuthique. Bull. méd. **36**, No 17 (1922). — JERVIS, J. J. u. A. L., DYKES: Ein Fall von multiplen Gummata und seltener Deformität der Leber. Lancet **1912**, 364. — JIMÉNEZ, JOSÉ: Luetische Lebercirrhose. Semana méd. **33**, No 5 (1926). — JOANNOVICZ u. PICK: Zit. nach SCHLESINGER. — JOB, E. u. HIRTZMANN: Febris recurrens vergesellschaftet mit Syphilis der Leber und Milz. Ref. Dermat. Wschr. **64**, Nr 17 (1917). — JOSEPH, M.: Arch. f. Dermat. **29** (1894).

KAHN: Ref. Zbl. Hautkrkh. **16**, 164 (1925). — KARTAMISHEW, ANATOLE: Der Einfluß des Salvarsans auf die Leberfunktion. Arch. f. Dermat. **147** (1924). — KATZ, A.: Zur Klinik der Lebersyphilis. Ref. Zbl. Hautkrkh. **29**, 120 (1929). — KÉMERI: Leberfunktionsprüfung mittels Azorubin S. Ref. Zbl. Hautkrkh. **22** (1926). — KEY: Schmidts Jb. **1876**, 156. Zit. nach CITRON. — KIRCH, A.: Ein Fall von akuter gelber Leberatrophie und Dermatitis nach Salvarsan. Wien. klin. Wschr. **37**, Nr 32 (1924). — KIRCH u. FREUNDLICH: Zur Frage der Leberschädigung bei Lues und Salvarsantherapie. Arch. f. Dermat. **136** (1921). — KIRCHHEIM: Klinischer Verlauf und pathologisch-anatomischer Befund bei zwei Fällen von tertiärer fieberhafter Leberlues. Dtsch. med. Wschr. **1911**, Nr 4. — KLAUSNER: Münch. med. Wschr. **1911**, Nr 11. — KLEEBERG: Über Leberfunktionsprüfungen bei Lues. Med. Klin. **1920**, Nr 45. — KLEISSEL: Wien. med. Wschr. **1919**, Nr 33/34. — KLEMPERER, F.: Über Fieber bei Syphilis der Leber. Z. klin. Med. **55** (1904). — KLEMPERER, G.: Ther. Gegenw. **1903**. — KLEWITZ, F. u. G. LEPEHNE:

Über Syphilis hereditaria tarda hepatis. Dtsch. med. Wschr. **1920**, Nr 7. — KLOEPPEL F. W.: (a) Lues und Salvarsan in ihrem ätiologischen Zusammenhang mit Bilirubinämie und Ikterus. Dermat. Z. **37** (1922). (b) Über luetische Bilirubinämie und ihre Behandlung mit Mischspritzen nach LINSER. Dermat. Wschr. **75**, Nr 43 (1922). — KLOPSTOCK: (a) Zur differentialdiagnostischen Abgrenzung des Icterus simplex (cat.) vom Icterus syphiliticus. Med. Klin. **19**, Nr 33/34 (1923). (b) Zur Differentialdiagnose der verschiedenen Ikterusarten. Dtsch. med. Wschr. **50**, Nr 41 (1924). — KOLLMANN: Über akute gelbe Leberatrophie mit Berücksichtigung atypischer Fälle. Med. Klin. **18**, Nr 45 (1922). — KORACH, S.: Über viscerale Lues (luische Peritonitis) und luisches Leberfieber. Dtsch. med. Wschr. **50**, Nr 41 (1924). — v. KORCZYŃSKI, L.: (a) Mitteilungen über Visceralsyphilis. Dermat. Wschr. **67** (1918). (b) Über syphilitische Erkrankungen innerer Organe. Ref. Z. Hautkrkh. **24**, H. 5/6 (1927). — KORNS, HORACE M.: Tertiary syph. of the liver simult. Bantis eyndrome. Amer. J. med. Sci. **179**, 811 (1930). — KOSCHUCHAROFF: Ict. syph. praec. bei einem Falle von Ulc. dur. Ref. Zbl. Hautkrkh. **26**, 561 (1928); **28** 119 (1929). — KOVÁCS: Über akute Leberatrophie. Wien. med. Wschr. **72**, Nr 14 (1922). — KRAMER, P. H.: En geval van uitgebseide Huid- en Leverlues. Nederl. Mschr. Geneesk. **12**, Nr 5 (1925). — KRÖSING: Über Salvarsanschädigungen. Münch. med. Wschr. **70**, Nr 5 (1923).

LAFOURCADE, J. F. et NABIVELLE: Sur 23 cas d'ictère survenus chez des syphilitiques en cours de traitement. Bull. Soc. franç. Dermat. **36**, 1080 (1929). — LANCEREAUX: Traité histor. et prat. de la syphilis, 1866, II. ed. — LANITE, THIBAUT et TISSERAND: Ictère contemp. d'un chancre syphilitique. Bull. Soc. franç. Dermat. **33**, No 7 (1926). — LANZENBERG, P. et R. ZORN: Deux cas d'ictère novarsénobenz. Bull. Soc. franç. Dermat. **37**, 186 (1930). — LASCH: Kasuistischer Beitrag zur Lehre von den Visceralerkrankungen in der Frühperiode der Syphilis. Berl. klin. Wschr. **1894**, Nr 40. — LAUERBACH: Leberlues. Zbl. Hautkrkh. **16**, H. 1/2 (1925). — LEBERT: Virchows Arch. **7**, 343 (1854). — LENHARTZ, HERMANN: Aneurysma und Gummibildung in der Leber bei sekundärer Lues. Virchows Arch. **262** (1926). — LEPEHNE: (a) Pathogenese des Ikterus. Erg. inn. Med. **20** (1921). (b) Die Erkrankungen der Leber und Gallenwege. XI. Die Lebersyphilis. Münch. med. Wschr. **1929** II, 1650. — LEREBOULLET: La foie dans les infect. chron. de l'enfance et surtout dans la syphilis et le tuberculose. Progrès méd. **50**, No 48 (1922). — LERMAN, J.: A compar. of arsphenamin and catarrh. jaundice with spec. refer. to the blood picture. Amer. J. med. Sci. **178**, 54 (1929). — LETULLE et BERGERON: Wassermannsche Reaktion und Syphilis latens im Verlauf von Cirrhosen und Nephritiden. Presse méd. **1912**, No 77. — LÉVY, L. et H. JANSION: Sur un syndrome de cirrhose pigmentaire chez du syphilitique avéré et son evolution sans l'influence du traitement spécifique. Bull. Soc. méd. Hôp. Paris **41**, No 33 (1925). — LEWIN, E. u. BASILOVIČ: Zur Frage des toxischen Einflusses des Salvarsans auf die Leber. Ref. Zbl. Hautkrkh. **22**, H. 13 (1927). — LEWIN, E.: Arch. f. Dermat. **153**, **157**, **158**, **159** (1927/1929). — LIEBERMEISTER: Dtsch. med. Wschr. **1893**. — LINDSTEDT, FOLKE: (a) Über Salvarsanikterus und dessen Verhältnis zum „katarrhalischen" und syphilitischen Ikterus. Acta med. scand. (Stockh.) **59** (1923). (b) Zur Frage des Salvarsanikterus. Sv. Läkartidn. **47** (1921). — LINZENMEYER: Münch. med. Wschr. **1923**, Nr 40. — LIPSCHÜTZ: Arch. f. Dermat. **119** II, H. 1 (1915). — LITTEN: Zit. nach EBSTEIN. — LOEWENBERG, NAUENBERG u. NOAH: Vergleichende Leberfunktionsprüfungen. Klin. Wschr. **6**, Nr 10 (1927). — LORTAT-JACOB et J. ROBERTI: Disc. sur la communic. d. M. RIVAUT à propos de la pathog. et du trait. des ictères post-arrén. Les ictères parathérapeut. Bull. Soc. franç. Dermat. **35**, 865 (1928). — LUBARSCH: Diskuss. Zbl. Path. **31**. — LUBINOFF: (a) Arch. f. Dermat. **31** (1895). (b) Méd. mod. **1894**, 13. — LUGER: Zur Diagnose der visceralen Lues. Wien. med. Wschr. **75**, Nr 1, 3, 9 u. 10 (1925).

MACAIGNE u. JAQUINET: Sur un cas d'hépatite parenchymateuse syphilitique tertiaire. Bull. Soc. méd. Hôp. Paris **40**, No 27 (1924). — MACKENZIE, WALLIS: Brit. med. J. **1921**, Nr 3179, 945. — MACLEAN: Experimental work on jaundice. Brit. med. J. **1921**, Nr 3179, 944. — MAKAROV: Akute gelbe Leberatrophie bei Syphilis. Ref. Zbl. Hautkrkh. **19** (1926). — MANCHOT: Mh. Dermat. **88**. — MANNABERG: (a) Z. klin. Med. **62**. (b) Über Wesen und Therapie des syphilitischen Fiebers. Wien. med. Wschr. **1927**, Nr 28. — MARCHAND: Münch. med. Wschr. **1902**, Nr 24. — MAY, JOSÉ: Ictères tardifs au cours du traitement des syphilitiques par le bismuth. Ann. de Dermat. **5**, No 2 (1924). — MAYER, EDMUND: Syphilis als konstanter ätiologischer Faktor der akuten Leberatrophie. Berl. klin. Wschr. **58**, Nr 31 (1921). — MARGULIS, M. u. PABLO SCHLANGER: Leberlues unter dem Bilde des Choledochusverschlusses und schwerer Leberinsuffizienz. Ref. Zbl. Hautkrkh. **28**, 492 (1929). — MEMORSKY: Tabes dorsalis nebst gleichdisseminierter Syphilis cut. und Hepatitis luica. Ref. Zbl. Hautkrkh. **18**, H. 9/10 (1926). — MENSE: Arch. Tropenkrkh. **1908**. — MERKLEN, PANTRIER et WOLF: Intoxikation mortelle par neosalvarsan avec ictère, erythrodermie exfoliante et purpura geant. Bull. Soc. franç. Dermat. **1924**, No 7, 60/65. — MEYER, W.: Zur Frage: Leber-Lues-Salvarsan. Dtsch. med. Wschr. **51**, Nr 49/50 (1925). — MEYER-ESTORF: Über den digestiven Leukocytensturz als Leberfunktionsprüfung und seine Beziehungen zur „grünen Benzaldehydreaktion" im Harn. Klin. Wschr. **1**, Nr 18 (1922). —

MEYER, WALTER u. FRANZ BUSCHKE: Zur Frage des Auftretens chininfester Lipasen im Serum nach Salvarsan. Klin. Wschr. **6**, Nr 21 (1927). — MEYER, B. WALTER u. JACOB JAHR: Der Nachweis chininfester Lipasen im Serum in seiner Bedeutung für die klinische Beurteilung von Lebererkrankungen. Mitt. Grenzgeb. Med. u. Chir. **38** (1925). — MICHAEL, MAX: (a) Der Icterus syphiliticus praecox unter besonderer Berücksichtigung der dabei auftretenden akuten gelben Leberatrophie. Arch. f. Dermat. **120** (1914). (b) Beiträge zur Kasuistik und Differentialdiagnose seltener frühluetischer und gonorrhoischer Komplikationen. Dermat. Z. **24** (1917). — MICHELI, F.: Sifilide splenohepatica con ittero et fevre intermittende. Ref. Zbl. Hautkrkh. **23** (1927). — MIKULOWSKI, W.: Eine fieberhafte Lues congenita der Leber bei einem 14jährigen Knaben. Mschr. Kinderheilk. **37**, 218 (1927). — MILLER, T. GRIER: Syphilis of the liver, report of a case with pleural effusion in a young woman. Infect prob. acq. in childhood. Med. clin. N. Amer. **8**, Nr 3 (1924). — MILIAN: Paris méd. **1920**, 141. — MILIAN, G.: (a) A propos des ictères para-arsénicaux. Paris méd. **11**, No 2 (1921). (b) L'ictère parathérapeutique. Rev. franç. Dermat. **1**, No 2/3 (1925); **4**, 554 (1928); **5**, 203, 207 (1929) (syphilitischer Frühikterus). (c) Ictère. Bull. Soc. franç. Dermat., Sitzg 2. Juli **1914**. — MILIAN, G. et PÉRIN: Ictère syphilit. tertiaire. Bull. Soc. franç. Dermat. **1921**, No 8, 390—393. — MILIAN, G., LOTTE et DELARNE: L'ictère parathérapeutique. Bull. Soc. franç. Dermat. **35**, 873 (1928). — MILIAN, G. et RIVALIER: Ictère par le hépatorecidive chez un syphilit. ancien à la suite d'un traitement par l'huile goise. Bull. Soc. franç. Dermat. **31**, No 3, 124/126 (1924). — MILIAN, G. et SOLENTE: (a) Fièvre et anémie syphilit. secondaires, hepato-splénomégalie intertherapeut. Rev. franç. Dermat. **1**, No 5 (1925). (b) Ictère spéc. par réaction d'HERXHEIMER an cours d'un traitement par le novarsénobenzol. Bull. Soc. franç. Dermat. **31**, No· 3 (1924). — MINKOWSKI: (a) Krankheiten der Leber und Gallenwege. v. MERINGS Lehrbuch der inneren Medizin, 13. Aufl. (b) Kongr. inn. Med. **1893**. (c) Die nosol. Stellung der akuten gelben Leberatrophie. Med. Klin. **1921**, Nr 17. (d) Arch. f. exper. Path. **21** (1886); **31** (1893). — MNACAKANOV, IWAN: Klinik des syphilitischen Ikterus. Ref. Zbl. Hautkrkh. **35**, 559 (1930). — MONSE, ERNST: Zur Chirurgie des Lebergumma. Bruns' Beitr. **128**, H. 1 (1923). — MORUZZI: Betrachtung über einen Fall von akuter gelber Leberatrophie. Giorn. Clin. med. **8** (1927). Ref. Zbl. Hautkrkh. **24**, H. 5/6 (1927). — MOXTER u. GOLDSCHEIDER: Zit. nach MICHAEL. — MÜHLING, A.: Schädigungen der Leber, ein Beitrag zur Frage der Leberatrophie. Dtsch. med. Wschr. **50**, Nr 32 (1924). — MULLER, GEORGE P.: Arsenamin joundice simulating biliary duct obstruction. Surg. Clin. N. Amer. **3**, Nr 1 (1923).

NEDDERMEYER: Über Beziehungen von Syphilis und Salvarsan zu dem Krankheitsbild der akuten gelben Leberatrophie. Arch. f. Dermat. **150** (1926). — NEUBERG u. RICHTER: Dtsch. med. Wschr. **1904**, 499. — NEUGEBAUER: Zur Pathogenese des katarrhalischen Ikterus. Wien. klin. Wschr. **1912**, Nr 14. — NICAUD: L'ictère syphilitique primaire. Presse méd. **35**, No 16 (1927). — NICOLAU: Sekundärer syphilitischer Ikterus. Spital (rum.) **44**, Nr 6 (1924). Ref. Zbl. Hautkrkh. **15**, H. 1/2 (1925). — NOBÉCOURT, P., ED. PICHON et H. PRÉTET: Sur un garçon de douze ans atteint de syph. congénitale des os et du foie. Arch. Méd. **30**, No 3 (1927). — NOBL: Ein Fall von Eruptionsikterus. Ref. Arch. f. Dermat. **119 II**, H. 1 (1915). — NOQUE, M.: Un cas d'insuffisance hépatique avec ictère à la suite d'une série d'inject. de novarsénobenzol. Bull. Soc. Path. exot. Paris **16**, No 2 (1923). — NOVARRO, J. C.: Eine wenig bekannte Erscheinungsform der Lebersyphilis. Ref. Zbl. Hautkrkh. **9**, H. 4/5 (1924).

ODDO, JEAN: De l'origine toxique ou syphilitique des ictères consécutifs au traitement par l'arsénobenzol. Marseille méd. **53**, No 14 (1922). — O'LEARY, PAUL A., C. H. GREENE and H. G. ROWNTREE: Diseases of the liver. VIII. The various types of syph. of the liver with reference to tests for hepatic funct. Arch. int. Med. **44**, 155 (1929). — OLIVER: Arsphenamine hepatitis, maculopap. and syphilid. Arch. of Dermat. **14**, Nr 4 (1926). — OLMER: La syphilis. hépatique tertiaire de l'adulte. Rev. prat. Mal. Pays chauds **5**, No 10 (1926). — OPPENHEIM: Gummata hepatis lienis, glandul. lymph. colli. Dermat. Wschr. **75**, Nr 30 (1922). — OPPOLZER: Z. Wien. Ärzte **1858**. — OWEN, L. J.: Syphilis as an etiologic factor in nodular cirrhosis of the liver. Amer. J. Syph. **5**, Nr 1 (1921).

PAILLARD, HENRY: Deux formes de syphilis hépatique: forme fébrile; forme cirrhotique et ascitique. J. Méd. franç. **11**, No 12 (1922). — PALVARINI: Sugli itteri nel corso della lue. Giorn. ital. Mal. vener. Pelle **64**, H. 2 (1923). — PATERNOSTER, DONATO: Über einen seltenen Fall von tertiärer Leberlues. Ref. Zbl. Hautkrkh. **24**, 107 u. 414 (1927). — PAVIOT, BERTR., CROIZAT et CHEVALLIER: Rupt. d'une gomme hépat. avec hématémèse et tableau de perfor. d'ulcus. Lyon méd. **1929 I**, 228. — PEL: Krankheiten der Leber. Jena 1909. — PFEIFFER, H.: Lues degenerativa maligna acuta. Dtsch. Arch. klin. Med. **139** (1922). — PHILIP: Zit. nach TALLQUIST. — PIERSOL, MORRIS: Some of the viscer. manif. of syphilis. Internat. Clin. **3**, Ser. 38 (1928). — PIERSOL, MORRIS a. BOCKUS: Comparative studies in liver function by some of the later methods. J. amer. med. Assoc. **83** (1924). — PINARD, M., LAFOURCADE et VERSINI: Ictère surven. chez un syphil. sex. en cours de forte série arsén., continuat. du traitement arsén., guérison. Bull. Soc. franç. Dermat. **35**,

237 (1928). — Plicque, A. T.: La fièvre dans la syphilis. Progrès méd. 51, No 16 (1923). — Policard et Pinard: Paris méd. 11, No 2 (1921). — Pontoppidan: 78 Fälle von Ikterus bei Salvarsanbehandlung der Syphilis. Ref. Zbl. Hautkrkh. 15, H. 3/4 (1925). — Poucel, M. I.: Hépatite sclér. syphil. à symptômes inaccoutumes. Rev. méd.-chir. Mal. Foie etc. 3, 39 (1928). Power, P.: yaundice occuring amongst brit. soldiers on the rhine, who had rec. treatment with arsenobenzol compounds. J. Army med. Corps. 41, Nr 5 (1923). — Predtetschenski: Ein Fall von akuter gelber Leberatrophie infolge von Syphilis. Ref. Dermat. Wschr. 68, Nr 28 (1919). — Pschenitschikow, W. I.: Ein Fall eigenartiger geschwulstförmiger gummöser Hepatitis. Frankf. Z. Path. 37 (1929). — Pulvermacher, L.: (a) Spätikterus nach Salvarsan. Demonstr. Ref. Dermat. Wschr. 65, Nr 29 (1917). (b) Zur Frage des Spätikterus nach Salvarsan. Dermat. Z. 24 (1917). (c) Weiterer Beitrag zur Frage des Spätikterus nach Salvarsan. Dermat. Z. 27 (1919).

Quijano, O. Alf.: Zur Diagnose und Behandlung der Leberlues. Ref. Zbl. Hautkrkh. 18, H. 7/8 (1926). — Quincke: (a) Krankheiten der Leber. Nothnagels Handbuch, 1. Aufl. Bd. 18. Wien 1899. (b) Lebersyphilis. Kongr. inn. Med. 1893; Dtsch. Arch. klin. Med. 77.

Rauchenbichler: Ein Fall von operativ geheiltem thrombophlebitischen Milztumor. Dtsch. Z. Chir. 198 (1926). — Ravaut, Paul: (a) Ictère survenu deux mois après un traitem. arsénico-mercuriel chez une syphilitique second. Reprise du traitem. arséno-mercuriel. Ictère grave. Mort. Bull. Soc. franç. Dermat. 1921, No 2. (b) A propos de la pathogénie et du traitem. des ictères para-arsénicaux. Bull. Soc. franç. Dermat. 35 (1928). — Raw: Akute gelbe Leberatrophie bei Syphilis. Brit. med. J. 20. April 1918, Nr 2998. — Redlich, Fritz: Ein Fall von fieberhafter Lues der Leber. Wien. med. Wschr. 77, 852. — Rehder u. Beckmann: Über Spätikterus bei Lues und Salvarsan-Quecksilberkuren. Z. klin. Med. 84 (1917). — Reiche, F.: Zur Chromodiagnostik der Leberfunktion. Klin. Wschr. 6, Nr 3 (1927). — Retzlaff, K.: Experimentelle und klinische Beiträge zur Pathologie des Ikterus. Z. exper. Med. 34 (1923). — Ribadeau-Dumas, L. Chabrun et Rouquès: Ictère grav. syphilitique. Bull. Soc. Pédiatr. Paris 26 (1928). — Richter, P. F.: (a) Berl. klin. Wschr. 1896, 453. (b) Charité-Ann. 23 (1898). — Ricord: Traité des malad. vénér. Paris 1851. — Ridder: Beitrag zur Kenntnis des Morbus Banti. Ein Fall von syphilitischer pseudobantischer Lebercirrhose. Charité-Ann. 35, (1911). — Riedel: Über fieberhaft verlaufende Lues der Gallenblase und Gallengänge, sowie der Leber. Mitt. Grenzgeb. Med. u. Chir. 14 (1905). — Riess, L.: Bemerkungen zur Pathologie der akuten gelben Leberatrophie. Berl. klin. Wschr. 1920, Nr 23. — Roch, M. et Alb. du Bois: Ictère post-néosalvarsanique chez un sujet non syphilitique. Rev. méd. Suisse rom. 48 (1928). — Rodet: Diabetes mellitus bei Leberlues. Ann. de Dermat. 1870. — Roháček, L.: Lues hepatis, Ikterus, Ascites. Ref. Zbl. Hautkrkh. 18 (1926). — Rokitansky: Handbuch der pathologischen Anatomie, Bd. 3. 1842. — Rolleston, H. D.: Aktinomykose der Leber bei einem Syphilitiker. Ref. Arch. f. Dermat. 117, H. 2 (1914). — Rona u. Bach: Biochem. Z. 111 (1920). — Rona u. Bloch: Biochem. Z. 118 (1921). — Rona, Petow u. Schreiber: Eine Methode zum Nachweis blutfremder Fermente im Serum. Klin. Wschr. 1, Nr 48 (1922). — Rosenberg, Oskar: Über Ikterus bei der hereditären Syphilis. Dtsch. med. Wschr. 1912, Nr 16. — Rosenthal: F.: Über die Entstehung und Behandlung des sog. Salvarsanikterus. Ther. Gegenw. 67, H. 12 (1926). — Rosenthal, S.: (a) The phenoltetrachlorphthalein test for the hepatic function. J. amer. med. Assoc. 83, Nr 14 (1924). (b) A new method of testing liver function with phenoltetrachlorphthalein. IV. Proc. Soc. exper. Biol. a. Med. 21, Nr 2 (1923). — Rosenthal, F., Licht u. Melchior: (a) Arch. f. exper. Path. 107 (1925) u. 115 (1926). (b) Klin. Wschr. 1926, Nr 13 u. 1927, Nr 44. — Rostoski: Münch. med. Wschr. 1921, Nr 45, 1468/69. — Roth, N. u. G. Hetényi: Über die praktische Bedeutung der hämoklas. Krise. Klin. Wschr. 1, Nr 21 (1922). — Rowentree, L. G., N. M. Keith a. Ch. W. Barrier: Novasurol in the treatment of ascites in hepatic disease. J. amer. med. Assoc. 85, Nr 16 (1925). — Rudnev, G.: Über die Lebersyphilis. Ref. Zbl. Hautkrkh. 34, 94 (1930). — Ruge: (a) Einige Beobachtungen über das Auftreten von Gelbsucht unter besonderer Berücksichtigung von 1642 Fällen in der Marine. Z. klin. Med. 103 (1926). (b) Die Gelbsucht in ihrer ätiologischen Bedeutung. Klin. Wschr. 1925. (c) Arch. f. Dermat. 144 (1925). (d) Die akute Leberatrophie und ihre Beziehungen zu Syphilis und Salvarsan nach den in der Marine von 1920—1925 beobachteten Fällen. Arch. f. Dermat. 153 (1927). (e) Ärztl. Mschr. 1928, 241. (f) Urologic Rev. 32 (1928).

Sadowsky: Zwei Fälle von Lebersyphilis. Ref. Zbl. Hautkrkh. 7, H. 7 (1923). — Saint-Girons: Les cirrhoses syphilitiques de l'adulte. Medicine, Juli 1921, 779. — Sakorafos: Examen fonction de la cellule hépatique dans un cas de cirrhose atrophique chez un syphilitique. Bull. Soc. méd. Hôp. Paris 37, No 8 (1921). — Samaja, Nino: Contributo alla diagnosi differentiale fra tumore e sifilide del fegato. Ref. Zbl. Hautkrkh. 15 (1925). — Šamberger: (a) Zur Pathogenese der syphilitischen Anämie und des syphilitischen Ikterus. Arch. f. Dermat. 67 (1903). (b) Fol. haemat. (Lpz.) 1904. — Sarateann et Blumenthal: Ictère syphilitique pré-humoral. (Primärer syphilitischer Ikterus.) Zbl. Hautkrkh. 18,

612 (1926) u. **19**, 787 — SAXL: Zwei eigenartige Fälle von luetischer Lebererkrankung. Wien. med. Wschr. **72**, Nr 12 (1922). — SCAGLIA, GIUS.: Epatite e periepatite sifil. con piletrombosi. Arch. Sci. med. **54**, 97 (1930). — SCHIFMANOWITSCH, B.: Über gummöse Leberlues. Arch. Verdgskrkh. **48** (1930). — SCHLASBERG: Lues tertiaria. Ref. Zbl. Hautkrkh. **24**, H. 3/4 (1927). — SCHLESINGER, H.: (a) Syphilis und innere Medizin. Teil II. Wien: Jul. Springer 1926. (b) Ursachen bei Fehldiagnosen der abdominalen Lues. Wien. klin. Wschr. **39**, Nr 28, Sonderbeilage (1926). (c) Zur Lehre von der Lebersyphilis der Erwachsenen. Dermat. Wschr. **82**, Nr 20 (1926). (d) Die fieberhafte Spätsyphilis innerer Organe. Nach den Erfahrungen der Lit. und nach eigenen Beobachtungen. Erg. inn. Med. **23** (1923). (e) Die Klinik der Lebersyphilis und des Salvarsanikterus. Wien. med. Wschr. **75**, Nr 32 (1925). — SCHMIDT, W.: Münch. med. Wschr. **1911**, Nr 12. — SCHMIDT LA BAUME: Gummata des rechten Leberlappens. Ref. Zbl. Hautkrkh. **27** (1928). — SCHOUR, MICH.: Cholangitis paraluica. Arch. Verdgskrkh. **47**, 401 (1930). — SCHRAGER, K. L.: Klinik der Lebersyphilis. J. amer. med. Assoc., 9. März **1912**. — SCHRUMPF: Die Häufigkeit syphilitischer Erkrankungen in der inneren Medizin. Dtsch. med. Wschr. **1918**, Nr 28. — SCHUBERT u. GEIPEL: Über akute gelbe Leberatrophie. Münch. med. Wschr. **45**, 1468 (1921). — SCOTT a. PEARSON: A preliminary report on syphilitic and arsenical jaundice. Amer. J. Syph. **3**, Nr 4 (1919). — SENATOR: (a) Kongr. inn. Med. **1893**. (b) Charité-Ann. **18** (1893). (c) **23** (1898). — SERGENT, E.: A propos d'un cas d'ictère par rétention chez une ancienne syphilitique. Progrès méd. **53**, No 1 (1925). — DE SERRA, C.: Schwerer Ikterus und Tod während der Salvarsanbehandlung einer Hirnlues. Ref. Zbl. Hautkrkh. **8** (1923). — SEVERIN u. HEINRICHSDORFF: Z. klin. Med. **76** (1912). — SEYFARTH, CARLY: (a) Bericht über die in den letzten 6 Jahren zur Beobachtung gekommenen Fälle von akuter gelber Leberatrophie. Zbl. Path. **31**, Erg.-H., 255—262 (1921). (b) Zur pathologischen Anatomie der akuten gelben Leberatrophie. Dtsch. med. Wschr. **1921**, Nr 41. — SÉZARY, A.: A propos de la pathogénie et du traitement des ictères paraarsén. Bull. Soc. franç. Dermat. **35** (1928). — SHUMAN: Intraabdominal syphilis. Amer. J. Syph. **10**, Nr 4 (1926). — SIEGMUND: Über die toxische Leberatrophie. Münch. med. Wschr. **68**, Nr 52 (1921). — SILBERGLEIT u. FÖCKLER: Über das Auftreten von Ikterus und akuter gelber Leberatrophie bei Syphilitikern im Anschluß an Neosalvarsanbehandlung. Z. klin. Med. **88** (1919). — SIMICI, D. et POPESCÉ: L'évol. de l'urobilinurie au cours de l'ictère cut. et salvars. en rapport avec la conc. de la bilirubine dans le sang. Ref. Zbl. Hautkrkh. **34**, 490 (1930). — SIMON, CL. et P. RENTY: Un cas de syph. hepatique, pris d'abord pour un kyste hydatique et opéré comme tel, traité ensuite par les rayons X. Bull. Soc. franç. Dermat. **1921**, No 1. — SIMPSON: Syphil. cirrh. of the liver in a boy of fifteen. Ref. Zbl. Hautkrkh. **20** (1926). — SMITH, E. BELINGHAM: Case of gumma of the liver and sclerodermia of face. Ref. Zbl. Hautkrkh. **6**, H. 10/11 (1923). SMITH, jr., J. HOLMES: (a) Bismuth in the treatment of visceral syphilis. Med. Clin. N. Amer. **9**, Nr 4 (1926). (b) Jaundice occurring in untreated syph. New Orleans med. J. **81**, 194 (1928). SPARAZIO, B.: Studio della funzionalità epatica nei varistadi della sifilide. Ref. Zbl. Hautkrkh. **24** (1927). — SPENCE, R. C. a. L. C. TITTLE: A case of congenit. syphilis with ascites. Ref. Zbl. Hautkrkh. **11** (1924). — STEINBRINCK: Weitere Beiträge zur Pathologie der Blutkrankheiten. Dtsch. med. Wschr. **51**, Nr 44/45, 1870 (1925). — STEINITZ u. LEWIN: Über chyliformen Ascites bei Leberlues. Med. Klin. **1928** II, 1982. — STOCKMANN: Zit. nach SCHLESINGER. — STOECKENIUS: Milz- und Leberveränderungen bei frischer Syphilis. Med. Klin. **22**, Nr 33, 1281 (1926). — STOLPER: Zit. nach TALLQUIST. — STRAUSS, H.: Über subakute Leberatrophie mit Ascites. Berl. klin. Wschr. **1920**, 583. — STRISOWER, R.: Beiträge zur Frage des Ikterus mit besonderer Berücksichtigung der Duodenalsaft- und Serumuntersuchung. W. Arch. inn. Med. **3** (1921). — STROKEY, P. T.: Hepatic syphilis. Ref. Zbl. Hautkrkh. **18**, Nr 7/8 (1926). — v. STRÜMPELL: Zur Klinik der ikterischen Erkrankungen, besonders der akuten gelben Leberatrophie. Dtsch. med. Wschr. **47**, Nr 41 (1921). — STÜMPKE: (a) Zur Ätiologie der akuten gelben Leberatrophie. Med. Klin. **1919**, Nr 39. (b) Zur Frage des Ikterus nach Salvarsan. Med. Klin. **1922**, Nr 10. — STÜMPKE u. BRÜCKMANN: Zur toxischen Wirkung des Salvarsans. Berl. klin. Wschr. **1912**, 303. — SYNGE, V. M.: Dublin. J. med. Sci., IV. s. **21/22**, Nr 23. — SZENTHIRÁLYI: Die Bedeutung der Urobilinogenurie vor und während der Salvarsanbehandlung. Ref. Zbl. Hautkrkh. **23**, 361 (1927). — SZOUR: Über eitrige Entzündung der Gallenwege auf luetischer Grundlage. Ref. Zbl. Hautkrkh. **24**, H. 9/10 (1927).

TACHAU, P.: (a) Untersuchungen über die Funktion der Leber bei Lues, unter besonderer Berücksichtigung des Icterus syph. praecox und der Leberstörungen durch Salvarsan. Dermat. Z. **32** (1921). (b) Zur Kritik des Salvarsanikterus, besonders des Spätikterus nach Salvarsan. Dtsch. med. Wschr. **25**, Nr 47 (1921). — TALLQUIST: (a) Beitrag zur Kenntnis der Klinik der tertiär-luetischen Lebererkrankungen. Finska Läk.sällsk. Hdl. **63**, Nr 5/6 (1921). (b) Beitrag zur Klinik der tertiär-luetischen Leberkrankheiten. Acta med. scand. (Stockh.) Suppl. **3** (1922). — TASHIRO, B. and K. KINOSHITA: On the disturb. of the liver by syphil. and salv. treat. Ref. Zbl. Hautkrkh. **35**, 559 (1930). — TEISSET: Thèse de Paris **1911**. — THIELEN: Inaug.-Diss. Kiel 1894 (zit. nach SCHLESINGER). —

Thierfelder: Ziemssens Spezielle Pathologie und Therapie, Bd. 8, I. 2. Aufl. Leipzig 1880. — Tusinský: Die Klinik der visceralen Syphilis. Ref. Zbl. Hautkrkh. 20 (1926). Ullmann: (a) Icterus syph. praecox. Wien. dermat. Ges. Ref. Zbl. Hautkrkh. 1 (1921). (b) Natriumthiosulfat bei Salvarsanikterus. Ref. Zbl. Hautkrkh. 18, H. 3/4 (1926). — Umber: (a) Akute und subakute Leberatrophie. Klin. Wschr. 1922, Nr 32. (b) Leberkrankheiten. Handbuch der inneren Medizin von Mohr-Staehelin, 2. Aufl. Bd. 3, S. 2. 1926. (c) Umfrage über Salvarsan. Med. Klin. 1910. — Urrutia: Ein Fall von febriler Lebersyphilis. Ref. Dermat. Wschr. 55, Nr 35 (1912).
Villacian, R.: Die luetische Ätiologie der Laennecschen Cirrhose. Ref. Zbl. Hautkrkh. 20, H. 1/2 (1920). — Viola, Francesco: Ein Fall von syphilitischer Hepatitis. Ref. Zbl. Hautkrkh. 7, H. 1 (1923). — Virchow: Virchows Arch. 15 (1858). — Vrerring, Knud: Ref. Zbl. Hautkrkh. 7, H. 7.
Wadsack: Charité-Ann. 28 (1904). — Wagner: Dtsch. med. Wschr. 1910, 530. — Wakeley, Cecil, P. G.: A case of gallstones with a gumma of the liver mistaken for malignant disease of the gall-bladder. Brit. J. Surg. 12 (1925). — Wechselmann u. W. Hohorst: Über den Einfluß der Salvarsanbehandlung auf den Bilirubingehalt des Blutserums. Arch. f. Dermat. 136 (1921). — Wechselmann, W. u. H. Wreschner: Zur Frage der Provokation von Ikterus und Leberatrophie durch Salvarsan bei Infektion der Leber und Gallengänge. Med. Klin. 18, Nr 34 (1922). — Wegierko, Jakób: Beitrag zum Verlaufe tertiärer Lues der Leber. Ref. Zbl. Hautkrkh. 17, H. 11/12 (1925). — Weiler: Münch. med. Wschr. 1910. — Weinberger: Lues und Ikterus. Ref. Zbl. Hautkrkh. 31, 552 (1929). — Weiss, Gyözö: Lebersyphilis. Ref. Zbl. Hautkrkh. 35, 171 (1930). — Werner: Münch. med. Wschr. 1897, Nr 27. — Werther: Hepatitis luetica. Zbl. Hautkrkh. 23 (1927). — Whipple u. King: Zit. nach Eppinger. — Whitecomp, E. N.: An unusual cas of tertiary syphilis of the liver. Proc. N. Y. path. Soc. 24 (1924). — Wilc: Lebersyphilis. Arch. of Dermat. 38 (1920). — Wile, Udo a. Rolla G. Karshner: Icterus gravis syphil. (Seine Beziehungen zur akuten gelben Leberatrophie.) J. Amer. med. Assoc. 1917, Nr 18. — Wilenko, M.: Lebersyphilis. Ref. Zbl. Hautkrkh. 29, 472 (1929). — Wilhelm, Louis: Duodenal lavage in the treatment of jaundice complicating the treatment for syphilis. Arch. of Dermat. 10, Nr 4 (1924). — Willcox: Diskussion. Brit. med. J. 1922, Nr 3231, 1055/56. — Winternitz: Lues und Ikterus. Ref. Zbl. Hautkrkh. 31, 552 (1929). — Wirsing: Inaug.-Diss. Würzburg 1892. — Wolf, Max: Leberfunktionsprüfung bei Lues und ihre Beziehung zur Verhütung von Salvarsanschäden. Dermat. Z. 42 (1924). — Wosegien: Über Ikterus nach Salvarsanbehandlung der Syphilis. Arch. f. Dermat. 141 (1922).
Zieler: (a) Ikterus und Salvarsan. Münch. med. Wschr. 1922, Nr 26. (b) Lebersyphilis bei negativer Seroreaktion. Münch. med. Wschr. 1923, 38. (c) Lebererkrankungen bei Syphilis und Syphilisbehandlung. Münch. med. Wschr. 1926, Nr 4. — Zieler und Beckmann: Akute gelbe Leberatrophie. Münch. med. Wschr. 1922, Nr 18. — Zimmern: Spätikterus nach Salvarsan. Dermat. Z. 27 (1919).

Syphilis der Nase und des Nasenrachenraumes.

Von

K. GRÜNBERG - Bonn und G. THEISSING - Bonn.

Mit 13 Abbildungen.

Die je nach der Art des zugrunde liegenden Materials stark voneinander abweichenden Angaben über die Häufigkeit syphilitischer Veränderungen in Nase und Nasenrachenraum gehören der älteren Zeit an (MAURIAC, WILLIGK) und haben heute jeden Wert verloren. Denn unzweifelhaft — das zeigt sich gerade auch auf rhinologischem Gebiet — hat die Syphilis unter dem Einfluß der modernen Therapie in den letzten Jahren ihr Gesicht geändert. Wir sehen die meisten Erscheinungsformen dieser Erkrankung auch im Bereich der Schleimhaut und des Skeletes der Nase heute sehr viel seltener und weniger ausgesprochen und charakteristisch als in der Zeit vor Einführung des Salvarsans (MENZEL, ZANGE). Namentlich die Erkrankungen des Tertiärstadiums haben an Zahl abgenommen und führen nicht mehr so oft zu weitgehenden Zerstörungen und Entstellungen der befallenen Teile wie ehedem. Wo es zu solchen kommt, handelt es sich fast ausnahmslos um nicht erkannte und darum unbehandelte Fälle. Gerade die schweren Folgeerscheinungen nicht diagnostizierter rhinopharyngealer Syphilis, die ihre Opfer für das ganze Leben kennzeichnen und mit schweren funktionellen und beruflichen Störungen, ja bisweilen mit Lebensgefahr verbunden sein können, weisen aber auch heute noch den syphilitischen Erkrankungen dieses Gebietes eine besonders wichtige Stellung zu, um so wichtiger, als die Diagnose der Lues im Bereich der Nase und des Nasenrachenraumes bei dem oft versteckten Sitz und den außerordentlich mannigfaltigen Erscheinungsformen des Prozesses trotz des Ausbaues der diagnostischen Hilfsmittel recht schwer sein kann und ein enges Zusammenarbeiten des Rhinologen und Syphilidologen erfordert.

Nase und Nasenrachenraum können in jedem der drei klassischen Stadien der erworbenen Syphilis in Mitleidenschaft gezogen werden.

Primäraffekte im Bereich der Nase

werden verhältnismäßig selten beobachtet und können sich an Häufigkeit nicht entfernt mit denen im Bereich der Mundrachenhöhle messen.

Nach den umfangreichen Statistiken von BULKEY und MÜNCHHEIMER bilden sie etwas über $1^0/_0$ aller extragenitalen Primäraffekte überhaupt. NEUMANN sah unter 247 extragenital Infizierten 2 Fälle, ZABOLOWSKY unter 139 einen und KREFTING unter 539 keinen Fall von Primäraffekt der Nase. Immerhin zeigen die Zusammenstellungen der in der Literatur niedergelegten Beobachtungen, daß Primäraffekte an und in der Nase häufiger sind als man im allgemeinen annimmt. Sie umfassen bis zum Jahre 1912 rund 300 Fälle (SENDZIAK, LOEB, SEIFERT). Diese lassen sich aus neuerer Zeit noch vermehren (ARTELLI, CALAMIDA, COPACEAU, JACOD, P. HANNEN, NEIL-MACLAY, PAUTET, PIPIA, PODESTA, NATANSON).

Es ist nicht uninteressant, daß Frankreich die bei weitem größte Zahl dieser Beobachtungen liefert, daß ferner, im Gegensatz zu der extragenitalen Syphilisinfektion im allgemeinen [1], der Primäraffekt der Nase beim männlichen Geschlecht wesentlich häufiger vorkommt als beim weiblichen und daß nahezu die Hälfte der Fälle auf das jugendliche Alter von 15—30 Jahren entfällt. Mehrfach sind neben dem Primäraffekt an der Nase noch ein oder mehrere extragenitale Primäraffekte an anderen Körperstellen beobachtet worden. Besonders interessant ist diesbezüglich eine Mitteilung Pringles von multiplen Primäraffekten an Nasenseptum, Oberlippe, Stirn, Kopf, rechter Hüfte, linker Lende und linkem Bein.

Vom anatomischen und klinischen Gesichtspunkt aus sollte man nach dem Beispiel Fourniers die Primäraffekte der Nase unterscheiden in *äußere*,

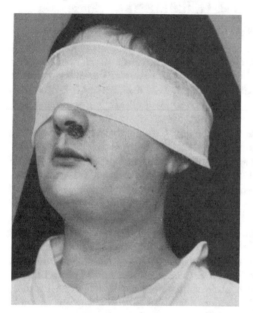

an der Haut und *innere*, an der Schleimhaut lokalisierte. Letztere sind weniger häufig beobachtet, was wohl hauptsächlich auf ihren versteckten Sitz und ihre schwere Diagnostizierbarkeit zurückzuführen ist.

Von rund 300 Fällen, die Seifert zusammengestellt hat [2], sind rund $1/3$ zu den intranasalen Primäraffekten zu rechnen. Jacod will in einer späteren Veröffentlichung sogar nur 58 Beobachtungen der Literatur als innere Primäraffekte gelten lassen. Die oben zitierten Veröffentlichungen aus neuester Zeit betreffen fast ausnahmslos innere Primäraffekte.

Als häufigster Sitz der äußeren Primäraffekte sind Nasenflügel, Naseneingang und Nasenspitze, als seltenerer Nasenwurzel, Nasenrücken und Nasolabialfalte beschrieben. Auch die vereinzelt am Filtrum und an der Innenseite der Nasenflügel beobachteten Schanker gehören hierher.

Abb. 1. Primäraffekt am Naseneingang
mit Submaxillardrüsenschwellung.
(Aus der Sammlung von Professor Buschke, Berlin.)

Die inneren Primäraffekte finden sich fast ausnahmslos am vorderen Teil der Nasenscheidewand. Nur vereinzelt sind sie am vorderen Ende der unteren Muschel (Brunon, David, Campbell, Guichard, Leckin, Jacod, Menzel), sehr selten an der mittleren Muschel (Jacobi, Jacod) und im hinteren Teil der Nasenhöhle (Lancereaux, Moure) beobachtet.

Der bevorzugte Sitz äußerer und innerer Primäraffekte erklärt sich aus dem häufigsten *Infektionsmodus,* der im Bohren und Kratzen mit dem infizierten Finger besteht. Hieraus ergibt sich zugleich der sicherste Weg diese extragenitale Infektion zu vermeiden. Daß sich unter den auf diese Weise Infizierten mehrfach Ärzte, Krankenwärter, Hebammen befanden, mag besonders erwähnt werden. Sehr viel seltener waren es gemeinsam benutzte Taschentücher, Handtücher und andere Gegenstände oder Verletzungen durch Biß,

---

[1] Vgl. den Beitrag F. Kogoj in Bd. XVI/1 dieses Handbuches.
[2] In dieser 340 Fälle umfassenden Statistik sind 36 von Loeb angeführten Fälle doppelt gerechnet.

Schlag usw., welche die Infektion vermittelten. Beispiele sehr eigenartiger Übertragungen lassen sich wie bei anderen Lokalisationen extragenitaler Schanker auch hier anführen. Die oben benannten Arbeiten von SENDZIAK, LOEB und SEIFERT enthalten diesbezüglich interessante Einzelheiten. In vielen Fällen bleibt der Infektionsmodus dunkel. Besonders hervorgehoben mag werden, daß auch ärztliche Instrumente (Tubenkatheter) als Infektionsträger verantwortlich gemacht worden sind (LANCERAUX, MOURE, LAILLER). Einmal (LAILLER) war hierbei gleichzeitig ein Primäraffekt am Naseneingang und in der Rachenhöhle entstanden. Und wenn HAJEK je zwei selbst beobachtete Fälle erwähnt, in denen der Ausbruch einer allgemeinen Syphilis sich an eine Muscheloperation bzw. an eine Punktion der Kieferhöhle angeschlossen hat, so dürfte auch noch in heutiger Zeit die Warnung vor dem Gebrauch nicht oder ungenügend desinfizierter Instrumente bei Untersuchung der Nase angebracht sein. Zugleich weisen diese letzteren Beobachtungen darauf hin, daß latente, nicht erkannte intranasale Infektionen mit Lues häufiger vorkommen mögen als angenommen wird.

Die *äußeren Primäraffekte der Nase* (siehe Abb. 1 u. 2) zeigen im wesentlichen dieselben Eigenschaften wie der indurierte Genitalschanker und zeichnen sich höchstens durch eine erheblichere Schwellung der Weichteile aus, die sich auch auf die angrenzenden Abschnitte des Gesichts erstrecken kann. Diese Schwellung trägt meist an ihrer Spitze eine Erosion oder Ulceration, die sich in der Regel aus einer einfachen knopfförmigen Geschwulst entwickelt hat.

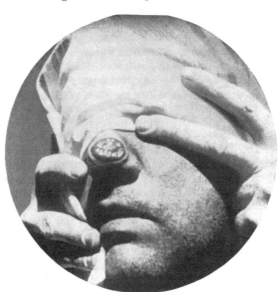

Abb. 2. Primäraffekt an der Nasenspitze.
(Aus der Sammlung von Professor BUSCHKE, Berlin.)

Öfters ist der Primäraffekt mit einer schwarzen Borke aus eingetrocknetem, blutigem Sekret bedeckt, eine Eigenschaft der von der Kleidung nicht berührten Gesichtsschanker (A. LIEVEN). Bei Lokalisation am Rande eines Nasenflügels oder im Naseneingang kann sich die sonst typische ovale oder Kreisform des Schankers verwischen und die äußere Nase mehr oder weniger stark difform erscheinen. Bewegungen der Oberlippe beim Sprechen oder bei Nahrungsaufnahme lösen dann schmerzhafte Empfindungen aus, während der äußere Primäraffekt der Nase im übrigen keine subjektiven Beschwerden bereitet. Fast ausnahmslos findet sich eine erhebliche indolente Schwellung der regionären Lymphdrüsen, vor allem der Glandulae submaxillares (s. Abb. 1) und — namentlich bei Befallensein der oberen Teile des Nasenrückens und der Nasenwurzel — auch der Glandulae prae- und infraauriculares.

Die äußeren Primäraffekte sind für den Geübten kaum zu verkennen. Bei älteren Leuten könnten sie mit einer bösartigen Geschwulst verwechselt werden. Das frühzeitige Auftreten massiger Drüsentumoren spricht gegen eine solche. Probeexcision und bakteriologische Untersuchung des Reizserums aus dem Herd

werden den Ausschlag geben. Am Nasenflügel und im Naseneingang kann der
Primäraffekt einem Furunkel im Infiltrationsstadium ähneln, wird sich aber
durch die lange Bestandsdauer, die viel größeren Härte, die Ulceration auf der
Oberfläche und die wesentlich geringere Schmerzhaftigkeit von einem solchen
unschwer unterscheiden lassen.

Das *klinische Bild des Schankers der Nasenschleimhaut* kann ein recht verschiedenes sein.

An seinem Lieblingssitz an der Pars anterior septi bildet der Primäraffekt
in typischen Fällen ein echtes Ulcus elevatum, das auf einer breitbasigen, pilz-
förmigen Schleimhautwucherung sitzt, welche sich beim Betasten mit dem
Finger oder der Sonde knorpelhart anfühlt. Das in der Regel erbsen- bis haselnußgroße Infiltrat kann so umfangreich werden, daß es den Naseneingang
verschließt und den Nasenflügel nach außen drängt. Die ebenfalls an Größe
unterschiedliche Erosion oder Ulceration ist meist von einem schmierigen,
gelbgrünen, zu Borkenbildung neigenden Exsudat bedeckt. Die Schleimhaut
in der Umgebung des Schankers zeigt starke entzündliche Reaktion. An der
Haut der äußeren Nase und der angrenzenden Gesichtshaut kann in schweren
Fällen eine sekundäre, auf Mischinfektion mit Eitererregern zurückzuführende
lymphangitische oder erysipelatöse Schwellung auftreten.

In einem Fall von Jacod war diese entzündliche Mitbeteiligung der Haut nahezu das
einzige Symptom, welches auf das Vorhandensein eines versteckt und schwer sichtbar an
der mittleren Muschel lokalisierten Schankers hinwies.

Von diesem gewissermaßen typischen Bild gibt es mancherlei Abweichungen.

Das Infiltrat ist nicht selten klein und läßt die charakteristische Härte vermissen, so daß bei fehlender oder geringfügiger Ulceration der Prozeß leicht
übersehen oder verkannt werden kann, wenn man nicht durch Cocain-Adrenalin
die Schleimhaut in der Umgebung zum Abschwellen bringt und dadurch die
Grenzen des Infiltrates deutlicher macht. Derartige „latente" Primäraffekte
finden sich nach Jacod in etwa $^1/_4$ der Fälle.

Seltener kommt es im Gegensatz hierzu zu einer excessiven Wucherung des
Primäraffektes, welche an einen Tumor denken läßt (neoplastischer Typ).

Pusateri sah einen Schanker am Septum als halbkugelige, mandelgroße, breitbasig
aufsitzende Schwellung, die von glatter hyperämischer Schleimhaut von fleischiger Konsistenz bedeckt war,

Bei sehr umfangreichen Primäraffekten bzw. sehr stark entzündlicher Reaktion in seiner Umgebung sind Komplikationen beobachtet, so sah Netleship
einen Absceß des Tränensackes durch Verlegung und Infektion des Tränen-
nasenkanals bei einer sehr großen Primäraffekt an der Nasenscheidewand
und Jacod eine eitrige Entzündung der Stirnhöhle, ausgehend von einem
Schanker an der mittleren Muschel.

In allen Fällen findet sich eine mehr weniger hochgradige Schwellung der
regionären submaxillaren, retropharyngealen oder tiefen jugularen Lymphdrüsen, die jedoch gar nicht selten durch Hinzutritt entzündlicher auf Mischinfektion beruhender Erscheinungen die charakteristische Härte und Schmerzhaftigkeit vermissen lassen und sogar, wie in einem Fall von Menzel, unter lebhaften Schmerzen abscedieren und dadurch zu Fehldiagnosen Veranlassung
geben können.

Die *subjektiven Beschwerden* bei dem inneren Primäraffekt bestehen in Ver-
stopftsein einer Nasenseite, einseitiger Absonderung eines serösen, serös-eitrigen,
manchmal sanguinolenten, fade riechenden Sekretes sowie halbseitigen, in Stirn-
und Schläfengegend ausstrahlenden neuralgischen Schmerzen, bisweilen auch
Fieber. Durch den konstanten Reiz der Sekretion aus der Nase kann es zu
einem pseudo-vesikulären Ekzem am Naseneingang und auf der Oberlippe

kommen. Die Intensität der Beschwerden ist in verschiedenen Fällen sehr wechselnd. Sie können so gering sein, daß sie dem Kranken kaum zum Bewußtsein kommen oder für einen einfachen Schnupfen gehalten werden und andererseits so hochgradig, daß sie zu schwerer Beeinträchtigung des Allgemeinbefindens führen.

Nach dem Gesagten liegt es auf der Hand, daß die *Diagnose* des inneren Primäraffektes der Nase nicht immer leicht zu stellen ist. Wer freilich überhaupt von dem Vorkommen solcher Initialsklerosen unterrichtet ist, wird, wenigstens in den einigermaßen charakteristischen Fällen, auch dann keinem Irrtum verfallen, wenn sekundäre Erscheinungen an der Haut noch nicht vorhanden sind. Am häufigsten sind Verwechslungen mit bösartigen Tumoren vorgekommen und einige Male für solche gehaltene Primäraffekte excidiert worden (PUSATERI, GAREL). Die histologische Untersuchung von Probeexcisionen, der evtl. Nachweis der Spirochäte im Sekret des Herdes oder auch im Gewebe selbst (PUSATERI) werden im Zusammenhalt mit dem klinischen Bild hier wie auch gegenüber der Annahme einer Tuberkulose bzw. eines Lupus auf den rechten Weg führen.

Gegenüber dem tertiären Gumma der Nasenscheidewand sind die langsamere Entstehung, der nur allmählich eintretende, dafür aber in die Tiefe greifende, zur Bloßlegung des Knochens bzw. Knorpels und schließlicher Durchlöcherung des Septums führende geschwürige Zerfall, wie er beim Primäraffekt nicht vorkommt, sowie die fehlende Beteiligung der Lymphdrüsen differentialdiagnostisch von Bedeutung.

In einem von JULLIEN beschriebenen Fall von angeblichem Primäraffekt der Nasenscheidewand mit Perforation derselben hat es sich höchstwahrscheinlich um ein ulceriertes Gumma gehandelt.

Der Primäraffekt des Nasenrachenraumes

ist namentlich in ätiologischer Beziehung von besonderem Interesse, weil er fast ausschließlich[1] durch infizierte ärztliche Instrumente, vor allem durch Tubenkatheter zustande kommt[2]. Es ist deshalb begreiflich, daß er früher häufiger beobachtet wurde als heute, wo das Gefühl von der absoluten Notwendigkeit, nur sterilisierte Instrumente zu benutzen, zu einem Gemeingut aller Ärzte geworden ist oder doch geworden sein sollte. Denn daß auch heute noch diese Kardinalregel gelegentlich außer Acht gelassen wird, beweisen Mitteilungen aus neuerer Zeit wie die von ZANGE, der nach Tubenkatheterismus, von HAJEK und BECK, die nach Adenotomie und von MENZEL, der nach Untersuchung des Mundes durch einen Zahnarzt Primäraffekte im Nasenrachenraum sahen.

Diese sitzen entsprechend ihrem Entstehungsmodus in der Regel an der Mündung der Ohrtrompete bzw. am Tubenwulst selbst, an der Plica salpingopharyngea, dem Arcus pharyngo-palatinus und dessen Übergang zur hinteren Rachenwand, am Rachendach und schließlich auf der Hinterfläche des weichen Gaumens. Sie stellen scharfrandige, seichte, speckig belegte Geschwüre mit größerer oder geringerer Reaktion in ihrer Umgebung dar. Regelmäßig findet sich auch hier eine meist starke Schwellung der regionären tiefen Halsdrüsen.

Wenn auch im Nasenrachenraum entstanden, reichten die Geschwüre vielfach noch bis in den Mundrachen herab und waren hier durch bloße Inspektion der Mundhöhle sichtbar, ein Umstand, dem wir wohl die Beobachtung der Fälle aus früheren Jahrzehnten zu verdanken haben.

---

[1] SOLARI hat bei einer Prostituierten einen Primäraffekt am Tubenknorpel beobachtet, der infolge eines Coitus penobuccalis entstanden war.

[2] Nähere statistische Angaben siehe bei SEDZNIAK, SEIFERT und HOPMANN.

Die subjektiven Beschwerden bestehen, je nach dem Sitz des Geschwürs, in mehr weniger starken Schluckschmerzen, die in das Ohr, das Hinterhaupt, die Schläfe ausstrahlen können, in Verstopfung der Nase und Schwerhörigkeit durch entzündliche Mitbeteiligung der Tube bzw. Auftreten eines sekretorischen Mittelohrkatarrhes.

Die Diagnose wird, wenn der Prozeß der direkten Besichtigung unzugänglich im Nasenrachenraum sich abspielt, nur bei Beherrschung der Rhinoskopia posterior möglich und auch dann vielfach nicht leicht sein. Meist kommen freilich die Kranken erst in so vorgerückten Stadien zur Untersuchung, daß das bereits vorhandene sekundäre Exanthem, welches bei Rachenschankern besonders heftig und frühzeitig aufzutreten pflegt, auf den richtigen Weg führt.

Sekundärstadium.

Die im Sekundärstadium der Lues an der *äußeren Haut* der Nase auftretenden Veränderungen unterscheiden sich nicht von denen an anderen Stellen des Gesichts. Das gleiche gilt von den *im Naseneingang* sich abspielenden sekundären Prozessen, die jedoch wegen ihres oft versteckten Sitzes (Innenseite der Nasenflügel, hinterer und oberer Winkel der Nasenöffnung, häutige Nasenscheidewand) und der Möglichkeit mit ähnlichen hier vorkommenden nicht spezifischen Veränderungen (Ekzemen, Rhagaden, Erosionen, Ulcerationen) verwechselt zu werden, diagnostisches Interesse beanspruchen.

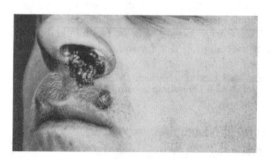

Abb. 3. Papeln am Naseneingang.
(Aus der Sammlung der Universitäts-Hautklinik in Bonn.)

Lochte fand bei seinen Untersuchungen von Frühsyphilitikern auffallend häufig (in 16,3% der Fälle) *Ekzeme des Naseneingangs*. Sie sind wohl in den meisten Fällen lediglich als Begleiterscheinung eines syphilitischen Katarrhes der Nase aufzufassen, doch mögen bei ihrem Zustandekommen gelegentlich bereits syphilitische Infiltrate geringer Ausdehnung an Ort und Stelle mitwirken. Nach Thost zeigen diese Ekzeme viel häufiger als bei Nichtsyphilitikern Neigung zu Borken-, Erosions- und Geschwürsbildung.

Nimmt die Infiltration der epithelialen Bedeckung des Naseneinganges zu, so kommt es zur Bildung ausgesprochener *Papeln*, die völlig den Charakter des so gut wie immer gleichzeitig bestehenden allgemeinen papulösen Exanthems zeigen (siehe Abb. 3). Solche wohl charakterisierte Papeln, rundliche, leicht gewölbte, hellrote oder mehr kupferrote Erhabenheiten, deren Oberfläche entweder glatt ist oder leicht schuppt, mit Rhagaden durchsetzt sein kann, in anderen Fällen erodiert ist und näßt, in wieder anderen Fällen Übergang zur Geschwürsbildung zeigt, kommen im Bereich des Vestibulum narium nach Angabe verschiedener Autoren durchaus nicht selten vor (Schech, Seifert, Lieven, Hajek). Kaposi hat darauf aufmerksam gemacht, daß die an der Innenfläche der Nasenflügel um die Vibrissae herum entstehenden Papeln braunrote Knötchen darstellen, die mit einer Acne oder Sycosis verwechselt werden können. Thost betont, daß es auf den Papeln am Naseneingang, selbst wenn sie ganz oberflächlich und als solche kaum erkennbar sind, nicht selten zur Rhagadenbildung kommt und hält deshalb Rhagaden im Naseneingang für luesverdächtig.

Über das Vorkommen *sekundärer Affektionen an der eigentlichen Schleimhaut* der Nase gehen die Ansichten auch heute noch auseinander. Es liegt dies vor allem wohl daran, daß die subjektiven Beschwerden dabei geringfügig und wenig charakteristisch zu sein pflegen und deshalb von Arzt und Kranken nicht beachtet werden und daß ferner die Eigenart der anatomischen Lage eine unmittelbare vergleichende Flächenbetrachtung, wie sie bei den gleichen Affektionen im Bereich der Mundhöhle ohne weiteres möglich ist, sehr erschwert.

LOCHTE fand bei Frühsyphilitikern auffallend häufig — in mehr als einem Drittel der Fälle — *katarrhalische Zustände* an der Nasenschleimhaut, die sich klinisch von denjenigen, wie wir sie beim gewöhnlichen Schnupfen zu finden gewohnt sind, in mancher Beziehung unterscheiden. Schleichende Entwicklung, fehlender Niesreiz, geringfügige oder fehlende Behinderung der Nasenatmung, mäßige Sekretion, lange Dauer werden neben der, namentlich von französischen Autoren betonten, Einseitigkeit des Prozesses als Hauptcharakteristica dieses syphilitischen Schnupfens der Sekundärperiode angegeben. Irgendein charakteristisches Merkmal, an dem man diesen syphilitischen Schnupfen als solchen mit dem Auge erkennen könnte, gibt es jedoch nach LOCHTE nicht. Circumscripte erythematöse Flecken auf hellerem Schleimhautgrunde, wie sie von anderen Autoren (SEIFERT, TISSIER, LANG, BRESGEN, LIEVEN u. a.) beobachtet wurden und wie sie nach LANNOIS vor allem am Septum, seltener an den Muscheln vorkommen, konnte LOCHTE ebensowenig feststellen, wie eine kupferige Röte der Schleimhaut, die nach BAZÉNERYE besonders am vorderen unteren Ende des Septums ausgeprägt zu sein pflegt. Auch HAJEK hat ein solches Erythema syphiliticum in der Nase niemals gesehen. Es scheint danach, daß das Stadium getrennt stehender roter Flecke, wie es nach der Darstellung LESSERs das syphilitische Erythem der Schleimhaut zunächst charakterisiert, auf der Nasenschleimhaut sehr kurz ist oder ganz fehlt und daß man gewöhnlich nur eine diffuse Rötung findet, die sich durchaus nicht von dem Bilde einer gewöhnlichen Coryza unterscheidet (ZARNICO).

Auch hinsichtlich des Vorkommens echter *Schleimhautpapeln* im Bereich der Nase besteht keine Übereinstimmung. LIEVEN verweist auf den Unterschied zwischen den ausgesprochenen Plaques opalines oder Plaques papuleuses und den einfachen Erosionen, Plaques mucueuses, und betont, daß nur diese letztere Art von Papeln in der Nase zu finden sei, da die weißlichen, opalinen, flachen oder leicht erhabenen Flecken der Plaques papuleuses nur dort vorkommen könnten, wo ein Pflasterepithel vorhanden sei. Dort hafte das Epithel auch nach Ausschluß von der Ernährung in dem gequollenen Zustande, der die Opalescenz bedingt, noch einige Zeit auf dem infiltrierten Papillarkörper. Das Flimmerepithel der Nasenschleimhaut dagegen gehe sofort verloren, so daß eine erodierte Stelle resultiert. Hieraus erklärt es sich wohl, daß die meisten Autoren sichere Papeln in der Form mehr oder weniger das Niveau überragender Infiltrate, wie wir sie an der Lippe und der Mundschleimhaut zu sehen gewöhnt sind, in den tieferen Teilen der Nase nie beobachtet haben. Auch LOCHTE nimmt an, daß in den tieferen Teilen der Nase nur Papeln „à type érosif" vorkommen. Er glaubt, daß unter den mit Krusten und Borkenbildung einhergehenden Katarrhen, wie er sie bei Frühsyphilitikern unverhältnismäßig häufig fand, sich eine Reihe von Fällen verbergen, in denen derartige erodierte Plaques durch aufgelagertes Sekret verdeckt werden. Am ehesten wird man danach echte Papeln im Innern der Nase dort zu erwarten haben, wo eine Umwandlung des Zylinderepithels in Pflasterepithel stattgefunden hat, wie das in den vordersten untersten Teilen, am Nasenboden und am knorpeligen Septum, nicht selten der Fall ist. Hier hat denn auch z. B. SCHECH Veränderungen gefunden, die sich als milchigweiße oder weißgraue Epitheltrübung und Epithelauflockerung darstellten und die der Beschreibung nach wohl als echte Plaques opalines zu betrachten sind. Auch die Erosionen scheinen diese Stellen zu bevorzugen (Gerber, Lannois). Hajek bestätigt das öftere Vorkommen grauweiß belegter Schleimhautstellen an der Nasenscheidewand, welche Epithelnekrosen ähneln, an einzelnen Stellen bluten, niemals über die hyperämische Schleimhautoberfläche der Umgebung hervorragen und der bei gesunden Menschen zu beobachtenden chronischen Entzündung der Pars anterior septi ähnlich sind, bei welcher nach Ablösung der Borken grauweiß verfärbte und vielfach excoriierte Schleimhautstellen übrig bleiben. Diese Excoriationen zeigen somit an und für sich durchaus nichts Charakteristisches für sekundäre Lues, wir finden sie aber häufig neben anderen wohl charakterisierten Papeln im Naseneingang und an anderen Schleimhautstellen der oberen Luftwege. Ob sie wirklich spezifische Produkte darstellen, wird sich wohl nur durch Auffinden der Spirochaeta pallida im Sekrete mit Sicherheit entscheiden lassen (Hajek).

Stark wuchernde, tumorartige, die Nase verlegende Kondylome, wie sie von älteren französischen Autoren, z. B. Ripault beschrieben sind, stellen seltene Ausnahmen dar und gehören ebensowenig zum Bilde der sekundären Lues im Naseninnern wie tiefgreifende Ulcerationen, die mit Nekrotisierung und Ausstoßung von Knorpel und Knochen einhergehen. Wahrscheinlich hat es sich in den wenigen Fällen dieser Art, wie sie von Lang, Zeissl u. a. publiziert sind, um ein Nebeneinander von Coryza professionalis (Ulcus septi perforans) und Syphilis (Seifert) oder um die bösartigeren Formen der Syphilis maligna oder Syphilis gravis (Lochte) gehandelt. Immerhin ist beachtenswert, daß ein so exakter Beobachter wie Seifert bei einem achtjährigen, von seiner Mutter an der Lippe infizierten Knaben Kondylome zu beiden Seiten der knorpeligen Nasenscheidewand entstehen sah, welche rasch zerfielen und zu einer ausgedehnten Perforation des Septums führten.

Es muß auffallen, daß *syphilitische Sekundärerscheinungen an der Schleimhaut des Nasenrachenraumes* häufiger beobachtet sind und offenbar auch häufiger vorkommen als an der Nasenschleimhaut.

Das *syphilitische Erythem* ist freilich auch hier selten. Seifert und Gerber konnten es niemals feststellen, dagegen fanden Lochte und Thost in vereinzelten Fällen eine starke Schwellung und tiefrote Verfärbung der Schleimhaut des Nasenrachenraums, die sie bei gleichzeitigem Vorhandensein von Papeln im Munde als echtes Erythem deuten. Sommer, der in $26,5\%$ seiner Sekundärsyphilitiker Veränderungen im Nasenrachenraum fand, konnte die erythematöse Form der Schleimhautsyphilis in fast einem Viertel seiner Fälle feststellen. Das Erythem zeigte sich dabei als fleckige Rötung auf weniger gerötetem Grunde oder auch so, daß in der geröteten Schleimhaut silberig glänzende Stellen sich abhoben, die aber nicht über das Niveau hervorragten. Befallen waren die verschiedensten Gegenden des Nasenrachenraumes, namentlich die Rachenmandel und auch die Tubenwülste, wobei es gelegentlich durch Schleimhautschwellung zu einer schlitzförmigen Verengerung des Tubeneingangs kam. Meist konnte das gleiche Erythem auch im Bereich der Mundhöhle und bis in den Kehlkopf herab festgestellt werden. In anderen Fällen fand sich gleichzeitig eine Stomatitis papulosa.

Sehr viel häufiger sind *syphilitische Papeln im Nasenrachenraum* beobachtet [1]. Ihr bevorzugter Sitz ist das adenoide Gewebe am Dach und der hinteren Wand. Es ist das leicht verständlich, wenn man bedenkt, daß das gesamte adenoide Gewebe des Waldeyerschen Schlundringes eine Prädilektionsstelle für Manifestationen der Erkrankung in den verschiedenen Stadien der Lues abgibt.

---

[1] Literatur siehe bei Hopmann, Seifert.

So finden wir denn auch die Rachenmandel relativ häufig gleichzeitig und in gleicher Weise mit den Gaumen- und der Zungentonsille erkrankt. LOCHTE fand Papeln an der Rachentonsille in 24,3% der von ihm untersuchten Frühsyphilitiker, an den Gaumentonsillen in 61,6% und an den Zungenbalgdrüsen in 33,7%. Auch an der hinteren Fläche des Gaumensegels, dem Choanalrand des Septums, den Tubenwülsten, den ROSENMÜLLERschen Gruben sind papulöse Efflorescenzen beobachtet. Oft kommt es zum ulcerösen Zerfall der Papeln. Dabei können dichtstehende, ulcerierende Papeln zu großen Geschwürsflächen zusammenfließen, die am Rachendach gelegen, von dort auf die Tubenwülste übergehen, den Choanenrand umgreifen und sich auf die Nasenscheidewand fortsetzen, andererseits sich an der Hinterwand des Nasenrachenraumes weit herabstrecken können. Auch auf der Hinterfläche des Gaumensegels sind solche aus Papeln entstandene Ulcerationen beobachtet (SOMMER).

LOCHTE und THOST konnten bei sekundärer Syphilis in einem Alter, in dem die Rachenmandel meist zurückgebildet ist, eine Schwellung derselben mit gleichzeitiger Drüsenschwellung in einem so hohen Prozentsatz der Fälle nachweisen, daß sie sich berechtigt glauben, diese Rachenmandelschwellung als durch die Syphilis bedingt anzusehen. Bemerkenswert ist dabei, daß häufig gleichzeitig auch die Gaumen- und Zungentonsillen eine Hyperplasie aufwiesen. Dieser Befund steht im Einklang mit der von französischer Seite schon vor langer Zeit aufgestellten Behauptung, daß im Frühstadium der Lues eine Schwellung des lymphatischen Rachenringes eintrete, welche der allgemeinen Lymphdrüsenschwellung analog zu setzen sei (LOCHTE).

Subjektive Beschwerden pflegt die sekundäre Nasopharyngitis syphilitica nicht oder doch nur in geringem Maße zu verursachen. Am häufigsten weisen noch Symptome von seiten des Gehörorganes, Schwerhörigkeit, Druckgefühl und leichte Schmerzen im Ohr, die durch einen sekundären Tubenkatarrh bedingt werden, auf den Nasenrachenraum hin. Von einem gewissen diagnostischen Wert sind Kopfschmerzen, die mit großer Regelmäßigkeit in den Hinterkopf verlegt werden und sich wohl dadurch erklären lassen, daß die Entzündungs- und Ulcerationsprozesse am Rachendach zu Infiltrationen und Ödemen nahe dem Bandapparat und dem Periost der Schädelbasis führen (SOMMER). In der Regel pflegen die Symptome der so häufig gleichzeitig vorhandenen Erkrankung im Bereich des Mundrachens das Bild zu beherrschen. So wird die Mitbeteiligung des Nasenrachenraumes meist zufällig von dem die Rhinoscopia posterior beherrschenden Arzt entdeckt und unter Berücksichtigung der fast immer noch vorhandenen anderweitigen Sekundärerscheinungen und der multiplen Lymphadenitis auch ihrer Natur nach richtig erkannt werden.

Im Rahmen der sekundär-syphilitischen Erkrankungen der Nasenschleimhaut nimmt die *kongenitale Nasensyphilis der Neugeborenen und Säuglinge* eine Sonderstellung ein, nicht allein, weil sie im Krankheitsbild der kongenitalen Lues die allerwichtigste, je beherrschende Rolle spielt, sondern auch wegen ihrer klinischen Besonderheiten.

Diese unter dem Namen *Coryza syphilitica neonatorum* allgemein bekannte Erkrankung ist von HOCHSINGER an einem großen Material eingehend erforscht und beschrieben. Seine klassischen Untersuchungen sind auch den nachfolgenden Ausführungen zugrunde gelegt.

Der syphilitische Säuglingsschnupfen gehört nicht allein zu den häufigsten, sondern auch zu den frühzeitigsten Symptomen der Lues congenita. HOCHSINGER erinnert sich keines diagnostizierbaren Falles von kongenitaler Frühsyphilis, in welchem dieser Schnupfen zur Zeit der ersten Untersuchung bzw. Diagnosenstellung vermißt worden wäre. Nach seinen Erfahrungen fällt der Beginn der Erkrankung meist in den ersten Lebensmonat. Nach dieser Zeit wird das Auftreten der Rhinitis specifica nur noch selten beobachtet, es sei denn, daß es sich um Rezidive handelt. In mehr als der Hälfte seiner in bezug auf die

Zeit des Auftretens der ersten Erscheinungen kontrollierbaren Fälle war die Coryza angeboren oder wurde sehr bald nach der Geburt vor dem Beginn der zweiten Lebenswoche bemerkt (Rhinitis specifica fetalis).

Von anderen Autoren wird als häufigster Termin für den Beginn des syphilitischen Säuglingsschnupfens ein späterer Zeitpunkt angegeben. Nach Lannois zeigt er sich selten vor 14 Tagen, am häufigsten gegen die 4. oder 5. Woche, ausnahmsweise noch nach dem 6. Monat.

Der Schnupfen geht bei allen scheinbar syphilisgesund geborenen Kindern dem Ausbruch des Exanthems voraus, und zwar nicht nur um Tage, sondern oft um viele Wochen (Göppert). Er ist also stets das erste, wenn auch nicht immer das einzige, klinische Syphilissymptom vor Ausbruch des Exanthems. Hochsinger hat mehrere Fälle beobachtet, bei denen gleichzeitig mit dem Schnupfen viscerale oder ossale Erscheinungen ohne Exanthem bestanden und hebt hervor, daß sich in den meisten Fällen gleichzeitig mit dem Auftreten der Rhinitis eine auffallende allgemeine Blässe der Haut mit einem Stich ins graugelbliche herausbildet, die man sonst nirgends findet und die für den Kenner ein ziemlich sicheres Symptom der kongenitalen Lues abgibt.

Bei der Coryza neonatorum handelt es sich um eine *diffuse* syphilitische Entzündung des Schleimhautüberzuges der Nase, die sich wenigstens im Beginn der Erkrankung ausschließlich im vorderen Teil derselben abspielt und so gut wie niemals in den Rachen hinuntersteigt. Das Vorkommen umschriebener erythematöser und papulöser Effloreszenzen wie sie Fournier angenommen und auch Menzel neuerdings erwähnt hat, wird von Hochsinger bestritten.

Der syphilitische Säuglingsschnupfen zeichnet sich durch die Chronizität des Verlaufes und seine geringe Tendenz zur Spontanheilung aus. Selbst bei sachgemäßer antisyphilitischer Behandlung dauern die Erscheinungen der nasalen Affektion in der Regel noch an, wenn alle Hauterscheinungen längst verschwunden sind.

Das erste auffallende Symptom der Erkrankung ist die Nasenverstopfung, die sich durch ein eigentümlich schlürfendes oder schniefendes Geräusch bei der Einatmung bemerkbar macht. Bei der rhinoskopischen Untersuchung findet man in diesem Stadium eine starke diffuse Schwellung der Schleimhaut in den vorderen Partien der Nase, welche am frühesten und intensivsten an der unteren Muschel entsprechend ihrem außerordentlichen Gefäß- und Drüsenreichtum aufzutreten pflegt. Dabei ist zunächst kein Sekret in der Nase zu erblicken, die geschwellte Schleimhaut erscheint vielmehr auffallend trocken (Stadium der einfachen Hyperplasie, Stadium siccum). Dieses Stadium kann Tage bis Wochen lang anhalten und sich unter geeigneter Behandlung zurückbilden oder in das zweite Stadium übergehen, welches durch Absonderung eines eitrigen Sekretes ausgezeichnet ist (Stadium secretionis). Das Sekret trocknet im Naseneingang und auch innerhalb der Nasenhöhle zu Krusten- und Borken an und nimmt im weiteren Verlauf eine blutige Färbung an, die auf Entstehung von Erosionen bzw. Ulcerationen an der Schleimhaut hindeutet (Stadium ulcerationis). Das Auftreten solcher Ulcerationsprozesse wird durch Sekretstauung in der engen Nase des Säuglings begünstigt.

Hochsinger konnte in diesem Stadium einen totalen Verlust des Epithels, entzündliche Infiltration der oberflächlichen Schichten der Substantia propria, Erweiterung und Entzündung der Wandschichten der Gefäße am Septum und der unteren Muschel bei histologischer Untersuchung nachweisen. Hajek und Grossmann fanden zu einer Zeit, wo außer Excoriationen und Rhagaden am Naseneingang und blutig-eitrige Sekretion aus der Nase rhinoskopisch nichts Pathologisches nachzuweisen war und auch makroskopisch sichtbare Veränderungen bei der Obduktion nicht bestanden, das Flimmerepithel an vielen Stellen bereits zugrunde gegangen, an anderen Stellen in Plattenepithel umgewandelt, die Mucosa hochgradig zellig infiltriert, die Drüsenepithelien schleimig degeneriert, im Zerfall begriffen oder bereits vollständig zugrunde gegangen.

In schweren Fällen, besonders unter dem Einfluß sekundärer Infektionen (Grippe), kann die gesamte Epitheldecke der Nase und auch des Nasenrachenraumes sehr schnell verloren gehen, wie das von GÖPPERT und E. KOCH ebenfalls histologisch festgestellt worden ist. Daß in solchen Fällen eine Restitutio ad integrum ausbleiben wird und es zu Atrophie, Narbenbildung und Verwachsungen, ja zu weitgehender Obliteration des Naseninnern (GÖPPERT) kommen kann, liegt auf der Hand.

Die innigen Beziehungen, welche zwischen Nasenschleimhaut des Säuglings und den knöchernen und knorpeligen Stützorganen der Nase bestehen, haben zur Folge, daß tiefgreifende syphilitische Entzündungsprozesse im Naseninnern leicht auf Periost und Perichondrium übergehen können. Die Annahme GERBERS, daß es auf diese Weise zur Einschmelzung und Resorption knöcherner und knorpeliger Teile und damit zur *Gestaltsveränderung der äußeren Nase* kommen könne, wird durch die Beobachtungen HOCHSINGERS bestätigt. Aus ihnen geht hervor, daß die Rhinitis syphilitica neonatorum, wenn nicht erkannt und behandelt, in einem hohen Prozentsatz der Fälle schon in den ersten Lebensmonaten zu dauernden Formveränderungen der Nase führen kann (Stadium der Difformierung) (s. Abb. 4). In all diesen Fällen war zur Zeit der Untersuchung eitrige bzw. blutig-eitrige Absonderung aus der Nase vorhanden.

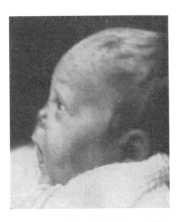

Abb. 4. Sattelnase bei kongenitalsyphilitischem Säugling.

Bei der Beurteilung solcher Gestaltsveränderungen muß berücksichtigt werden, daß die Nase junger Säuglinge von Hause schon eine Art Stumpfnase darstellt. Charakteristisch für die syphilitische Difformität der Nase während der Säuglingsperiode sind nach HOCHSINGER im allgemeinen folgende Momente: 1. Abnorme Kleinheit der knorpeligen Nase. 2. Retraktion der Nasenspitze nach hinten und oben. 3. Schräge, nach aufwärts gewendete Stellung der Nasenlöcher. 4. Eingesunkensein des Nasenrückens (Sattelnase). 5. Terassenförmige Abdachung des knorpeligen Nasenrückens gegenüber dem knöchernen Nasengrate. 6. Hochgradige Verschrumpfung der knorpeligen und häutigen Nase. Ist die Coryza syphilitica angeboren, so können die Kinder Formanomalien der Nase, die HOCHSINGER als Mikrorhinie und Hyperplatyrhinie bezeichnet, schon bei der Geburt zeigen.

Neuerdings haben HAJEK und GROSSMANN bei Neugeborenen mit syphilitischem Schnupfen außer den oben erwähnten Schleimhautveränderungen Verzögerung der Kalkresorption des Knorpels, vermehrte Resorption mit zahlreichen Osteoklasten und Fehlen von Osteoblasten an den Knochenbälkchen, Neubildung von periostalem geflechtartigem Knochengewebe in einem Ausmaße, wie dies in der Nase unter normalen Verhältnissen nicht zu sehen ist, festgestellt. Diese Befunde sind von TRAINA bestätigt. HAJEK macht diese Veränderungen offenbar nicht für die Entstehung der Nasendifformitäten beim syphilitischen Säugling verantwortlich, deren Pathogenese er für durchaus ungeklärt hält und für die er, im Gegensatz zu HOCHSINGER und in Übereinstimmung mit FOURNIER, nur soviel als sicher annimmt, daß sie nicht aus ulcerativen Prozessen hervorgehen und sich niemals an manifeste syphilitische Erkrankungen des Naseninnern knüpfen.

Ob diese von ihnen am Gerüst der Nase festgestellten Veränderungen ausheilen oder ob sie für spätere pathologische Zustände im Kindesalter verantwortlich zu machen sind, namentlich, ob die verschiedenen Formen der Atrophie, die wir in der Nase beobachten, irgendwie mit den kongenital-luetischen Prozessen in Beziehung stehen, ist nach Ansicht von HAJEK und GROSSMANN noch nicht restlos geklärt. Die Vermutung liegt nahe, daß die typische genuine Atrophie (Ozaena) in einem Zusammenhang mit den bei Coryza syphilitica neonatorum an Schleimhaut und Knochen sich abspielenden Veränderungen stehen könnte. GÖPPERT will einmal, wenigstens bis zu einem geringen, zeitweise sich einstellenden Fötor, die Entwicklung der Frühsyphilis der Nase zur Rhinitis atrophicans und zur Ozaena beobachtet haben, während HOCHSINGER niemals während der Säuglingsperiode den Übergang der kongenital-syphilitischen Nasenerkrankung in die Rhinitis atrophicans foetida feststellen konnte. Alles in allem kann man sagen, daß die Annahme eines solchen Zusammenhanges bisher durchaus unerwiesen ist (siehe auch unter tertiärer Nasensyphilis).

Im Zusammenhang hiermit sei erwähnt, daß die häufige und frühzeitige Mitbeteiligung des knorpeligen und knöchernen Nasengerüstes bei der kongenitalen Lues Neugeborener nach Kowarski schon in einer 1873 erschienenen Moskauer Dissertation von Golizynski durch pathologisch-anatomische Untersuchungen an Kindern im Alter von 2—16 Wochen nachgewiesen ist. Der Autor fand in 27% seiner Fälle eine Wegnersche Osteochondritis an zwei Verknöcherungslinien, und zwar an der Verbindungsstelle des Knorpels der oberen Muschel mit dem Knorpel des Siebbeins und Stirnbeins und im hinteren Teil des Knorpels des Septum narium an der Verbindungsstelle mit der Basis des Sphenoidale. Nach Ansicht des Autors können diese Verknöcherungslinien als den Epiphysenlinien analog angesehen werden. Die Veränderung an ihnen würden dann die Entstehung der Sattelnase erklären.

Die Difformitäten der Nase beim kongenital-syphilitischen Säugling sind pathogenetisch nicht in Parallele zu stellen, mit den auf mehr weniger hochgradiger Destruktion am knorpeligen oder knöchernen Nasengerüst beruhenden Difformitäten, wie sie im tertiären Stadium der erworbenen Lues und auch bei der Lues congenitalis tarda beobachtet werden. Es ist jedoch sehr bemerkenswert, daß auch schon im frühen Säuglingsalter schwere Zerstörungen am Nasengerüst mit Formveränderungen der Nase, wenn auch als seltene Ausnahme und nur nach langem Bestande der Rhinitis, vorkommen. Hochsinger hat in 6 Fällen bei Säuglingen von 6 Wochen bis zu 8 Monaten dreimal völligen Verlust der ganzen Nasenscheidewand, einmal mit gleichzeitiger Perforation des harten Gaumens und dreimal einfache Perforation des knorpeligen Septums feststellen können.

Besonders instruktiv ist die Beschreibung einer 6 Wochen alten Frühgeburt mit papulösem Exanthem, diffuser Infiltration der Hautdecke an der gesamten unteren Körperhälfte Auftreibung beider Ellenbogen- und Sprunggelenke, bei welcher die Nase vollkommen eingesunken war, die Nasenlöcher kaum mehr vorhanden, die knorpelige Nase der Oberlippe breit auflag. Bei Sondenuntersuchung kein Septum und keine Muschel mehr zu fühlen. Blutig-eitrige Sekretion aus der Nase.

Ähnliche Fälle sind auch von anderer Seite berichtet [1]. Neuerdings hat Lanois bei einem Säugling eine Zerstörung nur des häutigen Septums gefunden.

Hochsinger betont, daß auch diese schweren nekrotisierenden Prozesse durch Fortleitung der diffusen syphilitischen Entzündung von der Schleimhaut auf die Unterlage, nicht durch eine primäre Erkrankung des knöchernen oder knorpeligen Nasengerüstes wie oft bei der tertiären Form der Syphilis, entstehen.

Die Bedeutung der Coryza syphilitica für den Allgemeinzustand des Säuglings deckt sich mit der des nichtspezifischen schweren Schnupfens in diesem Alter. Die Störung des Schlafes bei Atmung mit offenem Munde, die schwere Saugbehinderung mit all ihren üblen Folgen für die Ernährung, die mangelnde Sauerstoffzufuhr zu den Lungen fallen hier ganz besonders schwer ins Gewicht, weil ein syphilitisches Kind seine Immunität viel nötiger braucht als ein anderes (Göppert). Zudem pflegt die bedeutendere Schwellung der Schleimhaut, die starke eitrige Sekretion, die Krustenbildung, die Nasenatmung in viel höherem Grade und für längere Dauer zu behindern als bei der gewöhnlichen Coryza. Das Trinken kann schließlich so erschwert werden, daß die Ernährung selbst mit Flasche und Löffel auf Schwierigkeiten stößt (Göppert).

Abgesehen von dieser direkten Gefährdung des Allgemeinzustandes durch die Nasenverstopfung und abgesehen von der oben beschriebenen, in Entstellung der äußeren Nase, Verwachsungen im Naseninnern usw. bestehenden irreparablen Folgezuständen kann es beim syphilitischen Säuglingsschnupfen, wenn auch selten, zu plötzlichen lebensgefährlichen Komplikationen — Sepsis, Meningitis — kommen, wobei Mischinfektionen bei ausgedehntem Epithelverlust

---

[1] Näheres siehe bei Hochsinger.

an der Nasenschleimhaut eine ausschlaggebende Rolle zu spielen scheinen (GÖPPERT, E. KOCH).

Es braucht demnach nicht betont zu werden, daß die möglichst frühzeitige *Diagnosenstellung* zwecks Einleitung einer antisyphilitischen Behandlung von größter Bedeutung ist. Wir müssen uns zum Prinzip machen, den luetischen Schnupfen auch unabhängig von anderen klinischen Symptomen ebenso diagnostisch zu verwerten, wie eine einzige Papel auf der Haut (GÖPPERT). Daß wir dabei nicht Zeit haben, auf den Ausbruch des Exanthems zu warten, wenn anders das Kind gerettet oder von schweren Folgezuständen bewahrt werden soll, ist oben genügsam betont.

Ein chronischer Schnupfen, in den ersten Lebenstagen entstanden, ist immer auf kongenitale Syphilis verdächtig. Der Verdacht wird verstärkt, wenn die Nasenverstopfung trotz Anwendung der gewöhnlichen Mittel Tage und Wochen andauert, wenn die Schwellung der Schleimhaut vor allem im vorderen Teil der Nase lokalisiert und die Nase zunächst trocken ist. Später weist dann die eitrige oder gar blutig-eitrige Sekretion und der zu dieser Zeit meist schon beginnende Farbenumschlag des Gesichtes auf Lues hin.

Es wäre jedoch falsch zu behaupten, daß jeder chronische Schnupfen bei jungen Säuglingen syphilitischer Natur sein müßte. Abgesehen von der chronischen Nasendiphtherie, die sich durch die Rhinoskopie in der Regel leicht ausschließen läßt, kann namentlich der durch Hypertrophie der Rachenmandel unterhaltene, manchmal schon in den allerfrühesten Lebensperiode auftretende chronische Reizzustand der Nasenschleimhaut differentialdiagnostische Schwierigkeiten machen.

Als ein besonderes Unterscheidungsmerkmal zwischen dem spezifischen und dem einfachen katarrhalischen Schnupfen der Säuglingsperiode führt HOCHSINGER die äußerst seltene Miterkrankung der hinteren Rachenwand und das konstante Fehlen einer katarrhalischen Schwellung und Rötung der Gaumenschleimhaut bei der Coryza syphilitica an.

Von differentialdiagnostischer Bedeutung kann unter Umständen das Auffinden der Spirochaeta pallida werden, die in unbehandelten Fällen sehr reichlich im Gewebe der erkrankten Nasenschleimhaut zu finden ist (HAJEK-GROSSMANN) und von hier auch in das Sekret übergeht, so daß sie in diesem oder dem von der Schleimhaut gewonnenen Reizserum nachgewiesen werden kann (BRACK-MEYER, HAARVALDSEN). WEISS fand den Erreger hier schon am vierten Tage nach der Geburt.

Die tertiäre Nasensyphilis

wird heute dank der besseren Diagnostik und der intensiven Behandlung der Frühstadien weit seltener beobachtet als früher. GERBER sah sie noch unter 672 Fällen von Lues der oberen Luftwege in 37,3%, unter dem gesamten rhinologischen Material in 3,7%. Demgegenüber kommt heute nur ein sehr viel geringerer Prozentsatz zur Beobachtung. Auch der Verlauf hat sich wesentlich geändert; weitgehende Zerstörungen und Entstellungen werden nur noch selten und dann fast nur bei unbehandelten Fällen beobachtet. Unter den drei Stadien der Nasenlues stellt die tertiäre die häufigste Erkrankungsform dar. Im Gegensatz zu der früheren Anschauung, daß die tertiärsyphilitischen Erscheinungen erst Dezennien nach der Infektion auftreten, gilt seit den Untersuchungen MICHELSONS, GERBERS und LIEVENS heute allgemein das 1.—3. und das 8. bis 14. Jahr nach der Infektion als besonders prädisponiert. Doch können namentlich bei der Lues maligna die Tertiärerscheinungen auch in direktem Anschluß an die Sekundärperiode auftreten, während sie andererseits noch bis zu 40 Jahren nach dem Infektionstermin beobachtet wurden (KATZ).

Die anatomische Erscheinungsform der tertiären Nasensyphilis ist das Gumma in Form des Gummiknotens und des gummösen Infiltrates, das nach Gerber und Lieven im Naseninnern häufiger anzutreffen ist. Auch wo makroskopisch ein umschriebener Knoten sichtbar ist, lassen sich fast stets histologisch auch in den angrenzenden Teilen schon spezifische Veränderungen nachweisen (Runge).

Neben den anatomischen Untersuchungen von Sänger, Schuster, E. Fraenkel, Zuckerkandl u. a. haben uns namentlich klinische Beobachtungen die

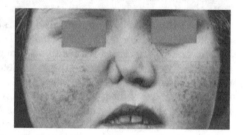

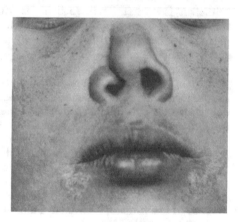

Abb. 6.

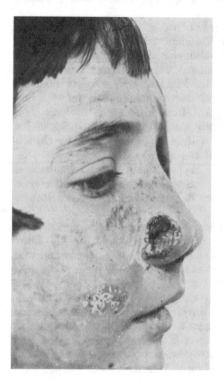

Abb. 5. Zerfallenes zentrales Gumma am Nasenflügel.

Abb. 6 und 7. Schrumpfung des Nasenflügels nach gummöser Perichondritis.

Kenntnis von den mannigfachen Veränderungen der tertiären Nasensyphilis vermittelt.

Die *tertiär-syphilitischen Prozesse an der äußeren Nase* unterscheiden sich klinisch und anatomisch in keiner Weise von denen an anderen Stellen der Haut. Außen- und Innenseite der Nasenflügel werden mit Vorliebe ergriffen. Man sieht dann eine blaurötliche Verfärbung und unregelmäßige Verdickung, wodurch der Naseneingang beträchtlich verengt werden kann. An der Innenseite der Nasenflügel werden Tumoren bis zu Haselnußgröße beobachtet (Moure, Raulin), die dann durch Ulceration tiefgreifende Zerstörungen setzen. Neben zentraler Durchlöcherung, wie sie aus eigener Beobachtung in der Abb. 5 wiedergegeben ist, kann es zu mehr oder weniger ausgedehnter, bisweilen sogar völliger Zerstörung des ganzen Nasenflügels kommen. In selteneren Fällen können die eingelagerten Knorpel solitär von dem spezifischen Prozeß ergriffen werden, wodurch eine Schrumpfung der Nasenflügel durch atrophierende gummöse Perichondritis ohne vorausgegangene Ulceration eintritt (Weber, Lieven) (s. Abb. 6 u. 7).

Das Vestibulum narium kann an jeder Stelle befallen werden, jedoch lokalisiert sich das Gumma mit Vorliebe am häutigen Teil der Nasenscheidewand. Die Infiltration kann hier den Naseneingang beträchtlich verengern und bei doppelseitigem Sitz das Bild eines Septumabscesses vortäuschen, indem sich auf beiden Seiten eine fluktuierende Geschwulst in das Vestibulum vorwölbt. Durch Zerfall des Gumma und nachfolgenden Verlust des häutigen Septums verschmelzen die Nasenlöcher und die Nasenspitze sinkt auf die Oberlippe herab, ein Zustand, den man als Papageiennase bezeichnet. Diffuses Befallensein des ganzen Naseneinganges, wie es von SEIFERT und SCHECH beobachtet wurde, führt nach Ulceration zu entsprechenden narbigen Veränderungen.

Neben dem Lieblingssitz des gummösen Prozesses an den Nasenflügeln und am häufigen Septum kommen selten primäre Gummen an der Nasenspitze zur Beobachtung (GERBER).

Ein charakteristisches Bild bietet das Gumma am Nasenrücken, das zu einer schmerzhaften teigigen Schwellung und zu einer pathognomischen Verbreiterung des Nasenrückens führt (s. Abb. 8). Im Einzelfalle ist es mitunter schwer zu entscheiden, ob nur Haut und subcutanes Gewebe oder auch Knochen und Periost der Nasenbeine und der Lamina perpendicularis ergriffen sind. Nach

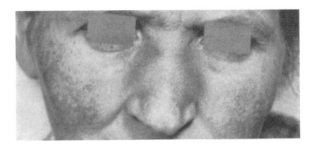

Abb. 8. Periostitis gummosa am Nasenrücken.

HAJEK kann man eine Mitbeteiligung des knöchernen Nasenrückens annehmen, wenn gleichzeitig der obere Teil der Nasenscheidewand an der Infiltration teilnimmt. Durch Erweichung und Zerfall können diese Gummen tiefgreifende Zerstörungen setzen, so daß man mitunter vom Nasenrücken aus wie in eine Höhle ins Naseninnere gelangt (GERBER, SEIFERT u. a.). Nach Heilung der Ulcerationen kommt es durch Narbenzug zur starken Deformierung der äußeren Nase. Neben der Auftreibung des Nasenrückens beobachtet man zuweilen eine stärkere Schwellung der Wangenhaut und Ödeme der Augenlider (SCHECH).

Im Naseninnern verläuft die Gummenbildung in charakteristischer Weise. Meistens entwickelt sich hier ein circumscriptes oder flächenhaftes Infiltrat in Schleimhaut und Submucosa, das nach Ulceration die bekannten kraterförmigen Geschwüre mit steilen Rändern und speckig belegtem Grunde bildet und sekundär auf den darunterliegenden Knorpel und Knochen übergreift; dann stößt man mit der Sonde auf rauhen nekrotischen Grund. Der nekrotische Knochen, der meist größere Ausdehnung besitzt als der freiliegende Geschwürsgrund, zeichnet sich durch einen penetranten „aashaften" Gestank aus. Verbleiben die nekrotischen Sequester längere Zeit an Ort und Stelle, so kann es durch Fortschreiten der Perichondritis und Periostitis zu einer ausgedehnten Zerstörung des Nasengerüstes kommen (HAJEK). Daneben kennen wir seit den Untersuchungen von SCHUSTER und SÄNGER auch den umgekehrten Weg, wobei sich der gummöse Prozeß primär in Knochen und Periost lokalisiert

und erst sekundär auf Submucosa und Schleimhaut übergreift. So nimmt
nach KATZ der gummöse Prozeß am Septum in der Mehrzahl seinen Ausgang
vom Periost. Auch können Schleimhaut und Periost unabhängig voneinander
befallen werden, und zwar gleichzeitig oder nacheinander (SÄNGER).

Der Lieblingssitz der gummösen Erkrankungen im Naseninnern sind *Scheidewand, Nasenboden* (MOLDENHAUER) und *Nasendach*. Nach SEIFERT erkranken
die Muscheln nahezu ebenso häufig wie das Septum. Neben diesen meistbefal-
lenen Stellen kann jedoch auch jeder Teil des Nasengerüstes erkranken.

An der *Nasenscheidewand* kommt es fast immer zur Einschmelzung, Nekrose
und Ausstoßung von Knorpel und Knochen. Der gummöse Prozeß kann hier
ebensowohl am vorderen unteren Teil des knorpeligen Septums lokalisiert sein
(KUTTNER), wie auch den Schleimhautüberzug des Vomer und der perpendicu-
lären Siebbeinplatte ergreifen. Eine besondere Prädisposition des knorpeligen
(GOODALE, JURASZ, LANG, SCHECH u. a.) oder des knöchernen Septumteiles
(BRESGEN, FRIEDRICH, GERBER, SEIFERT) dürfte nach den neueren Anschauungen (HAJEK u. a.) kaum bestehen. Nach KATZ kennt die tertiäre Nasensyphilis keine Gebundenheit an Ort und Zeit.

Das klinische Bild des Nasenscheidewandgummas zeigt entweder mehr
circumscripte oder mehr diffuse derbelastische Schwellungen mit hyperämischer
Umgebung, die jedoch vor dem Zerfall der gummösen Neubildung wenig hervortritt. Kommt es zur Ulceration, so sieht man eine heftige Reaktion der Umgebung mit starker Schwellung und eitriger Absonderung.

Durch Zerfall und Ausstoßung von Knorpel oder Knochen bilden sich verschieden geformte ein- oder seltener mehrfache Septumperforationen aus, die
je nach der Ausbildung des gummösen Prozesses und dem Zeitpunkt des Einsetzens spezifischer Behandlung zwischen Stecknadelkopfgröße und völligem
Verlust der Nasenscheidewand variieren. Bei Verlust des Vomers kommt es
zur Verschmelzung beider Choanen und bei Zerstörung der ganzen Nasenscheidewand erscheint die Nase als große eitriges Sekret absondernde Wundhöhle,
namentlich, wenn auch die laterale Nasenwand in den Prozeß hineingezogen wird.

An den Muscheln äußert sich das Infiltrat in Gestalt einer starken Schwellung, die sich selbst auf Cocainpinselung in stärkerer Konzentration nur wenig
zurückbildet. Dabei besitzt die Schleimhaut fast normale Farbe und ist höchstens
von erweiterten Gefäßen durchzogen (RUNGE). SÄNGER fand histologisch eine
starke Hypertrophie der Schleimhaut und ihrer Drüsen und Gefäße mit starker
Rundzelleninfiltration in der Randzone. Im weiteren Verlauf kommt es dann
auch hier zur Ausbildung kraterförmiger Geschwüre mit nachfolgender Knochennekrose und Sequesterbildung. Mitunter kann eine Muschel in toto oder sogar
sämtliche Muscheln dem nekrotisierenden Prozeß anheimfallen, so daß dann,
wie bereits betont, bei gleichzeitiger Septumnekrose die ganze Nase in eine
eiternde Wundhöhle verwandelt wird.

Von diesem typischen Befunde abweichend beobachtete SCHEINEMANN
merkwürdige Muschelschwellungen, die als harte Tumoren imponierten, allerdings unscharf in das übrige Muschelgewebe übergingen.

Eine besondere Bedeutung wird den gummösen Prozessen am Nasenboden
zugemessen, weil sie vielfach zu den gefürchteten Perforationen des Gaumens
und somit zur Kommunikation zwischen Mund und Nasenhöhle führen. Für
die Mehrzahl dieser Gaumenperforationen nimmt GERBER einen nasalen Ursprung an. Im allgemeinen greifen die zerstörenden gummösen Prozesse vom
zuerst befallenen Septum, seltener von den Muscheln aus auf den Nasenboden
über. Aus diesem Grunde findet man die Perforationen meist dicht neben der
Mittellinie, der Raphe palati duri. Mitunter wird jedoch auch eine primäre
Erkrankung des Nasenbodens beobachtet. Das klinische Bild kann dabei im

Anfang ganz harmlos aussehen, so daß die Diagnose häufig verkannt wird. Vielfach sieht man bei der Nasenuntersuchung zunächst nur eine kleine unscheinbare Verdickung an der vorderen unteren Septumpartie und findet erst bei näherem Zusehen nach Entfernung einer kleinen Borke am Nasenboden eine kleine Ulceration, auf deren Grund man mit der Sonde auf rauhen Knochen stößt (HAJEK). Der von hier ausgehende Durchbruch, der sich nur durch eine umschriebene Rötung und Schwellung der Gaumenplatte bei Besichtigung der Mundhöhle anmeldet, kann sich in wenigen Tagen vollziehen. Es braucht jedoch nicht immer zu einer völligen Perforation des Gaumens zu kommen, selbst wenn der darüberliegende knöcherne Teil nekrotisch geworden ist. So kann gelegentlich, wenn nur der orale Schleimhautüberzug intakt bleibt, ein Verschluß gegen die Mundhöhle erhalten bleiben. Aber auch bei klinisch unverändertem Aussehen der oralen Schleimhaut besteht die Gefahr einer nachfolgenden Druckgangrän, was SEIFERT durch Ansammlung von Zerfallsprodukten zwischen Schleimhaut und nekrotischem Knochen erklärt. Dann kann es über Nacht zur Nekrose der Schleimhaut kommen, die dem Druck nicht mehr standhält, falls eine Entlastung durch Entfernung des Sequesters nicht gelingt (SEIFERT).

Die Größe der Gaumenperforation kann recht verschieden sein; sie schwankt zwischen Stecknadelkopfgröße und völligem Verlust beider Gaumenplatten, Defekte, wie sie früher häufiger gesehen wurden (SEIFERT, MRAČEK u. a.).

Neben dem Gumma in Form des circumscripten und diffusen Schleimhautinfiltrates kommt noch eine andere gut charakterisierte Form der Nasenlues vor, die *syphilitische Granulationsgeschwulst*, die insbesondere durch die Arbeiten von KRECKE, KUTTNER, KUHN und MANASSE bekannt geworden ist. Der Lieblingssitz dieser Tumoren ist das Septum in seinem vorderen unteren Abschnitt, dann aber auch Nasenmuscheln und Nasenboden. Mehr oder weniger gestielt, in Einzahl oder multipel auftretend sitzen sie der Schleimhaut auf und zeichnen sich durch eine morsche und brüchige Konsistenz aus. Erosionen sind nach SEIFERT relativ häufig, tiefere Ulcerationen dagegen, wie sie von MANASSE beschrieben worden sind, selten. Die rötlich bis graurötlichen Geschwülste haben meist eine unebene Oberfläche und neigen mitunter zu Blutungen. Dringt der Prozeß in die Tiefe, so kommt es zu Substanzverlusten, an deren Rändern Granulationen aufsitzen, ein Bild, das mit tuberkulösen Prozessen manche Ähnlichkeit hat, namentlich wenn die sonst für gummöse Infiltrate charakteristische Reaktion in der Umgebung fehlt. Histologisch bieten die Tumoren das Bild einer gewöhnlichen Granulationsgeschwulst, in der lediglich die Gefäße arteriitische Veränderungen zeigen (MANASSE).

Klinisch treten die Granulationsgeschwülste meistenteils erst in Erscheinung, wenn sie eine beträchtliche Größe erreicht haben und die Nasenatmung behindern.

Der Ausgang der tertiär-syphilitischen Prozesse ist meistenteils die *Narbenbildung*, die im Laufe der Jahre immer mehr an Dichtigkeit zunimmt und die Tendenz zu starker Schrumpfung besitzt.

An der äußeren Nase rufen diese Schrumpfungsprozesse besonders unangenehme Entstellungen hervor. Da diese Deformierungen wenigstens teilweise für abgelaufene tertiäre syphilitische Prozesse charakteristisch sind, soll im folgenden eine kurze Zusammenstellung der dabei auftretenden Veränderungen gegeben werden.

Die bekannteste und wohl am meisten charakterisierte Form der postsyphilitischen Nasendeformitäten ist die *Sattelnase,* die durch Einsenkung und Abplattung des obersten Teiles des Nasenrückens unterhalb der Stirn bedingt ist, so daß der Stirnnasenwinkel eine erhebliche Verschärfung erfährt. Mit dieser Einsenkung der Nasenbeine geht durch sekundäre Zugwirkung auch eine Aufrichtung der Weichteile der Nasenspitze einher, wodurch die Nasenlöcher mehr oder weniger aufwärts gezogen werden (s. Abb. 9). Die Entwicklung der Sattelnase kann noch Monate und Jahre nach der Resorption der gummösen Infiltrate bzw. der Heilung der ulcerativen Prozesse erfolgen. Dubrowski berichtet in jüngster Zeit über einen Fall von Nasenlues, bei dem die Verunstaltung erst unter der spezifischen Behandlung einsetzte, während vorher die syphilitische Infiltration in Haut und Weichteilen 3—4 Jahre lang die Einsenkung des Nasenrückens aufgehalten hatte.

Bei der Entstehung der Deformität kommt es nicht nur, wie man früher (Mackenzie, Lang u. a.) annahm, auf einen Verlust des knöchernen und knorpeligen Septums an, das sogar völlig fehlen kann, ohne daß es zur Einsenkung der Nase kommt (Michelson, Moldenhauer, Gerber u. a.). Schech und Seifert nehmen deswegen eine, wenn auch noch so circumscripte Erkrankung der Nasenbeine an. Nach Hajeks Beobachtungen ist jedoch die Hauptursache für den Eintritt der Sattelnase in einem unter dem Nasenrücken sich entwickelnden Schrumpfungsprozeß zu suchen, was schon dadurch wahrscheinlich wird, daß die Deformierung erst lange Zeit nach Ausheilung der gummösen Infiltrate aufzutreten pflegt. Denn die Narbenschrumpfung und die gleichzeitig im Nasenskelet sich abspielende rarefizierende Ostitis sind noch am Werk, wenn die gummösen Veränderungen schon längst verschwunden sind. Für die Entstehung der Sattelnase kommt es somit nicht auf die Größe einer Perforation der Nasenscheidewand an, sondern auf ihren Sitz. Bleibt unter dem Nasenrücken eine, wenn auch nur schmale Brücke des Septums erhalten, so bleibt die spätere Einsenkung aus (Hajek).

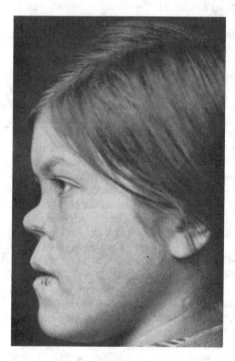

Abb. 9. Syphilitische Sattelnase.

Neben der häufigeren Form der Sattelnase, die zur Einsenkung und Abplattung der Nasenwurzel führt, kann es auch zu einem Einsinken des Nasenrückens unterhalb der Nasenbeine kommen, wenn die Erkrankung den oberen Teil der Cartilago quadrangularis ergriffen hat. Wird der untere Teil der Cartilago ergriffen, wobei meist auch das häutige Septum zerstört wird, so entwickelt sich die bereits oben erwähnte *Papageiennase*.

Kommt es zur Schrumpfung des die knöcherne und Weichteilnase verbindenden Gewebes, so entsteht die sog. *Lorgnettennase, Nez en lorgnon* (Fournier). Dabei werden die Weichteile in die Apertura piriformis hineingezogen, ähnlich — um einen viel angewandten Vergleich zu gebrauchen — wie sich der kleinere Tubus eines Opernglases in den größeren hineinschiebt. An der Grenze zwischen knöcherner und Weichteilnase kommt es dadurch zu einer tiefen Furchung, die dieser Nasendeformität ihr charakteristisches Gepräge verleiht (s. Abb. 10).

Durch Kombination der Sattel- und Lorgnettennase entsteht eine sehr häßliche Entstellung, die als *Bulldoggennase* bezeichnet wird. Hierbei fällt gewissermaßen die ganze ihrer Stütze beraubte Nase in die Apertura piriformis hinein und an ihrer Stelle erscheinen nur noch drei flache Hautwülste.

Schließlich seien noch kurz die *Habichtsnase* (SCHUSTER) und die von GERBER beobachtete *Kneifernase* erwähnt.

Im Naseninnern bleiben nach Abheilung der ulcerativen Prozesse Verwachsungen strang- oder flächenhafter Art zurück, namentlich wenn die Nase durch Deviation und Dornbildung verengt ist. Auf diese Weise bilden sich zwischen Muscheln und Scheidewand ausgedehnte Synechien, deren Form äußerst vielgestaltig sein kann. In schweren Fällen kann es zur völligen Obliteration beider Nasenhälften oder zur kompletten Choanalatresie kommen.

Auch Exostosen (SCHECH u. a.) und hochgradige Knochenverdickungen durch periostale Wucherungen sind namentlich an der Stirnhöhlenwand (HEINDL, O. MEYER), aber auch an den übrigen Teilen des Nasengerüstes beobachtet worden. HOPMANN sah einen Fall von Knochenneubildung am Septum und Nasenboden, bei dem die Nasenhöhlen völlig verschlossen und auch Kiefer- und Stirnhöhlen in den Verknöcherungsprozeß einbegriffen waren.

Zu den hochgradigsten Entstellungen kommt es dann, wenn neben dem Verlust von Nasenbeinen, Septum und Nasenmuscheln auch harter und weicher Gaumen und sogar Teile der Augen und Nasennebenhöhlenwände der Zerstörung anheim gefallen sind (SCHECH, SEIFERT, MRAČEK, HAJEK u. a.), Fälle, wie sie freilich heute nur noch selten vorkommen (siehe Abb. 11). Immerhin hat noch in neuester Zeit Ossipianz bei einem 16jähr. Patienten einen völligen Defekt der äußeren Nase und des Septums, des Siebbeinlabyrinthes und sämtlicher Nasenmuscheln, des harten und weichen Gaumens beobachtet. Selbst Kiefer- und Keilbeinhöhlen waren ergriffen.

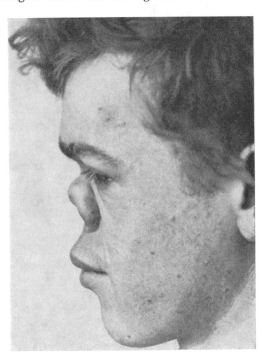

Abb. 10. Lorgnettennase.

Beim Versuch zu sprechen hörte man nur das Luftgeräusch der Ausatmung.

Durch Übergreifen des Prozesses auf die Nasennebenhöhlen, namentlich auf Sieb- und Keilbein kann es auch zu intrakraniellen Komplikationen, Sinusthrombose, Hirnabsceß und Meningitis kommen (LANG, DUBREUILH u. a.). HAJEK beobachtete eine umfangreiche Thrombose der Vena ophthalmica und der Sinus cavernosi. Meist enden derartige Fälle letal (HAJEK, TROUSSEAU, HELLMANN u. a.). Mitunter können jedoch auch umfangreiche Knochenteile an der Schädelbasis ohne tödlichen Ausgang nekrotisieren und ausgestoßen werden (BARATOUX, FINK, TREITEL, HEYMANN).

Eine Beteiligung der Tränenwege ergibt sich aus den anatomischen Verhältnissen. Durch Übergreifen des gummösen Prozesses auf den Orbitalinhalt wurde Neuritis optica (VACHER), Lähmung des N. abducens (DECRÉQUY) und Verschluß der Zentralvene und -arterie der Retina (FUCHS) beobachtet.

Eine weitere Folgeerscheinung der tertiären Nasensyphilis ist ferner eine allmählich eintretende umfangreiche Atrophie der Schleimhaut, die auch klinisch scheinbar nicht befallene Stellen ergreift und zu einer Umwandlung der Schwellkörper in faseriges Gewebe, Atrophie der Drüsen und zum Knochenschwund bis zum völligen Verlust der Muscheln führt (Runge). Diese Schleimhautatrophie kann sich nicht nur nach abgelaufenen Ulcerationsprozessen entwickeln, sondern auch direkt aus den gummösen Infiltraten hervorgehen (Lang). Anatomisch ist die ausgedehnte Schrumpfung nur dadurch zu erklären, daß der primäre Infiltrationsprozeß viel tiefer geht als es die klinischen Erscheinungen vermuten lassen (Schuster, Sänger u. a.). Schon Zuckerkandl hat darauf hingewiesen, daß schon frühzeitig die zellige Durchsetzung der Schleimhaut bis in die periostale Schicht hinabreicht.

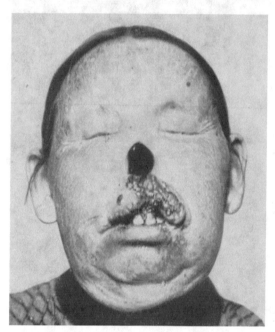

Abb. 11. Hochgradige Entstellung des Gesichts im Gefolge tertiärer Syphilis.
(Aus der Sammlung der Universitäts-Hautklinik in Bonn.)

Klinisch bestehen in solchen Fällen von sekundärer Atrophie die gleichen Symptome wie bei der primären genuinen Ozaena, bei der es auch ohne jeden Ulcerationsprozeß zum Schwund der Schleimhaut und des Knochengerüstes der Nasenmuscheln mit Fötor und Borkenbildung kommt.

In diesem Zusammenhang sei kurz darauf hingewiesen, daß die von Stoerk und Sticker aufgestellte und auch von Gerber vertretene Theorie von der syphilitischen Natur dieser Erkrankung seit den Untersuchungen von B. Fraenkel u. a. wohl endgültig verlassen worden ist. Die Ergebnisse der serologischen Ära (Sobernheim, Weinstein, Eisenlohr, Arzt u. Grossmann, A. Alexander, Uffenorde u. a.) konnten keinen ätiologischen Zusammenhang mit der Lues aufdecken. Auch die an großem Material vorgenommenen Untersuchungen von Sanvenero-Rosselli kamen zu negativem Resultat. Neuerdings wurde die alte Stoerksche Auffassung wieder aufgenommen von Elmiger, der unter 7 im Alter von 3—12 Jahren stehenden Kindern mit „genuiner" Ozaena 4mal positive Seroreaktionen beobachtete und darauf die hereditär-luische Ätiologie der Ozaena wieder in den Vordergrund rückt. Auch Bonnet-Roy sieht in vielen Fällen in der Ozaena eine metasyphilitische Erkrankung und Hochsinger fand unter 208 hereditär-luischen Kindern im Alter von 6—15 Jahren 16mal, also in fast 8% eine Ozaena. Demgegenüber konnte jedoch Hofer an einem großen Material von genuiner Ozaena niemals eine positive Wa.-Reaktion beobachten. In jüngster Zeit wurde noch von Goldberger und Dattner zur Klärung der Beziehungen zwischen genuiner Ozaena und kongenitaler Lues das Ergebnis der Liquoruntersuchung herangezogen. Wenn auch das Material nur klein ist und nur 8 Fälle erwachsener Ozaenakranker umfaßt, so spricht doch der in sämtlichen Fällen negative Liquorbefund im Sinne der modernen Anschauung, die zwischen genuiner und im Gefolge von Lues auftretender Ozaena einen prinzipiellen Unterschied macht (B. Fraenkel, Seifert, Hajek, Hofer, Portela, Costiniu u. a.). Portela läßt allerdings die Frage offen, ob die Schleimhautatrophie bei kongenitaler Syphilis sich in echte Ozaena umwandeln könne.

Die subjektiven Symptome der tertiären Nasensyphilis sind im Anfang meistenteils sehr geringfügig und recht inkonstant. Gewöhnlich macht sich zunächst ein harmlos erscheinender Schnupfen bemerkbar, der lediglich durch seine lange Dauer auffällt. Die anfangs wässerige oder schleimige Sekretion wird eitrig oder blutig-eitrig, sobald die Erweichung der gummösen Infiltrate eintritt. Durch die Neigung des Sekretes zum Eintrocknen bilden sich mißfarbige Borken, die dann zur Verstopfung der Nase führen können. Mitunter werden diese Borken wie schalenförmige Abgüsse ausgeschnaubt oder durch den Nasenrachen ausgewürgt. Durch häufiges Verschlucken der Sekretmassen können auch Magenstörungen ausgelöst werden. Andererseits kann die ätzende Wirkung des Sekretes zu Ekzemen an Naseneingang und Oberlippe führen. Kommt es zur Nekrose des Knochens, so nimmt das Sekret den oben erwähnten stark fötiden Geruch an. Durch Verlegung des Tränen-Nasenkanals infolge Muschelschwellung oder Narbenbildung bilden sich Störungen des Tränenabflusses aus.

Befällt der gummöse Prozeß die Regio olfactoria, so kann' es zu Hyposmie bzw. Anosmie kommen, die zum Dauerzustand wird, wenn sich in der Folgezeit irreparable Veränderungen in den Riechfeldern entwickeln.

Recht charakteristisch sind die Schmerzen, die sich meistens schon frühzeitig einstellen und in der Tiefe der Nase und am Nasenrücken empfunden werden, häufig auch in die Stirn, die Augen, Ohren und oberen Zähne ausstrahlen (ZARNIKO, SEIFERT, MENZEL u. a.). Bei Veränderungen am Septum werden diese Schmerzen häufig in den Hinterkopf verlegt. Zu besonderer Heftigkeit steigert sich der Schmerz, wenn Stirnbeine, Sieb- oder Keilbein und die oberen Teile der Nase befallen werden. Bekannt ist die Zunahme der Schmerzen bei Nacht (Dolores nocturni).

Neben diesen lokalen Symptomen pflegt gleichzeitig auch das Allgemeinbefinden eine Alteration zu erfahren. LIEVEN hebt das blasse, häufig kachektische Aussehen vieler Patienten hervor. Bei schweren Fällen von ulceröser Nasensyphilis wird häufig septisches Fieber beobachtet. Überhaupt sind Temperatursteigerungen nach BILANCIONI bei der Lues verbreiteter als im allgemeinen angenommen wird. Bei Prozessen, die die tieferen Gewebsschichten ergreifen, tritt nach ihm fast stets Fieber auf. LIEVEN sah immer nach der Sequestrektomie das Fieber verschwinden, was jedoch von HAJEK nicht bestätigt wird. Dieser beobachtete hohe Temperatur wiederholt bei umfangreicher Knochennekrose, die er im fortgeschrittenem Stadium nicht mehr als rein luisches Produkt ansieht, sondern als Folge der Sekundärinfektion, die ähnlich einer Osteomyelitis zu weitgehender Nekrose führt. Bekanntlich sind gerade diese Fälle selbst gegen intensivste Behandlung häufig refraktär. Vorübergehende psychische Störungen, wie sie von SEIFERT nach den Beobachtungen von RANGIE, SCHUSTER, LANG u. a. angeführt werden, dürften wohl meist der Allgemeinerkrankung zur Last zu legen sein.

Bestehen neben den gummösen Prozessen an der Nase noch andere manifeste Erkrankungen am Körper, so dürfte die *Diagnose* kaum auf Schwierigkeiten stoßen. Neben genauer Erhebung der Anamnese und des Lokalbefundes ist insbesondere auf die Zeichen gleichzeitiger oder abgelaufener syphilitischer Prozesse an Haut und Schleimhäuten zu achten. Fehlen derartige Zeichen, so kann die Diagnose in uncharakteristischen Fällen recht schwierig werden, da die Lues ebensowohl die Maske der Tuberkulose, wie die des Sarkoms, Epithelioms oder Papilloms annehmen kann (PROBY), und da ferner der Spirochätennachweis in den tertiär-syphilitischen Produkten praktisch nicht in Frage kommt und die Wassermannsche Reaktion in $20^0/_0$ klinisch sicherer Tertiärlues negativ ausfällt (LIEVEN).

Was zunächst die an der äußeren Nase auftretenden Manifestationen der tertiären Syphilis anbelangt — das eigentliche Hautgumma gehört nicht in den Rahmen dieser Abhandlung — so kommen gegenüber der gummösen

Periostitis des Nasenrückens im wesentlichen noch drei andere Erkrankungen in Betracht. Das sind einmal das Trauma, dann das maligne Neoplasma, das vielfach auch im Naseninnern entsprechende Veränderungen setzt und durch histologische Untersuchung auszuschließen ist und die tuberkulöse Ostitis. Neben der genauen Anamnese sind auch hier evtl. Veränderungen im Naseninnern zur Stellung der Diagnose heranzuziehen, die jedoch dann recht erhebliche Schwierigkeiten bereiten kann, falls es sich nicht um das charakteristische Infiltrat handelt, sondern um die syphilitische Granulationsgeschwulst, deren Differentialdiagnose weiter unten abgehandelt ist. Wie in allen unklaren Fällen muß natür-

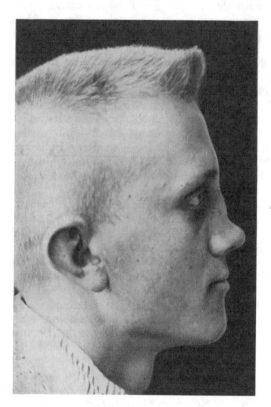

Abb. 12. Traumatische Sattelnase.

lich auch hier die eingehende Allgemeinuntersuchung und das Ergebnis der Seroreaktionen zur Unterstützung der Diagnose herangezogen werden. Da jedoch auch Lues und Tuberkulose nebeneinander vorkommen können — dasselbe gilt für Carcinom — so hat die Wassermannsche Reaktion nur bedingten Wert (Lieven).

Auch die bekannten charakteristischen Nasendeformitäten, die im Gefolge tertiärer Lues auftreten und ihre Träger schon von weitem brandmarken, sprechen nicht absolut für stattgehabte Lues, da Sattelnasen erheblichen Grades auch durch Trauma (siehe Abb. 12), zumal wenn konsekutive Absceßbildung hinzukommt, oder auch durch rarefizierende Ostitis bei der genuinen Rhinitis atrophicans entstehen können. Auch nach zu ausgedehnter submuköser Septumresektion kann es zu einer Einsenkung am Nasenrücken kommen. Nach Hajek kann ferner die Lorgnettennase auch bei Rhinosklerom ent-

stehen, wie auch das Herabsinken der Nasenspitze nach Verlust des häutigen Septums durch den Lupus vulgaris bedingt sein kann.

Bei den tertiär-syphilitischen Prozessen des Naseninnern ergeben sich differentialdiagnostische Schwierigkeiten namentlich im Anfangsstadium der gummösen Infiltration, wenn es noch nicht zur Geschwürsbildung gekommen ist.

Die hierbei auftretenden Veränderungen gleichen vielfach der gewöhnlichen hypertrophischen Rhinitis. So fand Vestea bei drei Fällen von sklerosierender hyperplastischer Rhinitis histologisch die Zeichen des syphilitischen Prozesses, der lange Zeit nur auf Schleimhaut und Submucosa beschränkt geblieben war. O. Seifert erwähnt einen Fall von gummöser Syphilis im obersten Teil der Nase, bei dem wegen der irrtümlich gestellten Diagnose eines Stirnhöhlenempyems die Aufmeißelung des Sinus frontalis vorgenommen worden war. Auch die noch nicht ulcerierte Infiltration am Septum kann ohne genaue

Untersuchung zu diagnostischen Irrtümern und irrtümlicher Operation Anlaß geben (E. H. SCHWARZ).

Tritt Erweichung und Ulceration hinzu, so kann die Unterscheidung zwischen Lues und Tuberkulose auf unüberwindliche Schwierigkeiten stoßen, da die Ähnlichkeit im klinischen Bilde eine Unterscheidung auf Grund klinischer Symptome in manchen Fällen schlechterdings unmöglich macht (STRANDBERG) und sowohl die oberflächliche wie die tiefe Form der Tertiärsyphilis ihre Analoga in der Haut- und Schleimhauttuberkulose haben (ALMKVIST). Wohl tritt das tuberkulöse Ulcus an den Schleimhäuten der oberen Luftwege fast nur bei fortgeschrittener Lungentuberkulose auf, hat neben dem unregelmäßigen, „geographischen" (LIEVEN) Rande einen weichen körnigen Grund und sitzt meistenteils auf anämischer Schleimhaut; trotzdem ist häufig nach dem klinischen Bilde eine Verwechslung mit dem ulcerierten Gumma möglich.

Auch die histologische Untersuchung, die GERBER, MICHELSON, SCHÄFER und andere noch für entscheidend hielten, bietet uns in zweifelhaften Fällen keine Sicherheit. In der Tat ist ja die Pathogenese bei beiden Prozessen die gleiche, indem es bei beiden zu Nekrose wie auch zum Auftreten von Granulationsgewebe mit Epitheloid- und Riesenzellen kommt (MANASSE, PASCH, GÖRKE, ALMKVIST u. a.). Auch die arteriitischen Veränderungen im Granulationsgewebe sind bei der Lues nicht konstant zu finden (SOLGER). Die Schwierigkeit der Diagnosenstellung beweist z. B. ein von MARX mitgeteilter Fall von lappiger ulcerierender Wucherung der unteren Nasenmuschel, wobei histologisch die Diagnose auf einwandfreie Epithelioid-Tuberkulose gestellt wurde. Seroreaktionen und Verlauf zeigten jedoch, daß eine Lues vorlag. Nur der Nachweis der Tuberkelbacillen im Granulationsgewebe und in den Riesenzellen ist für die Differentialdiagnose entscheidend (HAJEK u. a.). Aber er ist schwierig zu erbringen und gelingt nur selten.

Dasselbe gilt mutatis mutandis auch für den Spirochätennachweis in Sekret und Schnittpräparat.

Endlich kann auch die Diagnose ex juvantibus mittels Darreichung von JK und Hg. versagen, da auch die primäre Schleimhauttuberkulose der oberen Luftwege nach den Untersuchungen GRÜNBERGs mit Jod und Quecksilber günstig zu beeinflussen und sogar zur Heilung zu bringen ist.

Zudem muß auch das gleichzeitige Vorkommen beider Prozesse berücksichtigt werden. Neben den älteren Fällen von LIND, FINDER u. a. wird in neuerer Zeit von LASAGNA die Häufigkeit einer Kombination von Lues und Tuberkulose betont. Nach GREIF ist das gleichzeitige Bestehen beider Affektionen besonders in der Nachkriegszeit häufiger geworden. WODAK, der neuerdings auch einen solchen Fall erwähnt, weist jedoch darauf hin, daß viele der veröffentlichten Fälle von gleichzeitiger Kombination von Lues und Tuberkulose einer schärferen Kritik nicht standhalten.

Die Wichtigkeit der Röntgenaufnahme für die Differentialdiagnose beider Prozesse wird von THOST hervorgehoben. Danach wird bei der Tuberkulose durch die diffuse feine Kalkverteilung radiologisch ein matter Ton des Knochens bedingt, während die Lues in der auch sonst am Skelet beobachteten Weise exostosenartige Spitzen und rundliche Kalkflecken aufweist (THOST).

Gegenüber dem Lupus kann die Differentialdiagnose auf Schwierigkeiten stoßen, wenn die Lues in ihrer kleingummösen Form auftritt, die mit Lupus eine außerordentliche Ähnlichkeit hat (LANG, HAJEK, RUNGE). Für Lupus spricht in solchen Fällen neben etwa vorhandenen typischen Veränderungen im Gesicht und an der äußeren Nase die lange Dauer des Prozesses und seine langsam fortschreitende Entwicklung. STANDBERG weist auf einen bislang nicht genügend berücksichtigten Unterschied bei der Differentialdiagnose der granulierenden Muschelaffektionen hin, wonach sich die bei Lues auftretenden Prozesse durch schlaffe, blätterige Granulationen mit dünnflüssigem, serösem Sekret auszeichnen, während der Lupus große Granulationen und eine zähe, schleimig-eitrige Absonderung hervorbringt. Die histologische Differential-diagnose unterliegt denselben Begrenzungen wie bei der ulcerösen Form der Tuberkulose (Haag u. a.).

Besonders schwierig kann die Differentialdiagnose zwischen einem syphilitischen Granulationstumor und einem Tuberculom des Septums werden. Insbesondere gibt uns hier auch die histologische Untersuchung keinen sicheren Anhalt, da beide Erkrankungen dasselbe histologische Bild des Granulations-gewebes mit eingestreuten Knötchen bieten, die teilweise Riesenzellen enthalten (Manasse).

Es braucht nicht besonders hervorgehoben zu werden, daß man in solchen Fällen das ganze Rüstzeug moderner Diagnostik, Seroreaktionen, biologischen Versuch, Tuberkulin- und Luetinreaktion, histologische Untersuchung und den, praktisch allerdings nicht zuverlässigen Bacillennachweis im Nasensekret und Schnittpräparat heranzuziehen hat.

Was die Perforationen in der Nasenscheidewand anbelangt, so wissen wir, daß dieselben in keiner Weise für Lues pathognomisch sind.

In erster Linie kommt dabei differentialdiagnostisch das Ulcus septi perforans in Betracht, das sich spontan ohne wesentliche Beschwerden entwickelt und auch von selbst abheilt. Der hierdurch bedingte Defekt hat eine regelmäßige runde oder ovale Form und bleibt auf den knorpeligen Teil der Nasenscheidewand beschränkt.

Gegenüber den an Tuberkulose oder Lupus der Septumschleimhaut sich anschließenden Perforationen kommt unterscheidend in Betracht, daß bei der Perforation auf luischer Basis meistenteils knorpeliges und knöchernes Septum zugleich befallen werden und daß sich der Prozeß nur in Ausnahmefällen auf den knorpeligen Teil wie bei der Tuberkulose beschränkt. Nach Abheilung bleibt eine unregelmäßige Durchlöcherung mit narbigen Rändern zurück, zu der sich vielfach noch lange Zeit später eine sekundäre Atrophie der übrigen Schleimhaut hinzugesellt.

Die Differentialdiagnose gegenüber malignen Tumoren, dem Carcinom und Sarkom ist dadurch erschwert, daß beiden Prozessen die Neigung zum Zerfall eigen ist und beide auch nebeneinander vorkommen können (B. Fraenkel u. a.).

Als klinisches Unterscheidungsmerkmal kommt hierbei in Betracht, daß die gummöse Neubildung sehr rasch zerfällt und ein scharf ausgeschnittenes, locheisenförmiges Ulcus im Schleimhautniveau hinterläßt, während die Geschwürs-bildung beim Carcinom flacher ist und die Geschwürsränder selbst eine geschwulstmäßige Entartung zeigen. Ferner neigt das Carcinomgeschwür zu rascher Verjauchung und hat im Gegensatz zu dem charakteristischen speckig belegten Grunde beim Gumma einen roten, warzenförmigen Grund. Dazu kommt beim Carcinom die größere Schmerzhaftigkeit und die Neigung zu parenchymatösen Blutungen, während das Gumma nur bei Arrosion eines Gefäßes blutet. Regionäre Drüsenschwellungen sprechen in der Regel für malignen Tumor und kommen bei gummösen Prozessen im allgemeinen nur durch Mischinfektion vor, wobei sie dann mit erheblicher Schmerzhaftigkeit und Fiebersteigerung einherzugehen pflegen. Neben dem Allgemeinbefunde und dem Alter des Patienten muß hier vor allem die histologische Untersuchung zur Klärung der Diagnose herangezogen werden. Allerdings kann auch sie namentlich gegenüber dem Sarkom zu diagnostischen Irrtümern führen. So berichtet Proby über einen pseudosarkomatösen Tumor an der Nasenscheidewand und über zwei pseudoepitheliale Tumoren, von denen der eine als Papillom der mittleren Nasenmuschel in Erscheinung trat und nach Abtragung mehrfach rezidivierte. Auf antiluische Behandlung trat in allen Fällen sofort Heilung ein. Als wichtigstes histologisches Merkmal solcher pseudosarkomatöser Tumoren sieht Proby die große Polymorphie im mikroskopischen Bilde an, wobei das Sarkom im selben Schnitt gleichsam in verschiedenen Formen auftritt.

Weiterhin kommen noch Rotz, Lepra und Rhinosklerom differentialdiagnostisch in Frage, wobei allerdings die Unterscheidung kaum auf größere Schwierigkeiten stoßen dürfte.

Beim Rotz kann schon die Anamnese auf die richtige Spur führen, da ja meistenteils nur bestimmte Berufe (Kutscher, Landwirte usw.) davon befallen werden. Wenn auch die chronische Form mit Ulceration und sekundärer Narbenbildung einige Ähnlichkeit mit syphilitischen Prozessen der Nase hat, so wird doch in verdächtigen Fällen die mikroskopische und kulturelle Untersuchung Klarheit schaffen.

Gegenüber der Lepra, die ja nur für bestimmte Gegenden in Betracht kommt, in der Nase jedoch der tertiären Syphilis ziemlich ähnliche Veränderungen hervorrufen kann, kommen neben der Anamnese vor allem Manifestationen an anderen Körperstellen in Frage. Im übrigen entscheidet, wie beim Rhinosklerom, dessen charakteristisches Merkmal in äußerst chronischem Verlauf, ausgesprochener Härte und stets fehlender Ulceration der Infiltrate mit der konzentrischen Narbenschrumpfung besteht, die histologische Untersuchung.

Tertiäre Syphilis des Nasenrachenraumes.

Wie das Naseninnere, so ist auch der Nasenrachenraum häufig Sitz tertiär-syphilitischer Veränderungen. Um nur einige Zahlen zu nennen, so fand Gerber unter 27 Fällen pharyngonasaler Syphilis den Nasenrachenraum 7mal, also in etwa 26% beteiligt. Wendt konnte in $3/8$ seiner Fälle, die Zeichen von manifester oder überstandener Lues boten, tertiär-syphilitische Veränderungen im Nasenrachenraum nachweisen.

Auch die früheren Mitteilungen von Schuster, Michelson, Moldenhauer, Mauriac, Hopmann, Flatau u. a. weisen auf die Häufigkeit der tertiären Nasenrachensyphilis hin. Eine besondere Bedeutung kommt der Erkrankung im Nasenrachenraum besonders dann zu, wenn sie die einzige Manifestation der Lues bildet. Dieses selbständige Auftreten der Nasenrachenlues — von Hopmann als Syphilis tertiana occulta bezeichnet — ist seit den ersten Mitteilungen (Semeleder) recht häufig beobachtet worden.

Das Auftreten der Tertiärveränderungen im Nasenrachenraum kann schon kurz nach dem Abklingen der Sekundärerscheinungen erfolgen. Nach den Untersuchungen Fischenichs betrug die kürzeste Zeit etwa 2—3 Monate, die längste bis 20 Jahre nach der Infektion. Meistens sah er jedoch die Erkrankung in den ersten 6 Jahren nach der Infektion auftreten. Nach Gerbers Angabe stellt die Zeitspanne von 8—15, nach Hajek die von etwa 3—4 Jahren nach dem Infektionstermin das Hauptkontingent für den Ausbruch der Erkrankung dar.

Das klinische Bild der im Nasenrachenraum auftretenden tertiär-syphilitischen Veränderungen ist das gleiche wie in der Nase. Im allgemeinen ist das gummöse Infiltrat selten anzutreffen. Da die anfänglichen Beschwerden meist sehr geringfügig sind und den Patienten erst spät zum Arzt führen, trifft man die tertiäre Nasenrachensyphilis meist schon im Stadium der Ulceration an. Die Lokalisation des gummösen Prozesses nimmt keine Stelle aus. Neben der Rückfläche des Gaumensegels werden Rachendach und Rachentonsille (Moure und Raulin) die oberen und unteren Partien der Hinter- wie der Seitenwand und namentlich auch die Plica salpingopharyngea befallen (Zaufal). Nach Fischenich ist die Stelle der Bursa pharyngea ein sehr beliebter Sitz der Erkrankung, nach Gerber das Rachendach und der hintere Septumrand.

Das Gumma kann einfach oder multipel auftreten und schwankt zwischen Linsen- und Kirschengröße. Kommt es zur Ulceration, so kann das Geschwür verschiedene Formen annehmen, je nach dem, ob es sich nach der Fläche oder nach der Tiefe zu entwickelt.

Klinisch findet sich bei Sitz des Prozesses in den tieferen Partien des Epipharynx eine stärkere Rötung der Rachenhinterwand und des Gaumensegels, die stets den Verdacht auf eine Erkrankung des Nasenrachens lenken sollte.

Ist die Rückfläche des Gaumensegels befallen, so sieht man zuerst eine Rötung der bedeckenden Schleimhaut. Der befallene Teil des Gaumensegels ist schwerer beweglich und zeigt eine deutliche Vorwölbung. Bei medialem Sitz der Neubildung haben die Patienten häufig das Gefühl einer Schwellung am Gaumen. Objektiv findet sich dann vielfach auch bei der Palpation eine deutliche Verhärtung. Nach mehr oder weniger langem Bestande kommt es zum Zerfall des Infiltrates und zur Geschwürsbildung. Je nach dem Sitz des Prozesses kann der Durchbruch in zwei Richtungen erfolgen, einmal nach dem Nasenrachenraum, dann aber auch nach der Mundhöhle hin, ein Ereignis, das sich meist durch flammende Röte an der oralen Gaumensegelfläche ankündigt. Dieser meist scharf umschriebenen Rötung, die sich mitunter nur bei leichten anginösen Beschwerden des Befallenen entwickelt, hat man daher erhöhte Aufmerksamkeit zu widmen, da sich ganz unerwartet in dem hyperämischen Fleck ein speckig belegtes Ulcus als Zeichen des erfolgten Durchbruches zeigen kann. Die Größe solcher Perforationen im Gaumensegel kann in erheblichen Graden variieren. Ausgedehnter wird die Durchlöcherung häufig dadurch, daß mehrere ulcerierte Gummiknoten zu einem großen Geschwür konfluieren. Mit besonderer Vorliebe befällt der Prozeß die Basis der Uvula, die dann vielfach völlig verlustig geht oder nur mit schmaler Gewebsbrücke am Gaumensegel hängt. An der Rückfläche des weichen Gaumens entwickeln sich häufig Abklatschgeschwüre von Ulcerationen der hinteren Rachenwand (Gerber), wie sie auch anderen Orts an aneinanderliegenden Schleimhäuten zur Beobachtung gelangen. Durch den auf die Ulceration folgenden Vernarbungs- und Schrumpfungsprozeß können später hochgradige Verziehungen des Gaumensegels zustande kommen.

Sitzt der gummöse Prozeß im Epipharynx an der Plica salpingo-pharyngea, so kann er vielfach unter dem Bilde einer Seitenstrangpharyngitis ein- oder doppelseitig in Erscheinung treten; häufig reicht er dabei bis in den Mesopharynx hinunter. Beim Übergreifen auf die Rückwand des Gaumensegels entstehen halbseitige oder gar doppelseitige Verwachsungen mit der hinteren Rachenwand. Dabei braucht es gar nicht zu einer größeren Zerstörung des Gaumensegels zu kommen.

Die Lokalisation des Gummas am Rachendach, der Rachentonsille und der Hinterwand bietet entsprechende Verhältnisse. Wenn mehrere Stellen gleichzeitig befallen sind, so gleicht der Nasenrachenraum einer großen Geschwürsfläche mit stark entzündlicher Reaktion der Umgebung.

Besondere Verhältnisse bieten die syphilitischen Knochenaffektionen an der hinteren Vomerkante und am Keilbeinkörper, die bereits früher erwähnt worden sind.

Die Erkrankungen der Hinterwand des Nasenrachenraumes nehmen einen ernsteren Verlauf, wenn der gummöse Prozeß das Periost des Hinterhauptbeines oder der obersten Halswirbel ergreift. Dann kommt es zur Nekrose und Ausstoßung mehr oder weniger großer Sequester, die durch Aspiration (Zarniko) zu Komplikationen führen können, wenn auch meistens die Ausstoßung ohne üble Zufälle vonstatten geht (Fischer u. a.). So sei aus der älteren Literatur der Fall von Bardeleben erwähnt, bei dem man nach Zerstörung der vorderen

Halswirbelringe vom Munde aus den Nackenteil des Rückenmarks sehen konnte. Eine weitere Gefahr ist bei diesen Prozessen in der Möglichkeit einer Arrosion der in der Nähe liegenden großen Blutgefäße gegeben (RAULIN). So erwähnt HAJEK einen von MACKENZIE beobachteten Fall, bei dem es zur Sequestrierung der Wirbelkörper mit letaler Blutung aus der A. vertebralis kam. In einem vielfach zitierten Falle FISCHENICHs wurde nach Ausstoßung mehrfacher Sequester des Keil- und Hinterhauptbeines wahrscheinlich durch Arrosion des Sinus cavernosus eine letale Blutung beobachtet. Aus einer Zusammenstellung von ZIESCHÉ geht hervor, daß Erkrankungen der Halswirbel den größten Prozentsatz für die Spondylitis syphilitica stellen. Auch ein Übergreifen auf die Schädelbasis ist bei solchen Prozessen möglich. Derartige Ausgänge sind beobachtet worden von LANG, BARDELEBEN, FISCHER u. a.

Seltener finden sich syphilitische Granulationstumoren im Nasenrachenraum, die bis zu Taubeneigröße anwachsen, breitbasig oder gestielt der hinteren Rachenwand aufsitzen und mitunter bis an die Grenze des Mundrachens hinunterhängen (KRECKE, GOUGUENHEIM u. a.).

Die *subjektiven Beschwerden* bei gummösen Prozessen des Nasenrachenraumes äußern sich, besonders bei Sitz am weichen Gaumen und an den Seitenteilen der hinteren Rachenwand, die bei jedem Schluckakt eine Bewegung und Kontraktion erfahren, in Schluckschmerzen, die im Anfang nur gering sind, später aber bei Ausdehnung des Ulcerationsprozesses in solcher Intensität auftreten können, daß dem Patienten die Nahrungsaufnahme fast unmöglich wird. Die Folge davon ist ein kachektisches Aussehen, das irrtümlich zur Annahme einer Schwindsucht verleiten kann (RICHARDSON). Sobald die Ulceration größeren Umfang angenommen hat, tritt die Absonderung eines schleimig-eitrigen, vielfach auch sanguinolenten Sekretes hinzu, das dauernden Hustenreiz und Räuspern verursacht. Führt der Ulcerationsprozeß zur Knochennekrose, so stellt sich meistens ein übelriechender Fötor ein. Besonders lästig wird auch die Borkenbildung im Nasenrachen empfunden, die zu einer starken Behinderung der Nasenatmung führen kann. Ebenso wie bei der Nasensyphilis kann es natürlich auch hier durch Verschlucken der Sekretmassen zu Verdauungsstörungen kommen.

Als besonders charakteristisch wird von FISCHENICH neben allgemeinem Kopfdruck und Schwindelgefühl ein tiefer bohrender und stechender Kopfschmerz angegeben, der meistens im Hinterkopf empfunden wird und nachts seinen Höhepunkt erreicht. Diese Schmerzen können eine solche Stärke erreichen, daß die Befallenen zum Suicid getrieben werden. Daneben finden sich ausstrahlende Schmerzen in einem oder beiden Ohren, sowie Mittelohrkatarrhe mit mehr oder weniger hochgradiger Schwerhörigkeit und Ohrensausen als Folge einer Verlegung der Tubenmündung.

Die *Diagnose* stützt sich vor allem auf die bereits mehrfach erwähnten charakteristischen Merkmale des Gummas, das kraterförmige Geschwür mit scharfem Rand und speckig belegtem Grund und die stark entzündliche Reaktion der Umgebung. Bei gleichzeitigem Vorhandensein anderer syphilitischer Manifestationen dürfte die Diagnose kaum auf Schwierigkeiten stoßen. Neben genauer Erhebung der Anamnese und Allgemeinuntersuchung hat man vor allem auf Veränderungen an den übrigen Teilen der oberen Luftwege zu fahnden, die sich bei der Neigung der tertiären Lues in Schüben aufzutreten, recht häufig vorfinden. Mitunter bestehen auch gleichzeitig mehrere Gummen an verschiedenen Stellen der oberen Luftwege.

Das Haupterfordernis ist natürlich in jedem irgendwie verdächtigen Fall, in dem längere Zeit bestehende Schluckbeschwerden und stärkere Sekretabsonderung vorhanden sind, an eine Erkrankung des Nasenrachenraumes zu

denken. Eigentlich sollte jede Affektion im Rachen die hintere Rhinoskopie
oder das Einlegen des Gaumenhakens veranlassen. Welch unangenehme Folgen
die Unterlassung der direkten oder indirekten Besichtigung des Nasenrachenraumes zeitigen kann, geht aus zwei von Körner mitgeteilten Beobachtungen
hervor. In einem Falle war das Leiden längere Zeit für eine Gaumensegel-
lähmung gehalten worden, in dem anderen klinisch gleichartigen Falle hatte
„ein weltberühmter Syphilidologe die rasenden Schluckschmerzen einer jungen
Witwe für nervös erklärt, obwohl er wußte, daß die Patientin 5 Jahre vorher
von ihrem Manne infiziert worden war".

Die Differentialdiagnose kann bei solitärem Sitz des Prozesses im Nasenrachenraum erhebliche Schwierigkeiten bereiten. In erster Linie ist auch hier
die Tuberkulose auszuschließen. Allerdings ist primäre Nasenrachentuber-
kulose sehr selten; im übrigen zeichnen sich genau wie im Naseninnern die
tuberkulösen Ulcerationen auch hier durch ihren atonischen Charakter, die
unterminierten Ränder und die schlaffen Granulationen aus. Dasselbe gilt
für eine Verwechslung der kleingummösen (lupuiden) Form der Nasenrachenlues
mit dem Lupus. In jedem zweifelhaften Falle sollte man jedoch die klinischen,
biologischen und serologischen Untersuchungsmethoden zu Rate ziehen.

Des weiteren kann die Unterscheidung des solitären Nasenrachengummas
gegenüber dem Carcinom schwierig sein, da gerade hier die Charakteristica
des gummösen Prozesses vielfach durch sekundäre Mischinfektion verwischt
sind. In solchen Fällen ist stets die histologische Untersuchung einer Probeexcision zur Stellung der Diagnose heranzuziehen.

Auf einen Irrtum, der nach Trautmann, Hajek u. a. mitunter bei der hinteren Rhinoskopie unterlaufen kann, soll kurz hingewiesen werden. Danach kann eine Verwechslung
des Torus tubarius mit einem Gumma vorkommen. Hier läßt allerdings die längere Beobachtung einen luischen Prozeß mit Sicherheit ausschließen.

Schließlich ist noch die allerdings praktisch nur äußerst selten in Frage
kommende Verwechslung des Gummas mit einem Primäraffekt im Nasenrachenraum möglich. Außer dem Unterscheidungsmerkmal der zentralen Erweichung beim Gumma, der zentralen Verhärtung beim Primäraffekt, der auch
stets die indolente Drüsenschwellung zeigt, entscheidet hier der weitere Verlauf.

Auch akute phlegmonöse Prozesse, Diphtherie oder die auf den Nasen-
rachen lokalisierte Lepra dürften diagnostisch kaum Schwierigkeiten bereiten.
Beim chronischen Rotz entscheidet die bakteriologische Untersuchung und der
Ausfall der Seroreaktionen.

Wie in der Nase, so hinterlassen gummöse Prozesse auch im Nasenrachenraum
nach ihrer Abheilung narbige Verwachsungen, Defekte und Atrophien. Hat die
Ulceration den Knochen ergriffen, so können tiefe, mit epithelisiertem Narbengewebe ausgekleidete Dellen zurückbleiben, in denen das eitrige Sekret zu Borken
eintrocknet und neben Fremdkörpergefühl auch reflektorische Beschwerden wie
Kopfdruck und Schwindel hervorruft (Menzel). Auf die Verziehungen des
weichen Gaumens und der Gaumenbögen, sowie die Adhäsionen an der hinteren
Rachenwand, die nach Resorption der gummösen Prozesse entstehen, ist bereits
früher hingewiesen worden. Diese bindegewebigen Stränge und Membranen,
die sich zwischen Rachendach, Tubenwülsten, Gaumensegel und Hinterwand
ausspannen, können sogar einen völligen Abschluß des Nasenrachenraumes
vom Mesopharynx herbeiführen. In einer Reihe von Fällen wurde doppelte,
sogar dreifache Stenosenbildung beobachtet (Ducrey, Hopmann, Jakobsohn,
Menge). Michel sah so ausgedehnte Verwachsungen zwischen weichem Gaumen,
Zungenwurzel und Rachenhinterwand, daß für die Atmung und den Durch-
tritt der Speisen nur eine kleine Öffnung blieb. Zwischen leichter partieller
Verwachsung und vollständiger Atresie gibt es also sämtliche Übergänge, die

noch mit Perforationen des harten und weichen Gaumens kompliziert sein können. Ebenso kann es auch zu narbigen Atresien der Choanen kommen (VIRCHOW, SCHRÖTTER u. a.)

Die bei der *kongenitalen Syphilis* auftretenden Spätformen in Nase und Nasenrachenraum gleichen im wesentlichen den Tertiärerscheinungen der akquirierten Lues (GERBER, LIEVEN, HAJEK u. a.). Der Zeitpunkt ihres Auftretens fällt meistens in die Pubertätszeit (Syphilis hereditaria tarda Fournier), seltener in die ersten Lebensjahre oder längere Zeit nach der Pubertät. In einem Fall von GERBER traten hochgradige Störungen kongenital-luischer Ätiologie erst im 31. Lebensjahre auf. HAJEK erwähnt Fälle von COHN, SEMON und LANG, bei denen erst im Alter von 23—38 Jahren die ersten Zeichen hereditärer Syphilis in der Nase in Erscheinung traten.

Wie bei der tertiären Form der akquirierten Lues befallen auch bei der kongenitalen die gummösen Prozesse in der Nase entweder die Schleimhaut oder Periost und Knochen. Gerade die letzteren zeichnen sich zuweilen durch eine große Malignität aus (HAJEK u. a.). Nach GERBER ist auch bei der kongenitalen Lues das Septum Lieblingssitz der tertiär-syphilitischen Prozesse. Auch die Folgen führen hier wie dort zu den gleichen hochgradigen Defekten und Deformierungen der äußeren Nase und des Gesichtes. Besonders häufig kommt es, wie bereits früher erwähnt, ohne vorausgegangene ulceröse Prozesse durch narbige Schrumpfung zur Entstehung der Sattelnase. Auch vollständige Verwachsung des Gaumensegels mit der hinteren Rachenwand wird vielfach beobachtet (LIEVEN). Subjektiv machen die gummösen Prozesse bei der kongenitalen Nasensyphilis die gleichen Beschwerden wie bei der akquirierten, wenn auch die Befallenen wegen der anfänglich nur wenig belästigenden Symptome erst spät den Arzt aufsuchen.

Zur Diagnose der kongenitalen Spätsyphilis in Nase und Nasenrachenraum, die mitunter mangels anamnestischer Hinweise recht schwierig sein kann, hat man neben Beachtung des Allgemeinzustandes und der bekannten HUTCHINSONschen Trias namentlich auch eine genaue somatische Untersuchung der Eltern und Geschwister heranzuziehen. HAJEK weist darauf hin, daß bei scheinbar erster Manifestation der Lues an den oberen Luftwegen häufig kleine glänzendweiße Narben an Gaumen und hinterer Rachenwand zu finden sind, die von vorausgegangenen, unbeachtet gebliebenen Attacken herrühren und durch ihr Vorhandensein die Diagnose auf den richtigen Weg führen können.

Anhang.

Syphilis der Nasennebenhöhlen.

Ebenso wie in der Nase kann es auch in den Nasennebenhöhlen zum Auftreten syphilitischer Veränderungen kommen. Neben einer Reihe kasuistischer Mitteilungen aus der älteren Literatur (genaue Angaben siehe bei KUTTNER und HEINDL) hat uns insbesondere die systematische Bearbeitung dieses Kapitels durch KUTTNER die Bedeutung der Nebenhöhlensyphilis gezeigt.

Über die Häufigkeit syphilitischer Nebenhöhlenerkrankungen lassen sich nach KUTTNER zahlenmäßig bislang noch keine sicheren Angaben machen. Jedenfalls kommen sie aber häufiger vor als man früher annahm. Zudem liegt ihre klinische Bedeutung weniger in dem gehäuften Vorkommen als vielmehr in der Schwere der möglichen Komplikationen, die sogar zum tödlichen Ausgang führen können (TROUSSEAU, HELLMANN u. a.).

Daß ein Primäraffekt durch instrumentelle Eingriffe (Spülungen usw.) im Bereich der Nebenhöhlen entstehen kann, ist immerhin möglich (s. oben unter Primäraffekt).

Auch über evtl. sekundäre Veränderungen wissen wir nichts Sicheres, obwohl Zarniko und Kuttner mit Recht darauf hinweisen, daß sie in den Nebenhöhlen wahrscheinlich ebenso gut vorkommen wie auf der Nasenschleimhaut. Zarniko möchte sogar die starken Kopfschmerzen in der Eruptionsperiode der Lues wenigstens teilweise als Nebenhöhlenschmerzen auffassen.

Am häufigsten werden die *Tertiärerscheinungen* der Nebenhöhlen beobachtet.

Ebenso wie in der Nase kann es auch an den Nebenhöhlenwänden zum Auftreten gummöser Prozesse kommen, die auch hier entweder von der Schleimhaut — und das ist das häufigere (Proby) — oder vom Periost und Knochen ihren Ausgang nehmen und zu den bekannten Folgezuständen, Nekrose, rarefizierender Ostitis, Atrophie und Knochenneubildung führen (Kuttner, Hajek). Die besondere Vorliebe dieser Prozesse zu schnellen und ausgedehnten Knochennekrosen sieht Kuttner in den anatomischen Verhältnissen der Nebenhöhlenauskleidung, die nach Zuckerkandl außerordentlich dünn und zart ist und in Ermangelung eines selbständigen Periostes in besonders naher Beziehung zum Knochen steht.

Neben dem primären Auftreten in der Schleimhautauskleidung der Nebenhöhlen kann sich der gummöse Prozeß auch durch Übergreifen vom Naseninnern durch Zerstörung der dünnen Knochenwände oder aber bei Lokalisation an der Außenwand einer Nebenhöhle, z. B. bei gummöser Periostitis der Stirnbeinaußenfläche durch den Knochen auf das Innere der Nebenhöhlen ausbreiten.

Die Fälle, in denen es durch syphilitische Prozesse im Naseninnern infolge Verlegung der Ausführungsgänge zur Erkrankung der Nebenhöhlen kommt oder in denen destruktive Prozesse an den Nebenhöhlenwänden eine sekundäre Infektion mit Eitererregern begünstigen, können natürlich der Syphilis nur indirekt zur Last gelegt werden, die hierbei nur die Rolle der auslösenden Ursache spielt (Kuttner, Lieven, Hajek u. a.).

Hat sich der gummöse Prozeß in einer Nebenhöhle festgesetzt, so kommt es zu einer reaktiven eitrigen Entzündung der umgebenden Schleimhaut, die dann das klinische Bild eines Empyems hervorrufen muß. Mit Recht weist Hajek darauf hin, daß die Bezeichnung „syphilitisches Empyem" der Nebenhöhlen nicht glücklich gewählt ist, da ja die entzündliche Reaktion nur die Folge des gummös-ulcerativen Prozesses ist, während eine primäre spezifische Entzündung der Schleimhaut, deren Existenzmöglichkeit auch ohne das Gumma gegeben sein müßte, bislang nicht erwiesen sei.

Die Erkrankung kann sich in sämtlichen Nebenhöhlen, Kieferhöhlen, Stirnhöhlen, Siebbeinlabyrinthen und Keilbeinhöhlen lokalisieren und mit oder ohne begleitendes Empyem einhergehen. Solche Fälle sind früher vielfach beschrieben worden (genaue Zusammenstellung siehe bei Kuttner und Hajek) und auch in der neueren Literatur bekannt (Fleischer, V. Schmidt, Nelissen und Weve u. a.).

Klinisch unterscheiden sich die durch tertiäre Ulcerationsprozesse in den Nebenhöhlen induzierten Empyeme nicht von den gewöhnlichen chronischen Nebenhöhleneiterungen. Ein charakteristisches Symptomenbild gibt es nicht und bald überwiegen die Symptome der Lues, bald die des Nebenhöhlenempyems. Auch eine besondere, von gewöhnlichem Empyemeiter abweichende Beschaffenheit des Sekretes konnte von Kuttner nicht bestätigt werden. Die vielfach hervorgehobenen besonders starken Atembeschwerden erklärt Kuttner durch häufigere und intensivere Mitbeteiligung der Nasenhaupthöhle bei den syphilitischen Prozessen.

Aus den angeführten Gründen ergibt sich von selbst, daß die *Diagnose* einer syphilitischen Nebenhöhlenerkrankung, sofern nicht der Prozeß von der Nachbarschaft auf die Nebenhöhlen übergegriffen hat, erhebliche Schwierigkeiten bereiten kann. Bei verstecktem Sitz in einer Nebenhöhle ist die gummöse Ulceration zunächst nicht zu erkennen, so daß man hier lange Zeit im Zweifel sein kann (LEONELLI). Auch kann mitunter die Lues durch die Symptome eines gewöhnlichen Empyems vollkommen verdeckt sein. Die Schwierigkeit, in solchen Fällen die richtige Diagnose zu stellen, wird noch dadurch erhöht, daß selbst die für Lues so charakteristischen Knochenprozesse eine andere Erkrankung nicht ausschließen. Denn auch schwere Infektionskrankheiten wie Scharlach, Typhus und Influenza können ausgedehnte Knochennekrose im Gefolge haben, und selbst ein chronisches Kieferhöhlenempyem kann in seltenen Fällen den harten Gaumen durchbrechen (KUTTNER). Besonders schwierig gestaltet sich die Diagnose bei Empyemen der Stirnhöhle. Denn während man bei alleinigem Befallensein der vorderen Stirnhöhlenwand, die ja für tertiäre Erscheinungen besonders prädisponiert ist (GERBER, HEINDL, HAJEK), kaum im Zweifel sein dürfte, läßt es sich beim Hinzutreten einer Eiterung nur sehr schwer sagen, welcher Prozeß der primäre war (Fälle von TREITEL, GERBER, CRUVEILHIER, VEISS, ARDENNE und HEINDL). Immerhin muß natürlich jeder nekrotische Knochenprozeß stets den Verdacht auf Lues erwecken.

Auch die positive Wa.-Reaktion spricht nicht mit Sicherheit für das Vorliegen einer syphilitischen Nebenhöhlenerkrankung, da ja auch unspezifische Nebenhöhlenaffektionen bei Syphilitikern vorkommen können. Nur wenn die antiluische Behandlung allein zum Verschwinden aller Erscheinungen führt, kann man nach VIGGO SCHMIDT einen spezifischen Nebenhöhlenprozeß annehmen. So pflichtet auch HAJEK aus praktischen Gründen der Ansicht GRÜN-WALDS bei, der den Prozeß solange als syphilitisch ansieht, so lange er auf antisyphilitische Mittel reagiert.

Auf die schweren Komplikationen, die sich bei der tertiären Syphilis der Nebenhöhlenwände ergeben und die zu schwerer Destruktion und völliger Ausstoßung ganzer Teile vor allem des Siebbeins und Keilbeins (FOURNIER, DUPLAY, LALLEMAND, BOURDET, TROUSSEAU, DUHAMEL und LEGRAND, BARATOUX, SCHECH u. a.) führen können, ist bereits an früherer Stelle hingewiesen worden. In neuerer Zeit beobachteten GAILLARD und PITRE einen gummösen Prozeß, der, nachdem ihm das Siebbein und ein großer Teil des Keilbeins zum Opfer gefallen war, auf die Schädelbasis übergegriffen hatte.

Als seltene Erscheinungsform (PROBY u. a.) sei das Auftreten des gummösen Prozesses unter dem Bilde eines Tumors erwähnt (KELLERMANN). BENOIT beobachtete einen gummösen Tumor der Kieferhöhle und des Siebbeins, der trotz antiluischer Behandlung zur Panophthalmie mit Exitus führte.

Namentlich von französischen und italienischen Autoren (JACQUES, D'ONO-FRIO, BONNET-ROY) wird auf das Vorkommen einer Siebbeinpolyposis auf syphilitischer Grundlage hingewiesen. So betont JACQUES, daß für viele entzündliche Prozesse im Bereich des Siebbeins eine inveterierte oder kongenitale Syphilis den Boden für die Entzündung bzw. Eiterung vorbereitet. Als besondere Charakteristica der auf ,,syphilisiertem" Boden entstandenen Polypenbildung sieht er die extraethmoidale Ausbreitung, die fibröse Konsistenz und die auffallende Blässe solcher Polypen an. AURITI beobachtete eine polypöse Siebbeinerkrankung bei der Erbsyphilis, die schon im Kindesalter auftritt und zu einer Deformierung der Nasenwurzel führt. BICI hat eine solche Ethmoiditis specifica schon beim Neugeborenen beobachtet. Die Polypen waren bereits am 6. Tage nach der Geburt im Nasenvorhof sichtbar. Dabei finden sich cariöse Prozesse im Siebbeinlabyrinth mit vorwiegend lacunärer Resorption, während ausgedehnte Nekrotisierungsvorgänge im Knochen nur selten vorkommen. Das histologische Bild der Polypen ergibt meso- und periarteriitische Veränderungen an den Gefäßen, sowie zentrale Thrombenbildung durch Schädigung des Endothels, alles Veränderungen, die der Lues zur Last gelegt werden müssen. Die charakteristische Verbreiterung der Nasenwurzel ist nach Auriti durch eine ossifizierende Periostitis und nicht etwa durch den Druck der Polypen bedingt (siehe Abb. 13). Durch andauernde Neubildung und Anlagerung von Knochengewebe kommt es zu einer exzentrischen Hypertrophie dieser Skeletteile. Infolge der häufigen Rezidive ist die Prognose zweifelhaft zu stellen. Differentialdiagnostisch ist diese Form nicht mit der gewöhnlichen tertiären Lues zu verwechseln. Im übrigen sind die kongenital-luischen Nebenhöhlenerkrankungen den Spätsyphiliden zuzurechnen (Fournier, Spillmann, Dupond). Eine gleichzeitig mit der Coryza neonatorum auftretende Erkrankung der Nebenhöhlenschleimhaut, wie Kuttner als wahrscheinlich annimmt, ist bisher nicht erwiesen.

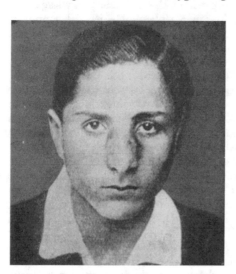

Abb. 13. Ossifizierende Periostitis bei syphilitischer Ethmoiditis. (Nach Auriti.)

Prognose der tertiären Nasenlues.

Die Prognose der tertiären Nasenlues ist um so günstiger, je früher die spezifische Behandlung einsetzt. Fälle mit letalem Ausgang durch intrakranielle Komplikationen gehören heute zu den großen Seltenheiten. Schwere Entstellungen sieht man fast nur bei unbehandelter und maligner Syphilis, insbesondere bei nicht diagnostizierten Fällen kongenitaler Lues auftreten. Was die späteren Entstellungen des äußeren Nasenskeletes anbelangt, so ist die Prognose stets mit Vorsicht zu stellen, da sich noch Jahr und Tag nach der Resorption der gummösen Infiltrate Deformationen einstellen können. Dasselbe gilt von dem späten Auftreten der sekundären Schleimhautatrophie. In frischen Fällen, die mit Knochennekrose einhergehen, läßt sich die Ausdehnung derselben häufig am Anfang gar nicht übersehen. Besonders gilt das für die Prozesse am Nasenboden, die leicht zum unerwarteten Durchbruch des Gaumens führen können. In Rücksicht auf die unangenehmen Folgeerscheinungen und die häßlichen Entstellungen ist daher das frühzeitige Erkennen des syphilitischen Prozesses von allergrößter Wichtigkeit.

Was die Tertiärerscheinungen der hereditären Nasensyphilis anbelangt, so ist ihr Verlauf äußerst verschieden. Neben Fällen, die spontan zur Ausheilung kommen, gibt es solche, die sich auch gegen energische Therapie refraktär verhalten und dann die erwähnten Defekte und Entstellungen hinterlassen.

Therapie der Nasen- und Nasenrachenlues.

Die Therapie sämtlicher Stadien der Nasen- und Nasenrachenlues ist in erster Linie eine allgemeine und richtet sich namentlich auch bezüglich des Kurenmaßes nach den allgemeinen Richtlinien der Syphilidologie. Nach Lieven

und SCHLESINGER ist die Salvarsantherapie für alle Formen der Schleimhautsyphilis von besonders zuverlässiger Wirkung.

Beim Primäraffekt kommt, falls die Diagnose frühzeitig gestellt wird, eine
Abortivkur in Frage. Allerdings dürften die Fälle von Primäraffekt in Nase
und Nasenrachenraum meistens erst als solche erkannt werden, wenn die Lues
schon generalisiert ist.

Die Lokalbehandlung richtet sich beim Primäraffekt vorzugsweise gegen die
Gefahr der Infektionsübertragung. Die örtliche Applikation von Kalomel oder
Präcipitatsalbe erfüllt diesen Zweck. Die beste Sterilisation wird jedoch durch
sofortige Salvarsaninjektion erreicht (SCHLESINGER, LIEVEN u. a.). Nötigenfalls
muß der Infektionsübertragung durch Isolierung vorgebeugt werden, was ja
allgemein für die extragenitalen Sklerosen besonders wichtig ist.

Auch im Sekundärstadium kommt neben der Allgemeintherapie eine lokale
Behandlung kaum in Frage. Vielfach wird Betupfen der Papeln und Plaques
mit Argent. nitr., Chromsäurelösung (1 : 50 bis 1 : 30) oder $1^0/_0$ige Sublimatlösung geübt. Bei Epitheldefekten empfiehlt ZARNIKO nach schonender Reinigung Aufstreuen von Kalomelpulver.

Nur beim syphilitischen Säuglingsschnupfen ist neben der Allgemeintherapie
meist auch eine örtliche Behandlung zur Behebung der Nasenverstopfung und
ihrer Folgen erforderlich. In den schwersten Fällen hat man durch Seitenlage
und häufigeres Umhertragen des Kindes einer Zungenaspiration möglichst
vorzubeugen. Einträufeln einiger Tropfen Adrenalinlösung (Sol. adrenalin.
1 : 1000, 1,0, Aqua borata 2,0) in beide Nasenlöcher kurz vor der Nahrungsaufnahme kann auch in fortgeschrittenen Fällen noch durch Trinken an der
Brust eine bessere Ernährung gewährleisten (GÖPPERT). Des weiteren empfiehlt
GÖPPERT die Unterstützung des Heilungsprozesses an der Nasenschleimhaut
durch Einstreichen von Quecksilbersalbe in die Nasenöffnungen (Hydrarg.
praecip. alb. oder oxyd. via humida rec. parat. 0,2, Lanolin 3,0, Paraffin. liquid.
2,0, m. f. ung. S. in 8 Tagen zu verbrauchen).

Auch bei den Tertiärerscheinungen der Syphilis der Nase und des Nasenrachenraumes liegt das Hauptgewicht in der Allgemeintherapie. Ein besonders
günstiger Einfluß auf die tertiär-syphilitischen Produkte der oberen Luftwege
ist dem Jod in seinen verschiedenen Verbindungen, namentlich dem Jodkali
und Jodnatrium zuzuschreiben. In neuerer Zeit wird das Mirion, eine kolloidale
Jodverbindung, die die Eigenschaft hat, in dem syphilitischen Gewebe besonders
reichlich gespeichert zu werden und auf die tertiären Erscheinungen besonders
günstig zu wirken, empfohlen (zit. nach HAJEK). Über prompte Wirkung des
Salvarsans bei schwerer Syphilis der oberen Luftwege wird von SCHLESINGER,
SOKOLOWSKI, COSTINIU, CANESTRO, G. PIOLITTI, MANCIOLI, BILANCIONI, KÖNIG-
STEIN, MOSSE u. a. berichtet. Mitunter, besonders bei maligner und kongeni-
taler Lues versagen alle antiluischen Mittel, ja, es entstehen sogar während der
Behandlung neue Herde (VAQUIER). So trat in einem von LUZATTI beschriebenen Falle trotz intensivster Behandlung mit Jod, Quecksilber und Salvarsan
ein Jahr nach der Infektion eine totale Nekrose der Nasenscheidewand auf.
In Fällen, in denen Jod und Salvarsan wirkungslos blieben, sah GLAS von der
Spirocidbehandlung noch glänzende Erfolge. In anderen Fällen führten Kalomel-
injektionen oder auch die ZITTMANNsche Kur noch zum Erfolg. Im übrigen
muß man gerade bei der malignen Lues häufig erst durch den Versuch die best-
wirkende Therapie herausfinden (HAJEK).

Eine Lokalbehandlung ist nur in den späteren Stadien der tertiären Syphilis
der Nase und des Nasenrachenraumes erforderlich, um ein Weitergreifen des
Prozesses durch Mischinfektion zu verhindern. Namentlich gilt dies für Fälle,

wo eine Perforation des Gaumens oder ein weiteres Umsichgreifen der Knochen-nekrose am Nasengerüst droht.

Beim Auftreten von Ulcerationsprozessen in der Nase ist, besonders wenn sie mit erheblicher Sekretion und Borkenbildung einhergehen, eine vorsichtige Behandlung mit Spülungen am Platze. Dazu eignen sich am besten physio-logische Kochsalzlösung, alkalische Lösungen (Hajek) oder desinfizierende bzw. desodorierende Zusätze wie Kal. permanganic., Börsäure, Lysol (Seifert), Natr. bicarb. (Menzel) usw. In vernachlässigsten Fällen kann zur Entfernung der eingetrockneten Sekretmassen die Gottsteinsche Wattetamponade er-forderlich sein. Zur Entfernung der Borken aus dem Nasenrachenraum wird Einträufeln von Vaselinöl evtl. mit Mentholzusatz durch die Nase empfohlen (Menzel). Besondere Beachtung ist gegenüberliegenden Geschwürsflächen zuzu-wenden, da sonst umfangreiche Synechien entstehen können. Am besten wird das durch Einlegen von Salbenstreifen verhindert.

Chirurgisches Eingreifen ist erforderlich, sobald die Knochennekrose zu Sequesterbildung geführt hat. Die Sequester dürfen jedoch nur dann entfernt werden, wenn sie gelockert sind. Ihre Entfernung ist von besonderer Wichtigkeit, da es sonst trotz energischer spezifischer Behandlung durch sekundäre eitrige Periostitis zu umfangreicher Nekrotisierung des Knochens kommen kann. Über die Größe des Sequesters gibt am besten häufige Sondenuntersuchung Aufschluß. Dabei ist jedoch namentlich in der Siebbeingegend besondere Vor-sicht anzuwenden, da sonst unliebsame Komplikationen eintreten können. Bei größeren Sequestern muß der Zugang häufig instrumentell erweitert werden; große Knochenteile lassen sich mitunter erst nach dem Zerkleinern heraus-ziehen. Bei der Entfernung von Sequestern am Nasenboden, die besonders wichtig ist, ist stets zu beachten, daß der Eingriff nur von der Nase aus erfolgen darf, da die Schleimhaut an der oralen Oberfläche möglichst geschont werden muß.

Bilden sich sekundäre Eiterretentionen, so müssen sie chirurgisch angegangen werden. Nebenhöhleneiterungen sind nach den üblichen Methoden der Rhino-logie zu behandeln. Bei Verdacht auf Sequesterbildung oder drohende Kom-plikationen kommt nur das operative Vorgehen mit breiter Eröffnung der fraglichen Nebenhöhlen in Betracht (Haiss u. a.). Auch die Siebbeinpolyposis erfordert neben der Allgemeinbehandlung ein operatives Eingreifen (Jacques).

Ein eigenes Kapitel stellt die Beseitigung der zurückbleibenden narbigen Verwachsungen, Deformitäten der äußeren Nase und Entstellungen des Gesichtes dar, die Sache spezieller chirurgischer Therapie ist und auf die an dieser Stelle nicht näher eingegangen werden kann.

Literatur.

Ausführliche Literatur-Zusammenstellungen finden sich bei Gerber: Die Syphilis der Nase, des Halses und Ohres. Berlin 1910. — Hajek: Syphilis der Nase und der Neben-höhlen. Handbuch der Hals-, Nasen- u. Ohrenheilkunde von Denker-Kahler, Bd. 4. 1928. — Hopmann: Syphilis des Rachens und Nasenrachenraumes. Heymanns Handbuch, Bd. 2. — Schech, Ph.: Syphilis der Nase. Handbuch der Laryngologie und Rhinologie von P. Heymann. Wien 1900. — Seifert, O.: Syphilis der Atmungsorgane: Nase, Nasen-rachenraum, Larynx und Trachea. Fingers Handbuch der Geschlechtskrankheiten, Bd. 3, H. 1. 1913.

Almkvist: Tuberkulose und Tertiärsyphilis, ihre Verwechslung und deren Folgen. Acta oto-laryng. (Stockh.) 8, H. 1/2 (1925). — Alexander, A.: Zit. bei Seifert. — Ardenne: Arch. internat. Laryng. etc. 1904. — Artelli, M.: Primäraffekt des Nasenseptums, behandelt mit 606. Boll. Mal. Or. 31 (1913). Ref. Internat. Zbl. Ohrenheilk. 11, 368. — Arzt u. Grossmann: Zit. bei Seifert. — Auriti: Etmoidite poliposa deformante nella sifilide ereditaria. Atti Clin. oto-ecc. iatr. Univ. Roma 24 (1926).

BABBITT: Syphilis from the rhinological standpoint. Laryngoscope **35**, Nr 1, 60 (1925).
BARATOUX: Zit. bei SEIFERT. — BARDELEBEN: Zit. bei SEIFERT. — BECK: Handbuch der
Hals-, Nasen- und Ohrenheilkunde von DENKER-KAHLER, Bd. 7. — BENOIT, A.: Gomme du
sinus maxillaire et de l'ethmoide. Le Scalpel **78** (1925). — BILANCIONI: „606" bei Syphilis
der Mundhöhle. Congr. Soc. Laryng. etc., Okt. **1911**. Ref. Zbl. Hals- usw. Heilk. **4**, 49
(1924). — BIZI: Einseitige Nasenpolyposis infolge spezifischer Ethmoiditis bei einem Neugeborenen (span.). Rev. Soc. argent. Oto-laring. **1**, No 2 (1925). Ref. Zbl. Hals- usw. Heilk.
8, 465. — BONNET-ROY: A propos de la syphilis nasale. Paris med. **14**, 195 (1924). —
BOURDET: Zit bei KUTTNER: Arch. f. Laryng. **24**, H. 2. — BRACKMEYER: Spirochätenbefunde bei Lues congenita der Neugeborenen. Dermat. Wschr. **1924**, Nr 4. — BRESGEN:
Krankheiten und Behandlungsmethoden der Nasen-, Mund- und Rachenhöhle. 1896.

CALAMIDA: Syphilom des Nasenseptums von neoplastischem Typus. Arch. ital. Otol.
13, H. 6 (1912, Nov.). Ref. Internat. Zbl. Ohrenheilk. **11**, 66. – CANESTRO: „606" bei Syphilis
der Mundhöhle. Congr. Soc. ital. Laring. ecc. **1911**. — COATES, G.: Syphilis of the nose
and throat. Atlantic med. J. **28**, Nr 10 (1925). — COPAČEANU, P.: Über einen seltenen Fall
von Syphilom der Nase. Spital. (rum.) **42**, Nr 7/8 (1922). Ref. Zbl. **2**, 420. — COSTINIU:
Syphilitisches Nasengumma nach Salvarsan. Prompter Erfolg nach zwei Salvarsaninjektionen. Mschr. Ohrenheilk. **2**, 932 (1912). Ref. Zbl. Hals- usw. Heilk. **18**, 51. — CRUVEIL-
HIER: Zit. bei HAJEK.

DECRÉQUY: Zit. bei SEIFERT. — D'ONOFRIO: Contributo allo studio clinico della
poliposi nasale di origine luetica. Arch. ital. Otol. **36**, 823 (1925). — DUBREUILH: Zit. bei
SEIFERT. — DUBROWSKI, A.: Zur Frage über die tertiäre Nasenlues. Acta oto-laryng.
(Stockh.) **13**, 335 (1929). — DUCREY: Zit, bei SEIFERT. — DUHAMEL: Zit. bei KUTTNER.
Arch. f. Laryng. **34**, H. 2. — DUPLAY: Zit. bei KUTTNER. Arch. f. Laryng. **34**, H. 2. —
DUPOND, G.: Deux cas d'hérédo-syphilis nasale. Rev. de Laryng. etc. **1901** I, 247.

EISENLOHR: Zit. bei SEIFERT. — ELMIGER, G.: Ozaena in den Baseler Volksschulen.
Ein Beitrag zur Frage des Verhältnisses zwischen Ozaena und Syphilis. Arch. f. Laryng.
32, H. 1, 144.

FINDER: Zit. bei SEIFERT. — FINK: Zit. bei SEIFERT. — FISCHENICH: Die Syphilis
des Nasenrachenraumes. Arch. f. Laryng. **11**, 423. — FISCHER: Zit. bei SEIFERT. —
FLEISCHER: Gumma ossis frontis, sinusit. frontal. supp. Otolaryng. Ver. Christiania **1915**.
Internat. Zbl. Ohrenheilk. **14**, 33. — FRAENKEL, B.: Ziemssens Handbuch der speziellen
Pathologie und Therapie. Bd. 4. 1876. — FRAENKEL, E.: Pathologisch-anatomische Untersuchung über Ozaena. Virchows Arch. **75** (1879). — FRIEDRICH: Rhinologie, Laryngologie
und Otologie usw., 1899. — FOURNIER: (a) Des ostéites naso-craniennes d'origine syphi-
litique. Ann. Mal. Oreille **1881**, 13. (b) Vorlesungen über Syphilis hereditaria tarda.
Übersetzt Wien. — FUCHS: Zit. bei SEIFERT.

GAILLARD et PITRE: Formes particulières de syphilis nasale; ostéite nasocranienne de
FOURNIER. Ann. Mal. Oreille **43**, No 7, 637 (1924). — GERBER: Siehe oben. — GLAS: Fall
tertiärer Nasensyphilis. Spirocidbehandlung. Wien. laryng. Ges. **12** (1926). Zbl. Hals-
usw. Heilk. **10**. — GOLDBERGER u. DATTNER: Ozaena und Lumbalpunktat. Z. Hals- usw.
Heilk. **21**, 188. — GOODALE: Zit. bei SEIFERT. — GÖPPERT: Die Nasen-, Rachen-, Ohren-
erkrankungen des Kindes. Berlin: Julius Springer 1914. — GÖRKE: Arch. f. Laryng. **9**, 50.
GOUGUENHEIM: Zit. bei SEIFERT. — GREIF: Kombination von Lues und Tuberkulose in den
oberen Luftwegen. Jverslg tschechoslov. oto-laryng. Ges. Prag. **5** (1925). Zbl. Hals- usw.
Heilk. **9**, 347. — GRÜNBERG, K.: (a) Über den günstigen Einfluß des innerlichen Gebrauches
von Jodkali als auf die Tuberkulose der oberen Luftwege. Z. Ohrenheilk. **53**, H. 4. (b) Zur
Jod- und Quecksilberbehandlung der Tuberkulose in Nase, Schlund und Kehlkopf. Münch.
med. Wschr. **1907**, Nr 34. (c) Weitere Erfahrungen über die Jod- und Quecksilberbehandlung der Tuberkulose. in den oberen Luftwegen. Z. Ohrenheilk. **59**, H. 2/3.

HAAG, H.: Lues oder Lupus. 16. Jverslg Ges. schweiz. Hals- usw. Ärzte Bern **7** (1928).
Zbl. Hals- usw. Heilk. **13**, 175. — HAARVALDSEN, J.: Hat die Untersuchung auf Spirochaete
pallida im Nasensekret heredität-syphilitischer Kinder in diagnostischer Hinsicht eine
praktische Bedeutung? Arch. f. Dermat. **110** (1911). — HAISS: Syphilis der Highmors-
höhle. Ref. Fol. otolaryng. **25**, 256 (1926). — HAJEK: S. oben. Syphilis der oberen Luftwege. Aus den Fortbildungskursen der Wien. med. Fakultät, 1926. H. 81. — HAJEK u.
GROSSMANN: Beiträge zur Syphilis der oberen Luftwege. Z. Hals- usw. Heilk. **3**, 336 (1922).
HANNEN: Über den syphilitischen Primäraffekt im Naseninnern. Inaug.-Diss. Bonn 1920. —
HEINDL: Über die Syphilis des Stirnbeines und der Stirnhöhlen. Mschr. Otol. usw. **47**,
197 (1913). Lit. — HELLMANN: Caries syphilitica ossis ethmoidei. Arch. f. Laryng. **3**, H. 1/2
(1895). — HEYMANN: Zit. bei SEIFERT. — HOCHSINGER: (a) Die hereditäre Nasensyphilis
der Neugeborenen und Säuglinge. Beitr. Dermat. Festschrift für NEUMANN, **1900**, 284.
(b) Studien über hereditäre Syphilis. Leipzig u. Wien 1904. — HOFER: Stand der Anschauungen über das Wesen der Ozaena. Zbl. Hals- usw. Heilk. **1**, 113. — HOFMANN: Zit. bei
SEIFERT. — HOPMANN: Siehe oben. Schweiz. med. Wschr. **52**, 504 (1922); Dtsch. med.
Wschr. 1883.

Jacobi: Dermat. Z. 4 (1887). — Jacod et Pitre: Lechancre syphilitique de la muqueuse pituitaire. Ann. Mal. Oreille 42 (1923). — Jacques: (a) De la syphilose polypoide du nez. Congr. franç. Otol. etc. Paris 7 (1922). Ref. Zbl. Hals- usw. Heilk. 2, 441. (b) De la polypose syphilitique du nez. Ann. Mal. Oreille 42, No 11 (1922). Ref. Zbl. 3, 302. (c) Syphilis, polypose et rhinantritis. Ann. Mal. Oreille 43, No 12 (1924). Ref. Zbl. Hals- usw. Heilk. 7, 722. (d) Ethmoidites et syphilis. Otol. internat. 11, No 2, 49 (1927). Ref. Zbl. Hals- usw. Heilk. 10, 610. — Jakobsohn: Zit. bei Seifert. — Jurasz: Zit. bei Seifert.

Katz: Die Krankheiten der Nasenscheidewand. Würzburg 1908. — Kellermann: Lues der Kieferhöhle unter dem Bilde eines malignen Tumors. Z. Laryng. usw. 1915, 635. — Koch: Die Entstehung des dritten Stadiums der Rhinitis luetica neonatorum. Mschr. Kinderheilk. 13, 258 (1916). — Königstein: Maligne Syphilis der Nase und des Rachens. Warschau. laryng. Ges. 1913; Mschr. Ohrenheilk. 1, 812. — Körner-Grünberg: Lehrbuch der Ohren-, Nasen- und Kehlkopfkrankheiten, 11. u. 12. Aufl. 1930. — Krecke: Eine besondere Form von Granulationsgeschwulst im Rachen. Münch. med. Wschr. 1894, Nr. 42. Kuhn: Dtsch. med. Wschr. 1896, Nr 8. — Kuttner: (a) Syphilitische Granulome. Arch. f. Laryng. 1897; Verh. Berl. laryng. Ges. 1897. (b) Syphilis der Nasennebenhöhlen. Arch. f. Laryng. 24, H. 2.

Lallemand: Zit. bei Kuttner. Arch. f. Laryng. 24. — Lang: Vorlesungen über Pathologie und Therapie der Syphilis, 1884. — Lanois, Maurice et René Gaillard: La Syphilis nasale. Monographies oto-rhino-laryngologiques internat. publicées par M. Yomat etc. No 12. — Lanois, R. Gaillard et Pitres: Ostéites naso-faciales et naso-craniennes de nature syphilitique. Lyon méd. 134, Nr 33, 218 (1924). — Lasagne: Tuberkulose und Syphilis der oberen Luftwege. Arch. ital. Otol. 32, H. 2 (1921). — Legrand: Zit. bei Kuttner. Arch. f. Laryng. 24. — Leonelli: Ref. in Passow-Schaefers Beitr. 6, 369. — Lieven: Syphilis der oberen Luftwege aus: Die Syphilis von Meirowsky u. Pinkus. Fachbücher für Ärzte, Bd. 9. 1923. — Lind: Zit. bei Seifert. — Lochte: Die Erkrankung der oberen Luftwege in der Frühperiode der Syphilis. Beitr. Dermat., Festschrift J. Neumann, 1900. — Loeb: Die extragenitale Syphilisinfektion, speziell: Der Primäraffekt der Nase. Inaug.-Diss. Würzburg 1906. — Luzzati: Über einen Fall von frühzeitiger tertiärer Erkrankung der Nase. Arch. ital. Otol. 26, No 1 (1915). Ref. Internat. Zbl. Ohrenheilk. 13, 29.

Mackenzie: Zit. bei Seifert. — Manasse, P.: Über syphilitische Granulationsgeschwülste der Nasenschleimhaut sowie über die Entstehung der Riesenzellen in denselben. Virchows Arch. 47 (1897). — Mancioli: „606" bei der Syphilis der Mundhöhle. 14. Congr. Soc. ital. Laring. etc. ,Okt. 1911. — Marx: Differentialdiagnostisch interessante oto-laryngologische Fälle von Lues. Verh. Ges. dtsch. Hals- usw. Ärzte 2. Jverslg Wiesbaden 1922. Z. Hals- usw. Heilk. 3, 332. — Mauriac: De la syphilose pharyngo-nasale. Paris 1877. — Mayer, O.: Syphilitischer Tophus des Stirnbeins. Mschr. Ohrenheilk. 56, 308 (1922). — Menge: Zit. bei Seifert. — Menzel: Die Syphilis der Nase und des Nasenrachenraumes. Wien. med. Wschr. 1926, Nr 15. Zbl. Hals- usw. Heilk. 12, 367. — Michel: Zit. bei Seifert. Michelson: Über Nasensyphilis. Slg klin. Vortr. 1888, Nr 326. — Moldenhauer: Die Krankheiten der Nasenhöhlen usw. Leipzig 1866. — Mossé: Zwei Fälle von maligner Syphilis der Nase mit Salvarsan behandelt. Bull. d Otol. etc. 16 (1913). — Moure: Zit. bei Seifert. — Mraček: Zit. bei Seifert.

Nathanson: Internat. Zbl. Ohrenheilk. 32, 13. — Neil-Maclay: J. Laryng. a. Otol. 1913. — Nelissen u. Weve: Gumma des Sinus maxillaris und der Orbita. Acta oto-laryng. (Stockh.) 2.

Ossipianz, N. G.: Zur Kasuistik der seltenen Syphilisformen. S. M. J. 1926, 15 (russ.). Ref. Internat. Zbl. Ohrenheilk. 32, 13 (1930).

Pasch: Arch. f. Laryng. 17, 454. — Piolitti, G.: „606" bei der Syphilis der Mundhöhle. 14. Congr. Soc. ital. Laryng. etc. 1911. — Pipia, J.: Zwei Fälle von tumorartigem syphilitischem Primäraffekt des Septum nasi. Zbl. Hals- usw. Heilk. 6, 195. — Podesta: Deux cas de syphilome initiale des cavités nasales. Arch. internat. Laryng. etc. 5, No 1. Ref. Zbl. Hals- usw. Heilk. 8, 166. — Portela: Zbl. Hals- usw. Heilk. 13, 50. — Proby, H.: (a) Formes mixtes et anormales de la syphilis nasale. Arch. internat. Laryng. etc. 7, No 2 (1928). (b) La Syphilis tertiaire du sinus maxillaire. J. Méd. Lyon 5, No 11. Ref. Zbl. Hals- usw. Heilk. 7, Nr 62. — Pusateri: Über Primäraffekte am Nasenseptum. Sammelreferat. Internat. Zbl. Ohrenheilk. 5, 461 (1907).

Raulin: Zit. bei Seifert. — Richardson: Zit. bei Seifert. — Runge: Die entzündlichen Erkrankungen der Nase und ihrer Nebenhöhlen. Handbuch der speziellen pathologischen Anatomie und Histologie von Henke-Lubarsch, 1928, S. 161.

Sanvenero-Rosselli, G.: L'ozaena. Ricerche di eziologia e di cura. Ann. Laring. 1 (1925). — Schäfer-Manasse: Dtsch. med. Wschr. 1887, Nr 15. — Schech: Siehe oben. — Scheinmann: Zit. bei Seifert. — Schlesinger: Unsere Resultate mit Neosalvarsan bei luetischen Erkrankungen der oberen Luftwege. Z. Laryng. usw. 1914, 375. — Schmidt, Viggo: (a) La syphilis des cavites accessoires du nez. Acta oto-laryng. (Stockh.) 3, H. 1/2.

(b) Zwei Fälle von syphilitischer Nebenhöhlenerkrankung. Dänische oto-laryng. Ges., Okt. 1918. Acta oto-laryng. (Stockh.) 2, 479. — Schrötter, L. v.: Über membranf. Narben im oberen Pharynxraume. Mschr. Ohrenheilk. 1882. — Schuster: Arch. f. Dermat. 1878. — Schuster u. Sänger: Beitr. zur Pathologie und Therapie der Nasensyphilis. Vjschr. Dermat. 4 (1877). — Schwartz, E. H.: Gumma of nasal septum. N. Y. J. a. med. Rec. 118, Nr 5. Ref. Zbl. Hals- usw. Heilk. 5, 20. — Seifert, O.: S. oben. — Semeleder: Die Rhinoskopie. Leipzig 1862. — Sendzniak: Mschr. Ohrenheilk. 1900, 419. — Sobernheim: Zit. bei Seifert. — Sokolowski, A. v.: Demonstration eines Krankes nach Salvarsantherapie. Laryngo-rhinol. Sektion Warschau. med. Ges., Okt. 1911. — Solger: Beiträge zur Kenntnis der Differentialdiagnose zwischen Syphilis und Tuberkulose der oberen Luftwege. Wiesbaden 1913. — Sommer: Die Syphilis des Nasenrachenraumes. Passow-Schaefers Beitr. 4 (1911). — Spillmann: Zit. bei Kuttner. Arch. f. Laryng. 24. — Sticker: Atrophie und trockene Entzündung der Häute des Respirationsapparates in Beziehung zur Syphilis. Arch. klin. Med. 57, 2 (1896). — Stoerk, K.: Zit. bei Schech, Heymanns Handbuch der Laryngologie und Rhinologie. — Strandberg: Bemerkungen über die Differentialdiagnose zwischen Tuberkulose und Syphilis der oberen Luftwege. Z. Laryng. usw. 1915, 1.

Thost: Diskussionsbemerkungen. Z. Hals- usw. Heilk. 3. Verh. Ges. dtsch. Hals- usw. Ärzte Wiesbaden 1922. — Trautmann: Torus palatinus. Lues palati. Differentialdiagnose. Münch. laryng. Ges. 1914. — Treitel: Zit. bei Seifert. — Trousseau: Clinique méd. de l' Hôtel Dieu. Paris 1868.

Uffenorde: Zit. bei Seifert.

Vacher: Zit. bei Seifert. — Vaquier: Zit. bei Hajek. Handbuch der Hals-, Nasen- und Ohrenheilkunde von Denker-Kahler, Bd. 4. 1928. — Veiss: Arch. f. Laryng. 21. — Vestea, D.: Sopra alcuni casi di sifilide ignorata del naso, non distruttiva. Consid. su reperti isto-patologici.

Wagenfeld, E.: Ein Beitrag zur differentialdiagnostischen Bedeutung der Lues bei Nebenhöhlenerkrankungen. Inaug.-Diss. Münster 1927. — Weber: Zit. bei Seifert. — Weinstein: Zit. bei Seifert. — Weiss: Spirochaeta pallida im conjunctivalem und Nasensekret kongenital-luetischer Säuglinge usw. Arch. Kinderheilk. 83 (1928). — Wendt, G.: Krankheiten des Nasenrachenraumes und des Rachens. v. Ziemssens Handbuch der speziellen Pathologie und Therapie. — Willigk: Prag. Vjschr. prakt. Heilk. 1886. — Wodak, E.: Zur Differentialdiagnose zwischen Lues und Tuberkulose der Nase sowie der Mischformen beider. Arch. f. Laryng. 34, 194.

Zange: Luesfehldiagnose im Gebiete der Nase, des Mundes, Rachens und der übrigen Luftwege. Med. Welt 1929, Nr 14. — Zarniko: Die Krankheiten der Nase und des Nasenrachens. Berlin 1905. — Zaufal: Die Plica salpingo-pharyngea. Arch. Ohrenheilk. 15 (1880). Zeissl: Lehrbuch der Syphilis. 1875. — Ziesché: Mitt. Grenzgeb. Med. u. Chir. 22. — Zuckerkandl: Normale und pathologische Anatomie der Nasenhöhle, Bd. 2. 1892.

Die Syphilis des Kehlkopfes und der Luftröhre.

Von

WALTER KLESTADT - Magdeburg.

Mit 32 Abbildungen.

A. Die Syphilis des Kehlkopfes.

I. Geschichtliches [1].

Aus den ärztlichen Schriften des Orients und des klassischen Altertums syphilitische Erkrankungen des Kehlkopfes herauslesen zu wollen, hieße unbeweisbare Dinge in sie hineindeuten. Selbst mehr als 200 Jahre noch, nachdem diese Krankheit als furchtbare Seuche nachweislich in Europa aufgetreten ist, fehlt uns jeder sichere Anhaltspunkt dafür, daß syphilitische Herde *innerhalb* des Kehlkopfes von seiten der Ärzte erkannt worden seien. Ein historisch so gut bewanderter Kenner der Syphilis wie NEUMANN sagt sogar, daß wir erst im Anfange unseres (i. e. des vergangenen) Jahrhunderts (1823!) ein syphilitisches Kehlkopfgeschwür von W. CHANNING erwähnt und dieses Krankheitsbild durch HAWKINS näher bearbeitet finden.

Natürlich ist die Annahme berechtigt, daß die Syphilis in den vergangenen Jahrhunderten unser Organ auch nicht verschont hat. Geschwüre im Schlund bei zweifellos syphilitischen Personen — so dem Bischof Nikolaus Kunik von Posen (HAESER) — sind beschrieben worden; eingehend bespricht z. B. auch VERCOLLONIUS diese Lokalisation. Bei GERBER finde ich die ebenso kurze wie sichere Angabe einer Fußnote: „Einen syphilitischen Defekt des Kehldeckels beschreibt schon GIOVANNI FILIPPO INGRASSIA". In dem 1553 in Neapel erschienenen Liber de tumoribus praeter naturam konnte *ich* jedoch weder in den einschlägigen Kapiteln, noch im Register etwas von Syphilis entdecken.

Noch werden einige Schriftsteller – BENEDICTUS, BRASSAVOLUS und FRACASTER von seiten GERBERS, FRACASTER mit BELL und ASTRUC von seiten MAURIACS — als Kenner der Kehlkopfsyphilis zitiert. Aber *ich* vermochte den Werken unserer Medizingeschichtler von Beruf keine Stütze für diese den Belegstellen gegebenen Behauptungen GERBERS und MAURIACS zu entnehmen. Ich habe darum selbst — angeregt durch J. NOL. MACKENZIES Geschichtsstudien — in mir erreichbaren Werken, nämlich SCHENK VON GRAFENBERG (1584), BONETUS (1700) und VERCOLLONIUS (1722) nachgelesen. Bei SCHENK steht nur von der „gula ex ulcero gallico exesa" und einer nach pfuscherhafter Hg-Behandlung auf die Dauer zurückgebliebenen vox rauca. BONETUS erwähnt einen jungen Turiner „epiglottida exesa per Syphilidem", ohne aber im Sektionsbefund vom Kehlkopf zu berichten. VERCOLLONIUS, der so schwere Zerstörungen an Epiglottis und Nachbarschaft gesehen hat, daß Patienten beim Essen auf der Stelle erstickten, meint, daß die Krankheit Schritt für Schritt in Kehlkopf und in Trachea hinabsteige, da diese Teile bereits geklafft haben müßten.

Danach sind in der Tat die syphilitischen Prozesse schon vom Ende des 17. Jahrhunderts ab soweit am Kehlkopf festgestellt worden, als eben das Auge des den Rachen absuchenden Arztes reichte.

Wenn wir nun bedenken, daß im Licht neuer Forschungsmethoden Tatsache ist, was VERCOLLONIUS angibt, daß nämlich gerade vom tiefen Rachen aus die Syphilis nicht selten weithin auf den Kehlkopf übergreift, wenn wir daneben halten, daß Stenosen und auch Abscesse des Kehlkopfes seinerzeit vielfach beobachtet wurden, so können wir wohl angesichts der enormen Verbreitung dieser Geschlechtskrankheit erwarten, daß manch ein Fall

---

[1] S. auch S. 712 und 750. Die geschichtlichen Darstellungen beruhen auf eigenem Quellenstudium. Soweit mir dieses nicht möglich war, sind die Autoren genannt, denen die Angaben entlehnt worden sind.

der eben genannten schweren Veränderungen des Kehlkopfes syphilitischen Ursprungs gewesen ist. War doch auch die Raucedo vocis perseverans als eine verräterische Eigenschaft des von dem scheußlichen Leiden Betroffenen nicht unbekannt! Aber wurde sie nicht im Mittelalter selbst eher für ein untrügliches Zeichen der recht ausgebreiteten Lepra gehalten als für ein solches der Syphilis? (s. ZIEMSSEN). Einen Schimmer mehr Wahrscheinlichkeit gewinnt unsere Vermutung, wenn LUISINUS (HAESER zufolge) erwähnt, daß zur Zeit der eifrig betriebenen Hg-Kuren ein Todesfall durch Erstickung vorgekommen ist, ein Ereignis, das doch, von der Art des therapeutischen Ingredienz abgesehen, an die HERXHEIMERsche Reaktion erinnert.

Den ersten Schritt der Forschung auf den Boden wissenschaftlicher Tatsachen machte MORGAGNI, als er durch eine sachgemäße Eröffnung des Kehlkopfes mittels Längsschnitt von der Rückseite her die systematische Autopsie des Organs einführte (Epist. 15, Art 13); er beschreibt Ulcerationen, abscedierende Verschwellungen und perichondritisähnliche Bilder (Epist. 44, Art. 3). MORGAGNI geht dennoch einige Male nahe an der Entdeckung des ursächlichen Zusammenhangs solcher Kehlkopfherde mit Lues vorbei: Denn nach Epist. 28, Art. 10 beobachtete er das Übergreifen eines diffus verschwellenden und geschwürigen Prozesses vom Rachen auf den Kehlkopf, der besonders mit Rücksicht auf ein perforierendes Ulcus der Epiglottis kaum anders als syphilitisch zu deuten ist. Epist. 28, Art. 12 schildert er weiterhin eine schwere narbig-geschwürige Destruktion von Mund- und Nasenrachen und Verlust von weichen Gaumen einschließlich der Uvula, die ich mit GERHARDT und ROTH nur für Lues halten kann. Aber mit keinem Wort ist ein Verdacht nach dieser Richtung hin erwähnt, obwohl MORGAGNI die Zerstörung des Zäpfchens ex lue venerea (s. z. B. Epist. 22, Art. 26) wohl bekannt ist! Den ersten Fall, der einen Jüngling betraf, faßte MORGAGNI als Carcinom auf, anscheinend beeinflußt durch einen ähnlich verlaufenen und lokalisierten Fall eines äußeren Kehlkopfcarcinoms bei einem 50 jährigen Mann (Epist. 28, Art. 9). Nur in einem weiteren — in der Literatur mehrfach zitierten — Falle (Epist. 44, Art. 15) hat MORGAGNI wenn nicht explicite, so doch implicite anscheinend eine Syphilis laryngis et tracheae beschreiben wollen: In der Leiche eines Greises, der an der Lues venerea gelitten hatte, fand er Verwachsungen im Rachen von ungeahnter Ausdehnung, in denen der ungleichmäßig zusammengezogene, der Gestalt einer Hundeepiglottis ähnlich gewordene Kehldeckel mit aufgegangen war. Die Veränderungen setzten sich über den übrigen Kehlkopf und den nächsten Teil der Arteria aspera fort; die Ary- und Interarygegend waren unsymmetrisch verschwollen.

Diese bedeutsamen Feststellungen geschahen in der zweiten Hälfte des 18. Jahrhunderts; noch blieb jahrzehntelang ein Wirrwarr in der Definierung der nun manches Mal auch in vivo gefundenen verschwellenden und zerstörenden Kehlkopfprozesse im Verlaufe einer chronischen Allgemein- oder Lokalerkrankung. Man hatte sich den umfangreichen Begriff „Larynxphthise" geschaffen. In dieser klinischen Krankheitsgruppe tauchten auch die syphilitischen Kehlkopfleiden unter. Selbst die rührigen und an Material nicht armen Franzosen kamen nicht recht weiter, wie eine Preisarbeit der Pariser Akademie vom Jahre 1837 zeigte, die keine Geringeren als TROUSSEAU und BELLOC zum Verfasser hatte (s. NEUBURGER-PAGEL). Sie wußten natürlich, daß „syphilitische Kehlkopfphthisen" dabei waren. Aber die systematische Gliederung der Zusammenhänge von Ursache und Wirkung, die semiologische Trennung der Affektionen, insbesondere von Lues und Tuberkulose, war ihnen nicht gelungen. Die klinische Diagnose lag im argen. Gleich älteren Autoren, die angeblich mit der Kehlkopfsyphilis vertraut gewesen sein sollen, verdankten die Ärzte jener Periode ihr Wissen wesentlich dem glücklichen Ausfall der Therapie. Aber deren Specifität quoad laryngem ließ sich doch höchstens an dem Verhalten der Dyspnoe und der raucitas vocis, welcher allerdings der größte Wert beigelegt wurde, kontrollieren. Und doch sind beide Symptome im Lichte unserer Zeit nur ganz grobe Hilfen für die ätiologisch und lokal richtig gestellte Diagnose!

Dagegen hatte sich inzwischen ALBERS, Professor der Chirurgie in Bonn, der Lösung der Aufgabe bedeutend genähert. Sein 1829 erschienenes Buch bietet bereits eine Fülle des Wissens über Kehlkopfsyphilis. Er verschweigt dabei nicht wichtige und richtige Einzelbeobachtungen, die vor ihm andere Autoren, wie der Engländer HAWKING, der Irländer PORTER und SACHSE gemacht hatten.

SACHSE hat zweifellos aus Literatur, vielleicht auch aus der eigenen Erfahrung, sich die Vorstellung geschaffen, daß es schwere syphilitische Zerstörungen im Kehlkopf gibt — aber von systematischer Diagnostik derselben kann bei ihm keine Rede sein. Im Falle THOMANN, der einen venerischen Soldaten betraf, der an schweren pharyngo-laryngealen Zerstörungen zugrunde ging, wundert er sich noch, warum nicht die Lungen auf Schwindsucht untersucht wurden. Die Besprechung eines Falles von HOPFENGÄRTNER — kaum anders zu deuten denn als syphilitische Perichondritis von Aryknorpel und Kehldeckel (Nase und Rachen sind typisch erkrankt, Lungen gesund) — veranlaßt ihn nicht mal dazu, von Syphilis zu reden.

Porter hat in einem 1826 erschienenem Werk aus den Rubriken „Chronic Synanche Laryngea" und „Phthisis Laryngea" die syphilitischen Fälle noch nicht ausgeschieden — aber es ist ihm durchaus bewußt, daß wenigstens unter der erstgenannten Gruppe Fälle von Syphilis vorkommen. Sind doch nach Porter ulceröse Larynxprozesse ad integrum — d. h. für ihn mit normaler Stimme — nur heilbar, wenn Syphilis zugrunde liegt! Er empfiehlt sogar, die Hg-Behandlung möglichst oft bei der chronischen Synanche — einer Erkrankung, die mehr als unsere chronische Laryngitis hyperplastica bedeutet! — zu versuchen, da ihr, d. h. der syphilitischen Genese, ein gut Teil der Erfolge zu danken sei. Für Hawking [1] waren sämtliche syphilitischen Kehlkopfgeschwüre noch vom Rachen fortgeleitet. Im Gegensatz zu dieser prinzipiellen Auffassung vom descendierenden Prozeß erkannte Albers (1829) die Selbständigkeit der Kehlkopflues: Sie ist zwar eine primäre Schleimhautinfektion des Genitale, aber sie geht sekundär nicht nur auf Schleimhaut des benachbarten Intestinale über, sondern ergreift „sehr gern" den Kehlkopf. Das Hautleiden tritt dabei ins Innere zurück und es pflanzt sich direkt durch den Mund fort. Er betont, daß es eine Art der Kehlkopfsyphilis gebe, die an Ort und Stelle sich entwickele! Die primären Erscheinungen könnten schon lange verschwunden sein! Jedoch, daß es primäre Schanker im Kehlkopf gebe, sei keineswegs erwiesen.

Die syphilitischen Geschwüre nehmen unter den „zusammengesetzten" Geschwüren des Kehlkopfs eine eigene Untergruppe ein. Der syphilitische „Mangel des Kehldeckels" wird als Krankheitsbild geschildert, ebenso das Übergreifen des Zerfalls von hier in den Kehlkopf hinein. Ganz charakteristisch mutet schon die Schilderung der Perichondritis an, die mit den Geschwüren gemeinschaftlich abgehandelt wird. Spontane Durchbrüche scheint es damals noch des öfteren gegeben zu haben. Sequester galten als ungünstiges Zeichen; unter ihnen finden sich auch „häutige" Sequester. Diese schweren Bilder müssen nicht selten gewesen sein, denn vielfach und mit Nachdruck wird das Auswerfen von Eiter und Blut betont, so vielfach, wie es uns heute wenig gewohnt erscheint, selbst dann, wenn wir — ohne dem vorzüglichen Diagnostiker seiner Zeit zu nahe zu treten — einen Teil von Albers' Fällen doch der Tuberkulose zurechnen. Vielleicht hat Albers auch die Sekundärinfektionen oder die maligne Lues beobachtet, wenn er von hektischem Fieber als Zeichen der sequestrierenden Prozesse spricht! Die Therapie jener Zeit war nicht so machtvoll wie die unsrige. Hg, insbesondere Calomel wird neben vielen „ableitenden und umändernden" internistischen Methoden empfohlen. Hier begegnet uns auch ein bemerkenswertes Zitat von Cabanis; nach diesem Autor gebe die häufige Anwendung von Hg-Salzen bei der Syphilis zur Entstehung der Kehlkopfschwindsucht (i. e. auch Kehlkopflues!) Anlaß, besonders wenn die Anwendung von seiten der Medicastres mit kühner Dreistigkeit erfolge! Hawkings chronische syphilitische Kehlkopfgeschwüre sollten sich ja auch nur bei Fällen zeigen, die Quecksilber reichlich gebraucht hatten! Quecksilber als eine der Ursachen der Kehlkopfphthise findet uns übrigens schon in Marc Antoine Petits Dissertation 1790 angegeben; als Ursache einer Perichondritis wird in der Literatur immer mal wieder diese Medication genannt; noch bei Pieniazek (s. a. S. 694) wird sie als Provokationsmittel einer Perichondritis syphilitica in Frage gezogen!

Die „Bronchotomie" hielt Albers für angezeigt bei Ödem und Stenosen, sofern der Körper kräftig genug sei, aber verboten bei Geschwürsbildung; denn diese könne dann den künstlich angelegten Luftweg bald überschreiten und nun wiederum das Lumen beeinträchtigen, oder die künstliche Öffnung würde nur zur schnelleren Ausbreitung der Geschwüre beitragen. Im übrigen kennt dieser feingeistige Arzt auch allgemeine und örtliche Dispositionen, „Anlagen", die ihm z. B. in der prämonitorischen, langdauernden Heiserkeit gegeben scheinen. Auch lassen Bemerkungen über Zusammenhang von Tuberkulose, Kehlkopf- und Geschlechtskrankheiten daran denken, daß Albers schon eine Kombination beider Affektionen in Erwägung gezogen habe.

Diese Mutmaßung spricht unumwunden der erste Meister der modernen makroskopischen pathologischen Anatomie, Carl v. Rokitanski aus. v. Rokitanski ist im übrigen bemüht, diese beiden Kehlkopfkrankheiten auseinanderzuhalten. Seine Darstellung der Kehlkopflues ist erschöpfend, wenn auch nicht so glänzend durchgeführt, wie die der Kehlkopftuberkulose. Er führt als syphilitisch den „chronischen Katarrh" sowie Veränderungen vom Charakter „des sekundären Chancregeschwüres" an. Er schildert die schweren Zerstörungen, das Fortschreiten der Fläche nach bis in die Luftröhre, der Tiefe nach bis auf den Knorpel, die hochgradigen Narben und die Stenosen, als Manifestationen der Lues. Die Exacerbation durch Quecksilber macht erneut von sich reden: Von der rheumatischen Kehlkopfphthise — aus deren Beschreibung ich eine Perichondritis herauslese — die „im Verlaufe der Mercurialkrankheit" auftrete, ließe sich vielleicht annehmen, daß „sich schon syphilitische Fälle darunter befänden". Die Lehre baute dann die Prager Schule in den 40er Jahren des vorigen Jahrhunderts aus; Dittrich, Succhannek, vor allem Waller

---

[1] Er unterschied akute, chronische und schmerzhafte Geschwüre; unter der letzten Gruppe befanden sich sicher viel tuberkulöse.

und OPPOLZER seien hier genannt. Sie verkannten nicht, daß es in der Regel kaum ein einzelnes an sich pathognomonisches Zeichen für Lues im Kehlkopf gebe; aber sie erwiesen sich völlig vertraut mit der Natur der verschiedenen syphilitischen Herde. ALBERS' schönes Buch mutet gegen WALLERs Arbeit schon altväterlich an. OPPOLZER und WALLER räumten auch nochmal im Reich der geschlechtlichen Kehlkopfinfektionen auf, indem sie die Blenor-rhoea laryngis syphilitica, die Tripperstenose, als solche strichen und diese als den von v. ROKI-TANSKI geschilderten (aber nicht als Trippermetastase aufgefaßten!) plastisch entzündlichen Prozeß dem Bild der Syphilis einreihten. Die papillomähnlichen Auswüchse im syphilitischen Kehlkopf werden schon hinsichtlich ihrer spezifischen Natur skeptisch beurteilt! Art und Mechanismus der Stenosen sind noch für heutige Ansprüche fast mustergültig dargestellt. Für das Fehlen funktioneller Störung trotz Epiglottisdefekt — von TROUSSEAU und BELLOC seinerzeit schon beachtet — fand WALLER die zutreffende Erklärung. An einer Stelle hebt WALLER einmal das Vorkommen frühzeitiger Verknöcherung bei Perichondritis hervor. Diese Verknöcherungen der Kehlknorpel werden später von VIRCHOW und anderen patho-logischen Anatomen immer wieder als zufällig bemerkt. Im Hinblick auf THOSTs Röntgen-befunde interessiert dieser Befund heute wieder.

Die Diagnose wurde durch die prinzipielle Betastung von innen (SUCCHANEK) bereichert und — für den Arzt gefährlicher. Kehldeckel und aryepiglottische Falten werden stets der direkten Besichtigung unterzogen. Die Therapia ex juvantibus spielt eine wichtige Rolle, besonders mit Rücksicht auf Abgrenzung von katarrhalischen Entzündungen und Ulcerationen. Neben dem Mercur herrscht das Jodkali [1], das der raucedo gegenüber allein wirksam sei. Die anscheinend — in vorlaryngoskopischer Zeit! — sehr verbreitete ört-liche Therapie [2] im Kehlkopf geißelt er. Von der Tracheotomie verspricht er sich wenig, zu vermeiden sei sie natürlich oft nicht.

Die makroskopische Forschung wurde in den nächsten Lustren durch die mikroskopische ergänzt. VIRCHOWs bahnbrechende Arbeit (1858) erstreckte sich auch auf die Kehlkopflues. Er erkannte das Wesen der interstitiellen entzündlichen Gewebswucherung, die Bedingungen, unter denen die Neubildung, sowie die spezifischen Gewebselemente zu Verfettung bzw. zu Atrophie und Nekrose kommen. Während nach VIRCHOW die syphilitische Granulations-bildung an sich „histologisch nichts darbiete, wodurch sie über das Gebiet bekannter einfach-entzündlicher Produkte hinausreiche", suchte E. WAGNER (1863) doch eine besondere Gewebsstruktur seiner „Syphilome" in der Aneinanderlagerung der pathologischen „Zellen und Kerne in der Grundsubstanz". In diesen Meinungsverschiedenheiten spiegelt sich das bis heute verfolgte Bestreben wieder, eine histologische Diagnose stellen zu können. Die Namen EPPINGER, BAUMGARTEN, LUBARSCH führen uns dann schon in die neue Zeit der mikroskopischen Beurteilung der Kehlkopfsyphilis über.

Mittlerweile war aber das große Zeitalter der Laryngologie angebrochen dank der Erfindung des Kehlkopfspiegels durch den spanischen Sangesmeister MANUEL GARCIA (1854); dieser Tat waren bald Einführung und Anpassung des Instrumentes in den Rahmen ärztlicher Bedürfnisse durch TÜRCK (1857) in Wien und CZERMAK (1858) in Pest gefolgt. Die laryngoskopische Diagnostik bedeutet den Markstein in der Lehre von der Kehlkopf-syphilis. Ging doch die Sicherheit, welche sich die Laryngoskopiker, z. B. CZERMAK, zu-muteten, bald so weit, daß sie trotz hartnäckigen Ableugnens eines Patienten ihre Diagnose Lues aufrecht erhielten und — dadurch sogar therapeutische Erfolge erzielten!

Die Veröffentlichungen schossen nunmehr förmlich aus dem Boden. Bereits unter den ersten Beschreibungen pathologischer Fälle von STOERK aus TÜRCKs Abteilung (Zeitschrift der Gesellschaft der Ärzte zu Wien, vom 20. Dezember 1858), von TÜRCK selbst (ebenda vom 14. März 1859) befindet sich je ein Fall und in der ersten Veröffentlichung von CZERMAK (Wiener med. Wschr. vom 5. März 1859) sind bereits eine verhältnismäßig große Zahl syphilitischer Kehlkopferkrankungen beschrieben. CZERMAKS Arbeit weist unter 7 Fällen allein 4 einschlägige auf und unter ihnen auch einen Folgezustand kongenitaler Infektion. Aus dem allernächsten Zeitabschnitt stammen Bearbeitungen dieses Stoffes in Werken und Schriften von GERHARDT und ROTH (1861), SEMELEDER (1863), BRUHNS (1865), M. COHN (1866), SCHNITZLER (1868), LEVIN (1869), TOBOLD (1869). Den Gegenstand allein behan-deln bereits Arbeiten TÜRCKs aus den Jahren 1861 und 1863. 1866 erschien TÜRCKs „Klinik der Krankheiten des Kehlkopfes und der Luftwege". Das Buch ist eine Fundgrube syphi-litischer Fälle und enthält noch heute mustergiltige Abbildungen, von denen der Leser einige auch in diesem Handbuchabschnitt finden wird.

Was am syphilitischen Kehlkopf gesehen werden kann, ist beinahe lückenlos in diesen Arbeiten niedergelegt, fast möchte man sagen noch mehr, denn derartig vom Glanz hoch-

---

[1] Das Jod war erst 1812 durch COURTOIS entdeckt und das Jodkali gegen Syphilis 1825 von JAMES COPLAND in London eingeführt (s. HOLMES).
[2] Man bediente sich u. a. gebogener Fischbeinstäbchen oder Spritzen mit gebogenem Hals (TROUSSEAU und BELLOC, HORACE GREEN); s. HOLMES.

entwickelter Therapie nicht berührte oder auch gänzlich unberührte Fälle, wie in jener Zeitspanne Autoren sie zu sehen bekamen, sind heutzutage selbst in den Zentralen der Großstädte und in Nähe von Landbezirken mit indolenter Bevölkerung Seltenheiten geworden. Nur die Nachkriegszeit bescherte uns noch einmal den zweifelhaften Genuß einer, aber doch mehr quantitativen Bereicherung an Material. Zu den Zeiten jener Prager und Wiener Schulen verlief die Kehlkopfsyphilis manches Mal noch tödlich — auch trotz Laryngo- oder Tracheotomie! Diesem Umstand waren eben eine Anzahl grundlegender und wertvoller vergleichender klinischer und autoptischer Untersuchungen zu danken. Die meisten unter uns jüngeren Fachkollegen haben wohl eine Kehlkopfsyphilis auf dem Sektionstisch nicht mehr gesehen! Selbst dem gerichtsärztlichen Obduzenten scheint nach meinen Erkundigungen diese Gelegenheit kaum noch geboten zu sein.

In Handbuchform wurde die Kehlkopfsyphilis 1876 von ZIEMSSEN, 1898 von GERHARDT, 1916 von SEIFFERT, von MAURIAC 1890, TEXIER 1921 und von JOHN NOLAND MACKENZIE 1893 bearbeitet. GERBER gab 1895 eine 1910 in zweiter Auflage erschienene Monographie der Syphilis der oberen Luftwege und des Ohres heraus [1].

Seit der Erschließung der Lokalisation der Syphilis im Kehlkopf durch das Laryngoskop werden die Fortschritte in der Lehre von der Kehlkopfsyphilis zum Teil durch Leistungen gekennzeichnet, die außerhalb unseres engeren Faches entstanden sind. Fußte die Probeexcision — ein neues Mittel zur Festigung der Diagnose — noch in der Entwicklung der laryngologisch-instrumentellen Technik, so konnte sie doch erst blühen, als das Cocain als Schleimhautanästhetikum auch in der Laryngologie 1884 durch SCHRÖTTER, STOERK u. a. eingeführt und erprobt war. Und ihre Bedeutung hat sie erst durch die Vervollkommnung der histologischen Färbetechnik erlangt, in der die Darstellung der elastischen Fasern und der Plasmazellen an erster Stelle steht.

Den bedeutsamsten Nutzen zogen wir aus der Arbeit der experimentellen Forscher. Die Serologie gab uns die Wa.R. als diagnostisches und die Therapie kontrollierendes Hilfsmittel. Die Dermatologie zeigte uns die Wege der spezifischen Therapie; sie steht unter dem Zeichen des von EHRLICH geschaffenen Salvarsans. Die Entdeckung der Spirochäten und die Entwicklung der Röntgenographie haben der Laryngologie weniger Förderung bringen können. Jedoch hat unser Fach aus eigener Kraft die Behandlung der schwersten Kehlkopfsyphilis durch blutige und unblutige Maßnahmen vervollkommnet.

II. Pathogenese der Syphilis des Kehlkopfes.

1. Erscheinungen der primären Syphilis.

Die Lage des Kehlkopfes bringt es mit sich, daß der Syphiliserreger nur ungewöhnlich selten in diesem Organ und nur in einem begrenzten Gebiete desselben seine *Eintrittspforte* findet. — Als *Infektionsvermittler* kommt die Luft, die den Kehlkopf bestreicht, nicht in Frage. Ansammlungen spirochätenbeladenen Sekretes finden innerhalb des normalen Kehlkopfes auch nicht statt. Indessen kann es im Umkreis des Kehlkopfeinganges, der eine krausenähnliche Gestalt besitzt, zu einer innigen Berührung mit Mundflüssigkeit kommen. Längere Zeit verweilen allerdings weder die Mundflüssigkeit noch die vorbeipassierenden Speisen an diesen Stellen. Jedoch wird auf dieses Gebiet in kurzen Abständen ein Druck ausgeübt, da beim Speisen- und beim Leerschlucken der Zungengrund auf den Kehldeckel und dieser auf den angehobenen Kehlkopfeingang gedrückt werden. Ferner können Nahrungsteile im Anstreifen Gelegenheit zu kleinen Epithelverlusten geben.

---

[1] Nach dem ursprünglichen Abschluß dieser Arbeit — 1. Januar 1928 — ist noch ein von HOFER bearbeiteter Abschnitt im Handbuch der Hals-Nasen-Ohren-Heilkunde von DENKER-KAHLER erschienen. Bd. 4. Berlin: Julius Springer 1928.

Somit sind Bedingungen gegeben, die ein Eindringen von Spirochäten an der Zungenfläche des Kehldeckels, am Kehldeckelrand, den Kehldeckelgießkannefalten und ihrer nächsten Umgebung denkbar erscheinen lassen. In der Tat befindet sich an diesen Örtlichkeiten die überwiegende Mehrzahl der Primäraffekte, soweit man von einer solchen anläßlich der geringen Gesamtzahl der in der Literatur niedergelegten Fälle sprechen darf.

Die genügende Zahl der Erreger, die auch unter den besten Voraussetzungen zur Ansteckung erforderlich ist, wird sich aber kaum in den *Nahrungsbestandteilen* selbst finden. Die Autoren sehen denn auch den *Speichel* und den *Schleim* als den eigentlichen Keimüberträger an. Diesen Medien werden die Spirochäten entweder unmittelbar vom Krankheitsherde eines Partners beigemischt oder unmittelbar durch einen von diesem verwendeten Gegenstand. Man muß dabei an Eßgeräte, Tabakpfeifen, Musikinstrumente und ähnliches denken.

Interessant ist nach dieser Richtung hin die Verteilung der Primäraffekte bei einer Reiheninfektion von *einer* Glaspfeife aus. EYSEL berichtet darüber: 12 Personen wurden angesteckt. Die Primäraffekte verteilten sich auf: 5mal die Lippen, 3mal die Mandeln, je 1mal auf Mundwinkel, Rachen und als tiefstgelegene (!) Stelle 1mal auf den Zungengrund. Also wurden nicht einmal Kehlkopfteile betroffen! Doch soll nicht übersehen werden, daß der 12. Fall anscheinend nicht laryngoskopiert worden ist.

BAILEY sucht in dem Kautabakstück, das unmittelbar vom kranken Munde in den infizierten übernommen worden war, den Überträger. Ein exakter Beweis für diese Rolle von Speichel und Schleim ist noch nicht geliefert worden.

Nach Beobachtung SIGWARTS hatte sich eine Krankenschwester bei Wiederbelebungsversuchen eines Neugeborenen durch Absaugen mit dem Trachealkatheter infiziert. Der Primäraffekt saß an der rechten Mandel. Mutter und Kind erwiesen sich als syphilitisch, dennoch kann dieses Geschehnis nicht zum stringenten Beweis der Infektiosität des Mundsekretes dienen; denn von Herden an der kindlichen Schleimhaut ist nichts erwähnt, als spirochätenhaltiges Medium können auch Fruchtwasser und aspirierte mütterliche Blutbeimengungen gewirkt haben.

Noch wäre als Infektionsart eine *unmittelbare* Einimpfung der Spirochäten in Erwägung zu ziehen. *Eine* Gelegenheit dazu gäbe der *coitus per os*. Die mechanischen Verhältnisse sind aber für unser Infektionsgebiet anscheinend weniger günstig als für die Gegend von Mandel und Gaumen. Das Frequenzverhältnis der Primäraffekte an beiden Stellen weist jedenfalls darauf hin.

Ebenso ist glücklicherweise niemals die *zweite* theoretische Möglichkeit einer Inokulation zur Tatsache geworden: Es ist noch nie die Syphilis mit ungenügend desinfiziertem *Instrument des Arztes* in den Bereich des Kehlkopfes übertragen worden.

GERBER, SCHECH und BRUCK halten diese Möglichkeit für gegeben! Und man muß sich wohl auch daran erinnern, daß KÄSBOHRER (1906) 5 Fälle von Tonsillar- bzw. Tubensklerose auf eine Infektion mit dem Tubenkatheter zurückführt. Unter der selbstverständlichen Voraussetzung, daß nur ausgekochte Instrumente mit einwandfreien Händen verwendet werden, möchte ich jedoch diese Art der Infektion auch der Autorität GERBERs und SCHECHs gegenüber als „absurd" bezeichnen.

Ein *gerichtliches* Nachspiel derartiger Übertragungen wäre voll gerechtfertigt. — Um übrigens eine traumatische Infektion der Syphilis im rechtlichen Sinne anzuerkennen, verlangt KAUFMANN, daß die Manifestation im unmittelbaren Anschluß, also rund 6 Wochen nach dem inkriminierten Ereignis statthat. Hier sei auch gleich erwähnt, daß KAUFMANN für die Bejahung dieses Zusammenhanges an Fällen von Gehirn- und Nervensyphilis (die auch Kehlkopflähmungen im Gefolge haben können) diese Spanne wesentlich, wenn auch nicht über vier Jahre hinaus, verlängert.

2. Erscheinungen der generalisierten Syphilis.

Die Kehlkopfsyphilis *ist so gut wie regelmäßig hämatogenen Ursprungs*. Dabei kann sie *ortsständig* sein oder von hämatogenen Herden der Nachbarschaft aus *im Zusammenhange übergreifen*. Frühere Autoren waren der Ansicht, daß auch die von syphilitischen, oberhalb des Kehlkopfes gelegenen Produkten herabfließenden Sekrete die durch Katarrhe vulnerable Schleimhaut infizieren. Nach Eppinger grenzte diese Vermutung an Sicherheit. Aber eine Oberflächeninfektion von höher in den Luftwegen gelegenen Effloreszenzen aus ist wohl kaum zu erwarten; denn die Existenz jener Eruptionen bezeugt, daß bereits derjenige Immunitätszustand besteht, in dem der Körper kennzeichnenderweise nur auf die endogenen durch den Blutumlauf besorgten Spirochäten-anhäufungen reagiert. In den späteren Stadien speziell kommen von den zerfallenden Syphiliden nur unbeträchtliche Mengen Spirochäten zur Verstreuung. Vielleicht ist es mit auf diesen Umstand zurückzuführen, daß die intracanaliculäre Infektion mit demselben Stamm nicht anzugehen scheint.

Der Kehlkopf kann während des Ablaufes der Allgemeininfektion an der Mehrzahl der Reaktionsformen der Syphilis teilnehmen:

Zunächst beschränkt sich die Krankheit auf Schleimhautaffektionen von relativ flüchtigem[1] Charakter, an denen der Körper ein intensives, bis zur sanatio ad integrum gehendes örtliches Heilungsvermögen zeigt (sog. „sekundäre Erscheinungen").

Später treten Krankheitsprodukte in allen Geweben, selbst an dem Stützgerüst auf. Ohne Gewebstod, wenn auch noch so unscheinbaren Umfanges, geht es dabei nicht mehr ab. Natürlich können Gewebsverluste durch Ausgleich verdeckt erscheinen.

Diese späten Gewebsreaktionen (sog. tertiäre Erscheinungen) können *ohne jene Vorläufer* auftreten, in der Regel aber nur dann, wenn die hämatogene Infektion kongenital auf dem Wege des mütterlichen Blutes zustande gekommen ist. Derartige kongenitale syphilitische Erzeugnisse starren unter Umständen voller Spirochäten. Traina scheint[2] neuerdings den überaus hohen Gehalt an Erregern für die Kehlkopferkrankungen der kongenitalen Syphilis als Regel festgestellt zu haben. Dies Ergebnis würde ja nur ganz dem Verhalten in parenchymatösen Organen entsprechen.

Im Kehlkopf kann sich also die *erworbene und die angeborene Syphilis ansiedeln*. Wir unterscheiden die Krankheitsformen auch hier am besten *didaktisch* nach den *Stadien einer primären, sekundären und tertiären Periode*. Wir bleiben uns dabei voll bewußt, daß eine scharfe Grenze zwischen den Produkten der einzelnen Stadien, insbesondere denen der „konstitutionellen" Krankheit[3], nicht zu bestehen braucht. Das gilt — selbstverständlich — gleicherweise für den klinischen, wie für den pathologisch-histologischen Charakter, für den Zwischenraum zwischen Infektion und dem Auftreten der Krankheitsherde. Unter dem Namen *„Übergangsformen"* werden uns auch in der Beschreibung wiederholt derartige Bilder begegnen.

Eine besondere Art von Kehlkopferkrankungen unter dem Einfluß der generalisierten Syphilis repräsentiert der *Schaden durch Fernwirkung*. Sie kommt durch syphilitische Prozesse am zentralen und peripheren *Nervensystem* zustande. Sie äußert sich hauptsächlich in Lähmungen der Kehlkopf-

---

[1] Gouguenheim kennt sogar éphémères syphilides secondaires.
[2] Das Original war mir nicht zugänglich.
[3] Damit ist nicht etwa die angeborene Syphilis gemeint! Wir werden weiterhin — nach einem Vorschlag von Herrn Geheimrat Jadassohn — auch nur von generalisierter, und nicht von konstitutioneller Syphilis sprechen.

nerven. In ihrem Gefolge kann es zu Muskelatrophien und Gelenksveränderungen im Kehlkopf kommen.

Ein Teil dieser Prozesse gehört zur Gruppe der *Metasyphilis.* Darunter verstehen wir solche Affektionen, die histologisch und klinisch ein eigenartiges, scheinbar selbständiges Bild bieten, aber doch von einer stattgehabten syphilitischen Infektion abhängig sind; im kranken Nervenparenchym wird nämlich die Spirochaete pallida gefunden. Als *parasyphilitische* Prozesse müssen wir dagegen diejenigen Affektionen bezeichnen, die sich im Anblick noch nicht von echten syphilitischen Bildungen unterscheiden lassen, histologisch aber nichts Spezifisches an sich tragen. Hat man die Gelegenheit, die Entstehung zu beobachten, so schließt sich die Parasyphilis den typisch syphilitischen Vorgängen an, die Metasyphilis aber zeigt sich isoliert oder doch nur gleichzeitig mit Eruptionen, die nach langer anscheinend syphilisfreier Zeit auftreten. Die Metasyphilis ist die späteste Ausdrucksform der Infektion selbst, die Parasyphilis eine Neben- oder Gefolgs-, bzw. Narbenerscheinung eines abgeheilten Erzeugnisses der syphilitischen Infektion.

III. Pathologische Histologie der Syphilis des Kehlkopfes.

Die gewebliche Beschaffenheit der Krankheitsherde, welche die Spirochäteninvasion im Kehlkopf veranlaßt, entspricht derjenigen gleichartiger Erscheinungsformen an anderen Organen.

Von Primäraffekten und sekundären Efflorescenzen der Kehlkopfschleimhaut besitzen wir begreiflicherweise keine, wenigstens keine modernen Präparate. Es dürfte aber kein Einwand dagegen zu erheben sein, daß wir per analogiam auf die Gewebsveränderungen schließen, die am Kehlkopf vor sich gehen. Hinsichtlich der Einzelheiten verweisen wir auf die einschlägigen Abschnitte des Handbuches. Wir wollen nur eine kurze Kennzeichnung der Bilder geben, die wir in den Frühstadien zu erwarten haben:

Im *Primäraffekt,* der Initialsklerose, zeigt sich zunächst der Gefäßbindegewebsapparat betroffen. Lymphgefäße und Venen werden in allen Schichten und auch in der nächsten Umgebung von zelligen Infiltraten durchsetzt. Neben den kleinen Lymphocyten stellen sich reichlich Plasmazellen ein. Die Infiltration ergreift bald einen größeren Komplex, in dem das Bindegewebe in stark produktive Entzündung gerät. Die reichlichen jungen Bindegewebselemente wandeln sich in kollagenes Gewebe um. Das elastische Gewebe erfährt eine Rückbildung. Der ganze Bezirk wird derb. Das Epithel, in seiner Ernährung gestört oder wuchernd und zur Abstoßung geneigt, gibt Gelegenheit zu oberflächlichem Substanzverlust. Dennoch kommt die erste syphilitische Reaktion im submucösen Gewebe trotz der großen Zahl von Spirochäten, die sie birgt, mit mehr oder weniger oberflächlicher Narbenbildung zur Abheilung.

Das sekundäre Stadium bietet sich in graduell verschiedenen, relativ oberflächlichen Eruptionen dar. Die pralle Infiltration mit Rundzellen im katarrhalischen Zustande der Schleimhaut erkennt EPPINGER bereits als spezifisch an, wenn das Bestehen einer allgemeinen Syphilis sichergestellt ist. Auch in neuerer Literatur werden hier und da kurze Beschreibungen von Gewebsbildern bei syphilitischen Prozessen gegeben, die eben nur irgend etwas chronisch Entzündliches an sich tragen. Stellenweise findet sich auch ein Ansatz zu spezifischer (tuberkuloider) Granulombildung. Derartige Veranschaulichungen der Gewebsvorgänge dürfen nicht etwa als Prototyp der Syphilide aufgefaßt werden!

Sobald *Enantheme* zur Ausbildung kommen, erhält die Struktur des Gewebes ein besonderes Gesicht. Wieder etablieren sich Veränderungen zunächst an den kleinen Gefäßen der Submucosa. Auch die Arterien sind stark beteiligt. Das Endothel wuchert und quillt, peri- und mesovasculäre Zellanhäufungen, junge Bindegewebselemente indurieren die Wände, deren Elastica auseinandergespalten wird. Leichte Ödeme durchsetzen die oberflächlichen Schichten.

Breitet sich die zellige Exsudation weiter aus, so nähert sich das Enanthem immer mehr der papulösen Form. Plasmazellen sammeln sich aus Geweben und aus bodenständigen Elementen auffallend reichlich, auch Leukocyten wandern ein. Wie an der Haut sich diese Anschoppungen am Haarbalge und Talgdrüsen gruppieren, so werden an der Schleimhaut die Schleimdrüsen und Follikel Infiltrationszentren abgeben[1]. Wo Papillen sind, erfüllt sie eine besonders dichte Zellansammlung und Bindegewebswucherung. Das Epithel gerät in atypische Wucherung. Ödeme im Epithel und unter demselben stellen sich ein, selbst fibrinöse Exsudation kommt vor.

Besonders intensive Ausbildungen derartiger Infiltrate, an denen gerade die oberflächlichen Gewebselemente intensiv wuchern, imponieren als Kondylome.

In diesen Reaktionsherden, die Spirochäten voraussichtlich in mäßiger Zahl beherbergen werden, kann sich schon stellenweise eine intensivere Zellreaktion ausbilden. So finden sich manchmal Riesenzellen oder tuberkelähnliche Granulationsknoten. Im Umkreis derselben liegen gern dichtgedrängte Plasmazellenhaufen. Wir haben damit schon *Übergänge zu tertiären Produkten* vor uns. Diffusere Anschoppungen dieser Art gibt es sicher. Man muß aber auch an ,,nodöse Formen'' denken, wie sie im Verlauf der Hautsyphilis sich mit Vorliebe an den vasa vasorum der Media und Adventitia ansiedeln (Hoffmann s. Gans).

Wie weit es zur Nekrose in sekundären Produkten kommt, wie weit spurlos Infiltrate resorbiert werden, hängt wohl von den Besonderheiten des Falles ab. Jedenfalls erscheint mir beachtenswert, daß Papeln im Kehlkopf regelmäßig zur Oberflächenerweichung kommen, mechanisch beträchtlich insultiert, meist infiziert werden und daher auch zu nicht ganz oberflächlichen Substanzverlusten führen, ohne daß Schleimhautnarben oder Pigmentflecke auch nur annähernd regelmäßig davon zurückbleiben!

Die Erzeugnisse der *tertiären* Syphilis sind an Leichenorganen und an Probeexcisionen vom Lebenden vielfach genau durchforscht worden.

Sie verkörpern die Vorgänge einer wesentlich zellig-exsudativen und produktiven Entzündung mit lebhafter und starker Beteiligung aller, besonders der kleinen und kleinsten Gefäße an ihr. Sie tragen das Zeichen chronischen Verlaufes durch den verhältnismäßig geringen Anteil von leukocytären Elementen am Infiltrat und die reichliche Neubildung bodenständiger und eingewanderter Bindegewebselemente (Fibroblasten), die zu kollagener bzw. fibröser Umwandlung tendieren. Eine gewisse Prägung bekommen sie noch durch die oft erstaunliche Fülle von Plasmazellen und Verbreitung derselben über weite Bezirke hin. Derartige Infiltrate durchsetzen die Submucosa häufig ganz diffus. Ihre Ursprungsstelle liegt also eine Stufe tiefer im Gewebe als die der früher geschilderten Stadien. Pathognostisch kann man diese Entzündungsbezirke nicht nennen. Immerhin erregen sie schon den Verdacht, keine vulgären Entzündungen zu sein, sobald sich Ähnlichkeiten mit dem Aufbau von Zell- und Zwischengewebe zeigen, den wir nunmehr kennen lernen werden.

---

[1] Man denkt hier vielleicht auch an die alte Äußerung Virchows, daß eigentliche Schleimhautpapeln oft nur schwer von den Hyperplasien präexistierender lymphatischer Follikulargebilde zu unterscheiden seien.

Konzentrieren sich nämlich die entzündlichen Vorgänge auf einen Gewebs-bezirk, so haben wir eigentliche *Granulome* vor uns. Die Granulome syphi-litischen Ursprungs tragen den Namen Gumma, Gummiknoten oder auch Syphilom (E. WAGNER). Von Hirsekorn- (milium) bis zu beträchtlicher Größe kommen sie im Kehlkopf vor. Meist verschmelzen eine Anzahl von ihnen zu Konglomeratgummen. Die größeren Exemplare sind gewöhnlich auf diese Weise entstanden. Kleinere Knoten umsäumen dann manchmal, mikro- oder auch makroskopisch kenntlich, den zentralen großen Herd.

Das Zentrum des Granuloms wird meist der Ausgangspunkt nekrobiotischer Vorgänge. Die Kerne können den rückschrittlichen Prozeß intensiver zeigen als das Zwischengewebe. Dann finden sich noch zahlreiche kolla-gene Fasern, Züge und Kom-plexe in der immer amorpher werdenden Masse! Von einer oder mehreren Stellen aus greift dieser Vorgang um sich. Je mehr Leukocyten chemotaktisch herbeigelockt werden, um so mehr wird der trockene Zerfall zu einem flüssigen. Es setzen diese Vorgänge natürlich am ehesten an Flecken ein, die von entzündlichen Zellen dicht durch-setzt sind.

In derartigen Bezirken der Granulome — in denen sich also gern Nekrosenherde befinden — gruppieren sich die entzünd-lichen Zellen mit Vorliebe in bestimmter Weise: Um eine Anhäufung von epithelähnlichen, epithelioiden Zellen sind die rundlicheren Elemente geschich-tet; in dem inneren Felde trifft man nicht selten ein oder mehrere, ja hier und da viele Riesenzellen vom LANGHANS-schen Typ an. Der Kleinzellen-ring, der sich in der Mehrzahl diffus, unter Umständen in be-

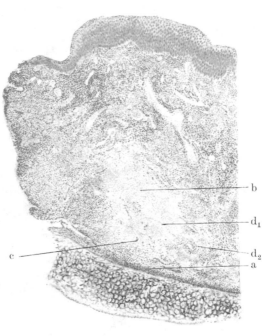

Abb. 1. Diffuses bis ins Perichondrium reichendes syphi-litisches Infiltrat der Epiglottis. (Probeexcision.)
a Knorpelhaut noch erhalten; b gummiartige Zellen-ordnung mit c Riesenzelle und d „gespensterhaftem" Gerüst einer völlig vom Granulationsgewebe durch-wachsenen kleinen Vene (d_1) und einer stark peri-. meso- und endoarteriitischen Arterie (d_2).
Färbung wie Abb. 2. Zeiß Obj. AA. Okul. 3.

trächtlicher Breite im Gewebe verliert, setzt sich wiederum oft aus massen-haften Plasmazellen zusammen; jene Riesenzellen sieht man manchmal auch in seiner inneren Grenzschicht.

Dieses tuberkelartige Granulationsgewebe entwickelt sich gern am *Gefäß-apparat*. Die Peri-, Meso- und Endovaskulitiden der Lues befallen außer-ordentlich oft diese gummösen Bezirke; geht doch auch im tertiären Stadium vermutlich stets von den Gefäßen der Prozeß aus. Nun besitzen die Gefäße reichlicher elastische Fasern als das übrige Gewebe. Und wenn auch der luetische Granulationsprozeß die Elastica zum Verschwinden bringt, an den Gefäßen hält sie sich am längsten. So kann es nicht verwunderlich sein, wenn eine Färbung auf elastische Fasern Gefäßkonturen aus dem nekrobiotischen Gewebe auftauchen läßt. Ein Bild von LUBARSCH in ASCHOFFs Lehrbuch demonstriert besonders schön die Gummabildung in der Gefäßwand der größeren Arterie eines perilaryngitischen Infiltrates. Unsere Abb. 1 gibt ebenfalls deutlich eine kleine Vene und Arterie im dichten Infiltrat wieder. Die Aufhellung weist auf die gummenartige Struktur hin; unterhalb der Vene ist denn auch eine Riesenzelle zu bemerken!

Über die diffuse wie über die knotige Granulation in der Submucosa zieht das *Epithel* bald glatt, manchmal verdünnt hin, bald hat es bereits verschieden-

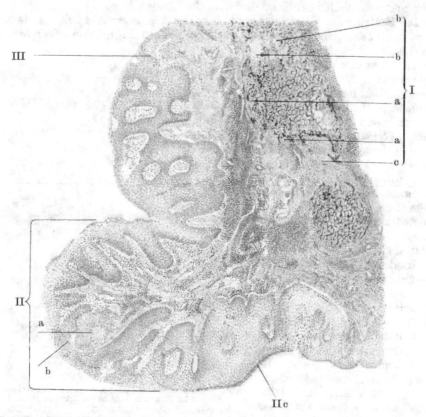

Abb. 2. Syphilitische Epiglottitis (durch Probeexcision gewonnen). Die Knorpelhaut ist aufgelöst.
I Chondritis syphilitica infiltrativa: a Einbruch des Granulationsgewebes in die Knorpelsubstanz; b säulenförmiges Vordringen in dieselbe; c bereits fibröses Stadium der Chondritis syphilitica. II Polypoide Hyperplasie mit miliargummaähnlichem Infiltrat (a) und von der Submucosa vordringende entzündliche Epitheldurchdringung und -verschmälerung (b); c pathologische Schuppungsprozesse des Epithels. III Syphilitischer Geschwürsrand mit steiler Endigung des Epithels. Färbung Mayers sr. Carmin, Weigerts Fuchselin. Zeiß Obj. AA. Okul. 2.

artige Veränderungen erfahren. Wir sehen dann an und unter ihm die regressive oder produktive Prozesse.

Ödeme im Epithel intra- und intercellulär, mit und ohne Ödem des darunterliegenden Gewebes, Durchsetzung von Leukocyten und Abstoßung oberflächlicher Lagen tragen zum Absterben der deckenden Schichten bei. Fortschreiten der Nekrose von dem Innern des Granulationsgewebes her führt leicht zum Durchbruch. Es entstehen *Geschwüre* im syphilitischen Gewebe. Die Geschwürsbildung kann durch weitere Umstände noch unterstützt werden. Mit dem Abnehmen der Widerstandsfähigkeit der oberen Schichten bietet sich auch gewöhnlichen Eitererregern Gelegenheit ins Gewebe einzuwandern. Mechanische Beeinträchtigungen des Epithels anläßlich des Stimmbandschlusses beim

Sprechen, Husten oder Pressen erleichtert den Bakterien das Eindringen. Die Mischinfektionen können die Geschwürsbildung sogar allein hervorrufen, zum mindesten sie beschleunigen. Im histologischen Bild kommt die beginnende Ulceration in einer stärkeren Durchsetzung mit leukocytischen Elementen und Fibrin zum Ausdruck. Ist das Epithel über dem fertigen Geschwür verschwunden, so hört es an den Rändern mehr oder weniger unvermittelt und zerzaust auf. Überhängende Geschwürsränder findet man selten. Den typischen Ausbruch mit steiler Begrenzung sieht man in Abb. 2, III.

Ohne und mit der Geschwürsbildung gerät das Epithel ziemlich oft in atypische Wucherung. Die Zapfen dringen in die Submucosa. Beteiligt sich das alte und junge Bindegewebe an den Wucherungserscheinungen, so entstehen fibroepitheliale, entzündliche Zapfenbildungen. Auch bei den fibrösen Umwandlungen, die wir gleich kennen lernen werden, können solche bestehen bleiben. Eine Vorstufe derselben ist auf Abb. 2, II gerade durchschnitten.

Die *zelligen Infiltrate* umklammern die drüsigen Bildungen, die am allgemeinen produktiv entzündlichen Prozeß in ihrer Art teilnehmen. Die Infiltrate dringen zuweilen in die Tiefe vor, indem sie dem Peri- und Endomysium folgen. Auf diesem Wege oder direkt von der Schleimhaut aus gelangen sie bis ins Perichondrium und die Gelenkkapsel (s. a. die Abb.). — Man nimmt den klinischen Bildern nach an, daß sich an diesen Stellen auch primär das syphilitische Infiltrat entwickeln kann. (*Primäre Perichondritis syphilitica.*)

Immer hat das Infiltrat die Gelegenheit, in einer der geschilderten Weisen zu Gummen anzuwachsen und Nekrosenherde zu bilden. Von der Knorpelhaut aus erfolgt mit einiger Häufigkeit der *Einbruch in den Knorpel*. Die Infiltrate dringen ein, wie es die Abb. 2, I b zeigt, durchflechten die Knorpelsubstanz, bringen sie zum Abbau, ohne daß dabei mehr als das Absterben der Zellen und das Verschwinden der Grundsubstanz zu sehen wäre. Solche entzündliche Züge können auch mehr den produktiven, derben Infiltrationscharakter wahren (z. B. Abb. 2, I c).

Bereits in Erweichung begriffene, von der Oberfläche aus infizierte Infiltrate führen auch eitrige Zerstörung des Knorpels herbei, bzw. Abscesse schneiden Stücke oder ganze Knorpel aus dem Gewebe heraus, die tot durch das zerfallende Infiltrat einen Ausweg finden können. (*Sekundäre Perichondritis syphilitica mit Sequesterbildung und perichondritischen Phlegmonen.*)

Das oben betonte *Vorwiegen fibroblastischer Gewebsschichten* macht sich in dem Entzündungsprozesse oft schon während der beschriebenen Abläufe geltend. Sie kommen im Fortgang der Erkrankung noch deutlicher zur Beobachtung. Denn die *reparative Entzündung* wird in der Regel im Bilde der Lues immer stärker; sie *greift bereits um sich, so lange die Zerstörung noch im vollen Fluß begriffen ist*. Das kollagen gewordene, sich bis zum Hyalincharakter verhärtende Bindegewebe durchzieht dann diffuse und knotige Infiltrate, Geschwürsgrund und -ränder, Knorpelinvasionen und krankhafte Gewebskommunikationen, die sich dort ausbilden können, wo geschwürige Flächen zu länger dauernder Berührung kommen.

Mit dem Verschwinden der zelligen Entzündung entwickelt sich so die *Narbenbildung*. Sie gewinnt im tertiär syphilitischen Krankheitsvorgang meist einen ansehnlichen Umfang. Makroskopisch zeichnet sie sich durch die bedeutsame Zusammenziehung des narbigen Gewebes aus.

In kleinerem Maßstabe gibt sich die Neigung zur produktivfibrösen Umbildung auch dadurch zu erkennen, daß sich nicht selten warzenähnliche, zapfige Gewebsauswüchse einstellen, die durchaus nichts von irgendeiner Spezifität an sich haben. Das sind die *parasyphilitischen Excrescenzen* (s. S. 615). Von ihnen ist ungewiß, ob sie vielleicht nicht auch in der Schleimhaut, die durch den chronisch entzündlichen syphilitischen Prozeß gereizt ist, entstehen können, ohne daß an Ort und Stelle ein spezifischer Gewebsvorgang vorausgegangen ist!

In diesem Falle wären sie wohl nicht mehr als jene pseudosyphilitischen polypoiden oder papillomähnlichen Neubildungen, die die Autoren schon seit langem wahrgenommen haben. Bald handelt es sich um Abschnürungen gesunden Gewebes durch Narbenzüge (Gerhardt, Virchow), bald dürften es durch entzündliche Reizung überhaupt hervorgerufene Pachydermien oder fibröse und fibroepitheliale Hyperplasien sein.

Auf die Histologie metasyphilitischer Erkrankungen werden wir kurz im Teil „Neurosyphilis des Kehlkopfes" eingehen.

Anhang:
Bemerkungen zur makroskopischen Morphologie.

Die geschilderten krankhaften Gewebsstrukturen geben die Grundlage zu denjenigen Veränderungen des Kehlkopfes ab, die wir mit freiem Auge erkennen. Sitz der Herde, die durch sie verursachten Störungen des Kreislaufes, der Lebensfähigkeit von Zell- und Zwischengewebe, sowie die Vorgänge, welche der Wiederherstellung dienstbar sind, bringen die Nuancen in das Bild. Diese *makroskopischen Erscheinungen* können wir am zerlegten Organ wohl sehr gut studieren, aber den Präparaten fehlen viele Eigentümlichkeiten des lebenden Gewebes, wie Turgor, Farbe, Einfluß von Bewegung und Lagerung bzw. Funktion; speziell den weniger eingreifenden Prozessen der Sekundärperiode oder den mit Stenosen einhergehenden tertiären Prozessen geben diese vitalen Momente ihr Gepräge.

Die Lücken ausfüllen kann nur die Beobachtung am Lebenden. Sie geschieht mit dem souveränen Mittel der Diagnose, mit dem Kehlkopfspiegel. Eine beschreibend-anatomische Schilderung der Kehlkopfgestaltungen unter dem Einfluß der syphilitischen Gewebsvorgänge würde sich daher in der klinischen Darstellung wiederholen müssen. Sie bleibt daher besser dieser vorbehalten.

IV. Dispositionell-konstitutionelle Gesichtspunkte für die Lokalisation im Kehlkopf.

Mit Recht sagt Gerber vom Kehlkopf, er sei „eines der zartesten, kompliziertesten und leichtest verletzlichen Organe des ganzen menschlichen Körpers". Hält man sich an das Ergebnis der Statistiken (s. später S. 624 f.), so kann man jedoch nicht' von einer auffallenden *Empfänglichkeit des Kehlkopfes* sprechen.

Nun ist aber der Kehlkopf ein Organ, das im täglichen Leben allerhand auszuhalten hat: Die Sprechfunktion ist nicht unermüdbar. Sie bedeutet also eine Anstrengung. Mit der Atemluft wird die Schleimhaut thermischen und mechanischen Beanspruchungen ausgesetzt. An diese Anforderungen hat sich die Mehrzahl der Menschen unter katarrhalischen Reaktionen ihres Kehlkopfes gewöhnt. Besondere Bedingungen des Berufes, der Beschäftigung, des Wohnens schrauben die Toleranz noch aufs äußerste hinauf. Erkältungen, Mißbrauch der Stimme, reichlicher Genuß von alkoholischen Getränken, Rauchen erzeugen und steigern leicht die katarrhalischen Zustände des Kehlkopfes. Haben sich Individuen, die im Besitze solcher Kehlköpfe sind, syphilitisch infiziert, so bereiten diese Kehlkopfveränderungen — der Eindruck der Mehrzahl der Fachleute geht dahin — der Syphilis einen guten Boden. Auch sollen die genannten Schädlichkeiten schon an sich den Ausbruch der Syphilis im Kehlkopf und ihr Fortbestehen dort unterstützen.

SEMON, GERHARDT, ZIEMSSEN, SCHECH u. a. haben gerade die Disposition derjenigen *Berufe* hervorgehoben, die ihr *Stimmorgan* anhaltend und kräftig gebrauchen müssen. MAURIAC ist z. B. der Ansicht, daß ein Lumpensammler, der schon 3 Jahre post infectum an schwerer stenosierender Kehlkopfsyphilis litt, der er 2 Jahre später erlag, diesen unglücklichen Verlauf dem täglichen cri traditionel de sa profession zu verdanken hatte.

Die Ansicht von der Nachteiligkeit des *Mißbrauches der Genußgifte* findet fast allgemeinen Anklang (HEYMANN, SEIFERT, LOCHTE-THOST u. a.). TEXIER trägt allerdings einige Bedenken gegenüber dieser Wirkung des Tabakrauchens. LEWIN zieht die puellae seines Berliner Materials als beweiskräftige Gruppe für sämtliche genannten dispositionellen Momente heran. GUISEZ mißt ihnen sogar Bedeutung bei für das Auftreten von Ödemen im sekundären Stadium. Nach HEYMANN erklären sie den Umstand, daß die sekundäre Syphilis Männer zwischen 20 und 30 Jahren bevorzuge, während die tertiäre beide Geschlechter gleicherweise befalle. HEYMANN macht auch darauf aufmerksam, daß Erkältungen leicht zur Verwechslung mit dem Einfluß der *Jahreszeiten* führen könne, den MORELL MACKENZIE in den Frühstadien für deutlich wahrnehmbar erachtet. MACKENZIE hatte einmal ausgerechnet, daß in die Zeit zwischen 1. IX. und 31. III. (7 Monate!) 79 Fälle von 118 sekundären, 66 Fälle von 110 tertiären syphilitischen Kehlkopfaffektionen eines Jahres fielen. Doch was bedeuten für derartige Schlüsse Zahlen, die nicht größer als MACKENZIEs! SCHRÖTTER und ZIEMSSEN haben anerkannt, daß *Witterungseinflüsse* den Kehlkopf schwächen und vorbereiten. THOST hält gerade an klimatischen Momenten fest: Die scharfen, trockenen Winde, der Kalkstaub Wiens modifiziere sogar das Aussehen der Kehlkopfsyphilis. Im feuchten London, bei wettertrutzigen Seeleuten sei eine lokale Färbung der Krankheitserscheinungen festzustellen.

V. SCHRÖTTER stellt sich auf den Standpunkt, diese Annahmen „in keiner auffallenden Weise bekräftigen" zu können. *Ich* fand an unserem poliklinisch eingestelltem Material diejenigen *Berufe* am häufigsten vertreten, die aus diesem und jenem Grunde bekanntermaßen am häufigsten geschlechtlichen *Infektionen verfallen.* Derartige Momente stecken sicher auch zum Teil hinter der für einige Orte angegebenen geographisch bedingten Disposition. In einem gewissen Gegensatz dazu ist es bemerkenswert, daß THOST in Hamburg und in England tertiäre Kehlkopfsyphilis außerordentlich selten zu Gesicht bekommen hat. HOLMGREN sagt übrigens dasselbe von Schweden. Es ist denkbar, daß auch *konstitutionelle Momente einer Bevölkerung* für solche Varianten eine beachtliche Rolle spielen. An sie erinnert eine Feststellung von DEMETRIADE. Nach ihm wurden Gummata und überhaupt schwere Syphilis in Rumänien bei der Landbevölkerung häufiger als bei der Stadtbevölkerung gefunden, obgleich jene Noxen doch dem Stadtleben eigentümlich seien. Sollte aber da nicht der höhere Grad der Indolenz mit in Frage kommen? Waren die Patienten anscheinend auch nicht völlig unbehandelt geblieben, so kann doch gerade das „zu wenig" an Behandlung nachträglich gewesen sein. Die unzureichende Hg-Behandlung wurde seinerzeit schon von manchen Autoren als Ursache des Ausbruches der Syphilis im Kehlkopf aufgefaßt (s. ZIEMSSEN).

Die Bedeutung *individueller Konstitution* macht sich schon bei schwächlichen Individuen geltend (CHIARI u. a.). Bei ihnen erliegt der Kehlkopf ebenso der Syphilis leichter wie andere Affektionen. Natürlich kann solche *herabgesetzte Widerstandsfähigkeit des gesamten Körpers* leicht mit einer erworbenen örtlichen verwechselt werden. Die bekannte Rezidivneigung der sekundären Syphilis im Kehlkopf ist auch nicht ohne weiteres als konstitutionelle Bereitschaft auszulegen. Erst eine Einschätzung der stattgehabten Therapie nach modernen Grundsätzen würde zur Auffassung in diesem Sinne berechtigen. Ebenso beurteilen möchte ich einstweilen die praktisch wichtige, aber vorläufig noch isolierte Beobachtung von Demetriade, nach der die Schwangerschaft für die tertiäre Kehlkopfsyphilis ebenso verhängnisvoll werden kann, wie für eine Kehlkopftuberkulose.

Auch die *Rachenmandelhyperplasie* ist nicht ganz unabhängig von konstitutionellen Momenten. Ihr mißt Thost einen vorbereitenden Einfluß auf die Lokalisation des Syphilis im Kehlkopf zu, da er sie an einem Drittel der einschlägigen Krankheitsfälle angetroffen habe.

Unter diese Art einer *nicht eindeutig angeborenen Bereitschaft* würden zwei weitere Ergebnisse wissenschaftlicher Beobachtung gehören, wenn sie sich als zugkräftig erweisen sollten: Erstens haben Gerhardt und Roth der Mutmaßung Ausdruck gegeben, daß frühzeitige Kehlkopfsyphilis vielleicht die Disposition zu später Kehlkopfsyphilis wecken möge. Zweitens scheint es Gerber sogar die Regel zu sein, daß nach extragenitalen Primäraffekten an oder nahe den oberen Luftwegen die benachbarte Schleimhaut frühzeitig schwere Formen der konstitutionellen Syphilis darbiete. In diesem Zusammenhang ließe sich anführen, daß nach dem laryngealen Primäraffekt im Falle Castex sich bald plaques muqueuses im Kehlkopf zeigten. Dann könnte in diesem Sinne der Fall Gèzes sprechen: Der Primäraffekt saß an der linken Zungenmandel. Die weiteren Erscheinungen überstürzten sich geradezu. Nicht nur der ganze Mundrachen einschließlich Mandeln und Gaumensegel und Zungengrund, sowie der Kehlkopfeingang mit Kehlrachen saßen voller entzündlicher Infiltrate und Plaques, auch die Epiglottis war in einer Weise stark und starr entzündlich verändert, die bereits lebhaft an Zustände erinnert, wie sie im tertiären Stadium vorkommen! Gerber selbst beruft sich auf eine erst vier Monate alte Infektion eines Gastwirtes, die von der Unterlippe ausging und stark entwickelte, zwischen Papel und Kondylom stehende, Enantheme der processus vocales erzeugt hatte. Ganz zu ihr passen würde eine von Chiari und Dworak auch im Bilde (Taf. VII, Abb. 4 ihrer Arbeit) festgehaltene Erkrankung dieser Art. Hier ebenfalls eine kurze Zeitspanne, 9 Wochen per infectionem — aber der Primäraffekt saß am üblichen Fleck! Die Autoren, welche den beschleunigten schweren Verlauf einer *Unterernährung* zur Last legen, berichten uns zugleich, daß nach Siegmunds Untersuchungen das *Alter* der Erkrankten nach dieser Richtung hin ohne Bedeutung sei; doch stimmt diese Feststellung, wie ich sehe, nicht mit Siegmunds Angaben ganz überein. Siegmund erklärt nämlich, daß die im höheren Lebensalter erworbene Syphilis einfacher, milder im Verlauf und günstiger im Ausgang sei, sofern es sich um nicht durch andere Krankheiten geschwächte und um wohl ernährte, in guten hygienischen Verhältnissen befindliche Personen handelt. Den Ausbruch der schweren, umfangreichen und hartnäckigen Zerstörungen im Kehlkopf, wie sie unter erworbener und ererbter Infektion im jüngeren Lebensalter nicht gerade selten seien, habe er in vorgerückten Jahren niemals wahrgenommen — vorgekommen seien ihm solche Fälle allerdings, aber sie schrieben sich aus jüngeren Lebensperioden her.

Über selbstverständliche Voraussetzungen, über Eindrücke kommen die Ansichten quoad Konstitution also meist noch nicht heraus. Vielleicht trifft Texier das Rechte, wenn er die Bevorzugung gewisser Personen der Kehlkopfsyphilis gegenüber zugibt, aber doch in jedem Falle zu großer Skepsis rät. Eine alte Mitteilung von Semon gibt tatsächlich für die konstitutionelle Eignung eine reale Unterlage: In einer Familie erkrankten 3 Kinder an einer Lues congenita des Kehlkopfs (s. a. S. 753).

V. Statistische Übersicht.

Einleitende Bemerkungen.

Über die Häufigkeit der Kehlkopfsyphilis geben eine Anzahl statistischer Angaben Auskunft. Diesen Auszählungen sind gewisse Schwächen gemeinsam:

1. Werden eine Anzahl katarrhalischer und maculöser, sowie hyperplastischer Prozesse (s. S. 49) je nach der Auffassung des Verfassers unter die Syphilis oder nicht unter dieselbe gerechnet.

2. Rekrutiert sich das Material, besonders das der großen Behandlungsstätten an Kliniken und Polikliniken aus bestimmten Kreisen und erfaßt nicht die gesamte Bevölkerung.

3. Können sich zeitliche und wohl auch örtliche Schwankungen einerseits nur an außerordentlich großem Material ausgleichen und bedingen andererseits Differenzen, deren Ausgleich in über Jahreskomplexe geführten Statistiken die wirklichen Verhältnisse verwischt.

Die Auszählungen besitzen weiterhin spezielle Schwächen:

1. Muß das Ergebnis aus den rhinolaryngologischen Kliniken anders ausfallen, wenn die Zahl nur laryngologisch oder überhaupt die Zahl der an den oberen Luftwegen affizierter Patienten genommen wird. Unter dem rhinolaryngologischen Material befinden sich naturgemäß viel heterogenere Krankheitszustände, evtl. auch noch eine Reihe von Fällen ohne jede Schleimhautaffektion. Werden aber an der betreffenden Klinik noch Ohrenkranke behandelt, so vermehrt sich ihr Material um nicht wenige als Nebenbefund — der den Patienten gar nicht zum Arzt geführt hat — entdeckte Prozesse in den oberen Luftwegen.

2. Muß das Ergebnis am Krankenstand dermatologischer Kliniken unterschiedlich sein, je nachdem, ob nur Patienten mit verdächtigen Symptomen oder sämtliche Lueskranke zur laryngologischen Untersuchung gesandt wurden.

Wir erhalten durch uns vorliegende Statistiken nur Ausschnitte des Gesamtbildes der Verbreitung der Kehlkopfsyphilis; sie dienen aber dazu, einen gewissen Überblick zu gewinnen. Sie geben auch einige interessante Hinweise, sofern man eben die Gesichtspunkte und Bedingungen beachtet, unter denen die Aufstellungen angefertigt sind.

Die Fehler dürften am geringsten bei denjenigen Berechnungen sein, die nur syphilitisches Material berücksichtigen. Die Praxis zeigt, daß auch ihr Wert begrenzt ist. Die Gründe dafür liegen in verschiedenen Umständen: 1. Sind die Zahlen immer noch klein genug, um das Spiel des Zufalls kaum zu beheben, 2. kann der Charakter der Eruptionen schnell und oft wechseln, 3. sind keine einheitlich gültigen Normen für gewisse Bezeichnungen, wie Papel oder Kondylome, Infiltrat oder Gumma vorhanden bzw. angewendet.

Häufigkeit der Erkrankung und Verteilung auf Alter und Geschlecht.

Im Bewußtsein dieser Mängel wollen wir die Angaben der Literatur möglichst tabellarisch zusammenstellen. Soweit die Originale mir erreichbar waren, habe ich die richtige Rubrizierung überprüft. Einige *eigene* Zahlen habe ich hinzugefügt; ihre Unterlagen stammen aus der JADASSOHNschen und der HINSBERGschen Klinik.

Eine Reihe von Angaben liegen vor über ein seiner sozialen Schichtung nach ungefähr gleichwertiges Material von rhinolaryngologischen Kranken:

Tabelle 1. Kehlkopfsyphiliskranke unter rhinolaryngologisch Kranken.

Jahr	Autor	Gesamtzahl	Hundertzahl
1888	Grabower	2 000	0,6
1893 [1]	Rosenberg	16 000	0,36
1893 [1]	Siebenmann	322	0,62
1893	Juracz	4 084	0,96
1905—1912	Seifert	6 480	0,34
1918	Onodi	24 000	0,33

Die Zahlen stimmen auffallend überein. 0,5—1% der Kranken der *rhino-laryngologischen Polikliniken* wird — vor dem Krieg und vor dem Hochstand der modernen Therapie — an syphilitischen Kehlkopfkrankheiten gelitten haben.

Um so sonderbarer berührt die Divergenz unter dem Material, das als „Halskranke" bezeichnet wird. *Ein* Grund zur Erklärung wird von Schrötter genannt: er liegt in der Möglichkeiten, welche die Autoren hatten, um schwerkrankes Material aufzunehmen oder nicht. So zählte an „Halskranken":

Schrötter	1871—1881 im Ambulatorium und Klinik gemeinsam	auf 21044 Kranke 4,5% Kehlkopf-Syphilis	
„	1882—1891 im Ambulatorium in der Klinik	„ 35826 „ 0,87% „ „ 1300 „ 9,3% „	

Daneben stellen können wir nur noch eine große Statistik über „Halskranke" von

Mor. Mackenzie 1880   auf 10000   „   3,08%   „

eine kleine Statistik über Kehlkopf-Rachen-Mundkranke von

Michelson [2] 1888   auf 496   „   0,4%   „

Überschreitet das Maximum nicht 10%, so brachten es (nach Chiari und Dworak zitiert) doch Angaben von

Türck   (Lehrbuchmaterial 1866, nach Lewin)   auf 238 Halskranke mit 19% Kehlkopf-Syphilis

und

Zawerthal   (Ambulatorium in Rom)   „ 300 Halskranke mit 60% Kehlkopf-Syphilis

Selbst unter den 3 Statistiken, die ich über die Zahl der syphilitischen Fälle bringen kann, die auf sicherlich *Kehlkopfkranke* kommen, sticht die eine durch unerwartet hohe Zahlen hervor:

Tabelle 2. Kehlkopfsyphiliskranke unter Kehlkopfkranken.

Jahr	Name	Gesamtzahl	Hundertzahl
? [3]	Simanowsky	224	30,4
1910	Gerber	258	3,5
1919—1924	Klestadt	2 445	2,1

---

[1] Aus Seifert übernommen.
[2] Aus Seifert übernommen.
[3] Nach Gerber; in seinem Literaturverzeichnis war die Stelle der Arbeit nicht angegeben.

Wie die Tabelle 4 zeigt, bedeutet eine Zahl um 3% *für das Breslauer Klinikmaterial* beinahe eine Konstante. GERHARDTs Schätzung an seinem eigenen Material auf $2—3\%$ gibt uns zusammengenommen mit GERBERs in der Tabelle errechneten Zahl doch einen Hinweis darauf, daß wir etwa die richtige Größe vor uns haben.

Vergleichen wir die Zahl der Kehlkopfsyphiliskranken mit der Zahl der Syphiliskranken *in dermatologischen Instituten*[1], so stehen sich die Ziffern aus großem Material leidlich nahe, während einige kleine Sammelgruppen einen ziemlichen Abstand von ihnen wahren:

Tabelle 3. Kehlkopfsyphiliskranke unter Syphiliskranken.

Jahr	Name	Gesamtzahl	Hundertzahl
vor 1861	ALTERSHOFER (s. RÜHLE)	1 200	2,1
„ 1868	ENGELSTEDT (s. CHIARI und DWORAK)	1 124	4,3
1863—1880	LEWIN Charité	20 000	2,9
	„ Privatpraxis	6 000	5,83
1888	POLLAK	1 045	5,93
1886—1888	JOBST-SEIFFERT	500	2,6
1919—1924	KLESTADT	9 324	0,54
vor 1881	BERGH (aus LEWIN)	745	24,6
1880	GOUGUENHEIM und BOUCHERAU (s. CHIARI und DWORAK)	275	40,0
	BOUCHEREAU (s. NEUMANN)	140	42,14
	ZAWERTHAL (s. NEUMANN)	140	35,71

Ferner hatte BRUCK (1907) „seit Jahren" jedem Syphilitiker den Kehlkopf untersucht und $1,5\%$ positive Fälle errechnet. GERHARDTs Schätzungszahl — 10% — weicht hier also einigermaßen ab.

Zu $15,1\%$ hat innerhalb von 5 Jahren, abschließend mit 1855, WILLIGK im *Sektionsmaterial* Kehlkopfsyphilis gefunden (unter 218 mit syphilitischen Veränderungen behafteten Leichen). WILLIGK hielt diese Zahl maßgebend für Verbreitung der Krankheit unter der armen Bevölkerung Prags. Selbst wenn wir diese Auffassung als ganz zutreffend annehmen würden, so zieht die Statistik für unsere Zeit nicht mehr. Man beachte nur, daß allein 6 Stenosenfälle[2] sich darunter befinden, Fälle, die zurzeit kaum in größeren Kliniken, geschweige denn autoptisch einmal im Jahre zu sehen sind.

Es ist nicht uninteressant, daß STOLPER 1892—1895 im Breslauer pathologischen Institut an 17% der sicher syphilitischen 86 *Leichen* nachweisliche Spuren der Krankheit im Kehlkopf feststellte. Sein Material enthielt zugleich allein 25 kongenitale Fälle; von diesen hatten 23 viscerale Syphilis, aber nicht einer! Kehlkopfsyphilis — wiederum ein Zeichen für das Spiel des Zufalls.

GARRIGUES (s. LEWIN) berichtet innerhalb von 5 Jahren bis einschließlich 1871 7%, in dem *einen* nächsten Jahre aber 26% Kehlkopfsyphilis gezählt zu haben!

Ich habe darum *unser Material* ebenfalls über 6 Jahre hin auf seine Schwankungen geprüft:

---

[1] Eine Statistik von FRANKENBERGER [s. IMHOFER, Ref. der Arbeit BEZVÉK, Zbl. f. Laryng. **6**, 668 (1914)] führt unter 17090 Pat. 140 Fälle von Kehlkopfsyphilis an; ob das Gesamtmaterial aber nicht syphilitisch plus dermatologisch war, konnte ich nicht feststellen.

[2] An der Benennung WILLIGKs „sekundäre Syphilis" darf man sich natürlich dabei nicht stoßen. Sie ist mit Spätformen von heute gleichbedeutend — das haben CHIARI und DWORAK schon richtig gestellt.

Tabelle 4. Kehlkopfsyphiliskranke im Material der Breslauer Universitäts-
Hals- und Universitäts-Hautklinik.

Jahr	Kehlkopfsyphilis in Prozent unter Syphiliskranken	Zahl der Fälle von			Kehlkopfsyphilis in Prozent unter Kehlkopf- kranken
		Syphilis- kranken	Kehlkopf- syphilis	Kehlkopf- krankheiten	
1919	0,6	2182	13	401	3,2
1920	0,4	2001	8	506	1,6
1921	0,4	1609	7	472	1,5
1922	0,5	1395	8	369	2,2
1923	0,4	1075	4	383	1,0
1924	0,98	1062	10	314	3,2

Die Schwankungen am syphilidologischen Material sind nicht groß, auch
unter Berücksichtigung der konstanten Abnahme desselben. Die etwas
größeren Schwankungen am laryngologischen Material erklären sich zunächst
daraus, daß die absolute Zahl der Kehlkopfsyphilisfälle nicht groß ist und die
Gesamtzahl des Materials viel kleiner als die des syphilidologischen.

Das erste laryngologische Maximum steht noch in Zusammenhang mit
dem Hochstand der Syphiliskrankenzahl in diesem Jahre, im besonderen damit, daß seit dem Jahre 1916 die sekundären Fälle zunahmen, so daß sie 1917
und 1919 über die Hälfte unserer Kehlkopfsyphilisfälle ausmachten. Das
zweite laryngologische Maximum fällt jenem Hochstande nicht zur Last. Inwieweit sich die nunmehr sämtlich tertiären Fälle aus dem frischen Material
der späteren Kriegs- und der Nachkriegszeit ergänzt, vermag ich nämlich nicht
zu sagen. Jedenfalls hat sich mir von jenen erfolgreich antisyphilitisch behandelten Frühfällen niemand wieder vorgestellt — alte Patienten pflegen sich aber
in der Poliklinik gewöhnlich bei dem erstbehandelnden Arzte wieder zu melden.

Auf unsere 50 Fälle Kehlkopfsyphilis kommen im ganzen 14 Fälle = 28%
sekundärer Syphilis; errechnet man aber ohne das Jahr 1919 die übrigen
5 Jahre, so bleiben nur 6 Fälle sekundärer Syphilis = 16,2%. Bereits an diesen
niedrigen Summen ist die Verschiebung durch jeden Fall mehr oder weniger
sehr beträchtlich, so daß vorsichtige Beurteilung am Platze ist.

Stellen wir das *Verhalten tertiärer und sekundärer Fälle* danach *proportional*
dar, um sie mit Zahlen, die Chiari und Dworak auf diese Basis gebracht haben
und mit einigen anderen zu vergleichen, so erhalten wir

Häufigkeit der sekundären im Verhältnis zur tertiären Kehlkopfsyphilis.

Nach Klestadt . . . . 0,19—0,39 : 1
„   „   1915—1924 s. unten . 0,39 : 1
„   Lewin, Charitématerial 7   : 1
„   Mauriac 4   : 1
„   Mor. Mackenzie . . . . 0,6 : 1
„   Schrötter . . . . 0,9 : 1
„   Lewin, Privatmaterial . . . . . 1,3 : 1
„   Whistler [1] . . . . 1,07 : 1

Das Material der Charité war vorwiegend dermatologisch orientiert, Lewins Privatmaterial war gemischt. Außer einer Tendenz zur Abnahme der
sekundären Affektionen (bzw. Rezidiven derselben) gegenüber den tertiären —
vielleicht zu Gunsten der heutigen Behandlung! — möchte ich nichts Bindendes
aus diesen Aufstellungen herauslesen. Seinerzeit resümierte sich Schnitzler
als Laryngologe dahin, daß die sekundäre Kehlkopfsyphilis weit häufiger sei

---

[1] Die hierzu gehörigen absoluten und Prozentzahlen sind bei Gerber (b) nachzulesen.

als die tertiäre. JORDAN (Dermatologe) fand, daß seine tertiären Fälle den Kehlkopf in $10^0/_0$, die sekundären (Papeln) ihn nur in $3,3^0/_0$ der Fälle befallen hatten. Und GOUGUENHEIM (1881) dagegen hat, wiederum fast die Hälfte seiner 275 Syphiliskranken mit sekundären Kehlkopfaffektionen gesehen, nämlich 109 Fälle!

Die 2 systematisch fortlaufend auf Kehlkopfsyphilis untersuchten Reihen sekundärer Syphilitiker, die mir bekannt sind, sind auch noch relativ klein: CHIARI und DWORAK 1882 abgeschlossen: zählten 12 : 164 Fälle $(7,3^0/_0)$, KLE-STADT[1] 1923—1926 zählte 7 : 71 Fälle $(9,9^0/_0)$ [„Katarrhe" (s. S. 24 f.) sind in beiden Zählungen nicht mitgerechnet].

Von tertiärem Material stehen gleichartige Untersuchungen wohl überhaupt noch aus. Ich finde nur die allgemein gehaltene Angabe JORDANS, der unte 75 tertiären Fällen 21 mit Syphilis des Kehlkopfes, das sind $28^0/_0$, positiv Fälle hatte. WILLIGKs Leichenstatistik zeigte bekanntlich $15^0/_0$ (s. o.).

Ein haltlos, weil unbehandelt, durchseuchtes Menschenmaterial, das DINA SANDBERG (s. SCHMIDT) in Rußland beobachten konnte, wies $72^0/_0$ tertiäre Erkrankungen auf. Unter diesen hatten $4^0/_0$ den Kehlkopf in Mitleidenschaft gezogen.

Vergleichen wir die Angaben, so können wir vor allem einen statistischen Gesichtspunkt erkennen: Das Material, das den Arzt aufsucht, stellt immer eine Auswahl vor.

Es dürfte nur klinisch noch interessieren, wie oft die Syphilis im Vergleich zum Kehlkopf die anderen von uns betreuten Nachbarabschnitte der oberen Luftwege trifft:

Jene Obduktionen WILLIGKs ergaben rund $28^0/_0$ Rachen- und Gaumen-lokalisation, STOLPERs Sektionen hatten annähernd dasselbe Ergebnis, indem ungefähr doppelt soviel Herde und Narben oberhalb des Kehlkopfes als im Kehlkopf $(17^0/_0$ s. o.) gefunden wurden. Jene natürliche Verteilung in Rußland, die DINA SANDBERG studieren konnte, brachte es nur zu einem Hundertsatz von $6,25^0/_0$. In $33^1/_3^0/_0$ fand schon JORDAN bei der klinischen Behandlung Rachen-syphilis, sei es sekundärer, sei es tertiärer Natur. In der Praxis ist tatsächlich die Mehrzahl der Fälle von Kehlkopflues mit Mund-Rachenlues kombiniert.

Häufigkeit der Kehlkopfsyphilis im Verhältnis zur Syphilis der oberen Luftwege.

Aus den Arbeiten dreier Autoren und meinen Zahlen läßt sich prozentual die *Anteilnahme der Kehlkopfsyphilis an der Syphilis der oberen Luftwege* fest-stellen: Da ergaben sich

bei ONODI (1916) nur	1,1 $^0/_0$	auf 405	Krankheitsfälle
„ SEIFFERT (1905—1912) . .	24,4 $^0/_0$	„ 90	„

während wieder

GERBER (1910)	12,99 $^0/_0$	„ 885	„

angetroffen hat.

Ich füge dazu:

KLESTADT (1915—1924 einschl.)	28,7 $^0/_0$	„ 272	„
(davon Lues II	25 $^0/_0$	„ 88	„
Lues III	30,4 $^0/_0$	„ 184	„).

Diese Zahlen besagen uns bestenfalls, daß unter den syphilitischen Erkrankungen der oberen Luftwege kaum mehr als $^1/_4$ den Kehlkopf angreifen.

---

[1] Das Material wurde mir seitens der Hautklinik ohne jede Auswahl übersandt.

Eine besondere Gruppe von Kranken hebt die Statistik von Lochte-Thost heraus: Unter 300 in dermatologischer Abteilung befindlichen Syphilitikern mit Syphilis der oberen Luftwege befanden sich 28 mit Kehlkopferscheinungen sicher spezifischer Natur, d. h. 9,33%. Es macht sich also der Unterschied des Materials in gleichem Sinne wie z. B. in Tabelle 4 bemerkbar.

Verteilung nach Alter und Geschlecht.

Schon im 1. Lebensjahr ist eine vermutlich *erworbene* Kehlkopfaffektion gesehen worden. Es handelt sich um den Fall 1 Jobst-Seifert; die Infektion geschah durch eine Magd; allerdings liegt nicht eine laryngoskopische Diagnose vor. Allgemein gesagt, werden die Frühstadien um so seltener, je älter die Jahrgänge sind, — die tertiären Stadien aber um so häufiger. Das 3. und 4. Jahrzehnt trägt zweifellos das reichhaltigste Material von sekundärer Syphilis (Schrötter, Mackenzie, Seifert, Lochte-Thost u. a.). Im 4. Jahrzehnt gibt es noch recht viel Lues III. Wird sie später auch selten, so ist sie doch noch im 70. Jahr und später bei Mann und Weib beobachtet worden! Eine 79 jährige Frau und ein 74 jähriger Mann waren Schrötters älteste Patienten. Mor. Mackenzie zählte 16 Fälle über 60 Jahre alter Personen.

Die kongenitale Syphilis im höheren Alter scheint nicht häufig vorzukommen, sie bevorzugt nach einstimmenden Berichten das II. Jahrzehnt. 38 Jahre zählte ein Patient Semons. Mir begegnete keine Angabe, die sie übertrifft[1]. Aber eine obere Altersgrenze für die ererbte Syphilis existiert kaum; nach Hofer existiert sie sogar sicher nicht. Die meisten kongenitalen Fälle kommen im 2. Jahrzehnt unter die Augen der Laryngologen. Zur Beobachtung kamen indes schon Fälle von der 10. Woche an (Beispiel Frankl s. S. 131).

Die *Verstreuung* der Syphilisfälle *auf die Altersstufen* besitzt also noch eine gewisse allgemeine Charakterisierung; in den — leider kleinen — Zahlen der folgenden Tabelle ist sie wohl angedeutet.

Tabelle 5. Verteilung der Kehlkopfsyphilis auf Alter und Geschlecht.
(Nach dem Material der Breslauer Universitäts-Halsklinik von 1915—1925.)

Jahre	Lues II		Lues III		Lues cong.
	m.	w.	m.	w.	w.
11—20	—	2	1	2	—
21—30	6	8	8	9	3
31—40	—	1	12	6	—
41—50	1	3	2	4	—
über 50	—	1	3	6	—

Die Verteilung auf Geschlechter kann man aber nur mit größter Skepsis irgendwelchen festen Gesichtspunkten unterordnen. Viele ältere Autoren sind der Ansicht, daß die männlichen Patienten überwiegen, Jordan läßt dies jedoch nur für die rezidiven und älteren, nicht für die frischen Fälle gelten. Nach Mor. Mackenzie verteilen sich auch die Gummen beim männlichen und weiblichen Geschlecht wie 4 : 1. Als Erklärung haben die Autoren wesentlich den Einfluß klimatischer, diätetischer und ähnlicher Schädlichkeiten (s. S. 12/13) im Auge, denen sich die Männer — auch heute wohl noch — häufiger aussetzen

---

[1] Erst bei der letzten Korrektur traf ich auf die Angabe Maestranzis, nach der dieser Autor bei einer 60jährigen Frau eine Kehlkopfvernarbung als Ausdruck einer Syphilis congenita tarda gesehen habe.

als die Frauen. Auf diese Einwirkungen läßt sich zum mindesten eine große Frequenz der *sekundären* Syphilis beim Manne zurückführen, wie sie auch von CHIARI, LEWIN, HEYMANN u. a. ausdrücklich notiert wird. Aber diese Faktoren halte ich doch für sehr variabel; eher wäre noch zu berücksichtigen, daß durch den Verkehr *einer* Frau mit einer größeren Anzahl männlicher Individuen ein Plus an Infektionsgelegenheit geboten wird als umgekehrt.

HEYMANN und CHIARI wollen entgegen dem genannten Verhältnis im sekundären Stadium beide Geschlechter am *tertiären* Stadium gleicher Weise beteiligt wissen. Für ENGELSTEDT ist das überhaupt im ganzen genommen der Fall, indem 11 Kehlkopfsyphilisfälle auf 229 an Syphilis erkrankte Frauen und 14 auf 292 Männer kommen.

Andererseits ist ein Überwiegen des weiblichen Geschlechtes, wie GERBER sagt, „unverkennbar" unter den Fällen *kongenitaler* Kehlkopfsyphilis. Seine Behauptung fußt auf 37 Fällen. Im Gegensatz zu dieser Feststellung erklärt LITHGOW das männliche Geschlecht für mehr betroffen. Ich bemühte mich, an kongenitaler syphilitischer Kehlkopfaffektion zusammen zu zählen, was ich aus dem Material der HINSBERGschen Klinik erreichen konnte; einige leichte, aber keine schweren Fälle können mir dabei entgangen sein. Ich fand 13 Fälle, davon 8 bei weiblichen, 5 bei männlichen Individuen.

Einer allgemeinen Statistik über die Verteilung der Lues congenitalis auf Geschlechter nach hält BRATUSCH-MARRAIN das männliche Geschlecht für disponierter: Es ist an 1135 Fällen, die das Material der Universitätsklinik und des Stadtphysikates in Graz umfassen, mit 60,5% bzw. 59% an Zahl dem weiblichen überlegen. Von Kehlkopfaffektionen ist dabei leider nicht die Rede. Doch ist die Aufstellung auch unseres Interesses wert.

VI. Klinik.

1. Der syphilitische Primäraffekt am Kehlkopf.

Ein initialer Effekt der syphilitischen Infektion am Kehlkopf ist mehr als eine Seltenheit, ist ein Kuriosum. Eine einwandfreie durch Spirochätennachweis gesicherte Diagnose steht heute noch aus. Da die Kasuistik beinahe gänzlich aus der Zeit vor Kenntnis des Erregers der Krankheit stammt, so war das eigentlich zu erwarten. Seit 1907 scheint keine Veröffentlichung mehr erfolgt zu sein. Immerhin können einige Berichte einen hohen Grad der Wahrscheinlichkeit für richtige Diagnose beanspruchen. Äußerst knapp, um nicht zu sagen mangelhaft, sind aber alle vorhandenen Mitteilungen — dementsprechend muß das Bild ausfallen, das ich vom laryngealen Primäraffekt geben kann.

Die *Anamnese,* die der Kranke vorbringt, wird so gut wie immer im Stich lassen. Er wie der Arzt werden allenfalls vorhandenen Halsbeschwerden[1] gegenüber ja nicht eher an eine geschlechtliche Infektion denken, als sich verdächtige Erscheinungen an Haut oder Mundschleimhaut bemerkbar machen. Diese Möglichkeit ist anscheinend gegeben: In einem der wenigen uns bekannten Fälle (Fall SARREMONE) bestanden zu gleicher Zeit Roseolen.

Erst der Blick in den Kehlkopf wird den erfahrenen Laryngologen auf den richtigen Weg der Befragung lenken, denn auch die *funktionellen Symptome* sind uncharakteristisch (TEXIER). Schmerzen stellen sich nach TEXIER im Gefolge des Schluckens oder nach erfolgter sekundärer Infektion ein. SARREMONE betont eigens das Fehlen von Schluckbeschwerden, trotzdem der Schanker an der aryepiglottischen Falte saß. Daß sein Fall Heiserkeit verursachte, konnte nur daran liegen, daß sich die kollaterale Entzündung bis in das Stimmband hinab erstreckte (s. u.). Beschränken sich doch die primären Herde

---

[1] Mit Hals ist hier nicht der Rachen gemeint.

gewöhnlich auf Lokalisation im Umfang des Kehlkopfeinganges. Sitzt etwa als Ausnahme unter Ausnahmen ein Primäraffekt tiefer [Poyet (s. Gerber) soll ihn mehrmals am linken Taschenband so angetroffen haben], so wird Stimme und vielleicht auch Atmung beeinträchtigt werden können. (Leichte *Neigung zum Bluten* hat Poyet auch beobachtet.)

Laryngoskopisch hat Lüneborg eine kirschgroße, schmierig grau belegte Geschwulst in der Gegend des linken Gießbeckenknorpels gesehen. Einem Epitheliom hat der Primäraffekt geähnelt, den Castex an der Epiglottis fand; nach Texier besaß er einen Durchmesser von 1 cm. Den Erwartungen von einem Schanker entspricht noch am meisten Texiers Schilderung: ovoide, erhabene, graue Infiltrate, die in der Mitte evtl. etwas ulceriert sind. Aus diesen Gebilden entwickeln sich dann wohl die ulcerations subélevées, von denen Guisez spricht.

Die Autoren zweier weiterer Fälle hatten ebenfalls Geschwüre vor sich. Unter ihnen sah der eine, Sarremone, eine nicht tiefe Ulceration an der rechten aryepiglottischen Falte, umgeben von einem entzündlichen Ödem. Sie zog sich nach dem Zungengrund und nach außen hin. Der Kehldeckel war etwas nach hinten verzogen und verdeckte zum Teil den Kehlkopf. Doch konnte Sarremone erkennen, daß das rechte Taschenband geschwollen war und das rechte Stimmband, das zeitweilig gerötet war, still stand, ohne selbst infiltriert zu sein. Bailey, der andere Autor, bezeichnete eine „auffallende rote ulcerierte Stelle unterhalb des Kehldeckels nahe am Schlund", also wohl im Sinus pyriformis, nur als „hinreichend verdächtig" auf Syphilis. Mit M. Schmidt darf man wohl hinzufügen, daß die Nachbarschaft fast regelmäßig gerötet erscheinen wird. Diesem Autor zufolge bezieht sich auch eine von Sendziak und von Gerber bemerkte Tendenz zur Bildung fungöser Massen auf den Primäraffekt des Kehldeckels.

Alle übrigen Fälle von Moure, Krishaber, Isambert, M. Mackenzie und Poyet sind mir im Original nicht erreichbar. Die Referate beziehen sich gleich einigen allgemeineren Angaben von Onodi, Hopmann und M. Schmidt fast nur auf den Sitz. Poyet [1] macht wie gesagt das linke Taschenband namhaft. Die Schanker der anderen Fälle haben den Kehldeckel, die erstgenannten im besonderen die vordere linguale Fläche in Besitz genommen. Einen Fall von Gèzes vermag ich nicht hierher zu rechnen. Das knorpelharte Infiltrat saß der eindeutigen Beschreibung nach in der linken Zungenmandel; die Epiglottis hatte nur mit der weiteren Umgebung des Herdes an Veränderungen Anteil, die sicher sekundärer Natur, vielleicht zum Teil schon tertiärer Natur, sicher also vom Charakter der „Übergangsformen" waren (s. a. S. 642). Über den histologischen Charakter des aus der vermeintlichen Sklerose entnommenen Stückes wird uns leider vom Verf. auch nichts gesagt; wir erfahren nur, daß in ihm mit der Levaditi-Methode Spirochaetae pallidae gefunden werden konnten.

Die *Diagnose* muß sich weitgehend auf Begleiterscheinungen einer tatsächlich stattgehabten Infektion stützen. Als solche gilt zunächst die örtliche Scleradenitis. Außer großen und harten Lymphknotenschwellungen am vorderen Rand des gleichseitigen Kopfnickermuskels — wie sie in den Fällen Bailey und Sarremone vorhanden waren — kommen auch Lymphknoten „am Ende der Epiglottis" und die submaxillaren Lymphknoten in Betracht — wenigstens werden gerade sie von Guisez genannt.

---

[1] Noch kurz vorher (1875) hatte Poyet nach einer anderen seiner Arbeiten keinen laryngealen Primäraffekt gesehen. Und schon 1876 hat er den Schanker *„meist* als eine rot glänzende, leicht blutende Stelle, die wuchere" beschrieben!

Ferner muß sich ein spezifisches Exanthem in entsprechender Zeit — unter Berücksichtigung bereits eingeleiteter Therapie — einstellen und sich möglichst auch die Katanamnese in Einklang mit der Annahme bringen lassen.

Zuletzt muß sich die Wirkung einer antisyphilistichen Behandlung prompt kund geben. Folgte z. B. an SARREMONEs Fälle (1899) die Besserung schnell auf eine Kalomelinhalation und -insufflation, so ist dem doch große Bedeutung beizulegen. Heute steht uns ja im Salvarsan ein auch nach dieser Richtung hin viel leistungsfähigeres Mittel zur Verfügung.

Außerdem wird man *heute* verlangen müssen, daß Spirochäten gefunden werden, sei es im Reizserum (das sich laryngologisch wohl gewinnen ließe!), sei es im Lymphknotenpunktat. Vielleicht wäre auch die Suche nach der typischen Sklerose des Lymphstranges von Erfolg? Von serologischer Untersuchung ist in diesem Stadium wenig zu erwarten. Noch eher müßte man sich letzten Falles zu einer Probeexcision entschließen. Kann sie vermieden werden, so ist das um der Sekundärinfektion willen sicher gut.

Über eine *Differentialdiagnose* möchte ich in Ermangelung von Originalmaterial mich nicht verbreiten. Fälle der Art, wie SARREMONEs Fall sollten nur sehr aufmerksam daraufhin betrachtet werden, ob nicht schon eine alte, syphilitische Infektion vorliegt. Etwaige Druckschmerzhaftigkeit der Halslymphknoten, das sei noch gesagt, darf natürlich bei einer Affektion der oberen Luft- bzw. Speisewege nicht gegen die syphilitische Natur verwendet werden.

Die *Prognose* dreht sich um die Kardinalfrage: Ist eine Abortivbehandlung möglich? Ich will hierunter nur verstehen, daß der Patient voraussichtlich frei von sekundären und tertiären Erscheinungen und seronegativ bleibt oder doch nur vorübergehend während der Behandlung seropositiv wird. Über alle Einzelheiten und Aussichten einer solchen Frühbehandlung, wie JADASSOHN sie lieber nennt, möge man sich im Spezialabschnitt dieses Werkes unterrichten. Jedenfalls stellt eine derartige energische Behandlungsweise große Anforderungen an den Körper; sie auf Grund eines an etwas ominöser Stelle gelegenen Primäraffektes zu beginnen, setzt die Innehaltung der von JADASSOHN erhobenen Forderung einer sicheren Diagnose unbedingt voraus. Die in der Literatur berichteten Fälle hätten die Zeit für diese aussichtsvollste Behandlungsform bereits verpaßt, da immer die örtlichen Lymphknoten stark beteiligt waren. Sich von einer solchen Behandlung aus der Besorgnis heraus abhalten zu lassen, verspätete und unregelmäßige Eruptionen zu erzielen[1], besteht kein Grund.

Eine unbehandelte Initialsklerose wird vermutlich mit mehr oder weniger großer Narbe abheilen, ohne daß aus ihrem Verlauf dem Träger Gefahren erwachsen. Des Fortschreitens der syphilitischen Infektion ist er natürlich sicher.

Therapie: Für eine an Dosen verstärkte, an Zwischenräumen der Gaben verkürzte Behandlung kommt nur das Salvarsan[2] in Frage. Inwieweit Wismuth und Quecksilber hinzugegeben werden, bleibt dem persönlichen Ermessen überlassen (näheres siehe den Sonderabschnitt).

Für Primäraffekte mit Infektionstermin über 4 Wochen würde die Therapie des sekundären Stadiums herangezogen werden müssen (s. S. 646).

Örtlich würde ich der hohen Infektiosität halber, die Primäraffekte besitzen, zur spezifischen Behandlung mit Kalomel- oder Dermatolbestäubung und ähnlichen Maßnahmen auf jeden Fall raten.

---

[1] Eine Befürchtung, die GERHARDT seinerzeit unter dem Zeichen der Hg-Behandlung aussprach.
[2] Ohne weitere Erwähnung meine ich damit immer das Neosalvarsan in seiner üblichen Verabreichungsform und -dose.

Die Mundpflege ist natürlich immer geboten, ganz abgesehen von etwaigen Schäden durch Hg und Bi. Man darf nicht das Gurgeln vergessen. Gegen Schmerzen dürften sich Anästhesin oder Orthoform empfehlen. Die Giftigkeit dieses Pulvers ist relativ gering. Die Substanz wird trocken als Pulver eingeatmet oder durch ein HINSBERGsches Glaspfeifchen aufgeschlürft. Auch von in Wasser aufgeschwemmtem Anästhesin bleibt eine große Menge am Schlund, speziell in der Sinus pyriformis-Gegend und in den Valeculis der Zunge hängen[1].

Es ist selbstverständlich, daß solchen Kranken besonders nachhaltige Mahnungen und Anleitungen mitgegeben werden, die einer weiteren Verschleppung der Krankheit vorbeugen.

2. Die Erscheinungen der generalisierten Syphilis.

a) Die sekundären Erscheinungen der generalisierten Syphilis am Kehlkopf.

Symptomatologie und Diagnose. Die spezifische *Anamnese* wird der sekundäre Syphilitiker oft spontan geben. Die Patienten stehen unter dem frischen Eindruck der Infektion, oder andere Eruptionen machen den Patienten selbst auf den Zusammenhang aufmerksam. In anderen Fällen müssen wir auf den Spiegelbefund hin selbst die Anamnese erheben, sie auf Syphilis einstellen.

Die *Störungen der Funktion* tragen höchstens dann einen Hinweis an sich, wenn

a) ein notorisch Infizierter gerade mit Beginn des konstitutionellen Stadiums heiser geworden ist,

b) wenn eine Stimmstörung dem Kehlkopfspiegelbefunde gegenüber unverhältnismäßig beträchtlich erscheint und

c) wenn eine solche der üblichen unspezifischen Therapie unentwegt widersteht.

Dieses Verhalten der Stimme *(Dysphonie)* ist mit der besonderen Bezeichnung „raucedo syphilitica" bedacht worden. Die „raucedo" ist nicht immer und nicht allseitig für das sekundäre Stadium reserviert worden, ebensowenig, wie sie für die in allen Stadien der Syphilis fast immer vorhandene Dysphonien reserviert werden kann. Sie ist un phaenomene brutal et sommaire (MAURIAC). Denn Heiserkeiten verschiedenen Grades stellen sich eben ein, wenn die Stimmbänder nicht *linear* schließen oder beim Schließen nicht ausreichend gespannt sind. Im sekundären Stadium der Syphilis kann die Ursache dafür in Oberflächenveränderung der Stimmlippen, in Schwäche der Muskulatur des Stimmapparates, sowie darin beruhen, daß sich Gewebsteile [z. B. die geschwollene Plica interarytaenoidea (LEWIN)] zwischen die Stimmlippen legen. Diese Störungen können im Spiegelbilde erkannt werden.

Außerdem kann die *Stimmstörung* durch *Sekret* veranlaßt werden, das in den Kehlkopf fließt. Es stört dort mechanisch und reizt geweblich. Diese Erscheinung wird oft nicht genügend bewertet, oder sie entgeht auch dem Untersucher, weil sie sich nur zeitweilig bemerkbar macht. Wenn z. B. GERHARDT und ROTH seiner Zeit die Heiserkeit bei normalem oder fast normalem Spiegelbefunde nicht recht zu deuten wußten, so liegt die Vermutung einer Beeinträchtigung durch Sekret nahe, denn 2 ihrer Fälle spezifischen Katarrhs erstreckten sich vom Rachen bis in den Kehlkopf und in 1 Falle wurde ausdrücklich „viel Schleim an den Teilen" bemerkt.

Die Stimmstörung kann uns jedenfalls, ohne daß wir die Ursache im Spiegelbilde erspähen, nichts ätiologisch sagen; sie fehlt sogar manchmal, sobald

---

[1] Ich habe die Richtigkeit bei Versuchen, Registrierinstrumente in die Speiseröhre zu führen und dort lange reizlos zu halten, erproben können.

nämlich die luischen Veränderungen an den Stimmbändern geringgradig blieben; sie fehlt gewöhnlich, wenn sie an anderen Stellen des Kehlkopfes sitzen. Immerhin heben viele erfahrene Laryngologen wie HEYMANN, LEWIN, GERBER gerade die bezeichnete Art der Stimmstörung als der sekundären Kehlkopfsyphilis eigentümlich hervor. Für MAURIAC war sie geradezu *das* funktionelle Symptom. Wohl jeder Laryngologe hat anfangs uncharakteristische Fälle derart beobachtet, die in ein manifest luisches Krankheitsbild übergingen. So müssen wir die „raucedo" doch als ein Mahnzeichen bewerten.

Bis zum völligen Versagen der Stimme *(Aphonie)* — hysterische Überlagerung natürlich nicht berücksichtigt — steigert sich der Schaden ausnehmend selten (beispielsweise in dem Falle syphilitischer Papeln von DUNDAS GRANT).

Uncharakteristisch sind *Paraesthesien* wie Kribbeln, Brennen, Stechen, die in den Kehlkopf verlegt werden, sowie die reflektorische Folge dieser Reize: Räuspern und Husten. Diese Erregungen der sensiblen Endstellen der Nerven wird durch Hyperämie, durch Trockenheit einerseits, durch Sekrete andererseits ausgelöst. Wird die Absonderung abgehustet, so erscheint ein schleimiges oder trübes, auch mal eitriges, evtl. ein dickes, leicht eintrocknendes *Sputum.* Auswurf ist nicht häufig im sekundären Stadium, sofern nicht mit einer chronischen Laryngitis behaftete Personen betroffen sind. Allerdings besitzen unsere Patienten oft beruflich oder durch Exzesse im Rauchen und Trinken katarrhalisch wohlvorbereitete Kehlköpfe (s. S. 621).

Eigentliche *Schmerzen* sind selten oder geringfügig vorhanden. MAURIAC behauptet, daß sie regelmäßig fehlen. Ihr gelegentliches Vorkommen ist dann an die Besonderheit des Sitzes der Sekundäraffektion oder ihrer Entwicklung über das durchschnittliche Maß hinaus gebunden. Ebenso verhalten sich einige weitere funktionelle Symptome: *Schluckbeschwerden* machen sich nur dann bemerkbar, wenn die Peripherie des Kehlkopfeinganges betroffen, im besonderen, wenn es dabei zu Substanzverlusten gekommen ist. Hier gelegene Stellen können beim Schlucken gereizt werden und danach auch eine Zeitlang spontan schmerzhaft bleiben. Der Schmerz kann infolge von Irradiation aus dem Vagusbereich des Halses — evtl. über Glossopharyngeus- und Trigeminus — in das Ohr verlegt werden. Auffallenderweise verlaufen aber luische Gewebsverluste, selbst Stimmbanderosionen, recht oft ohne irgendwelche schmerzhafte Sensationen.

Zum *Schlinghindernis* werden Affektionen des sekundären Stadiums nicht. Das Auftreten von „ténesme laryngée" hängt mit gleichzeitig im Rachen stark entwickelten sekundären Efflorescenzen zusammen.

Die *Atmung* ist nur in Ausnahmefällen benachteiligt gewesen. Dabei handelte es sich um enorme Entwicklung von Kondylomen oder Hinzutreten eines akuten Ödems zu erodierten oder geschwürig gewordenen Sekundärprozessen. Solche Fälle sind unten angeführt. Die sekundäre Lues verursacht aber PIENI- ACEKs großer Erfahrung zufolge niemals Dauerstenosen, d. h. die Prozesse sind ohne örtliche Behandlung der stenosierten Stellen selbst zum Verschwinden zu bringen.

Der Kehlkopfspiegelbefund. Laryngoskopisch müssen wir 2 Gruppen von Krankheitsbildern unterscheiden:

I. Laryngitiden ohne spezifische Kennzeichen bei Syphilitikern.

Diese Formen kommen in allen ihren Eigentümlichkeiten auch bei Affektionen vor, die wir als einfache Laryngitiden bezeichnen.

II. Syphilitische Kehlkopfenantheme.

Dabei ist von vornherein zu bemerken, daß die syphilitischen Kehlkopferkrankungen fast ohne Ausnahme von einer mehr oder minder starken Laryngitis simplex begleitet sind.

ad 1. *Laryngitiden ohne spezifische Zeichen beim Syphilitiker.*

In dieser Gruppe rangieren eine Reihe von Bildern. Weil sie verschieden aufgefaßt sind, tragen sie verschiedene Namen. In ihnen kommen feine Unterschiede und die Stellungnahme des Autors zur Spezifitätsfrage zum Ausdruck.

Die Bezeichnung „*Katarrh*" soll bei einigen Verfassern die völlige Simplizität, bei anderen nur die des laryngoskopischen Bildes anzeigen. Das Wort „*Erythem*" enthält schon den Hinweis auf eine Besonderheit. Die Benennung „maculöse Laryngitis" oder „roseolaartige Efflorescenzen" stellt die Affektion bereits als Enanthem hin.

Um eine grundsätzliche Unterteilung zu treffen, reichen die laryngoskopischen Merkmale noch nicht hin. Eine *gewisse Berechtigung* hat es jedoch, *zwischen diffusen und circumscripten Erscheinungen zu unterscheiden.* Nachträglich läßt sich des öfteren, besonders an den umschriebenen Veränderungen die Spezifität daraus entnehmen, daß auf dem verdächtigen Boden sich das Enanthem entwickelt.

Derartige allgemein-entzündliche Vorgänge sind als Vorläufer durchaus nicht der sekundären Lues vorbehalten. Sie begegnen uns auch im Tertiärstadium, mit Vorliebe aber bei den sog. Übergangsformen.

Bleibt es bei der anscheinend alltäglichen Affektion, so kann auf einen ätiologischen Zusammenhang mit Lues nur aus syphilitischen Symptomen an anderen Stellen und der prompten Reaktion auf die antiluische Therapie geschlossen werden! Dabei besitzt keine der bisher genannten Eigentümlichkeiten die Sicherheit eines Beweises. Selbst die Therapia ex juvantibus läßt den Einwand zu, daß ihre Begleitumstände, Ruhe, hygienische und diätetische Versorgung, solides Verhalten auch jeden Kehlkopfkatarrh günstig beeinflussen könnten. Jedoch treffen Lues und Kehlkopferkrankungen überaus häufig zusammen. Auch in den *reihenweise fortlaufend beobachteten Fällen* von Chiari und Dworak zähle ich 54 : 164 Fälle [1] = 40%. Eine *eigene* Serie von 71 Fällen ergab 17 Katarrhe = 24%. Nach Jordan schwankt unter Zugrundelegung verschiedener Statistiken der Hundertsatz der Erytheme (i. e. Katarrhe s. u.) zwischen 25 und 80%. An 365 Fällen recenter Lues des Verfassers betrug er 47,2%. Lochtes Zahlen sind noch höher: Unter den Kehlkopfaffizierten — soweit ich ersehe überwiegend sekundären Stadiums [2] — gab es 68 Katarrhe bei 84 männlichen, 48 Katarrhe bei 60 weiblichen Personen.

Für andere, z. B. Bäumler, Stoerk, Lang und Neumann sind solche Katarrhe nicht häufige Ereignisse. Bei diesen Auszählungen laufen natürlich auch Täuschungen leicht unter. Man denke nur an die zufälligen Erkältungskatarrhe oder an toxische Laryngitiden infolge von Jod und Hg. (Heymann bzw. Texier wiesen auf diese Momente besonders hin.)

Einen Kausalnexus darf man daher schon anerkennen, doch bleibt unentschieden, ob a) die sekundäre (und überhaupt die „konstitutionelle") Syphilis eine erhöhte Katarrhbereitschaft besitzt oder ob b) sie wahrhaft spezifische Katarrhe erzeugt. Schnitzler-Hajek erkennen keinen syphilitischen Katarrh und keine syphilitische Hyperämie an, wohl aber die Disposition zum Auftreten von Katarrhen im Verlauf der ersten Monate nach der Infektion. Den meisten Autoren ist der syphilitische Katarrh oder eines seiner Synonyma geläufig (Bruck, Türck, Sommerbrodt, Poyet, Grabower, Schrötter, Burow u. a.).

---

[1] Gerber zitierte aus dieser Arbeit 30 Fälle starken, 35 schwachen Katarrhes neben 24 vom akuten Typ — *ich* kann aber außer diesen 24 Fällen nur 30 Fälle mit stark ausgebreiteter Rötung oder mit Schwellung finden.

[2] Und darum hier angeführt.

Ersten Falles a) verhalten sich die beiden Erkrankungsarten zueinander etwa wie Diabetes und pyogene Infektionen. Im zweiten Fall b) zeigt der Prozeß an sich ebensowenig sein wahres Gesicht wie eine Diphtherie unter dem Bilde der Angina follicularis, oder er bringt an und für sich die Krankheit nicht mehr zum Ausdruck als manche katarrhalische Influenza = Angina ihre Grundkrankheit. Könnten doch auch beide Momente gut in Frage kommen!

CHIARI und DWOREK möchten nach ihrem Material 4% akuter Katarrhe als syphilitische ansprechen. — *An meinen Fällen hätte ich es nie gewagt, diese verantwortungsvolle Entscheidung zu fällen.* 2 Fälle, muß ich allerdings sagen, hätte dieser oder jener Beobachter vielleicht noch für ubiquitäre Katarrhe gehalten, während sie sich bald darauf als Ursprungszustand spezifischer Affektionen entpuppten. *Ich habe seinerzeit auch geglaubt, dies ihnen ansehen zu können, aber beweisen hätte ich das nie können!*

Bei den *diffusen Formen* (Laryngitiden ohne spezifische Zeichen beim Syphilitiker) sprechen fast alle Verfasser von *Katarrhen* — nur LEWIN lehnt strikte diese Bezeichnung ab. Statt dessen schildert er ein „Erythema". Neben rosenroter, ins Livide schimmernder Farbe kennzeichne es sich durch Schwellung, Lockerung und selbst Epithelschilferung der Schleimhaut. Diese Abgrenzung erscheint doch gezwungen — denn der unbefangene Laryngoskopiker nennt diesen Zustand bereits einen Katarrh. Die von MOR. MACKENZIE gebrauchte Bezeichnung „Kongestion" identifiziert LEWIN mit seinem Erythem. Wir dürfen sie diesem gleich bewerten. SEMON gebraucht ebenfalls gern den Ausdruck „Erythem". MYGIND identifiziert dann wohl auch Erythem und syphilitische Laryngitis. MAURIAC kennt ein ausgesprochen vasculäres Bild der Hyperämie und -lymphie, „Subinflammation", das sicher LEWINs Erythem entspricht.

Der einzigste Unterschied, den *ich* zwischen Katarrh und Erythem herauszuholen vermöchte, ist 1. in der Kombination mit einem „spezifischen Rachenerythem" (CHIARI) und 2. im Fehlen jeden Sekrets zu suchen. Darin kann *ich* aber kein syphilitisches Kennzeichen erblicken.

Mögen ausgesprochene Formen der Laryngitis simplex auch einander recht unähnlich aussehen, so wird dieses Trennungsbestreben leicht zur Spitzfindigkeit. Gemeinsam ist diesen Bildern jedenfalls, daß kein Laryngoskopiker die spezifische Natur auch nur in einem Falle unfehlbar vom Kehlkopf allein ablesen kann. Die Reaktion auf antiluetische Allgemeinbehandlung, die zeitlichen Beziehungen zwischen Kommen, Vergehen und Vertreiben der Efflorescenzen anderer Stellen und der Kehlkopfaffektion gestatten indes, auf die Deutung eines Teiles der Fälle das post hoc propter hoc anzuwenden.

So werden denn bald die üblichen akuten, bald subakuten, bald chronischen Laryngitiden beschrieben. Sie spielen sich an reichlich durchbluteter oder auch an blasser Schleimhaut ab. Doch überwiegen bei Syphilitikern die hyperämischen Fälle.

Trockenen Fällen stehen sekretreichere gegenüber. Auch die Absonderung ist nicht immer schleimig; manchmal ist sie leukocytenreich, gelblicher, wird puriform (NEUMANN, MANDL), evtl. ist sie auch zäh; dann wiederum neigt sie in manchen Fällen zum Eintrocknen in kleine Borken.

Einige Eigenheiten werden aber doch gerade bei den Syphilitikern relativ oft gesehen. Die Angaben der Autoren stimmen nur unvollkommen überein: Unter den Nuancen der Farbe finden sich das Schinkenrot, Zinnoberrot mit einem Stich ins Düstere (RETROUVEY), düsterrot (SCHNITZLER), rouge sombre et violacée (MANDL), braunrot, dunkelrot (POLLAK), rostbraun (CHIARI), ein Stich ins Graue (THOST) besonders erwähnt. Düsterrot sei nach P. HEYMANN, purpurrot nach Syme charakteristisch für die frischen Formen. Ruault will die Stimmbandfarbe mit der Farbe [1] (s. Texier) einer Katzenzunge vergleichen — bei längerer Dauer gibt es nach Texier eine Schieferfarbe (?) der Schleimhaut (blanc pâle n. Mandl). Die rasche Veränderung der Farbe z. B. vom Lividen übers Violette ins Schinkenfarbene soll, wie an Hauteffforescenzen — meint Lewin — die syphilitische Genese erkennen lassen; ,,unsicher und wenig verläßlich" (Gerber) ist auch diese Auffassung.

Wenn am ,,syphilitischen Erythem" etwas charakteristisch sei, so soll es nach Grünwald (neben einer tiefer gehenden Stimmstörung) eine gewisse sammetartige Lockerung der Schleimhaut sein. Auch Linck legt der Succulenz einige Bedeutung bei.

Mandl kennt neben einer Laryngite superficielle noch eine Laryngite profonde, die ein gonflement excessive et diffuse aufweist. An einzelnen Stellen können unter ihrem Einfluß die Konturen verwaschen, die Arygegend z. B. um das Dreifache verbreitert werden und darüber hinaus sich bourrelets saillantes an den Bändern zeigen. Berichten wir auch gleich, daß Pseudomembranen und selbst Bewegungsstörungen vorkommen sollen, so müssen wir doch der Vermutung Raum geben, daß bereits ältere, vielleicht Übergangsformen untergemischt sind oder wenigstens ,,ungleichmäßig diffuse Katarrhe", wie der nächste Absatz sie bringen wird.

Texier und Schrötter wiederum heben die Trockenheit besonders hervor. *Ich* beobachtete neben dem Vorwiegen satter, bräunlicher und bläulichroter Farbtöne ebenfalls wiederholt einen eigenartig stumpfen Glanz, den ich mit dem Glänzen der Schnittfläche geräucherten Fleisches vergleichen möchte.

Zu den *circumcsripten Formen* gehören:

1. *Die ungleichmäßig diffusen Katarrhe* und
2. *Die fleckförmigen Laryngitiden.*

Daß fließende Übergänge vorhanden sind, ist natürlich.

ad 1. Bevorzugung einzelner Partien am Katarrh ist an sich nichts Unbekanntes. Doch erweckt die *einseitige* oder einseitig stärkere Laryngitis stets *Verdacht* auf irgend welche spezifischen Prozesse. Mehr aber besagt solcher Befund nicht.

Auch andere örtliche Unterschiede in der Rötung der Schleimhaut werden gerade im Hinblick auf den syphilitischen Ursprung betont. Nach Jordan befällt eine Rötung eher stärker Kehldeckel und Stimmband als diffus den Kehlkopf, nach Texier bevorzugt sie sogar die vordere Hälfte der Stimm- oder Taschenbänder, manchmal auch die aryepiglottische Falte. Auch Neumann unterscheidet partiell beschränkte Formen von diffusen; speziell die Gegend über den Aryknorpeln zeige gewöhnlich Intensitätsdifferenzen. *Ich* habe mir während der Vorarbeiten zu diesem Abschnitt ebenfalls einmal eine auffällige Rötung im Umfang des Kehlkopfeinganges notiert. Diese Erscheinung besitzt aber auch keine entscheidende Besonderheit. Selbst die Spannung des Stimmbandes kann, wie Lewin bemerkt haben will, von Einfluß auf seine Färbung sein. Man erinnere sich nur, wie wechselnd sich das normale weiße Stimmband im Katarrh zeigen kann! Wie schwierig sind überhaupt die Unterscheidungen! Chiari-Dworak z. B. erklären, daß sie ,,nie fleckige Rötung, wenn auch nur selten ungleichmäßige Rötung einzelner Stellen der Schleimhäute" sahen!

---

[1] Man vergesse bei diesen Angaben nicht den Hinweis Poyets, daß die Verschiedenheiten in der Beleuchtung auch an Verschiedenheiten in der Farbbezeichnung Schuld tragen. Diese unterliegt ferner der Subjektivität, der Breite in der Färbung der Vergleichsobjekte. Lewin zufolge trägt sogar der Spannungszustand der Stimmbänder zu differenten Eindrücken bei.

Gleiches wäre von örtlichen Aufquellungen und Abhebungen des Epithels zu sagen. Doch werden feinste weiße Streifen am freien Stimmbandrand von GERBER, SEIFFERT, NEUMANN u. a. mit mehr oder weniger großer Sicherheit für pathognostisch betrachtet. Es ist zuzugeben, daß ihnen wohl zum Teil schon plaques zugrunde liegen -- zum Teil handelt es sich aber nur um Macerationen. Diesen Macerationen begegnet man auch bei einer großen Anzahl nicht syphilitischer Katarrhe. *Ich* sah sie jedenfalls oft. Der Verlauf allein kann entscheiden. Die „mehltauähnlichen" Belege auf matten, mißfarbigen Stimmbändern, welche NEUMANN beschreibt, beurteile ich in gleicher Weise.

ad 2. *Als fleckförmige Laryngitiden* werden Spiegelbilder besonders von französischen Verfassern beschrieben. Neben der marmorartigen Zeichnung in rosa und rot, durchsetzt von lividen Punkten, sah MAURIAC auch baumartig verzweigte Röten. Diese Erscheinungen fielen ihm durch Konstanz und Dauer auf. An den Stimmbändern sollen sie weit häufiger als am Kehldeckel oder gar an anderen Stellen des Kehlkopfes auftreten. Hierhin gehört TEXIERS aspect tacheté oder piqueté einer zinnoberroten (vermillonée) Schleimhaut, dem gegenüber eine diffuse Rötung selten vorkommt. RÉTHI bezeichnete eine Erythem am Kehldeckel als roseolaartig. GERHARDT hält die roseoläre, fleckige Röte und Schwellung, die vorwiegend den Kehldeckel betrifft, für diagnostisch bedeutsam. Diese fleckige Röte gibt sich nach THOST und LOCHTE gern an Stimmband und an Aryknorpelgegend zu erkennen. NEUMANN führt an, daß injizierte und geschwellte Stimmbänder bald gleichmäßig in ihrer Länge, bald fleckenweise gerötet seien.

Die *echte fleckförmige Laryngitis muß aber eine streng umschriebene Herdaffektion sein!* Nur Hyperämien dieser Art legt HAJEK eine kennzeichnende Bedeutung bei. Am prägnantesten beschreibt POLLAK dieses Stadium: Flecke linsengroß, scharf umrissen, rot, selten bräunlich, die nie am freien Stimmband sitzen, dagegen am lateralen Rand desselben, am Kehldeckel, den aryepiglottischen Falten, über Aryknorpeln und an der Hinterwand sich finden. An der Ähnlichkeit mit der Roseola der Haut könne man gar nicht vorbeigehen. Wohl aber übersehe man die Maculae laryngis leicht — denn schnell vergehen sie spontan, wie auf Therapie, ohne daß etwa Heiserkeit sich bemerkbar gemacht hätte. 8 seiner 11 Fälle waren sogar von keinem Katarrh begleitet, 3 derselben wiesen solitäre Maculae auf.

Damit ständen wir bereits einem *echten Enanthem* gegenüber. Für JULLIEN, FAUVEL (s. LEWIN), für ROLLET (s. FERRAS) sind die Roseolen (petites tâches) des Kehlkopfes eine sichere Tatsache. FERRAS selbst aber kamen sie nie zu Gesicht (!), ebensowenig MORELL MACKENZIE, GERHARDT, SCHNITZLER und GERBER, letzthin auch HOFER, um einige Autoren zu nennen, die ihre besondere Aufmerksamkeit auf diese Frage gerichtet haben. *Ich* konnte ihre *maculösen Enantheme* deshalb auch *nicht* unter die eindeutig syphilitischen Schleimhauterkrankungen des Kehlkopfes einreihen. Sicherlich aber besteht die Möglichkeit des Auftretens derartiger Efflorescenzen. Marmorierte Zeichnung der katarrhalischen Schleimhaut habe *ich* jedenfalls *mit und ohne Lues* schon gesehen. Dabei hat es sich um eine Fleckung gehandelt, bei der nicht die ungleiche, durch anatomische Verhältnisse bedingte Farbtönung der leicht entzündeten Kehlkopfschleimhaut gemeint ist, auf die mit Recht HOFER verweist. *Mit Katarrhen ist*, wie gesagt, *die Mehrzahl aller luischen Eruptionen verbunden.*

Die Mutmaßung von *Übergangsformen der unspezifischen Schleimhautaffektion zum papulösen Enanthem* liegt nahe. Lassen sich doch noch *2 weitere Typen solcher Übergangsformen* benennen: Erstens kann die nach EPPINGER gerade im luischen Katarrh vorkommende dichte Rundzellenanschoppung in das *exsudativ-produktive Entzündungsstadium* der syphilitischen Infiltration übergehen (s. oben Mandls Beschreibung). Und zweitens werden gleich jenen weißlichen Randstreifen am Stimmband oberflächliche Epithelveränderungen an anderen Stellen zum *Initialstadium von Plaques, Erosionen* oder gar Ulcerationen.

Hier an der Schwelle zur sekundären Kehlkopfsyphilis haben wir noch eine Eigentümlichkeit dieser Gruppe von Laryngitiden zu erwähnen, die an das schubweise Auftreten der Exantheme erinnert, die *Neigung zum Rückfall.* Von Gerber und von Seiffert wird auf sie diagnostisch Wert gelegt.

ad II. *Syphilitische Kehlkopfenantheme.* Die einwandfreien sekundären Kehlkopfsyphilide besitzen die Eigentümlichkeiten der papulösen Exantheme. Pustulöse Formen werden nicht beschrieben. Lewin weist darauf hin, daß diese schon im Rachen sehr selten seien. Squamöse Formen gibt es nach Morell Mackenzie hier ebenfalls nicht. Eines Lichen syphiliticus wird einmal von Schmidt-Meyer lapidarisch Erwähnung getan als erhabene Knötchen, die in den oberen Luftwegen an denselben Stellen wie breite Kondylome vorkämen. Ich vermag nicht zu sagen, ob sie identisch sind mit kleinen roten Knötchen, die Chiari als seltene Formen der frühen Syphilis an den Stimmbändern bezeichnet. Sie schießen rasch auf und vergehen ebenso wieder.

Die *papulösen Enantheme* können sich im Kehlkopf ohne jede Vorstufe entwickeln. Sie werden beschrieben als *Plaques muqueuses, Papeln und Kondylome.* Früher bestanden Streitigkeiten unter den Autoren, ob diese oder jene der 3 Typen überhaupt im Kehlkopf vorkommen. *Heute sind sie alle durch zahlreiche Beispiele belegt.* Zu jener Streitfrage brauchen wir also nicht Stellung zu nehmen. Es handelt sich bekanntlich *nur um graduelle Unterschiede.* Doch dürfen wir die Namen nicht völlig promiscue gebrauchen, denn die Beschreibung der Abstufungen ist für die diagnostische Kunst von Wert. Zweifellos stellen sie doch *bemerkenswerte Nuancen im Gesamtbild* vor. Wir müssen uns nur bewußt bleiben, daß der Benennung eine individuelle Breite innewohnt. Vielleicht spielen auch geographische Differenzen, konstitutionelle Verhältnisse oder Indolenz der Bevölkerung und die Fortschritte der rationellen Therapie für die Ausbildung der Efflorescenz eine Rolle.

Sind mehrere Efflorescenzen vorhanden, so pflegen sie gleicher Art zu sein, doch kommen auch Plaques neben Papeln und Papeln neben Kondylomen vor. Das Bild wird oft durch gleichzeitig bestehende Katarrhe, hie und da durch stärkere Zirkulations- und Ernährungsstörungen vervollständigt. Manchmal gesellen sich dazu noch Gewebsveränderungen, die als Übergang zum tertiären Stadium zu betrachten sind.

In Plaques und Papeln sehen wir die schwächste Entwicklung dieses Schleimhautsausschlages. Beide zeigen eine gewisse Erhebung über die Oberfläche. Bei den Papeln tritt diese regelmäßig deutlicher hervor. Dazu trägt der Umstand bei, daß bei den kleinsten und flachsten Papeln die Epithelveränderung sich noch auf eine *Trübung* beschränken kann, die unter Umständen noch infolge einer kräftigen Hyperämie nur undeutlich wahrgenommen werden kann. An den Plaques hingegen ist das Epithel schon soweit gelockert, daß Schleier die Schleimhaut zu bedecken scheinen (*Plaques opalines*). Die Plaques sind breiter angelegt als die Papeln. Die *Papel* wird in der Mehrzahl die Größe einer Linse und etwas mehr erreichen (Gerber). Recht oft fließen mehrere Exemplare zusammen. Da dabei die regressiven Epithelveränderungen fortzuschreiten pflegen, gehen sie unmerklich in plaquesartige Gebilde über. Waren oder werden sie erhabener, so ähneln sie dann schon mehr Kondylomen. Treten sie massenhaft und dicht auf, so werden die beiden letzten Abarten gar nicht mehr von einander zu trennen sein.

Die einzelne frische Papel ist zunächst ziemlich scharf begrenzt, verliert aber bald durch die Maceration diese Eigenheit. Wie die *Plaques,* die sich eher unregelmäßig, auch in verzweigten Figuren ausdehnen, wechseln sie von Tag zu Tag ihr Gesicht (HAJEK). Mit der Auflockerung des Epithels und unter mechanischen Einwirkungen bei der Kehlkopffunktion wird der Rand fein angerissen, aufgehoben und flattert. Die Faltung der Oberfläche (gaufrée nach TEXIER), kommt wohl auf diese Weise zustande. Die Papeln erscheinen im ganzen doch massiver als die Plaques.

Die Papeln[1] sind rötlich bis braunrötlich, MANDL zufolge niemals kupferfarben. Die Epithelerweichung gestaltet den Farbton schmutzig, graurot, auch gelbweiß, grauweiß. Mancherseits wird betont, daß sie weniger weiß als im Rachen seien (MORELL MACKENZIE, ARONSOHN). Sie sind von rundlicher, ovaler, am Stimmband halbmondförmiger (LITHGOW) oder segmentartiger Gestalt mit platter Oberfläche. Ganz schmal können sie „linienartig" aussehen (WHISTLER s. CHIARI-DWORAK); erodiert ähneln sie dann schon den geschilderten katarrhalischen Randerosionen (s. S. 637). Die Oberfläche glänzt manchmal fettig (HAJEK); manchmal fand *ich* sie auch ausgesprochen stumpf Das helle, grauweiße Aussehen der Papeln wird noch leichter kenntlich durch eine intensive Hyperämie der Umgebung: Den roten Hof, den SCHNITZLER, HAJEK, CHIARI, GRÜNWALD u. a. besonders hervorheben; netzartig will ihn WHISTLER gesehen haben (s. CHIARI-DWORAK). Am Plaques fällt weniger eine starke als diffuse Hyperämie auf, wie sie auch so gut wie niemals rot oder rötlich aussehen, sondern die weißen, grauen und gelben Varianten zeigen.

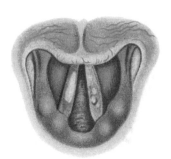

Abb. 3. Stimmbandpapeln.
(Aus SCHNITZLER: Atlas,
Taf. XII, Fig. 5.)

Charakteristisch ist nun für beide Typen der rasche *Oberflächenzerfall.* Ist das Epithel abgestoßen, die Submucosa vielleicht eben freigelegt, so spricht man nicht mehr von Plaques; solche Enantheme zeigen feilenähnliche Rauheiten und feinste Einsenkungen. Ziehen sich solche *erodierte Papeln* über den Stimmbandrand hinweg, so erscheint dieser sägezahnartig (SCHNITZLER). Die Unebenheiten der Submucosa, die Leisten am Stimmband, Papillen an den mit ihnen besetzten Stellen unterm Plattenepithel treten als rote Pünktchen, Streifchen oder Knöpfchen hervor. GOTTSTEIN, BUKOFZER, SCHRÖTTER u. a. machen gerade auf sie aufmerksam. Weiter alteriert, werden sie flacher und gelber, ebenso wie die von Epithel entblößte Stelle, auf der die Knöpfchen stehen, anfangs noch lebhaft gefärbt erscheinen kann und später denselben Farbenumschlag durchmacht. Die Fläche sieht also manchmal vorübergehend chagriniert aus.

Die Eindellung beginnt manchmal zentral. Plaques und zusammengeflossene Papeln können dann serpiginöse Linien um die flachen Einsenkungen herum bilden (HAJEK).

Der *Zerfall* der sekundären Syphilide des Kehlkopfes geht im Gegensatz zum Zerfall der tertiären stets von der Oberfläche aus, was schon VIRCHOW ausdrücklich normiert hat. Mechanische, vulgär-infektiöse Einwirkungen können den Gewebsverlust weiter in die Tiefe vortreiben. Doch vollzieht sich dieser Vorgang meist sehr beschränkt. MORELL MACKENZIE bemerkt, daß selbst die mucous patches der Mundhöhle leichter tief zerfallen als die des Kehlkopfes. Nur höhere Virulenz der hinzugetretenen Infektion oder auch

---

[1] Schon 1860 von CZERMAK beschrieben.

Kombination bzw. Übergang in infiltrative Spätformen geben in Ausnahmefällen Anlaß zu solchen Zerfallserscheinungen, die *ulcerös* genannt werden müssen. Texier gibt besonders dem Bacillus fusiformis, sei es in Gemeinschaft mit Spirochäten, sei es ohne dieselben, Schuld am Geschwürigwerden.

Gefährdet sind bestimmte Stellen: Die Stimmbandränder, die durch den Anschlag und die Teile der Peripherie des Kehlkopfeinganges, die beim Leerschlucken und noch mehr beim Schlucken kompakter Speisen in Anspruch genommen werden. Sogar die Gegend über den Santoriniknorpeln soll durch das Aufdrücken des Kehldeckels in diesem Sinne gestört werden (Sommerbrodt), während auf die linguale Seite des Kehldeckels wiederum die erkrankter Zungenbalgdrüsen drücken sollen (Lochte und Thost). In der Tat bevorzugen aber im allgemeinen die Efflorescenzen sowieso diese Stellen.

Auch das bilateral symmetrische Auftreten an den Stimmbändern dürfte sich dieser Auffassung anpassen. Man spricht zwar von *„Abklatschformen"*. Es ist aber wahrscheinlicher, daß die im Gewebe liegenden embolischen Spirochätenherde durch die mechanische Gewebsschädigung unterstützt ihre Wirksamkeit leichter auf beiden Seiten zugleich entfalten können, als daß aus dem oft noch nicht zerfallenen Enanthem heraustretende Spirochäten durch das geschädigte Epithel der anderen Seite eindringen und durch Superinfektion eine *sekundär*luische Efflorescenz erzeugen. Das Nacheinanderauftreten bzw. Größenunterschiede, wie sie z. B. von Aronsohn berichtet werden, ändern an dieser Überlegung nichts.

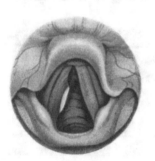

Abb. 4.
Condylom am Stimmband.
(Krieg: Atlas,Taf.XVII,Fig.1.)

Derartige *Pendants* stellen auch manchmal positiv und negativ vor, so daß sie beim Stimmbänderschluß sich ineinander legen (Neumann).

Die Neigung zum Zerfall tritt an der hochgradigsten Stufe der papulösen Enantheme, den *Kondylomen* zurück, zurück zum mindesten gegenüber der produktiven Entzündung. Auch diese spielt sich noch verhältnismäßig oberflächlich im Gewebe ab, im Gegensatz zu fast allen tertiären Produkten. In Analogie zu den Hautsyphiliden wird auch der Name „breite Kondylome" gebraucht. Er besagt, daß sie sich gern in die Fläche ausbreiten. Im Höchstmaß ist das der Fall, wenn der Kehlkopf mit ihnen gänzlich austapeziert erscheint (Eppinger, Fall Heymann-Gerhardt).

Von einem „Kondylom" muß man unbedingt verlangen, daß feinwarzige Erhebungen beetartig angelegt sind. Das dicke bzw. sogar verdickte Epithel verleiht ihm einen mehr rosa-, bis grauroten als hochroten Farbenton. Das abgehobene und abgestoßene Epithel bedeckt das Gebilde als Krümel oder als Lache, so daß das Kondylom grau, gelblich, weißgrau werden kann. „Wie mit Höllenstein gekautert" ist gar keine schlechte Bezeichnung Lewins.

Auch die Kondylome siedeln sich mit Vorliebe an den exponierten Stellen (s. o.) an. Sie treten überhaupt dort auf, wo die Schleimhaut mit geschichtetem Plattenepithel bekleidet ist [1].

Wollen wir uns aus der Literatur Auskunft über die *Verteilung auf die Kehlkopfbezirke* holen, so können wir des nicht einheitlichen Sprachgebrauches halber nur alle papulösen Kehlkopfsyphilide gemeinsam behandeln. Aus der

---

[1] Der größte Teil des Kehldeckels, die Eingangsperipherie, Hinterwand und Stimmbänder sind stets, die Ränder der Taschenbänder oft mit geschichtetem Pflasterepithel versehen. Darüber hinaus finden sich Inseln und Varianten desselben. Mitunter kommt es zur Auskleidung des gesamten Kehlkopfes mit ihm (Schumacher).

Zusammenfassung aller Angaben geht hervor, daß der Kehldeckel der Frequenz nach im Vordergrund steht.

Im einzelnen findet man nun bei diesem und jenem, z. B. MAURIAC oder GOTTSTEIN, die Kehldeckelefflorescenzen gar nicht erwähnt. Nach MAURIAC befinden sich Plaques nie am Eingang des Kehlkopfes, während SCHECH gerade handschuhfingerartige Plaques über dem Epiglottisrand schildert. Die linguale Fläche des Kehldeckels ist nach BRUCK der häufigste Sitz. BRUCK bringt das in Zusammenhang mit dem Übergreifen der Prozesse vom Rachen aus. Wir wissen ja, die Kombination ist häufig, und die sekundäre Syphilis befällt den Rachen 10mal öfter als den Kehlkopf (JORDAN). LEWIN, GOUGUENHEIM-GLOVER nennen auch eigens diese Lokalisation. Für TEXIER steht sie hinsichtlich der Papeln an erster Stelle, während er Kondylome in der Mehrzahl an den Taschenbändern (!) gesehen haben will. Der freie Rand des Kehldeckels scheint besonders bevorzugt. Gern sitzen die Papeln auch an den von ihm ausgehenden aryepiglottischen Falten, wo SCHNITZLER, HAJEK besonders erhabene Efflorescenzen derart beobachteten. Die aryepiglottischen Falten werden von LANG, LEWIN, MORELL MACKENZIE und auch jüngst wieder von LIEVEN noch vor den Stimmbändern genannt. LANG begegnete Papeln am Stimmband sogar selten, eher noch sah er sie oberhalb der Stellknorpel. LOCHTE, bzw. THOST hatten ein Material, das die Papeln „bei weitem seltener" an Stimm- und Taschenbändern auswies als in der Aryt- und Interarytgegend. Einmal erwähnen sie auch den Sitz unterhalb des linken Stimmbandes. MORELL MACKENZIE — der ja „Papeln" nicht anerkannte — findet begreiflicherweise Kondylome am Stimmband nur „bisweilen".

Nach dem Kehldeckel folgen in der statistischen Reihe einerseits die Stimmbänder, andererseits die Hinterwand. Auffallend selten sind die Papeln an den Stimmbändern auch von SEMON, JURACZ und SEIFFERT gesehen. Aus *eigener* Erfahrung könnte *ich* das Gegenteil sagen. LEWIN, SCHMIDT-MEYER, ARONSOHN geben den Sitz im Stimmband an erster Stelle an. LEWIN erkennt die Existenz von Kondylomen an anderen Stellen als der Stimmbandmitte und dem Kehldeckel schlankweg nicht an. Gerade die Mitte des Stimmbandes wird oft ergriffen. Auch die Gegenden zwischen dem ersten und zweiten Drittel der Stimmbandlänge, dort wo die Sängerknötchen meist entstehen, sind recht häufig von erodierten oder nicht erodierten Papeln besetzt. Früher hat einmal GERHARDT angegeben, daß seine häufigen Befunde von Papeln nur am rechten Stimmbande mit einer stärkeren Schwingung desselben zusammenhängen. Dieser Angabe, von der es bald wieder still geworden ist, fehlen exakte Unterlagen.

Die Hinterwand als Sitz dieser sekundären Efflorescenzen wurde noch von einem erfahrenen Beobachter wie ZEISSL angezweifelt. BRUCK, CHIARI, LANG u. a. halten diese Lokalisation für ausdrücklich erwähnenswert, SCHECH, TOBOLD stellen sie der am Stimmband gleich, ZIEMSSEN derjenigen am Taschenband. Auch markante Einzelfälle dieser Art (z. B. von JOBST oder von HAUSER) trifft man unter den Veröffentlichungen. Angaben über Papeln im Sinus pyriformis (von ZEISSL und von FORUS) bringt SEIFERT.

Gruppen spitzer und langer *Hervorragungen* werden oft als Excrescenzen oder als Papillome neben diesen sekundären Enanthemen beschrieben. Soweit es sich nicht um ungewöhnlich starke Entwicklung von Kondylomen handelt, vermute ich dahinter keine besondere Gruppe von Efflorescenzen, sondern diejenigen Gebilde, die wir später als *unspezifische Hypertrophien* (Parasyphilide) kennen lernen werden.

Der tiefe Grund ihres Auftretens liegt darin, daß das entzündliche Fundament schon mehr im Sinne eines Granulationsgewebes ausgebildet ist. Es nähert sich also den tertiären Prozessen — wir stehen wiederum vor **Übergangs-stadien:** Es sind nicht die einzigen Vorkommnisse dieser Art: Bei dieser 1. Gruppe hatte das produktive Element, das Organisationsbestreben, vorge-herrscht. In einer 2. Gruppe erliegt das zellreiche Infiltrat schnell dem Unter gang. So entstehen *echte Geschwüre.* In einer 3. Gruppe aber ist es beständiger. Es reicht dann auch gewöhnlich über Papel- oder Plaquesbereich hinaus. Hier-hin rechne ich die Beobachtung geröteter und verdickter, aber durchaus nicht massiv geschwollener Kehldeckel, Veränderungen etwa im Sinne der von Türck *beschriebenen parenchymatösen Laryngitis.*

Von Semon werden sie auch als „pseudoödematöse" Schwellung, als „früh-zeitige fibröse Induration" bei Lues II bezeichnet. Als solche gab sie sich wohl in dem — auch S. 622, 630 und 660 Fußnote erwähnten — Falle Gèzes dadurch zu erkennen, daß die stark infiltrierte Epiglottis bereits nach vorn umgelegt, „energisch zur Zungenbasis herangezogen" war. Die Umgebung des Mund-rachens zeigte dabei noch ausgedehnte Plaques muqueuses verschiedener Stärke.

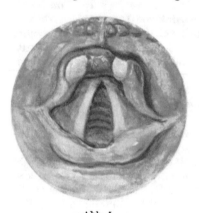

Abb. 5.
Syphilitisches Infiltrat der Epiglottis mit zwei Geschwüren. „Übergangsform" $4^1/_2$ Monate nach Infektion. Das eine Geschwür heilte mit einer Aussparung am Epiglottisrand, die wie die Delle in Abb. 7, S. 652 aussah.

Eine in ihrer Art alleinstehende Beobach-tung Charters Symonds wäre ebenfalls hier zu erwähnen. Der Autor meint eine Peri-chondritis (s. S. 664 f.) im Sekundärstadium vor sich zu haben. Die Infektion lag erst $2^1/_2$ Monate zurück und noch bestand das Hautexanthem. Der kurze Bericht gibt an, daß das linke Stimmband kongestioniert ge-wesen sei, unbeweglich wurde und mit der Umgebung in eine gemeinsame Schwellung überging, die ein hartes Infiltrat der ganzen fixierten Seite bildete. Ich glaube nicht, daß diese Schilderung zur eindeutigen Fest-legung jener Diagnose ausreicht. Wohl aber besteht eine vorzeitige, den tertiären Formen entsprechende Infiltration, eine *Syphilis tertiaria praecox, wenn* man *nicht* mehr von einer *Übergangsform* reden will.

Ferner entsteht oft eine charakteristi-sche spindelförmige Anschwellung des Stimm-bandes. Sie erscheint mit Vorliebe sulzig (Rethi), rötlich bis bräunlich (Chiari - Dworak). Gerber zufolge können diese Anschwellungen auch an der Unterseite der Stimmbänder entstehen und den Eindruck einer *Laryn-gitis subglottica* erwecken. Wären Stimmband oder Kehldeckel nicht von einer Papel besetzt, so glaubte man wohl ohne weiteres einen tertiären Prozeß vor sich zu haben. Sommerbrodt, Chiari-Dworak zogen eine eigenartige Erklärung ins Bereich der Möglichkeit: Die Nähe eines — extragenitalen — Primäraffektes sollte die übermäßige Entwicklung des sekundären Kehlkopf-prozesses begünstigen (s. a. S. 622). Jene Infiltrate sieht man aber auch ohnedem. Bouchereau und Gouguenheim sprechen von diesen Bildungen als *Plaques typiques circulaires* neben denen sie noch *Plaques muqueuses erosives und plaques muqueuses excavées* kennen. Als Einteilung für Sekundär-Kehl-kopfsyphilis wäre diese Rubrizierung jedoch nicht erschöpfend.

Diese Übergangsstadien sind es wohl auch wesentlich, die *Komplikationen* bei sekundärer Kehlkopfsyphilis herbeiführen können. Die Komplikationen bestehen in *Raumbeschränkung durch stenosierende Kondylome oder durch öde-matöse Verschwellungen.* Beide Ergebnisse sind Ausnahmefälle.

„Kondylomatöse Wucherungen", die den Kehlkopf derart auseinander-drängen, daß er breit und flach wird — so heißt es von einem bekannten Fall OPPOLZERS — zur sekundären Syphilis zu rechnen, erweckt natürlich a priori Bedenken. Jedoch werden auch noch aus viel späterer Zeit, allerdings vor Einführung des Salvarsans, von Autoren mit großer Erfahrung Stenosen durch Kondylome berichtet. LANG zitiert einen Fall von ARMAND DESPRÈS (vor 1884) mit wuchernden Plaques am rechten Stimmband. GERHARDT beob-achtete mit HEYMANN zusammen (vor 1898) Kondylome, die den Eingang des Kehlkopfes ringsum bis auf eine ellipsige Öffnung verschlossen. Die spezi-fische Therapie (mit Quecksilber) half dem jungen Mädchen bald. PIENIAZEK sah (vor 1901) mehrere durch Kondylome, besonders durch solche der Hinter-wand, stenosierende Fälle sogar bei 5—6jährigen Kindern!

Ödeme scheinen hauptsächlich auf erosiv-ulceröse Formen beschränkt zu sein. Das spricht für eine vulgär-infektiöse Komponente. TEXIER sucht ihre Entstehungsursache auch im Mißbrauch der Stimme, u. a. in alkoholischen Exzessen. Man muß ferner an die Folgen der syphilitischen Gefäßprozesse denken, die schon früh und intensiv auftreten können. Einigermaßen in Be-tracht kommende Ödeme sind aber wohl eminent selten. Nur 4 Fälle der von ihm durchgesehenen Literatur schienen SEIFFERT tatsächlich sekundär syphi-litischen Vorgängen zur Last zu legen sein. Einen Fall an der rechten Kehl-deckelseite hat er selbst gesehen. Er hebt aber hervor, daß v. NAVRATIL 2 Fälle (geschwürige Plaques) hat tracheotomieren müssen. Störungen durch *Paresen* kann man nicht Komplikationen nennen. Wie SCHRÖTTER sagt, gehen sie wohl parallel dem Grade gleichzeitig bestehender katarrhalischer Affektion. Kollaterale Einflüsse von Seiten der Muskulatur benachbarter Herde kommen natürlich auch in Frage. Schonungsparesen bei Efflorescenzen an Stimmband und Hinterwand zwischen den Stimmbändern werden manchmal beobachtet. Neurogenen Lähmungen im sekundären Stadium, von denen mal einige fran-zösische Autoren reden, muß man doch größte Skepsis entgegenbringen (s. a. Neurosyphilis S. 741).

Mittel zur Vervollständigung der Diagnose. Eine beachtenswerte Zahl sekundär syphilitischer Kehlkopferkrankungen wird man aus dem Spiegelbefunde mit hochgradiger, hie und da an Sicherheit grenzender Wahrscheinlichkeit erkennen können. Dennoch wird man es nicht unterlassen dürfen, in diesen Fällen nach weiteren Zeichen der syphilitischen Infektion zu suchen. Es kommen in Frage: 1. *Zeichen der primären Infektion*, 2. *andere Erscheinungen der generalisierten Erkrankung*, 3. *Beeinflußbarkeit der Kehlkopfaffektion durch antisyphilitische Heilmittel.*

ad 1. Da schon 6 Wochen nach dem Erscheinen des Primäraffektes sekundäre Veränderungen im Kehlkopf auftreten können (GERHARDT, RÉTHI, MAURIAC), ist es denkbar, daß man die *Initialsklerose* noch *im Abklingen* antreffen kann. Manche Primäraffekte sind gerade *frisch vernarbt.*

ad 2. In der Regel sind mindestens 6 Monate nach der Infektion (SCHNITZLER) verflossen. — TEXIERs Angabe von 4 Tagen sei nur gestreift. — Daher fallen die sekundären Kehlkopfsyphilide gewöhnlich in eine Zeit, in der die *sekundären Eruptionen* sich über *Haut* und *über Schleimhäute des Mundes und Rachens* verbreiten.

Nach 3 Jahren wird sekundäre Syphilis im Kehlkopf, wie wohl auch an der Haut, schon selten gesehen (SCHNITZLER). SEMON sah Kondylome 6 Jahre nach der Infektion. ARONSOHN berichtet von dem Falle erodierter Stimmband-papeln einer um 9 Jahre vorausgegangenen Infektion. Er ist der Ansicht, daß zweifellos jahrelang nach Verschwinden sonstiger Syphilide der Lues noch sekun-däre Syphilide im Kehlkopf sich zeigen können. HOFER bezeichnete ein 10 Jahre nach Infektion aufgetretenes, mehr trockenes, diffuses Erythem des Pharynx und Larynx als ganz typisch; ferner sah HOFER 11 Jahre nach der Ansteckung Stimmlippenpapeln auftreten. SCHRÖTTER spricht von dem Auftreten 20 Jahre nach der Infektion. Fällen, wie den erstgenannten gegenüber soll man jedenfalls, meine *ich,* die Aufmerksamkeit darauf lenken, ob nicht jene oben geschilderten Übergangsstadien bei einer Infektion von langsam fortschreitendem Charakter vorliegen.

Hier ist der Ort, die extralaryngealen Sekundärsyphilide aufzuzählen.

Wir wollen nur darauf hinweisen, daß aus dem Vorhandensein, vor allem aber aus dem Fehlen *indolenter Lymphknotenschwellungen* nur sehr vorsichtig Schlüsse zu ziehen sind. Eine charakteristische Lymphknotenschwellung am Hals habe *ich* bei sekundärer Lues nicht gesehen; war überhaupt eine Schwellung vorhanden, so stand sie in geradem Verhältnis zum akut entzündlichen Zustand an der Schleimhaut der oberen Luftwege und war daher auch nicht ganz unempfindlich.

Eine um so größere Bedeutung hat die *serologische Reaktion* [1] im Sekundärstadium. Von 22 Fällen sekundärer Kehlkopfsyphilis fiel sie an *unserem* Material 12mal positiv, 1mal fraglich und 9mal negativ aus. In *meiner* zweiten fortlaufenden Serie waren die laryngoskopisch positiven Fälle auch seropositiv. Muß man auch mit seronegativen Fällen rechnen, so geht doch aus diesen Ergebnissen der Wert der Reaktion für die Diagnose deutlich hervor. Nur darf nicht an die Wiederholung vergessen werden und muß beachtet werden, daß die Therapie sich sowohl in Provokation wie im Verschwindenlassen der Reaktion äußern kann. Immerhin hält sie in der Regel einige Zeit an, was um so angenehmer ist, als manchmal Papeln oder Plaques recht flüchtiger Natur sind (vgl. JOHN, NOLAND, MACKENZIE, GERBER u. a.).

Auch HOFER spricht sich dahin aus, daß die Diagnose aus dem klinischen Bild durch die Zuverlässigkeit der serologischen Reaktion im sekundären Stadium vollständig übertroffen wird. Negative Reaktion bedeutet für ihn 90% Wahrscheinlichkeit gegen Syphilis.

ad 3. Die *spezifische Therapie* als Hilfsmittel der Diagnostik heranzuziehen, ist sehr ratsam, denn Gefahren sind damit nicht verbunden. Die späte Entlarvung einer zweifelhaften Affektion bedeutet verspätete Therapie und Erhaltung einer Infektionsquelle. Auf der anderen Seite soll man den herbeigeführten Rückgang von Erkrankungen des unspezifischen Aussehens nur unter Vorbehalt für die Diagnose verwenden. Überlegungen über das weitere therapeutische Verhalten bei gleichzeitig negativer Wa.R. können wir uns ersparen — denn das allereinzigste Zeichen einer frischen Syphilis wird die Kehlkopfaffektion nie sein, zum mindesten nicht lange bleiben. — Das Ausbleiben der Wirkung könnte auf einer Salvarsanresistenz beruhen.

Als *Probebehandlung* kommt Salvarsan in erster Linie zur Anwendung. Es wirkt am schnellsten. Jod ist von den spezifischen Agentien am wenigsten geeignet.

Differentialdiagnose. „Nicht jede Kehlkopfaffektion eines Syphilitikers ist syphilitischer Natur" (GERHARDT) — so müssen wir auch hier diejenigen Krankheiten schnell an unserem Auge vorbeiziehen lassen, die überhaupt der Verwechslung unterliegen können.

Gegenüber denjenigen Formen, die für das Auge in keiner Weise pathognostisch sind, müssen wir wesentlich *akute Laryngitiden* in Betracht ziehen, wie sie bei Influenza und auch ohne uns bekannte Ursache in gehäufter Weise gerade im Kriege vorgekommen sind. Die heftige Rötung, auch Succulenz, vor

---

[1] Wir ziehen hier nur die ursprüngliche Komplementbindungsreaktion in Betracht.

allem aber die weißlichen Randstreifen, sind das tertium comparationis. SEIFFERT spricht von Chorditis fibrinosa. „Katarrhalische Erosionen" ist die verbreiteste, wohl auch älteste Bezeichnung dafür.

Die *Influenza* erzeugt ferner auch größere *Efflorescenzen,* die Papeln recht ähnlich sehen und einander gegenüber an den Stimmbändern sitzen können, sowie halbseitig stärkere Katarrhe, die selbst über 3 Monate anhalten sollen und auch mal Ödeme, Excrescenzen erzeugen. DAHMER hat sich, wenn auch nicht als Erster, näher damit beschäftigt.

THOST berücksichtigt auch die Diphtheritis differentiell im Hinblick auf das Aussehen mancher Papeln bzw. Plaques. Wichtig ist es natürlich, bakteriologisch zu untersuchen, sobald Membranähnlichkeit besteht. Temperaturerhöhungen brauchen die Diphtherie nicht immer zu begleiten.

Auch Schäden durch Einatmung giftiger Gase müssen bei entsprechenden äußeren Verhältnissen — z. B. während des Kriegsdienstes — in Frage gezogen werden (DUNDAS GRANT).

Die ganze Gruppe von Fällen mit fibrinöser Exsudation an den Stimmlippen rechnen jedenfalls erfahrene Beobachter wie HOFER zu den diagnostisch schwierigsten.

Beim *Pemphigus* finden sich im Interarytaenoidraume auch kondylomähnliche Vegetationen.

Pachydermien und *Papillome* unterscheiden sich bis zu einem gewissen Grade durch ihre Derbheit von Kondylomen. Manchmal haben diese auch noch eine plaquesähnliche zerfließliche Beschaffenheit ihrer Oberfläche. Aber im übrigen hängt bei den genannten Affektionen die differentialdiagnostische Entscheidung in der Hauptsache vom Ausschließen der Syphilis ab. Eine Probeexcision in diesem Stadium wäre nicht recht zu empfehlen.

Über *sporotrichotische* Vegetationen soll später einiges gesagt werden (s. S. 687). Der verbreitesten chronischen Infektionskrankheit aber, der *Tuberkulose,* müssen wir hier doch schon Erwähnung tun. Denn hinter katarrhalischen Erscheinungen mit Erosionen, hinter einseitigen unspezifischen Prozessen kann sich eine beginnende Kehlkopftuberkulose verbergen. Im besonderen die infiltrative Übergangsform des spindelig aufgetriebenen Stimmbandes, sowie des Kehldeckels können einer Tuberkulose aufs Haar gleichen. An dieser Stelle sei nur auf den im ganzen weniger torpiden Charakter des Kehlkopfbildes bei Syphilis hingewiesen, der sich auch in schwächeren funktionellen Störungen zu erkennen gibt. Husten fehlt bei Syphilis sogar recht oft; sicherlich sind Husten und Auswurf bei anderen Laryngitiden unvergleichlich reichlicher (MAURIAC). Die übrigen Unterscheidungszeichen decken sich zumeist mit den bei Besprechung der tertiären Produkte aufzuführenden.

Prognose. Sie ist noch im ganzen günstig. Freilich, die generalisierte, „konstitutionelle" Erkrankung besteht — von Abortivkuren wird keine Rede mehr sein. Aber die allgemeine Behandlung wirkt doch schon prompt und ausreichend. Noch bleibt es Aufgabe weiterer Beachtung, ob und inwieweit *rationell behandelte* Fälle die gefürchteten Rückfälle der sekundären Periode zu gewärtigen haben. Vermutlich sind die Patienten gegen diese Efflorescenzen weit weniger geschützt als dagegen, noch von tertiärer Kehlkopfsyphilis befallen zu werden. Jedoch sind mir Feststellungen nach dieser Richtung hin noch nicht bekannt.

Prognostisch bedenklich ist nur der Umstand, daß oft die Patienten wenig durch Beschwerden belästigt werden und sich deshalb zu selten an den Laryngologen wenden (s. a. HOFER).

Unbehandelt läuft die sekundäre Kehlkopfsyphilis ungehemmt, meist unbedenklich, ab. Deletäre Folgen sind, wie wir bei den Komplikationen sahen,

Ausnahmefälle. Eine Anzahl der Erscheinungsformen ist sogar flüchtig (Morell Mackenzie u. a.). Fast alle heilen sie ab, ohne Spuren zu hinterlassen, sicher eher mit als ohne Behandlung. Seiffert schreibt allerdings, daß tiefere Papeln strahlige Narben hinterlassen, die unschwer als syphilitische zu erkennen sind. Derartige Efflorescenzen müssen eben Übergangsformen gewesen oder kräftig eitrig infiziert worden sein! *Ich* sah bei dieser Art z. B. am Kehldeckelrand Verluste entstehen, die glatte, wellenförmige Narben hinterließen. Auch der syphilitische Defekt, der unter starker Narbenkontraktion verheilt, muß tiefgehend gewesen sein. Feine Narbenstreifen an der Hinterwand finde ich auch sonst einmal nach Heilung erwähnt. Permanente Verdickungen nach Abheilung von Stimmbandpapeln gibt Bäumler an. In einem Falle Hofers resultierten nach konfluierenden Papeln ganz zarte Narben. Die Tendenz der atrophischen Narbe ist den Hautexanthemen gleichzustellen.

Therapie. Der Versorgung dieser Kranken dient die *antisyphilitische Allgemeinbehandlung*. Machen sich an der Schleimhaut des Kehlkopfes schon auffallend frühzeitig sekundäre Erscheinungen bemerkbar, so wird man gut nach dem Muster der Frühbehandlung vorgehen (s. S. 631). Entspricht ihr Auftreten der üblichen Ausbruchszeit, so tritt die kombinierte Behandlung in ihr Recht. Im Mittelpunkt derselben steht das Salvarsan. Quecksilber und Wismut werden beigegeben. Die Einzelheiten der Verabreichung werden an anderer Stelle des Buches eingehend dargelegt. Ich möchte hier nur den Rat aussprechen, diejenigen Fälle, die wir als Übergangsstadien bezeichnet haben, lieber mit einer Kur mehr als weniger (4—5 Kuren) zu versehen und außerdem auch Jod zu verschreiben. Mit der Provokation von Jodödemen ist dabei anscheinend nicht mehr zu rechnen als mit dem Einsetzen einer Herxheimerschen Reaktion auf Salvarsanverabreichung hin (s. a. S. 694). Beide Erscheinungen sind theoretisch möglich, wurden von sekundären Erscheinungsformen aber nicht berichtet. Dagegen ist wohl anzunehmen, daß gerade die sekundär (unspezifisch) infizierten, tiefer gehenden Ersosionen, sich ähnlich den tertiären Geschwüren auf Jod gut reinigen. Immerhin sind die Ansichten geteilt; ich erwähne nur, daß Pieniacek die Jodödemgefahr gerade im sekundären Stadium für gegeben hielt.

In refraktären Fällen wird ein sinngemäßes Wechseln des Heilmittels Platz zu greifen haben. Unter Umständen müssen auch die Sarsaparilla Decocte (s. S. 700) zur Behandlung herangezogen werden.

Eine *örtliche Behandlung mit spezifischen Mitteln* einzuleiten, rät eine große Anzahl namhafter Autoren. In der Vorsalvarsanzeit spielte sie eine — vielleicht begreiflicher Weise — sehr große Rolle. Selbst die Katarrhe wurden mit 5—10% Ag. nitr. Lösung kräftig gepinselt, wie Schech u. a. es empfahlen. Selbst heute folgt noch Lieven diesem Grundastz, damit nicht die spezifischen Katarrhe die echten spezifischen Erscheinungen überdauern. Doch bediente man sich örtlicher Maßnahmen vor allem bei den Enanthemen, sowohl bei Plaques wie bei erodierten Gebilden. Es wurden Jod, Hg, ab und zu auch schon Bismuth aufgeblasen in Form von Jodoform, Kalomel und Dermatol oder ähnlichen Pulvern. Mit Jodtinktur, Jodjodkaliumglycerin, selbst mit Sublimatlösung wurde gepinselt, 1% Jod, 1%/oo Sublimat auch inhaliert. Ich führe nicht all die Autoren und ihre jeweiligen Rezepte an, mögen sie auch wie Pieniacek und Chiari großen Wert auf diese Dinge gelegt haben, um eine unzweifelhaft (Chiari) beschleunigte Rückbildung zu erzielen. Ich nenne nur einige hervorspringende energische Maßnahmen. So werden von Rethi, Thost und Grünwald die Efflorescenzen mittels Lapis oder Chromsäureperle geätzt, von Grünwald sogar heute noch wiederholt, selbst 1—2mal nach Abstoßung der Schorfe. Kondylome auf diese Weise oder gar noch chirurgisch abzutragen, pflegte einst POYET, obwohl sie in der Regel der Hg-Kur gewichen seien. Man sollte eben sicher gehen, wie SCHNITZLER sagte. Wenn noch heute diese Vorschläge von manchen Autoren befolgt werden, so entspringt diese Handlungsweise wohl einzelnen persönlichen Erfahrungen oder evtl. vorzeitigen Entschlüssen an sekundär infizierten und refraktären, kurzum bösartigen Fällen. Im ganzen wirkt die moderne allgemeine Therapie so intensiv, auch wenn sie unsere verwöhnten Erwartungen mal zur Geduld zwingt, daß diese Hilfsmittel sich erübrigen. Die Breslauer Klinik hat jedenfalls das Bedürfnis noch nicht empfunden, auf sie zurückzukommen. Im Gegenteil hege *ich* die Befürchtung, daß eine allzu herzhafte Anwendung, insbesondere der nicht spezifischen Adstringentien eine unerwünschte örtliche Reizung setzen möchte. Je nach Mittel und Methode belästigen wir den Kranken noch unnütz stark, während wir doch gerade lokale mechanische Insulte der Disposition bzw. Rezidivgefahr wegen und mit Rücksicht auf Funktion des Kehlkopfes zu vermeiden suchen sollten. Einen Kunstfehler begeht leicht, wer mit örtlicher Hg-Behandlung eine Jodmedikation verbindet. Die Bildung des ätzenden Jodquecksilbers auf diesem Wege ist bekannt. Die Angabe FISCHENICHs, daß er über 25 Jahre lang bei einer innerlichen Gabe von 1—2 g Jodkalium ohne jede Schädigung bis zu 30 Tagen 0,2—0,3 g Kalomel örtlich verabreicht habe, sollte — trotzdem LUDWIG WOLFF und KRIEG in der Aussprache zu FISCHENICHs Vortrag seine Auffassung von der Ungefährlichkeit unterstützten — nicht zur Empfehlung dieser Kombination verleiten! Welche nicht entschuldbare Reaktion entstehen kann, schilderte KANASUGI aus der Klinik SEIFFERT: Es bestand vorher eine Laryngitis mit Papel am rechten Stimmband. Der Erfolg der Unbedachtsamkeit zeigte sich in schnellem Einsetzen völliger Heiserkeit; in der Nacht traten Erstickungsanfälle auf, Sprechen und Atmen bereiteten starke Schmerzen; während Kehldeckel und Gießkannengegend leicht ödematös waren, schossen an verschiedenen Stellen weißliche Oberflächenveränderungen auf, die er mit Höllensteinätzungen vergleicht. Durch Aussetzen der Mittel trat wenigstens Heilung ein.

Rede ich auch keiner Polypragmasie das Wort, so glaube ich doch, daß man eine etwaige Ätzung oder besser noch chirurgische Behandlung von solchen Schleimhautverdickungen in Erwägung ziehen darf, die keiner spezifischen Therapie gewichen sind. Doch sind das wohl nach sekundären Erkrankungen exquisite Ausnahmen. Die Pachydermien werden jedenfalls besser erst mit gründlicher Schonung behandelt. Kondylome aber soll man keinesfalls so angreifen; nur dann könnte es gestattet sein, wenn sie tatsächlich einmal Stenosen einer solchen Stärke hervorrufen sollten, daß eine Tracheotomie erforderlich wird — d. h. in Fällen, wie sie PIENIACEK bereits tracheotomiert zugeführt sein sollen. — Jener Eingriff wäre dann doch das kleinere Übel und möchte ausreichen. Gar mit CASTEX und LAURENS der Kondylome halber eine partielle Laryngostomie vorzunehmen, heißt die Aktivität auf die Spitze treiben. Die Vermeidung einer Kanüle, die, wie LAURENS sagt, doch nicht immer zu umgehen ist, trägt gar nichts Verlockendes an sich, um gegebenenfalls an Stelle der Tracheotomie eine Laryngostomie zu setzen. Stellen sich solche Notfälle dem Arzte, so kann neben der passageren Tracheo- und Interkrikotomie auch die Intubation erwogen werden (s. S. 704).

Hinsichtlich der Behandlung echter Excrescenzen verweise ich auf S. 703.

Es bedarf kaum des Hinweises, daß der Patient sich eines vernünftigen Lebenswandels zu befleißigen hat. Allgemeine Kräftigung braucht der Körper zur Abwehrerhöhung in dieser frühen Zeit der generalisierten Infektion dringend. Die Metallsalzkuren allein stellen ihn schon vor erhöhte Aufgaben. Die Verhütung von Ausscheidungsschäden durch sorgsame Mund- und Zahnpflege ist eine selbstverständliche Forderung. Rauchen, Alkoholmißbrauch, Stimmüberanstrengungen verschleppen die Abheilung — es scheint sogar, als ob sie handgreifliche Verschlechterung im örtlichen Befunde erzeugen könnten. Von dem zweiten Grad dieser Wirkung konnte ich mich allerdings noch nie selbst überzeugen.

Für Patienten, die nur schwierig diesen Anforderungen nachkommen können, wird die klinische Behandlung unter Aufsicht nicht zu umgehen sein, wenn ein Erfolg erzielt werden soll. Die Einleitung einer Badekur ist dagegen in der Hauptsache eine Finanzfrage — im übrigen nur aus äußeren Gründen zwecks einer Intensivierung der spezifischen Behandlung zu empfehlen. In den einschlägigen Badeorten, wie Aachen, Levico (s. S. 700) sind die Kollegen darauf gewöhnlich eingestellt, höchstens mangelt es mancherseits an der nötigen laryngologischen Fertigkeit und Übung.

Auch im sekundären Stadium muß dem Kranken streng anheim gegeben werden, andere Menschen vor Gefährdung zu bewahren. Einstweilen tut man praktisch gewiß gut, die Speichel- und Tröpfcheninfektion für möglich zu halten, und zwar droht eine Infektion wohl nur durch gemeinsame Benutzung von Geräten und innige Berührung, wie im Kuß.

b) Die tertiären Erscheinungen der generalisierten Syphilis am Kehlkopf.

Symptomatologie und Diagnose. Die *Anamnese* wird in der Regel auf Grund des Untersuchungsbefundes erhoben. Die tertiären Veränderungen tauchen manchmal aus einer Periode erscheinungsloser Monate und Jahre auf. *Anscheinend katarrhalische Symptome* sind unter Umständen nicht beachtet worden, bis die folgende Narbenwirkung mit Macht die Aufmerksamkeit des Kranken auf seinen Kehlkopf bezw. seine Luftwege zieht. Die Syphilis kann auch bis dahin völlig *latent* verlaufen sein. Die Fragestellung richtet sich in dieser Gruppe auch zweckmäßig auf den Ablauf etwaiger Schwangerschaften und die Gesundheit der zur Welt gekommenen Kinder.

Auf die nach der Infektion verstrichene Zeit ist weiter kein diagnostischer Wert zu legen. Schon 6 Monate nach der Infektion sollen tertiäre Produkte zur Beobachtung gekommen sein (Fälle von Türck, Semon). Bemerkenswert ist auch die Mitteilung Linscheks über einen ulcerierten syphilitischen Tumor des Kehldeckels und des Zungengrundes 1 Jahr nach der Infektion. Einen maximalen Zeitabstand gibt es vermutlich nicht. Als auffällig genannt werden 20 Jahre (Texier), 30 Jahre (Mandl, Moure-Richard F. 3, Türck) und 35 Jahre (Schmidt); auch 50jährige Latenz wird nach Schmidt-Meyer berichtet. Vielleicht sind die Erkrankungen um so schwerer, je früher sie auftreten. Sind noch keine 3 Jahre nach der Infektion verstrichen, so müßte man nach Mauriac von einer forme précoce sprechen. Das 3. und 4. Jahr post infectionem wird diesem Verfasser zufolge von tertiären Produkten bevorzugt; Seifert dehnt diese Angabe auf 3—8 Jahre aus und Texier gibt noch einen weiteren Spielraum mit 5—15 Jahren an.

Störungen der Funktion sollte man ausgiebig von den im ganzen doch recht eingreifenden Gewebs- und Gestaltsveränderungen erwarten, welche die tertiäre Syphilis setzt. Dennoch ist man erstaunt, wie *häufig* und *wie lange Zeit* sich diese *in geringem Umfange* halten können im Gegensatz zur Ausdehnung der Prozesse. Besonders von Schmerzhaftigkeit und Atembeschwerden kann das gesagt werden; aber selbst die Stimme vermag sich klangvoll zu erhalten, wenn allein der Kehlkopfeingang betroffen ist und das Lumen frei bleibt. Der *Schluckakt* kann sich weitgehend anpassen. Wir wissen, daß der Kehldeckel zum Schutz gegen Verschlucken nicht unentbehrlich ist. Diese klinische Beobachtung bei ausgiebigen Defekten des Kehldeckels hat bereits TÜRCK gemacht und sie in ähnlicher Weise wie MANDL, GERHARDT u. a. zu erklären versucht: Es kommen richtiger Verschluß und Bahnung auch weiterhin hinreichend durch Rachenzusammenziehung, Kehlkopfhebung und Stimmbandschluß zustande, und es wird die Empfindlichkeit anscheinend durch eine lähmende Beeinflussung der Nervenendigungen herabgesetzt. Auch beträchtliche Infiltrate behindern manchmal das Schlucken nicht, wie ein von GLAS beschriebener Fall jüngst wieder bewies. Stellen sich Störungen ein, so sollen flüssige Speisen den falschen Weg früher gehen als feste, sagt MAURIAC.

Wir erkennen in der relativen Toleranz eine Parallele mit der Symptomatologie der Sekundärperiode (s. S. 633).

Erst die *Intensivierung der Lokalprozesse, ihre Verwicklungen und Folgen* pflegen tiefer in die Funktionen einzugreifen, auch wenn ursprünglich der Sitz einer Indolenz günstig war. Aber mit der Angabe, daß die Kehlkopfsyphilis überhaupt eine äußerst schmerzhafte Affektion sei, steht nach einmütiger Ansicht KAPOSI[1] vereinzelt da. Ansehnliche *Schmerzen* setzen nicht einmal mit dem Beginn der Verschwellung und damit der sekundären Infektion unbedingt ein. Schon SOMMERBRODT hat betont, wie schmerzlos sich syphilitische Geschwürsbildungen im Kehlkopf vollziehen. Von THOST wurde ganz besonders der Gegensatz zwischen der Ausbreitung von Ulcerationen und dem minimalen Grade der Schmerzen bzw. Beschwerden hervorgehoben.

Eine gewisse Berechtigung hat es aber doch, vor allem für die Lokalisation am Stimmband, wenn GRÜNWALD und auch JOHN NOLAND MACKENZIE das Auftreten der Geschwürsbildung als den Wendepunkt ansieht; bei dem Fortschreiten in die Tiefe wird die Empfindlichkeit gewöhnlich geweckt (TÜRCK). Die Perichondritis zeichnet sich meist durch Schmerzhaftigkeit aus, wohl um so mehr, je weniger sie geschlossen ist. Auch Druck von außen auf das Kehlkopfgerüst wird dann schmerzhaft. Vielleicht ist MAURIACs Angabe, daß man diese Zeichen besonders beim Vorhandensein von Ödemen finde, mit perichondritischen oder wenigstens tief greifenden Vorgängen in Verbindung zu bringen. Es sei nicht verschwiegen, daß ein alter Kliniker, RÜHLE, sogar meint, daß der Schmerz durch Druck — besonders in der Gegend des Kehldeckels — bei Syphilis immer lebhafter sei, als bei allen anderen chronischen Erkrankungen.

Ein ins Ohr ausstrahlender anhaltender oder gelegentlich, besonders beim Leerschlucken auftretender Schmerz soll sich nach v. SCHRÖTTER u. a. einstellen, wenn vom Kehldeckel aus Geschwüre sich in die plica pharyngoepiglottica fortsetzen. Als Auslösungsstelle dieser Schmerzen werden wohl innerhalb des Kehlkopfes nur die Verzweigungen des oberen Kehlkopfnerven in Betracht kommen.

Auch *Parästhesien* sollen auf eine Perichondritis hinweisen (TEXIER).

Ist die *Stimme* weitergehend verändert, als unter der beschriebenen raucitas vocis — s. S. 632 — verstanden werden kann, so müssen diese Erscheinungen aus örtlichen oder allgemeinen Bedingungen erklärt werden. Der Ausdruck „Säuferstimme" „voix de rogomme" (TEXIER) besagt natürlich gar nichts nach dieser Richtung; eher deuten schon Bezeichnungen wie „tief schnarrender Ton" (TÜRCK, Fall 56), „Baßstimme" (bei einer 12jährigen Patientin von SCHOETZ) darauf hin, daß im Stimmapparat selbst Herde Platz gegriffen haben. Wechsel des Stimmklanges, Unterbrechungen des Sprechens verraten manchmal, daß geschwollene Teile sich zwischen die Stimmbänder einklemmen oder zum Teil aus dem Zusammenhang gelöste, flatternde Weichteillappen den Sprechluftstrom unterbrechen. Schwerkranke Syphilitiker bringen oft

---

[1] Siehe SEIFERT.

nicht mehr die ausreichende Stimmkraft auf.   Beträchtliche Verengungen
können ähnlich wirken.   Die Stimme behält dann Klang je nach dem Verhalten bzw. der Unversehrtheit der Stimmbänder.   Auf die anatomische Form
der Veränderung (s. u.) ist aus diesen Symptomen kein Schluß zu ziehen.
      Wird die Stimmfähigkeit durch Verlegung der Lichtung behindert, so ge-
schieht das annähernd in gleichem Maße mit der *Atmung*. Aber ist einerseits
trotz beträchtlicher Einengung des Atemweges noch eine gute Stimme zu erzielen, so *kann* andererseits die Atemnot erst sehr spät eintreten, lange schon,
nachdem die Stimme durch irgendwelche Schäden ungünstig beeinflußt worden
ist. Erfolgt nämlich die Einschnürung des Kehlkopfraumes in langsamem Tempo,
so leiden die Individuen, besonders Erwachsene, auffallend wenig darunter.
Der chronische Verlauf der Kehlkopfsyphilis, ihr selteneres Auftreten im Kindesalter geben günstige Bedingungen für eine ausreichende Luftversorgung.   Der
Ausgleich bei Stenosen erfolgt manchmal durch Vertiefung und Verlangsamung
der Atemzüge (Thost).
      Zur *Atemnot* führen in erster Linie zirkuläre und descendierende Prozesse
(Schrötter). Narben, und unter ihnen wieder die bandförmigen (Diaphragmen)
sind gefährlicher als die Infiltrate. Ödeme nehmen eine Zwischenstellung ein;
sie sind des öfteren schuld an einer intermittierenden Atemstörung, die sich
besonders im Schlaf einstellen soll (Mauriac). Als Ventil wirkende Gewebsteile erzeugen auch kurz hintereinander, evtl. rhythmisch, sich folgende Unterbrechungen des Atem- und Sprechstromes.   Bestehen Verengerungen, so kann
ein Verschlucken bei der Nahrungsaufnahme verhängnisvoll werden. Ganowicz
berichtet von einer Erstickung, die sich auf diese Weise bei Syphilis der Epiglottis einstellte.
      Solche Gebilde können auch *Husten* auslösen; doch ist dieser gewöhnlich
die Folge der Zerfallsvorgänge (Seifert) und daher gern von *Auswurf* begleitet. Während nach Chiari gerade Stimmbandveränderungen Husten erregen, halten Texier, sowie Lieven dafür, daß wesentlich Geschwüre der
Hinterwand zum Husten reizen.
      Im Tertiärstadium ist also weit häufiger als in früheren Zeiten *Auswurf*
vorhanden. Er ist an sich nicht zu verwechseln mit einer stärkeren Salivation.
Mit ihr kann er sich indes vergesellschaften, denn gerade schwere und ausgedehnte Ulcerationen, besonders des Kehldeckels, veranlassen Steigerung
der Speicheldrüsenabsonderung. Sommerbrodt, Mauriac hatten ihr sogar
einigen diagnostischen Wert beigelegt. Der Auswurf selbst ist schleimig,
schleimig eitrig oder mehr eitrig. Bemerkenswert sind nur 2 Eigentümlichkeiten, die hie und da doch gerade bei Syphilis III auftreten. Erstens, wie von
Mauriac hervorgehoben, ein *übler Geruch*, von John Noland Mackenzie im
besonderen als „faulig" gekennzeichnet. Er rührt weit seltener von gangränösen
Infektionen der Weichteile her, als vom Fortschreiten der Verschwärungen
auf den Knorpel. Er weist also auf Perichondritis, im besonderen auf Sequesterbildung hin; ätiologisch besagt das erfahrungsgemäß immerhin einiges. Wenn
also — wie es bei älteren, unwesentlich zerfallenen Prozessen manchmal der Fall
ist — das Sekret borkig eintrocknet, so macht sich diese unangenehme Beigabe
weit weniger bemerkbar.
      Zweitens werden *Blutbeimengungen* von einer ganzen Zahl Beobachter
angegeben. Ich erwähne Schrötter, Rühle, Texier. Grünwald erachtet
sie für ein viel zu wenig bewertetes Frühsymptom der Kehlkopfsyphilis! Angesichts der histologischen Eigenart der in syphilitischen Produkten so zahlreich vorhandenen Gefäßveränderungen ist man wohl zunächst über das Blut
im Auswurf verwundert. Aber Seifert hat gewiß recht, wenn er die sekundäre
Infektion im wesentlichen für das Zustandekommen der kleinen Blutungen

verantwortlich macht. Es handelt sich gewöhnlich nur um geringe Mengen streifiger, punktförmiger Beimischungen. Eigentliche Hämoptysen sind ein recht seltenes Vorkommnis; das Geschwür muß dann schon schnell in die Tiefe vorgedrungen sein, wie in Türcks Fällen 144 und 156.

Der *Kehlkopfspiegelbefund* zeigt uns mit einem Schlage die massivere tertiäre Veränderung in ihrer Eigenart. Wir können diesen Befund in Einklang bringen mit unserem Wissen vom pathologisch-anatomischen Geschehen und unterscheiden so

I. *Formen der entzündlichen Gewebsneubildung,*

II. *Formen des Zerfalls derselben und*

III. *Formen ihrer Vernarbung.*

Nur die erste und dritte Form hat man Gelegenheit isoliert zu sehen. Bei weitem häufiger ist die *Kombination der einzelnen Formen.* Sie entstehen zwar eine aus der anderen, aber der Gesamtprozeß verläuft chronisch genug, damit *ein* Herd sich nach dem anderen entwickeln kann und nach Ausheilung eines Herdes noch neue entstehen können. So kommt es, daß *vielfach schon Narben neben frischen Veränderungen* vorhanden sind.

Die *tertiäre Kehlkopfsyphilis* ist demnach *von einer ausgesprochenen Mannigfaltigkeit. Von Tag zu Tag kann sich das Bild ändern.* Gawel und Révol glauben die Polymorphie mit dem Schlagwort „so viel Kranke, so viel Formen" bezeichnen zu sollen (s. Texier). Mit diesem Schlagwort können jedoch bestenfalls nur die *Nuancierungen* gemeint sein, die jene Grundformen und ihre Kombinationen aufweisen, die durch einige Komplikationen allerdings noch bunter gestaltet werden können. Aber wir sind doch in der Lage, die Kehlkopfbilder deskriptiv mit Hilfe einer nicht umständlichen Unterteilung in jenen *Grundformen zu erfassen.*

ad I. *Alle Abarten der entzündlichen Neubildung* wahren den Charakter der *Infiltration.* Wir können auseinanderhalten

1. eine diffuse Infiltration mit

a) begrenzter oder

b) totaler Ausdehnung und

2. eine circumscripte Infiltration mit

a) kleinknotiger oder

b) grobknotiger Anordnung, schlechtweg Gummata genannt, sowie

3. eine primär perichondritische Infiltration.

Diese ist eigentlich ein Zwischending zwischen 1 und 2, durch ihre Bildung an Knorpelskeletabschnitten noch räumlich begrenzt, aber infolge deren Ausdehnung doch mit Bezug auf den Organteil diffus.

ad 1. Alle infiltrativen Formen erscheinen als subepitheliale Schwellungen. Am häufigsten findet man das Granulationsgewebe verschwommen in die Umgebung übergehen, ohne daß es vorwiegend als Erhebung ins Auge fällt. Das heißen wir die *diffusen Infiltrate.*

ad 1a). Bleiben sie auf Bezirke *begrenzt,* so können sie trotz ihrer Flächenhaftigkeit noch Einzel- oder Mehrfachbildungen (solitär oder multipel) sein. Leichte Unebenheiten der Oberfläche stören praktisch die Bezeichnung nicht. Natürlich können ihnen histologisch Granulationsknötchen — wie sie sub 2 beschrieben werden — zugrunde liegen, ebenso wie unter glatten Wülsten diese typischen Bildungen sogar in reicher Zahl zu finden sein können.

Die *Farbe* der Schleimhaut über ihnen hebt sich von der übrigen katarrhalischen oder nichtkatarrhalischen Schleimhaut durch satteren Ton ab. Sie schwankt zwischen kirschrot, bräunlich, bläulichem rot und rosa. Sie haben eine gewisse Prallheit. Nur bei progredienten oder torpiden Krankheitsfällen sehen auch die Infiltrate blaß und schlaff aus. Der bevorstehende Zerfall kündigt sich zunächst an kleineren Stellen durch hellere oder auch ins Gelbe übergehende Färbung an. Einigermaßen schwankt die Farbe auch in Abhängigkeit vom Sitz, indem Gefäßreichtum, Straffheit der Unterlage, Deckung durch Pflasterepithel einerseits, respiratorischem Flimmerepithel andererseits sie beeinflussen.

Im *Sitz* bevorzugen die syphilitischen Infiltrate den *Kehldeckel*. Der verdickte Kehldeckel erscheint mehr starr als elastisch. Die geschwungene Form wird muldenähnlich. Ungleiche Verteilung ruft Asymmetrien seiner Form hervor; nach Schrötter sind diese seltener als symmetrische Anschwellungen. Die obere Hälfte ist gewöhnlich mehr und auch häufiger infiltriert als die untere. Vom Kehldeckel erstrecken sich die Infiltrate gern weiterhin in die ary- und pharyngoepiglottischen Falten, selten einmal in die glosso-epiglottische Falte.

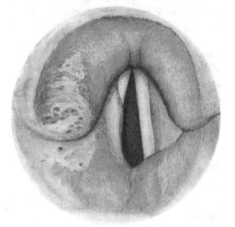

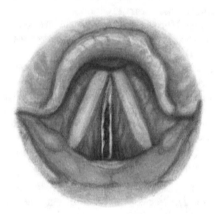

Abb. 6. Gummös-ulceröse Laryngitis syphilitica. Diffuse Infiltration der Epiglottis, der aryepiglottischen Falten, rechterseits bis in das Taschenband hinabreichend. Geschwür am Übergang des Kehldeckels in die aryepiglottische Falte, von dem aus zähhaftende Sekret- und Nekrosemassen in die Sinus pyriformis hineinhängen.

Abb. 7. Symmetrische syphilitische subglottische Infiltrate. An den Innenrändern sind die Oberflächen der Infiltrate maceriert und mit Sekret bedeckt. Die Hinterwand ist ein wenig aufgelockert. Leichter allgemeiner Katarrh mit rötlichem Hof um die Wrisbergschen Knorpel. Über die Natur der Unregelmäßigkeiten am Kehldeckel läßt sich nichts Bestimmtes aussagen (vgl. Abb. 5, S. 642).

Fast ebenso gern wie der Kehldeckel werden die *Stimmbänder* befallen, während die *Hinterwand* recht selten betroffen sein soll. Nur bei Lieven fand ich neuerdings nach den Stimmbändern erst die Hinterwand und dann den Kehldeckel angegeben. Aber die diffusen Infiltrate durchsetzen auch andere Stellen. So fand *ich* sie recht oft in den aryepiglottischen Falten; sie können die Taschenbänder auftreiben und die Schleimhaut der Ventrikel über das Stimmband vorschieben. Je dünner das Epithel, je reichlicher unter ihm Granulationen wachsen, um so ähnlicher sehen die Infiltrate freiliegenden Granulationen. An und über den Stimmlippen liegen hahnenkammähnliche Vegetationen, wie sie u. a. schon Levin beschreibt oder es wölben sich, wie es an dem Bilde Türcks gut zu sehen ist, von Taschenband bzw. Hinterwand lappig die Infiltrate vor. Die Infiltrate der Stimmbänder bleiben jedoch recht oft auch glatt. Über die Vorstufe hinaus, die wir als Übergangsform (S. 642) geschildert haben, gediehen, repräsentieren sie sich uns dann von vornherein als *tertiäre Stimmbandinfiltrate*. Schrötter, Bukofzer, Réthi, Lieven beschrieben solche spindelige Auftreibungen über das ganze Stimmband hin. Bald sind sie noch lebhaft gerötet, bald auch glasig, durchscheinend, gelatinös (SCHRÖTTER), amyloid (SEIFERT)-BUKOFZER meint sogar sulzig, d. h. schwappend. Eine blutige Unterlaufung erwähnt SOMMERBRODT und sagt, daß sie sich finde, ehe die Stimmbänder sich mit Eiter belegen.

Hie und da ist die Beweglichkeit des *geschwollenen* Stimmapparates verlangsamt oder aufgehoben. Manchmal geben *Infiltrationen in der Muskulatur* Anlaß dazu, wie schon TÜRCK angenommen hat.

Subglottische Infiltrate entwickeln sich bemerkenswerterweise in der überwiegenden Mehrzahl symmetrisch. Die Stimmbänder können annähernd normal aussehen, aber unmittelbar unter ihnen erheben sich rote, braunrote oder gelbliche, hie und da auch blasse, derber aussehende Wülste, die mehr oder weniger glänzen, manchmal auch eine deutliche Gefäßzeichnung aufweisen. Nach hinten verbreitern sie sich oft (SCHRÖTTER). Röten sich auch die Stimmbänder, so verwischen sich die sonst gerade auffälligen Grenzlinien. Besteht eine zähe, schleimige Absonderung, so sammeln sich auf den Wülsten manchmal Börckchen an. Auch eine Maceration der Oberflächen tritt auf und verleiht den Wülsten eine mediane weißgraue Randzone.

Gelegentlich dieser Bilder spricht man wohl auch von einer *Chorditis vocalis inferior hyperplastica syphilitica* (TÜRCK, BUKOFZER u. a.); gelegentlich ist auch die Beifügung *indurativa* (SEIFERT) angebracht. Beiderseitige chronische subglottische Schwellungen syphilitischen Ursprungs fallen überhaupt unter die sprachgebräuchliche Rubrik der *Laryngitis hypo-* (oder auch *sub-*) *glottica chronica*, wie SCHECH meint. Die syphilitischen Infiltrate stellen sicher auch einen Teil derjenigen Fälle, die TÜRCK als *Laryngitis parenchymatosa* bezeichnet hat und es wäre möglich, daß auch Fälle seiner sog. Laryngitis hypertrophica sich unter ihnen befinden; allerdings gab TÜRCK zu seiner Zeit als Kriterium das fast völlige oder gänzliche Versagen der spezifischen Therapie an, aber schon GERHARDT beurteilte derartige „dauernde, blasse, feste, subglottische" Wülste nicht mehr so ungünstig, indem er gerade aus einer gewissen Beeinflußbarkeit durch die Heilmittel auf einen mindestens mittelbaren Zusammenhang mit der Syphilis schließt.

ad 1 b). *Total diffuse* Infiltrate nehmen die Schleimhaut des Kehlkopfes in breitem Ringe oder über das ganze Organ hin ausgedehnt ein. Gewöhnlich machen sich bei diesen seltenen Beobachtungen geschwürige oder narbige Flecken bemerkbar; diese Anzeichen weiterer Entwicklung *müssen* aber durchaus noch nicht vorhanden sein. MORELL MACKENZIE, SCHRÖTTER, auch — allerdings äußerst selten — FINK (s. SEIFERT) kannten solche Bilder. Sie müssen der Urzustand sein für die sehnige Verdickung des gesamten Kehlkopfinnern, die EPPINGER beschrieben hat. SEIFERT rechnet sie zu den indurierenden hyperplastischen Formen der Syphilis und sieht die vernarbten Geschwüre als charakteristischen Bestandteil an. Vielleicht bezeichnen wir sie einfach mit EPPINGER als *diffus callöse* Formen. EPPINGER legte nun Wert auf das Ausbleiben jeder Stenose. Doch möchte ich auch um dieses zweiten Gesichtspunktes wegen keine grundsätzliche Scheidung treffen von denjenigen diffusen Infiltraten, die, gelegentlich auch ohne zu ulcerieren (LIEVEN), mit starker Schrumpfung sich fibrös umwandeln.

Ich glaube auch hier wieder betonen zu sollen, daß wir eben aus didaktischen Gründen einteilen, aber doch keine unbiologische Schematisierung herbeiführen wollen!

Mit Nachdruck fand ich die Eigenart dieser Form von JOHN NOLAND MACKENZIE hervorgehoben und geschildert, der seinerseits wieder auf WHISTLER zurückweist. Seine „*fibroide Degeneration*" zeichnet sich durch die äußerste Derbheit der Gewebsumwandlung aus, die immer weiter um sich greife. Treten nun hie und da einmal akut örtliche Geschwüre auf, so folge ihnen doch nur auf dem Fuß eine vermehrte Ansammlung fibroiden Gewebes. Der Kehlkopf wird ein enges Rohr, in dem auch knotige Stellen oder hypertrophische Narbenzonen sichtbar werden können.

ad 2. Analog den dünnen und dicken diffusen Infiltraten gibt es kleine und große leidlich streng *umschriebene Infiltrate*; sie treten *also auffällig aus dem Niveau heraus.* Sie sind das *Prototyp der syphilitischen Gewebs-neubildung in reiner Form,* das *Gumma* oder der Gummiknoten. Der im letzten Namen gebrauchte Vergleich rührt wohl von dem Aussehen auf der Schnitt-fläche her. Noch nicht erweicht, sieht der Knoten markig aus, aber sobald die Nekrobiose einsetzt, wird die Masse zäh, knetbar, pappig, später durch Verkäsung oder Erweichung weich und flüssig. Man kann auch faserige, weiß-gelbe und narbenähnliche Züge in solchen Knoten sehen, deren Farbe auf der Schnittfläche sonst rot, gelbrot, grau, bräunlich schmutzig oder auch rein gelb sein kann.

Die Gummiknoten entwickeln sich stets in der Submucosa, nach einigen Autoren (Virchow, Eppinger z. B.) vorzugsweise an gefäßreichen Stellen. Bald stehen sie der Oberfläche näher, bald liegen sie tief im Gewebe.

ad 2 a). *Kleine Knoten* machen sich natürlich nur nahe der Oberfläche gut bemerkbar. Linsengroß in Ein- und Mehrzahl hat sie schon Lancereaux beschrieben. Selbst in Stecknadelkopfgröße sollen sie von Waldenburg dia-gnostiziert worden sein (s. Ziemssen). Nach Schech reihen sie sich nicht selten perlschnurartig am Kehldeckel auf. Knopfige Formen sitzen nach Türck mit Vorliebe an der Hinterwand; ihr gruppenweises Auftreten dort erwähnen auch später Morell Mackenzie und Lewin, der sie in Gruppen an Stimm-bändern, Taschenbändern und Kehldeckel sah. Lewin übernahm für sie aus der Dermatologie den Namen „Knötchensyphilid". Es besteht nach ihm „in einer mehr oder weniger großen Anzahl von runden, schrotkorn- bis erbsen-großen scharf von der Umgebung abgegrenzten und etwas über das Niveau derselben hervorragenden Knötchen, welche meist so nahe aneinander ge-lagert sind, daß sie bisweilen beinahe zu confluieren scheinen. Die sie über-ziehende Schleimhaut, anfangs von normaler Farbe, nimmt mit der Zeit eine mehr gelbliche Nuance an". Dieser Farbton bedeutet den Übergang in Ent-artung und Erweichung. Dieser Zerfall soll, wiederum nach Lewin, von der Oberfläche aus erfolgen im Gegensatz zu den aus ihrer Mitte her sich ver-flüssigenden gewöhnlichen Gummen.

ad 2 b). *Große Knoten* erreichen die Größe einer Kirsche und darüber. Ein taubeneigroßes Gumma der aryepiglottischen Falte v. Nortons wird in der Literatur zitiert. In einer jüngeren kasuistischen Veröffentlichung von Janullis ist von einem Gumma die Rede, das den Kehlkopfeingang völlig verlegt. Die glatte kugelige Vorwölbung ist von Schleimhaut überzogen, welche sich hinsichtlich der Farbe genau so verhält wie über den diffusen -- eigentlich doch auch gummösen - Infiltraten. Da Gummen viel Platz ein-nehmen, werden nicht viel ihrer Art nebeneinander im Kehlkopf bestehen. *In Einzahl* ist die *Tumorähnlichkeit* groß. Solche Exemplare kommen am Petiolus vor (Schrötter, Schech). Überhaupt haben die Gummen des Kehl-deckels einen großen Vorsprung in der Häufigkeit vor denen aller anderen Stellen. Taschenband und Gießbeckenknorpel nehmen wohl die nächste Stelle ein. Doch auch die Stimmbänder bilden den Ausgangsort; in ihrem vorderen Drittel hat Guisez sogar oft Gummen gefunden. Die Hinterwand soll nach M. Schmidt-Meyer eine seltene Fundstätte sein. Subglottische Gummata sind mehrmals in Lehrbüchern abgebildet. Die kugelkappenartigen Erhebungen sieht man entweder im Aufblick oder von der Seite. Speziell von den sub-glottischen und glottischen Gebilden schreibt Schech, daß ihre Farbe ihm blaurot erschien.

Die *regressiven Prozesse* im Innern kündigen sich oft im Durchschimmern grauer oder gelblicher Bezirke an. Die Kuppe des Knotens sinkt manchmal zur Delle ein. Diese Erscheinung kann auch den Beginn der Resorption bedeuten (RÉTHI); jedoch brauchen die Knoten ihre Farbe bis zum Zerfall durchaus nicht zu ändern (SCHNITZLER).

ad 3. Sitzt ein Gumma so nahe an der *Knorpelhaut,* daß die *Infiltration* in sie und auch in die Knorpelsubstanz hineindringt, so kann diese absterben. Im Verlauf dieser Vorgänge sich ausbreitende Infiltrationen können *eitrige oder schwielige Perichondritiden* erzeugen. Die Knotenform wird dann wohl noch gewahrt sein, aber die große Entfernung von der Mucosa einerseits, die sich flächenwärts in der Knorpelhaut vorschiebende Infiltration andererseits wird die „scharfe" Umgrenzung des Tumors doch weniger distinkt erscheinen lassen. Das laryngoskopische Bild ist immer den Gummen ähnlicher als den Infiltraten, wird aber durch Ödeme, Abscesse und ihre Durchbrüche bald variiert.

Den Typen der Formenreihe I begegnet man im Vergleich zu denen der zweiten und dritten selten. Beinahe eine *Rarität* ist die — eben charakterisierte — *primäre Perichondritis.* Von ihr darf nur dann die Rede sein, wenn die Erkrankung bereits vor dem Durchbruch beobachtet worden ist. An ihrem Vorkommen zweifeln aber eine Anzahl Autoren, wie TÜRCK, SCHRÖTTER, JURACZ, GOUGUENHEIM und MAURIAC, nicht. SEIFERT, der Fälle aus der Literatur aufzählt, hat selbst einen Fall im Jahre 1893 erwähnt, der mir der letztberichtete in der Literatur zu sein scheint!

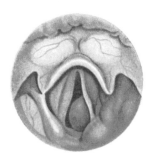

Abb. 8.
Subglottisches Gumma und diffuse Infiltration der linken aryepiglottischen Falte, der Arygegend und des Taschenbandes. (AusKRIEG: Atlas der Kehlkopfkrankheiten, Taf. XVII, Fig. 5.)

Sonst werden im allgemeinen als *seltenste* tertiäre Produkte die Gummen im strengen klinischen Sinne (s. S. 664) betrachtet. Vielbeschäftigte Verfasser wie SCHNITZLER, VOLTOLINI, SOMMERBRODT, SEIFERT sahen überhaupt nur je 1 Fall dieser Art, KRIEG im ganzen 3! Von seinem kleinnodulösen Kehlkopfsyphilide kannte LEWIN in seiner großen Arbeit nur 8 Fälle!

Ich selbst entsinne mich, nur 2 ausgesprochene in allen Teilen kompakt gebliebene, umschriebene Infiltrate vor Augen gehabt zu haben. Im ersten Falle war die ganze rechte Kehlkopfseite von einer hochroten Geschwulst eingenommen, die auf der Höhe der Ausbildung das normale Relief fast gänzlich hatte in sich aufgehen lassen. Je eine Beschreibung von UCHERMANN und von CORDES stellen beinahe ein Ebenbild vor. In meinem zweiten Falle saß ein Knoten gänzlich subglottisch, düster, fast blaurot gefärbt, natürlich einseitig. Ein schönes Beispiel dieser Art ist auch das auf dem Ringknorpel sitzende Gumma von GENNES und GRIFFON. Bei meinem Patienten bestand gleichzeitig und räumlich unabhängig noch eine diffuse Infiltration im Kehlkopfeingang. Das Bild entsprach etwa einer Abbildung in KRIEGs Atlas.

Die diffusen Infiltrate sind die *häufigsten* Vertreter dieser Formenreihe.

ad II. Das syphilitische Granulationsgewebe jeder Form hält auf die Dauer — man kann beinahe sagen — nur ausnahmsweise dem Untergange gänzlich Stand — vorausgesetzt natürlich, daß nicht die Behandlung ihm zuvorkommt. Unter den floriden Prozessen trifft man daher am häufigsten

die Formen *des offenen Zerfalls syphilitischen Gewebes, die Ulcerationen.*
Wir können verschiedene Typen desselben unterscheiden, die wesentlich vom Verhalten des ursprünglichen Granulationsgewebes abhängig sind. Zunächst können wir sprechen von

1. Weichteilgeschwüren, von denen wir
   a) flache und
   b) tiefe Geschwüre sehen und
2. von perichondritischen Geschwüren [1]. Auch sie verhalten sich im Spiegelbild noch etwas anders, je nachdem
   a) der elastische Netzknorpel des Kehldeckels oder
   b) die übrigen hyalinen Skeletknorpel betroffen sind.

Flache Weichteilgeschwüre entstehen erstens in dünnen, der Oberfläche nahen
Infiltraten und zweitens auf der Kuppe erhabener Infiltrate. Letztenfalls leiten
sie zuweilen nur stärkere Zerfallsvorgänge ein, die infolge äußerer Einwirkungen
zuerst in den obersten Schichten schneller vor sich gehen.

Tiefe Geschwüre entstehen erstens durch das weitere Vordringen flacher
Geschwüre und zweitens durch die Erweichungs- und Verkäsungsprozesse im
Zentrum der Gummiknoten oder inmitten tiefer angelegter Infiltrate, welche
unter trockenen oder mehr eitrigen Erscheinungen in das Lumen durchbrechen.

Die *perichondritischen Geschwüre* sind gewöhnlich das Ergebnis einer *sekundären Perichondritis syphilitica*. Aus primärer Perichondritis stammenden
Geschwüren geht meist die Vorstufe eines Abscesses voraus; ein solcher Zerfalls-
vorgang, geschlossen in der Tiefe des Gewebes, erscheint unter dem Bilde
tumorartiger oder ödematöser Schwellung.

Von vornherein lassen sich eine Anzahl *allen tertiären Geschwüren gemeinsamer Kennzeichen* hervorheben, die *relativ pathognomonisch* als *Hauptkennzeichen* gelten:

Der *Rand* ist scharf und steil, zeigt glatten, leidlich regelmäßig ge-
rundeten Verlauf.

Der Geschwürs*grund* ist schwefelgelb, gelbgrau oder schmutziggrau, wird
von verfilzt (SCHRÖTTER) aussehendem nekrotischem Gewebe eingenommen,
von dem sich nicht fest anhaftende Fetzen im Luftstrom abheben.

Die *Umgebung* sticht durch einen intensiv kirschrot bis rotbraun, glänzend
und glatt aussehenden Hof von der Geschwürsfläche ab.

Als Lieblings*sitz* der tertiären Geschwüre werden Stimmbänder und Kehldeckel mit Abstand vor allen anderen Stellen namhaft gemacht.

Von den Hauptkennzeichen abgesehen, bieten sich aber doch so mancherlei
Einzelheiten, die wir uns vor Augen führen müssen.

ad 1. Flache *Weichteilgeschwüre* treten eher in Mehrzahl auf als die tiefen,
da diese meist aus Gummiknoten entstehen. Sie pflegen im ganzen kleiner zu
bleiben und kaum die Größe einer Bohne je zu überschreiten. Um so mehr
neigen gerade sie zum *Zusammenfließen.* Dann bilden sie die verschiedensten
Figuren, die selbstverständlich auch tiefere Geschwüre annehmen können.
Nierenform (CHIARI), Herzform (SCHOETZ) deuten auf eine geringere Zahl von
Ausgangsherden, girlandenartige, serpginöse Bilder auf eine größere Zahl hin.
Man kann sagen, daß im allgemeinen am Einzelgeschwür eine längliche ovoide
Form überwiegt.

Ganz flache Geschwüre ähneln den Erosionen des sekundären Stadiums.
Man findet überhaupt *geschwürige Übergangsformen*; ihr Anblick erweckt

---

[1] SOMMERBRODT hatte seinerzeit noch „follikuläre" Geschwüre beschrieben in der Annahme, daß eine Anzahl aus dem Zerfall von Follikeln, d. h. von „der normalen Schleimhaut
eigentümlicher Elemente", hervorgehe. Ihn leiteten dabei anscheinend VIRCHOWS Benennung
kleinster Gummen mit dem Namen „Follikulärbubonen", den VIRCHOW um der Ähnlichkeit
halber mit hyperplastischen, lymphadenitischen Follikeln gewählt hatte. Aber nach dem
Stand des heutigen Wissens können wir solchen Geschwürstyp ruhig fallen lassen. Lokalisiert sich einmal die syphilitische Granulation an Solitärfollikeln des Kehlkopfes, so bietet
sie uns damit kein besonderes Bild.

Bedenken, sie einem der beiden Stadien zuzurechnen, und die relativ kurze Zeit nach der Infektion entspricht dem zuweilen. Es handelt sich um *läsions of the intermediär period* nach WHISTLER, *Mittelspätformen* KRIEGS oder SCHNITZLERS, von denen wir schon gelegentlich der unversehrten Infiltrate gehört haben (s. S. 652f.). Es wird sogar eine kontinuierliche Umgestaltung von Papeln in tertiäre, infiltrative und ulceröse Prozesse von NEUMANN und von SOMMERBRODT angegeben; GERBER aber bezweifelt sie.

Der Grund der älteren oder tieferen Geschwüre wird sehr oft von Eiter durchsetzt und erscheint dann breiartig (LEWIN, MANDL)[1]. Kurz nach dem Durchbruch mögen manche Geschwüre wohl an Milzbrand erinnern; wenigstens spricht MAURIAC von einem ulcus anthracoides.

Der Rand wulstet sich mit dem Fortschreiten mehr, wird unter Umständen eleviert (TOBOLD). Schlaff und blaß erscheint er nur in torpiden oder asthenischen Fällen.

Vom Geschwürsrand sprossen manchmal *Granulationen* hervor. Mit dem Abstoßen der käsig-eitrigen Masse werden auch im Geschwürsbett Knöspchen sichtbar, RÉVOLS forme ulcérobourgeonnante (s. TEXIER). Der Geschwürsgrund rötet sich. Vielfach gedeihen sie üppig, hängen polypen- oder hahnenkammartig über die Ränder und verdecken die Geschwüre im Spiegelbild völlig. Überhaupt sieht man offene, also nicht epithelisierte Granulationen viel öfter als man in den Büchern liest. Während der Heilung flachen sich die Ränder wieder ab, so daß „sanft abfallende Exkavationen" (TÜRCK) entstehen. Flache Geschwüre können trotz längeren Bestehens so schnell und gut verheilen, daß, wie GERBER mitteilt, kaum noch etwas von den abgelaufenen Vorgängen zu bemerken ist, wir werden dann wieder an Übergangsformen erinnert.

Die ausgesprochen länglichen Geschwüre findet man vorzugsweise an den Stimm- und Taschenbändern; im Ventriculus Morgagni dicht am Stimmbandrand hat GERBER ein solches abgebildet. Lappige, zerfressene Infiltrate, wie wir sie ebenfalls gern an ähnlichen Umschlagsstellen treffen, bezeugen doch schon einen fortgeschrittenen Zerfall. Geht er von der Unterfläche des Stimmbandes aus, so kann der Atemstrom das Taschenband aufblähen (TÜRCK). Defekte der Stimmbänder am hinteren Abschnitt legen den Processus vocalis frei, der dann mit seiner Spitze in die Lichtung hineinstarren kann (v. SCHRÖTTER, v. ZEISSL). THOST ist der Ansicht, daß die straffe Verbindung der Mucosa mit dem Knorpel an dieser Stelle „nur einer geringen Zerstörung bedarf bis zur Eröffnung". Meines Erachtens hat diese Eigentümlichkeit ihre Ursache darin, daß der Processus vocalis aus Bindegewebsknorpel besteht! Wenn der Processus vocalis zum Teil aus dem Zusammenhang gelöst ist, legt er sich bei der Phonation schräg in die Stimmritze hinein. Ein vollständiger Stimmbandverlust ist nach MAURIAC ein durchaus seltenes Ereignis. An den aryepiglottischen Falten sind tiefe Einschnitte ebenfalls selten; LEWIN meint, weil die elastischen Bänder Widerstand leisten — ein gewisser Widerspruch gegen die Erfahrungen im Bereich des Stimmbandes.

Man wird verstehen, daß auch die Weichteilgeschwüre einmal die Ränder *unterminieren können*, so daß sie überhängen. Das ist am ehesten beim Verschmelzen von Geschwüren der Fall. Dabei werden auch *Gewebsspangen* gewissermaßen *herausgeschnitten*.

ad 2. Für die *perichondritischen Geschwüre* sind zerzauste und überhängende Ränder sogar nicht ungewöhnlich, wenn auch die übrigen Eigentümlichkeiten im großen und ganzen erhalten blieben. Eine Ausnahme machen jedoch meist

---

[1] Nicht schlecht verglich in der vorlaryngoskopischen Zeit VOIGTEL solche Massen mit Unschlitt.

die perichondritischen Geschwüre des *Kehldeckels.* Sie gleichen meist tiefen Weichteilgeschwüren oder das verdickte Gebilde wird annähernd gleichmäßig von oben herunter abgeschmolzen. Die entblößten Granulationen umgeben oder durchsetzen den Knorpel, der weißlich, grau oder gelblich, oft auch schmutzig verfärbt an einer oder mehreren Stellen zum Vorschein kommt, um schließlich ganz breit offen da zu liegen. Auszackungen, tiefe Einschnitte oder einen hufeisenförmigen Querschnitt sieht man, von riffartigen (Gerhardt), gekräuselten Bildungen umgeben. Dicke Nekrosen und Sekretmassen bedecken in manchen Fällen die Flächen. Bedeutsame Verdickungen des ganzen Gebildes mit noch nicht tiefergehenden, aber von zähen Absonderungen belegten Zerfallstellen lassen Eindrücke entstehen, die den seltsamen Vergleich Gouguenheims mit einer Paraphimose nicht ganz ausgefallen erscheinen lassen.

Nach Lewin sucht sich die syphilitische Entzündung einen Weg entlang den Gefäßlücken im Knorpel und benutzt nicht die durchdringenden

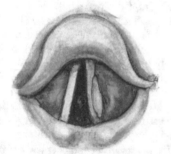

Abb. 9. Gumma mit Geschwür im Sinus Morgagni. (Unter Benützung der Abb. 20, Taf. IV aus Gerber: Syphilis der Nase.)

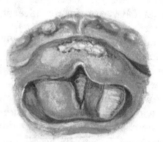

Abb. 10. Gummöse Infiltration des Kehlkopfeinganges. Perichondritisches Epiglottisgeschwür vom vulgären Typ im Anfangsstadium. Mit unschlittartiger Masse belegtes, glattrandiges Geschwür im linken Sinus pyriformis.

Drüsenkanäle. Wie dem auch sei, jedenfalls entstehen hier am Kehldeckel besonders häufig *perforierende Geschwüre.*

Die perichondritischen Geschwüre *der hyalinen Knorpel* sind einerseits durch die gewaltige Schwellung der Umgebung, wie wir sie noch später schildern werden, andererseits eindeutig durch das Sichtbarwerden von Knorpelteilen gekennzeichnet. Diese aber können gerade im Spiegel versteckt bleiben. Der Knorpel zeigt durch sein stumpfes Aussehen seine Nekrose an. Er kann schon bräunlich oder schwarz verfärbt erscheinen. Manchmal ist er von Eiter durchsetzt, mehr gelblich. Bisweilen sehen aus dem Knorpel auch Granulationen hervor, die sich Kanäle in ihn gegraben haben. Größere und kleinere Knorpelteile liegen manchmal im Geschwürsbett mehr oder weniger frei, von Eiter umspült.

Bahnt sich die chondritisch-perichondritische Einschmelzung nach beiden Seiten einen Weg, so ist das Ergebnis ebenfalls ein *perforierendes oder Fistelgeschwür.* Dieser Art müssen sich wohl die Fisteln entwickeln, die am häufigsten in Höhe der Ringknorpelplatte Kehlkopf und Speiseröhre in eine unnatürliche Verbindung setzen.

ad III. Sämtliche zerfallene syphilitische Infiltrate, d. h. Abscesse und Geschwüre hinterlassen Spuren in Gestalt von Narben; auch an Stellen geschlossen resorbierter Infiltrate kann sich eine narbige Atrophie bemerkbar machen. Wir können von *den Formen syphilitischer Narbenbildung* folgende *Typen* unterscheiden:

1. flächenhafte Narben,
2. ringförmige Narben,
3. narbige Defekte,
4. narbige Verwachsungen,
   a) mit Tendenz longitudinaler Anordnung
   b) mit Tendenz horizontaler Anordnung.
5. vernarbte und fibröse Hyperplasien.

Der syphilitischen Narbenbildung sind bestimmte *Kennzeichen gemeinsam,* die wiederum eine *relative Pathognomonität* beanspruchen dürfen. Es sind das eine rein weiße Färbung, scharfe Erhebung der Narbenzüge aus der Oberfläche, Anordnung derselben in Strahlenform, enorme Zusammenziehung der durch die Narben verbundenen Teile. Das sind alles Eigentümlichkeiten, die wir sonst am besten von Verbrennungsnarben her kennen, worauf VIRCHOW schon hingewiesen hat.

ad 1. *Flächenhafte Narben* sind nach geringfügigen Prozessen an Taschenbändern, nach Veränderungen an der Hinterwand zu sehen; sie pflegen dort noch relativ glatt zu sein. Hyper- und hypoglottisch soll man schon eher feinstrahlige Narben finden; von gitterförmigen Figuren an den aryepiglottischen Falten sprach ZEISSL.

ad 2. *Ringförmige Narben* entstehen durch Zusammenziehung eben so angeordneter Geschwürsflächen, z. B. hypoglottisch. Die fibroide Degeneration WHISTLERs (s. S. 653) gibt typisch diesen Endzustand, und schließlich gehört die callöse Form EPPINGERs (S. 653) im weiteren Sinne auch noch hierher. In der Regel spielen dabei jedoch schon Verwachsungen (s. u.) eine Rolle. Von einer halbringförmigen Vernarbung kann man vielleicht sprechen, wenn die Epiglottis ein dachziegel- oder dachrinnenähnliches Aussehen bekommen hat (épiglotte en tuile, RÉVOL-RETROUVEY).

ad 3. *Narbige Defekte* bekanntester Art sind die Stummel der Epiglottis. Bizarre Gebilde begegnen uns unter ihnen. Manchmal ragen noch zapfenförmige Reste von ihnen auf. Sehr häufig erscheint der Rand des Stumpfes perlähnlich geknöpft. Betreffen solche Defekte starre, zu röhrenförmigen Gebilden zusammengezogene Kehldeckel (BRUHNS nach GERHARDT), so erinnern sie vielleicht an die korkzieherartigen von COSTINIU und MATZIANU erwähnten Bildungen.

Ein markantes Bild bieten im Kehldeckel die vernarbten perforierenden Geschwüre. Diese *vernarbten Fisteln* haben meist Rundform; der von EPPINGER gezogene Vergleich mit dem Knopfloch erscheint daher nicht ganz glücklich.

Ähnliche *narbige Buchten* oder Wellen hinterlassen Gewebsverluste an den Stimmbändern und Taschenbandrändern. SCHOETZ beschreibt einmal, wie die Stimmbänder nur noch verkürzte Rudimente vorstellen.

ad 4. *Narbige Verwachsungen,* die etwa in der Längsrichtung des Organs ziehen, beeinflussen hauptsächlich den Kehldeckel. Sie verlagern ihn zur Seite oder nach vorn oder hinten. Verwachsungen nach vorn setzen voraus, daß extralaryngeale Geschwüre vorhanden waren oder wenigstens das Ligamentum glossoepiglotticum sich narbig verkürzt hat. Abgesehen von breiten Verwachsungen mit dem Zungengrund (LANG) kommt häufig ein Bild zustande, das v. HANSEMANN *Anteflexio, Vorwärtsknickung des Kehldeckels,* benannt hat. Nach TEXIER hat VIRCHOW es schon beschrieben. v. HANSEMANN hat es in seinen Entwicklungsstufen studiert. Anfangs, meint er, ist nur Epithel und Submucosa nach vorn gekippt, dann folge der Knorpel von der Spitze an, so daß er sich ein wenig einrolle; es ist in diesem Zustand von außen nur eine quere Leiste zu sehen, aber — das ist zum Unterschied von älteren Befunden wohl wichtig — keine narbige Retraktion. Schließlich steht der Kehldeckel dann zum Zungengrund herangezogen [1]. Eine narbige Atrophie desselben braucht nicht gleichzeitig zu bestehen; allerdings war es in der Mehrzahl seiner Fälle so. Von diesen 55 an der Zahl wiesen 25 die Anteflexio auf (17 hatten einen unversehrten, 13 aber überhaupt keinen freistehenden Kehldeckel mehr). v. HANSEMANN erachtet darum das Zeichen für suspekt auf Syphilis. KAUF-MANN hält diese Veränderung anscheinend nicht für besonders wichtig. Er stellt die Anteflexio einer *Retroflexio* gegenüber. TÜRCK hatte bereits gesehen, daß die übrig gebliebene untere Hälfte des Kehldeckels sich nach ab- und rück-wärts gekrümmt hatte. Diesen augenfälligen Eindruck vermittelt auch das Bild, das *ich* aus der HENKEschen, früher PONFICKschen Sammlung in Breslau bringen kann. Verwickelter wird der Zustand, wenn noch eine Verwachsung mit der Umrahmung des Kehlkopfeinganges stattgefunden hat. LANG nennt

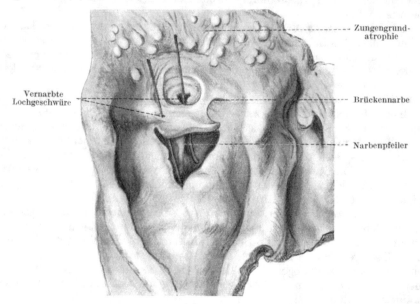

Abb. 11. Narbendeformation des Kehlkopfeingangs durch Syphilis. Retroflexio. Verschiedene Narbenformen (vgl. Text).

STOERCK und andere Autoren, welche diese Art der Verlötungen gekannt haben. LEWIN hat vergeblich versucht, den Kehldeckel anzuheben und sich dadurch von der Verwachsung überzeugt. HEYMANN berichtet, daß einmal sogar eine Verwachsung mit der hinteren Rachenwand zustande gekommen ist.

Narbenzüge spannen sich auch einmal kreuz und quer über die Fläche der veränderten oder bereits wieder normalen Schleimhaut hin. TÜRCK hielt sie für charakteristisch und betont, daß diese Balken oder Brücken eine glatte Oberfläche zu haben pflegen.

Die mehr schräg oder horizontale Anordnung von narbigen Verwachsungen führt zu Beeinträchtigungen der Lichtung, ganz selten sogar zum völligen Verschluß. Im oberen Kehlkopfraum bilden sich diese Art Narben nach PIENI-ACEK seltener, als innerhalb und unter der Stimmritze. Dagegen trifft man recht oft den Kehlkopf segelförmig überdeckende Narben — aber dann handelt es sich um eine schwere komplizierende Rachensyphilis (Fälle GRABOWER,

---

[1] Ein Vorstadium dieser Heranziehung zeigt vermutlich der eigenartige Fall von GÈZES (s. S. 642).

LEWIN u. a.). Kehldeckelstümpfe können in diese Stenosen einbezogen werden. Es kann wirklich schwierig sein, den Anteil des Kehlkopfes an solchen Narbenbildungen abzumessen, wenn sie den Einblick verlegen.

Im mittleren und unteren Kehlkopfraum gibt es sehr bezeichnende Veränderungen. Bald tritt das Sehnige, Callöse mehr hervor, bald sind Schleimhautpartien kräftig herangezogen, so daß der Saum noch — sit venia verbo — fleischig erscheint. Von der Lichtung bleibt ein Rest, der oft länglich ist und in der Richtung der Stimmritze steht, so daß SCHRÖTTER und TEXIER von einer wahrhaft supplementären Glottis sprechen. Natürlich sind ihre Ränder im Gegensatz zur echten Glottis starr, so daß sich auf diese Spalte der Name „Knopfloch" ungezwungen anwenden ließe. Auch Angaben über quere Spalten sind von GERHARDT und von TEXIER in der Kasuistik gefunden worden.

Zwischen den Taschenbändern, zwischen diesen und den Stimmbändern, auch vorzüglich zwischen den Stimmbändern selbst, können die Verwachsungen sich erstrecken (darüber siehe besonders ELSBERG). Die Kraft der Muskulatur vermag oft diese derben Narben noch zu dehnen. So entstehen ganz kennzeichnende *Membranen* oder *Diaphragmen*[1]. Liegen sie unter der Ebene der Stimmbänder, so heben sie sich deutlich ab; doch kann man auch bei annähernd gleichem Höhenstand manchmal, aber nicht immer, noch die ursprünglichen Stimmbänder von der Membran abgrenzen. SCHRÖTTER beschäftigt sich eingehend mit den Varianten dieser Art. Blieb die Beweglichkeit noch erhalten, so falten sich unter ihrem Einfluß die zwischen den Stimmapparaten ausgespannten Segel, sofern sie dünn genug sind. Durchsichtig wie eine Haut, mit zierlicher Gefäßzeichnung, hat SCHNITZLER diese queren Verwachsungen manchmal angetroffen.

Die Entstehung solcher Membranen wurde auch verfolgt. Nach ELSBERG rücken sie in der Regel von vorn nach hinten vor. Teile der Hinterwand können in sie einbezogen werden. LANG schreibt, daß HASLUND ein Diaphragma zwischen den Stimmbändern sich innerhalb 1 Monat entwickeln sah. 14 Tage als Entwicklungszeit nach SOMMERBRODT, 8 Tage nach ROSSBACH (s. GERBER) übertreffen diesen Fall noch.

ad 5. *Hyperplasien entstehen am einfachsten durch Narbenbildung.* Das geschieht in der Weise, daß Narbenzüge gesundgebliebene oder erholte Schleimhautbezirke umspinnen, mit der Retraktion einschnüren und so aus dem Niveau herausheben. GERHARDT, VIRCHOW und SCHRÖTTER haben schon diese Darstellung von der Entstehung polypoider Hervorragungen der abgeschnürten Schleimhautinseln gegeben. Aber wir müssen noch andere Entstehungsarten hier mit abhandeln; sie beruhen auf Gewebswucherungsvorgänge; sie sind viel häufiger als die durch Abschnürung entstandenen Hyperplasien und lassen sich ohne mikroskopische Untersuchung kaum von diesen abgrenzen. *Organisierende* oder von Anfang an *produktiv entzündliche,* und zwar *fibröse Vorgänge* setzen nämlich diese Hervorragungen, auch „*Excrescenzen*" genannt, zusammen. Sie entstammen im einzelnen 1. aus *echter syphilitischer* Entzündung, 2. aus *konkomittierender unspezifischer Entzündung.* Sehr häufig geben vermutlich die Granulationen an Geschwürsrand und -boden, die „fungösen Excrescenzen" MORELL MACKENZIEs, den Grundstock zur Hyperplasie ab.

Die *fibrösen Hyperplasien* tragen zum Teil nicht nur histologisch kein Kennzeichen spezifischer Infektion, sie reagieren auch nicht immer auf die moderne Therapie — wenn auch durch deren Ausbildung der Kreis solcher Excrescenzen einigermaßen eingeschrumpft ist. Die meisten Autoren, besonders der älteren Jahrgänge, erwogen darum hin und her, ob und was an ihnen syphilitisch

---

[1] 50 Fälle dieser Art waren schon 1890 bekannt (s. SEIFERT).

sei. Überlegt man sich die Entstehungsmöglichkeiten, so ist das nicht einheitliche Verhalten wohl zu verstehen. Im Kern sehen wir nichts anderes vor uns, als daß 1. floride Prozesse hyperplastische Formen annehmen können und daß 2. nach bestmöglicher Beseitigung derselben noch narbige oder wenigstens narbenartige hyperplastische Reste zurückbleiben. Für diese Restgebilde verwendet Grünwald die Bezeichnung „metasyphilitisch". Ich glaube, daß sie leicht fehlleiten kann. Es sind keine selbständigen Affektionen, verursacht durch den Syphiliserreger, gekleidet in eine andere Gewebsstruktur als die syphilitische Granulation — wie wir sie Metasyphilis zu nennen gewohnt sind; wenigstens hat auch Grünwald das noch nicht bewiesen. Es sind vielmehr Begleiterscheinungen der Kehlkopfsyphilis. Mir erscheint es darum mit Gerber (s. S. 619) zweckmäßiger, für solche „Excrescenzen" den Ausdruck *parasyphilitisch* zu wählen. Ein Einwand gegen den Vorschlag ist kaum daraus zu entnehmen, daß wir noch einen Modus der Entstehung angeben bzw. zugeben müssen: nämlich 3. die Entwicklung fibröser oder fibroepithelialer Blastome infolge des dauernden entzündlichen Reizes.

Die Excrescenzen finden sich in Ein- oder Mehrzahl. Gouguenheim sah sie anscheinend in Vielzahl, da er von cas hybrides berichtet. Sie weisen mannigfach Verschiedenheiten im Aussehen auf, die wir nach den gegebenen Beschreibungen uns geradezu errechnen können. Bald gleichen sie Polypen, bald kleinen Fibromen, bald auch zapfigen Narben oder sie ähneln Papillomen. Sehr häufig haben besonders breite Gebilde eine feine höckerige, knöpfige graue, schuppende oder auch macerierende Oberfläche, sodaß sie mehr oder weniger Pachydermien im Aussehen entsprechen[1]. Der gewebliche Vorgang ist auch gleichartig der Pachydermie: ein atypisches Epithelwachstum mit Para- nnd Hyperkeratose, hervorgerufen durch einen chronisch entzündlichen Reizzustand. Die Excrescenzen werden naturgemäß um so blasser und derber erscheinen, je weniger zellig-entzündliche Bindegewebsprozesse sich noch in ihnen abspielen.

So vielfach von all diesen Gebilden die Rede ist, so wenig kann man sie irgendwie charakteristisch für den syphilitischen Ursprung der Grundkrankheit ansehen. — Keinesfalls aber rechne man zu ihnen diejenigen *pseudopapillomatösen Auswüchse,* die gewöhnlich massenhaft auftreten und unter der Therapie zusammenschmelzen. Immerhin kann es auch hier schwierig werden, eine Kombination mit unspezifischer Gewebsneubildung auszuschließen, wenn der therapeutische Erfolg unvollkommen ist (Fall Tenzer). Sie finden sich bald am Rand von Geschwüren (Gerhardt, Thost) — vielleicht als maskierte Granulationen — bald füllen sie überhaupt das Kehlkopfinnere mehr oder weniger aus (Fall 4 Somen DD 58).

Im *Kehlkopfspiegel* lassen sich noch weiter einige wichtige Vorgänge feststellen:

IV. *Die Beteiligung der Nachbarabschnitte* an der syphilitischen Erkrankung. Wir verweisen diesbezüglich auf die gesonderte Abhandlung der Syphilis des Rachens, der Speiseröhre und der Luftröhre.

V. Der Hinzutritt von Brand (*Gangrän*). Er ist ein Zeichen einer *Sekundärinfektion.* Im strengen bakteriologischen Sinne erliegen ihr wohl alle Geschwüre. Im klinischen Sinne werden wir ihn aber nur unter bestimmten Bedingungen für diagnostisch erwähnenswert halten.

Die *Gangrän* ist aus dem Spiegelbild abzulesen, wenn schmutzige Verfärbung, fetziger und zundriger Zerfall, Durchsetzung mit Blutungsresten sichtbar wird. Ganowicz hat einen extremen Fall beschrieben, der sich zirkulär von der Nase bis zur Ebene der Stimmbänder herab erstreckte und an Stelle

---

[1] Man trifft wohl auch den Ausdruck: Pachydermia syphilitica.

der zerfallenen vorderen Umrahmung des oberen Kehlkopfraumes die Knochenhaut des entblößten Zungenbeins sehen ließ.

Ferner ist die *Arrosion* größerer Gefäße bei Syphilis kaum anders zu deuten denn als Folge einer Sekundärinfektion. So ist von einem sekundär-perichondritischen Zerstörungsprozeß aus ein Patient TÜRCKs (Fall 156) aller Wahrscheinlichkeit nach aus einer Arteria laryngea verblutet.

Im übrigen vermögen wir auf eine wesentliche Sekundärinfektion zu schließen nur aus schlechtem Allgemeinbefinden bei erhöhter Temperatur und großer Schmerzhaftigkeit, besonders wenn sich der nächste hier erwähnte Vorgang das Ödem, in seiner akuten Form hinzugesellt.

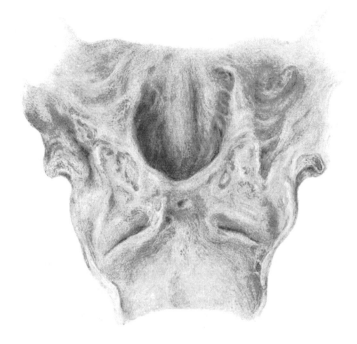

Abb. 12. Große vernarbte Substanzverluste aus freiem Rande des Kehlkopfdeckels und der aryepiglottischen Falten. Von ihnen aus nach den Seitenwänden und nach der hinteren Wand des Rachens verlaufende Narbenstränge. Der Kehlkopf von vorn aufgeschnitten. Verdickungen des Epithels an Kehldeckel und Stimmbändern.
(Nach TÜRCK: Taf. XXII, Fig. 2; Klinik Fall 138 [aus Sektionsbefund].)

VI. Ödeme. Sie sind aber nicht nur Zeichen einer solchen Mischinfektion. Sie begleiten des öfteren die syphilitischen Vorgänge an sich. Die Ansichten der Verfasser in Hinsicht der Genese und Bedeutung der Ödeme gehen weit auseinander. Während beispielsweise LACROIX geradezu einen Hinweis auf Syphilis in ihnen sah, hält MAURIAC sie nur für eine Ausnahme. Das sind natürlich extreme Standpunkte; manchmal steckt hinter Meinungsverschiedenheiten auch ein aneinander Vorbeireden, indem „rote" Ödeme (POYET u. a.) mitgerechnet werden, bei denen es sich nur um die Folge einer vermehrten Fluxion handelt, sozusagen um eine etwas lebhaftere Entzündung.

Sicherlich ist die syphilitische Entzündung an sich dank ihrer vielfachen Gefäßveränderungen geeignet, Zirkulationsstörungen hervorzurufen. Solche *Stauungsödeme* mäßigen Grades sind es vielleicht, welche manchmal Infiltrate

geschwollen erscheinen lassen. In der Regel aber ist die Umgebung von Geschwüren die Stätte der ödematösen Anschwellung, die sich durch hellere,
evtl. durchscheinende, gelbliche Farbe auszeichnet. Das Geschwür bleibt
leicht infolge des Ödems für das Auge versteckt; braucht es doch gar keinen
beträchtlichen Umfang zu besitzen.

Sicherlich dienen irgendwelche exogene Reizungen der Auslösung der
Ödeme. Ich denke dabei z. B. an Pieniaceks Bericht von einem Stadtdiener,
dessen ulceröses Larynxlues akut ödematös anschwoll, als ihm beim Kanal-
reinigen Gase in die Kehle drangen. In der Mehrzahl der Fälle dürften aber
doch bakterielle entzündliche Reize, also die Mischinfektion, die Ödeme veranlassen. Stauung und sekundäre Infektion mögen bei perichondritischen
Prozessen miteinander wetteifern, die kennzeichnenden mächtigen, stark durch-
tränkten Wülste zu erzeugen. Es ist aber nicht ausgeschlossen, daß auch einmal
die Lebhaftigkeit der syphilitischen Entzündung selbst mit Schuld am Zustandekommen eines Ödems trägt. Ich schließe darauf aus den Beobachtungen über
Ödeme im Verlauf gummöser Strumitis. Die neueste Mitteilung davon stammt
von Bergstrand und Haeggström, nach deren Angabe es nur wenig über
10 Fälle dieser Art in der Literatur geben soll.

Recht charakteristisch für Ödembildungen sind — aber ohne jede Spezifität — die kugelige Anschwellung der Giesbeckengegenden und die spindeligen
und walzenförmigen Aufquellungen der Stimmbänder. Neumann fand der
Häufigkeit nach Kehldeckel, aryepiglottische Falten, Taschenbänder, Stimmbänder und hypoglottischen Raum von Ödemen befallen. Auch die pharyngoepiglottischen Falten können vom Ödem durchtränkt sein, sei es vom Kehlkopfeingang her, sei es von der Rachen- und Mandelgegend her (F. Menzel). Rote
entzündliche Ödeme möchte ich bei Syphilis gewiß für Ausnahmen halten. Es
handelt sich auch bei dieser Krankheit um Serumausschwitzungen größeren
Stiles mit ihren Eigentümlichkeiten, sei es daß sie akut, sei es daß sie
chronisch in die Erscheinung treten.

Diagnose. Die geschilderten laryngoskopischen Symptome geben uns wohl
den besten Aufschluß über das Wesen des syphilitischen Prozesses, die klinische
Diagnose pflegen wir aber in etwas modifizierter Weise zum Ausdruck zu bringen.
Wir streben dem Ziel zu, ein *klinisches Gesamtbild* zu präzisieren. Dabei wird
entweder das am praktischen Falle hervorstechendste Moment zur Bezeichnung
gewählt oder die Verquickung der funktionellen und morphologischen Erscheinungen wird in den Vordergrund gestellt. So erhalten wir 5 Gruppen,
deren jede für sich aber keine strenge Exklusivität beanspruchen darf.

A. Der syphilitische Tumor laryngis,
B. die syphilitische Laryngitis,
C. die syphilitische Perichondritis [1] laryngis,
D. die syphilitische Stenosis laryngis,
E. die Residuen der Kehlkopfsyphilis.

ad A. *Die syphilitische Tumorbildung* wird durch Konglomeratgummen erzeugt
und gekennzeichnet. Wagner hatte ihr den geeigneten Namen *Syphilom* beigelegt. Man begegnet ihm noch manchmal in der klinischen Literatur, besonders
der der Franzosen; doch wird er über Gebühr wenig gebraucht.

Diese grobknotigen Infiltrate weisen vielfach auch Substanzverluste auf;
aber sie dürfen vom Zerfall nicht vollständig aufgezehrt sein, wenn sie noch
als Tumoren imponieren sollen. Das Markante bleibt eben immer *die örtlich
begrenzte, sich in die Höhe bzw. das Lumen hineinentwickelnde, entzündliche*

---

[1] Man müßte eigentlich von Perichondritides laryngis (s. S. 666) sprechen.

Neubildung. Die funktionellen Störungen, welche sie hervorrufen können, sind aus den allgemeinen Angaben (s. S. 648f.) leicht abzuleiten.

In den Syphilomen haben wir die seltenste Gruppe vor uns (vgl. S. 654); die seltenste auch dann noch, wenn wir uns nicht durch Verschwärungen oder Anwesenheit anderer dem Tumor gegenüber verschwindender Herdchen davon abhalten lassen, klinisch die Fälle der Tumorform zuzurechnen. Seifert zählt eine Reihe mehr oder weniger in diese Gruppe passender Fälle der Literatur auf. Papillomähnliche Neubildungen bei Syphilis möchte *ich* aber im Gegensatz zu diesem Autor der nächsten Gruppe zurechnen, da sie anscheinend doch nur in Begleitung flächenhaft entzündlicher Prozesse vorkommen und nicht sensu strictiori gummöser Natur sind.

ad B. Die Diagnose der *syphilitischen Laryngitis* hält sich an die *flächenhafte Ausbreitung der Affektion.* Ob sie kompakt ist, d. h. g u m m ö s oder mit Zerfallsvorgängen einhergeht, d. h. *gummös-ulcerös* ist, macht keinen grundsätzlichen Unterschied aus. Kleinere, unter Umständen auch granulierende Herde kommen kaum seltener vor, als ausgebreitete Prozesse. Die Infiltrate können ihren Sitz im oberen, mittleren und unteren (hypoglottischen) Kehlkopfraum haben. Oft sitzen auf einer anscheinend unspezifischen katarrhalischen Basis die syphilitischen Erzeugnisse in Ein- oder Mehrzahl.

Einen *katarrhalischen Zustand* des Kehlkopfes findet man nicht selten *beim tertiären Syphilitiker.* Die Darlegungen im Abschnitt IV geben den Schlüssel zum Verständnis dafür. Darüber hinaus bestände ja a priori die Möglichkeit, daß im tertiären Stadium katarrhalische Laryngitiden vorkommen, deren Beziehungen zur Grundkrankheit ganz analog den Laryngitiden ohne spezifische Kennzeichen im sekundären Stadium zu beurteilen wären (s. S. 634). Solch *Spätkatarrh* würde sich etwa abspielen wie ein von Grabower (1888) beschriebener Fall (1): Erkrankung 20 Jahre nach der Infektion mit Heiserkeit. Befund: Stimmbänder gleichmäßig gerötet, verdickt, Taschenbänder geschwollen. Patient hat 8 Jahre zuvor eine cerebrale Affektion überstanden, die der Schmierkur gewichen war. Jetzt halfen Lugolinstillationen und Jodkalium schnell. Hartnäckiger Verlauf, auch unter der üblichen Katarrhtherapie wäre als Signum eines solchen Krankheitsbildes zu fördern. Die Literatur beschäftigt sich aber kaum mit ihm. Das beweist, daß es ganz hinter den spezifischen Affektionen zurücktritt.

Gerade bei den tertiären Laryngitiden überwiegen die geschwürigen Vorgänge an Häufigkeit. Im Zusammenhang damit entwickeln sich auch manches Mal Ödeme und ein in die Tiefe fortschreitender Zerfall.

ad C. Unter dem Krankheitsbild der *syphilitischen Perichondritis* erscheint oft die Erkrankung an dem Kehldeckel, die Perichondritis syphilitica epiglottidis. Doch bestehen da allerhand gleitende Übergänge zum syphilitischen Epiglottistumor. Je dicker der Kehldeckel geworden ist, je umschriebener er erkrankt ist, um so mehr gleicht sein Bild einem Syphilom. Ist er in ganzer Ausdehnung erkrankt und läßt der Zerfall auf sich warten, so entspricht das Bild mehr einer *Perichondritis epiglottica.* In wieweit der Knorpel an einer diffusen Erkrankung beteiligt oder nicht beteiligt ist, läßt sich an dem flachen Gebilde des Kehldeckels laryngoskopisch gar nicht abschätzen. Außerdem bleibt an dieser Stelle selten die Geschwürsbildung aus, da der Kehldeckel mechanischen Schädlichkeiten besonders ausgesetzt ist und die Infiltration der dünnen submucösen Schicht die Ernährung schnell beeinträchtigt. So werden denn die Unterschiede zwischen den beiden genannten Krankheitsbildern so verwaschen, daß man praktisch am besten nur von *einer gummösen oder gummös-ulcerösen Epiglottitis* spricht.

Diese Epiglottitiden sind die vulgärste Form der syphilitischen Veränderung des Kehldeckels und eine der häufigsten syphilitischen Erscheinungen im Kehlkopf überhaupt. Weitgehende Zerstörungen können sich dabei einstellen (s. S. 617, 658), aber es ist eine Ausnahme, daß es zur Abstoßung (Sequestrierung) von Teilen des Kehldeckels kommt. John Nol. Mackenzie zufolge ist dieser Knorpel einmal in toto im Magen gefunden worden.

Klinisch prägnanter als am Kehldeckel bildet sich die *syphilitische Perichondritis* [1] an den hyalinen Knorpeln des Gerüstes aus. Im diagnostischen Sinne beanspruchen sogar die einzelnen Skeletteile eine gewisse Selbständigkeit:

Unter ihnen entwickelt sich das Krankheitsbild mit Vorliebe an den Giesbeckenknorpeln. Die Häufigkeit der Perichondritis arytaenoidea hält nach dem Eindruck, den ich aus der Literatur gewonnen habe, fast jener eben genannten Erkrankung des Kehldeckelknorpels das Gleichgewicht. Sonderbarer Weise tritt sie in der aus reicher Erfahrung geschriebenen illustrativen Darstellung von Gouguenheim und Glower den anderen Lokalisationen gegenüber zurück. Von diesen wird, wiederum nach allgemeiner Ansicht, der Ringknorpel weitaus öfter als der Schildknorpel von einer Perichondritis betroffen.

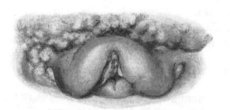
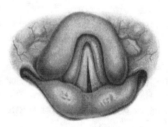

Abb. 13. Infiltrativ-ulceröse syphilitische Entzündung des Kehlkopfeinganges (ohne stenotische Erscheinungen). (Nach Türck: Taf. XXII, Fig. 1; Klinik Fall 133.)

Abb. 14. Syphilitische Perichondritis der Aryknorpel mit Arthritis der Crico-arythaenoidgelenke (paramediane Stimmbandstellung nicht fixiert; im Bild maximaler Erweiterung der Glottis). Perichondritis des Epiglottis. (Aus Grünwald: Atlas, Taf. 45, Fig. 2.)

Uchermann, Davis, Gerber sahen Kombinationen dieser Erkrankung an Schildknorpel und Giesbeckenknorpeln. Ein Fall B. Fraenkels hatte sämtliche Kehlkopfknorpel ergriffen (s. Seifert). Vor kurzem veröffentlichten Bertein und Tardiu 2 Fälle kombinierter Perichondritis, deren einer sogar auf die Luftröhrenringe übergriff und sich durch ausgedehnte Miterkrankung der gesamten äußeren Kehlkopfmuskulatur auszeichnete.

Die *Perichondritis arytaenoidea* zeigt die Gegend des Giesbeckenknorpels als einen kirschroten oder hellroten, glänzend gespannten Tumor; in ihm sind die Konturen der beiden kleinen Gebilde des Santorinischen bzw. des Wrisbergschen Knorpels verschwunden. Er wölbt sich in den Hypopharynx einerseits, den Interarytaenoidraum bzw. die Kehlkopfhinterwand andererseits vor. *Periarthritis* und *Arthritis* arytaenoideae stellen sich ein und rufen zwei bezeichnende Symptome hervor: 1. die Bewegungsbeschränkung, 2. die Feststellung des Stimmbandes.

Die Einschränkung der Bewegungsfähigkeit hat schon bald zur Folge, daß auch im Ruhestand das Stimmband der Mitte näher steht als normal, weil die Abduktionsfähigkeit zunächst beeinträchtigt wird. Kleinere basale Herde können vielleicht auf diese Weise auffällig werden, wenn die Spitzengegenden noch flach geschwollen sind. Ich vermute z. B. diesen Sonderfall hinter dem,

---

[1] *Geschichtliche Bemerkung:* Von den Perichondritiden jedweden Sitzes hat schon Türck 1859 eine Beschreibung gegeben, 1890 hatte Seifert bereits 50 Fälle dieser Art zusammengestellt.

was GERHARD den „wenig bezeichnenden Beginn" nennt. Eine beiderseitige Erkrankung kann schon in diesen Stadien unvollständiger Bewegungsstörung, Atembeschwerden und Stenosengeräusch hervorrufen.

Reflektorische und infiltrative Spannungszustände der Muskeln und des Bandapparates, vielleicht auch Ergüsse in das Gelenk, bringen es aber dann bald mit sich, daß das Stimmband der kranken Seite fixiert wird, und zwar geschieht das in der Regel in oder nahe der Mittellinie [1]! Dadurch kommt es natürlich noch leichter zur Atembehinderung, weil die rein mechanischen Vorgänge der Stimmbandstellung durch die entzündlichen der Nachbarschaft wie Ödeme, geschwürige Gewebsfetzen, Sekretmassen in ihrer schädlichen Auswirkung unterstützt werden können. Über die Gefahren der *beiderseitigen* Arthritis bzw. Medianstellung für die Aufrechterhaltung der Atmung ist kein Wort zu verlieren (s. auch Stenosis). Dieses Verhalten der Stimmbandstellung braucht die Stimme trotz der schweren Erkrankung nicht oder kaum zu beschädigen, solange keine de- oder exstruktiven Veränderungen sich hinzugesellen.

Schon der gespannte Zustand des bis in die Tiefe entzündeten Gewebes scheint Schmerzen bereiten zu können. Doch ist kaum festgestellt, inwieweit erst *pyogenen Sekundärinfektionen* die eigentliche Auslösung der Schmerzen zur Last zu legen ist. Jedenfalls stellen sich oft Schluckschmerzen ein, und gehört die von der Seite und von hinten her durch Druck auf die Giesbeckenknorpelgegend zu lokalisierende Schmerzhaftigkeit zu den Kardinalsymptomen der Aryperichondritis.

Während der *Demarkation des Knorpels* kann es zu sehr beschwerlichen *Retentionserscheinungen* kommen. Unter ihrem Einfluß gerät der Kranke auch noch in einen septischen Zustand und bietet mehr oder weniger das Bild des völligen Zusammenbruchs. Nicht selten machen sich übelriechender Atem, ebensolcher, massenhafter, auch blutig durchsetzter Auswurf bemerkbar. Der Hustenreiz ist groß. Mit dem Hustenstoß können die Knorpelsequester herausbefördert werden, wie das schon STOERK, LEVIN, GRABOWER u. a. beschrieben haben. Eine Aspiration derartig gefährlicher Teilchen ist natürlich nicht ausgeschlossen.

Die *Durchbrüche* der gummösen Perichondritis können sich auf verhältnismäßig kleine Bezirke beschränken. So hat SCHRÖTTER sie an den Spitzen der Proc. vocales allein gesehen. Von den Gießbeckenknorpeln aus kann sich die Eiterung auch einen Ausweg in den Hypopharynx suchen. Dieser Vorgang begünstigt das Verschlucken in gewissem Grade; jedoch bietet die erhaltene Sensibilität der Glottis und ihre Enge noch einen guten relativen Schutz.

Wird ein Gießbeckenknorpel in toto abgestoßen — nach GERHARD ein häufigeres Vorkommnis —, so resultiert eine *Symptomentrias,* die nach TÜRCK sich aus Depression der Giesbeckengegend, Bewegungsstörung und Schiefstand der Stimmritze zusammensetzt. Ehe oder ohne daß eine solche Ausheilung in narbiger Verkleinerung und Entstellung eintritt, kann auch die Perichondritis durch eine *schwielige Umwandlung* ihrer septischen Gefahren einigermaßen entkleidet werden (Perichondritis fibrosa DIEDERICH s. LEWIN, SEIFERT). NEUMANN und GERBER erwähnen z. B. die Möglichkeit eines solchen Ausganges. Durch rechtzeitige Therapie werde er befördert (MOR. MACKENZIE).

Kaum weniger bedrohlich sieht eine *Perichondritis cricoidea* aus. Betrifft sie hauptsächlich die *Platte*, so erzeugt sie eine hochentzündliche Schwellung der subglottischen Kehlkopfhinterwand unterhalb der gewöhnlich von collateralen

---

[1] Die Vorgänge der Arthritis und Periarthritis verdienten noch eine gründliche pathologisch-anatomische, auch röntgenologische Bearbeitung.

Schwellungen befallenen Basis der Gießbeckenknorpel. Die Schwellung soll auch rücklings in der Speiseröhre durch Hypopharyngoskopie sichtbar zu machen sein (SEIFERT, TEXIER). Betrifft die Perichondritis hauptsächlich den *Ring,* so entsteht eine halbringähnliche subglottische Vorwölbung.

Diese mächtigen entzündlichen Verschwellungen engen nicht nur den subglottischen Luftraum ein, sie behindern teils mechanisch, teils collateral entzündlich die Abduction, in geringerem Grade auch die Adduction der Stimmbandapparate. Spontane Schmerzen scheinen an der Bewegungsstörung weniger schuld zu sein; denn sie stellen sich selbst bei der durch das Schlucken veranlaßten Kehlkopfbewegung in toto wenig ein, solange keine Geschwürsbildung vorhanden ist. Schmerzen auf Druck von außen soll man dagegen auch bei der syphilitischen Perichondritis im Bereich des Ringes regelmäßig feststellen können.

Die *Sequester* dieses Knorpels sind größeren Umfanges. Sie behalten auch die gebogene Gestalt. Deshalb ist mit einer Abstoßung derselben weniger

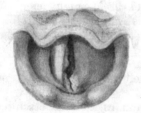 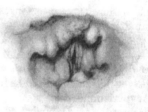

Abb. 15. Syphilitische, infiltrativ - ulceröse Erkrankung des mittleren und unteren Kehlkopfraumes beiderseits, hinter der sich am 18 Tage später erfolgten Tode eine schwere sequestrierende Perichondritis des Ringknorpels und von Trachealknorpeln fand. Die scheinbare Verlängerung der Glottis entspricht dem oberen Bereiche eines Geschwüres. (Nach TÜRCK: Atlas, Taf. VII, Fig. 4; Klinik Fall 52.)

Abb. 16. Diffuse infiltrative, zum Teil stark in Vernarbung begriffene syphilitische Laryngitis. Kehldeckel weitgehend zerstört. Hochgradige Stenose der Glottis, die schief gestellt und fast fixiert ist. Aryperichondritische Prozesse vermutlich vorausgegangen. Sequester? (Nach TÜRCK: Atlas, Taf. XXIII, Fig. 4; Klinik Fall 137.)

zu rechnen. Unter Umständen starren sie in die Lichtung wie Fremdkörper hinein (SCHRÖTTER).

Brechen die subperichondralen Abscesse nach außen durch, so gelangen sie von der Platte aus in die Speiseröhre, vom Ring aus in die Halsweichteile. Die Folgen sind im ersten Falle *Ösophageo-laryngeal* bzw. *tracheal-Fisteln,* im anderen Falle *perilaryngeale Phlegmonen.* Jene geben sich an den Aspirationserscheinungen zu erkennen (s. S. 670 und Abschnitt Luftröhre S. 723 f.); diese lassen sich unter den Schilddrüsenlappen, sofern diese nicht vergrößert sind, abgreifen, evtl. durch Punktion nachweisen. Auch von Röntgenaufnahmen darf man sich Aufklärung versprechen.

Der annulären Perichondritis nicht unähnlich kann sich die *Perichondritis thyreoidea* verhalten; nur ist der Sitz höher gelegen. Diese seltenste Art unter den syphilitischen Perichondritiden gibt sich in einer inneren und einer äußeren Form kund. Im ersten Falle der *Perichondritis thyr. interna* entwickeln sich die Schwellungen vorzüglich im Gebiet der Taschenbänder, des Ventrikels und der Stimmbänder. Sie können sich bis in den Sin. pyriformis erstrecken (PIENIACEK). Die Ödeme besitzen an diesen Stellen, insbesondere den Stimmbändern, häufig ein helleres Aussehen. Je weiter vom eigentlichen Herd entfernt, desto seröser sehen im allgemeinen die Ödeme aus. Die Geschwüre sind meist nicht groß genug, um *Schildknorpelsequester* durchtreten zu lassen. Das hat eine gewaltige Schwellung der Umgebung zur Folge. Der größere Raum oberhalb der Glottis, die Lage abseits der Gelenke lassen die funktionellen Störungen im Vergleich zu den vorhergenannten Lokalisationen langsamer bedenkliche Grade erreichen.

Die *Perichondritis thyreoidea externa* kündigt sich durch die Erscheinungen der *perilaryngealen Phlegmone* an oder, solange noch ein subperichondritischer Absceß besteht, durch die Mißstaltung der Halsweichteile über dem Kehlkopf, also insbesondere durch das Verstreichen des Adamsapfels und der Schildplattenumrisse.

Nur verbummelte Fälle dieser und der annulären Perichondritis enden mit *Hautfisteln*; selten bringen perforierende Zerstörungen ein *Emphysem* der Halsweichteile mit sich.

Alle perichondritisch Erkrankten hüten sich vor Bewegungen des Kehlkopfes. Sie halten den Hals nach Möglichkeit ruhig und vermeiden das Schlucken. Immerhin darf man bei syphilitischer Erkrankung, auf das Vorhandensein dieses Zeichens nur bedingten Wert legen. Die ängstliche Zurückhaltung vor dem Schluckakt trägt mit dazu bei, daß sich der Speichel anhäuft. Da die perichondritischen Geschwüre auch reichlicher abzusondern pflegen,

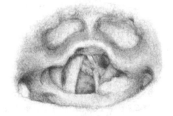 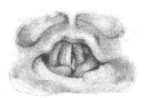

Abb. 17.   Abb. 18.

Abb. 17 u. 18. Narbige Veränderung durch Syphilis. Narbig verkürzter Kehldeckel, breite Narbe der oberen Hinterwand, unter der bei Phonation die Knorpel vortreten. Narbe im Verlauf des linken Stimmbandes und subglottische membranähnliche Narbe vorn. Chronische Heiserkeit. Geringe Stenose.
(Nach TÜRCK: Atlas, Taf. XXIII, Fig. 5 u. 6; Klinik Fall 143.)

sammelt sich gern schaumige, eitrig-schleimige Flüssigkeit um den Kehlkopfeingang herum, im Sinus pyriformis an. Sie wiederum gibt Anlaß zum häufigen Husten.

Die Kasuistik bringt wiederum SEIFERT. Ein Fall von FRÜHWALD wäre neu hinzuzufügen.

ad D. Die Fälle der *syphilitischen Stenosis laryngis* rekrutieren sich aus den übrigen Gruppen syphilitischer Kehlkopfprozesse. Das bedeutet, daß sowohl floride, wie abgelaufene Krankheitsvorgänge, sowie beide in Kombination, die Einengung des Atemweges verursachen können (s. auch Abb. 15, 16). Zur *Stenosenentstehung* kann es *akut und chronisch* kommen. Während die *akuten Stenosen* fast ausnahmslos die Folgen einer *Obturation* sind, ist der *Mechanismus der chronischen Stenose mannigfach:* Neben der Obturation haben wir es mit *Kompression* und *narbigen Prozessen* zu tun. Kompressionsstenosen sind außerordentlich selten; sie kommen wohl nur unter der Einwirkung einer gummösen Strumitis oder Spondylitis (THOST, MEYER-SCHMIDT) zustande. *Narbenstenosen* dagegen stellen die überwiegende Mehrzahl aller Stenosen. Die Heilungsvorgänge können auf verschiedene Weise zu solch funktionell unglücklichem Ergebnis führen:

1. *durch flächenhafte Verwachsung oder Obliteration,*

2. *durch Diaphragmenbildung,*

3. *durch konzentrischen Narbenzug* und

4. *durch Ankylose der Cricoarytaenoidgelenke.*

Die gewöhnlichen Ursachen der *akuten Stenose* sind akute Ergüsse ins Gewebe — d. h. *Ödeme* — oder in die Gelenke, d. h. eine *Arthritis* cricoarytaenoidea. Uns fehlt jeder Maßstab, um uns von der Häufigkeit der Ergüsse ins Gelenk eine Anschauung zu bilden. Die interstitiellen Ödeme kennen wir besonders im Zusammenhange mit den ulcerösen Laryngitiden; unter ihnen geben die Chorditis vocalis und die Laryngitis hypoglottica ein besonders geeignetes Feld für Ödeme ab. Auch die perichondritischen Ödeme werden an diesen Stellen gefährlich. Die akuten Ödeme um die Aryknorpel herum behelligen indes beinahe mehr die Sprache als die Atmung, indem sie dem Sprechluftstrom einen schnarrenden Charakter geben.

Noch gibt es einige mehr oder weniger ungewöhnliche Ursachen der akuten Stenose bei Larynxsyphilis. In Abstoßung befindliche oder schon losgelöste *Knorpelteile* (Heymann), sowie *fleischige Lappen* können unvermittelt die Atmung behindern. In der Regel sind solche Verschlüsse vorübergehend oder wiederholt vorübergehend in Gestalt von Ventilverschlüssen. Grabower beschreibt, wie eine walnußgroße Geschwulst am Kehldeckel in dieser Weise geräuschvoll die Atmung intermittierend verlegt. Derartige Vorkommnisse werden nicht selten beobachtet; sie zeigen aber doch gewöhnlich einen mehr chronischen Charakter.

Ähnlich wirken Verlegungen durch *Sekretmassen,* wie wir sie noch bei der Luftröhrensyphilis genauer besprechen werden.

Ganz akut hingegen sind die *Glottiskrampf*zustände, die von entzündlichen Reizen im Kehlkopf ausgelöst werden, wie sie sich beispielsweise von Levin, Lang und Marx angegeben finden. Ganz akut ist auch das exzeptionelle Ereignis eines stenosierenden völligen *Zusammensturzes des Kehlkopfgerüstes,* das sich in Eppingers Arbeit erwähnt findet. Hajek spricht dann von einer *Kollapsstenose.*

Die Zeichen der akuten Kehlkopfstenose bedürfen kaum näherer Schilderung. Rückwärtsstreckung des Kopfes, lebhafte Bewegungen des Kehlkopfes, Ort der Herkunft des Geräusches weisen wohl auf die Stelle hin, von der die Cyanose und Dyspnoe ihren Ausgang nimmt, aber nichts überzeugt so schnell von der Tatsache wie das Kehlkopfspiegeln. Eine plötzliche Erstickung könnte aber dem Arzte die dazu erforderliche Zeit nicht mehr verfügbar lassen; sollte dieser seltene Fall tatsächlich eintreten, so muß die Diagnose gewissermaßen ex tracheotomia gestellt werden.

Zu *chronischen Stenosen* durch *Obturation* führen zuweilen Syphilome. In Gegend der Glottis, selbst an der Hinterwand ist dies Geschehnis nicht sonderlich auffällig (s. Fall von Schech). Bemerkenswert aber ist, wenn ein Patient Nortons (s. Gerber) an einem Gumma der aryepiglottischen Falte erstickt ist! Allerdings hatte es die Größe eines Taubeneies erreicht. — Vielleicht kann bei dieser Lokalisation ein asymmetrisch kreuzender, d. h. vorwärtskippender Stellknorpel die Stenosierung begünstigen (vgl. einen Fall Lewins [1884]). Beträchtliche Stenosen verursachen die syphilitischen Tumoren im allgemeinen nicht, ganz abgesehen davon, daß in der Regel die therapeutischen Bestrebungen es gar nicht so weit kommen lassen.

Dasselbe wäre etwa von den *diffusen Infiltrationen* zu sagen. Gewinnen sie einen ganz ungewöhnlichen Umfang, wie etwa in einem Falle von Elsenberg, so ist die stenosierende Wirkung verständlich, um so mehr, als die starke Durchsetzung der Muskulatur des Stimmapparates mit den syphilitischen Infiltrationen einen ankylosierenden Faktor hinzufügt. Auch andere Autoren rechnen mit ihm, z. B. v. Ivsay (Myositis specificans nach Neumann oder sekundäre Muskelsklerose nach Türck). Nur in den seltensten Fällen fixiert anscheinend die tertiäre Infiltration das Stimmband in *lateraler,* d. h. also in einer für die Atmung günstigen Stellung (s. SCHECH).

Von den polypoiden Hypertrophien, den sogenannten *Excrescenzen,* als Ursache einer Erstickung, liegen einige ältere Mitteilungen vor, die GERBER und SEIFERT in fast gleichem Wortlaut mit den Namen BOURGET, MALHERBE, HUGUIER verbinden. Man begegnet wohl auch später in der Literatur noch öfter der Angabe, daß diese Gebilde Atemnot veranlassen können. Daß sie in die Stimmritze geraten können, geht aus NEUMANNs Worten hervor, nach denen er das Abgeklemmt- und Ausgehustetwerden solcher gestielter Hervorragungen gesehen hat. Ich selbst besitze gerade nach dieser Richtung hin keine

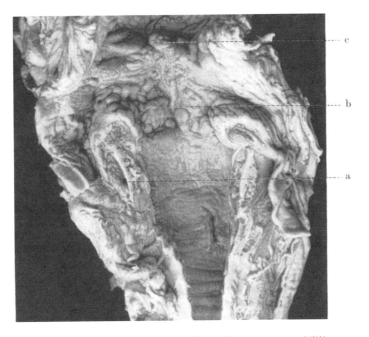

Abb. 19. Perichondritis arytaenoidea und cricoidea posterior syphilitica.
a Subperichondraler Absceß (Knorpel stark verknöchert); mächtige, ausgesprochen knotige Weichteilinfiltration; c Epiglotiisstummel. Der Schnitt vorn im Trachea rührt von Tracheotomie her. (Präparat der Sammlung des Pathologischen Institutes der Universität Breslau [Prof. Dr. HENKE].)

Erfahrungen, ich habe aber aus meinen Vorarbeiten für dies Kapitel den Eindruck, daß diese Ereignisse mit dem Fortschritt in der Behandlung von der Bildfläche verschwunden seien.

Eine Quelle dauerstenotischer Erscheinungen sind die *perichondritischen Schwellungen.* Äußerst bedrohlich ist die annuläre Lokalisation und diejenige um das Cricoarytaenoidgelenk. Die Obturation ist letztenfalls wiederum teilweise Folge muskulärer und arthritischer Bewegungsstörungen. Auch die neurogene Syphilis allein kann, wie wir später sehen werden (S. 743 f.), den Glottisraum bedeutsam verengen.

Bei weitem das Hauptkontingent chronischer Stenosen stellen die *Narbenverdickungen.* Wir haben die Gestaltsveränderungen, die auf diese Weise entstehen, oben (s. S. 659 f.) so genau besprochen, daß ihre Diagnose keine Schwierigkeiten bereiten kann. Nur die Beurteilung der Ankylose dürfte oft schwierig sein. Wir werden die Erkennung dieser Gelenkfixation anläßlich der Lähmungen näher besprechen (s. S. 746). Gerhard hat darauf hingewiesen, daß der Stimmband-apparat in der Mitte narbig festgehalten bleiben kann, auch nachdem sich der perichondritische Herd der abgestorbenen „Gießkanne" entledigt hat.

Den chronisch stenotischen Zustand zu diagnostizieren, ist nicht schwer. Den Leitfaden geben die funktionellen Erscheinungen (s. S. 650, 726). Steht die Schwere dieser Symptome etwa im Mißverhältnis zu den laryngoskopisch erkannten, morphologischen Veränderungen, so muß man daran denken, daß sich unterhalb der im Spiegel gesehenen Stenose eine weitere Stenose befinden kann. — Die Stimmstörung, das müssen wir auch hier wiederholen, ist keine conditio sine qua non für eine Larynxstenose.

Akute Paroxysmen durch Sekretansammlung oder die unter akuten Stenosen genannten Vorgänge bringen unliebsame Zwischenfälle, zu denen die chronische Stenose eine Disposition schafft. Diese Begünstigung tritt um so leichter in die Erscheinung, je mehr sich noch floride Prozesse an den Verengungsvorgängen beteiligen. Das trifft des Öfteren zu. Auf sie muß gefahndet werden.

In der französischen Literatur wird auch auf die diagnostische Präzisierung der Stenose als susglottique, glottique und sousglottique Wert gelegt. Ob in der Diagnose ausgesprochen oder nicht, für die Behandlung ist diese Feststellung natürlich von Bedeutung.

ad E. Unter *Residuen der Kehlkopfsyphilis* verstehen wir funktionell er-scheinungslose Folgezustände. Sie werden in der Regel von *Narben* gebildet; es können sich aber auch allein oder in Gemeinschaft mit jenen *Pachydermien* oder die „*Excrescenzen*" verschiedener Art finden. Der syphilitische Ursprung ist entweder durch die eigene vorhergegangene Beobachtung gesichert oder mindestens aus der Anamnese oder dem serologischen Befunde mit größter Wahrschein-lichkeit zu erschließen. Soweit wir diese Fälle in der Praxis zu Gesicht bekommen, sind sie die Vertreter der latenten Kehlkopfsyphilis, leider — nur selten die einer total ausgeheilten Syphilis! Besonders sorgsame Unterscheidung kann erforder-lich werden gegenüber der callösen, nicht strikturierenden Kehlkopfsyphilis Eppingers; auch sind versteckt gelegene floride Herdchen leicht zu übersehen.

Mittel zur Vervollständigung der Diagnose. Eine Ergänzung des aus den aufgezählten Symptomen hervorgegangenen Status ist auch im tertiären Stadium nicht zu entbehren, obwohl der Spiegelbefund in dieser Periode praeter propter sicherer zur Diagnose leitet als im primären und sekundären Stadium. Zu den uns bekannten Mitteln (s. S. 643):

1. Nachweis einer stattgehabten syphilitischen Infektion,
2. Nachweis anderer, gleichzeitig bestehender syphilitischer Erkrankungsherde,
3. Probebehandlung,

kommen noch hinzu

4. die Probeexcision und
5. das Röntgenogramm.

ad 1. *Narben, welche auf einen Primäraffekt rückschließen lassen*, sind eine beachtenswerte Feststellung.

Eine *allgemeine schmerzlose Lymphknotenschwellung* hat nur einen recht bedingten Wert, da ohne andere Zeichen mit ihr nicht viel für Syphilis gesagt ist. Gennes und Griffon erwähnen sie ausdrücklich im Zusammenhang mit einem nicht zerfallenen Ringknorpelgumma. Eine perilaryngeale Drüsen-schwellung lenkt indes im allgemeinen die Aufmerksamkeit eher auf differentiell wichtige Krankheiten als auf Syphilis.

Narben an Haut und Schleimhäuten, deren Deutung als Hinterlassenschaft syphilitischer Geschwürsvorgänge uns geläufig ist, sind annähernd so hoch zu bewerten, wie noch vorhandene Herde außerhalb des Kehlkopfes (s. unten).

Die *Zungengrundatrophie* ist diagnostisch nicht verwendbar. Klinisch wie autoptisch fehlt sie oft bei alten Syphilitikern. Andererseits kommt sie bei nie syphilitisch Infizierten vor (STOLPER), sogar bei Tuberkulösen (THOST), d. h. bei der für die Unterscheidung wichtigsten Krankheit.

Der bedeutungsvollste Beleg für eine generalisierte Syphilis ist für uns der positive Ausfall der *Wassermannschen Reaktion*. Rund 70% aller tertiären Syphilitiker sind seropositiv. Leider kann *ich* nur eine sehr kleine Serie vom Verhalten der an tertiärer Kehlkopfsyphilis Kranken nach dieser Richtung hin bringen: unter 42 Fällen, über welche mir Notizen vorlagen, haben 33 positiv, 5 negativ und 4 fraglich reagiert. Der zweifelhafte Ausfall darf bei dem Vorhandensein einer laryngoskopischen, wahrscheinlich syphilitischen Affektion praktisch für positiv angesehen werden. Im Falle positiver Reaktion geben uns nur schwer kachektische Tuberkulose oder Carcinome weitere Überlegungen auf, da bei ihnen ein positiver Ausschlag vorkommen kann. Jedoch auch dann müssen auf diese serologische Entscheidung hin noch die Gesichtspunkte der Koinzidenz und der Kausalverzwicklungen dieser Erkrankungen mit der Syphilis erwogen werden (s. S. 688, 689). Im Hinblick auf die genannten 70% erübrigt es sich eigentlich zu sagen, daß ein negativer Ausfall nicht die syphilitische Natur der Kehlkopferkrankung ausschließt. — Zu dieser Vorsicht mahnt nochmals W. V. MULLIN auf Grund einer großen Erfahrung. — Er darf andererseits aber auch, natürlich mit Bedacht, gegen die Syphilis in die Waagschale geworfen werden. Darin ist ZANGE unbedingt zuzustimmen. Nach WEINSTEIN kann mit dieser Auslegung gegen Syphilis sogar in mehr als 90% der negativen Ausfälle gerechnet werden — ein wohl zu optimistischer Standpunkt aus früher serologischer Zeit! Stets muß noch der Versuch einer Provokation (s. unten) unternommen werden, wenn ein auch nur schwacher Verdacht vorhanden bleibt.

Daß die überwiegende Mehrzahl der Ärzte von den ersten Versuchen an (s. WEINSTEIN-SCHEIER, HENKE-GERBER, KAHLER-CHIARI u. v. a.) bis in die jüngste Zeit hinein sehr gute Erfahrungen mit der Wa.R. am Einzelfalle in großer Zahl veröffentlichen konnten, kann uns heute nicht mehr verwundern.

ad 2. *Sicher syphilitische Krankheitsherde anderer Lokalisation* sprechen mit Macht für den gleichen Ursprung der Kehlkopferkrankung, denn die einheitliche Deutung liegt natürlich am nächsten.

Erkrankungen an den obersten Luft- und Speisewegen leisten dabei die größten Dienste. Erstens ermöglichen sie mit weitgehender Sicherheit bereits aus der Inspektion die richtige Diagnose zu stellen. Die Knochenerkrankungen des Nasenrückens und der Nasenscheidewand, stark prominente Narbenbildungen im Nasen- und Mundrachen, vergesellschaftet mit Verwachsungen und granulierenden oder ulcerierenden Partien, sowie schließlich auch die perforierenden Geschwüre des Gaumens sind in ihrer Art fast eindeutig. — Zweitens kommen diese Veränderungen recht häufig gleichzeitig mit der Kehlkopfsyphilis vor. So zählte *ich* innerhalb von 10 Jahren 16 Fälle isolierter, tertiärer Kehlkopfsyphilis, während 35 Fälle mit Mund- und Rachensyphilis, zum Teil auch noch mit Nasensyphilis, sowie 5 mit Nasensyphilis allein kombiniert waren! Da die Gesamtzahl tertiärer Syphilis der oberen Luftwege 184 betrug, so waren unter ihnen 21,7% kombinierter Kehlkopfsyphilis gegenüber 8,6% isolierter Kehlkopfsyphilis. Beachtet man neben der hohen Kombinationszahl, daß die tertiäre Rachensyphilis viel häufiger als die tertiäre Kehlkopfsyphilis, nach JORDAN z. B. im Verhältnis 33,3 : 10, vorkommt, so ist die Aussicht groß, durch Eruptionen oberhalb des Kehlkopfes auf die richtige Deutung der Kehlkopferkrankung gebracht zu werden. Darum weisen auch fast alle Autoren immer wieder auf genaue Untersuchung dieser Teile hin. GERHARDs Beobachtungen lehrten ihn, daß die Syphilis des Rachens usw. dem Auftreten der Kehlkopfsyphilis vorauszugehen pflege; auch bei Ziemssen findet sich diese Angabe. *Ich* muß jedenfalls sagen, daß ich mich nicht entsinne, den umgekehrten Werdegang angetroffen zu haben.

Leicht bemerkbar sind ferner die periostitischen Verdickungen über den tubera frontalia, verbunden mit heftigen nächtlichen Schmerzen (Mandl). Nach Grünwald geht ein auffallender Haarausfall dem infiltrativen Stadium, besonders bei Frauen, voraus. Auch die Aortitis und das Aortenaneurysma sind als Richtungsweiser bekannt. — Aber es ist natürlich nicht angezeigt, auf sie wie auf alle möglichen anderen Herde, die eine Durch- und Durchuntersuchung aufdecken läßt, hier näher einzugehen. Nur sei bemerkt, daß Tabes oder Paralyse außerordentlich selten zur Zeit der floriden Kehlkopfsyphilis ihre Vorboten schicken.

ad 3. Die *Probebehandlung* wird gewöhnlich intensiv gestaltet. Heutzutage ist wohl die intravenöse Salvarsanbehandlung am üblichsten; doch erfreut sich auch Jodkali noch großer Beliebtheit und leistet auch durchaus Befriedigendes. Es erfüllt seine Aufgabe sowohl zur Provozierung der Wa.R. als auch im diagnostischen Heilversuch. Die Probebehandlung gibt meist schon in 1—2 Wochen Aufklärung. Ist man allein auf dieses Mittel der Unterscheidung angewiesen, so setzt man die Probebehandlung am besten noch 1—2 Wochen fort. Versagen *eines* Antisyphilitikums nötigt uns, zu einem anderen überzugehen und — nicht zu früh mit der Versuchsbehandlung abzubrechen! Einige Vorsicht ist nur erforderlich, wenn frische Herde in Nähe der Glottis oder einer infiltrativverengten Stelle vorhanden sind. Solche Kranke beobachtet man am besten unter klinischer Aufsicht, um eine etwa auftretende Herxheimersche Reaktion abzupassen. Unter dieser äußeren Bedingung kann man ganz beruhigt Jodkalium verwenden, obwohl es an sich hie und da akute Ödeme erzeugt; aber es kann für unseren Zweck unentbehrlich sein. Sowieso wird auf Jod als nächstes Hilfsmittel zurückgegriffen werden müssen, wenn die Vermutung sich aufdrängt, daß eine Salvarsanresistenz vorliegt. Die Jodkaligabe kann zweitens noch in der Wahl deshalb bevorzugt werden, weil aus äußeren Gründen die Probebehandlung zunächst ohne Wissen des Kranken und seiner Angehörigen eingeleitet werden soll. Die intravenösen Manipulationen sind so bekannt, daß sie dem Laien die Gedankenrichtung des Arztes verraten.

Andererseits wird ein Rückgang der örtlichen Erscheinungen auf Jod nicht allseitig als eindeutig bewertet. Auch tuberkulöse und selbst carcinomatöse (Körner: Lehrbuch, Lithgow, Meyer-Schmidt) Herde können Besserungen zeitigen. Dieselben stellen sich jedoch bei Weitem nicht so häufig ein wie an syphilitischen Produkten und pflegen sich auch in bescheidenen Grenzen zu halten bzw. vorübergehender Natur zu sein. Der Brauchbarkeit dieses Mittels wird dadurch kein Abbruch getan.

Nach Link beeinflußt das Jod die Tuberkulose überhaupt nicht — andere Autoren aber berichten leider von ungünstigen Wirkungen. So erachtet Thost schon deshalb die Wa.R. für einen Segen, weil durch sie den Phthisikern die Probebehandlung erspart werde, die nun einmal energisch sein müsse und daher eine Gefahr für diese Kranken bedeute.

ad 4. Der *Probeexcision*, diesem kleinen in Lokalanästhesie schmerzlosen endolaryngealen Eingriff, wohnt theoretisch die Möglichkeit inne, eine sekundäre Infektion zu setzen oder den Zerfall zu befördern. Praktisch ist anscheinend davon in syphilitischen Fällen noch nichts Ungünstiges gesehen worden. Wir dürfen aber nicht außer acht lassen, daß es sich auch um die differentiell in Erwägung gezogenen Affektionen handeln kann. Von ihnen ist bei der Tuberkulose schon einmal ein Nachteil zu gewärtigen. Kehlkopftuberkulöse, die nicht frische oder wesentliche Lungenherde haben — um solche Fälle geht doch die

Frage —, sind zwar allergisch; aber es ist doch nicht von der Hand zu weisen, daß schon der Ausbruch eines Kehlkopfherdes das Nachlassen der örtlichen Widerstandskraft bedeutet, also auch der sekundären Infektion die unerwünschte Angriffsfläche bietet. Zwicken wir geschlossene Herde, Sklerom oder in erster Linie Carcinome an, so bleibt manchmal die Vernarbung aus. Ein Geschwür entsteht, unangenehme septische Resorptionserscheinungen können die Folge sein. Gibt nun die Probeexcision die Anzeige ab zu einer größeren Operation eines Krebses, so haben wir uns eine unliebsame Beigabe für den Verlauf geschaffen.

Man wird darum die Probeexcision sich vorbehalten für diejenigen — seronegativen — Fälle, in denen

1. die Probebehandlung mit Gefahren verbunden ist,
2. die Probebehandlung unzureichenden Aufschluß gibt
   a) infolge ungenügenden Erfolges,
   b) infolge Verdachts auf komplizierende zweite Erkrankung,
3. eine schnellere Entscheidung erforderlich ist, als die Probebehandlung sie bringt[1].

Die Probeexcision kommt nicht in Betracht, wenn

1. narbige Veränderungen vorliegen — nur „Excrescenzen" können eine Ausnahme bilden,
2. wenn Stenosen sie wegen der sekundären Reaktion bedenklich erscheinen lassen. — Sie kann dann nach Vornahme einer Tracheotomie nachgeholt werden. In der Regel wird ihr zunächst die Probebehandlung vorgezogen werden.

Nun haben die Probeexcisionen auch Grenzen der Leistungsfähigkeit. Sie sind dadurch gegeben, daß es

1. nicht immer gelingt, gerade charakteristische Stellen mit Sicherheit zu fassen,
2. daß bei entzündlichen Erkrankungen die spezifisch-histologische Struktur überhaupt nicht prägnant ausgebildet zu sein braucht,
3. daß es oft unmöglich ist, einen tuberkulösen und einen syphilitischen Prozeß histologisch mit Sicherheit zu unterscheiden.

Andererseits ist die Probeexcision souverän durch den etwaigen Nachweis

1. von Krankheitserregern oder
2. von spezifischer, sicher nicht syphilitischer Gewebsbeschaffenheit.

Das Verfehlen des Kerngebietes der Erkrankung kann an dessen versteckter Lage und an der Begrenzung der Handfertigkeit des Operateurs liegen. Die Kenntnis dieser Tatsache verlangt nur ein hohes Maß an Selbstkritik und Freimut — dann kann dieser in den Dingen gelegene Nachteil dem Werte der Probeexcision nicht schaden. Der Eingriff muß wiederholt werden bzw. der Patient darf, solange nicht anderweitig Klärung geschaffen ist, nicht aus dem Auge verloren werden.

Gegenüber der undeutbaren Gewebsbeschaffenheit sind wir machtlos. Mit dieser Überraschung müssen wir rechnen. Es darf dabei nicht vergessen werden, daß sich solche unspezifischen Veränderungen in der Nachbarschaft entzündlicher und blastomatöser Herde finden können und man nach dem Kernherd suchen muß. Jedenfalls kann ich aber darin, daß „atypische Epithelwucherungen zweifellos in gummösen Infiltraten" vorkommen, nicht, wie SEIFERT es tut, eine Beeinträchtigung ihrer Leistungsfähigkeit sehen. Atypische Epithelwucherungen sind eben noch kein Carcinom. Der Kehlkopfkrebs wird aber andererseits durch nichts so sicher und so frühzeitig differenziert, wie durch

---

[1] Sie bleibt natürlich auch in denjenigen seropositiven Fällen unentbehrlich, in denen die rationelle Behandlung nicht zur völligen Beseitigung des Herdes geführt hat.

das positive Ergebnis der Probeexcision. Selbst sarkomatöse Strukturen werden selten Bedenken hinterlassen. Mikuliczsche Zellen kennzeichnen die Affektion als Sklerom.

Sprechen wir also schon von dem durch die Probeexcision gelungenen Nachweis spezifischer Gewebsgestaltung, so müssen wir uns mit der wichtigen Frage gesondert beschäftigen, inwieweit denn Syphilis und Tuberkulose sich von einander abgrenzen lassen.

Gibt das Gewebsbild den Typ eines Tuberkels oder eines Gummiknotens, so bleibt nur insofern einem Zweifel Raum, als Lubarsch daran erinnert, daß wir aus dem histologischen Bau *nicht unbedingt* das ätiologische Moment ablesen können. Gelingt es aber innerhalb des Gewebes Tuberkelbacillen oder Spirochaetae pallidae zu finden, so ist die Diagnose gesichert, mag auch nicht das gewebliche Extrem des spezifischen Granuloms entwickelt sein.

Für den Nachweis des Syphiliserregers ist die technische Vorbedingung einer hinreichend großen Excision zu erfüllen, da ein besonderes Stückchen zur Silberimprägnation eingelegt werden muß!

Das Kuriosum eines gleichzeitigen Fundes beider Erreger nimmt der Methode nichts an Bedeutung; im Gegenteil, es beweist das Vorkommen der seltenen Kombination von Syphilis und Tuberkulose im Kehlkopf, wie uns der Fall Killian-Albrecht lehrt.

Auch ohne Erreger sind wir in der Lage, aus dem spezifischen Granulationsgewebe gewisse Schlüsse zu ziehen, die im Verlauf zweifelhafter Fälle nützliche Dienste leisten können. Solger hat Untersuchungen nach dieser Richtung hin unternommen, indem er besonders die von Eugen Fraenkel und Benda studierten, von Lubarsch in ihrer Wichtigkeit wiederum betonten Gefäßveränderungen berücksichtigt. Das geschieht mit Hilfe der Färbung auf elastische Fasern. Wie Gespenster tauchen dann die Gefäßkonturen in ihren Resten aus dem Infiltrat auf. Die völlige Durchwachsung der Gefäßwand und des Lumens seitens des Granulationsgewebes mußte er als bezeichnend anerkennen, da in diesen Fällen die Wa.R. und die Therapie stets die Richtigkeit der Annahme bewiesen. Anderen Gefäßveränderungen, auch der Intimawucherung, konnte er nicht dieselbe Bedeutung beilegen.

Wir haben in der histologischen Beschreibung (s. S. 615 f.) die weiteren Eigentümlichkeiten des syphilitischen Gewebes erwähnt, auf die als Wahrscheinlichkeitsmomente der Untersucher einer Probeexcision zurückzugreifen hat. Es sei darum nur auf diejenigen Erscheinungen hingewiesen, die den Verdacht mehr nach der Seite der Tuberkulose lenken: Multiple isolierte Knötchen mit Dreischichtung, insbesondere reichlicher Epitheloidzellenanschoppung, gleichmäßig intensiver Nekrose, pallisadenartiger Anordnung von fett- bzw. lipoidbeladenen Zellen am Rande von Nekrosen und Gefäßlosigkeit der Infiltrate.

ad 5. Auf das *Röntgenogramm* hat Thost aufmerksam gemacht. Zunächst sollte es wohl nur eine Perichondritis oder wenigstens das Vordringen der Erkrankung bis auf die Knorpelhaut anzeigen und die manifeste luische Affektion von einer tuberkulösen unterscheiden. Jedoch geht aus Thosts Vortrag auf der Breslauer Tagung der Deutschen Hals-Nasen-Ohrenärzte deutlich hervor, daß er in vier Fällen glaubte, auch ein Merkmal latenter generalisierter Syphilis vor sich zu haben. Das Röntgenbild sollte bei „klinisch normalem" Kehlkopf charakteristische syphilitische Veränderungen aufdecken.

Die bezeichnenden Eigentümlichkeiten bestehen nach Thost darin, daß bei der Syphilis alle Kalkherde außerordentlich deutlich und scharf sich abbilden. Besonders treten kleine kugelige Schattenflecke hervor. Liegen sie in einer Linie, so entstehen perlschnur- oder rosenkranzartige Figuren. Der Umstand, daß die Syphilis (gleich dem Carcinom) eine Steigerung der Ossificationsprozesse bedinge, begünstige das Ergebnis der Aufnahmen.

Die Ursache sucht er in der Bildung perichondritischer bzw. schon periostitischer Kalkherde und Osteophyten in der Peripherie kleiner gummöser Herde. Dieselben sollen ganz den von HAHN und DEYCKE an den Knochen und Knorpeln des Skelets erhobenen Befunden entsprechen.

Im übrigen machten sich eingreifendere Weichteilveränderungen durch Schwellungen, Unterbrechungen der Konturen, Verwaschenheit derselben, besonders an der Zeichnung des Ventrikels bemerkbar. Gegen diese letzte

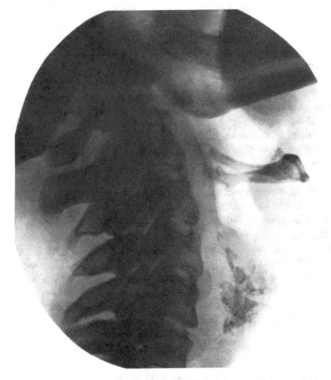

Abb. 20. Kehlkopfsyphilis. Typische Verknöcherungsfigur nach THOST.
(Nach THOST, im Handbuch der Hals-, Nasen-, Ohren-Heilkunde, herausgeg. von A. DENKER und O. KAHLER, Bd. 1. Berlin und München: Julius Springer und J. F. Bergmann 1925.)

Angabe sind gar keine Einwendungen zu erheben. Ein extremes Bild gab ein Fall von BERTEIN und TARDIU (s. auch S. 754): Man sah im Röntgenbild nur eine zylindrische Verdichtung im Bereich des Kehlkopfs und der anschließenden Luftröhre, innerhalb der die Kalkschatten besonders deutlich hinten und in Höhe der Glottis hervortreten. Von den Räumen zwischen Schildknorpel einerseits, Zungenbein und Ringknorpel andererseits ist nichts mehr zu erkennen. MAURIAC nannte solche Zustände „Syphilome cartilagino — calcaire". Aber doch wird niemand, wie auch THOST selbst, in diesen röntgenographischen Veränderungen an sich irgendeine Hilfe auf dem Wege kausaler Schlußfolgerungen sehen.

Die wesentliche, die Knorpelzeichnung betreffende Angabe THOSTs fordert aber schon a priori einigen Zweifel heraus. THOST selbst gedenkt der physiologischen Verknöcherung. Sie kann, wenn auch individuell verschieden, bereits vom Ende des zweiten Dezenniums ab beginnen. Sie betrifft gerade die hinteren und unteren Partien des Schildknorpels, Platte und Seitenteil des Ringknorpels in ihren oberen Partien. Ebenda aber sitzen nach den wenigen Bildern und Angaben Thosts auch die syphilitischen Verdichtungen. Wie schwierig dürften da die Unterschiede, zum mindesten an nicht tuberkulösen, evtl. gar an carcinomatösen Kehlköpfen zu machen sein!

Aus den besten Arbeiten über die Verkalkung und die Verknöcherung der Kehlkopfknorpel — die Eugen Fraenkel mit eigenen Ergebnissen vergleicht und zusammenfaßt — geht hervor, daß für Gang und Ausbreitung dieser Prozesse außer dem Alter keine ursächlichen Momente in Betracht kommen. Im besonderen lehnt Fraenkel eine Förderung der Vorgänge auf Grund spezifischer Entzündungen oder konstitutioneller Erkrankungen ab. Dieser Gegensatz zu Thost erstreckt sich auch auf die Hilfswirkung der Muskelansätze, die schon von früheren Autoren als ursächlich für die Verkalkung in Anspruch genommen worden war. Der einzige Einfluß, den Eugen Fraenkel der Syphilis allenfalls zugesteht, beruht in der Möglichkeit einer Verzögerung der physiologischen Verkalkung! Ein absolut kalkfreier Kehlkopf eines 17jährigen Jünglings mit Lues congenita tarda zeigte ihm nämlich, daß vom frühesten Lebensalter an bestehende Störungen der Entwicklung einen gewissen hemmenden Einfluß auf die Ossification ausüben können.

Thost hat einige Fälle geschildert, in denen „ohne diese Röntgenbilder eine falsche Diagnose, meist Tuberkulose, gestellt" und „die erst durch die oben geschilderten Merkmale erkannt und völlig geheilt" wurden; aber an ihnen war doch, wie Thost im vorausgehenden Satz selbst zugibt und aus den Krankengeschichten hervorgeht, die Diagnose zum mindesten serologisch zu stellen! Es schien *mir* indessen klinisch von allzu großer Bedeutung, etwa mit einem Schlage aus dem Röntgenogramm die Diagnose ablesen zu können, um an diesem diagnostischen Rat vorüberzugehen. Gemeinsam mit Frau Dr. Granzow habe *ich* die Frage einer Nachprüfung unterzogen. Leider haben wir von den wichtigsten Fällen nur eine kleine Zahl zusammengebracht, weil uns nur 4 Kehlköpfe mit tertiärer Erkrankung zur Verfügung standen. Unter ihnen war keine ausgesprochene Perichondritis, die ich übrigens unter Thosts Krankengeschichten auch nicht fand. Dagegen haben wir von konstitutionellen Syphilitikern im dritten Stadium noch 7 und im zweiten Stadium 6 Aufnahmen erhalten; ferner wurden 36 andere Vergleichsfälle geröntgt, darunter 6 Kehlkopftuberkulosen und 8 Kehlkopfkrebse.

Im Kern ergab sich: Die 4 Kehlköpfe mit florider tertiärer Syphilis wiesen keine auffallend scharfen oder kugelig gestalteten Kalkherde auf. Die Verkalkungen waren überhaupt nicht umfangreich, obwohl 3 Personen im 4. Jahrzehnt standen. Bei einer 21 jährigen waren die fleckigen Verdichtungen der Ringknorpelplatte recht unscharf konturiert, obwohl die Weichteilzeichnung deutlich die Stenose wiedergab. Auch bei einem 36jährigen Mann mit einem nur grobmaschigen Schattennetz im Schildknorpel bestanden mächtige Infiltrate links und hypoglottisch.

Von den 15 Fällen konstitutioneller Syphilis konnten die Kalkherde allenfalls in 3 tertiären Fällen für distinkt genug angesehen werden, um als jenes Zeichen zu gelten; es handelte sich um einen 25jährigen Mann und je eine 35jährige Frau. Die, ganz abnorm, am oberen und vorderen Schildknorpelrande gelegenen Verdichtungen bei einer malignen Rachenlues erschienen uns auch nur wenig klarer umrissen als das recht verwaschene Schattennetz, das über dem ganzen Schildknorpel lag.

Es ist zuzugeben, daß die Tuberkulosen im allgemeinen verschwommene Bilder, vermutlich von den ausgedehnten Weichteilprozessen aus veranlaßt, gaben; aber einen markanten Unterschied konnten wir sonst nicht feststellen. An den Bildern von den Carcinomen — deren Träger durchschnittlich in höherem Lebensalter standen — konnten wir ähnliche Aufhellungen zwischen dunkleren Partien, wie THOST sie angibt, 3mal beobachten; davon handelte es sich aber 1mal um ein Zungengrundcarcinom. Im übrigen glichen sie den Abbildungen THOSTs doch noch nicht ganz.

Unter den sicher nicht syphilitischen Vergleichsfällen verschiedener Art sahen wir eine ganze Zahl schöner, klarer Verkalkungsbilder, von denen 3, die von Patienten im 4. Jahrzehnt stammten, die 3 genannten Fälle von konstitutioneller Syphilis noch übertrafen.

Bei aller Reserve, die wir uns noch mit Rücksicht auf die nur 53 an Zahl betragenden Aufnahmen auferlegen müssen, können *wir* aus ihnen doch folgendes entnehmen: 1. Es liegt in der hochgradigen Verkalkung keineswegs ein regelmäßiges Zeichen der generalisierten oder auch nur der späteren Syphilis vor. 2. Einen pathognomonischen Charakter besitzt das Zeichen nicht. 3. Seine Differenzierung von anderen Knorpelprozessen, insbesondere den physiologischen Veränderungen, ist noch nicht bewiesen; sie ist höchstens in extremen Fällen zu erwarten. 4. Setzen wir seine Treffsicherheit für den Fall perichondritischer Syphilis voraus, so steht die Bedeutung des Zeichens immer noch hinter bakteriologischer, wie hinter serologischer Untersuchung, hinter Probeexcision und -behandlung zurück. Einen wesentlichen Nutzen könnte ich mir auch nur für den Fall einer negativen Seroreaktion und schlechten Ansprechens der Behandlung vorstellen. Die THOSTsche Röntgenzeichnung könnte dann allerdings den Ausschlag dazu geben, uns von der Laryngofissur und der chirurgischen Behandlung der Perichondritis zurückzuhalten und mit einer palliativen Tracheotomie zu begnügen — also eine Entscheidung von weittragender Bedeutung zu treffen.

Auch PFEIFFER möchte auf Grund des Röntgenbildes keine Differentialdiagnose stellen. Seine Auffassung hinsichtlich der Tuberkulose und des Carcinoms deckt sich in der Hauptsache mit der unsrigen; der syphilitischen Verknöcherungsherde THOSTs gedenkt PFEIFFER kaum. Aber in Anerkennung der wertvollen Aufschlüsse, die ihm Röntgenbilder gegeben haben, weist PFEIFFER, wie ich es ebenfalls tun möchte, auf die reiche persönliche Erfahrung THOSTs hin. Sie verpflichtet uns, meine ich, auch fernerhin der Methode in einschlägigen Fällen unser Augenmerk zu schenken. Es bleibe auch nicht unerwähnt, daß bereits THOST darauf hingewiesen hat, daß das Lungenröntgenogramm die Kehlkopfdiagnose in die richtige Bahn lenken kann. Wir werden diese Bedeutung der Lungenmethode noch anläßlich der Luftröhrensyphilis streifen.

Differentialdiagnose. Die Reihe der Erkrankungen, die zu diagnostischen Irrtümern Anlaß geben können, ist beträchtlich größer als im sekundären Stadium. Neben *Gewächs*bildungen kommen *entzündliche Erkrankungen der Weichteile* und *Erkrankungen des Kehlkopfgerüstes,* sowie *mit narbigen Veränderungen ausklingende Prozesse* in Frage; die letztgenannten können wiederum *Folge jener Entzündungen* sein oder *von traumatischen Vorgängen* irgendwelcher Art stammen oder angeboren sein.

Von den *Gewächsen* sind die kleineren mit granulierenden gummös-laryngitischen Prozessen oder mit den sie begleitenden, manchmal auch nach ihrem Abheilen isoliert verbleibenden „Excrescenzen" zu verwechseln. Die größeren Gewächse verlangen eine Unterscheidung von kompakten oder ulcerierten Syphilomen, falls sie das Skelet in Mitleidenschaft gezogen haben, auch von der Perichondritis syphilitica.

Im allgemeinen ist ein Gewächs nur in den Bereich der Betrachtung zu ziehen, wenn die wesentliche Affektion — d. h. die spezifisch erscheinende

Veränderung — eine örtliche Begrenzung zeigt. Das Vorhandensein von mehr als einem Herd schränkt den Kreis der Möglichkeiten schon auf die *gutartigen Kehlkopfgewächse* ein. Von diesen können wir wiederum sagen, daß sie keine Geschwüre zu zeigen pflegen, bzw. eine gut geschlossene höchstens macerierte Deckschicht besitzen. Gestielte Gewächschen sind sicher nicht syphilitisch. Immerhin gibt es Krankheitsbilder, die auch an Geübten zunächst gar nicht an Syphilis denken lassen. Tenzer beschreibt einen derartigen Fall als Pseudopapillomatosis laryngis luetica. Histologisch glaubte Tenzer ein echtes Papillom vor sich zu haben, der Ausfall der Seroreaktion und der Therapie waren für ihn überraschend. Papillome, evtl. Tuberkulose kommen da in Frage.

Pachydermien sind nur dann syphilisverdächtig, wenn ihre Umgebung infiltriert erscheint; auf Geschwürsbildung in ihnen ist weniger Unterscheidungswert zu legen. Die parasyphilitische Pachydermie können wir durch die Probebehandlung nicht herausdifferenzieren. Besteht also Grund, eine Spezifität festzustellen, so kommen wir nicht um eine Probeexcision herum — vgl. dazu S. 674 f. — Sie ist insofern auch gerechtfertigt, als sich hinter Pachydermien ebensogut wie eine Lues Tuberkulosen oder incipiente Carcinome verstecken können, jene häufiger an der Hinterwand, diese an den Stimmbändern.

Polypen- und papillomähnliche „Zutaten" eindeutiger syphilitischer Larynxaffektion lassen sich nur ex juvantibus oder mikroskopisch als parasyphilitisch erkennen. Solche Bildungen entpuppen sich oft genug selbst als syphilitisch.

Von *bösartigen Gewächsen* kann ein flächenhaft angelegtes, wenig hyper- und parakeratotisches *Carcinom* einer Stimmlippe schon durch seine Einseitigkeit Bedenken einflößen. Immerhin gibt das bröckelig, zapfige Aussehen und vor allem die beachtliche Bewegungsbeeinträchtigung in der Regel den richtigen Hinweis. Auch zeigt das Carcinom schon in kurzer Beobachtungszeit ein viel gleichmäßigeres, jedenfalls nicht wechselvolles Verhalten. Das letzte Moment wird auch an größeren Carcinomen auffallen. An den inneren, den Stimmband-Carcinomen sind die angeführten Eigenschaften und dazu die Derbheit gewöhnlich schon über den Zweifel hinaus entwickelt. Die subglottischen können aber die Aufgabe der Unterscheidung sehr erschweren, da der eigentliche Tumor oft weniger sichtbar ist als die oberhalb desselben befindliche succulente Schwellung — die sich beiderseits entwickeln kann — und die Bewegungsstörung auf eine Perichondritis bezogen wird. Hinsichtlich der Bewegungsstörung schwankt dann unter Umständen die Überlegung zwischen carcinomatöser Beeinträchtigung der Nervi recurrentes und syphilitischer Lähmung.

Häufiger und leichter der Fehldiagnose ausgesetzt sind die großen Krebse der Plica aryepiglottica und der Epiglottis — die kleinen bekommt man eigentlich nie zu Gesicht — [Fälle von Scheier-Weinstein, Coupard-Fauvel (s. Mauriac)]. Der wallartige Kamm um das Zerfallsgebiet, Gestank und Freiliegen des Knorpels, zerklüfteter Geschwürsgrund und Gleichmäßigkeit des dicken Infiltrates um das Geschwür, sind ganz brauchbare Unterscheidungsmittel im Sinne des Krebses: Mauriac hat wohl bis zu einem gewissen Grade mit der Ansicht Recht, daß beim Carcinom die Wucherung einen höheren Grad annimmt als bei der Syphilis. Auch der Griff nach den Lymphknoten lohnt sich dieser Lokalisation des Krebses gegenüber, da die Syphilis des Kehlkopfes nur inkonstant und relativ wenig derbe Vergrößerungen derselben hervorruft. Ausgesprochenere Fälle brauchen wir nicht in Erwägung zu ziehen. Nur hinsichtlich der Kachexie sei nicht vergessen zu sagen, daß eine solche bei schweren syphilitischen Prozessen in ganz gleicher Weise wie bei bösartigen Blastomen sich entwickeln kann. Darauf wies recht ausführlich und deutlich schon Voltolini hin. Sie weicht besonders schnell dem Einfluß der Therapie. — Auffallende Schmerzlosigkeit ist auch Carcinomen eigentümlich.

Die carcinomatösen Perichondritiden bieten kaum andere Merkmale wie die für das Carcinom überhaupt genannten Symptome gegenüber den syphilitischen Perichondritiden. Im Vorkommen von Blutungen — möchte ich gegenüber anderen Autoren behaupten — scheinen sie ihnen nichts voraus zu haben.

Man hat, von absolut sicheren Fällen abgesehen, die Pflicht, zur Probeexcision zu greifen, schon um den optimalen Operationszeitpunkt nicht zu versäumen. Über sie, über die Probebehandlung und die Wa.R. haben wir uns schon oben geäußert.

Eine besondere Stellung nehmen die ungewöhnlichen, noch geschlossenen bösartigen Gewächse ein. Zu ihnen gehören *submucöse Carcinome* und *Sarkome*, beides seltene Ereignisse. Vom Vorhandensein von Metastasen abgesehen bleibt uns nur die Probeexcision übrig, um sicher zu gehen. *Ich* sah mich in einem Falle genötigt, zu diesem Zwecke die Laryngofissur vorzunehmen, weil ich mit der Excision noch kein einwandfreies Stück von dem harten Tumor hatte herausschneiden können, der im übrigen von glatter, roter Schleimhaut bekleidet war. Nur seropositive Fälle mit schneller Antwort auf die Probebehandlung erübrigen diesen Eingriff. Derartige Halbseitentumoren sind von UCKERMANN beschrieben; *ich* habe einen fast identischen Fall in Erinnerung. Von schwierigen Unterscheidungen der innerhalb der aryepiglottischen Falte und der im Taschenband entwickelten Blastome, insbesondere von Sarkomen, berichten GERBER und ihm zufolge auch SEIFERT und JURASZ. Auch der Fall 2 JANULLIS, der eine geschlossene stenosierende Perichondritis thyreoidea mit diffuser Verdickung des Knorpels nach außen hin war, soll täuschend einem Sarkom geglichen haben.

Eine eigenartige Form von Kehlkopfgeschwülsten wäre noch zu Verwechslungen mit gummös infiltrativen Formen geeignet, die sog. *Amyloidtumoren.* Im Schulfall sehen sie allerdings glasig, goldgelb und durchscheinend aus und sind holzhart, aber nach SEIFERT können diese Eigenschaften auch einmal fehlen. Sie ulcerieren nicht (BLUMENFELD). Von unserem Standpunkt aus verdient die Kombination eines amyloiden Herdes an der Hinterwand und eines sicheren Stimmbandcarcinoms im Falle BECK-SCHOLZ einiges Interesse.

Unter den *entzündlichen Erkrankungen* des Kehlkopfes stehen nur chronische Prozesse zur Erörterung. Natürlich kann man annehmen, daß auch einmal *akute Ödeme* das ganze Bild verschleiern können. Zu einer Täuschung darf dieser Fall aber nicht führen; denn auch für akute Ödeme ist stets nach der Ursache zu forschen. Eine fortlaufende Beobachtung ist erforderlich; sie wird bald die Sachlage klären helfen.

Die einfache hypertrophisch chronische Laryngitis ließe sich mit diffusen, syphilitischen Infiltrationen besonders an Epiglottis und Subglottis verwechseln. Auch eine mit trockenem Sekret und Pachydermie verlaufende Laryngitis chronica erregt Aufmerksamkeit nach dieser Richtung. Außer allen anderen Hilfsmitteln nutzt hier am meisten die Beobachtung. Die „Simplex" zerfällt nicht und ist selten so lebhaft gefärbt, wie gewöhnlich die Syphilis. Die Färbung ist aber ebensowenig ein zuverlässiger Anhaltspunkt wie ein passageres Auftreten: Die syphilitische Schwellung kann sich ebensowohl lange Zeit halten, wie die Simplex bald abschwellen kann. Auf eine torpide hyperplastische Laryngitis in diffuser oder auch distinkter, evtl. zu ausgesprochenen Geschwülsten gesteigerter Form, sowie auf eine hyperplastisch-sklerosierende Laryngitis, die besonders *subchordal* sitzen und zu hochgradiger Stenose führen kann, hat GRÜNWALD (s. Lehrbuch) aufmerksam gemacht. Neben dem Ausfall der Therapie legte Grünwald auch Wert auf die Probeexcision. Wenigstens hebt er als charakteristisch für die erste Gruppe hervor, daß die Infiltratzellen wesentlich aus der lymphoiden Gruppe stammten und Endo- sowie Perithelveränderungen sich fänden.

Rote, subglottische Wülste begegnen uns auch in der typisch symmetrischen Form sowohl bei *pseudocroupösen Infektionen*, — die aber doch einen ganz anderen Krankheitsverlauf zeigen — als bei *leukämischen Zuständen*. Solche sind dann auch schon z. B. von Specht zunächst für syphilitisch gehalten worden. Da sie beständig sind, unversehrt bleiben, wie auch zerfallen können, so muß man an diese Möglichkeit denken und sie nachprüfen. Jüngst habe *ich* ein einseitiges leukämisches Stimmlippeninfiltrat gesehen, das höchst syphilisverdächtig aussah. Ganz selten kommen auch isolierte, fleischige Infiltrate bei *Mycosis fungoides* [Fall Silbiger, am rechten Taschenband] vor; andere Haut- und auch Schleimhautherde weisen dann auf den Zusammenhang hin.

Auch an den *Pemphigus vegetans* wird man hie und da zu denken haben, weil Narbenbildung und Schrumpfung — besonders an Epiglottis (s. Haardt) — sowie Auflockerungen der Hinterwand in seinem Verlauf vorkommen können. Die Schmerzhaftigkeit, die meist in Erscheinung tritt, kann ausbleiben. Aber andere ausgesprochene Herde oder Blasenbildungen sind dann bei dieser protrahierten Affektion doch irgend einmal zu beobachten.

Allen geschlossenen Infiltraten gegenüber ist der Verdacht auf die *Tuberkulose* berechtigt. Diese Krankheit eröffnet nun überhaupt ein weites Gebiet der Trugschlüsse. Vermag sie doch, nicht bloß den diffus-infiltrativen, sondern auch den gummös-ulcerösen, den perichondritischen Formen, den Excrescenzen und den syphilitischen Narben ähnliche Prozesse zu erzeugen!

Selbst unter der vulgären Tumorform [1] kann die Tuberkulose auftreten. John Noland Mackenzie führt neben einem eigenen Fall dieser Art mehrere der Literatur von renommierten Autoren, wie Morell Mackenzie, Schnitzler, Percy Kidd an.

Es lassen sich wiederum eine Zahl von Merkmalen anführen, die in ihrer Typizität der Tuberkulose eigentümlich sind. Aber ausnahmsweise können sie auch syphilitische Produkte auszeichnen. Die Gesamtfarbe der Schleimhaut ist bei der Tuberkulose viel häufiger blaß als bei Syphilis, die Sekretion ist viel reichlicher, die Geschwüre besitzen den bekannten flacheren Charakter mit fetzigen, dünnen, überhängenden Rändern, der entzündliche Hof um sie ist nur mangelhaft oder fehlt, käsige Massen von trockenem Aussehen liegen auf den Geschwüren. Aber das trifft im großen und ganzen nur im Vergleich der leichteren Fälle zu. Eine schwere Syphilis, besonders die perichondritische Form, kann ebenfalls diese Eigenschaften haben. Andererseits kommen durch Husten stark gereizte und überhaupt lebhafter reagierende Kehlköpfe auch unter der Tuberkulose vor. Die Miliargummen der Umgebung von gummösen Geschwüren sehen, wie Neumann sagt, kaum anders aus als Miliartuberkel. Aber diffuse graue bis gelbe submucöse Stippchen, besonders wenn sie wie dicht gesät auf nicht zerfallenem, infiltriertem, ja noch blassem Gebiet stehen — an der Epiglottis ist das Bild recht deutlich zu beobachten — möchte ich mit Lang doch für fast einwandfreie Tuberkulose erklären. Neumann verlangt in solchem Falle noch das Vorhandensein einer Tuberkulose anderen Orts. Ich glaube, wie Mauriac, freiliegende reichliche Granulationen, sowie pseudopapillomatöse Bildungen überwiegend bei tuberkulösen Erkrankungen des Kehlkopfes gesehen zu haben. Diese Ansicht teile ich mit Grünwald; Gerber kann sich ihr „nicht ohne weiteres" anschließen. Auch die alte Gerhardtsche Angabe hat sich

---

[1] Es ist also hier nicht die pseudopapillomatöse Form der Tuberkulose gemeint.

einigermaßen bewährt, daß isolierte infiltrativ-ulceröse Prozesse mit Vorliebe die Hinterwand bei Tuberkulose, die Epiglottis bei Syphilis befallen. Vielfache Geschwüre an Stimm-, Taschenbändern und Ventrikeleingang geben schon häufig ein Rätsel auf, ob Tuberkulose, Lues, Grippe oder gar nur eine katarrhalische Affektion vorliegt? Aber dem Anblick nach in der Regel gar nicht von einander ätiologisch zu trennen sind die spindeligen Infiltrationen der Stimmbänder und jene wulstigen subglottischen Infiltrate. Gerade die „Übergangsformen", die Zuständen zwischen II. und III. Schulstadium entsprechen, bereiten daher Schwierigkeiten (PIENIACEK).

Selbst die Perichondritis syphilitica kann dem Haupttyp immer unähnlicher und damit einer tuberkulösen ähnlicher werden, je schlaffer und verfallener das Individuum ist. Um so leichter fällt die Verwechslung, als beide Erkrankungen die Giesbeckenknorpel bevorzugt befallen und in beiden Fällen sich die Infiltration vielfach die aryepiglottischen Falten hinüber zu dem selbst infiltrierten Kehldeckel zieht. Immerhin stimmt im allgemeinen VOLTOLINIs Angabe, daß eine bleich durchscheinende Schwellung der Aryknorpel für Tuberkulose spreche. Manchmal leitet das Sternenmuster der Miliartuberkel auf blassem Grund wohl zur richtigen Diagnose, aber viel wichtiger ist es, den Verdacht auf die Syphilis herauszulesen. Hier sind wir auf die weiteren Hilfsmittel angewiesen (PIENIACEK). Temperaturerhebungen haben nur begrenzten Wert, weil sie von der Lungenerkrankung abhängig sein können, dürfen aber deshalb gleich anderen Wahrscheinlichkeitsmomenten für die Diagnose nicht außer acht gelassen werden. Die Syphilis kann aber auch an sich Fieber erzeugen, was in den sogenannten malignen Formen der Fall ist. Die Syphilis kann auch zur Kräfteerschöpfung, Abmagerung und Anämie führen — wir verweisen auf die Besprechung der Kachexie unter Carcinom. Andererseits verlaufen tuberkulöse Infektionen recht schwer, wenn sie konstitutionell nicht disponierte Individuen treffen, so daß auch der Habitus des Kranken uns nur Anhaltspunkte gibt, die vorsichtig zu verwenden sind. Körperfülle kommt allerdings bei inveterierter Syphilis weit öfter vor als bei einer Phthise (v. CUBE), Tuberkulose indes auch bei dicken und kräftigen Menschen (VOLTOLINI).

Die Differenzen in der Stimme, d. h. Säuferstimme pro lue, Heiserkeit und Stimmlosigkeit pro tuberculosi, mögen an ganz ausgesprochenen Fällen wohl einmal zutreffen (MYGIND, HORNE, JOHN NOLAND MACKENZIE) — aber mit solchen Unterscheidungen bewegt man sich auf schwankendem Boden. Auch die Regel größerer Schmerzhaftigkeit der Tuberkulose wird manches Mal pro et contra durchbrochen.

Warum aber solange kein Wort über die Tuberkulose der Lungen? Einmal ist diese Untersuchung ganz selbstverständlich, da nur eine absteigende (BLUMENFELD sagt aufsteigende dafür) Kehlkopftuberkulose bekannt ist; massive Fälle in unzweideutiger Übereinstimmung mit dem laryngoskopischen Befunde bedürfen keiner Differentialdiagnose. Zum anderen aber ist die Lungentuberkulose so verbreitet, daß auch ein Patient mit einem Lungenherd eine Kehlkopfsyphilis erwerben kann. Deshalb soll man den Kehlkopf erst mit sichtendem Auge beurteilen lernen, soll daran denken, daß eine Kehlkopftuberkulose sich früher bemerkbar machen kann als der ursprüngliche Lungenherd einigermaßen nachweisbar wird.

Nach dieser Vorbemerkung müssen wir die Mittel der ätiologischen Diagnose in ihrem Wert für die Kehlkopfdiagnose durchgehen:

Vorausgeschickt sei, daß der physikal-röntgenologische Lungenbefund insofern die Erkennung der Syphilis fördern kann, als Lokalisationen an der Wurzel und der Basis die Überlegung schon von der die Gedanken auf die Tuberkulose bahnenden Macht des Allgemeineindruckes, des Hustens und des — selbst bei

Lungensyphilis — bluthaltigen Auswurfs befreien. Voltolini hatte seinerzeit geglaubt, eine Tuberkulose diagnostizieren können, wenn schleimig-eitrige Massen den Kehlkopfeingang derart ausfüllten, daß sie dem Untersucher gleichsam entgegenpurzelten. John Noland Mackenzie sagte dem Atem der Tuberkulösen einen ausgesprochen süßlichen Geruch nach. Diese Angaben sind bemerkenswerte Momente der Erfahrung — aber geeignet, irre zu führen. Gleichzeitige Halslymphknotenschwellungen im Sinne einer tuberkulösen Natur des zweifelhaften Leidens auszulegen, ist auch nicht gerechtfertigt. Thost geht soweit, zu sagen, daß ihr Vorhandensein Larynxtuberkulose nahezu ausschließt.

Thost, Schroeder, Lorenz u. a. haben mit Recht betont, daß es nicht nur darauf ankommt, ob ein Lungenbefund vorliegt, sondern auch darauf, welcher Art er ist. Schroeder waren unter 51 Patienten nicht weniger als 3 Fälle von Kehlkopf- und Lungensyphilis fälschlich als Kehlkopf- und Lungentuberkulose zugesandt worden!

Der Auswurf nun soll das Mittel sein, das durch die Färbung auf Tuberkelbacillen entscheiden soll; B. Fraenkel (s. Grabower) riet sogar, bei Mangel an Sputum, von den Geschwüren Sekret abzukratzen, und Strandberg hält es für angezeigt, bis zum Tierversuch in der Untersuchungsfolge zu gehen. *Ich* vermag der bakteriologischen Untersuchung Vorteile vor der Lungenuntersuchung nur in denjenigen Fällen beizumessen, in denen 1. der Lungenbefund negativ ist und 2. das Sekret sicher vom Geschwür nativ gewonnen ist. Unter diesen Bedingungen ist die Tuberkelbacillensuche angezeigt und bedeutungsvoll. — Das trifft natürlich nicht die selbstverständliche Notwendigkeit, sich über die Bacillenausscheidung seitens der Lungen stets zu unterrichten. — Durch die gleichzeitige Verfolgung der syphilitischen Spur hüte man sich vor der Fehldiagnose auf Grund des Bacillenbefundes! Bisi berichtet von einer solchen.

Wesentlicher würde der Nachweis von Spirochaetae pallidae sein, da die Kehlkopfsyphilis im Gegensatz zur Tuberkulose gewöhnlich ohne Lungenerkrankung verläuft. Texier will sie in seltenen Fällen von Perichondritis im Auswurf gefunden haben, Schroeder u. a. ist das niemals gelungen.

Ganz augenfälligen Wert besitzt aber die histologische Untersuchung etwa dem Auswurf beigemischter Gewebsbröckel. v. Cube ist es gelungen, in solchen trotz der nekrobiotischen und eitrig durchsetzten Randpartien noch entzündliche Herde zu entdecken, die makro- und besonders mikroskopisch fast eindeutig syphilitisch verändertes Lungengewebe zeigten.

Hervorragende Lungenfachärzte wie Bandelier und Röpke reden nun der immunbiologischen Differenzierung das Wort! Die Tuberkulinprobe wäre auch verführerisch, weil sie eine Herdreaktion gibt. Aber in dieser liegt ja gerade die Gefahr, die alle Laryngologen nach vielfacher Erfahrung fürchten. Seifert lehnt sie schon um der Ödemgefahr willen ab. Dahin ist wohl auch Bronners mit Rücksicht auf das Notwendigwerden einer Tracheotomie erfolgte Warnung zu verstehen. Und doch wollen Bandelier und Röpke niemals eine Propagation oder dauernden Schaden am Kehlkopf gesehen haben; sei Zerfall eingetreten, so habe er nur Herde betroffen, die ohne ihn nicht hätten heilen können. — Bis zum Einsetzen der Herdreaktion dauert es in der Regel doch eine Weile. Das ist ein Faktor, den Strandberg als umständlich beanstandet, und in welchem die Tuberkulinprobe also entgegen Bandeliers und Röpkes Meinung auch nicht der Therapie ex juvantibus überlegen ist, außerdem kommt es inzwischen zu Hautstichinjektionen — es kommt ja der Herdreaktion halber nur die subcutane Methode in Frage —. Auf diese pflegen aber nach Schroeder tuberkulöse Syphilitiker oft stark zu reagieren, z. B. mit Hautnekrosen und Lymphknotenentzündungen. Wie wäre diese Möglichkeit in den durch sie gefährdeten Fällen zu umgehen? Zuletzt ist zu berücksichtigen, daß der Lungen-

herd vor dem Kehlkopfherd reagieren kann. Dann sind die Injektionen auszusetzen, ohne daß sie uns gefördert haben; in dubio wurde dem Patienten
noch geschadet.

So könnte ich mich nicht einmal entschließen, in monosymptomatischen
specificoresistenten Fällen diese Mittel zu empfehlen. BANDELIER und RÖPKE
sahen seine Verwendung bereits bei Kontraindikation von Salvarsan und
zweifelhafter Mischinfektion für erforderlich an. Dann würde ich lieber die
gesamte übrige Tuberkulosetherapie als weitere Hilfe bevorzugen. (Dabei
will ich nicht unerwähnt lassen, daß WATSON WILLIAMS die allgemeine Körper-
ruhe [mit Ruhestellung des Kehlkopfes?] für ein Unterscheidungsmittel der
Tuberkulose, allerdings gegenüber gewächsigen Prozessen hält. Die Besserung
der Beweglichkeit spreche für die Tuberkulose).

Was ich von Probeexcision und Probebehandlung halte, habe ich bereits oben
gesagt (s. S. 674 f.). Mit Rücksicht auf die Ungewißheit, ob ein syphilitischer
oder ein tuberkulöser Organismus getroffen wird, muß ich nach SCHROEDERs
Erfahrungen hier nur noch den Rat geben, sich auf milde Hg-Jod-Gaben zu
beschränken und gleichzeitig kräftig für die Hebung des Allgemeinbefindens
zu sorgen. Originalität darf die Form der Therapie ex juvantibus beanspruchen,
die aus der Reinigung der Geschwüre durch Adstringierung mit 10% Lapis
gegenüber der fehlenden oder allenfalls schädlichen Beeinflussung tuberkulöser
Geschwüre durch diese Maßnahme die syphilitische Ursache erschließt (THOST).
Eigene Erfahrungen stehen mir darüber nicht zur Verfügung.

Die fibröse, relativ gutartige Form der Tuberkulose, die *Lupus* genannt
wird, beansprucht seltener unsere Unterscheidungskunst. Sind doch gewöhnlich alte oder neue Erkrankungsherde in den höheren Gebieten der Luftwege
vorhanden, deren Erkennung wenig Schwierigkeiten bietet. Allein die lupöse
Einschmelzung der Epiglottis kann der vernarbenden Syphilis an dieser Stelle
recht ähneln. Pflegt sonst die Tuberkulose höchstens in vorgerücktem Stadium
in der Weise wie die Syphilis (s. TÜRCK) den Kehldeckel in breiter Front abzu-
schmelzen, so tut das doch öfter der Lupus. Ist er geschwürig, so ist das Merk-
wort LITHGOWs nicht schlecht: „Syphilis bites, Tuberculosis nibbles." Ist er
narbig-körnig, so kann die Aufgabe an isoliertem Herde schwer sein, im Anblick
Unterschiede auszumachen. Der bräunliche, leicht glasige Charakter der Lupus-
knoten schien mir im Kehlkopf nie deutlich zu sein. So verstehe ich auch, daß
LEWIN des Lupus vulgaris als Gegenstand des Irrtums gegenüber seinem kleinnodulösen Syphilide gedenkt. Den wesentlichen durch die Zeit der Beobachtung
gegebenen Unterschied hebt er zwar prägnant mit dem Satz hervor, daß „eine
Syphilis in wenigen Monaten auf der Schleimhaut des Kehlkopfes mehr Zerstörungen anrichte als der Lupus innerhalb mehrerer Jahre zu erzeugen imstande
sei", aber dahin darf es doch der Diagnostiker nicht kommen lassen! Die narbigen
Umwandlungen erreichen indessen beim Lupus selten solche Ausdehnung und
Straffheit wie bei der Syphilis, so daß ihre intensive Ausbildung praeter propter
für diese Erkrankung verwendbar ist. Gewöhnliche Tuberkulosen hinterlassen
Narben nur in Ausnahmefällen, und diese pflegen zart zu sein. Auch segel-
förmige Verwachsungen bedeutenderen Umfanges zwischen den Stimmapparaten
bringt nach G. SCHROEDER nur die Syphilis hervor.

Der *Lupus pernio*, ein Tuberkulid, ist ebenfalls schon in differentielle Erwägung gezogen (RASSMANN). Doch tritt es im Kehlkopf wohl kaum auf, ohne
vorher Haut- oder Rachenherde hervorgerufen zu haben. Die Spezifität der
Schleimhautefflorescenzen wird in der Regel histologisch im Probestück nachgewiesen.

Gibt es nach dieser Darstellung kaum ein im engeren Sinne klinisches
Symptom, das für sich allein pathognomonisch wäre, so ist die Diagnose im

allgemeinen doch nicht so schwer zu stellen, als es nach diesem Für und Wider erscheinen könnte. Aber SCHRÖTTERs These, daß „die größte Anzahl der Fälle ohne Zweifel mit aller Bestimmtheit auseinanderzuhalten sei oder vielmehr, daß eine Differentialdiagnose gar nicht in Betracht komme", geht entschieden zu weit. Das besagen schon die Fehldiagnosen, welche anerkannte Autoritäten, ich nenne SCHNITZLER, HAJEK, GERBER, VOLTOLINI, für gut genug befanden, um sie im Schrifttum niederzulegen. Tatsächlich wird es fast immer gelingen, aus dem Gesamtbild die richtige Diagnose zu stellen; eine Unfehlbarkeit besitzt die laryngoskopische Diagnostik jedoch nie, mag das einzelne Gebilde, etwa ein Geschwür [1], noch so typisch erscheinen.

Die Sicherstellung der syphilitischen Ätiologie für eine *Perichondritis laryngea suppurativa*, hinter der sich keine Tuberkulose und kein Carcinom verbirgt, soll möglichst schnell geschehen; denn würde es andernfalls sich um eine *unspezifische „idiopathische", pyogene Perichondritis* handeln, so ist im Gegensatz zur Syphilis eine chirurgisch aktive Behandlung auf der Stelle angezeigt. Den Leitfaden gibt, wenn wir uns von der Syphilis abwenden müssen, wesentlich die Anamnese (s. HINSBERGs Monographie): Gewöhnlich sind vorausgegangene akute Infektionskrankheiten, örtliche Eiterungsherde der Ausgangspunkt der Metastase am Kehlkopfknorpel oder Fremdkörper, die der Erinnerung sowohl, wie der Besichtigung verloren gegangen sind, verschafften den Eitererregern örtlich die Eintrittspforte. Schlimmstenfalls kann die Vorgeschichte im Stich lassen; so gut wie niemals läßt sich dem Kehlkopfspiegelbild eine Gewähr für einen unspezifischen Charakter der Perichondritis entnehmen.

Dagegen merkwürdige Infiltrate des Kehlkopfes mit Bewegungsstörung und Perichondritiden hat uns die neue Zeit *im Gefolge von überdosierten Röntgenbestrahlungen* kennen gelehrt. Sie können, soweit ich sah, nur entfernt an Syphilis denken lassen. Es sind subglottische Infiltrate, Verdickung der Stimmbänder, der Taschenbänder bis hinauf in die aryepiglottischen Falten bei meist freier oberer Kehlkopfpartie; gewöhnlich von gelblicher Farbe erwecken sie einen derben Eindruck. Auf ihrer Oberfläche, insbesondere den Stimmbändern, springt die Zeichnung einer Anzahl erweiterter, zum Teil variköser Gefäße ins Auge. Ein eigenartig zäher Katarrh begleitet diese anscheinend lange Zeit ohne Verschwärung verlaufende Laryngopathie. Außerdem sind teleangiektatische und evtl. skleromatoide Veränderungen der Halshaut dabei konstant zu finden.

Feste Narben mit der Neigung, sich stark und zirkulär — meist exzentrisch — zusammenzuziehen, ruft das *Sklerom* hervor.

Da diese Entzündung gleichzeitig derbe Infiltrate setzt, die gern subglottisch und symmetrisch liegen, besteht die Möglichkeit einer Vertauschung mit narbigen oder callösen syphilitischen Formen bzw. Stenosen. Ein grundsätzlicher Unterschied von der Syphilis besteht im Fehlen von Geschwüren; deshalb trifft man auch keine Lochnarben beim Sklerom. Gelbliches oder graurotes, blasses und trockenes Aussehen, Fehlen der Succulenz (SCHRÖTTER), haben auch viel für Sklerom für sich. Erleichtert wird die Erkennung durch fast regelmäßige, recht typische, skleromatöse Erkrankungen der Nase und des Rachens. Gesichert wird die Diagnose durch positives Ergebnis der Probeexcision quoad MIKULICZ-Zellen, durch Nachweis der FRISCHschen Bacillen innerhalb des Gewebes durch Kulturverfahren (KLESTADT), sowie durch die Seroreaktion nach GOLDZIEHER-NEUBER u. a. (s. QUAST).

Infiltrate der *Lepra* ziehen v. SCHRÖTTER und v. ZIEMSSEN ebenfalls in den Kreis der Differentialdiagnostik. Nie aber fehlen, soweit ich mich unterrichten

---

[1] Über diese Frage des durchaus charakteristischen Aussehens desselben haben sich denn auch Autoritäten, z. B. TÜRCK, VOLTOLINI, v. ZIEMSSEN, nicht einigen können.

konnte, bei dem Aussatz die typischen Eruptionen der Haut oder der Nervenaffektionen. Beispielsweise verhält es sich an einer Reihe von WOLFF in Madeira
laryngologisch festgestellter Lokalisationen so. Nicht anders steht es mit den
schönen autoptischen Beschreibungen BERGENGRÜNs aus Riga. Die HANSEN-
schen Bacillen sind überaus leicht aus dem Nasenschleim darzustellen. Gelbe,
derbe Knoten in einem enorme Konstriktionsfähigkeit besitzenden Gewebe
sah *ich* einmal den Kehlkopf in einer Weise deformieren, wie das wohl nur
Sklerom, Lepra und eben die Syphilis vermögen. Es handelte sich um eine
Xanthomatose. Aber die Nennung des Namens besagt schon, daß das Leiden
durch andere Herde kaum einen Zweifel über seine nicht syphilitische Natur
lassen wird.

Hinsichtlich des chronischen *Rotzes* sei auf den Abschnitt Luftröhre verwiesen.

Der fälschlichen Beurteilung einer *Sporotrichose* als Syphilis legte ZANGE
(1910) viel Wert bei. In der ausführlichen (1912 erschienenen) Monographie
von DE BEURMANN und GOUGEROT finde ich nur 4 Fälle mit klinischen Kehlkopfaffektionen angegeben. Bei einer sehr schmerzhaften Erkrankung war die
Kehlkopfschleimhaut mit papillomatösen Massen bedeckt, ein andermal bestand
eine Laryngite sporotrichosique végétante; im übrigen handelte es sich um
hartnäckige, sehr lästige, unspezifische Katarrhe. Alle Patienten waren von
früher als sporotrichotisch erkrankt bekannt. Trotzdem also anscheinend nur
den sekundären Erscheinungen oder Übergangsformen der Kehlkopfsyphilis
ähnliche Bilder beobachtet sind, erwähne ich jene Pilzkrankheit an dieser Stelle,
weil im Frühstadium andere Symptome beider Krankheiten die Unterscheidung erleichtern dürften, im Spätstadium aber eine Kombination einer
die Schleimhaut des Kehlkopfes betreffenden Erkrankung mit sporotrichoti-
schen Gummen der Haut oder mit Knochenerkrankungen eher auf die irrige
Fährte lenken könnte. In einem der Berichte entwickelte sich nämlich die
Laryngitis in Gestalt karminfarbener Punktierung auf blasser Schleimhaut
ganz isoliert, ein Vorkommnis, das ohne die Vorgeschichte kaum jemand auf die
richtige Diagnose bringen kann. Die wesentlich auf den Nachweis der Erreger
gegründete Diagnose in allen ihren Teilen muß an anderer Stelle nachgelesen
werden. Nur der Hinweis sei gestattet, daß spontanes Verschwinden den Erscheinungen der Syphilis eigentümlich ist und ein prompter Rückgang hartnäckiger sekundären Syphiliden gleichender Affektionen auf Jodgaben mehr an
Sporotrichose denken läßt.

Zuletzt werden uns rein *narbige Prozesse* noch vorausgegangene *Verätzungen
oder Verbrühungen* in Betracht ziehen lassen. Dabei ist es aber fast nie ohne
Veränderungen im Mund- und Rachenhöhle abgegangen, und ein Grund zum
Verschweigen der spontan gegebenen Vorgeschichte besteht fast nie.

Wichtiger sind die Folgen echter Diphtherie. Es gibt nur einen Prozeß,
schreibt THOST (V.), wo zum Verwechseln ähnliche Narbenbildung sich zeigt —
das ist die Nekrose bei Diphtherie. Wenn sich ganze Schleimhautteile nekrotisch abstoßen, bilden sich weißglänzende, strahlige Narben wie bei Lues.
KÜMMEL u. a. hätten auch darauf hingewiesen. Die Katamnese bzw. die Seroreaktion geben wohl hier den Ausschlag.

Eine seltene *Mißbildung* welche die Lebensfähigkeit nicht behindert, ist
die teilweise Verwachsung der Stimmbänder. Auch sie kann bandartige bzw.
fellartige Membranen hervorbringen, so daß eine genaue Erforschung nach
syphilitischer Genese angebracht ist. Von dieser Mühe befreit uns auch nicht
die Bürgschaft für eine seit Geburt bestehende Stenose. Die Stenose könnte
sich ja aus einem kongenitalen Kehlkopfherd entwickelt haben, wenn auch
eine derart isolierte Erkrankung außerordentlich seltsam zu nennen wäre!

Geben wir dem Diagnostiker diese Erwägungen an die Hand, so erwächst uns noch die Pflicht, auf die Wechselbeziehungen hinzuweisen, welche zwischen der Syphilis und den beiden häufigsten Differentialleiden, dem Carcinom und der Tuberkulose, bestehen. Von ihnen sind diejenigen zum Krebs so gut wie einseitig.

Wechselbeziehungen von Syphilis und Krebsbildung. Das Geheimnis um die Entstehung des Krebses führte, man möchte fast sagen naturgemäß, gute Beobachter schon vor längerer Zeit auf die Vermutung, daß eine syphilitische Erkrankung den Boden für die bösartige Neubildung vorbereiten könne. Unter anderen hatte auch Gerhardt dem Ausdruck gegeben.

Den umgekehrt eingestellten Gedanken, daß sich ein syphilitischer Herd um die verborgenen Keime eines Carcinoms angesiedelt hat, fand ich nur einmal von Lieven ausgesprochen.

Esmarch hatte einmal die Theorie aufgestellt, daß die sarkomatöse Gewebsneubildung mit der Neigung der Syphilis zur Proliferation des interstitiellen Gewebes in Zusammenhang zu bringen sei. Er war sogar der Meinung, daß sich diese erworbene Disposition über Geschlechter hinaus als latente Krankheitsanlage erhalten könne; es sei noch zu erwägen, ob nicht ein ähnlicher biologischer Werdegang für das Carcinom in Frage komme, nachdem die Syphilis auch zu atypischen Epithelwucherungen Anlaß gebe und eine Anzahl von Epithelwucherungen vererbbar seien! Schmidt-Meyer gaben in Erinnerung der Esmarchschen Auffassungen der Mutmaßung Raum, daß an eine biologische Wirkung der syphilitischen Toxine etwa in Art der Para- *(d. h. Met-, Verfasser)* Syphilis zu denken sei.

Derartige Hypothesen müssen heute hinter positivem Wissen zurücktreten. Zusammenhänge, wie die skizzierten, kennen wir von Krebsen der Haut, der Nasenschleimhaut, der Zungenschleimhaut und anderen Körperstellen her. Experimente haben die Anschauung von der auslösenden Wirkung dauernder Reizung verschiedenster Art auf ein infiltrierendes Epithelwachstum gestärkt. Was aber den Kehlkopf anbetrifft, so ist das Herauswachsen eines Carcinoms aus einem syphilitischen Geschwür mikroskopisch noch nicht ad oculos demonstriert worden. Es ist auch noch nicht der Beweis geführt worden, daß aus einer solchen — histologisch fixierten — „Symbiose" post therapiam das Carcinom zurückblieb. Solange die plausible Annahme des Zusammenhanges nicht mehr gefestigt ist, sind wir berechtigt, für einen Wahrscheinlichkeitsbeweis zum mindesten zu fordern, daß 1. eine peinliche Übereinstimmung der Lokalisation beider Erkrankungen vorliege und 2. der Entzündungsherd einen chronischen Charakter besessen hat. Beide Bedingungen werden aber, soweit ich die Originale, z. B. Keimers Mitteilungen kenne, und, soweit ich Seiferts Zitaten entnehme, in der Kasuistik für einen strengen Kritiker nur mangelhaft oder doch in ungleichem Maße erfüllt. Wie leicht geben verlockende Bilder zu vorzeitigen Behauptungen Anlaß! Ich denke z. B. an einen Fall von Gouguenheim und Glover. Sie schildern, wie eine derbe weiße Brücke vom Kehldeckel zum linken Gießbeckenknorpel hinüberziehe und dabei ein großes, halbseitiges, ulceriertes Carcinom überdecke!

Da zeigen einige Fälle, Ledermanns und Carnevale-Riccis schon einen innigeren Kontakt. In beiden Fällen Carnevale-Riccis, die recht alte Männer mit konstitutioneller Syphilis betrafen, erwies die histologische Untersuchung am Leichenpräparat die intimste Nachbarschaft ausgedehnter chronischer Entzündungsprozesse mit einem jungen Cancroid. Indes ist die einwandfreie Beweisführung für die Spezifität des Granulationsgewebes nicht geführt worden; gummöse Agglomerate und Spirochäten, hochverdächtige Gefäßveränderungen sind jedenfalls nicht beschrieben. Im Falle 4 Ledermanns waren jahrelang klinisch rezidivierende syphilitische Geschwüre am Kehlkopf beobachtet worden. Sie waren in eine ausgedehnte Narbenbildung übergegangen. Etwa 40 Jahre nach der Infektion kommt der Patient mit einem bereits nach außen durchgebrochenen Krebs des Kehlkopfes wieder. Die Sektion läßt in unmittelbarer Nachbarschaft der Krebsmassen alte, zweifellos syphilitische Narbenstränge erkennen.

Zwei weitere Fälle dieses Autors aus der HINSBERGschen Klinik kommen den verlangten Voraussetzungen wenigstens näher: Im Fall 3 handelt es sich um eine syphilitische, noch nicht behandelte Person, die 1910 an zum Teil knotigen Granulationen auf beiden normal beweglichen Stimmbändern behandelt worden war. Sie entzog sich der Kontrolle und kam nach Monaten mit einem Carcinom des linken Stimmbandes zurück. Leider fehlen aber die histologischen Befunde der letzten und einer schon 12 Jahre vorher vorgenommenen Excision vom Stimmband.

In LEDERMANNs Fall 1 bestand ein ausgedehnter, zerfallender Tumor der rechten oberen Kehlkopfhälfte. Die Excision ergab Carcinom und größere entzündliche Bezirke mit Endarteriitis obliterans. Bemerkenswerterweise ging unter Jodkali die Gesamtgeschwulst nun über das Maß eines Jodeinflusses auf Carcinom zurück und die Wa.R. wurde zweifelhaft.

Es muß zugegeben werden, daß leider diese Fälle hohen Wahrscheinlichkeitswertes nicht vollkommen genug durchuntersucht werden konnten, um eine zwingende Beweiskraft zu besitzen. Aber mit ihnen ist doch gezeigt, daß die Koinzidenz häufig genug vorkommt, um den genetischen Zusammenhang auf Grund von Tatsachen nicht von der Hand zu weisen.

Für die Praxis ist damit doch soviel gesagt, daß es keine Spitzfindigkeit ist, auf die Kombination achtzugeben. Ich glaube sogar, die Feststellungen sind soweit gediehen, daß wir in dem Aspekt nach zweifelhaften Fällen bei sicher vorhandener Syphilis zur Probeexcision verpflichtet sind; denn, wie auch das Carcinom entstanden ist, seine sichere Beseitigung findet es nur durch eine möglichst frühzeitige Radikaloperation.

Wechselbeziehungen von Syphilis und Tuberkulose des Kehlkopfes. Die gegenseitigen Beziehungen der beiden Volksseuchen, Syphilis und Tuberkulose, werden durch 3 Fragestellungen gekennzeichnet. Sie sollen natürlich nur mit Rücksicht auf die Lokalisationen im Kehlkopf besprochen werden:

1. Begünstigt die Syphilis eine Kehlkopftuberkulose,
2. begünstigt die Tuberkulose eine Kehlkopfsyphilis,
3. gibt es eine gemeinschaftliche Erkrankung des Kehlkopfes an Syphilis und Tuberkulose?

Die beiden ersten Fragen haben bisher noch nicht systematisch und tief genug durchforscht werden können, um daß wir hier mehr als Eindrücke und Beobachtungen kompetenter Laryngologen ins Treffen führen könnten.

Eine ganz allgemeine Fassung hat 1861 RÜHLE dem Problem gegeben, die auch heute gleich verwaschen wie zutreffend salomonisch ist: „Teils mag der excessus in venere sowohl die Lues bedingen, als auch freilich in anderer Weise die Tuberkulose, teils scheint der die Tuberkulose einleitende Erethismus die Excessus zu begünstigen und damit sekundär die Syphilis" [1]. BUKOFZER drückt sich mit Rücksicht auf unser Organ schon deutlicher dahin aus, daß jede der beiden Infektionen durch das Bestehen der anderen einen schweren Verlauf nehme.

Die konstitutionelle Syphilis, darin decken sich viele Ansichten (BILANCIONI u. a.), trägt zur Verschlechterung der Kehlkopftuberkulose bei. Dem entspricht auch SCHROEDERs Auffassung von den allgemeinen Beziehungen zwischen beiden Erkrankungen, indem die Syphilis nicht zur Infektion mit

---

[1] Im Original heißt es „die sekundäre Syphilis" — das dürfte wohl der Druckfehlerteufel verbrochen haben.

Tuberkulose disponieren soll, wohl aber zur Proliferation der Infekte. Die latente Lues verhält sich immer noch günstiger als rezente und tertiäre. Den Übergang syphilitischer Geschwüre in tuberkulöse beschrieben Schnitzler-Hajek besonders genau. Thost entsinnt sich, einen auffallend raschen unaufhaltsamen Zerfall mehrmals gesehen zu haben, wenn eine spät erworbene Tuberkulose sich in einem Kehlkopf ansiedelt, der von Lues befallen ist oder auch war.

Bemerkenswert ist, daß Lieven tuberkulöse Geschwüre in syphilitischen Kehlkopfnarben aufbrechen sah. Die Patienten starben an Phthise — es wäre also wohl denkbar, daß eine Beziehung vorlag, die über die Koinzidenz hinaus ging.

Daß andererseits tuberkulöse Herde einen locus minoris resistentiae für syphilitische Eruptionen abgeben, möchten Gerber-Aronsohn annehmen, wenn auch nicht für jeden Fall. Die rapide Entwicklung der syphilitischen Spätformen auf tuberkulösem Boden haben Schnitzler-Hajek hervorgehoben.

Eine strenge Kritik, wie sie diese Autoren anlegen, ist für solche belangreichen Schlußfolgerungen notwendig. Es sollte nicht, wie das von Coulet geschah, wegen der Lupusähnlichkeit einer ausgedehnten Syphilis der oberen Luftwege, die Behauptung von tuberkulösem Boden aufgestellt werden, noch dazu, wenn eine gleichzeitig bestehende Recurrenslähmung doch mit weitaus größerer Wahrscheinlichkeit das Alter der Syphilis bezeichnet, als daß sie ihre Erklärung durch das hypothetische Bestehen einer Drüsentuberkulose verlangt.

Die Beobachtungen Schnitzlers führen bereits ins Gebiet der dritten Frage, der der Kombination. Das Nebeneinander von Herden beider Herkunft zitiert P. Heymann. („La Syphilis et la Tuberculeuse peuvent s'y donner rendez-vous", sagt der galante Franzose Mauriac.) Die Möglichkeit einer Umwandlung hatte Gerhardt seinerzeit im Grundsatz angegeben. Die Erlebnisse, die Schnitzler, Heymann, Davis u. a. zur Bejahung unserer 3. Frage veranlaßten, fußten nicht allein auf diagnostischen Eindrücken, wie das mir z. B. bei Clair Thomsen der Fall zu sein scheint; sie beruhten vielmehr auf Beobachtungen im Verlaufe, Folgen der spezifischen Therapie, wie sie auch anderen Autoren begegnet sind:

Einmal könnten die antisyphilitisch behandelten Prozesse bis zu einem bestimmten Status sich zurückbilden, um dann hartnäckig diesen Einflüssen Trotz zu leisten (z. B. Fälle Davis, Glas 1923). Der weitere Verlauf bewies, daß ihre Natur jetzt tuberkulös war. Ein anderes Mal kam es vor, daß im Geschwürseiter Tuberkelkeime gefunden wurden und doch verschwand das ganze krankhafte Gebilde unter der Jodkalibehandlung (Fälle von Massei, P. Heymann) bzw. nach Bismucolinjektionen (Khaubeghian)!

Der Charakter der gemeinschaftlichen Affektion variierte bald nach der einen, bald nach der anderen Seite in einem von Semon beschriebenen Fall.

Wäre noch ein Zweifel an der Kombinationsfähigkeit geblieben, er wäre durch den Fall Killian-Albrecht widerlegt, der durch gleichzeitigen Nachweis von Tuberkelbacillen und Spirochaetae pallidae im Granulationsgewebe des Kehlkopfes gewissermaßen das experimentum crucis geliefert hat.

Diesen Zusammenhängen muß natürlich die Diagnose Rechnung tragen. Sie darf nicht nur auseinanderhalten wollen, sondern muß auch die Übersicht behalten, ohne allerdings der Lust am Kombinieren halber ins Künsteln zu verfallen. Die auf diese Weise gewonnene Kenntnis hat ihre praktische Bedeutung, da die Therapie auf gleichzeitige Tuberkulose in jeder Form Rücksicht nehmen muß (s. S. 698) oder — nicht braucht. Eine solche Situation beleuchtet ein forensischer Fall aus der Praxis des Herrn Professor Fischer

(Würzburg)[1]: Ein mit Freiheitsstrafe bedachter Mann suchte wiederholt um Straf-
aufschub mit Erfolg nach und bittet nunmehr um Umwandlung seiner Strafe
in Geldstrafe, weil er eine Trachealkanüle wegen einer Kehlkopftuberkulose
trage und andere Erscheinungen, wie Atemnot, Nachtschweiß, habe. Ihm
steht auch eine für seine Bestrebungen günstige Vorgeschichte zur Seite: 1917
hat er nach einer Lungenentzündung eine Heiserkeit behalten. Er wurde nach
etwa 7 Monaten wegen Kehlkopfkatarrh und Lungentuberkulose entlassen.
Damals wurde ein geringer Befund über der linken Lungenspitze festgestellt.
Einige Male wurden im Auswurf Tuberkelbacillen gefunden. Im Oktober 1921
wird seine Lungentuberkulose als geschlossen bezeichnet. Die Stimme blieb
heiser. 1925 wurde ihm eine Heilstättenkur abgelehnt, weil die Kehlkopftuberkulose im Vordergrund stehe. Ein Kehldeckelgeschwür neben Rötung
und Verdickung der Stimm- und Taschenbänder ohne akute Zeichen von Seiten
der Lungen fanden sich notiert. Im Februar 1925 ist er tracheotomiert worden.
Der Patient war in der Zwischenzeit mehrmals untersucht worden und in diesen
Befunden sind auch Granulationen und Infiltrate an der Hinterwand vermerkt,
sowie einmal das Geschwür am Kehldeckel als „speckig belegt" bezeichnet
— aber niemals wurde auf Syphilis untersucht. Noch vor einem Jahr (April
1924) sollen Tuberkelbacillen nachgewiesen worden sein. Im April 1925 ist ein
erbsengroßes Gebilde an der Hinterwand zu sehen, von dem aus narbige, weißliche
Streifen zum rechten Stimmband ziehen. Dieses ist nur wenig beweglich. Außer
geröteter Schleimhaut ist am Kehlkopf kein weiterer Befund zu erheben, die
Weite des Luftraumes erklärt die — übertrieben angegebene — Atemnot nicht.
An den Lungen nur je eine verkalkte Drüse und starke Hiluszeichnung beiderseits im Röntgenbild, keinerlei katarrhalische Phänomene. Die Probeexcision
ergibt ein schwieliges Gebilde. Am Penis findet sich eine weiße Narbe und die
Wa.R. ist positiv! Die Schlußfolgerung Professor FISCHERs, daß der Kehlkopf-
prozeß, wenn nicht von jeher, so doch in der letzten Periode mit größter Wahrscheinlichkeit syphilitisch war, ist durchaus berechtigt. Die wichtige Fol-
gerung bestand darin, daß der Klient seine Strafe antreten mußte, ganz abgesehen davon, daß die ihm zuerkannten 100% Erwerbsunfähigkeit auf das als
Dienstbeschädigung anerkannte Leiden revidiert werden dürften![2]

Prognose. Die Voraussage im tertiären Stadium erstreckt sich 1. auf das
Schicksal der Krankheitserzeugnisse selbst, 2. auf das ihrer Rückstände, 3. auf
die Möglichkeit von Rückfällen und 4. auf den Verlauf des Grundleidens, d. h.
der generalisierten Infektion.

Eine *örtliche spontane Heilung* kommt auch bei tertiären Erscheinungen
vor (v. SCHRÖTTER u. a.). Partielle Spontanheilungsvorgänge sind für syphilitische Erkrankungen bekanntlich charakteristisch. Je weniger sich die Gewebsveränderungen in die Tiefe entwickelt haben, um so eher stellt sich diese
Wendung zum Besseren ein. Ob und inwieweit dabei Narben und Defekte
hinterlassen werden, hängt gleichfalls vom Fortschreiten in die Tiefe ab, mehr
aber noch von der Ausdehnung des Zerfalls. Am Kehldeckel, meint SEIFERT,
hat wohl jeder Syphilidologe schon die restlose Selbstheilung beobachten
können. In vielen Lehrbüchern findet man Selbstheilungen angegeben. Jedoch wird nicht jeder Laryngologe Gelegenheit gehabt haben, einen derartigen
Ablauf verfolgen zu können. Diesen glücklichen Zufall stellt der — erst spät zur
richtigen Diagnose gelangte Fall — BOENNINGHAUS-RASSMANN vor. Bei ihm
bestanden diffuse gummöse Infiltrate, die glatt, rot und derb linkerseits den

---

[1] Der Fall ist mir auch persönlich bekannt und deshalb freundlichst zur Verfügung gestellt.
[2] Die Syphilis spielt, wenn auch selten, doch im Begutachtungswesen eine Rolle. Einen
in dies Gebiet gehörenden Stenosenfall beschrieb jüngst HEIMS-HEYMANN.

Stellknorpel und die Stellknorpelkehldeckelfalte derart erfüllten, daß sie das Stimmband überdeckten; während diese Schwellung zurückging, infiltrierte sich die rechte Kehlkopfseite; nach 3 Monaten aber war alles verschwunden, der Kehlkopf so zart und zierlich, als ob nie etwas geschehen sei. Auch einen Fall (Fall 4 in Brit. med. J., s. Literatur-Verzeichnis). FELIX SEMONs sollte man in diesem Zusammenhange nicht vergessen: 1 Fall tertiärer infiltrativ ulceröser Kehlkopflues, der hauptsächlich in Gestalt periodischer Entzündungen auftrat, welche durch die Erzeugung papillom- und kondylomähnlicher, vergänglicher Auswüchse charakterisiert waren. SEMON betont ausdrücklich, daß die tiefe Infiltration im Bilde mehr zurücktrat. Der Patient war allerdings in den 13½ Jahren nach seiner Infektion mehrmals behandelt; die Erscheinungen hatten sich im ganzen auch Intensivkuren gegenüber hartnäckig erwiesen. Diese merkwürdigen Bildungen wechselten aber sowohl spontan wie unter Therapie kaleidoskopartig in einer Weise, die man schlechterdings nicht für möglich gehalten hätte!

Es erübrigt sich fast zu sagen, daß jeder Verlaß auf eine Spontanheilung höchst ungewiß ist. Gerade, solange die Kehlkopferkrankung sich selbst überlassen bleibt, drohen die schwersten Gefahren. Manche Formen der Erkrankung enden wohl nie von sich aus gut. SEIFERT nimmt das z. B. nie von zirkulären Stenosen an. Die Störungen der Stimme will ich gar nicht in Betracht ziehen. Der „unheilbare Ruin" derselben (v. ZIEMSSEN) setzt entsprechend schwere Zerstörungen voraus. Andernfalls handelt es sich um Schönheitsfehler; sie gleichen sich mit der Resorption der Herde wieder aus. Dauernde Atembeklemmungen aber, plötzliche Erstickung, Infektion der Bronchien und der Lungen durch herabsickerndes vulgär-infiziertes Sekret, durch Aspiration von Sequestern, allgemeine septische Erscheinungen von eiternden Perichondritiden aus, schwerste chronische Stenosen entstehen am leichtesten bei unbehandelten Kranken.

Was von der Unterlassung einer Behandlung gilt, gilt bis zu einem gewissen Grade auch von unzureichender Behandlung.

Wir wissen, daß es früher eine beachtliche Sterblichkeit der Kehlkopfsyphilis gab. Statistische, sich über eine Kasuistik erhebende Angaben darüber dürften wohl schwer beizubringen sein. *Ich* konnte keine finden. Doch sei nur erinnert an die Seltenheit, mit der heute floride Befunde auf dem Sektionstisch erhoben werden. Was aber in früherer Zeit zugrunde ging, waren in der Regel Perichondritiden oder Stenosen verschiedener Art — also stets Fälle des tertiären Stadiums. Und so dürfte es heute noch, wenn auch selten, der Fall sein (z. B. Fälle von DAVIS).

Die *Aussichten der Heilung* werden *durch Behandlung gewaltig gesteigert.* Es können daher auf diese Weise noch die schwersten Erkrankungsformen zur Abheilung kommen. GERHARDTs Worte, „die Diagnose Syphilis ist ein Lichtstrahl", beleuchtet treffend diese Möglichkeit.

Wie hoch die Erwartungen gespannt werden dürfen, ist 1. einzuschätzen nach der Wertigkeit der betroffenen Teile, der Größe der Zerstörungen und Bildung strikturierenden Gewebes. (Anhaltspunkte dafür gewähren die Überlegungen, welche auf die Erhaltung eines freien Atemweges, der Glätte, Elastizität und Beweglichkeit des Bandapparates und des Zusammenhaltes des hyalinen Stützknorpelgerüstes gerichtet sind.) 2. Ist der Zeitpunkt nach Auftreten der Eruption maßgebend, d. h. ihr Alter, nicht etwa die Zeit nach der Infektion. Zum Beispiel sah BUROW prompte Heilwirkung in 1 Falle, in dem 17½ Jahre seit der Ansteckung verflossen waren.

Im großen ganzen verhalten sich die genannten beiden Gradmesser parallel. Jedoch entspricht die Nutzaussicht der Behandlung fast mehr dem Zustande sub 1, so daß man sagen kann, daß ältere Prozesse noch günstig verlaufen können, wenn sie auch langsam zur Entfaltung kamen. Je fortgeschrittener aber die Eruption ist, desto langsamer geben sich nach GUISEZ die Heilwirkungen zu erkennen; aber auch ganz veraltete, also schwere Prozesse, können, wie BUROW sagt, gerade am Kehlkopf in wunderbarer Weise auf die Behandlung reagieren.

So werden wir manches Mal eine *restitutio ad integrum* zu sehen bekommen. Schon TÜRCK erwähnte, daß oberflächliche Stimmlippengeschwüre noch ohne Defekt heilen können. Ebenso verschwinden Infiltrate manches Mal spurlos. Bleibt die Gewebsneubildung intakt, so liegt überhaupt der Fall günstiger. Ein außerordentlich großes Syphilom einer halben Kehlkopfseite, hinter dem angesichts der Bewegungshemmung des Stimmbandes vermutlich schon eine Perichondritis, zum mindesten eine Periarthritis oder Arthritis steckte, sah *ich* anfangs rapid sich verkleinern und schließlich resorbiert werden ohne irgendwelche Kennzeichen eines vorangegangenen Prozesses zu hinterlassen. CHIARI erklärte schon 1905, daß leichte Perichondritiden unter rechtzeitiger Behandlung bis zur Unkenntlichkeit zurückgebracht werden können. Selbst geknickte und verzogene Kehldeckel wurden unter BUROWS Beobachtung normal. Aber die Mehrzahl der Fälle sind nicht von solchem Glück begleitet. Praktisch genommen geht dieser Ausgang restloser Beseitigung — hinwieder zum Glück — ja auch über den Grad des Erforderlichen hinaus. Wiederherstellung der Atmung und Brauchbarkeit der Stimme genügen nämlich, selbst wenn dieses und jenes „Anzeichen der Vergangenheit des Kranken"[1], wie GOUGUENHEIM es nennt, verbleibt. Wie auffallend die Stimme gebessert werden kann, brachten bereits SCHNITZLER, PIENIACZEK, v. SCHRÖTTER zum Ausdruck.

Der Grad des Erfolges hängt nun aber noch wesentlich von der *Wahl, Ordinationsform und Wirkung der Heilmittel* ab. Diese zeigten in den Händen der verschiedenen Autoren und am verschiedenen Material zum Teil unterschiedliche Erfolge; die Entwicklung einer rationellen Syphilistherapie änderte die Sachlage so, daß ältere Mitteilungen überholt sind. Wenn früher mit Recht z. B. von GERHARDT „oft" von unvollständigen Heilungen gesprochen wurde, so gilt diese Tatsache nicht mehr für heute, zum mindesten nicht in gleicher Weise. So wird natürlich die schon von JOHN NOL. MACKENZIE als trostlos bezeichnete Aussicht einer Form wie der „fibroiden Degeneration" nicht gerade viel rosiger geworden sein. Das liegt eben in solchen und anderen Fällen an den sub 1 aufgeführten Verhältnissen.

Andererseits sind auffallend schnelle Heilungen von jeher von Jod und Hg, ebenso wie heute vom Salvarsan berichtet worden; ich erinnere daran, daß SOMMERBRODT fünfpfennigstückgroße Geschwüre unter der vorderen Commissur in 6 Tagen abheilen sah! So widerspruchsvoll, wie es danach erscheinen könnte, sind aber die durch die Therapie bedingten Heilungsaussichten nicht. Nur wollen hier eben eine Anzahl Faktoren berücksichtigt werden, die wir entweder erst im Laufe der Behandlung oder überhaupt nicht kennen lernen.

Zunächst ist mit *Unterschieden* zu rechnen, die *in individuellen, familiären, rassischen, vielleicht auch in regionären Eigentümlichkeiten* begründet sind. Einigermaßen bekannt sind wir da nur mit den individuellen Differenzen. Das Individuum kann sich idiosynkrasisch oder refraktär verhalten. Im ersten Falle handelt es sich um eine besondere Empfindlichkeit, um eine Herabsetzung der Toleranzschwelle bzw. eine Giftwirkung, im anderen Falle bleibt die heilende Beeinflussung aus, ohne daß etwa die Giftwirkung auf das Individuum ausbleiben mußte. Die Lösung für diese scheinbar rätselhafte Erscheinung kann

---

[1] „Indice du passé des malades diagnostique."

auch darin liegen, daß die Erreger der Krankheit der refraktäre Teil sind (s. Arbeiten von Jessner und ferner die einschlägigen Abschnitte des Handbuches).

Eine Reihe der für die therapeutische Leistung in Frage kommenden Gesichtspunkte sind aber heute doch so weit geklärt, daß wir sie für unsere Voraussage wohl verwenden können.

Übereinstimmend wird die *kombinierte Salvarsan-Quecksilber-* oder *Bismuth-Behandlung* als die *universell wirksamste* angesehen; bei Durchführung ausreichend intensiver Kuren ist sie auch für die Beseitigung der tertiären Kehlkopfsyphilis als die beste Methode anerkannt.

Selten begegnen wir noch Mitteilungen, nach denen die Behandlung im Kehlkopf gänzlich versagt oder plötzlich ihre Kraft verloren hat (Hajek, Glas, Layera). Natürlich muß im 2. Fall kritisch geprüft werden, ob wir noch syphilitisches Gewebe in den anscheinend renitenten Teilen vor uns haben oder etwa unvermeidliche Residuen wie parasyphilitische Hyperplasien. Ich kann mich aus unserer Klinik z. B. auf keinen Fall einer eindeutig syphilitischen Kehlkopferkrankung entsinnen, in dem die Wirkung der Specifica ausgeblieben wäre. Häufig dürfte dieses Vorkommnis also nicht mehr sein.

Es ist aber nicht zu bezweifeln, daß die *allgemeine Beschaffenheit des Körpers* eine nicht zu unterschätzende Bedeutung für die Heilungsvorgänge besitzt. Nur der Rücksicht auf sie ist eine Anzeigestellung für die Behandlung von Kehlkopfsyphilitikern an bestimmten Orten, wie Sanatorien oder Badeplätzen zu entnehmen.

Von *Gefahren der Behandlung* ist heute nur in begrenztem Umfange noch die Rede. Ein Merkurialismus, der etwa bis zur schweren perichondritischen Zerstörung gediehen ist, bezeugt bei der heute üblichen Dosierung eine unsorgfältige Beobachtung, einen schweren Kunstfehler[1]. Larynxödeme im Gefolge der Jodbehandlung sind ein fast traditioneller Gegenstand der Besorgnis, aber berichtet wird von ihnen selten (Fälle von Uchermann). Ihr Ausbleiben, trotzdem man sie förmlich erwartet hatte, gibt Pieniazek, Semon u. a. Anlaß, diese Erfahrung hervorzuheben.

Ödematös-entzündliche *Herdreaktionen* nach Herxheimer-Jarisch mögen wohl ab und zu vorgekommen sein. Henke meint allerdings, sie seien nur theoretisch zu befürchten, praktisch kämen sie nicht in Betracht. Er teilt Gerbers Ansicht, daß durch das Salvarsan gleichzeitig kompensierend die durch sekundäre Infektion von Geschwüren aus hervorgerufene Schwellung beseitigt wird. Immerhin sollte man über Kahlers Warnung nicht hinweggehen: Kahler hat — wenn auch noch aus der Zeit der Versuche mit den ersten Ehrlichschen Mitteln — aus der großen Wiener Klinik zur Vorsicht vor einer starken Herxheimerschen Reaktion geraten. Es handelt sich wohl um dieselben Fälle, von denen Chiari mitteilt, daß sie wenigstens ohne Schaden für den Kranken abgelaufen sind. Auffällig ist, daß nicht bloß nach besonders großen Dosen (Higguet 0,6 Neosalvarsan, Ehrler 0,5 Neosalvarsan), sondern schon nach ganz normalen Dosen, wie Heyninx betont, diese unliebsame Überraschung eintrat. Sie bringt die Gefahr der Erstickung mit sich. So mußte Rimini in der Nacht nach der Salvarsaninjektion trachoetomieren. Die Aufforderung des Autors, die Behandlung anfangs stationär vorzunehmen, ist deshalb wohl zur Diskussion zu stellen.

---

[1] Es bleibe aber nicht unerwähnt, daß Peniazek — soweit ich sehen kann als chronologisch letzter Autor — noch auf dem Standpunkte verharrte, trotz der Behandlung fortschreitende Prozesse dem Merkur eben zuschreiben zu müssen, weil durch dieses Gift schwere Nekrosen der Schleimhaut entstehen können. Morell Mackenzie erzählt gar noch, daß Quecksilberkügelchen auf den Aryknorpeln gesehen worden seien! Ich muß aber bei der eben aufgestellten These bleiben. Darum lasse ich mich auf eine Diskussion der Literaturangaben dieser Frage nicht ein.

Nach unseren und anscheinend wohl den Erfahrungen der Allgemeinheit ist dieser üble Zufall doch nur ausnahmsweise zu gewärtigen. RÉTHI, ein recht erfahrener Laryngologe, entgegnete KAHLER auf dessen obengenannte Warnung, daß er niemals irgendwie in Betracht kommende reaktive Schwellungen erlebt habe. Vor Fehldeutungen muß man sich natürlich hüten; sie verwischen das Bild: so will HEYNINX bei einer akut entstehenden Epiglottis perichondritis nur 0,02 Neosalvarsan gegeben haben und — nach 3 Tagen seien plötzlich unter hohem Fieber eine Abscedierung und Stenose eingetreten. Schlankweg spricht er von einer HERXHEIMERschen Reaktion und doch konnte vermutlich nur der Verlauf der akuten Einschmelzung nicht einmal durch das — allerdings minimal dosierte — Salvarsan aufgehalten werden!

Die verhängnisvolle *Vergiftung durch Salvarsan* aber, die leider noch immer einmal sich bei Kuren zeigt, manifestiert sich anscheinend nie am Kehlkopf. Natürlich kann sie deshalb doch dem laryngologischen Behandler zur Last gelegt werden. Einen Todesfall weist die Literatur sogar auf, der auf laryngologische Anzeigestellung hin behandelt wurde. Es dürfte keinen prinzipiellen Unterschied bedeuten, daß dieser von HAMMER berichtete Fall noch sekundäre Efflorescenzen hatte, nämlich Papeln der Gaumenmandeln und der Kehlkopfhinterwand. Die Symptome dieser therapeutischen Komplikation und ihr Einfluß auf die Prognose decken sich aber mit den Darlegungen an anderer Stelle dieses Handbuches.

Vermag die Behandlung nicht mehr an syphilitischem Gewebe anzugreifen, so erwächst uns oft die Aufgabe, *zu beurteilen, was von den zahlreichen Folgen zu erwarten* ist, die wir oben ausführlich geschildert haben.

Es sei aber im voraus bemerkt, daß man einer *Stenose* nicht unbedingt ansehen kann, ob alles eigentliche syphilitische Gewebe bereits verschwunden ist. Nur auf derartige latente Herde kann ich GERBERs Passus beziehen, daß selbst langbestehende durch Narben, Hyperplasien und Difformitäten bedingte Stenosen noch ganz erstaunliche Erfolge nach Einleitung spezifischer Behandlung zeigen können — eine Erfahrung von SCHRÖTTERs, die GERBER aus mehrfacher Erfahrung heraus bestätigen kann (s. Therapie). Dieser Art dürften auch die Angaben RIMINIs zu deuten sein, nach denen er noch an spezifischen Narben Wirksamkeit des Salvarsans gesehen hat.

Die Beeinträchtigung der *stimmlichen Funktion* infolge der Endzustände erweckt weniger Besorgnis als die Atembehinderung. Können die Stimmbänder noch leidlich einander genähert werden, so bessern sich die stimmlichen Verhältnisse noch oft mit der Zeit. Es passen sich die narbigen Stimmbänder oder Stränge ihrer Aufgabe mehr an. Nur Defekte oder seitliche Feststellungen des Stimmapparates lassen kaum auf eine klangvolle Stimme hoffen. Eine Lateralfixation ließe sich evtl. mit einem Kompressorium oder einer der PAYRschen Operationen günstig beeinflussen.

Die Aufhebung einer Störung der *Atmung* hängt ganz davon ab, was mit Hilfe der chirurgischen Methodik zu erreichen ist. Am ungünstigsten ist die Situation, wenn das ganze Kehlkopfgerüst zusammengebrochen ist oder in eine narbige, wohlmöglich zum Teil verwachsene Masse verwandelt ist. Auch diesen unglücklichen Menschen kann noch Hilfe werden. Immerhin bleiben sie entweder kanülards oder — sie müssen sich nochmals Operationsgefahren aussetzen, wenn sie eine Entfernung des Kehlkopfes und die Anlage eines Tracheostomas vorziehen sollten. Eine nicht gefahrenfreie Zeit ist auch dann noch durchzumachen, wenn die mit chirurgischen Eingriffen verbundene Dehnungsbehandlung noch Aussichten bietet. Der Erfolg der von außen vorzunehmenden Dilatationen kann aber so weit gehen, daß nicht nur eine Wegsamkeit des

Kehlkopfes und eine Verwendbarkeit desselben als Sprachorgan Mühen und Leiden lohnt, er kann auch den Kranken wieder von seiner Kanüle befreien.

Diese erfreuliche Aussicht winkt natürlich denjenigen mit größerer Zuverlässigkeit, deren Kehlkopfdeformität gering, deren Verwachsungs- und Vernarbungszustand örtlich begrenzt oder günstig gelegen sind. Es kann die ganze Behandlung eine geringere und kürzerdauernde Belästigung mit sich bringen, sofern sich dem Schaden noch rein endolaryngologisch beikommen läßt.

Alle Prozesse, die mit *Dilatation* angegriffen werden, zwingen jedoch deshalb zu vorsichtiger voraussagender Äußerung, weil Rückfälle im Bereich der Möglichkeit liegen. Auch die Wiederholung der Behandlung schließt sie nicht aus. Das syphilitische Narbengewebe besitzt eben eine Neigung zur kräftigen Zusammenziehung. Sie wird durch die Epithelisierung der wundgemachten Flächen nicht gänzlich aufgehoben.

Ganz einfach gestaltet sich indessen die Stellungnahme, sobald das Behandlungsziel nur in der Entfernung von verlegenden Auswüchsen der Weichteile bestehen braucht. Eine Neuentwicklung derselben ist nur in Ausnahmefällen zu befürchten.

Die Prognose der Folgen einer syphilitischen Kehlkopferkrankung bessert sich dann, wenn wir der völligen Ausbildung der Affektion noch zuvorkommen können. Die Erweiterung oder Weithaltung *während* der medikamentös erzwungenen Abheilung bietet Hoffnungen auf ein geringeres Ausmaß der Folgezustände. Eine langdauernde Behandlung ist auch diesen Falles von vornherein ins Auge zu fassen. Bleibt doch der Umfang, in dem sich syphilitisches Narbengewebe entwickelt, unserer Voreinschätzung unbekannt.

Nach *einer* Richtung können wir aber unser Urteil festlegen: Wird eine Perichondritis, die *chirurgischer Behandlung* bedarf, rechtzeitig derselben übermittelt, so ist ein hohes Maß prophylaktischer Leistung durch kombinierte Behandlung zu erzielen. Die Entstellung des Gesamtorgans erreicht nicht den Höhepunkt spontanen Krankheitsverlaufes. Die Regenerationen des Knorpels oder die Entwicklung derben Narbengewebes vollziehen sich in den leidlich in ihrer natürlichen Lage, zum mindesten in den nicht in geschrumpfter Lage erhaltenen Perichondralschläuchen.

Die *Frage,* ob die *Tracheotomie* in denjenigen Fällen, in denen noch syphilitische Eruptionen im Wuchern begriffen sind, *von Nachteil* für den Prozeß ist, *möchte ich verneinen.* Ich fand keinen Anlaß für diese Annahme im Schrifttum außer der positiven, jedoch allgemein gehaltenen Behauptung P. HEYMANNs. Ob sie etwa den locus minoris resistentiae für die neue syphilitische Gewebserkrankung stellt, bleibt dahingestellt. Im Abschnitt Luftröhre werden wir von je einem Fall LEWINs (s. S. 707) und HINSBERGs (s. S. 731) hören, in denen diese Nebenwirkung nicht ausgeschlossen erscheint. Aber solche Ausnahmefälle verschwinden an Bedeutung, wenn ihnen die zahlreichen Fälle gegenübergehalten werden, in denen die Tracheotomie ihre lebensrettende oder doch die chirurgisch dilatierende Behandlung ermöglichende Wirkung ohne Nachteil vollauf erfüllte.

Ein *Neuaufflackern* bzw. *wiederholte tertiär-syphilitische Erkrankung* des Kehlkopfes ist hie und da beobachtet worden. Wenn auch nicht jeder Behandlungsgang veröffentlicht wird, so gewinne ich doch aus der Sammelarbeit und eigener Erfahrung den Eindruck, daß *Rezidive* mit der Annäherung an die moderne Zeit immer spärlicher in den Veröffentlichungen auftauchen. Mit Beispielen belegt ist ihr Vorkommen aber für ein jedes unserer spezifischen Heilmittel, vom Jod, Hg bis zum Salvarsan[1]. Indes soweit geht die Er-

---

[1] Veröffentlichte und eigene Erfahrungen über Bi reichen noch nicht aus, um ein Urteil in dieser Richtung abzugeben.

scheinung des Rezidivierens bei weitem nicht, daß von einer lokalen Disposition gesprochen werden könnte. Ja, *diese Gefahr* bleibt *außerordentlich gering, wenn die Allgemeinbehandlung konsequent und richtig durchgeführt wird!* Durch diese Maßnahme wird zugleich die Prognose der gesamten Erkrankung bestimmt. Mit ihrer Beseitigung entfällt natürlich die Sorge um eine neue Kehlkopferkrankung an Syphilis. Diese Frage findet aber in anderen Abschnitten des Handbuches ihre Erledigung. Ebenso ist die belangreiche Frage nach der Dauer der Behandlung über den örtlichen Erfolg hinaus von allgemeinen Gesichtspunkten aus zu beantworten.

Therapie. Die *spezifische Allgemeinbehandlung* ist das A und O der Behandlung, wie es GERBER ausdrückt. Der Satz bedarf einer gewissen Einschränkung. Das geht aus den vorausgegangegenen Darlegungen hervor. Wir können Residuen gegenüberstehen, die wir doch aus dem Gesamtbilde der Syphilis nicht herausheben können. Die Beschäftigung mit ihnen kann ganz allein das „O" der Behandlung ausmachen — unter Umständen kann sie überhaupt erst das „A" derselben sein!

Solange noch *floride Prozesse* im Kehlkopf *nachzuweisen* sind, ist die spezifische Allgemeinbehandlung *unbedingt angezeigt,* sind sie *nicht mehr nachzuweisen, so* ist sie *bedingt angezeigt,* und zwar:

in sero- oder liquorpositiven Fällen vom allgemeinen therapeutischen Gesichtspunkt aus,

in seronegativen Fällen als Stichprobe auf versteckte Herde.

Die *Behandlungsart* fällt nur *gegenüber den seronegativen Residualfällen* aus dem Rahmen der üblichen spezifischen Kuren heraus. Sie gleichen dann etwa der mehr diagnostisch eingestellten Probebehandlung (s. S. 674); nur wird man die sofortige Verwendung starker Dosen vermeiden können, die bei jener bevorzugt werden. Sind noch Einwirkungen der spezifischen Behandlung zu erkennen, so wird die Behandlung in den üblichen Kurenplan an entsprechender Stelle einscheren. Andernfalls erübrigt sie sich neben der Behandlung der Residuen.

Die *systematischen Kuren* selbst weichen nicht von den Regeln der Syphilidologie ab. Darum dürfen viele Einzelheiten derselben an dieser Stelle des Handbuches übergangen werden. Bekanntlich nimmt man mit Vorliebe *Kombinationskuren der spezifischen Heilmittel* vor. Wenn irgend möglich, wird das *Salvarsan* verwendet. Die vortreffliche Wirkung der EHRLICHschen Salvarsanpräparate wurde schon in den ersten Publikationen von CHIARI, GLAS, HENKE, SACK u. a. anerkannt. Die heute allgemein in Gebrauch befindliche intravenöse Neosalvarsanbehandlung erfüllt in hohem Maße die an sie gestellten Forderungen. Sie übertrifft im allgemeinen die Leistungen der anderen antisyphilitischen Mittel. Gewöhnlich setzen die Rückbildungsvorgänge sehr schnell ein. Z. B. bemerkte CARPENTER schon nach 24 Stunden das Abschwellen einer vorwiegend tumorhaften ausgedehnten Kehlkopfsyphilis. Besonders auffällig gibt sich oft die schnelle Entfaltung der Heilkraft an Fällen zu erkennen, die gegen Hg oder Jod oder beide Mittel refraktär sind [1]. In solchem Falle konnten COSTINIU und MATZEANU nach 3 Tagen die Trachealkanüle eines stenotischen Patienten entfernen. Denselben Erfolg erzielte mit 2 Galylinjektionen (dem französischen Arsen-Phosphorpräparat) MOORE an einer halbseitigen tumorartigen Kehlkopfsyphilis, die Jodkali sowie Hg widerstanden hatte. R. HOFFMANN hatte mit dem alten EHRLICH-HATA-Präparat eine 4 Jahre lang vergeblich mit Jodkali behandelte, flache, ulzerös-granulierende Laryngitis syphilitica

---

[1] Vgl. GLAS, Mschr. Ohrenheilk. **1924,** 749.

in 14 Tagen fast völlig beseitigt! Gerade gegen Geschwürsformen am Kehlkopf beobachtete GLAS die Arsenpräparatwirkung, wenn Jod und Quecksilber versagt hatten.

HOFFMANNs Fall ist von besonderer Bedeutung, weil es sich um einen Patienten mit gleichzeitig offener Lungentuberkulose handelte; denn mit *Salvarsan* ist SCHROEDER zufolge große Vorsicht bei *syphilitischen Phthisikern* am Platze. Diese Ansicht von der Gefährlichkeit des Salvarsans für Tuberkulose ist auch recht verbreitet und berechtigt. Hämoptysen, zum mindesten aber häufig Herdreaktionen können durch sie erzeugt werden, wie ein von SCHROEDER beschriebener Fall (Nr. 3) lehrt. Indes ist ein vollständiger Verzicht auf das wertvolle Mittel nicht notwendig. SCHROEDER selbst gibt in Fällen guten Allgemeinbefindens bei fibrösen Lungenprozessen, sofern die Patienten im übrigen gesunde Organe haben, 0,3—0,45 Neosalvarsan in Kuren, die mit Jod und Hg-Gaben verbunden sind. Diese werden evtl. in kleinen Dosen und isoliert vorausgeschickt. Die Gesamtdosis des Neosalvarsans beträgt 3—4,5 g. Wir ersehen hieraus zugleich, daß auch Hg und Jod keine Ablehnung a limine bei *tuberkulösen Kranken* bedingen. Im besonderen die Warnung vor dem Hg bei Tuberkulösen ist schon alten Datums. Mir erschien sie äußerst prägnant ausgesprochen von ALTENHOFER zu einer Zeit, in der noch die Syphilis und Tuberkulose des Kehlkopfes nicht scharf auseinander gehalten wurden! Sie ist, wie SCHROEDERs Angaben zeigen, immer wieder wiederholt worden. THOSTs Erfahrungen sprachen entschieden gegen jede Jod- oder Hg-Behandlung der tuberkulösen Kehlkopfsyphilitiker. Bei gleichzeitiger Tuberkulose und Syphilis im Kehlkopf erachtet er sie darum als „schweren Fehler". Selbst der Heilung der Syphilis im Kehlkopf sei die Verschlechterung des Lungenprozesses gefolgt. Nach SEIFERT beschleunigt Quecksilber den Zerfall von tuberkulösen Herden, und THOST war gesonnen, den Ausbruch einer Miliartuberkulose in einem Falle auf die vorausgegangene Schmierkur zurückzuführen. Wohl soll die Kehlkopftuberkulose örtlich angegriffen werden, aber die Syphilis überlasse man zunächst ganz sich selbst. Nach Ausheilung des tuberkulösen Hauptleidens könne die vorsichtige antisyphilitische Kur einsetzen. SCHROEDER findet jedoch diese Kranken nicht häufiger gegen Hg intolerant als andere Personen. HEUCK indessen empfiehlt bei aktiver Tuberkulose zur Syphilisbehandlung ausschließlich Salvarsan unter Weglassen weiterer Schwermetalle. *Immer* wird man jedoch *beim tuberkulösen Individuum tastend und milde dosieren.* Die Beigabe eines Kräftigungsmittels, so in Form von Jodferratose, nach SCHROEDER, dürfte zu empfehlen sein.

Diejenigen Organbefunde, welche *nach allgemeiner Erfahrung* zu *Bedenken gegen das Salvarsan* Anlaß geben, müssen dem Laryngologen bekannt sein. Sie beziehen sich wesentlich auf *Erkrankungen an Herz, Gefäßen und Leber.*

Im übrigen stehen im Auslande zum Teil Salvarsanpräparate anderen Fabrikates im Gebrauch. Bei uns erregt in jüngster Zeit ein Arsenpräparat Interesse, das *per os* verabreicht werden kann, das *Spirocid.* GIMPLINGER hat unter anderen Syphilisfällen 5 Larynx- (und 1 Tracheal-) Erkrankung mit ihm behandelt und war mit dem in etwa 3 Wochen erreichten, fast vollständigen Heilungsvorgange sehr zufrieden. OPPENHEIM rühmt ganz besonders die Wirkung des Spiroids auf Gummen des Larynx, aber — er rät acht zu geben auf eine zu starke HERXHEIMER - JARISCH Reaktion! O. BECK berichtet von einem Fall eines Gumma, der wegen plötzlicher Suffokation den Luftröhrenschnitt erforderlich machte. In jüngster Zeit hat MENZEL ein ödematöses Infiltrat auf Spiroid-Bismugenolkur vorzüglich reagieren sehen, ein Infiltrat, das vorher auf Jodkali nicht angesprochen hat. Es ist zu früh, bisher mehr über dies

Präparat schreiben[1] zu sollen. Rezidive, Fieber und andere Störungen sind anscheinend auch mit ihm nicht ausgeschlossen. Man gibt 2×2 Tabletten steigend bis 2×4 in je 2 Behandlungs- und 2 Pausentagen bis zu einer Gesamtgabe von 60 Tabletten.

Vom *Jod* wie vom *Hg* ist ebenso bekannt, daß sie vollständig versagen, als daß sie auch einmal überaus rasche Besserung herbeiführen können. Der 1. Fall scheint viel häufiger, der 2. seltener als beim Salvarsan einzutreten. Wie prompt die Wirkung sein kann, dafür nur 2 Beispiele: SOMMERBRODT teilt mit (Fall 14), daß ein fünfpfennigstückgroßes, unter der vorderen Commissur sich erstreckendes Geschwür nach 6 Tagen beseitigt war. Nach SEMON führte intensive Jod- und Hg-Behandlung ebenfalls innerhalb 6 Tagen zum Verschwinden aller Symptome einer ödematösen, diffus entzündlichen Infiltration der ganzen linken Kehlkopfhälfte, die auch noch von 2 stark stenosierenden, subglottischen Wülsten an der Trachea begleitet war. Die quantitativ geringere Leistungsfähigkeit dieser Mittel beweist die Durcharbeitung der Literatur (s. auch Prognose S. 693).

Von beiden Mitteln werden verschiedene Präparate verordnet. Teils will man die Kaliumionen des Jodkali durch Natriumionen des Jodnatrium ersetzen (STRANDBERG, SCHROEDER), teils mit Jodthion (GERBER) oder Jodipin (BUKOFZER) einen bekömmlicheren Ersatz schaffen. Jodglidine, Jodostearin und wie die bald stärkeren, bald schwächeren Mittel alle heißen, werden verordnet. Auch Geloduratkapseln mit Jod- oder Hg-Verbindungen gefüllt läßt man schlucken, weil dann die Mittel erst im Dünndarm frei werden. Selbst per Klysma wurde Jodkali verabfolgt (s. GERBER).

Durch diese Auswahl soll man Jodödemen, wie es z. B. DEMETRIADE vom Jodipin behauptet, vorbeugen können. Ein ungetrübtes, sachliches Urteil darüber ist schwer abzugeben. Ich glaube, hier geht nur Probieren über Studieren. Einerseits soll das Probieren mit Bedacht und Umsicht geschehen; andererseits sollte man nicht vergessen, daß Jodkali gerade ein langbewährtes Mittel gegen die tertiäre Kehlkopfsyphilis repräsentiert — was von SCHMIDT-MEYER mit Recht besonders hervorgehoben wird. *Vor allem beeinflußt Jodkali Fieber bei syphilitischen Erkrankungen gut.* Diese gehören der *sog. Syphilis maligna* an. Der Erfolg des Jodkali macht sich vorzüglich bei kräftigen Dosen (z. B. 10 g pro die für starke Männer) bemerkbar — sofern eben diese vertragen werden. Leider ist das manchmal bei Jod und Hg an den oberen Luftwegen nicht der Fall, wie gleichfalls SCHMIDT-MEYER erklären. Der Jodismus und die Unbekömmlichkeit sind ja nicht schwer festzustellen.

Auf den *Mercurialismus* wird aber jeder Arzt ein scharfes Augenmerk halten, wenn er sich des Quecksilbers bedient. Die erfolgreiche Inunktionskur ist mehr und mehr in den Hintergrund getreten. THOST legte seiner Zeit besonders Wert auf Einreibung am Hals. Die Ursache einer besseren Wirkung ist dabei vermutlich in der Begünstigung der Einatmung der Quecksilberdämpfe zu suchen. Die intraglutaeale Hg-Depotbehandlung mit Hg-Ölen (Mercinol u. a.) hat sie verdrängt innerhalb der kombinierten Hg-As-Therapie. Kalomel per os gibt man nur bei Kindern.

Das *Bismut* macht noch die Prüfungszeit durch, darf aber schon als endgültig in den Arzneischatz der Syphilis aufgenommen gelten. Die Verabreichung geschieht in Form des Bismogenol und ähnlicher Präparate. In den üblichen Begleitdosen zu Kuren mit anderen Mitteln kommt es fast niemals zu irgendwelchen Vergiftungserscheinungen. Äußern sie sich auch in der Mundhöhle,

---

[1] Inzwischen sind bei mit Spirocid behandelten — nicht syphilitischen — Kindern unter Spirocideinfluß Arsen-Encephalitiden beobachtet worden! (S. OPITZ, Klin. Wschr. 1930.)

so brauchen wir doch noch nicht an dieser Stelle uns näher mit ihnen vertraut zu machen.

Die *Auswahl unter diesen Mitteln* wird nun abhängen 1. von den genannten Kontraindikationen geringerer Zahl und 2. — in weitaus höherem Maße — von dem Erfolg der verschiedenen Mittel und 3. von der Verträglichkeit derselben. Da *Überempfindlichkeit* oder *Spezificoresistenz* nicht vor der Behandlung bekannt zu sein pflegen, wird sich ein Wechsel öfters nicht umgehen lassen.

Eine Mittelstellung zwischen der spezifischen und der *unspezifischen All-gemeinbehandlung* nimmt die *Sarsaparilla*-Medikation ein. Der ersten Auffassung kann man sein, wenn man Grünwalds Worte liest: ,,Hartnäckige Prozesse und besonders solche, die mit der Bildung von Dauerzuständen verlaufen, widerstehen mitunter sowohl der Hg- und As- als Jodkali-Medikation, selten aber einer kräftigen Zittmannschen Kur". Ein Fall, wie der einer von Semon beschriebenen Syphilis maligna tertiana praecox, der sich vom Rachen bis über die Epiglottis erstreckte, könnte die Behauptung beinahe beweisen. Tappeiner hingegen spricht als Pharmakologe den Drogen der Holztränke jede Spezifität der Wirkung ab. Diese ,,beruht vielmehr in der Durchschwemmung des Körpers mit den hierbei aufgenommenen, sehr beträchtlichen Wassermassen und in Anregungen der Ausscheidungen des Darmes, der Haut und der Nieren". Heuck rechnet die Zittmann - Kur zu den Methoden der ,,biologischen Reiztherapie". Praktisch dürfen wir jedenfalls daran festhalten, daß der schwache und der starke Sarsaparilla Decoct nicht in Vergessenheit verfallen sollen. Auch Chiari und Thost führen sie ausdrücklich in ihrem Arzneischatz auf. *Spezificoresistente Fälle sind sein Feld.* Thost hat sogar eine Vorliebe für die Zittmann-Kur bei frischen, stationär behandelten Fällen.

Auch das *Opium* soll gegen Syphilis helfen. Sein Wert sei bei der jetzigen Generation in Vergessenheit geraten — so entnehme ich einer kurzen Bemerkung Mark Hovells.

Die *allgemeine Kräftigung* ist nicht nur beim malignen Syphilisfall erforderlich. Sie stellt eine wesentliche Unterstützung der spezifischen Heilleistungen vor. Wenn ich es recht verstehe, scheint man in Amerika dieser Forderung durch das tonic treatment by Keanes nachzukommen (John Nol. Mackenzie). Der Rat vieler Autoren, Jodeisen in Pillen oder Lösung zu verabreichen, geht doch eben darauf hinaus. Um dem Körper die nötige Widerstandskraft zu verschaffen, ist auch die Unterbringung in fachärztlich versehenen *Heilanstalten* geeignet. Sie finden sich vielfach in *Badeorten,* deren Wässer gleichzeitig als gut für die Konstitution des Syphilitikers erachtet werden. Diese Badekuren sorgen nicht nur für das leibliche Wohl, die Patienten werden auch psychisch in einen gehobenen Zustand versetzt, wenn sie aus ihrer heimatlichen Atmosphäre herauskommen. Sind sie doch dort nicht frei von Sorgen des Berufes, sind sie doch durch die Hartnäckigkeit ihres Leidens in ängstlicher Verstimmung — die Geheimhaltung ihres Leidens macht dagegen im III. Stadium weniger Sorge; der Aufenthalt in einem bekannten Bade verheißt ja auch keinen Erfolg nach dieser Richtung hin. Aber die seelische Umstellung wirkt nützlich auf den Körper zurück. Diese Unterstützung des Heilplanes muß jedoch ein Reservat der Besitzenden bleiben. Daher ist es sehr zu begrüßen, daß diese Form der unspezifischen Allgemeinbehandlung kein conditio sine qua non für die Heilung ist. Dafür darf den weniger mit Gütern versehenen Kranken gegenüber der Hinweis auf kräftigende, gesundheitsmäßige Lebens- und Ernährungsweise nicht vergessen werden.

Von Bädern erfreuen sich Jodsolen und Schwefelbäder des größten Zuspruches dieser Kranken. *Krankenheil-Tölz, Hall* seien von jenen genannt, von diesen als Orte mit warmen Quellen: *Aachen, Schinznach* in der Schweiz, als

Orte mit kalten Quellen: *Langenbrücken, Weilbach* und in der Schweiz *Heustrich* und *Gurnigel.*

Eine *örtliche Behandlung* der tertiären Kehlkopfsyphilis kann *von 2 ganz verschiedenen Gesichtspunkten aus geleitet* sein bzw. zur Erörterung gestellt werden. 1. Geht das Bestreben darauf hinaus, durch Medikamente unmittelbar auf das kranke Gewebe einzuwirken, 2. darauf, durch mechanische, natürlich auch biologisch gedeutete Maßnahmen den Zustandsveränderungen beizukommen, die die Syphilis schafft oder geschaffen hat. Während über die Notwendigkeit dieser im engeren Sinne chirurgischen Lokaltherapie die Meinungen nur in verhältnismäßig geringwertigen Einzelheiten auseinandergehen, unterliegt die Anwendung der medikamentösen Lokaltherapie in viel weiterem Umfange verschiedenen Auffassungen.

Ich kann gleich vorausschicken, daß *wir* selbst an der HINSBERGschen Klinik so gut wie niemals medikamentöse örtliche Behandlung ausüben. Ein Bedürfnis dazu hat sich, wenigstens in der von mir selbst miterlebten Salvarsanära, nie ergeben. Vor mehreren Jahrzehnten hat MAURIAC sich dahin ausgesprochen, daß die örtliche Therapie très circonspect und nur aux formelles indications stattzufinden hat; er selbst verzichtet anscheinend gänzlich auf die medikamentöse Form derselben. Für SCHMIDT-MEYER gibt es keine örtliche Therapie bei unkomplizierter tertiärer Kehlkopfsyphilis[1]. Gleicher Art legen sich andere an sich zurückhaltende Autoren nicht strikte fest.

Das andere Extrem wird vielleicht durch ein Zitat SIGMUNDS, das GERBER bringt, bezeichnet, ,,daß eine noch so wohl geführte Allgemeinbehandlung der Syphilis ohne vollständigen Erfolg bleibt, wenn die örtliche Pflege der Erscheinungen vernachlässigt wird". GERBER selbst hält ,,nirgends die lokale Behandlung neben und außer der allgemeinen so notwendig wie gerade hier". Von seinen 4 Gründen für diese Stellungnahme sind nur 3 auf die medikamentöse Behandlung anwendbar: 1. Können wir ,,nicht solange warten, bis die Gegengifte auf dem Wege der Saftbahnen allmählich an die lädierten Stellen herangebracht sind", wenn gefährliche Durchbrüche oder Zusammenbrüche bevorstehen. — Mir ist im Schrifttum kein Kehlkopffall begegnet, der über einen vorbeugenden Erfolg dieser Art berichtet. 2. Die Schleimhautaffektionen rezidivieren häufig; eines derartigen leichten Rückfalles halber könne man einen von der Kur geschwächten Organismus nicht sofort wieder einer Wiederholung derselben aussetzen. — Dabei handelte es sich augenscheinlich mehr um sekundäre Efflorescenzen. In Ermangelung von Belegen, die auf diesen Gesichtspunkt hin örtlich behandelt wurden, kann da nur eine eigene Erfahrung entscheiden; sie fehlt mir bisher[2]. 3. Die Verstreuung von Spirochäten muß mit allen Mitteln verhindert werden. — Für den Kehlkopf ist diese Befürchtung kaum in Betracht zu ziehen. Wir halten auf Grund wissenschaftlicher Feststellungen die Kontagiosität tertiärer Kehlkopfsyphilis für unwesentlich. Die Praxis hat, soviel ich weiß, noch nie das Gegenteil gezeigt; auch GERBER blieb den Beweis schuldig!

Entscheiden dürfte wohl nur der Erfolg. Da stehen unsere Erfahrungen anderen gegenüber. SCHECH hat in seinem Lehrbuch gesagt, daß er die besten Erfolge mit allgemeiner *und* örtlicher Behandlung gesehen hat. P. HEYMANN fand in ihr einen Antrieb zur Heilung. MORELL MACKENZIE, SEMON u. a. erkennen an, daß Geschwüre durch örtliche Behandlung gereinigt werden, aber sie heilen durch sie nicht aus. CHIARI ätzt schlaffe Geschwüre, weil sie dadurch

---

[1] Auch WALTER geißelte 1848 schon in scharfen Worten die Bestrebungen örtlicher Therapie.

[2] Die Kuren wurden von der Breslauer Universitäts-Hautklinik geleitet, sie fallen bereits alle in die Zeit des Salvarsans.

schneller zur Heilung kommen. Türk hatte geglaubt, durch die Kombination von energischer Allgemeinkur und Touchieren den Luftröhrenschnitt vermieden zu haben. Thost sagt, daß nach gründlicher Reinigung vorsichtig touchierte (Papeln und) Geschwüre verschwinden „wie Butter in der Sonne"; besonders die Ränder der Geschwüre sollen mit Lapis angegangen werden. Thost bepinselt noch das ganze Gebiet mit Jodtinktur. Nach Grünwald bedürfen örtlicher Behandlung ihrer die nach ulcerösem Zerfall häufigen Mischinfektionen.

Von diesem Standpunkt sind also einige Autoren noch in der Salvarsanzeit nicht abgewichen. Es ist allerdings für die Kritik zu bedenken, daß diese Zitate sich bald auf *spezifische,* bald auf *nicht spezifische Agentien* beziehen. Einen recht deutlichen Unterschied des Anwendungsbereichs und der Wirkungsart beider vermochte ich nicht herauszulesen. Es bedienen sich Schech, Schnitzler, Zeissl, Rethi u. a. der bekannten Grundstoffe: Inhalationen mit Sublimat etwa 0,5: 1000,0 wurden geübt; solche mit Jodkalilösung sind nach Schnitzler ganz vorzüglich; Einblasungen von Jodoform, Jodol, Aristol[1] oder — schon von Schech benutzt — von Bismuthpräparaten, wie Dermatol, wurden vorgenommen. Ob Neosalvarsan, etwa um der 2. Bedingung Gerbers zu genügen, trotz seiner schnellen Wirkung vom Blute aus des Aufblasens wert erschien, konnte ich nicht feststellen. Pinselungen mit der jodhaltigen Mandl-Lösung (Kal. jod 1,0, Jod puri 0,2, Glycerin 20,0, Acid. carbol. 0,2) hat Schech ausgeführt; Chiari, Zeissl haben mit Jodtinktur gepinselt.

Diesen letztgenannten Mitteln kommt auch schon eine adstringierende Wirkung zu, die an den gebräuchlichen chirurgischen Ätzmitteln die Hauptrolle spielt. In Wettbewerb stehen hier nur Chromsäure, Arg. nitricum in Lösungen und vor allem in Substanz, sowie Zinkchlorid, welches Guisez merkwürdigerweise für die tertiären Geschwüre reserviert, während er das Chrom den sekundären vorbehält. Grünwald charakterisiert die Wirkung dahin: „Der Schorf bildet einen wohltätigen Abschluß gegen die fortwährende Kontaktinfektion, hilft zu rascherer Abstoßung des der Nekrose verfallenden Gewebes und wirkt endlich als hüllende Decke schmerzlindernd". In Anbetracht der hervorragenden Nützlichkeit des Argentum nitricum und der Chromsäure — bei richtiger Anwendung — in der Behandlung von Wunden und Geschwüren zweifle ich persönlich nicht, daß man gerade mit diesen 2 Mitteln in renitenten Fällen Erfolge zeitigen kann. Nur sind *wir* noch nicht vor die Wahl einer örtlichen Behandlung gestellt worden. *Selbstverständlich kann sie nur eine Ergänzung der Allgemeinbehandlung sein.*

Einen wohltuenden Einfluß, der außerdem die Reinigung und Übernarbung von Geschwüren unterstützt, kann auch die symptomatische Behandlung mit Soda, Tannin oder Mentholölinhalationen und -instillationen auf eine zähe Sekretion oder katarrhalische Reizzustände ausüben. Thost hält besonders viel von der Herstellung reinlicher Verhältnisse für die Abheilung.

Die *chirurgische Behandlung* kann auf 3 Ziele gerichtet sein:

1. Beseitigung von lästigem, dauernden Gewebszuwachs,
2. Eröffnung von Abscessen,
3. Beseitigung von Verengung des Luftweges — im 1. und 2. Fall kann, aber muß nicht, eine Verengung zugleich vorhanden sein.

Die *Indikationen* für Eingriffe können daher abgeben:
 die „Excrescenzen" und Sequester,
 die Perichondritis,
 die Stenosen durch

---

[1] Ist Dithymoldijodid.

Ödeme und Infiltrate,
Syphilome,
Verwachsungen,
Narbencontractur und
Gerüstzusammenbruch.

Die *kleineren Operationen* werden *endolaryngeal* vorgenommen, *nach Möglichkeit auf indirektem Wege,* da dieser schonender ist als das autoskopische Vorgehen.

Die einfachsten Maßnahmen bestehen in Scarificationen, in Gewebsabtragungen mit Hilfe von Doppellöffeln, Curetten, Schlingen u. ä.; die mechanische Erleichterung durch Scarificationen nennt GRÜNWALD als Mittel gegen Infiltrate. Bei akuten Ödemen dürften sie an sich noch wirksamer sein. Aber sie können mit Gewißheit nur auf kurze Frist Nutzen bringen und setzen an sich ebenfalls wieder einen Reiz, so daß sie als *Nothilfe* kaum einer kräftigen Anämisierung mit Cocain-Adrenalin vorzuziehen sind. Auch diese kann auf längere Zeit, über 24 Stunden, günstig nachwirken, wie ich es einmal an glottischen und subglottischen ödematösen Infiltraten gesehen habe.

Entbehrlicher noch als das Scarificieren ist die endolaryngeale Auskratzung von Granulationen; sie ist ebenso unnötig und veraltet wie die galvanokaustische Behandlung (von VOLTOLINI, sowie von MAURIAC seiner Zeit besonders befürwortet).

Die *Entfernung narbiger und spezificoresistenter Hypertrophien* verschiedener Entstehungsart kann geschehen mit Rücksicht auf Atem- und auf Stimmstörung. Sie wird in örtlicher Betäubung endolaryngeal ausgeführt. Diese Gebilde sind meist derb. Sie sind daher nicht immer leicht abzukneifen und bleiben mit einem Teil an der Unterlage hängen, so daß man sich hüten muß, diese in Fetzen abzureißen. Die adstringierende Nachbehandlung, besonders mit Lapis, ist oft am Platze.

Etwas verwickelter ist die Aufgabe, wenn solche Bildungen lappenartig sind. Ein besonderer Fall entsteht durch Ausstoßung eines Aryknorpels, indem die gesamte Weichteilhülle ohne jeden Halt im Kehlkopflumen herumpendeln kann: allein das ventilartige Hin- und Herklappen kann das Vorgehen erheischen.

Dem endolaryngealen Zugriff unbedingt verfallen müssen *Sequester,* die sich ins Innere hinein verschieben oder gar schon frei in ihm liegen. SCHMIDT-MEYER meinen, man solle sich zur Regel machen, erst die völlige Demarkation abzuwarten. Die Besorgnis vor einer Blutung diktiert wohl diesen Rat. *Ich* möchte mich doch nicht gegen ein vorsichtiges Auslösen aussprechen; man muß allerdings vom *endo*laryngealen Vorgehen zurückstehen, wenn noch gewaltsame Lostrennung sich erforderlich erweist. Schrittweises Abknipsen kann vorteilhaft sein, um erholungsfähigen Knorpel zu erhalten (THOST). Die Gefahr der Aspiration schätze ich jedenfalls höher ein, als diejenige behutsamen Vorgehens.

Dagegen erscheint mir die Angabe LITHGOWs, obstruierende Gummen auf natürlichem Wege herauszubefördern, zu heroisch. Immerhin dürfen wir die Äußerung CHIARIs nicht übergehen, daß er alte Gummen nicht ohne chirurgische Nachhilfe vollständig beseitigen konnte — doch stammt sie aus dem Jahre 1905!

Die nächste Etappe chirurgischen Handelns bildet die *Durchtrennung von Verwachsungen.* Besonders die Diaphragmen kommen dabei in Frage. Die Galvanokaustik wird mancherseits, so von BRUNS, LEWIN und noch von SCHNITZLER für diesen Zweck gerühmt. Das endolaryngeale Skalpell ist wohl noch mehr zu empfehlen. Es arbeitet geradliniger und schont das Gewebe besser.

Einen wesentlich größeren Schutz gegen Wiederverwachsung als die Kaustik bietet das Durchschneiden nicht [1].

Diesem Ausgange muß durch eine nachhaltige *Dehnungsbehandlung* zuvorgekommen werden. Dieselbe ist auch bei andersartigen narbigen Stenosen zu versuchen, die nicht von vornherein für eine *endolaryngeale Methodik* ein zu schwieriges Objekt zu sein scheinen.

Man verwendet zu diesem Ende einen Satz Hartgummirohre mit blindem Ende, das seitliche Öffnungen trägt, die SCHRÖTTERschen *Bougies* [2]. Außer ihrem Erfinder haben, wie THOST mitteilt, THOST selbst, HACK, CHIARI u. a. gute Erfolge mit ihnen bei Kehlkopfsyphilis erzielt. MAURIAC allerdings sagt den Bougies eine Entzündung und Geschwürsbildung erzwingende Wirkung „unter Umständen" nach. Vielleicht beruht das auf fehlerhafter Auswahl zu stark infiltrierter oder kontrakturierter Fälle. Diese Dilation darf, wie jede andere, auch keinesfalls zu rasch erfolgen (BUKOFZER, RETHI).

Zur endolaryngealen Dehnung wird ferner auch von einigen Autoren die *Intubation nach* O. DWYER empfohlen. Für sie treten vor allem BOKAY, MASSEI, SCHMIEGELOW und SIMPSON ein. Bei Kindern hält sie THOST den Bougies für zweifellos überlegen. Die Autoren führen zu ihren Gunsten an, daß gleichzeitig die Resorption gefördert, die Schrumpfung des Narbengewebes hintangehalten wird. MASSEI hat mit Intubation auch die Tracheotomie umgehen können. Auch THOST hat denselben Gesichtspunkt im Auge, wenn er SCHRÖTTERS Bougies sowie Intubation für die oft einschlägige und besonders vorteilhafte Methode in denjenigen Fällen syphilitischer Stenose hält, die noch — spezifisch — rückgangsfähig sind. Gerade in diesen Fällen könne das Rohr schon nach 1—2 oder wenig mehr Tagen wieder entbehrt werden. Die medikamentöse Allgemeinbehandlung läuft natürlich nebenbei. Als Nachteil wird selbstverständlich anerkannt, daß eine ärztliche Hilfe stets zur Hand sein muß; denn die Tuben werden leicht einmal ausgehustet.

Andere Schriftsteller (MAURIAC, BUKOFZER, RETHI) sind der Methode wenig gewogen. Nach GRÜNWALD unterstützt sie den schnellen Zerfall des Gewebes — mit anderen Worten die von ihrer Anwendung im übrigen bekannte Decubitusbildung ist im erhöhten Maße zu befürchten. Auch ihre Anhänger haben einen perilaryngealen Abszeß „infolge zu rascher Dilatation" (LEFFERTS, s. MASSEI) und eine akute Pneumonie nach nur 16stündigem Liegen des Tubus erlebt! Ein Fall UCHERMANNs kam, obwohl ein Kautschuk-, nicht der von MASSEI benutzte Metalltubus verwendet war, schnell zum Exitus, ohne daß eine deutliche Erklärung für den üblen Zufall gefunden werden konnte!

Andererseits aber lesen wir, daß schon O. DWYER 1885 15 Monate lang eine syphilitische Stenose konsequent mit seinen Tuben erweitert und seinen anhaltenden Erfolg 5 Jahre lang kontrolliert hat. LEFFERTS und einige andere (s. BOKAY) weisen Erfolge auf bei verschiedenen Indikationen (syphilitische Erkrankungen betreffend), sogar bei Stenosen. Sie benutzen sie auch als Ergänzungsmethode nach Excisionen oder Spaltungen. BOKAY selbst hat die Heilung einer subglottischen Stenose mindestens über einige Monate hin verfolgt. Selbst die Perichondritis cricoidea wurde in 2 mit starken Jodkaligaben behandelten Fällen von A. ROSENBERG mit etwa 10tägiger ununterbrochener Intubation geheilt. MASSEI will eine gummöse Stenose innerhalb 15 Tagen in dieser Art ausgeheilt haben.

---

[1] Die erste Durchschneidung mit Erfolg — der 3. Versuch, der überhaupt nach dieser Richtung vorgenommen wurde — hat SCHNITZLER 1867 noch ohne Cocainanästhesie ausgeführt. Die subglottische Stenose war für mindestens $1/2$ Jahr behoben.

[2] Historisch ging die Anwendung von anderen katheterartigen Instrumenten voraus.

Die Erfahrungen geben beiden Parteien sicher Recht; die Verträglichkeit ist eben individuell verschieden und jede, besonders jede chirurgische Behandlung hat eine persönliche Note. *Ich* möchte die einfacheren und mit weniger Wenn und Aber verbundenen, unbedenklicheren Methoden vorziehen. Im Beginn der Intubationsbehandlung muß doch stets das Tracheotomiebesteck handbereit stehen! THOST zufolge verlangen das die wärmsten Befürworter der Intubation. In Anbetracht der widersprechenden Beobachtungen über örtlichen Schaden an Infiltrationen und ödematösem Gewebe halte ich die Versuche für diese Fälle am wenigsten ratsam. Ich wundere mich vor allem, daß SCHMIEGELOW die Intubation auch für akute Ödeme bei syphilitischer Perichondritis zuläßt; denn man sollte überhaupt Perichondritiden meines Erachtens eher als eine Kontraindikation ansehen.

Droht Erstickungsgefahr, so halte ich in Übereinstimmung mit SEIFERT dafür, die Tracheotomie entschieden der Intubation vorzuziehen. Nur für die Nachbehandlung könnte die Intubation in Frage gezogen werden — in diesem chirurgischen Zusammenhang ist sie aber, auch bei narbigen Stenosen, wie die folgenden Absätze lehren werden, eigentlich überflüssig, sicher entbehrlich. Technisch wäre sie mit dem Tragen einer Kanüle außerdem nicht zu vereinen.

Die *chirurgische Behandlung* der *Perichondritis* stellt eine *Grundforderung,* die zur *Eröffnung des Kehlkopfes von außen* zwingt: HINSBERG hat nämlich aus der Literatur und seiner eigenen Praxis nachgewiesen und nachdrücklich festgestellt, daß das gesamte Dehnungsverfahren bei jeder perichondritischen Stenose zu nichts nütze ist, wenn nicht die in Nekrose befindlichen Knorpelteile vorher entfernt worden sind. Die syphilitischen Formen, wenn es nicht noch ganz kompakte und initiale Fälle sind, sind davon nicht ausgenommen. — Da der laryngoskopische Befund über Ausdehnung und Grad des Prozesses nicht zuverlässig Aufschluß geben kann, wird man die Intubation dabei am besten ganz vermeiden.

Der Erfolg der Behandlung der abscedierenden Perichondritis wird glänzend, wenn der *Vorbedingung: Laryngofissur + Excochleation* genügt wird.

Die *Laryngofissur* wird *außerdem* erforderlich, wenn eine Dehnungsbehandlung ausgiebiger oder undurchgängiger Narbenstenosen stattfinden soll, die ohne chirurgische Hilfsmaßnahmen keinen Erfolg verspricht.

Die *Behandlung der Perichondritis* wird dadurch in die Wege geleitet, daß die *Abscesse eröffnet* und die *Nekrosen* aus den Perichondriumschläuchen *entfernt* werden. Es werden die Taschen durch Tamponade bzw. Ausgranulation zur Heilung gebracht. Eine Knorpelregeneration findet entgegen theoretischen Äußerungen von MENZEL sicher statt. Ist auch nach ERNST SEIFERT ein histologischer Nachweis noch nicht erbracht worden, so ist durch Beobachtungen knorpelharter Ersatzgebilde durch HINSBERG, HANSBERG, BAUMGARTEN die Regeneration doch klinisch, durch GUST. KILLIAN (s. HANSBERG, E. SEIFERT) röntgenologisch sichergestellt. Das Kehlkopfinnere wird alsdann *sobald als möglich* über *Dilatations*instrumenten (s. u.) weit gehalten.

Aber nicht jede Perichondritis syphilitica ist mit der Laryngofissur zu behandeln. Nur die zur Einschmelzung bzw. Knorpelnekrose gekommenen Fälle sind einschlägig. Noch unter ihnen kann man *bei isolierten, umschriebenen Herden* an dem Kehldeckel, vor allem an den Giesbeckenknorpel daran denken, *endolaryngeal* dem Absceß *Abfluß zu verschaffen und den Sequester herauszuholen.* Die Beherrschung der Aspirations- und Blutungsgefahr kann jedoch dabei sehr schwierig werden. Außerdem weiß der Erfahrene, daß die Ausdehnung des Prozesses bei endolaryngealer Besichtigung leicht unterschätzt wird. Man wird deshalb in dubio stets die Laryngofissur vorziehen.

Allein die aus dem Gesamtbild begründete Annahme, daß zerstörende Vorgänge den Knorpel noch nicht ergriffen haben, rechtfertigt den Versuch, die

Rückbildung der Knorpelhautentzündung der spezifischen Therapie zu überlassen. Der Entschluß wird in solchen Fällen leichter fallen, in denen zugleich
eine Stenose besteht. Dann kann man vorerst (s. S. 707) eine *Tracheotomie*
vornehmen und den *Erfolg der Kur* abwarten. So berichtet u. a. Grabower
über einen glücklichen Ausgang eines derartigen Vorgehens.

Mit der modernen chirurgischen Behandlung sind je 1 Fall von Ringknorpel-
perichondritis von Chiari und Hinsberg zu einer sehr befriedigenden funktionellen Heilung gebracht worden. Ein weiterer Fall Chiaris erlag der hochgradigen Schwäche, die dem Patienten schon alle Widerstandskraft genommen
hatte. Ein älterer Fall von Boesensell-Langenbeck (s. Hinsberg, ,,Typhus-
perichondritis"), der nicht einmal dilatiert werden brauchte, ist bereits in
2 Wochen genesen.

Eine *zweite Indikation zur Laryngofissur* können *Narbenstenosen* abgeben.
Auch in diesem Falle wird der Operation eine Dilatationsbehandlung angeschlossen. Stets führt man den Schnitt nach unten über den Kehlkopf
hinaus, um den untersten Teil der Wunde in Gestalt eines *Tracheostoma* offen
zu halten, bis im Schlußakt der Behandlung auch dieses wieder verschlossen wird.

Das Tracheostoma hingegen wird durch ein *Laryngostoma* ersetzt bei einer
Methode, die Sargnon-Barlatier (1907) inauguriert haben: der *Laryngotomie*.
Wohl sind mehrfache Variationen in der Behandlung der Wundränder — primäre
Naht oder Tamponade verschiedener Art — sind angeführt (s. bei Hinsberg,
Typhusperichondritis angegeben); das Wesentliche der Methode besteht aber
meines Erachtens doch in der Erhaltung eines ausgedehnten unmittelbaren Zu-
ganges zum Kehlkopfinnern während seiner Behandlung: Im Kehlkopfinnern
sollen nämlich unter dem eingelegten Drainrohr etappenweise 1. durch Druck-
nekrose das obturierende evtl. mit Einschnitten versehene Gewebe zerfallen,
2. die demarkierten Flächen granulieren und 3. sich überhäuten, sei es mit
Epidermis, sei es mit Mucosa. Ist dieses Ziel erreicht, so wird der Larynx-
verschluß vorgenommen, wenn er nicht bis dahin etwa spontan eingetreten ist
und das Rohr — wie bei der von Anfang an nach diesem Heilplan angelegten
,,translaryngealen Fixation eines Drains nach Schmiegelow" — durch den
Mund herausgezogen werden kann.

Die Methodik hat in den Händen ihrer gewandtesten und geübtesten Vertreter
eine im ganzen größere Sterblichkeit als die Laryngofissur unter gleichen Bedingungen z. B. bei Pieniacek, wie Hinsberg errechnet hat. Dieser Nachteil geht auf
Kosten des ersten Stadiums, das einer Infektion der Lungen Vorschub leistet.

Die Laryngotomie ist bei syphilitischen Stenosen von verschiedenen Seiten
angewandt worden: Sargnon gibt unter 16 in Pest berichteten Fällen (s. Thost,
Verengerungen) einen syphilitischen Patienten an. Dieser, ein 60jähriger Mann,
hatte eine membranöse Verwachsung und eine Spornbildung. In 3 Monaten
war die Heilung vollzogen. Moure und Richard haben 2 Fälle bei Syphilitikern
bis zum Enderfolg durchbehandelt. Im ersten Fall handelte es sich um eine
zur Sequesterabstoßung führende Perichondritis des Thyreoids und Cricoids,
im zweiten um eine Perichondritis des linken Aryknorpels und des Ringknorpel-
ringes, kompliziert mit einer oberen Trachealstenose. Für den zweiten Fall
wurde eine Krikotracheotomie vorgenommen. Beide Patienten befanden sich
in einem Stadium, das die gleichzeitige spezifische Behandlung zweckmäßig
erscheinen ließ. Auch Iwanoff hat Perichondritiden nach dieser Methode
behandelt, allerdings dabei die Excochleation versäumt. Die französische
Methode hat also vor den mit Tracheostoma kombinierten Methoden generell
nichts voraus; gewiß kann ihr Prinzip sich im Einzelfall nützlich erweisen.
Eine Schwäche aber teilt die Methode mit allen Operations- bzw. Dilatations-
methoden: Eine narbige Fixation der Krikoarytänoidgelenke wird auch mit

ihr kaum zu überwinden sein. Das geben SARGNON, wie SIEUR zu. MOURE hat
den bekannten Satz für den besterreichbaren Erfolg geprägt: „Ses sortes des
maladies ne sont peut = etre plus des canulards, mais ils n'en restent pas moin
des tubards".

Keineswegs birgt eine Trachealfistel mehr Gefahren als eine Laryngotomie[1].
Die bisher geschilderte *sublaryngeale Tracheofissur* kommt in praxi natürlich
der *Tracheotomie* gleich. Wir haben diese also zunächst 1. als in einem Akt
mit der Kehlkopfoperation (simultan) ausgeführte *Hilfsoperation* kennen gelernt.
Sie kann 2. genau so gut unter gleichen Indikationen wie sub. 1. als *Voroperation,* d. h. als erster Akt der Behandlung, vorgenommen werden. Damit
sind *vorbeugende* Absichten verbunden: denn a) ist die ausreichende Atmung
gesichert, b) werden die unteren Luftwege nach einigermaßen vorgeschrittener
Heilung der Trachealfistel durch die Kehlkopfbehandlung weniger gefährdet
und c) bedeutet Punkt a) und b) für eine Anzahl Verfasser eine gute Ausnutzung
derjenigen Zeit, in der noch eine spezifische Behandlung sich im Kehlkopf
auswirken soll.

Als Hilfsoperation bzw. Voroperation zu bewerten, ist die Tracheotomie
ferner, wenn man sich zu ihr entschließt, um der verlagernden Excrescenzen
endlich auf endolaryngealem Wege Herr werden zu können, wie es in einem
Falle SEMONs geschah.

Eine Tracheotomie *prophylaktisch vor* der Jodtherapie anzulegen (SCHMIDT-
MEYER), halte ich für zu weit gegangen. Dagegen dürfte das Bild der fibroiden
Degeneration (s. a. S. 718ff.), wie sie JOHN NOL. MACKENZIE schildert, diese
Maßnahme nicht unzweckmäßig erscheinen lassen. SCHRÖTTER nennt denn auch
die starre Infiltration als Indikation.

3. Ist die Tracheotomie als *Notoperation* angezeigt. *Ich* halte sie für geboten,
wenn die Beanspruchung durch das nicht berufliche tägliche Leben bereits
leichte Cyanose und anhaltende Beschleunigung sowie Schwäche des Pulses
hervorrufen. Ödeme, Abscesse und Strikturen, deren Gestaltung eine Verlegung
durch zähes und eintrocknendes Sekret begünstigt, stellen die meisten Fälle.
Selten geben einmal Gummen Anlaß zum schnellen Eingreifen (z. B. Fälle
NORTON).

Akute Stenosen drücken das Messer eher in die Hand als chronische. Man
zögere überhaupt nicht unnötig lange! Ganz abgesehen davon, daß auf äußere
Faktoren — wie sie z. B. Landpraxis mit sich bringt — manchmal Rücksicht
genommen werden muß, die Erschöpfung hat leicht einen Grad erreicht, der
die Erholung und damit die Rettung in Frage stellt. Gewiß kann man der
von vielen Seiten (SEIFERT, UCHERMANN, DAVIS, THOST u. a.) erhobenen
Forderung, Stenosen durch Ödeme und Infiltrate zunächst einmal intensiv
spezifisch zu behandeln, entsprechen, aber nur, solange nicht Leben in Not
ist, solange verständige Beobachtung und sofort ärztliche Hilfsbereitschaft
gesichert sind[2]. Man vergesse dann nicht die unterstützende Wirkung der

---

[1] Nur CASTEX ist anderer Meinung. Es mutet aber sonderbar an, zu erfahren, daß
sich bei der Tracheotomie örtliche Reizung auf Hustenreflexe, Exspektoration, sowie die
Narbe weit ungünstiger verhalten sollen als bei der Laryngotomie. Eigene Erfahrungen
besitze ich jedoch nicht, da wir stets nach Fissur eine Kanüle in die Trachea legen.
Auf eine ältere Notiz LEWINS, nach der die Ansiedlung eines zweiten syphilitischen
Herdes durch die Operation zu besorgen wäre, kam ich schon S. 696 zu sprechen; ich verweise zugleich auf S. 731. Hier mache ich nur auf die große Zahl der durch Tracheotomie
nicht geschädigten, geheilten syphilitischen Patienten aufmerksam.

[2] Stellt man die Indikation zur Tracheotomie sehr weit, wie das begreiflicherweise
in früheren Jahrzehnten von vorsichtigen, aber entschlossenen und besonnenen Männern
geschah, dann kann man mit der Tracheotomie natürlich einen besonders hohen Heilungs-
satz erzielen, wie z. B. TRÉLAT mit 76% (s. MAURIAC). Heute ist von uns mit Recht eine
vervollkommnete Individualisierung zu verlangen!

Bettruhe (Thompson, Sossiondo) und nervenberuhigender Mittel, vor allem des Morphins.

Sollte *meine Stellungnahme* gelegentlich einmal eine unnötige Tracheotomie veranlassen, so glaube ich, daß dadurch bei Erwachsenen kaum je ein Schaden gestiftet werden kann; ein Kunstfehler wird damit nicht begangen. Wohl aber folgt leider noch manches Mal ein solcher in unverantwortlicher Weise auf eine nicht oder falsch gestellte Diagnose. Recht lehrreich nach dieser Richtung hin sind einige von Bumba erst in jüngerer Zeit mitgeteilte Fälle.

Ob 4. eine Indikation der Tracheotomie als *Heiloperation* noch unter der heutigen spezifischen Therapie aufrecht zu erhalten ist, erscheint fraglich. Sie ließe sich ableiten aus einem Bericht P. Heymanns, nach dem ein über mehrere Jahre beobachteter Fall erst dann zur Heilung kam, als eines akzidentellen akuten Katarrhs halber tracheotomiert worden war. Im übrigen hatte bereits — demselben Verfasser zufolge — Pitha bei resistenten Ulcerationen die Tracheotomie zur Ruhestellung als Heilmittel empfohlen.

Nicht als Heiloperation, sondern 5. als — symptomatische — *Palliativoperation* auf unbeschränkte Zeit ist die Tracheotomie auszuführen, wenn eine narbige Stenose der Stimmbänder in Mittelstellung besteht und diese nicht beseitigt werden kann oder soll.

Fissur und Tracheotomie dienen somit als Schrittmacher für *Dilatationsbehandlung von außen her.* Die Laryngofissur ist einschlägig

1. für die eitrige Perichondritis (s. o. S. 686 u. 705),
2. für Erweiterung von Stenosen, die
   a) einer medikamentösen Behandlung nicht mehr zugänglich sind, weil sie
      α) für eine endolaryngeale Behandlung zu ausgedehnt oder
      β) von vornherein von nicht übersehbarem Umfang sind,
   b) einer medikamentösen Behandlung zugänglich sind
      α) als Hilfsmittel zur Resorption und
      β) als Mittel noch stärkere Strikturierung zu verhindern.

Uchermann hält eine Dilatationskur ohne Spaltung überhaupt für zu langwierig, oft schmerzhaft, zu Läsionen geeignet; ihr Versagen bei schweren Stenosen beruht nach ihm auf der kautschukartigen Beschaffenheit des syphilitischen Narbengewebes. — Es ist zweifellos am besten für den Erfolg, wenn keinerlei Infiltration mehr besteht. Doch sind kaum Nachteile von der Dilatation zu befürchten, wenn die Infiltrate so klein sind, daß sie keinem allzu starken Druck ausgesetzt sind. Ebenso brauchen auch kleine, vielfache Ulcerationen bei gleichzeitiger antiseptisch adstringierender Behandlung nicht zu stören. Hat doch Chiari selbst unter Schrötterschem Bougie in der vorderen Commissur ein Ulcus ohne Verlötung der Flächen oder Verengung zum Verschwinden gebracht! Die reiche Erfahrung Thosts lehrt, daß man bis zur Narbenbildung vor der „eigentlichen Dilatation" Dehnungsinstrumente einlegen soll, um Verwachsungen zu verhüten, bzw. die Form des Kehlkopfes möglichst von Anfang an zu erhalten.

Wiederum ist Uchermann ein entschiedener Gegner davon, noch im regressiven Stadium zu dilatieren. Dem widerspricht aber Thost: „Kautschukartig (s. o.) sei das Granulationsgewebe, nicht das Narbengewebe". Es verwandle sich unter „gewissem Druck" im Gegenteil leichter in festes Narbengewebe und dieses sei vor allem für die Dilatation geeignet. Eine vermittelnde Stellung nimmt Pieniacek ein, wenn ich ihn richtig verstehe. Er wünscht chirurgisches und dilatierendes Einschreiten erst, wenn alle Herde resorbiert sind, ausgenommen, daß narbige Stenosen im Entstehen begriffen sind.

Verwachsungen, Vorsprünge, starke Verdickungen drücken dem Arzt natürlich das *schneidende* Instrument in die Hand. Die Möglichkeit, dabei

Schleimhaut zu erhalten, erweist sich günstig. Oft sind sukzessive In- und Exzisionen zweckmäßig (PIENIACEK). Für die *Dilatation* muß alsdann das geeignete *Material* ausgesucht werden.

Dieses von verschiedener Beschaffenheit und in verschiedenen Formen füllt mit seiner Anwendungsweise selbst ein umfangreiches Kapitel der Laryngologie. Es muß uns genügen, wenn wir die hauptsächlich im Gebrauch befindlichen Instrumente ihren Prinzipien nach aufzählen.

Man arbeitet mit *Instrumenten,* die *oberhalb* einer gewöhnlichen *Kanüle* eingelegt werden *oder* solchen, die *mit ihr* in einer *Verbindung* stehen. Als Typen erster Art führen wir an die CHIARIschen Flügelbolzen, die auch die Fissur offen halten oder die THOSTschen Bolzen[1], die nur sublaryngeal das Innenteil nach außen hervorragen lassen. Das sind *metallische Gegenstände.* Gerade bei Syphilis sind nach THOST die soliden, schweren Instrumente angebracht. Man verwendet auch *Gummischläuche* in gleicher Weise. Durch das Unterteil des Schlauches kann die Kanüle durchgesteckt sein (IWANOFF) oder der Schlauch dient als Prothese für den Kehlkopf-Luftröhrenkanal und wird an den Weichteilen, an der Kanüle oder um den Hals befestigt (UFFENORDE, KÜMMEL, KNICK).

Sollen Hartgebilde als Prothese dienen — und angesichts der Härte des syphilitischen Gewebes sind sie wohl meist geeigneter — so nimmt man am liebsten Glasrohre mit solidem Griff, der durch das Stoma nach außen reicht, nach KÜMMEL-MICULICZschem Modell oder mit hohem T-Ansatz nach HINSBERG. Atmung auf natürlichem Wege, evtl. sofortige Sprechmöglichkeit mit stimmloser Sprache sind die Vorteile; Nachteile sind die Möglichkeit, sich in die Luftwege zu verschlucken und die Verstopfung durch Sekret, mit ihr die Notwendigkeit zu früherem oder häufigem Wechseln.

Nur das HINSBERGsche T-Rohr, das eine Art Analogon in dem sinnreich zerlegbaren Metall-T-Rohr nach DUPUIS hat, kann durch den freien Schenkel gereinigt werden. Dasselbe ist bei allen Instrumenten möglich, die ein Einsatzrohr haben, also an diesem Prinzip der Kanüle festhalten. Hierher gehören die verschiedenen Schornsteinkanülen (SCHMIEDEN u. a.), in erster Linie aber die beiden Instrumente, welche die Kanülen mit dem T-Rohrprinzip mehr oder weniger vollkommen verbinden: Die Bolzenkanüle von BRÜGGEMANN berücksichtigt infolge der Massivität ihres Kehlkopfteiles nur die Vermeidung des toten Winkels zwischen Kanüle und Bolzen unterhalb der Bolzenbasis, in den hinein sich die Trachea verbiegen kann oder Granulationen und Schleimhautschwellungen sich entwickeln können. Die Bolzenkanüle von UFFENORDE aber ist durchgängig, da der Bolzen von dem Kanal durchbohrt wird, in den nach Art der Sprechkanüle die Luft von unten her einstreicht.

Die Methoden sind zu individualisieren, auch zu wechseln.

KÜMMEL hat vor 1895 eine syphilitische Narbenstenose mit der Schornsteinkanüle aus Glas nach Laryngofissur und Exzision behandelt. Die gleichzeitig bestehende tiefe Trachealfistel kam dabei aber nicht zur Ausheilung und der durch diese und die langdauernde Behandlung heruntergekommene Patient erlag den Folgen eines unglücklichen Zufalls: beim Wechseln brach der untere Schenkel ab. Seine Entfernung verursachte starke Blutungen, die zu Aspiration, Bronchitis und serofibrinöser Pleuritis führten.

HINSBERG hat mit seinem Modell einmal bei syphilitischer Perichondritis vollen Erfolg gehabt; THOST hat die Behandlung mit Bolzen gewöhnlich in Kombination mit SCHRÖTTERs Bougies in einigen Fällen von perichondritischen Folgen und Verwachsungen mehr oder weniger vollständig bis zu einem guten

---

[1] Ihre Vorläufer, die SCHRÖTTERschen Zinnbolzen, sind unter annähernd gleichem Gesichtspunkte zu betrachten; sie haben dem THOSTschen Modell Platz machen müssen.

Ende durchgeführt. Aus Thosts Krankengeschichte ist zu entnehmen, daß er sich zur Unterstützung der Dehnungsbehandlung auch der Lapisätzungen und sogar galvanokaustischer Maßnahmen bedient [1]. Uchermann dilatiert auch syphilitische Stenosen augenscheinlich gern mit Thostschen Bolzen in Verbindung mit grundsätzlich vorangeschickter Laryngotomie und etwaigen Exzisionen.

Die Dauer der Behandlung läßt sich — und das gilt auch für die früher angegebenen Methoden — nicht leicht präzisieren. Man kann sich mit Voraussagen sehr täuschen. Sie kann bis zu Jahren dauern; über 1 Jahr hat der erfahrene Pieniacek oft gebraucht. Nachbehandlungen werden manchmal erforderlich. Ausdauer und Geschick führen in der Regel, nach Thost, mit Sicherheit zum Ziele.

Ein nur ganz kurzes Referat besagt, daß de Flines mit einer medikamentösen *und* chirurgischen Maßnahme gegenüber refraktärer syphilitischer Stenose zu tun gehabt hat. In der Aussprache bemerkt Benjamin, daß Moure einen solchen Fall nach Laryngofissur mittels Elektrokoagulation gebessert hat. An die Heranziehung der *chirurgischen Diathermie*, als im übrigen für Narben erprobtes Mittel, muß man in der Tat wohl denken.

Nun bleiben doch noch *Fälle übrig, in denen sozusagen mit dem Kehlkopf nichts mehr anzufangen* ist. Das sind

1. Fälle totaler Verwachsung, unter Umständen mit schweren Gerüstschäden, die vergeblich dilatiert sind,

2. der totale Gerüstzusammenbruch mit oder ohne brauchbare Regeneration und

3. so möchte ich wenigstens meinen, das Höhestadium der Fibroiddegeneration.

Für diese Extreme der Verunstaltung, die allzumal schon Kanülards betreffen, stehen nur noch 2 Wege der Erlösung zur Verfügung:

1. Die *komplizierten Plastiken* aus Haut, evtl. mit Knorpel oder Knochenunterpolsterung, evtl. nach partieller Entfernung des Kehlkopfes oder

2. die *typische Totalexstirpation.*

Mit der ersten Reihe von Eingriffen können wir uns an dieser Stelle wenig beschäftigen. Ich fand auch nur 2 einschlägige Fälle bei Thost referiert: v. Mangoldt hat einen Kranken mit syphilitischer Perichondritis von seiner Schornsteinkanüle befreit, die er seit 4 Jahren zu tragen gezwungen war. Seine Methode vollzieht sich in 2 bzw. 5 Akten: 1. Einer Einpflanzung des Rippenknorpelstückes unter die Haut (Perichondrium nach außen) seitlich der Mittellinie. 2. Nach der Einheilung und Einhüllung der knorpelhautfreien Seite mit einem Hautlappen erfolgt Spaltung des Kehlkopfes und türflügelartiges Einklappen des gestützten Hautlappens zwischen die Schildknorpelplatte und sukzessive Verschlüsse der Spaltlinien. Der Atemraum wird weit, die Stimme geht aber verloren.

Der andere Fall blieb mir nach der Beschreibung unklar. Das Original konnte ich leider nicht einsehen. Er stammt von Narratil. Ich möchte ihn dahin auffassen: es wurden Narben exzidiert. Tibiasplitter wurden alsdann in vorgebildete Taschen derart eingepflanzt, daß sie als Skeletersatz dienten, und der Kehlkopf wurde geschlossen.

Über die Leistung der Totalexstirpation sind wir gut unterrichtet. Hopmann-Bardenheuer und Zytowitsch haben Fälle operiert, in denen ein syphilitisches Geschwür und Perichonditriden das Organ zerstört und stenosiert hatten. Ist die Diagnose auch nicht immer (Fall Janullis) vor der Operation richtig gestellt gewesen, so haben die postoperativen Zustände sich doch

---

[1] Über Thiosinamin s. Abschnitt Luftröhre S. 735.

in ihrer relativen Vorzüglichkeit mit denen gedeckt, welche die Totalexstirpation wegen Krebs gezeigt haben, und sie beweisen jedenfalls, daß diese Indikation wohl berechtigt ist. Derartig operierte Patienten atmen durch ein Tracheostoma, mit dem die Trachea im Jugulum nach außen mündet; sie sprechen mit einer Rachensprache, die in sehr vielen Fällen stimmhaft wird, so daß sich die Leute auf beachtliche Entfernung hin verständigen können, ohne daß der Zuhörer ihnen ihre Worte von den Lippen abzulesen braucht. Sie sind sozusagen wieder gesund. Der Lebensgenuß wird ihnen wieder annähernd vollkommen zuteil. Dieser Umstand dürfte besonders deshalb hoch zu bewerten sein, weil 1. das Tragen einer Kanüle durch diese Operation im nicht seltenen Idealfalle überflüssig wird und 2. mancher der der Indikation entsprechenden Fälle neben dem Tracheostoma noch Fisteln oder höchst unschöne Narben am Hals tragen, die bei der Ausrottung des Kehlkopfes wegfallen. SEYROUXs Patient überlebte die Operation 10 Jahre. Diese Indikation hat, soviel ich sehe, zuerst GOUGUENHEIM aufgestellt.

Noch eines kleinen Eingriffes ist zu gedenken, der bei anhaltenden Schluckschmerzen von beachtlichem Nutzen ist: der *Alkoholinjektion des N. laryng. superior.* Sie ist vor allem bewährt bei tuberkulöser Laryngitis. HOLMGREN hat sie auch für Syphilisleiden empfohlen. Da die Schluckbeschwerden nur kurze Zeit spezifischer Therapie zu widerstehen pflegen, kommt die eingreifendere Operation der Resektion des Nerven für uns nicht in Betracht.

Einige plastische Operationen eigener Art kommen in Betracht zur Heilung der gefährlichen und charakteristischen Stenose, welche in Mittelstellung narbig fixierte Stimmbänder hervorrufen. Sie werden bei der Behandlung der beiderseitigen Lähmung der Glottisöffner erwähnt werden (S. 743 f.).

B. Die Syphilis der Luftröhre.

Vorbemerkung. Die Luftröhrensyphilis hat in grundsätzlichen Punkten außerordentlich viel mit der Kehlkopfsyphilis gemeinsam. Dennoch verleihen Ausbreitungsform und -art, sowie das Verhalten der Nachbarschaft, ihr manche Besonderheit. Vor allem Beachtung verdient die Möglichkeit ihres selbstständigen Auftretens! Dieser Fall bleibt allerdings eine Seltenheit unter Seltenheiten — denn nur etwa 0,2% aller Syphilisfälle der oberen Luftwege sind in der Luftröhre lokalisiert (v. SCHRÖTTER, HANSZEL). Dennoch bedeutet eine genaue Bekanntschaft mit der Luftröhrensyphilis weit mehr als „une simple question de curiosité", sie ist — so drückt sich treffend MAURIAC aus — „d'une importance capitale pour le diagnostic et le traitment". Eine gesonderte Abhandlung dieses Stoffes ist daher gerechtfertigt. Sie ist schon deshalb zweckmäßig, weil beide Abschnitte — über Kehlkopfsyphilis einerseits, über Luftröhrensyphilis andererseits — dadurch an Übersichtlichkeit gewinnen. Der in der Anlage dieses Buches gegebene Zusammenhang gestattet uns dabei, uns vielfach mit Hinweisen auf das vorausgegangene Kapitel zu begnügen, bzw. dort breit auseinandergesetzte Einzelheiten als bekannt vorauszusetzen.

Unter *Syphilis der Luftröhre verstehen* wir die Manifestationen an der Trachea und auch den Hauptbronchien mit ihren bereits im Lungenparenchym befindlichen ersten Verzweigungen, soweit sie nach Art der Luftröhre erkranken.

Geschichtliches[1]. Ein einwandfreies Wissen von einer syphilitischen Erkrankung der Luftröhre rührt erst von Obduktionsbefunden aus der ersten Hälfte des vorigen Jahrhunderts her. Nach J. N. MACKENZIE sollen Schriftsteller um die Wende des 18. und im Laufe des voraufgegangenen Jahrhunderts gut mit dieser Lokalisation vertraut gewesen sein. *Ich*

---

[1] s. Fußnote S. 608.

vermochte aus den von J. N. Mackenzie zitierten Stellen und Werken mich nicht davon zu überzeugen. Bei Bonetus, Raulin und in Thomanns Krankengeschichten steht, wenigstens soweit ich sehen kann, nichts von Trachealsyphilis. Voigtel referiert wohl einen Fall einer Luftröhren-Speiseröhrenfistel Zerianis, aber ohne jede Bezugnahme auf Syphilis Viel eher erinnert ein Bericht von Baillie, den Voigtel nach Lieutaud wiedergibt, an Syphilis: das Lumen war auf 2—3 Zoll verengt, die Substanz war verdickt, die innere Haut mit kleinen harten, sich erhebenden Knötchen besetzt; die Erkrankung war begleitet von scirrhöser Beschaffenheit einiger Saugaderdrüsen, die der Wand dicht anhingen.

Mit der Beanstandung einiger geschichtlicher Belege soll natürlich nicht gesagt sein, daß nicht Fälle von Atemnot bei Syphilitikern nach spezifischer Behandlung geheilt und deshalb für Syphilis angesehen seien (man erinnere sich an die Ausführungen über die Kehlkopfsyphilis); nur stehen wir mit solchen Angaben nicht auf festem diagnostischen Boden.

Die Vermutung, eine syphilitische Lokalaffektion vor sich zu haben, scheint mir noch am deutlichsten bei Altenhofer — 1816! bereits — zum Ausdruck zu kommen. Die „Phthisis trachealis" ist nach ihm „Folge bösartiger oder vernachlässigter syphilitischer Halsgeschwüre und wird selten ganz geheilt". Ganz klar ist auch hier der Sachverhalt noch nicht; denn Altenhofer bringt wiederum die Lungensucht, d. h. die Tuberkulose in Zusammenhang mit der langen Dauer einer Syphilis bzw. einer unvorsichtigen Mercurial-behandlung.

Ebenso ist schwer zu sagen, was an Hawkins Veröffentlichungen aus dem Jahre 1823 Tuberkulose, was Lues war. Er unterscheidet jedenfalls ein 3. Stadium seiner syphilitischen Geschwüre der oberen Luftwege, in welchem sie sich bis in die Lungen ausdehnen und dann, so gut wie regelmäßig, zum Tode führen. Das Lob der Räucherung mit Hg und die Er-wähnung der Narben- und Stenosenbildung sprechen schon sehr für syphilitischen Ursprung.

Aus Sachses Buch übernommene Fälle aus den Jahren 1802 und 1810 (s. Nicolai) sind ihrer Beschreibung nach ja ganz wahrscheinlich syphilitisch, aber von ihren Beschrei-bern doch wohl nicht als solche erkannt.

Viel wichtiger als die Ätiologie schien *meiner* Meinung nach Sachse die Differenzierung der Phthisis trachealis von der Phthisis laryngea zu sein. Das venerische Gift konnte ja selbst die Lungensucht hervorrufen! Tüchtige Ärzte gaben deshalb auch zu dieser Zeit Hg, wenn man daran dachte oder faute de mieux — nur „wenn es mit der Krankheit schon weit gediehen, bekomme Hg nicht mehr." Dagegen zitiert Sachse einen Fall von Petit, der als Syphilis intra vitam erkannt zu sein scheint: eine venerische Dame, die die innere Haut der Luftröhre schon ausgeworfen hatte und deren Luftröhrenknorpel sich so ab-geblättert hatte, daß sie die Kranke erstickt hätten, wenn Petit sie nicht mittels eines Fadens nach der äußeren Wunde gezogen und so ihr Hin- und Herbewegen im Raum der Luftröhre behindert hätte.

Der eindeutigen Diagnose der Erkrankung näherte sich anscheinend[1] zum erstenmal die Bearbeitung einer Trachealstriktur, über die W. C. Worthington (s. Nicolai) 1842 berichtete: Es war eine augenscheinlich perichondritisch entstandene zirkuläre Stenose der obersten Trachealringe mit distaler Dilatation der Trachea. Worthington und Cop-land hielten sie als äußerst wahrscheinlich für syphilitisch; sie kannten keinen gleichartigen Fall im Schrifttum jener Zeit.

Dieser Fall verdient *besondere Beachtung,* weil der Kehlkopf nicht am syphilitischen Prozeß beteiligt ist. Für Waller, der 1848 vier Fälle beschrieb, gab es damals noch keine selbständige Syphilis der Trachea! Diese Ausdehnung der Kehlkopfsyphilis auf Luftröhren und ihre Knorpelringe am Leichenpräparat erwähnt auch schon Rokitanski in seinem Handbuch 1842. Die gewaltige Ausdehnung vom Kehlkopf die gesamte Luftröhre entlang bis in ihre Hauptäste sahen wohl Waller und (später, 1850) Dittrich zum ersten Male. Auf die Bronchien beschränkte Luftröhrensyphilis beschrieb schon Virchow 1858.

Die histologische Identifizierung einer Tracheal- bzw. Bronchialsyphilis, soweit eine solche möglich war, geschah dann später durch Virchow (1858) und wiederum auch durch E. Wagner (1863) nach seiner Art (s. S. 611). Es ist nicht uninteressant zu wissen, daß der *erste Hinweis auf* das Vorkommen von *Riesenzellen in syphilitischer Granulation* an einem Beispiel von *Bronchiallues* (Brodowski 1873) gegeben worden ist. Auch ein Schulbeispiel reichlichen Gehalts an Langhansschen und anderen Riesenzellen, stammt von einem Trachealsyphilispräparat, das Stumpf in vielen Schnitten durchforschte.

Die „glaubwürdige klinische" Beobachtung, die Waller noch vermißt hatte, wurde durch den Kehlkopfspiegel ermöglicht. Die ersten richtigen Diagnosen stammen bereits von Türck und anderen berühmten Laryngologen seiner

---

[1] Anscheinend, weil Plenck schon unter Dyspnoea veneria einen Fall aus den Memorien der chirurgischen Akademie in Paris Bd. 1, S. 348 anführt, bei dem die erodierte Trachea nach Ausstoßung eines Knorpelringes geheilt sei.

Zeit. Wer eigentlich einen Fall ohne Beteiligung des Kehlkopfes erstmals erkannt hat, konnte ich noch nicht eruieren[1]. Die Leistungen des Kehlkopfspiegels waren für Diagnostik der Luftröhre immer noch beschränkt. TÜRCK hielt noch dafür, daß die Trachealsyphilis nicht direkt, sondern nur „approximativ" erkannt werden könne. Diese Einschränkung trifft nun nicht mehr zu, seitdem wir die direkte Besichtigungsmethode besitzen. Wir verdanken ihre Einführung vor allem der Arbeit KILLIANs (1897). Die erste tracheo- und bronchoskopische Diagnose wurde allem Anschein nach von CHIARI (1900) gestellt.

Alle anderen modernen Methoden sind nicht höher zu bewerten als anläßlich der Kehlkopfsyphilis geschildert wurde; höchstens gibt uns die *Röntgenaufnahme* an den Luftröhren praktisch mehr. Die Therapie wird, wenigstens soweit es sich um Stenosen handelt, gefördert durch jeden Fortschritt der Dilatationsmethodik.

Pathologie und pathologische Anatomie. Wir kennen *bisher* die Luftröhrensyphilis *nur als* ein *Merkmal* der Stadien *der generalisierten Erkrankungen.* Die Herde sind also Folge von Metastasierungen. *Sekundäre Erscheinungen* sind nur zu klinischer Beobachtung gekommen; *tertiäre* intra vitam et post mortem oft studiert worden. Dem tertiären Formenkreis gehört auch an, was an kongenitaler Syphilis der Luftröhre bekannt geworden ist.

Histologische Bearbeitungen trafen wir jedoch verhältnismäßig selten an; aus neuerer Zeit erwähne ich die Kasuistik von STUMPF (1912), NICOLAI (1919) und LAFRENZ - EUG. FRAENKEL (1922 bzw. 1925). Nach allem, was vorliegt, sind geweblich keine Abweichungen von der Regel zu erwarten, im besonderen nicht von dem, was unter der Kehlkopfsyphilis geschildert worden ist. Allerdings gelangten Prozesse, die im Ausgleichs- und Wiederherstellungszustand waren, am häufigsten unter das Mikroskop. Die klinische Darstellung wird erläutern, daß dieser Umstand in der Natur der Dinge liegt. Solche Schnitte zeichneten sich durch ein krasses Überwiegen der fibrös und schwielig entzündlichen Vorgänge aus. Nebenbei fanden sich — evtl. mehrdeutige — Veränderungen an den Gefäßen. Die entzündlichen Erscheinungen lagen mit Vorliebe in den äußeren und den peritrachealen Schichten, sie zeigten keine abgegrenzten Gummenbildungen, aber doch auch z. B. bei STUMPF knötchenähnliche Anordnungen mit epitheloiden Zellen und Riesenzellen [2] im Infiltrat. Derartigen Gewebsbildern, obwohl sie ausgesprochener Spezifität entbehren, im Einklang mit dem klinischen und dem makroskopischen Verhalten doch die Wahrscheinlichkeit syphilitischen Entstammung beizulegen, hat Berechtigung (HENKE, s. NICOLAI). Typische Herde an anderen Organen erleichtern dann natürlich dem Pathologen die Entscheidung (LAFRENZ).

Das Flimmerepithel war im Falle STUMPF in der Peripherie des Geschwüres durch Faserepithel ersetzt worden, ein Ausdruck des chronischen Reizzustandes. Im Fall I WADSACK konstatierte ROSENBACH teilweisen Ersatz des Flimmerepithels durch mehrschichtiges Pflasterepithel. Auch ein massenhaft Riesenzellen enthaltendes Infiltrat der Bifurkationsgegend (Fall 30, H. v. SCHRÖTTER) war von mehrschichtigen Plattenepithel bedeckt, und von einem Falle sicherer

---

[1] HOFER zufolge gebührt dies Verdienst M. SEIDEL. In diesem Fall [Jena. Z. Naturwiss. **2** (1866)] sind aber Stimmlippen hinten verdickt und die Hinterwand des Kehlkopfs etwas verdickt gewesen. Hinsichtlich der diagnostischen Kunst ist aber vor allem darauf zu verweisen, daß vielfache luische Eruptionen, auch Kondylome, vorhanden waren, u. a. im Rachen bis auf die Epiglottis herab. Auf dieser Grundlage hielt dann SEIDEL die flache Erhabenheit an der Hinterfläche des 4. Trachealringes für ein Kondylom.

[2] INGEBORG LAFRENZ ist mit der Angabe, daß Riesenzellen fast nirgends angegeben seien, im Irrtum (s. S. 617 ff.).

Trachealsyphilis, der histologisch unspezifisches, chronisch entzündliches Gewebe enthielt, wird von Krassnig eine auffallend starke Plattenepithelwucherung angegeben. Den weitgehenden Untergang der Drüsenapparate im sklerosierenden Entzündungsgewebe bis in die Knorpelzwischenräume hinein hat Kopp hervorgehoben.

Makroskopisch weichen klinische und autoptische Inspektionsbefunde bedeutsam voneinander ab. Jene gewähren uns zwar die gewohnten Vorzüge (s. S. 620), bieten aber doch nur ein stark perspektivisches Bild. Ausgedehnte Abschnitte des erkrankten Gebietes bleiben uns unter Umständen verschlossen. Man denke an das Hindernis, welches durch Stenosen bereitet werden kann. (Auch ist mit dieser oder jener Unautoskopierbarkeit zu rechnen.) Äußerungen, daß die Sektion in einer Reihe von Fällen den Tracheokopiebefund bestätigt (s. Hommel in 7 Fällen) sind daher nicht zu verallgemeinern oder nur auf die Diagnose im großen ganzen zu beziehen. So ist es lehrreich, eine morphologische Schilderung einiger tertiärer Krankheitsbilder der oberen Luftwege vorauszuschicken.

Die späten, oder wie wir sagen dürfen, die schwersten Prozesse sind am häufigsten anatomisch untersucht worden. Betrug doch die *Sterblichkeit*, die Nicolai für 353 bis zum Jahre 1919 aus der Gesamtliteratur herausgesuchte Fälle berechnet hat, 78%! Die Ursache des Todes lag gewöhnlich in den Stenosen und ihren Folgen. Nur eine Minderzahl (15 Patienten) gingen an Durchbrüchen syphilitischer Geschwüre in Blutgefäße zugrunde. So erklärt es sich, daß insbesondere narbige Prozesse einen breiten Raum in der Beschreibung einnehmen. Ihr Vorhandensein für sich allein ist aber durchaus selten. In der Regel bestanden floride Prozesse in den üblichen Kombinationen. Häufig sind mehrere Herde, anscheinend unabhängig voneinander entstanden. Manch ausgebreitete Veränderung hat wohl aus mehrfachen Ansätzen ihren Ausgang genommen.

Wird hier von *umschriebenen Erkrankungen* gesprochen, so handelt es sich selten um *einzelne Gummen* und *Geschwüre*. Sie bleiben mehr der klinischen Beobachtung vorbehalten. In der Regel hat man unter dahinlautenden Angaben schon Abschnitte zu verstehen, die einige Ringe umfassen. Solche sind bald infiltrativ, ulcerös und narbig in Ring- und Plakettenform verändert und finden sich in allen Abschnitten der Luftröhren. Sie sind im Wesen nichts anderes als schon die *ausgedehnten und diffusen Erkrankungen,* von denen wir in den Protokollen lesen.

Für eine Anzahl Bilder, die gerade der Luftröhre eigentümlich sind, gibt eine *flache, auffällige, derbe Infiltration* die Grundlage. Während die Infiltrate im *Hauptrohr* der Trachea ein kräftiges Wachstum benötigen, um die Lichtung in gefährlicher Weise zu beengen, erreichen sie an den *Verzweigungen* leicht den gefürchteten Grad. Denn je enger die Lichtung, um so schneller wird bei gleicher Wandstärke der Atemweg verschlossen. Recht viele Fälle, die nur noch für Sonden, Federkiele und ähnliche Vergleichsobjekte durchgängig sind, betreffen gerade das Gebiet der Hauptbronchien (s. Vierling, Nicolai). Bald sind es die üblichen roten, rotbraun markigen, syphilitischen, evtl. höckerigen (Krassnig), aber wenig oder gar nicht zerfallenden Infiltrate, bald aber auch jene eigenartigen Bilder, die ich jetzt im Hinblick auf ihre Vorliebe für die Trachea schildern will: Die Schleimhaut wird geradezu zur Schwarte, um das 8—10fache kann sie sich verdicken (Kopp). Auf dem Durchschnitt sieht sie weiß, grau und faserig aus. Die gelblichen, käsigen oder zähflüssig erweichenden, gummösen Zentren fehlen recht oft. Auch jede Striktur kann vermißt werden (Eug. Fraenkel)! Die in breitem Abschnitt verdickte Schleimhaut kann blaßrot und gekörnt aussehen (Sokolowski). Flache Geschwürchen finden sich mitunter auch einmal — aber das ganze erinnert immer an die callöse Kehlkopfsyphilis

(s. S. 653). Nun kann diese Art der Infiltration gewissermaßen zwischen den Knorpelringen durchkriechen (KOPP), alle Schichten durchsetzen, sich vor allem auch in der Bindegewebshülle der Luftröhre ausbreiten. Eine starre, auffallend unbiegsame, zylindrische Röhre (v. SCHRÖTTER) ist dann aus der elastischen geworden. Die Knorpelringe können, statt geschwürig zu zerfallen, vom Infiltrat durchsetzt, aufgezehrt werden und im schwieligen Gewebe aufgehen (Perichondritis fibrosa Diederich [GERBER], Perichondrose scléreuse Laucereaux [MAURIAC]).

In anderen Fällen wiederum liegt die fibröse, entzündliche Gewebsmasse wie eine Schale fast ausschließlich auf der Luftröhre auf. Auf diese *Peritracheitis syphilitica* und ihre Abarten haben EUG. FRAENKEL und KAHLER besonders das Interesse gelenkt. Erstrecken sich die Wandverdickungen den Bronchialverzweigungen entlang, so entsteht eine *Peribronchitis als Übergang zur interstitiellen syphilitischen Pneumonie.*

In die einmauernden Gewebsmassen eingebacken werden einzelne oder ganze Reihen von markig geschwollenen — syphilitisch kranken — *Lymphknoten.* VIRCHOW hat auf ihr Vorkommen bereits hingewiesen und die Schnittfläche als graurot bis weiß beschrieben. Sind auch sie induriert, so beulen sie die Luftröhrenwand vor und verdrängen sie; kommt es aber zur Verkäsung, so brechen sie mit steilem Krater in die Luftröhre ein. Schwellen in dieser Weise die Knoten unter der Bifurkation an, so wird die Carina vom Winkel aus verbreitert, verschoben und angehoben. Deformation diesen Ursprunges sahen

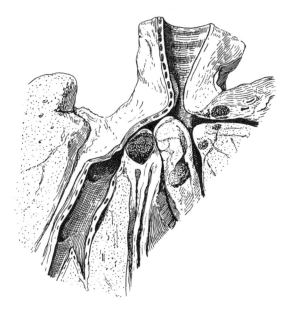

Abb. 21. Deformierung und Stenosen der Bifurkationsgegend durch lymphadenitische Peritracheobronchitis syphilitica. (Präparat des Pathologischen Instituts des Krankenhauses am Urban, Berlin.)
(Aus BRÜNINGS-ALBRECHT: Direkte Endoskopie der Luft- und Speisewege. 1915.)

KAHLER, MANN, DENKER; über ihre relative Häufigkeit unterrichtet ein Blick in C. v. SCHRÖTTERs Klinik der Tracheoskopie.

Auf der Basis infizierter Lymphknoten entwickeln sich vielleicht auch die *peritrachealen mediastinalen Gummen.* Ein Schulbeispiel bietet Fall II von WADSACK: Der daumengliedgroße, ziemlich scharf begrenzte, sehr derbe Tumor sitzt zwischen dem Pulmonalisstamm und der Aorta ascendens; er setzt sich nun hinter dem Aortenbogen nach rückwärts dringend und sich noch etwas verbreiternd, bis zur Bifurkation fort, reicht an der Trachea etwa zwei Querfinger breit hinauf. Das Lumen der beiden Hauptbronchien ist unmittelbar an ihrem Abgange enorm bis zur Dicke eines Notizstiftes bzw. einer dünnen Knopfsonde verengt. In Bronchien und einigen Stellen der Trachea finden sich noch Narben.

Die Peritracheitis vermittelt auch die *pathologischen Beziehungen zu den Nachbarorganen.* Sie gehen also entweder von der Wand der Luftröhre aus oder von peritracheo-bronchialen Lymphknoten. Dazu kommt in ganz seltenen

Fällen noch ein primärer Herd im Nachbarorgan selbst, z. B. in *der Schilddrüse.*
(Fälle von Eug. Fraenkel und von Berggstrand und Heggström.) Sie
verursachen einerseits Kompressionsstenosen, andererseits führen sie zu schwieliger Mediastinitis. Die für syphilitisches Entzündungsgewebe charakteristische
Kontraktion wird dann zur Ursache von Verlagerungen und Fixationen der
Luftröhre an das Brustbein (Schnitzler) oder von Abknickungen zum Aortenbogen bzw. eines Heranziehen desselben (Eug. Fraenkel).

Treten aber diese Infiltrate in der üblichen an Zellen und an gummösen
Knoten reichen Form auf, so erliegen sie auch mit der für Lues eigentümlichen
Schnelligkeit dem Zerfall. Wir erfahren deshalb an der Luftröhre oft von ganz
gleichartigen *Geschwüren,* wie wir sie am Kehlkopf kennen gelernt haben; auch
reichliche Granulationsbildungen kommen vor (z. B. Fall 13, von Mann). Es
liegt am Organaufbau, daß wir hier manchmal *zwei Extreme* beschrieben finden,
die eigenartig sind:

Zunächst kommen *vielfache flache Geschwüre,* die wie ausgestanzt aussehen,
doch auch manchmal etwas aufgehobene Ränder haben, so daß sie dem syphilitischen Typ nicht gerade auf den ersten Blick gleichen müssen. Mit Vorliebe
fließen sie zusammen, durchfressen und durchfurchen die Schleimhaut. Durch
das übrigbleibende Schleimhautgewebe, das in der Regel mehr lebhaft gerötet,
manchmal auch von der geschilderten derben, blasseren Art ist, erscheint das
Ganze flachreliefierten Landkarten ähnlich. Eine Ablösung der Schleimhaut
und ein Flottieren derselben (F. Neisser, s. Nicolai, Pengrueber, s. Mauriac)
oder auch ein Hervorragen von „angenagten" Knorpelspangen finden sich
erwähnt. Der Geschwürsgrund kann am Perichondrium Halt machen, kann
die Knorpel im Absterben zeigen und kann schließlich tiefer als die ursprüngliche Wand liegen. Serpiginöses Fortschreiten geht über in einen phagédénisme
syphilitique laryngotracheale (Mauriac).

Das *andere Extrem* der Geschwüre führt in umschriebenem Bezirke an einer
oder an wenigen Stellen tief in die Umgebung. Wenn die Umrandung dem
syphilitischen Typ ähnlich ist, so sahen sie wie mit dem Locheisen geschlagen
aus. Der Knorpel ist im umschriebenen Bezirk zerstört. Solche *perforierende
Lochgeschwüre* rühren von Lymphknoten her, wie im Falle Rumpf. Sie bilden
die kanalartigen *Durchbrüche in die großen Gefäße* und die *Speiseröhre.* Sie führen
vereinzelt auch *ins mediastinale Zellgewebe* und können dann merkwürdige
Erscheinungen zeigen. So schildert Kayser eine Art Tracheocele im Halsteil,
Gotthelf einen Senkungsabsceß von einem Geschwür der Trachea aus, der dann
weiter unten Trachea und linken Bronchus komprimierte. Ein Fistelkanal verband im Falle II Kopp außerhalb der Trachea (der hinteren und seitlichen
Trachealwand entlang) eine unten und eine oben gelegene Perforation der ganzen
Trachealwand. Im (zweiten) Fall Beger führte eine schlitzartige Perforation,
deren Umgebung nur entzündlich geschwellt ist, in einen eitrigen Sack, der sich
wiederum in die Speiseröhre öffnet. Gummöse Halslymphknoten bezeigten
den spezifischen Ursprung.

Erfolgen die Durchbrüche in röhrenförmige Nachbarorgane, so ist das Zellgewebe der Umgebung natürlich entzündlich verdickt und versteift. Wird es
von Erweichung und Eiterung ergriffen, so schieben sich Abscesse zwischen die
kommunizierenden Organe; die Fistelöffnungen brauchen einander nicht mehr
gegenüberzuliegen. Einige Fisteln gingen auch vom Boden ausgedehnter Tracheal-
geschwüre (Schütze, Sonntag) aus. Die Öffnung im Oesophagus ist gewöhnlich
die kleinere. Umgekehrt verhielt es sich anscheinend im Falle von Navratils,
dessen glattwandige Oesophagusverbindung $5 : 3\frac{1}{2}$ cm groß war. Manche
dieser Verbindungen sind bereits, wie vorausbemerkt werden muß, völlig ver-
heilte Lochnarben, so Fälle von Tannenhain, Schmilinski und Key-Sandahl

(s. NICOLAI, Fall 65), der auch 5 : 1$^1/_2$ cm Durchmesser besaß. Die Mündung im Oesophagus hatte in KRASSNIGs Fall trichterförmige Gestalt, bei MORITZ eine Schlitzform.

An Durchbrüchen in große Gefäße sind 14 bekannt gegeben: Am häufigsten betraf das Ereignis die Aorta, sei es im Bogen (NICHOLSON, WILKS, BERNAYS, STUMPF), sei es erst hinter dem Urspung der größeren Schlagadern (ROKITANSKY, L. v. SCHRÖTTER). Im Falle SCHWYZER-SEIFERT eines peritracheobronchealen, mit der Trachea in offener Verbindung stehenden Mediastinalgumma stand der Durchbruch sogar in ein Aortenaneurysma bevor! Die Art. anonyma war bei KAHLER und H. v. SCHRÖTTER, die Art. thyreoidea inferior in dem von NICOLAI (s. GAUCHER-GASTOU und ROSTAIN, Fall 250) zitierten Falle arrodiert. GERHARDT und KELLY berichten vom Durchbruch in die Art. pulmonalis. Die Einbruchsstelle traf die Vena cava superior im Falle F. C. TURNERs Von einem Bronchus aus war einmal (MILLER) eine direkt von der Aorta kommende Bronchialarterie, ein andermal (STÖCKLIN) die Vena anonyma sinistra eröffnet worden.

Auch der Durchbruch in die Speiseröhre ist nicht viel häufiger mitgeteilt worden. (NAVRATIL, KEY-SANDAHL, BEGER, EUGEN FRAENKEL-CURSCHMANN, FRAENKEL-LAFRENZ, SCHMILINSKI, v. TANNENHAIN, SONNTAG, SCHÜTZE, PALTAUF, SCHMIEGELOW, MORITZ[1], BASCH, REICHE [s. LAFRENZ], KRASSNIG und ein Fall von TESSIER-PAVEL, der besonders interessant ist: Es handelte sich um ein „mal perforant" bei einem Tabiker. NICOLAI hielt diese ausepithelisierte Fistel naturgemäß für die Vernarbung einer syphilitischen Fistel.) Das wären im ganzen 16 Fälle!

Eine pathologische Verbindung der Luftröhre mit der Körperoberfläche setzt wohl immer den Bestand eines Brustbeingummas voraus. Von GANTZ und von JRSAY sind solche Vorkommnisse zwar besprochen — sie führen uns hier aber zu weit.

Aus all diesen Produkten entwickeln sich nun jene Narbenfiguren, welche uns im Luftröhrensystem mehrfach begegnen. Die Mehrzahl der trachealen Narben sind denn auch syphilitischen Ursprungs (MANDL[2]).

Die quergestellten Narbenorganisationen gleichen wohl am meisten denjenigen, die nach der Perichondritis cricoidea entstehen. Sie scheinen auch gern im Bereich der oberen Ringe aufzutreten. Ihrer breiteren Ursprungsfläche entspricht es, daß sie kaum jemals sich membranartig ausbreiten (PIENIACEK, MAURIAC), wie es die Verwachsungsstenosen der Glottis nicht selten tun. Vielmehr pflegen die circulären Luftröhrenstenosen derb und undurchsichtig zu sein, ihre Peripherie breiter als das Zentrum, so daß der Querschnitt schematisch als Kegel, mit der Spitze nach innen gerichtet, zu zeichnen ist. Vom Lumen ist anscheinend noch stets ein Rest übrig geblieben. Für die Weite sind „bleistiftdick" oder „federkieldick" die beliebtesten Bezeichnungen; jedenfalls schrumpft der Luftweg oft bis auf einige Millimeter zusammen. Die circulären Stenosen können sich eine Strecke weit hinunterziehen, so daß das Restlumen zu einem Kanal wird. Diese Öffnung der Stenosen ist oft nicht glatt, sondern unregelmäßig umrandet; sie liegt manchmal konzentrisch, gewöhnlich aber exzentrisch (MOR. MACKENZIE) und hat zuweilen die Gestalt eines sagittalen Spaltes (z. B. v. SCHRÖTTER, Fall 13, KAHLER, Fall 2); je lateraler das Lumen gelegen, um so mehr ähnelt es einer Sichelform.

---

[1] Die Diagnose im Falle MORITZ ist nur hochgradig wahrscheinlich, nicht gesichert.
[2] Schon TÜRCK hat sie intra vitam gesehen.
Die Kasuistik, deren Autorennamen nicht im Literaturverzeichnis zu finden ist, ist außer aus NICOLAI, aus GERBERs oder SEIFERTs Arbeiten zu entnehmen. Nur finden sich in der letztgenannten außerordentlich viel fehlerhafte Angaben.

Die Länge der Luftröhren bringt es mit sich, daß mehrfache Stenosen vorkommen (z. B. Fall 33, H. v. SCHRÖTTER).

Neben den Verengungen kann es zu Erweiterungen der Luftröhre kommen,
zu spindel- und trichterförmigen *Dilatationen*. Dieses nicht seltene Ereignis

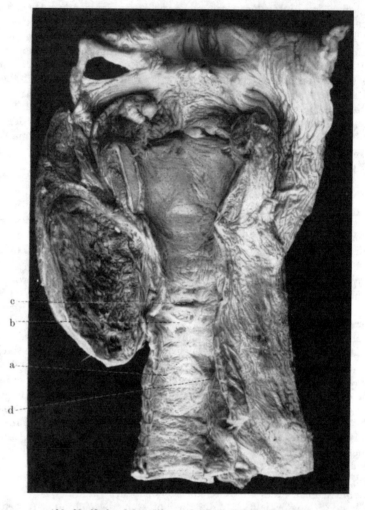

Abb. 22. Narbendeformationen der Luftröhre durch Syphilis.
(Zugleich infiltrativ-narbige Kehlkopfsyphilis. Kehldeckel fehlt. Zungengrund atrophisch-narbig.)
a Filigranähnliche Narben; b Strickleiterwerke mit c hernienähnlicher Ausstülpung; d strahlige
Narbe mit Sternfigur. (Sammlung des Patholog. Institutes der Universität Breslau [Prof. Dr. HENKE].)

wird auf Luftstauung vor oder hinter dem Hindernis zurückgeführt. Sie tritt
wohl exspiratorisch leichter und darum — öfter distal in Erscheinung. Die Tatsachen beweisen, daß der Mechanismus auch inspiratorisch wirksam werden
kann. Mitunter stellt sich die Erweiterung ober- und unterhalb der Stenose
ein, „the hourglasse-appearence" nach J. N. MACKENZIE. Die Wand der Trachea
wird durch den andauernd wirksamen, ärodynamischen Faktor sicher relativ
geschwächt sein. Ferner können Wandstellen auch durch perichondritischen
Knorpelverlust absolut geschwächt sein. Diese Art Dauermassage durch den

Luftdruck wird anscheinend sogar mit dicken syphilitischen Wandungen fertig; manchmal erfolgt erst sekundär die Wandapposition.

Angesichts der Länge des Luftröhrensystems kommt es wiederum manchmal *zwischen Stenosen* zu *Dilatationen*. Dieser Umstand ist besonders an den Bronchien zu beachten. Hier geben — eine uns von VIRCHOW her wohlbekannte und vor allem von J. N. MACKENZIE aufgefrischte Tatsache — *syphilitische Bronchiektasien* leicht Anlaß zu lebensbedrohenden Komplikationen.

Die narbigen Ausheilungen von ausgebreiteten Defekten der Knorpelringe können ein eigenartiges Gegenstück zur annulösen Stenose herbeiführen: *Die Verkürzung der Trachea in toto* (MORELL MACKENZIE). Sie folgt dabei derjenigen Richtung, die im Einzelfall den größeren Widerstand entgegensetzt. Hebungen und Verschiebungen der Luftröhre gegen das Manubrium (NEUMANN) können dabei äußerstenfalls ebenso stattfinden, wie auch ein Herunterziehen des Kehlkopfes hinter diesem Knochen (MAURIAC).

Die Oberflächennarben gewinnen durch die dem Kehlkopf gegenüber ausgebreitete und relieflose Beschaffenheit des Substrates Formen, die ihnen einprägsame Bezeichnungen verschafft haben und dazu beitragen, an die spezifische Ursache zu denken. Durch Kombination mit vorspringenden, brückenartigen und bandförmigen Narben entstehen von der Fläche gesehen weizengrannenähnliche *Narbenfiguren* (JOHN NOLAND MACKENZIE), Strickleiterwerke (EUGEN FRAENKEL, GERHARDT) oder eiszapfenähnliche Bildungen (EPPINGER). Innerhalb derselben glaubt man immer die typische, strahlig- und sternförmige Narbe der Syphilis wiedererkennen zu können. Weniger aus dem Niveau mochten sich die Stränge erhoben haben, wenn die Narbenfläche mit Filigran verglichen wird (EUGEN FRAENKEL). Aber auch zarte Narben wurden einmal bemerkt, so bei STOLPER, Fall 3. Narben und Närbchen finden sich natürlich auch in den bronchialen Lokalisationen. Überhäuten sich nicht perforierende, aber auch nicht oberflächliche Geschwüre mit Epithel, so können *hernienartige Ausstülpungen* entstehen, wie sie v. SCHRÖTTER angibt.

Schließlich müssen wir hier der *Excrescenzen* gedenken, die ich sowohl im Granulations-, wie im fibrösen und narbigen Stadium viel seltener als im Kehlkopfbereich angegeben finde. Massenhaft *papillomatöse* Auswüchse bei einer Erkrankung, die alle Wandschichten durchsetzte und zerstörte, bestanden übrigens nach RAYMONDs Beschreibung aus kleinen Gummen.

Von allen morphologischen Veränderungen bekommt der Kliniker nur mehr oder weniger große Ausschnitte zu Gesicht.

Disposition. GERHARDT, dem wir die erste ausführliche klinische Bearbeitung (1862) verdanken, hatte auf Grund von Beruf und Geschlecht der Betroffenen den Eindruck einer *lokalen Disposition* gewonnen. Teils sollten Erkältungen von den Einfluß auf die Lokalisation sein, teils mechanische Momente, indem die Gegend der Bifurkation bei jeder tiefen Atmung Zerrungen ausgesetzt sei. Die Wirkung eines Dauerreizes wurde von GERHARDT auch dem hämmernden Anschlag der Aorta zugesprochen. Auf die Reizung durch das Kanülenende führt übrigens LEWIN eine an entsprechender Stelle sich entwickelnde, gummöse Granulation zurück. WADSACK meint, um isolierte Lokalisationen an der Bifurkation zu erklären, daß eine Reizwirkung auch von der andauernden Teilung und Ablenkung des Luftstromes an dieser Stelle ausgehe — eine recht vage Vorstellung.

Statistik[1]. Betrachten wir das Material statistisch, so können wir uns an eine einzige Zusammenstellung halten. Diese von NICOLAI (1919) gegeben, umfaßt nämlich so gut wie alle bis dahin veröffentlichten Fälle, im ganzen 353

---

[1] Vgl. auch Kehlkopfsyphilis S. 624.

an der Zahl. Nur 12 neue Fälle[1] habe *ich* in jüngster Zeit ausfindig machen können, zum Teil so mager an Inhalt, wie viele der alten Angaben. Ihre Einbeziehung hätte die großen Zahlen NICOLAIs noch nicht endgültig ändern können.

Nur für die Gesamtfrequenz greife ich einige Statistiken heraus:

1. Leichenmaterial.

CHIARI-Prag	1883—1890	243 Syphilitiker	4,43%	Zeichen bestehender oder abgelaufener Trachealsyphilis
STOLPER-Breslau	1892—1895	86 ,,	10,5%	,,
,, ,,	1892—1895	2995 Leichen	0,3%	,,

2. Klinisches Material.

v. SCHRÖTTER	11 Jahre	1495	Hals-Nasenkranke 0,2%	,,

In NICOLAIs Sammlung waren hinsichtlich des *Sitzes innerhalb der Luftröhren* 203 Fälle verwendbar:

57 betrafen die obere,
91 ,, ,, untere,
19 ,, ,, mittlere
und 36 ,, ,, ganze Trachea.

Dabei spielt die Miterkrankung des Kehlkopfes oder der Bronchien keine Rolle, indem sie etwa die überraschende Erklärung für die Verteilung in sich trügen, denn der Kehlkopf erkrankt im Vergleich zur Trachea so vielfach allein, die Bronchien dagegen so selten, daß jene Ziffern gar nicht mit jener Vermutung harmonieren würden.

Im übrigen sind *Kombinationen* der trachealen *mit laryngealer bzw. bronchialer Lokalisation* ungefähr gleich häufig: 56 bzw. 58 unter 139 Fällen mit dahingehender Mitteilung. 25mal reichte die Erkrankung proximal und distal über die Trachea hinaus. Leider fehlten am ganzen Material so oft die Angaben über die Nachbarschaft, daß es sich nicht lohnt, auszurechnen, wie oft die isolierte Trachealsyphilis die einzelnen Abschnitte befällt. Angesichts der zahllosen Varianten und der Unvollkommenheit der Mitteilungen vermögen wir auf Grund der Statistik zur genannten Hypothese GERHARDTs nur zu sagen, daß ihr die Prädilektion des distalen Abschnittes nicht widerspricht.

Eine *Bevorzugung des rechten* gegenüber dem linken *Bronchus* entspricht den Erfahrungen von KILLIAN und J. N. MACKENZIE. Es handelt sich dabei um kleine Reihen und keine größeren Unterschiede.

Die Mehrzahl der klinisch diagnostizierten Fälle von früher sind vom Kehlkopf aus fortgeleitet gewesen. Mit dem Fortschritt der Mittel nahm schnell die Zahl diagnostizierter, diskontinuierlicher und isolierter Fälle zu.

Die Verteilung nach dem Alter berechnete NICOLAI aus 246 Beobachtungen: Man kann von zwei Hauptperioden sprechen. Die erste liegt im zweiten Jahrzehnt, die zweite im vierten. Vom 26. bis zum 45. Lebensjahre fallen die Zahlen nur wenig ab. Über dem 50. Lebensjahre werden die Erkrankungen immer seltener. Die Fälle der zwei ersten Jahrzehnte sind — von Ausnahmen

---

[1] Das wären die Fälle:

1920 KRASSNIG (1 Fall Tracheo-Oesophagealfistel)
     SCHULZ
1922 LAFRENZ
     BARRAUD (3 Fälle)
1924 SIEMS
1925 SUCCHANEK
1926 MYERSON
     MÖLLER

abgesehen — kongenital-syphilitisch ($12^1/_2\%$). Wie im Kehlkopf stellt dabei die *Lues congenita tarda* das größere Kontingent.

Die Verteilung nach dem Geschlecht ließ sich aus 276 Beobachtungen entnehmen. Sie ergab gleiche Zahlenwerte für beide Geschlechter! Der Hinweis NICOLAIs auf die nach beiden Seiten bedeutenden Abweichungen davon in den früheren Statistiken von SOKOLOWSKI, VIERLING, CONNER und HOMMEL erscheint mir recht lehrreich für die Bewertung der Statistiken überhaupt.

Klinik.
Sekundäre Erscheinungen an der Luftröhre.

Die funktionellen *Symptome* müssen sich auf Reizerscheinungen beschränken: lästige Parästhesien, hartnäckige Hustenanfälle, die nach PIENIACEK hier und da beträchtliche Auswurfmengen herausbefördern. Aus Analogie gehen wir mit der Annahme kaum fehl, daß *Symptome mitunter überhaupt auf sich warten lassen* werden. Man könnte sich vorstellen, daß in den Bronchien lokalisierte Kondylome vielleicht einmal Atembeschwerden verursachen könnten. Aber unsere praktischen Kenntnisse sind verzweifelt gering. Sie beschränken sich auf einige allgemein gehaltene, gewöhnlich an eigenen Erfahrungen arme Mitteilungen und eine minimale Kasuistik. GERHARDT, JURASZ, MAURIAC und — noch im Zeitalter der Tracheoskopie! — EUGEN FRAENKEL sind der Ansicht, daß, der Natur der Dinge nach, wir eine volle Aufklärung über die sekundären Erscheinungen dieses Gebietes nie erhalten werden.

Die *Inspektion* läßt (entsprechend dem Kehlkopf) eine Gruppe von *Tracheitiden ohne spezifische Kennzeichen den Enanthemen gegenüberstellen*. Die Enantheme stehen wohl meist auf katarrhalischer Schleimhaut.

Solche *Tracheitis bei Syphilis* soll VIRCHOW schon beschrieben haben. Sie wurde bereits von TÜRCK bemerkt und übereinstimmend von vielen Laryngologen — SCHECH, v. SCHRÖTTER, CHIARI, JURASZ, GERBER u. a. — immer wieder angegeben. Sie erfreut sich der gleichen Synonyma wie oben (s. S. 753 f.) angeführt, insbesondere der Bezeichnung Erythem (z. B. SEMON, PIENIACEK)[1]. Eine solche Trachéite érythémateuse syphilitique ist jüngst von SIEMS mittels Tracheoskop als hochrote Hinterwand mit nicht erkennbaren Knorpeln gesehen worden! Sie hatte ganz kräftige Symptome in Gestalt retrosternalen Spontanschmerzes, von Asthmaanfällen und Schluckschmerzen ausgelöst — die Therapie hat die syphilitische Ursache bewiesen. Die Tracheitis catarrhalis syphilitica ist natürlich von der unspezifischen tracheoskopisch nicht zu unterscheiden (THOST).

Von *Enanthemen* kennt MAURIAC Plaques visqueuses et adhérentes. Die Kasuistik ist auffallend älteren Datums: MOISSENET (1864) (s. MAURIAC), SEIDEL (1866) (s. GERHARDT), MORELL MACKENZIE vor 1880, LANCEREAUX 1891. SCHECH nennt 1903 noch HARRISON und GRIFFIN als Beobachter dieser seltenen Affektion. Sie geht in diesen Arbeiten stets unter dem Namen Kondylom. Wir haben oben (s. S. 634 f.) schon gesehen, wie dem Sprachgebrauch nach die Unterschiede zwischen diesen papulösen Enanthemen nicht so streng genommen zu werden brauchen. In diesem Sinne sind wohl auch v. SCHRÖTTERs Bedenken gegen das Vorkommen von Kondylomen zu verstehen. KÖBNERs (1893) demonstrierter kondylomgleicher Tumor reichte histologisch bis auf den Knorpel. Wenn in seinem Falle Kondylome der Analgegend und zum Teil tiefe Geschwüre im Kehlkopf zu gleicher Zeit bestanden, so ist hier wohl schon mindestens an

---

[1] MORELL MACKENZIE sah unter 52 Fällen sekundärer Kehlkopfsyphilis nicht weniger als 17 „Kongestionen" der Trachea.

Übergangsformen zu denken. Der Infektionstermin ist zwar nicht angegeben, aber die rasche Gangränescenz jener Hauteruptionen, der Tod in totaler Erschlaffung an akutem Lungenödem lassen doch auch an den Verlauf einer Syphilis maligna praecox denken. In der neuesten Zeit ist ein Fall eindeutig sekundärer Efflorescenz bronchoskopisch gesehen und als Plaques bezeichnet worden: MYERSON (1926) berichtet von einem 28jährigen jungen Mann mit maculosquamösem Exanthem, Plaques der linken Wangenschleimhaut, Hyperämie und Ödem von Rachen und Gaumen. Zwei Wochen später bekam er Bronchitis mit asthmaartigen Anfällen und Brustkorberweiterung. Ein rotes Ödem zog sich die Trachea, besonders die Pars muscularis entlang bis in die Bronchien, und an der vorderen Wand des rechten Hauptbronchus saß eine den Wangenplaques im Aussehen gleiche, etwa 15 mm lange Eruption.

Das Vorkommen oberflächlicher *Erosionen* wird von JURASZ und GERHARDT angegeben.

Diagnose. Wer diese seltene oder doch wenigstens symptomatisch oft, inspektorisch fast immer verschleierte und versteckte Affektion finden will, muß sie gewöhnlich suchen. Sie stellt sich nach SOLIS COHEN von wenigen Wochen bis zu 17 Monaten nach der Infektion ein. Die Hinweise liegen in der Hartnäckigkeit trachealer Reizerscheinungen, manchmal paroxysmaler Art, sowie in den Affektionen der höheren Luftwege. Die Erkennung als syphilitisches Erzeugnis wird sich der übrigen diagnostischen Hilfsmittel (s. S. 643, 672) bedienen müssen.

In *Differentialdiagnose* kommen allenfalls Schädigungen durch ätzende Gase sowie Flüssigkeiten und echte Papillome. *Prognose und Therapie* gestalten sich, wie bei gleichartigen Kehlkopfaffektionen (S. 645f.). Sollten tatsächlich Stenosen vorkommen — was, glaube ich, vom Falle MOISSENET gesagt wird, der sich aber meines Erachtens schon durch die weißglänzenden Narben trotz seiner angeblichen Plaques als tertiär dokumentiert (Beschreibung s. NICOLAI, Fall 24) —, so kann man fast mit Sicherheit auf den bronchialen Sitz schließen. Rapide und intensive Therapie wird helfen; unter Umständen ist sie zunächst durch abschwellende Wirkungen wiederholter Adrenalineinträufelungen zu unterstützen.

Tertiäre Erscheinungen an der Luftröhre.

Die *Anamnese* läßt in Fällen isolierter Erkrankung begreiflicherweise gewöhnlich im Stich. — Syphilidophobie, die dem Arzte auf die Spur helfen könnte, erfaßt Patienten in der Regel nur, wenn absteigende Schleimhautaffektionen vorhanden sind. An die Gemeinsamkeit der in der Tiefe des Körpers verborgenen Erkrankung mit der längst für erledigt gehaltenen, am liebsten vergessenen Infektion möchte der Patient selbst nicht glauben. Feingefühl und Verständnis des Arztes als Berater von Mensch und Familie verlangen sogar vom Arzt manchmal eine Zurückhaltung in der Befragung, z. B. wenn es sich um unwissende und unschuldig infizierte Ehegatten handelt.

Das Alter des Patienten lenkt natürlich ebensowenig vom Verdacht ab, wie die Zeit, welche seit dem herausgebrachten Infektionstermin verflossen ist. Von den kongenitalen Trachealsyphilisfällen hatte WORONCHINs Patient erst vor 14 Monaten das Licht der Welt erblickt, und ein Patient der NICOLAI-Sammlung zählt bereits über 66 Jahre. Unter den Latenzzeiten finde ich das Maximum bei TAUBER (s. LAFRENZ) mit 45 Jahren angegeben (MACKENZIE [s. HOMMEL] 50 Jahre). Die übliche Zeitspanne beträgt nach J. LAFRENZ 9—10, nach JURASZ 6—12, nach CONNER (s. NICOLAI) 10, nach HOMMEL 11 Jahre.

Die Minimalangabe von 9 Monaten müssen wir wohl als Zeichen bösartigen Charakters der Syphilis auffassen, da in diesem Falle PENNGRUEBER

(s. LÉCUREUIL) eine sequestrierende Ulceration bereits vorhanden war. Der Fall des folgenden kürzesten Termins, MOISSENET, (s. LÉCUREUIL) zeigt ebenfalls eine solche ausgedehnte Erkrankung um die Bifurkation herum, daß MAURIAC die Erscheinungen für vermutlich tertiär betrachtet (Lues tertiaria praecox, nach SEMON).

Eine „ausgesprochene Spätlokalisation", wie MANN mit H. v. SCHRÖTTER meint, ist demnach die Trachealsyphilis wohl doch nicht. MANN selbst nimmt die Bezeichnung wohl auch nicht allzu streng, da er unter 18 Fällen von 9 Fällen eine Infektionszeit von 1—8 Jahren angibt.

Im Rahmen der *funktionellen Symptome* grundlegend für eine reine Luftröhrensyphilis ist die *Unversehrtheit des Stimmorgans*. Höchstens eine hochgradige Stenosierung könnte die Kraft des Anblasestromes und daher die Intensität von Stimme und Sprache schwächen und dadurch die Stimmlage etwas vertiefen. Eine Ausnahme macht nur die peritracheale Erkrankungsform (s. u.); sie kann auf dem Wege einer Recurrenslähmung zur Heiserkeit führen. Natürlich besteht sie möglicherweise neben einer inneren Trachealsyphilis, wie etwa im Falle KRASSNIG.

Auch mit *Schluckbeschwerden* wird man nur in fortgeschrittenen Fällen rechnen brauchen, in denen eine Fixation der Luftröhre oder ausgedehnte Verschwärungen derselben Anlaß zu Schmerzempfindungen geben könnten.

Spontane Schmerzen werden dagegen sehr häufig vermerkt. Sie werden hinter das Brustbein, in die Brust (SCHNITZLER) oder nur in das Verlaufsgebiet der Trachea verlegt. *Druck* von außen am Hals oder auf das Brustbein kann Schmerzen auslösen. *Husten und Auswurf* spielen eine wichtige Rolle. Sowohl sekretarme wie -reiche Affektionen veranlassen Hustenreiz, der sich gern in Attacken entlädt. Als keuchhustenartig werden die Paroxysmen von MAURIAC (LÉCUREUIL) und NEUMANN beschrieben, auch bellender Klang des Hustens von den Franzosen hervorgehoben. Der Auswurf ist oft viel reichlicher als vom Kehlkopf her, da die größere erkrankte Fläche mehr liefert. STUPKA (3) denkt auch an die Reizung von Vaguselementen durch Druck seitens der syphilitisch geschwollenen Drüsen als Ursache für den massenhaft abgesonderten Schleim. Auch ist nicht selten Blut beigemischt; das Blutspucken begleitet unter Umständen schon die ersten Krankheitserscheinungen (Fall 1 von MEDALIE). Manchmal ist ein übler Geruch vorhanden (v. SCHRÖTTER). Trachealsekrete neigen sowieso oft zur Borkenbildung, sind also sehr zäh. Die vom Atemluftstrom hin- und herbewegten Sekretteile verursachen Rasselgeräusche, die sich auskultatorisch auf die Luftröhrengegend gut festlegen lassen. Verengte Stellen wirken geradezu als Sekretfänger (v. SCHRÖTTER). Solche Pfröpfe können *Atemnot* erregen und bis zur Erstickung steigern. Im übrigen sind Atembeschwerden ein recht häufiges Symptom, das sich langsam vermehren, aber auch plötzlich einsetzen kann, je nach den veranlassenden Umständen. In leichten Fällen äußert es sich unter Umständen nur bei dem Expektorationsbestreben (PIENIACEK). Für die sublaryngeale Atemnot hat GERHARDT einen Typus aufgestellt: 1. Der Kopf wird nach vorn gebeugt gehalten. 2. Der Kehlkopf bewegt sich auch bei der angestrengten Atmung nur wenig oder gar nicht. 3. Man fühlt ein exspiratorisches Schwirren. LANG hebt dagegen einmal eigens hervor, daß im Falle MOISSENET berichtet wird, daß der Kopf *während* der dyspnoischen Anfälle nach hinten getragen wurde, obwohl der Kehlkopf ganz unversehrt war. Die Zeichen GERHARDTs konnte v. SCHRÖTTER nicht als eine Regel bestätigen. Die schwere Behinderung der Atmung im Liegen, ein altes Symptom der Phthisis trachealis, ist sicher auf starke Stenose, bzw. Kompression zurückzuführen. Im Schulfall soll auch die Atemnot exspiratorisch sein. Das hängt aber wohl von dem Mechanismus ab: (z. B. Fall 2 SARGNON, kongenitale Lues). Die Beengung kann sich auch in beiden

Phasen kundgeben, tut das in schweren Fällen gewöhnlich. Rein inspiratorisch wirken am ehesten, wie Mauriac meint, Ventilverschlüsse oder durch Verlust von Knorpelteilen weich und nachgiebig gewordene Stellen (Iglauer). Ventilverschlüsse können aber auch exspiratorisch prävalieren, wie im Falle Penngruber (s. Lécureuil). Die Verengungen verursachen auch ein Geräusch der mühsam durchstreichenden Luft, den *Stridor*; er ist ein auch auskultatorisch lokalisierbares Phänomen.

Die *indirekte Tracheoskopie* — mit dem Kehlkopfspiegel — ist vor allem in der Türck, H. v. Schrötter und Gerhardt im Prinzip bekannten und von ihnen schon verwendeten, nach Killian genannten Haltung vorzunehmen: Der Patient steht mit vornübergeneigtem Kopf vor dem knieenden Untersucher. Mit gewissen Abstufungen der Beugung des Kopfes gelingt es individuell verschieden weit, meist bis auf die Carina hinunterzusehen. Ein günstiger Umstand für die Spiegelung liegt nach Chiari darin, daß trachealstenotische Patienten instinktiv die Glottis ad maximum öffnen und den Kehldeckel heben.

Die *direkte Tracheoskopie* verlangt eine besondere Technik. Sie muß aus den Fachbüchern entnommen werden. Sie ist nur gestattet, wenn der Kehlkopf gesund oder mindestens schadenlos zu passieren ist. Bei vorhandenem Tracheo-

Abb. 23.
Ringförmig stenosierendes syphilitisches Infiltrat, 18 cm von der Zahnreihe. Bronchoskopisches Bild. (Aus H. v. Schrötter: Klinik der Bronchoskopie. Taf. II, Fig. 29.)

stoma kann sie natürlich ohne mechanische Beeinträchtigung des Kehlkopfes als Tracheoscopia inferior unmittelbar von der Luftröhre aus vorgenommen werden (z. B. Fall Campian). Auf Gegenanzeichen von seiten der Aorta oder des Herzens ist gerade bei Syphilitikern zu achten. Stenosen wie vor allem die Erkrankungen an und unter der Carina (Albrecht-Brünings) können ihr Hindernisse bereiten. Andererseits hat gerade die Diagnose isolierter Bronchialdrüsen (z. B. Fälle von Kahler, Mann) dieser Methode weit mehr zu verdanken als der Röntgenologie.

Wir werden uns stets mit der ersten Methode orientieren. Die zweite erforscht die Einzelheiten. Die Tracheoskopie ermöglicht uns überhaupt erst die regelmäßige Diagnose der *anatomischen Grundform*. Diese können wir unter die Begriffe:

1. *(tumorhafte) Syphilome,*
2. *gummöse* und *gummös-ulceröse Tracheitiden,*
3. *narbige* und *komprimierende Prozesse* ordnen.

Ferner werden durch die Inspektion *akute Störungen* in Gestalt von *Ödemen, verstopfenden Schleimhautfetzen, Knorpelstücken* und *Sekretpropfen* erkannt. Diese verschiedenen Vorgänge sind eigentlich in allen Gebieten der Luftröhre gesehen worden. *Gummöse Tumoren* in den oberen Teilen und sogenannte „reitende" Eruptionen auf der Bifurkation[1] sind leicht zu finden. Die *Perichondritis trachealis* gibt keine selbständigen Bilder. Doch sind sowohl Knorpelspangen innerhalb von Geschwüren gesehen als im Auswurf beobachtet worden (Gerhardt, Krassnig).

Diese anatomischen Feststellungen geben im Zusammenhalt mit den funktionellen Symptomen das *klinische Gesamtbild*: Dieses gibt sich eigentlich nur in zweierlei Weise kund,

als Entzündung
oder als Verengung.

Beiden Formen kann jede der genannten anatomischen Veränderungen, einzeln und vergesellschaftet, zugrunde liegen. Das klinische Erscheinungsbild wird

---

[1] Solcher Befund wurde autoskopisch zum ersten Male anscheinend von Lécurceuil bereits 1890 erhoben.

also an der Luftröhre im Gegensatz zum Kehlkopf in höherem Maße funktionell als anatomisch differenziert. GERHARDT will wesentlich nach diesem Gesichtspunkt *3 Stadien* der *gummösen Trachealsyphilis* unterscheiden: 1. das irritative, 2. das dauerstenosierende und 3. das suffokatorische. Ungehemmte schwere Fälle dürften diesen Ablauf sukzessive nehmen. Aber die Erfahrung erlaubt die Annahme, daß mancher Fall zur Abheilung oder Resorption gelangt, ohne je störende Verengung bereitet zu haben. Derartige Fälle haben also stets nur eine Tracheitis syphilitica vorgestellt. Auch schwinden Stenosen durch Zerfall, um sich bei der Vernarbung wieder einzustellen; selbst das 3. Stadium setzt hie und da ohne offenkundige Stenose ein (s. nächsten Absatz). Die gegebene Ursache konstanter Dyspnoe sind natürlich Narben (LAFRENZ). Es genügt, *klinisch eine tracheitische und eine stenosierende Form zu unterscheiden.*

Die *tracheitische Form* umfaßt mit die symptomlosen Fälle. Deren gibt es ja eine ganze Zahl. Allerdings werden schon leichteste Reizsymptome bestehen, nur sind sie zu unerheblich, um beachtet zu werden. Berichtet doch EUGEN FRAENKEL von einer ausgedehnten sklerotisch-knotig-ulcerösen Trachealsyphilis, daß sie während der ganzen Dauer symptomlos war — das hieß: Patient hustete seit 1 Jahr und man hatte den Husten auf eine Lungenspitzenerkrankung

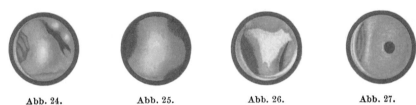

| Abb. 24. | Abb. 25. | Abb. 26. | Abb. 27. |

Abb. 24. u. 25. Gummöse Infiltration der Carina mit Stenose des linken Hauptbronchus. Einige Monate später hochgradig verbreitert, so daß beide Bronchieneingänge fast völlig verlegt sind. (Aus H. v. SCHRÖTTER: Klinik der Bronchoskopie. Jena 1906. Taf. II, Fig. 23 u. 24.)

Abb. 26 u. 27. Syphilitisches Geschwür auf der verbreiterten Carina. 5 Wochen später: Rückgang des Infiltrates und narbiges Diaphragma im linken Hauptbronchus. Verschiebung der Carina nach rechts. (Aus H. v. SCHRÖTTER: Klinik der Bronchoskopie. Jena 1906. Taf. II, Fig. 25 u. 27.)

bezogen. Derselbe Verfasser teilt auch mit, daß der stark stenosierende Fall BESANÇON sich nicht viel anders verhalten hat. Daß nicht umfangreiche strahlige, sehnige Narben — auch wenn sie sich über die ganze Trachea erstreckten — kein Zeichen ihres Bestehens gaben (Fall 2, STOLPER), leuchtet ein. Von stenosierenden sind es meist bifurkal-bronchiale Fälle, die aus heiterem Himmel heraus cyanotisch werden und ersticken, wie im Falle 1 (BEGER) oder im Falle 2 (WADSACK). Die ,,Symptomlosigkeit" ist stets cum grano salis zu nehmen. Meistens bedeutet das, daß der Patient die Erscheinungen nicht bewertet hat oder der Arzt keine ernste Erkrankung, im besonderen eine Syphilis hinter ihnen erwartet hat oder äußere Umstände eine genaue rückläufige Unterrichtung nicht ermöglichen. Z. B. waren unter den 10 Fällen von INGEBORG LAFRENZ 7 ,,symptomlos", aber sie hatten der Krankengeschichte nach doch eben eine Bronchitis oder starben schnell nach der Aufnahme an einer Grippe, Pneumonie, einer Hemiplegie u. ä.

Während die skizzierten Fälle mehr *katarrhalischen* Eindruck erwecken, werden ausgebreitete Zerfallsprozesse gewöhnlich doch die Zeichen der *eitrigen Tracheobronchitis* erzeugen. Für die Diagnose wesentlich scheint mir aber zu sein, daß solche Tracheitiden, auch solche mit anscheinend unbedeutenden Äußerungen, hartnäckig sind, daß sich keine rechte Erklärung für sie, auch nicht aus dem Lungenbefund ergibt, und daß sie der üblichen Therapie widerstehen. Dabei darf man sich durch den Nutzen einer JK.-Medikation nicht täuschen lassen (vgl. Fall 2, WADSACK). Schon BEGER hat 1879 gemahnt, in solchen Fällen an Syphilis zu denken! Diese Mahnung heißt heute: Lasse den Patienten tracheoskopieren! Man vergesse dabei auch nicht die Fälle *asthmaähnlichen Verhaltens* ohne und mit akutem Emphysem.

Den Fällen der *stenosierenden Form* pflegt es besser zu ergehen. Sie werden frühzeitig der fachärztlichen Diagnose zugeführt. Diese hat den Mechanismus der Stenose zu ergründen, sie nach Höhensitz, Enge, Ausdehnung, Multiplizität und anatomischer Art zu untersuchen. Die *Obturation* durch Syphilome und Bronchialinfiltrate, die *Obliteration* durch Narbenzüge und -häute wird tracheoskopisch ausreichend erkannt. So hat erst jüngst MYERSON auf diese Weise die infiltrativ-ulceröse Syphilis der Bronchien, deren Veränderungen also erst gerade hinter der Carina begannen, gefunden. Bei *Kompressions-* und *Verbiegungs*stenosen sind weitere Methoden heranzuziehen: Die Palpation, Perkussion und die Röntgendiagnostik. Die beiden letztgenannten leisten uns auch in Gemeinsamkeit mit der Auskultation wertvolle Dienste für die Diagnostik der obturierenden Bronchialstenose.

Mit der *Palpation* sind im Halsteil die Peritracheitiden zu erkennen. DE RAYMOND - LÉCUREUIL hat einen syphilitischen Tumor an der rechten und hinteren Seite der Trachea von außen her gut abfühlen können. Hie und da gelingt es, die Lymphadenopathie herauszutasten. Im Brustteil, besonders subcarinal, ist sie nur im Röntgenbild zu erkennen. Die Diagnose der syphilitischen Thyreoiditis wird der palpatorischen Hilfe nicht entbehren können. Solche Fälle sind von EUGEN FRAENKEL, BERGSTRAND und von HAEGGSTRÖM gemeldet; im letzteren bestanden auch laryngeale Symptome.

Das *Röntgenbild* stellt nicht nur die Länge der Stenose dar, es erlaubt auch des öfteren zu erkennen, ob gleichzeitig wandverdickende und zusammendrückende Veränderungen vorhanden sind. Über die Enge einer Stenose kann es infolge der Überlagerungserscheinungen täuschen. Das frontale Bild nützt mehr als die seitlichen Aufnahmen. Eine Beobachtung MÖLLERs beweist das sehr schön. Außer in der Differentialdiagnose fördert uns die Röntgenologie noch in der *Erkennung einer Komplikation,* der *Tracheo-Oesophangealfistel.* Auf die Diagnose dieser unnatürlichen Kommunikation lenken natürlich Hustenanfälle nach Nahrungsaufnahme und die Expektoration der Ingesta die Aufmerksamkeit. Manchmal sollen sich diese Zeichen des falschen Weges an Flüssigkeiten früher bemerkbar machen als an festen Speisen (SCHMELINSKI, KRASSNIG). SCHÜTZE gab methylenblau gefärbte Flüssigkeit zwecks leichterer Feststellung zu trinken. Eine ältere Methodik verdanken wir GERHARDT: Er führte einen Oesophagealschlauch ein, dessen äußeres Ende er unter Wasser leitete. Man kann das Herausbrodeln der Luft manchmal schon bei dem Vorschieben des Schlauches hören, worauf von NAVRATIL und SCHMELINSKI aufmerksam machten. H. v. SCHRÖTTER hat zugleich die Höhe der Fistel dadurch bestimmen wollen, daß er den Schlauch langsam herauszog und das Aufsteigen der Blasen im Wasser beobachtete. Die Lokalisation der Fistel geschieht wohl heute sicherer unter dem Röntgenschirm oder mit dem Tracheoskop (Fall SONNTAG), bzw. dem Oesophaguskop (Fall SCHÜTZE); immerhin können kleine Fisteln im Oesophagus schwierig einzustellen sein. Man darf nicht die Beachtung der tieferen Stellen vergessen, denn GERHARDT hat einen Bronchiektasendurchbruch in die Speiseröhre erlebt. — Hochansteigende, fliegende Temperaturen kündigen nach KRASSNIG den bevorstehenden Durchbruch an.

Von *Durchbrüchen* sind unschwer diejenigen *in die* großen *Gefäße* an der profusen Blutung zu erkennen. Die dunkle Farbe erlaubt natürlich keinen Rückschluß auf Ursprung aus Arteria pulmonalis oder Vena cava anonyma. Durchbrüche in diese Gefäße sind tötlich. Dennoch gehen ihnen manchmal schwerere Blutungen noch voraus; im Falle STUMPF fand eine solche 3 Tage vor der terminalen Blutung

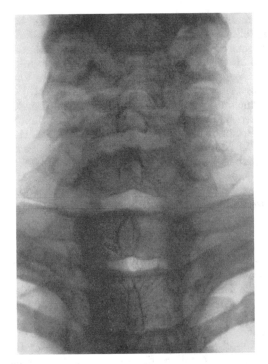

Abb. 28.

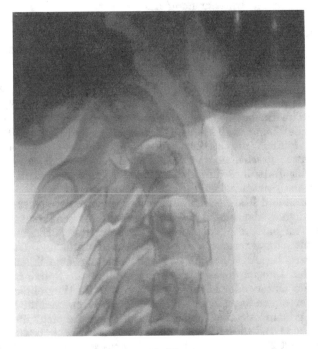

Abb. 29.

Abb. 28 u. 29. Langgestreckte Stenose von Larynx und Trachea durch angeheilte syphilitische Prozesse.
[Nach MÖLLER: Passow-Schaefers Beitr. 23, 66 (1926).]

statt. Leichte prämonitorische können schon wochenlang bestehen, wie ebenfalls Stumpfs Mitteilung beweist. Hämoptysenartige Blutmengen stammen wohl mehr aus kleineren Gefäßen. Marx fand einmal als einzig denkbare Ausgangsstelle eine Narbe der Hinterwand nahe dem Kehlkopf; er vermutete einen abgeheilten Lymphknotendurchbruch dahinter. Von peritracheitisch veranlaßten Blutungen spricht auch Mann (Fall 8 und 13). Ebenso begleiten Blutungen auch manchmal die Syphilis der Bronchien, die sich bis ins Lungenparenchym fortsetzen kann (Deutsch). (Die Blutung konnte bei 2 tracheotomierten Fällen (Sokolowski 2, Hinsberg 2, s. Nicolai) ungezwungen auf Decubitus (durch die Kanüle veranlaßt) zurückgeführt werden, so daß man also bei nicht tödlichen Blutungen nicht gleich die Hände in den Schoß zu legen braucht.)

Zur Diagnose der Tracheostenose durch *mediastinale Gummen* müssen Perkussion und Röntgenbild herangezogen werden. Manchmal unterstützen Auftreibungen des Sternum oder typisch syphilitische Fisteln in ihm (Gantz) die Erkennung. Ist äußerlich nichts bemerkbar, so muß die Differentialdiagnose gegen Mediastinaltumoren durchgeführt werden.

Vor jeder *Differentialdiagnose* sind wieder die allgemeinen *Hilfen für die ätiologische Diagnose* zu erschöpfen, die sub Syphilis III laryngis (s. S. 672f.) aufgeführt sind. Sie sind, einschließlich Probeexcision, gleich zu bewerten. Die grundsätzliche Prüfung der Seroreaktion hat gerade für die tracheale Diagnostik wertvollste Aufschlüsse gezeigt (Thost).

Die tracheitischen Bilder erinnern durch die Hustenanfälle und akuten Emphyseme wohl einmal an *Asthma bronchiale*. Mit dieser Diagnose darf man sich oft genug, wie wir es schon für die Tracheobronchitis ausgesprochen haben, nicht beruhigen, sondern muß weiter forschen. Dabei hat gerade die ätiologische allgemeine Untersuchung die Führung.

Die größten Schwierigkeiten verursachen wohl die bifurkalen und bibronchialen Affektionen. Sie rufen zwar meist Stenosen hervor, aber das ganze Bild wird von der eitrigen Entzündung und oft von Brochiektasenbildung und sekundären Prozessen im Lungenparenchym leicht so beherrscht, daß die *Tuberkulose* schwer auszuschließen ist. Bacillensuche im Sputum ist natürlich unentbehrlich. Spriochätensuche hat noch nie, auch nicht im tracheoskopisch gewonnenen Gewebssaft, zum Erfolg geführt (v. Schrötter, Fall 30). Der Befund von Tuberkelbacillen kann leicht zum Irrtum Anlaß geben, wenn gleichzeitig eine Lungentuberkulose besteht. Selbst in die Schnitte der Probeexzision können die Bacillen verschleppt werden, wie es im Fall 32 H. v. Schrötters geschehen war; der Fall ist seiner Zeit sogar als primäre Tuberkulose der Luftröhre durch die Literatur gegangen! Auf die Diagnose aus eingebetteten Sputumteilen (v. Cube) habe ich schon oben hingewiesen.

Temperaturen und Bluthusten kommen bei tracheobronchialer Syphilis auch vor, wie bei malignen oder sekundärinfizierten syphilitischen Prozessen überhaupt. L. v. Schrötter hatte die Tuberkulose als mehr destruktiv, die Syphilis als mehr produktiv charakterisiert. Schlesinger, Heindl und Deutsch haben recht verdienstvolle Angaben über Unterscheidungsmöglichkeiten gemacht: Die begleitenden Lungenprozesse lassen bei Syphilis die Spitze frei. Es finden sich Prozesse im Unter- oder Mittellappen, die von der Wurzel ausgehen; durch Dämpfung oder einen kegelförmigen Schatten im Röntgenbild mit Basis am Hilus sind sie erkennbar. Die Temperatur soll, wenn sie nicht überhaupt fehlt, nie einen so hohen Grad wie bei Tuberkulose erreichen. Ferner treten syphilitische Prozesse dieser Art gern einseitig oder einseitig stärker auf. Diesen Falles kann auch noch das — schon lange bekannte — Jacobsohnsche Symptom die Diagnose erleichtern. Es besteht in der Verlagerung des Mediastinums einschließlich des Herzens während eines tiefen Inspiriums nach der Seite der Erkrankung bzw. Stenose, während des Exspiriums im entgegengesetzten Sinne. Dieser Vorgang ist natürlich auch im Röntgenbild zu verfolgen. Das Fehlen *klinisch* nachweisbarer Lungenerkrankung spricht bei einer isolierten Trachealaffektion weit mehr für Syphilis als bei einer Kehlkopfaffektion. Dennoch schließe man deshalb niemals die Tuberkulose a limine aus!

Die einseitige Lungenaffektion legt, besonders bei Kindern, noch den Verdacht auf einen *Fremdkörper* nahe. Für ihn spielt die exakte Anamnese, die Ausforschung nach dieser Möglichkeit, eine maßgebliche Rolle. Hustenparoxysmen passen durchaus in dieses Bild, ebenso die geheimnisvolle Tracheobronchitis.

Von tuberkulösen Affektionen kann der *Lupus* noch mit der narbig-stenosierenden Syphilis in Unterscheidung kommen. Einen Lupus oberhalb der Bifurkation hat z. B. Möller behandelt (v. Schrötter). Nach Hommel sahen Whipham und Delepine eine Lupuserkrankung vom Larynx bis in die Bronchien hinein. Irgendwo müssen sich die diagnostisch entscheidenden Knötchen finden lassen.

Ähnlich dem Lupus werden *Sclerom* und, um Seltenes zu nennen, *Lepra* sich regelmäßig an höher gelegenen Herden erkennen lassen. Der chronische *Rotz* soll der Lues nach Bollinger (s. Fall 2, Kopp) allerdings ununterscheidbar gleichen. Das Sklerom macht jedenfalls mehr membranöse, dünnwandige Narbenringe. Es zeigt nie Ulcerationen (v. Schrötter). Schließlich gelingt manchmal der Nachweis der Mikuliczschen Zellen im Probeausschnitt; schon mit massenhaft eosinophilen Zellen durchsetztes Granulationsgewebe läßt Lues ausschließen, und zuletzt haben wir eine gute Hilfe in der serologischen Reaktion auf Sklerom (s. S. 686).

Die häufigste Differenzierung speziell der „isolierten" Fälle gilt dem *Krebs*. Er bevorzugt gleichfalls Bifurkation und Bronchien. Frühzeitigeres Auftreten der Stenose als des Hustens und des Auswurfes (Gerhardt), Fetidität der Atemluft, Hämoptysen geringen Umfanges geben keinen zugkräftigen Unterschied ab. Äußerst harte Lymphknotenschwellungen, besonders in der Fossa supraclavicularis, deuten mehr auf Carcinom als auf Syphilis, Schwellungen im Sternocleidomastoideus oder Sternoclaviculargelenken mehr auf Syphilis. Das Alter unter dem 30. Lebensjahr ist für ein Carcinom der Luftröhre ganz ungewöhnlich, doch kommen vor dieser Zeit *Sarkome* vor. Diese beengen gewöhnlich die Trachea von außen her, weil sie vom Mittelfellraum ausgehen. Sie erzeugen die Merkmale der Mediastinaltumoren.

Für die Autoskopie pflegen derartige Fälle sehr günstig zu liegen [1]. Etwa den Ausblick hindernde Stimmbandlähmungen — welche eben so gut bei Syphilis

---

[1] Von der Förderung der Diagnose durch diese Methode kann man sich schon theoretisch eine Vorstellung machen, wenn man sich daran erinnert, daß Semon nach seinen gesamten Erfahrungen beide Erkrankungen für etwa gleich häufig hält, während Eugen Fraenkel durch die konsequente Untersuchung an sehr großem Leichenmaterial zur Ansicht gekommen war, daß die Trachealsyphilis mindestens doppelt so häufig vorkomme als das Trachealcarcinom. — Doch sei nicht verschwiegen, daß Lécureuil Jahre vorher hauptsächlich auf klinische Erfahrungen gestützt bereits die Syphilis für ein verbreiteteres Luftröhrenleiden hält als das Carcinom. In jüngster Zeit ist jedenfalls das Auftreten des Krebses häufiger, der tertiären Syphilis seltener geworden, so daß die Differentialdiagnose doppelt dringend der Autoskopie bedarf.

Der Gesichtspunkt der *Kombination* der genannten Erkrankungen, *Syphilis und Carcinom*, muß auch hier ins Auge gefaßt werden. Quoad Carcinom habe ich einen interessanten Fall der Hinsbergschen Klinik im Gedächtnis: Ein sicher syphilitisch infizierter Patient, der ein durch Probeexcision festgestelltes inneres Kehlkopfcarcinom schon vor Jahresfrist gehabt haben soll, kommt zur Beobachtung mit hochgradiger Stenose. Die Stimmbänder stehen beide paramedian fixiert, sind gerötet und wulstig lappig geschwollen. Diese Lappen sind

wie infolge eines Carcinoms in Erscheinung treten können — werden auf diesem Wege überwunden[1]. Sieht man nun ein durchaus blumenkohlartiges und örtlich ganz umschriebenes Gewächs, so spricht das sehr für ein Carcinom. Hommel stellt auch das weißliche Aussehen des Carcinoms der hochroten Farbe der gummösen Infiltration gegenüber. Die Sicherheit gibt aber nur der histologische Nachweis im Probeexzisionsstück. Ist der Fall nicht autoskopierbar, auch nicht nach Tracheotomie, so bietet noch der Nachweis, von Krebszellen im — am besten eingebetteten — Sputum (Klestadt) Gelegenheit zur Lösung der Frage.

Kompressionen der Luftröhre oder Einbrüchen von Neubildungsgeweben in sie liegen primäre Leiden zugrunde, die in der Regel einen von Internisten leicht feststellbaren Umfang bereits haben. Sie werden uns gewöhnlich vom Standpunkt unserer Arbeit aus nur dann beschäftigen, wenn andere Zeichen spezifischer Ätiologie, in erster Linie wohl die positive Serumreaktion sie begleiten. (Man kann mit Gerhardt von „Luftröhrenverengungen entfernteren syphilitischen Ursprungs" sprechen.) Neben der Mediastinitis syphilitica anterior, deren übrigens Gerhardt 2 Fälle sich entwickeln und heilen sah, kommt nur das *Aortenaneurysma* in Frage. Wenn nicht gerade ausgedehnte Organisationen im Sack sich gebildet haben, wird die gewaltig gesteigerte Pulsation der Trachealwand Irrtümer fast ausschließen. Die Aufgabe tracheoskopischer Diagnose wird in Fällen nachgewiesenen Aneurysmas uns doch nur dann zufallen, wenn an eine Kombination mit trachealer Syphilis gedacht werden muß. In den Fällen aber, die am dringendsten auf unsere Entscheidung warten, den reinen syphilitischen Peritracheitiden wird doch nur außerordentlich selten die Trachealschleimhaut gänzlich normal sein. Die genannte Kombination ist übrigens von Kahler (Fall 6 und 7) diagnostiziert, von Thost falsch gedeutet, von Schwyzer u. a. in mensa gesehen worden.

Prognose. Narbige Veränderungen der Luftröhre, die sich mit Syphilis in sicherem Zusammenhang bringen lassen, werden mitunter als Nebenbefund von Obduktionen entdeckt. Schon daraus ist zu entnehmen, daß nicht jeder Fall unserer Art zum sicheren Tode führt, wenn auch der Gefahren genug drohen von seiten eitriger Infektionen der tieferen Bronchien und des Lungengewebes, durch Erstickung und Durchbrüche. Die Prädilektion des Bifurkations- und Bronchialgebietes lassen die erhöhte Gefahrenaussicht dieser Lokalisation aus den Lumen- und Nachbarschaftsverhältnissen heraus wohl verstehen. Die Toleranz gegenüber langsamer Verengerung geht bekanntlich überraschend weit. Bedenklich werden diese relativen Stenosen, die also geringen Ansprüchen an die Atmung noch genügen, erst durch akute Verlegungen, wie sie Ödeme und Sekretpfröpfe in erster Linie herbeiführen. Die Kenntnis dieses Geschehnisses ist *gerichtsärztlich* bedeutungsvoll, denn diese Todesursache läßt sich meist in mensa nicht nachweisen, während voll oder teilweise abgelöste Gewebsstücke in ihrer Bedeutung leicht zu erkennen wären. Ingeborg Lafrenz hebt 2 Angaben der Literatur hervor: Im ersten Fall Wadsack war die ganze bis notizbleidicke verengte Tracheobronchialpartie durch gelblichen nur schwer abspülbaren Schleim verstopft. In Hocks Fall schwerer kongenitaler Syphilis, die mit 14 Jahren einem „laryngospastischen" Anfall erlag, zeigte eine durch knorpelhaltige

---

glatt. Zunächst lange Zeit stationärer Zustand. Später dringen auch aus dem rechten Ventrikel feinhöckerig leicht weißliche Massen hervor. Diese zeigen histologisch nur unspezifisch entzündliches Gewebe, bedeckt von atypisch gewuchertem Epithel. Einige Wochen später wird bei der Tracheotomie ein großer Cowliflower der obersten Trachealabschnitte gefunden. In der langen Zeit zwischen der ersten Probeexcision und der Tracheotomie trat immer wieder die Frage an uns heran, ob nicht doch ein Irrtum seinerzeit vorgelegen habe und eine syphilitische Laryngitis mit Fixation der Stimmbänder bestehe.

[1] Näheres siehe im Abschnitt Neurosyphilis des Kehlkopfes!

Narbenbrücken verengte Stelle die Anwesenheit von einigen äußerst zähen, grünlichen, ganz kompakten Schleimpfröpfen in den Lücken des noch erhaltenen Lumens. Als Ursache eines Todesfalles eine Stunde nach einer in Chloroformnarkose vollzogenen Operation (F. WAGNER-Königshütte) mußte, wie STOLPER berichtet, der vorübergehende Schwellungszustand einer syphilitischen Stenose angesehen werden! Die Trachea fand sich bei der Autopsie nur um $^1/_3$ ihres Lumens verengt; der Patient war allerdings durch andersartige septische Prozesse bereits sehr geschwächt. Fernerhin ist mit Schwankungen in der Ausdehnung der tumorhaften, insbesondere der komprimierenden Syphilome zu rechnen. Letzten Endes können ohne jede Komplikation alle nichtgeschwürigen Prozesse die Lichtung absolut stenosieren. Gerade der Sitz von Herden unter der Bifurkation ist geeignet, die Katastrophe herbeizuführen, wie uns Fall 36 H. v. SCHRÖTTERs zeigt. Die Peritracheitis kann sich noch lebensgefährlich auswirken durch eine Glottisstenose infolge der Lähmung der um- und durchwachsenen Nervi recurrentes.

Mit ganz unerwarteten plötzlichen Todesfällen aus den verschiedensten Gründen muß man also rechnen (s. a. die Fälle WORMS und PENNGRUEBER bei LÉCUREUIL). Über die Sterblichkeit ist oben bereits (s. S. 719) gesprochen worden.

Eine *Besserung der Prognose* ist augenscheinlich *im Gange*. Verschiedenen Umständen ist sie zu verdanken: Die direkte Tracheoskopie ermöglicht eine frühzeitigere Erkennung und Behandlung. Sie setzt uns in die Lage, die zahlreichen, chirurgischer Behandlung bedürftigen Fälle rationeller anzugreifen. Sie schafft gemeinsam mit der serologischen Prüfung eine Kontrolle über den Anteil noch florider Prozesse und schließlich erhöht die neuzeitliche Behandlungsweise unter der Leitung der Serumkontrollen die Aussicht auf Ausheilung des Grundleidens.

Örtliche Rezidive scheinen infolge unzureichender Behandlung manchmal sich einzufinden. MYERSON berichtet davon an einem sekundären syphilitischen Falle, und in der Durchsicht älterer Fälle ist mir das lokale Rezidiv bzw. erneute Verschlechterung des öfteren begegnet. Allerdings muß man acht geben, ob sich nicht an Stelle von abheilenden tumorhaften Prozessen narbenbildende setzen, die aufs neue strikturieren — ein selbstverständlicher Vorgang, der die trügerischen Remissionen erzeugt, die MAURIAC und PIENIACEK an ihrem Material besonders gut gekannt zu haben scheinen. Eine günstige Wirkung der Vernarbungsprozesse kann sich andererseits darin äußern, daß ein tracheomalazischer Bezirk, der zu Atemstörungen Anlaß gab, die genügende Rigidität wiedergewinnt, um das Lumen offenzuhalten.

Die beste Therapie kann zu einer zweischneidigen Waffe werden, wenn durch Zerfall des gummösen Gewebes eine Fistel entsteht oder auch nur vergrößert wird. Diesen Zufall nimmt KRASSNIG bei seinem Falle an. Sehr interessant ist die Frage, ob etwa auch im Falle BASCH (s. NICOLAI) dieser Zusammenhang möglich wäre: Der Patient starb 24 Stunden nach der Salvarsangabe. Die Sektion wies eine nicht diagnostizierte Tracheo-Oesophagealfistel nach. Dem kurzen Bericht nach bestand bereits eine putride Bronchitis und Lungengangrän. Derartige Fälle können vom *Gutachterstandpunkt* aus eine ebenso schwierige wie peinliche Behandlung erfordern. Die Möglichkeit, daß durch den anhaltenden Ring der Kanüle spezifische Gewebswucherung wieder angeregt wird — NICOLAI glaubt sie wenigstens bei seinem Falle nicht ausschließen zu können — spielt dagegen praktisch keine bedeutende Rolle (s. auch S. 696 u. 707 Fußnote).

Eine kleine Zusammenstellung von EUGEN POLLAK aus dem Jahre 1916 gibt einen Ausblick auf die günstigere Lage. Seiner Zeit standen in der Literatur

43 endoskopierte Fälle. 39 derselben waren Pollak dem Ausgange nach bekannt: Es seien 22 unter ihnen gebessert, 6 geheilt und nur 3 ungebessert geblieben. Unsere Erwartungen sind mit Recht hochgespannt. Aber erst ein großes, kritisch durchsichtetes Material wird vollen Aufschluß geben; denn solange es zu Narbenstenosen kommt, dürfen nicht die Grenzen unseres bisherigen Könnens vergessen werden. Sie liegen in dem Sitz der Stenose unterhalb der leicht herstellbaren Kommunikation mit der Außenluft, in der mangelnden Erweiterungsfähigkeit und rückfälligen Constrictionstendenz des Narbengewebes und dem nicht restlos guten Vertragen unserer instrumentalen Behandlung.

Im übrigen ist es erstaunlich, wie lange Zeit selbst *komplizierte Fälle* durchhalten können: Sonntags Patient lebte $1^1/_2$ Jahre, sogar ohne künstlicher Ernährung zu bedürfen, Schmilinskis gar 10 Jahre, nachdem die Speiseröhren-Luftröhrenfistel vorhanden war, und im Falle Teissier-Pavel hatte eine solche Kommunikation niemals irgend welche Erscheinungen hervorgerufen. Selbst Blutungen leidlichem Umfanges bedeuten nicht den unabwendbaren Ausgang. So hatte Marx' Patient einen „Blutsturz" durchgemacht, während die peritracheale Syphilis nach ihrem Einbruch glatt vernarbt ist. Wochenlang vorausgehende Blutbeimischungen zum Auswurf lassen auch in ernsten Fällen Hilfe noch nicht unmöglich erscheinen, wenn nur die Therapie, wie das unser Hauptziel sein muß, so früh und rasch und kräftig wie möglich einsetzt! An diesem Grundsatz kann die Tatsache nichts ändern, daß syphilitische Luftröhrenherde beachtlichen Umfanges spurlos oder mit störungsloser Vernarbung heilen können, wie beispielsweise ein die Trachea bis zu einem Spalt verengendes Gumma aus Gerbers Material.

Die Therapie. Die *spezifischen* Mittel sind in jedem Falle zu verabreichen, solange nicht die wiederholte klinisch-serologische Allgemeinuntersuchung dartut, daß die Infektion völlig abgelaufen ist. Praktisch kommen Verstöße gegen diesen Grundsatz wohl kaum vor. Sonst kann man allerdings erleben, daß beispielsweise — s. Goldschlag — nach glücklich mit Tracheotomie überwundener Stenose bald erneut tracheotomiert werden muß. Eine regelmäßige Aufgabe wird es sein, nach syphilidologischen Grundsätzen zu bestimmen, wie lange im Einzelfall die Kur noch währen soll. Laryngologischerseits ist in ihrer Anordnung nur zu berücksichtigen, daß die Infiltrate der Bifurkal-Bronchialgegend zu Ödemen neigen; bei ausgesprochenen Stenosen wird man also mit Jodpräparaten zunächst vorsichtig sein. Iglauer berichtete von sehr bedrohlichen Ödemen dieser Art. Jodipin soll übrigens nach Demetriade-Jassy die befürchtete Wirkung nicht zeigen. Mann schließt sich Garel (s. Mauriac) darin an, überhaupt im Beginn der Behandlung das Jod zu umgehen. Übrigens wirkt auch in diesem Gebiete das Salvarsan zuweilen verblüffend. Man denke nur an Halles Veröffentlichung: Massenhaft Gummen, die die ganze Länge der Trachea hinab bis in den linken Hauptbronchus reichten, waren nach 0,6 Salvarsan in 14 Tagen verschwunden! Annähernd ebenso glänzend sind Erfolge von Gerber, Denker u. a., die sich bei Hommel zusammengestellt finden. V. Lénart betonte andererseits erst jüngst wieder, daß Gummen dieses Gebietes auf Jodkalium besser reagieren als auf Salvarsan. Sicher kannte auch die Vorsalvarsanzeit schnelle im Laufe eines Tages einsetzende Besserungen. Das hat uns kein Geringerer als Semon bezeugt.

Die Leistung der Antiluetica wird am besten stets durch eine gediegene *unspezifische Allgemeinbehandlung* unterstützt. Eine Reizbehandlung eigener Art und sei es auch die „Malariatherapie", habe ich dabei noch nicht im Auge. Ich denke vielmehr an Besserung der hygienischen Verhältnisse, der Eßlust, des Schlafes, Verabreichung einer nährstoffreichen, leicht bekömmlichen gemischten

Kost unter Vermeidung der Genußgifte. Die größere Zahl der Trachealsyphilitiker sind nämlich stark körperlich geschwächt und seelisch aufgerieben. Für derartige Patienten ist es dann auch wohl angebracht, ihre Kuren unter klinischer Obhut oder wenn die wirtschaftliche Lage es gestattet unter günstigen Verhältnissen eines renomierten Badeortes zu absolvieren. Sind sie doch zum Teil bettlägerig und benötigen unter Umständen besonderer Pflege.

Eine *örtliche medikamentöse Behandlung* liegt im Rahmen persönlicher Erfahrung und Anschauung. Ich würde nur Wert darauf legen, Abhusten zu erleichtern und Sekretmengen zu verringern, sowie die von chirurgischen Maßnahmen nicht trennbaren Reizzustände zu mildern. Das wird erreicht durch Inhalationen. Alkalische Wässer bzw. deren Salze verwende man nur, wenn die Schleimhaut nicht schon stark durchtränkt ist und keine Stenosen vorhanden sind. Allgemeiner brauchbar sind daher die Mischungen der ätherischen Öle wie: Eucalyptus, Fichtennadel und Terpentinöl mit Mentholölzusatz. In schwächeren Konzentrationen zerschüttelt werden sie mit Gebläsen verstäubt.

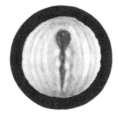 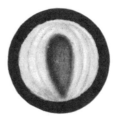

Abb. 30.   Abb. 31.
Abb. 30 u. 31. Spaltförmige Stenose im unteren Drittel der Luftröhre infolge syphilitischer Infiltrate. (Tracheoskopisches Bild.) Besserung nach 6wöchiger spezifischer Behandlung.
(Unter Benutzung einer Abbildung aus M. MANN: Lehrbuch der Tracheoskopie.)

In der chirurgischen Nachbehandlung nehmen Lapis und das (Bi-Salz-) Dermatol die beherrschende Stellung ein. Jodoform pflegt oft die Trachealschleimhaut kräftig zu reizen.

Die *örtliche chirurgische Therapie* besitzt eine prominente Bedeutung in der Behandlung der Luftröhrensyphilis. Die Indikationen geben — bis auf eine Ausnahme (s. u.) — nur die *narbigen Verengungen* ab; denn die blutige Ausräumung obturierender gummöser Massen, wie sie beispielsweise durch LUKENS geschah, kann nur eine zufällig durch die äußerst seltene Lage des Falles gebotene Ergänzungsmaßnahme sein. Das chirurgische Vorgehen soll die Narben beseitigen oder der Entstehung und Fortentwicklung der Narben entgegenwirken.

Jene Ausnahme bildet die *akute Stenose im Bereich der oberen Luftröhrenhälfte.* In solchen Fällen ist die *Tracheotomie* angezeigt. Im übrigen ist die Tracheotomie nur als *Hilfsmittel der Dehnungsbehandlung* erlaubt.

Die Leistung der *Tracheotomie* muß im Einzelfall unter Umständen durch eine Verlängerung der Kanüle erhöht und vervollständigt werden. Die lange PENIACEK-sche Gummikanüle hat THOST (Fall 61) verwendet. Mit Hummerschwanzkanülen (die bewegliche Glieder haben) kann man, wie HINSBERG gezeigt hat, sogar Stenosen bis in die Hauptbronchien hinein überwinden. Sie sind aber doch wohl nur Notbehelfe und müssen durch ad hoc konstruierte Exemplare ersetzt werden. Dabei wäre im Gegensatz zum Originalmuster darauf zu achten, daß das Abhusten nicht behindert und der Zugang zum anderen Hauptbronchus nicht abgeschlossen wird. Da ein Modell mit passender, in situ leicht wechselbarer Einsatzröhre bisher nicht erfunden worden ist, ist die Möglichkeit sehr groß, daß das Innere sich mit Sekret verstopft. Kanülen, die nicht weiter als

bis hinter das Manubrium eingeschoben werden brauchen, können mit Einsatz-
röhren hergestellt werden. Derartige Kanülen können auch gute palliative
Dienste leisten, bis die Wirkung des spezifischen Medikamentes einsetzt (s. Fall
von Campian und Pollatscheks Stellungnahme zu ihm).

Noch tiefer hinunter versuchte Eiselsberg im Falle 4 (Kahler) zu gelangen, indem
er das Manubrium resecierte. Auf die Durchtrennung des 5.—10. Trachealringes reagierte
aber die Patientin mit einer nekrotisierenden Entzündung, die von der Wunde aus um
sich griff und schließlich die Art. anonyma dextra arrodierte!

Die Tracheotomie in Fällen akuter Indikation hochgelegener Stenose durch
die Intubation nach O'Dwyer zu ersetzen, halte ich nicht für ratsam, weil
jene Operation für die Zeit der Abwesenheit des Arztes die größere Sicherheit
für den Patienten gewährt. Im übrigen hängt es von der Probeeinführung ab,
ob die Stenose überhaupt noch vom Tubus gänzlich aufgeschlossen werden
kann. Zuletzt werden Metallinstrumente — das trifft auch auf ihre Anwendung
in der unteren Luftröhre (s. dort) zu — nicht allerseits schadlos vertragen.
Decubitus, akute Verschwellung neuen Ortes sind zu befürchten.

Die Behandlung der *chronischen Stenosen* soll natürlich nur in den Grund-
zügen erörtert werden: Wir unterscheiden *die obere* und *die untere Dilatierung.*
Jene geschieht vom Munde, diese von der Luftröhrenfistel aus.

Soweit es sich dabei um eine „präventive Dilatation" handelt, ist nach
H. v. Schrötter eine Individualisierung wohl angebracht: Stenosen der Bifurkation, diesseits von Bronchiektasien bzw. dahintergelegenen Lungen- und
Brustfellprozessen solle man in erster Linie medikamentös behandeln, unter Um-
ständen sogar dem spontanen Rückgang überlassen. Man leiste instrumentell oft
weniger als die natürliche Regulierung oder schade noch durch Folgezustände der
Reizung. — Ob man gegenüber solchen Bronchialaffektionen, die durch Reten-
tionen hinter Stenosen unterhalten werden, nicht besser einen Versuch aktiven
Vorgehens machen soll, lasse *ich* mangels eigener Erfahrung dahingestellt.
Natürlich wäre nichts zu erwarten, wenn die Verengerungen bis in die feinsten
Bronchien hinabreichen. Bei circumscripten Veränderungen, das gibt
v. Schrötter selbst zu, kann der Eingriff sicherlich von Erfolg sein. Ob uns
künftighin die Kontrastfüllung der Bronchien einen Maßstab für den Entschluß
zur Dilatierung geben kann, muß abgewartet werden; von einer gleichzeitigen
spezifischen Therapie würde ich mich indessen nie zurückhalten lassen.

Die *obere Methode* ist natürlich die wünschenswertere. So meine ich, nicht
um der allgemeinen Gefahren einer Tracheotomie wegen — sie stehen hier
nicht zur Diskussion, sondern weil die untere Methode Wohlbefinden und
Arbeitsfähigkeit mehr beeinträchtigt und die Heilungsdauer verlängert. Die
untere Methode ist aber unter bestimmten Gesichtspunkten *indiziert:* 1. Die
ausgedehnte Starre der Trachealwand macht die Verwendung der langen Röhre
überaus beschwerlich und bedenklich, 2. wegen der Retraktionstendenz der
Narbe wird eine Dauerdilatierung erstrebt; diese ist auf dem oberen Wege
praktisch nicht durchführbar, 3. die gewünschte Weite der Nummern läßt sich
nicht mehr von oben einführen, weil durch die Glottis eine Grenze gesetzt ist,
4. der Kehlkopf soll der Miterkrankung wegen nicht passiert werden, 5. (nach
Brünings-Albrecht) um der chronischen Cocainvergiftung vorzubeugen.

Der Cocainverbrauch ist indes nur dann höher, wenn die Cocainpinselung
der Schleimhaut nicht durch Novocaininfiltration der Nn. laryngei superiores
zu ersetzen ist. Ist eine tägliche Wiederholung der Prozedur geplant, so ist
die Leitungsanästhesie allerdings kaum durchzuführen. Wird die Passage
des Kehlkopfes durch die Trachealfistel vermieden, so braucht sich allein die
Schleimhaut der Luftröhre an die Einführung der Instrumente zu gewöhnen,
die Abstumpfung der störenden Reflexe wird dadurch schneller erzielt.

Die Dehnungsbehandlung selbst muß unter Umständen durch eine *Discission der Narben* eingeleitet werden. Es wird geraten, nur kleine Einschnitte vorzunehmen und das Gewebe dann stumpf weiterzudehnen. Immerhin sind all diese Maßnahmen nicht ganz unbedenklich: v. SCHRÖTTER hat schon nach allein ausgeführter Bougierung mit starrem Mandrin (Fall 38) einen Patienten verloren; er ging infolge einer phlegmonös-abscedierenden Infektion des peritrachealen Gewebes an einer Blutung aus der Arteria anonyma zugrunde. Die obengenannte, von EISELSBERG operierte Patientin KAHLERs hatte auf die Dehnung bereits jedesmal mit Temperaturen bis 39° geantwortet. Bedrohlich, aber doch noch glücklich, verlief eine scharfe Stenosenerweiterung, die PIENIACEK (s. NOWOTNY) vorgenommen hatte: Nach Bearbeitung einer Stenose der unteren Trachea mittels Pinzette, Curette und scharfem Löffel stellte sich ein interstitielles Emphysem großer Ausdehnung ein, das 2 Wochen anhielt. Dennoch gelangte der Operateur später zu einem guten funktionellen Ergebnis, obwohl er auch noch die bronchialen Stenosen wiederholt lädieren mußte.

Die Anwendung von *Quellstiften* wird allseitig verpönt. Das Maß ihrer Ausdehnung und der Widerstandsfähigkeit der kranken Wand ist nicht abzuschätzen. Im übrigen rechnen sie zu den starren Instrumenten, wie Fall 34 v. SCHRÖTTER beweist, in dem unter allerdings erschwerenden Umständen die Wand im Eingang zum linken Hauptbronchus durchbohrt wurde. Die Patientin starb an einer Perikarditis.

Über Ersatz oder Unterstützung der Dehnung durch *Thiosinamin* (Fibrolysin) liegen zuverlässige Erfahrungen nicht vor: Ein Referat über POUTCHOWESKI besagt, daß er eine 18 Monate alte Trachealstenose, welche das Lumen über die Hälfte verengt hatte, unter spezifischer Therapie mit Katheterismus nicht zum Rückgang bringen konnte; er hat aber unter Heranziehung von Fibrolysininjektionen nach 12 Monaten eine „bemerkenswerte" Erweiterung, begleitet vom Verschwinden der Beschwerden, erreicht. Die Beobachtung währte nur über „mehrere Monate", bekanntlich kein maßgeblicher Zeitraum für Rezidive bei syphilitischen Narben.

Als *Instrumente* gebräuchlich sind röhrenförmige Gebilde aus *Metall* oder *elastischen Stoffen*. Kurze Stenosen im obersten Teil der Luftröhre lassen sich auch gut mit der bei der Kehlkopfbehandlung genannten *Glas*kanüle nach MIKULICZ-KÜMMEL-HINSBERG beseitigen. HINSBERG (s. NICOLAI, Fall 256) erzielte jedenfalls einen vorzüglichen Erfolg bei einer Doppelstenose. Die untere Stenose war 3 cm lang und mußte scharf gespalten werden. HINSBERG hatte sich das Gebiet mit gleichzeitig vorgenommener Laryngofissur freigelegt. Die verkorkte Glas-T-Kanüle wurde 5 Monate ambulant getragen. Nach Entfernung der Kanüle und Verschluß der Fistel hat dann der Patient augenscheinlich 12 Jahre ohne erneute Störung gelebt. — Auch L. v. SCHRÖTTERs Hartkautschukrohre lassen sich manchmal noch dieser Aufgabe anpassen; in diesem Falle fragt sich nur, ob die relativ kurzdauernden, intermittierenden Dehnungen genügen.

Das *harte Material* ist im allgemeinen vorzuziehen, wenn die Stenosen sehr derb, d. h. schon rein narbig sind, wenn das Lumen so eng ist, daß die Wand des Dehnungsinstrumentes die nach technischer Möglichkeit geringste Stärke haben muß. Ferner vermittelt es den einführenden Fingern des Operateurs in höherem Maße taktile Empfindungen und Vorstellungen von der Stenosenwand und der Arbeit des Instrumentes ihr gegenüber[1].

---

[1] Neben dem Metall und Glas stehen noch Hartgummi und Celluloid an harten, aber verschieden widerstandsfähigen und verschmutzbaren Stoffen zur Verfügung.

Das *elastische Material* berücksichtigt man, wenn die Wunde besonders geschont werden muß, da noch zu Zerfall tendierende Gewebserzeugnisse vorhanden sind. Auch sucht es manchmal vorsichtiger seinen Weg nach dem Eintreten in die Stenose als das starre Rohr und bahnt dank seiner Nachgiebigkeit nicht leicht einen falschen Weg. Schließlich wird es von einzelnen Patienten überhaupt besser vertragen als jenes. Seine Wirksamkeit pflegt aber längere Zeit zu benötigen als die der Metallinstrumente.

Wie dem auch sei, oft kommt man um das Probieren nicht herum. Eine Reihe von Methoden ist nun speziell für das Luftröhrengebiet bestimmt.

Die älteste Methode arbeitete mit Gummischläuchen von oben, vom Munde aus, ohne Autoskopie. Landgraf[1], Seifert, Gerhardt[2] sind Urheber. Gerhardt berichtet von einem Juristen, der täglich über $1/2$ Stunde lang den offenen Schlauch in der unteren Trachea ertrug. Im Beginn der Behandlung hatte er Fieber und Stickanfälle, nach Abschluß hielt er lange Reden vor großen Versammlungen. Und Mann führt einen Patienten an, der nach der Anleitung von Schrötters 25 Jahre lang selbst auf diese Weise seine Bougierung durchführte.

Solch blindes Vorgehen kann heute nur noch zur Erörterung stehen, wenn die Autoskopie kontraindiziert ist und man sich vor der Tracheotomie über die Konsistenzverhältnisse und Weite der Stenose unterrichten will, oder der Patient sich selbst bougieren soll[3].

Brünings empfiehlt die *perlaryngeale* Einlegung seiner graduierten Metallkatheter; sie sind vorn olivenähnlich abgeflacht, besitzen aber eine verhältnismäßig weite Öffnung.

Ein Mittelding würde die Verwendung der biegsamen Metallspiralkatheter H. v. Schrötters oder von Nélaton-Kathetern vorstellen. Diese biegsamen Bougies aus englischem Stoff wirken nach Albrecht „bei aller Schonung so erfolgreich, dabei sicher gefahrlos", daß er sie für „die weitaus geeigneteste Methode" hält.

Die geschilderten Verfahren dienen der *intermittierenden Dilatierung.* Nun besteht auch die Möglichkeit, eine *Dauerdilatierung von oben* durchzuführen, wenn *kurze Verweiltuben* benutzt werden. Aber derjenige Autor, der auf diesem nicht oft zur Betätigung Gelegenheit gebenden Gebiete noch am meisten sich ausgesprochen hat, Brünings, scheint auch in diesem Falle lieber von einer Tracheotomiefistel, d. h. *von unten,* auszugehen. H. v. Schrötter, sowie Brünings haben für diese „freie Intubation" besondere Metalltuben konstruiert, die auf dem Maudrin bzw. einem Tubenträger montiert vor dem Tracheoskop her an Ort und Stelle gebracht werden. Nach Übung gelinge dieses Vorgehen von der Fistel aus auch rein gefühlsmäßig.

Den Bedingungen an elastisches Material ist Brünings durch die Herstellung entsprechender kurzer[4] Röhrchen nachgekommen, die er zweckentsprechend aus Katheter geschnitten hat. Gegen ein Verrutschen werden solche Tuben durch ein breiteres oberes Ende, gegebenenfalls auch durch Anfädelung geschützt. Vor dem Ausgehustetwerden der leichten Instrumente kann man sich nur in geringem Maße bewahren durch Kodeindarreichung, deren Gaben natürlich begrenzt sein müssen. Diese Intubierung eignet sich vorzüglich für Behandlung der einseitigen Bronchialstenosen.

---

[1] Stücke englischen Katheters.
[2] Magensonden.
[3] H. v. Schrötter hatte ein besonderes Instrument hergestellt, um „im Dunkeln" eine Sonde bis in die Hauptbronchien einführen zu können!
[4] Wild und v. Schrötter hatten übrigens schon Röhrchen nach gleichem Prinzip anfertigen lassen.

Je nach dem Fall bougiert man mit den genannten Instrumenten Tag für Tag oder läßt sie bis zu Wochen liegen. Ein Wechsel unter den verschiedenartigen Instrumenten ist der Sachlage nach in Anwendung zu bringen. Angewöhnungskuren und Nachkuren werden individuell dosiert. Die Nachkuren dürfen nicht zu schnell aufgegeben werden!

Leicht ist die Technik oft nicht zu nennen. Ein Rückblick auf die Veränderungen, welche die Syphilis in diesem Gebiete macht, gibt schnell eine Vorstellung davon.

Inwieweit unter der heutigen Technik noch Fälle übrig bleiben, deren Wandveränderungen sich zur Regeneration auf den geschilderten Wegen absolut unfähig erweisen, vermag ich nicht zu beurteilen. Für sie müßte ein Heilplan aufgesetzt werden, der die narbigen und verwachsenen Partien total exzidiert und unter *Heranziehung von plastischen Methoden* — ohne oder mit Bougierungsbehandlung — einen Ersatz des verlorenen Trachealstückes schafft [1]. Diese Maßnahmen kommen bisher wesentlich nur für den Halsteil in Betracht [2]. Die Wege zum Ziel zeigt die plastische Chirurgie.

C. Die Neurosyphilis des Kehlkopfes.

Begriffsbestimmung. Es handelt sich um eine *mittelbare Erkrankung des Kehlkopfes, veranlaßt durch Veränderungen an den zum Kehlkopf gehörigen Nervenbahnen und -zentren.* Da die Syphilis häufig das Nervensystem in Mitleidenschaft zieht, so kann sich die Kehlkopfaffektion *mit anderen neurologischen Symptomen vergesellschaften oder isoliert* auftreten. Daß sich *gleichzeitig Syphilis*herde im Kehlkopf entwickelt haben, ist sogar ausnehmend *selten.* Ebensowenig pflegen sie *nach* den neurogenen Erscheinungen aufzutreten und durch ihre Anwesenheit ein Licht auf die bisher etwa falsch gedeuteten Krankheitserscheinungen zu werfen. Auch die Spuren vergangener Kehlkopfsyphilis trifft man spärlich noch in diesen Fällen an. Für jede dieser Kombinationen finden sich aber einmal Beispiele, wie z. B. einige kasuistische Belege beweisen, die MAURIAC in seinem ausführlichen Handbuchabschnitt von sich, MOURE und LIBERMANN mitteilt.

Diese Tatsachen machen es recht verständlich, daß unsere Bekanntschaft mit diesen Äußerungen der Syphilis verhältnismäßig jüngeren Datums ist [3]. Gesehen haben vermutlich schon GERHARDT und ROTH (1861) vom Kehlkopf unabhängige Lähmungen in syphilitischen Fällen, aber erst in den 70er und 80er Jahren des vorigen Jahrhunderts haben französische und deutsche Forscher, unter Engländern auch MORELL MACKENZIE diesen Zusammenhang erkannt. LEWIN hat 1881 von einer beiderseitigen Lähmung mit Atemnot berichtet, die nach der Hg-Injektionskur eine gebesserte Beweglichkeit der Stimmbänder zeigte. An einen syphilitischen Ursprung hatte er schon deshalb von vornherein denken können, weil vorher am rechten Stimmband noch ein Geschwür vorhanden gewesen war.

Die Verknüpfung mit der syphilitischen Grundkrankheit wurde um so inniger, je mehr es offenbar wurde, daß das *Aortenaneurysma* und die *Tabes dorsalis* fast ausnahmslos syphilitischen Ursprungs sind. Die tabischen Erkrankungen sind unter den neurosyphilitischen Affektionen des Kehlkopfes

---

[1] Auf die Behandlung von Perforationen ist hier nicht einzugehen.
[2] Die Resektion des Brustteiles ist jedoch auch durchführbar. GLUCK und SOERENSEN haben sie an Carcinomfällen ausgeführt.
[3] An die Möglichkeit einer Stimmstörung durch Recurrensschädigung hat anscheinend schon SACHSE am Krankenbett gedacht.

zuerst studiert. Klinische Fälle stammen von Remak[1], Oppenheim[1], Krause[1] (1885), Coupard[2], Moure[2], Charot[1], Krishaber[1] (1879—82). Der erste mit Obduktionsbefund ausgestattete Tabesfall stammt von O. Kahler (1881). Den ersten laryngoskopischen Nachweis hat bereits Schnitzler[1] (1866) erbracht.

Die Schädigungen der nervösen Systeme geben sich im Verhalten *der Motilität*, in einem demgegenüber recht geringen Umfange auch im Verhalten der *Sensibilität* zu erkennen. Es kommt auch vor, daß die *Reflexmechanismen* in einen ungewöhnlichen Funktionszustand versetzt sind; dann sind also sensible und motorische Elemente beteiligt.

Pathogenese und pathologische Anatomie. Über die *materiellen Unterlagen* besitzen wir noch kein vollständiges Wissen. Nur *zum Teil* handelt es sich um *typische syphilitische Produkte*. Zum Teil sind Veränderungen vorhanden, die, insbesondere im Einklang mit den klinischen Erscheinungen als *metasyphilitisch* (s. S. 615) aufzufassen sind. Es ist aber nicht ausgeschlossen, daß uns noch unbekannte oder nicht mit dem Mikroskop nachweisbare Vorgänge im Stoffwechsel des nervösen Gewebes, demnach *toxische Momente* im weitesten Sinne des Wortes die Symptome auslösen. In jedem Falle *kann* eine Neurotropie des Virus von wesentlicher Bedeutung sein. Die außerordentlich häufige Beschränkung der Erkrankung auf das Nervensystem spricht dafür.

Von Neurotropie ist natürlich nicht die Rede, wenn die peripherischen Nervenbahnen indirekt betroffen werden. Dem ist in einer großen Reihe der Fälle so, und zwar sind das gerade diejenigen, über die wir am besten mit Sektionsbefunden versorgt sind.

Die *indirekte Schädigung* der Nerven kann hervorgerufen werden durch gummöses Gewebe oder aus ihm entstandenes schwieliges Gewebe, das den Nervenstamm zusammendrückt und einschnürt[3]. Die Leitung wird dadurch zunächst funktionell beeinträchtigt und später unterbrochen. Der Nerv verfällt einer *Degeneration*, die sich nach den bekannten Gesetzen auch von der Schadenstelle entfernt histologisch ausweisen kann. Makroskopisch zeigt er außer Veränderung an Form und Umfang eine graue, stumpfe Farbe. Der Nerv kann oberhalb der Unterbrechung verdickt erscheinen.

Eine *direkte Schädigung* kann sich

1. dadurch entwickeln, daß die geschilderten entzündlichen und narbigen Vorgänge sich in den Nerven selbst hinein vorschieben und

2. durch eine primäre gummöse Neuritis, die aber außerhalb des Schädels zu den exzeptionellen Ereignissen zählt.

Solche *Einwirkungen am Nervenstamm* geschehen, wenn wir vom Kehlkopf aus kranialwärts fortschreiten, durch perichondritische Infiltrate am äußeren Umfang des Krikoids, durch Gummen der Schilddrüse. Weiter abwärts im absteigenden Teil sind sie meist in der Lymphadenitis und Perilymphadenitis, manchmal in der Peritracheitis, selten in peritrachealen Mediastinalgummen zu suchen (s. a. S. 715, 725). An der Recurrensschlinge handelt es sich in der Regel um ein Aneurysma der Aorta; rechterseits kommt auch ein solches der Subclavia einmal in Frage. Hier und da kann eine Periaortitis den Nerven in ihren Bereich ziehen, wie ein Fall von Eugen Fraenkel, anscheinend auch ein solcher von Nic. Cready zeigen. Der — vom Kehlkopf aus gerechnet — aufsteigende Stamm verfällt noch am ehesten wiederum einer Lymphknotenerkrankung und ist an der Schädelbasis außerdem, wenigstens theoretisch, einer Beeinflussung durch eine Knochenerkrankung ausgesetzt.

---

[1] Literatur s. bei Burger.
[2] Literatur s. bei Mauriac.
[3] Dieser Sektionsbefund ist bereits zu banal geworden, um Einzelfälle zu zitieren (s. a. Luftröhre).

Innerhalb des Schädels haben wir es nun schon mit dem *intra- und inter-meningealen Abschnitt* zu tun. Recht oft finden wir hier die Ursache der Störung. *2 Typen* der Erkrankung lassen sich in diesem Gebiete auseinanderhalten:
1. die syphilitische Cerebrospinalmeningitis und
2. die syphilitische Wurzelneuritis.

Über das Gewebsbild der üblichen *Meningitis gummosa* brauchen wir nichts Besonderes zu sagen; die *Radiculitis*, deren Beschreibung wir in der Haupt-sache NAGEOTTE verdanken, ist eine für *Tabes dorsalis* charakteristische Ver-änderung. Dennoch ist ihr Befund bei Tabes nicht konstant (ERB), und es gibt auch beide genannten Typen ohne die Tabes (s. SCHAFFER).

In solcher Weise kommt es im Laufe der Tabes dorsalis nicht gerade selten zu einer *Mononeuritis des N. vagoaccessorius* (Fälle von CAHN und BURGER sind besonders bekannt), im Laufe der cerebrospinalen Meningitis syphilitica nur vereinzelt zur Erkrankung dieser Nerven (NEUMANN).

Die *Wurzelneuritis* kennzeichnet sich durch den Zellreichtum der Arachnoidea, der sich aus Lymphocyten, Plasmazellen und Abkömmlingen der fixen Gewebszellen zusammen-setzt. Gefäßsprossen werden reichlich neu angelegt. Auch Rundzellenknötchen finden sich; der Prozeß rückt ins Endoneurium vor. Dieses kann sich schwielig verändern.

Neben der diffusen Wucherung der Bindegewebszellen wird eine eigentümliche Kern-vermehrung des interstitiellen Gewebes beschrieben. SCHAFFER fiel es dabei auf, daß andere entzündliche Zeichen nicht bestanden. So glaubt er mehr eine Reizwucherung vor sich zu haben und weist darauf hin, daß die zahlreichen Veränderungen an den kleinen Gefäßen doch eine Ernährungsstörung nach sich ziehen mußten. Dabei können die Nervenfasern atrophieren und andererseits aberrierende feine Nervenfasern auswachsen. Der letzte Umstand veranlaßte FORSTER, die Atrophie nicht für primär zu erachten. Trifft man *Degenerationen* der Nervenfasern und auch der Nervenkerne, wie wir sie sogleich erwähnen werden, isoliert an, so braucht es sich noch nicht um die von OPPENHEIM verteidigte primäre Affektion zu handeln, sondern es liegen vielleicht die *Folgen schon abgelaufener Syphilis* des Gehirns und der Meningen vor!

Es interessiert uns hier gerade die *Vorderwurzel*; denn sensible Schädigungen treten gegenüber den motorischen ganz in den Hintergrund. Und da erfahren wir von SCHAFFER, daß der perineuritische Ring in ihnen immer etwas höher gelegen sei als an der hinteren Wurzel. Es kommt auch vor, daß die vorderen Wurzeln ziemlich hochgradig ergriffen sind, während die hinteren Wurzeln intakt befunden werden. Auffällig erscheint, daß hinwiederum der intermedull-läre Abschnitt der vorderen Wurzel der widerstandsfähigere ist. *Isoliert sind die Wurzeln wohl nie erkrankt,* wenn wir FORSTER folgen, *jedoch häufig stärker als die Hirnhäute.*

Es gibt demnach, sei es nach der gummösen, sei es nach der NAGEOTTE-schen Form, eine konsekutiv *absteigende Degeneration des peripheren Neuron.* Aber es soll auch nach SCHAFFER eine *initiale elektive Fasererkrankung des intramedullären Wurzelabschnittes* existieren.

Die *Kernatrophien*, unter denen auch solche des Nucl. n. vagi beschrieben sind, zeigen Blähungen des Zellkörpers, perinucleäre Chromolyse, randständig abgeplattete Kerne, oft mit Faltungsphänomen (SCHAFFER). Eine Lähmung des Stimmbandes, vergesellschaftet mit solcher des Gaumensegels und der Schlingmuskeln wird einmal von BERGER und MARBURG auf starke Pigmen-tationen im Nucleus ambiguus zurückgeführt. Die rein syphilitische, beider-seitige Posticuslähmung (s. S. 745) wird von LERMOYEZ-RAMADIER auf eine Polioencephalitis des Nucleus ambiguus bezogen aber ohne Beibringung irgend eines Obduktionsbefundes.

Bisher haben wir nur den Bereich des peripheren Neurons berücksichtigt. Es sind natürlich auch das oder die zentralen Neuren in den Kreis der Be-trachtung zu ziehen. Gewiß ergeben sich theoretische Bedenken, da die Muskeln jeder Kehlkopfseite zentral symmetrisch innerviert sind bzw.

von der Rinde einer jeden Großhirnhemisphäre eine Verbindung zu beiden
Stimmbandapparaten führt. Aber einmal gehören symmetrische Krankheitsherde oder solche mit dem Sitz in der Kreuzung der Bahnen zu den bekannten,
wenn auch äußerst seltenen Vorkommnissen, und zweitens können nur die
Tatsachen entscheiden.

Leider fehlt es noch an beweiskräftig durchuntersuchten obduzierten Fällen.

Syphilitische Erkrankungen *des Hirnparenchyms*, welche die geforderten
Zerstörungen hervorrufen könnten, gibt es in mehreren Formen: Hirngummen,
syphilitische Gefäßerkrankungen und in ihrem Gefolge entstehende Degenerationen, Thrombosen und Apoplexien.

Durch sie können auch die *Nervenkerne* primär geschädigt worden sein,
so daß die zentrale Erkrankung die periphere Symptomatologie wiedergibt. Diese
Möglichkeit wird vor allem für die *Tabes dorsalis* in Betracht gezogen. Nun
ist bei dieser Krankheit mit noch viel größerer Häufigkeit die extramedulläre
Strecke erkrankt, wie wir soeben erfahren haben. Nach Cahns [1] verdienstvollen Untersuchungen sind sogar die neuritischen Erkrankungsformen die
Regel bei Tabes dorsalis. Auch die beiderseitige Posticuslähmung ist davon
nicht ausgenommen. Das ist grundsätzlich wichtig gegenüber der Ansicht,
die z. B. Casselbury äußert, daß die dauernde beiderseitige Öffnerlähmung
die natürliche Folge der nahen Lage beider medullären Kerne zu einander und
deshalb für bulbäre Affektionen pathognomonisch sei.

Eine regelrechte interstitielle Neuritis zeigte ein Fall von Saundby [2].
Andererseits fanden sich unwesentliche Veränderungen am Boden des 4. Ventrikels in verschiedenen, von Burger zitierten Fällen (von denen auf die
von Eisenlohr, Oppenheim und Siemerling, und besonders den Fall Otto
Kahlers hingewiesen sei). Im letzten Falle wurde eine rechtsseitige Lähmung in
der Kadaverstellung, später eine linksseitige in Posticusstellung beobachtet, die
Sektion zeigte ausgedehnte, subependymäre, sklerotische Veränderungen, proportional in ihrer Stärke auf die beiden Vaguskerne verteilt — die Nerven-
stämme sind nicht untersucht worden. Aber jedenfalls nahmen die oberflächlichen Schichten des Bodens der Rautengrube im ganzen Ventrikelbereich
mit starker Entwicklung von Spinnenzellen und Verdickung der Gefäßwände,
stellenweise mit Atrophie und Schrumpfung der grauen Substanz teil.

Es sind daher die Akten noch nicht darüber geschlossen, ob die Kernver-
änderungen der Tabes dorsalis tatsächlich koordiniert oder nicht vielmehr sub-
ordiniert sind.

Im Falle Ott — der ja nicht als Tabes, sondern als Hirnsyphilis diagnostiziert war — schreibt der Verfasser dem rechten Vaguskern, der von vielfachen
capillaren Hämorrhagien durchsetzt war, welche die Nervenzellen kompri-
mierten, die totale Lähmung des rechten Stimmbandes und der rechtsseitigen
subglottischen Sensibilität zu. Nun finden sich aber auch in den verschmälerten
mittleren Wurzeln des Nerven keinerlei markhaltige Fasern mehr! Jedoch
der Zerstörungsprozeß reichte weit über das Gebiet des Vaguskernes hinaus,
und es fanden sich in den Schichten *über* beiden Vaguskernen produktive Entzündungsherde!

Alle anderen Angaben, insbesondere auch die recht positiven Behauptungen
Löris, sind, wie Gottstein ausführt, wie Burger darlegt, zu mangelhaft, als
daß sie kritische Beurteiler überzeugen könnten.

Diese parenchymatösen Affektionen sind in der Regel multipel; sehr oft
sind das auch die radikulären bzw. meningealen Erkrankungen. Gerade die

---

[1] In dieser lesenswerten Arbeit sind eine Anzahl hier nicht wiedergegebener Fälle mit
ihren autoptischen Befunden eingehend besprochen worden.

[2] Nach Burger zitiert.

Wurzeln des IX.—XII. Hirnnerven sind seltener befallen als die anderen Hirnnerven, z. B. diejenigen der Augenmuskeln; so geben NEUMANN, BERGER-MARBURG u. a. (s. SCHAFER) an. Innerhalb dieser 3 Nerven aber begegnen wir am häufigsten den Lähmungen des Nervus laryngeus inferior; nach LERMOYEZ-RAMADIER ist sogar die beiderseitige Stimmritzenöffnerlähmung nicht einmal so selten wie kombinierte Vaguslähmungen.

Die *geschilderten Veränderungen,* speziell die des peripheren Neuron, sind gewöhnlich in Fällen von *Lähmung* festgestellt worden. Natürlich kann man sich gut vorstellen, daß dieselben in bestimmten Stadien der Entwicklung sich auch *als Reize* geltend machen können. Eine Schwierigkeit der Auffassung liegt höchstens darin, daß derartige Reizzustände vorübergehend zu sein pflegen. So müßte man wiederum zu chemischen Umsetzungen oder zu Zirkulationsstörungen als Erklärung seine Zuflucht nehmen. WERTHEIM SALOMONSON spricht auch von syphilitischen Neuritiden, die der postdiphtherischen Neuritis analog sein sollen; sie treten angeblich einige Wochen bis höchstens Monate nach der Infektion auf. Und weiterhin nennt er eine zweite Form der Neuritis, welche sich später ohne jedes Zeichen einer floriden Syphilis einstellen könne, die dyskrasische syphilitische Neuritis. Ich kann eigentlich keinen einwandfreien Beweis für diese Behauptungen finden, doch liegen auch dieser Auffassung mehr humoralpathologisch gerichtete Gedankengänge zugrunde, die wir immerhin im Auge behalten müssen.

Wir müssen uns auch damit vertraut machen, daß bei Lähmungen, so paradox es klingen mag, eine erhöhte Erregbarkeit bestehen kann, die zu *Krämpfen im Kehlkopf* Anlaß gibt. Die Hustenparoxysmen, die keine Krisen seien, führt BURGER auf die Folgen einer Lähmung des Kehldeckelhebermuskels und der Rachen- und Schlundmuskeln zurück. SEMON (s. BURGER) hat zur Erklärung der echten Krisen auf eine erhöhte latente Erregbarkeit der Adductoren in den Fällen einer nach seiner Meinung teilweisen und zwar nur die Abductoren betreffenden Lähmung zurückgegriffen. Die Fälle ohne Lähmung sollen eine allgemein erhöhte Erregbarkeit der bulbären Zentren besitzen. Das Einsetzen der Krisen wird außerdem von KAHLER weit mehr auf das eben skizzierte Verschlucken als auf Anästhesien, sowie von SEMON und BURGER auch auf die Folgen eines leichten Katarrhes bezogen. Nur die schweren Krisen sind nach KAHLER stets die Folgen einer schweren Hyperästhesie. Lähmungen und Krisen „koinzidieren verhältnismäßig frequent" (BURGER).

Es ist in diesem Zusammenhange interessant, daß OPPENHEIM bei Larynxkrisen und Aphonie Recurrentes und Vagus beachtlich atrophiert, die Bulbärenkerne aber vollständig unversehrt fand. Im Falle LANDOUZY-DÉJERINE (BURGER) waren Kerne und Wurzeln geschädigt.

Ob tatsächlich im *Sekundärstadium* bereits neurosyphilitische Kehlkopferscheinungen vorkommen, lasse ich dahingestellt. A priori ist nicht einzusehen, warum der Vagus von den *frühen Neuritiden,* die mit Vorliebe den Facialis oder den Octavus erfassen, ausgeschlossen sein sollte. Diese Fälle stehen ja wohl zugleich in besonderer Beziehung zu einer nicht ausreichenden Behandlung und stellen vermutlich eine Art „Übergangsform" einer nicht in strenger Periodizität verlaufenden Syphilis vor. Nicht ganz alleinstehend ist die Angabe GUISEZs, daß die Mehrzahl der *Lähmungen im II. Stadium auf komprimierende Drüsenprozesse zurückzuführen sei.* Welche klinischen Beobachtungen und welche Beweise für eine zutreffende Veränderung in diesen Fällen bisher geliefert sind, geht aus GUISEZs Darstellungen nicht hervor. Ebenso verhält es sich mit der rechtsseitigen Posticuslähmung, die FRIEDRICH einmal im Sekundärstadium sah und gleicher Art deutete, weil er keine syphilitische

Neuritis kenne. Jedenfalls ging diese Lähmung auf spezifische Therapie hin zurück.

Das *tertiäre und metasyphilitische Stadium,* wenn wir den praktischen Gesichtspunkt ins Auge fassen, *vorzugsweise die latente Syphilis* sind die eigentliche Periode der Nervenerscheinungen.

Die *sekundären Degenerationsvorgänge,* die sich *an Nerven und Muskeln des Kehlkopfs* entwickeln bzw. gefunden haben, sind für das Gesamtgebiet seiner Motilitätsstörungen von grundlegender Bedeutung, bedürfen aber keiner Erörterung unter dem Gesichtspunkt der Lehre von der Syphilis.

Statistisch muß ich auf wenige und kleine alte Zahlen zurückgreifen, die ich MAURIAC entnehme. Der Autor selbst hält die Syphilis noch für eine ebenso häufige Ursache der Lähmungen wie die Aneurysmen, BOTEY (s. LERMOYEZ-RAMADIER) für eine noch häufigere; BOSWORTH hat unter 25 Fällen dasselbe Zahlenverhältnis 6:6 für beide Ursachen. *Unser* Material zu verwenden, halte ich nicht für zweckmäßig, weil keine systematische Untersuchung aller Aorten- und Nervenkranken stattgefunden hat und dabei, vielleicht deshalb das sonderbare Ergebnis des Fehlens einer jeden Tabeslähmung, innerhalb von 9 Jahren vorkam! Dagegen will ich erwähnen, daß unter den im ganzen 78 an Zahl betragenden Fällen von Lähmungen des Nervus laryngeus inferior dieser Jahre sich 4 fanden, die für echte syphilitische angesehen werden mußten, wenn auch der Herd nicht weiter lokalisiert werden konnte — einer derselben hatte zugleich noch eine Lähmung durch Aneurysma.

Von einer Aufzählung der Statistiken über *Tabes*lähmungen möchte ich doch absehen, da auf *zwei* Angaben *eines* sorgsamen Forschers in Reihen, denen anscheinend die Literatur noch keine größeren Reihen zur Seite stellen kann, bezeichnend die Schatten der kleinen Statistiken fallen: SEMON hat nämlich, wie er an BURGER geschrieben hat, zunächst unter 12 Kranken 5 positive Befunde gehabt, um dann in 30 folgenden Fällen vergeblich nach einer laryngealen Störung zu suchen.

Hingegen will ich doch die GRAEFFNERsche Zusammenstellung von 221 Tabesfällen in Hinsicht auf ihre Kehlkopfsymptome hier wiedergeben. Ich entnahm sie SCHAFFER. Es handelte sich um

Hyperästhesien	in 1,7%
Hypästhesien	„ 13,2%
Stimmbandlähmungen .	„ 54 Fällen
Krisen	„ 26 „
Ataxie und Tremor . .	„ 28 „

Andererseits hat BURGER[1] in 20, DREYFUSS (s. BURGER) in 22 sorgfältig erforschten Fällen nie eine Sensibilitätsstörung und BURGER auch nie Krisen getroffen; deshalb bezweifeln diese Verfasser doch keineswegs das Vorkommen dieser Störungen. *Sicherlich* aber *stehen die motorischen Störungen in der Häufigkeit weit voran.*

Eine *Verteilung auf Geschlecht und Alter* anzuführen, möchte ich aus denselben Gründen ablehnen. Natürlich werden die überhaupt von Aneurysma, Tabes dorsalis und tertiärer Syphilis bevorzugten älteren Lebensjahre allein für die Neurosyphilis des Kehlkopfes in Betracht kommen. Die Krisen machen sich nach GRAEFFNER vorzugsweise im Frühstadium der Tabes bemerkbar.

Klinik. Die *Symptome* der laryngealen Neurosyphilis äußern sich nur zum Teil; sie sind sozusagen stumm.

---

[1] Schriften aber, die numerisch von diesen zwar groben Angaben abweichen, es aber an Genauigkeit in allen Ecken und Enden fehlen lassen, verdienen keine ernste Beachtung. Es ist ein Verdienst von BURGER, Arbeiten, wie die von FANO, nach dieser Richtung sachlich gekennzeichnet zu haben.

Die *Sensibilitätsstörungen* führen nur dann zum Verschlucken, wenn beide Vagi vor Abgang der Nervi laryngei superiores betroffen sind. Parästhesie sollen manchmal den syphilitischen Aortenerkrankungen vorauslaufen (GERBER); es ist folgerichtig anzunehmen, daß dann vielfach auch die linksseitige Bewegungsstörung sich einstellen wird. An abnormen Sensationen leiden die Fälle mit Krisen (BURGER). Die Gefühlsstörungen werden nachgewiesen durch geschickt lokalisierte Sondenberührungen der Kehlkopfschleimhaut. Sie rufen normalerweise nicht nur Berührungsgefühl, sondern auch reflektorische Kehlkopfschließung und Hebung hervor.

Die *Motilitätsstörungen* geben sich an der *Atmung* nur dann kund, wenn die Stimmritze den Bedürfnissen des Gaswechsels nicht genügt. Ein Manko ist stets in hohem Maße vorhanden, wenn beide Stimmbänder ganz oder sehr nahe an der Mittellinie fixiert sind durch Erweiterer- oder Öffner- bzw. Posticuslähmung. Es macht sich aber auch schon bei Verlassen des Ruhestandes proportional der Anstrengung geltend 1. bei beiderseitig in intermediärer Stellung befindlichen Stimmbändern. Das bedeutet ein Fehlen der völligen Abduction und des zum Lautangeben erforderlichen Grades der Adduction (früher als Kadaverstellung bezeichnet). Sinngemäß unterliegt die intermediäre Stellung großen individuellen Schwankungen (Bilder der beiderseitigen Total- oder Recurrenslähmung), 2. zuweilen bei einseitiger Behinderung der Abduction über eine paramediane Stellung hinaus (einseitige Posticuslähmung).

Atemnot tritt um so leichter in die Erscheinung, je besser die Funktion des Stimmbandspanners (M. cricothyreoideus) erhalten ist. Dieser Muskel wird vom Nervus laryngeus superior versorgt. Das ist in syphilitischen Fällen meist der Fall.

Die Erhaltung der Kraft des Stimmbandspanners spielt auch eine Rolle für die Manifestierung von Störungen der *Stimme.* Solange diese anspricht, bleibt die Lähmung stumm. Sie macht sich aber an *Heiserkeit* bemerkbar, wenn eine beiderseitige oder eine einseitige Total- (i. e. Recurrens-) Lähmung besteht. Im letzten Falle kann sie sich aber wieder völlig verbergen, sobald das Stimmband der anderen Seite ausgleichend hinüberschwingt. Derartige Stimmen klingen *rauh, dumpf*; im ersten Falle hört man auch die Luftverschwendung an einem starken Hauchen. Derartige Kranke können auch nicht klangvoll husten und nicht gut Sekret aus der Luftröhre hinaufbefördern.

Selbst noch bei vorhandener Berührung der Stimmbänder kann eine *Heiserkeit* in Erscheinung treten, wenn der innere Muskel des Stimmbandes oder die queren und schiefen Schließmuskeln stark an der Lähmung beteiligt sind und einen ovalen oder sanduhrartigen Spalt zwischen den Stimmbandrändern offen lassen.

In der Posticusstellung, in oder nahe der Mittellinie, sind mit den feinen phonetischen Methoden auch noch Störungen in den Stimmqualitäten nachzuweisen. Der gute Sänger, und das ist sehr wichtig, kann sie an sich feststellen. Doch hat der äußerst musikalische FELIX SEMON von einer prominenten Theaterpersönlichkeit berichtet, die trotz einer syphilitischen Posticuslähmung noch die Hörer entzücken konnte. Es kommen verschiedene mehr oder weniger deutliche Störungen vor, z. B. hörte MAC CREADY eine *Fistelstimme* infolge beiderseitiger Posticuslähmung. Eine *Taschenbandstimme* aber, das sei vorausgeschickt, bildet sich bei Lähmungen seltener aus wie bei narbiger Medianstellung, ist jedoch keineswegs als Differentialmittel zu benutzen, wie das LEWIN glaubte.

Ebenso schwierig der akustischen Diagnose zugänglich sind die Zittererscheinungen *(Tremor, Ataxie)*, die am Stimmband bei der Tabes dorsalis beobachtet werden können. Mögen sie Sprechatmung und Lautbildung allenfalls

beeinträchtigen können, ein Ausfallen von Worten (KRAUSE), darin stimme
ich mit BURGER überein, als Symptom der Ataxie ist undenkbar. Dieser *Koordi-
nationsstörung* können wir als eine zweite im weiteren Sinne die *spastischen
Erscheinungen* an die Seite stellen. Kurzdauernde Spasmen stellen sich gewöhnlich nur bei Lähmungen ein. Sie verlaufen mit Krampfgefühl, Atem-
beklemmung und allenfalls Stimmritzenschrei. Dagegen recht oft ohne jede
Lähmung treten bei der Tabes solche Zustände ein, die als *laryngeale Krisen* [1]
bekannt sind. Keuchhustenartige Paroxysmen kündigen sich durch krampf-
haften Husten, evtl. auch durch sensible Sensationen (LEO SCHIFF) an, plötzlich setzt ein Erstickungsgefühl ein, die Einatmungsluft streicht mit ziehen-
dem lauten Geräusch durch den Kehlkopf, der cyanotische Patient ringt
nach Luft und in der Regel — löst sich dann noch zur rechten Zeit der Anfall
wieder. Es gibt Varianten jeden Grades. Im Tabesabschnitt des Handbuches
werden sie zu finden sein. Wissenswert für uns ist aber noch, daß die Anfälle
von der Schleimhaut des Kehlkopfes, des Rachens und der Nase aus psychisch
und auf verschiedenen anderen Wegen ausgelöst werden können. Hier und
da häufen sich solche Krisen.

Die *Diagnose* der Bewegungsstörungen ist aus den ineinandergreifenden
Symptomen zu stellen, welche *durch das Kehlkopfspiegelbild* ergänzt werden
müssen. Der Versuch, ohne dieses zu diagnostizieren, kommt einem Raten
gleich. Was zu sehen ist, ging schon im Grundsatz aus obigen Darlegungen
hervor. Man muß sich die Phänomene entsprechend zusammenstellen.

Von Bedeutung ist es jedoch, ein wenig über den Verlauf solcher Lähmungen Bescheid zu wissen. Es ist klar, daß aus dem Grad der Behinderung
von Schließung und Öffnung der Stimmritze wechselnde Bilder hintereinander
im Laufe der Beobachtung entstehen können. Nun haben ROSENBACH und
SEMON voneinander unabhängig die eindeutige Beobachtung gemacht, daß
zunächst die Abduction leidet, dann die Adductoren die Überhand gewinnen,
um schließlich auch nachzulassen, so daß das — durch die neuropathische
Contractur — in die Mitte gezogene Stimmband wieder zur Seite zurück in
eine Gleichgewichtsstellung gleitet. Diese Vorgangsfolge stellt das vielumstrittene
SEMON-ROSENBACHsche Gesetz vor. Sein Kern liegt also in einer besonderen Vul-
nerabilität der Öffner gegenüber den Schließern. Diese biologische Wertigkeit
soll alle Teile des Nervmuskelapparates betreffen. Während des Stadiums der
Abductorenschwäche verfallen die Adductoren einer spastischen Contraction.

Sein Gesetz ist von SEMON speziell für die peripheren Lähmungen in Anspruch genommen, und im einzelnen sollten auch die tabischen Lähmungen
nach diesem Muster verlaufen. Das ist um so eigenartiger, als sie meist mit
einer Mittelstellung des Stimmbandes enden. Auch die aneurysmogene Recurrenslähmung verhält sich in beachtlicher Zahl der Fälle in gleicher Weise;
d. h. es wird nichts anderes als der Ablauf einer Abductorenlähmung beobachtet. Indessen begegnet man bei ihr auch mal einem anscheinend auf die
Antagonistengruppen verteilten Schwinden der Muskelkraft.

Heute ist außer mit zahlreichen theoretischen Einwänden, an Hand des
anatomischen Materials, das immerhin in leidlich ausreichendem Maße schon
vorliegt und auf Grund kritischer Stellungnahme zur Literatur hauptsächlich von MENZEL [2], GRÜNWALD [2], KLESTADT, sowie auf Grund der aus der
therapeutischen Handlung sich ergebenden Experimente von LEICHSENRING-
HEGENER die *Gesetzmäßigkeit* dieses Vorganges sicher widerlegt — ob es sich
bei ihm um eine *Regel* handle, wie GRÜNWALD noch glaubt, muß sich erst
erweisen (KLESTADT). Von diesem Stand der Angelegenheit zu wissen, ist

---

[1] Von FÉRÉOL (1869) zuerst beschrieben (s. BURGER).
[2] Nach KLESTADT zitiert.

wichtig, um nicht durch Voreingenommenheit in der Beurteilung gebunden zu sein. *Jede Stellung der Stimmbänder kann vorkommen.* Selbst Abductionsstellungen, über deren Wesen noch unter Differentialdiagnose zu sprechen sein wird, will POYET[1] gesehen haben. Auch ich habe eine solche einseitig in einem Falle gesehen, in dem die Diagnose Syphilis höchstwahrscheinlich war.

Atrophie und *Durchhängen total gelähmter Stimmbänder* sind im Spiegelbild häufige, auffällige Begleiterscheinungen.

Die *Ataxie* äußert sich in ruckweisen, irregulären, auch asymmetrischen Bewegungen. CAHN betrachtete die Existenz einer Ataxie als noch zweifelhaft. BURGER steht nicht an, ataktiforme Stimmbandbewegungen, die er — wie als erster KRAUSE es getan — selbst gesehen haben will, für „ein im Rahmen des tabischen Prozesses vorzüglich passendes Phänomen zu betrachten".

Die *laryngoskopische Diagnose sagt aber nichts über die Krankheitsursache aus.* Das ist ja das Kennzeichen der Neurosyphilis des Kehlkopfes! Man muß der Ätiologie erst nachforschen:

Die *Anamnese* läßt wohl immer im Stich, soweit sie spontan gegeben wird. Nach Befragen erhalten wir sicher einen Teil positiver Antworten. Angesichts der reichen Möglichkeiten aber enthält selbst das Zugeben einer syphilitischen Infektion noch keine Sicherheit, wenn auch eine große Wahrscheinlichkeit für die syphilitische Grundlage unserer Erscheinungen.

Aus der *Zeit, welche seit der Infektion verstrichen ist,* können wir nur recht bedingte Folgerungen ziehen. Sichere Beobachtungen von Lähmungen sind bereits 5 Jahre post infectionem gemacht (J. NOL. MACKENZIE). Exzeptionell und auch noch sicherer Gewähr für ihre Ätiologie bedürftig sind jene toxischen Lähmungen, die nach WERTHEIM SALOMONSEN einige Wochen bis Monate nach der Infektion sich einstellen sollen. In der Mehrzahl der Fälle beträgt die Spanne wohl um 10 Jahre.

Auf syphilitische Herde und *Residuen* an anderen Orten ist Wert zu legen. Aber sie sind gerade in diesen Fällen anderwärts fast ebenso selten, wie im Kehlkopf (s. S. 737 f.) zu finden.

Hoch zu bewerten ist die *Wa.R.* Der positive Ausfall erhöht die Wahrscheinlichkeit fast zur Sicherheit. Die Reaktion muß auch im Liquor geprüft werden, ganz gleich ob das Blut negativ oder positiv ist. Es kommen die verschiedensten Kombinationen vor, aber kaum einmal sind die Patienten absolut negativ, d. h. auch nach Provokation serum- und liquornegativ.

Die Therapia ex juvantibus ist allerdings bisher kein geläufiges Mittel der Diagnose der Neurosyphilis gewesen. Dennoch ist sie von eminenter Bedeutung. Nur auf der Einwirkung der Therapie beruhte die Berechtigung, für eine Anzahl monosymptomatischer, seropositiver Lähmungen, die Syphilisätiologie in Anspruch zu nehmen.

Die von LERMOYEZ und RAMADIER mit mehr starrer Doctrin als peinlicher Genauigkeit beschriebene *Paralyse des Dilatateurs syphilitique* (P. D.) trägt als Grundlage der ganzen Auffassung der Autoren diese beiden letztgenannten Kennzeichen: beiderseitige Medianstellung der Stimmbänder, spezifische Reaktion auf Komplementbindung und auf Therapie. Das erste Zeichen ist natürlich dem GERHARDTschen Symptom, der beiderseitigen Öffnerlähmung, gleich, die Verfasser haben selbst, trotz gegenteiliger Vorangabe, Fälle nicht absoluter Medianstellung und -fixation beschrieben. Aber das Wesentliche: Während man der therapeutischen Resistenz halber die beiderseitige Posticuslähmung als Tabessymptom par excellence (BURGER) bezeichnete, gab die Wirksamkeit der Salvarsanbehandlung LERMOYEZ den Anlaß, seine Fälle als

---

[1] Auch unter dem Namen LURDET erwähnt TISSIER dies Vorkommnis; die Arbeit konnte ich leider nicht finden.

Syphilis sensu strictiori zu charakterisieren! Im übrigen kann man bei MAU-
RIAC lesen, daß auch schon zur Zeit der älteren Therapie Recurrenslähmungen
ex therapia als syphilidogen erkannt wurden (Fälle von MOURE und LIBER-
MANN und auch eine beiderseitige Posticuslähmung von GERMES und COUPARD).

Der Art des syphilitischen Herdes muß noch weiter nachgegangen werden.
Dem dient die unerläßliche *Differentialdiagnose*. Sie zerfällt in einen *laryngologischen* und einen *allgemein-medizinischen*, sagen wir allgemein-klinischen Teil.

Laryngoskopisch wäre die *Verwechslung mit myopathischen Lähmungen* und
mit *Ankylosen zu vermeiden*. Beides kann recht schwierig sein. Die *Internus-
und Transversuslähmungen*, sofern sie allein auftreten, könnten höchstens
durch den Erfolg der Therapie als syphilitisch angesprochen werden. Dieser
Maßstab diente vermutlich SCHAFFER und MAURIAC zur Entscheidung ihrer
Fälle. Man kann im allgemeinen auch annehmen, daß eine Muskelschädigung
durch die Syphilis selbst sich durch Schwellungen[1] oder andere Veränderungen
hätte bemerkbar machen sollen. Auch die zuweilen vorhandenen katarrhalischen Zustände im Kehlkopf können Anlaß zu Muskelparesen geben. Sie entsprechen dann dem Grade des Katarrhs (MAURIAC, TISSIER, L. v. SCHRÖTTER).
Man bezeichnet dies Verhalten auch als STOKESsches Gesetz. Die myopathischen
Bewegungsstörungen erklären vielleicht zum Teil die Beobachtungen über
Lähmungen im Sekundärstadium!

Die *Adductorenlähmungen* sind in der Regel funktionell. Sie kündigen ihre
Art schon durch die Symmetrie an. Aber der Erfolg der spezifischen Therapie
in POYETs Fällen, in denen die elektrische Behandlung im Stich gelassen hatte,
läßt die Möglichkeit syphilitischer Entstammung nicht ganz abweisen[2]. Eine
beiderseitige Stammlähmung in Abductionsstellung ist jedenfalls absolut sicher
auf organischer Grundlage, nämlich als Folge eines Speiseröhrenkrebses beobachtet und durch übereinstimmenden Sektionsbefund überprüft worden
(Fall SAUNDBY, s. KLESTADT).

Die *Ankylose des Krikoarytänoidgelenkes* hingegen ist der Posticuslähmung
(Abductorlähmung) täuschend ähnlich. Die spezifische Therapie versagt aber auch
dieser gegenüber nicht selten. In diesem Falle ließe sich durch Prüfung der Beweglichkeit des Gelenkes mit Hilfe einer in örtlicher Betäubung eingeführten
Sonde ein Anhaltspunkt gewinnen. Aber bekanntlich kann es auch bei Lähmungen
zu einer Fixation kommen, oder — wenn wir uns auf SEMONs Standpunkt
stellen — eine Contractur der antagonistischen Adductoren setzt dem Sonden-
druck Widerstand entgegen! Dadurch wird der Wert der Methode eingeschränkt.
Weiter bringt manchmal die endolaryngeale elektrische Prüfung nach STUPKA,
sobald die qualitative Veränderung der Erregbarkeit nachweisbar ist, Aufschluß.
Wir müssen meist noch irgendwelche Hilfen für die Diagnose Syphilis zu gewinnen suchen, deren Kenntnis aus früheren Abschnitten hervorgeht. Gelingt
es, feine Narben zu entdecken, so sind wiederum diese von tuberkulösen oder
kaustischen Narben — nicht immer leicht — zu unterscheiden.

Über die *allgemein-klinische Differentialdiagnose* nur wenig Worte: Nicht
syphilitisch sind immer die *Lähmungen durch hochsitzende Oesophaguscarcinome*.
Sie sind sehr häufig ebenfalls *beiderseitig* und *vom Öffnertyp*. Extrem selten sind
solche Lähmungen *durch Syphilis in der Schilddrüse* hervorgerufen. Aber sowohl
die benignen wie die malignen *Strumen* können ebenfalls die Symptome

---

[1] Histologisch sind spezifische Veränderungen in den Muskeln von ELSENBERG nachgewiesen worden.

[2] Natürlich hat man sich vor verhängnisvollen Verwechslungen zu hüten. Zu ihnen
kann z. B. leicht TISSIERS Benennung „Hysterosyphilis" Anlaß geben. Doch will der
Autor mit ihr nur die Syphilis als Auslöserin der Hysterie und dadurch der Lähmung
charakterisieren.

veranlassen. Im übrigen handelt es sich um Krankheitsbilder, deren Ätiologie immer erst nachgegangen werden muß: *mediastinale Tumoren,* peritracheitische Erkrankungen verschiedener Art und Aneurysmen, wie sie oben S. 728 f. Erwähnung gefunden haben.

Die Aneurysmen der Aorta sitzen linksseitig. Eine beiderseitige Lähmung wird also kaum diesen Ursprung haben, es sei denn, daß auch ein Aneurysma der Subclavia dextra vorhanden ist (LERMOYEZ-RAMADIER).

Periphere Lähmungen, auch symmetrische Öffnerlähmungen, sind manchmal die Folge *toxischer oder infektiös-toxischer Neuritiden* (Influenza, Diphtheritis, Typhus, Blei u. ä.). Für die Abgrenzung dieser Leiden untereinander kann die Autoskopie der Trachea und des Oesophagus von ausschlaggebender Bedeutung sein.

Die *Vaguserkrankungen* sind durch die Gemeinschaft mit sensiblen und motorischen Störungen gekennzeichnet, die auch das Larynxgebiet zu überschreiten pflegen. Die *Syndrome* von AVELLIS, SCHMIDT und JACKSON geben bestimmte Typen der Kombination. Die Unterscheidung muß nach Krankheitsvorgang und -Ursache getroffen werden je nach dem Sitz, der einem Herde diagnostisch zugewiesen werden kann. Für periphere Lähmungen charakteristisch ist auch die Atrophie und die pathologisch elektrische Reaktion. HALLE glaubte z. B. einen Fall kombinierter, beiderseitiger Recurrenslähmungen in diesem Sinne als syphilitisch auffassen zu können. Kaum sicher ätiologisch begründet wie dieser Fall sind Fälle von PEL, DUNDAS GRANT u. a. (s. TISSIER), so interessant sie an sich sein mögen.

Unter den Erkrankungen des Nervensystems habe *ich* eine gleichartige Erkrankung nur bei der *Syringobulbie* einmal gesehen. LERMOYEZ-RAMADIERS Erfahrungen stehen dazu im Widerspruch.

Um die neurologischen Erscheinungen im Kehlkopf dem Krankheitsbilde einer *Tabes* zuzuweisen, muß man auf weitere Symptome derselben zurückgreifen. Will man die monosymptomatische, wassermann-positive *beiderseitige Posticuslähmung* von ihr abgrenzen, so halte *ich* es gerade aus diesem Grunde nicht für glücklich, wenn LERMOYEZ und RAMADIER gerade diesem Symptom den Namen „Argyll du larynx" geben. Außerdem ist die Posticuslähmung schon lange — SEMON hat oft davon gesprochen — als Vorläufer der weiteren Tabessymptome bekannt.

Die *Krisen des Tabikers* können übrigens noch mit dem sog. *Ictus laryngis* (Vertigo, Laryngospasmus der Erwachsenen) verwechselt werden. Im übrigen spricht das Auftreten von laryngealen Anfällen bei Posticuslähmung, wie BRUCK mit Recht betont, durchaus für Tabes. Krampfhafte Zustände treten manchmal überhaupt bei entzündlichen Zuständen auf, ohne an sich mit dem syphilitischen Leiden zu tun zu haben. LEWIN wies auf die Begünstigung derselben durch den Schluckakt hin. Durchuntersuchung und Verlauf müssen die Frage klären (s. auch besonderen Abschnitt des Handbuches).

Die Differentialdiagnose gegenüber den Krankheiten des zentralen Nervensystems allein beruht gleichfalls in der Hauptsache auf dem Auffinden aller übrigen Symptome jener Erkrankungen. Für die Lokalisation in der Laryngeusbahn können natürlich die Reiz- oder Ausfallserscheinungen benachbarter Kerngebiete von Wert sein. Z. B. hat PROBY Paroxysmen von Singultus mit dem Nucl. dorsalis n. X in Verbindung gebracht — allerdings ohne der gleichzeitig von ihm angegebenen Aortitis die gebührende Würdigung zu schenken. Die Oesophagus- und nicht die Phrenicusinnervation verantwortlich zu machen, bleibt immer merkwürdig! Ein anderer blut- und liquorpositiver Fall (LEVY und OGLIASTRI) wies beim Bestehen einer chronisch halluzinatorischen Psychose eine rechtsseitige Stimmbandlähmung auf. Eine Tabes wurde ausgeschlossen, jedoch bestanden Pupillenstörungen, so daß wohl an die Schwesterkrankheit, die progressive Paralyse, gedacht werden konnte — doch die Autoren lehnen die Vermutung ab, ohne etwas Besseres an ihre Stelle zu setzen.

Bei einwandfreier *Paralysis progressiva* sollen nun eine Anzahl Kehlkopflähmungen, unter ihnen meist beiderseitige Posticuslähmung beobachtet worden sein (z. B. Schulz und Rauchfuss, zit. nach Kahler, Lermoyez-Ramadier).

Am schwierigsten sind sicherlich die Großhirnaffektionen zu beurteilen. Die erforderliche symmetrische Unterlage geben fast nur Gefäßprozesse mit ihrer eigenartigen Mechanik ab. Daher dürfte sich die Unterscheidung auf die ätiologischen Erhebungen einengen. Nicht mehr stellen auch die drei von Casselbury als *Arteriothrombosis cerebralis syphilitica* angesehenen Fälle vor. Unter ihnen befand sich eine fast vollständige Halbseitenlähmung! Die beiden anderen Fälle waren asymmetrische und inkomplette Lähmungen.

Kurz, die Durchdringung des Krankheitsbildes nach allen Richtungen, so umständlich sie ist, kann allein die diagnostische Aufgabe bis zum im Einzelfalle erreichbaren Ende lösen. Immer sind die Kernfragen zu beantworten: Welches Krankheitsbild im System der Bahnen ist vorhanden? Welchen Sitz haben die Herde? Welche Ätiologie liegt vor?

Die *Prognose*. Für tertiäre Syphilis ist sie gut; für Tabes dorsalis oder gar Paralysis progressiva, auch wenn man die Aussichten auf Remissionen dank Malariabehandlung und anderer Maßnahmen in Rechnung setzt, im Kern doch infaust. Die Fälle ungewisser, vielleicht auch metasyphilitischer Natur sind zweifelhafter zu bewerten. Was Lermoyez-Ramadier als Syphilis bezeichnen (die P. D.), kann doch kaum eine besondere Stellung beanspruchen: Mit reichhaltigen und entschiedenen Worten wird das Krankheitsbild gerade um der Heilung willen für Syphilis erklärt und die Zahl und Größe der Erfolge, die der Arbeit zu entnehmen sind, blieben dennoch herzlich bescheiden! Diese Angaben beziehen sich nun wesentlich auf die Grundkrankheit. Anders steht es mit den Symptomen für sich.

Bei der Tabes gibt es angeblich flüchtige Lähmungen; schon Burger hat diesen Beschreibungen, die wesentlich auf Fournier zurückgehen, eine „in jeder Beziehung isolierte Stellung" zugewiesen. Im großen ganzen muß man mit Bestehenbleiben bzw. Fortschreiten rechnen.

Störungen der Stimme stellen uns vor keine Aufgaben. In den unheilbaren Fällen verblaßt übrigens ihre Bedeutung gegenüber dem Leiden. Doch haben Sprachheilkunde und Chirurgie symptomatische Hilfen an der Hand.

Bedeutungsvoll hingegen sind die Atemstörungen. Chronische Stenosen sind bis zu gewissem Grade zu ertragen. Akute aber gefährden gerade die Kranken mit beiderseitiger Öffnerlähmung. Geringe Katarrhe können bei ihnen schon Erstickung hervorrufen. Das leidige überwiegende Verharren in der Medianstellung zwingt häufig zum Luftröhrenschnitt. Es macht die Tabiker zu Kanülards. Operativ die Stenose zu beseitigen lohnt nicht: 1. läßt die Grundkrankheit den Wert zweifelhaft erscheinen, 2. neigen Tabiker und Paralytiker nicht gerade zu bester Wundheilung, 3. sind diese fein erdachten und diffizilen Methoden noch nicht praktisch hinreichend ausgeprobt und 4. — zwar das Mindeste — die Operation kostet den Patienten die Stimmhaftigkeit der Sprache. Auch die, wenn ich so sagen darf, „dunklen Fälle" syphilitischer beiderseitiger Öffnerlähmung kommen gewöhnlich nicht um die Tracheotomie herum (Casselbury).

Durch Krisen ist das Leben der Tabiker kaum gefährdet, wohl aber ihr guter Allgemeinzustand. Die Anästhesien rücken dagegen unliebsame Komplikationen in den Bereich naher Möglichkeiten.

Therapie. In jedem Falle ist eine allgemeine spezifische und unspezifische Behandlung einzuleiten; je näher das Bild der eigentlichen Syphilis steht, um so dringender ist es geboten. Neues ist da nicht zu sagen. Über die Metasyphilisbehandlung wird anderen Ortes berichtet. Vielleicht kommt die Überlegenheit der Fieberbehandlung auch diesem Spezialfall zugute.

Die symptomatische Behandlung der Stenose ist schon durch die prognostischen Bemerkungen genügend gekennzeichnet. Nur dürfen wir erstens hinsichtlich der *Krisen* bemerken, daß doch recht übereinstimmend die Ansicht besteht (s. BURGER), daß durch *Cocainpinselungen* der Kehlkopfschleimhaut auf unglaublich lange Zeit, Tage hinaus und mehr, dem Patienten Ruhe geschaffen werden kann. Nur SCHIFF stellte jüngst die These auf, daß bei Tabikern, die zu Larynxkrisen mit Laryngospasmen neigen, am besten die prophylaktische Tracheotomie vorgenommen werde. SCHIFF bemerkt aber zugleich, daß der Tod dennoch durch Atemlähmung eintreten könne. Die Gegenüberstellung beider Ansichten ermuntert nicht gerade zur allgemeinen Durchführung des Vorschlages von SCHIFF.

Und zweitens möchte ich noch einen ganz gedrängten Ausblick geben über die Bestrebungen *der operativen Therapie zur Behebung abnormer Stimmbandstellungen*, insbesondere der beiderseitigen Medianstellung. *Eine* Serie der Eingriffe kann sowohl bei ankylotischem, wie bei paralytischem Entstehungsmechanismus verwendet werden, eine *zweite* kommt nur für die Lähmungen in Frage.

Die erste Gruppe wird dargestellt durch die Methoden der Exzision von Stimmlippen, Taschenbändern, der Ventrikel und der Aryknorpel, oder durch kombinierte Exzisionen dieser Teile [1]. Dilatationsnachkuren, wie sie S. 704 f. u. 734 aufgezählt sind, müssen gewöhnlich den Erfolg sichern. Eine derartige Operation an einem Patienten mit syphilitischer beiderseitiger Lähmung hat IWANOFF vorgenommen. Er exstirpierte zunächst nach Laryngofissur den rechten Aryknorpel und dilatierte später mit einem Gummidrain. Da das Stimmband nunmehr etwa 2 Monate später flatterte und inspiratorisch angesaugt wurde, exzidierte er noch endolaryngeal den vorstehenden Rand des rechten Stimmbandes. Drei Wochen später konnte der Patient von der Kanüle befreit, die Fistel geschlossen werden. Die Atmung war völlig frei, reichte selbst zum Treppensteigen aus; der Kranke konnte trotzdem husten und hatte eine ziemlich laute, tiefe, etwas heisere Stimme.

Eine Dilatation für sich allein wurde von den leidenschaftlichen Anhängern der Intubation (s. BOKAY-LEFFERTS) auch gegen die postarthritische und sogar gegen die paralytische Medianstellung empfohlen. Unter 10 von BOKAY erwähnten intubierten Fällen finde ich denn auch 4 narbenlose Fälle. *Ich* kann mir aber Lähmungen gegenüber gar keine Vorstellung von einer Wirkung machen. MASSEI, obwohl der Methode sonst nicht abgeneigt, erklärt, daß die Tube in solchen Fällen gar keinen Halt finden würde. Nach BOKAY-LEFFERTS ist die Intubation jedoch bei syphilitischer Degeneration der Abductorenmuskeln deshalb angebracht, weil sie die normalen, physiologischen Bewegungen aufrecht erhalte! Und THOST berichtet von einem Tabesfalle, daß er mit SCHRÖTTER-Bougies und mit seinen Bolzen erreicht habe, daß die Beweglichkeit etwas wiedergekommen sei, um allerdings nach einem Alkoholmißbrauch wieder zu verschwinden! Mich vermöchten auch diese Angaben nicht zum Versuch mit einer fast aussichtslosen Methode zu ermuntern, die schließlich doch nur die Tracheotomie beschleunigen wird.

---

[1] Bei SARGNON-TOUBERT findet sich eine genaue Darstellung.

Dem unglücklichen Zustand der paralytischen Stenose abzuhelfen, sind eine Anzahl weitere Vorschläge gemacht worden. Man hat eine Erweiterung der Glottis zu erzielen gesucht, indem man gestielte Streifen von Halsmuskeln auf die Kehlkopfmuskeln oder -knorpeln überpflanzte, man durchschnitt den N. laryngeus inferior und auch den Superior, um kompensierende Lähmungen hervorzurufen, und durch Nervenpfropfungen wollte man die verlorene Leitungsfähigkeit wiederherstellen, alles Operationen, die sehr gescheit ausgedacht, evtl. auch am Hunde ausprobiert sind, denen aber Erfolge in der menschlichen Pathologie nur vereinzelt beschieden waren. Insbesondere über das Schicksal operierter syphilitischer Fälle konnte ich mir noch keine Auskunft verschaffen.

Einige andere gegen Kehlkopfnervenlähmungen gerichtete Operationen haben, soviel ich weiß, auch bei aneurysmogenen, also syphilitischen Lähmungen schon Erfolge gezeitigt: Die Payrsche Operation beseitigt die Lähmung des Stimmbandes in seitlicher Stellung durch Einwärtsklappen einer Knorpelspange aus der homolateralen Schildknorpelplatte, die das Stimmband nach innen drängt. Die Einspritzung von Paraffin in die seitlich stehende gelähmte Stimmlippe nach Brünings (oder nach Seifert) schafft ein Widerlager, das der gesunden andersseitigen Stimmlippe das kompensierende Heranschwingen erleichtert. Durch diese zwei Methoden wird die Heiserkeit ganz wesentlich gebessert, selbst aufgehoben. Ob im engeren Sinne syphilitische Nervenlähmungen in dieser Weise behandelt worden sind, vermag ich nicht anzugeben.

D. Zur kongenitalen Syphilis des Kehlkopfes und der Luftröhre.

Bringt dieses Handbuch auch eine zusammenhängende Behandlung der angeborenen Syphilis, so überhebt uns das nicht der Aufgabe, vom laryngologischen Standpunkt aus die Grundzüge ihrer Pathologie zusammenzufassen und einige wesentliche Gesichtspunkte zu beleuchten. Über Manifestionen dieser Art im Kehlkopf habe ich schon manches sagen müssen und der Kürze halber darf ich auf jene verstreuten Angaben verweisen. Es handelt sich für mich wesentlich darum, noch einmal das Gemeinschaftliche mit den Erscheinungen der erworbenen Syphilis des Kehlkopfes hervorzuheben, das Besondere zu betonen, vor allem aber einige allgemein gefaßte, unzureichend begründete Auffassungen und Darstellungen, die durch die Literatur wandeln, auf das ihnen gebührende Maß zurückzuführen.

Schon in *geschichtlicher* Hinsicht hat einer der verdientesten Beschreiber in der neuen Zeit, John Noland Mackenzie, die Kenntnis dieser Affektion allzu apodiktisch dem sicher vorzüglichen Diagnostiker Josef Jacob Plenck (1779) zugesprochen. Seine Vermutungsdiagnose gründete sich doch wesentlich, wie es überhaupt bis in diese Zeit hinein der Fall ist, auf eine nicht pathognomische Symptomatik. Wenn Plenck schreibt „Inde vox rauca, clamores nocturni, noctes insomnes, deglutitio difficiles, tabis, mors", so geht dem doch unmittelbar der Satz voraus: Non raro fauces et commissurae labiorum simul (nämlich bei der Angina ulcerosa der Syphilitiker) eroduntur!" Beim Säugling oder Kleinkind hat Plenck, soweit *ich* lesen konnte, die krankhaften Veränderungen in Kehlkopf, Luftröhre, welche er von Erwachsenen her kennt, weder gesehen, noch aus anderen Werken als Befund übernehmen können. Hat auch seine Therapie die ominösen Symptome manchmal beseitigt, so beweist das keineswegs, daß sie nicht nur die unmittelbaren und mittelbaren Folgen der ausgedehnten, natürlich inspektorisch erkannten Rachen-, Mund- und Nasensyphilis gewesen seien.

Der Verdacht auf Kehlkopfsyphilis sei unter den geschilderten Bedingungen nicht allzuschwer gewesen, die Kritik sei zu streng, könnte eingewendet werden. Aber man beachte für meine Urteilsweise als Gegenstück einen Fall (Nr. 4) von SACHSE: Von einem schwerst kongenitalen syphilitischen Kinde, das gegen die Pubertät zu Rezidiverscheinungen an Nase, Rachen, Gaumen bekam und gar einen schweren Epiglottisdefekt hatte, berichtet der Verfasser, daß es ohne alle Schmerzen und ohne Fieber „eine chronische phlegmonöse Entzündung und Eiterung im Gebilde des Kehlkopfes" gehabt habe — und dennoch hat dieser sicherlich gewissenhafte Autor nicht an eine spezifische Behandlung gedacht!

Wir halten uns am besten an *die autoptischen Befunde unserer Zeit*, wenn wir wissen wollen, wann und wie die Syphilis in angeborener Weise im Kehlkopf in die Erscheinung tritt. Wir sind außerdem heute in der Lage, auch im zarten Lebensalter uns den Kehlkopf zu Gesicht zu bringen. Wir müssen das eigentlich tun, um einmal genau Auskunft über die strittigen Fragen der Eruptionsformen zu erhalten. Das kann gut geschehen, wenn mit Atropin die Schleim- und Speichelproduktion beim nüchternen Kind, bei bereits ängstlichen und nicht leicht festzuhaltenden Individuen durch Chloralhydrat auch die Lebhaftigkeit wesentlich vermindert wird. Die indirekte, vor allem die *direkte Besichtigung* fallen dann dem Geübten leicht. Dennoch ist nicht ganz in Abrede zu stellen, daß mancher durch das Gemüt gebotene Widerstand sich diesem Untersuchungsgange entgegenstellen könne, solange man ohne Schaden das Kind der Therapia ex juvantibus anvertrauen kann. Aber, darüber muß man sich klar sein, aus dem Erfolg derselben allein darf man keine sicheren Schlüsse auf das Vorhandensein spezifischer Herde ziehen oder gar ihre Stadiennatur charakterisieren wollen! Ich weiß z. B. nicht, womit GERBER beweist, daß die in frühester Kindheit auftretenden, sich nur durch Heiserkeit und quälenden Husten dokumentierenden Fälle „sekundäre Formen" gewesen sind.

Ich weiß leider auch nicht, auf welche Unterlagen sich die Angabe über die Verteilung von 76 Fällen kongenitaler Syphilis auf die Zeit des ersten Lebensjahres stützt, die J. NOL. MACKENZIE gibt und die an sich sehr wertvoll als einzige und reichhaltige Angabe wäre. Er hat nämlich berechnet: auf die ersten Wochen 4 Fälle, auf die ersten Monate 17 Fälle, das erste halbe Jahr 43 Fälle und auf das erste Jahr 53 Fälle. Daraus geht also hervor 1. ein Ansteigen post natum und 2. ein höherer Gesamthundertsatz im ersten halben Jahr.

Intrauterin, so glaubt MACKENZIE, kommen schon Veränderungen vor. TRAINA will denn auch Herde und andere Veränderungen gesehen haben. Aber eine persönliche Stellungnahme zu diesen Befunden muß ich mir versagen, da ich das Original mir nicht zugänglich machen konnte — aus dem Referat gewinne ich nur den Eindruck, daß anscheinend eine Entwicklungshemmung der gesamten Kehlkopfgewebe neben Artefakten an den 7—9 Monate alten Früchten gefunden worden ist.

Es wären aber exakte Untersuchungen über diese Entwicklungszeit recht wichtig. Denn wenn das Kind in utero angesteckt wird, dann würden sich vielleicht bei dieser Gelegenheit sekundär syphilitische Erscheinungen darbieten können. Nach FINKELSTEIN ist die fötale Infektion ja eine schwere Form, z. B. schwerer als die extragenitale; diese Ansicht darf man ohne weiteres akzeptieren. Dieser Verfasser ist nun allerdings der Auffassung, daß trotzdem post natum noch *sekundäre Efflorescenzen* in Erscheinung treten können. Die Plaques und Kondylome führen im Kehlkopf zu schwereren Störungen als z. B. im Mund, so sagt er. Aber wer hat diese Gebilde gesehen? [1]. Er erwähnt auch noch

---

[1] Über die von HOFER erwähnten Papeln eines $2^{1}/_{2}$ jährigen Kindes, die DOMBROWOLSKI beschrieben habe, konnte ich mir keine Kenntnis aus dem Original verschaffen.

als leichte Symptome den spezifischen Katarrh und oberflächliche Erscheinungen; unscheinbaren Symptomen gegenüber stützt sich Finkelstein wohl wesentlich auf die „unverkennbaren" Erscheinungen, die an Haut und Schleimhaut vorausgegangen sind und vermutlich auch auf die Wirkung der Therapie.

R. Ledermann zitiert Finkelstein, andere Autoren und gibt an, daß die sekundären Veränderungen sehr selten beobachtet würden, charakteristisch sei ihr langsamer Verlauf. Diese Angaben können natürlich alle zutreffen, aber wer hat diese Erscheinungen gesehen? Vergessen wir doch nicht, daß Finkelstein von einer seit Geburt bestehenden Aphonie spricht, die ohne Substrat gewesen sei! Wir kennen nur die diffusen Rundzelleninfiltrate, die Eppinger bei Neugeborenen gesehen hat und die „superfizielle Form", von der John Noland Mackenzie schreibt, daß sie in Schleimhaut und Submukosa mit geringer Neigung zur Vertiefung und in langsamen Tempo abliefe.

Wir sind also bisher eigentlich nur auf Analogieschlüsse angewiesen. Dabei müssen wir aber im Auge behalten, daß auch die Haut und Schleimhauterscheinungen exanthematischer und infiltrativer Natur schon relativ starke Gewebsveränderungen zeigen, die uns an *Übergangsformen* erinnern, daß an den Innenorganen, Knochen, Thymus usw. syphilitische Formen vorkommen, die einen der *kongenitalen Syphilis eigentümlichen Charakter* tragen. Es ist also nach dieser Richtung noch viel von der Forschung nachzuholen. Ist es nicht unvorsichtig, wenn unter diesen Bedingungen Maure ohne Anführung von Beispielen erklärt, daß die Kehlkopfsyphilis der Neugeborenen der sekundären Syphilis der Erwachsenen identisch sei? Schon J. N. Mackenzie nennt unter anderen einen Fall 161 aus Türks berühmtem Werke als Beleg für Plaques im Kehlkopf, und doch sagt der Originaltext, daß ein „großer Teil des freien Randes der Epiglottis abgängig, der Rest teilweise exulceriert" (siehe auch unten)! ist. Außerdem ist von Türk nichts darüber gesagt, ob das 14 jährige Mädchen sicher kongenital syphilitisch war. Nur gibt er schleimpapelnähnliche, ulcerierende Erhabenheiten des rechten Taschenbandes neben Schleimpapeln an Oberlippe und Nasenloch an. Das sind doch Erscheinungen, die höchstens in das Gebiet der Übergangsstadien gehören können. Diese Mutmaßung ist auch nicht a limine abzulehnen, wenn Semon erklärte, daß einfache obstinate Katarrhe, vielleicht mit oberflächlichen Ulcerationen, bei kongenitaler Syphilis durchaus nicht selten seien.

Andererseits wissen wir sicher, daß die eben schwere fötale Infektion schon *frühzeitige Erzeugnisse* liefert, die gänzlich den späten gummösen Prozessen entsprechen (Syphilis congenita praecox). Es leuchtet auch ein, wenn John Noland Mackenzie in schlechten Ernährungs- und ungünstigen hygienischen Verhältnissen *begünstigende Umstände* für diese Manifestationen erblickt. Dieser Autor teilt diese Syphilis des Kehlkopfes ein in eine tiefe und eine interstitielle Form. Jene greift in akutem Fortschreiten von der Oberfläche bis in die Knorpelsubstanz tief um sich, diese häuft stufenweise derbes Gewebe an, das eine strikturierende Tendenz hat.

Wir lesen auch tatsächlich bereits von zerfallenden Gummen im Kehlkopf im 6. Monat bei Wiedel und finden eine auffallend große Anzahl perichondritischer, fast immer den Ringknorpel betreffender Zerstörungen. Unter ihnen befindet sich der vielfach zitierte Fall von Frankl im 3. Monat, nach Morell Mackenzie auch ein russischer Fall von Rauchfuss. 8 Monate alt ist das Kind gewesen, von dem Roger (s. Mandl) mitteilt, daß er eine ulcerierte Schleimhaut und kariöse Aryknorpel gefunden hat.

Den narbigen Stenosen begegnen wir anscheinend erst in den Fällen der späteren Jahre. Diese Spätform wird allgemein als die *Syphilis congenita tarda* bezeichnet. Ihr Aussehen gleicht ganz dem Bild der üblichen tertiären

Kehlkopfsyphilis. Und doch, es wäre besonders wünschenswert zu wissen, ob solche Individuen frühzeitig einmal sekundäre Prozesse insbesondere des Kehlkopfes durchgemacht haben. Diese sich wesentlich aus den Immunitätsverhältnissen ergebenden biologischen Geschehnisse entziehen sich noch unserer intimen Kenntnis. Der oben zitierte TÜRKsche Fall gewinnt in diesem Lichte an Interesse. Die bei ihm 4—5 Jahre vorausgegangene Eruption war sicherlich massiven Charakters, da die Uvula dem jungen Mädchen fehlte.

Daß überhaupt kongenital-syphilitische Erkrankungen sich in Schüben nach Intervallen einstellen können, ist bekannt. Diese „*Rezidivsyphilis*" zeigt nach DAVIDSOHN — der ihr Auftreten zwischen 5. Monat und dem 4. Jahre verlegt — nicht selten eine Beteiligung des Kehlkopfs. Unter den Fällen trachealen Sitzes waren diejenigen von PARKER und von EWART (siehe NICOLAI, S. 147 bzw. 107) „vor Jahren" bzw. vor 21 Jahren tracheotomiert worden. Dem ganzen Verlauf nach hat sich seinerzeit ein syphilitischer, aber wohl tertiärer Prozeß im Kehlkopf abgespielt.

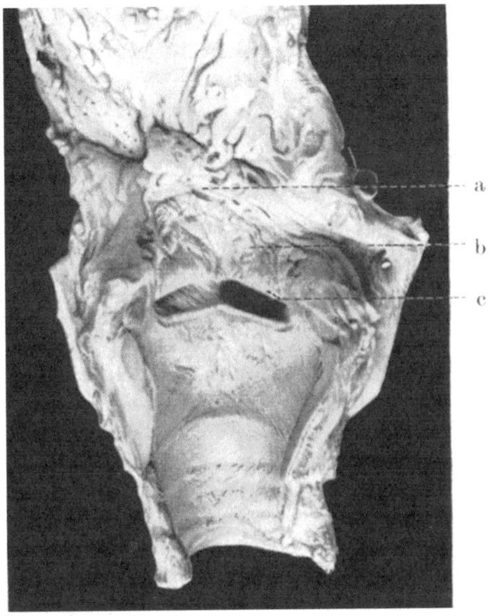

SCHMIDT-MEYER meinen, daß die Syphilis tarda dann auftritt, wenn die Eltern lange Zeit vor der Zeugung infiziert waren. Jedenfalls häufen sich die Erkrankungen auf die Pubertät zu. Auch die zweiten Schübe finden sich gern um diese Zeit ein (z. B. SEMON 1882, Fall 2).

Besondere Beachtung verdient die Beobachtung SEMONs über das Auftreten bei Geschwistern: die $5^3/_4$- und $3^1/_2$jährigen Geschwister erkrankten nacheinander an Kehlkopfyphilis, während ein drittes nach der Geburt einer schweren Dyspnoe erlag. In allen Fällen, beim ersten am schwersten, beim dritten „ähnlich", fanden sich eine hochgradige hyperplastische

Abb. 32. Kongenitale Syphilis des Kehlkopfes. a Vernarbter Epiglottisstumpf, an der Zungenwurzel angewachsen; b flache Infiltrate in narbigem Gewebe; c starke Atrophie des Bandapparates und Dilatation der Ventrikel. (Präparat des Pathologischen Instituts der Universität Breslau [Prof. Dr. F. HENKE].)

Syphilis des Kehldeckels und der aryepiglottischen Falten, sowie oberflächliche Ulcera fast des ganzen Kehlkopfes. Eine *gewisse familiäre Tendenz zur Lokalisation* anzunehmen, wie es SEMON tut, liegt da allerdings nahe.

Der Syphilis congenita tarda gehören die meisten Fälle an, welche die Literatur aufweist und die der Laryngologe sieht. (Dem entspricht es, wenn unter 35 von GERBER zusammengestellten Fällen $54{,}3\%$ auf das Pubertätsalter kamen. Gemeinsame Materialverarbeitung von Paediatern, Syphilidologen und Laryngologen wäre hier wohl am Platze. Auch histologische Serienuntersuchungen der Schleimhaut syphilitischer toter Früchte, Neugeborener und Säuglinge sollten vorgenommen werden.)

Lues congenita tarda des Kehlkopfs gibt sich anscheinend selten in solitären Gummen (Fall LÖRI) oder Geschwüren (Fall GERHARDT, MORELL MACKENZIE) und hauptsächlich in mächtigen infiltrativen Prozessen zu erkennen, die frische Gewebsverluste, aber bereits auch ältere Defekte zeigen. Mehrere Fälle von SCHOETZ zeichneten sich durch lappenartige Weichteilbildungen aus. In einem seiner zu wiederholter Laryngofissur zwingenden Fälle mit schwerer Destruktion fand sich anscheinend keine Erkrankung des Knorpels.

Zu Perichondritiden kommt es, soweit ich feststellen kann, weniger oft, oder sie sind gutartiger Natur. Nur ein bereits S. 677 angeführter Fall von Bertein und Tardiu macht vielleicht eine Ausnahme; über sein Schicksal haben uns die Autoren nicht unterrichtet. Durch die enorme Ausdehnung der Erkrankung ist er höchst bemerkenswert: Vom Kehlkopf schien nur der Kehldeckel nicht befallen zu sein. Die Knorpelveränderungen reichten bis auf die benachbarten Luftröhrenringe herunter. Die Infiltrate sind vor allem in die Halsweichteile hinein entwickelt. Die gesamte äußere Kehlkopfmuskulatur ist einschließlich des Zellgewebes mit ergriffen. Selbst bis über das Zungenbein hinaus reichen diese Veränderungen. Sie verwandeln diesen ganzen Abschnitt der Luftwege in ein hartes, unregelmäßiges, starres Rohr und verhindern jede spontane, sowie passive Bewegung des Kehlkopfes und die Rückwärtsbewegung des Kopfes. Selbst die Laryngoskopie ist in höchstem Maße erschwert. Die Bezeichnung der Verfasser „gangue scléreuse" erinnert an die bei der Luftröhrensyphilis beschriebene Erkrankungsart. Ein weiteres Vergleichsmoment im pathogenetischen Verhalten zu dieser gibt auch die Neigung der Lymphknoten zu intensiver Miterkrankung. Der Fall war in der Zeit seiner ersten Entwicklung daher zunächst für skrophulös gehalten worden. — Ein interessanter Nebenbefund, kongenitale Defekte der Kopfnickermuskeln, ließen die ganze Affektion noch auffälliger hervortreten. — Eine fistulierende Perichondritis cricoidea externa ist von Thost erwähnt. In dem Falle Grabowers hatte ein 15jähriges Individuum „Knochenstückchen" ausgehustet.

Narben der verschiedenen Arten, Membranen und Verwachsungen sind häufig vorhanden. Ich weise nur auf Fälle von Grabower, Heymann, Eugen Fraenkel hin.

Semon sah auch, allerdings bei einer 38jährigen Frau, eine linksseitige Ankylose als Folge einer vernarbten Arthritis sive Perichondritis cricoarytaenoidea mit Atrophie des linksseitigen Stimmbandes.

Eine beiderseitige Posticuslähmung beim Dreijährigen möchte ich recht zurückhaltend betrachten. Sie stammt von Löri und die Charakterisierung seiner Berichte durch Burger haben wir bereits kennen gelernt (S. 742, Fußnote). Das Auftreten von Stimmbandlähmungen überhaupt ist bewiesen durch den Fall Sokolewski. Die Ursache für die rechtsseitige Recurrenslähmung wurde in der Umwachsung des Nerven durch einen syphilitischen Lymphknoten nachgewiesen. Von einer beiderseitigen Abductionsschwäche vermutlich gleicher Entstehung lesen wir im Falle Heindl (s. Nicolai, Fall 241).

Schwere Stenosen hat übrigens Thost an kongenitalen Fällen nicht beobachtet. Ob das eine Ausnahme ist, vermag ich schwer herauszubringen; allerdings gibt oft die kombinierte Rachen- und Trachealsyphilis die Ursache der hochgradigen Atemstörung ab. Die Einbeziehung der Vernarbungsprozesse des Rachens in den des Kehldeckels verlustig gegangenen Kehlkopfeingang endete mit einem Narbensegel, das nur durch ein 3 : 2 mm großes Loch Raum für die Luft ließ. Noch intensiver war eine $14^{1}/_{2}$ cm unterhalb der Zahnreihe beginnende derbe, circuläre $1^{1}/_{2}$ cm lange Stenose mit einem Lumen von 6 : 3 mm aus G. Cohns Beobachtung.

Die tracheale Komplikation ist nicht selten. Nicolai zählte unter 353 Fällen von Trachealsyphilis 18 seiner Meinung nach sicher und 10 höchstwahrscheinlich ererbte Fälle, das wären 8,74%. In einigen derselben, allerdings den positiven Angaben nach nur in 4 Fällen (dabei 2 Lähmungsfälle eingerechnet), fehlte eine Veränderung des Kehlkopfes. Die Prozesse waren zumeist narbig, vielfach geschwürig und hie und da zugleich stark infiltrativ. Gummen reinster Form fand ich nicht unter ihnen. Der Fall STÖCKLIN, der übrigens einem Durchbruch in die V. anonyma erlag, kommt gummösen Typen aber recht nahe. Eindeutig beschriebene Perichondritiden vermißte ich ebenfalls, doch lassen die Deformitäten manchmal kaum Zweifel an einer Zerstörung einzelner Ringe. Ein Fall (SOKOLOWSKI) ist stark kallös und peritracheal; außer von diesem Verfasser ist noch von HEINDL die Schwellung der Drüsen besonders hervorgehoben worden. Einen ganz schweren Fall von Kompressionsstenose durch gummöse Lymphknoten um Trachea und Hauptbronchien beschrieb jüngst STUPKA.

Eine verschiedenen Deutungen ausgesetzte Rolle spielen auch hier wieder die papillomatösen Bildungen. Zweifellos haben sich hier auch diagnostische Irrtümer eingeschlichen. Ich denke da zunächst an einen Fall von Papillomen der Stimmbänder, des Ventrikels und der Hinterwand bei einem $2^3/_4$jährigen Kinde eines syphilitischen Vaters. WAGNER hatte bei dessen Sektion außer einer speckig infiltrierten Leber nichts Spezifisches gefunden. Es liegt doch nahe, die Bildungen als waschechte Papillome aufzufassen. Dem Gedanken kann ich mich auch nicht versagen, wenn in dem Falle FINKELSTEIN die Stimmbänder „massenhaft von fransigen Papillomen besetzt" waren, aber „spezifische Veränderungen fehlten".

Papillär-hyperplastische Formen, deren Natur ich hier weder kritisieren kann noch will, gelten jedenfalls nach GERBER als ausgesprochen von der kongenitalen Erkrankung bevorzugt, vor allem, wenn sie ihren Sitz am Kehldeckel hat (6 auf 21 Fälle).

Hypertrophien parasyphilitischen Charakters sind natürlich a priori an kongenitalen Fällen auch einmal zu erwarten. *Ich* habe jedenfalls erst jüngst eine pachydermieähnliche Verdickung der Hinterwand bei einem 10jährigen Mädchen gesehen, von der auch nach Beendigung der vorschriftsmäßigen Kuren, bei dauernd negativ gewordener Wa.R., ein Rest bestehen blieb. JOHN NOL. MACKENZIE hat Excrescenzen um die Kanten der Narben herum des öfteren mit dem Finger gefühlt.

Symptomatologisch gäbe es nur zu wiederholen. Ein wichtiges Moment ist nicht zu übersehen, nämlich, daß Verengungen im Säuglings- und Kindesalter verhältnismäßig schlecht vertragen werden und schneller als beim Erwachsenen Stenosen herbeiführen. Schluckbeschwerden sind vielleicht relativ häufig, weil der Oesophagus (JOHN NOLAND MACKENZIE zufolge, auch schon nach PLEUCK!) manchmal mitbetroffen sein soll. Eine syphilitische Kehlkopfblutung bei einem einjährigen Kind sei der Seltenheit halber genannt (Fall HAROLD A. ROSENBAUM). Selbst asthmaartige Symptomenbilder kommen in kongenitalen Fällen vor, wie ZERBINO aus recht reichhaltigem Material berichtet.

Die *Diagnose* kann vielleicht praktisch eine Unterscheidung treffen zwischen einer

    1. Syphilis laryngealis sive trachealis congenitalis praecox
        a) des Fetus,
        b) des Säuglings und
    2. Syphilis laryngealis sive trachealis congenitalis tarda
        a) des Kleinkindes und
        b) des Alters von der Pubertät ab.

Die angeborene Frühsyphilis des Neugeborenen und Säuglings ist zum mindesten überwiegend begleitet von den bekannten Erscheinungen an der Haut und der Coryza luica, sowie von klinisch nachweisbaren Veränderungen parenchymatöser Organe, wie Leber und Milz.

Die angeborene späte Syphilis hinterläßt ihre Spuren häufiger am Knochensystem, besonders den Epiphysengrenzen, der Schädelkapsel und den Nasenknochen, sowie in einer geistigen Minderwertigkeit. Die parenchymatöse

Keratitis, die angeborene syphilitische Schwerhörigkeit und Augenhintergrunds-
veränderungen, sowie die Tönnchenform und Hutchinsonschen Halbmonde an
den bleibenden Schneidezähnen sind vielfach bei älteren Kindern vorhanden.

Die Begleiterscheinungen außerhalb der Schleimhaut deuten also auf gewisse
Unterschiede im Wesen der Krankheit hin. Übereinstimmend wird die syphilitische Erkrankung der Schleimhaut oberhalb des Kehlkopfes als ein diagnostisches wertvolles Mittel angesehen. *Selten*, sagen die guten Kenner,
beschränkt sich die Syphilis dieser Genese *auf den Kehlkopf oder die Trachea*
allein.

Gleich wichtig zur ätiologischen Identifizierung ist die *Seroreaktion*, weil
sie, so scheint es mir, so gut wie immer positiv zu sein scheint. Zahlen über
größere Reihen kann ich leider nicht geben; für *unsere* Fälle traf es zu. Nach
dem allgemeinen Verhalten (nach Davidsohn) zu schließen, läßt der positive
Ausfall bei der floriden Säuglingssyphilis fast nie im Stich; Tarda-Fälle verhalten sich serologisch dem Tertiärstadium gleich:

Differentialdiagnostisch haben wir für das Säuglings- und Kindesalter unsere
früher aufgestellte Krankheitsliste kaum zu ergänzen: an Diphtheritis, Pseudo-
croup, Laryngospasmus, kongenitale Mißbildungen[1], Papillome und Fremdkörper ist zu denken, da diese ganz gefährlichen stenosierenden Affektionen
die in Frage kommenden Lebensjahre bevorzugen. Die Unterscheidung muß
getroffen werden durch die anderen Symptome der Krankheiten und, soweit
vorhanden, durch den Anschluß anderer syphilitischer Symptome und last
not least durch den Versuch laryngoskopischer Aufklärung. Auf den negativen
Ausfall der Serumtherapie gegenüber Diphtheritis, den Ledermann angibt,
würde ich (s. oben) doch keinen entscheidenden Wert legen. Auch die Erhöhung
der Körpertemperatur besagt dem thermo-labilen Organismus dieser Jahre
nicht viel für oder gegen die Diphtherie. Hinsichtlich der papillomatösen
Bildungen ist daran zu erinnern, daß auch die im Kindesalter seltene Kehlkopftuberkulose gern unter diesem produktiven Bilde auftritt. Der Ausfall der
Therapie deckt manchmal überraschend die syphilitische Natur auf (Loeri).
Auch der Lupus befällt in diesen Jahren mit knotigen und narbigen Prozessen
Haut und Schleimhäute einschließlich Kehlkopf des öfteren.

Die *Prognose* quoad vitam ist um so schlechter, je jünger das Individuum.
Man denke an die zahlreichen Fälle unter den Sektionen, die auf kongenitale
Affektionen, d. h. fast immer Säuglinge und Kleinkinder kommen (s. Stolper,
S. 625). In Chiaris Zusammenfassung betrugen sie unter 243 Sektionen 145!
Ist dieses kritische Alter überwunden, so bessern sich die Aussichten sehr. Denn
die allerschwersten Formen und Ausgänge bleiben, wie wir oben sahen, an Häufigkeit hinter gleichartigen Vorkommnissen aus erworbener Syphilis zurück. Die
Wirkung der Heilmittel befriedigt im allgemeinen, so daß die Prognose quoad
sanationem et functionem für die Syphilis congenitalis tarda nicht schlecht
ist. Für die Syphilis congenitalis praecox postnatalis hat die Salvarsantherapie
ebenfalls eine Minderung der Sterblichkeit, Beschleunigung der Behandlung
und eine Vermeidung der Tardaformen gebracht.

Die *Therapie* liegt mehr noch als bei der erworbenen Syphilis in der Hand
anderer Spezialitäten, insbesondere der Kinderärzte. Die allgemeine medikamentöse Therapie ist ganz souverän, denn örtliche Arzneibehandlung kommt nicht
in Frage — soweit nicht etwa die äußeren Verhältnisse schon denen der erworbenen Syphilis Erwachsener gleich liegen; über deren Notwendigkeit haben
wir uns ja oben ausführlich verbreitet.

---

[1] In einem Falle Bernsteins war die ätiologische Diagnose einer angeborenen subglottischen Membran schwierig, da sowohl Wa.R. positiv ausfiel als eine Tbc. pulmonum
bestand.

Auch im Kindesalter ist das Neosalvarsan das Mittel der Wahl. Schlecht vertragen werde es nur von schweren fetalsyphilitischen Infekten und durch Infektionen oder Ernährungsfehler herabgekommenen Individuen. Schon die Schwierigkeit der Technik bringt die Notwendigkeit kombinierter Behandlung mit sich. Neuerdings wird mit gutem Erfolge Salvarsan per os verabreicht (Spirocid). Das Jod — mehr gegen die toxischen Erzeugnisse gerichtet — werde besser nur bei Spätsyphilis verabreicht. Die Dauer der Kuren richte sich nach allgemeinen Gesichtspunkten. Bei der Spätform ist anscheinend nicht immer die Seronegativität zu erreichen. Diese kurze Skizzierung hält sich an DAVIDSOHNS Angaben. Auf die örtliche chirurgische Therapie ist dagegen oft nicht zu verzichten; denn die Akuität der Stenose dürfte manche Nottracheotomie erheischen. Die äußerst ungünstige Beeinflussung der Luftröhre und Lungen durch die Luftröhrenfistel und die Kanüle drückt allerdings die Prognose beim Kleinkind sehr. Die Stenosen fordern eine Dilatationsbehandlung, also auch das chirurgische Vorgehen zwangsweise. Neue Gesichtspunkte bietet der durch kongenitale Übertragung erworbene Infekt dabei nicht.

Literatur.

Die vor 1917, dem Jahre der letzten handbuchmäßigen deutschen Bearbeitung erschienenen Schriften sind nur insoweit aufgezählt, als sie in diesem Beitrag nach Lesen des Originals verwendet worden sind. Von den später erschienenen Schriften habe ich die im Beitrag nicht verwendeten mit dem Zeichen * versehen. Die Arbeit ist ursprünglich am 1. Januar 1928 abgeschlossen.

ALBERS: Pathologie und Therapie der Kehlkopfkrankheiten. S. 131. Leipzig: Cnobloch 1829. — ALBRECHT, W.: Mischinfektion von Tuberkulose und Lues im Kehlkopf. Verh. Ver. dtsch. Laryng. Kiel **1914**, 122. — ALTENHOFER, HEINR. LUDW.: Russ. Slg Naturwiss. u. Heilk. II 1, H. 2, 36. Riga-Leipzig: Hartmann 1816. — APERT, LUCIEN GÉRARD et RAPAPPORT: Dilatations bronchoalvéolaires bilat. dissem. d'orig. hér-syph. *Zbl. Hautkrkh. **31**, 742. — ARONSON: Über Larynxkondylome. Arch. f. Laryng. **22**, 92 (1909); Zbl. Hautkrkh. **1910**, 240.

BAILEY-WESLEY: Chancre of the oesophagus acquired through tobacco. Med. news **72**, 367 (1898). — BANDELIER u. RÖPKE: Lehrbuch der spezifischen Diagnostik und Therapie der Tuberkulose. 9. Aufl. Würzburg: Curt Kabitzsch 1918. — BASCH: Trachealsyphilom mit Perforation in der Speiseröhre. Verh. Ver. Ärzte Budapest **1912**, Nr 7; Zbl. Hautkrkh. **1912**, 533. — BAUMGARTEN: Über Syphilis der oberen Luftwege. Budapesti Orv. Ujság **1912**, Nr 1; Zbl. Hautkrkh. **1913**, 176. — BARBOU, LUBEL: Otol. internat., Jan. **1921**; *Zbl. Hautkrkh. **1921**, 163. — BARRAUD: *Über 3 Fälle von Gumma der Trachea und Bronchien. Ref. *Internat. Zbl. Ohrenheilk. **21**, 77 (1922). — BÄUMLER: Syphilis im Handbuch der speziellen Pathologie und Therapie von v. ZIEMSSEN. Chronische Infektionskrankheiten. Bd. 3, S. 196. Leipzig: F. C. W. Vogel 1874. — BECK, O.: Diskussion zu RIESSNER, Vorbericht. Mschr. Ohrenheilk. **1928**, 240. — BECK, K. u. SCHOLZ: Carcinom und Amyloid dse Larynx. Arch. f. Laryng. **21**, 396 (1908). — BEGER: Trachealsyphilis. Dtsch. Arch. klin. Med. **23**, 608 (1879). — BERGENGRÜN, PAUL: Ein Beitrag zur Kenntnis der Kehlkopflepra. Zwei weitere Fälle von Kehlkopflepra. Arch. f. Laryng. **2**, 15 u. 250 (1895). — BERGSTRAND u. HAEGSTROEM: Ein Fall von tertiärluetischer Thyreoiditis mit Larynxstenose. Acta oto-laryngol. **2**, 207 (1920/21). — BERNSTEIN, Ref. Zbl. Hals- usw. Heilk. **10**, 663 (1927). — BERNSTEIN et TARDIU: Les périlaryngites syphilitiques. Otol. internat. **10**, 497 (1924). — BEZDEK: Lues laryngis. *Imhofr, Z. Laryng. usw. **6**, 668 (1914). — BILANCIONI: La syphilis ignorée localisée au nec, au pharynx, an larynx et à l'oreille. Arch. internat. Laryng. etc. **2**, Nr 5, 487 (1923); *Zbl. Hautkrkh. **4**, 49. — BISI: Luetische Larynxstenose. Prensa med. argent. **9**, No 8, 210 (1922); *Zbl Hautkrkh. **2**, 315. — BLUMENFELD, FELIX: Endolaryngeale Operationen. Handbuch der Chirurgie des Ohres und der oberen Luftwege von KATZ-BLUMENFELD. Bd. 4, S. 395. Leipzig: Curt Kabitzsch 1922. — BOKAY: Die Lehre von der Intubation. Leipzig: F. C. W. Vogel 1908. — BONETUS, THEOPHILUS: Sepulchretum sive Anatomia practica etc. Genevae: Cramer & Peracton 1700. — BRATUSCH-MARREIN: Die Verteilung der Lues congenita auf die Geschlechter. Münch. med. Wschr. **1925**, 1109. — BROVOWSKI: Über den Ursprung sogenannter Riesenzellen und über Tuberkeln im allgemeinen. Virchows Arch. **63**, 113 (1875). — BROWICZ: Zbl. med. Wiss. **15**, 340 (1877). BROWN: Syphilitic stricture of the left main bronchus. Proc. N. Y. path. Soc. **25**, Nr 6/8, 100 (1926); *Zbl. Hautkrkh. **9**, 474 (1927). — BRUCK, ALFRED: Die Krankheiten der Nase und Mundhöhle, sowie des Rachens und des Kehlkopfs. Berlin-Wien: Urban & Schwarzenberg 1907. — BRÜNINGS u. ALBRECHT: Direkte Endoskopie der Luft- und Speisewege. Neue dtsch. Chir. 16. Stuttgart: Ferdinand Enke 1915. — BRUNS: Die Laryngoskopie und die laryngoskopische Chirurgie. 1865. — BUKOFZER: Die Krankheiten des Kehlkopfs. Berlin: August Hirschwald 1903. — BUMBA: Zur Diagnostik der Kehlkopfsyphilis. Ver. dtsch. Hals- usw. Ärzte tschechoslow. Republik, Prag, 2. April 1922. Z. Hals- usw. Heilk. 2, 273 (1922). Ref. Zbl. Hautrkkh 1, 112. — BURGER: Die laryngealen Störungen der Tabes dorsalis. Leiden: E. F. Brill 1891. — BUROW: Laryngoskopischer Atlas. Stuttgart: Ferdinand Enke 1877.

CAHN, A.: Über die periphere Neuritis als häufigste Ursache der tabischen Kehlkopflähmungen. Dtsch. Arch. klin. Med. 73, 281 (1902). — CAMPIAN, A.: Tracheitis luica. Ges. Ärzte Budapest. Ref. Zbl. Hals- usw. Heilk. 11, 802. — CARNEVALE-RICCI, F.: Laringite luetica e cordite cancerigua iniziale. Valsalva 3, 254 (1927). — CARPENTER: The wassermannreaction a. salvarsan in disease of the special sense organs. The Laryngoscope, Sept. 1912. Ref. Zbl. Hautkrkh. 1913, 332. — CASANBOU, A.: (a) Lungenkongestion bei Lues des Larynx. Ref. *Zbl. Hals- usw. Heilk. 9, 307 (1927). (b) Stridor durch Syphilis laryngis. Ref. *Zbl. Hals- usw. Heilk. 1927. — CASSELBURG, W. E.: La paralysie récurrentialle et abductrice du larynx. Diagnostic et traitement. Ann. Mal. Oreille 35 I, 529 (1909). — CASTEX: (a) Paris. Ges. Otol. etc. Sitzg 30. Juni 1905 u. 8. Dez. 1905. Zbl. Hautkrkh. 1907, 35. (b) Le retrecissement syphilitique de la trachée. France méd., 2. Sept. 1892; Zbl. Hautkrkh. 1892/93, 456. — CHIARI: (a) Über einen Fall von Syphilis hereditaria laryngis bei einem Kind von 4½ Jahren. Arch. Kinderheilk. 15, H. 3/4 (1893). Ref. Zbl. Hautkrkh. 1893/94, 205. (b) Arsenobenzol bei syphilitischen Erkrankungen des Kehlkopfs. Wien. klin. Wschr. 1910, Nr 50; Ref. Zbl. Hautkrkh. 1911, 353. (c) Die Chirurgie des Kehlkopfes und der Luftröhre. Neue dtsch. Chir. 19. Stuttgart: Ferdinand Enke 1916. — CHIARI, OTTOKAR: Über Magensyphilis. Internat. Beitr. wiss. Med. 1891. (b) Die Krankheiten des Kehlkopfes und der Luftröhre. Leipzig-Wien: Franz Deuticke 1905. (c) Kasuistik der Salvarsanwirkung bei Lues der oberen Luftwege. Berl. klin. Wschr. 1911, 1587. — CHIARI u. DWORAK: Laryngoskopische Befunde bei den Frühfromen der Syphilis. Vjschr. Dermat. 1882, Nr 9, 481. — COHN, GEORG: Descendierende Stenosenbildung der Luftwege auf Grund von Lues hereditaria tarda. Arch. f. Laryng. 21, H. 3, 490 (1909). Ref. Zbl. Hautkrkh. 1910, 3. — COHN, M.: Die Syphilis der Schleimhaut des Mundes, der Nase und Kehlkopfhöhle. 1866. — COHNHEIM: Vorlesungen über allgemeine Pathologie. Berlin: August Hirschwald 1882. — CONNER, LEWIS A.: s. NICOLAI. — CORDES: Ein kasuistischer Beitrag zur Gummabildung im Larynx. Dtsch. med. Wschr. 1899, Nr 25, 405. — COSTINIU: Lésion mixte de l'épiglotte. Arch. internat. Laryng. 5, No 5, 606 (1926); Zbl. Hautkrkh. 9, 370 (1927). — COSTINIU u. METZEANU: Sitzg rum. rhin.-otol. Ges. 6. März 1912; Zbl. Hautkrkh. 1913, 107. — COULET: Un cas de syphilis, á type lupique, des muceuses rhino-pharyngées. Ann. Mal. Oreille 43, 1181 (1924). — CREADY, MAC: Bilateral recurrens. Paralysis due to aortic aneurysma etc. *Arch. of Otolaryng. 2, 122 (1925). — v. CUBE: Ein Beitrag zur Lungensyphilis. Virchows Arch. 82, 516 (1882). — CUNEO, S.: Tracheocele durch Erblues. Rev. méd. del litoral. 1924, H. 12; Ref. *Zbl. Hautkrkh. 4, 366. — CYPKIN, J.: Ein Fall von kleinhöckerigem Syphilid des Kehlkopfs unter dem Bild eines Lupus verlaufend. Ref. *Zbl. Hals- usw. Heilk. 11, 139 (1929). — CZERMAK: Der Kehlkopfspeigel. Gesammelte Schriften von CZERMAK. Bd. 1, Abt. II, S. 475. Leipzig: Wilh. Engelmann 1879.

DAHMER: Einseitige Influenzalaryngitis und Kehlkopftuberkulose. Z. Laryng. 5, 591 (9113). — DAVIDSOHN: Geschlechtskrankheiten im Kindesalter. Dtsch. med. Wschr. 1926, 1048, 1090, 1135 u. 1174. — DAVIS: Laryngeal syphilis etc. Philad. med. news., 18. Jan. 1896. Ref. *Zbl. Hautkrkh. 1896, 500. (b) Tuberculosis along with syphilis of the larynx. J. of Laryng. a. Otol. 40, 391 (1925). Ref. Zbl. Hautkrkh. 7, 874 (1925). — DEGRÉ: Über Rezidive und Spätformen der Lues und deren Behandlung mit Jodsolbädern. Wien. med. Wschr. 1901, Nr 23/24; *Zbl. Hautkrkh. 1902, 151. — DEMETRIADE: Klinische Bemerkungen über Syphilis des Kehlkopfes. Verh. dtsch. Naturforsch., Sitzg med. Abt. S. 255. Salzburg 1909. — DEUTSCH, FELIX: Luetische Tracheobronchialstenose. Ver.ber. Ges. Ärzte Wien, 19. Mai 1916. Wien. klin. Wschr. 1916, Nr 22, 692. — DITTRICH: Die Perichondritis laryngea und ihr Verhältnis zu anderen Krankheitensprozessen. Prag. Vjschr. prakt. Heilk. 3, 117 (1850). — DOBROWOLSKI: Syphilis des Kehlkopfs. *Zbl. Hautkrkh. 10, 378 (1927). — DUNDAS-GRANT: (a) Case of dysphonia approaching aphonia etc. Ref. Zbl. Hautkrkh. 1, 435. (b) London. laryng. Ges. 3. April 1903. Zbl. Hautkrkh. 1904, 219.

EHRLER: Über schädliche Wirkung durch lokale Reaktion nach Salvarsananbehandlung usw. Mschr. Ohrenheilk. 45, 10045 (1911). — ELSENBERG, ANTON: Ein Fall von syphilitischer Gummata der Larynxmuskeln. Arch. f. Dermat. 29, 57 (1894). Ref. Zbl. Hautkrkh. 1894/95, 725. — EPPINGER: Pathologische Anatomie des Larynx und der Trachea. Klebs Handbuch der pathologischen Anatomie. Bd. 2, Abt. 1, S. 113. Berlin: August Hirschwald 1880. — v. ESMARCH: Über die Ätiologie und die Diagnose der bösartigen Geschwülste usw. Arch. klin. Chir. 39, 327 (1889).

FERIES: De la laryngite syphilitique. Delahaye Paris. Ref. von CARTAZ in Ann. de Dermat. **3**, 440 (1870/71). — FERRERI, G.: Contributo allo studio ed alla casistica delle stenosi tracheobronchiali eredosyphil. Ref. *Zbl. Hautkrkh. **33**, 756. — FINKELSTEIN: Lehrbuch der Säuglingskrankheiten, 2. Aufl. Berlin: Julius Springer 1921. — FISCHENICH: Verh. Ver. südd. Laryng. **1894—1903**, 640. — DE FLINES: Syphilitische Verengerung des Kehlkopfes. Zbl. Hals- usw. Heilk. **9**, 426 (1926). — FORSTER, E.: Die Syphilis des Zentralnervensystems. Handbuch der Neurol. von LEWANDOWSKI, Teil III, S. 346f. Berlin: Julius Springer 1912. — FRAENKEL, EUGEN: (a) Lues hereditaria des Kehlkopfs und der Trachea. Dtsch. med. Wschr. **1886**, Nr 28, 490. Ref. Zbl. Hautkrkh. **1886/87**, 503. (b) Über Tracheal- und Schilddrüsensyphilis. Dtsch. med. Wschr. **1887**, 1035. (c) Über die Verknöcherung des menschlichen Kehlkopfs. Fortschr. Röntgenstr. **12**, 151 (1908). (d) Demonstrationen. Dtsch. med. Wschr. **1924**, 503. (e) Über Luftröhrensyphilis. Münch. med. Wschr. **1925**, 335. — FRANKL: Ulcera syphilitica et stenosis laryngis beim Säugling. Wien. med. Wschr. **1868**, S. 1110. — FRASER, J. S.: Laryngeal case for diagnosis. Sitzg schott. Ges. Ohren-Kehlkopfheilk., 14. Juni 1924. J. Laryng. a. Otol. **39**, 653 (1924). FRIEDRICH, P. E.: Rhinologie, Laryngologie und Otologie in ihrer Bedeutung für die allgemeine Medizin. Leipzig: F. C. W. Vogel 1899. — FRÜHWALD: Zwei Fälle von Perichondritis thyreoidea externa und interna. 85. Vers. Naturforsch. Wien **2**, 2, 805 (1913).

GANOWICZ: Über seltenere Formen der Rachen- und Kehlkopflues. Inaug.-Diss. München 1909. — GANS: Histologie der Hautkrankheiten. Berlin: Julius Springer 1925. — GANTZ: Ein Fall von spontan luetischer Trachealfistel. Mschr. Ohrenheilk. **1907**, 721. — GATÉ, J. et J. ROUSSET: Volumineuses bronchiectasies chez une ancienne syphilitique. Ref. *Zbl. Hautkrkh. **32**, 753. — GERBER: Spätformen hereditärer Syphilis in den oberen Luftwegen. Wien u. Leipzig: Wilh. Braumüller 1894. Zbl. Hautkrkh. **1893/94**, 531. (b) Die Syphilis der Nase, des Halses und des Ohres. Berlin: S. Karger 1910. Zbl. Hautkrkh. **1910**, 295. (c) Zur Pathologie der Trachea. Arch. f. Laryng. **27**, 155 (1913). — GERHARDT: (a) Zur Anwendung des Kehlkopfspiegels. Würzburg. med. Z. **1**, 173 (1860). (b) Über syphilitische Erkrankungen der Luftröhre. Dtsch. Arch. klin. Med. **2**, 535 (1867); Mschr. Ohrenheilk. **1923**, 485. — GERHARDT, G. u. F. ROTH: Über syphilitische Krankheiten des Kehlkopfs. Virchows Arch. **21** (1861). — GERMES u. GRIFFON: Syph. tertiaire du larynx. Gomme non ouverte du cricoide. Soc. anat. Paris, 15. Nov. 1896. Zbl. Hautkrkh. **1897**, 427. GÈZES, R.: A propos de deux cas de Syphilis primaire extragénitale. Rev. hebdom. **1911**. — GIMPLINGER, EDUARD: Erfahrungen mit Spirocid in der Oto-Laryngo-Rhinologie. Med. Klin. **22**, Nr 52, 2003—2005 (1926). — GLAS: (a) Infiltrierendes Gumma der Epiglottis und der rechten Larynxseite. *Wien. rhin-laryng. Ges. **1923**. Mschr. Ohrenheilk. **1924**, 749. (b) Gummöses Syphilid bei Tuberculose laryngis. Mschr. Ohrenheilk. **1923**, 485. (c) Arsenobenzol und Kehlkopfsyphilis. Mschr. Ohrenheilk. **1911**, 338. — GLÜCK: Behandlung der Larynxsyphilis mit hochdosierten intramuskulären Sublimatinjektionen. Wien. med. Wschr. **1897**, Nr 1—3. Ref. Zbl. Hautkrkh. **14**, 34 (1898). — GOETSCH: Fall von Syphilis der Trachea und der Bronchien. Inaug.-Diss. Greifswald 1910. Ref. Zbl. Hautkrkh. **29**, 89 (1913). — GOLDSCHLAG: Zweimalige Tracheotomie infolge einer luetischen Larynxerkrankung. Lemberg. dermat. Ges. **1929**. Ref. Zbl. Hautkrkh. **32**, 793. — GOTTHELF: Beitrag zur Kasuistik der ulcerösen Tracheobronchialstenosen. Dtsch. med. Wschr. **1886**, 657. — GOTTSTEIN: Die Krankheiten des Kehlkopfs. Leipzig u. Wien: Franz Deuticke 1890. — GOUGENHEIM u. GLOVER: Atlas de rhinologie et de laryngologie. Paris: Masson 1894. — GRABOWER: Über Kehlkopfsyphilis. Dtsch. med. Wschr. **1888**, Nr 38, 773. — GRIFFON: Gomme du larynx. Soc. Anat. Paris, 13. Nov. 1896. Ref. Zbl. Hautkrkh. **13**, 427 (1897). — GRÜNWALD: Lehrbuch der Kehlkopfkrankheiten und Atlas der Laryngoskopie. 3. Aufl. München: J. F. Lehmann 1925. — GUISEZ: La pratique oto-rhino-laryngologique. Paris: Baillière & Fils 1909.

HAARDT, W.: Ein Fall von Pemphigus des Rachens und Kehlkopfs mit starker Narbenbildung. Zbl. Hals- usw. Heilk. **10**, 294 (1927). — HAESER: Lehrbuch der Geschichte der Medizin und der epidemischen Krankheiten. Bd. 1 Jena: Duffé 1875; Bd. 2 u. 3 Jena:. Gustav Fischer 1881, 1882. — HAJEK: Anatomische Untersuchungen über das Larynxödem. Arch. klin. Chir. **42**, 46 (1891). — HAJEK, M.: Syphilis der oberen Luftwege. Wien. klin. Wschr. **1926**, Beil. H. 10. — HALLE: (a) Demonstr. Berl. laryng. Ges. 22. April 1910. Ref. Zbl. Hautkrkh. **1910**, 392 (b) Fall von gummöser Syphilis der Luftröhre. Berl. klin. Wschr. **1911**, 37. — HAMMER, J.: Ein Todesfall nach Salvarsan. Münch. med. Wschr. **1912**, 1667. HANSBERG: Die Laryngofissur. Handbuch der speziellen Chirurgie des Ohres und der oberen Luftwege. Bd. 4, S. 185. Würzburg: Curt Kabitzsch 1913. — v. HANSEMANN: Über eine häufig bei Syphilis vorkommende Veränderung an der Epiglottis. Berl. klin. Wschr. **1896**, 236. — HANZSEL: Circumscriptes Gumma der Trachea. Wien. klin. Wschr. **1898**, Nr 42, 955. Ref. Zbl. Hautkrkh. **15**, 308 (1899). — HAVILLAND HALL, F. DE: Primary laryngeal perichondritis. Brit. med. J. 26. April 1884. Ref. Zbl. Hautkrkh. **1884/85**, 179. — HAWKING, CÄSAR: On syphilitic sores. London. med. a. physic. J. **49** (1823). — HAWKINS: Über die syphilitischen Geschwüre des Larynx. Frorieps Notizen aus dem Gebiete der Natur-

und Heilkunde, Bd. 5, S. 343. 1823. — Heims-Heymann, P.: Syphilitische Stenose. Internat. Zbl. Ohrenheilk. **30**, 131 (1929). — Henke: Einige Bemerkungen zur Salvarsanwirkung der Larynxlues. Münch. med. Wschr. **1911**, Nr 31, 1670. — Hernandez: Syphilis of the vocal cords, pituitary body and spinal cord. Amer. J. Syph. **8**, 321 (1924). Ref. *Zbl. Hals-usw. Heilk. **5**, 9. — Heuck, W.: Verhandlungen und Fortschritte in der Behandlung der Syphilis. Münch. med. Wschr. **1927**, 1592. — Heymann: Über Verwachsungen und Verengerungen im Rachen und Kehlkopf infolge von Lues. Dtsch. med. Wschr. **1895**, Nr 30. Ref. Zbl. Haut-krkh. **12**, 177 (1896). — Heymann, P.: Kehlkopfsyphilis. Encyklopädie der Haut- und Ge-schlechtskrankheiten von Lesser. Leipzig: F. C. W. Vogel 1900. — Heymann-Kronenberg: Geschichte der Laryngologie und Rhinologie. Heymanns Handbuch Bd. 1, 1., S. 1. Wien: Alfred Hölder 1898. — Heyninx: Un cas grave de chondro-périchondrite syphilitique tertiaire, compliquée d'un phlegmon profond du cou. Ann. Mal. Oreille **41**, No 3, 306/307 (1922). Ref. Zbl. Hautkrkh. **1**, 278/279. — Higguet: Syphilis tertiaire laryngée grave traitée par l'arsenobenzol. Policlinique **1911**, No 13. Ref. Zbl. Hautkrkh. **27**, 462 (1911). Higguet: Diskussionsbemerkung zu Heyninx. Congr. franç. **1922**. — Hill, William: Chronische syphilitische Laryngitis nebst ausgesprochener Stenose. *Ber. laryng. Sect. roy. Acad. Med., 4. Febr. 1916. Ref. Zbl. Hautkrkh. **34**, 61 (1918). — Hinsberg, V.: (a) Über die chirurgische Behandlung der Perichondritis laryngis. Z. Ohrenheilk. **64**, H. 4 (1911). (b) Zur Beseitigung von Schluckbeschwerden bei Larynxerkrankungen. Münch. med. Wschr. **1912**, 53. (c) Die Veränderungen des Kehlkopfs im Typhus. Madelung: Chirurgie des Abdominaltyphus. Teil II. Stuttgart: Ferdinand Enke 1919. (d) Die Peri-chondritis und Chondritis der Kehlkopfknorpel. Handbuch von Denker-Kahler, Bd. 3, S. 378. Berlin: Julius Springer 1928. — Hoffmann, Erich: Schwere ulceröse Nasen-Rachen-Kehlkopfsyphilis mit lupusähnlicher Erkrankung der Gesichtshaut auf Grund kongenitaler Syphilis. *Dtsch. med. Wschr. Ver.ber. **1916**, 837. — Hoffmann, R.: Laryng.-otol. Ges. München. Zbl. Hautkrkh. **27**, 284 (1911). — Holines, Gordon: Die Geschichte der Laryngologie von den frühesten Zeiten bis zur Gegenwart. Übersetzt von Koerner. Berlin: August Hirschwald 1887. — Holmgren: Tertiäre Lues des Larynx. Zbl. Hals-usw. Heilk. **5**, 32. — Hommel: Die Syphilis der Trachea und der Bronchien und ihre Diagnose durch die Tracheobronchoskopie. Mschr. Ohrenheilk. **1914**, 783. — Hopmann: (a) Stimm-und Sprachübungen nach Kehlkopfausrottung. Dtsch. Z. Chir. **99**, 300 (1909). (b) Dis-kussion zu Lünenborg. — Horell, Mark: Diskussion zu Moore. — Hornowski: Demon-stration Sitzg Lemberg. ärztl. Ver. Mschr. Ohrenheilk. **1911**, 1415.

Iglauer: Disk.bem. zu Lukeus. — Ingrassia, Philippo: Liber de tumoribus praeter naturam. Napoli 1553. — v. Irsay: Zwei Demonstrationen. Laryng. Ges. ung. Ges. Ärzte. Zbl. Hautkrkh. **1913**, 36/37. — Iwanoff: (a) Laryngostomie bei Perichondritis des Kehlkopfs. Z. Laryng. **2**, 241 (1910). (b) Die Exstirpation des Aryknorpels bei Kehlkopfstenose Z. Laryng. **5**, 1067 (1913).

Jacob: Hyperplastic syphilitic laryngitis. Lancet, 26. Febr. **1887**; Brit. med. J. 19. Febr. 1887.; Mschr. Ohrenheilk. **1887**, Nr 3, 84. — Jadassohn: (a) Syphilisbehandlung. Ther. Gegenw., Dez. **1925**. (b) Antwort auf die Umfrage: Über die Behandlung der Syphilis. Med. Klin. **1925/26**. (c) Über die sogenannte Abortivbehandlung der Syphilis. Z. ärztl. Fortbildg **1926**, Nr 23. — Janullis: Laryngo-rhinologische Kasuistik F. 2 u. F. 5. Mschr. Ohrenheilk. **60**, 916 (1926). — Jessner, Max: Über salvarsanresistente Syphilis. Z. ärztl. Fortbildg **1926**, Nr 6. — Jobst: Ein Beitrag zur Kasuistik der Kehlkopfsyphilis. Inaug.-Diss. Würzburg 1889. — Jordan: Über die Häufigkeit von Rachen- und Kehlkopfaffek-tionen bei Syphilis. Arch. f. Dermat. **47**, 93. Zbl. Hautkrkh. **16**, 496 (1900). — Jurasz: Die Syphilis der oberen Luftwege. Verh. Ges. dtsch. Naturforsch. **1893**.

Kahler, Otto: Beitrag zur pathologischen Anatomie der mit cerebralen Symptomen verlaufenden Tabes dorsalis. Z. Heilk. **2**. Prag: Tempsky 1881. — Kanasugi: Akute Laryngitis infolge von Ätzung durch Quecksilberjodid. Berl. klin. Wschr. **1891**, 888. — Khanbeghian, Manuy: Simbiosi sifilitiche e tubercolari della laringe. Ann. Laring. ecc. **2**, 225 (1926). — Käsbohrer: Der syphilitische Primäraffekt an den Tonsillen. Inaug.-Diss. Würzburg 1906. — Kayser: Bericht über die Gottsteinsche Klinik. Mschr. Ohrenheilk. 314 (1895). — Keimer: Zwei Fälle von Kehlkopfkrebs und Gumma des Kehlkopfs. Verh. dtsch. Naturforsch., Sitzg med. Abt. 297. Düsseldorf 1898. — Killian: Über die Syphilis der Luftröhre und Bronchien. Berl. klin. Wschr. **1913**, Nr 49, 2301. — Klestadt, Walter: (a) Diskussion zu Linck. Z. Hals- usw. Heilk. **6** II (Kongreßbericht), 67 (1923). (b) In wieweit verlaufen die peripheren Lähmungen des Recurrens gesetzmäßig und ist an ihnen das Semon-Rosenbachsche Gesetz bewiesen. Z. Laryng. **11**, H. 3/4, 157 (1922). (c) Dis-kussion zu Jonas. Klin. Wschr. **1926**, 674. — Kopp: Syphilis der Trachea und der Bron-chien. Pneumonia syphilitica. Dtsch. Arch. klin. Med. **32**, 103 (1883). — Krassnigg, Max: Luetische Tracheooesophagusfisteln. Wien. klin. Wschr. **1920**, Nr 6, 130. — Krieg: Atlas der Kehlkopfkrankheiten. Stuttgart: Ferdinand Enke 1892.

Lafrenz: Über Luftröhrensyphilis. Z. Hals- usw. Heilk. **2**, H. 3/4, 356 (1922). Ref. Zbl. Hautkrkh. **2**, 412. — Lancereaux: La syphilis des voies respiratoires. Semaine méd.

7. Jan. **1891**. Ref. Zbl. Hautkrkh. 8, 344 (1891/92). — LANG, ED.: Vorlesungen über Pathologie und Therapie der Syphilis. Wiesbaden: J. F. Bergmann 1884/1886. — LASAGNA: *Tuberkulose und Syphilis der oberen Luftwege. Arch. ital. Otol. **32**, H. 2 (1921). Ref. Zbl. Hautkrkh. **37**, 187 (1921). — LAYERA, P.: Un caso interessante de sifilis laringea. Ann. Soc. argent. Otorinolaring., Dez. **1914**. Ref. Zbl. Hautkrkh. **31**, 154 (1915). — LÉCUREUIL, ALBERT: Etude clinique de l'adénopathie série-trachéale syphilitique et de la syphilis tertiaire de la trachée. Thèse pour le doctorat en Médecine. Paris: Ollier-Henry 1890. — LEDERMANN, PAUL: Die Bedeutung der Lues für die Entstehung des Carcinoms. Inaug.-Diss. Breslau 1913. — LEDERMANN, REINHOLD: Die Kongenitalsyphilis. Handbuch für Haut- und Geschlechtskrankheiten. Bd. 19, S. 90. Berlin: Julius Springer 1927. — LEFFERTS: Intubation of the larynx in acute et chronique syphilitic. stenosis etc. N. Y. med. Rec., 4. Okt. **1890**. Ref. Zbl. Hautkrkh. 1890/91, 526. — LEICHSENRING-HEGENER: Die kurative Recurrenslähmung und das ROSENBACH-SEMONsche Gesetz. Hals- usw. Heilk. 7, H. 3, 284 (1924). — v. LÉNART: Diskussion zu CAMPIAN. — LERMOYEZ et RAMADIER: La syphil. et la paralysie des dilatateurs de la glotte. Ann. Mal. Oreille **41**, No 5, 433 (1922). — LEREDDE: *La syphilis héréditaire et la famille syphilitique. Paris: Norbert Maloine 1925. — LÉVY et OGLIASTRI: Paralysie de la corde vocale droite chez un syphilitique atteint de psychose hallucinatoire chronique avec lymphocytose rachidienne. Ref. Zbl. Hautkrkh. **9**, 531 (1927). — LEWIN: (a) Behandlung der Syphilis mit subcutanen Injektionen. 1869. (b) Syphilitische Pharynx- und Larynxaffektion bei einem Tabetiker. Berl. klin. Wschr. **1892**, Nr 8. Ref. Zbl. Hautkrkh. **9**, 353 (1892/1893). — LEWIN, GEORG: (a) Kritische Beiträge zur Therapie und Pathologie der Larynxsyphilis. Charité-Ann. **6**, 536 (1879). (b) Über Gummata, bemerkenswert durch eigentümlichen Sitz, Härte und Verlauf. Charité-Ann. 7, 727 (1882). — LIEVEN: In „Die Syphilis". Kurzes Lehrbuch der gesamten Syphilis. Herausgeg. von MEIROWSKY u. PINKUS. Fachbücher für Ärzte. **9**, (1923). Berlin: Julius Springer Ref. Zbl. Hautkrkh. **7**, 25 (1925). — LINK, A.: Die Lues und die Tuberkulose im Hals-Nasen-Ohrengebiet. Z. ärztl. Fortbildg **1926**, 320. — LITHGOW: In LOGAN TURNER: Diseases of the nose, throat and ear. Bristol: John Wright u. Sous 1924. — LOCHTE: Die Erkrankungen der oberen Luftwege in der Frühperiode der Syphilis. Beitr. Dermat. (Festschrift f. NEUMANN), 411 (1900). — LUBLINER: Über syphilitische Trachealstenosen. Medoświadcz. i spot. (poln.) **1892**, Nr 13/15. Ref. Zbl. Hautkrkh. **9**, 617 (1892/93). — LUBET-BARBON: Ein Fall von tertiärer Kehlkopfsyphilis. *Otol. internat., Jan.**1921**. Ref. Zbl. Hautkrkh. **37**, 163 (1921). — LUKEUS, ROBERT M.: Gummatous stenosis of the trachea; report of a case. Ann. of Otol. **36**, 72 (1927). — LÜNENBORG: Luetischer Primäraffekt im Larynx. Mschr. Ohrenheilk. **1903**, 253.

MACKENZIE, DAN.: Diseases of the throat, nose and ear. London: William Heinemann 1920. — MACKENZIE, JOHN NOLAND: Syphilis of the upper air-passages. Aus MORROW: A system of genito-urinary diseases syphilogie and dermatology. Vol. 2. New York:: Appleton & Co. 1893. — MACKENZIE, MORELL: Die Krankheiten des Halses und der Nase. Übersetzt von SEMON. Bd. 1. Berlin: August Hirschwald 1880. — MAESTRANZI, DARIO: Sopra un caso di lesione luetica cicatrizzata della laringe. Ref. Zbl. Hautkrkh. **31**, 512. — MALOUVIER: Sur un cas de syphil. tertiaire du larynx. Rev. de Laryng. **45**, No 8, 265 (1924). Ref. *Zbl. Hautkrkh. **6**, 10 (1924). — MANDL: Traité pratique des maladies du larynx et du pharynx, p. 696 et 776. Paris: Bailliere & Fils 1872. — MANDOLFO, EMAN.: Trach. bronch. Syphilom in Kombination mit Ektasie der Brustaorta. Ref. Zbl. Hals- usw. Heilk. **12**, 429 (1929).— MASSEI, F.: Die Intubation des Kehlkopfs bei Kindern und bei Erwachsenen. Übersetzt von FINK. Leipzig-Wien: Franz Deuticke 1893. — MAYER, F. J.: Ein unklarer Fall von Ulcus laryngis. Demonstr. *Wien. laryng. Ges., 5. Nov. **1929**. — MAURIAC: Syphil. primitive et Syphil. secondaire, Syphil. tertiaire et Syphil. héréditaire. Paris: Baillière & Fils 1890. MEDALIE, CHAIM: Die luetische Affektion der Trachea und Bronchien im Anschluß an 3 Fälle. Inaug.-Diss. Leipzig 1920. — MENZEL: Demonstr. Wien. laryng.-rhinol. Ges. Zbl. Hals- usw. Heilk. **15**, 221 u. 680 (1930). — MEYERSBURG, H.: Laryngeal stenosis. Report of case. Arch. of Otolaryng. **3**, 358 (1926). Ref. *Zbl. Hautkrkh. **9**, 252 (1927). — MÖLLER, ALFRED: Beiträge zur Röntgenologie des Larynx und der Trachea bei Fremdkörpern und Stenosen. Beitr. Anat. usw. Ohr. usw. **23**, 66 (1926). — MOORE, IRWIN: Fall von syphilitischer Kehlkopferkrankung. Ber. laryng. Sekt. roy. Soc. Med. 1916. Ref. Zbl. Hautkrkh. **34**, 96 (1918). — MORGAGNI, J. B.: De sedibus et causa morborum. Patavii 1765. — MORITZ, SIGMUND: Ein Fall ausgedehnten geschwürigen Verlustes der hinteren Trachealwand mit Perforation in den Oesophagus und dabei ausbleibender Schluckpneumonie. Arch. f. Laryng. **2**, 225 (1895). — MOURE: Diskuss. zu SIEUR u. ROUVILLOIS. Rev. de Laryng. **32**, 2, 59 (1911). — MOURE-RICHARD: De la laryngo-trachéostomie dans les sténoses chroniques laryngotrachéales des adolescents et des adultes. Ann. Mal. Oreille **39**, H. 2, 193 (1913). — MULLIN: Diagnostic limitations in laryngology. Ann. of Otol. **34**, Nr 2, 655 (1925). — MYERSON, MERVIN C.: Obscure chest conditions with positive bronchoscopic findings; including two cases of syphil. of the trachea and bronchi. The Laryngoscope **36**, 193 (1926). Ref. Zbl. Hautkrkh. **9**, 682 (1927). — MYGIND: Kurzes Lehrbuch der Krankheiten der oberen Luftwege. Berlin: Oskar Coblentz 1901.

Neuburger-Pagel: Handbuch der Geschichte der Medizin. Bd. 1, S. 253. Jena: Gustav Fischer. — Neumann, Isidor: Syphilis. Spezielle Pathologie und Therapie von Herm. Nothnagel. Wien: Alfred Hölder 1896. — Nicolai: Die syphilitischen Erkrankungen der Luftröhre. Slg klin. Vortr. Okt. 1919, Nr 781/788 (Chirurgie Nr 222/229). — Onodi: (a) Seltene hochgradige Stenose des linken Bronchus. Arch. Ohrenheilk. 99, 153 (1916). (b) Ergebnisse der Abteilung für Hör-Sprach-, und Stimmstörungen und Tracheotomierte vom Kriegsschauplatz, mit einem rhinolaryngologischen Anhang. Wschr. Ohrenheilk. 2, 153 (1918). — Oppenheim: Lehrbuch der Nervenkrankheiten. Bd. 1, S. 195 u. 777f. 7. Aufl. Berlin: S. Karger 1923. — Oppenheim, M.: Die interne Behandlung der Syphilis mit Stovarsol oder Spirocid. Klin. Wschr. 1927, 1291. — Oppolzer: Erfahrungen über die Kehlkopfverengerung. Prag. Vjschr. 1, 1 (1844).

Pel, P. K.: Ein Fall von Hemiatrophie der Zunge mit linksseitiger Gaumenlähmung. Atrophie des linken Sternocleidomastoideus und Trapezius und linksseitiger Recurrenslähmung. Berl. klin. Wschr. 1887, 521. — Pfeiffer, Willy: Die Röntgenuntersuchung bei Erkrankungen des Ohres und der Luftwege. Katz-Blumenfelds Handbuch der speziellen Chirurgie des Ohres und der oberen Luftwege. 3. Aufl., Teil 2, S. 563 (607). Leipzig: Curt Kabitzsch 1921. — Pieniazek: Die Verengerung der Luftröhre. Leipzig-Wien: Franz Deuticke 1921. — Plenck, Joseph Jacob: Doctrina de morbis venereis. Viennae: Rud. Graeffer 1779. — Pollack: Beiträge zur Kenntnis der Frühformen der Larynxsyphilis. Mschr. prakt. Dermat. 7, 297 (1888). — Pollack, Eugen: Über luetische Stenose der Trachea und Bronchien. Mschr. Ohrenheilk. 1916, 359. — Pollatschek, E.: Diskussion zu Campian. — Porter: Observations on the surgical pathology of the larynx and trachea etc. Dublin: Hodges u. M. Arthur 1826. — Pontchoweski: (Russisch!) Ref. Ann. Mal. Oreille 37, 91 (1911). — Poyet: (a) Leucoplasie laryngée chez un fumeur, syphilitique depuis 25 ans. Otol. internat. 19, No 3, 108 (1926). Ref. Zbl. Hautkrkh. 9, 373 (1927). (b) Contributions à l'étude de la syphil. laryngée. Ann. de Dermat. 6, 298, 447 (1873/74); 7, 38 (1874/75). — Proby: Les hémiplegies laryngées curables. J. méd. Lyon 7, No 160, 441 (1926). Ref. Zbl. Hautkrkh. 9, 834 (1927).

Quast, Gerh.: Über Komplementbindungsversuche bei Rhinosklerom. Zbl. Bakter. 97, H. 2/3, 174 (1926).

Rassmann: Über spontane Rückbildung von Gummen des Kehlkopfs, des Rachens und der Zunge. Z. Hals- usw. Heilk. 8, H. 1, 115 (1924). — Raulin: Traité de la phthyse pulmonaire. Übersetzt von Grundmann. Paris 1784. Jena: Cunoische Erben 1784. — Raymond, M.: Syphilis tertiaire des voies respiratoires: larynx, trachée et premières bronches; broncho-pneumonie et pleurésie. Adenopathie péri-trachéale; compression du nerf recurrent droit et rétrécissement de la trachée. Syphilis du foie; anéorysmes miliaires dans le cerveau. Gaz. Hôp. 1890, No 67, 613. — Reinhard: Bronchoskopie bei Syphilis der tieferen Luftwege. Mschr. Ohrenheilk. 1905, 497. — Réthi, L.: Die Krankheiten des Kehlkopfs. Leipzig-Wien: Franz Deuticke 1901. — Retrouvey, H.: La syphilis du larynx. Rev. de Laryng. 50, 299—309 (1929). — de Reynier (Leysin): Fälle von Kehlkopfsyphilis bei tuberkulösen Kurgästen. Rev. méd. Suisse rom. 1920, No 7. Ref. *Zbl. Hautkrkh. 38, 15 (1922). — Rheiner, H.: Über den Ulcerationsprozeß im Kehlkopf. Virchows Arch. 1853, 534. — Richard: Syphilome diffus périlaryngé et laryngé à forme de phlegmone perilaryngé. *Ann. Mal. Oreille. 42, 675 (1923). — Rimini: Über die Wirkung des Salvarsans bei Kehlkopfsyphilis. Arch. ital. Otol., Juli 1921. Ref. *Zbl. Hautkrkh. 37, 364. — Rist, Jacob u. Soulas: Sténose bronchique extrinsèque révélée par l'examen radiologique après injection de lipiodol sous le contrôle de la bronchoscopie. Ref. *Zbl. Hautkrkh. 9, 620 (1927). — Rokitansky: Handbuch der speziellen pathologischen Anatomie. Wien: Wilh. Braumüller 2 (1842). — Romano, S.: Stenosierende luetische Erscheinungen des Kehlkopfs und Aortenverbreiterung. Ref. *Zbl. Hals- usw. Heilk. 12, 231. — Rosenbaum, Harver A.: Two cases of syph.-laryngitis. Ref. Zbl. Hautkrkh. 31, 233. — Rosenberg, A.: Berl. laryng. Ges. Ref. Zbl. Hautkrkh. 1903, 50. — Roubier, Rabettu et Treppeau: Ulcérations syphilitiques du larynx. *Lyon méd. 1929. Ref. Zbl. Hautkrkh. 31, 738. — Rühle: Die Kehlkopfkrankheiten. Berlin: August Hirschwald 1861. S. 272.

Sack: Fall von Laryngitis gumma, mit 606 behandelt. Mschr. Ohrenheilk. 1911, 92. — Sachse, Wilhelm: Beiträge zur genaueren Kenntnis und Unterscheidung des Kehlkopfs und Luftröhrenschwindsuchten. Hannover: Helwig 1821. — Sammartano, Mario: La sifilide nell' etiologia delle affezioni oto-rino-laringologiche. *Zbl. Hautkrkh. 10, 112 (1927). — Sargnon: (a) Diskussion zu Sieur u. Rouvillois. Rev. Laryng. 32, 2, 59 (1911). (b) Contribution à la laryngostomie. Ann. Mal. Oreille 39, 238 (1913). — Sargnon: Trois cas de sténoses graves des voies aériennes superieures. Lyon méd. 1913, 339. — Sargnon et Toubert: Traitement chirurgical des sténoses fonctionelles du larynx avec cornage. Ann. Mal. Oreille 40, 122 (1914). — Sarnemone: Chancre syphilitique du larynx. Rev. Otol. etc. 19, 161 (1899). — Schech: (a) Syphilom des Larynx. Dtsch. Arch. klin. Med. 20, 128 (1877). (b) Die Krankheiten des Kehlkopfes und der

Luftröhre. Leipzig u. Wien: Franz Deuticke 1903. — Schenk von Grafenberg: Observationes medicae de capite humano etc. Liber I. ex oppicina Frobenia, Basiliae 1584. (b) Observationes medicae vararum, novarum, admirabilum et monstrosarum etc. Liber II. Friborgi Brisgoviae 1594. — Schiff, Leo: Chirurgische Zufälle bei tabischen Kehlkopfkrisen usw. Dtsch. Z. Chir. **226**, 66 (1930). Ref. Zbl. Hautkrkh. **1931**. — Schmidt-Meyer, M.: Die Krankheiten der oberen Luftwege. 4. Aufl., S. 362. Berlin: Julius Springer 1909. — Schmilinski: Vortrag im ärztlichen Verein Hamburg. Münch. med. Wschr. **1911**, 1476. Schnitzler: (a) Über Kehlkopfgeschwüre. Wien. med. Presse **1868**, Nr 14f. (b) Über Kombination von Syphilis und Tuberkulose und die Umwandlung syphilitischer Geschwüre in tuberkulöse. Internat. klin. Rdsch. **1887**, Nr 3 u. 8. Ref. Zbl. Hautkrkh. **4**, 101 (1887/88). Schnitzler, H.: Zur Kenntnis der Lungen- und Trachealsyphilis. Wien. klin. Wschr. **1923**, Nr 47, 829. — Schnitzler, Joh.: (a) Laryngoskopische Neuheiten. Wien. med. Presse 8, 108 (1867). (b) Klinischer Atlas der Laryngologie. Wien u. Leipzig: Wilhelm Braumüller 1895. — Schötz: Zur Kasuistik der Larynxsyphilis bei Kindern. Dtsch. med. Wschr. **1885**, Nr 36, 621. — Schröder, G.: Die wechselseitigen Beziehungen zwischen Syphilis und Tuberkulose, nebst Bemerkungen über Lungen- und Kehlkopfsyphilis an der Hand klinischer Fälle. Beitr. Klin. Tbk. **39**, 3 (1918). — Schrötter, H.v.: Über Syphilis an der Teilungsstelle der Luftröhre. Mschr. Ohrenheilk. **1906**, Nr 1. — Schrötter, Herrmann v.: Klinik der Bronchoskopie. Jena: Gustav Fischer 1906. — Schrötter, L.: Vorlesungen über die Krankheiten des Kehlkopfes. Wien u. Leipzig: Wilhelm Braumüller 1892. — Schuhmacher, Sigm.: Histologie der Luftwege usw. Denker-Kahlers Handbuch der Hals-, Nasen- u. Ohrenheilkunde Bd. 1, S. 277. 1926. — Schultze: Syphilitische Narbenstenose der Trachea. Med. Klin. **1920**, Nr 14, 378. Ref. *Zbl. Hautkrkh. **36**, 163 (1920). — Schumann-Leclerqu: Über einen Fall von selbständiger syphilitischer Ulceration der Trachea und Bronchien. Prag. med. Wschr. **1885**, Nr 4. — — Schütze: Demonstration. Dtsch. med. Wschr. Ver.ber. **1903**, Nr 51, 398. — Schwyzer: Sektionsbericht zu Seiferts Fall von syphilitischer Bronchialstenose. Münch. med. Wschr. **1896**, 337. — Seifert, Ernst: Die Laryngofissur. Handbuch der speziellen Chirurgie des Ohres und der oberen Luftwege. 2. Aufl., Bd. 4, S. 281. Leipzig: Curt Kabitzsch 1922. — Seifert, O.: (a) Über Syphilis der oberen Luftwege. Ref. in d. Abt. f. Dermatol. u. Syphilis. 65. Verslg. Ges. dtsch. Naturforsch. Dtsch. med. Wschr. **1893**, 1118. (b) Über Bronchostenose. Münch. med. Wschr. **1895**, 719. (c) Syphilis der Atmungsorgane. Finger-Jadassohns Handbuch der Gechlechtskrankheiten Bd. 3, Teil 2, S. 1053. Wien: Alfred Hölder 1916. — Semeleder: Die Laryngoskopie. Wien 1863. — Semon: On some rare manifestations of syph. in the larynx and trachea. (a) Brit. med. J. **13** I, 16 (1906); (b) Lancet **1882**, 520, 564, 599, 775 u. 905. — Seyroux: Un cas de régénération de l'épiglotte etc. Thèse de Lyon 1911. Ref. Zbl. Hautkrkh **29**, 23 (1913). — Siems: Deux cas de syphil. trachéale à aspect clinique different. Arch. internat. Laryng. etc. **1925**, 188. — Sieur: Diskuss. zu Sieur et Rouvillois. Rev. de Laryng. etc. **32**, 59, 2 (1911). — Sigmund: Im höheren Lebensalter erworbene Syphilis. Wien. med. Wschr. **1878**, 560. — Sigwart: Trachealkatheter und Syphilisübertragung. Münch. med. Wschr. **1923**, 146. — Sokolowski: (a) Ein Fall von Lues hereditaria tarda laryngis. Gaz. lek. Nr 37, **1893**. Ref. Zbl. Hautkrkh. **10**, 415 (1893 bis 1894); **11**, 38 (1894/95). (b) Über luetische Stenose der Trachea und der Bronchien. Berl. klin. Wschr. **1889**, Nr 10, 209. — Sokolowski, v.: Drei Fälle von Lues des oberen Abschnittes der Atmungswege. Pam. Twa Warz. I. CVI. L. 10. 1910. Ref. Zbl. Hautkrkh. **27**, 157 (1911). — Sommerbrodt: Die ulcerösen Prozesse der Kehlkopfschleimhaut infolge von Syphilis. Habilitationsschr. Breslau 1870. — Sonntag: Ein Fall von luetischer Oesophagustrachealfistel. Berl. klin. Wschr. **1908**, 287. — Sossiondo, Guérin de: Accidents laryngés tardifs chez un syphilitique sténose glottique etc. Rev. hebdom. **19**, 547 (1899). — Stolper: Beiträge zur Syphilis visceralis. Bibl. med., Abt. C, H. 6. Kassel: Fischer & Co. 1896. — Störk: Z. Ges. Ärzte Wiens **51**, 20. Dez. 1858. — Strandberg: Bemerkungen über die Differentialdiagnose zwischen Tuberkulose und Syphilis der Schleimhäute der oberen Luftwege. Z. Laryng. **7**, 1 (1915). — Strauss: Über Lues tarda laryngis im Kindesalter. Arch. Kinderheilk. **14**, 5 (1892). Ref. Zbl. Hautkrkh. **9**, 354 (1892/93). — Strubell, Alexander: Zur Pathologie und Therapie der syphilitischen Trachealstenosen. Münch. med. Wschr. II **1902**, 1836. — Stumpf: Zur Kenntnis der Tracheitis gummosa. Berl. klin. Wschr. **1912**, 1272. — Stupka: Elektrische Prüfung der Kehlkopfmuskulatur. Verh. Ges. Halsusw. Ärzte Nürnberg **1921**, 22, Vereinsbericht, Mschr. Ohrenheilk. **1928**, 607. Wien. layrng.-rhinol. Ges. Ref. Zbl. Hals- usw. Heilk. **13**, 128 (1929). — Suchanek: (a) Bericht über die Abteilung für Syphilitische im Prager allgemeinen Krankenhause für die Solarjahre 1847 u. 1848. Prag. Vjschr. prakt. Heilk. **3**, 48; **4**, 77 (1849). (b) Lues der Trachea und Bronchien. Mschr. Ohrenheilk. **1925**, 503. — Sudhoff-Meyer-Steineg: Geschichte der Medizin. Jena: Gustav Fischer 1921. — Symonds: Perichondritis des Kehlkopfs im Sekundärstadium. London. laryng. Ges., 10. Febr. 1897. Ref. Zbl. Hautkrkh. **36**, 527 (1897).

Tappeiner: Lehrbuch der Arzneimittellehre. Leipzig: F. C. W. Vogel 1904. — Tenzer: Pseudopapillomatosis laryngis luetica. Mschr. Ohrenheilk. **1922**, 565. — Texier: Syphilis du larynx. Traité pratique d'oto-rhino-laryngologie von Lannois, Lermoyez, Moure, Sebileau, Octave Doin. Paris 1921. — Thomann, J. N.: Annalen der klinischen Anstalten im Juliushospital in Würzburg für das Jahr 1800. Würzburg: Gebr. Stahel 1803. — Thost: (a) Die Behandlung der Stenosen. Katz-Blumenfelds Handbuch der speziellen Chirurgie des Ohres und der oberen Luftwege. Leipzig: Curt Kabitzsch, 3. Aufl., Teil I, 2, S. 124/160. 1921. (b) Die Syphilis des Kehlkopfs im Röntgenbild. Z. Hals- usw. Heilk. 10, 302 (1924). (c) Die Untersuchung des Kehlkopfs durch Röntgenstrahlen. Denker-Kahlers Handbuch der Hals-Nasen-Ohren-Krankheiten. Bd. 1, S. 991. Berlin: Julius Springer 1925. (d) Siehe Lochte im 2. Teil. (e) Die Verengerungen der oberen Luftwege nach dem Luftröhrenschnitt und deren Behandlung. Wiesbaden: J. F. Bergmann 1911. — Tissier: Syphilis tertiaire du larynx. Ann. Mal. Oreille, Febr. 1881. Ref. Zbl. Hautkrkh. 6, 426 (1889/90). — Tissier, Paul: Des paralysis laryngées syphilitiques. Ann. mal. Oreille 7, 370 (1890). — Tobold: Lehrbuch der Laryngoskopie und des lokaltherapeutischen Verfahrens bei Kehlkopfkrankheiten. Berlin: August Hirschwald 1863. — Traina, Salvatore: (a) Reperto di spirochete nel naso e nella laringe dei feti eredo luetici (Nota prelim.). Valsalva 1, H. 1, 24 (1925). Ref. Zbl. Hautkrkh. 18, 427 (1926). (b) Alterazioni isto-patologiche, in rapporto alla presenza di spirochete, nel naso e nella laringe di feti eredo luetici. Atti Clin. oto-ecc. iart. Univ. Roma 23, 255 (1925). Ref. Zbl. Hautkrkh. 21, 90 (1926). — Tropea-Mandalari: Note preliminari allo studie delle adenopatie tracheo bronchiali luetische infantili. Surg. etc. 42, Nr 3, 305 (1926). Ref. *Zbl. Hautkrkh. 69 (1926). — Tsetsuet, J., V. Totiade: Un cas de cicatrices viciennes desforses nasales, du pharynx, du larynx et paralysie de la corde vocale gauche. Arch. internat. Laryng. etc. 3, No 9, 1077 (1924). Ref. *Zbl. Hautkrkh. 8, 353. — Türck: (a) Z. Ges. Ärzte Wien. 24. März 1859. (b) Klinik der Krankheiten des Kehlkopfs und der Luftröhre. Wien: Wilhelm Braumüller 1866. — Turner: Siehe Eugen Fraenkel 1887.

Uchermann: Sitzg otolaryng. Ver. Christiania, 9. Febr. 1914. Zbl. Hautkrkh. 459 (1914). — Uchermann, V.: Die chirurgische Behandlung der laryngo-trachealen Stenosen. Arch. f. Laryng. 22, 361 (1909). — Uffenorde, W.: Die Behandlung der Fälle von Kehlkopf-Luftröhrenverengerung mit erschwerter Entfernung der Kanüle. Dtsch. med. Wschr. 1919, 460.

Vercollonius: De pudendorum morbis et de lue venerea. Joh. Arnold Langerak. Bataviae: Lugduni 1722. — Vierling: Syphilis der Trachea und der Bronchien. Dtsch. Arch. klin. Med. 21, 325 (1878). — Virchow: (a) Über die Natur der Konstitutionellsyphilitischen. Virchows Arch. 15, 217 (1858). (b) Die krankhaften Geschwülste. 20. Vorlesung, S. 392f. Berlin: August Hirschwald 1864/1865. — Virgili, Ugo: Beitrag zum Studium von tertiär luetischen Läsionen der Luftröhre. Ref. *Zbl. Hals- usw. Heilk. 13, 9 (1929). — Voigtel: Handbuch der pathologischen Anatomie. Bd. 2. Halle: Schwetschke u. Hemmerde 1804. — Voltolini: Die Anwendung der Galvanokaustik im Inneren des Kehlkopfs und Schlundes usw. Wien: Wilhelm Braumüller 1872. — Vossnessensky: Mischaffektion des Kehlkopfs. Moskauer oto-rhino-laryng. Ges., 21. Jan. 1925. *Zbl. Hautkrkh. 10, 177 (1927).

Wadsack: Zwei plötzliche Todesfälle infolge syphilitischer Bronchostenose. Charité Ann. 29, 211 (1905). — Wagner, E.: Das Syphilom. Arch. Heilk. 4, 221 u. 356 (1863). — Waller: Der syphilitische Krankheitsprozeß auf die Schleimhaut der Respirationsorgane. Prag. Vjschr. prakt. Heilk. 2, 110 (1848). — Weil, V. M.: Ulcera laryngis, ein Fall zur Diagnose. Demonstr. Wien. laryng. Ges., 5. Nov. 1929. — Weinstein, Jos.: Über die Bedeutung der Wassermannschen Syphilisreaktion für die Rhino-Laryngologie. Dtsch. med. Wschr. 1909, 1696. — Wertheim-Salomonsen: Abschnitt im Handbuch der Neurologie von Lewandowski. Teil 2, S. 51f. Berlin: Julius Springer 1911. — Wiedel: Über einen Fall von geschwürig zerfallenem Gummi im Kehlkopf usw. Inaug.-Diss. Berlin 1905. — Willigk, Arthur: Sektionsergebnisse an der Prager pathologisch-anatomischen Anstalt vom 1. Febr. 1854 bis Ende März 1854. Prag. Vjschr. prakt. Heilk. 2, 1 (1856). — Wolff: De lepra arabum. Virchows Arch. 26, 44 (1863). — Wurtz et Colbert: Sur un cas de syphilis tertiaire du larynx traité par le bismuth. Rev. de Laryng. etc. 45, H. 13, 436 (1924).

Zange: Über die Diagnose der syphilitischen Erkrankungen der oberen Luftwege. Med. Klin. 1910, Nr 29, 1127. — Zeissl, v.: Kehlkopfkrankheiten. In Eulenburgs Realenzyklopädie Bd. 23. Berlin u. Wien: Urban & Schwarzenberg 1900. — Zerbino, V.: Erkrankungen der oberen und tieferen Luftwege bei den kongenital Syphilitischen (span.). Ref. Zbl. Hautkrkh. 34, 239. — Ziemssen, v.: Die Syphilis des Kehlkopfs. Handbuch der speziellen Pathologie und Therapie, Bd. 4, 1. Hälfte, S. 381. Leipzig: F. C. W. Vogel 1876. — Zitowitsch: Ges. d. Hals-Nasen-Ohrenärzte Petersburg. Zbl. Hautkrkh. 1923, 273.

Die Syphilis der Lunge und des Mediastinum.

Von

ANTON LIEVEN-Aachen.

Mit 8 Abbildungen.

Syphilis der Lunge.

Historisches. Häufigkeit.

Schon kurze Zeit nach dem explosiven Auftreten der Syphilis in der neuen Welt ist von der syphilitischen Erkrankung der Lunge die Rede. PINTAR spricht bereits 1500 von den Apostemata in pulmone, qui faciunt cadere in phtisim und PETRUS MAYNARDUS, Professor der Medizin in Padua erwähnt 1527 die Phthisis pulmonalis auf luetischem Boden. Bei WITE und MARSCHALL, sowie bei J. NEUMANN und HOWARD finden sich ausführliche Zusammenstellungen über die frühe Literatur. AMBROISE PARÉ, BOERHAVE und MORGAGNI sprechen von Phthisis e lue venerea. BRAMBILLA (1777) diagnostizierte Lungensyphilis bei einem angeblich tuberkulösen Patienten, der die für einen Syphilitischen bestimmte Latwerge einnahm und genas! Immerhin bleibt die Literatur bis zu VIRCHOWS berühmter Arbeit über die Pneumonia alba (1858) spärlich, aber die darauffolgende Zeit löste eine Flut von Veröffentlichungen über beobachtete Fälle von Lungenlues aus, deren Wiedergabe sich nicht lohnt, denn die KOCH-sche Entdeckung des Tuberkelbacillus setzte ihr zunächst ein wohlverdientes Ende, da man einsah, daß fast Alles, was man der Lues zugeschrieben hatte, Tuberkulose gewesen war. Zunächst hörten alsdann die kasuistischen Mitteilungen fast ganz auf. Die Lungensyphilis galt als extrem selten; in England wurde sie sogar bis in die neuere Zeit von den Tuberkuloseärzten als nicht existierend vielfach abgelehnt (TYLECOTE).

Ein Umschwung trat erst wieder ein, als die Wa.R. die Begeisterung für positive Diagnosen steigerte und die Entwicklung der Röntgenuntersuchung eine Reihe von Entdeckern angeblich sicherer Luesröntgenbilder ihre Fahnen auf dem neuerforschten Gebiete der Lungensyphilis aufstecken ließ. Von ihnen wehen nur noch wenige. Nicht einmal über die Häufigkeit der Lungensyphilis ist man sich einig geworden. Bei den Klinikern und Röntgenologen ist die Syphilis der Lunge häufig, bei den pathologischen Anatomen selten! Fraglos verdienen, vorausgesetzt, daß Erfahrung und Sorgfalt der Untersuchung überall auf derselben Höhe stehen, die Angaben der Letzteren die höchste Beachtung. Wenden wir ihnen einen Blick zu.

Die neueren Angaben stammten zum größten Teile aus Amerika, weniger aus England. Sir JAMES FOWLER (1898) fand in sämtlichen medizinischen

Londoner Sammlungen nur 2 Präparate von Lungensyphilis, Clayton im Armeemuseum zu Washington kein einziges. W. Osler hatte bei 2500 obduzierten Fällen 12 (0,48%) mal, Downing unter 3000 Obduktionen niemals, Massia (Kopenhagen) auf 6000 untersuchte Leichen 2 (0,033%) mal eine Lungensyphilis diagnostiziert. Weitere Zahlen sind: Symmers auf 4480 Sektionen 12 (0,27%), Habliston und Mc Lane (Baltimore 1927) auf 2860 5 (0,18%), Funk (1923) unter 1200 4 (0,33%), Penna (1921) unter 80 2 (2,5%), Bericht des City Hospitals in Boston 1921 auf 4265 kein Fall, Howard aus dem pathol. Univ.-Institut in Jowa auf 720 7 (1%) Fälle von Lungensyphilis. Rembert (zitiert bei Cockerham) weist darauf hin, daß in den Vereinigten Staaten die Lungensyphilis besonders häufig bei der farbigen Bevölkerung beobachtet werde. Rössle gibt als Gesamtzahl seiner Beobachtungen im pathologischen Institut zu Jena die hohe Zahl von 25 an, ohne sie jedoch auf die Gesamtzahl der dort gemachten Autopsien zu beziehen.

Wenn auch die Zahlen einzelner Untersucher dem Durchschnitt gegenüber besonders hoch erscheinen, gewinnt man doch den Eindruck, daß die Syphilis der Lunge eine seltene Krankheit ist. Freilich darf man sich nicht dem verschließen, daß die anatomische Diagnose, wie Staehelin, Hamilton und Rössle hervorheben, äußerst schwierig, ja daß sie in vielen Fällen ohne mikroskopische Untersuchung überhaupt nicht zu stellen ist. Aber auch bei Berücksichtigung dieser Momente muß festgestellt werden, daß die Behauptungen mancher Internisten und vor allem Röntgenologen, daß die Lues der Lunge geradezu häufig sei, nicht ernst genommen werden dürfen. Wenn Letulle erklärt, daß sie ein täglich zu beobachtendes Bild in seiner Klinik sei, wenn gar Watkins unter 6500 Röntgenaufnahmen 172 Fälle von Lues pulmonum mit Sicherheit erkannt haben will, so widersprechen diese Angaben doch den pathologisch-anatomischen Erfahrungen in einer Weise, daß wir erst noch weitere, begründetere Arbeiten abwarten müssen, um einigermaßen über die Frequenz der Lungensyphilis orientiert zu werden. Ich habe in meiner Klientel unter 4800 Syphilitikern aller Stadien nur 2mal Lungensyphilis diagnostiziert und in den Aufzeichnungen des Irleschen Lichtinstitutes (Aachen), das jährlich zwischen 3—4000 Aufnahmen macht, aus 8 aufeinanderfolgenden Jahren keinen Befund eruieren können. Bisher steht die Menge der Publikationen über unser Thema in gar keinem Verhältnis zu der erreichten Aufklärung, und es wird systematischer Zusammenwirkung von Klinik, Röntgenologie und pathologischer Anatomie bedürfen, um einwandfreie Kriterien zur Erkennung des Krankheitsbildes zu bekommen. Die Vermehrung der Literatur durch kasuistische Mitteilungen, ohne daß diese durch wirklich im Einzelnen erschöpfende Tatsachen gestützt werden, erschwert lediglich das Zurechtfinden in dieser schwierigen Materie.

Weit entfernt bin ich aber davon, die Arbeit zu unterschätzen, welche bei uns besonders auf röntgenologischem Gebiete in letzter Zeit geleistet worden ist, noch weniger aber die Förderung der pathologisch-anatomischen Erkenntnis, welche wir Rössle, Kaufmann und vor allem den sorgfältigen Arbeiten französischer Forscher wie Sergent, Dalsace und Letulle und ihren Schülern verdanken.

Jedenfalls muß ich aber wie Schlesinger mich dahin aussprechen, daß die Lungensyphilis eine seltene Krankheit ist. Sie bleibt in der Praxis des beschäftigten Arztes ein seltenes klinisches Ereignis. Der Beweis für die Richtigkeit der Diagnose auf dem Seziertisch wird noch viel seltener erhoben.

Die sekundäre Syphilis der Lunge.

Während noch BEITZKE in ASCHOFFs Handbuch im Jahre 1913 die Ansicht aussprach, daß die Syphilis in der Lunge nur im tertiären Stadium vorkomme und HOMMA dies auf Grund der Erfahrungen der pathologischen Anatomen 12 Jahre später aufs Neue bestätigte, hält OSLER die irritative syphilitische Lungenlues für durchaus nicht selten. Auch TYLECOTE spricht sich in seiner zuletzt erschienenen Arbeit für das Vorkommen sekundärer Bronchitis mit syphilitischem Fieber als eines sicheren, wenn auch seltenen Symptoms der Frühsyphilis aus. ROTHSCHILDs, wenn auch etwas zaghaft, aufgestellte Behauptung, er habe schon während der ersten Inkubation Spirochäten und einen charakteristischen Röntgenbefund — strangförmige von hirsekorn- bis bohnengroße Schatten begleitete Zeichnung der Bronchien (oder Gefäße?) — gefunden, fand energischen Widerspruch seitens GROEDELs, NATHANs und DEUTSCHs. In der zweiten Inkubation konnte GROEDEL in seltenen Fällen (6mal) — „ „bohnen- bis höchstens markstückgroße weiche bis mittelharte Schatten", die stets in größerem Abstand von der Hilusgegend lokalisiert waren, nachweisen. Es handelt sich dabei offenbar um Teilnahme der Lungendrüsen an den allgemeinen reaktiven Vorgängen im Lymphsystem. GROEDEL schließt aus der Seltenheit dieses Befundes darauf, daß die Frühsyphilis der Lunge recht selten sein muß. ASSMANN äußert sich über die Frage wie folgt:

„Unter 20 selbst untersuchten Fällen habe ich in der Regel keine Drüsenschatten bemerkt. Nur in 2 Fällen waren erbsengroße bis bohnengroße Schatten sichtbar, die sich von Querschichten orthoröntgenograder Gefäße unterscheiden ließen, und andererseits zu wenig dicht waren, als daß sie auf Kalk- oder Kreideherde hätten bezogen werden können. Hier lagen also aller Wahrscheinlichkeit nach Drüsenschwellungen vor. Ob diese luetischer Natur waren, läßt sich natürlich nicht sicher sagen."

Die Angaben ORNSTEINs „von massenhaften kleinen, auch wohl etwas größeren oder konfluierenden, mäßig dichten Schattenflecken" sind bisher von anderer Seite nicht bestätigt worden. HAMILTON, GROEDEL, REUTERWALL, DEUTSCH, SCHRÖDER, LYON und C. PATIÑA MAYER haben ebensowenig ein typisches Bild der sekundären Lungensyphilis aufstellen können. SCHRÖDER glaubt zwar eine gewisse Disposition der Frühluetiker, die nach CITRON bei schlecht genährten Alkoholikern und Tuberkulösen in vermehrtem Maße vorhanden ist, zu Bronchialkatarrhen beobachtet zu haben, kann aber einen Unterschied derselben von einfacher katarrhalischer Bronchitis nicht finden. FUNK will, was ebenfalls von Niemanden vor- oder nachher wieder gesehen worden ist, häufig einen spezifischen frühluetischen Katarrh der Lungenspitzen gesehen haben. Eine Einzelbeobachtung ist ebenfalls das Auftreten von Bronchopneumonie nach eben abgeklungenem Exanthem geblieben, das H. SCHLESINGER verfolgen konnte. SCHLESINGER ist geneigt, diesen Fall als spezifisch anzusprechen, weil er vom Bilde der gewöhnlichen katarrhalischen Pneumonie dadurch abwich, daß das Fieber mit bedeutenden Morgenremissionen verlief, kaum Leukocytose bestand, daß die Chloride im Harn nicht vermindert waren, und daß der Prozeß 3mal an derselben Stelle rezidivierte und jedesmal unter spezifischer Therapie auffallend schnell heilte. Er läßt aber selbst den Einwand gelten, daß es sich um eine nichtspezifische, pneumonische Infiltration um ein syphilitisches Produkt herum hätte handeln können.

Ich habe in meiner 38jährigen Praxis unter Tausenden von Fällen frischer Syphilis niemals ein Bild gesehen, das mir den Verdacht auf eine sekundäre luetische Affektion der Bronchien nahegelegt hätte. Ich glaube auf meine negative Beobachtung um so mehr Wert legen zu dürfen, weil mein Material zum großen Teil aus Syphilis der oberen Luftwege zusammen gesetzt gewesen ist.

Im Gegensatz hierzu kann ich die Angaben der älteren (Lancereaux, Widal, Chantemesse, Pretorius) und neueren (Cumston, Gaté und Barral, Schlesinger) Autoren über die relative Häufigkeit einer Pleuraentzündung im Frühstadium der Lues vollauf bestätigen. Auch Bruns-Ewig nehmen eine mit dem Auftreten des Exanthems entstehende sekundär-syphilitische Entzündung der Pleura an (Pleurésie roséolique der Franzosen), welche zu einer meist trockenen, gelegentlich mit mäßiger Exsudation einhergehenden, doppelseitigen Pleuritis führt. Chantemesse und Widal, sowie Cumston betonen als pathognomonisch den „latenten Charakter" des Exsudates, die Doppelseitigkeit der Affektion und das Versagen der Meerschweinchenimpfung. Nach Reuterwall finden sich im Exsudat auffallend viele Eosinophile. Sonst wird immer nur der starke Lymphocytengehalt betont (Kolovič u. a.). In dem serösen, selten blutig gefärbten Exsudat sind Spirochäten bisher nicht gefunden worden.

In der Mehrzahl der Fälle bleibt es bei einer trockenen, meist nicht sehr akuten, rudimentären Form. Die Patienten klagen neben ihren sonstigen Beschwerden, wie man sie um die Zeit des Ausbruches des Exanthems gewöhnt ist, über besonders lästige Rückenschmerzen, welchen wohl selten besondere Aufmerksamkeit geschenkt wird, da sie ja mit der gegen die Allgemeinerkrankung eingeleiteten Therapie schnell verschwinden. So kommt der Arzt nur selten dazu, das von mir öfters festgestellte pleuritische Reiben noch zu hören. Wird infolge Mangels anderer spezifischer Erscheinungen die Diagnose einer syphilitischen exsudativen Pleuritis nicht gestellt und die Punktion ohne gleichzeitige Allgemeinbehandlung vorgenommen, so ist man erstaunt, in wie kurzer Zeit das Exsudat sich immer wieder erneuert.

Unter den gleichzeitigen sekundären Symptomen ist von Gaté unverhältnismäßig oft das Auftreten frühsyphilitischer Gelenkentzündungen konstatiert worden.

Die *Diagnose* der sekundären Lungen- und Pleurasyphilis kann nach allem wohl kaum jemals mit Sicherheit gestellt werden. Sie wird sich höchstens auf Feststellung einer kurz vorher aufgetretenen Infektion, sowie etwa gleichzeitiger Anwesenheit sekundärer Lues an anderen Organen stützen können. Schnelle Besserung der verdächtigen Bronchitis oder Resorption eines Exsudates unter spezifischer Therapie wird die Annahme einer Syphilis stützen, besonders wenn dasselbe Exsudat längere Zeit bestanden und sich nach der Punktion schnell wieder erneuert hat. Die im Exsudat stärker als im Blutserum ausgeprägte positive Wa.R. erscheint mir der alleinige sichere Beweis für Lues der Pleura. Bei Bewertung eines positiven Erfolges der antisyphilitischen Therapie ist die Inrechnungstellung der der Frühsyphilis eigenen spontanen Heilungsbestrebung nicht zu vergessen. Andererseits ist ein Fall von Kolovič beschrieben worden (1929), bei dem die spezifische Behandlung so lange versagte, bis vier Neosalvarsaninjektionen (0,3—0,45—0,6—0,6) in die Pleurahöhle gemacht wurden. Die Allgemeinbehandlung hatte wohl die Blutserumreaktionen negativ machen können, aber der +-Exsudat-Wa. schlug erst um und das Exsudat wurde erst resorbiert, als die intrapleurale Behandlung eingeleitet wurde.

Meist müssen wir uns mit der Diagnose: „Pleuritis bei einem Frühsyphilitischen" mit mehr oder weniger Verdacht auf syphilitische Ätiologie begnügen. Noch unsicherer werden wir, wenn wir den Angaben Courcoux' und Lelongs glauben dürfen, die jede „sekundäre Pleuritis" als Aufflackern tuberkulöser Prozesse durch die hinzugekommene Lues ansehen wollen. Doch darüber mehr an anderer Stelle (S. 796).

Tertiäre und kongenitale Lungensyphilis.
Klinische Erscheinungen und Verlauf.

Bei der großen Unsicherheit, welche heute noch über das Gebiet der Lungen-syphilis herrscht, war es gegeben, daß ich mich in diesem Abschnitt besonders davor hüten mußte, durch Wiedergabe von Ansichten und Klassifikations-bestrebungen, welche lediglich auf Einzelbeobachtungen beruhen oder allzusehr der wissenschaftlichen Begründung entbehren, die Darstellung in ihrer Über-sichtlichkeit zu stören. Ich habe mich deshalb bei der Einteilung des Stoffes an die markantesten Typen gehalten in der Überzeugung, daß alles bisher Bekannte entweder bei ihnen direkt untergebracht oder als Mischformen derselben ange-sehen werden kann und muß. Wenn ich die kongenitale Syphilis mit der er-worbenen in einem Zuge abhandle, so war für mich der Gesichtspunkt maß-gebend, daß die kongenitale Lues, außer der Pneumonia alba, welche ja eine Affektion des Neugeborenen κατ' ἐξοχήν darstellt, auch schon früher gut be-kannt war, im späteren Leben in derselben Weise wie die erworbene Syphilis die Lungen befällt.

Ich trenne daher die klinischen Formen, von denen die ersten beiden sich häufig, die dritte gelegentlich mit der ersten in derselben Lunge finden, in 1. die gummöskavernöse Form, 2. die interstitielle-bronchiektatische chroni-sche Pneumonie, 3. die diffuse lobäre Infiltration (Pneumonia alba).

Den Vorschlag GROEDELs, noch ein besonderes klinisches Bild als „kompli-zierende cirrhotische Form" aufzustellen, halte ich bei der Häufigkeit cirrho-tischer Prozesse im Verlauf unseres Leidens zwar für verführerisch, doch sind der Komplikationen so viele, daß ich bei Beschreitung des Weges, neue Grund-formen zu proklamieren, mich in Unübersichtlichkeit zu verlieren fürchte und es deshalb vorziehe, diese Dinge durch Anhängen eines Adjektivs an die obige Einteilung auszudrücken, d. h. sie im Einzelfalle nach Bedürfnis zu erläutern. Die tertiäre Syphilis der Lunge gehört wie die Lues der großen Blutgefäße zu den späten Manifestationen, wenn auch gelegentliche Ausnahmen beobachtet werden; dies gilt besonders für die chronisch interstitielle Form. MUNRO sah Lungenlues 2mal je $3^1/_2$ und 11 Jahre, 2 weitere Fälle 20 Jahre nach der Infektion auftreten. Der zeitliche Abstand betrug in je einem Falle bei BESANÇON 22, H. SCHITZLER 7, SCHERESCHEWSKY 21, FÖRSTER etwa 40, bei GRASHEY und SÉDAILLAN 12 bzw. 9 und schließlich in 11 von KARSHNER gesammelten Fällen im Mittel 11 Jahre. In KARSHNERs Zusammenstellung war der jüngste Patient 2, der älteste 70 Jahre alt. WINDHOLZ berichtet über einen Fall bei einem 73jährigen. TYLOCOTEs männliche Patienten waren, im Durchschnitt berechnet, 50 und seine weiblichen 47 Jahre alt. Aus der Literatur der letzten 2 Jahre habe ich aus 13 gut beobachteten Fällen (LANDSBERG, ORSZÁGH, ANTON FISCHER, GATÉ und ROUSSET, J. DÉCHAUME, E. BENDA, GRASREINER, CASTEL-LANO und ORGAZ, GATÉ, GARDÈRE, BOSSONET und P. MICHEL, GATÉ, J. GARDÈRE und ROUSSET, WINDHOLZ, GATÉ-DÉCHAUME-GARDÈRE) als die mittlere zwischen Infektion und Eintritt in die Behandlung verstrichene Zeit 18,6 Jahre berechnet. Der früheste Fall war 1 Jahr, der späteste 52 Jahre post infectionem beobachtet worden.

Die gummös-ulceröse oder kavernöse Form befällt alle Teile der Lunge mit Ausnahme der Spitzen — auch wenn der übrige Teil des Oberlappens ergriffen ist — gleich gerne. Solange der Prozeß, der fast immer gleichseitig bleibt, nicht zur Einschmelzung gelangt ist, solange er keine durch besondere Lokalisation bedingten Kompressionserscheinungen macht, so lange pflegen die subjektiven Beschwerden gering zu sein. Manchmal beschränken sie sich auf ein nicht besonders lästiges Hüsteln. Aus diesem Grunde fehlt es auch an verläßlichen

Angaben über die Zeit, welche das Gumma durchschnittlich bis zu seinem natürlichen Endstadium der fibrösen Metamorphose, in selteneren Fällen der zentralen Erweichung, braucht. Markante Symptome werden erst durch Verlegung eines großen Bronchus hervorgerufen, wie im Falle Swobodas, wo durch ein kindskopfgroßes Gumma schwere Dyspnoe mit Zurückbleiben der Atmung auf der befallenen Seite erzeugt wurde. Ähnliche Beobachtungen stammen von E. Kaufmann, Elisalde, Ritter, Dietlen und Starlinger. Ein enormes, 16—13 cm großes Gumma einer Lunge erzeugte in einem von Pallasse und Chanaleilles beobachteten Falle heftige Schmerzen in Hals- und Brustwirbelsäule, so daß bis zum Tode an Tuberkulose derselben mit kaltem Abszeß gedacht worden war. Sputum ist im Anfang kaum vorhanden. Dies ändert sich, wenn das gummöse Gewebe, was allerdings selten eintritt, erweicht und es zu richtiger Kavernenbildung (Phthisis luetica cavernosa) kommt. Der Auswurf wird dann als massenhaft, fetid und enthält abgestoßene Gewebsfetzen. Ein erweichtes wandständiges Gumma kann zu der seltenen Komplikation eines Pneumothorax führen (Sédaillan). Der Erweichung des gummösen Herdes gehen zuweilen heftige Schmerzen voraus. Groedel macht ferner auf pleuritische Exsudate aufmerksam, die das Krankheitsbild ernst gestalten können.

Der perkutorische und auscultatorische Befund hat begreiflicherweise nichts für den spezifischen Charakter der Erkrankung Beweisendes. Spirochäten sind bisher im Auswurf nicht nachgewiesen worden. Das Krankheitsbild wird daher meist für Tuberkulose gehalten. Doch darüber mehr im Abschnitt über Diagnose. Zu derselben Verwechslung gibt auch die zweite Metamorphose der gummösen Herde, die Schwielenbildung Veranlassung, welche ihrerseits bronchiektatische Prozesse mit Kavernensymptomen hervorzurufen geeignet ist.

Die einzigen autoptisch belegten Röntgenbefunde stammen von Deutsch, Grashey, Gähwyler und Lossen sowie von Pallasse und Chanaleilles. Sie geben kompakte, meist scharf abgesetzte Schatten wieder, im Falle Lossens mit zentraler Aufhellung (erweichtes Gumma). Die von Gähwyler post mortem gefundenen derben, unregelmäßigen und eckigen Knoten waren auf der Platte als pflastersteinartige, eckige Schatten sichtbar. Die von Krause, Beltz, Fischer, Jacob und Lubich sowie von Sergent und Benda gesehenen, nicht autoptisch belegten Bilder gleichen den erstgenannten Schatten.

Die Entwicklung der weitaus häufigeren chronischen interstitiellen Pneumonie ist nach Ansicht der erfahrensten Kliniker eine ungemein chronische und schleichende. Letulle und Dalsace betonen auf Grund ihrer anatomischen Studien, daß bei der visceralen Syphilis den klinischen Erscheinungen ein langdauerndes Stadium vorauszugehen pflegt, in welchem sich dem Arzte nur wenig von der stillen Zerstörungsarbeit des Prozesses zeigt.

Oft jahrelang bestehen lediglich die Erscheinungen einer chronischen, wenig Beschwerden machenden, meist fieberlosen Bronchitis; in einem Falle Cockerhams treten innerhalb 15 Jahren immer sich wiederholende Pleuritiden ohne Bacillen im Sputum auf. Die mehrfach von Elizalde beobachtete stürmische Entwicklung mit hohem Fieber ist nach unserem heutigen Wissen eher als ein bronchopneumonischer umschriebener Prozeß aufzufassen, der einer interkurrenten Mischinfektion auf dem Boden der schleichenden Bronchitis seine Entstehung verdankt. Barbosa beobachtete einen Fall, der nach einer Hämoptoe 10 Jahre lang unter Verkennung der Ätiologie als chronische Bronchitis behandelt und dann durch spezifische Therapie geheilt wurde. In 2 Fällen Cockerhams hatte die „chronische Bronchitis" 15 und 20 Jahre lang bestanden, ehe sie als Lues erkannt und durch die Behandlung geheilt bzw. gebessert werden konnte.

Husten kann 10, ja 15 Jahre lang die einzige Beschwerde bleiben (GATÉ und GARDÈRE, FÖRSTER, GAUTIER, SERGENT und DURAND). Erst im späteren Verlauf ist Sputum zu erhalten, das oft erst nach Jahren schleimig-eitrig wird und dann ziemlich häufig (u. a. CÂRSTEA, D. NEAGU und VÂLCEANU) anfallsweise Blutbeimengung, sonst aber keine Besonderheiten aufweist. Weiterhin stellte sich in vielen gutbeobachteten Fällen Hämoptoe ein (BURELL, MUNRO, BROWN, TUSINSKY, BRYEE und PATTERSON, PLATOWSKIJ und TINKER), die nach TYLECOTE allerdings selten gefahrdrohend wird. EINIS sah unter 5 Fällen keinen ohne Hämoptoe. Das Sputum hat in keinem Stadium etwas Charakteristisches, insbesondere fehlen Spirochäten. Solche Kranke werden oft immer wieder in eine Lungenheilanstalt geschickt, ohne daß hier irgendeine Besserung erzielt wird.

Blutungen wurden von NAVARRO und RERETERVIDE beobachtet, ohne daß sich post mortem ein spezifischer Herd nachweisen ließ, der nach seinem Charakter dafür verantwortlich gemacht werden konnte. Sie meinen, daß es sich hier lediglich um kongestive durch den Zustand der Hilusgegend veranlaßte Zustände handelte.

Erst nach längerem Bestehen treten meist subfebrile Temperaturen auf, wie von vielen Seiten als besonders auffallend mitgeteilt wird.

Mit der Ausbildung von Verdichtungsherden, welche in der überwiegenden Mehrzahl der Fälle ihren Sitz in den Unterlappen, besonders dem rechten, und in der rechten Hilusgegend haben, wird der Patient langsam immer mehr dyspnoisch. Nicht selten geht dann die Krankheit unter dem Namen Asthma lange Zeit, ja jahrelang (DARRÉ und ALBOT), unbehandelt weiter (CORDIER und CLAUDE, BESANÇON), bis die Atemnot so hohe Grade erreicht, daß Patient zu jeder Beschäftigung unfähig wird (PARKES WEBER, MARANON, FÖRSTER, KOESTER, DARRÉ und ALBOT).

Der physikalische Befund unterscheidet sich in keiner Weise von dem bei Verdichtungen anderer Ätiologie zu erhebenden. Auffallend ist jedoch, daß selbst bei perkutorisch und röntgenologisch nachweisbarer Verdichtung lange Zeit nur abgeschwächtes Vesiculäratmen und geringe bronchitische Geräusche bei Fehlen von Rasseln besonders häufig in charakteristischer Weise gehört werden. Die Wa.R. ist fast immer positiv.

Mit dem Zunehmen der Schrumpfungsprozesse treten die Erscheinungen der von seiten der nun durch Zugwirkung oder durch Druck auf größere Bronchien hervorgerufenen Bronchiektasien in den Vordergrund. Der Auswurf wird massig, übelriechend, in bedeutender Menge „maulvoll" expektoriert und zeigt im Glase die bekannte Dreischichtung. Neben den Ektasien, die, wenn groß genug, auch auscultatorisch Kavernensymptome geben, hört man Rasseln und Giemen. Das weithin komprimierte atmende Gewebe gibt Veranlassung zu extremster Atemnot und das Krankheitsbild wird durch schwerste Beeinträchtigung des kleinen Kreislaufes sehr bedrohlich. Gleichmäßig sich schwielig kontrahierende größere Lungenabschnitte führen ferner die bekannten Erscheinungen der Lungenschrumpfung herbei. Die Intercostalräume werden enger, der Thorax in seinem Umfang geringer und starr, die Organe des Mediastinums verlagert und das mit der Lunge verwachsene Zwerchfell zeltförmig emporgezerrt. Dieses terminale Stadium wird allerdings nur selten beobachtet. Im allgemeinen bleibt auch bei langem Bestande der Lungensyphilis trotz dauernder Temperaturen und selbst im Stadium reichlicher Nachtschweiße das Allgemeinbefinden immer noch, besonders im Vergleich zur Tuberkulose, auffallend gut (EGDAHL, RITTER, MUNRO, SCHWERMANN, SHIMMIE, BRANDT).

In allerletzter Zeit versuchen Favre und Contamin, J. Déchaume, sowie Gaté, Déchaume und H. Gardère, welche sich auf vier einschlägige Beobachtungen stützen, das klinische Bild der akuten „Miliargummatose" aufzustellen. Diese Erkrankung verläuft in kurzer Zeit tödlich und ist in allen Fällen der Abschluß einer jahrzehntelangen chronischen Lungenlues gewesen. Sie wurde je zweimal nach kongenitaler und nach erworbener Syphilis von ihnen gesehen. Der klinische Verlauf gleicht in allem einer Miliartuberkulose und bereitet so der Diagnose die größten Schwierigkeiten. Der Zustand ist von Anfang an ein schwerer: Unter starker Cyanose und zunehmender Dyspnoe, Fieber bis 39,5⁰ erliegen die Kranken nach 1—2 Wochen ihrem Leiden. Die Krankheit stellt — und darauf legen die genannten Forscher den größten Wert — stets das Ende eines bereits seit Jahren bestehenden syphilitischen Prozesses in der Lunge selbst dar im Gegensatz zur Miliartuberkulose der Lunge, bei welcher die Lunge selbst kaum in der Krankengeschichte hervorgetreten zu sein braucht.

Die relativ häufige Komplikation des Nebeneinanderauftretens von Syphilis und Tuberkulose macht selten Erscheinungen von besonderer Eigenart. Auftreten von Tuberkelbacillen im Sputum, Lungenspitzenprozesse neben dem geschilderten chronisch-bronchitischen langdauernden Anfangsverlauf weisen auf Symbiose von Treponemen und Tuberkelbacillen hin. Außerdem scheint im allgemeinen die gleichzeitige Anwesenheit beider Infektionen die Tuberkulose im sklerosierenden Sinne zu beeinflussen (Sergent, Letulle). In dem Abschnitt über die Beziehungen der Syphilis zu anderen Lungenkrankheiten soll auf diese Dinge noch eingehend zurückgekommen werden.

Kein Symptom des bisher beschriebenen Krankheitsbildes — das muß ausdrücklich festgestellt werden — hat an sich etwas für die chronisch-interstitielle Lungensyphilis Beweisendes. Jede der genannten Erscheinungen ist mehreren Lungenprozessen eigen und daher nur mit Vorsicht zur Deutung des Falles zu verwerten. Hier hat uns die Röntgenforschung ein gutes Stück weitergebracht. Sind auch der anatomisch bestätigten Röntgenbefunde nur wenige, so ist doch die Zahl der klinisch mit großer Wahrscheinlichkeit richtiger Diagnosestellung kontrollierten Beobachtungen schon recht erheblich.

Die häufige starke Beteiligung der Hilusgegend erzeugt nach Lossen, Fiorentini, Grispunt folgendes Bild: „Besenförmige, dichte, netzartige, oft dreieckig mit der Basis dem Hilus aufsitzende Schatten, die von verbreiterten und verstärkten Hilusschatten zur Lungenperipherie oder zwerchfellwärts ziehen, ohne sonstige Herdbildung im übrigen Lungengewebe" (Abb. 3 u. 4). Dieses Röntgenbild wird in der jüngeren Literatur immer wieder beschrieben oder abgebildet, zuletzt von Cârstea, Neagu und Vâlceanu. Bei stärkerer Teilnahme des Lungenstützgewebes erhalten wir eine feine Marmorierung, netzförmige Zeichnung (Lindwall, Tillgren, Deutsch, Assmann, Schilling), manchmal ein geradezu schönes spitzenartiges Bild (Elliot) (Abb. 5). Die größere Lungenabschnitte befallende Sklerose des Bronchialbaumes, der ja unter normalen Verhältnissen nicht hervortritt, zeichnet sich in markanten Verästelungen bis zu einer solchen Stärke ab, wie sie bei keiner anderen Lungenaffektion, besonders nicht bei Tuberkulose, gefunden wird (Sergent und Benda, Golden, Letulle, Gantenberg). In Hilusnähe erscheint dabei durch die Darstellung der Querschnitte der stärkeren Bronchien gelegentlich die wabenförmige Anordnung des „Wespennestes" (Letulle). Nach intrabronchialer Injektion von Lipojodol (Azoulay) oder Jodipin (Sterlinger) erscheinen ferner auf der Platte nicht nur die größeren Bronchiektasien, sondern ausgedehnte Bezirke zylindrisch erweiterter oder spindel- bzw. säckchenförmiger, ampullenartiger Ektasien mittlerer und kleiner Bronchien, welche denselben ein moneliformes Aussehen geben. Bonnamour, Doubrow und Bouysset erlebten übrigens bei dieser Methode einen Todesfall: Die erschlafften, zylindrisch dilatierten Bronchien vermochten das Lipojodol nicht zu eliminieren, wodurch es zu einer tödlich endenden Pneumonie kam. Luftleer gewordenen Lungenpartien im Stadium der chronischen Pneumonie mit Hepatisation entsprechen schließlich massive Schatten, die vom Hilus bis zur Brustwand reichen können. Die Pleuritis syphilitica erzeugt keine irgendwie als charakteristisch anzusprechenden Bilder (SCHILLING).

Wenn man auch hier wieder zugeben muß, daß jeder dieser Befunde auch von anderen Lungenkrankheiten hervorgerufen werden kann, so reichen im Einzelfalle Besonderheiten, wie Lokalisation, Hervortreten bestimmter Gewebe in einem sonst seltenen Maße, neben den anderen klinischen Erscheinungen doch aus, den Fall als stark auf Syphilis verdächtig anzusehen und die therapeutischen Konsequenzen zu ziehen. Auf Grund des therapeutischen Versuches sind dann auch im wesentlichen die geschilderten Röntgenbefunde zu ihrer Anerkennung gelangt (CHAOUL und STERLIN, FREUND, WATKIN, GROEDEL, RIEDER, SCHWERMANN, GRASHEY, DEUTSCH, DOUGLAS, GATÉ und GARDÈRE, SCHILLING, CAPELLI).

AYERZA und ARRILAGA stellten 1924 das Bild der elektiven syphilitischen Erkrankung des arteriellen Gefäßbaumes der Lunge auf. Das am meisten ins Auge fallende Symptom ist die dunkle, cyanotische Gesichtsfarbe der Kranken, für welche die Autoren die Bezeichnung Cardiaques noirs, ,,schwarze Herzkranke" prägten. In der allerletzten Zeit ist die Klinik und pathologische Anatomie dieser Form von LAUBRY und THOMAS, TARDIEU und NATIVELLE, CAUSSADE und TARDIEU sowie von HARE und ROSS und von KONSTAM ausführlich beschrieben worden. In fast allen Fällen fand sich gleichzeitig Mitralstenose. Dem Leiden fehlt die lange Entwicklungsperiode der syphilitischen Bronchitis. Auch im weiteren Verlauf bleibt nennenswerte Expektoration aus. Dagegen steht von Anfang an hochgradige Dyspnoe, Kopfschmerzen und eine unüberwindliche Schlafsucht im Vordergrund. Das Leiden reagiert auf keines der üblichen Herzmittel und führt unter abundanten Blutungen innerhalb weniger Jahre und zum Schluß auftretenden Erscheinungen des insuffizienten rechten Herzens zum Tode. Vom Eintritt der Dunkelfärbung bis zum Exitus dauert es meist nicht länger als 2—5 Jahre (KONSTAM). Das Krankheitsbild ist gegenüber den anderen Formen der Lungensyphilis jedenfalls äußerst selten.

Die klinischen Erscheinungen der kongenitalen Syphilis, soweit es sich um gummöse oder chronisch-interstitielle Prozesse handelt, unterscheiden sich nicht von denen der erworbenen Lungenlues. Daß schon frühzeitig Erscheinungen einer chronischen Bronchitis mit ausgesprochen asthmatischen Beschwerden auftreten, wird von DEUTSCH, DE JONG, LESTOQUOY, vor allem aber in der großen Arbeit von NAVARRO und BERETERVIDE betont. Sie tritt zuweilen schon in den ersten Lebensmonaten auf und führt im Laufe der Zeit zu Bronchiektasien, welche, sich durch die ganze Kindheit hinziehend, das Kind in hohem Maße durch das Auftreten interkurrierender Pneumonien gefährden. NAVARRO und BERETERVIDE fanden bei solchen Kindern häufig spezifische Lungenblutungen, hervorgerufen durch Schwellung der Hilusdrüsen und dadurch bedingte kongestive Zustände des benachbarten Lungengewebes. Mit Beseitigung dieser Drüsenschwellungen hörten alsbald die Blutungen auf. Unter dem Bilde einer akuten Miliartuberkulose verliefen einige kongenitale Fälle, welche von FAVRE und CONTAMIN, MAURIQUAND, BERNHEIM, SÉDAILLAN bei jungen Menschen im 2. Lebensdezennium beobachtet worden sind. Sie wiesen miliare Gummen in ungeheuren Mengen bei der Sektion auf. Es war bei diesen Kranken festzustellen, daß sie Jahre hindurch Huster gewesen waren, vielfach auch leichte Lungenblutungen gehabt hatten. Sie gingen ausnahmslos unter den Anzeichen schwerster Zirkulationsstörungen im kleinen Kreislauf, Dyspnoe und Cyanose innerhalb weniger Tage oder Wochen zugrunde. Das bevorzugte Alter für die chronisch diffuse kongenitale Lungensyphilis liegt zwischen dem 10. und 20. Lebensjahr.

Ungemein selten ist die Pneumonia alba geworden. Zur Zeit VIRCHOWS wurde von allen Autoren noch auf ihre Häufigkeit hingewiesen. Der Säugling wird mit dem vollentwickelten Bilde geboren oder sie entsteht in den ersten Lebenstagen. Die Kinder sind hochgradig cyanotisch und im Vordergrunde steht eine außerordentlich starke Dyspnoe. Das Leiden ist mit der Fortdauer des Lebens nicht verträglich. Außer den genannten Symptomen, den Anzeichen einer starken Verdichtung des Lungengewebes, bestehen fast immer Erscheinungen an der Haut, an den Epiphysen der langen Knochen, an Leber und Milz, welch letztere Organe hochgradig geschwollen sind. Im Blute sowohl wie in dem Exanthem sind massenhaft Spirochäten nachzuweisen.

Die Klinik der Lungensyphilis kann ohne Würdigung der sie mannigfach komplizierenden Teilnahme der Pleura nicht verstanden werden; dies gilt um so mehr, als die Spätsyphilis des Brustfelles beinahe stets von spezifischen Lungenprozessen ausgelöst wird. Da die Lungenbeschwerden fast immer im Vordergrunde stehen, so ist es begreiflich, daß viele Fälle, in denen der Prozeß torpide verläuft und vor allem, wenn kein größeres Exsudat auftritt, unbemerkt unter der entsprechenden Therapie verlaufen. Leicht zu übersehen ist das nach französischen Autoren nicht seltene Auftreten einfacher, nicht spezifischer Reizung, die lediglich dem Vorhandensein entzündlicher syphilitischer Prozesse im benachbarten Lungengewebe ihre Entstehung verdankt.

Ob es sich nun um adhäsive, seröse oder gummös infiltrierende Pleuritis handelt, stets entbehren die subjektiven Erscheinungen und der objektive, physikalische Befund besonderer für Syphilis pathognomonischer Charaktere. Bei der trockenen Form ist mäßiges Fieber verzeichnet worden (H. SCHLESINGER). Die Atemnot und Schmerzhaftigkeit ist vielleicht weniger ausgeprägt, wie bei anderen Pleuritiden. Nur GATÉ und GARDÈRE stellen sie auf Grund dreier von ihnen beobachteter Fälle in den Vordergrund. BALZER und STORT VON GENDERN machten gleiche einschlägige Beobachtungen. Pleuritisches Reiben wird von denselben Autoren registriert und H. SCHLESINGER konnte bei einem Falle von sicherer Lebersyphilis Knarren über der rechten Lungenbasis feststellen.

Pleuritische Exsudate, die mit einiger Sicherheit auf Lues zurückgeführt werden können, sind nicht häufig. So hat RITTER bei seinem großen Material nie einen klinisch beobachteten Fall gesehen. Das von H. SCHLESINGER in mehreren „suspekten" Fällen gefundene Exsudat war sanguinolent oder serosanguinolent.

Vor einigen Monaten wurde von ORSZÀGH ein Fall von *Pleuritis mediastinalis syphilitica* veröffentlicht, der auf Grund des Röntgenbefundes und der allerdings überzeugenden Wirksamkeit der spezifischen Behandlung und Kontrolle des Röntgenbefundes nach derselben diagnostiziert wurde.

Beweisende Impfungen auf Affen (OETTINGER und MALLOT), sowie auf Kaninchen (SCHLESINGER) liegen bis heute nicht vor. SCHROEDER betont die Wichtigkeit einer evtl. im Exsudat stärker als im Blutserum nachweisbaren positiven Wa.R. Sehr beachtenswert erscheint mir der Vorschlag H. SCHLESINGERS, die Pleuraflüssigkeit auf die Anwesenheit von Lipoiden zu untersuchen, deren Hervortreten im Harn syphilitischer Nephrosen dazu auffordert, auch anderen Körperflüssigkeiten nach dieser Richtung Aufmerksamkeit zu schenken.

Die pathologisch-anatomisch gut studierten gummös schwieligen Prozesse in der Pleura, sowie die partiellen und totalen Adhäsionen haben bisher bezüglich der Möglichkeit, sie klinisch zu differenzieren, keine ihren spezifischen Charakter verratenden Besonderheiten erkennen lassen.

Die röntgenologischen Befunde faßt BERGERHOFF folgendermaßen zusammen: Je nach der topographischen Lage der verschiedenen spezifischen Pleuraveränderungen finden sich „streifen- und flächenförmige, homogene Verschattungen, Verstreichen der Phrenikocostalwinkel, zipflige Adhäsionen, Verziehung des Mediastinums, Interlobärstriche, oder, bei Ergüssen, die hierfür typischen Flüssigkeitsschatten.

Pathologische Anatomie.

Das Studium der durch die tertiäre Lungensyphilis hervorgerufenen pathologisch-anatomischen Veränderungen ist besonders im letzten Dezennium mehr als vorher betrieben worden. Vorzugsweise haben die Franzosen dies Gebiet zum Gegenstande zahlreicher Arbeiten gewählt und unsere Kenntnisse in erfreulicher Weise erweitert. Diese Arbeiten haben vor allem gezeigt, daß bereits die makroskopische Beurteilung der autoptischen Befunde bei der außerordentlichen Ähnlichkeit, welche die Produkte der Syphilis in der Lunge mit anderen Lungenveränderungen haben, auf recht bedeutende Schwierigkeiten stößt.

Von den beiden Hauptformen, wie sie RÖSSLE aufgestellt hat, der gummösen, grobknotigen und kavernösen, mit Schwielenbildung einhergehenden und der zweiten, interstitiell-indurativen und interstitiell-pneumonischen Abart setzt bereits die Erkennung der ersteren auf dem Seziertisch einen hohen Grad praktischer Erfahrung und kritischen Vorgehens voraus. Und doch macht gerade diese Form die schwersten und gröbsten Veränderungen (RÖSSLE). In der älteren Literatur — wegen Unkenntnis der heute als häufigstes Vorkommnis nachgewiesenen interstitiellen luetischen Prozesse — als Hauptmanifestation der Lungenlues angesehen, ist das Gumma tatsächlich äußerst selten Gegenstand autoptischer Untersuchung. Vielleicht liegt dieses daran, daß seine klinische Diagnose verhältnismäßig häufig gelingt und damit der letale Ausgang vermieden wird. Als Verhältniszahl für die Häufigkeit der gummösen Veränderungen gegenüber den diffusen dürfte die Beobachtung TUSINSKYs, der unter 19 Fällen von Lungensyphilis nur einmal ein Lungengumma sah, noch unter den allgemein gültigen Verhältnissen bleiben, hat doch GLOYNE im Viktoria Park Hospital für Krankheiten des Herzens und der Lungen in London in 17jähriger Praxis nicht einen einzigen Fall auf dem Seziertische gesehen.

Nach RÖSSLES und FIACCIS Angaben ist der Lieblingssitz des knotigen Gummas im oberen und unteren Lungenlappen, wobei die eigentliche Lungenspitze jedoch frei bleibt. Daß jedoch den gummös-schwieligen Prozessen keine so ausgesprochene Neigung für bestimmte Lungenabschnitte innewohnt, wie wir sie bei der zweiten Form noch kennen lernen werden, beweisen die Angaben SCHLESINGERs, WILES und MARSHALLs sowie LETULLEs, die von besonderer Vorliebe der Gummen für die Hilusgegend sprechen. WINDHOLZ konstatierte im rechten Mittellappen bei einem von ihm obduzierten, während des Lebens beobachteten Falle neben hämorrhagischen Infarkten mehrere grauweiße, auf der Schnittfläche homogene, erbsen- bis kirschgroße gummöse Knoten, welche bis an die Pleura heranrückten. Der gewöhnliche Verlauf des Gummas ist die fibroide Metamorphose der Neubildung, die Schwielenbildung. So kommt es, daß die Knoten fast ausnahmslos inmitten mehr oder weniger mächtiger, aus gummösem Gewebe hervorgegangener, bis fast 1 cm dicker (PALLASSE und CHANALEILLES) Schwielen gefunden werden, in denen von BESANÇON und JAKOB elastische Elemente nachgewiesen werden konnten. Bald

umgibt die perlmutterfarbene Schwiele einen gummösen Herd zwiebelschalen-
förmig, bald liegt dieser in dicken in das Lungenparenchym ausstrahlenden
Schwielensträngen. Kleine Gummen heilen häufig spontan mit sternförmiger
Narbe, die nur bei genauem Durchsuchen der Lunge gefunden wird. Weit
seltener als die Schrumpfung des Neoplasmas ist Erweichung, „Verkäsung",
desselben zu beobachten (v. Hansemann, Rössle, Schnitzler). Verkalkung
bleibt stets aus. Ornstein fand innerhalb des callösen aus gummösen Massen
resultierenden Gewebes kleine eingestreute, mörtelartige Massen enthaltende
Höhlen, Fiacci ebendort miliare Knötchen kleinzelliger Infiltration. Schnitzler
hält mit Tanaka, Rössle und Rösch das Vorkommen reichlicher Mengen
glatter Muskelfasern innerhalb der Bindegewebsmassen als charakteristisch für
den syphilitischen Charakter dieser Prozesse. Ob aus dem Gumma unter
Durchbruch in einen Bronchus eine Kaverne entstehen kann ist Schlesinger
noch zweifelhaft.

E. Kaufmann sah gleichfalls gummöse Wucherungen in der Lunge, im Gegensatz zur Tuberkulose, nur selten zu Zerfall und Höhlenbildung führen und
Ritter hat an seinem großen Material, dieses Ereignis überhaupt noch nicht
beobachtet. Wie immer bedingt die fibroide Metamorphose des spezifischen
Gewebes in ihrem weiteren Verlauf Schrumpfungsvorgänge, auf denen ganz
besonders die pathologische Dignität des ganzen Geschehens beruht, insofern
sie formverändernd und verstümmelnd auf ihre Nachbarschaft wirken. Dahin
gehören die Kompressionserscheinungen, welche sie auf die luftführenden
Lungenteile, insbesondere den Bronchialbaum ausüben, in dessen Lumen sie
auf dem Wege seiner ganzen Verästelung die schwersten Veränderungen hervorrufen, dahin gehören auch die mannigfachen Verlagerungen der benachbarten
Brustorgane durch den Narbenzug und die Verödung manchmal sehr ausgedehnter Partien des atmenden Gewebes. Subpleurale Knoten erzeugen das
Bild außerordentlich charakteristischer sternförmiger Narben in der Lungenwand, während diffuse gummöse Herde bei ihrer narbigen Entwicklung das
nicht minder charakteristische Bild der „gelappten Narbenlunge" (Pulmo-
lobatus syphiliticus) hervorrufen können (Pavlinoff, Schnitzler, Homma,
Hogenauer, L. Pick, Corten). Bei der Seltenheit der Lokalisation von Gummen
in den corticalen Pulmonalteilen ist dieses Vorkommnis jedoch außerordentlich
selten (Germain Sée, Rössle, Homma, Hogenauer, Schnitzler). Landsc-
berg fand in der internationalen Literatur im ganzen 10 „ausreichend
gekennzeichnete Fälle": Hiller (1882) 2 Fälle, Councilman (ref. bei Flockemann) 1 Fall, Greenfield (ibidem) 3 Fälle (1876), Brandenburg (1908)
1 Fall, Tanaka (1912) 2 Fälle und den bereits erwähnten Fall von Homma
und Hogenauer.

Beim Neugeborenen und beim Säugling kommt das Gumma der Lunge
ebenfalls vor, ist aber extrem selten. Bériel fand in der gesamten Literatur
nur 7—8 Fälle kongenitaler Gummen, denen Bonnet einen weiteren selbstbeobachteten, als den einzigen Fall, den er in 16jähriger Praxis sah, anzufügen
vermag. Zwei weitere autoptische Beobachtungen stammen von Kraus und
Berblinger bei einem 7 Tage bzw. 2 Monate altem Säugling. Außer den groben
Veränderungen sind sowohl bei kongenitaler als erworbener Syphilis miliare
Gummen gefunden worden (Baumgarten, Besançon und Jakob, Favre und
Contamin, Gaté, Déchaume und H. Gardère). Man hat sie in den hyper-
plastischen Septen außerhalb der Bronchien und Alveolen inmitten von
Wucherungen jungen gefäßreichen Bindegewebes beim Erwachsenen relativ
häufig, in seltenen Fällen aber auch beim Säugling gefunden (Letulle). Sie
sind stecknadelkopf- bis erbsengroß (Besançon und Jakob) und in ihrem
Zentrum oft verkäst (Favre und Contamin).

Die autoptische Diagnose wird wegen der außerordentlichen Ähnlichkeit, welche die geschilderten Prozesse mit anderen Lungenkrankheiten haben, nicht selten erhebliche Schwierigkeiten, besonders indurativen Zuständen bei Pneumokoniosen und vor allem tuberkulösen Prozessen gegenüber machen. Schon VIRCHOW wies auf diese Schwierigkeiten hin, die seitdem von einem so vorzüglichen Forscher wie WILLIAM OSLER, der die anatomischen Besonderheiten der pulmonalen Lues für sehr umstritten hält, von KOCH und SCHMORL und vor allem auch von RÖSSLE unterstrichen worden sind. LETULLE, DALSACE und RÖSSLE, die dem Lungengewebe dieselbe Neigung zur Erkrankung an Lues zuweisen wollen, wie sie dem Herzen, dem Gehirn und den Nieren eigen ist, äußern die Ansicht, daß sich viel zu viele Fälle durch Mangel an Sorgfalt bei der Untersuchung der Erkennung entzögen. Ein wichtiges Unterscheidungsmerkmal ist das Fehlen irgendwelcher Verkalkung, die bei unkomplizierter Lues so gut wie nie beobachtet wird (BEITZKE, v. HANSEMANN, RÖSSLE, FLOYD), sowie der Mangel anthrakotischer Färbung. Höchstens findet sich ein feiner dunkler Rand an der Innenfläche der die Gummen umgebenden fibrösen Schale. Eine Ausnahme scheint die Beobachtung einer tertiärluetischen, anthrakotischen Lunge von PAVIOT, CHEVALIER und REVOL darzustellen, welche eine anthrakotische syphilitische Pneumonie beobachteten. Hier zeigte sich jedoch, daß die Verfärbung als Hämosiderose aufzufassen war, entstanden durch Hämolyse infolge schwerer Lebersyphilis. FAVRE und CONTAMIN warnen davor, miliare Knötchen in der Lunge ohne weiteres als Miliartuberkulose zu betrachten und sich die genauere Untersuchung derselben zu schenken. In Wirklichkeit kann es sich hier um miliäre Gummen handeln, welche meist nur dann, wenn größere Gummen sie begleiten, richtig beurteilt werden. Sie stellen auf Grund zweier von ihnen beobachteter Fälle, denen sich DÉCHAUME mit zwei weiteren Beobachtungen angeschlossen hat, gemeinsam mit dem letzteren Autor das Bild der „syphilitischen Granulie der Lunge" auf, auf deren Klinik ich noch weiter hinten zurückkommen werde. Was diese Miliarsyphilis von der Miliartuberkulose unterscheidet, ist der Umstand, daß sie stets auf einer seit langem bestehenden Syphilis der Lunge entsteht, während die Tuberkulose durch Aussaat eines vielleicht minimalen primären Herdes die bis dahin mehr weniger intakte Lunge auf dem Blutwege erreicht. Das letale Ende wird aber bei einer noch so großen Menge der miliaren Gummen nicht durch diese, sondern durch akute Entzündung des durch die Gegenwart der unzähligen kleinen Herde gereizten atmenden Gewebes herbeigeführt, wie dies der kongestionierte Zustand der Lunge bei der Obduktion zeigt.

Besondere Aufmerksamkeit sollte stets das Verhalten von Leber, Aorta, Herzmuskeln und das der Milz finden. KARSHNER fand unter 120 obduzierten Luesfällen in nicht weniger als 40% Leberlues. Daneben soll nicht vergessen werden, daß noch Fälle übrig bleiben, in denen die anatomische Diagnose besonders gegenüber Lungentuberkulose nur gestellt werden kann, wenn außer dem gesamten Obduktionsbefunde noch die Anamnese und der Ausfall der Wa.R. zu Hilfe genommen wird (BERBLINGER, CITRON). Der Spirochätennachweis ist nur mit größtem Vorbehalt als anerkanntes diagnostisches Mittel zu verwerten, da doch die Möglichkeit der Infektion mit den verschiedensten Spirochäten, besonders von der Mundhöhle aus gegeben ist. LETULLE, DALSACE, FÖRSTER, JAKOBAEUS, SCHWERMANN und BERBLINGER bekennen ausdrücklich, daß ihnen dieser Nachweis gegenüber den Beobachtungen „glücklicherer" Amerikaner (WARTHIN) nicht gelungen sei. Die Methode zu ihrer Färbung im Gehirn ist hier nicht anwendbar (RÖSSLE). WINDHOLZ berichtete freilich unlängst, daß er mit Färbung nach LEVADITI im syphilitischen Gewebe in der Lunge feine Körnchen gefunden habe, von denen er meint, daß sie ihren Ursprung vielleicht zerfallenen Spirochäten verdankten.

Jedenfalls muß weitgehendst der Versuch gemacht werden, die Diagnose auch durch die mikroskopische Untersuchung zu vervollkommnen. Nach LUBARSCH bestehen die Unterschiede zwischen den Gummen und den hier fast allein differentialdiagnostisch in Betracht kommenden tuberkulösen Veränderungen darin, daß im gummösen Gewebe die epithelioiden vor den kleinen Granulationszellen zurücktreten und die in den Gummen reichlich vorhandenen Fibroblasten und Bindegewebsfasern im Tuberkel nur spärlich und ausnahmsweise zu finden sind. Die in den Gummen sich einstellende diffuse Verkäsung tritt hier im Stadium der bindegewebigen Metamorphose, beim Tuberkel dagegen vorher auf. „Bei Anwendung der spezifischen Färbung auf elastische Fasern entpuppen sich oft scheinbare typische Tuberkel in der Umgebung diffuser Verkäsungen als verschlossene Blutgefäße, in deren Wandung riesenzellenhaltiges Granulationsgewebe sich entwickelt hat und erweisen sich dadurch als syphilitische Produkte, die überhaupt noch oft gefäßhaltig sind". MAC CALLUM meint allerdings dazu, daß das mikroskopische Bild des Gumma, nachdem in ihm der Befund von Riesenzellen häufig erhoben sei, dem Tuberkel derart gleiche, daß man sich fragen müsse, wie es histologisch möglich sei, die beiden zu differenzieren. In gleichem Sinne haben sich GRASHEY und VAN DER VALK, sowie HUGUENIN, FOULON und ALBOT geäußert. Dem ist aber immer wieder entgegenzuhalten, daß in der nekrotischen Zone des Gummas bei entsprechender Färbung fast immer noch die Andeutungen der Struktur des vernichteten Gewebes zu finden sind. Von praktischer Bedeutung ist die Angabe BALZERs, der auf die Verdickung der Media an den Blutgefäßen syphilitischer Herde im Gegensatz zu der schnellen Destruktion derselben bei Tuberkulose aufmerksam macht. Ein negativer Tuberkelbacillenbefund in Sekret und Gewebe muß durch den Tierversuch ergänzt werden, ehe ihm diagnostische Bedeutung beigemessen werden kann (KAUFMANN).

Aus diesen Ausführungen ergibt sich, daß die anatomische Diagnose der gummösen Lungensyphilis ihre erheblichen Schwierigkeiten haben kann. Weit weniger ist dies nach der fast übereinstimmenden Ansicht der pathologischen Anatomen, welche zu dieser Frage das Wort ergriffen haben, bezüglich der zweiten und weitaus häufigeren Form, der *chronischen, interstitiell-indurativen* und interstitiell-pneumonischen Lungenlues der Fall (Syphilis pulmonaire scléreuse Mauriac. Indurative Lungensyphilis, ORTH, Reibeisenlunge, BRACK). Der bevorzugte Sitz dieser Manifestationen sind der Hilus (FIACCI, BALZER, MUNROE, HERNANDO und MARANON, ORNSTEIN, SCHILLING und FLOYD u. a.) und die unteren Lungenlappen mit Bevorzugung des rechten (WHILE und MARSHALL, BRYCE und PATTERSON, SCHWERMANN, BURKE u. a.). Eine Erklärung dieser Lokalisation findet SCHILLING in der Besonderheit der Lymphknotenverteilung in den Lungenwurzeln und der Bronchialverzweigungen, die rechts und links ganz verschieden sind. Das Gumma ist keineswegs, was noch einmal betont sein möge, die der Lungenmanifestation alter Syphilis vorzugsweise eigene Erscheinungsform. Diese besteht vielmehr in einem durch Infiltration des Stromas mit Lymphocyten und Plasmazellen charakterisierten irritativen Vorgang, der in mildem, ruhigem Verlauf sein natürliches Ende in fibroider Degeneration findet.

Dieser Prozeß spielt sich in der Lunge als Entzündung des interlobulären und peribronchialen Bindegewebes, des Mesenchyms der Alveolarsepten sowie des subpleuralen Systems von Bindegewebsmaschen und Lymphspalten ab (RÖSSLE). Ehe noch die makroskopische Erkennung dieses Prozesses mit einiger Sicherheit gelingt, lassen sich mikroskopisch schon erhebliche

Veränderungen nachweisen: Die interlobulären Septen sind ödematös mit zelliger Infiltration, ebenso stellenweise Endarteritis. Miliare Syphilome liegen in den mit Zellen angehäuften Alveolarsepten (RÖSSLE, MOISEJEW) bzw. in Wucherungen jungen, gefäßreichen Bindegewebes (LETULLE). Die Alveolen enthalten zunächst kein Exsudat, nur sind ihre Epithelauskleidungen leicht gereizt, „der Epithelkatarrh fehlt oder ist gering. Die Alveolarwände sind verdickt. Lymphocyten und feinste Spindelzellen überwiegen, später kommen Plasmazellen hinzu" (RÖSSLE). Durch Vermehrung der Infiltration verflachen die Alveolarwände, an einzelnen Stellen sprossen sporenförmige, aus jungen Rundzellen bestehende Gebilde der gegenüberliegenden Alveolarwand entgegen, auf diese Weise das Bild einer chronisch-katarrhalischen Pneumonie mit Splenisation erzeugend (SERGENT und DURAND, DE LA CAMP, SCHNITZLER, BERBLINGER). Ein anderes Mal werden die Alveolen emphysematös, indem die randständigen Alveolen ihre Armatur verlieren und dem Drucke der Atmung nachgeben (LETULLE und DALSACE).

Gleichzeitig mit dem Stütz- und atmenden Gewebe der Lunge erkranken nun auch die *Bronchien*. Die Spätsyphilis der großen Bronchien ist in einem anderen Abschnitte dieses Handbuches besprochen. Hier sollen nur die Affektionen des übrigen Bronchialbaumes ihre Würdigung finden, welcher in seiner ganzen Ausdehnung mit wechselnder Bevorzugung des einen oder anderen Abschnittes teilnimmt. An den knorpelhaltigen Bronchien vernichten Infiltrate bald inselweise bald auf breiten Strecken das ganze Gerüst vom Knorpel bis zur Schleimhaut, ein Prozeß, welcher sich in vorgeschrittenen Fällen bis zur Erweichung bzw. zur obliterierenden Sklerosierung verfolgen läßt (LETULLE). An manchen Stellen wuchert das benachbarte junge Bindegewebe in die Wand und selbst in das Lumen des Bronchus hinein, der dann an manchen Stellen wie amputiert erscheint, und zwar allein durch die in ihm stattfindende Zerstörung, ohne daß der Druck der metamorphisierten Umgebung dazu beizutragen brauchte (LETULLE). Die kleinen nicht knorpelhaltigen Bronchien verlieren nach Einschmelzung ihrer muskulösen und elastischen (LANDSBERG) Wandung ihren Halt und gehen nach außen unmittelbar in das aus dem Infiltrat sich entwickelnde fibröse Gewebe über. Dabei werden sie infolge des mangelnden Haltes vielfach dilatiert. Ihr Zylinderüberzug wuchert, im Lumen sinuöser Bronchien geradezu papillomatöse Bilder erzeugend (BESANÇON und JAKOB). In den Bronchiolen wird ebenfalls Endo- und Mesobronchitis nicht vermißt und in der Umgebung bereits sklerosierter Stellen liegen hier entzündliche Knötchen aus Plasmazellen und Lymphocyten bestehend. Die kleinen Arterien sind überall endarteritisch erkrankt, oft bis zu Obliteration. Die Capillaren, häufig nur noch aus dem Endothel bestehend, sind prall gefüllt, die Venen verdickt, oft sinuös erweitert.

„In diesem Stadium zunehmender Vernarbung", sagt RÖSSLE, „wird das Bild der interstitiellen syphilitischen Pneumonie „makroskopisch immer leichter zu erkennen". Die verdickten weißlichen Septen bilden neben den durch die sklerotischen Bronchien und Gefäße hervortretenden Verästelungen ein Mosaikbild, in welchem die „rosagrauen Läppchen die Steine und das interstitielle Gewebe den Zement" darstellen. Diese jetzt makroskopisch in atmendem Lungenparenchym sichtbaren „streifigen und fleckigen Verödungen von Lungengewebe" sind somit entweder durch entzündlich desquamative Prozesse der Alveolen mit folgender Splenisation, also unter dem Bilde der chronischen Pneumonie oder durch Erstickung desselben unter dem dauernden Drucke des unerbittlich sie erwürgenden Gewebes entstanden (ELIZALDE). An den Bronchien mittleren Kalibers sind nun auch mit bloßem Auge stenosierte Abschnitte zu bemerken, mehr aber noch Ektasierung verschiedenen Umfanges neben eitriger

Absonderung als Folge der Respirationshemmungen. Nach französischen Autoren (FAVRE und CONTAMIN) aggravieren sich diese ektatischen Prozesse nach jedem Anfall bronchopneumonischen Charakters, wie er als Teilerscheinung interkurrenter bakterieller Infektion beobachtet wird. Sie erscheinen bald an den kleineren Bronchien als ampullen-, spindelförmige Erweiterungen des Bronchialrohres, diesem eine moneliformes Aussehen (Aneurysmata specifica der Bronchien) gebend (LETULLE und DALSACE, APERT, GIRARD und RAPPOPORT), bald an denen mittleren Kalibers als gleichmäßige Erweiterung ganzer

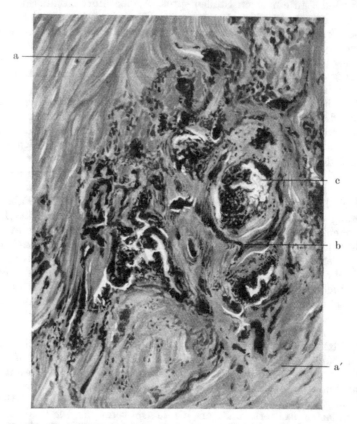

Abb. 1. Alveoläre Reste im Zentrum eines Herdes von systematisch angeordneter Sklerose. a Breiter Streifen hyaliner Sklerose, welche die Stelle umgibt; b Alveolarwände. Elastische Fasern, deren normale Anordnung gestört ist; c Alveolarhöhle, mit Pigmentkörnern gefüllt. (Aus H. DARRÉ u. G. ALBOT: Ann. d'Anat. path. 1928, 875.)

Abschnitte. SERGENT und BENDA machen ausdrücklich darauf aufmerksam, daß bei dieser diffusen Dilatation nicht ektasierenden Verlaufs die Peribronchitis ganz besonders stark ausgeprägt sei. Diese Autoren wollen daraus die Aufstellung einer besonderen Form als „syphilitische Bronchitis der mittleren Bronchien" ableiten. Ich halte die in der französischen Literatur immer wiederkehrende Neigung zu einer übertriebenen Systematisierung für verwirrend, da der heutige Stand unserer Kenntnisse bei dem bisher beobachteten geringen Material meines Erachtens dafür nicht ausreicht. Dasselbe gilt für die von der Schule von LYON aufgestellte „Paucilobulitis" mit Bevorzugung der Bronchien. Hierbei handelt es sich im Gegensatz zu der gewöhnlich über einen oder mehrere Lungenlappen ausgedehnten Lokalisation der interstitiell-pneumonischen Veränderungen um kleine Herde identischen Charakters, welche sich lediglich auf ein oder mehrere Lungenläppchen zumeist in den corticalen Abschnitten des Organes beschränken. Dasselbe gilt ferner von der von DARRÉ und ALBOT soeben aufgestellten „nodulären syphilitischen Lungensklerose mit Panarteritis in den Lungen". Es handelte sich in dem einzigen von ihnen beobachteten Falle um zerstreute, feinste bis zu ganz groben, mandarinen-großen Herden in den peripheren Teilen der Lunge lokalisierte Sklerosen, neben denen ausgedehnte Beteiligung der arteriellen und venösen Lungengefäße bestand. Die Beteiligung des Bronchialbaumes war in diesem Falle völlig in den Hintergrund getreten (Abb. 1).

Die recht häufig vorhandenen größeren *Bronchiektasien* haben an sich natürlich keinen direkten Zusammenhang mit der Syphilis. Sie sind vielmehr als Folge der in der Lunge sich abspielenden Veränderungen aufzufassen, wie sie im Verlauf ähnlicher Prozesse anderer Ätiologie sich in der gleichen Weise einstellen. Die chronische Bronchitis während der langen Entwicklungsperiode der chronisch-interstitiellen Lues schwächt die Bronchialwandungen, die Verlegung des Bronchiallumens durch gummöse und interstitiell schrumpfende Prozesse erhöhen den intrabronchialen Druck und schließlich kann der Zug benachbarter Narbenbildung die Bronchien mechanisch erweitern. Ist dann noch das atmende Gewebe zum Teil verödet, so wird die Ektasie nicht auf sich warten lassen. So werden denn auf dem Seziertische gelegentlich gewaltige Höhlen inmitten der vorstehend beschriebenen Veränderungen gefunden. Zunächst von glatten Epithel überzogene Hohlräume, ulcerieren sie später recht häufig durch Infektion mit pyogenen Mikroorganismen, es kommt zur Ausstoßung von Gewebselementen und das Bild einer echten Kaverne ist dann fertig. Natürlich kann auch der Tuberkelbacillus als hinzutretender Faktor diese Rolle übernehmen, wie dies von BRUGSCH und E. FRÄNKEL beobachtet worden ist. Das den Bronchiektasien großen Umfanges, aber auch gummösen Tumoren benachbarte lufthaltige Gewebe bietet, stark komprimiert, mikroskopisch ein eigenartiges adenomartiges Bild der durch Druck erstickten cubiches Epithel enthaltenden Alveolen dar. Die Angabe, daß sich inmitten dieser Herde rudimentäre Entwicklung neuer Alveolen (Tripier) abspielen, konnte von DE JONG nicht bestätigt werden, obwohl FAVRE und CONTAMIN die Bezeichnung „Néoformations tubulaires ou kystiques à épithelium respiratoire" eben erst wieder neu aufgestellt haben. Daß die Auskleidung der Alveolen mit kubischem Epithel sowie Abstoßung des letzteren in das Lumen der Alveole und schließlich abgeschnürte Haufen solcher Zellen für Lues charakteristisch sei, wird erneut von HUGUENIN als ebensoft bei Tuberkulose vorkommend, bestritten.

Kavernenbildung in einer Lungenspitze sahen DARRÉ und ALBOT durch Obliteration großer Lungenarterien als nekrobiotischen Prozeß entstehen und BRACK berichtet über syphilitische weiße Infarkte bei gleichfalls mikroskopisch als luetisch nachgewiesener Endarteritis im zugehörigen Gefäßbezirk. DARRÉ und ALBOT konnten an dem erwähnten Falle zeigen, daß auch einmal die *spezifische Gefäßerkrankung* im Vordergrunde stehen kann, so daß in der ganzen Lunge kaum unbeteiligte Arterien gefunden werden. Die dadurch hervorgerufenen Störungen in der Zirkulation riefen hier gleichzeitig eine universelle Pigmentierung innerhalb der pathologisch veränderten Partien, besonders in den Resten des zugrunde gegangenen atmenden Gewebes hervor (Abb. 1).

Nicht zu vergessen sind schließlich die Befunde von *Emphysem* (GROEDEL) verschiedener Ausdehnung. Kleinere emphysematöse Inselchen am Rande oder an der Lungenspitze, der „Etat frisé", haben besonderen diagnostischen Wert (LETULLE und DALSACE). Zu welcher Verstümmelung die interstitielle

Lungenlues führen kann, beschreibt Ruckstinat, der völlige Abschnürung von emphysematösen Lungenteilen durch das schrumpfende Gewebe beobachtete, so daß an der äußeren Lungenwand und an der Lungenwurzel eine Anzahl zapfenförmiger emphysematöser Lappen abgeschnürt herunterhingen.

Das beschriebene Bild der chronisch-interstitiellen Lungensyphilis bietet nach Munro und Rössle keine unüberwindlichen diagnostischen Schwierigkeiten mehr. „Es ist", sagt Letzterer, „ein Prozeß von starker Eigenart, der die Erkennung der Syphilis eines Menschen ermöglicht". Wenn auch die interstitielle Sklerosierung bei manchen anderen Krankheiten, so nach Gaseinwirkung, bei Pneumokoniosen, vor allem aber bei Tuberkulose nicht selten recht ausgeprägt ist, so fehlt dabei doch das Massive der luetischen Fibrosierung und ganz besonders die überragende Beteiligung des Bronchialbaumes, wie sie der Syphilis eigen ist. Diese kann, wie auch Balzer hervorhebt, vom erfahrenen Untersucher mit nichts anderem verwechselt werden und berechtigt die Auffassung dieses Autors von der fibrösen Lungenlues als in der Hauptsache einer Erkrankung der Bronchien.

Eine Einschränkung für die Sicherheit der Diagnose macht Rössle aber doch. Die gleichen Lungenveränderungen sagt er, erhält man durch pleurogene interstitielle Pneumonie und durch abgeheilte tuberkulöse Lymphangitis, deren Narben er als unter Umständen schwer von chronisch-interstitieller Syphilis unterscheidbar betrachtet.

Hier wird der histologische Befund oft noch Aufklärung bringen. In den sklerosierten Stellen sind noch häufig spezifisch erkrankte Gefäße kleineren oder mittleren Kalibers, oder doch Reste von solchen zu finden. Ihre Adventitia ist verdickt, die Elastica aufgefasert, an einzelnen Stellen auch wohl ganz verschwunden. Ihr Lumen ist bald durch ein lockeres bindegewebszellenhaltiges, bald durch festes, alsdann fibroblastenreiches Bindegewebe obliteriert. Entbehrt aber auch die Masse des fibrösen Schrumpfungsproduktes solcher Gefäßbilder, so gelingt es zuweilen in seinen peripheren Abschnitten Arterien nachzuweisen, die lediglich exzentrische Läsionen in dem Sinne aufweisen, daß Endarteritis und Auflockerung bzw. Verschwinden der Lamina elastica nur auf diejenige Zone beschränkt sind, mit welcher das Gefäß dem sklerotischen Gewebe angelagert ist (Abb. 2). Der Befund von um eine Capillare angehäuften Plasmazellen, welche sich in die Wand einer Arterie hineindrängen, ist für Syphilis pathognomonisch. Auch frei im sklerotischen Gewebe findet man solche Plasmazellenhaufen um eine Arteriole oder Capillare herum (Letulle, Darré und Albot).

Neuere Arbeiten haben übrigens den Beweis geliefert, daß die Syphilis unter fast völliger Schonung des eigentlichen Luft- und des Stützgewebes der Lunge in Form systematischer Ausbreitung entlang der *Lungenarterien* ihre Ausbreitung bewerkstelligen kann. Die Arterien treten auf dem Durchschnitt durch die braunrote Lunge als weißgelbliche, winzige Ringe mit punktförmigen Lumen in größerer Anzahl makroskopisch sichtbar hervor. Die Venen sind dabei kaum jemals in Mitleidenschaft gezogen. Es handelt sich bei diesen Fällen um eine obliterierende Arteriitis der intrapulmonalen Arterien, die sich besonders auf die feineren arteriellen Verästelungen und die Arteriolen erstreckt (Hare und Ross, Vaquez ibid.). Der dadurch im kleinen Kreislauf erzeugte hohe Druck führt zu Dilatation und Sklerose der großen Lungenschlagadern. Das rechte Herz reagiert dann darauf mit Dilatation und Hypertrophie. Diese elektive Beschränkung auf den Gefäßbaum der Arteria pulmonalis steht an Häufigkeit weit zurück gegenüber der diffusen spezifischen Erkrankung der Lunge; sie ist so zu verstehen, daß, wie zu erwarten, die benachbarten Lungenteile nicht ganz intakt bleiben, ihre Veränderungen, die vielleicht als

Ausdehnung der arteriellen Prozesse aufzufassen sind, aber kaum in Betracht kommen. Die Arbeiten von AYERZA, ARRILAGA, LAUBRY und MARCEL THOMAS, TRÉMOLIÈRES, TARDIEU und NATIVELLE, sowie die von DURANTE, der die isolierte spezifische Arteritis syphilitica der Pleura beschrieb, haben das Bild der elektiven Arteritis pulmonalis syphilitica als eine scharf umschriebene Form erwiesen. Abgesehen von dieser Systemerkrankung des ganzen arteriellen Gefäßbaumes sind Beobachtungen über eine mehr isolierte syphilitische Erkran- kung des Stammes der Arteria pulmonalis von WAGNER-QUIATOWSKI, POSSELT, HART, WOLFF (zitiert bei REEKE) und unlängst von REEKE und WASSILJEFF und ARGUN veröffentlicht worden. Die Fälle konnten histologisch kontrolliert

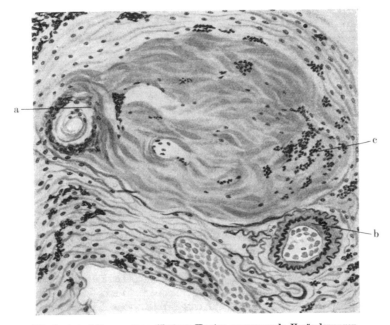

Abb. 2. Arterielle, an einen fibrösen Knoten angrenzende Veränderungen. a Chronische Panarteriolitis. Im ganzen Umfange des Gefäßes fibröse Endarteritis und Verdickung des Endothels. Kontinuitätstrennung der Elastica, welche in der dem spezifischen fibrösen Knoten benachbarten Partie gänzlich verloren gegangen ist; b auch hier ist die Arteriolenwand, die nach dem spezifischen Knoten zu gelegen ist, teilweise verstümmelt; c Pigmentkörner in den Maschen der hyalinen lamellösen Fasern. (Aus H. DARRÉ u. G. ALBOT: Ann. d'Anat. path. **1928**, 870.)

werden und zeigten durchaus dasselbe Bild wie eine Mesaortitis luetica. REEKE bemerkt, daß diese Fälle wohl immer per contiguitatem von der zuerst erkrankten Aorta aus entstehen. Besonders interessant ist aber die Angabe, daß neben dieser Form auffallend häufig, aber keineswegs regelmäßig, eine Mitralstenose gefunden wird (CAUSSADE und TARDIEU), welche nach den französischen Autoren ebenfalls syphilitischen Ursprungs ist.

An der *Pleura* hat man bei der Obduktion entzündliche wie exsudative Vorgänge feststellen können, welche, aller Anzeichen eines spezifischen Pro- zesses bar, sich nur als einfache, reaktive Pleuritiden charakterisierten, her- vorgerufen durch den Reiz benachbarter syphilitischer Herde in den corticalen Lungenabschnitten. Es sind aber ferner auch serofibrinöse spezifische Pleuri- tiden mit dem Ausgange in zuweilen bedeutende Exsudatbildung oder auch in adhäsive Prozesse sowie auch eine gummöse Form autoptisch festgestellt worden.

Zumeist war das Fortschreiten einer Lungensyphilis auf das Brustfell direkt nachzuweisen (Brunswig). Dabei wird der Typ der primären Erkrankung auch von der Pleura eingehalten, indem die chronisch-interstitielle Form ähnliche Prozesse mit vorwiegender Neigung zu Adhäsionen, die gummöse Knotenbildung und Verschwielung mit besonderer Neigung zur Exsudatbildung hervorruft.

Besonders bemerkenswert ist, daß zumeist der Lungen- und der Brustfellprozeß sich in ihrer Ausdehnung genau entsprechen. Besonders schön demonstrieren dies Verhalten die Obduktionsbefunde von Letulle und Dalsace. Sie fanden nämlich bei ihrer „Paucilobulitis" die sklerogummösen Herde des Brustfells nur im Bereich der erkrankten kleinen Bezirke in der Lunge. Sie halten diesen Befund für differentialdiagnostisch wichtig zur Unterscheidung von tuberkulöser Pleuritis, weil diese die Lungenoberfläche immer weithin diffus in Mitleidenschaft zieht ohne auf korrespondierende Lungenherde in ihrer Ausbreitung Rücksicht zu nehmen.

Adhäsive Prozesse werden in der Literatur in größerer Anzahl beschrieben. Besançon und Jakob sowie Schnitzler sahen totale Verwachsungen der Lunge mit Thoraxwand, Perikard, Pleura diaphragmatica und mediastinalis. Lossen beobachtete zeltartig aufwärts gewölbte Verwachsung mit dem Zwerchfell. Brown, Homma und Hogenauer betonen ebenfalls die Häufigkeit ausgedehnter Adhäsionen, die durch den neunmaligen gleichen unter 18 Lungenluesfällen festgestellten Befund noch mehr ins Licht gestellt wird. In 7 von diesen handelte es sich um die chronische, fibrosierende Form.

Die gummös verschwielende Pleuritis mit Einschluß käsiger Herde in manchmal mächtigen Schwielen (Lancereaux, v. Hansemann, Lissauer, Schnitzler) nimmt ebenfalls zumeist ihren Ausgang von Lungenherden, soll aber auch primär beobachtet worden sein. Die Schwielenbildung nimmt gelegentlich einen gewaltigen Umfang an, wie der von Sergent und Durand mitgeteilte Befund einer die Lungenlappen wie ein „Schildkrötenschild" umhüllenden an der dicksten Stelle 2 cm messende Pleuraschwiele beweist. Letulle und Dalsace beschreiben ferner eine „insuläre" Pleuritis luetica. Die primär erkrankte Pleura sendet hier an einzelnen, umschriebenen Stellen ihre Ausläufer in das Lungenparenchym hinein, auf diese Weise das Bild des Pulmo lobatus erzeugend, also im umgekehrten Geschehen dasselbe Bild, das auch von der der Lungenwand nahe sitzenden, spezifischen Lungenschrumpfung erzeugt werden kann. Die Lunge gleicht alsdann weitgehend dem bei der Lebersyphilis häufigen Bild der gelappten Leber.

Nicht ausdrücklich genug kann hervorgehoben werden, daß die sämtlichen beschriebenen Formen der Lungen- einschließlich der Pleurasyphilis nebeneinander in derselben Lunge gefunden werden. So sieht man erweichte Gummen neben fibrösen Prozessen interstitiellen Charakters (Sergent und Durand, Landrebg), Striktur eines Bronchus, Kavernen und gummös entarteten mächtigen Drüsentumoren der Hilusgegend. Alles dies sah Letulle in *einer* Lunge vereinigt. Damit ist aber das Bild noch nicht erschöpft, da es noch durch von der Umgebung auf Pleura und Lunge übergreifende Prozesse verwirrt werden kann. Von der Brustwand, sowie von der Leber oder dem Mediastinum her wandern gummöse Neubildungen auf dem Wege adhäsiver Pleuritis auch noch in das Lungengewebe hinein.

Die kongenitale Lues ruft genau dieselben interstitiellen Veränderungen in der Lunge hervor wie die erworbene, eine Erkenntnis, welche allerdings noch nicht lange gewonnen wurde. Deutsch, de Jong, Lestocquoy, Wite und Marshall und Peiser haben chronisch-interstitielle Lungenprozesse beim kongenital-luetischen Säugling beobachtet. Sie sollen vom 3. Lebensmonat an sich entwickeln. Besonders gefährdet ist aber das kongenital luetische Kind im Alter zwischen 13 und 15 Jahren. APERT, GIRARD und RAPPAPORT beschreiben bei einem kongenital syphilitischen 7 jährigen Knaben dieselben ampullären Bronchialdilatationen, wie wir sie beim Erwachsenen kennengelernt haben. WURM, FAVRE und CONTAMIN, sowie MOURIQUAND, BERNHEIM, SÉDAILLAN und WEISS geben ausführliche Sektionsbefunde, ersterer bei einer 24jährigen, die an zweiter Stelle genannten Autoren bei einer sicher kongenital-luetischen 21jährigen Person wieder, bei der sich sklerosierende Prozesse, zahlreiche größere Gummata, adhäsive Pleuritis und in der ganzen Lunge eine ungeheure Anzahl miliarer Syphilome fanden, so daß man den Eindruck einer akuten Miliartuberkulose hatte.

Die dritte am besten gekannte Form der Lungensyphilis ist die *diffuse lobäre Infiltration* (Pneumonia alba), fast ausschließlich eine Erkrankung des Neugeborenen. Zur Zeit der Geburt voll entwickelt, präsentiert sie sich als die Vereinigung einer katarrhalischen, desquamativen, lobären Alveolitis mit zelliger Infiltration des interalveolären und interlobären Bindegewebes (VIRCHOW, LORAIN und ROBAIN). Die weiße Farbe rührt von den durch fettige Degeneration veränderten, die Alveolen füllenden Zellen verschiedener Art her. Das Bild ist ungemein charakteristisch und auch ohne Nachweis der in ungeheuren Mengen in der Lunge vorhandenen Spirochäten mit nichts Anderem zu verwechseln. Beim Erwachsenen sind bisher 5 Fälle weißer Pneumonie beobachtet worden, denen DE JONG 2 selbstbeobachtete anfügt. Aber die weiße Pneumonie vollentwickelten Bildes erweist sich bei histologischer Untersuchung gelegentlich doch als Tuberkulose (RIBADEAU-DUMAS und AMENILLE). Fehlen von Spirochäten beweist meines Erachtens beim Erwachsenen nichts gegen die Syphilisdiagnose, denn beim syphilitischen Neugeborenen bedeutet ihre Anwesenheit in der Lunge nichts weiter, als daß auch dieses Organ an der „septicämischen" Überschwemmung des ganzen Körpers mit Trepanomen teilnimmt.

Diagnose.

Ich habe den Abschnitt über die Pathologie der Lungensyphilis nicht ohne Absicht der Besprechung der Diagnose unmittelbar vorangeschickt. Nichts kann dem Verständnis der diagnostischen Betrachtungen dienlicher sein, als wenn wir in steter Erinnerung an die hier geschilderten Veränderungen an unsere Aufgabe herangehen, wenn wir uns darüber klar bleiben, daß jede der dort geschilderten Veränderungen auch von anderen Krankheitsprozessen hervorgerufen werden kann. Zwangsläufig müssen dann auch entsprechend oft physikalischer Befund und Röntgenbild mehreren Krankheitsbildern eigen und oft nicht als charakteristisch ansprechbar sein.

Daß die Diagnose Lungenlues sehr, vielleicht zu oft, nicht in den Bereich der Möglichkeit gezogen wird, beweisen die Aussprüche ELLIOTS, TYLEOCTES, und RÖSSLES, welche auf dem Seziertisch *nur undiagnostizierte* Fälle gesehen haben, während KARSHNER *unter 55* post mortem untersuchten Fällen *nur 4 richtige* Diagnosen feststellte.

Ich stehe auf dem Standpunkte, daß bei der Lungenlues mit unseren heutigen Mitteln kaum je mehr als eine Wahrscheinlichkeitsdiagnose gestellt werden kann, die allerdings bis zu einer fast an Sicherheit grenzenden Wahrscheinlichkeit zu gedeihen vermag.

Die Ergebnisse der serologischen Untersuchung sagen uns natürlich nicht, ob nur der Träger oder auch die ihm gehörende Lunge syphilitisch ist oder nicht. Aber als Baustein im wackligen Gelände unseres diagnostischen Aufbaues ist die positive Seroreaktion, bei welcher aus noch zu erörternden Gründen, eine der Ausflockungsreaktionen stets mitsprechen sollte, sehr schätzbar.

Ist ein Pleuraexsudat vorhanden, so spricht der in diesem stärker als im Blutserum auftretende positive Befund absolut für einen syphilitischen Prozeß.

Die Anamnese, die sich auf den Träger des Leidens aber auch auf dessen Familie erstrecken soll, kann uns ebenfalls einen weiteren Baustein liefern. Insbesondere werden Kinder mit dem Stigma kongenitaler Lues, ein paralytischer oder tabetischer Ehemann zur Stärkung unseres Verdachtes beitragen können. Bei dem Worte Verdacht fällt mir übrigens ein Wort Fourniers ein, der bei Besprechung extragenitaler Sklerosen in seinem Traité de la Syphilis meint, für seltene Syphiliserscheinungen sei es nötig, überhaupt „erst einmal an sie zu denken". Das soll man bei chronischem Lungenleiden auch nicht vergessen!

Bei der Untersuchung des Patienten sollen vor allem die Schleimhäute (Narben, Verwachsungen und Segelbildung, Leukoplakie in den oberen Luftwegen, Ulcerationen und Narben in der Trachea), die Augen (Rollet), Testikel, Leber und große Gefäße, sowie das Nervensystem (formes frustes der Tabes!) berücksichtigt werden.

Fehlen von Tuberkelbacillen oder anderer spezifischer Krankheitserreger (Grobe Spirochäten, Echinokokkenhäkchen usw.) ist von Bedeutung.

Unter den kongenitalen spezifischen Affektionen macht die Pneumonia alba wohl kaum jemals diagnostische Schwierigkeiten. Die bei den Eltern erhobene Anamnese, das typische Bild hochgradigster Dyspnoe und Cyanose, die oft schon sofort nach der Geburt vorhanden sind oder doch kurze Zeit nachher ihre volle Höhe erreichen, gewaltige Leber- und Milzschwellung, Exanthem an Haut und Schleimhäuten mit positivem Spirochätenbefund und schließlich die bekannten Veränderungen an den Epiphysen der Arm- und Beinknochen weisen den Weg. Für die tardiven Formen des späteren Kindes- bzw. Jünglingsalters gilt zwar alles, was bezüglich der Diagnose für die Lues der Erwachsenen gilt, aber die Aufgabe wird dem Arzte wesentlich leichter gemacht, weil unverhältnismäßig oft die Hutchinsonsche Trias, insbesondere eine Keratitis interstitialis oder sonstige Stigmata wie Infantilismus, Zwergenwuchs, Hydrocephalus usw. gleichzeitig vorhanden sind.

Der physikalische Befund darf als solcher nicht zur Luesdiagnose verwertet werden. Insbesondere sollte man sich hüten, den Angaben französischer Autoren, welche typische auscultatorische Symptome, besondere Formen von Rasselgeräuschen usw. beobachtet haben wollen, irgendwelche Bedeutung beizulegen. Dagegen darf eine ausgesprochene, einseitige Dämpfung des rechten Unterlappens, ein ausgesprochener Hilusprozeß mit dem charakteristischen Röntgenbilde bei ausgesprochenem Freibleiben der Lungenspitzen im Sinne einer Wahrscheinlichkeitsdiagnose verwandt werden.

Ein beweisendes, d. h. ohne Unterstützung des übrigen Befundes für Lungensyphilis allein charakteristisches *Röntgenbild* gibt es ebenfalls nicht, doch macht der isolierte, rundliche Schatten im freien Lungengewebe, wie auch die starke Verschattung im Hilusbereich mit streifigen Ausläufern besonders in die untere Lungengegend hinein, sowie besonders starkes Hervortreten des Bronchialbaumes bei fehlender Verkalkung und Abwesenheit krümelig-fleckiger kleiner Schatten ein Plus für die Diagnose aus.

Das wichtigste Kriterium für die Richtigkeit der Diagnose ist aber der Erfolg der spezifischen Therapie (u. a. Fischer, Sergent und Benda, Jacob, Lubich, Schilling, Nishikota, Makota und Fujino und viele andere) (Abb. 3—6). Gewiß sind bereits im vorgeschrittenen Schrumpfungsstadium

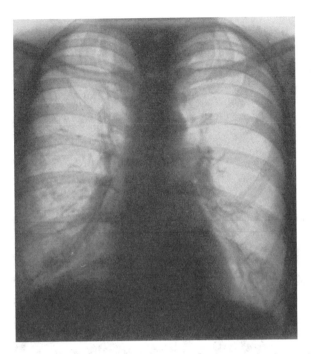

Abb. 3. Interstitielle Form der Lungensyphilis mit „spezifischer" Lokalisation im rechten Unterlappen.
(Vor der Behandlung.)

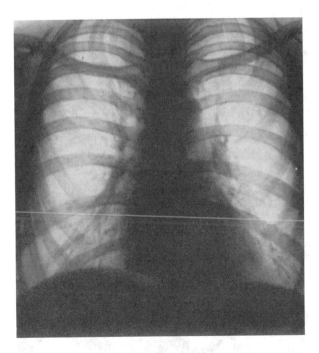

Abb. 4. Derselbe Fall etwa 4 Monate später.
(Abb. 3 u. 4 aus CARL SCHILLING: Die Lungensyphilis des Erwachsenen. Fortschr. Röntgenstr. 37, 349.)

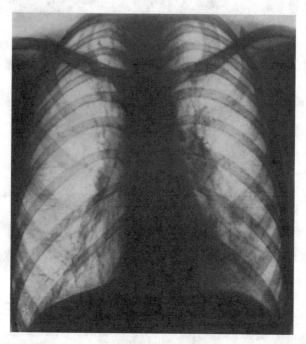

Abb. 5. Interstitielle Form der Lungensyphilis mit fast vollständigem Befallensein der Lunge.

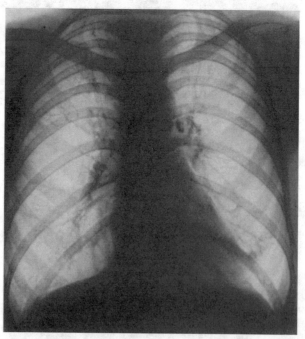

Abb. 6. Derselbe Fall etwa 2 Monate später. (Nach Behandlung.)
(Abb. 5 u. 6 aus CARL SCHILLING: Zit. bei Abb. 3 u. 4.)

befindliche Schwielenstränge, größere Bronchiektasien oder bereits verödete, durch das chronische Infiltrat erwürgte atmende Gewebe nicht mehr rückbildungsfähig. Ich kann mir sogar vorstellen, daß die klinischen Erscheinungen eine Aggravation durch schrumpfende Heilungsvorgänge des gummösen Gewebes erfahren.

Aber neben und zwischen solchen Herden liegen doch offenbar noch sehr oft Lungenteile in einem mehr initalen Stadium der Erkrankung, denen die Behandlung doch gut tut und die auf die Behandlung reagieren. Wenn sich also Verschattungen, welche längere Zeit bestanden haben, unter der Therapie aufhellen oder auch nur die klinischen Beschwerden sich bessern, so muß man den diagnostischen Wert dieses Verlaufes ganz besonders hoch schätzen, selbst dann, wenn der röntgenologische Befund an den gröberen Veränderungen sich nicht verändert hat.

Ich füge hier einen derartigen selbstbeobachteten Fall ein (Abb. 7 u. 8):

B., 33jähriger Mann, infizierte sich 1921 mit Syphilis. Nach einer kombinierten Salvarsan-Wismutkur blieb er ohne weitere spezifische Behandlung. Seit 2—3 Jahren dauernder Husten, anfangs ohne Auswurf. Dieser trat erst im letzten Jahre auf und zeigte häufig Blutspuren. Keine Temperatur. Er leidet angeblich seit dieser Zeit an Kurzatmigkeit. Meine Behandlung sucht Patient auf wegen Schwindelgefühls, Unsicherheit beim Gehen und manchmal auftretendem Schwächegefühls in den Beinen. Der Aufnahmebefund am 22. 6. 28 zeigt eine schlaffe, trockene, spröde Haut ohne krankhafte Veränderungen. Harte Schwellung der Leisten- und Cubitaldrüsen. Keine Sensibilitätsstörungen. Patellarreflexe fehlen beiderseits. Sonstige Reflexe erhalten. Pupillen beiderseits gleich weit, mittelweit, reagieren prompt auf Lichteinfall und bei Akkomodation. Beiderseits Neuritis optica, links ausgesprochene Farbenscotome. Lungenbefund: Über beiden Unterlappen rauhes Atmen ohne Rasselgeräusche. Keine Dämpfung nachweisbar. Lungenspitzen ohne Befund. Auswurf nicht zu erhalten. Wa.R. und SACHS-GEORGI im Blut ++++. Gewicht am 17. 8. 29 66.5 kg. Die hier gegebenen Abbildungen sind am 17. 8. vor und am 2. 10. nach Behandlung mit KJ und Bi aufgenommen (Pat. verträgt kein Salvarsan).

Das zweite Bild zeigt keine *wesentlichen* Veränderungen durch die spezifische Behandlung; aber zur Zeit der zweiten Aufnahme hatten sich dennoch die Beschwerden von seiten der Lunge schon erheblich gebessert. Pat. hustet viel weniger und die Kurzatmigkeit hat sich stark vermindert. Da die Erscheinungen von seiten des Zentralnervensystems nicht weichen wollten, machte Pat. im Jahre 1929 eine Malaria- und eine Pyriferkur durch, welche jedesmal von spezifischer Behandlung (Bi und KJ) gefolgt waren. Ein durchschlagender klinischer Erfolg wurde dadurch nur für das Allgemeinbefinden und die Lunge erzielt, während die Erscheinungen von seiten des Zentralnervensystems unverändert blieben. Pat. hat bis Januar 1931 6,5 kg zugenommen. Blut ist nicht mehr ausgehustet worden und die dyspnoischen Beschwerden sind bis auf leichte Kurzatmigkeit beim Bergangehen verschwunden. Wa.R. am 31. 1. 29 negativ. Das Röntgenbild zeigt jetzt ungefähr dieselben Verhältnisse wie die Aufnahme vom 2. 10. 28. Rechts unten vereinzelte Rasselgeräusche, sonst keine pathologischen Erscheinungen an der Lunge mehr zu finden.

Ich gehe wohl nicht fehl in der Annahme, daß hier neben den röntgenologischenachweisbaren Veränderungen interstitielle und alveoläre spezifische Prozesse beseitigt worden sind, die auf der Platte nicht nachgewiesen werden konnten.

Daß aber auch schwere Komplikationen klinisch heilen können, beweisen die Beobachtungen JACOVONEs und SÉDAILLANs. Ersterer konnte eine aus einem Gumma hervorgegangene Kaverne, letzterer sogar einen Erweichungsherd mit Pneumothorax zur Heilung bringen. Gummöse, isolierte Herde geben das beste therapeutische Resultat.

Ich glaube danach, trotz einiger einschränkender Warnungen, welche den diagnostischen Wert des therapeutischen Handelns einer meines Erachtens allzustrengen Kritik unterwerfen wollen (H. SCHLESINGER, LOBEN), mit der Mehrzahl der Autoren einig zu sein, wenn ich der Beobachtung des klinischen Bildes und der wiederholten kontrollierenden Röntgenuntersuchung *während der spezifischen Kur* die größte, ja meist, wenn auch nicht immer ausschlaggebende, allein ausschlaggebende Bedeutung beimesse.

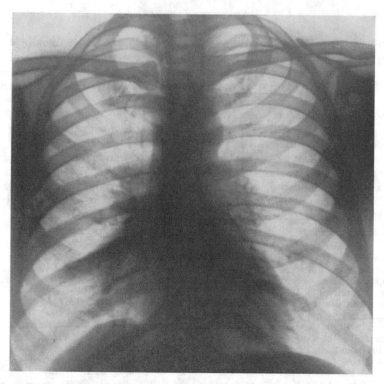

Abb. 7. Interstitielle Lungensyphilis mit Bevorzugung des rechten mittleren und unteren Lungen-
feldes und netzartiger Zeichnung der ganzen Lunge beiderseits. Links zahlreiche, dichte, gleichmäßig
zerstreute Fleckchen.

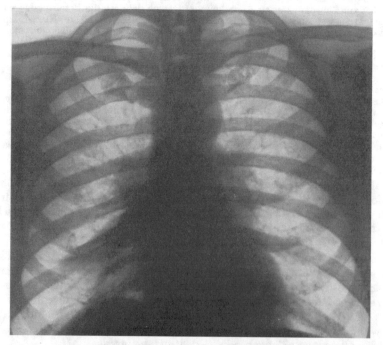

Abb. 8. Derselbe Fall nach 6 wöchiger Behandlung. Leichte Aufhellung im rechten Unterlappen.
(Abb. 7 u. 8. Gemeinsam mit Dr. Schild, Oberarzt des Marienhospitals in Aachen-Burtscheid vom
Verfasser beobachteter Fall. Aufnahmen des Röntgenlaboratoriums des Marienhospitals.)

Differentialdiagnose.

Unter den Krankheitsbildern, welche gegenüber der Lungensyphilis differentialdiagnostisch in Betracht kommen, nimmt die Tuberkulose den ersten Platz ein. „In der Lunge", sagen FAVRE und CONTAMIN, „herrscht die Tuberkulose souverän". Um so leichter entstehen dadurch Irrtümer, daß der Arzt durch diese Tatsache befangen, stets und immer wieder zuerst an diese denkt. Man glaubt, sich gegenüber der anscheinend sicheren Diagnose Tuberculosis pulmonum den Luxus weiterer Beweisführung sparen zu können. „Nur reichen Leuten leiht man etwas (on ne prête qu'aux riches)!" Wie wichtig es aber ist, sich den Luxus zunächst einmal insoweit zu leisten, daß man an die große Ähnlichkeit der Lungentuberkulose mit der Lues pulmonum überhaupt denkt, beweisen die im Abschnitt über die pathologische Anatomie erwähnten Serien undiagnostizierter Lungensyphilisbefunde seitens der pathologischen Anatomen.

Für Syphilis spricht die ihr zumeist eigene, ungemein chronische Entwicklung ihres bronchitischen Anfangsstadiums, das vor dem Auftreten ernster Symptome unkompliziert oft jahrelang bestanden und jeder Therapie getrotzt hat, sowie das in zahlreichen Publikationen, zuletzt von BURELL erwähnte frühzeitige Auftreten einer das Bild beherrschenden, in keinem rechten Verhältnis zum physikalischen Befunde stehenden und beim Tuberkulösen kaum in dieser Stärke auftretenden Dyspnoe. Für Syphilis spricht ferner, neben der positiven, vorsichtig zu bewertenden Wa.R. dauernde Fieberlosigkeit oder subfebrile Temperatur, sowie Fehlen nennenswerter Hämoptoe bei gleichzeitiger Tendenz des Sputums, sich von Zeit zu Zeit blutig zu färben (YOUNG, HANSHELL, LIEVEN S. 89).

Fehlen von Tuberkelbacillen läßt bei offenen Prozessen den Gedanken an Tuberkulose zurücktreten, wenn solche auch in schweren Fällen von Tuberkulose manchmal lange nicht gefunden werden. Wichtig ist aber der Tierversuch, der nach der BLOCHschen Methode (Impfung in die gequetschte Innenseite des Oberschenkels eines Meerschweinchens) bei vorhandener Tuberkulose innerhalb 8—10 Tagen erbsen- bis haselnußgroße, bacillenhaltige Drüsenschwellungen zeitigt. Bei Bewertung der serologischen Untersuchungsmethoden ist zu beherzigen, daß vorgeschrittene Tuberkulosen, wie erst neuerdings wieder von dem Londoner Pathologen ROODHOUSE GLOYNE und von MÜHLPFORDT bestätigt wurde, gelegentlich wassermannpositiv werden, weshalb LOBEN mit Recht eine der Ausflockungsreaktionen vorzieht. Ist in einem gleichzeitig vorhandenen Pleuraexsudat der Ausfall der Reaktion stärker als im Blutserum, so darf dies für die Diagnose Syphilis der Lunge als beweisend angesehen werden. Da nach den letzten Berichten von WOLF der positive Ausfall der mit dem BUSSONschen Präparat angestellten Luetinprobe mit hoher Wahrscheinlichkeit für das Bestehen eines *aktiven* tertiären Syphilisherdes spricht, so verdient diese Probe gebührende Aufmerksamkeit.

Sowohl die produktiv cirrhotische wie die exsudative Lungentuberkulose erzeugen Verdichtungen wie Höhlenbildungen, die sich durch unsere physikalischen Untersuchungsmethoden nicht von ähnlichen syphilitischen Prozessen unterscheiden lassen, wenn auch besonders französische Autoren das Auftreten grober bronchitischer Geräusche bei relativ geringer Dämpfung über den unteren Lungenabschnitten als auf Syphilis verdächtig ansprechen wollen.

Von großer Bedeutung erscheint dagegen die Lokalisation des Prozesses. Verdichtungen mit und ohne Höhlenbildung in den Unter- oder Mittellappen, besonders rechterseits, zumal wenn sie einseitig bleiben, sprechen, besonders wenn

die beim erwachsenen Tuberkulösen so gut wie immer ergriffenen Lungenspitzen keine Veränderungen aufweisen, sehr für einen luetischen Herd.

Noch mehr wird der Verdacht auf Syphilis durch ein im Verhältnis zum
objektiven Befunde auffallend gutes Allgemeinbefinden und geringe Beeinträchtigung des Körpergewichtes gestärkt. Nicht zu vergessen ist schließlich
die pathognomonische Bedeutung gleichzeitig nachweisbarer, visceraler Syphilis
(Aorta, Leber), von Tabes und Paralyse.

Bleiben bei der jahrelang bestehenden Bronchitis beschriebenen Verlaufs
wiederholt auftretende atypische Bronchopneumonien nach spezifischer Behandlung dauernd aus, so spricht dies dafür, daß luetische Prozesse im Spiele
sind; wir dürfen hier an die kleinen, im Parenchym der Lunge liegenden, sich
der physikalischen aber auch der Röntgendiagnose leicht entziehenden Herde
denken, wie sie von LETULLE als „larvierte Paucilobulitis" beschrieben wurden.

Ein ungewöhnliches Vorkommnis ist es, wenn ein von der Lunge aus durch
die vordere Brustwand wucherndes Gumma der direkten histologischen Untersuchung und der Diagnose besondere Chancen bietet (HAYASHI).

Ganz besonders hervorzuheben ist die Wichtigkeit der probeweise eingeleiteten spezifischen Therapie. Gerade der Tuberkulose gegenüber ist sie
unser wichtigstes Unterscheidungsmittel. Schnelle klinische Besserung, besonders aber objektiv wahrnehmbare Aufhellung alter Dämpfungen oder gar
Verschwinden verdächtiger Schatten werden oft genug die Annahme einer
Lungensyphilis erzwingen, besonders dann, wenn jede andere Behandlung
versagt hatte (CALENDAR, FRAISIMONT-MARTIN, EGDAHL, FÖRSTER, GRASHEY,
BENDA, TYLECOTE, LOSSEN, RIZER, SERGENT und BENDA, JACOB, v. LUBICH,
HEKMAN, GIUNTOLI, BRANDT).

Verkalkungen sprechen stets für Tuberkulose, nur darf man nicht vergessen, daß nach autoptischen Beobachtungen der Lyoner Schule durch den
Einfluß der Tuberkulose auch syphilitische Bronchialdrüsen verkalken können.

Das Röntgenbild als solches darf für Syphilis gedeutet werden, wenn die
Schatten entweder in rundlicher, scharfer Form im freien Lungengewebe oder
als massive Verschattungen mit Ausstrahlung von Streifen in die unteren
Lungenteile in der Hilusgegend gefunden werden. Die interstitielle Syphilis
dringt entlang den Bronchien in die Lunge ein (BENDA), welche ihnen geradezu
als Wegweiser vom Hilus bis in die Peripherie dienen. Der Schatten der Tuberkulose ist mehr perilobulär. Absolut beweisend ist aber keines dieser Bilder,
wenn sie auch besonders oft beobachtet und autoptisch bestätigt wurden.
JAKOBAEUS fand bei der „klassischen" fächerförmig ausstrahlenden Verschattung post mortem statt der erwarteten Lues tuberkulöses Gewebe mit Bacillen und Riesenzellen. Der Wert der von DE JONG, YOUNG und TYLECOTE
angeregten Verwendung des bei Lues erhöhten, bei Tuberkulösen niedrigen
arteriellen Druckes für die Diagnose erscheint mir nicht hoch. Auch die Angaben KÖHN v. JASKIS über verschiedenes Verhalten der Blutkörperchen-
senkungsreaktion bei den beiden Leiden haben bisher noch keinen anerkannten
Platz in der Diagnostik gefunden.

Die Frage der gleichzeitigen Existenz von Syphilis und Tuberkulose wird
in einem anderen Abschnitt behandelt (S. 794).

Gegenüber der Tuberkulose treten alle anderen, eine differentielle Diagnose
erfordernden Krankheiten der Lunge weit zurück. Was ich vorher über den
Wert der Anamnese, gleichzeitig vorhandener klinischer Lues und die Bedeutung
serologischer Befunde gesagt habe, gilt natürlich auch für die folgenden Ausführungen, nur fehlt fast immer Beeinflussung der Wa.R. im positiven Sinne
durch die nachstehend erwähnten Krankheiten.

Chronische Pneumonien, welche sich schleichend — ein seltenes Vorkommnis — als scheinbar essentielle, primäre, chronische Indurationen entwickeln, können weitreichende cirrhotische Veränderungen mit Bronchiektasien erzeugen. Für ihre Unterscheidung von Syphilis kommt Fehlen eines einleitenden, chronischen bronchitischen Stadiums und Fehlen der für Lues sprechenden Hilusschatten und bronchovasculärer Zeichnung auf der Röntgenplatte in Betracht.

Pneumokoniosen und cirrhotische durch Gaswirkung erzeugte Prozesse werden meist durch die Anamnese aufzuklären sein. Freilich gibt es Menschen, welche, besonders disponiert, auch ohne berufliche Berührung mit Kohlenstaub usw. besonders in Industriegegenden, auf die in der Atemluft vorhandenen geringen Staubmengen Pneumokoniosen aquirieren. Letztere befallen aber mit Vorliebe im Gegensatz zur Syphilis die Oberlappen. Auch ist noch monatelang nach Aufgabe der verursachenden Beschäftigung der schädliche Stoff im Sputum nachweisbar.

Gegenüber kardialer Lungenstauung ist fehlender oder geringfügiger Herzbefund, sowie Fehlen weiterer Symptome zirkulatorischer Insuffizienz bei hochgradiger Störung des Lungenkreislaufes durch komprimierende luetische Prozesse neben Abwesenheit „dem Herzschatten dichtaufsitzender, zusammenhängender knollig verästelter Schatten — kurz eines verstärkten Hilusschattens" (GROEDEL) bei Syphilis zu beachten.

H. SCHLESINGER weist darauf hin, daß ein Lungeninfarkt im Anschluß an Mesaortitis mit Herzmuskelschädigung als Gumma imponieren und seine Resolution fälschlich der spezifischen Therapie zugeschrieben werden kann.

BENDA und SKAVLEM betonen ferner die Möglichkeit, Sklerose der Lungenarterien im Röntgenbild mit dem verästelten Schatten luetischer Bronchitis zu verwechseln. Man bedenke aber, daß sich schon zur Zeit relativ mäßigem Hervortretens der sklerosierten Arterie auf der Platte stärkere Zirkulationsstörungen im Lungenkreislauf mit Cyanose aber *ohne* Dyspnoe finden.

Tumoren, Sarkome und Carcinome sind so gut wie immer zunächst weder klinisch noch röntgenologisch von luetischen Prozessen abzugrenzen (F. PICK, SERGENT und BENDA). Ich möchte aber auf das im weiteren Verlaufe röntgenologisch oft festzustellende kolbenartige Eindringen der Hiluscarcinome in die Lunge hinweisen, das sehr verschieden von dem strahlenförmigen Luesbilde ist.

Echinokokken können Bilder erzeugen, die der Lues sehr ähnlich sind (BRUCE und PATTERSON). Auf die Komplementreaktion ist kein Verlaß (BRUCE und PATTERSON, BRUNS - EWIG, H. SCHLESINGER), ebenso kann „die zum klassischen Bilde des Echinokokkus gehörende Eosinophilie fehlen" (BRUNS-EWIG).

Die in der italienischen Armee, sowie in Amerika recht häufige Spirochaeta bronchialis Castellani soll nach EGDAHL ebenso wie die Erreger der Angina Plautii gelegentlich interstitielle Entzündungen in der Lunge erzeugen. Verwirrend kann hier der günstige Effekt der Salvarsananwendung wirken, wenn auch der Erfolg bei dem Treponema Castellani, in einer bei Lungensyphilis kaum je beobachteten fast augenblicklichen Weise eintreten soll.

In Amerika hat man ferner mit luesähnlichen durch Blastomyceten und Schimmelpilze bedingten pneumonischen Prozessen zu rechnen.

Amöbenabscesse, von der Leber aus in die Lunge wandernd, sind nach DOUGLAS mit Syphilis verwechselt worden. Die Provenienz der Kranken, das Krankheitsbild und der leichte Amöbennachweis hat mir nach meinen wenigen Beobachtungen von Amöbenkranken doch den Eindruck hinterlassen, daß die Gefahr, das Leiden zu verkennen, nicht groß ist.

Die Frage, ob eine Pleuritis syphilitischen Ursprungs ist, wird durch die Beurteilung des gleichzeitig bestehenden Lungenprozesses zu lösen sein. Fehlt ein solcher, so ist die Luesdiagnose im höchsten Grade unsicher. Wa.R. und Tierversuch sind bei bestehendem Exsudat und Syphilisverdacht unerläßlich. Schlagartige Besserung auf die entsprechende Behandlung spricht für Lues.

Die Pneumokokkenpleuritis hat meist einen schweren Verlauf. Chronische Fälle erschließen sich der bakteriologischen Diagnose.

Pleurageschwülste sind schon im Anfang ihrer Entwicklung sehr schmerzhaft. Sie sind fast immer bösartig. Die begleitenden Exsudate pflegen nicht copiös zu sein; sie sind auch im Gegensatz zu den syphilitischen oft so bluthaltig, daß man sie für Venenblut halten könnte. Auffinden von Tumorelementen im Exsudat, hochgradiger Verfall des Patienten und Versagen der Syphilistherapie sichern die Diagnose.

Syphilis in ihren Beziehungen zu anderen Lungenkrankheiten.

Die Vorstellung, daß die Syphilis außer durch die bekannten spezifischen Erscheinungen sich in einer Veränderung der Konstitution auswirke, welche ihrerseits sowohl Störungen in der Körperentwicklung als Disposition für andere Krankheiten und abnormen Verlauf derselben hervorrufe, ist seit dem Auftreten der Lues tief in der Vorstellung von Ärzten und Laien verankert. Der Zusammenhang mancher dieser beim Syphilitiker gemachten Beobachtungen mit der Syphilis ist durch die neuere Forschung dahin aufgeklärt worden, daß es sich bei einer Reihe dieser Dinge, wie Infantilismus, Akromegalie, hypophysärer Fettsucht, Diabetes insipidus, sowie bei manchen Blutveränderungen um direkte Einwanderung der Treponemen in die der endokrinen Funktion und Blutbereitung dienenden Organe sowie in das Nervensystem handelt. Das Gebiet der mutmaßlich durch Toxine oder Veränderung der Konstitution hervorgerufenen Erscheinungen ist dadurch sehr eingeengt worden. Immerhin müssen wir auch heute noch die Einwirkung veränderter Immunitätsverhältnisse und eine herabgesetzte allgemeine körperliche Widerstandskraft bei den folgenden Betrachtungen als ätiologischen Faktor vielach in Rechnung stellen.

Im Vordergrunde stehen die Beziehungen zur Lungentuberkulose, einer Krankheit, die in ihren anatomischen Veränderungen und ihrem klinischen Bilde, wie aus dem bisher Geschilderten hervorgeht, ohnehin eine weitgehende Ähnlichkeit mit dem Geschehen bei der Lungensyphilis erkennen läßt.

Zwei Fragen werfen sich hier auf: Erstens inwieweit disponiert Syphilis zur Lungentuberkulose und zweitens wie gestaltet sich der Verlauf der letzteren bei vorhanderne Doppelinfektion ?

Die erste Frage ist wieder in zwei Unterfragen zu teilen. Wie verhält sich die *bereits luetische* Lunge gegenüber dem Tuberkelbacillus und dann, inwieweit ist die konstitutionelle Syphilis, auch *ohne daß sie bislang lokal* in der Lunge aufgetreten ist, im Sinne einer Dispositionsschaffung, einer, wie die Franzosen sagen, préparation du terrain, für die Ansiedelung des Kochschen Bacillus verantwortlich ?

Da wir sowohl auf der Haut (Neisser u. a.) als an den Schleimhäuten der oberen Luftwege gelegentlich Entwicklung lupöser oder tuberkulös-ulceröser Prozesse auf gummösem Boden sehen, da wir ferner durch Ritter sowie Frei und Spitzer die Symbiose der beiden Erreger in *einer* Lymphdrüse kennengelernt haben, ist die Wahrscheinlichkeit desselben Geschehens in der Lunge an und für sich schon eine recht große. Ein erfahrener Autor wie RITTER meint sogar, daß sich das gleichzeitige Vorkommen von Syphilis und Tuberkulose in derselben Lunge niemals mit Sicherheit ausschließen lasse.

Unsere positiven pathologisch-anatomischen Kenntnisse über diesen Gegenstand sind aber nicht sehr groß. RINDFLEISCH, CHIARI und PESTIK haben tuberkulöses Gewebe in spezifischen Schwielen gefunden und v. HANSEMANN sah unter 22 syphilitischen Lungen nur 2 ohne gleichzeitigen Bacillenbefund. LETULLE, BESANÇON, WEIL und DE GENNES konstatierten im oberen Lappen neben einer strahligen, weißen Narbe eine kleine Kaverne, mit deren Inhalt ein Meerschweinchen tuberkulös infiziert werden konnte, während BÄUMLER miliartuberkulöse Pleuritis diaphragmatica und mediastinalis neben schwieliger syphilitischer Mediastinitis autoptisch nachwies; histologisch wurde sicher Syphilis festgestellt. LOSSEN berichtet über einen ähnlichen Fall. Aber nur die Beobachtungen LETULLES und RINDFLEISCHS lassen die Entstehung der Tuberkulose im syphilitischen Gewebe selbst erkennen.

Die klinische Diagnose der Symbiose läßt sich mit auch nur einiger Sicherheit kaum jemals stellen, wenn auch RITTER, PIERY-MIGNOT und H. SCHLESINGER bei dieser Kombination eine verstärkte Neigung zu Hämoptoe beobachtet haben gegenüber der reinen Lues. Aber ist dies bei reiner Tuberkulose nicht auch der Fall? Eine glückliche Beobachtung GATÈS und ROUSSETS macht eine Ausnahme. Eine seit 23 Jahren luetische Prostituierte war über 20 Jahre an einem chronischen Lungenleiden mit Blutungen ohne Bacillen als tuberkulös behandelt worden. Dann erst wurden ampullen- bzw. traubenförmige Dilatationen der Bronchien jetzt gleichzeitig mit Tuberkelbacillen nachgewiesen. Spezifische Behandlung führte weitgehende Besserung des Gesamtzustandes herbei. Die Schule von LYON betont die deutliche Verschiebung des klinischen Bildes bei den Kombinationsformen in der Richtung der bei reiner Lungenlues beobachteten Erscheinungen (guter Allgemeinzustand, Kavernenbildung im sklerösen Gewebe, Sklerose der Lunge, Einseitigkeit und Lungenschrumpfung).

Bezüglich der Schaffung einer Disposition zur Tuberkulose durch konstitutionelle Syphilis muß man sich darüber klar sein, daß es sich bei den meisten Menschen nicht darum handeln kann, ob durch die Syphilis das erstmalige Haften des Tuberkelbacillus gefördert wird, da sie ja fast alle einen in der Jugend acquirierten Primäraffekt beherbergen; es wird vielmehr lediglich festzustellen sein, ob dieser oder eine klinisch vorhanden gewesene zur Ruhe gelangte Lungentuberkulose zum Aufflackern gebracht wurde. Einen tuberkulosefreien Boden findet die Syphilis in der Regel nur beim kongenital-syphilitischen Säugling.

Der Ansicht, daß *Kongenitalluetische* besonders häufig tuberkulös werden (POTT, HOCHSINGER, CASSEL, KARCHER u. a.) und welcher SERGENT mit den Worten Ausdruck gibt: „den Heredosyphilitischen erwartet die Tuberkulose", widersprechen MUNRO und BURRELL, besonders aber EPSTEIN, dieser gestützt auf eine Durchuntersuchung von 11600 Kindern, bei denen er diese Komplikation nur 9mal fand. WEISS hält die mit normalem Gewicht und zur Zeit der Geburt noch ohne manifeste Syphilis geborenen Kinder für ebenso widerstandsfähig gegen Tuberkulose wie gesunde.

Der *erworbenen* Syphilis schreiben die meisten älteren Autoren eine Erhöhung der Disposition zur Tuberkulose zu (LEBERT, LAËNNEC, POLAIN, SACHARJIN, RICORD) ohne diese Behauptung jedoch durch besonderes Beweismaterial zu stützen. In neuerer Zeit hat man sich bemüht, durch Feststellung der Prozentzahlen der Luetiker unter den Insassen von Tuberkuloseheilanstalten einen Einblick in diese Verhältnisse zu gewinnen.

Ich gebe nachstehend einige Statistiken aus den letzten 16 Jahren wieder. Die erste Serie ist auf Grund der Anamnese, des klinischen Befundes und der *nur bei* vorliegendem Syphilisverdacht vorgenommenen serologischen Untersuchung aufgestellt, während in der zweiten das Ergebnis der an *allen* aufgenommenen Tuberkulösen angestellten Wa.R. prozentualiter dargestellt ist. In der ersten Reihe errechnen v. Rück (1912) 0,6%, Schweder (1914) 1,6%, Samson (1921) 7,5%, Ritter (1922) 1,5%, Weiss (1923) 5,3%, Habliston und Mac Lane (1927) unter 32872 tuberkulösen Insassen der amerikanischen 3—11% und Tylecote aus den englischen Anstalten 1% Syphilitische. Die zweite Serie ergibt: Letulle, Bergeron und Lépine (1921) 17,5%, Rüschen (1922) 15% (bei nur 3% klinischer Lues), Ritter (1923): Männer 27%, Frauen 19,8%, Köster und Amendt (1924) 3%, Köhn v. Jaski (1925) 2,8%, Redlich und Steiner (1928) 8,3%. Aus dem Rahmen fällt in der ersten Reihe Tedeschi mit 70% Luetischen unter tuberkulösen Gefängnisinsassen und in der zweiten Newhaven mit 100% positiven Wa.R. in einem amerikanischen Veteranenheim.

Der Durchschnitt der ersten Reihe bleibt mit 2,6% sicher weit hinter der Wirklichkeit zurück, während die zweite Aufstellung (Durchschnitt 13,3%) derselben sehr nahe kommen dürfte. Einen definitiven Rückschluß auf den Einfluß der Lues auf die Häufigkeit der Tuberkulose kann man aber erst dann machen, wenn zunächst vertrauenswürdige Zahlen über die Häufigkeit der Lues in der Allgemeinbevölkerung der durchforschten Gegend zum Vergleich zugrunde gelegt werden könnten. Einseitiges hochprozentig auf Lues verdächtiges Material wie Strafgefangene und Veteranen einer Kolonialtruppe hat natürlich gar keinen statistischen Wert. Da die Zahl 13,3% ungefähr der damaligen, anzunehmenden Gesamtdurchseuchung in den europäischen Ländern entspricht, so beweisen die bisher gewonnenen Zahlen jedenfalls keine besondere Disposition Luetischer für Tuberkulose. Roodhouse Gloyne ist derselben Ansicht. Unter seinen 53 Fällen mit Aneurysma aortae waren nur zwei tuberkulös![1]

Bestehen beide Erkrankungen, konstitutionelle Syphilis und Lungentuberkulose nebeneinander, so richtet sich der Verlauf des Lungenprozesses zunächst nach dem Kräftezustand des Patienten zu der Zeit wo das zweite Leiden zu dem schon bestehenden sich zugesellt, vor allem aber nach dem Stadium, in welchem sich das erste im Augenblick befindet, wo das zweite hinzutritt.

Am häufigsten wird Akquisition von Syphilis durch einen Menschen mit alter, klinisch ausgeheilter Tuberkulose beobachtet. Ist der Patient nicht etwa durch hohes Lebensalter an sich weniger widerstandsfähig und verfügt er über eine ausreichend kräftige Konstitution, so bleibt der Lungenprozeß in der Regel unbeeinflußt. Handelt es sich aber um eine lange bestehende, nicht völlig erloschene Tuberkulose, so ist der Patient, mag sein Zustand bisher auch noch so wenig Anlaß zu Besorgnis gegeben haben, aufs Höchste im Sinne des Floridwerdens derselben durch die recente Lues gefährdet. Nach Courcoux und Lelong flackern besonders gern chronische tuberkulöse Pleuritiden auf. Die Syphilis wirkt anscheinend anergisierend gegenüber dem Tuberkelbacillus.

---

[1] Soeben vor Drucklegung dieser Arbeit finde ich eine Arbeit „Über das Problem der Syphilis in einer Tuberkuloseklinik" vor, die wegen des Umfangs der Kasuistik und der systematisch vorgenommenen Wa.-Untersuchung von Bedeutung erscheint. Aus einem Material von 1944 Lungenkranken hat Greer festgestellt, daß unter seinen tuberkulösen Kaukasiern und Mexikanern 60% mehr Wa.-positive Fälle waren als unter den nicht Tuberkulösen, während unter Negern Tuberkulöse doppelt so häufig einen positiven serologischen Befund aufwiesen als Nichtphthisiker. Dieses Ergebnis verdient wegen der Größe der Zahlen und der Einheitlichkeit des Untersuchungsmodus und des Krankenmateriales volle Beachtung.

LELONG und RIVALIER fanden nämlich bei 40 Fällen von Lues II nicht weniger als $50^0/_0$ völlig und $20^0/_0$ fast negative Hautreaktionen auf Tuberkulin und ARTOM sah bei Sekundärsyphilitischen im Stadium des Exanthems in $80^0/_0$, bei Lues II im allgemeinen in $58^0/_0$ negativen Pirquet.

Je näher die Tertiärperiode herankommt, desto mehr nähern sich die Hautreaktionen wieder dem bei Nichtluetischen beobachteten Prozentsatze. Frische Syphilis verbraucht die bisher zum Kampfe gegen die Tuberkulose verwandten Abwehrkräfte für sich, wodurch diese freie Bahn bekommt, florid wird.

Erstmalig auftretende Tuberkulose wird von alter, latenter Syphilis in ihrem Verlaufe kaum jemals ungünstig beeinflußt (v. RIEMSDYK, GRASSER, v. WEISS-MAYER, LETULLE, H. SCHLESINGER). Ja die Zahl der Autoren, welche alter Lues einen gelegentlichen, heilenden Einfluß auf die Lungentuberkulose zuschreiben, ist nicht gering (RINDFLEISCH und BORST, LETULLE und BENDA, SERGENT und COTTENOT, PIÉRY und MIGNOT, SCHRÖDER, S. T. BURRELL, MARG. RORKE, SIR H. ROLLESTON, ROODHOUSE, GLOYNE). Sie betonen übereinstimmend, daß Lues die Tuberkulose im Sinne des Überganges in die sklerosierende, cirrhotische Form begünstige. SERGENT hält jeden Fall stark fibrosierender Lungentuberkulose für syphilisverdächtig.

Daß alte latente Syphilis wenig Einfluß auf die Tuberkulose hat, zeigen wassermannpositive Träger schwerer, klinisch zur Abheilung gelangter Viscerallues und stationäre Fälle von Tabes, welche so lange keinen verschlimmernden Einfluß der Lues auf tuberkulöse Prozesse erkennen lassen, als ihr Kräftezustand nicht durch die indirekten Folgen (Cystitis, Pyelitis) zu sehr leidet. Ich kann dies aus großer eigener Erfahrung versichern.

Je mehr die erstmaligen Erscheinungen der Syphilis und der Tuberkulose sich zeitlich einander nähern, gleichviel in welcher Reihenfolge sie aufgetreten sind, je progredienter der Charakter der tuberkulösen Komponente ist, um so deletärer pflegt sich der syphilitische Faktor geltend zu machen. Auf diese Kombination beziehen sich die meisten Aussprüche der Autoren über die infauste Bedeutung der Doppelinfektion (CUTTY-WOLFF, EISNER, SCHRÖDER, BANDELIER und RÖPKE u. a.).

Eine vielumstrittene Frage ist die, ob gegebenen Falles eine recente Syphilis heilend auf aktive, tuberkulöse Lungenprozesse einwirken könne. Diese, von MONTEVERDI und PORTUCALIS im affirmativen Sinne beantwortete Frage wird auch von WEISS bejaht, der auf Grund eigener Beobachtung die Möglichkeit zugibt, daß „in seltenen Fällen" bei kräftiger Konstitution und ausreichenden Reservekräften die Tuberkulose günstig beeinflußt werde. Vorsicht scheint mir gegenüber diesen Behauptungen sehr am Platze zu sein.

HEAD und SEABLOOM, FITZ-HUGH, ANDERSEN und PIERSOL, sowie HARLOW BROOKS haben zuerst die Aufmerksamkeit auf häufiges Ausbleiben der postpneumonischen Resolution und Auftreten von Lungenabscessen nach croupöser Lungenentzündung bei Syphilitikern gelenkt. YOUMANS hat (1927) unter 10 am Lebenden gemachten Beobachtungen von ausbleibender Lösung 7mal einen positiven serologischen Befund erhoben und an 20 derartigen Obduzierten 10mal Indizien für Lues verzeichnet. H. SCHLESINGER konnte, ebensowenig wie ich selbst, derartige Beobachtungen nicht registrieren.

BALZER weist der kongenitalen Syphilis eine bedeutende Rolle bei der Entstehung chronischer indurativer Lungenprozesse nach Masern, Keuchhusten, Grippe beim Kinde zu.

Asthma mit typischen Symptomen, insbesondere reichlich eosinophilen Zellen im Sputum wollen BONNAMOUR, ZERBINO, SÉZARY und ALIBERT auf luetischer Basis beobachtet haben.

Dufour versuchte unlängst das Asthma der Syphilitiker dadurch zu erklären, daß er bei diesen Patienten eine durch die Spirochäten oder deren Stoffwechselprodukte bedingte Vagusstörung annimmt, bei der dann die allergisch wirkenden Stoffe, wie Bettfedern, Hundehaare, Pollen usw. zum auslösenden Moment würden. Nach spezifischer Behandlung habe er beobachten können, daß solche auslösende Stoffe für den Asthmatiker völlig harmlos wurden. Ebensowenig wie diese Theorie hat die Auffassung von Flandin, Maison, Thiloix und Soulie, daß das „syphilitische Asthma" als Folge spezifischer Beeinflussung des endokrinen Drüsensystems aufzufassen sei, sich irgendeiner Anerkennung von anderer Seite erfreuen können. Besançon und Pasteur-Vallery Radot konnten an einem Material von 100 Fällen von Asthma bei Syphilitikern ebensowenig wie Ramirez und St. George an 78 Beobachtungen die günstigen Erfolge Dufours durch antiluetische Behandlung nicht bestätigen. Ich selbst habe in meiner fast 40jährigen Erfahrung niemals Besserung eines gleichzeitig bei Lues bestehenden Asthmas nach spezifischer Behandlung beobachtet. Comby und Hortat-Jacob schreiben gelegentliche Besserungen durch Bi und Salvarsan humoraler Umstimmung nicht aber einer spezifisch antisyphilitischen Wirkung zu. Man wird jedenfalls gut tun, der Lehre vom häufigen Zusammenhang mit Asthma die größte Skepsis entgegenzusetzen.

H. Schlesinger erwähnt schließlich den infausten Verlauf, den Pneumonien bei Kranken mit ausgedehnter Mesaortitis zu nehmen pflegen.

Therapie.

Die Behandlung der reinen Lungensyphilis weicht in keiner Weise von den allgemein üblichen Regeln ab, d. h. die Gesichtspunkte, welche je nach Lage des Falles das eine oder andere Specificum mehr in den Vordergrund stellen, sind dieselben. Die Notwendigkeit, Erfolg oder Versagen der spezifischen Therapie differentialdiagnostisch zu verwerten, machen eine recht ausgiebige, dieses Verhalten möglichst unzweideutig hervortreten lassende Behandlung erforderlich. Ich glaube, daß dieser Indikation am besten durch eine energische Jodbehandlung Rechnung getragen wird. Man darf dabei nur dann von Versagen der Therapie sprechen, wenn genügend große Tagesdosen (bis zu 5 g pro die, Young) wirkungslos geblieben sind. Ich ziehe das Jod für die Einleitung der Behandlung dem Salvarsan deswegen vor, weil es sich um eine verkannte Tuberkulose handeln kann, welche auf kräftige Salvarsandosen in unangenehmer Weise reagieren könnte. Freilich kommt auch dem Jod eine gewisse kongestive Wirkung auf die Lunge zu, die sich jedoch nach dem Vorschlage S. Rollestons durch Kombination des Jodkali mit Belladonna vermeiden läßt. Bei heruntergekommener Ernährung pflege ich das Jodkali nach einer von mir angegebenen Formel zu verordnen (Kal. jodat. 30,0, Ferr. citric. ammonisat. 5,0, Strychnin. nitric. 0,02, Eleosacch. menth. pip. 5,0, Aqu. flor. Aurant. ad 120,0. S. mehrmals täglich 1 Teelöffel voll in einem großen Glase Wasser zu nehmen).

Nach günstigem Erfolge der Joddarreichung gestaltet sich dann die Behandlung in der sonst üblichen Weise, mit dem Vorbehalt, daß sowohl in der Frühperiode (Pleurasyphilis) als bei Spätformen aktiveren, speziell mit blutigem Sputum einhergehenden Charakters die gewählte Wismut- oder Hg-Behandlung einige Zeit eher als die dann angezeigte Salvarsantherapie begonnen werden soll. Salvarsan allein verbürgt keine Dauerwirkung. Die französischen Krankengeschichten mit ihren häufigen Rezidiven in der Lunge reden davon eine laute Sprache. Vor allem soll die Therapie recht lange fortgesetzt werden, da die Lungensyphilis keineswegs leicht zu beeinflussen ist (Groedel, Jakob).

Ich selbst gebe wie JAKOB und SCHRÖDER einer gut geleiteten Schmierkur neben Salvarsan den Vorzug. Besonders empfehlenswert ist es, diese Behandlung in einem Schwefelbade vornehmen zu lassen (Baden bei Wien, Aachen), wie dies auch TYLECOTE empfiehlt. Die Ergebnisse der Untersuchungen von MÜLLER und DELBANCO, welche die Wirkungen des Schwefels im Sinne einer Steigerung der Resorption in der Haut aufgespeicherter Metalle erklären, haben die Wirksamkeit der Schwefelthermen in ein helleres Licht gerückt. LEGRAND heilte intramuskuläre Abscesse nach Wismutinjektionen unchirurgisch nur durch innerliche Verabreichung kolloidalen Schwefels, ebenso GALLIOT. Die gute Wirkung der Schwefelthermen bei syphilitischer Anämie und Kachexie erklären FLURIN und BLANC durch Behebung der hierbei vorhandenen Demineralisation des Körpers, die sich namentlich auf dessen Schwefelverbindungen bezieht. Besonders wichtig aber ist es gerade für diese Kranken, welche der Sekundärinfektion mit Tuberkulose in höherem Maße ausgesetzt sind, daß die Abwehrkräfte des Körpers gegen die Syphilis nicht nur durch die spezifische Behandlung sondern auch durch die im Badeorte zur Verfügung stehenden natürlichen Heilmittel wie Sonne, Licht, Luft, Spaziergänge, Bäder, Massagen und Douchemassagen auf den Plan gerufen werden.

Die Kombination mit Tuberkulose erfordert die denkbar sorgsamste therapeutische Überlegung.

Daß man eine vor vielen Jahren erworbene, gut behandelte Syphilis, welche sich lediglich noch durch einen positiven Wassermann manifestiert, bei gleichzeitiger aktiver Lungentuberkulose zunächst nicht behandeln wird, erscheint mit selbstverständlich. Diese Form birgt in sich kein besonderes Gefahrenmoment. Man würde ja, um einen so alten positiven Wassermann zu beeinflussen, eine sehr ausgiebige, anstrengende Kur machen müssen, deren Kräfteverbrauch der auf Hebung des Allgemeinbefindens des Patienten gerichteten Tuberkulosetherapie zum mindestens nicht dienlich sein würde.

Anders wenn wir es mit einer Tuberkulose neben einer alten, stark wassermannpositiven und überhaupt noch nicht behandelten oder einer aktiven bzw. erst kurz vorher erworbenen Lues zu tun haben. Hier ist sofortige antisyphilitische Behandlung Gebot. Die Wahl der Mittel wird in diesem Falle durch den Charakter der kombinierenden Tuberkulose beeinflußt. Mit Ausnahme RITTERS lehnen fast alle Autoren das Salvarsan bei exsudativer Lungenphthise ab (SCHRÖDER, RAFFAUF und LENDRODT, KÖHN v. JASKI, H. SCHLESINGER, ANWYL-DAVIES u. a.). Sie haben zum Teil schwere Schädigungen gesehen. Bei der cirrhotisch-proliferativen und proliferativen Form neben jedem Stadium der Syphilis ist Salvarsan das Mittel der Wahl (SCHRÖDER, GRÖDEL, RAFFAUF und LENDRODT, H. SCHLESINGER, LOBEN). Bei sehr aktivem Charakter der Syphilis würde Myosalvarsan oder Spirocid in Frage kommen. Quecksilber wird bei exsudativer Tuberkulose besser durch Bismut ersetzt. Geschädigte Gefäße sind ihm gegenüber besonders empfindlich (G. MAYER, A. LIEVEN).

Die Syphilisbehandlung beim Tuberkulösen verlangt vorsichtige Wahl der Therapie, sie verlangt vor allem sorgfältige Beobachtung der Patienten.

Jede Temperaturerhöhung, blutige Verfärbung des Sputums, Auftreten von Tuberkelbacillen, schneller Abfall des Körpergewichtes mahnen zur Einstellung der Salvarsanbehandlung. Silbersalvarsan wird am besten überhaupt vermieden.

Gelingt es die Lues günstig zu beeinflussen, so bessert sich damit die Prognose der gleichzeitigen Lungentuberkulose (WEISS, RITTER, RAFFAUF, HANSHELL, HUBER, NAGIBIN). Unnötig zu sagen, daß jede Syphilisbehandlung bei den schweren Formen terminalen Verfalles bei Phthisikern überflüssig ist.

Wie RITTER und WEISS gezeigt haben, verträgt sich die Anwendung des Tuberkulins sehr gut mit antiluetischer Therapie. Schon um diese neben der übrigen Tuberkulosetherapie durchführen zu können, empfiehlt sich die Aufnahme in einer Heilstätte. Vor derselben soll aber die Diagnose sicher gestellt sein. Unverantwortlich wäre es eine reine Lungenlues in der Heilstätte der Doppelinfektion auszusetzen.

Chirurgische Eingriffe, soweit sie durch den Lungenbefund — hierher gehören besonders auch bronchiektatische Prozesse der Lungensyphilis — indiziert sind, werden durch kein Stadium der Syphilis kontraindiziert. Schrumpfungsprozesse und ihre die Ausdehnung des Lungengewebes infolge Immobilisierung des Thorax hemmenden Folgen erfordern oft noch lange fortgesetzte physikalische Therapie, welcher aber hier nicht nähergetreten werden kann.

Prognose.

Die gummöse knotige Form der Lungensyphilis gibt die besten Aussichten auf völlige Rückbildung, soweit sie im freien Lungengewebe lokalisiert ist. Sind massige, unregelmäßig angeordnete, gummöse Prozesse in der Nähe von Bronchien größeren Kalibers vorhanden, so wird sich der Zug des schrumpfenden, schwieligen Neoplasmas unter dem Einfluß der Therapie unter Umständen durch Kompressionserscheinungen noch stärker als vorher bemerkbar machen können. Im allgemeinen haben aber diese Formen eine große Heilungstendenz. So konnte JACOVONE eine aus einem Gumma entstandene Kaverne zu völliger Ausheilung bringen und SÉDAILLAC sah sogar einen Pneumothorax mit den ihn veranlassenden Erweichungsherden ausheilen. Mediastinale Prozesse, besonders solche mit Stauungserscheinungen im venösen Kreislauf, geben keine besonders gute Voraussage bezüglich der Wiederherstellung normaler Verhältnisse.

Die interstitiellen Prozesse der Lunge sind, wenn sie nicht allzuspät in Behandlung kommen, in hohem Maße besserungsfähig. Besonders günstig liegen die Verhältnisse, wenn wiederholte bronchopneumonische Attacken bei noch wenig ausgedehnter fibröser Schrumpfung früh zur Diagnose geführt haben. Selbst Kranke, bei denen große Teile des atmenden Gewebes außer Funktion waren und die gewaltige Lungenschattten zeigten, sind, besonders wenn es sich um die Unterlappen handelte, klinisch unter Aufhellung der Schatten geheilt worden. Aber auch bei Ausbleiben der Besserung des Röntgenbefundes sahen BUSCHKE und *ich* (Abb. 7 u. 8) weitgehende Besserung der Beschwerden, die offenbar durch ausgedehnte sich noch der Erkennung entziehende initiale Prozesse bedingt waren.

Symptome, welche durch weitreichende cirrhotische Prozesse bedingt sind, insbesondere aber durch Bronchiektasien, überdauern natürlich die zum Stillstand gebrachten, aktiven Prozesse.

Ihr weiterer Verlauf gestaltet sich ebenso, als wenn sie aus anderer Ätiologie entstanden wären. Insbesondere sei man vorsichtig mit Stellung einer guten Prognose bei den „venösen" und „respiratorischen" Formen der chronischen syphilitischen Mediastinitis.

Die Prognose der mit Tuberkulose kombinierten Lungensyphilis hat im Abschnitte über Syphilis in ihren Beziehungen zu anderen Lungenkrankheiten eingehende Würdigung erfahren (S. 796).

Syphilis des Mediastinum.

Unser Wissen über die Syphilis des Mediastinum ist neueren Datums. Die ersten Mitteilungen stammten von COMBES und von BARTH (1906). Ersterer berichtete gemeinsam mit VIGOUROUX und COLLET über einen autoptischen Befund bei einem Taboparalytiker, den er bereits 12 Jahre vorher wegen Obliteration der Vena cava superior unter Verkennung der Ätiologie in der Societé médicale des hôpiteaux vorgestellt hatte. SERGENT folgte 1907 mit einem Falle in seiner Monographie „Syphilis und Tuberkulose". Seitdem sind in der französischen Literatur, die von SERGENT 1924 zusammengestellt wurde, noch 8 weitere Beobachtungen mitgeteilt. Die wenigen weiteren Publikationen folgen hier im Text.

Während G. v. BERGMANN noch in der von ihm und R. STAEHELIN herausgegebenen zweiten Auflage des Handbuchs der inneren Medizin, Bd. II/1, die Syphilis des Mediastinum als „von ganz untergeordneter Bedeutung" ansieht, meint BRIN, der damit die Ansicht der meisten heutigen französischen Forscher vertritt, daß dieselbe keineswegs selten sei, aber oft übersehen werde. Stellt man die Forderung eines häufigeren pathologisch-anatomischen Nachweises, so sieht es allerdings damit nicht gut aus, da die Mehrzahl der mitgeteilten Fälle sich lediglich auf klinische Beobachtungen erstreckt.

Die Beweiskraft des therapeutischen Erfolges ist aber bei dieser bedrohlichen Lokalisation der Syphilis meines Erachtens so hoch anzuschlagen, daß wir die meisten Beobachtungen als diagnostisch einwandfrei hinnehmen müssen.

Eines ist aber sicher. Mag das Bild selten sein, es verlangt unsere volle Würdigung, denn unerkannt und unbehandelt ist die mediastinale Syphilis für den Träger von absolut infauster Bedeutung.

In der Mehrzahl der Fälle nehmen die spezifischen Prozesse ihren Ausgang von Nachbarorganen aus. Ihnen gegenüber tritt die Entwicklung im weitmaschigen Lymphgefäßsystem des Mittelfelles durchaus zurück.

Es kann hier nicht meine Aufgabe sein, die mannigfachen Formveränderungen des nachgiebigen Mediastinalschlauches zu behandeln, die dadurch entstehen, daß syphilitische Geschwulstmassen denselben vor sich herschieben oder schrumpfende Prozesse ihn nach der einen oder anderen Seite zerren und seinen lebenswichtigen Inhalt an luft-, blut-, lymph- und nervenhaltigen Organen schädigen. Auch das Ereignis eines hernienartig durch die sog. „schwachen Stellen" des Mediastinums sich hindurchzwängenden luetischen Pleuraexsudates, das dann die nicht ergriffene Thoraxhälfte einengt, gehört, obwohl der Zwischenfellraum dadurch in Mitleidenschaft gezogen wird, nicht eigentlich zu dem zu behandelnden Kapitel.

Außer den tertiären Prozessen, welche vom Inhalt des Mediastinums, der Aorta, Trachea usw. ausgehen, sind besonders die von den Wandungen des Raumes entspringenden Veränderungen, diese auch autoptisch, beschrieben worden. So sah BERBLINGER sowie GARRETON und SALAS Hineinwachsen eines Lungengumma in das Mediastinum, ersterer durch eine mächtige Hilusdrüse hindurch.

DESELEAUX beobachtete Fortsetzung einer Ostitis und Periostitis luetica und H. SCHLESINGER, sowie A. MÜLLER Hineinwuchern sternaler Gummen in das Zwischenfell. Beteiligung des Mediastinums in der Sekundärperiode ist bisher nicht beschrieben worden.

Wie in der Lunge werden auch hier post mortem gummös-knotige und mehr diffuse Prozesse gefunden. BRIN fand den Mediastinalraum von Fettbinde-

gewebsmassen, sowie, ebens owie APERT, GIRARD und RAPPAPORT, mit eingelagerten typischen Gummen durchsetzt. SERGENT und CH. BÄUMLER haben
spätsyphilitische Prozesse neben tuberkulösen gefunden. Die reine Syphilis
bevorzugt den oberen, nach Rückbildung der Thymusdrüse nur noch ein
lockeres lymphhaltiges Gewebe enthaltenden, retrosternalen Raum (SCHRÖDER,
BOUILLA, BRIN, SERGENT). Nur beim Kinde soll nach Pastor PEREZ auch
der untere Abschnitt des sanduhrförmigen Raumes häufiger ergriffen werden.

Diese Bevorzugung des oberen Abschnittes involviert die Beteiligung der
großen Gefäße an der Herzbasis, und zwar um so mehr je weiter der Prozeß
nach der vorderen Brustwand hin gelagert ist. Sitzt er mehr rückwärts, so
werden Oesophagus, Vena azygos und hemiazygos, Vagus und Sympathicus
in Mitleidenschaft gezogen.

Die Beobachtungen, daß die Veränderungen vorzugsweise sich entweder
auf den vorderen oder hinteren Raum beschränken, hat BRIN veranlaßt, eine
klinische Einteilung in eine Mediastinitis anterior und posterior aufzustellen,
die er aber sogleich durch Annahme einer ,,unvollkommenen'' und einer
,,gemischten'' Form einzuschränken sich genötigt sieht.

Die Entwicklung der chronischen syphilitischen Mediastinitis ist nach
SERGENT und Pastor PEREZ meist schleichend und langdauernd. Nur SAYERS
und ANTONIN wollen eine akute, benigne Form beobachtet haben. Von anderer Seite ist keine Bestätigung dieser lediglich auf dem Erfolg der spezifischen Therapie basierten Beobachtung erfolgt.

Am häufigsten wird Kompression der Vena cava superior beobachtet,
deren Haupterscheinung sich in mächtiger Erweiterung der Hautvenen der
Brust, manchmal aber auch bis zum Bauch hinunter präsentiert. Genügt dieser
Kollateralkreislauf nicht, so entsteht ein pralles Ödem der oberen Körperhälfte bei cyanotischer Haut. Schmerzen hinter dem Sternum, Kopfschmerz
und Schwindel leiten bereits frühzeitig das Bild ein. Halbseitig tritt dasselbe
dann auf, wenn die Vena anonyma verlegt wird. Thrombosen sind zuweilen
in den Hautvenen direkt fühlbar. An der Aorta kann infolge Beeinträchtigung des Lumens ein systolisches Geräusch hörbar werden. Auch das GRIE-
SINGERsche Symptom des Kleinwerdens oder Verschwindens des Pulses, sowie
des Anschwellens der großen Halsvenen bei Inspiration wird beobachtet.

Kompression der Trachea oder eines Bronchus mit den im Abschnitte über
Syphilis der Luftröhre nachzulesenden Erscheinungen ist die zweithäufigste
Manifestation der Mediastinallues. Diese Erscheinungen gaben BRIN und
SERGENT Veranlassung von einer respiratorischen gegenüber der soeben ge-
schilderten ,,venösen Form'' zu sprechen. Der Narbenzug des fibrosierenden
gummösinterstitiellen Prozesses fixiert zuweilen den Larynx und zerrt ihn
abwärts, wodurch dann Sprach- und Schluckbeschwerden bedingt sind
(SCHRÖDER). Durch eine ähnliche starre Fixation des Sternums gegen die
Brustwirbelsäule kann die Thoraxbeweglichkeit erheblich gestört und die
Atmung infolgedessen erschwert sein. Hochgradige Störung des Schluckens
ist durch Zusammenpressung oder Knickung des Oesophagus zu konstatieren.

Wird der Vagus in Mitleidenschaft gezogen, so bleiben Herzsymptome
(Bradykardie im Stadium der Reizung, Tachykardie nach Lähmung des
Nerven) nicht aus. Phrenicusschädigung dokumentiert sich durch Zurück-
bleiben einer Zwerchfellhälfte bei der Atmung.

SÉZARY und ALIBERT wollen echtes Asthma infolge Vagusreizung bei
syphilitischer Mediastinitis gesehen haben. Nicht zu vergessen ist schließlich
die durch Recurrenslähmung entstehende Posticuslähmung, welche bei Doppelseitigkeit durch Glottisverschluß das Leben bedrohen und die Tracheotomie
erheischen kann.

Ebenso wie die Lungensyphilis gibt die Lokalisation im Mediastinum gelegentlich Veranlassung zu Pleuraexsudaten, die sich nach Punktion immer wieder erneuern und in denen, wie BURELL durch zwei Beobachtungen eben wieder bestätigen konnte, kleine Lymphocyten in hoher Prozentzahl (bis 85%) gefunden werden. ORSZÁGH berichtete unlängst über einen röntgenologisch und durch den Erfolg der Therapie kontrollierten Fall von Pleuritis mediastinalis exsudativa syphilitica, welcher jedenfalls die bisher einzige derartige Beobachtung darstellt.

Die *Röntgenuntersuchung* ist für die Diagnose von großem Wert. Vermag sie uns auch nichts über den anatomischen Charakter des Befundes, besonders gegenüber Geschwülsten oder retrosternaler Struma, zu sagen, so belehrt sie uns doch weit mehr als die physikalische Untersuchung über den Sitz, Umfang und Ausgangsort des Prozesses. Sie wird den Verdacht auf Syphilis besonders begründet erscheinen lassen, wenn sie gleichzeitig eine Mesaortitis oder wie im Falle RENTONs neben dem Mediastinalschatten vom Hilus in die unteren Lungenpartien ausstrahlende strangförmige Verschattungen enthüllt. Anamnese und serologischer Befund sind, wie früher geschildert, zur Diagnose heranzuziehen.

Die Tuberkulose schlägt ihren Sitz beim Erwachsenen in der Regel im unteren Mediastinum auf. Sitzt sie einmal oben, so helfen starkes Hervortreten von Tracheal- oder Bronchialdrüsen oder beweisende Lungenherde (BRIN) dazu, sie zu erkennen.

Aortenaneurysma und retrosternale Struma können die Deutung des Röntgenbildes erschweren.

Die *Diagnose ex eventu therapiae* kann bei der chronischen syphilitischen Mediastinitis wegen der Auffälligkeit der Besserung des klinischen und röntgenologischen Befundes besonders häufig den Ausschlag geben; nur muß die Therapie sehr energisch sein, wenn etwas erzielt werden soll. Auch darf nicht vergessen werden, daß zwar die knotig-gummösen Prozesse fast immer ohne Schädigung zu hinterlassen abheilen, daß aber diffuse, sklerotische Prozesse nicht reparabel sind, vielmehr gelegentlich durch die Behandlung und die dadurch angeregte narbige Schrumpfung noch verschlimmert werden können. Jedenfalls soll man stets bei Verdacht auf Lues die spezifische Therapie sofort einleiten, da sie kaum jemals schaden, aber hier unter Umständen neben Sicherung der Diagnose lebensrettend wirken kann. Die wenigst gute Prognose geben die „venösen Formen". Eine völlige Rückbildung ist hier selten.

Schließlich sei noch der „Formes frustes" der Lymphogranulomatose gedacht, die zuweilen bei geringer Veränderung des Blutbefundes und ohne Fieber auf das vordere Mediastinum längere Zeit hindurch beschränkt bleiben.

Hier, aber auch bei manchen malignen Tumoren, kann durch Jodkali oder Arsenpräparate eine die Diagnose verwirrende, auffallende, aber vorübergehende Besserung erzielt werden. Der Verlauf wird das Bild bald klären.

Literatur.

ABRAMOVIC, J.: Röntgendiagnostik der Lungensyphilis. Vrač. Delo (russ.) **9**, Nr 12/13, 1080—1082 (1926). — ALESSANDRINI, PAOLO: Das Röntgenbild bei Lungensyphilis. Radiol. med. **8**, Nr 2, 149—152 (1921). — ALLISON, R. G.: Lungensyphilis. Amer. J. Roentgenol. **22**, 21—24 (1929). — AMVIL-DAVIES, TH.: Wismuth bei der Syphilisbehandlung. Lancet **212**, Nr 3, 148—152 (1927). — ANTONIN, PIERRE: Les syndromes médiastineaux. Gaz. Hôp. **95**, Nr 80 (1922). — APERT, E., LUCIEN GIRARD et RAPPOPORT: Beiderseitige bronchioalveoläre zerstreute Dilatationen (heredosyphilitischen Ursprungs). Bull. Soc. Pédiatr. Paris **27**, 174—181 (1929). — ARNOLDI, W.: Zur Frage der Lungensyphilis, sowie einige Bemerkungen über Silbersalvarsan und Sulfoxylat. Berl. klin. Wschr. **58**, Nr 2, 29—30

(1921). — Arrilaga: Die Sklerose der Lungenarterie. Bull. Soc. méd. Hôp. Paris **1924**, 292. — Arrillaga, F. C.: **Cardiacos Negros**, Buenos Aires 1913. — Artom, Mario: Beitrag zur Kenntnis der Beziehungen zwischen Tuberkulose und Syphilis. Arch. f. Dermat. **150**, H. 1, 115—119 (1926). — Ashbury, H. C.: Zit. bei Habliston und Mc Lane. Amer. Rev. Tbc. **16**, I, 100—109 (1927). — Assmann: D. Kl. Röntgendiagnostik der inneren Erkrankungen. S. 235 f. Leipzig: F. C. W. Vogel 1921. — Azoulay: Zit. bei Letulle und Dalsace. Ann. de Dermat. 8, Nr 3, 129—163 (1927).

Balzer, F.: Contribution à l'étude de la Syphilis des bronches et du poumon. (Beitrag zum Studium der Syphilis der Bronchien und der Lunge.) Paris méd. **12**, No 3, 62—66 (1922). — Bandelier und Röpke: Die Klinik der Tuberkulose. 4. Aufl. Bd. 1, S. 149. Leipzig: Curt Kabitsch. — Bard: J. Méd. Lyon, April **1922**, Juli **1924**. — Bard und Lemoine: Arch. géné. Méd. 1890. — Barbosa, José: Ein Fall von syphilitischer Phthisis. Brasil med. **2**, No 25, 377—379 (1921) — Bäumler, Chr.: Fall von Zwerchfellslähmung durch Zusammenwirkung von Syphilis und Tuberkulose. Münch. med. Wschr. **1928**, Nr 1, 14. — Beitzke: Zit. in L. Aschoffs Handbuch der pathologischen Anatomie, Bd. 2. Jena: Gustav Fischer 1927. — Beltz: Ein Fall von Lungengumma. 10. Röntgenkongreß. — Benda, R.: Anatomisch-radiologische Studien der peribronchialen syphilitischen Sklerose (chronische syphilitische Bronchitis). Arch. méd.-chir. Appar. respirat. **3**, 283—299 (1928). — Berblinger: (a) Über Lungensyphilis. Münch. med. Wschr. **74**, Nr 41, 1775 (1927). (b) Über Lungensyphilis. Klin. Wschr. **6**, Nr 37, 1781 (1927). — Bergmann, G. v.: Die Erkrankungen des Mediastinum. Handbuch der inneren Krankheiten von G. v. Bergmann und R. Staehelin. Berlin: Julius Springer 1928. — Bernard: Tuberkulose und Syphilis der Lungen, Beziehungen. Revue de la Tbc. **4**, No 5, 536—540 (1923). — Bernard, Mouquin et Lelong: Fall von Pleuritis bei einem Syphilitiker mit positiver Wa.R. im Exsudat. Bull. Soc. Hôp. Paris **39** (1923). — Besançon, Fernand et Pierre Jacob: Klinische und anatomische Untersuchungen in einem Falle von Lungensyphilis. Revue de la Tbc. **4**, No 5, 527—533 (1923). — Boattini, Giorgio: Die Lungenlues. Pathologisch-anatomische Untersuchungen und kritische Betrachtungen. Sperimentale 82, H. 3/4, 115—172 (1928). — Bonnamour, Doubrow et Bouysset: (a) Syphilis und Krebs der Lunge mit Metastasen in Nieren und Wirbelsäule. Lyon méd. **138**, No 51, 724—727 (1926). (b) Lungenerkrankung vom Typ der massiven syphilitischen Alveolitis, welche eine Dilatation der Bronchien sowohl klinisch als radiologisch vorgetäuscht hatte. Lyon. méd. **138**, No 42, 462—464 (1926). — Bonnet, L. M.: Lungengummen bei einem Neugeborenen. Lyon méd. **131**, (1922) — Bouilla: Fall von mediastinaler Lues. An. Acad. méd.-quir. españ. 8, 312—315 (1921). — Bouilla, E.: Ein Fall von luetischer Mediastinitis. Arch. de Cardolog. y Hematol. 2, No 2, 60—63 (1921). — Bowman, A. K.: Syphilis als Komplikation von Tuberkulose. Lancet **1923**, 205, No 24. — Brack, E.: Zur pathologischen Anatomie aktiver Organlues. Dermat. Wschr. 88, Nr 2, 57—62 (1929). — Brakamp, A. L.: Vergesellschaftung von Syphilis und Tuberkulose, besonders bei Affektion der Lungen. California State J. Med. **21**, 52—55 (1923). — Brambilla: Zit. bei Lecaplain. Rev. Méd. 40, No 1, 28—54 (1923). — Brandenburg: Beitr. Klin. Tbk. 10 (1908). — Brandt: Dermat. Ges. Hamburg-Altona, Sitzg 27. April 1928. Zbl. Hautkrkh. 31, H. 1/2, 24. — Brin, Louis: Die syphilitische Mediastinitis. Gaz. Hôp. 94 (1921). — Brock, B. G.: Untersuchungen über die Häufigkeit der Syphilis bei den südafrikanischen Eingeborenen und ihren Einfluß auf die Verbreitung der Tuberkulose. Lancet **1912** I, 1270. — Brugsch, Th. und E. Fränkel: Akute und chronische Bronchitiden. Kraus und Brugsch, Spezielle Pathologie und Therapie innerer Krankheiten. Bd. 3, 2. Teil, S. 614—615. — Bruns-Ewig: Erkrankungen der Pleura. Kraus und Brugsch, Spezielle Pathologie und Therapie innerer Krankheiten. Bd. 3, 2. Teil, S. 457. — Brooks, Harlow: Zit. bei Friedländer und Erickson. — Bryce, Lucy M. and S. W. Patterson: Diagnose der Lungensyphilis. Med. J. Austral. 1, Nr 12, 316—323 (1923). — Burke, E. T.: Lungensyphilis. Brit. J. vener. Dis. 3, 2, 99—112 (1927). — Burrell, L. S.: Lungensyphilis. West London med. J. **29**, 81—83 (1924). — Burrell, S. T.: (a) Fall von Lungensyphilis. Proc. roy. Soc. Med. 17, Nr 2, clin. sect. 4 (1923). (b) Die Beziehungen der Syphilis zur Ätiologie und Diagnose der Tuberkulose. Brit. J. vener. Dis. 4, 290—292. — Buschke: Sitzg Berl. dermat. Ges., 15. Juli 1922.

Calendar: Zit. bei Howard: Amer. J. Syph. 8, Nr 1 (1924).—Canale, Piero: Contributo allo studio delle forme cliniche della sifilide polmonare. Riv. Clin. med. **1930**, 1—29. — Cappelli: Ein Fall von Lungensyphilis. Riforma med. 44, Nr 20, 601 (1928). — Cârstea, D., Neagu und Th. Vâleanu: Betrachtungen über die Lungensyphilis. Spital (rum.) 50, 281—289 und französische Zusammenfassung 290 (1930). — Cassel: Zit. bei Ritter. — Castellano, Themistocles und Jorge Orgaz: Lungensyphilis. Prensa méd. argent. **15**, 417—423 (1928). — Caussade, G. et A. Tardieu: Ein Fall von syphilitischer Arteritis der Lunge (Schwarzer Herzleiden der). Betrachtungen über die chronische syphilitische Bronchitis und die arterielle Lungensyphilis. Arch. méd.-chir. Appar. respirat. **3**, 269—282 (1928). — Chaoul und Stierlin: Klinische Röntgendiagnostik der Erkrankungen der Brustorgane auf pathologisch-anatomischer Grundlage usw. (F. Sauerbruch, Die Chirurgie der Brustorgane). Bd. 1, S. 153. Berlin: Julius Springer 1920. — CAMP, DE LA, O.: Die Lungenentzündungen. KRAUS und BRUGSCH, Spezielle Pathologie und Therapie innerer Krankheiten, Bd. 3, 2. Teil. — CARRERA, J. L.: Eine pathologische Studie der Lungen in 152 Autopsiefällen. Amer. J. Syph. 4, Nr 1 (1920). — CECONI, A.: Die Lungensyphilis. Riforma med. 39 (1923). — CITRON: Die Syphilis. KRAUS und BRUGSCH, Spezielle Pathologie und Therapie innerer Krankheiten, Bd. 2, 1. Teil. — City Hospital. Boston med. Clin. N. Amer. 4, Nr 6, 1785—1797 (1921). — CLAYTON, T. A.: Syphilis der Lunge mit Bericht über den anatomischen Befund in einem Falle. Amer. J. med. Assoc. 129, 563 (1905). — COCKERHAM, H. L.: Syphilis der Lunge. New Orleans med. J. 82, 218—224 (1929). — COMBY, M. J.: Zit. bei FLANDIN, MAISON usw. — COUNCILMAN: Ref. bei FLOCKEMANN. COURCOUX, A. et MARCEL LELONG: Die klinischen Formen und Diagnose der Lungensyphilis beim Erwachsenen. J. Méd. franç. 11, No 12, 518—525 (1922). — CUMSTON, CHARLES GREEN: Bemerkungen über Eingeweidesyphilis. Amer. J. Syph. 7, Nr 4, 671 bis 678 (1923). — CURULLA, R.: Ein Fall von Lungensyphilis. Asclepios, Bd. 2, S. 203—309 (1923). — CUTTY-WOLFF-EISNER: Die Prognosestellung bei der Lungentuberkulose 1914.

DARRÉ, H. et G. ALBOT: Eine Form von Lungensyphilis. Knotige syphilitische Sklerose mit pulmonärer Panarteritis. Ann. d'Anat. path. 5, 861—883 (1928). — DAY and Mc NUTT: Zit. bei HOLLANDER und NARR. Trans. amer. Physiol. 34, 345 (1919). — DÉCHAUME, J.: La granulie pulmonaire syphilitique. (Laborat. d'Anat. path., Fac. de Med. et Inst. Bactériol., Lyon.) Arch. méd.-chir. Appar. respirat. 5, 127—154 (1930). — DEIST, H.: Die Lungensyphilis. Klin. Wschr. 1929, Nr 2, 314—318. — DE LA CAMP: Siehe CAMP, DE LA. — DESCLEAUX, LOUIS: Ein Fall von diffuser syphilitischer Osteitis des Femur und ein Fall von syphilitischer Mediastinitis. Bull. Soc. méd. Hôp. Paris 31, 25, 1088—1091 (1923). — DIETLEN: Die Röntgendiagnose der Lungenerkrankungen mit Ausschluß der Diagnose. Lehrbuch und Atlas der Röntgendiagnose usw. von GRÖDEL. LEHMANNs med. Atlanten. Bd. 7, 4. Aufl. München. — DIEULAFOY: Clinique méd. de l'hotel Dieu. Paris. III. — DOMINICIS, DE, H.: Z. Tbk. 14, H. 1 (1919). — DOUGLAS, R. G.: Lungensyphilis. New Orleans med. J. 80, 5, 304—305 (1927). — DREYER: Syphilis der Lungen und Muskeln. Zbl. Hautkrkh. 32, 787. — DUFOUR, HENRI: Asthma und Syphilis. Hôp. Broussais, Paris. Bull. Soc. méd. Hôp. Paris, III. s. 46, 1002—1008 (1930). — DUREL: Zit. bei DOUGLAS. — DUTSCH: Virchows Arch. 219 (1915).

EGDAHL, A.: (a) Lungensyphilis. Bericht über einen Fall und Übersicht über die publizierten Fälle. Mil. Surgeon 50, Nr 2, 128—141 (1922). (b) Bericht über einen Fall von Lungensyphilis mit Übersicht über die veröffentlichten Fälle. Illinois med. J. 43, Nr 1, 50—54 (1923). — EINIS, V.: Über Lungensyphilis. Vopr. Tbk. (russ.) 5, Nr 3, 13—21 (1927). — ELIZALDE, P. I.: Pathologische Anatomie der syphilitischen Entzündungen der Lunge. C. r. Soc. Biol. Paris 85, No 33, 958—959 (1921). — ELLIOT: Zit. bei DOUGLAS, R. G., Lungensyphilis. N. Y. med. J. 80, 5, 304—305 (1927). — ENFIELD, CHARLES, D.: Röntgenologische Darstellbarkeit von Magen und Lungensyphilis. Amer. J. Syph. 19, Nr 4, 621—624 (1926). — EPSTEIN, B.: Med. Klin. 1925, 1421.

FAVRE, M. und N. CONTAMIN: Die granulomatöse Lungensyphilis, ihre anatomischen und klinischen Formen. Syphilis und akute Lungentuberkulose. Lyon méd. 1928 II, 121—136. — FERRIOT: Zwei Fälle von Lungensyphilis. J. des Pract. 35, No 25, 408 (1921). — FIACCI, LUIGI: Über einige Fälle von Lungensyphilis. Riv. Osp. 11, No 3, 57—69 (1921). — FISCHER, ANTON: Ein Fall von gummöser Lungensyphilis. (Landesbad der Rheinprovinz, Aachen.) Dtsch. med. Wschr. 1929 II, 1721—1722. — FLANDIN, CH., E. MAISON, P. L. THIRLOIX u. P. SOULIÉ: Asthma und kongenitale Syphilis. Bull. Soc. méd. Hôp. Paris, III. s. 46, 1033—1040 (1930). — FLOCKEMANN: Zbl. Path. 10 (1899). — FLORENTINI, AUGUSTO: Klinischer und röntgenologischer Beitrag zur bronchopulmonalen Syphilis. Policlinico, sez. med. 35, 606—620 (1928). — FLOYD, R.: Fall von wahrscheinlicher inerstitieller Entzündung der Lunge beim Erwachsenen. Proc. N. Y. path. Soc. 21, Nr 1/5, 58—64 (1921). — FÖRSTER: Lungensyphilis. Verslg süddtsch. Laryng. Würzburg, Sitzg 25. u. 26. Okt. 1924. — FOWLER, SIR JAMES: Lehrbuch der Brustkrankheiten. 1898. — FRANCO, P. M.: Über Lungensyphilis. Fol. med. (Napoli) 14, No 11, 802—818; No 12, 877—893 (1928). — FRÄNKEL, A.: (a) Spezielle Pathologie und Therpie der Lungenkrankheiten. Berlin 1904. (b) Ther. Gegenw. 1910, 337. — FRAISSINET, MARTIN: Lungensyphilis, tuberkulöse Kavernenbildung vortäuschend. Soc. Path. exot. 16, Nr 6, 396—398 (1923). — FREI und SPITZER: Zur Koinzidenz von Syphilis und Tuberkulose. Klin. Wschr. 1922, Nr 1. — FREUND: Die Syphilis im Röntgenbilde. E. JÜNGER, Handbuch der Geschlechtskrankheiten, Bd. 2, 3. Teil, 2259. — FRIEDLÄNDER, ALFRED und R. J. ERICKSON: Syphilis der Lunge. J. amer. med. Assoc. 79, Nr 4, 291—294 (1922). — FUNK, ELMER, H.: Syphilis mit Lungenerscheinungen. Das Problem der Diagnose. Med. Klin. N. Amer. (Philadelphia) 6, Nr 4, 883—892 (1923).

GÄHWYLER, MAX.: Ein Fall von reiner Lungenlues mit eigenartigem Röntgenbild. Beitr. Klin. Tbk. 57, H. 3, 364—366 (1924). — GANTENBERG, R.: Über Syphilis der

Lungen im Röntgenbild. Fortschr. Röntgenstr. **38**, 1134—1135 (1928). — Garretón Silva, A. und O. Salas: Über Lungensyphilis. I. Secc. de Med., Hosp. S. F. de Borja, Santiago. Rev. méd. Chile **57**, 837—839 (1929). — Gaté, J.: Die syphilitischen Pleuritiden. J. Méd. Lyon **3**, No 67, 639—643 (1922). — Gaté und Barral: Sero-fibrinöse Pleuritis im Verlaufe einer sekundären Syphilis. Diskussion über ihren Charakter. Lyon méd. **142**, 46—50 (1928). — Gaté, J., J. Dechaume et H. Gardère: (a) Miliare Lungensyphilis. Bull. Soc. méd. Hôp. Paris **45**, 581—585 (1929). (b) Un cas de gommes miliaires syphilitiques ayant réalisé le tableau clinique de la granulie. Ein Fall von miliären Gummen, welche das klinische Bild der Miliartuberkulose nachahmten. Soc. méd. Hôp. Lyon, 30. April 1929. Lyon méd. **1929** II, 235—240. — Gaté u. H. Gardère: (a) Die Syphilis der corticalen Pleura. Bull. Soc. méd. Hôp. Paris **43**, Nr 25, 1176—1184 (1927). (b) Syphilis und Pleuritiden mit Beteiligung des corticalen Lungen-abschnittes. Lyon méd. **140**, Nr 51, 663—666 (1927). — Gaté, J., H. Gardère, G. Bosonnet et P. Michel: Evolutive therapie-resistente Syphilis. Rezidivierende Hauterscheinungen. Chronische Nephritis und Lungensklerose mit Schüben von Corticopleuritis; wahrschein-lich syphilitischer Natur. Bull. Soc. franç. Dermat. **36**, No 6, 509—512 (1929). — Gaté, J., Henri Gardère et J. Rousset: Pleuritis der viscerale Pleuran und Erythema exsudativum multiforme bei einer Syphilitischen. Radiographische Kontrolle nach Lipo-jodoinjektionen. Soc. méd. Hôp. Lyon **5** II (1929); Lyon méd. **1929** I 697—699. — Gaté, J. et J. Rousset: Volumineuses-bronciectasies unilaterales chez un syphilitique. Tuberculose associée. Soc. Nat. Med. et Sci. méd. Lyon, 20. März 1929. Lyon méd. **1929** II, 102—107. — Gautenberg R.: Über Syphilis der Lungen im Röntgenbild. Fortschr. Röntgenstr. **38** (1928). — Genderen, Stort van: Nederl. Tijdschr. Geneesk. **69** I, Nr 9, 1072—1075 (1925). — Gerhard, D.: Die interlobäre Pleuritis. Berl. klin. Wschr. **1893**, Nr 33; Münch. med. Wschr. **1907**, 911. — Giuntoli, Lorenzo: Die röntgenologische und klinische Diagnose der Lungensyphilis. Gazz. Osp. **1929** I, 235—240. — Gloyne, S. Roodhouse: Syphilis in Ätiologie und Diagnose der Tuberkulose. Brit. med. J. vener Dis. **4**, 293—309 (1928). — Godlevskij, N.: Zur klinischen Diagnose der Lungensyphilis. Vopr. Tbk. (russ.) **5**, Nr 7/8, 87—96 und französische Zusammenfassung 96 (1928). — Golden, Ross.: Syphilis der Lungen, radiographische Befunde und ihre Pathologie. Amer. J. Roentgenol. **8**, Nr 9, 502—510 (1921). — Grashey: Lungenlues. Fortschr. Röntgenstr. **33**. Kongreßh. **1925**, 115. — Grasser: Über Syphilis und Tuberkulose. Straßburg 1909. — Green-field: Zit. bei Flockemann. — Greer, Alvis E.: (a) Das Problem der Syphilis in einer Tuberkuloseklinik. Ann. int. Med. **4**, 387—395 (1930). (b) Lungensyphilis. Mitteilung eines Falles. Amer. J. Syph. **14**, 195—198 (1930). — Grispunt, E.: Zur Semologie der Lungensyphilis. Vopr. Tbk. (russ.) **7**, 693—696 und französische Zusammenstellung 696—697 (1929). — Grödel: Lungensyphilis. Kraus und Brugsch, Spez. Pathologie und Therapie innerer Krankheiten. Bd. 3, 2. Teil, 408 f. — Grödel, Frz.: Cardiovasculäre Syphilis — eine Röntgenstudie. Proc. roy. Soc. Med. **20**, Nr 7, sect. electrother., Sitzg 18. Febr. 1927, 39—42 (1927). — Grödel, F. M.: Über Lungensyphilis. Münch. med. Wschr. **70**, 132—133 (1923). — Grödel und Hubert: Leitsätze für die antisyphilitische Behandlung bei visceraler Syphilis, besonders bei Erkrankungen des Kreislaufapparates. Dtsch. med. Wschr. **50** (1924). — Gruber, Ernö: Gleichzeitiges Vorkommen von Syphilis und tuberkulöser Lungenerkrankung. Orv. Hetil. (ung.) **68**, Nr 22, 330—331 (1924).

Habliston, Ch. C. and W. Oliver MacLane: Das Nebeneinandervorkommen von Syphilis und Tuberkulose in den Lungen. Bericht über 659 Fälle mit 125 Autopsien. Amer. Rev. Tbc. **16**, Nr 1, 100—109 (1927). — Hallarman, H.: Gumma des Mediastinum. Med. J. a. Rec. **126**, Nr 11, 664—666 (1927). — Hamilton, Charles E.: Erworbene Lungen-syphilis. N. Y. State J. Med. **24**, Nr 21, 993—994 (1924). — Hanschell: Diskussion zum Vortrag von Roodhouse Gloyne 1928. — Hansemann, v.: (a) Berl. Klin. Wschr. **1898**, Nr 11 u. „Über Lungensyphilis". Verh. Kongr. inn. Med. **1901**, 562 f. (b) Virchows Arch. **220** (1915). (c) Arch. path. Anat. **220**. — Hare, D. C. and J. M. Ross: Syphilitic disease of the pulmonary arteries. With account of a case. Lancet, 19. Okt. 1929. Syphilis der Pulmonalarterie. Mit Bericht über einen Fall. — Hattlehol, R.: Luische Lungeninfiltration. Norsk. Mag. Laegevidensk. **89**, Nr 1, 274—276. — Hawes, John, B.: Lungensyphilis. Boston med. J. **190** (1924). — Hayashi, A.: On pulmonary Gummosis. (Med. Clin., Med. Coll., Mukden.) J. of orient. Med. **13**, englische Zusammenfassung 9 (1930) (japan.). — Hazen, H. H.: Praktische Beobachtungen über Syphilis. Amer. J. Syph. **6**, Nr 2 (1922). — Head and Seabloom: J. amer. med. Assoc. **73**, 1344 (1919). — Hekman, J.: Lues pulmonum. Nederl. Tijdschr. Geneesk. **1928** II, 4754—4763. — Herman, Károly: Über Lungensyphilis. Magy. Röntgen Közl. **4**, 201—211 u. deutsche Zusammenfassung, 1930. S. 224. — Hernando und Maranon: Zit. bei Curulla. Asclepios, Bd. 2, S. 303—309. 1923. — Hiller: Charité-Ann. **1884**. — Hochsinger: Zit. bei H. Schlesinger, Handbuch der Geschlechtskrankheiten. Bd. 3, 1. Teil, S. 566. Homma: Wien. klin. Wschr. **38**, 10, 269—273 (1925). — Horak, O.: Lungensyphilis. Čas. lék. česk. **60** (1921). — Horwitz, Hermann, L.: Über Syphilis und deren Behandlung im Tuberkulosesanatorium. Illinois med. J. **52**, Nr 2, 146—148 (1927). — HOWARD, C. P.: Lungensyphilis. Amer. J. Syph. **8**, Nr 1, 1—33 (1924). — HUGUENIN, RENÉ, PAUL FOULON et GUY ALBOT (Laborat. d'Anat. Path., Fac. de Méd., Paris): Soc. Anat. Paris, 9. Jan. 1930. Ann. d'Anat. path. **7**, 108—125 (1930). — HUTTER, HOWARD J.: Syphilitische Infektion der Lunge. Bericht über einen Fall. (Army and Navy Gen. Hosp., Hot Springs Nat. Park, Arkansas.) Amer. J. Roentgenol. **24**, 427—429 (1930).

IRLE: Chefarzt des Lichtheilinstituts des Krankenkassenverbandes Aachen. Persönliche Mitteilung.

JACOB, P.: Einige klinische und radiologische Bilder bei Lungensyphilis. Revue de la Tbc. **5**, 540, (1923). — JACOBÄUS: Die Syphilis der Bauch- und Brusteingeweide. Acta med. scand. (Stockh.) Suppl. **3**, 25—45 und 84—92 (1922). — JACOVONE: Rinasc. med. **2**, Nr 15, 363 (1925). — JAQUIN: Zit. bei SCHLESINGER, Syphilis und innere Medizin. III. Teil, S. 161. Wien: Julius Springer. — JASKI, KÖHN V. GERTR.: Beitrag zu Kombination von Tuberkulose und Syphilis. Z. Tbk. **43**, 4, 294—300 (1925). — JONG, S. J. DE: Die bronchopulmonäre Syphilis. Augenblicklicher Stand unserer pathologisch-anatomischen Kenntnisse. Ann. d'Anat. path. **3**, Nr 3, 193—236 (1926). — JONG, DE et LESTOCQUOY: Bronchopneumonie bei einem kongenitalsyphilitischen Säugling. Presse méd. **43**, Nr 15, 225—226 (1926).

KARSHNER: Lungensyphilis. J. Michigan State med. Soc. **24**, Nr 4, 205—211 (1925). — KAESTLE: Die Lungenlues. Lehrbuch der Röntgendiagnostik, herausgegeben von A. SCHITTENHELM. S. 381. Berlin: Julius Springer 1924. — KAYSSER: Fortschr. Röntgenstr. **22** (1914). — KIRKWOOD, R. C.: Syphilis der Lunge. Amer. Rev. Tbc. **13**, Nr 3, 220—224 (1926). — KIELTY, R. A.: Syphilis und Tuberkulose in derselben Lunge. N. Y. med. J. **14**, 252 (1916). — KOCH: Über Lungensyphilis. Rhein-Westfäl. Ges. inn. Med. Düren und Aachen, Sitzg 11. u. 12. Mai 1929. Münch. med. Wschr. **1929 II**, 1316—1317. — KÖSTER, GR. und S. AMENDT: Ergebnisse der systematischen Untersuchung lungenkranker Heilstättenpatienten auf Syphilis. Z. Tbk. **40**, H. 6, 437—441 (1924). — KOLOVIC, B.: Ein Fall frühzeitiger syphilitischer Pleuritis exsudativa. (Inn. Abt. Kreisspit., Krusevac.) Med. Klin. **1929 II**, 1626—1627. — KONSTAM, GEOFFREY L. S. and HUBERT M. TURNBULL: Syphilis der Lunge mit pulmonärer Arteritis. Pathol.-anatomischer Befund. (AYERZAsche Krankheit.) (Cardiogr. Dep., London Hosp., London.) Lancet **1929 II**, 756—762. — KRAUS, H.: Gummöse Syphilis im Säuglingsalter, Bd. 73, 4, S. 288 bis 290. 1923. — KROHN, GÜNTHER: Beitrag zur Kenntnis der Lungensyphilis. Med. Univ.-Klinik, Münster i. Westf. und Krankenhaus Bethanien, Hörde i. Westf. Diss. Münster 1929.

LANDSBERG, FRITZ: Über den syphilitischen Pulmo lobatus. Path.-anat. Abt., Krankenhaus im Friedrichshain Berlin, S. 583—594. 1930. — LANDSBERGER, M.: Statistische Untersuchungen über den Einfluß der Tuberkulose auf die Syphilis. Virchows Arch. **241**, 492. — LAUBRY, CH. et MARCEL THOMAS: (a) Die Veränderungen der Pulmonalarterie und ihre Folgen im Verlauf der Mitralstenose. Bull. Soc. méd. Hôp. Paris April **1926**, No 14. (b) Die anatomisch-klinischen Formen der pulmonären Arteritis beim Syphilitischen. Bull. Soc. méd. Hôp. Paris **1927**, No 1, 9—26. — LOBEN, FRZ.: Über Syphilisbehandlung in Lungenheilstätten. Beitr. Klin. Tbk. **67**, H. 4. — LECAPLAIN, J.: (a) Zwei Fälle von Lungensyphilis. Bull. Soc. Hôp. Paris. **38**, Nr 21, 930 bis 939 (1922). (b) Syphiliserscheinungen in der Lunge. Rev. Méd. **40**, 1, 28—54 (1923). — LEGRAND: (a) Mediastinitis syphilitica mit Kompression der Vena cava superior. Le Scalpel **75**, No 13, 304—307 (1922). (b) Soc. Méd. Paris, Febr. **1926**. Zit. bei FLURIN. — LELONG, M. et E. RIVALIER: Syphilis und Tuberkulose. C. r. Soc. Biol. Paris **88**, No 5 (1923). — LESNÉ: Asthma und Syphilis. Bull. Soc. méd. Hôp. Paris, III. s. **46**, 1162—1163. — LETICA, VLADIMIR: Ein Fall von Lues pulmonum. Liječn. Vijesn. **52**, 374—375 (1930) (serbo kroat.). — LETULLE, MAURICE: Die Lungensyphilis beim Erwachsenen. Bull. Acad. Méd. **89**, No 16, 438—443 (1923). — LETULLE, BERGERON et LÉPINE: Zit. bei HOLLÄNDER und NARR. Arch. f. Dermat. **1921**, 4, 153. — LETULLE, M., F. BESANÇON, M. P. WEIL et L. DE GENNES: Ein Fall von gleichzeitiger Lungensyphilis und Lungentuberkulose. Revue de la Tbc. No 5, 533—536 (1923). — LETULLE, M., BESANÇON, F. et MATHIEU-P. WEIL: Pathologisch-anatomische Studie über einen Fall von wahrscheinlich bronchopulmonärer Syphilis. Ann. Méd. **15**, No 6, 461—475 (1924). — LETULLE, M. et JACQUES DALSACE: (a) Die latenten Formen der latenten Syphilis der Lunge. Presse méd. **34**, No 25 (1926). (b) Drei larvierte Formen der pleuropulmonären Syphilis. Paucilobuläre Pneumopathie mit vorherrschender Beteiligung der Bronchien. Ann. de Dermat. **8**, 3, 129—163 (1927). — LIEVEN, ANTON: (a) Kasuistischer Beitrag zur Lehre von den Merkurialerkrankungen. Mh. Dermat. **24** (1897). (b) Therapeutische Notizen zur Syphilisbehandlung, Münch. med. Wschr. **52**, 608 (1906). — LORTAT, JACOB: Zit bei FLANDIN, MAISON usw. — LOSSEN, H.: Beitrag zu den erworbenen spätsyphilitischen Lungenerscheinungen, vor allem im Röntgenbild Erwachsener. (Sanatorium Schatzalp, Davos). Beitr. Klin. Tbk. **66**, H. 6, 761—772 (1927). — LOURIA, A. L.: Syphilis der Lunge, Carcinom oder Tuberkulose der Lunge vortäuschend. (Jewish Hosp. Brooklyn.) Med. Klin. N. Amer. **11**, 4, 931—936 (1928). — LUBICH, VITTORIO: Rinascenza médica, 1. Juni 1929.

MAC CALLUM: Lehrbuch der Pathologie, S. 708. 1924. Zit. bei GRASHEY. — MADERNA: Über einen Fall von Bronchospirochätosis (CASTELLANI) bei einem Luetiker. Riforma med. **42**, 22, 524—525 (1926). — MARTIN, JOS. et CILRAT, A.: Beginnender Krebs der Lunge und Syphilis. J. méd. Lyon. **2**, 1049. — MAUCA, C.: Pathologisch-anatomischer Beitrag zum Studium der Lungensyphilis. Arch. Sci. med. **52**, No 35, 592—623. — MAYER, C. PATIÑO: Der pathogenetische Vorgang bei der Lungensyphilis. (Clin. med. Univ. Buenos Aires.) Riforma med. **1929** II, 1247—1248. — MAYER, G.: Über die Prognose der Syphilis. Berlin: S. Karger 1904. — MAYNARDUS, PETRUS: Zit. bei I. K. PROKSCH, Geschichte der venerischen Krankheiten, I. Teil, S. 66. Bonn: P. Hanstein 1895. — MIKULOWSKI, WLADIMIR: Angeborene Syphilis mit Erkrankung der inneren Organe bei einem tuberkulösen Kind von 13 Jahren. Arch. Méd. Enf. **29**, No 1, 45—46 (1926). — MINTON, HENRY, M.: Syphilis der Lungen, Tuberkulose vortäuschend. N. Y. med. J. **113**, Nr 15, 813. — MOISEJEW, E.: Pathologische Histologie der interstitiellen syphilitischen Pneumonien bei Erwachsenen. Vrač. Delo (russ.) **9**, Nr 10/11, 158—962 (1926). — MONTEVERDI: Therapeutischer Antagonismus zwischen Tuberkulose und Syphilis. Münch. med. Wschr. **1899**, 1252. — MOURIQUAND, BERNHEIM, SÉDAILLAN et WEILL: Der helmförmige Schatten bei der kongenitalen syphilitischen Pneumonie. Soc. méd. Hôp. Lyon, 6. Mai 1930. Lyon. méd. **1930** II, 50—53. — MÜHLPFORDT, H.: Über die Notwendigkeit, die Bewertung der Wa.R. für Therapie und Prophylaxe einzuschränken. Dermat. Wschr. **95**, Nr 27, 946—955. — MÜLLER, A.: Lungensyphilis. Münch. med. Wschr. **4**, 201 (1928). — MUNRO: Inherited syphilis and Tuberculosis (Erbsyphilis und Tuberkulose). Lancet **2**, 1173, 6. Dez. 1924. — MUNRO, W. T.: (a) Syphilis der Lunge. Lancet **203**, Nr 27, 1376 bis 1379 (1922). (b) Syphilis der Lunge. Edinburgh med. J. **31**, Nr 3, 139 (1924).

NAGIBIN, G.: Zur Diagnostik der Lungenlues. Vopr. Tbk (russ.) **6**, 37—48 und französische Zusammenfassung 48—49 (1928). — NATHAN: Diskussion zu dem Vortrage ROTSCHILDS (l. c.). Dtsch. med. Wschr. **7**, 195 (1919). — NAVARRO, JUAN und ENRIQUE A. BERETEVIDE: Lues des Respirationsorgans bei Kindern. Semana méd. **34**, No 41, 961—971; No 43, 1108—1116; No 44, 1215—1219; No 46, 1343—1358. (1927). — NEWHAUSER: Zit. bei DOUGLAS.

OESTERLEN, O.: Lungensyphilis als mittelbare D.-B.-Folge. Rechtsprechg u. med. Gesetzgebg (Sonderbeil. Z. Med.beamte) **43**, 257—263 (1930). — ORNSTEIN, G.: (a) Syphilis, Tuberkulose vortäuschend. Med. Clin. N. Amer. **8**, Nr 1, 113—123 (1924). (b) Lungensyphilis. Med. Clin. N. Amer. **9**, Nr 2, 357—370 (1925). (c) Lungensyphilis. N. Y. State J. Med. **26**, Nr 12, 541—545 (1926). — ORSZAGH, O.: Pleuritis mediastinalis syphil. Orv. Hetil. (ung.) **72**, Nr 20, 560—562 (1928). — ORSZAGH, OSKAR: Pleuritis mediastinalis syphilitica. (Königin-Elisabeth-Heilst. Budapest, Klin. Wschr. **1929** II, 1913—1915. — OSLERWILLIAM: Grundlagen und Praxis der Medizin (engl.), 8. Aufl., S. 272—273. 1912.

PALLASSE u. CHANALEILLES: Gomme géante du poumon prise pour un abcès froid médiastinal. (Riesengumma der Lunge, welches für einen kalten Mediastinalabsceß gehalten worden war.) Lyon. méd. **1930** II, 9—12 u. 46—47. — PALLASSE et DESPEGNES: Tuberkulose und Carcinom der Lunge, daneben Syphilis derselben. Soc. méd. Hôp. Lyon, 26. Juni 1923. Lyon méd. **133**, No 2, 53—55 (1924). — PAVIOT, R., CHEVALIERET REVOL: Pneumopathie syphilitique très anthrosique (poumons noirs) foie clouté et reins granuleux syphilitiques. Coeur légèrement hypertrophié. En vue du dosage comparatif du fer et du charbon pulmonaire. Lyon méd. **1929** I, 694—696. — PAVLINOFF: Pulmo lobatus. Virchows Arch. **1897**, 171. — PÉHU, M. et J. MALARTRE: Über einige in der Kindheit beobachtete Fälle von bronchopulmonärer Syphilis. Lyon méd. **140**, No 36, 248—253 (1927). — PENNA, ALVARO: Ein Fall von Lungensyphilis. Brasil med. **1**, No 15, 191 (1921). — PICK, F.: Intrathoracische Tumoren. KRAUS und BRUGSCH, Spezielle Pathologie und Therapie innerer Krankheiten, Bd. 3, 2. Teil, 302 (1924). — PICK, L.: Pulmo lobatus syphiliticus. Berl. Ges. path. Anat., Sitzg 23. Jan. 1930. Klin. Wschr. **1930** I, 566. — PIÉRY und MIGNOT: Gleichzeitige Tuberkulose und Syphilis. 14 Beobachtungen. Revue de la Tbc. **4**, No 4, 372—373 (1923). — PINTAR, PEDRO (auch PINCTOR): PROCKSCH, v., Geschichte der venerischen Krankheiten, I. Teil, S. 30. Bonn: P. Hamstein 1895. — PLATOWSKIJ, A. u. L. TINKER: Über einen Fall zeitweiser Hämoptysie syphilitischen Ursprungs. Antivenerol. u. Antituberkul. Abt., Rostov a. Don.) Russk. Vestn. Dermat. **5**, Nr 7, 735—740 und französische Zusammenfassung 740 (1927). — PORTUCALIS: Syphilis und Tuberkulose. Z. Tbk. **2**, 112 u. 3, 199—100.

RAFFAUF und LENRODT: Über den Einfluß der Syphilis auf den Verlauf der Tuberkulose, besonders über die Wirkung der Salvarsanbehandlung bei tuberkulösen Syphilitikern. Beitr. Klin. Tbk. **1924**, 381—401. — RAMIREZ, MAXIM. A. and A. V. ST. GEORGE: Syphilis und Bronchialasthma. Amer. J. Syph. **11**, Nr 1, 59—64 (1927). — REDLICH und STEINER: Zit. bei H. SCHLESINGER (l. c.) 151. — REEKE, TH.: Über Syphilis der Pulmonalarterie. Path. Inst. Städt. Krankeninst. Kiel. Zbl. Path. **49**, 257—260 (1930). — RENAUD et PETITMAIRE: Bull. Soc. méd. Hôp. Paris **42**, No 41 (1927). — RENTON: Ein Fall von Syphilis des Mediastinum. Lancet **204**, Nr 11, 534—535 (1923). — REUTERWALL, O.: Zur Kenntnis der pleuropulmonalen Veränderungen im Sekundärstadium der Syphilis. Acta dermato-vener. (Stockh.) 7, H. 2, 367—390 (1926). — RIBADAU L., DUMAS: Pulmonäre Arteriitis beim Säugling. Bull. Soc. méd. Hôp. Paris 1927, No 11, 402—405. — RIEDER, H.: Lehrbuch der Röntgenkunde. Leipzig 1913. Zit. bei GRÖDEL (l. c.). — RIEMSDIJK, VAN: Erworbene Syphilis und Lungentuberkulose. Z. Tbk. 1901, H. 2, 180. — RINDFLEISCH, E.: 66. Verslg dtsch. Naturforsch. 1894. — RITTER: (a) Syphilis und Lungentuberkulose. Beitr. Klin. Tbk. 52, H. 3/4, 297—308 (1922). (b) Die Behandlung der Lues bei Tuberkulösen. Ther. Gegenw. 68, Nr 6, 247—252 u. Nr 7, 300—303 (1927). — RIZER, ROBERT I.: Syphilis of the lung. Ann. int. Med. 3, 452—461 (1929). — ROLLESTON, SIR H.: Diskussion zum Vortrage von GLOYNE (l. c.) 1928. — ROLLET, J.: Keratite interstitielle et syphilis pulmonaire probable. Soc. Ophtalm. Lyon, Febr. 1930. Lyon méd. 1930 I, 503—504. — RORKE, MARG.: Diskussion zum Vortrag von GLOYNE (l. c.) 1928. — ROSSIJSKIJ, D.: Zur Klinik der Lungensyphilis. Poliklinik inn. Krkh., I. Univ. Moskau. Russk. Vestn. Dermat. 5, 470—478 und deutsche Zusammenfassung 478 (1929). — RÖSSLE, R.: Über die Lungen-syphilis der Erwachsenen. Münch. med. Wschr. 1918, Nr 36. — ROTHSCHILD, D.: Über Lungensyphilis im zweiten Stadium der Syphilis. Münch. med. Wschr. 1918, Nr 36. RUCKSTINAT, GEORGE J.: Syphilis der Lunge. Arch. Path. a. Labor. Med. 2, Nr 4, 473—485 (1926). — RUDAUX et DURANTE: Bull. Soc. méd. Hôp. Paris 1928, 878—881. — RÜSCHER, E.: Über die Häufigkeit der Wassermannschen bzw. der Ausflockungsreaktion bei Kinder-tuberkulose. Dtsch. med. Wschr. 48, Nr 7, 221—223 (1922).

SATILOV, A.: Zur Kasuistik der Lungensyphilis. Venerol. (russ.) 127, Nr 1, 12—23. — SAYERS, F.: Mediastinale Lues. J. Indiana State med. Assoc. 1927, Nr 3, 102—106. — SAYERS, FRANK E.: Syphilis der Lungen. J. Indiana State med. Assoc. 17, Nr 3, 83—87 (1924). SCHILLING, CARL: Die Lungensyphilis der Erwachsenen. Fortschr. Röntgenstr. 37, H. 3, 342 bis 358 (1928). — SCHINZ, BÄNSCH und E. FRIEDEL: Lehrbuch der Röntgendiagnostik, S. 629. Leipzig: Georg Thieme 1928. — SCHLESINGER: (a) Zit. bei GROEDEL, Handbuch der Ge-schlechtskrankheiten, Bd. 3. (b) Syphilis und innere Medizin. III. Teil. Die Syphilis des Zirkulations- und Respirations-Traktes usw. Wien: Julius Springer 1928. — SCHNITZLER, H.: Zur Kenntnis der Lungen- und Trachealsyphilis. Wien. klin. Wschr. 36, Nr 47, 829—832 (1923). — SCHRÖDER, G.: Über Lungensyphilis und die wechselseitigen Beziehungen zwischen der Lues und Tuberkulose. Tuberkulose 4, Sonderh., 33—36 (1924). — SCHUPFER, FER-RUCCIO: Pleuritis und Peritonitis bei Lues. Riforma med. 37, No 2, 25—32 (1921). — SCHWERMANN: Über Kombination von Lues und Tuberkulose, sowie Beitrag zur Diagnose der Lungensyphilis. Progrès Clin. 27, No 4, 472—497 (1924). — SÉDAILLAN: Spontaner Pneumothorax, wahrscheinlich syphilitischen Ursprungs. Lyon méd. 137, No 13 (1926). — SERGE: Zit. bei RITTER (l. c.). — SERGENT, EMILE: Syphilitische Mediastinitis. Progrès méd. 52, No 52, 653—657 (1924). — SERGENT, EMILE et E. BENDA: (a) Die bronchialen Formen der tertiären Syphilis. Bull. Acad. Méd. 97, No 9, 262—276 (1927). (b) Die syphilitischen Gumma und ihre radiologische Diagnose. Paris méd. 1930 I, 153—158. — SERGENT, EMILE et PAUL COTTENOT: Syphilis und fibrinöse Lungentuberkulose. Bull. Acad. Méd. 89, No 18, 485—490 (1923). — SERGENT, EMILE et HENRI DURANS: Beitrag zum Studium der Lungensyphilis. Bull. Acad. Méd. 89, No 18, 478—484 (1923). — SERGENT, EMILIO: Die bronchialen Formen der tertiären Syphilis. Arch. di Fisiol. 5, 105—108 (1928). — SÉZARY, A. et J. ALIBERT: Syphilitisches Asthma. Bull. Soc. méd. Hôp. Paris. 38, No 4, 242—248 (1922). — SHINNIE: Zit. bei BURRELL L. S.: W. Lond. med. J. 29 (1924). — SKAVLEM, JOHN K.: Die Bedeutung der Syphilis für die Diagnose und Behand-lung der Lungenkrankheiten. Amer. J. Syph. 12, 355—361 (1928). — SNODGRASS, W. R.: Ungewöhnlicher Fall von Lungensyphilis. Glasgow med. J. 102, Nr 3, 170—172 (1924). — STAEHELIN: MOHR und STAEHELIN, Handbuch der inneren Medizin. Berlin: Julius Springer 1914. — STARLINGER: Demonstration eines Falles von Lues des rechten Unterlappens. Klin. Wschr. 7, Nr 6, 283—284 (1928). — STÖCKENIUS: Zit. bei REUTERWALL (l. c.). — STÖRMER: Fall von Lungenlues. Klin. Wschr. 7, Nr 8, 380 (1928). — STORT VAN GENDEREN: Pleuritis luetica. Nederl. Tijdschr. Geneesk. 1, 1072 (1925).

TARDIEU, A. et NATIVELLE: Subakute pulmonäre Arteritis bei einem Syphilitiker mit Mitralfehler. Bull. Soc. méd. Hôp. Paris 1928, 860—870. — TARSIS: Über Lungensyphilis. Venerol. (russ.) 5, 409—451 (1927). — TEDESCHI: Zit. bei HABLISTON und MAC LANE (l. c.). — THOMAS, MARCEL: Beitrag zum Studium der erworbenen Affektionen der Lungenarterie. Thèse de Paris 1927, No 474, Alcan édit. — TISSOT, JEAN: Syphilitische Bronchopathien im Verlauf der sekundären Syphilis. Urologic Rev. 30, Nr 5, 290—292 (1926). — TUSINSKY, M.: Die Klinik der visceralen Syphilis. Vrač. Delo (russ.) 8, Nr 22/23, 1699—1708 (1925). — TYLECOTE, FRANK E.: Lancet 24. Sept. 1927.

URSU, GHERASIM: Ein Fall von Lungensyphilis mit Lungengangrän. Rev. san. mil. (rum.) 24, Nr 8/9, 358—359 (1925).

VALDIVIESO, D. R. u. H. SANHUEZA: Lungensyphilis. Rev. méd. Chile 56, 458—462 (1928). — VALK, VAN DER: Nederl. Tijdschr. Geneesk. 70 II, Nr 20, 2296—2301 (1926). — VAQUEZ, M.: Bull. Soc. méd. Hôp. Paris 26, 183 (1908). — VIRCHOW: Über die Natur

der syphilitischen Affektionen.   Virchows Arch. **15** (1859). — VOGELSANG, TH. M.:
(a) Ein Fall von syphilitischer interstitieller Pneumonie. Acta dermato-vener. (Stockh.) **9**,
411—419 (1929). (b) Pneumonia interstitiales syphilitica. Med. Rev. (norweg.) **45**, 189
bis 196 (1928).

WASSILJEFF, A. A. u. A. M. ARGUN: Zur Frage der gummösen Erkrankung der Lungenschlagader. Inst. f. Path. Anat., Milit.-med. Akad., Leningrad. Zbl. Path. **47**, 327—332
(1930). — WATKINS, W. WARNES: Röntgenschatten bei Symbiose von Syphilis und Tuberkulose in den Lungen. Amer. J. Roentgenol. **8**, Nr 5, 259—268 (1921). — WEBER, F. PARKES:
Ein außerordentlich ausgeprägter Fall diffuser fibröser Syphilis der Lunge. Brit. med. J.
1923, Nr 3260, 1049—1050. — WEISS, R. F.: Über den Einfluß der Syphilis auf Entstehung
und Verlauf der Tuberkulose. Beitr. Klin. Tbk. **54**, H. 3, 165—185 (1923). — WEISSMAYR, V.:
Die Prognose der chronischen Lungentuberkulose. Wien. klin. Rdsch. **1907**, Nr 11—13. —
WILE, UDO und CLEMENT H. MARSHALL: Viscerale Syphilis. Syphilis der Lunge. Arch.
of Dermat. **4**, Nr 1, 37—49 (1921). — WINDHOLZ, FRANZ: Über erworbene knotige Syphilis
der Lunge. (Path. u. bakteriol. Inst. Krankenanst. Rudolfstift, Wien.) Virchows Arch.
272, 76—92 (1929). — WINKLER, CARL: 15 Jahre unerkannt bestehende Syphilis. (Sanat.
GROEDEL, Bad Nauheim.) Münch. med. Wschr. **69**, Nr 18, 667—668 (1922). — WOLFF, MAX:
Über das Organluetin (BUSSON) als Diagnosticum und Therapeuticum in der Praxis. Wien.
med. Wschr. **77**, Nr 6, 199—201 (1927). — WURM: Zur Syphilis congenita tarda pulmonum.
Zbl. Path. **43**, Nr 1, 13—14 (1928).

YOUMANS, JOHN B. und R. H. KAMPMEIER: Bestehende Syphilis als Ursache ausbleibender Resolution bei Pneumonie, sowie andere postpneumonische Komplikationen.
J. med. Sci. **174**, Nr 6, 750—759 (1927). — YOUNG: Diskussion zum Vortrage von GLOYNE.

ZERBINO, VICTOR: (a) Asthma und Tuberkulose. Asthma und Syphilis. Arch. lat.-
amer. Pediatr. **20**, Nr 5, 283—293 (1926). (b) Erkrankungen der oberen und tieferen
Luftwege bei den Kongenitalsyphilitischen. Ges. Kinderheilk. Montevideo, Sitzg 17. Sept.
1929. Arch. lat.-amer. Pediatr. **23**, 882—883 (1929).

Namenverzeichnis.

(Die schrägen Zahlen verweisen auf die Literaturverzeichnisse.)

MONNERET 482.
MONNOT, CH. *269*.
MONSE 479, *513*.
MONSE, ERNST 551, 557, 558, *567*.
MONTANUS *513*.
MONTESANTO 464, *513*.
MONTEVERDI 797, *808*.
MONTHUS 240, 241.
MOORE 250, *269*, 435, *455*, 503, 505, *513*, 697.
MOORE, IRWIN *761*.
MORAREANU, J. 399, *427*.
MORÉNAS 444, *454*, 545, 547, 550, *562*.
MOREYNIN 302, *383*.
MORGAGNI 1, 112, 160, *211*, 226, 291, 457, *513*, 517, 609, *761*, 765.
MORGAN 7, 8, 35, 36, 185, *211*, 226, 524, *564*.
MORIANI 192, 193, *226*.
MORINI 240, 245.
MORITZ 3, 93, 94, 114, 132, 133, 137, 139, 141, 145, *211*, 226, 293, 298, 303, 319, 322, 323, 330, 348, 356, *380*.
MORITZ, SIGMUND 717, *761*.
MORLAAS 409, *426*.
MORRIS *383*, 539, *567*.
MORRIS, GEORGE 520, *567*.
MORRISON, J. R. *380*.
MORROW 240, 241.
MORSELLI *226*, 320.
MORUZZI 530, *567*.
MOSES *226*.
MOSKOWICZ 370.
MOSON *513*.
MOSSÉ 603, *606*.
MOTY *226*.
MOUCHET 507, *513*.
MOUQUIN *804*.
MOURE 572, 573, 584, 595, *606*, 630, 706, 707, 710, 737, 738, 746, *761*.
MOURE-RICHARD 648, *761*.
MOURIQUAND 421, 422, 785, *808*.
MOUSSUS 41, *211*.
MOUTIER 430, 431, 433, 443, *455*.
MOVAČEK *226*.
MOXON 161, *226*, 478.
MOXTER 461, 463, *513*, 531, *567*.
MRAČEK 7, 8, 9, 16, 17, 18, 29, 32, *33*, 34, 35, 36, 37, 38, 40, 41, 194, 201, *211*, *226*, *269*, 272, 273, 274, 277, 290, *380*, 384, 463, *513*, 587, 589, *606*.
MUCH 49, 84, 85, 219.
MÜHLHAUS 112, *226*.
MÜHLING, A. 532, *567*.
MÜHLMANN 437, 443.
MÜHLPFORDT, H. 791, *808*.
MÜLBE, V. D. 7, *211*.

MULLER, GEORGE P. 541, *567*.
MÜLLER 7, 8, 46, 132, 193, *211*, 384, 386, *425*.
MÜLLER, A. 799, 801, *808*.
MÜLLER, C. A. 489, 490, 493, 497, 498, 500, *513*.
MÜLLER, E. 48, 145, *226*.
MÜLLER, F. V. 401.
MÜLLER, F. 309.
MÜLLER, FR. 288, 354.
MÜLLER, H. 44, *226*.
MÜLLER, JOSEF *226*.
MÜLLER, L. R. 270.
MÜLLER, P. 192, *227*.
MÜLLER, R. 488, 489, 497, 501, 503, *513*.
MÜLLER-DEHAM 148, *227*, 317, 318, 321, 355, 357, 359, 361, 380, *383*.
MÜLLER-V. HOESSLIN 283.
MÜLLIN 673, *761*.
MUMMERT 179, *227*.
MÜNCHHEIMER 571.
MUNK 554.
MUNRO 769, 771, 778, 782, 795, *808*.
MÜNZER 532.
MURPHEY *227*.
MUSMECI 112, *227*.
MUSO 517.
MUSSER, JOHN H. *227*, *380*.
MUSSER jr. 139, 140.
MUSSET 309, 336.
MYERS 119, *227*.
MYERSON, MERVIN C. 720, 722, 726, 731, *762*.
MYGIND 635, 683, *762*.

NABIVELLE 540, *566*.
NAFTOLOVICI *227*.
NAGANO 167, 170, 173, 180, *227*.
NÄGELI 497.
NAGEOTTE 739.
NAGIBIN, G. 799, *808*.
NAKAMURA 386.
NALTY 7, 9, 33, 71, 72, *211*, 291.
NANIA 31, *211*.
NASH 185, *227*.
NATHAN 527, 767, *808*.
NATHANSON 571, *606*.
NATIVELLE 773, 783, *809*.
NAUENBERG 524, *566*.
NAUNYN 176, *227*, 385, 392, 394, 395, 396, 397, *425*, 463, *513*, 527, 552, 555.
NAUWERCK 47, 48, *227*.
NAUWERCK-WEICHERT 85.
NAVARRO, JUAN 771, 773, *808*.
NAVRATIL 430, 643, 710, 716, 717, 726.
NEAGU 771, 772, *804*.
NEDDERMEYER 528, 529, *567*.
NEIL-MACLAY 571, *606*.

NEISSER, A. *269*, 794.
NEISSER, E. 244, *269*.
NEISSER, F. 716.
NEKÁM 7, 8, 9, *211*.
NÉLATON 113.
NELISSEN 600, *606*.
NERY 396.
NETOUSEK, M. *380*.
NETTLESHIP 183, *227*, 574.
NEUBERG 532, *567*.
NEUBURGER 154, 159, *227*, *456*.
NEUBURGER, J. *383*.
NEUBURGER-PAGEL 609, *762*.
NEUFELD 478, 479, *513*.
NEUGEBAUER 137, 198, 199, *227*, 323, *380*, 432, 433, *455*, 459, *513*, 518, 525, *567*.
NEUMANN 436, *455*, 497.
NEUMANN, I. *227*, *269*, 385, *425*, 428, 430, 477, 480, 482, 486, *513*, 571, 608, 625, 634, 635, 636, 637, 640, 657, 664, 667, 670, 671, 682, 719, 723, 739, 741, *762*, 765.
NEUSSER 293, 314, 341, 345.
NEUSSER-WIESEL 418.
NEWHAUSER 796, *808*.
NICAUD 522, 523, 527, *567*.
NICHOLSON 717.
NICKL, P. *269*.
NICOLAI 712, 713, 714, 716, 717, 719, 720, 721, 722, 728, 731, 735, 753, 754, *762*.
NICOLAS-GATÉ 423.
NICOLAU 432, 522, *567*.
NIEL-SCHNUREN 463, *513*.
NIEMEYER 136.
NIKIFOROW 33, *211*, *227*.
NIKOLSKI 463, *513*, 529.
NISHIKAWA, J. 253, *269*.
NISHIKAWA, K. 445, 446, *456*.
NISHIKOTA 786.
NISSL 173, 180, 181, 182, 183, *227*.
NIXON 200, *227*.
NOACK 119, 120, *227*.
NOAH 524, *566*.
NOBÉCOURT 286, 394, *425*, 555, *567*.
NOBEL *269*, 449, *453*, 522, 524, *567*.
NOCHT 559.
NOLAND 644.
NONAY 412, *427*.
NONNE 49, 133, 139, 171, 173, 176, *227*, *269*, 394, 395, 405, 407, 409, 410, 412, 413, 414, 415, *427*.
NONNE-LUCE 167.
NOORDEN, V. 113, *227*, 385, 392, 394, 395, 397, *425*.
NOQUE, M. 540, *567*.
NORDMANN *227*.
NORRIS 476, *513*.
NORTON, V. 654, 670, 707.

Sachverzeichnis.

Die Syphilis. Kurzes Lehrbuch der gesamten Syphilis mit besonderer Berücksichtigung der inneren Organe. Unter Mitarbeit von Fachgelehrten herausgegeben von **E. Meirowsky**=Köln und **Felix Pinkus**=Berlin. Mit einem Schlußwort von A. von Wassermann. (Bildet Band 9 der Sammlung „Fachbücher für Ärzte", herausgegeben von der Schriftleitung der „Klinischen Wochenschrift".) Mit 79 zum Teil farbigen Abbildungen. VIII, 572 Seiten. 1923.   Gebunden RM 27.—

Die Bezieher der „Klinischen Wochenschrift" erhalten die „Fachbücher" mit einem Nachlaß von 10%.

Syphilis und innere Medizin. Von Hofrat Professor Dr. **Hermann Schlesinger,** Vorstand der III. Medizinischen Abteilung des Allgemeinen Krankenhauses in Wien.

I. Teil. **Die Arthro-Lues tardiva und ihre Therapie.** Mit 8 Abbildungen im Text. IV, 165 Seiten. 1925.   RM 9.90

II. Teil. **Die Syphilis der Baucheingeweide.** Mit 17 Abbildungen im Text. VI, 283 Seiten. 1926.   RM 19.50

III. Teil. **Die Syphilis des Zirkulations- und Respirationstraktes und der innersekretorischen Drüsen. Syphilis und Blutkrankheiten.** Mit 12 Abbildungen im Text. VI, 234 Seiten. 1928.   RM 18.—

Atlas der Haut- und Geschlechtskrankheiten. Zugleich ein Lehrbuch von Professor Dr. **W. Frieboes,** Direktor der Dermatologischen Universitätsklinik Rostock. Mit 468 vielfach farbigen Abbildungen auf 210 Tafeln.

Atlas I: Tafeln 1—106. (234 Abbildungen auf 106 Tafeln.) 1928.
Atlas II: Tafeln 107—210. (234 Abbildungen auf 104 Tafeln.) 1928.
Lehrbuch: II, 652 Seiten. 1928.   In drei Bänden: RM 140.—, gebunden RM 180.—

Ergänzungsband: 68 farbige Abbildungen mit einer Textbeilage: Allgemeines und Spezielles zur Hauttherapie. 32 Tafeln und 20 Seiten. 1930.
RM 52.—, gebunden RM 60.—

Die Krankheiten der endokrinen Drüsen. Ein Lehrbuch für Studierende und Ärzte von Dr. **Hermann Zondek,** a. o. Professor an der Universität Berlin, Direktor der Inneren Abteilung des Krankenhauses am Urban. Zweite, vermehrte und verbesserte Auflage. Mit 220 Abbildungen. IX, 421 Seiten. 1926.   RM 37.50

Die Erkrankungen der Schilddrüse. Von Professor Dr. **Burghard Breitner,** Erstem Assistenten der I. Chirurgischen Universitätsklinik in Wien. Mit 78 Textabbildungen. VIII, 308 Seiten. 1928.   RM 24.—, gebunden RM 25.80

Innere Sekretion. Ihre Physiologie, Pathologie und Klinik. Von Professor Dr. **Julius Bauer,** Wien. Mit 56 Abbildungen. VI, 479 Seiten. 1927.
RM 36.—, gebunden RM 39.—

Die Krankheiten der Luftwege und der Mundhöhle. IV. Teil:

Infektionskrankheiten. Pflanzliche und tierische Parasiten. Erkrankungen bei verschiedenen Dermatosen. Tropenkrankheiten. Blutungen. Bearbeitet von C. E. Benjamins=Groningen, E. Glas=Wien, M. Hajek=Wien, G. Hofer=Wien, A. Jesionek=Gießen, O. Kren=Wien, K. M. Menzel=Wien, Edmund Meyer=Berlin, O. Seifert=Würzburg, R. Sokolowsky=Königsberg, H. Streit=Königsberg, A. Thost=Hamburg. (Bildet Band IV vom „Handbuch der Hals=Nasen=Ohrenheilkunde".) Mit 239 zum großen Teil farbigen Abbildungen. XI, 774 Seiten. 1928.   RM 93.—, gebunden RM 99.60

Aus dem Inhalt: Syphilis. Syphilis der Nase und der Nebenhöhlen. Syphilis der Mund=höhle, des Rachens und des Nasenrachenraumes. Von Professor Dr. M. Hajek=Wien. Syphilis des Kehlkopfes, der Luftröhre und der Bronchien. Von Dozent Dr. G. Hofer=Wien.

Pathologische Anatomie und Histologie des Herzens und der Gefäße. (Bildet Band II vom „Handbuch der speziellen pathologischen Anatomie und Histologie".) Mit 292 zum Teil farbigen Abbildungen. XII, 1159 Seiten. 1924. RM 156.—; gebunden RM 159.—

Inhaltsübersicht: A. Herz. Von J. G. Mönckeberg=Bonn und H. Ribbert†=Bonn. — 1. Die Mißbildungen des Herzens. Von J. G. Mönckeberg=Bonn. — 2. Die Erkrankungen des Endokards. Von H. Ribbert†=Bonn. — 3. Die Erkrankungen des Myokards und des spezifischen Muskelsystems. 4. Die Erkrankungen des Herzbeutels. Von J. G. Mönckeberg=Bonn. — B. Arterien. Von L. Jores=Kiel. — C. Venen. Von C. Benda=Berlin. — D. Lymphgefäße. Von K. Winkler=Breslau.

Zirkulationsorgane. Mediastinum. Zwerchfell. Luftwege. Lungen. Pleura. (Bildet Band II vom „Handbuch der inneren Medizin", zweite Auflage.)

Erster Teil: Zirkulationsorgane. Mediastinum. Zwerchfell. Obere Luftwege. Mit 347 zum großen Teil farbigen Abbildungen. XV, 980 Seiten. 1928. Gebunden RM 76.—

Inhaltsübersicht: Erkrankungen der Zirkulationsorgane. Von F. Külbs=Köln. — Die Erkrankungen des Mediastinum. Von G. von Bergmann=Berlin. — Allgemeine und spezielle Zwerchfellpathologie. Von H. Eppinger=Freiburg i. Br. — Erkrankungen der oberen Luftwege. Von E. Meyer=Berlin.

Zweiter Teil: Trachea. Bronchien. Lungen. Pleura. Von R. Staehelin= Basel. Mit 136 zum Teil farbigen Abbildungen. X, 1008 Seiten. 1930.

Der Band ist nur geschlossen käuflich. Gebunden RM 88.—

Die Krankheiten des Herzens und der Gefäße. Von Dr. Ernst Edens, a. o. Professor an der Universität München. Mit 239 zum Teil farbigen Abbildungen. VIII, 1057 Seiten. 1929. RM 66.—; gebunden RM 69.—

Die Krankheiten des Herzens und der Gefäße. Ein kurzgefaßtes praktisches Lehrbuch von **Heinrich Hochhaus †.** Bearbeitet und herausgegeben von Dr. G. Liebermeister, Leitendem Arzt der Inneren Abteilung des Städtischen Krankenhauses Düren. Mit 72 Textabbildungen. VI, 313 Seiten. 1922. RM 8.—; gebunden RM 10.—

Pathologische Anatomie und Histologie der Verdauungsdrüsen. (Bildet Band V vom „Handbuch der speziellen pathologischen Anatomie und Histologie".)

Erster Teil: Leber. Mit 374 zum großen Teil farbigen Abbildungen. VIII, 1086 Seiten. 1930. RM 234.—; gebunden RM 238.—

Inhaltsübersicht: 1. Mißbildungen der Leber. Von R. Hanser=Ludwigshafen a. Rh. 2. Die Kreislaufstörungen der Leber. Von W. Gerlach=Halle a. S. 3. Atrophie, Nekrose, Ablagerungen und Speicherungen (sogen. Degenerationen). Von R. Hanser=Ludwigshafen a. Rh. 4. Entzündungen der Leber. Von R. Rössle=Berlin. 5. Spezielle Infektionsfolgen der Leber. Von G. B. Gruber=Göttingen. 6. Die Leber bei Erkrankungen des blut= und lymphbildenden Gewebsapparates. Von G. B. Gruber=Göttingen. 7. Die tropischen Infektionen der Leber. Von W. Fischer=Rostock. 8. Tierische Parasiten der Leber und Gallenblase. Von W. Fischer=Rostock. 9. Die Zusammenhangstrennungen der Leber. Von E. Roesner= Breslau. 10. Lebergewächse. Von G. Herxheimer=Wiesbaden. 11. Regeneration und Hypertrophie (Hyperplasie) der Leber. Von G. Herxheimer=Wiesbaden und M. Thölldte=Wiesbaden. — Namen= und Sachverzeichnis.

Zweiter Teil: Kopfspeicheldrüsen, Bauchspeicheldrüse, Gallenblase und Gallenwege. Mit 416 zum großen Teil farbigen Abbildungen. X, 950 Seiten. 1929. RM 195.—; gebunden RM 198.80

Inhaltsübersicht: 1. Pathologische Anatomie der großen Kopfspeicheldrüsen. Von F. J. Lang=Innsbruck. 2. Pathologie der Bauchspeicheldrüse. (Mit Ausnahme der Langerhansschen Inseln und der Diabetesfrage.) Von G. B. Gruber=Göttingen. 3. Die pathologisch=anatomischen Veränderungen des Pankreas beim Diabetes mellitus. Von E. J. Kraus=Prag. Mit Benützung eines Manuskriptes aus dem Jahre 1914 von A. Weichselbaum†= Wien. 4. Gallenblase und Gallenwege. Von R. Hanser=Ludwigshafen a. Rh. — Namen= und Sachverzeichnis. *Der Band ist nur geschlossen käuflich.*

Erkrankungen der Verdauungsorgane. (Bildet Band III vom „Handbuch der inneren Medizin", zweite Auflage.)

Erster Teil: Mit 471 z. T. farbigen Abbildungen. XII, 1051 Seiten. 1926. Gebunden RM 75.— Die Krankheiten der Speicheldrüsen. Von A. Gigon=Basel. — Erkrankungen des Oesophagus. Von M. Lüdin=Basel. — Die Erkrankungen des Magens. Von G. von Bergmann=Frankfurt a. M., G. Katsch= Frankfurt a. M. und H. H. Berg=Frankfurt a. M.

Zweiter Teil: Mit 119 z. T. farbigen Abbildungen. X, 723 Seiten. 1926. Gebunden RM 48.— Erkrankungen der Leber, der Gallenwege und des Pankreas. Von F. Umber=Berlin. — Die Erkrankungen des Darmes. Von F. Seiler=Bern, J. Strasburger=Frankfurt a. M. und F. Zschokke=Basel. — krankungen des Peritoneum. Von J. Strasburger=Frankfurt a. M. — Namen= und Sachverzeichnis. *Der Band ist nur geschlossen käuflich.*

Printed in the United States
By Bookmasters